ORTHOPÄDISCH-CHIRURGISCHE
OPERATIONSLEHRE

VON

MAX LANGE
PROFESSOR AN DER UNIVERSITÄT
DIREKTOR DER ORTHOPÄDISCHEN KLINIK
UND DER ORTHOPÄDISCHEN UNIVERSITÄTSPOLIKLINIK, MÜNCHEN

ZWEITE AUFLAGE

MIT 1198 ZUM TEIL FARBIGEN ABBILDUNGEN

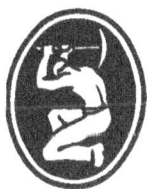

SPRINGER-VERLAG BERLIN HEIDELBERG GMBH

1962

ISBN 978-3-642-87748-3   ISBN 978-3-642-87747-6 (eBook)
DOI 10.1007/978-3-642-87747-6

Vorwort

Die Gestaltung der ersten Auflage war, obwohl sie alle wichtigen orthopädischen Operationen enthielt, maßgeblich durch den Ausbau der Wiederherstellungsoperationen der *Kriegs-* und *Unfallverletzungen* beeinflußt. Die zweite Auflage erhält ein neues Gesicht durch die Fortschritte, die im letzten Jahrzehnt in der operativen Behandlung der *Erkrankungen* des Rumpfes und der Gliedmaßen erzielt worden sind.

Zahlreiche Operationsverfahren sind neu aufgenommen bzw. neu bearbeitet worden. Hierzu gehören die operative Behandlung des cervicalen Bandscheibenprolapses, die Operation der Trichterbrust, die Skoliosenoperationen einschließlich der Operationen, die zur direkten Korrektur der Skoliose an der Wirbelsäule angreifen, die Columnotomie für die Korrektur der schwer deformierten Wirbelsäule beim Bechterew, die Vertebrotomie bzw. Excochleation eines tuberkulösen Herdes bei der Spondylitis. Ihre Berechtigung ist bei strenger Indikation heute anerkannt. Unsere neue Technik der Rotationsosteotomie zur Beseitigung der Antetorsion und zur tieferen Einstellung des Hüftkopfes in die Pfanne ist auf Grund der guten Erfahrungen mit dieser Operation eingehend beschrieben. Die Darstellung der Coxa vara-Operationen hat eine Erweiterung erfahren. Die Operationen der Knochenspanung bzw. -nagelung der abrutschenden Kopfkappe und die Korrekturosteotomie nach IMHÄUSER bei einer abgerutschten Kopfkappe mit schwerer oberer Hüftkopfdeformierung sind neu aufgenommen. Die Operationen für die Arthrosis deformans der Hüfte, die zunehmend an Bedeutung gewonnen haben, sind wesentlich umfangreicher als bisher besprochen worden. Es sind abgehandelt die Operationen für die Präarthrose wie für die ausgebildete Arthrose. Die Adduktionsosteotomie nach PAUWELS, die Abduktionsosteotomie nach MCMURRAY und die Resektions-Angulationsosteotomie nach MILCH erfahren eine abwägende kritische Besprechung. Die „biologische" Arthroplastik nach CAMERA ist in modifizierter Form abgehandelt worden. Die „Hängehüfte" nach C. VOSS ist beschrieben.

Die Arthrodesen sind in ihrem Wert gegenüber der Arthroplastik kritisch besprochen. Die Arthroplastik des Hüftgelenkes mit gewöhnlichen Endoprothesen bzw. mit Spezialendoprothesen ist bewußt aufgenommen. Das ist geschehen, obwohl diese Operationsverfahren umstritten sind. Sie dürfen aber in einer neuen Operationslehre nicht fehlen. Wir halten diese Verfahren vor allem unter Verwendung der Spezialendoprothese für entwicklungsfähig.

Neben den großen Operationen haben eine liebevolle Besprechung die Operationen an Hand und Fingern bei angeborenen Störungen wie bei Erkrankungen und Verletzungen der Sehnen gefunden. Wir bemühten uns, in der Darstellung eine Synthese der verschiedenen Lehrmeinungen mit unseren eigenen Anschauungen zu finden, wie sie von BUNNELL, ISELIN, MOBERG und PULVERTAFT vertreten werden. Das Verbindende überwiegt, das Trennende ist unwesentlich. Das Entscheidende ist funktionelles Denken bei der Aufstellung der Operationspläne und atraumatisches Operieren!

Die Behandlung der Fuß- und Zehendeformitäten ist für den praktisch tätigen Orthopäden und Chirurgen von besonderer Bedeutung. So wurden die Operation für den Lähmungsspitzfuß nach LAMBRINUDI und für den Lähmungshackenfuß nach v. MURALT, der „umgekehrte Lambrinudi", neu aufgenommen. Eine klare Abgrenzung dieser Operationsverfahren gegenüber den bisherigen, insbesondere der Arthrorise, ist vorgenommen.

Eine vermehrte Berücksichtigung haben die kleinen, aber praktisch so wichtigen Operationen gefunden: Operation des Os tibiale externum, der Haglundferse, des Hallux flexus paralyticus und die Gelenkresektion einer oder zweier Interphalangealgelenke für schwere Formen der Hammerzehen. Sie bedeuten eine Verringerung des Rezidivrisikos.

Der Grundsatz der ersten Auflage ist beibehalten, vor allem Operationen darzustellen, die von uns selbst angewandt werden und von deren guter Wirkung wir überzeugt sind. Selbstverständlich sind auch andere Operationen beschrieben worden. Eine kritische Stellungnahme ist hierbei eingenommen.

Die Zahl der Abbildungen ist von 891 auf 1198 vermehrt. Die Operationsbilder sind in meisterhafter Weise mit großer Sachkenntnis und Verständnis von Fräulein DAXWANGER angefertigt worden. So manches Bild verlangte ein anatomisches Vorstudium! Die schematischen Zeichnungen wurden mit Exaktheit und Eleganz von Herrn PFLEIDERER fertiggestellt. Es war nicht immer leicht, mit wenigen Strichen das Wesentliche zu erfassen. Wir danken diesen beiden Künstlern für ihre Mühe und erfolgreiche Mitarbeit.

Besonderer Dank gilt meinem langjährigen Oberarzt Dozent Dr. VIERNSTEIN. Er hat mich bei der Anfertigung der Operationsbilder wesentlich unterstützt. Zu Dank verpflichtet bin ich Dr. BETTE, der, solange er im Klinikverband war, sich für die Überwachung der Anfertigung der schematischen Zeichnungen in dankenswerter Weise eingesetzt hatte. Besonders hervorzuheben habe ich die selbstlose Arbeit von Dr. H. GALLI und Dr. W. HUBER für die exakte Mitüberprüfung der Korrekturen. Wir hoffen, daß durch die dreifache Überprüfung die Zahl der Druckfehler auf ein Minimum reduziert wurde. Dr. W. HUBER hat das Inhaltsverzeichnis neu bearbeitet und Dr. H. GALLI hat sich der großen Arbeitsleistung unterzogen, das Literaturverzeichnis und Sachregister dem jetzigen Stand des Lehrbuches anzupassen.

Um den Umfang der zweiten Auflage nicht zu stark zu vergrößern, wurde eine Kürzung des Textes soweit als möglich vorgenommen.

Dem Verlag Bergmann gebührt Dank und Anerkennung, daß die zweite Auflage der Operationslehre mit einer Vielzahl von neuen Abbildungen ausgestattet werden konnte.

Möge die zweite Auflage die gleiche günstige Aufnahme wie die erste finden. Von uns wurde alles getan, daß auch sie ein guter Ratgeber für den Operateur für kleine wie große Operationen sein möge.

München, Herbst 1961   MAX LANGE

Inhaltsverzeichnis

Allgemeiner Teil

Spezieller Teil
Kopf und Hals

Brustkorb

Untere Extremität

Allgemeiner Teil

I. Instrumentarium

Wie ein ehrenwerter Handwerksmeister benötigt auch der orthopädische Chirurg ein gut ausgewähltes Handwerkszeug. Es erleichtert bei der peinlich genauen Arbeit der Sehnen- und Nervenoperationen, die oft Filigranarbeiten sind, das Vorgehen ebenso wie bei den Knochen- und Gelenkoperationen, die nicht selten ein bildhauermäßiges Arbeiten verlangen. Eine einwandfreie Technik ist bei diesen Operationen etwas unumgänglich Nötiges, aber der Arzt darf nicht in der Vollendung der Technik das höchste Ziel sehen. Er muß über die Technik hinauswachsen und bestrebt sein, mit künstlerischer Hand formgestaltend Neues zu schaffen. Nicht die Kompliziertheit eines Instrumentariums sichert den Erfolg einer Operation, sondern die Beherrschung und Beseelung der Instrumente durch den strebenden Willen des Arztes.

A. Instrumente für Sehnen- und Muskeloperationen

Pinzetten (s. Abb. 1). Hakenpinzetten sind für die Sehnenoperationen den gewöhnlichen chirurgischen Pinzetten meist vorzuziehen, die mit ihren fest zufassenden Spitzen in dem empfindlichen Sehnengewebe leicht Nekrosen setzen, die der Sehnenregeneration unzuträglich sind. Zum ruhigen Halten eines Sehnenendes ist eine anatomische Pinzette gut brauchbar, deren Enden mit Gummischutzhüllen bekleidet sind.

Sehnennadeln (s. Abb. 2). Es werden grundsätzlich nur drehrunde Nadeln für die Sehnen- und Muskelnähte benutzt, die im Gegensatz zu den scharfen kantigen Nadeln ein Schlitzen der Sehne verhüten. Die Größe der Nadel hängt von dem Größendurchmesser der Sehne ab. Man hat ganz kleine, feine Nadeln, aber auch kräftige, große, wenn man z. B. eine Seidensehne an einen großen Muskel anhängt. Die besonders feinen Nadeln (s. Abb. 3) werden als atraumatisch bezeichnet.

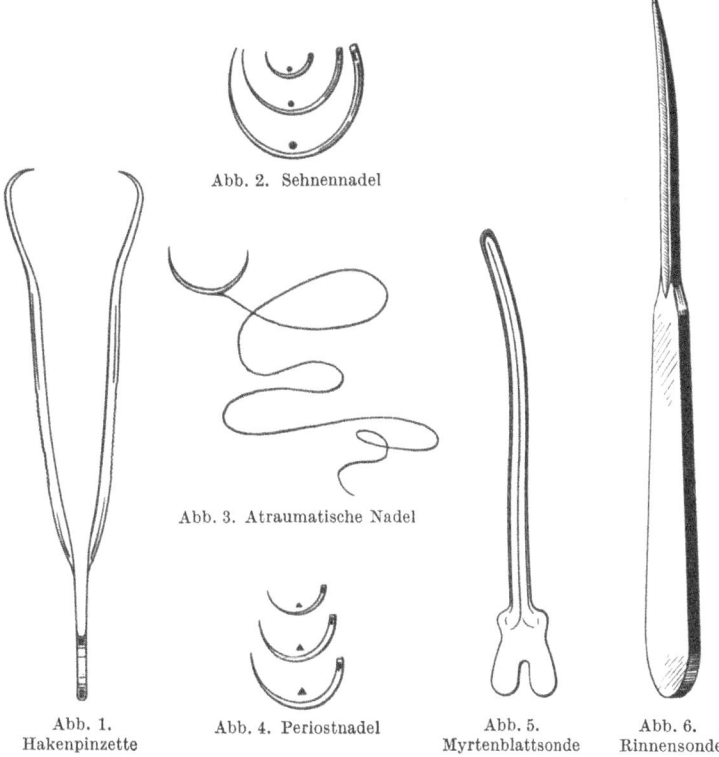

Abb. 2. Sehnennadel

Abb. 3. Atraumatische Nadel

Abb. 1.
Hakenpinzette

Abb. 4. Periostnadel

Abb. 5.
Myrtenblattsonde

Abb. 6.
Rinnensonde

Man bedient diese Nadeln ohne Nadelhalter allein mit der Hand. Einfache Nadeln vom gewöhnlichen „Näh"-nadeltyp werden für die Drahtsehnennaht benützt.

Periostnadeln (s. Abb. 4). Sie benötigt man für die periostale Sehnenverpflanzung. Es sind kräftige, kurze, gedrungene, scharfkantige Nadeln, mit denen die Naht auch wirklich subperiostal anzulegen ist.

Nadelhalter. Nadelhalter ohne automatische Feststellvorrichtung mit weicher Kupfer-legierungsauflage an ihren Branchen (nach FRITZ LANGE) sind für die subperiostale Befestigung der Sehnen besonders praktisch. Die Nadel kann hiermit bei Jugendlichen durch den Knochen selbst hindurchgeführt werden.

Tenotom. Tenotome in verschiedener Größe gehören für die subcutane Tenotomie.

Myrtenblatt- oder Nervensonden — Rinnensonden (s. Abb. 5—6). Man benutzt diese Instru-mente für die Eröffnung einer Fascienloge oder Seh-nenscheide. Auf ihrer Hohl-rinne wird mit einer geraden Schere die Fascie oder Sehnenscheide gespalten. Nebenverletzungen werden hierdurch ausgeschlossen.

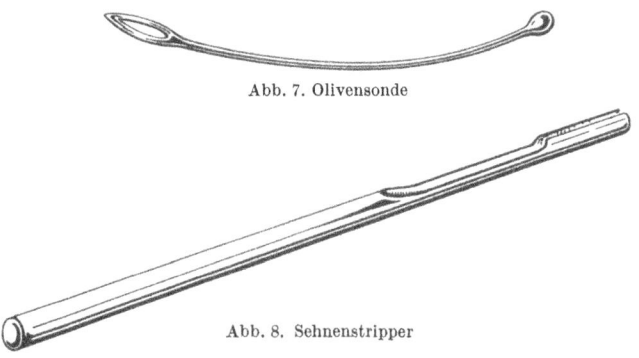

Abb. 7. Olivensonde

Abb. 8. Sehnenstripper

Olivensonde und **Sehnen-stripper** (Abb. 7 und 8) haben sich bei den Fingeropera-tionen gut bewährt.

Gebogene Kocher-Sonden (s. Abb. 9). Sie sind unentbehrliche Instrumente für das Unter-fahren von Sehnen, für das Herausheben von Sehnen und Muskeln aus ihrem Bett oder auch für ein stumpfes Voneinanderabgrenzen der Muskeln. Ihre gebräuchlichen Formen sind die

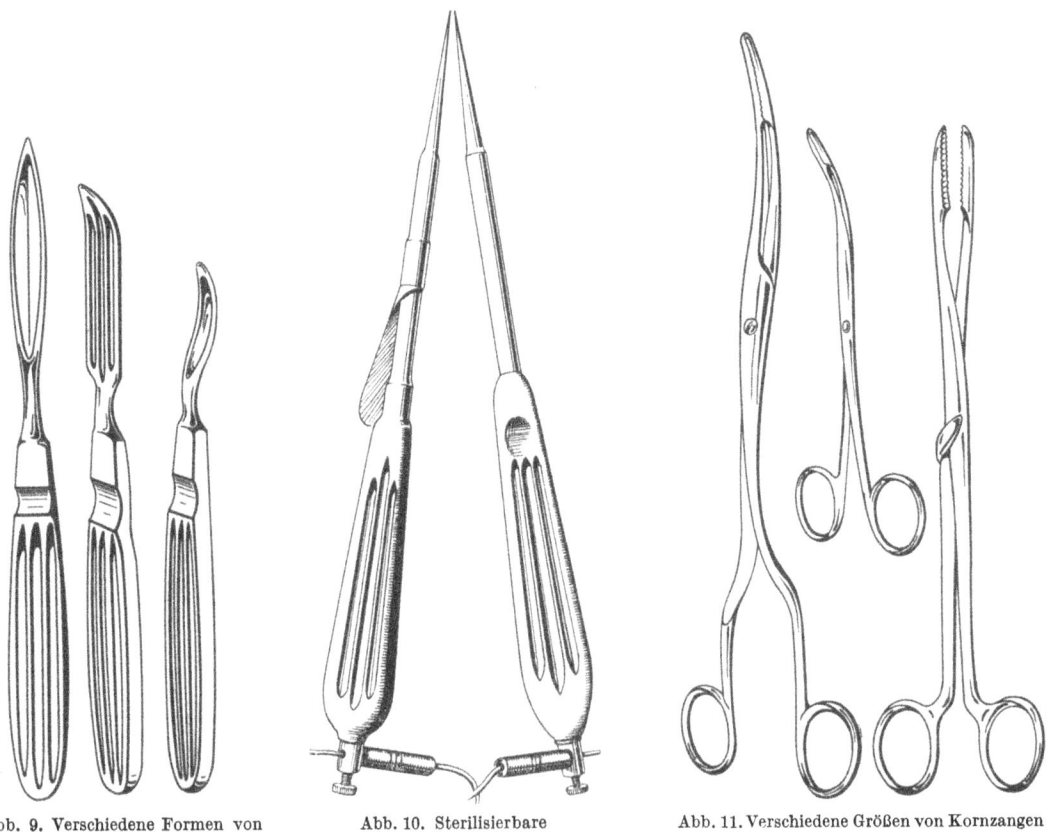

Abb. 9. Verschiedene Formen von gebogenen Kocher-Sonden

Abb. 10. Sterilisierbare Nadelelektroden

Abb. 11. Verschiedene Größen von Kornzangen

kurze, die große breite und die lange schmale, die jede für sich wieder flach oder stark gebogen sein können.

Nadelelektroden (s. Abb. 10). Sie sind sterilisierbar, werden an einen Pantostaten angeschlossen und ermöglichen jederzeit während der Operation eine genaue elektrische Prüfung der Muskeln.

Die Untersuchung kann in der gleichen Weise ohne Freilegung des Muskels percutan wie an dem freigelegten Muskel vorgenommen werden.

Kornzangen (s. Abb. 11). Die Kornzange ist das Instrument für die eigentliche Sehnenverpflanzung, unabhängig davon, wie man die Sehnenverpflanzung ausführt. Man benötigt sie bei der Führung der verpflanzten Sehne durch eine Sehnenscheide, ebenso wie bei der Führung der Sehne durch das Unterhautfettgewebe. Es ist wichtig, verschiedene zweckentsprechende Formen zu haben. Die kleinste Kornzange mit dünnen, schmalen Enden benützt man bei der Verpflanzung von einer Sehne auf die andere, wenn die zu verpflanzende Sehne durch einen schlitzförmigen Spalt der Empfängersehne hindurchgezogen wird. Um die Sehne vor dem Druck der Kornzangenenden zu schützen, wird an das freie Sehnenende grundsätzlich ein Seidenfaden angehangen. Damit dieser bei größeren Durchzugstrecken nicht aus der Kornzange herausgeht, sind die Enden der Kornzange etwas verbreitert, und an der Kornzange findet sich eine selbsttätige Feststellvorrichtung. Je nachdem, wie die Sehne bei der Verpflanzung zu führen ist, hat die Kornzange eine gerade oder eine gebogene Form. FRITZ LANGE bediente sich bei seinen Fernleitungsplastiken, bei denen große Wegstrecken vom kraftspendenden Muskel bis zur Ansatzstelle am Erfolgsorgan von den Seidensehnen zu überbrücken waren, eines spazierstockähnlichen Instrumentes. Es hatte an dem einen Ende einen handlichen Griff und an dem anderen eine Öse für die Seidenfäden.

B. Allgemeine Instrumente für Knochen- und Gelenkoperationen

Man kommt auch für die Knochen- und Gelenkoperationen mit einem relativ einfachen Instrumentarium aus. Der Hauptwert ist auf eine einwandfreie Beschaffenheit und eine genügende Auswahl der Meißel zu legen.

Knochenhebel (siehe Abb. 12a und b). Viele Formen sind angegeben. Wir bevorzugen die *Hohmann-Hebel*. Sie lassen sich leicht um den Knochen herumführen, gewähren einen guten Schutz für die Weichteile und sind äußerst handlich. Man reicht mit zwei Größen bei allen Knochenoperationen aus. Bei kindlichen Knochen oder auch bei so schmalen Knochen wie der Fibula oder den Unterarmknochen wird oft lediglich eine gebogene *Kocher-Sonde* als Schutz um den Knochen herumgeführt. Für die Resektion an den Zehenphalangen gibt es eigene kleine Knochenhebel.

Raspatorium (siehe Abb. 13). Es werden damit das Periost oder fest am Knochen ansitzende

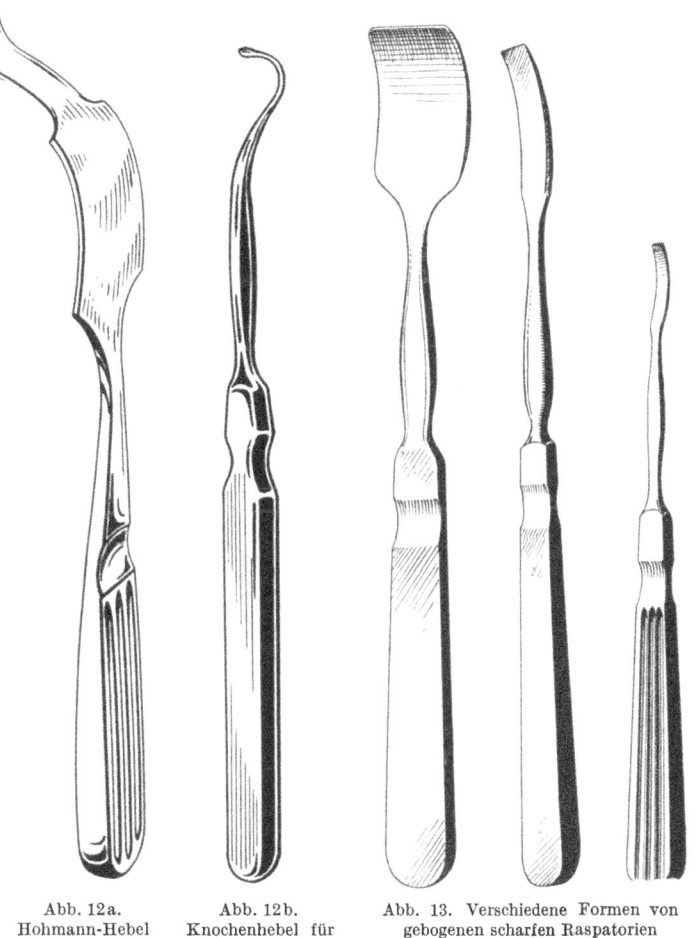

Abb. 12a.
Hohmann-Hebel

Abb. 12b.
Knochenhebel für
Zehenoperation

Abb. 13. Verschiedene Formen von
gebogenen scharfen Raspatorien

Weichteile abgelöst. Man soll ein scharfes, leicht gebogenes und hiervon je ein großes und ein kleines Modell haben.

Meißel und Hammer (s. Abb. 14—18). Hohe Anforderungen sind an die Beschaffenheit und Güte der *Meißel* zu stellen. Es ist gar nicht leicht, immer Meißel geliefert zu erhalten, die die richtige Härte haben und dennoch eine innere Elastizität besitzen, daß sie nicht spröde sind und bei der Bearbeitung eines harten Knochens nicht ausspringen. Wir bevorzugen *schmal zulaufende* Meißel, die nur allmählich dicker werden, und schätzen nicht dicke, kurz gedrungene Formen,

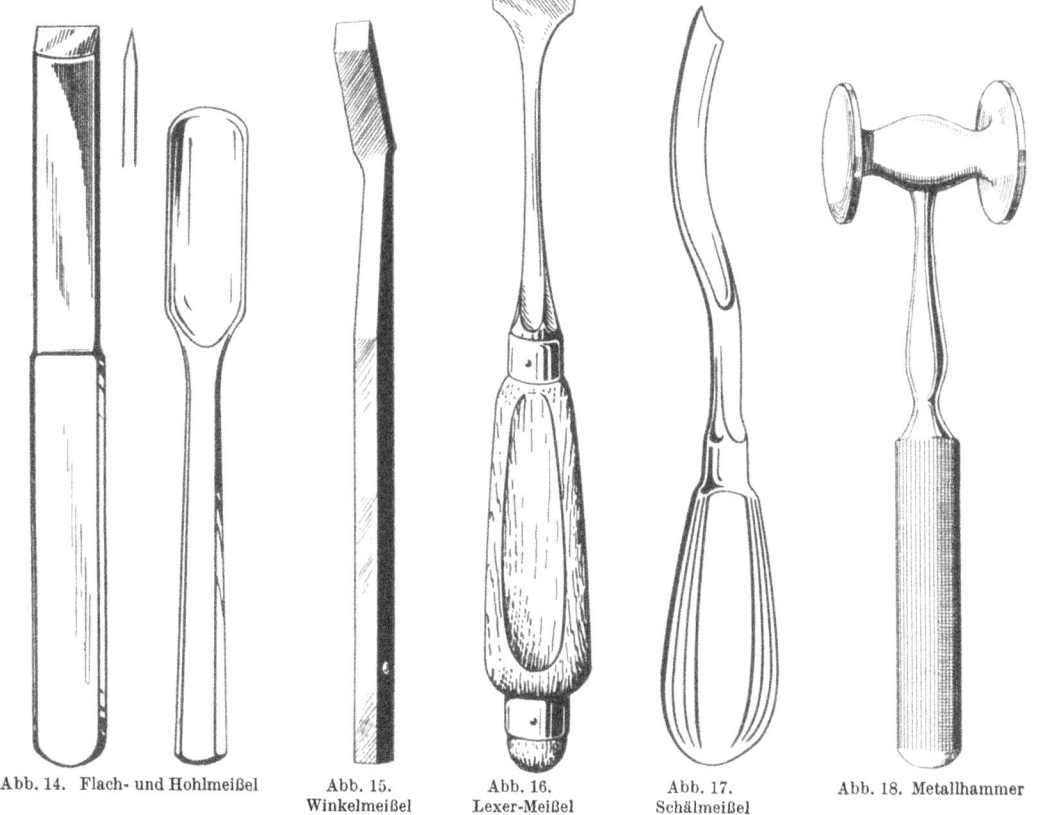

Abb. 14. Flach- und Hohlmeißel   Abb. 15.   Abb. 16.   Abb. 17.   Abb. 18. Metallhammer
                                   Winkelmeißel Lexer-Meißel Schälmeißel

die eine Sprengwirkung auf den Knochen ausüben, wie wenn ein Keil in einen Holzblock hineingetrieben wird. Wer viel am Knochen zu operieren hat, muß eine große Auswahl von verschieden breiten Meißeln besitzen. Unser kleinstes Modell ist 0,2 cm breit, unser größtes 5 cm. Die kleinen Meißel dienen vor allem dazu, um Nuten oder kanalförmige Vertiefungen aus den Knochen herauszuhauen. Eine andere gute Meißelform, die man z. B. bei bogenförmigen Osteotomien benötigt, ist der flache *Hohlmeißel*. Auch sie sollen nur allmählich in ihrem dicken Durchmesser zunehmen. Besondere Meißelformen sind der *Winkelmeißel* und der *Schälmeißel* (Abb. 15 u. 17). Sie haben sich bei den verschiedenen Knochen- und Gelenkoperationen ausgezeichnet bewährt.

Eine recht schonende Bearbeitung des Knochens, wie z. B. bei der Knochenspanentnahme, ermöglichen die *Lexer-Meißel*. Sie haben eine messerscharfe Schneide und einen Holzgriff, so daß alle Schläge nur gedämpft auf den Knochen übertragen werden. Für eine Operation an einem harten, sklerotischen Knochen sind sie nicht brauchbar.

Wir benützen für alle Operationen einen *Metallhammer*. Wir haben drei verschiedene Größen: einen *übergroßen* Hammer für das Einschlagen der Knochennägel bei der Hüftarthrodese durch einen sklerotisierten Pfannenboden, den *gewöhnlichen* Hammer und einen *kleinen* Hammer für das Einschlagen von Knochenspänen, z. B. bei Rotationsosteotomien.

Für die *subcutane Osteotomie*, die wir selber wenig schätzen, verwendet man den *Lorenz-Meißel*, der kurz, gedrungen ist und einen Holzgriff hat, mit dem dazugehörigen Holzhammer.

Knochensägen. Ebenso wie LEXER halten auch wir die Bearbeitung des Knochens mit dem Meißel an und für sich für besser und schonender als mit der Säge. Unentbehrlich sind die Knochensägen bei Amputationen und einigen Formen der Gelenkresektionen. Wir haben uns mit dem Gebrauch der verschiedenen elektrischen Sägen lange nicht befreunden können, weil wir nicht so vollendete Modelle, wie sie namentlich in Amerika schon seit ALBEE in Gebrauch sind, erhalten

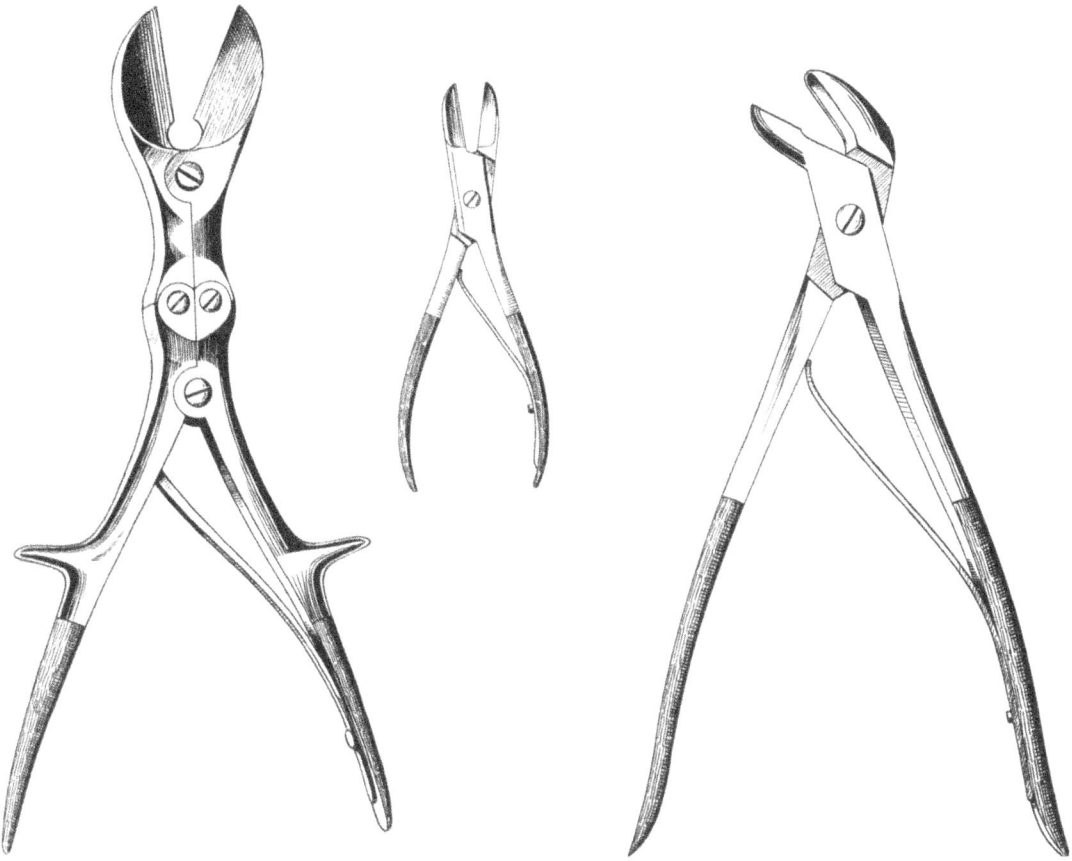

Abb. 19. Große und kleine Knochenschere   Abb. 20. Knochenschere nach LÜER

konnten. Seitdem wir eine *gute elektrische Säge* besitzen, haben wir uns von dem Vorteil ihrer Verwendung, z. B. für die Herausnahme von Knochenspänen für die autoplastische Knochentransplantation wie für die Bearbeitung eines harten, spröden Oberschenkelknochens bei Verlängerungsosteotomien, überzeugt. Die Benutzung der elektrischen Säge ist zeitsparend, und die Gefahr des „Springens" eines Knochens, was gerade bei großen Oberschenkeloperationen ein recht unliebsamer Zwischenfall sein kann, ist weitgehend behoben.

Die Gigli-Säge lieben wir nicht, denn gerade dann, wenn sie etwas leisten soll, reißt meist der Draht!

Knochenhalte- und Bearbeitungsinstrumente (s. Abb. 19—22). Die typischen Instrumente zum Halten, Fassen, Um- und Einstellen der Knochenbruchstücke und für ihre Bearbeitung sind die *Lambottesche Knochenfaßzange*, verschiedene Größen gewöhnlicher Einzinker, Langenbeck-Knochenhaken sowie verschiedene Knochenknabber-, Schneidezangen und Scheren, vom einfachen *Lüer* angefangen bis zur kräftigen, mit einer Übersetzung ausgerüsteten Rippenschere. Ein eigenes Modell verlangt die Laminektomie, die durch eine gute „*Laminektomieschere*" (s. Abb. 21) wesentlich erleichtert wird.

Ein Sonderinstrument für die Durchtrennung der Zehenknochen ist die Knochenschere nach BÄR (Abb. 22).

Raspeln in verschiedener Ausführung, flach und gebogen, dienen zur Glättung der Knochenflächen (s. Abb. 23).

Für die Entknorpelung der Gelenkflächen greift man bei Jugendlichen gern zum *scharfen Löffel* (s. Abb. 24) oder zu einem kräftigen *Knorpelmesser*.

Knochennahtinstrumente. Das typische Instrumentarium für die Knochennaht sind Bohrer, Flachzange, Drahtklemmen und Drahtschere.

Unser *Handbohrer* hat ein Bohransatzstück, das in seinem Innern einen Kanal aufweist (s. Abb. 25). Um das technisch zu ermöglichen, wurde die Öffnung des Kanales von der Bohrer-

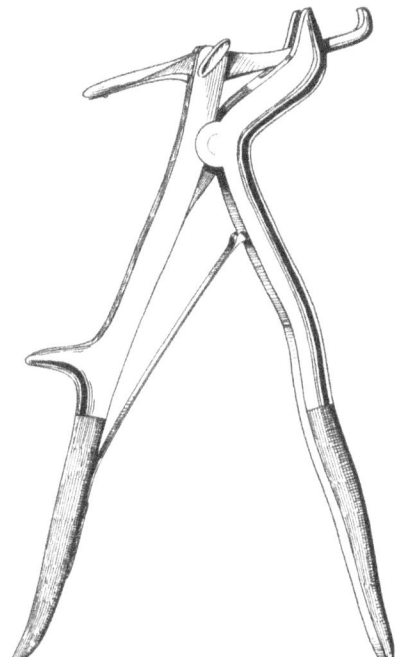

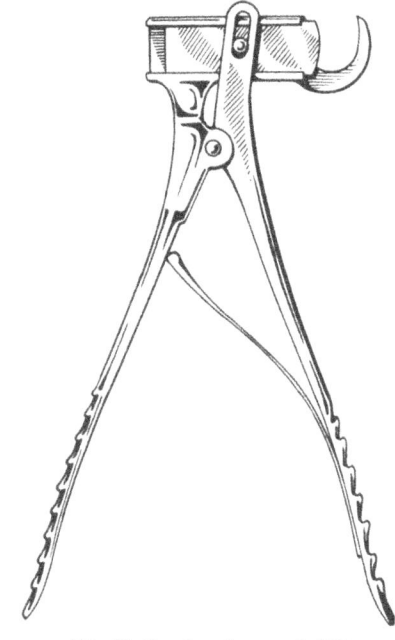

Abb. 21. Laminektomieschere   Abb. 22. Knochenschere nach Bär

spitze zurückverlagert; sie befindet sich etwas oberhalb exzentrisch davon. Für eine einfache Knochendurchbohrung reicht der Handbohrer aus; für harte Knochen wird der *elektrische Bohrer* genommen; für besonders weiche Knochen wird der „*Drillbohrer*" benutzt (s. Abb. 26).

Mit dem *Hohlbohrer erleichtert man sich das Anlegen der Drahtnähte* außerordentlich. Nachdem der Handgriff von dem Bohrer abgeschraubt ist, wird der Draht einfach durch den Kanal im Bohrer hindurchgeschoben. Eine Verhakung der Drahtspitze im Innern des Knochens ist ebenso ausgeschlossen wie daß der Draht an unübersichtlichen Stellen nach seinem Austritt aus dem Knochen in den benachbarten Weichteilen verschwindet und erst gesucht werden muß. Ist der Draht durch den Hohlbohrer hindurchgeführt, so wird der Bohrer nach Anklemmen des einen Drahtendes mit einer kräftigen Gefäßklemme herausgezogen. Man muß bei der Benutzung des Hohlbohrers nur darauf achten, daß man beim Bohren nicht gleichzeitig auf den Bohrer drückt, um ihn nicht bei harten Knochen zu verbiegen. Der Bohrer hat sich allein durch seine Umdrehungen seinen Weg zu suchen.

Für die Durchbohrung weicher Knochen eignet sich auch ein flachgebogener *Knochenpfriem*, der zum Aufnehmen des Drahtes eine Hohlrinne hat (SPITZY) (s. Abb. 27).

Die Drahtenden werden für die Befestigung mit Klemmen gefaßt, die mein Schüler EICKEN auf meine Veranlassung angefertigt hat. Die „*Eicken-Klemmen*" (s. Abb. 28) gestatten eine einfache Fixierung der Drahtenden für das Zusammendrehen und schützen gleichzeitig, da kein freies Drahtende hervorsteht, die Gummihandschuhe vor den sonst bei einer Drahtnaht häufig auftretenden lästigen Verletzungen. Anschließend werden die Drahtenden mit der Flachzange gefaßt und nochmals nachgedreht. Zum Schluß werden die Drähte mit einer kräftigen *Drahtschere* abgekniffen.

Der *Kirschnersche Drahtspanner* hat nur einen bedingten Wert. Er wird von uns nicht mehr benutzt, da wir der mechanischen, in seiner Stärke schwer nachprüfbaren Anspannung das

Gefühl, das wir in unserer Hand haben, vorziehen. Wir haben bei der Verwendung des Kirschnerschen Drahtspanners bei weichen Knochen wie auch bei transplantierten Knochenstücken schädigende Druckusuren beobachtet.

Der *beste Draht* für die Drahtnaht ist der *rostfreie Kruppstahldraht V 4 A*, dessen Überlegenheit gegenüber den anderen Drahtsorten wir an eingehenden Untersuchungen schon vor zwei Jahrzehnten bewiesen haben. In Amerika wird der „Stainless wire" benützt.

Knochennägel. Sie sind aus dem rostfreien Kruppstahl V 4 A hergestellt. Einfache Knochennägel werden für die Vernagelung von isolierten Frakturstücken verwandt, z. B. bei den Abrißfrakturen in der Nachbarschaft des Ellenbogengelenkes oder bei den Frakturen des Tibiacondylus. Ihr Gebrauch ist heute weitgehend eingeschränkt.

Es gibt zwei Formen von *Knochennägeln:* den Zimmermannsnagel mit rundem und den Hufschmiednagel mit kantigem, viereckigem Querschnitt. Dieser gibt einen wesentlich besseren Halt (s. Abb. 29).

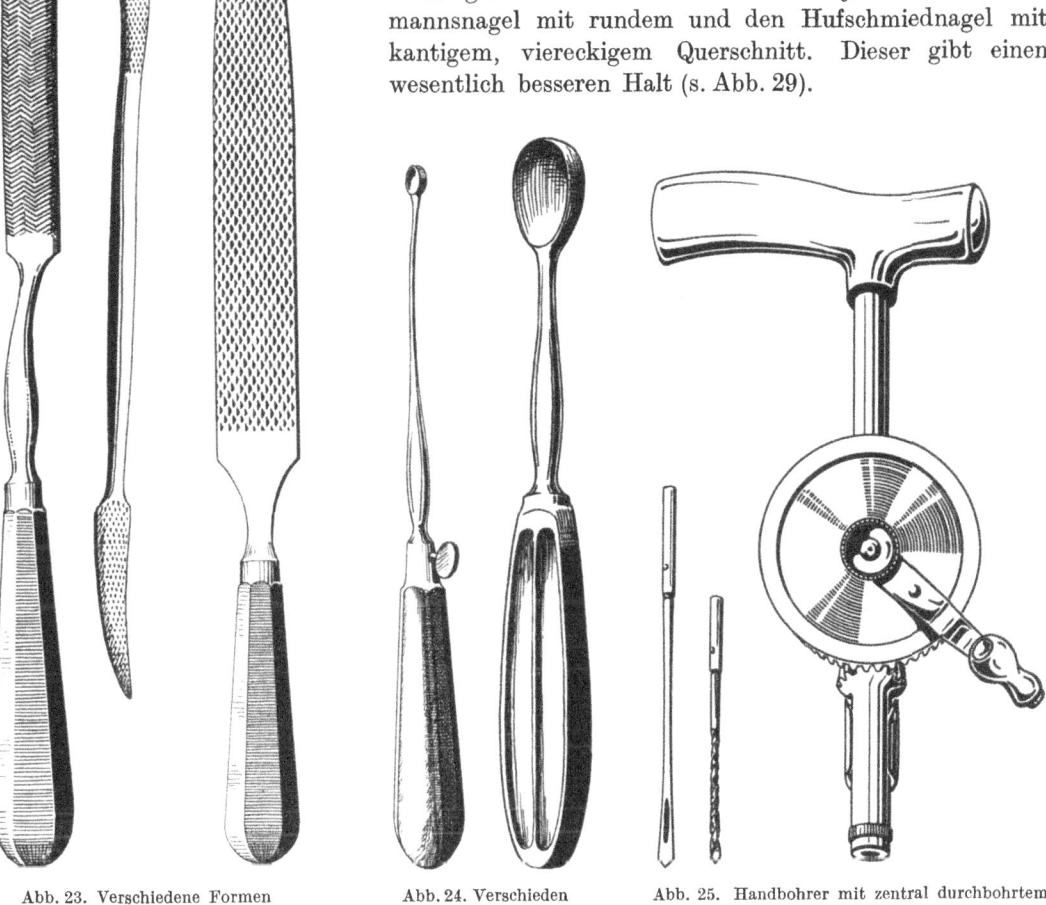

Abb. 23. Verschiedene Formen der Raspeln

Abb. 24. Verschieden große scharfe Löffel

Abb. 25. Handbohrer mit zentral durchbohrtem Ansatzstück

Ein Sonderanwendungsgebiet der Knochennägel sind die *Schenkelhalsnage lung* und die *Mark nagelung.*

Knochenschrauben. Sie werden in Amerika, namentlich unter gleichzeitiger Mitverwendung einer Metallplatte aus Vitallium, in den verschiedensten Modifikationen gern benutzt. Die Modelle von BLOUNT und MOORE sind viel gebräuchlich. Wir selber sind im allgemeinen keine Anhänger der Schrauben. Diese geben nur vorübergehend einen guten primären Halt und lösen sich doch bald. Unentbehrlich sind sie z. B. für die Verschraubung einer auseinandergesprengten *Knöchelgabel* mit Verletzung des tibio-fibularen Bandes oder zur Wiederherstellung eines schlecht verheilten *Tibiakopfbruches.* Hierzu wird eine Knochenschraube benützt, auf deren freiem Ende eine Mutter sitzt. Eine solche Schraube hat nicht den Nachteil der gewöhnlichen Schrauben, sie hält, da sie

doppelseitig gefaßt ist, endlos fest. Eine Sonderform der Schraube stellt die Federschraube nach
MAATZ dar. Sie ermöglicht eine sehr gute Kompression (Abb. 30).

Kugelfräsen. Ihre Aufgabe ist, an umschriebener Stelle den Knochen schnell und sicher
ohne Splitterungsgefahr zu eröffnen. Man besitzt verschiedene Größen und Formen: Kugel-,
Oliv- und Birnenform. Besonders spezielle Kugelfräsen werden für die Glättung bzw. Bildung

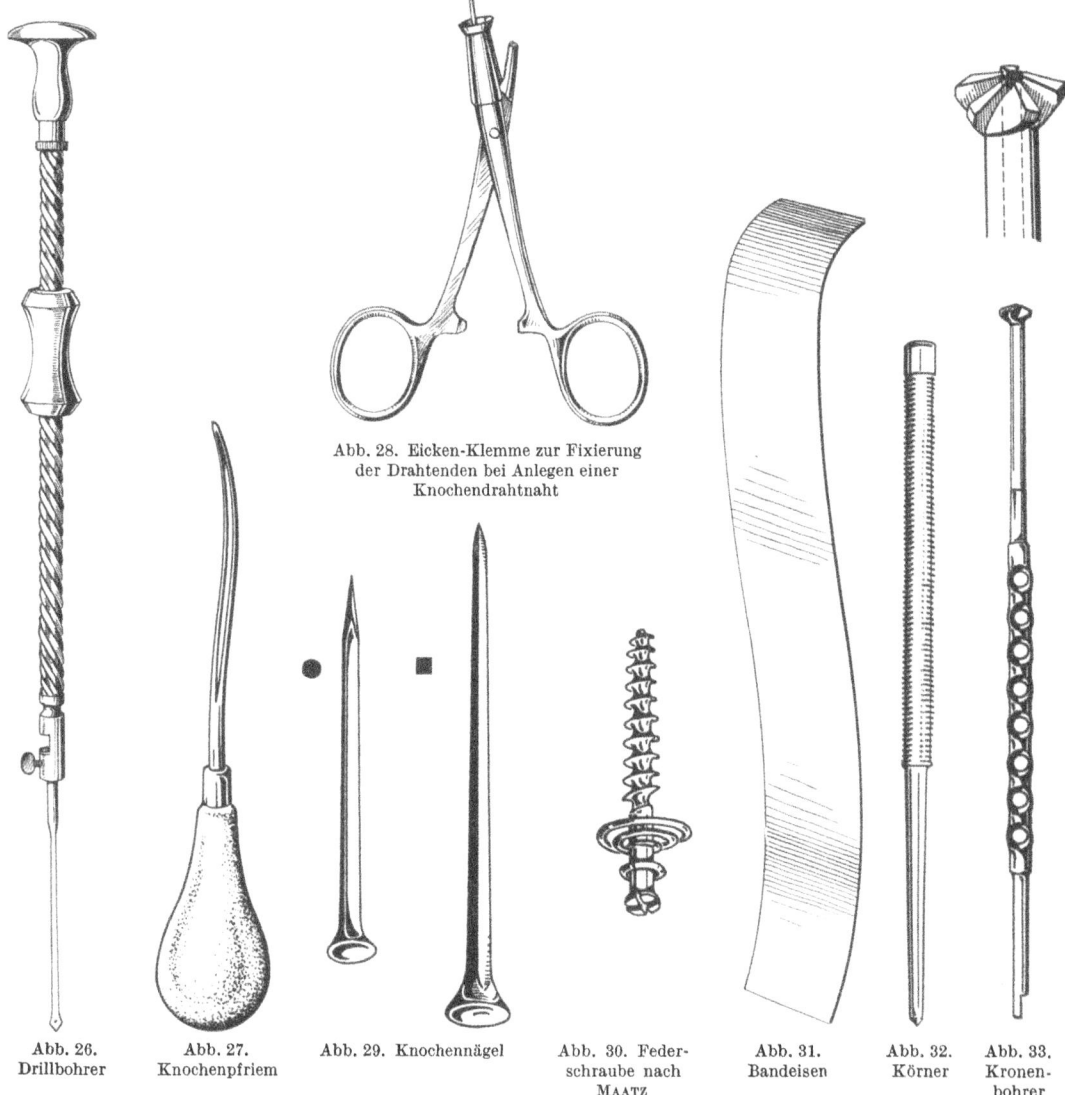

Abb. 28. Eicken-Klemme zur Fixierung
der Drahtenden bei Anlegen einer
Knochendrahtnaht

| Abb. 26. Drillbohrer | Abb. 27. Knochenpfriem | Abb. 29. Knochennägel | Abb. 30. Feder-schraube nach MAATZ | Abb. 31. Bandeisen | Abb. 32. Körner | Abb. 33. Kronen-bohrer |

einer Hüftgelenkspfanne verwandt. Die elektrische Kugelfräse ist dem Ansatzstück zum Handbohrer vorzuziehen.

Der *Körner* (s. Abb. 32) dient dazu, eine kleine Kerbe in die harte Corticalis eines Knochens
einzuschlagen, damit der Richtungs- und Führungsdraht nicht abrutscht. Typische Beispiele für
seinen Gebrauch, neben den gewöhnlichen Bohrungen, sind die Nagelung eines Schenkelhalsbruches oder einer Hüftarthrodese.

Der *Kronenbohrer* (s. Abb. 33) wird benutzt, um die Eintrittsöffnung für den Schenkelhalsnagel genügend groß zu machen. Er wird auf den Richtungsdraht aufgesetzt. Es wird mit ihm
der Kanal für den Nagel nach Bedarf eingebohrt. Man kann bei Hüftarthrodesen auch den
sklerotischen Pfannenboden mit dem Kronenbohrer gut durchbohren. Man muß sich zwischen-

durch nur einige Male davon überzeugen, daß sich der Führungsdraht nicht verklemmt und daß er rechtzeitig gekürzt wird.

Bandeisen (s. Abb. 31). Biegsame Bandeisen von verschiedener Größe bewähren sich bei zahlreichen Knochenoperationen stets aufs neue.

C. Spezielle Instrumente für Knochentransplantationen

Ein Vorschlagstück, das zum Eintreiben eines Knochenspanes dient, ist äußerst zweckmäßig. Es gibt verschiedene Formen, eine runde und eine viereckige (Abb. 34 und 35). Dieses ist an seiner einen schmalen Fläche konkav und leicht angerauht. Ein ausgezeichnetes Einschlagen eines Knochenspanes ist damit in jedes Lager möglich.

Einen *Meißel mit einer Zentimetereinteilung* zu haben, um stets zu wissen, wie tief sich z. B. der Meißel im Beckenknochen befindet, ist ganz gut. Ein solcher Meißel hat aber auch seine Nachteile. Wenn er bei häufigem Gebrauch nachgeschliffen worden ist, stimmt seine wirkliche Länge nicht mehr mit der Angabe der Zentimetereinteilung auf dem Meißel überein. Ein sterilisierbares *Metallzentimetermaß* wird deshalb von uns bevorzugt. Es findet bei den verschiedensten Operationen seine Anwendung.

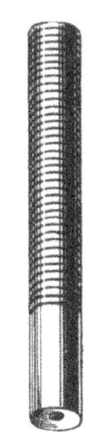

Abb. 34.
Rundes Vorschlagstück

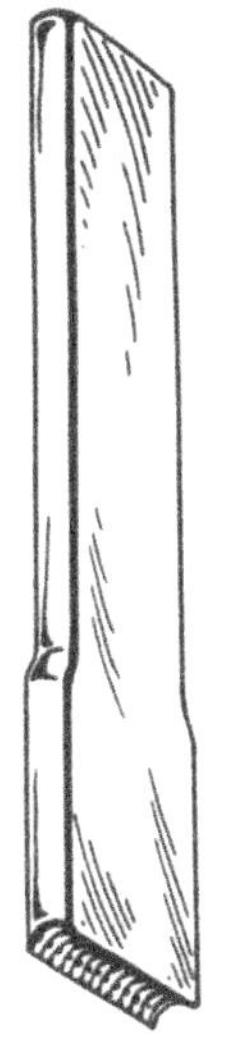

Abb. 35. Viereckiges Vorschlagstück. Beachte die gerillte Hohlfläche!

D. Spezielle Instrumente für die Gelenkoperationen

Eine große Zahl von Sonderinstrumenten sind für die Gelenkoperationen angegeben worden, aber nur wenige sind wirklich nötig. So wird das Meniskotom für die leichte Durchschneidung des Hinterhorns des Meniscus empfohlen.

Für die großen *Hüftoperationen* sind einige Spezialinstrumente erforderlich. So erleichtert ein großer kochlöffelähnlicher Hebel, der in seinem vorderen Teil abgeflacht ist, das Reponieren des Hüftkopfes (s. Abb. 36). Es gibt hierfür verschiedene Größen. Die kleinste ist für

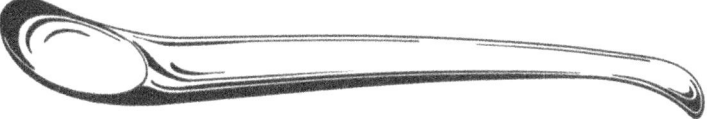

Abb. 36. Hebel für Reposition des Hüftkopfes bei blutiger Einrenkung

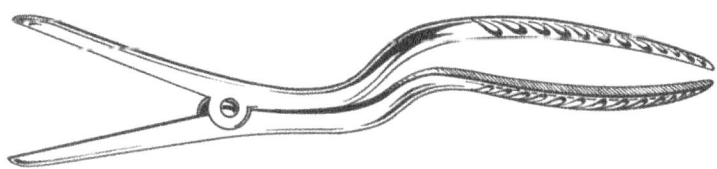

Abb. 37. Hüftkapselspreizer

Kinder bis etwa zu 3 Jahren, die größte für die Hüftköpfe der Erwachsenen. Das gilt in gleicher Weise für die blutige Einrenkung einer Hüftverrenkung, wie für die Wiedereinrenkung eines Hüftkopfes, der temporär bei einer Operation, wie z. B. bei einer Arthroplastik, luxiert war.

Die elektrische große *Kugelfräse*, auch hiervon sollte man verschiedene Größen haben, ist das beste Instrument, um bei einer Arthroplastik die Hüftgelenkpfanne neu zu bilden oder um eine flache Pfanne entsprechend zu vertiefen.

Der Meißel dient nur dazu, um den Pfannenrand entsprechend zu bearbeiten und zu glätten.

Das Gegenstück zur Kugelfräse ist die *Hohlraspel*, mit der ein verbildeter Hüftkopf neu geformt werden kann. MURPHY verwandte sie gern. LEXER liebte es mehr, den Hüftkopf bildhauerisch mit feinen Meißeln und Raspeln neu zu bilden.

Der *Kapselspreizer* (s. Abb. 37) ist bei einem Teil der Fälle von alten angeborenen Hüftverrenkungen, die blutig reponiert werden, ein wichtiges Instrument. Er wird von der eröffneten Kapsel in den Kapselschlauch bis zur engsten Stelle, dem Isthmus, vorgeschoben. Dann wird er erst gespreizt. Dadurch wird der Kapselschlauch entfaltet und erweitert. Die Hüftarthroplastik mit Endoprothesen (JUDET) oder mit besonderen Spezialprothesen verlangt ein eigenes Instrumentarium.

E. Instrumente für Nervenoperationen

Die Nervenoperationen verlangen ein allerfeinstes Instrumentarium. STOFFEL, ein Pionier auf dem Gebiete der Nervenoperationen, schrieb „wie für die Augenoperationen". Das gilt für die Messer, namentlich wenn es sich um eine Neurolyse handelt, in der gleichen Weise wie für die Gefäßklemmen („Beißerchen"), Pinzetten, Häkchen und Nadeln.

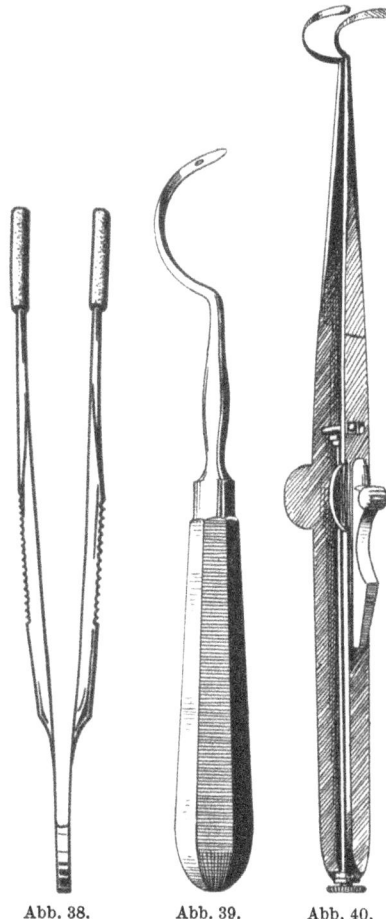

Pinzetten. Die eigentlichen *Nervenpinzetten* enden in halbrunde, spitz auslaufende Haken und haben daher den Namen Hakenpinzetten (s. Abb. 1). Man kann mit diesen Pinzetten gut einen Teil des Nerven fassen, ohne das Nervengewebe zu zerquetschen, und ebenso kann man den Nerven auch im ganzen halten und wegziehen, während er von der Pinzette umschlossen ist.

Anatomische Pinzetten, deren Enden mit *Gummiüberzug* (s. Abb. 38) geschützt sind, können gelegentlich zum Halten des Nerven herangezogen werden. Wir benutzen sie fast nie.

Feinste anatomische und chirurgische Pinzetten sind für die Nervennaht unentbehrlich. Sie sind so fein und zart, daß sich mit ihnen tatsächlich allein das Perineurium fassen läßt. Ihr Gebrauch ist trotzdem auf ein Mindestmaß zu beschränken.

Messer. Das Durchschneiden eines Nerven zum Anfrischen einer jeden Nervennaht muß zügig und mit einem ganz scharfen Messer geschehen. Am besten sind hierfür Rasiermesser oder auch Rasierklingen geeignet, die in eine Gefäßklemme eingesetzt sind. Außerdem muß man immer feine und feinste Messer zur Hand haben.

Nadeln. Feine und allerfeinste, selbstverständlich drehrunde, sind für die Nervennaht unerläßlich.

Als *Nadelhalter* wird wegen der Empfindlichkeit der Nadeln einer mit einer doppelten Übersetzung, z. B. das Modell von MATTHIEU, verwendet.

Abb. 38.   Abb. 39.   Abb. 40.
Gummiarmierte   Gewöhnlicher   Baendeles-
Pinzette   Deschamps   Deschamps

Nadelelektroden. Sie sind sterilisierbar und haben im Gegensatz zu den Elektroden, die bei den Sehnenverpflanzungen verwandt werden und bei denen vielfach eine percutane Reizung der Muskeln nötig ist, nicht spitze, sondern stumpfe Enden. Die Nerven sind oft in unmittelbarer Nähe von wichtigen Gefäßen (Plexusoperationen!) elektrisch zu prüfen. Durch eine unberechenbare, schnelle Muskelkontraktion können mit spitzen Elektroden leicht unliebsame Nebenverletzungen entstehen.

Für die Operationen am *Sympathicus*, insbesondere für die Sympathektomien, werden Deschamps in verschiedenen Größen zum Unterfahren des Grenzstranges benötigt. Besonders gut ist der *Baendeles-Deschamps* (s. Abb. 39 und 40).

Im übrigen ist selbstverständlich für die lumbale Sympathektomie das Instrumentarium wie für die Eröffnung des Bauches und für die thorakale Sympathektomie dasselbe wie für eine Rippenresektion erforderlich.

F. Instrumente für Gefäßoperationen

Ein Besteck für Gefäßoperationen sollte in jedem großen Krankenhaus stets fertig sterilisiert bereit sein. Gefäßoperationen gehören zwar zum engeren Arbeitsgebiet der allgemeinen Chirurgie, aber auch in der orthopädischen Chirurgie kann es oft genug heißen: ,,Vorbereitet sein heißt alles!"

Das *Besteck* für die *Gefäßoperation* sollte enthalten:

Pinzetten: Feinste anatomische und chirurgische.

Gefäßklemmen (HÖPFNER): Gummiarmierte.

Deschamps: In verschiedenen Größen.

Nadeln: Feinste, drehrunde, fertig eingefädelt mit feiner und feinster Seide.

Die Seidenfäden sind mit den Nadeln auf einem Leinenlappen aufgesteckt, und die Seide ist mit Vaselin eingefettet. Das Vaselin bildet einen Schutz gegen ein Durchschneiden der rauhen Seide durch die empfindliche zarte Gefäßinnenwand.

Außer den drehrunden Nadeln sollten auch einige *gerade Nadeln* bereit gehalten werden. Diese sind vor allem gut für eine fortlaufende Naht der Gefäßwand geeignet.

Nadelhalter mit doppelter Übersetzung (wie für Nervenoperationen).

Der plastische Gefäßersatz verlangt besondere Erfahrungen auf dem Gebiet der Gefäßchirurgie.

G. Instrumente für Hauttransplantationen

Für die Reverdin-Lappenplastik benötigt man lediglich eine flach gebogene, scharfe Schere und eine scharfe Rundnadel, die in einen Nadelhalter eingesetzt wird. Die Nadel wird oberflächlich in die Haut eingestochen, und ein länglich ovales Hautstück wird mit der Schere ausgeschnitten, um dann auf den Hautdefekt ein Stückchen neben dem anderen mosaikartig verpflanzt zu werden.

Für die Entnahme des *Thierschschen* Hautlappens benützt man das Thierschsche Messer (s. Abb. 41), mit dem eine geübte Hand gleichmäßig dünne und beliebig große Hautstücke gewinnen kann. Der Hautlappen wird dann, nachdem er mit einer heißen physiologischen Kochsalzlösung angefeuchtet ist, mit zwei Knopfsonden von dem Messer heruntergeschoben und über den Defekt gleichmäßig ausgebreitet.

Das *Dermatom* nach PADGETT ist ein wunderschönes Instrument zur Hautentnahme. Es ermöglicht die Entnahme der Haut in einer beliebigen Dicke, selbst Bruchteile von Millimetern sind möglich. Das Dermatom von SCHUCHARDT hat sich gleichfalls gut bewährt. Diese Instrumente bedeuten für den, der sie besitzt, eine wesentliche Erleichterung der Hautlappenentnahme. Das *Elektrodermatom* bedeutet einen weiteren Fortschritt.

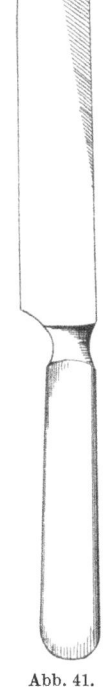

Abb. 41.
Thierschsches Messer

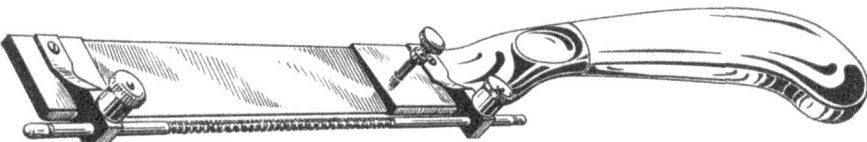

Abb. 42. Scheppelmann-Dermatom

Wir haben in der Klinik das Dermatom von SCHUCHARDT. Abgesehen von ganz großen freien Hauttransplantationen, benutzen wir selber nur das einfache, leicht zu handhabende Dermatom von SCHEPELMANN (s. Abb. 42).

Nicht das ganze Instrumentarium ist angeführt, sondern nur die Instrumente sind besprochen worden, die bei den typischen Operationen benötigt werden.

Das Instrumentarium für ausgesprochene Spezialoperationen, wie für die Marknagelung nach KÜNTSCHER oder für die Nucleus pulposus-Operation, ist in den Kapiteln, in denen diese Operationen abgehandelt sind, beschrieben.

II. Das Nahtmaterial

Als Nahtmaterial stehen zur Verfügung Catgut, Zwirn und Seide. Am meisten wird das *Catgut* in der Chirurgie verwandt. Sein unleugbarer Vorteil ist die Resorbierbarkeit, sein Nachteil die mangelnde Festigkeit für Nähte, die einen zuverlässigen Halt für längere Zeit verlangen. Auch das sog. schwer resorbierbare Catgut gleicht diesen Nachteil nicht aus, ja es hat dadurch an seinem eigenen Wert eingebüßt, an dem der Resorbierbarkeit. Es kann dadurch zum Fremdkörper werden, Abscesse hervorrufen und teilweise unresorbiert ausgestoßen werden.

Am besten ist das in *Flüssigkeit (Alkohol)* aufbewahrte Catgut, das eine gewisse Elastizität besitzt. Die Herstellung des Catguts ist heute so einwandfrei und wird laufend bei den Firmen überprüft, so daß ein absolut steriles Catgut geliefert wird. Diese Überwachung kann nicht sorgfältig genug geschehen. Das zeigten die aufsehenerregenden Untersuchungen von KNORR vor etwa 20 Jahren. Er hatte feststellen können, daß die Sterilität einzelner Catgutsorten zweifelhaft war, daß das Catgut pathogene Bakterien und darunter sogar Anaerobier enthielt.

Das jetzt gelieferte Catgut ist in seiner Sterilität zuverlässig und kann, von diesem Gesichtspunkt betrachtet, unbedenklich auch für die Wiederherstellungsoperationen, die die strengste Asepsis verlangen, wie die Sehnen-, Band- und Gelenkplastiken, verwandt werden. Trotzdem ist bei den Wiederherstellungsoperationen allein mit dem Catgut nicht auszukommen. So wird für die Sehnen- und Nervennähte ein Nahtmaterial benötigt, das die Sehnen- und Nervenenden unmittelbar fest aneinanderhält. Das kann aber nur ein unresorbierbares Material, Seide oder Zwirn, sein.

Der *Zwirn*, auch in seiner Form als *Ramiezwirn*, hat sich als Nahtmaterial nicht verbreitet einbürgern können, obwohl er einzelne begeisterte Anhänger, wie z. B. MADLENER, gehabt hat. Der Ramiezwirn heilt, wie eigene Untersuchungen gezeigt haben, wohl meist mit einer auffällig geringen Gewebsreaktion in Kürze ein und wird bald von Zellen des Körpers durchsetzt und von Fremdkörperriesenzellen umgeben und „angedaut". Diese Einheilung des Zwirns ist nicht absolut regelmäßig, gerade bei Subcutannähten an einer empfindlichen Haut, wie z. B. am Fuß, kommt es leicht zu späten Ausstoßungen mit wochenlang anhaltenden Fistelbildungen. Wir waren während des Krieges gezwungen, eine Zeitlang den Zwirn als Ersatz für Seide zu verwenden und haben diese unliebsamen Erfahrungen wiederholt gemacht.

Seide als Nahtmaterial wird, abgesehen von der Hautnaht, von vielen Chirurgen nicht geschätzt. Die Seide steht in Verruf wegen ihrer schlechten Einheilung mit der Neigung zu Fadenabscessen und zur Spätausstoßung. Diese *schlechten Erfahrungen* mit der Seideneinheilung gründen sich fast ausschließlich auf die Verwendung der *Sublimatseide*. Das trifft *nicht auf die Hydrargyrumoxycyanatseide* zu, die ausgezeichnet und gleichmäßig einheilt.

Die Ausbildung der Vorbereitung und Imprägnierung der Seide mit Hydrargyrumoxycyanat ist das Verdienst von FRITZ LANGE. Er kam hierzu bei der Suche nach einem zuverlässigen Imprägnierungsmittel der Seide für die künstlichen Sehnen. Es mußte ein Mittel sein, das die Seide sicher keimfrei machte und doch nicht den starken chemischen Reiz auf das Gewebe ausübte wie das Sublimat, das chemische, d. h. aseptische Entzündungen hervorzurufen vermag. Das Sublimat löst als Eiweißgift schwere Reaktionen im Gewebe um die Seide bis in die umgebende Muskulatur aus, das Hydrargyrumoxycyanat wesentlich geringere, wie eigene vergleichende histologische Untersuchungen gezeigt haben. Die starke Fremdkörperreaktion bleibt aus, und günstige Bedingungen für die Seideneinheilung sind gegeben. Bei der Sublimatseide sind langwierige Fadenabscesse etwas Gewöhnliches, bei der Hydrargyrumoxycyanatseide, wenn sie lediglich zu gewöhnlichen Nähten und Unterbindungen benützt wird, so gut wie unbekannt. Gelegentliche Ausstoßungen von oberflächlichen Subcutannähten gehen vielfach „trocken" vor sich. Ein solcher Faden, der in einem schlechten Unterhautfettgewebe nicht einheilt, schiebt sich einige Wochen nach der Operation ohne merkliche entzündliche Reaktion heraus. Ein praktisch harmloses Ereignis, das auf den Operationserfolg auch an kritischen Stellen, wie z. B. bei Sehnenverpflanzungen am Fuß, keinerlei Einfluß hat. FRITZ LANGE war der Sterilität seiner Seide so gewiß, daß er bei allen aseptischen Operationen nur die Hydrargyrumoxycyanatseide verwendete. Dies Vertrauen auf die Zuverlässigkeit der Seide hat sich auf uns, auf Grund der Erfahrungen an Tausenden von Operationen, übertragen. Die *Hydrargyrumoxycyanatseide* kann deshalb *unbedenklich bei allen Wiederherstellungsoperationen benützt werden*. Es ist selbstverständlich, daß man nicht unnötig dicke Seide nimmt, sondern bestrebt ist, mit der dünnsten Seide auszukommen, die ihren Zweck erfüllt.

Die *Vorbereitung der Hydrargyrumoxycyanatseide* ist denkbar einfach: Die auf Gazerollen leicht aufgewickelte Seide wird in einer Hydrargyrumoxycyanatlösung 1:1000 für 15 min gekocht. Die Seide bleibt bis zu ihrer unmittelbaren Verwendung in der „blauen" Lösung liegen und wird erst zu der Operation herausgenommen. Es ist zweckmäßig, sich die Seide gleich in Normallängen für die Nähte und Unterbindungen zu schneiden und in Lagen wie ein Stickgarn zusammenzufassen und dann auszukochen. Es ist so bei der Operation die Seide stets gebrauchsfertig zur Hand. Man soll darauf achten, daß nicht unnötig viel Seide ausgekocht wird, da die Seide durch wiederholtes Auskochen an Festigkeit verliert.

Der Unterschied in der Einheilung der Sublimat- und der Hydrargyrumoxycyanatseide ist für jeden Operateur, der beide Seiden kennt und mit beiden Seidearten gearbeitet hat, ganz auffällig. Jeder kann sich durch eigene Beobachtungen leicht von der guten Verträglichkeit der Hydrargyrumoxycyanatseide überzeugen und wird von selber zu der Auffassung kommen, daß die Sterilisation der Seide in der „blauen" Lösung gegenüber der Sublimatseide ein wesentlicher Fortschritt ist. Er wird ebenso wie wir zu der Ansicht kommen, daß es endlich an der Zeit ist, daß die *Sublimatseide völlig durch die Hydrargyrumoxycyanatseide* ersetzt wird. Das Aufgeben der Gewohnheitssterilisation der Seide in Sublimat wird vielen Kranken die Komplikationen der Fadenabscesse weitmöglichst ersparen.

Als *neues Nahtmaterial* steht das *Supramid* zur Verfügung. Es ist ein thermoplastischer Kunststoff. Er hat sich nach den Erfahrungen von LINDER und SCHWEIZER sowie von RÜTHER und L. SIMON als ein reizloses, haltbares und nicht resorbierbares Nahtmaterial bewährt. Es ist nach den Verbesserungen, die an diesem Material vorgenommen sind, weicher geworden und hat seine Starre verloren. Es soll sich ebenso gut wie Seide verarbeiten lassen, seitdem es als gesponnener und gezwirnter Faden geliefert wird (RÜTHER). Das Supramid soll vor allem für Sehnen- und Knochennähte geeignet sein.

Wir haben keine eigenen Erfahrungen mit diesem Nahtmaterial, ebensowenig wie mit den *Nylonfäden*, die unter anderem von SCHWERING für feine Nähte bei Hauttransplantationen empfohlen werden.

III. Hautnaht, Intracutan- und Subcutannaht

Die Hautnaht ist der Schlußakkord der Operation und verlangt eine genauso präzise Ausführung wie diese selber. Von der Art der Naht hängt weitgehend die Wundheilung und Narbenbildung ab und damit das äußere Erinnerungszeichen, das der Operateur am Kranken hinterläßt. So manche Operateure sind an den Narben bei ihren Patienten zu erkennen. Für den einen sind zarte unauffällige, für den anderen große breite und unregelmäßig gestaltete Narben charakteristisch.

Bei der Hautnaht ist in erster Linie zu berücksichtigen, daß sie glatt und schnell heilt, in zweiter Linie muß sie auch kosmetischen Anforderungen gerecht werden. Hier gibt es beträchtliche Unterschiede: häßliche Narben im Gesicht sind für einen Mann wie für eine Frau gleich störend und peinlich, können aber für eine Frau eine schicksalhafte Bedeutung erhalten. Große Narben an Schulter oder Schenkel sind für einen Mann praktisch gleichgültig, für eine Frau können sie eine schwere psychische Belastung sein.

Für die glatte Heilung der Hautwunden ist ein gutes *Adaptieren* der Hautränder wichtig. Dies geschieht in der Regel mit zwei chirurgischen Pinzetten. Ist die Haut dünn, wie am Fuß und an der Hand, so verzichtet man auf die Pinzettenbenützung und läßt sich die Hautränder nur durch das Einsetzen von zwei kleinen Häkchen in die Wundwinkel straffen. Das eine Häkchen wird nach Anlegen der ersten Hautnaht durch den Zug an dieser und der nächsten nachfolgenden ersetzt. Man kann auf diese Weise zur Schonung der Hautränder vor dem Pinzettendruck jede länglich gestaltete Wunde nähen.

Die besondere Form der „aufgestellten" Hautnaht ist nur dort ausführbar, wo ein gutes Unterhautfettgewebe vorhanden ist. Ihr Vorteil ist, daß sie breite Berührungsflächen schafft und einen guten Schutz gegen das eventuelle Übergreifen einer Hautwundstörung auf die Tiefe bildet. Sie ist z. B. am Rücken nach Spondylitisschienungen angezeigt.

Bei Operationen, an deren Narben man *kosmetisch die größten Anforderungen stellt*, wie z. B. bei Hals- und Gesichtsoperationen, verzichtet man auf jede Hautnaht. Man benützt Hautklammern (nach MICHEL, v. HERFF u. a.) oder legt noch besser nur eine *Intracutannaht* an. Dem Gebrauch der Hautklammern sind bei den orthopädisch-chirurgischen Operationen dadurch enge Grenzen gesetzt, daß sie überall dort nicht angewandt werden können, wo ein Gipsverband nötig ist.

Die fein säuberlich ausgeführte *Intracutannaht* hinterläßt, zumal wenn man bei der Schnittführung den Hautlinienverlauf beachtet hat, unauffällig strichförmige Narben. Sie ist eine alte Nahtmethode, die schon auf CHASSAGNAC und HALLSTEDT zurückgeht. Die Naht wird verschieden gehandhabt. GOHRBANDT verwendet Catgut — dies ist im allgemeinen das beste Nahtmaterial —, LEXER hat feinsten Silberdraht genommen, fortlaufend genäht und den Draht hinterher wieder entfernt. Für besondere Fälle sind auch Hydrargyrumoxycyanatseidenknopfnähte vertretbar. Die Naht wird nicht senkrecht, sondern parallel zur Hautoberfläche geführt. Der Nachteil dieser Nahtführung ist, daß die Verheilung der Wundränder gegenüber der gewöhnlichen Hautnaht verzögert sein kann und daß, wenn die Haut unter einer gewissen Spannung, z. B. nach Ausgleich von Fehlstellungen an den Gliedmaßen, steht, die Gefahr besteht, daß die Wundränder leicht auseinanderweichen und zum Klaffen kommen. Tritt dies ein, so wird die Narbe unschöner, als wenn eine richtige Hautnaht gemacht worden wäre. Die Intracutannaht ist bei den spezifisch orthopädischen Operationen angezeigt am Gesicht, am Hals, Schulter, Arm und Hand von jungen Mädchen. Schon beim Anlegen des *Hautschnittes* ist auf den Verlauf der Spaltlinien der Haut Rücksicht zu nehmen, um hinterher möglichst unauffällige Narben zu erhalten. BUNNELL hat mit besonderem Nachdruck darauf hingewiesen, daß z. B. in der Ellenbeuge und an der volaren Seite des Handgelenkes Längsschnitte möglichst zu vermeiden sind. Sie hinterlassen auffällige, leicht zum Keloid neigende Narben. Ein querer Schnitt, in der Handgelenksfalte angelegt, verheilt dagegen meist so gut wie unsichtbar, strichförmig. Wenn er schlecht heilt und eine auffällige unschöne Narbe sich an dieser Stelle bildet, ist das aber auch wieder für sensible Menschen peinlich, denn diese Narben sind so manches Mal die Residuen eines Suicidversuches.

Die Intracutannaht kann bei den Gliedmaßenoperationen nicht angewandt werden, bei denen frühzeitig mit Bewegungsübungen angefangen werden soll. Die lose verheilten Hautwundränder würden dabei wieder auseinanderreißen und unnötig breite Narben entstehen lassen.

Von der glatten *Heilung der Hautnaht* hängt noch mehr als die reine Formgestaltung der Narbe ab, *sie kann einen entscheidenden Einfluß auf den gesamten Operationserfolg haben*. Das gilt z. B. für Sehnen- und Knochenoperationen, vor allem für Transplantationen, wenn sich über der Operationsstelle nur eine dünne fettarme Hautschicht und keine dicke Zwischengewebsschicht findet. Eine sonst harmlose Stichkanaleiterung kann das ganze Operationsresultat gefährden, wenn sie in die Tiefe übergreift und die eingepflanzte Sehne, Fascie oder den Knochenspan infiziert. Es muß deshalb alles getan werden, um eine glatte Heilung der Hautnaht zu erreichen. Die beiden *Grundregeln* hierfür sind: Überall dort, wo das eigentliche Operationsgebiet — ganz gleich, ob dies Muskel, Sehne, Nerv, Knochen oder Gelenk ist — nur von einer dünnen Gewebsschicht von der Haut getrennt wird ist 1. der *Hautschnitt bogenförmig* außerhalb der entscheidenden Operationsstelle anzulegen und 2. eine *sorgfältige Subcutannaht* zu machen.

Das Einhalten dieser beiden Grundsätze verhütet weitgehend das Übergreifen einer Stichkanaleiterung in die Tiefe und bedeutet eine Erhöhung des Sicherheitsfaktors der Operationserfolge.

Die Berücksichtigung dieser Richtlinien ist bei plastischen Operationen jeder Art sowie bei den Operationen an Poliomyelitikern, bei denen die Haut oft schlecht durchblutet und bei denen das Unterhautfettgewebe oft mangelhaft entwickelt ist, eine wichtige Voraussetzung für gute Operationserfolge.

Eine besondere Gefahr für die glatte Heilung einer Hautwunde bildet ein *innerer Decubitus*. Er entsteht z. B. dadurch, daß eine verpflanzte Sehne zu straff gespannt unter der Haut entlangläuft und von innen her zu einer Drucknekrose führt. Die gleiche Gefahr droht, wenn die Hautnaht unter zu starker Spannung über einen Knochenvorsprung verläuft. Das kann z. B. nach korrigierenden Osteotomien sowie nach Knochentransplantationen der Fall sein, wenn die Operationsstelle, zumal nach alten Verletzungen, nur von einer dünnen, fettarmen Haut bedeckt ist. *Man soll deshalb bei allen Fällen, in denen die Haut infolge ausgedehnter Narbenbildung schlecht ist, durch eine Voroperation oder auch durch eine Hautlappentransplantation einwandfreie gute Hautverhältnisse vor der entscheidenden Operation schaffen.*

Die *Subcutannaht* soll wohl sorgfältig, aber nicht übertrieben „penibel" gemacht werden, ausgehend von der Vorstellung, daß ein „wasserdichter" Abschluß der Naht der beste Schutz gegen eine in die Tiefe übergreifende Infektion sei. Die Aufgabe der Subcutannaht ist nicht rein mechanisch gedacht, einen Abschluß gegen die Tiefe zu schaffen, sondern biologisch gute Vorbedingungen zu bilden, daß die Natur in wenigen Tagen eine feste Verklebung und Verlötung der Wundflächen durch ihre Heilungsvorgänge herbeiführt. Diese werden erschwert, wenn man die Naht zu *eng* macht und zu viel Nahtmaterial versenkt. Zu enge, tiefgreifende Subcutannähte können die Heilung der Hautwunde sogar ungünstig beeinflussen und die Entstehung von Hautrandnekrosen namentlich an einer zirkulationsgestörten Haut begünstigen.

Die Subcutannaht wird mit dünnem Nahtmaterial, Catgut oder Seide (s. u.), gemacht. Die *Nadelführung* ist im allgemeinen *senkrecht* zur Schnittführung. Nur wenn das Subcutangewebe ganz schlecht und dünn ist und wenn dicht darunter eine wichtige Operation ausgeführt wurde, ist die Nadelführung *parallel* zur Hautoberfläche. Das geschieht, um das zerreißliche, schlechte Unterhautfettgewebe besser aneinanderbringen zu können und um nicht durch ein Einstechen mit den Nadeln in die Tiefe künstliche Kanäle für die Fortleitung einer eventuellen Infektion von der Oberfläche in die Tiefe zu setzen. Durch diese Art der Subcutannaht läßt sich wohl ein sehr guter Wundverschluß herbeiführen, so gut, daß in einem Teil der Fälle eine Hautnaht überflüssig zu sein scheint. Die gleiche Naht hat aber den Nachteil, daß durch das breite Fassen des Subcutangewebes zuviel „Unterbindungen" kleinster Gefäße gesetzt werden, so daß die Ernährung der Haut, zumal beim Poliomyelitiker, gefährdet werden kann. Man soll deshalb die Nadelführung parallel zur Hautoberfläche auf einige wenige Nähte beschränken. Als *Nadel* benützt man eine drehrunde „Sehnennadel", die nicht wie die scharfkantigen das Unterhautfettgewebe leicht durchschneidet.

Als *Nahtmaterial* für die Hautnaht wird mit Recht meist die Seide verwandt. Man soll auch hier anstatt der Sublimat- die Hydrargyrumoxycyanatseide nehmen. Auch das Catgut hat seine Anhänger für die Hautnaht. Es ist gerade für orthopädische Operationen empfohlen, bei denen hinterher ein Gipsverband angelegt wird.

Für die Verwendung des Catguts wird auf den Vorteil hingewiesen, daß sich die Entfernung der Hautnähte aus Gipsverbänden erübrigen soll. Wir sehen das aber als einen Nachteil an. Es besteht die Gefahr, daß das Catgut sich resorbiert, bevor die Hautwundränder fest verschlossen sind und daß es dadurch dann zu einem unerwünschten Klaffen der Hautwundränder mit allen seinen Gefahren kommen kann. Außerdem halten wir es für gut, wenn man sich nach 10—14 Tagen auf jeden Fall einmal persönlich über den Heilverlauf orientiert. Man muß, wenn ein Gipsverband angelegt ist, in Kauf nehmen, in diesen Verband ein entsprechend großes Gipsfenster hineinzuschneiden.

Der *Draht* bürgert sich für die Hautnaht allmählich mehr ein. Die Wunden sind auffallend reizlos. Stichkanaleiterungen wie bei der Seide gibt es kaum. Wir verwenden die Drahthautnaht gerne in der Handchirurgie. Sie gibt auch bei anderen Operationen gute kosmetische Narben. Wir verwenden:

a) Stahldraht Multifil 3×0, Ethicon;
b) rostfreier Suturdraht $7 \times 0,08$, Fagersta, Schweden.

Eine Gefährdung für die glatte Wundheilung bedeuten die *Hautrandnekrosen*. Hiermit ist bei allen Fällen mit trophisch gestörter Haut, wie bei der Poliomyelitis, oder auch bei besonders empfindlicher Haut bei Hautlappenplastiken zu rechnen. Man schützt sich gegen die Hautrandnekrosen, wenn man die Subcutannaht nicht übertrieben eng mancht und wenn man alles Quetschen und Zerren der Hauträder mit breiten chirurgischen Pinzetten vermeidet. Man nimmt zum Halten und Fassen der Haut nur feine chirurgische Pinzetten oder besser die Hakenpinzetten. Eine Gefährdung der Hauträder kann ferner auftreten, wenn es nach der Operation zu einer Nachblutung kommt und der *Verbandstoff einschließlich des Zellstoffes stark durchblutet ist*. Wenn er trocknet, wird er bretthart und übt, zumal in Gipsverbänden, einen gefährlichen schnürenden *Druck auf die Hautwunde* aus. Um dieser Gefahr zu entgehen, wird in solchen Fällen am 4.—5. Tag der stark mit Blut getränkte Zellstoff aus großen Gipsfenstern, selbstverständlich unter sterilen Vorsichtsmaßnahmen, entfernt. Die unterste Gazeschicht bleibt liegen, so daß die Wunde selber nicht freigelegt und berührt wird. Es ist namentlich bei Poliomyelitikern besonders darauf zu achten, daß nirgends ein beengender Druck durch das bretthart gewordene Verbandzeug bestehen bleibt. Wenn es sich nicht ganz entfernen läßt, ist es zumindest bis zur untersten Lage längszuspalten. Die gleiche Vorsichtsmaßnahme ist auch bei allen Arm- und Handoperationen zu ergreifen, nicht nur wegen der Möglichkeit der oberflächlichen Hautrandnekrosenbildung, sondern vor allem wegen der Gefahr von Zirkulationsstörungen der gesamten Gliedmaße, die am Arm größer als am Bein ist. Es ist nicht damit getan, daß der Gips gespalten oder deckelförmig geschalt wird, es muß die verhängnisvolle Wirkung des einschnürenden Verbandzeuges mit beseitigt werden! Die *Behandlung* der Hautrandnekrosen ist trocken mit einem antiseptischen, antibiotischen Puder.

Der *Zeitpunkt der Nahtentfernung* ist bei den Gliedmaßenoperationen nicht zu früh anzusetzen, im Durchschnitt 14 Tage nach der Operation. Auch nach dieser Zeit ist nicht immer eine Entfernung aller Hautnähte, sondern oft erst von einem Teil möglich. Die anderen werden etliche Tage später herausgenommen. Wenn die Gliedmaße im Gipsverband liegt und die Temperatur die ganze Zeit einwandfrei war, kann man die Nähte von vornherein 3 Wochen liegen lassen, um die Fäden gleichzeitig mit dem Gipsverbandwechsel zu entfernen. Andernfalls werden in den Gipsverband große *Fenster zur Herausnahme der Hautnähte* ausgeschnitten, am besten deckel- oder klappenförmig, damit die gesamte Wunde übersichtlich frei liegt. Der Deckel wird hinterher wieder zurückgeschlagen und mit einer Gips- oder Stärkegazebinde angewickelt. Darunter leidet der Halt des Gipses viel weniger, als wenn Längs- und Querspaltungen des Gipses gemacht werden und durch unübersichtliche Wühlarbeit in der Tiefe versucht wird, das Verbandzeug stückweise herauszuziehen und die Nähte zu entfernen.

Das *Belassen der Hautnähte* für 2 Wochen ist *kein Gegengrund für eine frühzeitige Aufnahme von Bewegungsübungen* nach Gelenkoperationen am Knie oder Ellenbogen oder nach Sehnenverpflanzungen. Die eigentliche Wunde wird steril bedeckt (Mastisolverbände) ,und es wird aktiv geübt, aber nicht massiert. Das längere Liegenlassen der Nähte ermöglicht sogar erst ungehindert Gelenkbewegungen und aktive Muskelspannungsübungen ohne befürchten zu müssen, daß die lose verheilte Hautwunde wieder aufplatzt. Ebenso wird dadurch verhütet, daß das zarte Narbengewebe gedehnt wird und unter dem Einfluß der Bewegungsübungen häßliche breite Narben entstehen.

So verlangt die Hautnaht ihre eigene liebevolle Beachtung. Wenn auch ein vielbeschäftigter Operateur nicht jede Hautnaht selbst machen und auch nicht bei jedem Verbandwechsel, einschließlich der Nahtentfernung, dabei sein kann, so muß er doch seinen Assistenten und Schwestern die Achtung vor der Bedeutung der Hautnaht einzuimpfen wissen. Die Art der Hautnaht und ihre Heilung ist gerade bei den Wiederherstellungsoperationen so wichtig, sie bestimmt oft das Operationsergebnis mit!

IV. Muskel- und Sehnenoperationen

Allen Muskel- und Sehnenoperationen ist gemeinsam, daß sie ein exaktes, gewebsschonendes Arbeiten verlangen. Beide Gewebsarten, die Sehne noch mehr als der Muskel, sind gegen mechanische Schädigungen recht empfindlich. Nekrosen entstehen leicht, und die Regenerationsvorgänge werden gestört. So entwickelt sich an der Sehne oft an Stelle eines echten Sehnengewebes nur ein minderwertiges Regenerat. Die erhoffte feste Verbindung einer Sehnennaht bleibt aus, eine Lücke zwischen den Sehnenenden klafft, die allenfalls durch einen dünnen funktionsuntüchtigen Bindegewebsstrang überbrückt wird. Jede unnötige Schädigung des Sehnengleitgewebes erhöht die Gefahr der Verwachsungen und stellt den Operationserfolg in Frage. Am Muskel kommt ein weiteres Moment hinzu, das der Erhaltung der physiologischen Spannung. Sie übt einen wichtigen Einfluß auf die Muskel- und Sehnenregeneration aus, und die funktionelle Leistung eines Muskels hängt weitgehend von ihrem Erhalten- oder Nichterhaltensein ab. Die richtige Einschätzung und Beurteilung der Wiederherstellung der physiologischen Spannung bei Sehnen- und Muskeltransplantationen hat einen wesentlichen Einfluß auf den Operationserfolg. Es genügt nicht, daß die Sehne in ihrem Verlauf gut geführt und richtig verlagert ist und daß die Vernähung zuverlässig erfolgt. Es muß zu diesen rein mechanischen Vorbedingungen für die Aufnahme der neuen Muskelfunktion die Berücksichtigung des bewegungsphysiologischen Faktors hinzukommen. Seine Beherrschung oder Nichtbeherrschung erklärt manchen Erfolg oder Nichterfolg einer Muskel- und Sehnenverpflanzung.

1. Sehnennaht

Die Aufgabe bei der Sehnennaht ist, eine feste Verbindung der Sehnenenden bei möglichst geringgradiger Schädigung des Sehnengewebes herzustellen. Ausgedehnte Nekrosen des Sehnengewebes, die als Folge einer Sehnennaht entstehen, bedeuten eine Hemmung der Regeneration, eine Verzögerung der Sehnenvereinigung und ein zeitliches Hinausschieben der Aufnahme von aktiven Bewegungsübungen. Die Gefahr von schwer lösbaren Verwachsungen mit Verschlechterung der Erfolgsaussichten wird dadurch heraufbeschworen.

Als gut können deshalb nur die Sehnennahtmethoden bezeichnet werden, die eine frühzeitige Bewegungsaufnahme nach der Sehnennaht gestatten.

Die Prognose der Sehnennähte richtet sich danach, 1. ob es eine primäre oder sekundäre Sehnennaht ist und 2. ob es eine Naht außer- oder innerhalb einer Sehnenscheide ist.

Die Prognose der primären Sehnennähte nach frischen Verletzungen, die oft praktisch „aseptisch" sind, gilt als weit besser als die der sekundären, von denen der größere Teil in einem früher infiziert gewesen Gebiet gemacht werden muß. Außerdem bestehen bei der sekundären Sehnennaht oft beträchtliche Zwischenräume zwischen den Sehnenenden, deren Überbrückung meist als schwierig angegeben wird. Früher unterschied man bei den Erfolgsaussichten der Sehnennähte zwischen den Nähten der Fingerstrecker und -beuger. Diese Scheidung trifft nicht das Wesentliche. Das *Entscheidende* ist, ob die *Sehnennaht außer- oder innerhalb einer Sehnenscheide* nötig ist. Wenn die Verletzungsstelle einer Beugesehne außerhalb der Sehnenscheide liegt, sind ihre Aussichten nicht wesentlich ungünstiger als bei der Strecksehne. Das wird anders, wenn die Naht innerhalb der Sehnenscheide angelegt werden muß. Die Gründe hierfür sind, daß die Verwachsungsgefahr der Sehne mit der Wandung der Sehnenscheide sehr groß ist und daß die Regeneration der Sehne nur langsam vor sich geht, weil das wichtige Peritenoneum externum in der Sehnenscheide fehlt. Man ist deshalb heute so weit gegangen zu sagen, daß *innerhalb einer Sehnenscheide überhaupt keine Sehnennaht gemacht werden soll*. Die Nahtstelle wird, wenn erforderlich, durch eine plastische Sehnenoperation aus dem Gebiet der Sehnenscheide herausverlagert.

Die Technik der Sehnennaht ist für den Erfolg von ausschlaggebender Bedeutung. Wir unterscheiden heute zwei grundsätzlich verschiedene Methoden der Nahttechnik: die alte Nahttechnik mit Seide und die neue mit dem rostfreien Stahldraht.

a) Sehnennaht mit Seide

Es ist verständlich, daß man sich vielfach bemüht hat, eine brauchbare Sehnennahtmethode auszubilden. Die Versuche hierfür reichen schon weit über 50 Jahre zurück. Komplizierte Nahtverfahren, wie die von WILMS oder von v. FRITSCH haben nur noch ein historisches Interesse. Die einfache Naht von KIRCHMAYR war dagegen gut, und sie stellt im Prinzip die gleiche Naht dar, wie wir sie heute noch anwenden. Als *beste* Naht erwies sich uns eine Naht, bei der man in etwa 1 cm Entfernung an den Sehnenenden zuerst die Randbündel der Sehne auf der einen Seite schlaufenförmig umsticht, die Nadel quer durch die ganze Sehne führt und dann auf der Gegenseite wieder ein Randbündel umsticht. Die beiden Seidenfäden werden danach in der Längsachse der Sehne zum freien Sehnenende geführt. Diese Naht gewährt, wie uns vergleichende Tierversuche schon vor über 30 Jahren gelehrt haben und wie uns vielfache klinische Erfahrungen bestätigt haben, einen guten Halt und gute Aussichten für ein schnelles Verheilen der Sehnenenden. Eine frühzeitige Bewegungsaufnahme ist daher möglich.

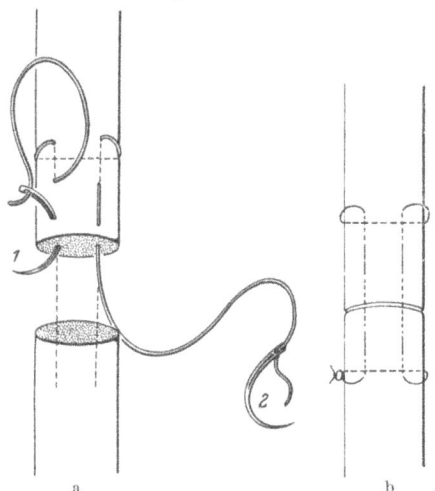

Abb. 43a u. b. Technik der gewöhnlichen Sehnennaht bei einer Naht mit *einem* Seidenfaden. a Führung der Seide während der Naht; b vollendete Naht

Die *Technik der gewöhnlichen Sehnennaht* im einzelnen ist folgende (s. Abb. 43a und b): Die Seide ist mit doppelter Sehnennadel „armiert", d. h., an jedem Seidenende ist eine Sehnennadel eingefädelt. Mit der Nadel *1* wird ein Randbündel der Sehne in etwa 1^1/$_2$ cm Entfernung vom Sehnenende umstochen, dann wird mit der gleichen Nadel die Seide parallel zur Längsachse der Sehne zum freien Sehnenquerschnitt geführt. Anschließend wird mit der Nadel *2* das andere Seidenende durch den Querdurchmesser der Sehne hindurchgestochen und in gleicher Höhe wie auf der anderen Seite ein Sehnenbündel umfaßt. Hiernach wird auch dieses Seidenende entlang der Längsachse der Sehne zum freien Sehnenquerschnitt hindurchgeführt.

Die *Befestigung der Seide am anderen Sehnenende* richtet sich danach, ob bei der Naht zu überbrücken ist oder nicht, d. h. ob bei der Naht zur Aneinanderbringung der Sehnenenden ein kräftiger Zug ausgeübt werden muß oder nicht.

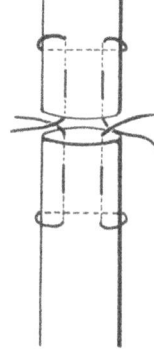

Abb. 44. Technik der Sehnennaht mit *zwei* Seidenfäden. Die Verknotung der Seide erfolgt zwischen den Sehnenenden

Legen sich die Sehnenenden *spannungslos* aneinander, so wird die Nahtbefestigung am gegenüberliegenden Ende einfach in der umgekehrten Richtung wie am anderen Ende ausgeführt. Es werden die Seidenenden zuerst vom Sehnenquerschnitt aus in der Sehnenlängsrichtung umstochen, und das eine Ende der Seide wird noch von dem einen Sehnenende quer durch die Sehne hindurchgezogen. Jetzt werden die beiden Seidenfäden bei guter Aneinanderlagerung der Sehnenenden verknotet.

Muß zum Aneinanderbringen der Sehnenenden ein *größerer Zug* ausgeübt werden, so ist am anderen Sehnenende in der gleichen Weise wie am gegenüberliegenden eine gesonderte Naht anzulegen (s. Abb. 44). Die vier freien Seidenenden werden gefaßt, an ihnen wird leicht gezogen und die Sehnenenden aneinandergezügelt. Hiernach werden die beiden zusammengehörigen Seidenfäden verknotet.

Der Nachteil, daß die Seidenknoten in den Randgebieten zwischen den Sehnenquerschnitten liegen und damit ein gewisses Hindernis für eine gleichmäßig schnelle Verwachsung der gesamten Sehnenenden bilden, ist in Kauf zu nehmen, weil nur auf diese Weise die Sehnenenden zur Naht aneinandergebracht werden können. Diese Sehnennaht ist *für alle Sehnennähte* anwendbar, sofern sich überhaupt ohne Hinzunahme eines Hilfsverfahrens eine Sehne nähen läßt.

Sehnennaht nach plastischer zentraler Z-förmiger Sehnenverlängerung

Der Erfolg einer jeden guten Sehnennaht steht und fällt damit, daß die Sehnenenden an der Nahtstelle spannungslos aneinandergehalten werden. Das wird bei Sehnennähten, die sonst unter zu hoher Spannung stehen, erreicht, wenn man die Sehne an ihrem Übergang von der Sehne zum Muskel Z-förmig plastisch verlängert (s. Abb. 45). Man kann durch dieses einfache Verfahren mühelos die Sehnenenden spannungslos miteinander vernähen. Die damit einhergehende leichte Schwächung der Muskelkraft durch die Verlängerung ist in wenigen Wochen wieder aufgeholt, wenn nur die Sehne an ihrer Verletzungsstelle schnell und gut verheilt ist!

Die *sekundäre Sehnennaht* gestaltet sich oft dadurch so schwierig, daß zwischen den Sehnenenden, die nach peripher und vor allem zentral zurückgeschlüpft sind, ein wechselnd großer Zwischenraum besteht. Ein *Defekt* ist zwischen den Sehnenenden vorhanden, der sich praktisch in der gleichen Weise auswirkt, als wenn, wie nach Verletzungen oder schweren Eiterungen, ein ganzes Stück der Sehne selber fehlen würde. Wir haben im *Hinblick auf die Verbesserung der sekundären Sehnennähte das Verfahren der plastischen zentralen Z-förmigen Sehnenverlängerung ausgebildet.* Das Verfahren hat sich außerordentlich bewährt. Das Problem von schwierigen sekundären Sehnennähten ist damit wesentlich vereinfacht. Nach der zentralen Z-förmigen Sehnenverlängerung ist an der *Verletzungsstelle in einfacher Weise die sekundäre Sehnennaht möglich.* Sie vollzieht sich unter Bedingungen, die fast so günstig wie bei der primären Naht sind. Denn die *Vereinigung* der Sehnenenden geschieht in der gleichen Weise *wie bei der primären Naht.*

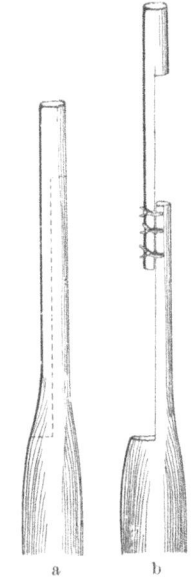

Abb. 45a u. b. Plastische zentrale Z-förmige Sehnenverlängerung am Übergang vom Muskelbauch zur Sehne. a Vor der Verlängerung; b nach der Verlängerung

Technik der Sehnennaht nach zentraler plastischer Sehnenverlängerung
(s. Abb. 46 und 47)

Schnitt 1 über der Verletzungsstelle der Sehne an Hand oder Finger, seltener am Fuß. Freilegung der Sehne und Seidenanschlingung an das zentrale Ende.

Schnitt 2 am Unterarm oder Unterschenkel am Übergang der Sehne zum Muskel. In typischer Weise plastische Z-förmige Verlängerung der Sehne. Das Ausmaß der Verlängerung wird durch die Größe des Sehnendefektes bestimmt. Dieser wird dadurch ausgeglichen, daß der zentrale Sehnenstumpf bei gleichzeitiger Lösung von umschriebenen Verwachsungen nach peripher durchgezogen wird, so daß eine *gewöhnliche* Sehnennaht anzulegen ist. Anschließend Wiedervereinigung der durchtrennten Sehnen-Muskelenden mit feinen Seidenknopfnähten.

Defektüberbrückungen für die sekundäre Sehnennaht von 5—6 cm lassen sich durch dieses Verfahren leicht erreichen. Alle anderen Transplantationen sind für die sekundären Sehnennähte dadurch überflüssig geworden.

Die Ruhigstellung nach einer jeden Sehnennaht erfolgt in Entspannungsstellung der genähten Sehne in einem gepolsterten Gipsverband oder an der Hand besser nur in einer Gipsschiene, und zwar bei einer Strecksehnennaht mit einer volaren und bei einer Beugesehnennaht mit einer dorsalen. Die Ruhigstellung umfaßt den verletzten und die beiden benachbarten Finger nur für die 1. Woche, dann werden die anderen Finger, deren Sehnen nicht genäht sind, freigegeben, damit keine unnötigen Fingerversteifungen entstehen. Bei der Naht einer Daumensehne reicht selbstverständlich die Fixierung des Daumens allein aus.

Nachbehandlung. Nach 4 Tagen Beginn mit aktiven Innervationsübungen des Muskels der genähten Sehne. Nach 7 Tagen Aufnahme von aktiven Bewegungsübungen in der Gipsschiene unter Anleitung durch die Krankengymnastin. Nach 10—14 Tagen Herausnahme der Hand und der Finger aus dem Gips für aktive Übungsbehandlung unter Verbot aller passiven Bewegungsübungen und baldige Hinzunahme von Übungen im Wasserbad. Die Gipsschiene wird zunächst nur für die Zeit der Übungsbehandlung und dann für einige Stunden am Tage weggelassen. Für die Nacht wird eine Gipsschiene in der Entspannungsstellung der genähten Sehne für weitere 8 Wochen gegeben, wenn eine Neigung zur Überdehnung der Sehne besteht, sogar noch länger. Je sorgfältiger und vorsichtiger die Nachbehandlung geleitet wird, um so einwandfreier werden die funktionellen Endresultate!

b) Sehnennaht mit Stahldraht (nach Bunnell mit dem Pull-out-wire)

Ein *Sehnennahtverfahren, das von allen anderen abweicht*, hat Bunnell ausgebildet. Er nimmt als Nahtmaterial nicht Seide, sondern ganz feinen rostfreien *Draht*. Das Besondere des Verfahrens ist, daß die Drahtenden nach außen durch die Haut durchgeführt, hier befestigt und nach dem Verheilen der Sehnennahtstelle wieder herausgezogen werden. Das Sehnennahtverfahren hat den charakteristischen Namen „Suture of tendons by removable stainless wire".

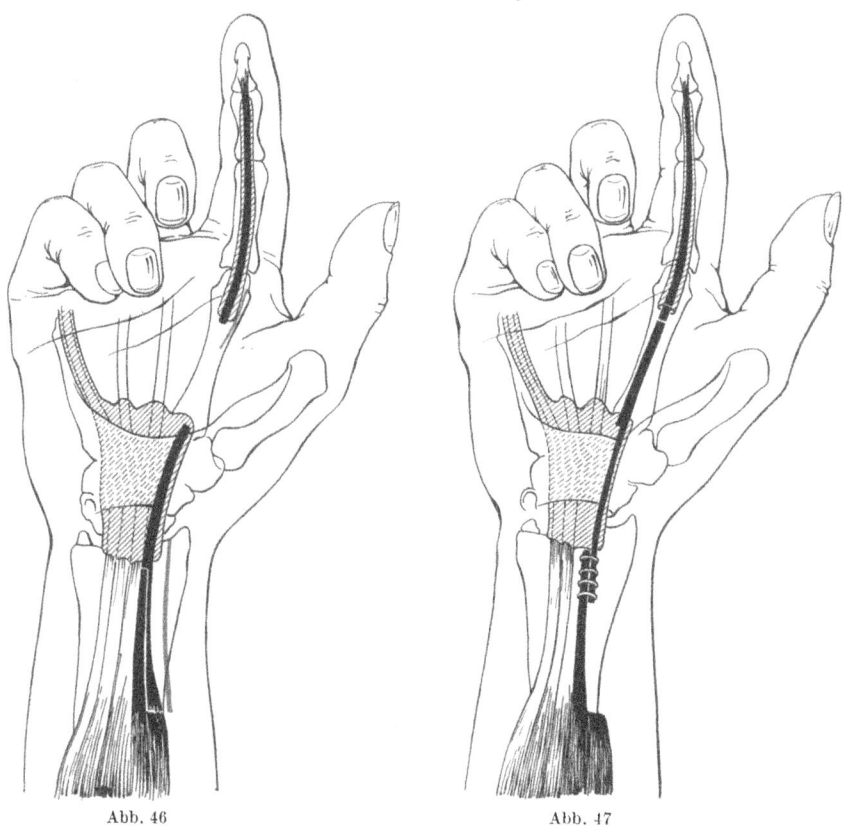

Abb. 46   Abb. 47

Abb. 46 u. 47. Technik der Sehnennaht nach plastischer Sehnenverlängerung an der Zeigefingerbeugesehne. Rot die Schnittführung. Der eine Schnitt liegt zentral des Handgelenkbandes, der andere an der Verletzungsstelle nahe dem Zeigefingergrundgelenk. Der zentrale Stumpf des Flexor indicis wird zentral plastisch verlängert. Das freie Ende wird nach peripher zum distalen Sehnenende durchgezogen und hier befestigt

Bunnell ging bei der Ausbildung seiner Sehnennahtmethode von folgenden Erwägungen aus: Eine Sehnennaht ist nach etwa 3 Wochen fest verheilt, jedes Nahtmaterial, mit dem die Sehnenenden vereinigt werden, wird nach dieser Zeit überflüssig. Es hat nur noch einen negativen Wert, es behindert durch seine Anwesenheit das Gleiten der Sehne. Also ist es besser, ein Nahtmaterial zu wählen, das später wieder leicht entfernt werden kann, und die Methode der Sehnennaht ist so zu gestalten, daß dies praktisch durchführbar ist. Bunnell hat mit seiner „*Pull-out-wire*"-Methode das wirklich erreicht.

Iselin hat die theoretischen Erwägungen Bunnels über die reizlose Einheilung des rostfreien Stahldrahtes im Vergleich zu den Sehnennähten mit Seide experimentell überprüft. Die Sehnenregeneration war bei der Seidennahttechnik durch das Narbengewebe, das sich um die Seide gebildet hatte, gehemmt. Bei der Drahtnahttechnik bestand Reizlosigkeit mit guter Wiederherstellung der Sehnenstruktur.

Boyen hat das Gebiet von der distalen, queren Handbeugefalte bis zum Superficialisansatz am Mittelglied als „kritische Zone", Bunnell als „*Niemandsland*" bezeichnet. Das heißt, in diesem Gebiet *darf keine Sehnennaht gemacht werden*.

Die Technik der Sehnennaht nach Bunnell ist im einzelnen folgende (s. Abb. 48): Während das zentrale Sehnenende mit einer Gefäßklemme gefaßt ist, wird mit einer geraden Nähnadel (Abb. 49) der feine Draht in

Kreuzform am zentralen Sehnenende befestigt. Dann wird das distale Stück der Sehne, das mit der Gefäß-klemme gehalten war, mit einem Messer abgeschnitten, um einen glatten Sehnenquerschnitt zu erhalten. Die beiden Drahtenden werden nun zum zentralen Sehnenquerschnitt und, während ein leichter Entspannungs-zug ausgeübt wird, weiter zum Querschnitt des peripheren Sehnenendes geführt und durch dieses für etwa 1½ cm in der Längsachse hindurchgezogen. Hiernach werden die beiden Drahtenden schräg durch das Unter-hautfettgewebe durch die Haut nach außen geleitet. Eine kleine flächenhafte *Metallscheibe wird auf die Draht-enden aufgesetzt, und die Drahtenden werden über sie verknotet.* Ein Durchschneiden des Drahtes durch die Haut wird auf diese Weise verhütet. — Das Herausziehen der Drahtnaht wird auf folgende Weise ermöglicht: Es wird an die am zentralsten gelegene Drahtführung der Sehnennaht eine einfache Drahtschlinge angehangen, deren freie Enden schräg durch die Haut nach oben hin durchgeführt werden. Wenn die Sehnenheilung voll-endet ist, werden die peripheren Drahtenden, die über der runden Scheibe verknotet waren, geöffnet, und es wird zentralwärts der Draht, der zur Sehnennaht verwandt war, mit dem „Pull-out-wire" herausgezogen.

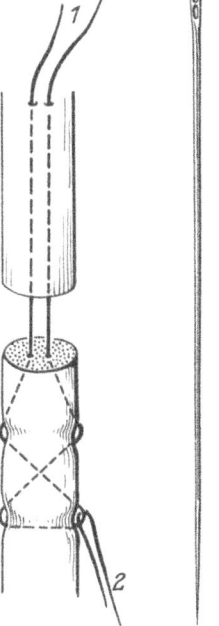

Eine *zusätzliche feine Seiden-Adaptionsnaht* ist nur in den Fällen an-gezeigt, bei denen sich die Sehnenenden nach der Drahtnaht nicht ideal aneinanderlegen.

Die Drahtentfernung geschieht 3 Wochen nach der Naht. Der Knoten der Drahtenden wird peripher durchgeschnitten und der gesamte Draht mit der zentralen Drahtschlinge herausgezogen.

Ruhigstellung. Sie geschieht meist nur mit einer Gipsschiene, mit einer volaren für die Strecksehnennähte und mit einer dorsalen für die Beugesehnennähte.

Bewegungsaufnahme. Sie wird erst nach 3 Wochen gestattet. Vor-her sind lediglich leichte Muskelanspannungen im Verband erlaubt. Bunnell vertritt die Auffassung, daß Bewegungsübungen in den ersten

Abb. 48. Technik der Sehnennaht nach Bunnell, „Pull-out-wire"-Methode. Draht 1 wird in Kreuz-form am zentralen Sehnenende befestigt, zu dessen Querschnitt geführt, dann herunter zum Quer-schnitt des peripheren Sehnenendes geleitet und durch dieses in der Längsachse für etwa 1½ cm hindurchgezogen. Schließlich werden diese beiden peripheren Drahtenden durch die Haut nach außen durchgeführt, wo sie über einer kleinen Metallplatte befestigt werden. Draht 2 wird an der zentralen Umbiegungsstelle des Drahtes 1 schlaufenförmig eingehangen und unmittelbar in schräger Richtung durch die Haut nach außen durchgeführt. Mit diesem Draht wird nach Abschluß der Sehnenheilung, nachdem die peripher verknoteten Drahtenden durchschnitten sind, der Draht 1 herausgezogen

Abb. 49. Gerade „Näh"-Nadel   Abb. 48   Abb. 49

2 oder 3 Wochen die Sehnenheilung nicht fördern, sondern im Gegenteil reaktive Verwachsungen hervorrufen. Die Übungen werden in der 1. Woche nach der Nahtentfernung vorsichtig und langsam gemacht, dann sind die Übungen „ganz frei".

Bunnell hat sein Sehnennahtverfahren so methodisch ausgebaut, daß es ebenso für primäre wie für sekundäre Sehnennähte und auch für große Defektüberbrückungen mit freien Sehnentransplantationen brauchbar ist.

Die Ausziehdrahttechnik hat für die Beugesehnennähte an Hand und Finger die Seidennaht-technik fast ganz verdrängt. Auch für die Sehnennaht der Fingerstrecker wird heute weitgehend die Drahtnahttechnik bevorzugt. Über gute Erfolge mit der Drahtnahttechnik haben inzwischen unter anderem berichtet: J. Böhler, Iselin, Moberg, Russel, Streli u. a. Auch wir, als alter Anhänger der Seidennaht, haben die Vorzüge der Pull-out-wire-Technik auf Grund eigener Erfahrungen erkannt und wenden sie gerne an.

Die Drahtnahttechnik hat verschiedene Möglichkeiten.

α) Technik der End-zu-End-Vereinigung einer Sehne

Der Draht wird mit der Bunnell-Nadel zunächst am zentralen Sehnenende quer zur Längs-achse der Sehne durchgezogen. Dann wird der Draht kreuzförmig von der einen zur anderen Seite der Sehne geleitet, und die beiden Drahtenden werden zum Sehnenquerschnitt hinaus-geführt. Von hier werden sie zum peripheren Sehnenende hinübergeleitet und in der Längs-richtung eingestochen. Zum Schluß werden die Drahtenden zur Hautoberfläche geleitet und über eine Scheibe mit zwei Löchern verknotet. An die Naht im zentralen Sehnenstumpf wird der

Ausziehdraht (Pull-out-wire) eingehangen. Er wird über einen kleinen Metallknopf auf der Haut-oberfläche befestigt.

Nur die Naht im zentralen Sehnenanteil entspannt die Sehne und sichert die Adaption der Sehnenenden. Nach 3 Wochen wird das Drahtende des peripheren Sehnenstumpfes, das an der Scheibe verknotet war, durchtrennt. Hierauf kann die Drahtnaht leicht zentralwärts mit dem Ausziehdraht (Pull-out-wire) herausgezogen werden.

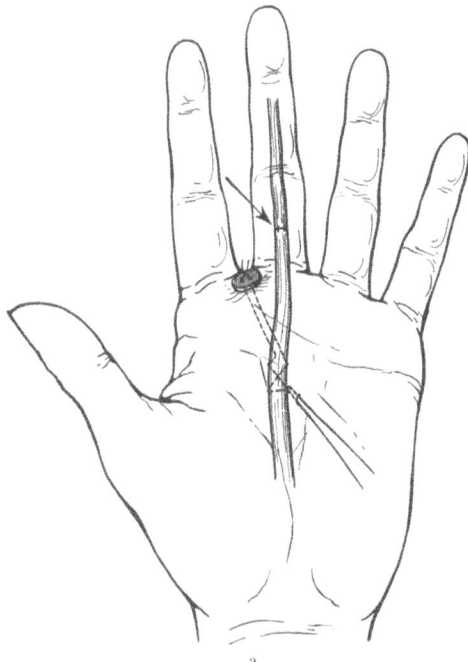

β) Naht auf „Entfernung"

Die alte Entspannungsnaht aus der vergangenen Zeit läßt sich auch mit einer Drahtnaht machen und ist von Bunnell empfohlen. Wenn die Spannung an der eigentlichen Sehnennahtstelle zu stark ist, wird auf „Entfernung" zentralwärts in einfacher Weise eine Entspannungsnaht angelegt. Auch bei dieser Naht auf „Entfernung" ist das periphere Drahtende über der Scheibe verknotet, und der Pull-out-wire ist am zentralen Drahtende einge-hangen. Das Charakteristische der Sehnennaht auf „Entfernung" ist, daß sie nicht selbst zwei Sehnen-stümpfe miteinander verbindet, sondern außerhalb der eigentlichen Nahtstelle liegt. Ihre Aufgabe ist lediglich, die Sehnennaht unmittelbar an der Naht-stelle zu entlasten (s. Abb. 50).

Die Achternaht ist geeignet für die Behandlung von Strecksehnenverletzungen. Sie ist eine Modi-

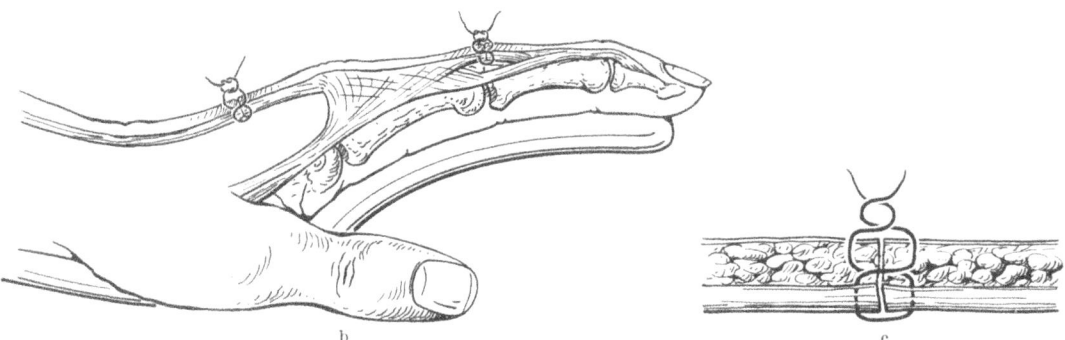

Abb. 50a—c. Naht auf Entfernung. a Entspannungsnaht mit einem Pull-out-wire; es wird dadurch die Entlastung der eigentlichen Nahtstelle erreicht. b Achternaht mit gleichzeitiger Entlastung. c Ausschnitt aus b: Achternaht

fikation des typischen Pull-out-wire-Verfahrens. Die Achternaht kann angewandt werden als Sehnennaht an der Stelle der Verletzung wie zusätzlich als Naht auf Entfernung (s. Abb. 50b).

γ) Befestigung einer Sehne am Fingerendglied (s. Abb. 51—53)

Die Sehne muß, um einen guten Halt zu gewinnen, ein kleines Stück in den Knochen ein-geführt werden. Bei den *Beugesehnennähten* wird ein kleiner Bohrer vom Fingernagel schräg durch den Knochen des Endgliedes zur volaren Seite geführt. Der Bohrkanal wird hier mit einem kleinen Meißel erweitert. Eine Drahtschlinge wird vom Nagel durch den Knochen hindurch-geschoben. Die beiden freien Enden der Drahtnaht, die an dem Sehnenstumpf angehangen sind, werden durch den Bohrkanal so weit hindurch gezogen, bis das Sehnenende in den Eingang des Bohrkanals zu liegen kommt. Dann werden die beiden Drahtenden in üblicher Weise über der

Scheibe verknotet. *Bei den Strecksehnennähten am Fingerendglied* ist das Befestigungsprinzip der Sehne das gleiche, wenn kein Sehnenstumpf mehr erhalten ist, nur werden die Drahtenden in schräger Richtung von dorsal nach volar zur Haut hindurchgeleitet. (Näheres siehe daselbst.)

Die Drahtnaht hat von BUNNELL noch eine kleine *Modifikation* erfahren unter Verwendung eines Gigs. Die *Gig-Ausziehnaht* wurde entwickelt, um die Sehnennaht zu vereinfachen. Die Wirkungsweise der Gig-Ausziehnaht beruht auf dem Prinzip des Gigs an einer Harpune zum

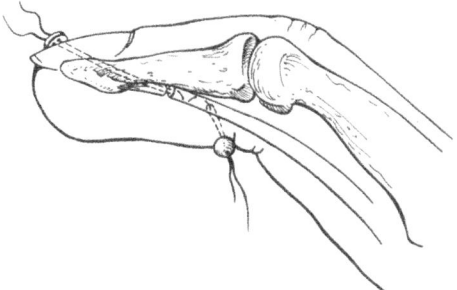

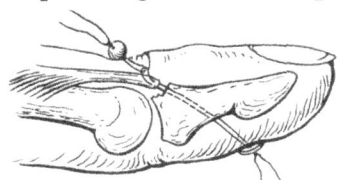

Abb. 53. Befestigung der Strecksehne am Fingerendgelenk. Nach der Sehnennaht wird der Draht durch einen Knochenkanal des Endgliedes zur Beugeseite geleitet und verknotet

Abb. 51. Befestigung der Beugesehne am Fingerendglied. Die Drahtnaht wird durch einen schrägen Bohrkanal durch den Knochen des Endgliedes geleitet. Der Draht wird über dem Nagel unter Zwischenschaltung der Scheibe verknotet

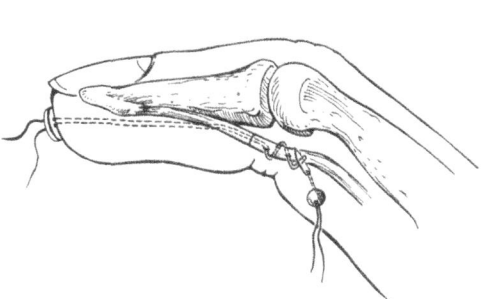

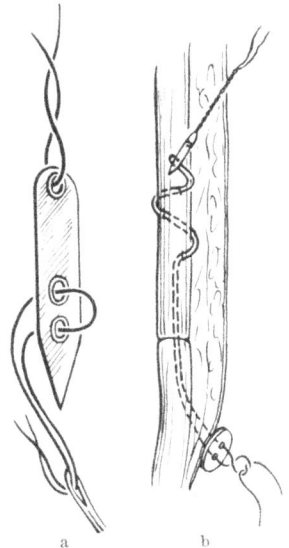

Abb. 52. Drahtnaht bei längerem distalem Stumpf. Typische Naht der Sehne. Der Draht wird durch die Weichteile der Beugeseite geleitet und an der Fingerkuppe über der Scheibe geknotet

Abb. 54a u. b. Gig-Ausziehnaht. a Gig nach BUNNELL. b Anwendung des Gigs bei der Sehnennaht

Fischfang. Der Widerhaken des Gigs bietet eine gute Sicherheit gegen ein Ausreißen des Drahtes in der Sehne. In dem Gig wird durch zwei Löcher der Draht für die Sehnennaht hindurchgeführt und durch ein weiteres Loch der Ausziehdraht (s. Abb. 54). Nach 3 Wochen, wenn die Drahtnähte der Sehnennaht durchschnitten sind, läßt sich das Gig erstaunlich leicht mit dem Ausziehdraht entfernen.

2. Sehnenraffung

Starke Überdehnungen der Sehnen bei schlaffen Lähmungen nach peripheren Nervenverletzungen, wie nach Rückenmarkserkrankungen (Poliomyelitis), machen die Muskeln auch bei Rückkehr der Nervenleitung funktionsuntüchtig. Bei Überdehnungen mäßigen Grades genügt oft ein Eingipsen der Gliedmaßen in Entspannungsstellung der zu lang gewordenen Sehnen und Muskeln. Es soll sich durch Schrumpfung wieder der physiologische Spannungszustand von Sehne und Muskel bilden. Die ununterbrochene Ruhigstellung wird für 4—8 Wochen durchgeführt. Die funktionsgeschädigten Muskeln werden aus einem Gipsfenster elektrisiert. Bei einer *schweren Überdehnung von gelähmt gewesenen Muskeln* ist eine operative Behandlung zur sicheren Funktionswiederherstellung in befristeter Zeit nötig. Die Operation besteht aus der *Raffung* der zu lang gewordenen Sehnen. Die Aufgabe der Raffnaht ist, die Sehne ausreichend zu verkürzen, ohne dabei schwere Nekrosen in der Sehne zu setzen. Die beste Methode ist die Sehnenraffnaht nach FRITZ LANGE. Er hat zwei Nähte angegeben.

Technik der Sehnenraffnaht

a) Alte Technik (s. Abb. 55). Zwei parallel zur Längsachse der Sehne verlaufende Längsnähte werden mit einem kräftigen Seidenfaden angelegt. Der Abstand der beiden Nähte ist die Hälfte bis ein Drittel der Sehnenbreite. Gesamtlänge der Naht je nach der Größe der Sehne und der Überdehnung 5—10 cm. Zum Schluß werden die freien Seidenenden unter Raffung der Sehne, so daß sich diese kräftig zusammenschiebt, verknotet.

b) Neue Technik (s. Abb. 56 und 57). Das eine Ende eines kräftigen Seidenfadens umsticht ein Sehnenrandbündel schlingenförmig, wird quer durch die Sehne zur Gegenseite geführt und umsticht in der gleichen Weise ein Randbündel. Hiernach wird mit jedem Ende des Seidenfadens für sich in Zwischenräumen von $^1/_2$—1 cm ein oberflächliches Randbündel der Sehne auf eine Gesamtlänge von 5—10 cm umfahren. Zum Schluß werden die freien Enden der Seide angezogen und unter Raffung der Sehne verknotet.

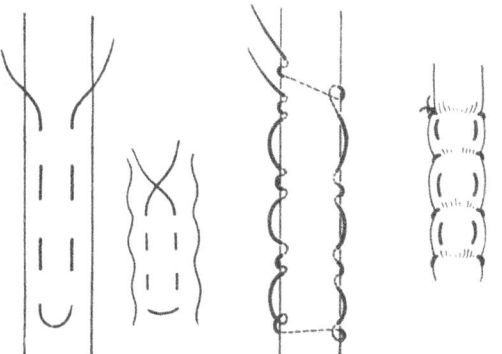

Abb. 55. Zentrale Sehnenraffnaht nach FRITZ LANGE   Abb. 56. Randständige Sehnenraffnaht nach FRITZ LANGE

Ruhigstellung und Nachbehandlung. Gipsverband für 6 Wochen und anschließend noch Nachtschiene als Schutz vor einer erneuten Muskel-Sehnenüberdehnung. Aufnahme von aktiven Anspannungsübungen 4 Wochen nach der Operation nach schalenförmigem Aufschneiden des Gipses. Gleichzeitig Versuch der elektrischen Behandlung.

Die randständige Stepp-Raffnaht ist sehnengewebeschonender als die in der Mitte verlaufende, diese ist dafür wirkungsvoller. Sie setzt wohl im Innern der Sehne nicht unbeträchtliche Nekrosen, diese begünstigen aber die Vernarbung und Verkürzung der Sehne. Man bevorzugt die randständige Raffnaht bei relativ dünnen Sehnen und bei nicht zu starker Überdehnung der Muskeln, die innere bei kräftigen Sehnen und bei viel zu langen Muskeln.

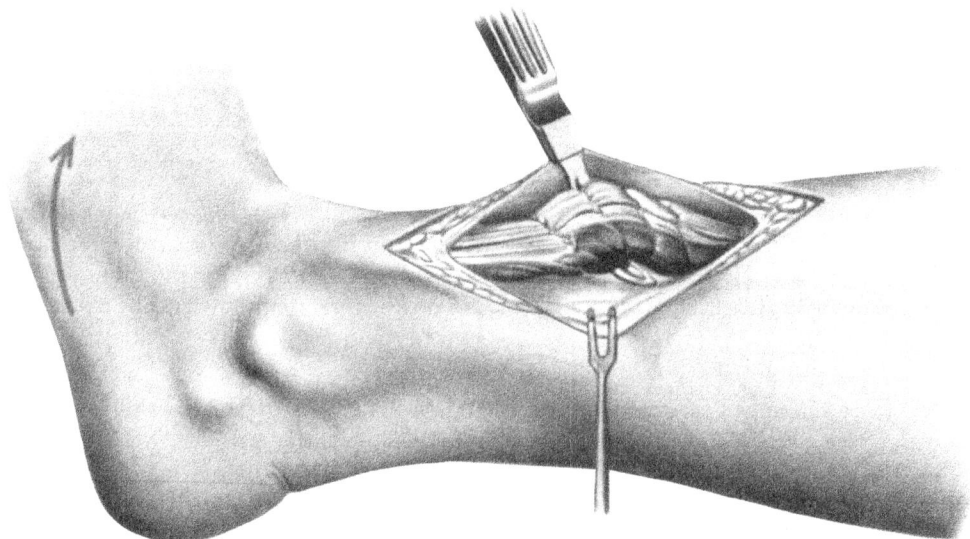

Abb. 57. Vollendete randständige Raffnaht am Extensor digitorum. Es ist deutlich die Fältelung der Sehnen und der Muskulatur zu sehen, wodurch die Sehne im ganzen verkürzt wird

3. Sehnenverlängerung = Tenotomie

Man unterscheidet die subcutane und die offene Tenotomie. Die subcutane Tenotomie, die auf STROMEYER zurückgeht, der mit fanatischer Begeisterung alle erreichbaren Spitz- und Klumpfüße tenotomierte, war eine Geburt der voranti- und voraseptischen Zeit. Man konnte mit einem unbedeutenden Hauteinstich, der keine Gefahr für eine Wundinfektion zu bieten schien, erstaunliche Wirkungen erzielen.

Die subcutane Tenotomie wird heute noch gern angewandt, in vielen Fällen ist aber an ihre Stelle die offene Tenotomie getreten. Ihr Vorteil ist die genaue Dosierbarkeit der gewünschten Sehnenverlängerung.

a) Subcutane Tenotomie

Man benötigt hierzu ein sichelförmiges Messer, das Tenotom.

Technik (s. Abb. 58). Das Tenotom wird mit der rechten Hand gefaßt, dicht neben der Sehne eingesetzt, und die Sehne wird unter Kontrolle des Zeigefingers der linken Hand durchtrennt.

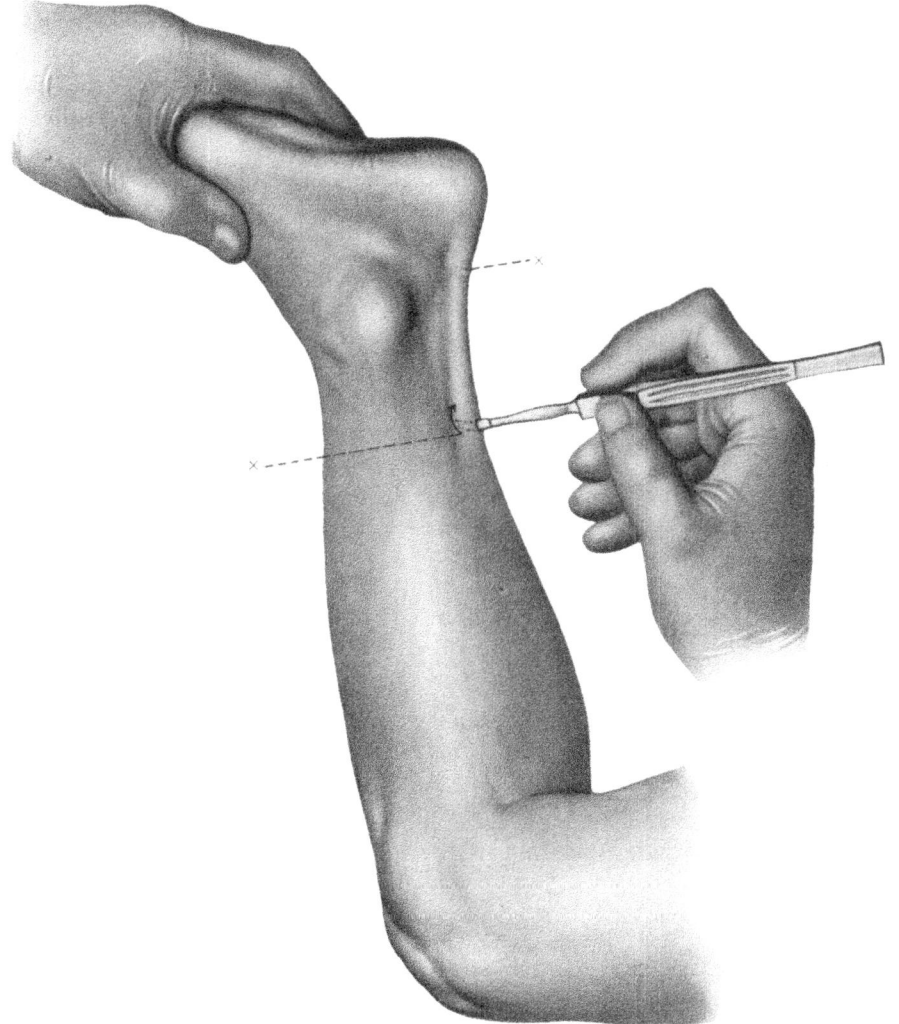

Abb. 58. Subcutane Z-förmige Tenotomie der Achillessehne. × Die beiden Richtungslinien weisen auf die Einstichstellen hin

Die *Schnittrichtung* mit dem Tenotom ist immer *auf sich zu* und *nach oben zur Haut* gerichtet. So schützt man sich am besten vor unliebsamen Nebenverletzungen, wenn nach dem Durchschneiden einer derben, kräftig gespannten Sehne das Tenotom auszurutschen droht. Während der Tenotomie wird von einem Assistenten die verkürzte Sehne in Spannung gesetzt. Die beiden Formen der subcutanen Tenotomie sind:

1. Die einfache quere Tenotomie. Sie hat nur ein beschränktes Anwendungsgebiet, z. B. Adductorentenotomie an der Hüfte oder Tenotomie des M. sternocleidomastoideus beim Schiefhals (s. daselbst).

2. Die Z-förmige Tenotomie. Ihr Vorteil gegenüber der queren Tenotomie ist, daß nur eine Schwächung, aber keine Totalausschaltung der Muskel-Sehnenfunktion eintritt.

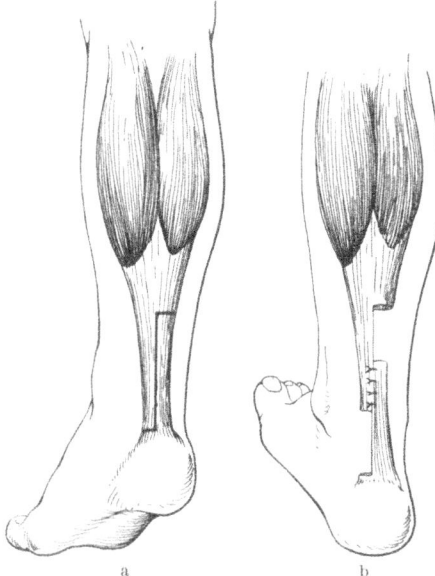

Anwendungsgebiet. Verkürzung der Achillessehne beim Spitzfuß, Klumpfuß usw. Es sind zwei Einstiche nötig, die in 5—10 cm Entfernung voneinander liegen. Mit dem ersten Einstich wird die eine und mit dem zweiten die andere Hälfte der Sehne durchtrennt. Beim Ausgleich der Fehlstellung gleiten dann die halbierten Sehnenenden aneinander entlang.

b) Die offene Tenotomie

Die offene Tenotomie wurde von VOLKMANN angegeben. Sie ist überall dort angezeigt, wo es darauf ankommt, eine genaue dosierte Verlängerung von Sehne und Muskel vorzunehmen, oder wo wegen der Gefahr von Nebenverletzungen an Gefäßen und Nerven, wie z. B. in der Kniekehle, eine subcutane Tenotomie nicht ratsam ist. Die offene Tenotomie wird fast stets Z-förmig stufenförmig gemacht. Es gibt dafür zwei Abarten, die sagittale und die frontale.

Technik der sagittalen Z-förmigen Tenotomie (s. Abb. 59). Die Sehne ist in einem Zwischenraum von 5—10 cm mit zwei Kocher-Sonden zu unterfahren und wird Z-förmig durchschnitten.

Abb. 59a u. b. Sagittale Z-förmige Tenotomie der Achillessehne. a Schema der Schnittführung. b Wiedervereinigung der Sehnen nach der Tenotomie. Ob die Sehne peripher medial oder lateral durchtrennt wird, hängt davon ab, ob die Verlängerung bei einem Fuß mit einer Klumpfuß- oder Plattfußneigung vorgenommen wird

Der Schnitt beginnt zentral, geht zuerst quer von außen durch die eine Hälfte der Sehne, verläuft dann für mehrere Zentimeter sagittal in der Längsrichtung und geht zum Schluß wieder

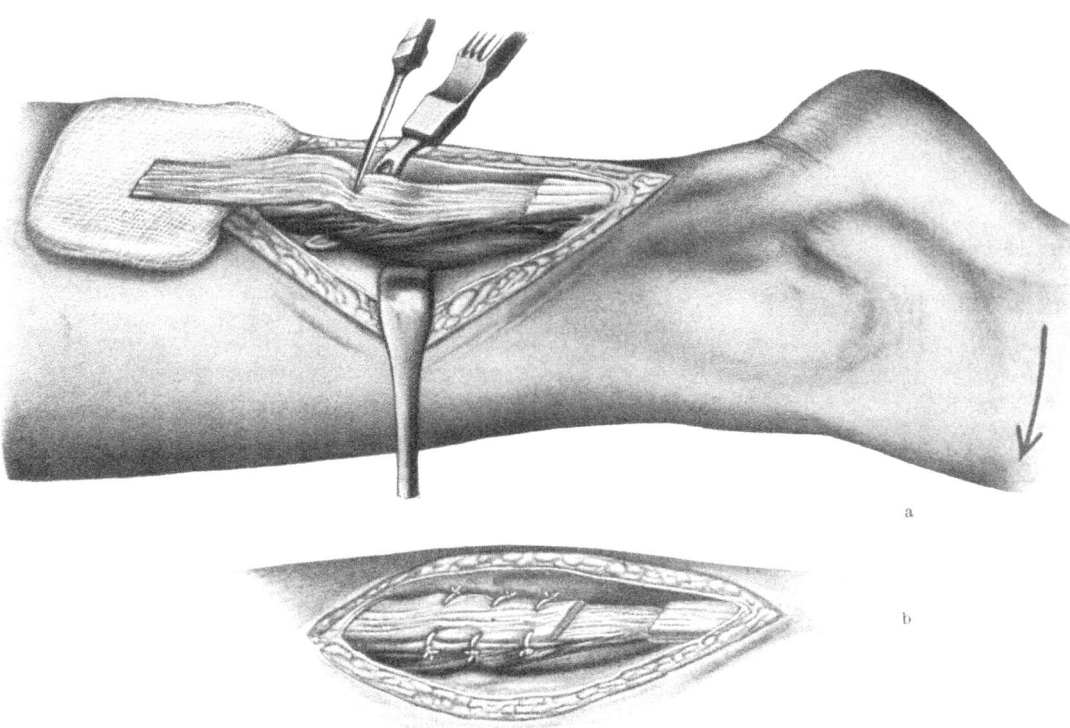

Abb. 60a u. b. Frontale Z-förmige Tenotomie. a Während der Durchschneidung der Sehne. b Nach Wiedervereinigung der Sehnenenden

quer durch die andere Hälfte der Sehne. Nach entsprechender Verlängerung der Sehne werden die Sehnenenden mit 4—6 Seidenknopfnähten wieder lose vereinigt.

Anwendungsgebiet. Bei jeder Form der plastischen Sehnenverlängerung möglich, wenn es auch Tenotomien gibt, für die die frontale Durchtrennung vorteilhafter ist.

Technik der frontalen Z-förmigen Tenotomien (s. Abb. 60a und b). Unterfahren der Sehne mit zwei Kocher-Sonden; die obere Sonde liegt am Übergang vom Muskelbauch zur Sehne. Die Sehne wird zuerst peripher quer halbiert, und dann wird die Sehne in der Frontalebene für 5—10 cm längs gespalten. Bei der queren Durchtrennung der Sehne nach hinten durchschneidet man nur die Sehnenstränge ganz, die Muskelfasern erhält man nach Möglichkeit. Während die Sehnenverkürzung durch passiven Zug langsam ausgeglichen wird, läßt man die Verbindung der Muskelfasern langsam auseinander „rutschen" (VULPIUS). Es bleibt so die Muskelspannung wenigstens teilweise erhalten. Wiedervereinigung der Sehnenenden durch 4—6 Seidenknopfnähte.

Anwendungsgebiet. Die kräftigen Sehnen, wie die Achilles- und Quadricepssehne, sind für diese Form der Tenotomie, die eine gute, breite Wiedervereinigung der Sehnenenden schafft, besonders geeignet.

Ruhigstellung. Gipsverband für 4—6 Wochen.

Nachbehandlung. Entsprechende Nachtschiene für mehrere Monate, aktive gymnastische Übungen außer für die Antagonisten, besonders für die plastisch verlängerten Muskelgruppen.

4. Sehnenfesselung = Tenodese

Die Tenodese dient der völligen oder teilweisen Sperrung der Gelenkbeweglichkeit an einer gelähmten Gliedmaße durch Fixierung der Sehnen am Knochen. Die Sehne wird durch die Fixierung am Knochen in ein Band umgewandelt (CODIVILLA, VULPIUS). Die Tenodese wird heute viel weniger als früher geübt. Ein Anhänger der Tenodese war unter anderen WILHELM geblieben. Das Ausmaß der Gelenksperrung wird bestimmt von der Stellung, in der die Be-festigung der Sehnen erfolgt ist. Die Dauer der Wirkung der Gelenkfesse-lung hängt ab von der *Beschaffenheit der Sehnen*, die für die Tenodese be-nützt sind, sowie von der Art ihrer Befestigung am Knochen. Der Halt ist gut bei Erwachsenen mit einer erst kurze Zeit bestehenden Lähmung, schlecht bei einer schon seit vielen Jahren bestehenden, z.B. als Folgezu-stand einer in der Kindheit durchge-machten Poliomyelitis. Die Festigkeit der Sehnen ist bei Kindern und Jugendlichen, zumal bei Lähmungs-zuständen, immer zweifelhaft, wenn nicht überhaupt mangelhaft. Eine Tenodese läßt deshalb einen guten Erfolg bei Erwachsenen erwarten, aber auch hier mit der Einschränkung,

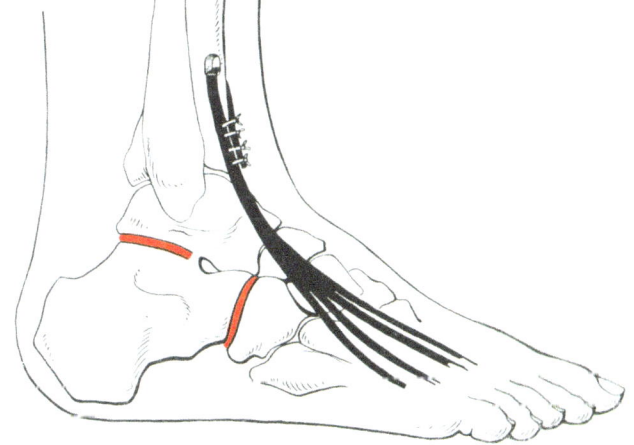

Abb. 61. Schema der Tenodese am Fuß mit schlingenförmiger Durchfüh-rung der Sehnenenden durch einen Knochenkanal. Zur Beachtung! Diese Operation wird stets mit einer subtalaren Arthrodese am Talocalcaneal- und Calcaneokuboidgelenk (rote Strichführung) verbunden

wenn der Tenodese nicht zu viel zugemutet wird. Das trifft zu für die Handtenodese bei der Radialis-lähmung und für Fußteillähmungen. Bei Kindern und Jugendlichen soll man mit der Tenodese zurückhaltend sein und sie nicht als Haupt-, sondern nur als eine Hilfsoperation betrachten.

Die *Befestigungsart* der Sehnen am Knochen ist weiterhin von ausschlaggebender Bedeutung für den Wert der Tenodese. Sie geschieht durch schlingenförmige Führung der Sehne durch einen Knochenkanal.

Technik der schlingenförmigen Befestigung der Sehne am Knochen (s. Abb. 61). Bogen-förmiger Schnitt außerhalb der Sehnenbefestigungsstelle am Knochen (besonders wichtig

am Schienbein!), Bildung eines breiten, türflügelförmigen Fascienperiostlappens. Nach Zurückschlagen des Lappens Anlegen eines Knochenkanals (Größe etwa 1:2 cm). Vor dem Meißeln
Festlegung der oberen und unteren Begrenzung durch zwei Bohrlöcher, um ein „Springen" des
oft spröden Knochens zu vermeiden. Zentrale Durchschneidung der Sehne, Anschlingen von
Seide in typischer Weise und schlingenförmiges Hindurchziehen der Sehne an der Seide mit
einer Drahtschlinge durch den Bohrkanal. Vernähung des freien Endes der Sehne mit ihrem
peripheren Teil, während die Gliedmaße in der gewünschten Stellung gehalten wird. Zurückschlagen des Fascienperiostlappens über die Sehnenschlinge und Vernähung mit einigen Seidenknopfnähten.

Ruhigstellung. Gipsverband in Entspannungsstellung für die Tenodese. Gesamtdauer der
Fixierung 3—4 Monate. An der *Hand* wird nach 1—2 Wochen der geschlossene Gips durch eine
Gipsschiene ersetzt (s. Ersatzoperation bei Radialislähmung), am *Fuß* wird nach etwa einem
Monat ein Gehgips gegeben.

Nachbehandlung. An der unteren Gliedmaße wird nach Abschluß der Gipsverbandbehandlung
für die Übergangszeit ein Elastoplast- oder Klebrostützverband für mehrere Wochen angelegt.
Gleichzeitig erfolgt Versorgung mit orthopädischen Schuhen.

Die Führung der Sehne durch den Bohrkanal in der Tibia bedeutet für einen Knochen, der
durch die Lähmung an und für sich geschwächt ist, eine weitere Herabsetzung seiner Stabilität.
Frakturen aus geringfügigen Anlässen sind an den Befestigungsstellen der Sehnen im Knochenkanal wiederholt gesehen worden. Es ist ratsam, den Knochenkanal für das Hindurchziehen der
Sehnen nicht größer zu machen, als dies unbedingt sein muß.

5. Die Überbrückung von großen Sehnendefekten

Die Überbrückung von großen Sehnendefekten ist angezeigt bei schweren, ausgedehnten
Verletzungen sowie bei Verlust von großen Sehnenstücken nach schweren Phlegmonen. Es
muß unter Umständen auch eine Sehne zur Durchführung einer erfolgreichen Sehnenverpflanzung
für eine gute Wegstrecke entsprechend verlängert werden. Die Überbrückung eines Sehnendefektes ist bei *beschränkten Defekten* möglich durch die plastische Verlängerung der Sehne
selber. Für die Überbrückung von *wirklich großen Defekten* dienen die Verfahren der freien
Sehnentransplantation, der freien Fascientransplantation und die Dazwischenschaltung einer
künstlichen Seidensehne.

Die Einpflanzung eines Cutisstreifens nach E. REHN oder von Venenstücken (Vena saphena nach RITTER)
haben sich nicht einbürgern können. Die Natur bringt es wohl erstaunlich gut fertig, daß unter dem Einfluß
der Funktion ein Umbau des Cutisstreifens oder auch eines Venenstückes in ein sehnenähnliches Gewebe
erfolgt. Eine lange Zeit wird dafür natürlich benötigt, und die Verwachsungsgefahr ist groß, bevor mit einer
wirkungsvollen Übungsbehandlung begonnen werden kann. Die Ergebnisse, die nach der freien Transplantation eines Cutisstreifens oder eines Venenstückes erwartet werden können, sind daher recht unsicher.

Die *Voraussetzungen*, die bei der Überbrückung eines Sehnendefektes erfüllt sein müssen,
ganz unabhängig davon, welches Verfahren benutzt wird, sind absolut saubere aseptische Verhältnisse, einwandfreie Hautbeschaffenheit und ein gutes Gleitgewebe für die dazwischen-
geschaltete Sehne. Um diese Voraussetzungen zu erhalten, ist eventuell durch Voroperationen
alles Narbengewebe breit und tief auszuschneiden und durch eine großzügige Hautlappenplastik
zu ersetzen.

A. Die plastische Sehnenverlängerung

Die plastische Sehnenverlängerung ist auf zweierlei Weise möglich:
a) durch die plastische Z-förmige Sehnenverlängerung und
b) durch eine Teilabspaltung an einer ganzen Sehne.

a) Die plastische Z-förmige Sehnenverlängerung (s. Abb. 46 und 47)

Die plastische Z-förmige Sehnenverlängerung ermöglicht die Überbrückung von Sehnendefekten von 5—6 cm. Die Verlängerung wird zentral bis in den Bereich des Muskelbauches
vorgenommen. Das distale Sehnenstück wird peripherwärts verschoben. Die Vernähung erfolgt
zuerst am peripheren Sehnenende völlig spannungslos mit einigen Seidenknopfnähten, und erst

danach wird die Sehne, deren Z-förmig verlängerte Enden nebeneinandergelagert wurden, wieder mit vier Seidenknopfnähten zentral vereinigt.

Es ist das gleiche Verfahren, das auch für sekundäre Sehnennähte angewandt wird und das sich auch für die Überbrückung von Sehnendefekten an den Fingerbeugern außerordentlich bewährt hat.

b) Die plastische Sehnenverlängerung durch Teilabspaltung an der Sehne (s. Abb. 62)

Eine Verlängerung durch eine *Teilabspaltung* der Sehne ist bei kräftigen Sehnen, wie an der Achillessehne, durchaus möglich. Man hat früher die Sehne zweigeteilt und dann die eine Hälfte nach unten geschlagen. Die Ergebnisse waren nicht gut. Die Sehne konnte sich an der Umschlagstelle leicht lösen, und außerdem bildete sich hier eine knollenförmige, das Gleiten behindernde Verdickung. Es ist besser, das zentrale Drittel der Sehne zu nehmen, es säuberlich herauszuschneiden und wie den Deckel eines Griffelkastens nach unten zu verschieben. Damit das Stück nicht aus seiner Lade herausfällt, wird es mit einigen Seidenknopfnähten befestigt. Das Sehnengewebe verträgt eine derartige Verschiebung. Wenn die plastische Deckung in einem ernährungsgefährdeten Gebiet nötig ist, hat man mit diesem Verfahren noch die relativ besten Einheilungsbedingungen, weil man ortseigenes und nicht ortsfremdes Gewebe benützt. Um den Eingriff so klein und die Einheilungsbedingungen für die verschobene Sehne so günstig als möglich zu gestalten, wird die Sehne im Bereich der Sehnenlücke subcutan ohne Eröffnung der Haut hindurchgezogen.

Achillessehnendefekte nach alten Kriegsverletzungen bis zu 10 cm wurden auf diese Weise behoben.

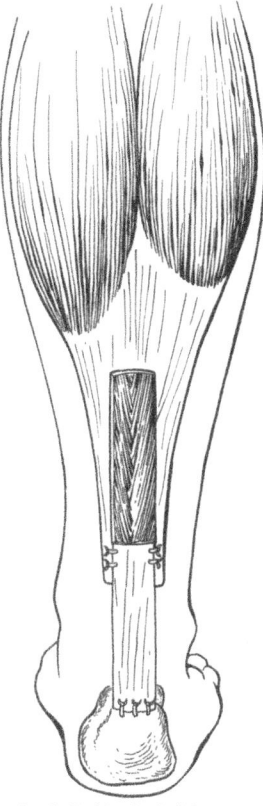

Abb. 62. Defektüberbrückung an der Achillessehne durch eine plastische Sehnenverlängerung

B. Die freie Sehnentransplantation

LEXER dürfte als erster in Deutschland die freie Sehnenverpflanzung systematisch 1908/09 aufgenommen haben. Sie fand aber zunächst wenig Anhänger, und die Mitteilungen über erfolgreiche freie Sehnentransplantationen wurden mit Skepsis aufgenommen. Ein rückhaltloser Anhänger der freien Sehnentransplantation wurde BUNNELL in Amerika. Er veröffentlichte schon 1924 erstaunliche Behandlungsergebnisse über die freie Sehnenverpflanzung bei Fingerstreck- und Fingerbeugesehnenverlusten. Jeder Zweifler muß aber zu einem gläubigen Anhänger bekehrt werden, wenn er das Buch von BUNNELL: „Surgery of the Hand" studiert und die glänzenden Behandlungserfolge bei schweren Sehnendefekten an der Hand durch eindrucksvolle Bilder dargestellt findet.

Wir haben vor zwei Jahrzehnten die freie Sehnentransplantation im vermehrten Umfange aufgenommen und sind auch *ohne* Kenntnis des Buches von BUNNELL überzeugte Anhänger der freien Sehnentransplantation geworden.

Es wurde der freien Sehnentransplantation *entgegengehalten:* die Sehne sei ein zu empfindliches Gewebe, das sich zur Verpflanzung nicht eigne und der Nekrose verfalle. Außerdem sollte die überpflanzte Sehne große Neigung zu Verwachsungen haben.

Die *praktischen Erfahrungen* bestätigen diese Behauptungen nicht. Lange *dünne* Sehnen lassen sich gut frei verpflanzen. Ihre Ernährung wird durch den umgebenden Säftestrom gesichert. Die Gefahr der Verwachsung läßt sich durch frühzeitige Bewegungsaufnahme bannen. Sie ist um so geringer, je „gesünder" das Gleitgewebslager ist, in das die verpflanzte Sehne zu liegen kommt. Man hat geglaubt, daß die Verhältnisse für das Gleiten der verpflanzten Sehne besonders günstig liegen, wenn das eigentliche Gleitgewebe der Sehne, das Peritenoneum, mit hat verpflanzt werden können. Die Erfahrungen bei der Sehnentransplantation an den Fingern haben aber ergeben, daß durch das mitverpflanzte Paratenon die Gefahr einer Beugekontrakturbildung erhöht wird (s. spezieller Teil).

Als *Material* für die freie Sehnenverpflanzung stehen zur Verfügung die lange Sehne des M. palmaris longus, die Sehne des Peronaeus tertius am Fuß und bei teilweisen Fingerverlusten überflüssig gewordene Beuge- und Strecksehnen. Diese Sehnen, bei denen die freie Sehnenverpflanzung fast nur in einer Sehnenauswechslung besteht, bieten hinsichtlich ihrer Einheilungstendenz und Funktionsaussichten besonders günstige Aussichten.

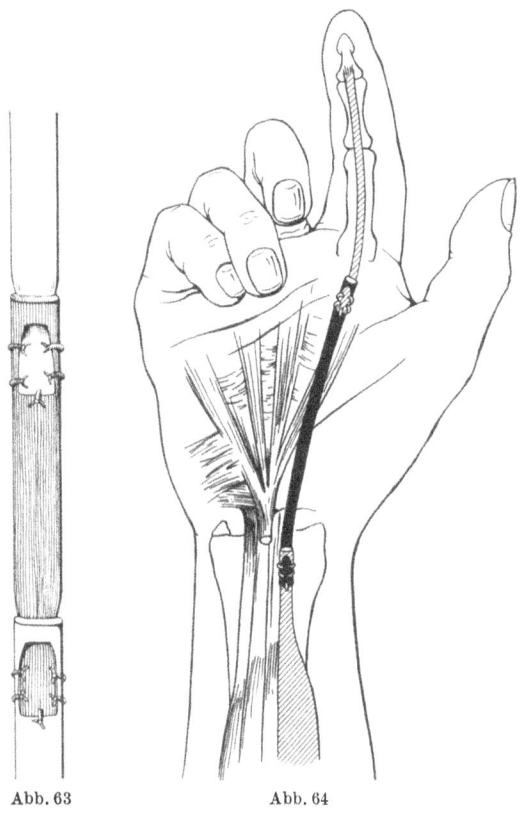

Die Befestigung der frei verpflanzten Sehne geschieht, wenn die Sehne zwischen zwei Sehnenenden eingesetzt wird, mit feinsten Seidenknopfnähten. Eventuell kann die Sehne auch wie bei der tendinösen Sehnenverpflanzung durch einen knopflochartigen Schlitz befestigt werden. Wird die frei verpflanzte Sehne peripher bis zum Knochen geführt, so wird sie mit einem Ausziehdraht in einen Knochenkanal hineingezogen. Das gilt für die Befestigung einer Sehne an den Fingerendgliedern wie auch für andere Fixierungsstellen an den Knochen.

Technik der Befestigung einer frei verpflanzten Sehne (s. Abb. 63 und 64). An das zentrale Ende der frei verpflanzten Sehne wird in typischer Weise ein feiner Seidenfaden angehangen. Mit seiner Hilfe wird das Sehnenende durch den Schlitz am zentralen Sehnenstumpf hindurchgezogen. Die Vernähung erfolgt mit je zwei feinen Seidenknopfnähten innen und außen, und außerdem wird noch der an das Sehnenende angeschlungene Seidenfaden an dem zentralen Sehnenstumpf verankert. Die Befestigung am peripheren Sehnenende erfolgt analog. Man geht hier, wenn möglich, so vor, daß ein Seidenfaden an dem alten peripheren Sehnenstumpf angehangen wird. Dieser wird dann durch einen Schlitz in der frei überpflanzten Sehne hindurchgezogen und in typischer Weise vernäht. Es ist darauf zu achten, daß die hindurchgezogenen Sehnenstumpfenden zentral- wie peripherwärts ganz flach der Sehne anliegen, damit sie kein Gleithindernis bilden. Sie können auch noch erneut eine jede für sich in einen kleinen Sehnenschlitz versenkt werden.

Abb. 63   Abb. 64

Abb. 63. Freie Sehnentransplantation. Befestigung des frei verpflanzten Sehnenstückes

Abb. 64. Ein Defekt der Sehne des Flexor indicis profundus ist durch ein frei transplantiertes Sehnenstück des M. palmaris longus überbrückt

Die Vernähung geschieht in mittlerer Spannungsstellung der Sehne.

Ruhigstellung im Gipsverband, eventuell nur in einer Gipsschiene, und zwar mit einer dorsalen bei Operationen an den Fingerbeugern und mit einer volaren bei Operationen an den Fingerstreckern.

Übungsbeginn in Form von Anspannungsübungen etwa 1 Woche nach der Operation noch in dem ruhigstellenden Verband. Aufnahme der eigentlichen Nachbehandlung erst 2 Wochen nach der Operation.

Die *Ergebnisse* der freien Sehnenüberpflanzungen sind an den Fingerstreckern sehr gut, an den Beugesehnen auch nach den Erfahrungen von Bunnell gut. Wir schrieben schon 1951, daß die Erfahrungen mit der freien Sehnentransplantation erstaunlich gut und ermutigend seien.

Inzwischen liegen auch die guten Erfahrungsberichte von ISELIN, JAMES, MOBERG, PULVERTAFT u. a. vor. Sie besagen alle das gleiche. Sie betonen aber auch eindeutig, daß *gute Ergebnisse nur bei spezieller Erfahrung erreichbar seien.*

C. Die freie Fascientransplantation

Die freie Fascientransplantation geht auf KIRSCHNER zurück. Er wandte sie auch zur Überbrückung von Sehnendefekten an. Die Fascie gilt als ein anspruchsloses Gewebe, das leicht einheilt und sich gut zur Transplantation eignet. Die Fascie ist auch funktionell widerstands- und anpassungsfähig. Es findet in ihr sogar entsprechend der funktionellen Beanspruchung, der sie ausgesetzt wird, ein struktureller Umbau statt. Die queren elastischen Fascienbündel werden allmählich durch immer mehr elastische Längszüge ersetzt (W. MÜLLER).

Trotzdem ist die Fascie nur *beschränkt als Sehnenersatz* verwertbar. Die beiden Eigenschaften große Dehnbarkeit und beträchtliche Neigung zu Verwachsungen machen sie für viele Fälle von plastischem Sehnenersatz unbrauchbar. Das gilt in erster Linie für den Ersatz von langen dünnen Sehnen, also gerade für den wichtigen Ersatz der Hand- und Fingersehnendefekte.

Die Fascie ist als freier Sehnenersatz gut *brauchbar* zur Überbrückung von dicken kurzen Sehnen, also z. B. für den der Quadricepssehne einschließlich des Ligamentum patellae. Man wird sie dagegen am Fuß nur ausnahmsweise verwenden.

Technik der Sehnendefektüberbrückung durch frei verpflanzte Fascia lata (Abb. 65). Die in typischer Weise herausgenommene Fascie wird an ihren beiden Enden mit Pinzetten gefaßt, und ein Seidenfaden wird an jede Ecke angehangen. Die Fäden werden überkreuzt genommen, und der Fascienstreifen wird gestreckt und ausgebreitet gehalten. Sodann wird das Fascienstück mantelförmig zusammengelegt, und die Längsseite der Fascie wird mit dünnen Seidenknopfnähten verschlossen. Das eine Ende des Fascienrohres wird 2 cm über das untere Ende des zentralen Sehnenstumpfes wie ein Fingerling gestülpt und mit Seidenknopfnähten befestigt. An das andere Ende der Fascie wird, wie bei der Sehne, ein kräftiger Seidenfaden zur peripheren Befestigung angehangen. Die periphere Befestigung geschieht entweder „tendinös" an einem kräftigen Sehnenstumpf, subperiostal durch feste Knopfnähte am Knochen oder auch nach schlingenförmiger Teilung der Fascie durch einen Knochenkanal.

Nachbehandlung. Die *Ruhigstellung* ist nach einer jeden Fascientransplantation zur Überbrückung eines Sehnenersatzes genügend lange und konsequent durchzuführen. Wenn man glaubt, daß die Verwachsungsgefahr an einer Stelle besonders groß ist, kann man vorsichtig nach etwa 4 Wochen mit aktiven Anspannungsübungen im geschalten Gipsverband beginnen. Die Ruhigstellung ist im allgemeinen 6—8 Wochen und auch danach dürfen nur langsam und vorsichtig Bewegungsübungen in den nächsten 4 Wochen ausgeführt werden.

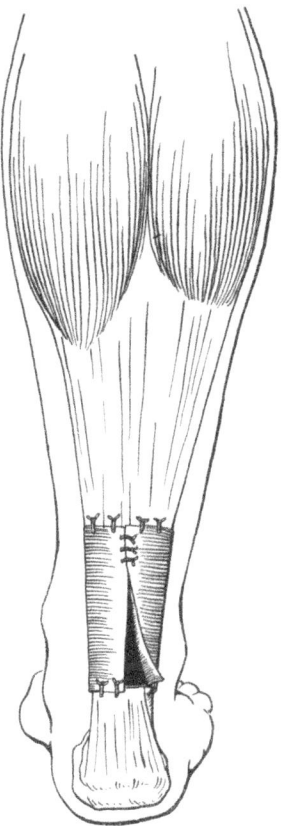

Abb. 65. Achillessehnendefekt, überbrückt durch eine freie Fascientransplantation (schematisiert)

Die frei verpflanzte Fascie ist für mindestens $1/2$ Jahr, bei einem Kniestrecksehnen- oder Kniescheibenbandersatz ungefähr 1 Jahr, vor allen extremen Bewegungen und Überbeanspruchungen zu schützen. Sie gibt sonst doch noch nach! Anfänglich gute Resultate verschlechtern sich wieder, und Nachoperationen zur Beseitigung des überdehnten Fascien-, Sehnen- oder Bandersatzes können nötig werden. Man vermeidet dies alles durch eine genügend lange Schonung des transplantierten Gewebes. Man soll die Patienten schon vor der Operation darüber aufklären, daß sie z. B. mit der Wiederaufnahme des Sportes über 1 Jahr warten müssen.

6. Die Sehnenverpflanzung

Die *Sehnenverpflanzung* ist das Operationsverfahren, das seinerzeit entscheidenden Einfluß auf die Gesamtentwicklung der orthopädischen Chirurgie gehabt hatte. Die Sehnenverpflanzung wurde, nachdem sie erst einmal vermehrt bekanntgeworden war, von vielen Ärzten mit Enthusiasmus aufgenommen und in zahlreichen Fällen angewandt. Die Sehnenverpflanzung wurde für Jahrzehnte an so mancher orthopädischen Klinik die vorherrschende Operation. Der Rückschlag auf die vielen Sehnenverpflanzungen, die von so vielen Ärzten ausgeführt waren, blieb nicht aus. Die Zahl der bescheidenen Erfolge und der Mißerfolge drohte die guten und glänzenden Ergebnisse der Sehnenverpflanzung zu erdrücken. Die Folge davon war, daß die Sehnenverpflanzung stark in Mißkredit kam. So abwegige Äußerungen, wie die von PORT auf dem Nürnberger Orthopädenkongreß 1927, er habe noch nie in seinem Leben eine Sehnenplastik gesehen, die funktionierte, konnten fallen, ohne einen Widerspruch auszulösen. Auch HERZ, Sidney, kam zu einer außerordentlich ablehnenden Kritik der Sehnenverpflanzung. Die Sehnenverpflanzung war eine neue, junge, verlockende Operationsmethode gewesen. Es ist keine Frage, daß die Operation zu viel angewandt wurde. Die Richtlinien für das neue Operationsverfahren mußten erst festgelegt werden, aber auch darüber hinaus geschah die Anwendung manches Mal kritiklos. Das mußte dem Verfahren schaden. Trotz aller Angriffe und Anfeindungen hat die Sehnenverpflanzung sich für die Dauer behauptet. Ihre Grenzen sind wohl eingeengt und ihre Indikation scharf umrissen worden. Die Behandlungsergebnisse wurden dadurch aber besser. Die Sehnenverpflanzung nimmt heute wieder in dem Rahmen, der ihr zukommt, die gebührende Stellung ein. Dies ist in erster Linie ein Verdienst von FRITZ LANGE, der einen großen Teil seiner Lebensarbeit der Entwicklung und dem Ausbau der Sehnenverpflanzung gewidmet hat.

Die ersten Sehnenverpflanzungen wurden an der Hand von TILLAUX und am Fuß von NICOLADONI 1882 und von DROBNIK 1892 ausgeführt. Die Entwicklung der Sehnenverpflanzung ist unlösbar mit den Namen von CODIVILLA, VULPIUS, BIESALSKI und MAYER und FRITZ LANGE verknüpft.

Die Entwicklung der Sehnenverpflanzung wurde in ihren verschiedenen Zeitabschnitten von verschiedenen Fragestellungen beherrscht. In der *ersten* Etappe waren technische Fragen zu lösen. Die Befestigungsart spielt eine große Rolle, die tendinöse oder periostale, ebenso auch die Frage der Verhütung von Verwachsungen. In der *zweiten* Etappe wandte sich das Interesse den funktionellen Fragen zu, welche Muskulatur auf Grund ihrer Verlaufsrichtung oder ihrer normalen Funktion besonders zum Ersatz von anderen Muskeln geeignet wäre und welche nicht. Die *dritte* Etappe ist die epikritische, die Leistungsmöglichkeiten der Sehnenverpflanzung wurden gesichtet. Diese Etappe leitete über zu der *letzten* Entwicklung, zu der *Ära der Verbindungsoperationen* von Sehnenverpflanzungen mit Knochen- und Gelenkoperationen. Ihr Sinn ist, der verpflanzten Sehne die Aufgabe zu erleichtern und durch Schaffung von günstigen Voraussetzungen die Behandlungsresultate zu sichern.

Die Beachtung von bestimmten *technischen Grundforderungen* ist für die Sehnenverpflanzung ebenso wichtig wie die richtige Indikationsstellung. Früher wurden die rein technischen Fragen überbewertet. Sie dürfen aber auch heute nicht vernachlässigt werden. Die Voraussetzungen für das Gelingen einer Sehnenverpflanzung sind:

1. daß die Operation in einem rein aseptischen Gebiet ausgeführt wird;

2. daß die zu verpflanzende Sehne oder der zu verpflanzende Muskel in einem Gebiet zu liegen kommen, in dem mit einem guten Gleiten gerechnet werden kann;

3. daß die verpflanzte Sehne oder der zu verpflanzende Muskel zuverlässig an ihrem neuen Ansatzpunkt befestigt werden und daß sie kraftmäßig in der Lage sind, die gestellten Aufgaben wirklich zu erfüllen.

Sind diese Vorbedingungen nicht beachtet, so wird der Erfolg der Sehnenverpflanzung in Frage gestellt, denn

1. jede Infektion bedroht das Behandlungsergebnis oder macht es durch Verwachsungen zunichte;

2. jede Behinderung des Gleitens der verpflanzten Sehne oder des Muskels schwächt die funktionelle Wirkung oder macht sie illusorisch;

3. jede mangelnde Befestigung der verpflanzten Sehne oder des Muskels schiebt den Zeitpunkt der Bewegungsaufnahme hinaus und erhöht dadurch die Verwachsungsgefahr, oder sie macht durch ein Nachgeben oder Ausreißen der Befestigungsstelle das funktionelle Ergebnis zunichte;

4. jede muskelphysiologisch falsche oder muskeldynamisch unmögliche Aufgabe, die der verpflanzten Sehne oder dem verpflanzten Muskel zugedacht ist, führt zu Enttäuschungen, auch bei technisch noch so gut und sauber ausgeführten Sehnenverpflanzungen.

So ist ein schwacher Muskel nie in der Lage, einen großen kräftigen wirkungsvoll zu ersetzen, oder es kann auch nicht *ein* Muskel gleichwertig die Kraftleistung einer ganzen Muskelgruppe übernehmen. Auch können eine verpflanzte Sehne oder ein verpflanzter Muskel nie die Beseitigung einer Kontraktur oder einer Deformität bewirken. Diese müssen vor der Sehnenverpflanzung beseitigt werden. Umgekehrt sind eine verpflanzte Sehne oder ein verpflanzter Muskel, durch die das Muskelgleichgewicht gestört wird, imstande, selber eine Kontraktur oder eine Deformität zu erzeugen.

A. Formen der Sehnenverpflanzung

Man unterscheidet bei der Sehnenverpflanzung, rein technisch betrachtet, je nach Führung der Sehne, die aufsteigende und die absteigende und als Sonderfall, wenn die Sehne durch eine Sehnenscheide wieder hindurchgezogen wird, die physiologische Sehnenverpflanzung. Man trennt sie ferner je nach der Art der Befestigung der Sehne und des Muskels in die tendinöse und periostale.

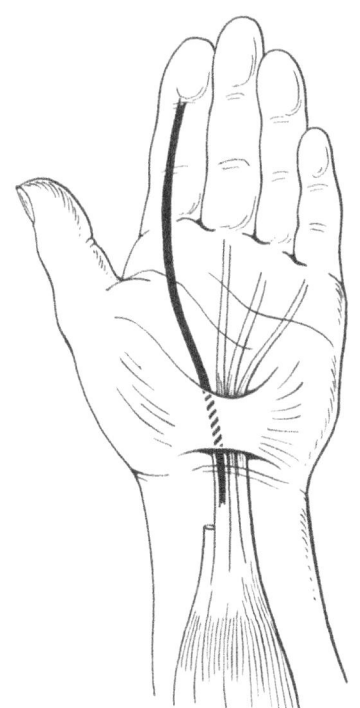
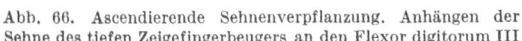
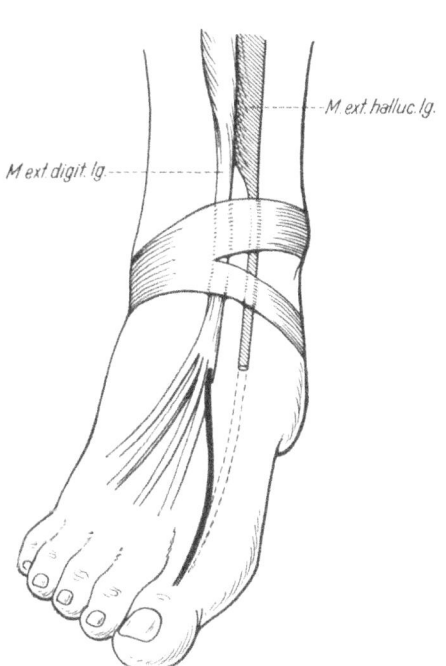

Abb. 66. Ascendierende Sehnenverpflanzung. Anhängen der Sehne des tiefen Zeigefingerbeugers an den Flexor digitorum III

Abb. 67. Ascendierende Sehnenverpflanzung. Verpflanzung der Sehne des gelähmten Extensor hallucis auf die Sehnen des Extensor digitorum

Die Unterteilung der verschiedenen Formen der Sehnenverpflanzung hat heute nicht mehr die gleiche Bedeutung wie in der Anfangsära der Sehnenverpflanzung. Es werden heute für die einzelnen Operationen bestimmte Formen der Sehnenverpflanzung bevorzugt, aber man wird nicht mehr apodiktisch sagen, ich wende nur die eine Form der Sehnenverpflanzung an und lehne die andere ab. Jede Form der Sehnenverpflanzung hat ihre bestimmten Vorzüge und damit auch ihr bestimmtes Anwendungsgebiet.

a) Die aufsteigende, ascendierende Sehnenverpflanzung

Man versteht darunter, daß die Sehne eines gelähmten Muskels mit der Sehne eines gut erhaltenen Muskels verbunden wird, so daß die Kraft dieses Muskels gleichzeitig noch zusätzlich die Aufgabe der Sehne des gelähmten Muskels übernimmt. Das ist entweder möglich, indem die beiden Sehnen einfach durch Vernähung aneinandergekoppelt werden oder daß die Sehne des gelähmten Muskels von diesem abgetrennt wird und für sich allein zu der Sehne des kraftspendenden Muskels hingeführt wird.

Der *Vorteil* der aufsteigenden Sehnenverpflanzung ist, daß der gesunde Muskel auch nicht vorübergehend durch eine Verlagerung seines Ansatzpunktes geschädigt wird, denn bei einer noch so „physiologisch" ausgeführten Sehnenverpflanzung ist es unausbleiblich, daß ein Kraftverlust durch die Veränderung der Muskelspannung eintritt. Der *Nachteil* ist, daß der Muskel durch das Anhängen einer neuen Sehne eine Doppelfunktion zu übernehmen hat, er behält seine alte bei und bekommt eine neue zusätzlich. Die Vornahme einer solchen Sehnenverpflanzung hat nur einen Sinn, wenn die Funktion des gelähmten Muskels gleichlaufend mit der Funktionsaufgabe des Kraftspenders ist oder wenn es genügt, daß eine bandartige Wirkung durch die Koppelung der Sehne des gelähmten Muskels an den gesunden Muskel eintritt. Eine gesonderte aktive Eigenfunktion der verpflanzten Sehne, wie sie insbesondere bei den Sehnenverpflanzungen an den Fingern erwünscht ist, wird durch ein gesondertes An- und Entspannen der Antagonisten erreicht. Ein isoliertes Bewegungsspiel der einzelnen Finger ist dadurch möglich.

Typische Beispiele sind:

a) Hand (s. Abb. 66). Bei einer Lähmung des tiefen Zeigefingerbeugers wird dieser an den Flexor digitorum III „gekoppelt".

b) Fuß (s. Abb. 67). Bei einer isolierten Lähmung des *Extensor hallucis* wird die Sehne dieses Muskels am Fußrücken durchtrennt, und das periphere Sehnenstück wird „aufsteigend" auf die Sehne des Extensor digitorum II verpflanzt. Die Befestigung geschieht durch einen knopflochartigen Sehnenschlitz.

Das Anwendungsgebiet der aufsteigenden Sehnenverpflanzung ist recht beschränkt. Es gibt nur wenige muskelphysiologische und topographische Verhältnisse, die es gestatten, daß der kraftspendende Muskel gleichzeitig die Funktion eines ausgefallenen gelähmten Muskels mitübernehmen kann.

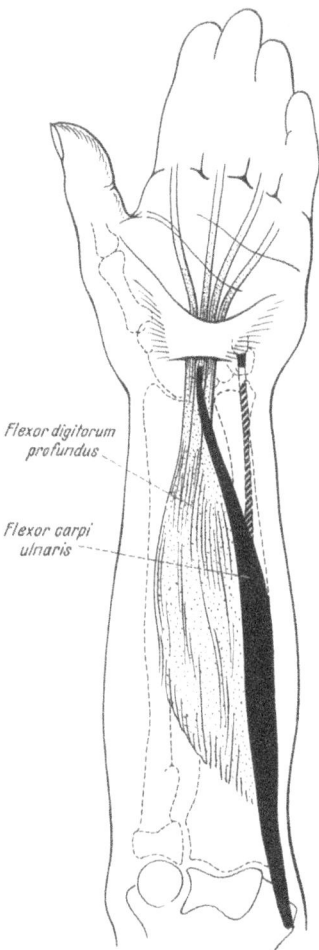

Flexor digitorum profundus

Flexor carpi ulnaris

Abb. 68. Descendierende Sehnenverpflanzung. Verpflanzung des Flexor carpi ulnaris auf den gelähmten Flexor digitorum profundus

b) Die absteigende, descendierende Sehnenverpflanzung

Ihr Prinzip ist, daß die Sehne des kraftspendenden Muskels an ihrem Ansatz abgetrennt wird und einen neuen Ansatzpunkt erhält. Dieser ist entweder die gelähmte Sehne selber (tendinöse Sehnenverpflanzung), oder es wird ein Ansatzpunkt der Sehne am Knochen unmittelbar gewählt (periostale Sehnenverpflanzung).

Beispiel für die descendierende tendinöse Sehnenverpflanzung (s. Abb. 68). Bei der Lähmung der Fingerbeuger II—V wird die Sehne des Flexor carpi ulnaris an ihrem Ansatzpunkt abgelöst, im schrägen Verlauf zu den gemeinsamen Fingerbeugesehnen hingeführt und durch einen knopflochartigen Schlitz in diese eingepflanzt.

Beispiel für die descendierende, periostale Sehnenverpflanzung mit gleichbleibendem Sehnenansatz (s. Abb.69). Bei der Lähmung des Tibialis anterior wird die Sehne des Peronaeus brevis an ihrer Ansatzstelle abgelöst und an der Ansatzstelle des Tibialis anterior subperiostal verankert.

Beispiel für die descendierende, periostale Sehnenverpflanzung mit frei gewähltem Sehenansatz (s. Abb.70). Bei der Lähmung des Extensor digitorum am Fuß wird die Sehne des Peronaeus brevis an ihrem Ansatzpunkt abgelöst und an dem frei gewählten Ansatzpunkt auf der Mitte des Fußrückens subperiostal befestigt.

Die absteigende Sehnenverpflanzung ist die meistgebräuchliche, und sie hat ein großes Anwendungsgebiet.

c) Die physiologische Sehnenverpflanzung

Die *physiologische* Sehnenverpflanzung ist eine Unterart der absteigenden. Sie wurde von BIESALSKI und MAYER begründet und ausgebaut. Ihr Prinzip ist, daß zuerst die gelähmte Sehne aus ihrer Sehnenscheide herausgezogen wird und daß dann die neue kraftspendende Sehne durch die gleiche Sehnenscheide zum gleichen Ansatzpunkt der gelähmten Sehne hindurchgezogen wird. Es ist ein zeitraubendes Verfahren, aber es schützt weitgehend vor Verwachsungen. Der Hauptnachteil ist ihr beschränktes Anwendungsgebiet, weil die neue Sehne streng an den anatomischen Verlauf in der Sehnenscheide gebunden ist. Im übrigen hat es sich erwiesen, daß dieses theoretisch und experimentell so wundervoll begründete Verfahren der physiologischen Sehnenverpflanzung im allgemeinen entbehrlich ist.

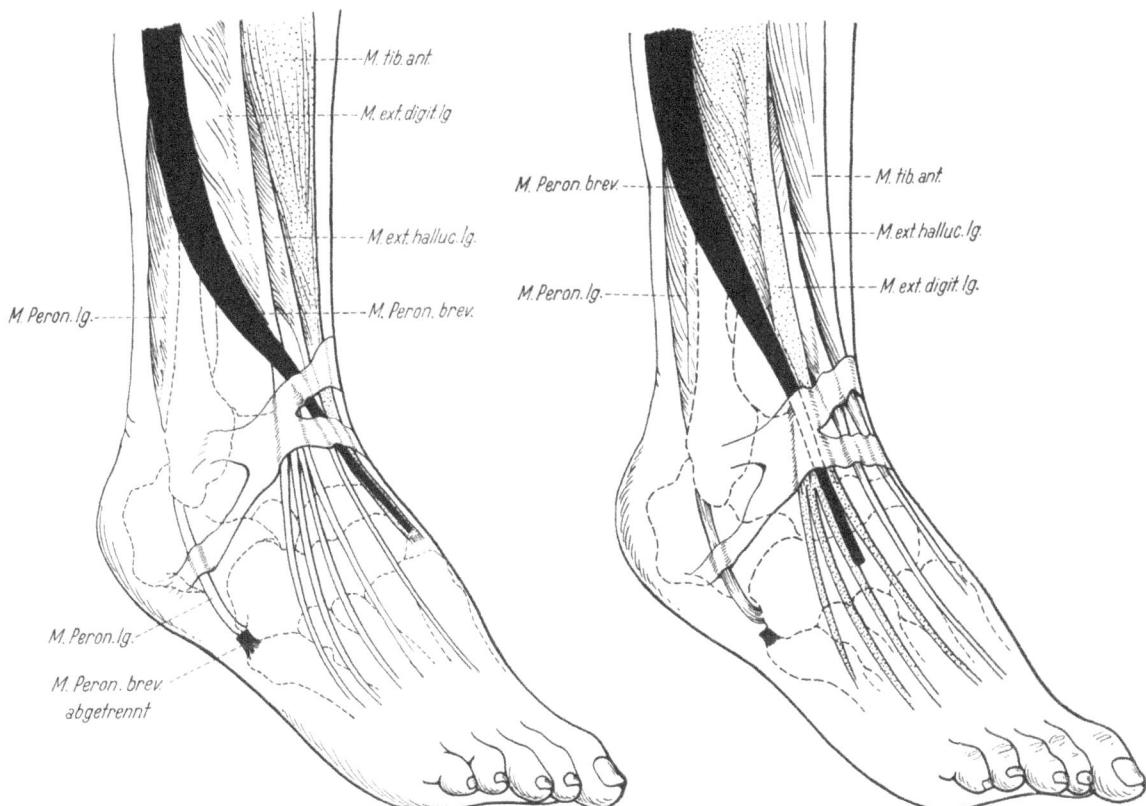

Abb. 69. Descendierende Sehnenverpflanzung. Verpflanzung des Peronaeus brevis auf das Ansatzgebiet des Tibialis anterior

Abb. 70. Verpflanzung des Peronaeus brevis auf die Mitte des Fußrückens

Beispiel der physiologischen Sehnenverpflanzung

Hand (s. Abb. 71). Bei Ausfall des langen Daumenstreckers Ersatz dieses Muskels durch den Extensor indicis. Die Sehne des Extensor indicis wird in der Mitte des Handrücken durchtrennt. Das periphere Ende wird an die Strecksehne des 3. Fingers angehangen. Das zentrale Ende wird oberhalb des Handgelenksbandes herausgeholt und, nachdem die Sehne des Extensor pollicis aus dem Bereich der Sehnenscheide entfernt ist, durch die leere Sehnenscheide hindurchgezogen. Hiernach erfolgt die Befestigung der Sehne in typischer Weise am peripheren Stumpf des Extensor pollicis longus.

Fuß (s. Abb. 72). Bei einer isolierten Lähmung des Tibialis anterior wird dieser durch den Peronaeus brevis ersetzt. Die Sehne des Peronaeus brevis wird unmittelbar an ihrem Ansatz abgeschnitten, handbreit oberhalb des Knöchels aus ihrer Sehnenscheide herausgezogen und vorn über den Unterschenkel zum oberen Eingang der Sehnenscheide des Tibialis anterior geführt, zur Ansatzstelle des Tibialis anterior hindurchgezogen und dort subperiostal vernäht. Die Sehne des Tibialis anterior war vorher an ihrem Ansatz abgeschnitten, aus ihrer Sehnenscheide herausgezogen und entfernt worden, so daß die Sehne des Peronaeus brevis durch die leere Sehnenscheide hindurchgezogen werden kann. Der obere Eingang zur Sehnenscheide wird schlitzförmig erweitert, um eine winklige Abknickung im Verlauf der Peronaealsehne zu vermeiden.

d) Die subcutane Sehnenverpflanzung

Die subcutane Sehnenverpflanzung gestattet eine viel freiere Gestaltung der Operationspläne als die Sehnenscheidenauswechslung nach BIESALSKI und MAYER. Die verpflanzte Sehne wird bei der subcutanen Sehnenverpflanzung durch einen Kanal im Unterhautfettgewebe geführt. Die Tunnelierung geschieht durch eine Kornzange. Im allgemeinen sind nur kleine Schnitte nötig. Die Eintrittsstellen der Sehnen in den Gleitkanal sind so zu erweitern, daß keine Beengung oder Einschnürung der Sehne oder des Muskels durch einen Fascienstreifen erfolgt. Eine Verdrehung des Muskels oder der Sehne ist ängstlich zu vermeiden.

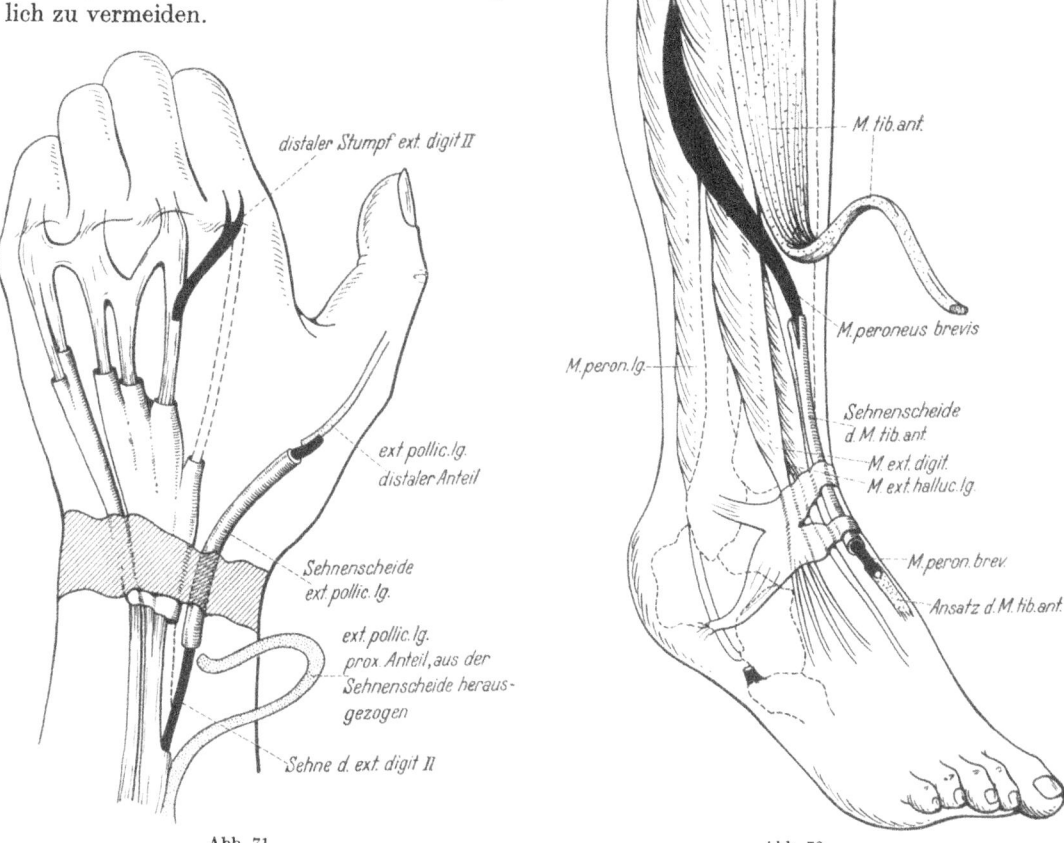

Abb. 71   Abb. 72

Abb. 71 u. 72. Beispiele für physiologische Sehnenverpflanzung. Abb. 71. Ersatz des gelähmten Extensor pollicis longus durch den Extensor indicis. Abb. 72. Ersatz des gelähmten Tibialis anterior durch den Peronaeus brevis

Die Technik der subcutanen Sehnenverpflanzung ist im einzelnen folgende: Eine leicht gebogene Kornzange wird von der Stelle aus, wo die zu verpflanzende Sehne befestigt werden soll, subcutan zu der bereits abgelösten und bis in den Bereich des Muskelbauches stumpf mobilisierten Sehne geführt. Die Seidenfäden, die an das freie Ende der Sehne angehangen sind (s.u.), werden von der Kornzange gefaßt, und die Sehne wird mit ihrem Muskelbauch in ihr neues Lager hineingebracht. Die Haut wird an der Eintrittsstelle zu dem subcutanen Kanal mit einem halblangen stumpfen Haken gut angehoben, damit man einen freien Einblick in den Kanal und über die Lage der Sehne und des Muskelbauches hat. Beengende Stellen werden mit einer kleinen Kornzange oder mit der Schere beseitigt. Die Sehne wird aus der peripheren Öffnung des Kanals herausgezogen und dann tendinös oder subperiostal vernäht.

B. Die Befestigungsarten der verpflanzten Sehne

Die *Befestigung* ist für jede Sehnenverpflanzung von entscheidender Bedeutung. Sie fängt bereits an mit dem *Anhängen des Seidenfadens an das freie Sehnen- oder Muskelende*, dem „Armieren" der Sehne mit der Seide. Sie muß zuverlässig sein und darf keine nennenswerten Nekrosen im Sehnengewebe setzen, sonst reißt und schneidet der Faden bald durch. Man kommt mit zwei bewährten Seidenbefestigungsarten aus, der von FRITZ LANGE und der von BIESALSKI.

a) Befestigung der Seide am freien Muskel- oder Sehnenende nach FRITZ LANGE (s. Abb. 73)

An das freie Ende wird ein Seidenfaden angehangen. Es wird ein Randbündel in 1—2 cm Entfernung vom Sehnenende umstochen, der Faden quer zur Gegenseite geführt und dann in der Längsrichtung zum Sehnenquerschnitt ausgestochen. Diese Befestigung der Seide ist *überall* anwendbar und hat sich ausgezeichnet bewährt; sie ist brauchbar für die kleinen Hand- und Fingersehnen und für die großen Muskeln, wie z. B. den Vastus lateralis oder Pectoralis maior.

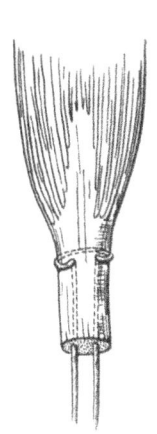
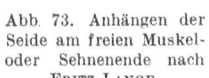
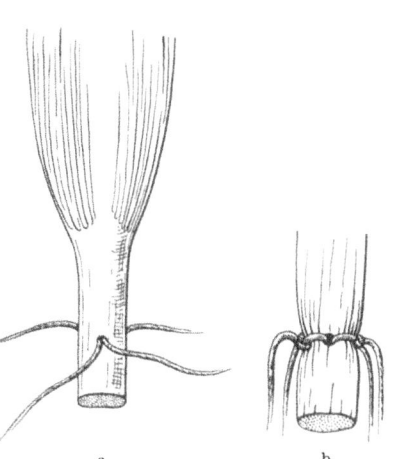
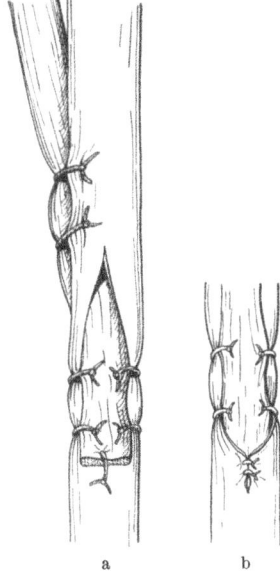

Abb. 73. Anhängen der Seide am freien Muskel- oder Sehnenende nach FRITZ LANGE

Abb. 74a u. b. Befestigen der Seide am freien Sehnenende nach BIESALSKI = „paketartige" Verschnürung

Abb. 75a u. b. a Schlitzförmige Befestigung der tendinös verpflanzten Sehne mit der Durchschlupftechnik. b Das freie Sehnenende wird noch einmal in die Sehne eingelassen

b) Befestigung der Seide am freien Sehnenende nach BIESALSKI (s. Abb. 74a und b)

Ein doppelter Seidenfaden wird genommen und in 1 cm Entfernung vom Sehnenende zentral durch die Sehne so durchgeführt, daß der Seidenfaden in zwei gleich lange Teile zerfällt. Man nimmt von den vier Fäden je zwei zusammengehörige und verknotet sie über der Sehne fest „*paketförmig*".

Die Befestigung der Seide ist gut und so fest, daß durch die Umschnürung der Seide „absichtlich" Nekrosen entstehen, um nach der Auffassung von BIESALSKI und MAYER die Verwachsung der Sehne am Knochen zu beschleunigen. Das Anwendungsgebiet dieser Seidenanschlingung ist auf die periostale Anheftung von mittelkräftigen Sehnen beschränkt.

Die *Vernähung des distalen Sehnenendes* an ihrem neuen Ansatzpunkt erfolgt entweder tendinös oder subperiostal.

α) Die tendinöse Befestigung (VULPIUS und CODIVILLA)

Die tendinöse Befestigung der zu verpflanzenden Sehne erfolgt am besten durch einen knopflochartigen Schlitz in der Sehne, in welche die Sehne verpflanzt wird.

Das gilt in der gleichen Weise für die aufsteigende wie für die absteigende Sehnenverpflanzung.

Technik der tendinösen Sehnenbefestigung (s. Abb. 75). Ein kleiner Schlitz wird in die Mitte der Sehne, auf die die kraftspendende Sehne verpflanzt werden soll, mit einem feinen Skalpell gemacht. Eine dünne Kornzange wird durch den Schlitz geschoben, die Seidenfäden, die an der zu verpflanzenden Sehne angeschlungen sind, werden mit der Sehne vorsichtig durch den Schlitz hindurchgeführt, und das freie Sehnenende wird parallel zur Verlaufsrichtung der Sehne gelagert. Während die zu verpflanzende Sehne unter einer leichten Spannung gehalten

wird, erfolgt die Vernähung der Sehne mit feinen Seidenknopfnähten. Zwei Seidenknopfnähte
werden unterhalb und zwei oberhalb des Sehnenschlitzes angelegt. Zum Schluß wird das freie
Sehnenende, am besten gleich unter Benutzung des Seidenfadens, der am Anfang an die Sehne
angehangen war, mit der gelähmten Sehne durch eine einfache Quernaht verbunden.

Die verpflanzte Sehne schmiegt sich nach der Naht eng an die gelähmte Sehne an, die sie
mantelförmig umhüllt.

Bunnell hat diese Befestigungsart der Sehne noch etwas abgeändert (Abb. 75 b). Er versenkt
das freie Sehnenende der verpflanzten Sehne noch einmal für sich in einen kleinen Schlitz der
aufnehmenden Sehne. Er glaubt auf diese Weise das Gleiten der Sehne in einem erhöhten Maße

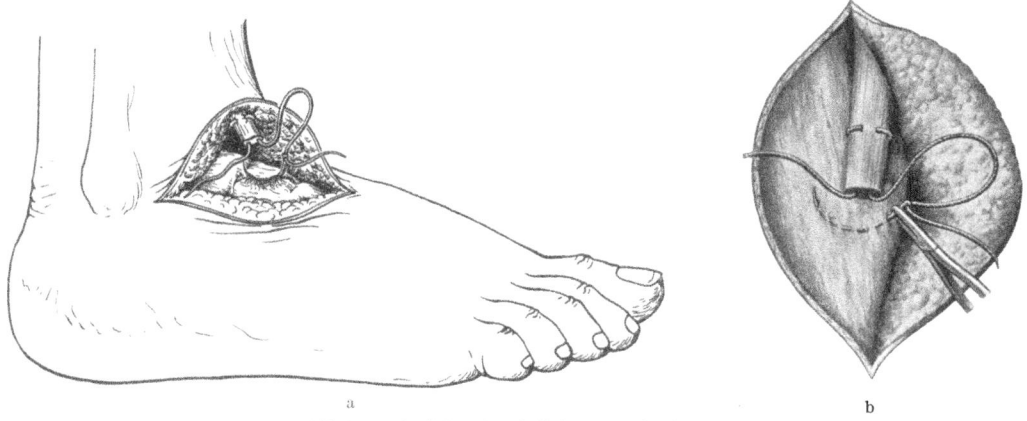

Abb. 76a u. b. Subperiostale Befestigung der Sehne

zu sichern und damit ein Moment auszuschalten, das nicht selten eine gute Funktion nach einer
Sehnenverpflanzung verhindert. Der Vorschlag von Bunnell verdient vor allem bei der Verpflanzung von Sehnen im Handbereich Beachtung.

Wenn die Sehne tendinös fest vernäht ist, kann nach 7—14 Tagen mit vorsichtigen Anspannungsübungen begonnen werden. Die Aussichten der tendinösen Sehnenverpflanzung sind
nur gut, wenn die Sehne, auf die die kraftspendende Sehne verpflanzt wird, funktionell in der
Lage ist, den gestellten Anforderungen gerecht zu werden. Ist sie nachgiebig und dehnt sie sich,
ein Vorgang, ,,der oft behauptet, aber nicht erwiesen sein soll" (Steindler), so führt die Sehnenverpflanzung wegen Überdehnung zu einem Mißerfolg!

β) Die periostale Sehnenverpflanzung (Fritz Lange)

Die Sehne wird bei dieser Form der Sehnenverpflanzung am Knochen subperiostal oder selbst
unter Hindurchziehen durch einen kleinen Knochenschlitz unverrückbar fest verankert.

Fritz Lange bildete aus zwei Gründen das Verfahren der periostalen Sehnenverpflanzung aus:

1. der unsichere Faktor der Überdehnungsmöglichkeit, wie er unter Umständen bei der tendinösen Sehnenverpflanzung besteht, sollte ausgeschaltet werden, und

2. die Operationsplanaufstellung sollte durch die Möglichkeit der freien Wahl des Ansatzpunktes der zu verpflanzenden Sehne unabhängiger als bei der tendinösen Sehnenverpflanzung
gestaltet werden.

Technik der periostalen Sehnenbefestigung (s. Abb. 76 a und b). Die Befestigungsstelle liegt grundsätzlich außerhalb von dem Hautschnitt. Dieser ist bogenförmig, und der kleine Hautlappen wird
für die Freilegung der Befestigungsstelle am Knochen zurückpräpariert. Die freien Enden der
an der Sehne befestigten Seide werden mit einer kräftigen, kurz gedrungenen Periostnadel durch
das Periost, die Bandansätze und am besten auch noch oberflächlich durch den Knochen (bei
Kindern immer, bei Jugendlichen meist, bei Erwachsenen kaum möglich) ein- oder zweimal
hindurchgestochen und fest verknotet. Die Sehne ist leicht gespannt, die Gliedmaße wird in
guter Korrektur- und Entspannungsstellung für die verpflanzte Sehne gehalten. Eine weitere
Naht wird nach dieser Naht dicht oberhalb durch das Periost und die Sehne angelegt (Nadel-

wechsel beim Durchstechen der Sehne, sonst Schlitzgefahr für die Sehne, wenn Periostnadel beibehalten wird!).

Wird die periostale Sehnenbefestigung in einem Gebiet mit einer schlechten Hautbeschaffenheit und bei fehlendem Unterhautfettgewebe ausgeführt, so werden das Sehnenende und der Seidenknoten mit einem kleinen Hämmerchen flachgeklopft, um einen „inneren" Decubitus der Haut zu verhüten. Eine sorgfältige Subcutannaht ist selbstverständlich.

Der Halt der periostalen Sehnenverankerung ist so gut, daß im allgemeinen sich eine Führung der Sehne durch einen Knochenkanal, wie dies am Fuß z.B. von E. MÜLLER, NIEDERECKER angegeben ist, erübrigt. Nur für die Befestigung der Gracilissehne an der Kniescheibe ist ein schlingenförmiges Führen der Sehne durch einen Periost-Knochenkanal anzuraten, um frühzeitig Bewegungsübungen aufnehmen zu können. Die schlanke, schmale Gracilissehne ist bei ihrem geringen Querschnitt periostal nicht so gut zu verankern wie bei der schlingenförmigen Befestigung, wozu die Beschaffenheit von Sehne und Kniescheibe direkt verleiten.

γ) Ossäre Sehnenbefestigung mit einem Ausziehdraht (Pull-out-wire)

DEBRUNNER hat das Verfahren der Ausziehdrahttechnik (Pull-out-wire) nach BUNNELL auch für die Befestigung der transplantierten Sehnen auf den Fuß übertragen. Wir haben das gleiche getan. Das Prinzip ist folgendes.

Beispiel. Wenn der Tibialis anterior auf den Fußrücken verpflanzt wird, wird an der vorgesehenen Stelle in der neuen Zugrichtung der Sehne ein Knochenkanal durch die Basis des III. Mittelfußköpfchens angelegt. Der Kanal wird so erweitert, daß das Sehnenende leicht in den Kanal einschlüpfen kann. An dem freien Sehnenende wird der Ausziehdraht befestigt. Je eine lange gerade Nadel wird an seinen beiden Enden angehangen. Die beiden Nadeln werden durch den Knochenkanal in die Sohlenweichteile und schließlich nebeneinander durch die Sohlenhaut durchgezogen. Die Fußsohle ist mit einem sterilen Polster bedeckt, die Drahtenden werden hier durchgeführt und an einer Metallplatte, die mehrfach durchlöchert ist und in ihrer Größe etwa dem Fuß entspricht, verknotet.

Ruhigstellung im gepolsterten Gipsverband für 6 Wochen. Nach Abschluß der Verbandzeit Entfernung des Ausziehdrahtes.

Das Verfahren gibt eine besonders zuverlässige Befestigung der Sehne und kann auch bei anderen Sehnenverpflanzungen analog verwandt werden (z. B. Verpflanzung des M. peronaeus brevis auf das Naviculare oder die Rückverlagerung des M. tibialis ant. beim statischen Plattfuß. Ein Vorteil der temporären Drahtfixierung gegenüber der Seidenfixierung ist, daß die „Möglichkeit" einer Seidenausstoßung, die immer einmal wieder vorkommt, entfällt.

Ein intensiver Meinungsstreit über den Wert oder den Unwert der tendinösen oder periostalen Sehnenbefestigung zog sich länger als ein Jahrzehnt hin. Wir wissen heute, daß beide Verfahren ihr Gutes haben und daß beide Verfahren für die volle Ausschöpfung der Möglichkeiten, die die Sehnenverpflanzung gibt, unentbehrlich sind.

Die *periostale* Sehnenverpflanzung gibt *bestimmt einen besseren Halt* als die tendinöse. Man wird sie deshalb überall dort, wo sie möglich ist, anwenden. Das gilt insbesondere für Sehnenverpflanzungen an der unteren Gliedmaße. An der oberen Gliedmaße kommt man dagegen ohne die *tendinöse* Sehnenverpflanzung überhaupt nicht aus. Es ist undenkbar, bei Hand- und Fingersehnenverpflanzungen auf sie zu verzichten. Weiterhin gibt die Beschaffenheit der Sehnen selber den Ausschlag für den Gebrauch der periostalen oder tendinösen Sehnenverpflanzung.

Sind diese durch eine in früher Kindheit erlittene Poliomyelitiserkrankung bis zum Zeitpunkt der Operation, die ja erst viele Jahre später erfolgt, schwach und minderwertig geworden, so wird man unbedingt die periostale Sehnenverpflanzung wählen. FRITZ LANGE führte speziell im Hinblick auf die poliomyelitischen Lähmungen den Kampf für seine periostale Sehnenverpflanzung. Will man dagegen bei einem Erwachsenen mit einer irreparablen Lähmung nach einer peripheren Nervenverletzung oder mit einem Restzustand nach einer Caudaverletzung oder auch wegen einer erst im erwachsenen Alter erlittenen poliomyelitischen Lähmung eine Sehnenverpflanzung machen, so bietet hierfür die tendinöse Sehnenverpflanzung gute Erfolgsaussichten. Die gelähmten Sehnen sind bei diesen Fällen widerstandsfähig und kräftig genug, um nach Zuführen von neuer Kraft durch eine verpflanzte Sehne wieder einwandfrei zu arbeiten.

C. Die Spannung der verpflanzten Sehne oder des verpflanzten Muskels

Ein schwieriges Problem ist, die richtige Spannung bei einer Sehnenverpflanzung zu treffen, von der weitgehend der spätere funktionelle Erfolg abhängt. Wird die Spannung zu straff gewählt, so besteht die Gefahr, z. B. an der Hand, daß die Beweglichkeit der Fingergelenke gehemmt wird und daß Versteifungen entstehen. Wird umgekehrt die Spannung zu schwach genommen, so bleibt ein wirkungsvoller Bewegungseffekt der Sehnenverpflanzung aus, und die Operation war praktisch umsonst. Es ist leicht gesagt, es solle der verpflanzten Sehne die „physiologische" Spannung gegeben werden. Es ist aber praktisch schwierig, dies in die Tat umzusetzen. Eine bestimmte Regel läßt sich nicht aufstellen. Man kann nur sagen, daß die *Vernähung* der verpflanzten Sehne *mit* einer leichten Spannung geschehen soll, d. h. unter einer Spannung, die eine aktive Funktion der Sehne gewährleistet und trotzdem keine Bewegungshemmung für die antagonistische Bewegung nach sich zieht.

Die Wahl der richtigen Spannung ist Sache der Erfahrung und des Gefühls des Operateurs. Er soll deshalb die Spannung der verpflanzten Sehne im entscheidenden Augenblick der Vernähung bestimmen und sie nicht der haltenden Hand eines Assistenten überlassen.

D. Die Auswahl des Muskels für die Sehnenverpflanzung

Die Muskelauswahl für die Sehnenverpflanzung wird von zwei Gesichtspunkten bestimmt, von der dynamisch-energetischen und der funktionell-kinetischen. Man soll für den Ersatz des Muskels oder einer Muskelgruppe möglichst einen Muskel wählen, der seiner Kraftleistung nach auch in der Lage ist, den gelähmten Muskel wirkungsvoll zu ersetzen. Für einige wichtige Muskeln ist das kaum oder nur schwer möglich. Das gilt z. B. für den großen Wadenmuskel. Alle Muskeln, die zur Verfügung stehen, haben nur einen Bruchteil der gewaltigen Kraftleistung des Gastrocnemius. Die Forderung von FRITZ LANGE war seinerzeit durchaus berechtigt, bei einem Gastrocnemiusersatz alles verfügbare Muskelmaterial auf die Achillessehne zu verpflanzen. Aus dem gleichen Grund ist auch ein vollwertiger Ersatz des total gelähmten Deltoideus unmöglich, und es können beim Ersatz der Glutäen, des Glutaeus maximus wie des Glutaeus medius und minimus, nur bescheidene Teilergebnisse erzielt werden. Ergebnisse, die in ihrer funktionellen praktischen Kraftleistung mit der normalen Muskelleistung der Hüftmuskeln nicht vergleichbar sind.

So ist nach den Untersuchungen von FICK der *Muskelquerschnitt* des Gastrocnemius und Soleus etwa 1600 mm², der vom Tibialis posterior 135 mm² und der vom Flexor hallucis und dem Peronaeus longus und brevis nur je 115 mm².

Das heißt, der Gesamtquerschnitt der allergünstigstenfalls für einen Gastrocnemiusersatz verwendbaren Muskeln hat nur etwas mehr als ein Drittel des Muskelquerschnittes eines guten funktionstüchtigen Gastrocnemius. Das gleiche Verhältnis, man kann fast sagen Mißverhältnis, der Kräfte zeigt auch die Arbeitsgröße dieser Muskeln, die FICK für 1 cm² Muskelquerschnitt in Kilogrammetern errechnet hat.

Die Arbeitsgröße ist für den Gastrocnemius und Soleus zusammen über 8 kg, für den Flexor hallucis nur 0,8 kg, d. h. nur 10% der Kraftleistung des Gastrocnemius, und für den Tibialis posterior und die beiden Peronaei nur etwa je 0,4 kg, d. h. nur 5% des Wadenmuskels.

Wenn man diese Zahlen liest, sollte man fast glauben, daß es aussichtslos sei, einen gelähmten Gastrocnemius durch eine Sehnenverpflanzung erfolgreich zu ersetzen. Das Kräftemißverhältnis st in praxi glücklicherweise nicht so groß. Es spielen hier noch andere Momente mit.

Man soll den Wert der einzelnen Muskelkraftleistungen wohl bei der Aufstellung der Operationspläne mit berücksichtigen, sie aber nicht überbewerten. Die *Verhältnisse nach der Operation sind andere als bei den normal anatomischen Verhältnissen.* So erhalten die Muskeln bei der Sehnenverpflanzung einen neuen Angriffspunkt und, um bei dem Beispiel Fuß mit dem Gastrocnemiusersatz zu bleiben, es greifen die verpflanzten Muskeln an einem langen Hebelarm an, der ihnen unter physiologischen Beziehungen fehlt. Ihre Kraftleistung erhöht sich dadurch beträchtlich. Ferner sagen die kilogrammetrischen Errechnungen nichts über die funktionelle Anpassungsfähigkeit der Muskulatur und die Steigerung der Kraftleistung aus, die unter dem Einfluß der

Arbeitshypertrophie möglich ist. Es ist erstaunlich und manchmal unvorstellbar, zu welcher Leistung ein einzelner verpflanzter Muskel, der dem Gesetz der funktionellen Anpassung unterworfen ist, fähig wird. Sie kommt äußerlich in einer Volumenzunahme der Muskelbäuche um etwa das Doppelte zum Ausdruck, wie das z. B. bei den Handstrecksehnenplastiken der Fall ist. Die dynamisch-energetische Kraftleistung eines Muskels darf keineswegs nur vom rein mathematisch-physiologischen Gesichtspunkt aus betrachtet werden, sie muß vielmehr die funktionell biologischen Kräfte, die erst *nach* der Sehnenverpflanzung *neu* wirksam werden, mit in Rechnung stellen!

Die Auswahl eines Muskels für eine Sehnenverpflanzung wird in *zweiter Linie* von funktionell-kinetischen Gesichtspunkten bestimmt. Man soll nach Möglichkeit für den Ersatz eines gelähmten Muskels einen Muskel heranziehen, der die gleiche oder wenigstens eine gleichgerichtete Funktion wie der gelähmte hat. Ein solcher Muskel kann am besten und schnellsten, ohne daß ein eigentliches „Umlernen" erforderlich ist, die Funktionsaufgabe des gelähmten Muskels übernehmen.

Man soll, wie auch STEINDLER schreibt, nach Möglichkeit vermeiden, den Antagonisten des gelähmten Muskels für die Sehnenverpflanzung zu verwenden. Man muß sich nur bewußt sein: Es gibt, wie vor allem die Untersuchung H. v. BAEYERs über das Ineinandergreifen der Muskelfunktion gelehrt hat, neben den echten auch scheinbare Antagonisten. So können z. B. die Kniebeugemuskeln vermöge ihres Verlaufes als ischiocrurale Muskeln bei bestimmten Bewegungen, wie beim Niedertreten des Pedals beim Radfahren, zu einer Muskelkraft werden, die die Kniestreckung unterstützt. Auch in den Handbeugern ist eine gewisse Mitarbeit für die Fingerstreckung schon anlagemäßig vorhanden. Das koordinierte Zusammenspiel aller Handmuskeln ist so fein ausgebildet, daß nicht der eine Muskel nur streckt und der andere nur beugt. *Die vollkommene Leistung wird erst durch die Korrelation der einzelnen Muskeln für bestimmte Bewegungen erreicht.* So wird bei der kraftvollen Fingerstreckung zur Erhöhung des Wirkungseffektes das Handgelenk durch die aktive Mitarbeit der Handgelenksbeuger fixiert. Es ist daher verständlich, daß die Handbeuger so erfolgreich die Hand- und Fingerstreckung übernehmen können. Es bleibt trotzdem immer wieder erstaunlich, wenn Patienten nach einer Fingerstrecksehnenplastik, die ohne Allgemeinnarkose ausgeführt wird, sofort nach Vernähung der verpflanzten Sehnen auf die Aufforderung hin, ihre Finger zu strecken und den Daumen abzuspreizen, das oft sofort vormachen. Diese Leistung ist ohne eine vorgezeichnete, zentrale cerebrale Umschaltungsmöglichkeit kaum denkbar. Auch nur so wird es verständlich, daß an der Hand so gut die Beuger als Strecker und umgekehrt die Streckmuskeln als Beugemuskeln verwandt werden können. FRITZ LANGE hat damit allen theoretischen Erwägungen und Überlegungen entgegen recht behalten, daß man auch einen „Antagonisten" als Ersatz eines gelähmten Muskels heranziehen darf, da die Patienten meist das Umlernen relativ bald erfassen. Ein gutes Hilfsmittel, um das richtige Gefühl für die neue Muskelaufgabe zu wecken, ist ein zweckmäßiges Elektrisieren. Wir Ärzte müssen bewundernd vor der Anpassungsfähigkeit der Natur stehen, die es uns allein erlaubt, erfolgreiche Sehnenverpflanzungen auszuführen.

E. Die Sicherung des Muskelgleichgewichtes bei der Sehnenverpflanzung

Das Hauptoperationsgebiet der Sehnenverpflanzungen war früher der Fuß. Die Wiederherstellung des Muskelgleichgewichtes war das angestrebte Ziel, das man allein durch die Sehnenverpflanzungen zu erreichen suchte. Diese Bestrebungen, die sich auf Jahrzehnte erstreckten, führten so manches Mal zu einer neuen Störung des schon vorher bestehenden Muskelgleichgewichtes. So entstand nach der Operation eines Lähmungsplattfußes ein Klumpfuß und nach der eines Klumpfußes ein Plattfuß, oder kombinierte Fußdeformitäten entwickelten sich unter der Wirkung der allzu gut, aber in falscher Weise wirkenden Sehnenverpflanzungen.

FRITZ LANGE forderte zur Sicherung des Muskelgleichgewichtes die Vereinfachung und Typisierung der Operationspläne. Seine periostale Sehnenverpflanzung wies ihm den Weg dazu. Er stellte die Richtlinien auf, nach denen die Verteilung der Muskeln erfolgen mußte, um eine gute Fußform und -funktion zu erreichen (s. Abb. 77).

So legte er die Operationspläne für die einzelnen Lähmungstypen fest, je nachdem, ob sieben, fünf oder drei von den neun Fußmuskeln gelähmt waren. Die drei wichtigsten Punkte am

Fuß, die mit Sehnenansätzen versorgt werden sollten, sind: das Fersenbein, die Fußaußen- und in gleicher Weise die Fußinnenseite des Fußrückens.

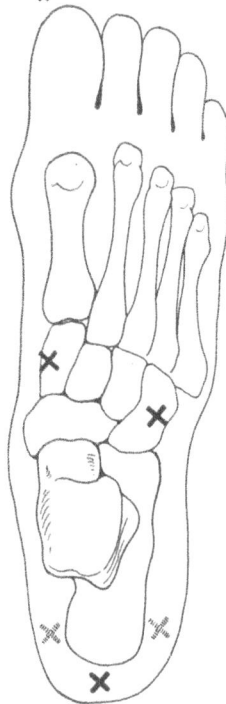

Abb. 77. Ansatzpunkte, die bei einer Sehnenverpflan-zung zur Sicherung des Mus-kelgleichgewichts versorgt sein müssen. Altes Schema nach FRITZ LANGE

FRITZ LANGE benutzte zur Verwirklichung des Zieles der Wiederherstellung des Muskelgleichgewichtes am Fuß seine Seidensehnen. Er verwandte eine uner-müdliche Arbeit darauf, deren Ausmaß nur der verstehen kann, der mit ihm hat zusammen arbeiten dürfen. *Das Ergebnis waren zahlreiche, wirkliche Dauererfolge.* Aber dieser Gruppe von guten Behandlungsergebnissen stand eine große Gruppe von unbefriedigenden Resultaten gegenüber. Kleine, nicht vorauszusehende Wertigkeitsunterschiede der verpflanzten Muskeln, geringe wechselnde Span-nungen der künstlichen Seidensehnen oder Vernachlässigungen in der Nach-behandlung genügten, um das Dauerresultat in Frage zu stellen oder zunichte zu machen.

Die Aufgabe der Sicherung des Muskelgleichgewichtes am Fuß allein durch eine Sehnenverpflanzung erwies sich als außerordentlich schwierig. Es war hierbei gleichgültig, ob die Operation mit oder ohne Verwendung von Seidensehnen ausgeführt war. Die Zahl der nicht be-friedigenden Dauerergebnisse war so groß, daß viele Chirurgen und Orthopäden einen anderen Weg für die Behandlung der Fußlähmungen einschlugen. Die Sehnenverpflanzung wurde zugunsten von Knochen-operationen, namentlich in Amerika, aufgegeben. Die Knochen- und Gelenkoperationen, wie die von WHITMANN, beherrschten das Feld. FRITZ LANGE machte selber noch die Schwenkung mit. Er wies den Weg, daß die *Stabilisierung des Fußes mit der Sehnenverpflanzung am be-sten verbunden werden müßte.*

Der Weg zu dem Ausbau der heute so sicheren Operationen an Hand und Fuß, den *Kombinationsoperationen,* war frei geworden. Die Knochen-operationen sichern den Dauererfolg der Sehnenverpflanzung, ja, es werden in einem Teil der Fälle durch die Knochen- und Gelenk-operation erst die notwendigen Muskelkräfte für eine Sehnenverpflan-zung frei.

F. Verhütung von Verwachsungen nach Sehnenverpflanzungen

Die Gefahr der *Verwachsung* ist bei einer jeden Sehnenverpflanzung gegeben. Viel Arbeit ist darauf verwandt worden, um sie sicher zu verhüten.

Die Führung der Sehne in einem gut angelegten Unterhautfettgewebskanal oder durch die alte Sehnenscheide in Verbindung mit *frühzeitiger Bewegungsaufnahme* sind die *besten Mittel zur Verhütung von Verwachsungen.* Keine das Gleiten von Sehne und Muskel beengende Stelle darf belassen werden, scharfe Ränder einer Fascie müssen beseitigt werden, und auf die Blut-stillung ist gut zu achten. Nachblutung bedeutet Verwachsungsgefahr! Ist eine Führung der Sehne unmittelbar über den Knochen nicht zu vermeiden, wie z. B. am Handrücken, so wird eventuell die Sehne mit einer dünnen Fettgewebsschicht unterpolstert. Wenn möglich, wird ein gestielter Fettlappen aus der unmittelbaren Nachbarschaft genommen, wo das nicht geht, ein frei verpflanzter. Die Befestigung des gut ausgebreiteten, entfalteten Fettlappens geschieht mit Catgutknopfnähten. Die Fettunterpolsterung ermöglicht bei früher Bewegungsaufnahme vielfach ein gutes Gleiten der Sehne. Die regelrechte Umhüllung der Sehne mit Fett ist schlecht und führt zu einer narbigen Einschnürung. Bleibt trotz der Fettunterpolsterung die Sehnen-beweglichkeit unbefriedigend, so löst man später von einem kleinen Schnitt aus die Ver-wachsungen und läßt dann unmittelbar danach schon die ersten vorsichtigen Anspannungs-übungen der Sehne aufnehmen.

G. Die Indikation der Sehnenverpflanzung

Die Indikation zur Sehnenverpflanzung ist in erster Linie für schlaffe Lähmungen gegeben. Sie ist für die spastischen Lähmungen auf ausgewählte Fälle zu beschränken.

a) Sehnenverpflanzung bei schlaffen Lähmungen

Die Folgen der *Poliomyelitis* sind das Hauptanwendungsgebiet für die Sehnenverpflanzung, aber doch nicht so einseitig, wie das lange Zeit in der Orthopädie der Fall war. Der *Zeitpunkt* der Operation nach einer Poliomyelitiserkrankung ist frühestens 1 Jahr nach der Erkrankung. Oft ist es ratsam länger, 1½—2 Jahre nach dem Eintritt der Lähmung, zu warten, damit man wirklich bei der Operation einen unabänderlichen Dauerzustand der Muskelverhältnisse vor sich hat. Sonst besteht die Gefahr, daß eine Operation überflüssigerweise gemacht wird oder daß, wie die spätere Funktionsbesserung der seinerzeit ausgefallenen Muskeln zeigt, der Operationsplan und damit auch die Operation selber falsch waren. Es ist unter Umständen wieder eine Nachoperation erforderlich, um erneut das Muskelgleichgewicht herzustellen.

Eine strenge, *altersmäßige* Festlegung der Operationsgrenze ist nicht nötig. Man wird bei Kindern im allgemeinen erst operieren, wenn man von ihnen erwarten kann, daß sie bei der wichtigen Übungsbehandlung mitarbeiten. Das ist meistens erst nach dem 10. Jahre der Fall. Man kann in besonders gelagerten Fällen am Fuß schon einmal früher eine Sehnenverpflanzung machen, vor allem um der Entwicklung einer sonst stetig stärker werdenden Fußdeformität vorzubeugen. Man muß sich nur hierbei bewußt sein, daß dies noch keine endgültige Versorgung der Fußlähmung ist. Es ist lediglich eine Palliativoperation, um der Entwicklung schwerer knöcherner Deformierungen des Fußskeletes entgegenzuwirken oder nur um ein einwandfreies Apparatanpassen und -tragen nach Beseitigung einer Fußdeformität zu gewährleisten. Es werden durch die Erstoperation günstige Voraussetzungen für die spätere endgültige Fußversorgung durch eine Kombinationsoperation geschaffen. Dieses zweizeitige Operieren ist auf *Ausnahmefälle* zu beschränken. Man wird in der Regel bestrebt sein, die Zeit bis zur operativen Versorgung der Fußlähmung durch das Tragenlassen von guten orthopädischen Hilfsmitteln zu überbrücken.

Ein weiteres großes Anwendungsgebiet für die Sehnenverpflanzung sind die *Folgen von irreparablen peripheren Nervenlähmungen nach Unfall- und Kriegsverletzungen.* Operationen sind hierfür oft an den unteren *und* oberen Gliedmaßen nötig. Es sei nur hingewiesen auf die so wichtigen Ersatzoperationen bei der Trapeziuslähmung, der Radialislähmung oder auf die Peronaeuslähmung. Die Erfolgsaussichten sind für die Sehnenverpflanzungen meist besonders gut, weil ein ausgezeichnetes Ersatzmaterial für die Sehnentransplantation zur Verfügung steht.

Auch für die Restzustände nach Rückenmarksverletzungen, insbesondere nach *Caudaverletzungen*, sind in geeigneten Fällen Sehnenverpflanzungen angezeigt. Die Lähmungsverteilung der Restzustände ist in einem Teil der Fälle so glücklich, daß man durch die Sehnenverpflanzung oder durch eine Kombinationsoperation — Sehnenverpflanzung + Knochen- und Gelenkoperation — den Schwerbeschädigten wirklich helfen kann.

Auch nach *direkten Muskel- und Sehnenverletzungen* ist so manches Mal die Sehnen- und Muskeltransplantation das einzige Mittel, um einen schweren Funktionsausfall wieder zu beheben.

b) Sehnenverpflanzung bei spastischen Lähmungen

Eine Sehnenverpflanzung wird bei spastischen Lähmungen vielfach abgelehnt, nur wenige Autoren, darunter HASS, haben sie empfohlen. Wir sind erst in den letzten 10 Jahren dazu übergegangen, sie in ausgewählten Fällen bei spastischen Lähmungen auszuführen. Es sind *Fälle von spastischen Klumpfüßen*, die unoperiert ein ausgesprochenes Gehhindernis bilden und die wegen ihrer starken spastischen Komponente auch nicht einwandfrei mit Apparaten zu versorgen sind. Die kleine Operation der Verpflanzung des Tibialis anterior vermag die Gebrauchsfähigkeit des ganzen Beines wesentlich zu heben.

Bei spastischen *Kniebeugekontrakturen* (s. Abb. 78) hat sich in ausgewählten Fällen die Verpflanzung des Biceps auf die Quadricepssehne und die Kniescheibe besser bewährt, als wir früher angenommen hatten. Die Neigung zum Rezidiv, auch nach einer plastischen Verlängerung der Kniebeuger, ist wesentlich geringer, und die aktive Kraftleistung der Kniestreckung nimmt zu. Dies bedeutet, daß der Gang sicherer wird.

Eine Verpflanzung der Sehne des M. semimembranosus (s. Abb. 79) schräg durch die Kniekehle bis in die Gegend vom Fibulaköpfchen kommt in Betracht, um den lästigen, störenden Gang in Innenrotation bei den Spastikern zu beheben.

Es sind ferner die Fälle von *spastischen Handlähmungen*, die mit einer starken *paretischen Komponente der Hand- und Fingerstrecker* verbunden sind. Die Hand ist durch die Verkrampfung der Hand und Finger in einer starken Beugestellung meist seit Jahren praktisch unbrauchbar. Die Kontraktur ist passiv wohl ausgleichbar, aber aktiv fehlt jede Muskelkraft zu ihrer Über-

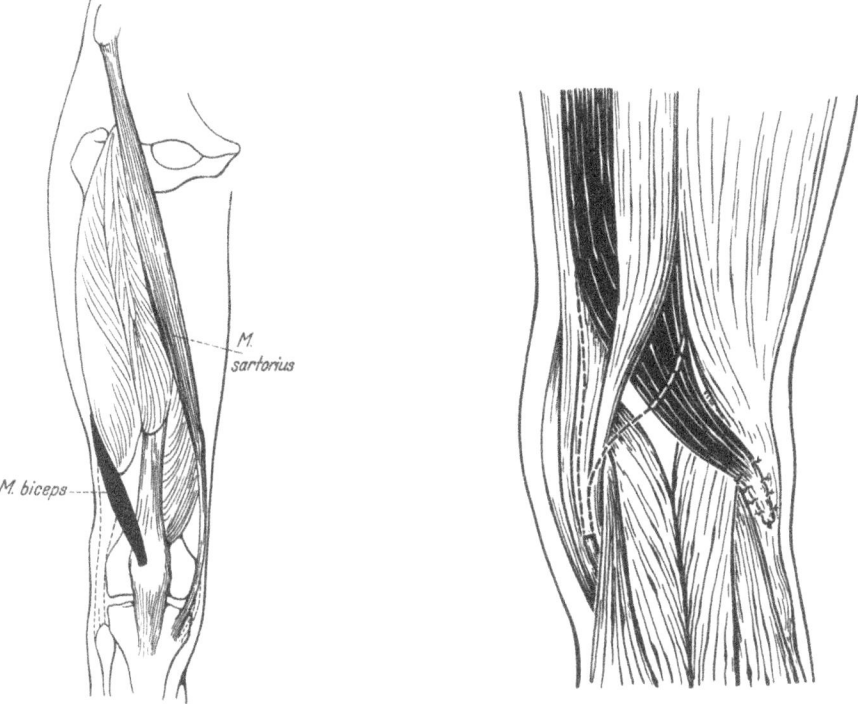

Abb. 78. Verpflanzung des M. biceps auf die Quadricepssehne   Abb. 79. Verpflanzung des M. semimembranosus bei spastischer
bei spastischer Kniebeugekontraktur   Innenrotationskontraktur

windung. Die Sehnenverpflanzung, und zwar die Verpflanzung des Flexor carpi ulnaris auf die gemeinsamen Fingerstrecker, bessert die Leistungsfähigkeit der Hand beträchtlich. Es wird zuweilen eine erstaunliche Hand- und Fingerstreckfähigkeit erreicht, die von den Patienten dankbar empfunden wird. Alter für die Operation: Nicht vor dem 14. Lebensjahr.

H. Postoperative Ruhigstellung und Nachbehandlung nach Sehnen- und Muskelverpflanzungen

Ein *gepolsterter Gipsverband* wird grundsätzlich nach einer jeden Sehnenverpflanzung angelegt. Der Verlauf der verpflanzten Sehnen und Muskeln wird noch einmal gesondert gepolstert, und der Gipsverband wird über dem Verlauf der Muskeln streifenförmig ausgeschnitten. Das ist besonders zu beachten bei den Strecksehnenplastiken an der Hand, wenn ein muskelkräftiger Beugemuskel um einen Unterarmknochen herum zur Streckseite geführt wird oder wenn bei einer Quadricepsplastik ein leistungsfähiger Kniebeugemuskel auf die Kniescheibe verpflanzt wird. Tage- oder gar wochenlanger Gipsdruck auf einen guten Muskelbauch führt zu einer *Druckatrophie* des Muskels, die unbedingt vermieden werden muß.

Die *richtige Nachbehandlung* ist nach jeder Sehnenverpflanzung von ausschlaggebender Bedeutung. Sie entscheidet darüber, ob die Operation überhaupt einen Erfolg haben wird oder nicht. Wir haben die schulmäßige, mehrwöchige Ruhigstellung nach einer Sehnenverpflanzung verlassen. *Aktiver Übungsbeginn* ist 1—2 Wochen nach der Operation aus dem schalenförmig ausgeschnittenen Gips heraus möglich. Dieser frühzeitige Beginn mit aktiven Anspannungsübungen schützt vor Verwachsungen und verhindert eine Atrophie des verpflanzten Muskels, die sonst erst in mühseliger Behandlung wieder auszugleichen ist. Die Voraussetzung zu den frühen Muskelübungen ist, daß die verpflanzten Muskeln ängstlich vor jeder Überdehnung geschützt werden und daß alle Bewegungen der Antagonisten der verpflanzten Sehnen und Muskeln ausgeschlossen sind. Das strenge Belassen der Gliedmaße in der Gipsschale 3 bis 4 Wochen, je nach der Operationsart, ist hierfür nötig. Erst nach dieser Zeit sind vorsichtige Bewegungsübungen in einer Übungsrichtung, die der der verpflanzten Muskeln entgegengesetzt ist, erlaubt. So werden Fingerbeugeübungen nach einer Hand- oder Fingerstrecksehnenplastik erst 4—6 Wochen und Kniebeugeübungen nach einer Quadricepssehnenverpflanzung sogar erst 6—8 Wochen nach der Operation aufgenommen.

Die *elektrische* Behandlung verpflanzter Muskeln ist bei Erwachsenen ein wertvolles Unterstützungsmittel, bei Kindern dagegen oft nicht brauchbar. Die Kinder werden durch das Elektrisieren verängstigt und machen dann auch bei den Übungen nicht mit.

Es ist eine besondere *Kunst der Krankengymnastin*, dem Operierten die *isolierte Anspannung* der *verpflanzten Muskeln* beizubringen. So hilft man sich anfangs damit, die gleichen Muskeln auf der gesunden Seite einzeln innervieren zu lassen, dann beidseitig, und erst zum Schluß geht man dazu über, nur die verpflanzten Muskeln üben zu lassen. Wenn die verpflanzten Muskeln eine ihnen bisher fremde Funktion übernehmen müssen, so ist das Umlernen manchmal schwierig, und es dauert eine geraume Zeit, bis aus der unbewußten eine bewußte, koordinierte, sinnvolle Bewegung wird. Auch hier wird zum Erlernen der neuen Bewegung der Umweg über die Muskeln der gesunden Seite gewählt und eine Bewegungsgruppe im Glied der funktionellen Kette ausgesucht, bei der z. B. der Strecker zum Beuger und der Beuger zum Strecker wird. Es heißt nur, die entsprechenden Bewegungen zu finden wissen!

I. Die künstliche Seidensehne nach FRITZ LANGE

FRITZ LANGE hatte den genialen Gedanken, durch die Einpflanzung von besonders geeigneter Seide eine künstliche Sehne zu bilden.

Die Catgutzöpfe, die GLUCK bereits 1881 zur Überbrückung von Sehnendefekten benutzt hatte, waren in gewisser Beziehung die Vorläufer der Seidensehnen.

Die Absicht und das Ziel FRITZ LANGEs war ein doppeltes. Er wollte die Seidensehne haben zur Überbrückung von Sehnendefekten wie zur Verlängerung von verpflanzten Sehnen, um in der Wahl des Ansatzpunktes bei Sehnenverpflanzungen freizügig sein zu können. Dann wollte er aber auch künstliche Sehnen haben, um bei einer Teillähmung an die gesunden, gut erhaltenen Muskeln lange Seidenzügel anzuhängen. Der Plan war kühn. Es galt für die Seide bis dahin, daß sie, zumal in großer Menge in den Körper versenkt, als Fremdkörper in der Regel wieder ausgestoßen würde. Man verwandte deshalb in der Chirurgie fast allgemein das resorbierbare Nahtmaterial, das Catgut, bei dem diese Gefahr nicht bestand.

Es war ein langer, Jahrzehnte während Weg, bis FRITZ LANGE zu einer endgültigen Imprägnierung der Seide kam. Er führte über die Sublimat- und die Paraffinseide schließlich zu der Hydrargyrumoxycyanatseide. Der Sinn der Imprägnierung war zweifach: sie sollte die Seide gegen eine blande Infektion schützen, und gleichzeitig sollte das Imprägnierungsmittel durch seinen chemischen Reiz anregend auf die Bildung von neuem Bindegewebe in der Nachbarschaft der Seide wirken. Das war dadurch erreichbar, daß, wie FRITZ LANGE sich vorstellte, eine aseptische „chemische" Entzündung entstand.

Die *Hydrargyrumoxycyanatseide* heilte klinisch meist *anstandslos* ein, und um sie herum entstand eine Bindegewebswucherung. Der funktionelle Reiz brachte das Wunderbare fertig, daß der Bindegewebsmantel, der sich um die Seidensehne gebildet hatte, im Laufe der Jahre in seinem strukturellen Aufbau sehnenartigen Charakter annahm. Das ging so weit, daß die Seidensehne in ihrem histologischen Aufbau kaum noch von einer echten Sehne zu unterscheiden war (BORST). Die Seide selber wurde weitgehend von dem Bindegewebe durchwuchert und zerfiel durch Resorption vielfach in Einzelteile. Seidensehnen, die jahrzehntelang im Körper ihre Funktion erfüllten, waren in Wirklichkeit gar keine „seidenen" Sehnen mehr. Es waren vielmehr neu gewachsene Sehnen, für die die Seidenreste, die sich in ihnen fanden, keine Bedeutung mehr hatten.

FRITZ LANGE war es also tatsächlich gelungen, mit Hilfe von Seide neue künstliche Sehnen zu erzeugen, und er hatte in vielen Hunderten von Fällen den Beweis erbringen können, daß die Einheilung eine dauernde war.

Die Zahl der *Frühausstoßungen* der Seide hielt sich in geringen Grenzen (nach FRITZ LANGE in 2,4%). Wenn auch eine noch so leichte Infektion auftritt, die eventuell von einer Hautnahtstörung oder von einer Hautdehiszenz ausgeht, so ist in der Regel die Seide verloren. Das gilt mit einer geringen Einschränkung auch heute noch, selbst wenn sofort lokal Antibiotica gegeben werden. Die Zahl der *Spätausstoßungen* war erstaunlich gering. Das ist ohne weiteres erklärlich, da ja die Seide, wenn sie erst genügend lange im Körper eingeheilt ist, meist nicht nur hüllenartig von einem Bindegewebsmantel umwachsen, sondern völlig durchwachsen ist. Das geschieht bei dünnen Seidenfäden schneller und vollkommener als bei dicken. Die *Seide* wirkt nur als *Leitseil für die Bildung der neuen Sehne.* Sobald sich die neue, künstliche Sehne gebildet hat, ist die Aufgabe der Seide erfüllt. Die *endgültige Dauerfunktion* wird, wenn die Seide durchwachsen ist, nun *von der neuen Sehne* übernommen.

Das Verfahren der Seidensehnen hat trotz dieses wissenschaftlich einwandfreien Ergebnisses der „Sehnenzüchtung" seine mannigfachen Aber. Die erstaunlichen Erfolge FRITZ LANGEs beruhten auf einer jahrzehntelangen Erfahrung in der Beachtung einer minutiösen Operationstechnik, in der Befolgung einer sorgfältigsten Nachbehandlung und in einer konsequenten, über Jahre sich erstreckenden Überwachung der Patienten. Auch wenn diese Voraussetzungen alle erfüllt waren, waren trotzdem die Ergebnisse nicht einheitlich, und Nachoperationen wurden oft notwendig.

Die *Ursache der unterschiedlichen Ergebnisse* liegt — glatte primäre Seideneinheilung vorausgesetzt — in der Schwierigkeit des Erhaltens der richtigen *Dauerspannung* der Seidensehnen. Die Spannung ist in seltenen Fällen zu *stark.* Eine ungewollte Bewegungsbegrenzung eines Gelenkes, eine Kontraktur entsteht, die am wachsenden Fuß zu einer Deformität führt. Meist ist die Spannung zu *gering.* Die „Sehne" ist zu lang und „überdehnt". Der Funktionseffekt ist auch bei einer guten motorischen Kraft des zugehörigen Muskels zu schwach oder kraftlos. Die Sehne bleibt wegen der mangelnden Funktion dünn und minderwertig.

Die falsche Spannung der Sehne kann auf verschiedene *Momente* zurückgehen. Sie kann schon bei der Einpflanzung der Sehne falsch gewählt werden. Es ist wichtig, daß bei der Einpflanzung längerer Seidensehnen die Seide unbedingt *unmittelbar vorher gedehnt* wird. Die Seide zieht sich durch das Auskochen und Liegen in der Hydrargyrumoxycyanatlösung zusammen. Wird sie in diesem Zustand in den Körper eingepflanzt, so muß die Seidensehne zu lang werden. Die funktionellen Behandlungsergebnisse der Sehnenseidenplastik lassen sich durch den kleinen Kunstgriff, der Vordehnung der Seide, deutlich verbessern.

Die *Gefahr der Überdehnung* der Seidensehne ist sodann bei jedem, zumal beim ersten Gipsverbandwechsel gegeben. Ein leichtes Herunterhängen, z. B. der Fußspitze bei einer Strecksehnenplastik, führt zu einer Überdehnung. Das gleiche gilt auch noch in der ersten Zeit nach der Gipsabnahme und beim Übungsbeginn. Die Fußhaltung muß z. B. nach einer Seidensehnenplastik mindestens für 1—2 Jahre durch Tag- und Nachtschienen in der bestimmten Haltung gesichert werden.

Wir sind auf diese Einzelheiten eingegangen, um zu zeigen, wie schwer es ist, gute Ergebnisse mit der Seidensehnenplastik zu erzielen, und welche unheimliche Sorgfalt für das Erzielen von guten Ergebnissen nötig ist.

a) Die Technik der künstlichen Sehnen (nach FRITZ LANGE)

Vorbereitung der Seide. Die Seide wird in der Hydrargyrumoxycyanatlösung 1:1000 für 15 min zum Sterilisieren gekocht. Sie ist auf Gazerollen lose aufgewickelt und bleibt unmittelbar bis zum Gebrauch in der Lösung liegen. Die Seide wird vor jedem Gebrauch frisch sterilisiert und kann nur 2—3mal ausgekocht werden, sonst wird ihr Halt schlecht.

Die Einpflanzung der Sehne. Die Seide wird vor ihrer Einpflanzung *manuell gedehnt.* Sie wird hierzu mit zwei Gazekompressen gefaßt. *Jegliches direkte Berühren der Seide mit der Hand wird vermieden.* Ebenso ängstlich ist darauf zu achten, daß die Seide nicht mit der Haut in

Berührung kommt. Sie wird mit der Pinzette geführt, und Gazekompressen werden um die Wunde herumgelegt, wenn eine allgemeine sterile Hautabdeckung des ganzen Operationsgebietes bis zur Wunde schwer möglich war, wie das bei Sehnenplastiken mit mehreren Hautschnitten der Fall ist.

Zentrale Befestigung der Seide (s. Abb. 73). a) Anhängen *an ein freies Sehnen- oder Muskelende.* Etwa 1—2 cm von dem Sehnenende entfernt wird ein Randbündel umstochen, dann wird die Seide quer durch den Sehnenquerschnitt zur Gegenseite geführt, wo wieder ein Randbündel umstochen wird. Dann werden die beiden freien Seidenenden, jedes für sich, in der Längsrichtung der Sehne zur Mitte des distalen Sehnenquerschnittes geführt.

b) Anhängen an einen *Muskelbauch* (s. Abb. 80). Nachdem ein Muskelrandbündel umstochen wird, wird die Seide quer durch den Muskel zur anderen Seite geführt, wo wieder ein Randbündel umstochen wird, eventuell wird von hier die Seide noch einmal schräg durch den Muskelbauch nach unten durchgestochen, um der Seide eine bessere Führung zu geben.

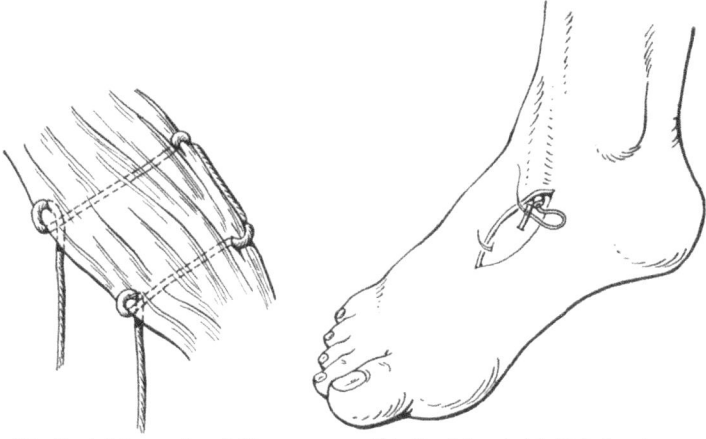

Abb. 80. Anhängen einer Seidensehne an einen Muskelbauch

Abb. 81. Subperiostale Befestigung einer Seidensehne

Periphere Befestigung der Seide (s. Abb. 81). Sie geschieht grundsätzlich *subperiostal* oder *durch einen Kanal im Knochen.* Nur ausnahmsweise wird als Befestigungsstelle ein kurzer fester Sehnenstumpf, wie z. B. an der Achillessehne, benutzt.

Unzulängliche Befestigung der Seide setzt die spätere Zugkraft der künstlichen Sehne herab oder macht sie wirkungslos, ja sie begünstigt auch die Seidensehnenausstoßung. Wenn die Seide sich an ihrer Befestigungsstelle gelöst hat, wirkt sie im Gewebe als störender Fremdkörper, der ausgestoßen wird. Die Durchwachsung der Seide mit Bindegewebe bleibt aus, weil der funktionelle Reiz zur Bildung des künstlichen Sehnengewebes fehlt.

Ruhigstellung im Gipsverband für 6 Wochen. Dann vorsichtig Übungsaufnahme unter sorgfältigem Schutz vor einer Überdehnung der künstlichen Sehne. Nachbehandlung mit Schienen und Bandagen für 1—2 Jahre.

b) Ursprüngliche Operationspläne für die künstlichen Seidensehnen

FRITZ LANGE hat die Operationspläne für die Anwendung der seidenen Sehnen weit ausgebaut und die künstlichen Sehnen im großen Umfang angewandt. Das Hauptindikationsgebiet für die künstlichen Sehnen war die Behandlung der *poliomyelitischen Lähmungen.*

Die kühnsten Operationspläne unter Verwendung der Seidensehnen wurden von FRITZ LANGE für die *Fernleitungsplastiken* entwickelt. Die seidenen Sehnen wurden über außerordentlich große Strecken hinweggeführt, um eine Muskelkraft auf einen wichtigen gelähmten Muskel zu übertragen. Das war bei den Rücken- und Armplastiken der Fall.

Fernleitungsplastiken am Rücken

Die *Sacrospinalisplastik wurde zum Ersatz des ausgefallenen Glutaeus maximus ausgebildet* (s. Abb. 82). Eine Seidensehne wurde an das abgespaltene untere Ende des Sacrospinalis angehangen und über das Gesäß bis in die Gegend vom Trochanter minor geführt.

Als gelegentlichen Nebenbefund glaubt FRITZ LANGE hierbei eine Teilneurotisation des Glutaeus maximus durch den Sacrospinalis gesehen zu haben.

Die *Latissimus dorsi-Plastik* dient *zum Ersatz* der gelähmten *kleinen Glutäen.*

Ein Drittel des Latissimus dorsi, der mittlere Teil, wird auf der Gegenseite abgelöst und von hier schräg über den ganzen Rücken bis zum Trochanter maior geführt.

Das gelähmte Bein sollte ähnlich wie durch einen Schulter-Prothesenaufhängegurt alten Stils von der Schultermuskulatur der gesunden Gegenseite eine aktive Führung und Sicherung erhalten. Ein Gedankengang, wie er sich kühner für eine Sehnenplastik nicht gedacht werden kann, und der zeigt, welches Vertrauen FRITZ LANGE in die Wirksamkeit der Seidensehnen setzte.

Das Ergebnis dieser großen Plastiken war bescheiden. Die großen Rückenfernleitungsplastiken, die zum Ersatz der gelähmten Hüftmuskeln gemacht waren, „arbeiteten" wohl. So waren auch die seidenen Sehnen z. B. fingerdick umwachsen, aber die Wirkung dieser Plastiken blieb oft hinter den Erwartungen zurück. Die gewaltige Kraft der Hüftmuskeln ist durch keine fernübertragene Rückenmuskelkraft zu ersetzen. Es wurde nur eine Besserung der Beherrschung des gelähmten Beines erreicht.

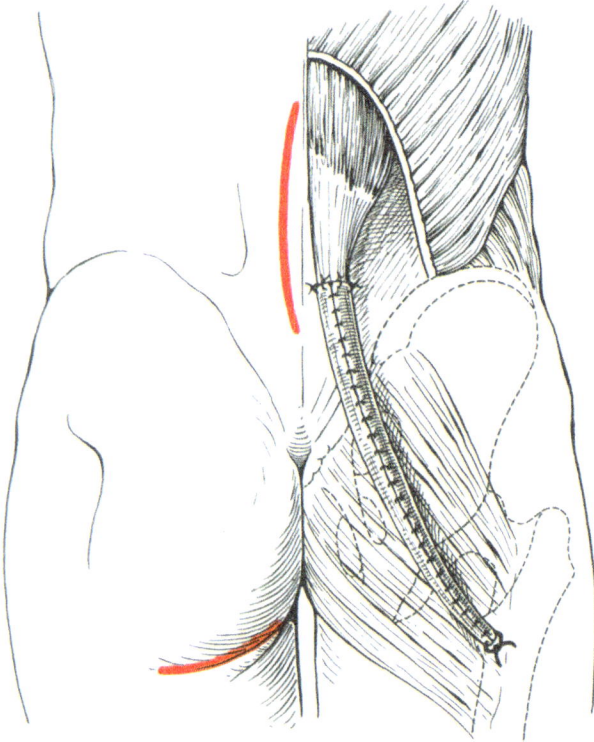

Abb. 82. Modifizierte Fernleitungsplastik nach FRITZ LANGE am Rücken. Der M. sacrospinalis wird unter der Zwischenschaltung eines langen Fascienstückes zum Trochanter minor bei einer Lähmung des Glutaeus maximus geleitet = Sacrospinalis-Plastik. Rot die Schnittführungen

Fernleitungsplastiken am Arm

Die *Pectoralisplastik* ist für den Ersatz des gelähmten Biceps bestimmt.

Die Pectoralissehne wird an ihrem Ansatz abgelöst, und eine lange Seidensehne wird über das Ellenbogengelenk hinweg subcutan zur Ulna geführt. Um eine bessere Zugwirkung zu erreichen, wird die Pectoralissehne durch eine am Coracoid befestigte Seidenbandschlinge geführt. Der Pectoralis wird so zum Ellenbogenbeuger.

Die *Latissimusplastik* ist für den Triceps gedacht. Die kräftige Endsehne des Latissimus wird an ihrem Ansatz am Arm abgelöst, und eine lange Seidensehne wird an ihrem freien Sehnenende subcutan zum Radius geführt. Der Latissimus dorsi erhält als neue Aufgabe die Ellenbogenstreckung.

Die *Bicepssehnenplastik* aus dem großen Brustmuskel hat sich in modifizierter Form, indem die Sehne durch den Muskelbauch des Biceps geführt und mit diesem direkt vernäht wird, *bewährt* (s. daselbst).

c) Kritische Stellungnahme zu den seidenen Sehnen

Die Einheilung der Seide macht, wie dies FRITZ LANGE immer wieder betont hat, im allgemeinen keine Schwierigkeit, ein gewisser Prozentsatz von Ausstoßungen infolge von Eiterungen ist in Kauf zu nehmen. Das kann im einzelnen Fall sehr unangenehm sein, weil hierdurch das ganze Operationsresultat hinfällig wird. Wir sehen die *Hauptschwierigkeit für eine verbreitete Anwendung der Seidensehnen in der Unsicherheit der funktionellen Ergebnisse.*

Wir haben schon ausgeführt (s. o.), wie die Patienten mit eingepflanzten künstlichen Sehnen über viele Monate hindurch ängstlich behütet werden müssen. Das läßt sich natürlich nur für eine beschränkte, ausgewählte Zahl von Patienten, aber nicht für eine große Zahl durchführen. Der Beweis ist von FRITZ LANGE einwandfrei erbracht, daß sich mit Hilfe der Seidensehne ein funktionstüchtiges Sehnengewebe erzeugen läßt und daß diese Sehnen auch auf die Dauer von Jahrzehnten, wenn sie erst ihre kritische Zeit hinter sich haben, eine gute Funktion behalten.

Der *Gebrauch* der seidenen Sehne ist auch von uns *weitgehend eingeschränkt worden*. Bei voller Anerkennung und Würdigung dessen, was FRITZ LANGE mit der Ausbildung der Methode der seidenen Sehne Großes geschaffen hat.

Die *allgemeine Erwägung* ist für uns maßgebend: Wenn man einen Gewebsdefekt durch ein körpereigenes Gewebe ersetzen und überbrücken kann, braucht man als Ersatz für die Gewebslücke keinen Fremdkörper. Das gilt auch für die Sehnenplastiken. Die autoplastische Sehnenverpflanzung hat sich so weit ausbauen lassen, daß dadurch die Verwendung von seidenen Sehnen fast ganz überflüssig geworden ist.

Die *spezielle Erwägung* ist, die Operationspläne bei den Sehnenplastiken so aufzustellen, daß eine möglichst große Zahl gleichmäßig guter Ergebnisse erzielt wird. Die Erfahrungen bei den Lähmungsfußoperationen in den vergangenen Jahrzehnten haben gelehrt, daß nur bei einem kleinen Teil der Fälle mit Sehnenoperationen allein auszukommen ist. Für die Vielzahl der Fälle sind Knochen- und Gelenkoperationen unentbehrlich. Sie haben die Fußform für dauernd zu sichern. Die Sehnenoperation kommt zusätzlich hinzu, um der guten Fußform eine Eigenfunktion zu geben. Die Bedeutung der Sehnenverpflanzung ist daher für die Behandlung der Fußlähmungen von ihrer einst beherrschenden Stellung zurückgedrängt und weitgehend durch die Knochen- und Gelenkoperationen ersetzt worden. *Die Behandlung der Wahl ist die Verbindung von Knochen-, Gelenk- und Sehnenoperation geworden.*

Die Sehnenverpflanzungen, die hierbei nötig sind, sind im allgemeinen einfach. Das Bedürfnis nach einer Verwendung von künstlichen Sehnen ist daher gering geworden. Die körpereigenen Sehnen reichen für die Lösung der Operationsaufgaben aus.

Wir dürfen über diese Einengung, die die Indikation für die Verwendung der künstlichen Sehnen erfahren hat, eines nicht vergessen: Wir wären ohne die mühevolle Pionierarbeit, die Fritz Lange auf diesem Gebiet geleistet hat, nicht in der Lage, die großen Muskelplastiken, wie z. B. die Trapeziuslähmungs-Ersatzoperationen oder die Kniebandplastiken, auszuführen. Fritz Lange hat uns die Bedingungen des Seideeinheilens gelehrt und hat die Voraussetzungen für die freizügige Gestaltung der Aufstellung von neuen Operationsplänen geschaffen.

V. Knochenoperationen

Die Knochenoperationen erfordern eine saubere Technik. Mit einem einfachen, groben „Durchhauen" des Knochens ist es nicht getan. Die Technik verlangt eine handwerksmäßig geschulte Bearbeitung und eine gute Sachkenntnis von der jeweiligen Beschaffenheit des Knochens. Diese ist, da es ein lebender Stoff ist, mannigfachen Schwankungen unterworfen, bald abnorm weich und nachgiebig, dann aber wieder äußerst hart, wie elfenbeinern „eburnisiert" oder auch spröde, mit der Gefahr des Springens und Splitterns.

Man hat schon bei der Auswahl der Meißel auf den verschiedenen Knochenzustand zu achten. Der weiche Knochen verlangt einen Meißel mit „gedämpftem" Schlag; dies sind die Meißel mit einem Holzgriff. Der harte Knochen erfordert feste, widerstandsfähige, nicht zu spitz geschliffene Meißel. Für die spröden Knochen sind am besten schmale dünne. Gut sind alle Meißel, die allmählich dicker werden, schlecht alle keilförmigen plumpen, wegen ihrer üblen Splitterwirkung am Knochen. Die Meißel können an und für sich nicht scharf und dünn genug sein. Man benötigt für die plastischen Wiederherstellungsoperationen richtig „messerscharf" geschliffene Meißel.

Für die *Technik* gilt allgemein: Der Hammerschlag geschieht aus dem Handgelenk, leicht, elegant und doch kraftvoll. Jedes Meißeln am Knochen beginnt damit, daß man in den Knochen eine schmale Kerbe einhaut. Erst hiernach geht man tiefer in den Knochen hinein. Der Hautschnitt für jede Knochenoperation liegt seitlich außerhalb und *nie* über dem eigentlichen Operationsgebiet. Man dringt zum Knochen, wenn irgend möglich, in den Zwischenschichten der Muskeln vor und schiebt die unbeschädigten Muskeln beiseite. Nur, wo dies unmöglich ist, wird stumpf durch die Muskeln parallel zur Faserverlaufsrichtung hindurchgegangen. Das *Periost* wird grundsätzlich geschont und vorsichtig abgelöst. Hält man sich hierbei unmittelbar am Knochen und bleibt dabei wirklich subperiostal, so hat man keine größeren Blutungen zu befürchten. Die Durchmeißelung geschieht stets unter dem Schutz von subperiostal eingeführten Knochenhebeln. Wenn es das Periost gestattet, was vor allem bei Jugendlichen möglich ist, wird es am Schluß der Operation gesondert für sich vernäht. Muskelnähte erübrigen sich vielfach. Wenn man schonend zwischen den Muskeln vorgegangen ist, legen sich die zurückgeschlagenen Muskeln von selber wieder aneinander. Eine Fasciennaht ist um so wichtiger, je besser

die Muskelentwicklung ist, sonst droht ein „Muskelbruch". Jede Knochenoperation verlangt
hinterher eine absolute, ununterbrochene Ruhigstellung. Die Nachbehandlung setzt erst nach
der festen knöchernen Verheilung der Operationsstelle ein.

1. Osteotomie

Die Knochendurchmeißelung, die Osteotomie, ist die häufigste aller Knochenoperationen in
der Friedenschirurgie. In der Kriegschirurgie ist es die Sequestrotomie. Man hat auch die
Osteotomie, ähnlich wie die Tenotomie, subcutan zu machen versucht. Das ist so wenig bekannt
und gebräuchlich, daß man, wenn man von einer Osteotomie
spricht, ohne weiteres die offene meint.

Die *subcutane* Osteotomie (HASS, v. HABERLER) hat ein bescheidenes Anwendungsgebiet zum Ausgleich von Gelenkkontrakturen in erster Linie nach tuberkulösen Gelenkentzündungen.

Technik der subcutanen Osteotomie (s. Abb. 83). Von einem kleinen
Hautschnitt wird ein kurzer Meißel bis zum Knochen durchgestoßen, hier
zuerst mit der Spitze aufgesetzt, um 90⁰ gedreht, und dann wird er mit
vorsichtigen Schlägen mit einem Holzhammer durch die vordere Corticalis und die Markhöhle bis dicht an die hintere Corticalis eingeschlagen.

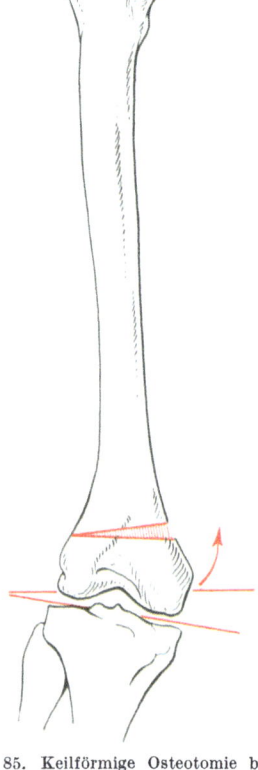

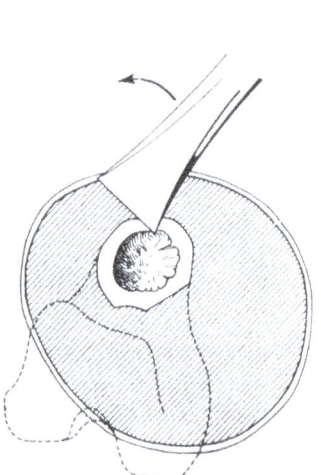

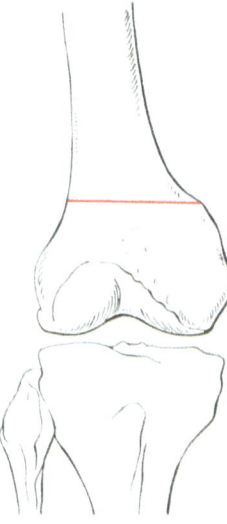

Abb. 83. Subcutane Osteotomie nach HASS   Abb. 84. Lineäre Osteotomie   Abb. 85. Keilförmige Osteotomie beim
                                                                                   X-Bein. Nach der Herausnahme des Keiles
                                                                                   wird die Schiefstellung der Gelenkflächen
                                                                                   beseitigt

Ohne diese durchzumeißeln, versucht man den Knochen einzubrechen und die Kontraktur auszugleichen.
Wenn der Widerstand zu groß ist, wird auch die hintere Corticalis angemeißelt.

Es ist ein frappierend kleiner, aber für den Ungewohnten unsympathischer Eingriff. Auffallend
ist die praktische Schmerzlosigkeit nach der Operation.

Die typische Osteotomie wird *offen* unter Kontrolle des Auges vorgenommen. Die Zahl der
angegebenen Osteotomieformen ist groß. Die typischen, mit denen man ohne weiteres auskommt,
sind:

a) die lineäre, b) die keilförmige, c) die bogenförmige, d) die V-förmige, e) die stufenförmige
mit und ohne Bildung eines Drehzapfens.

Man spricht auch von *Schräg*osteotomien in der Sagittal- oder Frontalebene.

a) Die einfache *lineäre* Osteotomie (s. Abb. 84) wird, weil bei ihr die Stellung der Bruchstücke
am wenigsten gesichert ist, wenig angewandt. Sie ist angezeigt bei den Verkürzungsosteotomien,
bei denen die Bruchstücke durch einen Marknagel in ihrer Stellung gehalten werden (s. S. 64),

sowie bei den Rotationsosteotomien. Bei ihnen wird die gewünschte Stellung eventuell durch zwei gekreuzte Kirschner-Drähte aufrechterhalten (s. S. 57).

b) Die *keilförmige* Osteotomie ist recht beliebt (s. Abb. 85). Sie erlaubt z. B. in gleicher Weise die gute Korrektur einer schlechten Fußstellung, eines X-Beines, einer Hüftkontraktur oder auch eines Cubitus valgus. Die Größe der Basis des Keiles wird von dem Grad der zu beseitigenden Fehlstellung bestimmt. Man macht den Keil am Knochen etwas kleiner, als er vorher auf der Röntgenpause bestimmt war. Der Knochen wird meist nicht ganz durchmeißelt. Man läßt auf der gegenüberliegenden Corticalis eine Brücke, die der Spitze des Keiles entspricht, stehen. Sie wird eingebrochen, die Knochenenden legen sich gut ineinander, verzahnen sich und geben so den besten Schutz gegen ein Abrutschen der Bruchstücke.

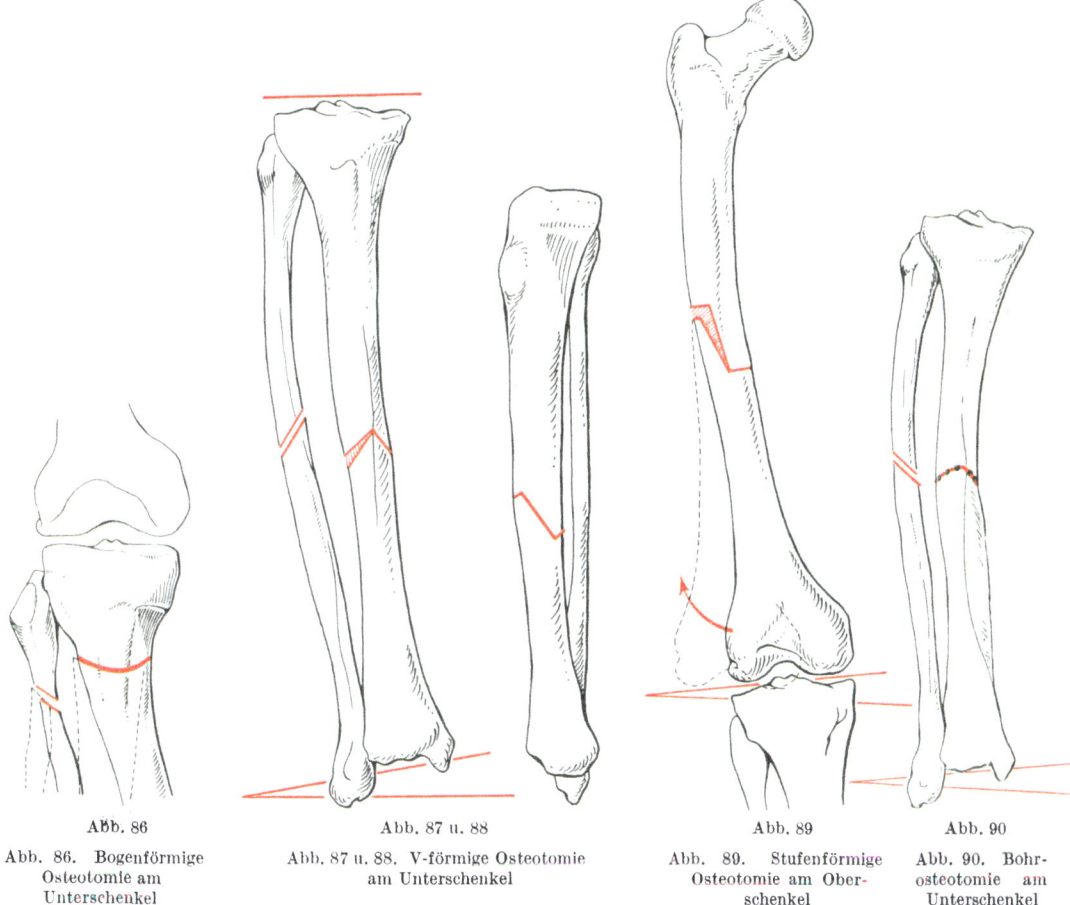

Abb. 86	Abb. 87 u. 88	Abb. 89	Abb. 90
Abb. 86. Bogenförmige Osteotomie am Unterschenkel	Abb. 87 u. 88. V-förmige Osteotomie am Unterschenkel	Abb. 89. Stufenförmige Osteotomie am Oberschenkel	Abb. 90. Bohrosteotomie am Unterschenkel

c) Bei der *bogenförmigen* Osteotomie wird der Knochen ganz durchmeißelt (s. Abb. 86). Dadurch ist ein guter Ausgleich der Fehlstellung an Ort und Stelle möglich, es können aber auch die Bruchstücke im ganzen gegeneinander verschoben werden. Das hat z. B. eine praktische Bedeutung an der Hüfte. Die bogenförmige Osteotomie nähert sich unter Umständen in ihrer Wirkung schon der „Aufrichtungsosteotomie". Der Halt der Bruchstücke ist meist einwandfrei.

d) Die *V-förmige* Osteotomie sichert ausgezeichnet die Stellung der Bruchstücke und hat eine vielseitige Anwendung (s. Abb. 87 und 88). Sie ist die einfachste Osteotomieform für die kindlichen O-Beine wie für die Stellungskorrekturen von schlecht geheilten Unterschenkelbrüchen. Sie ist von FRITZ LANGE besonders für die Osteotomie bei der Kniebeugekontraktur und als Aufrichtungsosteotomie bei Schenkelhalsverbiegungen empfohlen worden. Hier ist sie durch unsere trapezförmige Osteotomie mit der Verschiebung des unteren Bruchstückes nach außen verdrängt worden (s. d.).

4*

Die Spitze des V zeigt bei *der gewöhnlichen* V-förmigen Osteotomie nach oben, und das V liegt in der Frontalebene. Das distale Bruchstück wird zum Ausgleich der Fehlstellung in den V-förmigen Ausschnitt des proximalen Bruchstückes eingedreht. Eine Knochenkante, die z. B. das Einhalten einer richtigen Rotationsstellung behindert, wird abgetragen.

Bei der *suprakondylären* Osteotomie zur Beseitigung einer Kniebeugekontraktur liegt das V in der Sagittalebene, und das periphere Fragment wird auf den hinteren Schenkel vom V des zentralen Bruchstückes aufgelegt.

Die V-förmige Osteotomie ist bestechend in der Einfachheit ihrer Technik, erzielt recht gute Korrekturen von Fehlstellungen und sichert weitgehend die Bruchstücke gegen ein Abgleiten.

e) Die *stufenförmige* Osteotomie ist noch zu den typischen Osteotomiearten zu rechnen (s. Abb. 89), leitet aber schon zu den Sonderformen über. Sie ist bei schweren Beinverbiegungen am Unter- oder Oberschenkel nach schlecht geheilten Knochenbrüchen angezeigt. Sie schafft breite Berührungsflächen und ermöglicht ein zapfenförmiges Einstellen des oberen Endes des distalen Bruchstückes in eine Nute des zentralen. Der nach unten weisende Fortsatz des zentralen Bruchstückes wird als Gegenhalt für den langen Schenkel des peripheren Knochenendes relativ breit gehalten. Dieser wird abgeschrägt und so zugerichtet, daß sich die Knochenflächen beider Fragmente gut aneinanderlegen.

Die *Bohrosteotomie* (ALBEE, BRANDES, ERLER) (s. Abb. 90) ist keine besondere Osteotomieform. Sie bedeutet nur eine Verfeinerung der Technik für eine der verschiedenen Osteotomien. Sie ist bestimmt für Operationen an einem Knochen, der spröde erscheint und eine Neigung zum Springen und Splittern zu haben scheint. Dieses wird durch das Anlegen von mehreren Bohrlöchern verhütet. Die Knochenbrücken zwischen den Bohrlöchern werden einfach eingebrochen („Bohrosteoklasie") oder wenn der Knochen zu hart ist, mit einem feinen Meißel oder mit einer besonderen Drahtsäge (ALBEE) durchtrennt. Ein großer Vorteil der Bohrosteoklasie ist die schnelle Verknöcherung. Wir wenden sie gern bei der subtrochanteren Osteotomie an.

Die *Rotationsosteotomie* ist eine Sonderform der Osteotomie. Ihre Aufgabe ist, störende Drehstellungen an den Gliedmaßen, die im Anschluß an Verletzungen oder Erkrankungen entstanden sind, zu beseitigen. Die Stellen der Rotationsosteotomie sind der Oberarm, der Unterarm, der Oberschenkel und der Unterschenkel.

Die Gründe für die Rotationsosteotomie sind:

Am *Oberarm* eine störende Innendrehstellung, z. B. als Folge der Geburtslähmung.

Am *Unterarm* eine Supinationskontraktur als Verletzungsfolge.

Am *Oberschenkel* die Bekämpfung der Antetorsion bei einer angeborenen Hüftverrenkung; sie wurde früher fast nur suprakondylär ausgeführt. BERNBECK hat die intertrochantere Rotationsosteotomie empfohlen. Sie hat den Vorteil, daß außer der Antetorsionsstellung noch eine übertrieben starke Steilstellung des Schenkelhalses (Coxa valga) ausgeglichen werden kann und daß außerdem durch die Verlagerung des Ansatzpunktes des Iliopsoas am Trochanter minor dieser Muskel wieder zu einem Einwärtsdreher des Hüftgelenkes wird (s. d.).

Am *Unterschenkel* die Innendrehstellung als Restzustand nach einem angeborenen Klumpfuß (ein veralteter Eingriff). Wenn die *Klumpfußkorrektur* gut durchgeführt ist, erübrigt sich eine Drehosteotomie. Eine weitere Indikation für die Rotationsosteotomie am Unterschenkel ist eine Unterschenkelfraktur, die in einer falschen Rotationsstellung verheilt ist.

Für die *Technik* gilt ganz allgemein, daß der Knochen linear durchgemeißelt wird. In einem Teil der Fälle ist jedoch noch eine Knochenscheibe herauszunehmen, um die falsche Drehstellung gut ausgleichen zu können. Die Fixierung der Knochenstücke verlangt namentlich am Oberschenkel die Verwendung von Knochenschrauben oder -nägeln, am Unterschenkel die „Drahtspickung". (Die Technik im einzelnen siehe bei den betreffenden Kapitaln.)

Die Technik der gewöhnlichen Osteotomie

Nach Freilegung des Knochens Längsspaltung des Periostes. Ablösen des Periostes mit einer gebogenen Kocher-Sonde oder mit einem scharfen Raspatorium, hiernach Einführen der Knochenhebel von HOHMANN. Unter ihrem Schutz Durchmeißelung des Knochens. Nach

Vornahme der Stellungskorrektur Entfernen der Knochenhebel. Nach Möglichkeit Anlegen einer eigenen Periostnaht.

Ruhigstellung. Gepolsterter Gipsverband unter Mitnahme der beiden benachbarten Gelenke; bei einer Osteotomie am Unterschenkel wird zur Beherrschung der Rotation namentlich bei Kindern das Becken mit eingegipst. Bei einer Osteotomie im oberen Drittel des Oberschenkels wird stets auch der gesunde Oberschenkel im Gips mit eingeschlossen. Bei Osteotomien am Oberarm ist grundsätzlich ein Arm-Rumpfgips anzulegen.

Röntgenkontrolle im Gips (sofort nach der Operation lange Übersichtsaufnahmen), nach Abschluß der Wundheilung eventuell Stellungsverbesserung durch Umstellen im Gips. Röntgenkontrolle!

Nachbehandlung. Nach 2—3 Wochen Gipsverbandwechsel und Röntgenkontrollaufnahmen. Nun *ungepolsterter* Gipsverband, Röntgenkontrolle im Gips. Gesamtdauer der Gipsverbandzeit bis zum Eintritt der absolut festen Verknöcherung der Bruchstücke. Übergang zum Gehgips an der unteren Gliedmaße 6—8 Wochen nach der Operation, bei Kindern und Jugendlichen früher als bei Erwachsenen.

Aufnahme von *Bewegungsübungen* erst nach einwandfrei fester Verheilung der Osteotomiestelle. An der unteren Gliedmaße weitgehender Gebrauch von Elastoplast-, Klebro- oder Zinkleimverbänden. Nach Osteotomien, die wegen schwerer *Gelenkkontrakturen* gemacht werden, müssen die Gelenke, gerade wenn sie weitgehend versteift sind, in der funktionell günstigsten Stellung stehen. Für diese Fälle ist die richtige Gelenkhaltung wichtiger als die örtliche gute Knochenstellung an der Osteotomiestelle. Man erkennt einwandfreie Gelenkstellung am besten an der frei aus dem Gips herausgenommenen Gliedmaße.

Die Überprüfung der richtigen Stellung ist beim Gipsverbandwechsel von entscheidender Bedeutung. Die technisch vollendete Osteotomie hilft nichts, wenn hiergegen verstoßen wird. Die Stellungskontrolle beim Gipsverbandwechsel und die hierbei gegebene Stellung bestimmen den Operationserfolg. Der Operateur muß sich deshalb die Zeit nehmen, beim Gipsverbandwechsel zugegen zu sein und die genauen Angaben für die Stellung im neuen Gips zu machen, in der die Osteotomie endgültig fest werden soll.

Bei Osteotomien, die wegen rachitischer *Knochenverbiegungen*, wegen Wachstumsstörungen oder wegen schlecht verheilter Knochenbrüche nötig waren, ist das selbstverständliche Behandlungsziel eine ideale Form der Gliedmaße. Lange Röntgenaufnahmen, auf denen der Verlauf der benachbarten Gelenkspalte sichtbar ist, sind unerläßlich. Wer sich nicht auf sein Augenmaß verlassen kann, arbeitet handwerksmäßig mit Winkel und Lineal. Ideale Achsenstellung der Knochen und paralleler Verlauf der Gelenkflächen nach Osteotomien sind keine überspitzten theoretischen Forderungen. Sie allein sind die Gewähr für eine dauernd gute Gliedmaßenfunktion, da schon eine leichte Achsenknickung und Verkantung der Gelenkflächen die Ausbildung einer vorzeitigen Arthrosis deformans begünstigen.

2. Osteosynthese

Die Osteosynthese ist das Gegenteil der Knochendurchtrennung, der Osteotomie. Sie ist die Knochenvereinigung. Die Befestigung zweier Knochenenden kann geschehen:

a) durch eine Knochennaht; b) durch eine Knochennagelung; c) durch eine Knochenverschraubung; d) durch eine Drahtspickung; e) durch eine Marknagelung nach KÜNTSCHER; f) durch eine Nagelung mit den Rush-pins.

Man spricht von einer kombinierten Osteosynthese, wenn die Fixierung durch einen metallischen Fremdkörper mit einer Knochenspanverpflanzung verbunden wird.

Eine *Sonderform* der Osteosynthese ist die Fixierung zweier Knochenenden durch zwei senkrecht zueinander stehende Knochenspäne. Sie ist angezeigt für die *Rotationsosteotomie* bei der Behandlung der Antetorsion der angeborenen Hüftverrenkung. Eine weitere Sonderform bildet die *intramedulläre Knochenbolzung bei Oberschenkelfrakturen von Kindern.* Diese Osteosynthese ist nur ausnahmsweise indiziert, wenn schwer dislozierte, frische Oberschenkelbrüche infolge einer großen Weichteilinterposition sich unblutig nicht gut einstellen lassen oder wenn schlecht verheilte Oberschenkelbrüche durch eine Osteotomie korrigiert werden müssen.

Die Osteosynthese ist ein Behandlungsverfahren, das für die Technik vieler Wiederherstellungsoperationen unentbehrlich geworden ist und das aus der modernen Frakturbehandlung nicht mehr wegzudenken ist. **Richtlinie** soll sein: **Die Metallosteosynthese ist nur dort anzuwenden, wo sie unbedingt erforderlich ist!** Sie ist bei guter Operationstechnik, nach gewöhnlichen Osteotomien vielfach entbehrlich, und es gilt für die meisten Frakturen, daß sie auch ohne Osteosynthese in guter Stellung heilen. Die Osteosynthese wird nur dort angewandt, wo sie einen wesentlichen Vorteil bietet oder eventuell sogar die Voraussetzung für die Erhaltung der gewünschten Stellung zweier Knochenenden bildet.

Die Osteosynthese hat ihre *Gefahren*. Die größte Gefahr, die droht, ist der Tod. Diese Gefahr ist nicht nur bei der Marknagelung (s. d.), sondern auch bei anderen großen, eingreifenden Osteosynthesen gegeben. Diese Gefahr ist allgemein bei entsprechender Operationsvorbereitung, bei Beschränkung der Größe des Eingriffs und bei moderner Narkose unter gleichzeitiger Blutzufuhr, bei rechtzeitiger Schockbekämpfung vermeidbar.

Die *Infektionsgefahr* darf nicht unterschätzt werden, das wäre ein großer Fehler. Die Zahlenangaben über die Häufigkeit im Schrifttum schwanken außerordentlich. Sie sind so ungleichmäßig, daß sie nicht verwertbar sind. Mit einer Infektionsquote von einigen Prozent ist bei einer großen Operationszahl innerhalb einer großen Klinik mit verschiedenen Operateuren leider zu rechnen. Diese Zahl hat sich auch durch Operieren unter antibiotischem Schutz nicht wesentlich verringern lassen. Kleine Fehler der Asepsis schleichen sich allzu leicht ein. Sie machen sich bei einer Metallosteosynthese besonders unliebsam bemerkbar. Auch eine anfänglich unbedeutend erscheinende Wundstörung sistiert nicht eher, bis das Metall entfernt ist. *Man kann in der Kontrolle der Asepsis nicht vorsichtig und streng genug sein.*

Die Hemmung der Callusbildung ist eine weitere nachteilige Wirkung einzelner Osteosyntheseverfahren, insbesondere der Drahtumschlingung und der Verschraubung ohne und mit Platten.

Die Metallose ist eine spezielle Komplikation der Metallosteosynthese.

Die Metallschäden sind wesensverschiedene metallurgische und biologische Vorgänge. Sie führen in den Metallen zu einer Korrosion, wodurch das Metall oder die Metallegierung zersetzt wird. Die primäre, durch einen Metallfehler bedingte Korrosion ist nicht so bedeutungsvoll, wie die sekundäre, die *Spannungskorrosion*. Sie wird gefördert durch *mechanische* Kräfte, da der Sitz eines Nagelbruches immer mit einem „Bruchspalt" zusammenfällt. Das trifft in gleicher Weise zu für die Brüche der Marknägel an langen Röhrenknochen, wie für die der Schenkelhalsnägel bei Hüftarthrodesen.

Die biologische Wirkung beruht auf der *Elektrolyse*. Der elektrolytische Prozeß läuft in vivo wie in vitro nach dem Prinzip des Voltaschen Elementes ab. Ein positiver elektrischer Strom entsteht, wenn zwei Metalle verschiedener Zusammensetzung in eine elektrolytische Lösung gebracht werden. Er geht von der Anode zur Kathode. Es ist für die Osteosynthese von praktischer Bedeutung, daß auch ein Potentialgefälle sich zwischen zwei gleichen Metallen entwickelt, sobald an dem Metall eine *Korrosionsstelle* vorhanden ist. Die Korrosion führt zu einer Lockerung der Schrauben, der Halt der Osteosynthese leidet, und die Gefahr einer Pseudarthrose, die bei der Verwendung der alten Laneschen Platte besonders groß ist, droht.

Es ist deshalb von entscheidender Bedeutung, daß für die Osteosynthese ein geeignetes, *unmagnetisches, korrosionsfreies Material* benutzt wird. Diesen Anforderungen entsprechen nur der V 2A- bzw. V 4A-Stahl und das Vitallium.

Die Zusammensetzung der zur Osteosynthese verwandten Metalle zeigt folgende Tabelle:

Metallart	C	Cr	Ni	Mo	W	Co
V 2 A . . .	0,12	etwa 18	etwa 8	—	—	—
V 4 A . . .	0,12	etwa 18	etwa 8	etwa 2,5	—	—
Vitallium .	—	etwa 27	etwa 1	+ +	+ +	etwa 57

Man erkennt daraus, das Wesentliche des V 2A-Stahls ist ein bestimmter prozentualer Gehalt an Chrom und Nickel; bei dem V 4A-Stahl ist zusätzlich ein kleiner Prozentsatz Molybdän hinzugefügt. Die Vitallium-Legierung ist ganz anders. Sie hat einen hohen Kobaltgehalt, mittleren Chromgehalt und nur geringen Nickelgehalt, Spuren von Molybdän und Wolfram.

Die Korrosionsfestigkeit der Metalle wird durch den Zusatz von Molybdän erhöht, die des Vitalliums ist durch seine besondere Legierung am korrosionsfreiesten; sie ist korrosionsbeständig. Aber das Material wird durch die Art der Legierung spröde und ist schwer zu verarbeiten.

Die grundsätzliche Forderung ist deshalb verständlich, daß man für eine Osteosynthese nur ein Material benutzt, ganz gleich ob dies ein kleiner Nagel oder ein großer Marknagel ist, das aus V 4A-Stahl oder aus Vitallium besteht. Nur so entgeht man den Komplikationen der Nagelbrüche sowie den Lockerungen der Platten und Schrauben und den aseptischen, chemischen Abscessen.

A. Knochennaht

Je besser die Technik der Osteotomie beherrscht wird, um so seltener ist eine Knochennaht erforderlich. Auch die Bedeutung der Drahtnaht für die Behandlung von Knochenbrüchen ist geringer geworden. Sie wird noch weiter benötigt, z. B. für den Abrißbruch des Olecranons oder auch für die Patellabrüche. Ein großes Indikationsgebiet für die Drahtnaht bilden die Knochenspantransplantationen bei Pseudarthrosenoperationen. Die Befestigung der Knochenspäne bei Verriegelungsarthrodesen ist jedoch ohne Drahtnaht anzustreben. Die Einengung der Indikation zur Drahtnaht ist gut und bedeutet einen Fortschritt. Der Draht ist ein Fremdkörper, der selten Anlaß zu einer Fremdkörpereiterung gibt, der aber, wenn sich eine kleine Wundstörung gebildet hat, diese unterhält. Er läßt sie nicht zur Ruhe kommen, bis er selber entfernt ist.

Da jede Drahtnaht in ihrem unmittelbaren Bezirk callushemmend wirkt, soll sie bei gewöhnlichen Knochenbrüchen am besten nicht gemacht werden. So sind die Erfahrungen mit den Drahtumschlingungen bei den Spiralbrüchen am Unterschenkel schlecht.

Ein zu locker angelegter Draht reizt durch seine Wackelbewegungen das Gewebe. *Nur die Drahtnaht ist gut, die den Knochen fest umschließt und ihm eng anliegt.* Das darf auch wieder nicht übertrieben werden, weil sonst zum mindesten eine oberflächliche *Druckatrophie* des Knochens entsteht. Dies kann, wenn der Draht bei empfindlichen, relativ weichen Knochen wie am Unterarm durch die Verwendung von Drahtspannungswerkzeugen zu fest angezogen wird, bis zur Nekrose von ganzen Knochenabschnitten gehen. Die resorptive Wirkung, die der Draht auf den Knochen ausübt, kann man oder konnte man, vor allem früher, als noch andere Drahtsorten als der rostfreie verwandt wurden, auf den Röntgenbildern gut studieren. Die Bohrkanäle, durch welche die Drähte hindurchgeführt waren, füllten sich nicht mehr mit Knochen aus. Sie blieben scharfrandig begrenzt und wurden zum Teil im Laufe der Zeit noch größer und deutlicher erkennbar.

Die praktischen *Schlußfolgerungen* aus der Tatsache, daß jede Drahtnaht die Callusbildung hemmt, sind: man soll nur dort eine Drahtnaht machen, wo sie unumgänglich nötig ist, man soll nicht mehr Drähte verwenden als nach mechanischen Gesetzen erforderlich sind, und man soll schließlich die umgebogenen Drahtenden nicht in die Nähe des Bruchspaltes legen, wo der Draht stets störend für eine schnelle Verknöcherung wirkt.

Die *Technik* der Drahtnaht ist einfach, handwerksmäßig. Alle komplizierten Verfahren sind überflüssig.

Es werden für die Drahtnaht benötigt:

Zwei Eicken-Klemmen zum Fassen der Drahtenden (s. S. 8, Abb. 28), eine Drahtschere zum Abzwicken der Drahtenden und eine Flachzange zum Nachdrehen der Drähte.

Der *rostfreie V 4 A-Kruppstahldraht* erfüllt die Anforderungen an ein gutes Knochennahtmaterial nach wie vor. Er hat eine hohe Zug- und eine große Biegungsfestigkeit. Er ist daher „geschmeidig", ruft im Gewebe relativ geringe Fremdkörperreaktionen hervor, schädigt dadurch wenig die Knochenneubildung und heilt sehr gut ein. Eine Spätausstoßung eines aseptisch eingeheilten Drahtstückes gibt es nicht. Der Draht kann aber ein mechanisches Hindernis z. B. für das glatte Gleiten von Sehnen bilden, dadurch schmerzhafte Reizzustände auslösen und so der Anlaß zu seiner Entfernung werden.

Die Technik der Knochennaht

a) Einfache Drahtumschlingung von zwei Knochenstücken

Die Drähte, die für die Sicherung der Knochenstücke erforderlich sind, werden, jeder für sich, mit einem passenden Deschamps ganz dicht um den Knochen herumgeführt, an ihren Enden mit zwei Eicken-Klemmen (s. Abb. 28) gefaßt, und die beiden Drahtenden werden vom Operateur in beide Hände genommen. Sie werden fest angezogen, und die erste Umdrehung wird unter möglichst großer Anspannung durchgeführt, damit sich der Draht so eng als möglich an den Knochen anlegt.

Nach einigen weiteren Umdrehungen werden die Drahtenden mit einer Drahtschere abgeschnitten, und die zusammengedrehten Drahtenden werden mit einer Flachzange so weit nachgedreht, bis der Draht gleichmäßig fest dem Knochen anliegt. Die Drahtenden
werden noch einmal nachgekürzt und dann umgebogen.

Wenn der Draht über eine harte Knochenkante geführt wird oder wenn
sonst die Neigung zur Verschiebung des Drahtes besteht, wird mit einem kleinen
Meißel eine Nute in den Knochen eingeschlagen oder eine Kerbe mit einer
kleinen Knochenschere herausgeschnitten. So wird erreicht, daß der Draht
unverschieblich fest dem Knochen anliegt.

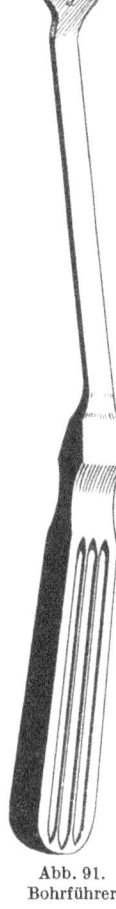

Abb. 91.
Bohrführer

b) Führung des Drahtes durch Bohrlöcher

Das Bohrloch wird mit dem *elektrischen* Bohrer oder, wenn dieser nicht
vorhanden ist, mit dem guten alten Handbohrer (s. Abb. 25), dessen An-
schaffungspreis gering ist, angelegt. Als Ansatzstück wird, wenn die Ein- und
Austrittsstellen des Bohrkanals nicht gut zugängig sind, zweckmäßig ein Bohrer
mit einem inneren Kanal verwandt, durch den gleich der Draht durchgeschoben
werden kann (s. S. 6 und 7). Der *Bohrführer* (s. Abb. 91) dient dazu, ein
lästiges Abrutschen des Bohrers an einem harten Knochen zu vermeiden.

Einen relativ weichen Knochen, wie z.B. das Schlüsselbein, durchbohrt man am besten
mit einem *Drillbohrer*. Sind die Knochenenden weich, oder geht die Drahtführung zum Teil
subperiostal und nicht rein ossär wie bei den Patellar- oder Olecranonbrüchen oder auch
bei der Wiedervereinigung eines temporär abgelösten Trochanter major oder einer Tuberositas tibiae, so wird am besten ein *Pfriem* entweder mit einer Hohlrinne für die Drahtführung
(SPITZY) oder mit einem Loch an der Spitze zum Einführen des Drahtes (PAYR) benützt.

Nach der Führung des Drahtes durch die Bohrkanäle wird die Drahtnaht in
der gleichen Weise wie bei der einfachen Knochenumschlingung beendet.

B. Die Knochennagelung und -verschraubung

Wir unterscheiden bei der Knochennagelung die „versenkte" und die „percutane".

Das Material für die Knochennagelung oder Knochenverschraubung ist
grundsätzlich *rostfreier Stahl* bzw. *Vitallium*.

a) Die Knochennagelung

α) Die versenkte Knochennagelung

Sie dient zur unmittelbaren Befestigung von Knochenbruchstücken an den Stammknochen.
Sie wird z.B. benützt bei Abrißbrüchen am Ellenbogen sowie bei Stückbrüchen des Schienbeinkopfes. Ihre Anwendung ist mit Recht stark eingeschränkt worden. Der Halt, den die
Knochennagelung gibt, ist nur selten gut, vielfach unzuverlässig. Eine *typische Indikation* für die
Verwendung von Knochennägeln bildet die Wiederbefestigung der operativ zur Gelenkeröffnung
entfernten Knochenteile mit Muskelansätzen, z.B. des Trochanter major bei Hüftgelenkeröff-
nungen oder der Tuberositas tibiae bei der Kniearthroplastik. Wenn die Festigkeit des Knochens
genügend groß ist, kann mit der einfachen Nagelung schnell das abgelöste Trochanterstück
oder die Tuberositas tibiae mit dem Ansatz des Ligamentum patellae so befestigt werden, daß
nur noch einige wenige periostale Seidenknopfnähte zur genauen Adaptierung nötig sind. Man
verwendet besser anstatt des rundlichen Zimmermann-Nagels den vierkantigen Hufschmiednagel (s. S. 8). In anderen Fällen wird die Befestigung mit der Druckschraube von MAATZ
(s. Abb. 30) vorgezogen.

Eine *Sonderform der Knochennagelung* bildet die Schenkelhalsnagelung (s. daselbst).

β) Die percutane Knochennagelung

Die Aufgabe der percutanen Nagelung ist, zwei Bruchstücke in einer bestimmten Stellung gegeneinander zu fixieren. Der große, kräftige Nagel wird von einer kleinen Einstichstelle „percutan" eingetrieben. Er hat nur einen guten Halt, wenn die Spitze des Nagels von der einen Corticalis durch die Markhöhle hindurch bis zur anderen Corticalis getrieben wird. Der Prototyp der percutanen Knochenfixierung war die mit den Steinmann-Nägeln oder den Schanzschen Knochenschrauben.

Wir lehnen die percutane Knochennagelung und Verschraubung für die Osteosynthese von Fragmenten nach Osteotomien wie bei frischen Knochenbrüchen heute fast ganz ab. Die Begründung ist einfach und klar. Es kommt immer wieder trotz aller Sorgfalt zu Eiterungen in dem Bereich der Einstichstellen. Diese können auf den Knochen übergreifen und zu lang anhaltenden Eiterungen führen. Selbst eine Gelenksinfektion ist bei Verwendung der Knochenschrauben im Bereich der Hüfte wie bei gelenknahen Osteotomien zu befürchten. Wegen dieser Gefahren sind wir *auch Gegner der Osteotaxis* für die Behandlung der Knochenbrüche (HOFFMANN). Die gleiche Auffassung wird von A. N. WITT auf Grund von persönlichen Erfahrungen vertreten.

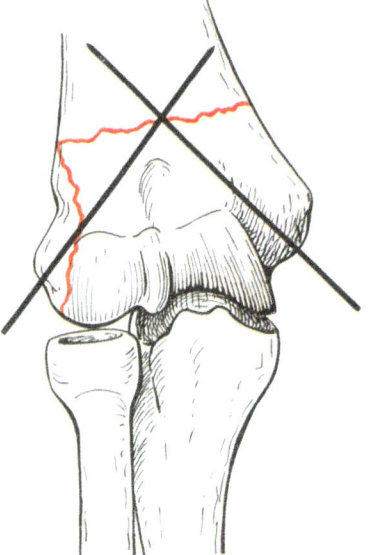

Abb. 92. Supracondyläre Oberarmfraktur.
Fixation mit zwei gekreuzten
Bohr-Drähten

γ) Die Drahtspickung

Die Fixierung von Bruchstücken nach Frakturen wie nach Osteotomien durch zwei Kirschner-Drähte erfreut sich großer Beliebtheit. Diese Drähte sollen, wenn möglich, versenkt eingeführt bleiben und nur unter besonderen Verhältnissen percutan geführt werden. Dieses Verfahren verwendet man z. B. zur Fixierung von Arthrodesen bei Fußdeformitäten oder einer Handgelenksresektion bei Spastikern. Die Gefahr der Wundinfektion ist bei einer percutanen Drahtfixierung nicht größer als bei der gewöhnlichen Drahtextension. Man kann also die percutane Drahtfixierung zur Fixierung von Knochenfragmenten durchaus vertreten. Als Beispiel für die Fixierung mit zwei Kirschner-Drähten sei die lineäre suprakondyläre Osteotomie wegen eines X-Beines angeführt. Wenn man auch selbstverständlich die suprakondyläre X-Beinosteotomie ohne eine Drahtfixierung halten kann, so ist es doch möglich, mit Hilfe der Drahtfixierung eine Einstellung auf einen Winkelgrad genau vorzunehmen.

Ein häufiges Anwendungsgebiet für die Drahtspickung sind die suprakondylären Ellenbogengelenksfrakturen bei Jugendlichen (Abb. 92), die Abrißfrakturen des Epicondylus humeri medialis oder lateralis, der medialen Knöchelfrakturen usw. Die Drahtspickung ist mehrfach empfohlen worden (u. a. J. BÖHLER).

b) Die Knochenverschraubung

Es ist eine Utopie zu glauben, daß die einfache Knochenschraube dem Knochen einen wirklichen Dauerhalt geben wird. Es bilden sich um die Knochenschraube, auch wenn sie in der ersten Zeit fest im Knochen sitzt, bald Resorptionszonen aus, so daß die Schraube sich dann im Knochen lockert und nicht anders wirkt als ein gewöhnlicher Nagel. Die Folge davon ist, daß der gewünschte Halt der Bruchstücke verlorengeht. Später läßt sich sogar die Schraube, die lose im Knochen sitzt, mit einer Pinzette herausziehen!

Wir verwenden gern eine *Spezialform von Knochenschrauben:* die Knochenschraube mit Mutter an dem freien Ende. Die Aufgabe der Knochenschraube mit Mutter ist, *zwei Bruchstücke durch Kompression aneinanderzuhalten.*

Durch die Verschraubung wird ein Ausweichen unmöglich. Die Schraubenform wird in diesen Fällen nur gewählt, um die Schraubenmutter an der Gegenseite aufsetzen zu können. Es sind also *eigentlich Knochennägel* mit einem kurzen Schraubengewinde am freien Ende, um darauf die Schraubenmutter zu befestigen. Die beiden typischen Anwendungsgebiete für Knochennägel mit Schraubenmutter sind unter anderem der operativ wieder eingerichtete Tibiakopfbruch (s. d.) (Abb. 93) und die Wiederherstellung einer gesprengten Knöchelgabel nach alten Verrenkungsbrüchen mit Zerreißung des Ligamentum tibio-fibulare.

Die Druckschraube von MAATZ ist gut (s. Abb. 30). Sie dient für Spezialaufgaben, wie die Fixierung des Oberarmkopfes in die Schultergelenkspfanne bei der Schulterarthrodese, zur Wiederbefestigung eines temporär abgelösten Trochanter major oder auch zur Osteosynthese einer frischen Olecranon-Fraktur.

Die *Knochenschrauben*, die in Verbindung mit einer großen Metallplatte verwendet werden, waren früher allzu beliebt. Man hat ihnen zuviel zugetraut, und es gab viele Versager. Die Knochen wurden, weil der Halt nicht ausreichte, nicht fest, und es kam, namentlich bei der blutigen Einrichtung und Schienung von frischen Knochenbrüchen, oft zu schweren, lang anhaltenden Eiterungen mit allen ihren Folgen.

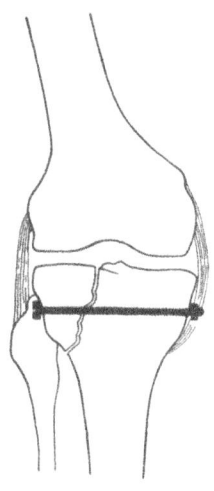

Abb. 93. Verschraubung eines Tibiakopfbruches

Die ursprüngliche Form der Knochenplatte mit Schrauben zur Fixierung von Knochenbruchstücken ist die Lanesche Platte.

Die *Lanesche Platte* hat in Amerika verschiedene Modifikationen erfahren, so von SHERMAN und MURPHY. MURPHY hat die Knochenplatte so abgeändert, daß, vom technischen Standpunkt aus gesehen, eine ausgezeichnete primäre Fixierung der Knochenbruchenden eintritt, insbesondere sollen auch die Scherbewegungen, die der Knochenheilung so abträglich sind, ausgeschaltet sein.

Wir sind nach wie vor mit der Knochenschienung mit Platte und Schraube zurückhaltend. Wir sahen in zahlreichen Fällen, die von anderer Seite auch mit der Vitalliumplatte operiert waren, daß es im Bereich des Bruchspaltes zu einem Bruch der Metallschiene gekommen war. Die Konsolidierung des Knochens war ausgeblieben. Eine Pseudarthrose war entstanden, oder es hatte sich allmählich der Oberschenkel nach dem Bruch der Metallschiene verbogen und die Verheilung erfolgte mit einer starken Beinverkrümmung. Wir halten die Fixierung zweier Knochenbruchstücke durch eine Metallplatte mit Schrauben für unzuverlässig. Wir haben andere Verfahren, wie z. B. die Marknagelung, mit denen man weit besser die Bruchenden fixieren kann. Eine *Modifikation für die Technik der Knochenschienung* mit einer Metallplatte und mit Verschraubung hat EGGERS in Amerika ausgearbeitet.

Er hat eine Metallplatte mit je einem zentralen Schlitz oberhalb und unterhalb der Bruchstelle angegeben, so daß eine leichte Längsverschiebbarkeit der Bruchstücke im Sinne einer Verkürzung nach der Knochenverschraubung durch den Muskelzug eintreten kann.

EGGERS hat, ebenso wie wir, die Beobachtung gemacht, daß die Metallplatten im Bereich der Bruchstelle häufig einbrechen und daß deshalb die Konsolidierung des Knochenbruches ausbleibt. Er hat histologische Untersuchungen über die Knochenbruchheilung zusammen mit W. AINSWORTH und N. WRIGHT angestellt und gefunden, daß an den äußersten Enden der Knochenbruchstücke eine schmale, aber deutliche Decalcifikationszone sich ausbildet. Nekrobiotische Vorgänge beherrschen in diesem Gebiet das Bild. Diese Zone muß bei der Knochenbruchheilung erst überwunden sein, bevor der Callus die beiden Knochenbruchenden miteinander verbindet. Wenn die Knochenbruchstücke durch eine Schienung und eine Knochenplatte mit Verschraubung unverrückbar fest fixiert sind, besteht die Gefahr, daß ein schmaler Zwischenraum zwischen den lebenden Knochen entsteht, der die Knochenabbauzone enthält und der unter Umständen schwer von dem Callus überwunden wird. EGGERS glaubt, daß die Knochenbruchheilung günstig beeinflußt wird, wenn durch den Muskelzug die Knochenbruchenden fest aufeinandergepreßt werden. Die Decalcifikationszone wird dadurch komprimiert, und der neu sich bildende Knochen kann schnell die Verbindung von einem Bruchstück zum anderen herstellen. Er hält aus diesem Grunde die leichte Längsverschiebbarkeit nach der Knochenschienung für außerordentlich wichtig, um eine schnelle, glatte Verknöcherung zu erreichen. Die Röntgenbilder, die er nach der Knochenschienung mit seinem Verfahren gibt, sind überzeugend.

Es ist recht interessant, daß die Gedankengänge Eggers mit der neuen Forderung Böhlers für die Knochenbruchbehandlung übereinstimmen. Böhler sieht die Hauptursache für die verzögerte Knochenbruchheilung und für die so oft zu beobachtende Pseudarthrosenentstehung in der „Distraktion" der Knochenbruchenden durch eine zu starke Drahtextension. Er fordert deshalb, der Knochenbruch müsse mit „Verkürzung" heilen. Er meint hiermit, daß durch die Kompression der gut aufeinandergestellten Knochenbruchenden die Knochenbruchheilung wesentlich gefördert wird. Er fordert so im Prinzip das gleiche, was auch Eggers bei der „Internal Contact Splint" erreichen will.

Die theoretischen Erwägungen von Eggers sind richtig und haben eine große praktische Bedeutung für eine jede Knochenoperation: *Je besser bei einer Knochenoperation die Knochenbruchstücke ineinander verkeilt werden, um so schneller wird der Knochen fest werden.*

Die Laschenverschraubung ist eine unentbehrliche Fixierungsmethode in erster Linie für die Behandlung von pertrochanteren Frakturen und auch für gewisse Formen der Schenkelhalsbrüche geworden. Das Prinzip ist, daß ein Schenkelhalsnagel gelenkig oder

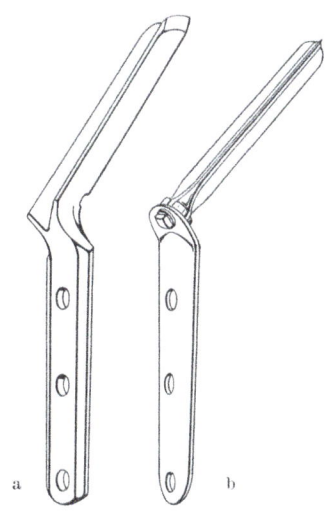

Abb. 94a u. b. Laschennägel; a fest; b beweglich

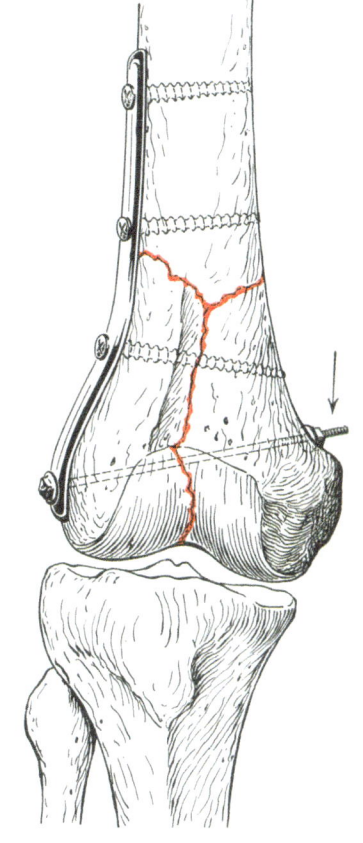

Abb. 95. Laschenverschraubung einer suprakondylären Zertrümmerungsfraktur des Oberschenkels. Das überstehende Schraubenstück (↓) wird nach der Verschraubung abgetragen

fest mit einer „Lasche" verbunden ist, die am Oberschenkelschaft mit Schrauben befestigt wird. Es gibt verschiedene Modelle.

Sie gehen in ihrer Grundform auf die von Thornton (1936), Jewitt (1941) und Neufeld zurück (s. Abb. 94a).

Der starr verbundene Laschennagel hat den größten und besten Sicherheitsfaktor. Eine Lösung von Nagel und Schraube ist praktisch unmöglich. Es besteht aber dafür der Nachteil, daß man bei der Osteosynthese an die vorgezeichnete Form gebunden ist. Der Laschennagel, bei dem Nagel und Lasche gelenkig verbunden sind, kann dafür individuell angepaßt werden (s. Abb. 94b).

Eine Sonderform ist die *Laschenverschraubung für suprakondyläre Oberschenkeltrümmerbrüche.* Der gute Halt wird durch die Verschraubung mit der Gegenmutter gegeben (s. Abb. 95).

C. Die Marknagelung des Knochens

Historisches. Die drei Methoden der medullären Fixierung von Frakturen, die Marknagelung nach Küntscher, die axiale Fixierung mit einem Kirschner-Draht und die Rush-pins hatten ihre Vorläufer.

Schon vor über 50 Jahren wurden von Nicolaysen und Watson Jones die Details für die medulläre Fixation von Frakturen beschrieben. *Dünne* Drähte wurden benutzt, die nicht die Markhöhle ausfüllten. Lambotte behandelte auf diese Weise erfolgreich Clavicula-, Radius- und Ulnafrakturen (1907).

Groves benutzte *dicke* Metallstäbe für die Behandlung von zwei Femurfrakturen (1918). Das verwandte Metall war ungeeignet und führte zur Metallose. Die Untersuchungen von Venable und Stuck hatten die Gründe der Fehlschläge mit der Verwendung von Metallstäben und des Auftretens der Metallose aufgezeigt. Die Wege zu ihrer Verhütung wurden angegeben.

Die Amerikaner L. V. u. H. L. Rush (1937, 1939) verwandten für die Behandlung der Monteggia-Fraktur und der subtrochanteren Femurfrakturen mit Erfolg zunächst Steinmann-Nägel. Sie bildeten in den nächsten Jahren die Methode der „Pins" aus, die für zahlreiche Frakturen der Extremitäten als geeignet angesehen wurden.

Lambrinudi berichtete 1939 über die Behandlung von zwei Radius- und Ulnapseudarthrosen mit der axialen medullären Fixation mit Kirschner-Drähten.

Küntscher teilte 1940 auf dem Deutschen Chirurgenkongreß sein Verfahren mit der Marknagelung mit.

Die Marknagelung nach Küntscher

Der Gedanke von Küntscher war außerordentlich kühn, die ganze Markhöhle eines gebrochenen langen Röhrenknochens mit einem Nagel auszufüllen, der sich in seiner Form der Markhöhle anpassen und der den Knochen durch diese innere Schienung absolut fest fixieren sollte. Die erste Mitteilung erfolgte auf dem Chirurgenkongreß 1940. Der Vorschlag von Küntscher schien ein für die gesamte Knochenbruchbehandlung revolutionärer Gedanke zu sein. Er war in seiner Kühnheit gleichwertig mit dem Vorschlag von Fritz Lange, für die Behandlung der tuberkulösen Spondylitis die Stahlschienen des Korsetts innen in den Körper hineinzulegen und unmittelbar an der Wirbelsäule zu befestigen. Schon im Jahre 1902 führte er diese Operation zum ersten Male aus. Das gleiche Leitmotiv, die oft unvollkommene äußere Schienung durch eine möglichst vollkommene innere Schienung zu ersetzen, lag den Gedankengängen für die Spondylitisschienung wie für die Marknagelung zugrunde.

Die Marknagelung war ursprünglich nur für die Behandlung der frischen Frakturen gedacht, dann wurde ihre Indikation auf die Behandlung der offenen Frakturen übertragen, und schließlich fand sie in großem Maße Anwendung bei den Wiederherstellungsoperationen zum Ausgleich von schlecht verheilten Knochenbrüchen oder bei Pseudarthrosen. Die Marknagelung erfuhr zunächst unter dem Einfluß Böhlers, der sich anfänglich begeistert für die Marknagelung eingesetzt hatte, einen außerordentlichen Aufschwung, und man kann wohl sagen, eine allzu schnelle Verbreitung.

Böhler sah den großen Vorzug der gedeckten Marknagelung für die Behandlung der frischen Knochenbrüche gegenüber allen anderen Operationsverfahren darin, daß durch die Einführung des Marknagels von einer kleinen Einstichstelle weit ab von der Bruchstelle und ohne direkte Eröffnung des Bruchgebietes die Infektionsgefahr auf ein Minimum herabgesetzt würde. Dann hielt er es für die Knochenbruchheilung für vorteilhaft, daß nach der Marknagelung nur die günstigen Druckkräfte zur Geltung kommen könnten, während die schädlichen Schub- und Scherkräfte ausgeschaltet seien.

Das Anwendungsgebiet der Marknagelung wurde in den ersten Jahren nach ihrer Einführung außerordentlich weit gesteckt. Sie wurde an fast allen Knochen des menschlichen Körpers versucht, und es gab kaum eine Verletzung oder einen Folgezustand am Knochen, bei dem nicht „gemarknagelt" wurde. Selbst kindliche O-Beine, die man auf so einfache Weise mit einer Osteotomie bestimmt einwandfrei behandeln und geraderichten kann, hatten dazu herhalten müssen.

Die Stimmen, die zur Zurückhaltung bei der Marknagelung rieten (K. H. Bauer und Raisch), waren anfangs vereinzelt und wurden wenig beachtet. Böhler hat inzwischen auch eine veränderte Stellung zur Marknagelung eingenommen und ist mit der Indikation zurückhaltend geworden (s. u.). Besondere Beachtung verdient die kritische Stellungnahme zur Frage der Marknagelung von Wanke und Maatz aus der Kieler Klinik, in der das Verfahren von Küntscher ursprünglich ausgebildet war. H. Reich, ein Schüler von Küntscher, hält dagegen noch an der optimistischen Einstellung zur Marknagelung fest, während Häbler zurückhaltend geworden ist.

Unsere Einstellung zur Marknagelung ist in ihrem Prinzip die gleiche geblieben wie von Anfang an:

Man soll die Marknagelung nur dort anwenden, wo man mit Wahrscheinlichkeit mit einem anderen Behandlungsverfahren nicht zu einem gleich guten Ergebnis kommt.

Wir haben ursprünglich die Marknagelung nach den günstigen Mitteilungen in der Literatur häufiger als heute ausgeführt. Wir hatten ihr mehr zugetraut, als sie wirklich leistete. So haben wir eine Anzahl von Unterschenkelmarknagelungen und eine große Zahl von Oberarmmarknagelungen gemacht. Die Unterschenkelmarknagelung wurde von uns bald als ein Verfahren, das sich in keiner Weise den anderen Verfahren als überlegen erwies, fast ganz aufgegeben. Gipsverbände waren trotz des operativen Eingriffes der Marknagelung nötig, und man sah häufiger verzögerte Konsolidierungen als in den Fällen, bei denen kein Marknagel angewandt war. Die erhoffte absolute Fixierung der Unterschenkelbrüche war durch die Marknagelung nicht zu erreichen. Auch die Einführung des Rohrschlitznagels (Herzog), des Spreiznagels und der Markraumfeder nach Maatz hat unsere Einstellung in diesem Punkt nicht ändern können. Eigene Erfahrungen mit diesen Verfahren haben wir nicht. Die Ergebnisse bei der Oberarmmarknagelung entsprachen gleichfalls nicht den gesetzten Erwartungen. Der Halt der Knochenbrüche durch den Marknagel allein war nicht gut. Die Gefahr der verzögerten oder ausbleibenden Callusbildung erwies sich vor allem groß bei alten Knochenbrüchen, bei denen vielfach der Knochen atrophisch oder die Markhöhle groß und weit waren.

Es war bis zum Jahre 1955 traurig, was wir an Fehlschlägen bei Marknagelungen, die andernorts gemacht waren, gesehen haben. Die Behandlungsergebnisse sind in den letzten Jahren erfreulicherweise wesentlich besser geworden. Die Marknagelung der geschlossenen Oberschenkelfrakturen, die heute nach Verkehrsunfällen auch in so manchem kleinen Krankenhaus gemacht wird, führt zu recht guten Ergebnissen. Gegen die Fehlschläge bei einer Marknagelung ist niemand gefeit. Auch wir haben solche, durch an und für sich unerwartete Infektionen, erlebt.

a) Die Anwendungsgebiete und die Indikationen für die Marknagelung

Die Aufstellung der Indikation der Marknagelung für die verschiedenen Knochenbrüche erfolgt auf Grund unserer eigenen Beobachtungen. Böhler hat seine Auffassung in dem Buch „Die Marknagelung nach Küntscher" in der Auflage 1945 fixiert. Er hat inzwischen, wie wir das aus persönlichen Besprechungen mit ihm wissen, das Indikationsgebiet der Marknagelung weiter eingeschränkt. Wir stimmen in der Gesamtindikation der Marknagelung mit Böhler weitgehend überein, nur in Einzelindikationen bestehen verschiedene Meinungen; dort, wo dies zutrifft, ist dies ausdrücklich betont.

α) Die gedeckte Marknagelung der frischen Knochenbrüche

Die gedeckte Marknagelung hat heute nur noch wenige Anhänger. Sie war zuerst für den *Oberschenkelbruch* ausgebildet worden. Sie hat für diesen Bruch eine gewisse Berechtigung behalten. Die Voraussetzung ist aber, daß man über ein besonderes Einrichtungsgerät, wie das von Wittmoser, verfügt. Wir haben das Gerät nie besessen. Die gedeckte Oberschenkelmarknagelung kann schnell gehen, aber manchmal sich auch sehr lange hinziehen und zahlreiche Röntgenaufnahmen erfordern. Wir bevorzugen, wenn aus besonderen Gründen statt der Drahtextension die Marknagelung angezeigt ist, die *offene* Marknagelung.

Böhler hat bereits 1948, seitdem ihm Penicillin in genügender Menge zur Verfügung stand, die gedeckte Marknagelung aufgegeben und nur noch die offene ausgeführt.

Die gedeckte Marknagelung der Unterschenkelfrakturen hat Böhler schon 1944 in seiner Klinik verboten.

Eine Bestätigung für sein Verbot lieferten ihm die Veröffentlichungen von A. W. Fischer, Ehalt und Stotz, wie er dies in der letzten Auflage der „Knochenbruchbehandlung" 1957 ausdrücklich betont, die über Todesfälle und schwere Infektionen berichtet hatten. Außerdem hatten die Nachuntersuchungen von Krösl (1953) an den Marknagelungen für die Unterschenkelbrüche ergeben, daß die Callusbildung durch den Marknagel, entgegen der Auffassung von Küntscher, nicht gefördert wurde.

β) Die offene Marknagelung der frischen Knochenbrüche

Die offene Marknagelung hat sich heute fast in der ganzen Welt durchgesetzt, wenn auch die Indikationsbreite für die Marknagelung verschieden beurteilt wird.

Eine von uns angestellte Rundfrage an 25 europäischen Kliniken (1958) ergab, daß die Marknagelung des *Oberschenkelbruches* am einheitlichsten anerkannt wird. Sie ist bei einer guten Technik nur mit einem geringen Risiko belastet und allen anderen operativen Behandlungsverfahren überlegen.

Die Anerkennung der Marknagelung für *Unterarm-, Oberarm- und Unterschenkelbrüche* ist meist nur bedingt. Die Marknagelung eines oder beider *Unterarmknochen* ist indiziert, wenn die Knochenbrüche sich nicht einwandfrei einstellen oder in guter Stellung halten lassen. Die drohende Gefahr der Verheilung in einer deformierten Stellung (Rotationsbehinderung) und der Pseudarthrosenbildung, wenigstens an einem der beiden Knochen, wird verhütet.

Eine weitere Sicherung für die schnelle Verknöcherung erhält man, wenn man einen kleinen *Knochenspan* („Bauklötzchenspan") über den Bruchspalt einfügt. Auch Böhler hat das schon seit 1951 angegeben und betont, daß durch das Hinzufügen eines kleinen Knochenspans die Ergebnisse der Marknagelung der doppelten Unterarmbrüche besser würden.

Die Marknagelung der frischen *Unterschenkelbrüche* findet eine weitgehende Ablehnung. An der Spitze der Ärzte, die auf Grund der Erfahrungen auch die offene Marknagelung der Unterschenkelbrüche ablehnen, steht Böhler. Wir haben uns seiner Auffassung angeschlossen. Die Begründung hierfür ist: Die Unterschenkelmarknagelung, auch in ihren verschiedenen Modifikationen, ist kein Verfahren, das mit Wahrscheinlichkeit zu besseren Ergebnissen führt als die konservative Behandlung mit Drahtextension und Gipsverband. Das Gegenteil ist der Fall. Die Zahl der Pseudarthrosen ist wesentlich höher als bei der konservativen Behandlung. Außerdem droht die Gefahr der Infektion.

Modifikationen der typischen Marknagelung für Unterschenkelbrüche:

Die Unterschenkelmarknagelung mit dem Spreiznagel von Maatz wird von fast allen Kliniken abgelehnt. Der Rohrschlitznagel (Herzog) leistet in der Hand des Erfinders dieser Technik Gutes. Trotz aller Propagierung durch Herzog ist es kein Verfahren, das sich bisher durchgesetzt hat oder durchsetzen wird.

γ) Die Marknagelung alter, in schlechter Stellung verheilter Frakturen

Fast alle schlecht verheilten Frakturen lassen sich durch eine entsprechende Osteotomie, meist auch ohne jede Drahtnaht, operativ richtigstellen. Das ist nur eine Frage der Osteotomie- und anschließenden Verbandtechnik. Einige wenige Frakturformen bereiten bei der operativen Geradrichtung gewisse Schwierigkeiten, und eine zusätzliche Fixierung der Bruchenden ist nach der Operation erwünscht. Für solche Fälle ist die Marknagelung angezeigt. Sie bedeutet für diese Fälle eine Erleichterung der Operationstechnik und eine Verbesserung der Behandlungsaussichten.

Oberschenkelbrüche ohne und mit einer Verkürzung von 3—4 cm. Frakturen, die am Übergang vom oberen Drittel des Oberschenkelschaftes zum mittleren und vom Übergang des mittleren zum unteren ihren Sitz haben, sind für eine Marknagelung günstig. *Die Marknagelung ist für die Behandlung der schlecht verheilten Oberschenkelfrakturen ein großer Fortschritt.*

Böhler mahnt aber, sie bei Kindern und Jugendlichen bis zum 16. Lebensjahr nicht auszuführen, da bei ihnen die erhöhte Gefahr einer Osteomyelitis bestehe. Man müsse sich bei jeder Marknagelung vor Augen halten, daß diese ein schwieriger, verantwortungsvoller Eingriff sei und daß man diesen nicht, wie dies behauptet wird, als leicht und einfach ansehen dürfe.

Unterschenkelbrüche. Böhler schrieb noch 1945: Die Marknagelung sei für die Behandlung der veralteten Unterschenkelbrüche ein Fortschritt, weil bei guter Operationstechnik in richtig ausgewählten Fällen eventuell kein zusätzlicher Gips nötig sei und weil frühzeitig Bewegungsübungen aufgenommen werden könnten. *Heute lehnt Böhler die Marknagelung für die Geradrichtung von deform verheilten Unterschenkelbrüchen ab.* Wir haben sie gleichfalls, von Ausnahmefällen abgesehen, aufgegeben.

Oberarmbrüche. Böhler hielt 1945 noch die Marknagelung im beschränkten Umfange bei schlecht verheilten Oberarmbrüchen für gerechtfertigt. Als Vorzug der Operation wurde unter anderem angesehen, daß nach Anlegen einer zusätzlichen Drahtnaht zu der Marknagelung bei Knochenbrüchen im mittleren Drittel ein Gipsverband sich erübrige.

Heute lehnt Böhler die Marknagelung für die Behandlung schlecht verheilter Oberarmknochenbrüche ab. Wir selber waren mit den Ergebnissen der Oberarmmarknagelung wenig zufrieden.

Unterarmbrüche. Böhlers Standpunkt im Jahre 1945 war, die Marknagelung habe für die Behandlung der alten, schlecht verheilten Unterarmbrüche den Vorteil, daß es bei ausgesuchten Fällen und bei richtiger Technik nach der operativen Geradrichtung zu keiner erneuten Verschiebung der Bruchstücke kommen könne und daß frühzeitig die Gelenke bewegt werden könnten. Heute lehnt Böhler auch für die Behandlung der schlecht verheilten Unterarmbrüche die Marknagelung ab. Seine weiteren Erfahrungen waren ungünstig. Eine vermehrte Neigung zur Pseudarthrosenbildung wurde beobachtet.

Wir selber halten die Marknagelung *eines* der beiden Unterarmknochen bei der Geradrichtung von schlecht verheilten doppelten Unterarmbrüchen für gut. Wenn dieser eine Bruch durch einen Marknagel gut in seiner Stellung gesichert ist, ist es wesentlich leichter, den Bruch des anderen Knochens durch eine Drahtnaht nach stufenförmiger Anfrischung der Bruchenden in der richtigen Stellung zu halten. Welcher Knochen gemarknagelt wird, die Ulna oder der Radius, hängt von dem jeweiligen Röntgenbefund ab.

Da nach einer Marknagelung eines Unterarmknochens die Gefahr einer verzögerten Konsolidierung oder selbst die Ausbildung einer Pseudarthrose besteht, ist es gut, über die Bruchstelle einen kleinen „Bauklötzchen"-Knochenspan einzufügen. Er dient nur zur Callusanregung und kann meist gleich dem oberen Drittel der Ulna entnommen werden. Ein Span aus der Knochenbank leistet den gleichen Dienst. Er wird nur als „Onlay-Span" angelegt.

Gelegentlich kann auch die doppelte Marknagelung bei alten Unterarmbrüchen angezeigt sein. Wir halten sie für gut.

δ) Die Marknagelung bei nichtverheilten Knochenbrüchen (Pseudarthrosen)

Oberschenkelpseudarthrosen. Die Marknagelung ist für alle Fälle von Oberschenkelpseudarthrosen angezeigt, bei denen keine wesentliche Verkürzung besteht oder bei denen z. B. wegen gleichzeitig anderer Verletzungsfolgen am Bein eine Beinverkürzung von etlichen Zentimetern nicht mehr ausschlaggebend ins Gewicht fällt. *Die Oberschenkelmarknagelung ist der isolierten Knochenspanung in ihrer Erfolgsaussicht überlegen. Sie bedeutet daher für die Behandlung der Oberschenkelpseudarthrose einen wesentlichen Fortschritt.* Unser ältester mit Erfolg wegen einer schweren Oberschenkelpseudarthrose operierte Patient war 72 Jahre alt. Das wäre mit keinem anderen Behandlungsverfahren möglich gewesen.

Unterschenkelpseudarthrosen. Die Marknagelung für die Unterschenkelpseudarthrose ist im allgemeinen abzulehnen. Sie hat gegenüber anderen Verfahren keine Vorteile, sondern nur Nachteile.

Oberarmpseudarthrosen. Wir verwenden die Oberarmmarknagelung *allein* für die Behandlung der Oberarmpseudarthrosen *nicht* mehr. Wir haben zu wenig Gutes davon gesehen.

Wir führen die Oberarmmarknagelung *stets* als *kombinierte Osteosynthese* — Marknagelung in Verbindung mit Knochenspanung — aus. Das Entscheidende für die operative Behandlung der Oberarmpseudarthrose in diesen Fällen ist, daß die Callusbildung angeregt wird. Dies geschieht niemals durch eine Marknagelung, sondern nur durch einen frei verpflanzten Knochenspan. Daß dieser das Entscheidende ist, bewiesen die Fälle von Oberarmpseudarthrosen, bei denen vorher die Marknagelung ergebnislos war und die schnell fest wurden, sobald über den Bruchspalt ein kleines Knochenstück bei liegendem Marknagel eingesetzt war.

Doppelte Unterarmpseudarthrosen. *Wir schätzen die Kombination der Marknagelung mit der Knochenspanung.* Wir halten dies für ein gutes Verfahren und sehen in der Marknagelung für die Behandlung der doppelten Unterarmpseudarthrose einen Fortschritt. Die Marknagelung hat die Operation der doppelten Unterarmpseudarthrosen, wenn an einem Knochen nur ein unwesentlicher Defekt besteht, erleichtert. Der *eine* Knochen, ob Ulna oder Radius hängt vom jeweiligen Befund ab, wird zuerst durch einen Marknagel in seiner Stellung gesichert, und dann wird an dem anderen der vorhandene große Defekt durch einen Knochenspan überbrückt. Eventuell ist auch eine Marknagelung beider Unterarmknochen nötig. Es ist außerordentlich wichtig, darauf zu achten, daß nicht der eine der beiden Unterarmknochen als Sperrknochen wirkt.

H. HELLNER hat eine Zusammenstellung über seine Erfahrungen mit der Marknagelung allein und in Verbindung mit Spanplastiken bei Pseudarthrosen veröffentlicht. Sie decken sich weitgehend mit den unseren. Die Wirksamkeit des Küntscher-Nagels dürfte bei den Pseudarthrosen nicht überschätzt werden. Bei den Defektpseudarthrosen sei die Knochenplastik der Marknagelung überlegen. Für gewisse Fälle sei die Verbindung der Spanplastik mit der Marknagelung zu empfehlen. Unser eigenes großes Krankengut, das schon bis zum Jahre 1950 über 500 operierte Pseudarthrosen umfaßte, hatte A. N. WITT kritisch bearbeitet und gesichtet. In dieser großangelegten Arbeit findet sich das Beweismaterial für unsere Einstellung zu der Frage Marknagelung und Pseudarthrosenbehandlung. Die Grundsätze sind bis heute die gleichen geblieben. Sie sind noch einmal fixiert in unseren Referaten: „Die Gefahren und Fehler der Osteosynthese" (1958) und "The study of osteogenesis with its relation to delayed union and Pseudarthrosis" (1960).

ε) Die Marknagelung bei Verkürzungsosteotomien

Wohl ist die Verkürzungsosteotomie am gesunden Bein zum Ausgleich von starken Beinverkürzungen der anderen Seite auch schon vor der Einführung der Marknagelung angewandt worden. Aber man war hiermit wegen der technischen Schwierigkeiten, die in der sicheren Fixierung der Bruchstücke bestanden, außerordentlich zurückhaltend. Die *Marknagelung* ist das Verfahren der Wahl für die Verkürzungsosteotomie geworden. Es lassen sich mit keinem anderen Operationsverfahren so gute Behandlungsergebnisse und dazu noch in relativ kurzer Zeit erhalten.

Weil nach der Verkürzungsosteotomie der primäre Halt nach der Marknagelung nicht so gut wie bei anderen Formen der Marknagelung ist, insbesondere sind noch manchmal *leichte Drehbewegungen* möglich, legt man zweckmäßig für 4 Wochen einen Becken-Beingipsverband an. Geschieht dies nicht, so kann die Knochenkonsolidierung stark verzögert sein, und es kann selbst einmal eine Pseudarthrose entstehen. Man beugt einer solchen Gefahr vor, wenn man gleich bei der Verkürzungsosteotomie einen kleinen Knochenspan über den Bruchspalt legt.

Wenn man von einer Verkürzungsosteotomie spricht, denkt man wohl in erster Linie an die des Oberschenkels. Sie kann aber auch an anderen Knochen gerechtfertigt sein, so z. B. zur Verkürzung eines Oberarmknochens für eine Nervennaht bei einem übergroßen Defekt (s. d.) oder zur Kürzung der Unterarmknochen für die Behandlung einer ischämischen Kontraktur (H. HELLNER).

ζ) Die Marknagelung für die Behandlung von verschiedenen Deformitäten

Das Verfahren der Marknagelung hat für die operative Behandlung einer Anzahl von Deformitäten neue Wege gewiesen. Der Ausbau dieser Operationsverfahren ist noch in Fluß. Es soll nur auf einige hingewiesen werden.

So hat FERSTL vorgeschlagen, schwere Fälle von *Coxa vara* (s. d.) mit einer Marknagelung zu behandeln (s. Abb. 96a und b).

Nach der subtrochanteren Osteotomie wird die Coxa vara aufgerichtet. Ein Marknagel wird von der Trochantergrube her eingeschlagen. Er nimmt im zentralen Bruchstück nicht seinen typischen Weg im Markraum. Er erhält vielmehr eine schräge Verlaufsrichtung. Es muß deshalb vorher an der Außenseite des Femur ein Loch gebohrt werden, durch das der Marknagel exzentrisch hindurchgehen kann. Dann wird der Marknagel in typischer Weise in den Markraum des peripheren Bruchstückes eingetrieben.

Wichtig ist, daß vor der Operation an Hand einer *Röntgenpause* genau bestimmt wird, wie groß der Aufrichtungswinkel und wie der Verlauf des Marknagels im zentralen Bruchstück sein muß. Wir haben das Verfahren nicht angewandt.

Auch die nachfolgenden Verfahren werden in unserer Klinik nicht geübt.

Die Behandlung von hochgradigen *Adduktions- und Beugekontrakturen der Hüfte* ist mit einer modifizierten Marknagelung möglich. Die Verfahren gehen auf GÜTTNER, KÜNTSCHER und STRACKER zurück.

Die *Technik* wird von KÜNTSCHER und STRACKER verschieden gehandhabt. Gemeinsam ist bei beiden die Vorbereitung vor der Operation. Es wird an Hand von Röntgenpausen in beiden Ebenen genau bestimmt, wieviel vom Knochen zur Beseitigung der Fehlstellung entfernt werden muß und in welcher Winkelstellung die Bruchstücke nachher zueinander eingestellt werden müssen. Auch *vor* der Operation wird die Form und Größe der gebogenen Marknägel ausgewählt.

Technik nach KÜNTSCHER (s. Abb. 97). Der gebogene Marknagel, dessen Durchmesser nur halb so groß wie die lichte Weite des Markraumes sein darf, wird von distal eingeschlagen. Ein zweiter Hautschnitt wird unterhalb der subtrochanteren Osteotomiestelle angelegt.

Ein Loch wird in die Außenseite des Oberschenkelschaftes gefräst, und von hier aus wird der gebogene 20—30 cm lange Marknagel, nachdem das Loch zu einer Rinne erweitert ist, bis zur Osteotomiestelle eingeschlagen. Der Nagel muß *leicht* gleiten. Dann wird nach Ausgleich der Fehlstellung der Marknagel in das zentrale Bruchstück vorgetrieben.

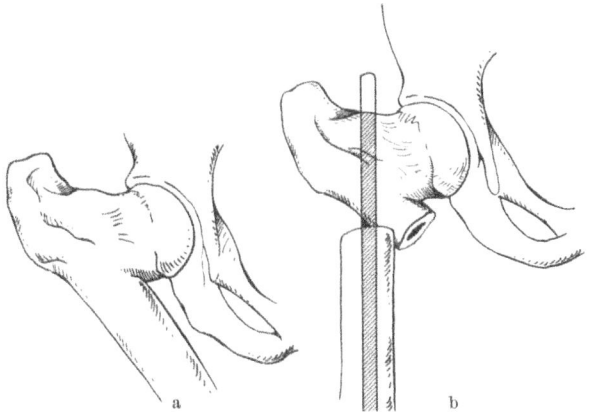

Abb. 96a u. b. Fixierung einer Coxa vara durch Küntscher-Nagel nach FERSTL. a Vor der Operation. b Einschlagen des Marknagels medial von der Trochanterspitze

Wenn eine *Hüftankylose* besteht, wird die Richtung des Marknagels so gewählt, daß dieser in das Becken hineingeht.

Technik nach GÜTTNER-STRACKER (s. Abb. 98). Der Marknagel wird nicht wie bei dem Vorgehen von KÜNTSCHER von distal, sondern von *zentral* an einer vor dem Trochanter major gelegenen Stelle eingetrieben. Wenn er durch das zentrale Fragment hindurch ist, wird die erforderliche Stellungsänderung der Bruchstücke vorgenommen und der Marknagel lediglich in den Markraum des peripheren genügend tief eingeschlagen.

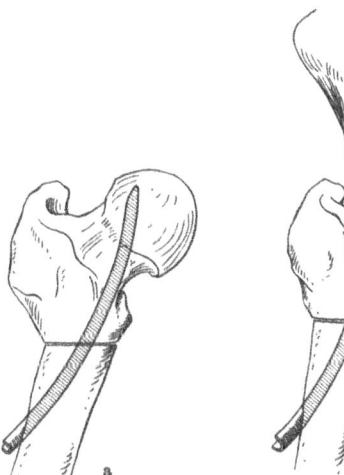 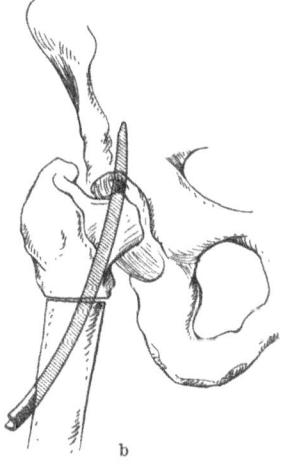 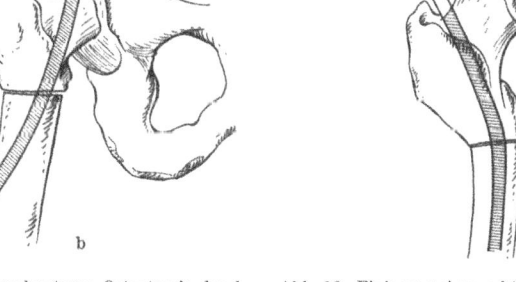

Abb. 97a u. b. Fixierung einer subtrochanteren Osteotomie durch einen Marknagel nach KÜNTSCHER. a Führung des Nagels bei erhaltenem Gelenk. b Führung des Nagels bei einem zerstörten oder veröderten Gelenk

Abb. 98. Fixierung einer subtrochanteren Osteotomie durch einen Marknagel nach STRACKER

Man soll sich nicht auf eine Technik festlegen, sondern je nach den Verhältnissen vorgehen. *Es ist selbstverständlich widersinnig, wenn man jede subtrochantere Osteotomie mit einer Marknagelung verbinden wollte.* Das Verfahren kommt nur für Ausnahmefälle in Betracht. Folgende Vorteile bestehen: die Liegezeit im Gipsverband wird, sofern überhaupt ein Gips erforderlich ist, auf einige Wochen begrenzt. Die Gefahren der Kniesteifung und Muskelatrophie fallen dadurch weg, und ebenso wird die Möglichkeit des Auftretens von Komplikationen beim Erwachsenen (Thrombose, Embolie) auf ein Minimum herabgesetzt.

Die Marknagelung kann ferner mit Erfolg für die Behandlung seltener Deformitäten, wie von schweren *spastischen Handbeugekontrakturen* (STRACKER) oder bei der *Klumphand*, beim *angeborenen Radiusdefekt* usw., angewandt werden.

Eine weitere Indikation für die Marknagelung ist die *Behandlung von schweren Deformitäten bei Kindern und Jugendlichen*, die infolge einer Osteogenesis imperfecta oder einer kongenitalen Unterschenkelpseudarthrose entstanden sind.

Der größte Erfahrungsbericht hierüber liegt von H. A. SOFIELD und E. A. MILLAR vor. Sie haben einen Zehnjahresbericht gegeben. 117 Operationen wurden an langen Röhrenknochen bei 52 Kindern im Durchschnittsalter von 2—8 Jahren ausgeführt. 80 Operationen waren Deformitäten infolge einer Osteogenesis imperfecta. Wenn erforderlich, wurden die Operationen nacheinander an den Beinen und Armen gemacht.

Die Gesamtergebnisse waren erstaunlich gut. Die Zahl der Todesfälle war bei den zahlreichen Eingriffen zwei, ebenso auch die der schweren Infektionen.

LINDEMANN hat gleichfalls über die Behandlung schwerster Deformitäten bei Osteogenesis imperfecta Jugendlicher mit der Marknagelung berichtet. Unser *eigenes Vorgehen* deckt sich im wesentlichen mit dem im Schrifttum mitgeteilten.

Das Prinzip der Technik für die Behandlung der schweren kindlichen Deformitäten ist:

Das verbogene Knochensegment wird herausgenommen, eingesägt, geradegerichtet, wieder eingesetzt und durch einen Marknagel befestigt. Wenn es ein dünner Knochen ist, kann man auch nur einen Kirschner-Draht nehmen, wenn es ein mittlerer Knochen ist, einen Rush-pin. Im allgemeinen ist der Marknagel auf Grund unserer Erfahrungen zu bevorzugen.

Auch für die kongenitale Unterschenkelpseudarthrose haben wir seit Jahren, ebenso wie GUILLEMINET, mit Erfolg die Marknagelung in Verbindung mit einer Knochenspanung angewandt. Man begnügt sich bei kleinen Kindern zur Fixierung der Tibia mit zwei Kirschner-Drähten. Sie werden, ebenso wie der Marknagel, von der Ferse her durch den Calcaneus und Talus und das obere Sprunggelenk in das proximale Drittel der Tibia eingeschlagen.

η) Die Marknagelung für die Behandlung von pathologischen Frakturen

Die Marknagelung kann insbesondere nach neuen amerikanischen Erfahrungen (EHRENHAFT, TIDRICK) auch für die Behandlung von pathologischen Frakturen, selbst bei Tumormetastasen, herangezogen werden. Sie ist ein Retter aus der Not. Nach der Marknagelung hören sofort die Schmerzen auf. Die Kontinuität der Gliedmaßen wird wieder hergestellt und gibt den unglücklichen Patienten die Möglichkeit zu einem gewissen Wiedergebrauch ihrer Gliedmaßen. Die Gefahr der Aktivierung der Tumormetastasen und weiteren Verschleppung von Tumormassen in die Blutbahn scheint gegeben zu sein.

Auch bei der Pagetschen Erkrankung läßt sich mit Erfolg die Marknagelung anwenden.

b) Instrumentarium (s. Abb. 99—102)

Ein eigenes Instrumentarium wird für die Marknagelung benötigt. Es sind: Marknägel in guter Auswahl von verschiedener Länge und Dicke, ein Bohrspieß, ein Führungsstachel mit scharfer und stumpfer Spitze, ein Vorschlagstück mit Hammer, zwei kräftige Knochenfaßzangen, ein Nagelzuginstrument, eine Metallsäge, eine Kugelfräse und dazu eine schnell arbeitende Röntgenabteilung.

Die Bestimmung der Länge und Dicke des Marknagels, der für die Operation benötigt wird, wird *vor* der Operation vorgenommen. Die Messung geschieht auf Grund des Röntgenbildes unter Berücksichtigung der Tatsache, daß die Knochenlänge und -dicke auf dem Röntgenbild je nach dem Abstand der Röntgenröhre um 5—10% größer sind.

c) Technik der offenen Marknagelung

Die Eröffnung der Markhöhle an beiden Knochenbruchstücken ist nach der Freilegung des Bruchgebietes außerordentlich wichtig. Die Markhöhle muß an beiden Knochenenden bei alten Knochenbrüchen ganz offen sein, damit nicht z. B. beim Eintreiben des Marknagels am Oberschenkel von oben her im Innern des Markraumes ein hoher Druck entsteht, der die Gefahr der Fettembolie heraufbeschwört. Diese Gefahr ist bei einer Marknagelung von frischen Frakturen nicht gegeben, weil bei ihnen das unter Druck stehende Mark aus den an der Bruchstelle offenen Markräumen ausfließen kann. Sie besteht aber bei alten Frakturen, bei denen die Markhöhle an der Bruchstelle fest verschlossen ist. Deshalb *muß* in diesen Fällen der Knochendeckel, der die Markhöhle hermetisch verschließt, vor dem Eintreiben des Marknagels entfernt sein.

α) Offene Oberschenkelmarknagelung (s. Abb. 103—106)

Der Patient liegt auf einem Extensionstisch, und ein fester Gegenzug ist oben am Tuber angebracht (s. Abb. 103). Die Gesamtlage ist Seitenlage, die Beinstellung Adduktion und Hüftbeugung. Diese Stellung wird gewählt, um den Marknagel gut und leicht vom Trochanter her einschlagen zu können.

BÖHLER bevorzugt für die Operation die Blutleere. Wir selber verzichten auf sie, denn der Blutverlust ist bei anatomischem Vorgehen meist gering, und außerdem kann die Blutleere leicht für den Operationsgang hinderlich werden.

Die Bruchstelle wird in typischer Weise freigelegt, dann wird der Führungsstachel (mit der scharfen Spitze) von unten her durch das zentrale Bruchstück eingeführt. Er wird an der lateralen Corticaliswand entlang vorwärtsgeschoben, damit er gut zur Trochanterspitze gelangt. Er wird so weit vorgestoßen, bis er unter der Haut getastet wird. Ein kleiner bogenförmiger Schnitt wird über der Spitze des Führungsspießes angelegt, um an die Einschlagstelle für den Marknagel heranzukommen. Sie wird mit einem kleinen Meißel oder unter

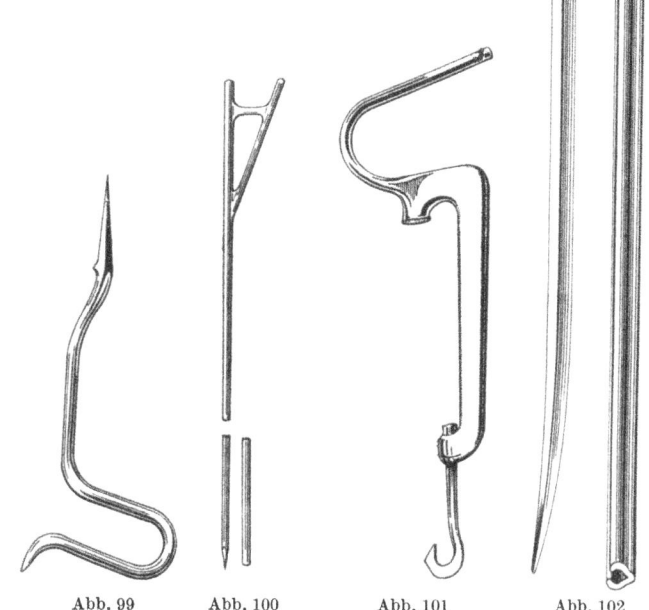

Abb. 99   Abb. 100   Abb. 101   Abb. 102

Abb. 99—102. Instrumentarium für die Marknagelung
Abb. 99. Bohrspieß Abb. 100. Führungsstachel (mit scharfer und stumpfer Spitze)
Abb. 101. Nagelzuginstrument Abb. 102. Verschiedene Marknagelarten

Benutzung des Bohrspießes an der Austrittsstelle des Führungsstachels aus der Trochanterspitze so viel erweitert, daß der Marknagel leicht hineingesteckt werden kann. Der Marknagel ist vorher auf Grund der Röntgenbilder in seiner Länge und Dicke bestimmt worden. Der Marknagel wird über den Führungsstachel in das zentrale Bruchstück so weit eingeschlagen, bis er das untere Ende des

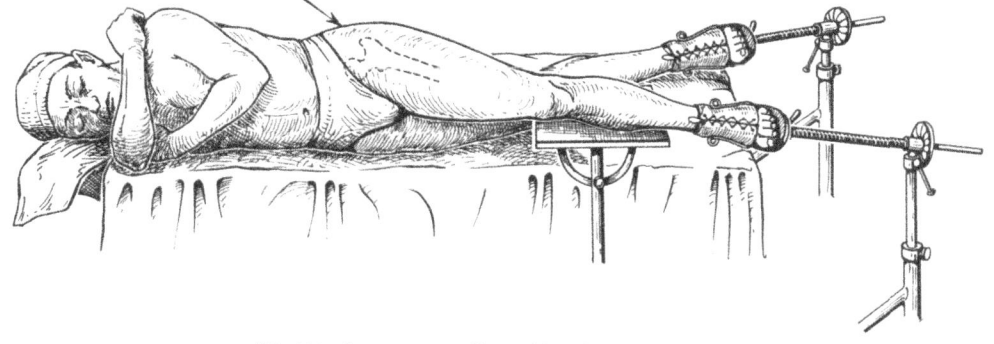

Abb. 103. Lagerung zur offenen Oberschenkelmarknagelung

Bruchstückes um etwa 1 cm überragt. Nachdem der Führungsstachel entfernt ist, werden die beiden Bruchenden mit zwei kräftigen Knochenfaßzangen aufeinandergestellt. Das periphere Bruchstück wird auf die aus dem oberen Bruchstück hervorragende Marknagelspitze aufgesetzt, und die Bruchstücke werden fest in der einmal gegebenen Stellung gehalten. Um eine glatte

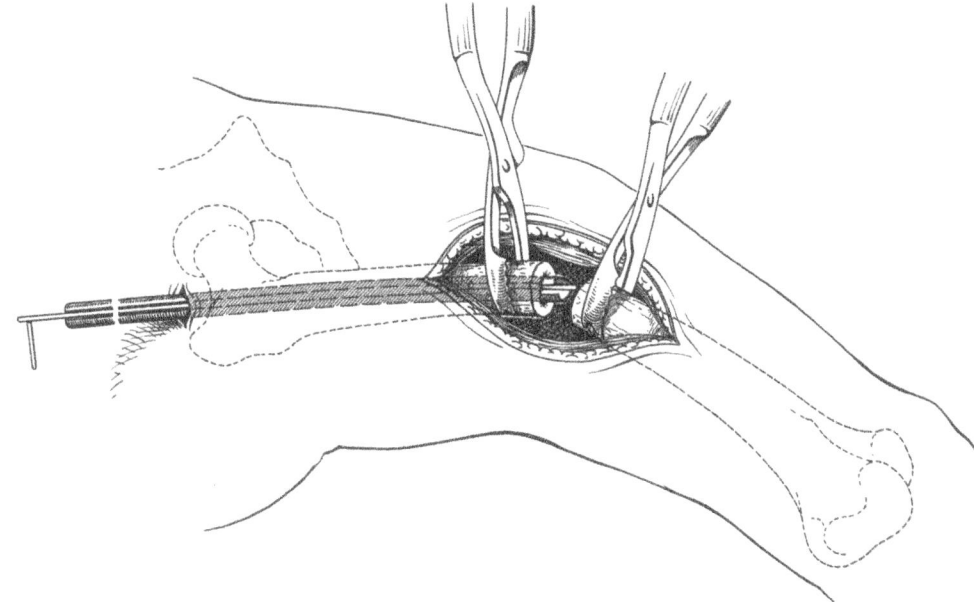

Abb. 104 u. 105. Offene Oberschenkelmarknagelung. Abb. 104. Die Bruchenden sind mit zwei kräftigen Knochenfaßzangen gefaßt und der Marknagel ist von oben in das zentrale Bruchstück eingetrieben. In dem Hohlraum des Marknagels ist gleichzeitig ein Führungsstachel mit stumpfer Spitze vorgetrieben als Wegweiser für den Marknagel, der in das periphere Bruchstück vorgeschoben wird

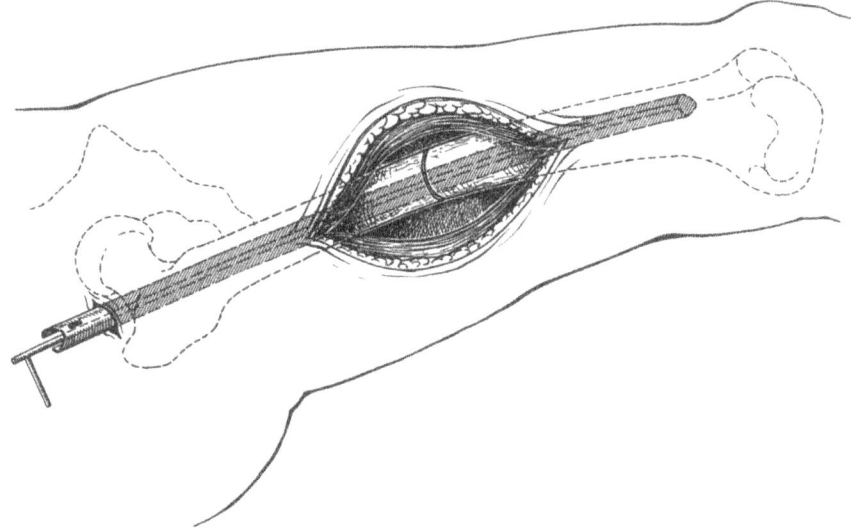

Abb. 105. Marknagel und Führungsstachel sind in das periphere Bruchstück eingetrieben

Führung des Marknagels im peripheren Bruchstück zu haben, wird in der Rinne des Marknagels erneut ein Führungsstachel (der mit der stumpfen Spitze) von oben her über den Bruchspalt hinweg in das periphere Bruchstück vorgeschoben. Nach einer genauen Kontrolle der richtigen *Rotationsstellung* des Beines wird der Marknagel in das periphere Bruchstück bis auf wenige Zentimeter eingeschlagen. Jetzt erfolgt für alle Fälle eine *Röntgenkontrolle*. Zwei Aufnahmen in verschiedenen Ebenen werden gemacht, um genau zu wissen, wie tief der Marknagel noch ohne Gefährdung für das Kniegelenk eingetrieben werden darf. Hiernach erfolgt das endgültige Einschlagen des Marknagels.

Wenn trotz der Marknagelung keine absolut feste Fixierung der Bruchenden erreicht ist, insbesondere wenn leichte Drehbewegungen vorhanden sind, werden die Knochenenden entweder durch eine zusätzliche Drahtnaht gesichert, oder es wird für alle Fälle ein Gipsverband angelegt.

Ruhigstellung nach der Marknagelung. Die Lagerung geschieht im allgemeinen auf der Braunschen Schiene. Nur in Ausnahmefällen ist ein Gips erforderlich.

Nachbehandlung. Sie ist nach der Oberschenkelmarknagelung, dem Idealfall der Marknagelung, denkbar einfach: Bewegungsübungen an den Zehen und am Fuß werden am 1. Tag nach der Operation aufgenommen. Bewegungsübungen am Knie 2 Wochen nach der Operation, wenn die Wunde per primam verheilt ist. Das Aufstehen wird, je nachdem, wieweit das Röntgenbild einen Fortschritt der Knochenbildung zeigt, etwa 4 Wochen nach der Operation erlaubt. Eine eigentliche krankengymnastische Nachbehandlung erübrigt sich. Es wird lediglich, um die Neigung zur Fuß- oder Unterschenkelschwellung zu bekämpfen, ein Fuß-Unterschenkelstützverband angelegt.

β) Offene Unterschenkelmarknagelung (s. Abb. 107a und b)

Die Technik der offenen Unterschenkelmarknagelung ist relativ einfach, wenn man sie in Kniebeugung macht. Nach vorhergehender Fibulaosteotomie wird die Bruchstelle an der Tibia freigelegt. Die Bruchenden werden angefrischt, und insbesondere wird die Markhöhle gut eröffnet. Hiernach wird mit einem kleinen

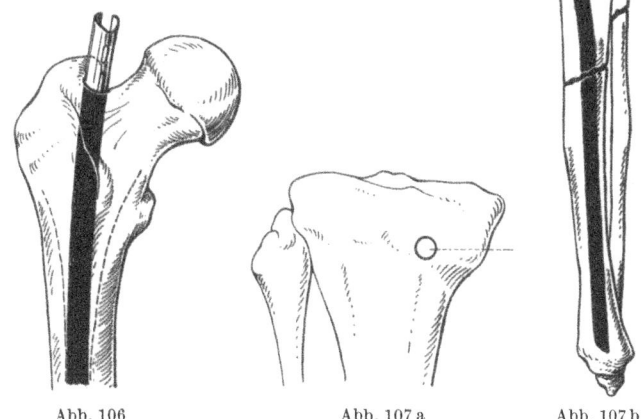

Abb. 106   Abb. 107a   Abb. 107b

Abb. 106. Einschlagstelle des Marknagels an der oberen Trochanterspitze
Abb. 107a u. b. Unterschenkelmarknagelung. a Einschlagstelle des Marknagels. b Lage des Marknagels in dem Schienbein

Schnitt an der Innenseite des Schienbeinkopfes etwa fingerbreit unter der Tuberositas tibiae der Knochen freigelegt und ein schräger, rinnenförmiger Knochenkanal angelegt. Der Führungsstachel (mit der stumpfen Spitze) wird in den Markraum bis zur Bruchstelle eingeführt. Der Marknagel wird über ihn eingeschlagen, bis er etwa 1 cm über die Bruchfläche hervorragt. Dann wird das periphere Bruchstück aufgesetzt, der Führungsstachel wird wieder vorgeschoben, und der Marknagel wird in das periphere Bruchstück um mehrere Zentimeter eingetrieben. Das endgültige Einschlagen des Marknagels erfolgt erst nach Röntgenkontrolle in zwei Ebenen.

Ruhigstellung. Ein Beingipsverband ist nach der Unterschenkelmarknagelung *nicht zu entbehren.* Er muß bis zur endgültigen Konsolidierung liegenbleiben.

Nachbehandlung. Sie besteht im wesentlichen in dem Anlegen eines Fuß-Unterschenkelstützverbandes. Wenn die Konsolidierung des Unterschenkelbruches sich viele Wochen hinzieht, ist nach Abschluß der Gipsverbandbehandlung noch eine Nachbehandlung zur Mobilisierung des Kniegelenkes und für die Behandlung der Oberschenkelmuskulatur erforderlich.

Da der gewöhnliche Marknagel am Unterschenkel wegen der Weite des Markraumes der Tibia keinen absolut festen Halt geben kann, hat MAATZ das Verfahren der ,,Markraumfeder'' ausgebildet.

γ) Offene Oberarmmarknagelung (s. Abb. 108 und 109)

Zwei Einschlagstellen stehen für die Marknagelung am Oberarm zur Verfügung: peripher, dicht oberhalb der Fossa olecrani und zentral vom Oberarmkopf her.

Die periphere Einschlagstelle wird für Knochenbrüche im unteren Drittel, die zentrale für die übrigen Knochenbrüche benutzt. Das Einschlagen des Marknagels von peripher her kann schwierig sein, wenn das Ellenbogengelenk teilweise versteift ist, wie das bei alten Verletzungen nicht selten der Fall ist. Das Einschlagen des Marknagels von oben her ist dagegen immer gut möglich. Es ist daher anzuraten, wenn es der Sitz des Knochenbruches gestattet, möglichst die zentrale Einschlagstelle zu wählen.

Technik des Einschlagens des Marknagels von peripher (s. Abb. 108)

Kleiner Hautschnitt, etwa 5 cm oberhalb des Olecranon. Die Tricepssehne wird gespalten, und man dringt dann unmittelbar auf den Knochen vor. Es ist auch möglich, seitlich neben der Strecksehne einzugehen. Ein Loch wird oberhalb des Ansatzes der Gelenkkapsel mit einer elektrischen Kugelfräse in den Knochen gemacht, das mit dem Meißel in schräger Richtung nach vorn und oben erweitert wird. Das Einschlagen des Marknagels muß außerordentlich vorsichtig geschehen. Um eine Hautschädigung zu vermeiden, wird ein flacher Meißel oder ein biegsames Bandeisen zwischen die Haut und den Marknagel eingeschoben. Um zu verhüten, daß die Marknagelspitze durch die vordere Corticaliswand, gegen die der Marknagel sich zunächst anlegt, hindurchgeht, muß das untere Marknagelende ellenbogenwärts gesenkt werden. Der Marknagel wird langsam vorwärtsgetrieben, bis er 1 cm das periphere Knochenende überragt. Daraufhin wird das zentrale Bruchstück auf den Marknagel aufgesetzt, und beide Knochenbruchstücke werden mit zwei Knochenfaßzangen in einwandfreier Stellung fest aneinandergehalten, damit der Marknagel gut in das zentrale Bruchstück eingeschlagen werden kann. Vor dem endgültigen Einschlagen des Marknagels sind zwei Röntgenkontrollaufnahmen anzufertigen.

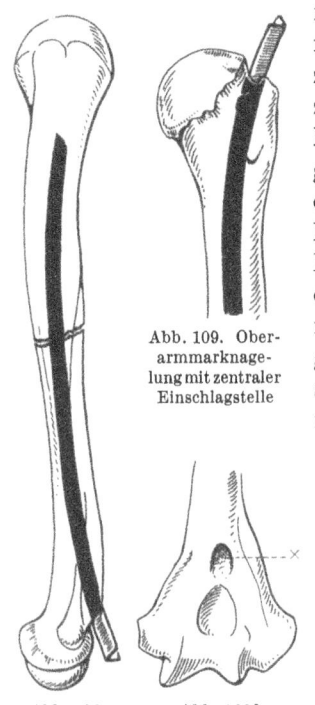

Abb. 109. Oberarmmarknagelung mit zentraler Einschlagstelle

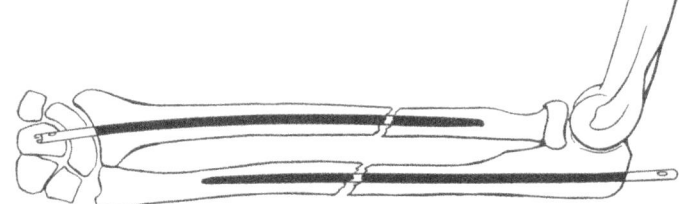

Abb. 108 a   Abb. 108 b
Abb. 108a u. b. Oberarmmarknagelung mit peripherer Einschlagstelle.
a Lage des Marknagels.
b × Einschlagstelle des Marknagels

Abb. 110. Unterarmmarknagelung. Am Radius ist der Marknagel von peripher eingeschlagen. In der Ulna ist der Marknagel vom Olecranon her eingeführt

Technik des Einschlagens des Marknagels zentral vom Oberarmkopf her (s. Abb. 109)

Vom Tuberculum majus abwärts wird ein etwa 5 cm langer Hautschnitt durch den Deltamuskel hindurch bis auf den Knochen angelegt. Ein schräger Knochenkanal wird im Oberarmkopf mit dem Meißel für das Einführen des Marknagels gebildet. Der Marknagel wird unter Weichteilschutz eingeschlagen, bis er 1 cm das zentrale Bruchende überragt. Dann wird das periphere Bruchstück auf ihn aufgesetzt, um den Marknagel weiter in dieses eintreiben zu können — *Röntgenkontrolle* wie oben.

Eine *zusätzliche Drahtfixierung ist bei jeder Oberarmmarknagelung* nötig. Sie muß die Bruchenden gegen Drehung und auch gegen ein Auseinanderweichen in der Längsachse schützen.

Ruhigstellung. Die Lagerung auf einer Abduktionsschiene ist nicht ausreichend. Ein *Arm-Rumpfgipsverband ist absolut erforderlich*, bis eine einwandfreie feste Verknöcherung erreicht ist. Anschließend Aufnahme einer vorsichtigen Nachbehandlung zur Mobilisierung der Gelenke und Kräftigung der Muskulatur.

δ) Offene Unterarmmarknagelung (s. Abb. 110)

Eine offene Unterarmmarknagelung hat ihre Berechtigung auch für die Behandlung frischer Brüche behalten, ja, die Indikation ist in den letzten Jahren eher wieder erweitert worden, wenn die Unterarmschaftbrüche sich nicht gut einstellen. Man muß es von den Verhältnissen im einzelnen Fall abhängig machen, ob man nur einen oder beide Unterarmknochen marknagelt.

Es entstehen leicht Fehler der Osteosynthese der Unterarmbrüche. So sah SMITH bei 321 Fällen von Unterarmosteosynthesen in 14% Pseudarthrosen.

Bei der doppelten Unterarmfraktur ist zu berücksichtigen, daß bei der seitlichen Betrachtung der leicht bogenförmige Verlauf des Radius wiederhergestellt wird. Verläuft dieser gestreckt, dann ist trotz der Marknagelung der Ulna die Gefahr einer Spaltbildung an der Bruchstelle mit anschließender Pseudarthrosenbildung gegeben. Der Radius wird passiv verlängert und die Ulnabruchenden werden auseinandergedrängt. Nur durch eine exakte, intramedulläre Fixierung ist dieser Fehler verhütbar. Das Hinzufügen eines kleinen zusätzlichen Knochenspanes schadet nie.

Die Marknagelung der Ulna geschieht von zentral, vom Olecranon her, die des Radius von peripher, dicht oberhalb des Handgelenkes.

Technik der Marknagelung der Ulna

Anlegen eines kleinen Hautschnittes über dem Olecranon bei Ellenbogenbeugung. Genaues Bestimmen der Einschlagstelle des Marknagels durch vergleichende Betrachtung des Röntgenbildes und Abtastung des Ulnaverlaufes, um ein Eintreiben des Marknagels in das Gelenk zu verhindern. Nach genauer Feststellung der Einschlagstelle Anlegen einer kleinen rundlichen Öffnung mit einem kleinen Meißel. Einführen eines Führungsdrahtes von 1,5 mm Dicke. *Röntgenkontrolle* über die Lage des Drahtes. Anschließend Einschlagen des Marknagels über den Führungsdraht, der nachher entfernt wird. Um ein gutes Aufsitzen des peripheren Ulnaendes zu erreichen, wird der Marknagel etwa $^1/_2$ cm über das Ende des zentralen Bruchstückes vorgetrieben. Anschließend endgültiges Einschlagen des Marknagels bei voller Supinationsstellung des Unterarms. *Röntgenkontrolle!*

Technik der Marknagelung des Radius

Ein kleiner Hautschnitt wird dicht oberhalb des Handgelenkes auf der Streckseite zwischen den Sehnen des Extensor carpi radialis und des Extensor digitorum angelegt. Das distale Ende des Radius wird unter sorgfältigem Beiseiteschieben der Sehnen des Abductor und Extensor pollicis longus freigelegt. Ein Bohrloch wird mit einem kleinen Meißel in den Knochen gemacht. Der Marknagel wird unmittelbar von peripher eingeschlagen. Ohne besondere Mühe läßt sich das zentrale Knochenbruchstück auf die vorgeschobene Spitze des Nagels aufsetzen, der dann vollständig eingetrieben wird. — *Röntgenkontrolle!*

Ruhigstellung. Gipsverband für mindestens 8 Wochen, bei Verwendung eines Knochenspanes 16 Wochen. Anschließend vorsichtige Aufnahme einer Nachbehandlung unter Vermeidung von allen passiven Drehversuchen.

d) Technik der Marknagelentfernung

Die Marknagelentfernung geschieht in der Regel in Lokalanaesthesie. Ein kleiner Schnitt wird über der Einschlagstelle des Marknagels gemacht, und das freie Ende wird so weit freigelegt, bis das Loch im Marknagel gut zugänglich ist.

Das Marknagelzuggerät wird angesetzt und der Marknagel unter leichten Hammerschlägen entfernt. Die Extraktion des Marknagels geht im allgemeinen außerordentlich leicht vor sich, wenn man die Marknagelentfernung am Oberschenkel erst nach 1 Jahr und an den anderen Knochen erst nach etwa $^1/_2$ Jahr vornimmt.

Schwierigkeiten bei der Marknagelentfernung stellen sich nur bei zu früher Entfernung ein oder wenn das freie Ende des Marknagels bei der Operation zu tief in den Knochen eingeschlagen war, so daß er im Laufe der Monate ganz in die Markhöhle des Knochens hineingeschlüpft ist. Das kann z. B. bei einer Marknagelung am Unterschenkel oder am Oberarm, wenn die Marknagelung vom Oberarmkopf her gemacht war, der Fall sein. In solchen Fällen ist zuerst eine kleine Rinne aus der vorderen Knochenwand herauszumeißeln, bis man gut an den Marknagel für die Extraktion herankommt.

e) Komplikationen bei der Marknagelung und ihre Behandlung

α) Schwierigkeiten bei dem Einschlagen des Marknagels

Das Eintreiben des Marknagels kann schwierig sein, ja, es kann unmöglich werden. Das trifft vor allem für den Oberschenkel zu. Der Grund ist ein *Mißverhältnis der Markraumweite zur gewählten Nageldicke*. Die Markhöhle des Oberschenkels hat etwas oberhalb der Mitte ihre engste Stelle. Ihr Durchmesser ist für die Bestimmung der Nageldicke ausschlaggebend. Geht das Einschlagen des Marknagels nicht glatt weiter, so darf das Einschlagen nicht erzwungen werden, sondern es ist der Nagel auszuwechseln oder im Notfall die Operation abzubrechen. Dieser Entschluß ist, wie BÖHLER sagt, an und für sich etwas Selbstverständliches und ein Leichtes. Daß er vom Operateur so ungern gefaßt wird, der glaubt, unter allen Umständen die Marknagelung zu Ende führen zu müssen, ist unverständlich. Die Marknagelung kann, da sie kein lebenswichtiger Eingriff ist, ohne Bedenken für den Patienten, ja gerade im Interesse des Patienten, abgebrochen werden.

Die Schwierigkeit des Marknageleinschlagens ist leicht durch die richtige Auswahl des Marknagels zu vermeiden.

Ein weiterer Grund für eine Behinderung des Einschlagens des Marknagels ist das *Steckenbleiben des Marknagels in einer Corticaliswand*, wenn er dabei ist, sich einen falschen Weg zu bahnen. Der gleiche Marknagel, der vorher so schön glatt in die Markhöhle hineinging, geht auf einmal nicht mehr oder nur ganz langsam vorwärts, je nachdem, ob er sich an der Corticaliswand verklemmt oder sich schon in diese hineingefressen hat. Sobald man bei einer Marknagelung auf eine Schwierigkeit stößt, soll man sofort eine Röntgenaufnahme machen lassen, weil hierdurch schnell das Hindernis für ein glattes Eintreiben des Marknagels aufgedeckt wird. Hat der Nagel eine falsche Richtung eingeschlagen, so muß er zurückgezogen und in einer verbesserten Richtung erneut eingeschlagen werden. Hiernach pflegt er glatt vorwärtszugehen.

Diese Komplikation läßt sich in der Regel durch ein richtiges *Einlegen des Führungsstachels*, der in seiner Größe genau der Hohlrinne des Marknagels entspricht, vermeiden.

β) Fettembolie

Die Gefahr der Fettembolie ist glücklicherweise außerordentlich gering. Ein Schutz gegen die Fettembolie bilden ein gutes Eröffnen der Markhöhle an den Bruchenden, damit das überschüssige Mark in der Richtung des geringsten Widerstandes ausweichen kann, und ein langsames Einschlagen des Marknagels.

MAATZ hat im Tierversuch nachweisen können, daß histologisch geringgradige Fetteinlagerung in der Lunge, in den Nieren und im Gehirn nach einer Marknagelung sich finden.

BÖHLER glaubt, daß geringe Fettausschwemmungen im allgemeinen bedeutungslos sind, daß sie aber an Bedeutung gewinnen, wenn bei der Operation, z.B. bei der Oberschenkelverlängerung, bis an die Toleranzgrenze für den Patienten gegangen wird. Dann genügt ein kleiner Anlaß, um für den Patienten ein Zuviel zu werden. Nur so ist es verständlich, wenn Todesfälle, die bei der Marknagelung aufgetreten sind, ursächlich auf eine „Fettembolie" zurückgeführt werden.

So hatte SENFF zwei Todesfälle von Fettembolien, die durch den Sektionsbefund sichergestellt sind, bei Jugendlichen, darunter bei einem 5jährigen Kinde, nach einer Oberschenkelmarknagelung mitgeteilt.

Wenn man bei Kindern und Jugendlichen eine Marknagelung macht, hat man zur Verhütung einer Fettembolie die Verpflichtung, das Knochenmark bei der offenen Marknagelung *gut abfließen zu lassen* und den Marknagel *langsam* einzuschlagen. Die Erfahrungen bei der Behandlung von Kindern mit schweren Deformitäten (Osteogenesis imperfecta; kongenitale Unterschenkelpseudarthrose; alte unbehandelte Hüftverrenkungen, bei denen, um die Reposition zu ermöglichen, eine Verkürzungsosteotomie mit anschließender Marknagelung gemacht wird [s. d.]) haben gelehrt, daß *unter diesen besonderen Verhältnissen die Marknagelung auch bei Kindern und Jugendlichen erlaubt ist.* Für die Behandlung gewöhnlicher Frakturen, frischer wie schlecht verheilter, halten wir die Marknagelung bei Kindern für überflüssig.

γ) Schock

Die Gefahr der Schockwirkung ist eigentlich nur bei der Oberschenkelmarknagelung gegeben und hier vor allem bei den Marknagelungen, die gleichzeitig mit einer Beinverlängerung verbunden werden. Der schockartige Kollaps kann bei schwierigen Verlängerungsoperationen noch auf dem Operationstisch erfolgen *(Frühkollaps).* Sein Auftreten ist ein Zeichen dafür, daß dem Patienten bei der Operation zu viel zugemutet wurde. Besonders wichtig sind die Beobachtungen, daß bedrohliche Kollapse nach einer Oberschenkelmarknagelung auch erst Stunden nach der Operation auftreten können *(Spätkollaps),* während bis dahin der Patient ein ausgesprochen gutes Allgemeinbefinden gezeigt hat. Selbst Todesfälle sind in solchem Kollaps beobachtet worden.

Ein gutes prophylaktisches Mittel gegen den Kollaps ist eine *Bluttransfusion.* Sie ist schon während der Operation vorzunehmen und eventuell wenn der Patient in seinem Bett liegt noch einmal zu wiederholen. **Es muß vor jeder Oberschenkelmarknagelung alles für eine Bluttransfusion vorbereitet sein.** Seitdem wir die Bluttransfusion regelmäßig angewandt haben, sahen wir keinen Spätkollaps mehr.

δ) Veränderungen des Blutbildes

Der Gedanke liegt nahe, daß durch den großen Eingriff einer Marknagelung eine nachhaltige Veränderung des Blutbildes eintreten kann. Wir haben das Verhältnis des Blutbildes, wie es sich nach der Marknagelung an großen Röhrenknochen zeigt, von unserem Schüler RETTIG untersuchen lassen.

RETTIG kam bei diesen Untersuchungen, die an 26 Marknagelungen und vergleichsweise an 17 Fällen von anderen Operationen angestellt wurden, zu folgenden Ergebnissen. Es kommt nach der Marknagelung regelmäßig:

1. Zu einem auffälligen *Anstieg* der *Blutsenkungsgeschwindigkeit.* Der Gipfel der Kurve liegt zwischen dem 3. und 8. Tag. Die Werte sinken nach 3—4 Wochen wieder zur Norm ab. Die Erhöhung der Werte geht bei Oberschenkelmarknagelungen bis über 100, die bei Unterarmmarknagelungen nur etwa bis 50.

2. Ein *Hämoglobinsturz* bis auf unter 50 trat nur ausnahmsweise auf, ein solcher unter 70 wiederholt. Der Hämoglobinsturz war nicht in allen Fällen nachweisbar.

3. Die *Leukocytenwerte* hielten sich mit Ausnahme der Fälle, bei denen eine Infektion eingetreten war, in normalen Grenzen.

4. *Differentialblutbild.* Das Differentialblutbild zeigte verschiedentlich das Schwinden einer Lymphocytose, die anfänglich vorhanden war. Nach 2—3 Wochen zeigte das Blutbild aber wieder eine normale Zusammensetzung. Eine *Eosinophilie,* die KÜNTSCHER hatte nachweisen können, ließ sich nicht beobachten. Lediglich in 1 Fall einer doppelten Unterarmmarknagelung trat 1 Monat nach der Operation eine auffällige Eosinophilie auf, die als allergische Fremdkörperreaktion des Organismus gedeutet wurde.

Eine Vermehrung der *Retikulocyten* wurde ebenso, wie dies auch von SLANY mitgeteilt wurde, beobachtet.

Besonders wichtig sind die Ergebnisse der *Vergleichsuntersuchungen von anderen Knochenoperationen,* die ohne Marknagelung durchgeführt waren. So zeigte sich, daß auch nach diesen Operationen in der gleichen Weise wie bei der Marknagelung ein starker Anstieg der Werte der Blutsenkungsgeschwindigkeit stattfand und daß je nach der Größe der Operation und dem damit zusammenhängenden Blutverlust auch ein vorübergehendes Absinken der Hämoglobinwerte festzustellen war. Es ist damit nachgewiesen, daß die starke Beschleunigung der Blutsenkungsgeschwindigkeit und der Absturz des Hämoglobingehaltes nach einer großen Marknagelung keine spezifischen Erscheinungen der Marknagelung sind. Sie finden sich ebenso auch bei anderen großen Knochenoperationen. *Das Ausmaß der Veränderungen steht in einem direkten Zusammenhang mit der Größe des operativen Eingriffs.*

Die Untersuchungen von RETTIG stimmen überein mit den Untersuchungen von E. MAIER, die auf Veranlassung von BÖHLER ausgeführt und inzwischen mitgeteilt wurden. Es wurde auch bei diesen Untersuchungen eine starke Beschleunigung der Blutkörperchensenkungsgeschwindigkeit im unmittelbaren Anschluß an die Marknagelung gefunden.

Beachtenswert ist, daß von E. MAIER auch eine deutliche Beschleunigung der Blutkörperchensenkungsgeschwindigkeit *nach* der Marknagel*entfernung* festgestellt wurde.

Es ist verständlich, daß die Oberschenkelmarknagelung für das gesamte *hämatopoetische* System nicht völlig gleichgültig ist. Das zeigt das Verhalten der Retikulocyten. Auch RETTIG fand ihre deutliche Vermehrung. Besonders aufschlußreich sind in dieser Hinsicht die Untersuchungen von SLANY gewesen.

Er fand, daß die stark vermehrte Ausschüttung der Retikulocyten anhält, solange der Marknagel im Körper liegt. Die Normalwerte sind 3—5 Retikulocyten auf 1000 rote Blutkörperchen, die *nach* der Marknagelung sind 24—48.

Das Absinken des Hämoglobingehaltes nach einer Oberschenkelmarknagelung ist im allgemeinen nur vorübergehend, kann aber, wie ein von RAISCH mitgeteilter Fall zeigt, auch einmal pathologische Formen annehmen und lange Zeit bestehen bleiben.

Das Hämoglobin sank bei einer 22jährigen Frau von 85 auf 45% nach der Operation, stieg nach der Bluttransfusion sofort auf 75, um dann aber auffälligerweise erneut auf 50% abzufallen. Nach der nächsten Bluttransfusion zeigte sich das gleiche Bild. Es waren, solange der Marknagel lag, regelmäßige, kleine Bluttransfusionen in einer Gesamtmenge von über 1200 cm³ nötig.

Diese Beobachtungen über die Veränderungen am Blutbild zeigen, daß man die Marknagelung nur bei gesunden, widerstandsfähigen Patienten machen soll. Die Veränderungen, die durch die Marknagelung im Blutbild gesetzt werden, sind nur vorübergehender Natur und halten sich in erträglichen Grenzen. Sie beweisen aber, was es für den Körper bedeutet, wenn ein so großer Fremdkörper wie der Oberschenkelmarknagel in ihm ist. Wenn stärkere Störungen des Blutbildes ausnahmsweise auftreten, so sind wiederholte kleine Bluttransfusionen zu ihrer Bekämpfung angezeigt.

ε) Infektion

Die Infektionsgefahr ist wohl bei der gedeckten Marknagelung sehr gering, aber auch nicht wieder so gering, wie gern geglaubt wird (MAATZ u. H. REICH).

Neben den vereinzelten leichten Entzündungen an der Einschlagstelle des Marknagels sind auch schwerste Infektionen, die selbst tödlich verliefen, mitgeteilt worden, so von A. W. FISCHER, EHALT und STOTZ. Besondere Beachtung verdient die Mitteilung von KRENSLEHNER, der nach der Oberschenkelmarknagelung bei einem 5jährigen Kinde eine akute Osteomyelitis erlebte, die nach 2 Tagen zum Tode führte. Außerordentlich wichtig ist sodann folgende Beobachtung: Bei einer Frau war nach der Marknagelung eine leichte Infektion und Eiterung aufgetreten, die nach der Marknagelentfernung bald ganz zur Ruhe kam. Das Röntgenbild zeigte zu der Zeit am Knochen keine entzündlichen Veränderungen. Ein Jahr später kam es jedoch zu einer schweren akuten Osteomyelitis.

Wenn schon bei einer gedeckten Marknagelung mit einer gewissen Infektionsgefahr mit schwerwiegenden Folgen zu rechnen ist, so erhöht sich diese bei der *offenen* Marknagelung.

Wenn eine Infektion eintritt, liegen die Verhältnisse wesentlich ungünstiger als bei einer gewöhnlichen Knochenoperation. Hier beschränkt sie sich bei einem offenen Knochenbruch auf die unmittelbare Umgebung der Verletzung und ist meist nur eine *umschriebene Ostitis*. Mit der Marknagelung wird der ganze Markraum eröffnet, und die Gefahr einer ausgedehnten Infektion ist gegeben.

Die Eiterung kann in milden Fällen unter dem Bilde einer „Nagelbettentzündung" ablaufen (MAATZ), meist wird der Knochen aber mitbeteiligt, es wird eine *Ostitis*, die wieder zur *Osteomyelitis* überleitet. Bei Kindern und Jugendlichen kann sich besonders leicht eine schwere Osteomyelitis entwickeln, die in ihrem Verlauf der schweren *akuten, hämatogen entstandenen entspricht*.

Die Osteomyelitis nach einer Marknagelung verläuft beim Erwachsenen, wenn die Wunde rechtzeitig eröffnet wird, meist relativ gutartig. Ein guter Abfluß des Eiters an der Operationsstelle und an der Einschlagstelle des Nagels, der wie ein ableitender Drain wirkt, ist möglich.

Sequester entwickeln sich gern an den Knochenbruchenden. Sie können die Form von typischen Kronen- oder „Ring"sequestern haben oder auch eine eigentümliche Kegelform zeigen. BÖHLER hat diese Sequester wegen ihrer Entstehung und ihres Sitzes als *Marksequester* bezeichnet. In anderen Fällen verläuft die Infektion ausgesprochen bösartig.

Man hat anfänglich versucht, die Infektion nach einer Marknagelung als harmlos hinzustellen; das ist sie bestimmt nicht! Jede Infektion nach einer Marknagelung ist, zumal am Ober- und Unterschenkel, eine *ernste Komplikation*. Sie kann ein vielmonatelanges Krankenlager bedeuten und zur Amputation oder zum Tode führen.

Die *chirurgische Behandlung* der Infektion ist frühzeitige Wunderöffnung, um dem Eiter einen guten Abfluß zu verschaffen. Der Marknagel soll nach Möglichkeit so lange liegen gelassen werden, bis eine gewisse Festigkeit des Knochens eingetreten ist. Wenn wegen der Stärke der Eiterung der Marknagel vorzeitig entfernt werden muß, so ist dies stets eine unliebsame Komplikation. Die gute Stellung der Bruchstücke geht verloren, und ein großer Gipsverband muß angelegt werden. Deshalb vertreten auch wir, ebenso wie KÜNTSCHER, die Auffassung, den Marknagel möglichst lange liegenzulassen. Er ist wohl ein Fremdkörper, aber ermöglicht doch einen guten Abfluß des Eiters.

Die Sequester werden, sobald sie sich demarkiert haben, entfernt. Der Gipsverband bleibt liegen, solange eine Aussicht auf eine Knochenkonsolidierung besteht. In einem Teil der Fälle bildet sich aber, auch wir haben solche vereinzelt erlebt, nach der Kronensequesterentfernung eine Pseudarthrose aus, ein Ergebnis, das nach einer Operation, die wegen eines in schlechter Stellung verheilten Knochenbruches gemacht war, recht kümmerlich und deprimierend ist!

Bei der Behandlung der Infektion soll man sich die Mühe machen und Testproben vornehmen lassen, um zu wissen, welches Antibioticum für die Bekämpfung der Eiterung am wirksamsten ist.

Die beste Prophylaxe für eine Infektion nach einer Marknagelung ist die selbstverständliche Forderung, die Marknagelung unter einwandfreien Operationsverhältnissen auszuführen und nach einer überstandenen Eiterung, auch heute in der Penicillinära, etwa 1 Jahr zu warten. Außerdem ist anzuraten, zumal bei einer Oberschenkelmarknagelung, stets den Penicillinschutz anzuwenden.

ζ) Verzögerte Knochenkonsolidierung

Die Erfahrungen mit der Marknagelung an den verschiedenen langen Röhrenknochen haben gelehrt, daß mit Ausnahme des Oberschenkels die Konsolidierung nach einer Marknagelung schwer verzögert sein kann. Das gilt für den Unterschenkel, den Unterarm und ganz besonders für den Oberarm. Der Bruch wird trotz einwandfreier Marknagelung mit *zusätzlicher Drahtnaht* *nicht fest*. Wir sahen das in einzelnen Fällen auch nach Marknagelungen am Oberschenkel, die andernorts gemacht waren. Der Marknagelung war ursprünglich nachgerühmt worden, daß sie die Callusbildung anrege. Wir haben dies nie geglaubt und uns immer dagegengewandt. Der Marknagel ist ein metallischer Fremdkörper, und er kann als solcher die Callusbildung nicht fördern. Es besteht umgekehrt die Gefahr, daß er sie hemmt. Eigene vergleichende Tierversuche, die schon vor drei Jahrzehnten angestellt waren, hatten uns eindrucksvoll die callushemmende Wirkung der verschiedenen metallischen Fremdkörper gezeigt. Sie war allerdings am geringsten beim rostfreien Stahl V 2 A, aber sie bestand auch bei ihm. Es war daher nur eine logische Schlußfolgerung, daß auch der große Marknagel die Callusbildung hemmen muß. Wenn man eine schnelle Verknöcherung nach der Marknagelung am Oberschenkel, insbesondere nach der gedeckten Marknagelung, klinisch und röntgenologisch beobachtet, so hängt das damit zusammen, daß von dem Marknagel das überschüssige Mark aus dem Markraum herausgepreßt wird, in die Umgebung der Bruchstelle gelangt und so trotz der hemmenden Wirkung des Metallfremdkörpers zu einer schnellen Verknöcherung beiträgt. Günstig wirken sich ferner für die Verknöcherung die absolute Ruhigstellung und der Umstand aus, daß die Bruchenden fest aufeinandergepreßt sind. An den anderen langen Röhrenknochen wirkt sich die Anwesenheit des Marknagels oft ungünstig auf die Callusbildung aus. Die Verknöcherung geht langsamer als bei anderen Behandlungsverfahren vor sich. Sie ist ungenügend oder bleibt ganz aus. Die Folge ist eine Pseudarthrose, die nur durch eine Nachoperation zu beseitigen ist.

Die Zahl der Pseudarthrosen ist, zumal am Unterarm, auch bei nichtinfizierten Nagelungen nicht gering. So wurde sie nach MAATZ in der Kieler Klinik unter 53 Fällen 7mal beobachtet.

KÜNTSCHER hatte auf Grund von Tierversuchen angenommen, daß die Callusbildung durch die Marknagelung angeregt wird. Klinische Erfahrungen, so von EHRLICH und A. W. FISCHER, schienen diese Auffassung zu bestätigen. Auch BÖHLER glaubte zunächst an eine callus-anregende Kraft des Marknagels. Er kam aber auf Grund von sorgfältigen Röntgenstudien zu der gegenteiligen Auffassung und fand, daß der Marknagel sogar unter besonderen Verhältnissen die Callusbildung hemme. Er schreibt: ,,Diese Feststellung bedeutet die größte Enttäuschung, die ich als Arzt erlebt habe, weil ich die allergrößte Hoffnung auf die callus-fördernde Wirkung des Marknagels gesetzt habe." Er hat auch nachgewiesen, daß die großen kugelförmigen, tumorartigen Callusbildungen, die man vereinzelt nach einer Marknagelung gesehen hat, ganz anders als bisher zu deuten waren. Es ist ein *Reizcallus*, der sich bei solchen Fällen von Marknagelung entwickelt, bei denen der Marknagel zu kurz ist und bei dem die Knochenenden nicht absolut fixiert sind. Wackelbewegungen sind möglich, und die störenden Schub- und Scherkräfte führen zu der Ausbildung eines übermäßigen Periostcallus. Dieser Callus ist ein krankhaftes Gewebe, das abnorm weich ist und bei dem auch nach einer Zeit von 10 Wochen und länger der Bruchspalt noch offen bleibt. Gliedmaßen mit einem Reiz-callus sind empfindlich.

JÖRG BÖHLER hat den Reizcallus in seiner Entstehungsweise mit dem Kugelcallus, der sich bei einem Mittelfußknochenbruch entwickelt, wenn dieser nicht durch einen Gipsverband ruhiggestellt war, treffend verglichen.

Ein Reizcallus nach einer Marknagelung kann auch unter dem Einfluß einer groben mechanischen Schädigung entstehen, nämlich, wenn eine kräftige *unsachgemäße Massage* gemacht war.

Auch wir sahen solche Fälle, die andernorts behandelt waren. Eine tumorartige Auftreibung fand sich im Operationsgebiet. Die Gliedmaße war stark empfindlich, und die Bewegungsfähigkeit im Kniegelenk war behindert. Wenn man die Massage sofort absetzt und die Gliedmaße auf einer Schiene ruhigstellt, gehen diese schmerzhaften Reizerscheinungen von selber wieder zurück. Das ist der beste Beweis dafür, daß der mächtige Callus nur durch die unsachgemäße mechanische Schädigung bei der Massage entstanden war.

Um der verzögerten Konsolidierung bei der Callusbildung vorzubeugen, ist es wichtig, das *Periost* bei der Operation zu schonen. Wenn man bei der Operation den Eindruck hat, daß das Periost von einer schlechten Beschaffenheit ist, *soll man am Schluß der Marknagelung einen kleinen Knochenspan in eine flache Rinne über den Bruchspalt einsetzen.* Die Verknöcherung wird hierdurch wesentlich beschleunigt und die Gefahr der Pseudarthrosenbildung vermieden.

Wenn nach einer Marknagelung die Konsolidierung verzögert ist und die Ausbildung einer Pseudarthrose droht, soll man nicht länger als 3—4 Monate zuwarten und zu einer *Nachoperation* schreiten. Es genügt meist, bei liegendem Nagel einen kleinen ,,*Bauklötzchen*"-Knochenspan in eine flache Rinne über dem Bruchspalt einzufügen. Der Knochen wird hiermit in relativ kurzer Zeit fest.

Man kann auch lediglich einen *Onlay*-Span (PHEMISTER) über das Bruchgebiet legen. Eine Befestigung des Spanes durch zwei dicke Catgutfäden, die um den Knochenschaft geführt werden, ist ratsam. Einer Befestigung mit Drahtumschlingungen ist wegen der Gefahr der Metallose zu widerraten.

KÜNTSCHER hat empfohlen, bei Pseudarthrosen den alten Marknagel herauszuziehen und von der Einschlagstelle aus einen Bohrer einzuführen, der an seinem freien Ende ein schaufel-ähnliches Verbreiterungsstück hat. Dieses wird von außenher durch den Bohrer, der zentral hohl ist, in Tätigkeit gesetzt, sobald die Spitze des Bohrers die alte Fraktur, bzw. Pseudarthrosen-stelle erreicht hat. Der Innenraum der Markhöhle und die alte Bruchstelle werden durch drehende Bewegungen angefrischt, und Knochenmehl wird durch den Bruchspalt nach außen verlagert. Anschließend wird dann ein genügend dicker Marknagel, der wirklich die Bruch-enden fixiert, eingeführt. KÜNTSCHER hat über zahlreiche Operationen mit dieser Methode berichtet.

Die Anwendung der Marknagelung ist trotz der Gefahren und Komplikationen, die mit ihr verbunden sein können, in richtig ausgewählten Fällen durchaus gerechtfertigt. Die Gefahren lassen sich heute, nachdem man sie kennt, auf ein ärztlich vertretbares Mindestmaß herabdrücken. Die Marknagelung bedeutet eine Bereicherung für die gesamte Knochenchirurgie. Sie hat neue Behandlungsmöglichkeiten eröffnet und wird noch weitere erschließen.

D. Die Osteosynthese mit den Rush-pins

Dem Prinzip der inneren Fixierung von Brüchen liegt einmal die Erkenntnis zugrunde, daß die möglichste Ruhigstellung einer Fraktur die Heilung beschleunigt, zum anderen, daß manche Frakturformen sich auf anderem Wege nicht in optimale Stellung bringen oder in dieser halten lassen.

Dem *Küntscher-Nagel* und *Rush-pin* ist gemeinsam, daß beide in die Markhöhle des Knochens eingebracht werden. Es bestehen in der Verwendung und Indikation aber Unterschiede, die sich aus den, den beiden Verfahren zugrunde liegenden Prinzipien ableiten lassen.

Der *Küntscher-Nagel* ist durch Form und Material als starres Rohr aufzufassen. Er muß die Markhöhle möglichst vollkommen ausfüllen. Nur so kann die für die Frakturheilung erforderliche vollkommene Ruhigstellung erreicht werden. Diese Forderung ist naturgemäß an entsprechende anatomische Voraussetzungen gebunden. Sie sind z. B. nicht gegeben bei gelenknahen Frakturen in Kondylenbereichen.

Der *Rush-pin* ist im Gegensatz dazu als dünner, elastischer, die Markhöhle nicht ausfüllender Metallstab aufzufassen. Er liegt nicht wie der Küntscher-Nagel spannungslos in der Markhöhle.

Die für die Frakturheilung wesentliche Ruhigstellung wird hier erreicht durch die Ausnutzung der dem Stahl eigenen elastischen Kräfte. Die nötige Spannung erhält der Rush-pin dadurch, daß er von seitlich in die Markhöhle eingeschlagen wird, in der er, bogenförmig sich krümmend, weiter verläuft und sich verklemmt. Um die beim Eintreiben des Pins in diesem aufgetretene Spannung nicht zu verlieren — was gleichbedeutend ist mit der Vermeidung einer Achsenknickung der Fraktur — ist es erforderlich, einen zweiten Pin von der anderen Seite aus einzutreiben; dieser besitzt gegensinnig wirkende, elastische Kräfte. Die hierdurch erreichbare Fixierung des Bruches ist gut. Sie ist wesentlich abhängig von der Elastizität oder Spannung der Nägel. Diese „Spannung" muß gehalten und erhalten werden durch den Knochen. *Nur normaler, gesunder Knochen ist diesen Belastungen gewachsen.* Wenn unter dem einwirkenden Druck der knöcherne Gegenhalt schwindet und somit die elastische Spannung der Rush-pins verlorengeht, so hat man sich einer der wesentlichen Vorteile dieser Methode begeben, ja meist sogar ungünstigere Voraussetzungen quoad sanationem et axim fracturae geschaffen.

Die Verwendung *eines* Rush-pin zur Fixierung langer Röhrenknochen deckt sich in vielem mit der Indikation zur Küntscher-Nagelung.

Die *Indikation* zur Rush-pin-Nagelung kann gegeben sein bei gelenknahen Frakturen in Kondylenbereichen. Sie füllt hier eine Lücke zwischen Küntscher-Nagelung und Laschenverschraubung.

Die Nagelung einer Fraktur mittels *eines* Rush pin, gleichsam als Ersatz für den Kuntscher-Nagel, entspricht nicht dem Prinzip der Rush-pin-Nagelung. Sie hat gegenüber der Anwendung des Küntscher-Nagels Nachteile.

Eine *Gegenindikation* zur Rush-pin-Nagelung ist gegeben, wenn atrophischer, kalksalzarmer, osteoporotischer Knochen vorliegt. Hier ist die Laschenverschraubung vorzuziehen.

E. Die Knochentransplantation

Die Knochentransplantation hat in dem vergangenen Jahrzehnt eine neue Ausrichtung erfahren. Während bis dahin die autoplastische Knochentransplantation eine beherrschende Stellung eingenommen hatte, rückte die homoioplastische Knochentransplantation stetig vor. Sie trat in ihrem Werte gleichberechtigt neben die autoplastische. Selbst die heteroplastische Transplantation kam wieder zur Anerkennung.

a) Die autoplastische Knochentransplantation

Die autoplastische Knochentransplantation wird in typischer Weise mit einem festen, massiven Knochenspan ausgeführt, der am besten alle Knochenanteile, Periost, Corticalis und Mark enthält und der unmittelbar nach seiner Entnahme an seinen Bestimmungsort eingepflanzt wird. Dieser bewährten Form der Knochentransplantation sind durch Modifikationen Konkurrenzverfahren erwachsen. Es sind dies die Transplantation mit dem „*biegsamen Span*", der lediglich aus dem Periost mit einer dünnen Knochenlamelle besteht, und die Knochentransplantation mit einem „weichen" Knochen, den „Knochenschnitzeln".

Wir müssen deshalb bei der autoplastischen Knochentransplantation unterscheiden:

a) die Transplantation mit einem festen Knochenspan,

b) die Transplantation mit einem biegsamen Knochenspan,

c) die Transplantation mit „weichem" Knochen oder mit „Knochenschnitzeln".

α) Die Transplantation mit einem festen Knochenspan

Diese Form der Knochentransplantation ist die meist angewandte, die bestbewährte und auch die für den verschiedensten Gebrauch anpassungsfähigste. Sie ist, wie z. B. für die Behandlung von großen Defektpseudarthrosen, auch heute noch die einzig zuverlässig erfolgversprechende.

ALBEE hat in seinem ausgezeichneten Buche „Orthopedic and Reconstruction Surgery" im Jahre 1921 nicht weniger als 19 Indikationen für die freie Knochentransplantation aufgeführt. Die Indikationen sind im einzelnen nicht alle beibehalten worden, wie z. B. die für die Behandlung von schweren angeborenen Klumpfüßen. Aber ALBEE, der neben LEXER der Begründer der Lehre von der freien Knochentransplantation ist, hat damals schon weitblickend vorausgesehen, daß dieses Verfahren ein großes Arbeitsgebiet eröffnen und daß es in seiner Ausbaufähigkeit ein neues Gebiet der Chirurgie, das der Wiederherstellung, erschließen wird.

Die wichtigsten *Indikationsgebiete* für die freien Knochentransplantationen sind:

1. Die Pseudarthrosen, insbesondere die großen Defektpseudarthrosen.

2. Die Überbrückung von großen Knochendefekten nach Tumorexstirpationen.

3. Die Verriegelungsarthrodesen für die abschließende Behandlung von schmerzhaften Gelenkerkrankungen entzündlicher und nichtentzündlicher Art (intra-, para- und extraartikuläre Arthrodesen, bei der Tuberkulose, bei der Arthrosis deformans, nach Gelenkfrakturen, nach Gelenkschüssen usw.).

4. Die *teilweise Sperrung der Gelenke* bei Lähmungszuständen (Arthrorise).

5. Die Behandlung von *schlaffen* und zur *Luxation neigenden Gelenken der Hüfte und Schulter* (Pfannendachplastik an der Hüfte, Operation der habituellen Schulterluxation).

6. Die Behandlung von *schweren Schlottergelenken* nach ausgedehnten Gelenkresektionen an Knie, Hüfte, Schulter und Ellenbogen.

7. *Die Versteifung eines Wirbelsäulenabschnittes* bei entzündlichen Veränderungen (Spondylitis-„Schienung"), bei sonst unbeeinflußbaren schmerzhaften Veränderungen rein deformierender oder posttraumatischer Natur (vorzeitige Spondylarthrosis, Sakralisation, Spondylolisthesis, alte Lendenwirbelfrakturen).

8. Die Behandlung von schweren *Kreuzschmerzen* bei vorzeitiger Iliosacral- bzw. Lumbosacralarthrose.

9. Die Versteifungsoperationen bei Skoliose.

Bei einem Teil dieser Indikationen ist aber auch eine *nicht* autoplastische Knochentransplantation heute vertretbar; in anderen Fällen bietet die kombinierte Transplantation von autoplastischem und nichtautoplastischem Knochen Vorteile.

Die typischen *Entnahmestellen* (s. Abb. 111—113) für den Knochenspan sind in erster Linie die Tibia (ALBEE, LEXER), dann der Darmbeinkamm (ABBOT, CODIVILLA, DICK, LANGENSKIÖLD) oder die Fibula und nur selten eine Rippe. Für Hüftgelenkoperationen kann man den Knochenspan auch gleich aus dem Trochanter maior-Massiv und dem oberen Femurschaft nehmen. Wenn man den Knochenspan in der unmittelbaren Nachbarschaft des Operationsgebietes gewinnen kann, erübrigt sich das Anlegen einer eigenen Operationswunde zur Spanentnahme. Man rühmt dem Knochen, der aus der Nähe des Operationsgebietes stammt, nach, daß er besonders gut einheile.

Dieser Auffassung ist entgegenzuhalten, daß ein solcher Knochen vielfach kein vollwertiger, regenerationskräftiger Knochen ist. Der Knochen ist durch eine lange Ruhigstellung im Gipsverband oft atrophisch und minderwertig geworden. Es ist in solchen Fällen besser, den Knochenspan fernab von der Verletzungs- oder Erkrankungsstelle aus dem gesunden Knochen zu nehmen.

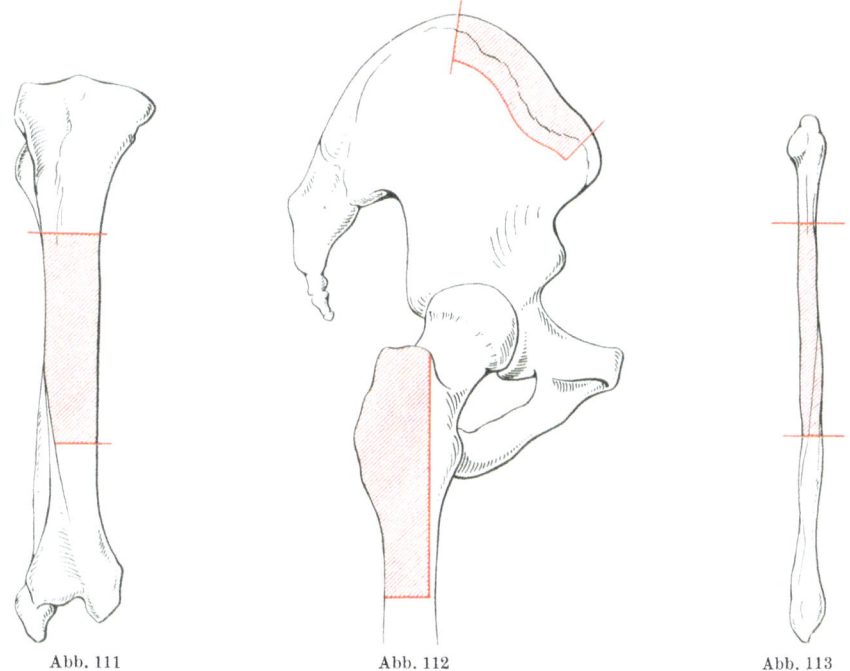

Abb. 111   Abb. 112   Abb. 113

Abb. 111—113. Typische Entnahmestellen für einen Knochenspan. Abb. 111. Aus der Tibia. Abb. 112. Aus dem Darmbeinkamm und dem Trochantermassiv mit dem oberen Femurende. Abb. 113. Aus der Fibula

Der Knochenspan soll in der Regel alle drei Gewebsarten, *Mark*, *Corticalis* und *Periost*, enthalten. Das *Periost* wurde lange Zeit für die *Knochenneubildung als entscheidend angesehen*. Das schien schon durch die Untersuchungen OLLIERs erwiesen, die von ALBEE, LEXER, REHN u. a. bestätigt und erhärtet wurden.

Die Bedeutung des *Transplantatperiostes* ist trotz zahlreicher experimenteller Untersuchungen und wertvoller klinischer Beobachtungen immer noch umstritten. BÜRKLE DE LA CAMP hält an der Auffassung fest, daß ein periostgedecktes Transplantat eine größere knochenbildende Kraft als ein periostloses habe. Er schreibt dem Periost aber nicht mehr wie LEXER eine überragende Bedeutung für die Knochenneubildung zu.

OBERDAHLHOFF glaubt, daß die Cambiumschicht, die unmittelbar unter dem Periost liegt, Hauptregenerationskraft habe. Dem Periost selber sei keine eigene knochenbildende Kraft zuzusprechen.

Die Frage nach dem Wert des *Lagerperiostes* ist dagegen entschieden. Wenn ein Knochentransplantat in einen Periostschlauch eingelegt oder wenn es zwischen dem Periost und dem Knochen eingefügt wird, geht die Einheilung besonders schnell vor sich. Hierauf beruht das Verfahren der Behandlung der Pseudarthrosen und der verzögerten Callusbildungen mit dem „Anlege"-(„Onlay"-) Span von PHEMISTER (s. d.).

Die Herausnahme des Knochenspanes verlangt *Präzisionsarbeit*. Ein bis auf den Millimeter abgestimmtes Zusammenarbeiten zwischen dem Operateur und seinem Assistenten, der den

Span herrichtet, ist nötig. Der Span muß in der Form und Größe genau den Angaben entsprechen, die der Operateur gegeben hat. Wenn dies nicht gewährleistet ist, nimmt er sich seinen
Knochenspan lieber selber heraus.

Die Entnahme des Spanes geschieht mit Meißel oder Säge. LEXER bevorzugte die Meißel,
und zwar seine bildhauermäßig geformten messerscharfen Meißel mit Holzgriff.

ALBEE hat einen ganzen Werkzeugkasten für die Spanentnahme angegeben. Der freigelegte Knochen
wird mit zwei schraubstockähnlichen Instrumenten peripher und zentral von der Seite her gefaßt, und der
Knochenspan wird aus der Vorderfläche der Tibia mit einer elektrischen, verstellbaren Doppelkreissäge herausgenommen. In Amerika, England und auch in Italien hat man diese mechanisierte Spanentnahme weiter
ausgebaut und an ihr festgehalten. In Deutschland wird die Knochenbearbeitung mit dem Meißel bevorzugt.
Die Vorteile bei dem Arbeiten mit der Säge sind, daß der Knochen nicht springt und daß die Spanentnahme
außerordentlich schnell geht. Nachteile sind, daß die Hitzeentwicklung bei den schnellen Umdrehungen
der Säge, bei der von ALBEE waren es 1000 in der Minute, für die Lebenskraft des Knochens, zumindest an seinen
Rändern, nicht gleichgültig ist und daß eine individuelle bildhauermäßige Bearbeitung des Knochens unmöglich ist.

Die *praktischen* Erfahrungen haben ergeben, daß mit beiden Verfahren, mit dem Meißel wie
mit der Säge, einwandfreie Behandlungsergebnisse zu erzielen sind. Die gleichmäßigsten Ergebnisse wird der Operateur mit dem Verfahren haben, mit dem er am besten eingearbeitet ist.
Wenn wir auch Anhänger der Knochenentnahme mit dem Meißel sind, geben wir doch zu,
daß man zumal einfach geformte Knochenspäne leicht und schnell unbedenklich mit einer guten
elektrischen Säge herausnehmen kann. Auch wir tun dies.

Ein Unterschied besteht jetzt für das weitere Vorgehen, je nachdem, ob es ein periostloser
oder ein periostgedeckter Span ist. Der periostlose Span wird als Anlege- oder Onlay-Span oder
auch für die Verriegelungs-Bolzungsarthrodesen benötigt. Der periostgedeckte Span ist indiziert
für Knochendefektüberbrückungen, Defektpseudarthrosen (Einlege- oder Inlay-Span), para-
artikuläre Arthrodesen usw.

Technik der Entnahme des periostlosen Spanes aus der Tibia

Türflügelförmiger Schnitt im Periost des Schienbeines. Es wird mit dem scharfen Raspatorium zurückgeschoben. Die benötigte Länge des Knochenspanes wird abgemessen. Mit dem
scharfen, schmalen Meißel wird der Knochen zunächst eingekerbt und dann mit dem breiten
Meißel der Span in seiner Größe herausgemeißelt. Nach der Spanentnahme wird das Periost
über dem Knochen vernäht.

Technik der Entnahme des periostgedeckten Spanes aus der Tibia (s. Abb. 114)

In Blutleere entsprechend großer bogenförmiger Schnitt vorn neben der Tibia. Nach Freilegung des Knochens Längsspaltung des Periostes an der vorderen und hinteren Tibiakante.
Subperiostales seitliches Abschieben der Muskulatur ist nur für große Späne erforderlich. Ab-

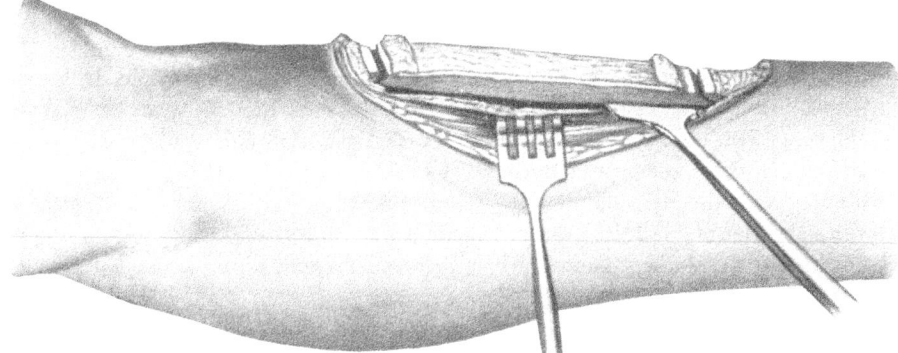

Abb. 114. Entnahme eines Tibiaspanes für eine Pseudarthrosenoperation

messen der Länge und Breite des Knochenspanes mit einem Metallmeßband, Anbringen entsprechender Markierungszeichen am Knochen für die Spanbegrenzung.

Queres Einschneiden des Periostes, 1—2 cm ober- und unterhalb von den Spanenden, um
ein überschüssiges Periost zu erhalten. Zurückschieben des Periostes in der Längsrichtung und

von den Seiten her in den Bereich des Knochenspanes. Queres *Einmeißeln* der Tibia an den beiden Spanenden bis zur Markhöhle.

Wenn nur ein Teil der Tibiabreite benötigt wird, rinnenförmiges Einmeißeln in der Längsrichtung der Vorderfläche der Tibia. Wenn die ganze Breite gebraucht wird, Durchmeißeln dicht unterhalb der medialen Tibiakante, zum Schluß Längsmeißeln an der lateralen Seite unter Mitnahme der vorderen Tibiakante. Ist die Tibiakante für einen Span, der in einen dünnen Knochen eingepflanzt werden soll, zu dick und plump, so läßt man die Tibiakante stehen und bildet den Tibiaspan nur aus der Tibiavorderfläche.

Gut sind auch die Späne aus dem oberen Drittel des Schienbeins. Für eine solche Spanentnahme ist die Benützung einer Doppelkreissäge vorteilhaft.

Wenn richtig gemeißelt ist, hebt sich der Span ganz von selber aus seinem Bett heraus, sobald die zweite Meißellinie in der Längsrichtung angelegt wird. Ist das nicht der Fall, so ist ungleichmäßig gemeißelt, und der Span hängt an einer Stelle. Diese ist durch Nachtasten mit dem Meißel leicht aufzufinden. Der Span bleibt bis zu seiner unmittelbaren Verwendung in seinem Bett liegen. Er wird mit den Fingern möglichst überhaupt nicht berührt, nur mit frischen Instrumenten gefaßt, lose in eine mit warmer physiologischer Kochsalzlösung getränkte Kompresse eingeschlagen und so dem Operateur gereicht.

Der *Verschluß der Spanentnahmewunde* erfolgt nach dem Zurückschlagen des Hautlappens in zwei Nahtschichten. Die erste Naht in der Tiefe schließt die große Knochenhöhle ab. Sie wird zwischen dem freien Fascienrand der Streckmuskulatur und dem Unterhautfettgewebe angelegt. Die zweite Nahtschicht ist die sorgfältige Subcutannaht. Bei der Hautnaht ist zu beachten, daß die Nähte, zumal bei dünnem, subcutanem Fettgewebe, nur oberflächlich und nicht tiefgreifend angelegt werden.

Ruhigstellung. Gepolsterter Gipsverband bei der Entnahme von kleinen Spänen bis zum Knie, bei großen bis zum Oberschenkel.

Nachbehandlung. Nach 3—6 Wochen, je nach der Größe des entnommenen Spans, ungepolsterter Gehgipsverband. Nach weiteren 3—4 Wochen Gipsabnahme und als einzige Nachbehandlungsmaßnahme elastischer Unterschenkelstützverband. Wenn nach Abnahme dieses Verbandes noch eine Neigung zur Anschwellung am Unterschenkel und Fuß bestehen sollte, einfache entstauende gymnastische Übungen.

Technik der Knochenspanentnahme aus dem Darmbeinkamm

Leicht bogenförmiger Schnitt parallel dem hinteren Darmbeinkamm. Längsspalten der Fascie und Vordringen auf den Darmbeinkamm. Einschneiden des Periostes in etwas größerem Umfange als der Größe des Spans entspricht. Subperiostales Zurückschieben der Muskulatur um etwa Fingerbreite nach unten, und zwar hinten der kleinen Glutäen- und vorn der Bauchmuskelansätze. Nach Festlegung der Begrenzung des Spanes mit dem Meßband Herausmeißeln der Knochenspange, zuerst an den Schmal- und dann an den Längsseiten. Die rechtzeitige Mitbenutzung einer Knochenschere kann die Lösung des Spanes erleichtern. Nach der Spanherausnahme Zurückfallenlassen der Hüft- und Bauchmuskelansätze und Wiedervernähung der Fascie.

Ob man den Span *aus dem vorderen oder aus dem hinteren Anteil* des Darmbeinkammes entnimmt, hängt davon ab, wie groß der Span sein muß und ob der Patient bei der Hauptoperation in Bauch-, Rücken- oder Seitenlage liegen muß.

Technik der Knochenspanentnahme aus der Fibula

Längsschnitt an der Außenseite des Unterschenkels. Nach Spaltung der Muskelfascie stumpfes Vordringen zwischen den Muskelbäuchen der Peronaei. Unterfahren der Fibula entsprechend der Größe des zu entnehmenden Stückes mit je zwei kleinen Knochenhebeln. Vorsichtiges Durchmeißeln der Fibula oben und unten, sonst Gefahr des Springens des Knochen, der vielfach „spröde" ist. Das Fibulastück wird in der Regel mit dem Periost herausgelöst. Wird das obere Fibulaende zusammen mit dem Fibulaköpfchen, z. B. für eine halbe Gelenktransplantation, entfernt, so ist gut auf den N. peronaeus und auf seine Aufzweigungen zu achten.

HENRY hat vorgeschlagen, um die Aufzweigungen des N. peronaeus keinesfalls zu verletzen und um möglichst muskelschonend vorzugehen, den Zugangsweg für die Fibula von seitlich hinten her zwischen dem vorderen Rand des M. soleus und dem hinteren der Mm. peronaei zu wählen.

Diese Muskeln werden nach vorn und der Muskelbauch des M. soleus wird nach hinten gehalten. Die Fibula liegt schön übersichtlich frei.

Beachtung verdient, daß das untere Viertel der Fibula stets erhalten bleiben muß, um nicht den Halt des oberen Sprunggelenkes zu schädigen.

Technik der Entfernung eines Rippenstückes

Wenn diese seltene Knochenentnahmestelle gewählt wird, so wird hierfür das freie Ende der XII. Rippe mit dem dazugehörigen Periost abgetragen. Ein Längsschnitt wird durch die Fascien und Muskeln bis zur Rippe angelegt. Die Durchtrennungsstelle wird mit einem Raspatorium unterfahren, und die Rippe wird mit der Rippenschere durchtrennt. Das gewünschte freie Rippenstück läßt sich danach leicht auslösen.

Die *endgültige Spanform* ist gleich beim Meißeln, solange noch der Span in seinem Bett sitzt, zu geben. In einem Teil der Fälle muß der Span sich an einem Ende keilförmig verjüngen, solche Späne werden vielfach bei den Verriegelungsarthrodesen benützt, in anderen Fällen muß er an beiden Enden schräg zulaufen, um wie bei den Defektpseudarthrosen den Span wie bei einer Sperrholzarbeit in den Knochen einzulassen. In wieder anderen Fällen muß er eine längliche, zigarrenähnliche Form haben, um in sein neues Lager gut eingebolzt werden zu können (APPELT).

Es ist zur Bearbeitung des Spanes empfohlen worden, ihn in einen sterilen Schraubstock einzuklemmen (REHBEIN). Man kann dies freilich machen. Aber besser ist es, den Span schon so zu entnehmen, daß er bis auf unbedeutende Korrekturen, die leicht mit der Knochenschere oder Raspel vorzunehmen sind, schon seine endgültige Form hat. Der Schraubstock bewährt sich für die Fixation eines Knochenspanes aus der Knochenbank ausgezeichnet, um diesen entsprechend herzurichten und zu bearbeiten.

Die *Wertigkeit* des Knochenspanes ist unterschiedlich, je nachdem, wo er entnommen ist. Die Güte eines *Tibiaspanes* ist einwandfrei anerkannt. Er hat eine gute primäre Stabilität und besitzt eine gute Knochenneubildungskraft. Das sind alles Fähigkeiten, die ihn für die Verwendung bei Defektpseudarthrosen besonders geeignet erscheinen lassen. Ein *Nachteil* gerade eines massiven festen Tibiaspanes ist, daß es lange Zeit dauert, bis er revascularisiert ist. Der Umbau des Knochens benötigt etwa 4 Monate.

Der Knochenspan ist in der 12.—14. Woche wegen der Umbauvorgänge, die sich in ihm in dieser Zeit abspielen (LEXER), besonders weich und schutzbedürftig. Es muß deshalb nach Defektpseudarthrosen die absolute Ruhigstellung 4—5 Monate konsequent durchgeführt werden.

Der Span aus dem *Darmbeinkamm* ist für manche Operation wegen seiner leicht gerundeten, gewölbten Form besonders erwünscht. Seine Knochenstruktur läßt eine schnellere Revascularisation als der feste Tibiaspan zu! Außerdem wird ihm eine gute knochenbildende Kraft nachgerühmt. Wir verwenden ihn gern bei der Spondylolisthesisoperation oder als Knochenspan zur Anregung der Knochenneubildung bei Marknagelungen alter Frakturen oder Pseudarthrosen, wenn der Knochen durch lange Vorbehandlung und Nichtgebrauch atrophisch geworden ist.

Der *Fibulaspan* hat den Vorzug, daß er als ein ganzer *Knochenteil* verpflanzt wird, der Periost, Corticalis *und* Markhöhle enthält. Die Einheilungsbedingungen des Fibulaspanes an seinen Einbettungsstellen in den Mutterknochen haben sich ungünstiger als bei dem Tibia- oder Darmbeinkammspan erwiesen. Das ist verständlich, wenn man den strukturellen Aufbau der Fibula berücksichtigt. Ist das Fibulaknochenstück gut und fest eingeheilt, so bietet es eine besondere Chance: es kann als ganzer Knochen unter dem Einfluß der Funktion hypertrophieren und so für die Dauer gut seine neue Aufgabe erfüllen.

Das *Rippenstück* hat in der orthopädischen Chirurgie wegen seiner Weichheit nur eine bescheidene Verwendung, z. B. für die Aufstockung eines verlorengegangenen Daumens, eine größere hat es in der Kieferchirurgie zum Ersatz der Mandibula gefunden.

β) Die Transplantation mit einem „biegsamen" Span

Der feste Knochenspan, das müssen wir noch einmal betonen, braucht lange Zeit für seinen Umbau. Seine Verwendung wird schwierig, wenn er über eine gekrümmte Fläche geführt werden muß, wie z. B. bei Verbiegungen der Wirbelsäule. Das ist nur möglich, wenn der Span, wie das schon ALBEE angegeben hat, mehrfach eingesägt wird. Der Span wird dadurch biegsam und gelenkig. Er wird dann nur noch durch das Periost in seiner Einheit zusammengehalten. Es ist also in Wirklichkeit aus dem festen soliden Span bereits ein „biegsamer" geworden.

Der biegsame Span besteht lediglich aus dem Periost, der Cambiumschicht des Knochens, und aus kleinen Corticalislamellen, die schuppenförmig am Periost haften. Er ist im Ausland bisher mehr verwandt worden als in Deutschland, so sahen wir in Rom bei MARINO ZUCCO eine Wirbelsäulenschienung mit einem biegsamen Span. Das Verfahren wurde in Deutschland vor allem von v. ERTL (früher Budapest) propagiert.

Der Vorteil des biegsamen Spans ist seine ausgezeichnete Revascularisation. Das Transplantat soll nach 24 Std mit den Weichteilen verkleben, und schon in der 2. Woche soll das biologische Weiterleben des Transplantates erkennbar sein (v. ERTL). Die Corticalisschuppen erstarren in ihrer endgültigen Stellung. Die Widerstandsfähigkeit des Transplantates gegen Eiterungen wird als groß angegeben. Das stimmt!

Technik der Entnahme des biegsamen Spans („Hobelspan" nach v. ERTL) (s. Abb. 115)

Freilegung der Tibia und Bestimmung der Spanlänge wie bei Entnahme eines festen Spanes. Nach Umschneiden des Periostes Abmeißeln des Knochenspanes mit einem um 45⁰ schräg zur Knochenoberfläche gestellten Meißel mit Bildung von kleinen hobelspanartigen Stücken. Man meißelt abwechselnd von oben und unten und von der Seite her und geht so von allen Seiten schrittweise heran. Die Corticalisspänchen bleiben am Periost hängen, und man erhält einen sich bogenförmig krümmenden Knochenlappen. Die Periost-Corticalislamelle hat eine Dicke von 2—3 mm.

Zur Beachtung. Die Enden des biegsamen Knochenlappens werden eventuell aus Gründen der Befestigung solide gemacht!

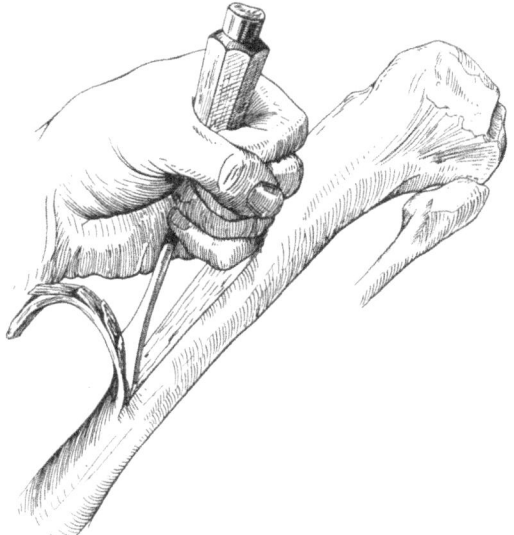

Abb. 115. Technik der Entnahme des biegsamen Spanes

Der biegsame Knochenspan hat seine *unleugbaren Vorzüge:* Die gute Anpassungsfähigkeit, die schnelle Revascularisation und eine relativ gute Knochenneubildungskraft. Wir haben auch solche Späne, noch unbeeinflußt durch v. ERTL, zur Nachoperation von Pseudarthrosen angewandt, bei denen nach Spantransplantationen oder insbesondere nach Marknagelungen der Knochen nicht fest geworden war. Wir erreichten in einem Teil der Fälle die erhofften endgültigen Verknöcherungen. In anderen erlebten wir aber Versager und erreichten erst das erstrebte Ziel durch einen kleinen soliden Tibiaspan! Sehr gut geeignet ist der biegsame Span für die operative Behandlung der Wirbelsäulenverbiegungen, insbesondere der Skoliosen (s. d.). Er wird hier in Verbindung mit weichem Knochen benutzt. Wir haben den biegsamen Span auch bei der Überbrückung von großen Defekten zusätzlich zu dem soliden Knochenspan verwandt, indem wir im Bereich des Defektes die Rückseite des Tibiaspanes noch mit einem weichen Span ausgefüllt haben (s. u.).

Auch die Bildung von „Knochenduplikaturen" ist mit den Periostcorticalislamellen möglich, indem zwei biegsame Späne mit ihrer Corticalisschicht aufeinandergelegt werden. Man erhält auf diese Weise einen Knochen mit einem markraumähnlichen Inneren. Diese Form der Knochenspanplastik hat sich in der Kieferchirurgie bewährt (v. ERTL).

Der biegsame Knochenspan verdient mehr Beachtung, als er bisher gefunden hat.

γ) Die Transplantation von „weichen" Knochen und „Knochenschnitzeln"

Der solide feste Knochenspan hat lediglich einen gewissen Nachteil: die lange Dauer seiner Umbauzeit. Um sie zu vermeiden und um noch bessere Resultate bei der Knochentransplantation durch eine schnellere Verknöcherung zu erreichen, ist man dazu übergegangen, den festen Knochen durch einen weichen und den einheitlichen durch zahlreiche kleine Knochenstückchen zu ersetzen (HALLOCK). Diese Verfahren werden in Amerika vielfach angewandt und haben die feste Knochentransplantation teilweise verdrängt. Das zeigen unter anderem Arbeiten von FLANAGAN und M. BUREM sowie GIBSON und LOADMANN. Es wurde, um eine schnelle Revascularisation des transplantierten Knochens zu erhalten, auf die geschlossene Knochenüberpflanzung verzichtet. Die Knochenlücke wurde mit kleinen weichen Knochenteilchen ausgefüllt. Das Verfahren wird besonders für die Ausfüllung von Knochenhöhlen, wie sie z. B. nach der Ausräumung von jugendlichen Knochencysten oder Osteoclastomen entstehen, empfohlen. Es ist auch vorgeschlagen worden, die weichen Knochenmassen einem soliden Knochenspan, der zur Überbrückung einer großen Defektpseudarthrose eingefalzt wird, hinzuzufügen. Dies geschieht in dem Bestreben, einen funktionellen, recht widerstandsfähigen Knochen in der Knochenlücke zu erhalten.

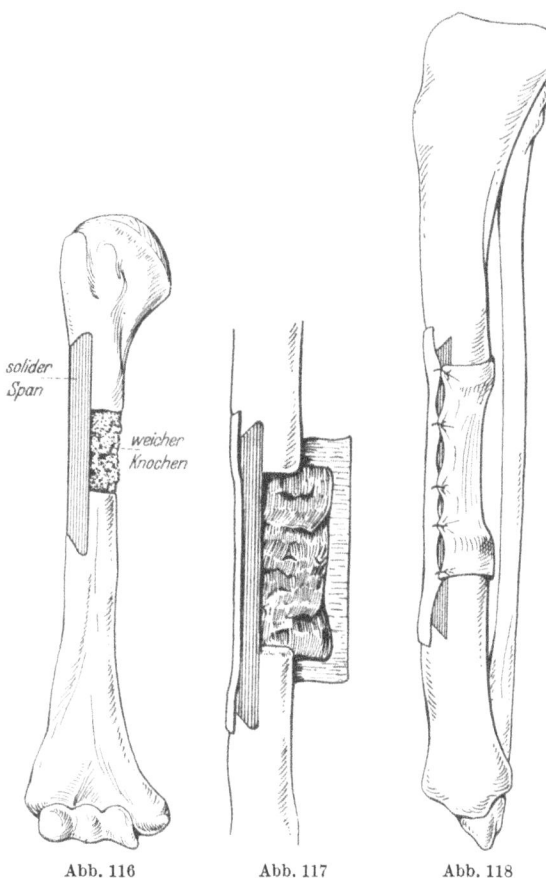

Man hat sich mit einem solchen Vorgehen nicht begnügt und ist, um nur den weichen Knochen verwenden zu können, auch noch folgendermaßen vorgegangen: man hat z. B. bei einer Ulnadefektpseudarthrose die Knochenenden mit einer Vitalliumplatte und mit Schrauben geschient und dann die Knochenlücke mit weichen Knochenteilchen ausgefüllt. Ein spindelförmig tumorartig aufgetriebener Knochen bildet sich. Er ist zunächst undifferenziert, erhält aber im Laufe von $\frac{1}{2}$—1 Jahr normale Knochenstruktur. In dem Defekt bildet sich ein Knochen, der eine schöne Markhöhle aufweist. Die Metallplatte wird, sobald der Knochen fest geworden ist, wieder entfernt. Die Zeitdauer für diese Pseudarthrosenbehandlung ist um mindestens 50%, wenn nicht 100% länger, als wir sie für die Behandlung der Defektpseudarthrose mit einem festen Knochenspan ansetzen. Die Ergebnisse sollen sicherer als mit der soliden Knochentransplantation sein.

Das Verfahren der Metall-Knochenschienung mit Transplantation von weichen Knochenteilen in die Knochenlücke kompliziert unseres Erachtens nur die Behandlung der Defektpseudarthrose. Wir halten es für überflüssig.

Die *Verbindung fester Knochenspan mit weichen Knochenteilen oder einem biegsamen Knochenspan* verbessert dagegen die Behandlungsresultate von großen Defektpseudarthrosen, am Oberarm und Unterschenkel (s. Abb. 116 und 117). Es besteht bei ihnen die Gefahr einer erhöhten Frakturanfälligkeit nach der Spanung. Sie hält 1—2 Jahre an, bis der Knochenspan funktionell vollwertig umgebaut ist. Durch das Hinzufügen von weichen Knochenteilchen oder von einem biegsamen Span zu einem festen Knochenspan wird der Umbau des verpflanzten Knochens zu einem normalen Knochen, der aus Periost, Corticalis und Markraum besteht, beschleunigt. Es ist daher früher eine volle, ungefährdete Beanspruchung möglich, als wenn man allein einen Knochenspan verwandt hätte. Wir haben bei Fällen, bei denen die Pseudarthrosenoperation mehrere Jahre zurücklag, auch nach der Überbrückung von großen Defekten einwandfrei den röntgenologischen Umbau des einheitlichen soliden Knochenspans zu einem normalen langen Röhrenknochen beobachtet. Dieser Vorgang tritt aber nicht in allen

Abb. 116.   Abb. 117.   Abb. 118.

Abb. 116. Oberarmdefektpseudarthrose. Sie ist überbrückt mit einem soliden Span. Der freibleibende Raum zwischen den Bruchenden ist mit weichem Knochen ausgefüllt

Abb. 117 u. 118. Unterschenkeldefektpseudarthrose. Die Schienung ist in typischer Weise mit einem festen Knochenspan ausgeführt. Die Lücke zwischen den Knochenenden ist zusätzlich noch mit einem Hobelspan ausgefüllt. Abb. 117. Hobelspan in die Lücke eingelegt. Abb. 118. Das Periost des weichen Spanes ist mit dem des festen verbunden

Fällen ein, sondern bei einem Teil bleibt der Ersatz der Knochenlücke für dauernd nur durch ein festes Knochenstück bestehen. Es ist zu hoffen, daß durch die Kombinationsoperation fester Knochenspan und weicher, biegsamer Span oder weiche Knochenteilchen regelmäßig die Umwandlung des eingepflanzten Knochens in einen strukturell normal aufgebauten Knochen erreichbar ist.

Die Bestrebungen, ein *Knochentransplantat* zu erhalten, das schnell *revascularisiert* wird und zu einer schnellen *Verknöcherung führt*, sind außerordentlich wertvoll. Wir sind z. B. bei der Verriegelungsarthrodese der Hüfte auch diesen Weg gegangen. Wir haben bei bestimmten Fällen bewußt auf die Verwendung eines soliden Knochenspans verzichtet. Dieser ist gut für die extraartikulären Arthrodesen bei der Tuberkulose, aber er wird für die gewöhnlichen Verriegelungsarthrodesen wegen einer Arthrosis deformans nicht benötigt, ja man erhält auf andere Weise eine wesentlich schnellere Verknöcherung. Wir nehmen lediglich ein Stück weichen Knochens aus dem Trochantermassiv oder aus einem Quadranten des Hüftkopfes, legen diesen Knochen in eine Grube vom oberen Pfannendach über den Gelenkspalt bis zum Hüftkopf und zerschlagen („zerdatschen") den Knochen mit dem Vorschlagstück zu einem weichen Knochenbrei (s. d.). Aus dem früher verwandten Knochenspan ist heute ein *Knochenkitt* geworden, der als guter Knochenleim die Gelenkenden verbindet. Dieser „Knochenkitt" erfüllt hervorragend die beiden gewünschten Anforderungen: schnelle Revascularisation und feste Verknöcherung.

Knochenmaterial steht für die freie autoplastische Knochentransplantation wirklich in reicher Auswahl und in der verschiedensten Form zur Verfügung. Man muß nur, um gute Erfolge zu erzielen, das für jeden Fall bestgeeignete Material in einwandfreier Technik entnehmen und einpflanzen.

b) Die homoioplastische Knochentransplantation

Die homoioplastische Knochentransplantation wurde erst nach dem Ausbau der Kältekonservierung erfolgversprechend.

Die einfach ausgekochten oder macerierten Knochen heilten meist nicht ein oder wurden wie ein Fremdkörper in einer Bindegewebskapsel eingeschlossen.

Die *Kälte*konservierung geht auf INCLAN zurück (1942). Das Verfahren wurde in Amerika zuerst begeistert aufgenommen (L. F. BUSH, SMITH u. a.). Andere rieten zur Zurückhaltung mit der homoioplastischen Transplantation (CAMPBELL, BOSWORTH u. a.). In Deutschland wurde die Knochenbank mit Kältekonservierung nur zögernd eingerichtet. Die Beschaffung der Tiefkühltruhen scheiterte oft an der Kostenfrage.

Der Konservierung der Knochen durch Tiefkühlung trat die durch *chemische Mittel* zur Seite. Es ist die *Merthiolat-Konservierung*. Der konservierte Knochen heilt wohl langsamer ein als der frische, autoplastische, aber wesentliche Unterschiede bestehen nicht. Die osteogenetische Potenz ist in dem kältekonservierten Knochen unverändert erhalten, während sie bei den in Merthiolatlösung konservierten, den Tierversuchen nach, nicht so gut erhalten bleibt. Die praktischen Erfahrungen bei Menschen haben ergeben, daß diese durchaus ausreichend ist.

Die *Infektionsgefahr* ist nach den Untersuchungen des amerikanischen Forschungsausschusses (Committee to study the preservation of the bone) unter LIPSCOMB bei kältekonservierten Knochen etwas geringer als bei den in Merthiolatlösung konservierten.

Die Infektionsquote war in einer Sammelstatistik bei 3104 Fällen kältekonservierter Knochen 2,3% und bei 680 Fällen in Merthiolatlösung konservierter Knochen 4,8%.

ROTH gibt bei einer Zusammenstellung von 1637 Fällen aus der Gesamtweltliteratur 4,7% an.

Man sieht daraus: *es ist bei der Verwendung von konservierten Knochen mit einer Infektionsquote von einigen Prozent zu rechnen.*

Als sehr gutes Konservierungsmittel für die Kältekonservierung gilt das *Paraffin* bei einer Temperatur von —12 bis —20°. ROTH stellte dies auf Grund von klinischen, biologischen und histologischen Studien fest.

Das Knochenmaterial wird steril entweder von einer Leiche oder von amputierten Gliedmaßen genommen und sofort in den mit Paraffin gefüllten Glasbehälter gebracht.

Der Wassermann wird bei Leichen durch Entnahme von Herzblut ermöglicht. Bakteriologische Kontrollen der Knochenspäne erfolgen vor der Einpflanzung. Die Aufbewahrung der Knochenspäne in den Tiefkühltruhen ist ein Jahr und länger möglich.

Eine spezielle Form der *Merthiolat-Konservierung* ist die in *Cialit*. Die ersten Versuche wurden von GÜNTZ und HAUBERG unternommen. Wir nahmen die Cialit-Konservierung wegen ihrer Einfachheit frühzeitig auf.

Methode der Konservierung

Der Knochen stammt von einer menschlichen Leiche; der Tod soll erst vor wenigen Stunden eingetreten sein. Der Knochen wird unter sterilen Kautelen entnommen und das Mark und Periost werden entfernt. Der Knochen kommt nach Reinigung mit steriler Kochsalzlösung in das Cialit. Sofortiger Abstrich zur bakteriologischen Untersuchung. Nach 14 Tagen erneuter Abstrich vom Knochen und Wechsel der Cialitlösung. Anschließend 3. bakteriologische Überprüfung und nochmaliger Wechsel der Cialitlösung. Nach 3 Wochen Vorbereitung ist der Knochenspan für die Transplantation verwendungsfähig.

c) Heteroplastische Knochentransplantation

Die heteroplastische Knochentransplantation schien bis vor 10 Jahren seit den Arbeiten, die ALBEE und LEXER über die autoplastische Knochentransplantation veröffentlicht hatten, erledigt zu sein. Diese beherrschte jahrzehntelang das Feld der Knochentransplantation.

Inzwischen ist ein großer Umschwung eingetreten. Die Erfahrung mit der Konservierung von homoioplastischen Knochen hatte gelehrt, es kommt nur darauf an, daß die organischen Stoffe, das Eiweiß und Fett des Knochens, gut entfernt werden, so daß nur noch ein sauberes Spongiosagerüst übrig bleibt. Ist dieses der Fall, so heilt der Knochen ein und führt infolge der in ihm haftenden osteogenetischen Potenz zur Knochenneubildung.

Der Gedanke lag nahe, daß kein wesentlicher Unterschied zwischen einem konservierten, enteiweißten und entfetteten, homoio- und heteroplastischen Knochen bestehen dürfte.

Die Gründe der früheren Mißerfolge bei der Verwendung des Heterotransplantates lagen in der immunbiologischen Unverträglichkeit. Sie lösten Antigen-Antikörperreaktionen aus. Der Knochen, der als Heterotransplantat eingepflanzt war, wurde meist durch eine aseptische Eiterung ausgestoßen. Er heilte nur selten ein, und wenn, nur wie ein Fremdkörper.

Wir haben diese Entwicklung bei FRITZ LANGE noch miterlebt. Er verwandte unter dem Einfluß der Arbeiten von BARTH, OLLIER u. a. macerierten Ochsenknochen für die Pseudarthrosenbehandlung. Die Ergebnisse waren im ganzen enttäuschend. Nur selten wurden gute Ergebnisse, wie z. B. bei einer Oberschenkelpseudarthrose bei einem Jugendlichen, erzielt (M. LANGE).

Wir wandten uns deshalb konsequent der autoplastischen Knochentransplantation zu. Aber auch wir haben in den vergangenen Jahren wieder umlernen müssen. Es ist heute eine feststehende Tatsache, daß das heteroplastische Transplantat, wenn es durch eine Vorbehandlung richtig desensibilisiert ist, keinen wesentlichen Unterschied in der Einheilung gegenüber einem autoplastischen Transplantat zeigt.

DEBRUNNER hatte an der heteroplastischen Transplantation mit Kalbsknochen festgehalten und gute Ergebnisse erzielt.

Die heteroplastische Knochentransplantation hat sogar einen eigenen Vorteil für sich. *Knochenmaterial steht in unbegrenzter Menge zur Verfügung,* und ebenso kann in bevorzugter Weise der Knochen von ganz jungen, neugeborenen Tieren — Ferkeln oder Kälbern — genommen werden.

Wir hatten seinerzeit schon in Bad Tölz die Anregung hierfür gegeben. Unser Schüler ALBERT hat diesen Weg später weiterhin erfolgreich beschritten. Er konnte 1958 auf dem Orthopädenkongreß über schöne Behandlungsergebnisse mit heteroplastischen Knochentransplantaten berichten. Den Operationen am Menschen waren sorgfältige Tierversuche vorausgegangen.

Die Grundlagen der Einheilung von Heterotransplantaten erfuhren eine sorgfältige Erforschung (MAATZ, LENTZ und GRAF). BAUERMEISTER, Kiel, bildete ein eigenes Konservierungsverfahren für den heteroplastischen Knochen aus. Dieser Knochenspan ist bekannt als „Kieler Span". Dieser Span besitzt auf Grund der Untersuchungen, die mit dem Spongiosatest angestellt wurden, eine besonders günstige Einheilung und Knochensubstitutionsfähigkeit. BÜRKLE DE LA CAMP, der als Lexer-Schüler mit besonderer Liebe die autoplastische Knochentransplantation gepflegt hatte, erkennt den Wert des Knochenspanes von BAUERMEISTER an und befürwortet für geeignete Fälle die heteroplastische Transplantation.

Die *Methode*, die BAUERMEISTER für die Konservierung von Heterotransplantaten ausgearbeitet hat, ist folgende:

Die Enteiweißung geschieht mit H_2O_2 20 Vol. und die Entfettung mit Ätherdämpfen.

Das auf diese Weise präparierte Heterotransplantat soll jedem anderen homoio- oder heteroplastischen Transplantat überlegen sein. Übertroffen wird es nur von dem autoplastischen Transplantat. Das macerierte heteroplastische Transplantat soll durch Abgabe von Knochenbaustoffen das Granulationsgewebe zu einer vermehrten Knochenneubildung anregen (LENTZ, MAATZ).

POPKIROV hat so viel Vertrauen zu den Heterotransplantaten gehabt, daß er sie selbst für die Ausfüllung *großer, osteomyelitischer Höhlen* verwandt hat. Die erst kürzlich mitgeteilten Behandlungsergebnisse sind durch überzeugende Röntgenbilder belegt. Es ist selbstverständlich, daß erst nach ausgiebigen Sequestrotomien die heteroplastischen Transplantate, und zwar in Form von kleinen Stücken, durchmischt mit einem Antibioticum, eingefügt werden.

Der *Ritter-Ampullenspan* ist ein konservierter, heteroplastischer Span. Wir haben seine Verwendung nach Einpflanzung in 70 Fällen wieder *aufgegeben*. Er hat nur eine geringfügige osteogenetische Potenz, bleibt sklerotisch und wird dann wie ein Fremdkörper, ohne daß er an den Mutterknochen Anschluß gefunden hat, in eine Bindegewebshülle eingeschlossen. In anderen Fällen neigt er zur Resorption und verschwindet fast ganz. Die Infektionsquote lag wesentlich höher als bei den anderen konservierten Knochen.

Wann autoplastische und wann nichtautoplastische (homoio- oder heteroplastische) Transplantation

Es ist für die Beantwortung der Frage, welche Transplantation man vorziehen soll, die autoplastische oder die nichtautoplastische, gut zu unterscheiden, wohin das Transplantat eingepflanzt werden soll, in ein ersatzschwaches oder in ein ersatzstarkes Lager (LEXER, BÜRKLE DE LA CAMP). Ersatzschwache Lager sind die Muskulatur und andere Weichteile, insbesondere, wenn sie narbig verändert sind. Ein ersatzstarkes Lager ist der Knochen. Osteogenetische Kräfte gehen von dem lebenden Knochengewebe wie von dem von Umbau und Resorption betroffenen Transplantat aus.

Der alten Osteoblastenlehre ist die von der Metaplasie und Induktion gegenübergestellt worden (KÜNTSCHER). Das Proliferationsgewebe der Knochenneubildung stammt aus dem mesenchymalen Keimgewebe (ROTH). Das Periost soll ohne diesen Zusammenhang keine Knochenneubildung fertigbringen (BANCROFT, GHORMLEY u. a.). Das Keimgewebe wird gebildet von dem Gesamtmesenchym der Umgebung des Transplantatlagers. Hieran sind außer dem Periost und Endost das Bindegewebe der Haversschen Kanäle und der Umgebung beteiligt.

Wenn wir ein *ersatzschwaches Lager* haben, ist das *autoplastische Transplantat* vorzuziehen. Es ist jedem homoio- und heteroplastischen Transplantat überlegen. Wir wissen uns hier mit BÜRKLE DE LA CAMP einig. Nur im autoplastischen Transplantat können *lebende Zellen* erhalten bleiben. Von ihnen kann, wenn sie schnell genug einen Anschluß an das Gefäßnetz finden, eine Regeneration ausgehen. Das wurde schon früher behauptet (ALBEE, AXHAUSEN, LEXER, PHEMISTER u. a.) und ist jetzt durch neue Untersuchungen bestätigt worden (GRAF). Das autoplastische Transplantat ist vor allem zur Überbrückung von großen Knochendefekten (Defektpseudarthrosen, Knochenresektionen, Tumorresektionen) zu verwenden. Das gilt auch, wenn ein Transplantat in ein Gebiet mit einer langandauernden Eiterung implantiert werden soll. Das Narbengewebe, das von der alten Eiterung zurückgeblieben ist, bietet ein ganz schlechtes Ersatzlager für nichtautoplastische Knochen. Dagegen wurden gleichmäßig gute Erfolge bei den alten Defektpseudarthrosen der Kriegsverletzungen mit autoplastischem Transplantat erzielt. Über unsere gemeinsamen Erfahrungen hat A. N. WITT (1950) berichtet. Diese Erfahrungen decken sich wieder mit denen von BÜRKLE DE LA CAMP.

Da *Weichteile* als *ersatzschwache* Lager anzusehen sind, ist bei extraartikulären Arthrodesen das autoplastische Transplantat vorzuziehen. Es ist ferner bei den Pfannendachplastiken des Hüftgelenkes dem nichtautoplastischen Transplantat überlegen. Ein homoioplastisches Transplantat (Cialit-Knochen aus der Knochenbank) verfällt bei der Pfannendachplastik leicht der Resorption. Die gleichen Erfahrungen hat NIEDERECKER gemacht. HAUBERG berichtet über bessere Ergebnisse.

In gewissem Umfang gilt das auch für die Hebung des vorderen unteren Gelenkrandes bei der *habituellen Schulterluxation*. Das Endergebnis wird aber, wenn der Pfannenrand gut angehoben war, auch wenn eine teilweise Spanresorption eintritt, nicht beeinträchtigt.

Bei Einpflanzung eines Knochenspanes in ein ersatzstarkes Lager ist mit der gleichen Aussicht auf Erfolg ein autoplastisches wie ein nichtautoplastisches Transplantat verwertbar. Unsere eigenen Erfahrungen beziehen sich bisher vor allem auf das homoioplastische Transplantat. Aber nach den Berichten in der Weltliteratur sind die Ergebnisse mit dem heteroplastischen Transplantat als ebenso gut anzusehen.

Wenn ein Knochentransplantat in ein ersatzstarkes Lager eingepflanzt wird, ist das aktive Mitwirken des frischen, autoplastischen Knochens unnötig. Es reicht auch ein biologisch minderwertiges Transplantat aus, wenn es nur seinen Zweck als Leitgerüst und Baumaterial erfüllt (LENTZ).

Die *Indikationen* hierfür sind:

Spananlagerungen bei Frakturen zur Beschleunigung der Konsolidierung.

Spantransplantationen bei Pseudarthrosen ohne Knochendefekte.

Ausfüllung von Knochenhöhlen bei Tumoren (nach Excochleation von jugendlichen Knochencysten, nach Exstirpation von Riesenzelltumoren).

Ausfüllung von Knochenhöhlen bei alten, chronischen osteomyelitischen Herden (s. o.).

Ausfüllung von Knochenhöhlen bei der Knochen- und Gelenktuberkulose nach Exstirpation des tuberkulösen Herdes, und zwar bei extra-, para- und intraartikulären Herden.

Für die Verriegelungs- und Bolzungsarthrodesen am Knie und Fuß (Talo-Calcanealgelenk bei alten Calcaneusfrakturen).

Für versteifende Wirbelsäulenoperationen (wie z. B. tuberkulöser Spondylitis, Skoliose, Kreuzschmerzen).

Bei der Skoliose ist vielfach die kombinierte Transplantation von einem nichtautoplastischen *mit* einem autoplastischen Transplantat vorzuziehen.

Die *kombinierte Verwendung* von auto- und nichtautoplastischem Transplantat ist als besonders aussichtsreich zu bezeichnen. Das große *nicht* autoplastische Transplantat bildet die mechanische Stütze und das Leitgerüst für die Zeit des Umbaues, und das autoplastische Transplantat (weicher Knochen oder biegsamer Span) führt zu einer schnellen Verknöcherung, während das nichtautoplastische Transplantat noch substituiert wird.

Anwendungsgebiet: Defektpseudarthrosen, versteifende Wirbelsäulenoperationen (Skoliose, Spondylitis, Spondylolisthesis).

VI. Gelenkoperationen

Jede Gelenkoperation erfordert höchste Asepsis, da die Gelenke äußerst infektionsempfindlich sind. Eine Infektion am Gelenk bedeutet meist Versteifung, bei einem großen Gelenk oft Verlust der Gliedmaße und nicht selten Lebensbedrohung. Ein Gelenk ist ein wertvoller Teil in der kinetischen Kette. Auch schon ein teilweiser Ausfall eines Gelenkes bedeutet eine schwere Funktionsstörung der Gliederkette. Sie wird unterbrochen, oder eine Umstellung und Neuanpassung ist erforderlich. Bei jeder Indikationsstellung zu einer Gelenkoperation sind außer dem örtlichen Befund die Auswirkung des Gelenkschadens und deren mögliche Operationsfolgen auf die funktionell biologische Einheit der Gliedmaße zu berücksichtigen. Da jede Eröffnung eines großen Gelenkes mit einem gewissen Risiko verbunden ist, ist der Operationseinsatz nur gerechtfertigt, wenn durch die Operation eine bestehende Gefahr abgewandt oder eine Leistungssteigerung der Gesamtgliedmaße erreicht wird. Lediglich eine Verbesserung der örtlichen anatomischen Verhältnisse, die ohne funktionelle Auswirkung auf die gesamtgelenkphysiologische Funktion bleibt, hat für den Patienten meist keinen Wert. Der Patient sieht hinterher den Grund zur Operation nicht ein und ist über das Behandlungsergebnis enttäuscht. Man findet auch heute noch nicht selten eine ablehnende Haltung von Ärzten und Patienten gegenüber einem Eingriff an einem großen Gelenk. Das ist ungerechtfertigt! Die Ergebnisse der Gelenkoperationen sind heute im allgemeinen gut bis sehr gut. Man muß nur Liebe und Verständnis für die besonderen Anforderungen der Gelenkchirurgie haben. Die Meister auf diesem Gebiet, wie LEXER, MURPHY, PAYR und PUTTI haben bewiesen, was geleistet werden kann.

Einteilung der Gelenkoperationen

Die Vielzahl der Gelenkoperationen verlangt eine Gruppenunterteilung. Man kann sie nach den verschiedensten Gesichtspunkten vornehmen. Eine klare Einteilung geben die funktionellen Auswirkungen der Operation. Man hat danach zu unterscheiden:
1. Gelenkerhaltende Operationen. 2. Gelenkwiederherstellende, plastische Operationen. 3. Gelenkbewegungssperrende Operationen. 4. Gelenkversteifende und -verstümmelnde Operationen.

1. Gelenkerhaltende Operationen

Zu den gelenkerhaltenden Operationen gehören die allgemeinen Gelenkeröffnungen, die *Arthrotomien*. Die Indikation zur Arthrotomie ist aus diagnostischen wie therapeutischen Gründen gegeben.

Die *Probearthrotomie* ist auf das unbedingt nötige Mindestmaß zu beschränken und verlangt eine strenge Indikation. Sie ist relativ am häufigsten bei unklaren Knieschäden angezeigt. Ein vollwertiger Ersatz einer Probearthrotomie durch eine Gelenkfüllung mit Luft oder anderen Kontraststoffen ist unmöglich. Die Ergebnisse sind zu ungleichmäßig, und das Arthrogramm ist gerade in zweifelhaften Fällen oft nicht sicher zu deuten. Die Verhältnisse liegen so: in den Fällen, bei denen die rein klinische Untersuchung einen klaren Befund ergibt, ist das Arthrogramm eindeutig; in den Fällen, bei denen die klinische Untersuchung Zweifel läßt, versagt oft auch dieses Untersuchungsverfahren und läßt keine sichere Diagnose zu. Wirkliche Klarheit schafft nur die Gelenkbesichtigung bei der Probearthrotomie. Die gelegentliche Anwendung eines Arthrogrammes am Knie ist gerechtfertigt. Es sind hierzu von der medialen und lateralen Seite je vier tangentiale Röntgenaufnahmen erforderlich, um das Vorder- und Hinterhorn sowie die seitlichen Teile der Menisci darzustellen (BONIN).

Zu den diagnostischen Arthrotomien gehört sodann die *Probeexstirpation* aus der Gelenkkapsel bei unklaren chronischen Gelenkentzündungen, zur Klärung der Differentialdiagnose spezifische oder unspezifische Gelenkerkrankung. Man soll von ihr in unklaren Fällen an allen Gelenken, bei denen die Gelenkkapsel leicht zugängig ist, weitgehend Gebrauch machen. Es ist für die gesamte Behandlung äußerst wichtig, frühzeitig zu wissen, ob eine Tuberkulose vorliegt oder nicht. Die histologische Untersuchung der bei der Probeexstirpation gewonnenen Gewebsstücke bringt in wenigen Tagen Klarheit. Das ist mit keinem anderen Untersuchungsverfahren möglich. Das Ergebnis einer bakteriellen Kultur von einem Gelenkpunktat ist zweifelhaft und dauert mehrere Wochen, das eines Tierversuches mit allen seinen Zufälligkeiten 3 Monate.

Die Probeexstirpation wird eventuell in Lokalanaesthesie ausgeführt. Man nimmt am besten einige Stücke aus der Kapsel heraus, damit die Wahrscheinlichkeit, daß man für die Untersuchung wirklich krankes Gewebe erhält, möglichst hoch ist. Beweisend ist auch bei der Probeexstirpation nur der positive Befund.

Die *Arthrotomie aus therapeutischen Gründen* ist die häufigste aller Gelenkoperationen. Sie ist angezeigt bei Gelenkbinnenverletzungen, bei knorpeligen und knöchernen Gelenkschäden, zur Entfernung von freien Gelenkkörpern bei der Osteochondritis dissecans sowie von Fremdkörpern einschließlich von Geschoßsplittern und zur Eröffnung der Gelenke bei drohenden oder ausgebildeten Eiterungen (s. d.).

Die *praktisch wichtigste Arthrotomie* ist heute die am Knie bei einem *Meniscusschaden* geworden. Sie ist der Prototyp der Arthrotomie mit seinen wesentlichen Merkmalen und Anforderungen. Eine Gelenkstörung, die, wenn sie belassen würde, zu einem vorzeitigen Verschleiß des Gelenkes führen würde, ist so zu beheben, daß dies verhütet wird und daß das Gelenk statt dessen auf Jahrzehnte hinaus eine gute Funktion hat. Das hat zur Voraussetzung, daß der Eingriff so schonend als möglich gemacht wird. Die Muskulatur darf bei der Gelenkeröffnung ebensowenig wie der Kapselbandapparat nachhaltig geschädigt werden. Das freie Gelenkspiel muß sich nach der

Operation von selbst wieder einstellen. Alle gewaltsamen Maßnahmen zur Wiederherstellung einer guten Gelenkbeweglichkeit sind überflüssig, wenn die richtige Operationstechnik gewählt und wenn die Nachbehandlung von vornherein richtig geleitet war. Der Kranke macht die ersten Bewegungsübungen nach einer jeden Arthrotomie selber, bei Operationen an der unteren Gliedmaße unter Beibehaltung von strenger Bettruhe, bis ein bestimmtes Bewegungsausmaß erreicht ist; am Knie ist das der rechte Winkel. Erst dann setzt die eigentliche krankengymnastische Nachbehandlung ein, deren Hauptaufgabe die Kräftigung der Muskulatur ist.

2. Gelenkwiederherstellende, plastische Operationen

Diese Gruppe der Gelenkoperationen ist in den letzten Jahrzehnten ständig ausgebaut worden und ist weiter ausbaufähig. Sie umfaßt die operative Behandlung der Schlottergelenke mit der plastischen Bildung von neuen Gelenkbändern, die Operationen, die zur Verbesserung des Haltes von Hüft- oder Oberarmkopf bei flachen Pfannen dienen, die sog. Pfannendachplastiken (s. d.), und schließlich die Teil- oder Ganzwiederbildung von Gelenken, die Arthroplastiken (s. d.). Jede dieser Operationen verlangt eine sichere Indikationsstellung, eine volle Beherrschung der Technik der Gelenkchirurgie und ein gutes funktionell-biologisches Verständnis für die Aufgaben der Nachbehandlung. Es ist allen wiederherstellenden Gelenkoperationen gemeinsam, daß ihr Erfolg erst durch die richtige Nachbehandlung erarbeitet wird. Keine schnellen Erfolge winken hier, sie reifen oft erst in Jahren heran.

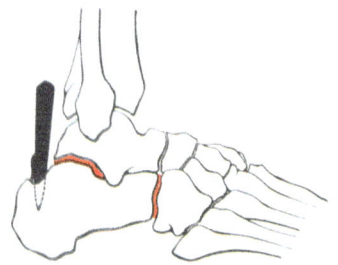

Abb. 119. Hintere Arthrorise mit gleichzeitiger subtalarer Arthrodese. Schematische Darstellung

3. Gelenkbewegungssperrende Operationen

Eine Gelenkbewegung kann durch eine Sehnen- oder Bandoperation, wie sie durch die Tenodese erreicht wird oder wie sie FRITZ LANGE durch seine künstlichen Bänder aus Seide angestrebt hat, gesperrt werden. Auch HOHMANN hat das erneut versucht, um z. B. die schlaffen Bänder eines lockeren jugendlichen Plattfußes zu festigen (s. d.). Die Gelenkoperation zur teilweisen Sperrung der Beweglichkeit ist die „Arthrorise".

Die Arthrorise ist eine der sinnreichsten Knochen- und Gelenkoperationen, die in den letzten Jahrzehnten ausgebildet wurden. Man versteht darunter eine teilweise Sperrung der Gelenkbeweglichkeit durch einen knöchernen Sperriegel, der möglichst extraartikulär angebracht wird (s. Abb. 119).

Die erste knöcherne Anschlagsperre wurde schon 1912 von WOLLENBERG für das Kniegelenk zur Behandlung des Genu recurvatum angegeben. Eine allgemeine Bedeutung gewann die Operation aber erst, als TOUPET (1920) und CAMPBELL (1923) ihre Operationen der hinteren Anschlagsperre für die Behandlung des Lähmungsspitzfußes bekanntgegeben hatten und PUTTI sein Verfahren der vorderen Anschlagsperre zur Sperrung der übermäßigen Dorsalflexion bei Fußlähmungen entwickelt hatte (1922). Die Fußlähmungen sind das Hauptanwendungsgebiet der Arthrorise geblieben, wenn auch weitere Operationen für die Arthrorise anderer Gelenke, z. B. für das Kniegelenk von L. MAYER und für das Ellenbogengelenk von SCAGLIETTI, mitgeteilt sind.

Der knöcherne Sperriegel, der die Gelenkbeweglichkeit in einer ganz bestimmten Richtung begrenzt, wird entweder aus der unmittelbaren Nachbarschaft des Gelenkes oder durch einen Tibiaspan gebildet. Die Hemmung wirkt z. B. am Fuß, wenn die Sperre hinten am oberen Sprunggelenk angebracht wird, gegen eine zu starke Plantarflexion, wenn sie vorne sitzt, gegen eine übermäßige Dorsalflexion.

Sie ist für die Dauer nur wirksam, wenn sie genügend kräftig ist. Das eingeschlagene Knochenstück wird gut mit Periost umkleidet und nur allmählich der Funktion ausgesetzt. Außerdem ist es wichtig, daß die knöcherne Anschlagsperre extra- und nicht intraartikulär angelegt wird, um einem vorzeitigen Verschleiß des Gelenkknorpels an den gesperrten Gelenkflächen vorzubeugen. Wenn man so vorgeht, erreicht man, daß die Gelenkkapsel als schützender Puffer dazwischengeschaltet ist.

4. Gelenkversteifende und -verstümmelnde Operationen

Zwei große Operationsgruppen gehören zu den gelenkversteifenden und gelenkverstümmeln-
den Operationen: die Arthrodesen und die Resektionen. Beide sind gleich wichtig, aber nicht
wesensgleich. Es bestehen zwischen beiden Operationen grundsätzliche und größere Unterschiede,
als man oft hört.

Arthrodesen. Der Zweck und die Aufgabe der Arthrodese eines Gelenkes ist die absolut
feste knöcherne Versteifung. Wenn sie ausbleibt, war die Operation erfolglos. Für den Gesamt-
begriff der Arthrodese ist nicht charakteristisch, wie man das oft lesen kann, eine sparsame Entknorpelung der Gelenkflächen. Das trifft nur für *eine* Form der Arthrodese, der „Anfrischungsarthrodese", zu. Das Ziel der Arthrodese, die knöcherne Gelenkversteifung, kann ebensogut
erreicht werden, ohne daß der Gelenkknorpel entfernt wird, indem man z.B. einen Knochenspan
quer über das Gelenk legt oder mitten durch das Gelenk hindurchtreibt. *Entscheidend für den
Begriff der Arthrodese bleibt der der Versteifung.* Das besagt auch die Verdeutschung des Wortes
Arthrodese: Verlötung, Verbindung.

Die Gelenkresektion. Die Aufgabe der Gelenkresektion ist eine andere. *Die Herausschneidung
und Entfernung eines kranken Gelenkes oder eines Teiles davon steht im Vordergrund des Operationsplanes.*

Im Hinblick auf die spätere Gebrauchsfähigkeit der Gliedmaße ist es nur meist erwünscht,
daß im Anschluß an die Resektion eine knöcherne Verwachsung der Gelenkenden eintritt. Deshalb wird, wenn möglich, die Operation oder die weitere Behandlung so gestaltet, daß die Versteifung eintritt. Das ist z.B. der Fall bei einer *Knieresektion.* Hier ist der Begriff Resektion
und Versteifung etwas so Zusammengehörendes, daß man ohne weiteres mit dem Wort Knieresektion den Begriff der Versteifung verbindet. Das ist anders am *Hüft-, Schulter- und Ellenbogengelenk.* Hier wird durch die Resektion ein so großer Defekt mit ungleich gestalteten
Knochenenden gesetzt, daß oft überhaupt keine Versteifung zustande kommen kann. Das
Gegenteil resultiert vielfach: ein übermäßig bewegliches Gelenk, ein schweres *Schlottergelenk.*
Für die Erfolgsbewertung einer Gelenkresektion im allgemeinen ist nicht die später eintretende
Versteifung maßgebend, sondern daß das kranke Gewebe z.B. bei der Tuberkulose vollkommen
entfernt wurde oder daß, wie bei einer schweren Gelenkeiterung, günstige Bedingungen
für die Überwindung der Infektion geschaffen wurden. Es muß unter solchen Verhältnissen
eventuell als unausbleibliche Folge der Resektion ein funktionell ungünstiges Schlottergelenk
in Kauf genommen werden, das erst durch eine weitere Operation knöchern versteift wird.

A. Die Arthrodese

Die Arthrodese erfreut sich großer Beliebtheit, wenn auch beträchtliche Unterschiede in der
Indikation für die einzelnen Gelenke bestehen und auch von den einzelnen Ärzten die Indikation
verschieden gestellt wird. Ebenso ist die vorgeschlagene Technik recht unterschiedlich. Nur
das Ziel der Operation ist gleichbleibend: die zuverlässige knöcherne Versteifung des Gelenkes.

Die *Geschichte* der Arthrodese ist mit dem Namen des Wiener Chirurgen ALBERT unlöslich verknüpft.
Wohl ist schon früher gelegentlich eine Arthrodese ausgeführt worden. ALBERT hat das Verdienst, den allgemeinen Wert dieser Operation als erster voll erkannt und sie zu einer Methode ausgebaut zu haben. Er
führte die erste *Arthrodese* bei einem Kinde mit einer poliomyelitischen Beinlähmung aus (1878). Das Kniegelenk wurde oft als der Gegenstand der Arthrodese gewählt, ja sogar beide Kniegelenke wurden arthrodesiert!
Auch die erste Schulterarthrodese geht auf ALBERT zurück. Der Eingriff an diesem Gelenk war allerdings
erfolglos. Eine Ankylose am Schultergelenk hat als erster J. WOLFF erreicht.
Eine vorbildliche Zusammenstellung über die Arthrodese und Arthrorise findet sich in den Ergebnissen
der Chirurgie und Orthopädie vom Jahre 1931 von WEIL. Diese Arbeit war damals besonders verdienst-
voll, weil sie zu einer Zeit erschien, als in Deutschland diese Operationen im ganzen zu wenig Beachtung
fanden. Eine weitere kritische Bearbeitung der Arthrodese und Arthrorise erschien im Jahre 1937 in Frankreich von ROCHER. Wir selber gaben eine kritische Übersicht über unsere Erfahrung mit der Arthrodese, ihrer
Indikation, Technik und Ergebnisse (1953).

Man unterscheidet bei den Arthrodesen die beiden großen Gruppen der intra- und extraartikulären Arthrodesen. Eine Mittelstellung nehmen die paraartikulären Arthrodesen ein, bei
denen man bestrebt ist, möglichst wenig vom Gelenk zu eröffnen.

a) Die intraartikulären Arthrodesen

Die intraartikulären Arthrodesen haben ein weites Anwendungsgebiet: die Beseitigung haltloser Gelenke bei Lähmungszuständen, um, wie am Fuß, durch die „Stabilisierung" eine gute Gehfähigkeit zu erreichen oder auch um durch die Ausschaltung von stark schmerzhaften und dadurch funktionsminderwertigen Gelenken die Gebrauchsfähigkeit der Gesamtgliedmaße zu heben. Das Ziel der Gelenkversteifung wird auf verschiedene Weise angestrebt.

α) Knorpelentfernung und sparsame Anfrischung der Gelenkenden „*Anfrischungsarthrodesen*".

β) Die Überbrückung des Gelenkes mit einem periostgedeckten Knochenspan „*Verriegelungs*- oder *Überbrückungsarthrodesen*".

γ) Das Hineintreiben eines Knochenspanes durch das Gelenk hindurch „*Bolzungsarthrodesen*".

α) Die Anfrischungsarthrodese (s. Abb. 120)

Sie ist die ursprüngliche Form der Arthrodese. Es ist wichtig, daß aller Gelenkknorpel restlos entfernt wird. Wenn man Knorpelinseln, namentlich bei Jugendlichen, beläßt, ist die Gefahr

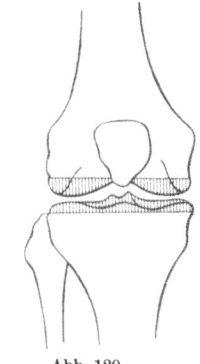

vorhanden, daß sie sich durch Regeneration wieder untereinander verbinden. Es bleibt anstatt der erwarteten einheitlichen knöchernen Verbindung ein wechselnd breiter Spalt zwischen den Knochenenden bestehen. Um die Verknöcherung der Knochenflächen zu beschleunigen, werden die entknorpelten Knochenflächen schachbrettartig aufgerauht. Diese verhaken sich miteinander, und Saftkanäle sind von einer zur anderen Knochenfläche eröffnet. Eine wichtige Voraussetzung für eine gute Verknöcherung ist, daß die Knochenflächen ohne jeden Zwischenraum fest aufeinanderstehen. Man begünstigt dies durch die Formgestaltung der Knochenenden — wiegenförmig oder giebelförmig — mit entsprechend umgekehrter Bildung der gegenüberliegenden Knochenflächen.

Abb. 120.
Anfrischungsarthrodese

Es ist gleichgültig, welche Form man wählt. Die Hauptsache ist, daß die beiden Knochenflächen gut ineinander passen. Ist dies der Fall, so ist bei den meisten Arthrodesen eine besondere Sicherung der Knochenenden durch Nägel, Schrauben usw. überflüssig. Wenn eine Fixierung nötig ist, wird sie am leichtesten durch die Drahtspickung erreicht.

Die Druckarthrodese (Kompressionsarthrodese) wurde bereits von KEY 1932 angegeben. Sie war dann wieder vergessen und wurde erneut von CHARNLEY 1940 beschrieben. Die zuerst

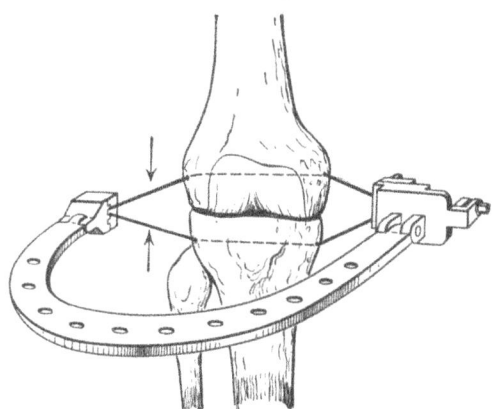

veröffentlichten Resultate waren nicht ermutigend. Anders war das mit den Veröffentlichungen von CHARNLEY 1948. Er berichtete über 15 erfolgreich operierte Fälle. Das Behandlungsprinzip war, daß oberhalb und unterhalb der resezierten Gelenkfläche ein Steinmann-Nagel senkrecht zur Längsachse des Knochens durchgetrieben war und daß diese beiden Nägel durch zwei seitliche Gestänge unter Druck gesetzt wurden.

Abb. 121. Druckarthrodese des Kniegelenkes

Die Technik von CHARNLEY wurde ersetzt durch die Druckarthrodese mit zwei Drahtspannbügeln (s. Abb. 121) (WUSTMANN, GREIFENSTEINER, weitere Verbesserungen durch EXNER, FÜRMAIER u. a.). Die Verwendung von Kirschner-Drähten setzt die Infektionsgefahr im Vergleich zu den Steinmann-Nägeln herab. Die Druckwirkung, die hierdurch auf die resezierten Gelenkflächen ausgeübt wird, ist durchaus ausreichend. Bei dem Prinzip der Druckarthrodese nach CHARNLEY liegen die Nägel in größerer Entfernung von den resezierten Gelenkflächen als bei der Verwendung des Doppeldrahtspannbügels.

Das wichtigste *Indikationsgebiet* für die Druckarthrodese ist die Kniearthrodese bzw. Knie-resektion. Weiterhin hat sie sich bewährt am oberen Sprunggelenk (Talo-Cruralgelenk, s. Abb. 122 u. 123), nicht dagegen am unteren Sprunggelenk (Talo-Calcanealgelenk). Hier ist mit der Entwicklung von sensiblen Nervenstörungen, die selbst zu trophischen Ulcera Anlaß geben, zu rechnen. Die Druckarthrodese ist auch gut anwend-bar für die Arthrodese des Handgelenkes (insbesondere bei Spastikern), für die des Schultergelenkes ist sie überflüssig. Es wird statt dessen die Druckschraube nach MAATZ angewandt.

(Die Technik der Druckarthrodese im einzelnen und die Ergebnisse an den verschiedenen Gelenken siehe im speziellen Teil.)

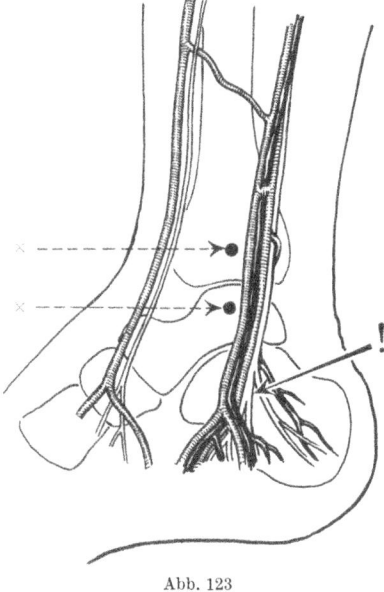

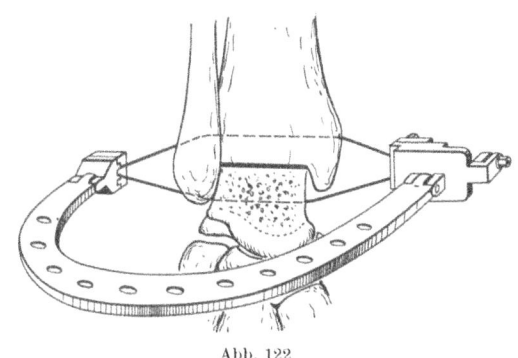

Abb. 122.   Abb. 123

Abb. 122. Druckarthrodese des oberen Sprunggelenkes

Abb. 123. Schematische Übersicht der Anatomie des oberen Sprunggelenkes. × Bohrstellen für die Spanndrähte. ! Hier liegt die Stelle, bei der es durch Nervenverletzung zu sensiblen und trophischen Störungen kommen kann

β) Die Verriegelungsarthrodese (s. Abb. 124)

Ein periostbedecktes Knochenstück wird bei der Verriegelungsarthrodese über das Gelenk geschoben. Das Knochenstück stammt entweder aus der unmittelbaren Umgebung des Gelenkes, oder es ist ein frei verpflanzter Knochenspan. Der Vorteil dieser Arthrodesen gegenüber den gewöhnlichen Anfrischungsarthrodesen ist, daß durch die Überbrückung des ehemaligen Gelenk-spaltes die Verknöcherung weitgehend gesichert ist und daß sie relativ schnell vor sich geht. Man darf von diesen Arthrodesen nur nicht zu viel verlangen. Wenn das ganze übrige Gelenk gut erhalten ist und wenn das Gelenk nur an *einer* Stelle durch eine Knochenbrücke gesperrt wird, kann eventuell bei starker Beanspruchung die Knochenspange einbrechen, oder die Ver-knöcherung bleibt überhaupt aus, weil sich in dem Knochenspan eine Umbau- und Resorptions-zone ausbildet. Man wendet deshalb die Verriegelungsarthrodese als alleinige Operation nur an solchen Gelenken an, die durch die vorausgegangene Erkrankung oder durch die Folgen einer Verletzung schon stark bewegungsgehemmt sind. Ist an einem Gelenk die Beweglichkeit noch gut, und soll es trotzdem aus einer bestimmten Indikation, wie z. B. bei einer Schulterlähmung, versteift werden, so wählt man die Anfrischungsarthrodese und kann noch *zusätzlich* eine Ver-riegelungsarthrodese machen.

Eine sinnreiche Verriegelungsarthrodese stammt von ROEREN. Es wird oberhalb und unter-halb der resezierten Gelenkfläche ein halbkugelförmiges Knochenstück herausgemeißelt. Die beiden Knochenstücke werden um 90⁰ gedreht, so daß sie den ehemaligen Gelenkspalt über-brücken. Das Verfahren ist anwendbar am Knie und oberen Sprunggelenk und hat sich bei richtiger Auswahl der Fälle gut bewährt.

Die Hinzunahme der Verriegelung zu der einfachen Anfrischungsarthrodese bedeutet eine Erhöhung des Sicherheitsfaktors und eine Beschleunigung der Verknöcherung, die manchmal bei der einfachen Arthrodese recht lange dauert.

Die Verriegelungsarthrodesen sind zielbewußt ausgebaut worden und ermöglichen eine Anwendung vom Fuß bis zur Hüfte und von der Hand bis zur Schulter (s. d.). Ihre Indikation ist gegeben bei schmerzhaften funktionsuntüchtigen Gelenken nach schweren intraartikulären Frakturen, bei Restzuständen nach entzündlichen Gelenkerkrankungen sowie bei schweren deformierenden Gelenkerkrankungen. Der große Vorzug gegenüber den gewöhnlichen Arthrodesen ist, daß der Eingriff sich ganz oder weitgehend paraartikulär und nur beschränkt intraartikulär abspielt. Das Gelenk braucht nicht breit aufgeklappt zu werden, und das Operationsrisiko wird dadurch, namentlich bei Kranken mit alten Gelenkentzündungen, wesentlich geringer. Eine weitere Indikation bildet die Verbindung der Verriegelungsarthrodese mit der gewöhnlichen Anfrischungsarthrodese bei den Versteifungsoperationen an gelähmten

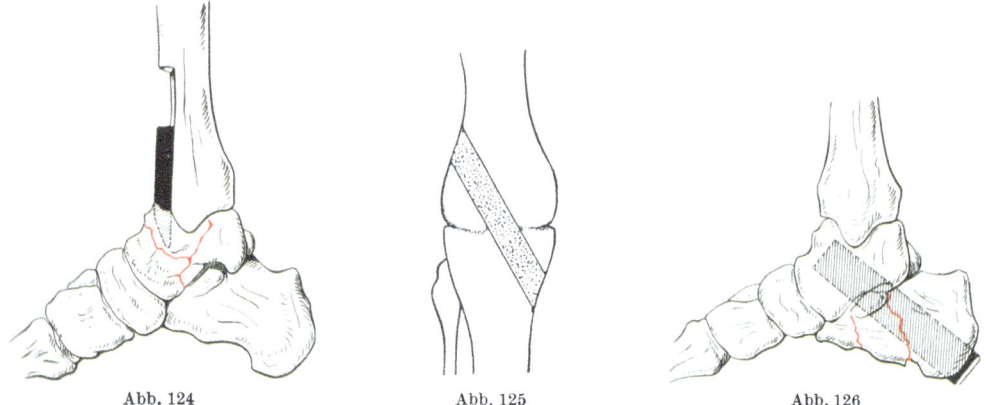

Abb. 124   Abb. 125   Abb. 126

Abb. 124. Verriegelungsarthrodese des oberen Sprunggelenkes. Ein Knochenspan ist über das verödete Gelenk nach distal in den Talus verschoben

Abb. 125. Bolzungsarthrodese am Knie

Abb. 126. Bolzungsarthrodese hinteres unteres Sprunggelenk nach Calcaneusfraktur

Gliedmaßen, insbesondere bei der Poliomyelitis. Die Arthrodesen an Fuß und Schulter, die bei den Poliomyelitikern wiederholt als zweifelhafte Operation bezeichnet sind, werden dadurch erfolgssichere Eingriffe, und die Behandlungszeit wird abgekürzt.

Für die *Technik* der Verriegelungsarthrodesen ist ganz allgemein zu beachten: das Knochenstück, das das Gelenk überbrückt, muß exakt in die beiden Knochenenden eingefalzt sein. Es wird entweder beiderseits in eine Nute eingelassen oder nur an der einen Seite und dafür dann an der anderen Seite in die Markhöhle des Knochens eingebolzt. Die Verriegelungsarthrodese der Hüfte ist für die Behandlung der stark schmerzhaften primären und sekundären Arthrosis deformans speziell ausgebaut worden. Sie wird meist als Doppelverriegelung mit Knochenstück und Knochennagel ausgeführt. Der solide Knochenspan ist gleichzeitig durch „weichen" Knochen ersetzt worden, um besonders günstige Verknöcherungsbedingungen zu schaffen (s. d.).

γ) Bolzungsarthrodese (s. Abb. 125 und 126)

Die Fixierung der Gelenkenden wird bei der Bolzungsarthrodese durch ein Knochenstück, das in beide Knochenenden eingebolzt ist, erreicht. Die Gelenkflächen brauchen nicht immer vorher entknorpelt zu werden. Die Bolzungsarthrodese war ursprünglich für die Arthrodese des oberen Sprunggelenkes angegeben (BADE, LEXER). Man hoffte dadurch, daß man einfach von der Fußsohle her einen Knochenspan durch das Fersenbein und das Sprungbein bis in die Tibia trieb, eine knöcherne Fixierung des oberen Sprunggelenkes zu erhalten. Die Sperrung des Gelenkes war nur von kurzer Dauer. Es trat in dem Knochenspan im Bereich des Sprunggelenkspaltes eine Fraktur mit anschließender Resorption des Spanes ein. Dieser Vorgang war nicht rein mechanisch zu erklären. Er beruht vielmehr darauf, daß der Knochenspan von der Synovia angedaut und in seiner Festigkeit herabgesetzt war. Er blieb den mechanischen Anforderungen nicht mehr gewachsen und brach ein.

SPITZY machte die gleiche Beobachtung am Hüftgelenk, als er versuchte, durch einen Knochenspan bei Hüftverrenkungen den Hüftkopf in der Gelenkpfanne zu fixieren.

Aus diesen Erfahrungen geht klar hervor, daß eine Bolzungsarthrodese als einziges Operationsverfahren nur an solchen Gelenken Aussicht auf einen Dauererfolg gibt, die bereits durch eine vorhergehende Erkrankung oder Verletzung schwer geschädigt sind. Das trifft zu z.B. auf ein Kniegelenk, das bis auf Wackelbewegungen versteift ist (s. Abb. 125), oder für das hintere untere Sprunggelenk, das Talo-Calcanealgelenk, in dem sich nach einem Calcaneus-Kompressionsbruch eine schwere posttraumatische Arthrosis deformans entwickelt hat (s. Abb. 126). Hier ist die Bolzungsarthrodese ein einfaches und ausgezeichnetes Behandlungsverfahren für die Schmerzbeseitigung. In allen anderen Fällen ist die Bolzungsarthrodese nicht ausreichend. Die Gelenkflächen müssen vorher gut entknorpelt werden. Das gilt auch für die kleine wirkungsvolle Bolzungsarthrodese des 1. Carpo-Metacarpalgelenkes, für die Behandlung der Opponenslähmung. Die Greiffähigkeit von Daumen und Zeigefinger wird durch diese kleine Operation wiederhergestellt.

Die Arthrodese ist an ein *bestimmtes Alter* gebunden. Sie wird im allgemeinen erst nach dem 14. Lebensjahr ausgeführt. Wenn man sie früher macht, bleibt die Verknöcherung häufig aus, und die Behandlungsresultate werden unsicher. Man soll sich im übrigen nicht auf 1 Jahr genau festlegen, sondern den allgemeinen Entwicklungszustand der Jugendlichen berücksichtigen. Man macht es von ihm abhängig, ob man im einzelnen Fall einmal die Arthrodese für 1 Jahr früher oder 2 Jahre später angezeigt hält.

Eine zeitliche Ausnahme bildet die *Arthrodese des Talo-Calcanealgelenkes*. Sie ist eventuell *schon vom 10. Jahr an* möglich. Man muß sich, wenn die Arthrodese schon so frühzeitig vorgenommen wird, nur sagen, das Entscheidende ist die Beseitigung der schweren Fußdeformität, und die Frage, ob eine bindegewebige oder knöcherne Vereinigung am Rückfuß eintritt, ist von sekundärer Bedeutung.

Die *schnellsten Verknöcherungen* erreicht man bei der Arthrodese *in den Zwanziger- und Dreißigerjahren*. Sie ist auch noch gut in den Vierzigerjahren, dann geht die Fähigkeit zur Verknöcherung aber schon wieder zurück. Das ist für die Indikation der Fuß- und Kniearthrodese zu berücksichtigen. Die Druckarthrodese bedeutet für die Knie- und Fußarthrodesen (Talo-Cruralgelenk) bei älteren Patienten eine Sicherung und Beschleunigung der Verknöcherung. Eine Sonderstellung nimmt die Verriegelungsarthrodese der Hüfte bei chronisch deformierenden Gelenkerkrankungen ein (s. d.). Hier wird die obere Altersgrenze durch den Allgemeinzustand der Patienten bestimmt. Arthrodesen sind bei entsprechender Vereinfachung der Technik, wie sie z. B. die Doppel-Nagelfixierung bietet, noch bis gegen das 70. Jahr durchaus vertretbar.

b) Die extraartikulären Arthrodesen (s. Abb. 127)

Das Charakteristische der extraartikulären Arthrodese ist, daß ein Gelenk von außen her, ohne es zu eröffnen, durch einen Knochenspan überbrückt und verriegelt wird. Das Bedürfnis für ein derartiges Operationsverfahren war groß zur Behandlung von Restzuständen chronischer Gelenkentzündungen, insbesondere der Tuberkulosen, solange es noch keine Antibiotica gab.

Viele Chirurgen und Orthopäden der ganzen Welt haben an der Ausbildung der Technik der extraartikulären Arthrodese mitgearbeitet: ALBEE, BASTOS-ANSART, HASS, HIBBS, KAPPIS, MATHIEU, PUTTI, SORREL, ZANOLI u. a. Verfahren sind angegeben worden, die es ermöglichen, an den meisten großen Gelenken (s. d.) extraartikulär oder wenigstens praktisch extraartikulär vorzugehen. Der große Fortschritt der extraartikulären Arthrodese gegenüber der Gelenkresektion ist, daß man in das alte entzündliche Gebiet gar nicht hineinkommt. Die Gefahren der Operation sind dadurch wesentlich herabgesetzt.

Heute, im Zeitalter der Antibiotica, scheut man sich nicht mehr, bei der Operation in ein alterkranktes Tuberkulosegelenk hineinzugehen, es auszuräumen und hinterher durch eine Knochenverriegelung zu versteifen. Wir sagen aber: ,,*Wer klug und weise ist, wird in so manchem Falle von alten und langwierigen Entzündungen auch heute noch die extraartikuläre Arthrodese der intraartikulären vorziehen und sich nicht allein auf die gute Wirkung der Antibiotica verlassen!*'' Die

Erfahrung hat gezeigt, daß sie doch so manches Mal versagen. Wenn man einmal nach einer solchen Operation eine tuberkulöse Meningitis erlebt hat, wird man in seiner Indikationsstellung für sein ganzes Leben zurückhaltend sein!

Für die allgemeine *Technik* der extraartikulären Arthrodese gilt, daß die Knochenbrücke von einem lebenskräftigen, regenerationsstarken Knochen gebildet wird. Die Verankerung des Spanes an seinen beiden Enden hat mechanisch zuverlässig zu erfolgen. Ist dies der Fall, so entwickelt sich auch die erwartete zuverlässige Dauerverriegelung des Gelenkes. Ihr günstiger

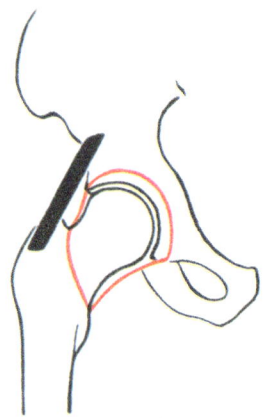

Abb. 127. Extraartikuläre Verriegelungsarthrodese an der Hüfte. Rot zeigt den Verlauf der Gelenkkapsel

Einfluß auf die alte, auch tuberkulöse Gelenkerkrankung ist an den Röntgenbildern abzulesen. Sie heilt meist aus, und ein einheitlicher knöcherner Block überbrückt die ehemaligen Gelenkenden.

Die extraartikuläre Arthrodese ist auch bei *Kindern* gemacht worden. Das Urteil ist darüber in der Weltliteratur ziemlich einheitlich: „Die extraartikuläre Arthrodese ist keine Operation für das Kindesalter, sondern für den Erwachsenen." Man soll allerdings dabei den Begriff „Erwachsene" nicht zu engherzig fassen und dafür lieber für den Jugendlichen hinzufügen: *die extraartikuläre Arthrodese ist bereits vom 14. und 15. Jahr ab an der Hüfte und am Knie erfolgversprechend.*

Ruhigstellung nach jeder Arthrodesenoperation. Der Gipsverband umfaßt die beiden benachbarten Gelenke, d. h., für die Hüftarthrodese ist ein Becken-Beingipsverband unter Mitnahme des gesunden Oberschenkels erforderlich. Eine Ausnahme macht die Verriegelungsarthrodese der Hüfte. Die Dauer der Ruhigstellung im Gips ist bei der intraartikulären Arthrodese bis das Gelenk einheitlich verknöchert ist. Das entspricht einer durchschnittlichen Zeit von 3—4 Monaten. Die Ruhigstellung nach der extraartikulären Arthrodese ist mindestens für 4 Monate nötig. Diese Zeit ist erforderlich, bis der Überbrückungsknochen nach seinem Umbau einer starken mechanischen Beanspruchung gewachsen ist.

Nachbehandlung. Ein Apparat wird nur bei Jugendlichen für $^1/_2$—1 Jahr gegeben, um einen störenden Einfluß auf die Gelenkstellung bei dem wachsenden Knochen auszuschalten. Eine besondere Nachbehandlung erübrigt sich in den meisten Fällen. In Einzelfällen ist nach der Abnahme des Gipsverbandes eine kurzfristige Nachbehandlung mit Bewegungsübungen an den der Arthrodese benachbarten Gelenken aufzunehmen, damit durch Anpassung der Bewegungsausfall der versteiften Gelenke möglichst kompensiert wird.

B. Gelenkresektion

Die Gelenkresektion ist ein chirurgischer Eingriff, der heute, abgesehen vom Knie, an Bedeutung verloren hat. Das hängt mit der Entwicklung der Chirurgie zusammen. So wie im vorigen Jahrhundert an die Stelle der Exartikulation und Amputation der Glieder die Resektion unter Erhaltung der Gliedmaßen getreten ist und als großer Fortschritt begrüßt wurde, so sucht man jetzt, wenn irgend möglich, die Behandlung unter Vermeidung der Gelenkresektion zu leiten. Der Besitz der Antibiotica hat bei dieser Entwicklung mit beigetragen.

Die Ausbildung der Technik der großen Gelenkresektionen ist eng mit den Namen von BARDENHEUER, KOCHER, KÖNIG, LANGENBECK, OLLIER usw. verbunden.

Die *Schnittführungen*, die die großen Chirurgen für die Gelenkresektion ausgebildet haben, werden zum Teil heute noch für die Gelenkeröffnungen angewandt. Andere sind durch muskelschonendere ersetzt worden.

LANGENBECK gab schon 1842 seine subperiostale Resektion an. Er bestand darauf, daß der Knochen unter Erhaltung des Periosts ausgelöst werden sollte, nachdem man beobachtet hatte, daß dann eine teilweise Knochenregeneration wieder eintreten könnte (HEINE). LANGENBECK legte bei der Ausbildung seiner Resektionsmethode schon einen besonderen Wert auf die Schonung der Weichteile. Die Schnitte waren so erdacht, wie man auf dem kürzesten Weg zwischen den einzelnen Muskelinterstitien zu den Gelenken vordringen konnte. KOCHER ging, um nach den Gelenkresektionen eine möglichste Knochenregeneration zu erhalten, noch einen

Schritt weiter. Er forderte, subcortical vorzugehen, d. h., es sollte am Periost noch die Cambiumschicht erhalten bleiben. Die Schnittführungen von KOCHER sind für einzelne Gelenke bis heute unübertroffen. Es wurde bei ihrer Auswahl schon auf den Verlauf der die Muskeln versorgenden Gefäße und Nerven Rücksicht genommen. KOENIG forderte schließlich, die Muskeldurchtrennung nach Möglichkeit überhaupt zu vermeiden und den Muskel mit seinem Knochenansatz temporär abzulösen. Nach der Operation wurden sie dann mit dem abgelösten Knochenstück wieder am Knochen fixiert. Er glaubte, daß hierdurch die Muskulatur am wenigsten geschädigt würde. Auch diese Schnittführungen haben ihre bleibende Bedeutung bis heute behalten und werden für die plastischen Operationen an den großen Gelenken gerne benutzt.

Für die *Technik* der Resektion im einzelnen unterscheidet man die kleine sparsame und die große totale. Dies ist besonders gut am Knie verständlich. Wenn man bei einer Tuberkulose eine Resektion im Spätstadium macht, kommt man mit einer sparsamen Resektion aus, d. h. es werden die Gelenkenden nur etwa querfingerbreit, so weit, bis man zum Gesunden kommt, entfernt. Bei der großen totalen Resektion (s. d.) wird dagegen das Gelenk im ganzen exstirpiert, und eine große Beinverkürzung von vielen Zentimetern entsteht. Wenn die Resektion wegen einer Gelenkeiterung gemacht wird, ist so viel vom Knochen wegzunehmen, daß gute Abflußbedingungen für den Eiter gegeben sind. Das gilt besonders für die Hüftkopfresektion. Diese ist bei schweren und schwersten Eiterungen, wie gerade die vergangenen Kriegserfahrungen gelehrt haben, oft lebensrettend. Wenn die Gelenkresektion wegen eines Tumors gemacht wird, so wird die Größe der Resektion durch den Tumor bestimmt. Meist ist es eine halbe Gelenkresektion, und es erhebt sich die Frage, ob sekundär eine Defektausfüllung durch autoplastisches oder alloplastisches Material möglich ist. Die Ausbildung der Endoprothesen aus Polyacryl oder Vitallium haben neue Entwicklungsmöglichkeiten angebahnt.

Die Entfernung der *Gelenkkapsel* bei der Resektion ist, abgesehen von der Tuberkulose, meist überflüssig. Daß sie bei dieser Erkrankung entfernt werden muß, ist verständlich, weil sonst die Gefahr besteht, daß von der alten Kapseltuberkulose sich wieder ein Rezidiv entwickelt.

Die Gelenkresektion verlangt ein zügiges Arbeiten. Mit einem der bekannten großen Schnitte wird das Gelenk freigelegt, und die Muskulatur wird subperiostal abgelöst. Die Knochenhebel werden eingeführt. Die Kapsel wird mit einem durchgreifenden Schnitt eröffnet und das Gelenk aufgeklappt. Zuerst die eine und dann die andere Gelenkfläche werden mit einem entsprechenden Knochenanteil abgesägt, nachdem vorher die Gelenkenden von der ansetzenden Muskulatur ausreichend entblößt waren.

Wenn eine *große* Gelenkresektion, auch z. B. eine halbe, wegen eines Tumors gemacht werden muß, so durchtrennt man den Knochen am besten zuerst in der Diaphyse und geht von hier aus zur Auslösung des Gelenkabschnittes, der entfernt werden soll, vor. Wenn eine *sparsame* Resektion gemacht war, sucht man die resezierten Gelenkenden der ehemaligen Form des Gelenkes anzupassen, um breite Berührungsflächen zu bekommen. So werden am *Knie* die Resektionsflächen bogenförmig gestaltet, an der Hüfte wird das obere Schenkelhalsende abgerundet, und auch an der Schulter wird dem oberen Humerusende eine rundliche Form gegeben. Die Weichteile werden nach der Gelenkresektion wieder zuverlässig vernäht. Am Knie wird nach der Resektion stets eine feste Versteifung angestrebt. An der *Hüfte* wäre diese in funktioneller Hinsicht auch das beste, aber gerade hier wird bedauerlicherweise vielfach darauf verzichtet, und man hofft auf ein bewegliches Gelenk. Der funktionelle Erfolg ist allerdings, wie auch wieder die Erfahrungen des vergangenen Krieges gezeigt haben, zum Teil deprimierend. Die Schenkelhalsreste luxierten, traten höher und höher und haltlose Schlottergelenke entstanden.

Auch für *Schulter- und Ellenbogengelenk* ist nach den früheren Auffassungen nach der Resektion wenn möglich eine Beweglichkeit anzustreben. Das funktionelle Ergebnis ist aber leider meist schlecht. Nur in einer kleinen Zahl von Fällen entstehen funktionstüchtige, straffe, gelenkähnliche Verbindungen zwischen den resezierten Knochenenden, sonst entwickeln sich meist haltlose, funktionsuntüchtige Schlottergelenke (s. d.).

Ruhigstellung nach einer Gelenkresektion.

Der Verband nach einer *Hüftresektion* ist ein großer Becken-Beingipsverband unter Mitnahme des Oberschenkels der Gegenseite. Die Stellung des Beines ist leichte Abduktion. Der

Gipsverband nach einer *Schulterresektion* ist ein Arm-Rumpfgips. Seine Stellung ist Abduktion
von 70⁰ bei einer Vorhaltestellung von 30⁰ und bei mittlerer Rotation. Auch nach einer *Ellen-*
bogenresektion wird am besten ein Arm-Rumpfgips angelegt. Die Stellung am Ellenbogen ist
etwa der rechte Winkel. Die Verbandtechnik für das *Knie* hängt davon ab, aus welcher Indikation die Resektion vorgenommen war. Wenn das Knie wegen einer schweren Eiterung reseziert wurde, wird entweder ein Gipsverband in der üblichen Weise angelegt, oder man benutzt
eine Fixierungsvorrichtung wie die von WESTHUES.

Durch diese werden zunächst die resezierten Gelenkenden auseinandergehalten, dann aber
nach dem Abklingen der *Eiterung* aufeinandergepreßt. Nach einer Resektion infolge einer
Kniegelenk*tuberkulose* (s. d.) werden die Knochenflächen zweckmäßigerweise durch ein Paar
gekreuzte Drahtstifte fixiert, oder man wendet die Kompression mit dem doppelten Spannbügel an. Wenn schließlich die Resektion wegen eines *Tumors* notwendig war — meist handelt
es sich um eine halbe Gelenkresektion —, so kann der Zwischenraum durch einen großen Marknagel ersetzt werden. Die endgültige Defektüberbrückung wird in einer weiteren Sitzung mit
einem Knochenspan oder einer Endoprothese vorgenommen.

Nachbehandlung. Die Dauer der Fixierung nach einer Gelenkresektion ist nicht einheitlich.
Sie wird bestimmt

1. von der Grunderkrankung, wegen der die Resektion gemacht war. Wenn z.B. ein Gelenk
wegen einer schweren Eiterung reseziert wurde, ist die Ruhigstellung im Gipsverband durchzuführen, bis die Eiterung zur Ruhe gekommen ist.

2. von der Planung, ob man ein steifes oder ein bewegliches Gelenk haben will. Wenn man
eine Verknöcherung der resezierten Gelenkenden erreichen will, ist eine Gipsfixierung erforderlich, bis die Verknöcherung abgeschlossen ist. Der Ersatz des Liegegipsverbandes durch
einen Gehgipsverband wirkt sich unter Umständen günstig aus. Die Druckkräfte, welche die
Verknöcherung fördern, werden in einem gut angelegten, ungepolsterten Gehgipsverband
wirksam.

Ist am *Knie die Konsolidierung verzögert*, so wird durch das *Eintreiben eines Tibiaspanes*
schnell die volle Verknöcherung erreicht. Wenn die Verknöcherung ausbleibt und nur eine
fibröse Verbindung der resezierten Gelenkenden eintritt, kann dies zur Ausbildung von *schweren*
Kontrakturen führen, welche die Gebrauchsfähigkeit der Gliedmaßen so stark beeinträchtigen,
daß erst wieder erneute Operationen zur Beseitigung der Deformitäten erforderlich sind.

Wenn man nach einer Resektion, z.B. an der Schulter oder Hüfte, ein bewegliches Gelenk
erzielen will, so muß nach Abschluß der Wundheilung mit vorsichtigen Bewegungen angefangen
werden. Wir lehnen allerdings dieses Behandlungsverfahren ab. Die funktionellen Resultate
sind doch schlecht.

5. Allgemeine Richtlinien für die Gelenkeröffnungen

Die Gelenkeröffnungen kann man nach den Gründen, derentwegen sie vorgenommen werden,
in drei ganz große Gruppen einteilen:

    a) Die Gelenkeröffnung bei Eiterungen.

    b) Die Gelenkeröffnung zur Entfernung von freien Gelenkkörpern oder von Fremdkörpern.

    c) Die Gelenkeröffnung für wiederherstellende plastische Operationen.

Die *Schnittführungen*, die hierfür gewählt werden, sind oft recht verschieden, weil Sinn und
Aufgabe der Operation stark voneinander abweichen.

a) Richtlinien für die Gelenkeröffnung bei Eiterungen

Das Ziel der Operation ist, dem Eiter einen guten Abfluß zu verschaffen, um dadurch am
besten die Infektion zu beherrschen. Das geschieht, indem man auf dem kürzesten Wege
zum Gelenk vordringt und *die* Stelle für die Eröffnung auswählt, die die günstigsten Bedingungen für den Eiterabfluß gibt. Es sollen hierbei natürlich nicht unnötig Muskeln verletzt
werden, aber die Schonung der Muskulatur ist nicht ausschlaggebend. Nicht die Erhaltung der
gelenk- und muskelphysiologischen Verhältnisse steht im Vordergrund, sondern die Bekämpfung

der Infektion! Je schneller sie überwunden wird, um so eher ist wenigstens eine gewisse Aussicht für die Erhaltung einer Gelenkfunktion gegeben.

Die Aussichten der Behandlung der Gelenkinfektionen sind durch die Antibiotica wesentlich besser geworden. Es ist selbstverständlich, daß man diese Behandlung zu der chirurgischen stets mit hinzunimmt.

b) Richtlinien für die Gelenkeröffnung zur Entfernung von freien Gelenkkörpern oder von Fremdkörpern

Das Gelenk wird eröffnet, um einen bestehenden Schaden zu beseitigen und um eine gestörte Gelenkfunktion wiederherzustellen. Die Schnittführung ist deshalb so zu wählen, daß durch die Operation kein neuer irreparabler und insbesondere kein vermeidbarer Schaden gesetzt wird.

Der Eingriff ist so *klein* als möglich zu wählen. Dazu ist es unerläßlich, daß man sich genau, eventuell durch stereoskopische Aufnahmen, darüber orientiert, in welchem Abschnitt eines Gelenkes ein freier Körper oder ein Fremdkörper liegt. So ist die Schnittführung ganz verschieden, ob er im vorderen oder hinteren Gelenkanteil liegt. Das gilt für alle großen Gelenke in der gleichen Weise.

Weiterhin ist der Eingriff so *schonend* als möglich zu gestalten. Die Schnittführung hat *muskelphysiologische Grundsätze* streng zu beachten. Die Schnitte sind meistens so für die Gelenkeröffnungen anzulegen, daß man zwischen den Muskeln einen guten Zugang zum Gelenk erhält und daß jede direkte Muskelverletzung vermieden wird.

Wenn man sich an diese Grundregeln für die Entfernung von freien Gelenkkörpern und Fremdkörpern hält, so sind die besten Voraussetzungen dafür gegeben, daß der eigentliche Zweck der Operation, Wiederherstellung der gestörten Gelenkfunktion, auch wirklich erreicht wird.

c) Richtlinien für die Gelenkeröffnung für wiederherstellende plastische Operationen

Diese Operationsgruppe enthält die Spitzenleistungen der Gelenkchirurgie und ist die hohe Schule der Wiederherstellungschirurgie. Hier heißt es nicht nur, wie bei den Arthrotomien zur Entfernung von freien Gelenkkörpern oder von Fremdkörpern, auf möglichst schonende Weise etwas Schadhaftes oder Störendes aus dem Gelenkgetriebe zu entfernen, bei den plastischen Gelenkoperationen geht es um mehr. Neues muß geschaffen und geformt werden. Die bildende Hand des Operateurs muß von einem künstlerisch begabten Geist geführt werden. Wenn es auch für diese Operationen gewisse Regeln und Richtlinien gibt, so sind diese nicht das Entscheidende für den Erfolg. Mit schnellem Blick muß intuitiv erfaßt werden, wie ein Schaden zu beheben ist und wie mit schöpferischer Hand aus Zerstörtem Neues zu bilden ist. Das gilt in gleicher Weise für schwierige Bandplastiken wie für die eigentliche Arthroplastik.

Muskel- und Gelenkfunktion sind eine physiologische Einheit. Freie Übersicht für die Gelenkoperation muß vorhanden sein. Sie darf nicht auf Kosten der Muskeln gewonnen werden. Die Muskeln sind bei den Zugängen zu den Gelenken soweit als möglich zu schonen. Eine quere oder auch schräge Durchtrennung eines Muskels gibt es nicht. Nur ausnahmsweise wird ein Muskel Z förmig durchschnitten, sonst wird der Muskel an seiner Ursprungs oder Ansatzstelle mit einem Knochenstück abgelöst, um hinterher an der gleichen Stelle wieder fest verankert zu werden. Der Vorteil dieses Vorgehens ist gegenüber allen anderen Verfahren, die zur Muskeldurchtrennung dienen, daß der Muskel wieder unter der gleichen Spannung, die er vorher innegehabt hat, vernäht wird. Eine Veränderung der physiologischen Muskelspannung bedeutet eine Erschwerung und Störung der Gelenkfunktion. Herabgesetzte Spannung bedingt für den Muskel verminderte Kontraktionsfähigkeit und Nachlassen der Kraftleistung der Gelenkfunktion. Erhöhung der Muskelspannung schafft eine Kontrakturbereitschaft und zieht eine Hemmung der Gelenkfunktion nach sich.

Dieses *Prinzip der Muskelablösung mit einem Knochenstück* unter Wiederanheftung des Muskels unter seiner physiologischen Spannung ist an den vier großen Körpergelenken, für die in erster Linie plastische wiederherstellende Eingriffe angezeigt sind, durchführbar:

An der *Schulter* Ablösung des Deltoideus am Acromion- und evtl. auch am Claviculaansatz.

Am *Ellenbogen* Ablösung der Tricepssehne mit der Olecranonspitze.

7*

An der *Hüfte* die Abmeißelung des Trochanter maior mit den eminent wichtigen kleinen Glutäen.

Am *Knie* — allerdings nur für Ausnahmefälle — die Abtragung des Ligamentum patellae mit dem zugehörigen Strecksehnenapparat an der Tuberositas tibiae.

Die Ausbildung dieser Schnittführungen ist geknüpft an die Namen von LEXER, MURPHY, OLLIER, PUTTI. Sie schufen die Grundlagen, auf denen weiter aufgebaut wurde.

Es gibt also für die Gelenkeröffnungen nicht eine allgemeingültige Schnittführung. Diese hat sich den gegebenen Verhältnissen anzupassen. Wir dürfen heute nicht mehr sagen, die Gelenkeröffnung nach KOCHER, KOENIG, LANGENBECK, LEXER, MURPHY, PAYR, SMITH-PETERSEN oder TEXTOR ist die beste, sondern **die richtige Schnittführung** zur Eröffnung eines großen Gelenkes **ist die, die der gestellten Aufgabe im einzelnen Fall am besten und vollkommensten gerecht wird.**

6. Gelenkpunktionen

Die Gelenkpunktionen erfordern, wie jede andere Gelenkoperation, ein peinlich 'aseptisches Verhalten. Vorkommnisse wie die, daß Gelenkpunktionen zu schweren Infektionen führen, sind unentschuldbar und dürfen sich nicht mehr ereignen.

Wohl gibt es für die einzelnen Gelenke verschiedene Punktionsmöglichkeiten, aber es haben sich doch für jedes Gelenk eine oder zwei Stellen als typisch herausgebildet.

Das Gelenk wird in Lokalanaesthesie mit $^1/_2$%iger Novocainlösung punktiert.

PAYR, mein Lehrer in der Chirurgie, schilderte schon vor 40 Jahren in seiner Vorlesung, wie wichtig die *psychisch schonende* Lokalanaesthesie gerade bei den Gelenkpunktionen ist. Eine Quaddel wird mit einer kleinen feinsten Nadel gesetzt, dann wird eine dünne und genügend lange Nadel genommen, die „spritzend" bis zur Gelenkkapsel langsam vorgeschoben wird. Ein kurzer Halt wird an der Gelenkkapsel gemacht, deren Widerstand deutlich zu fühlen ist, und ein kleines Novocaindepot wird an der empfindlichen Gelenkkapsel, bevor sie durchstochen wird, angelegt.

Die eigentliche Gelenkpunktion erfolgt mit einer genügend *dicken* Nadel, die an der zunächst noch von der Lokalanaesthesie her liegengebliebenen Nadel vorgeschoben wird. Das Gelenk wird nach Vollendung der Lokalanaesthesie erst nach einer genügend langen Wartepause punktiert, bis die Anaesthesie wirklich wirksam geworden ist. Daher die beliebte Frage PAYRs: „Kollege, was ist das wichtigste bei der Lokalanaesthesie?" — „Ein Stuhl für den Arzt!"

Die praktisch wichtigste Gelenkpunktion ist die des Kniegelenkes, die von allen anderen Gelenken treten dahinter zahlenmäßig weit zurück. Deshalb können sie in besonders gelagerten Fällen um so bedeutsamer sein.

a) Schultergelenkpunktion

Die beiden Stellen für die Punktion sind von vorn und von hinten. Die Punktion von der Seite soll wegen der möglichen Nebenverletzungen, einschließlich der eines Schleimbeutels, unterbleiben.

Punktion von vorn. Der Arm wird leicht *nach außen gedreht* und abgespreizt gehalten, der Ellenbogen ist gebeugt. Man sucht das Tuberculum minus abzutasten und geht zwischen diesem und dem Processus coracoideus ein. Die Richtung der Nadel ist leicht schräg nach innen gerichtet (s. Abb. 128).

Punktion von hinten. Der Arm wird leicht abduziert, aber nicht, wie bei der Punktion von vorn nach auswärts, sondern umgekehrt *nach einwärts gedreht.* Die Einstichstelle liegt dicht seitlich neben der Spina scapulae und dicht unterhalb des Acromion in der tastbaren Lücke zwischen dem M. deltoideus und dem M. infraspinatus. Die Punktionsrichtung geht senkrecht in die Tiefe (s. Abb. 129).

b) Ellenbogengelenkpunktion

Die besten Punktionsstellen sind die von hinten oder von seitlich radial.

Punktion von hinten. Der Ellenbogen ist rechtwinklig gebeugt. Die Olecranonspitze und der laterale Humerusepicondylus werden abgetastet. Wenn ein deutlicher Erguß mit Vorwölbung der Gelenkkapsel vorhanden ist, wird das Gelenk dicht lateral neben dem Olecranon im Bereich der vorgewölbten Gelenkkapsel punktiert, sonst liegt die Punktionsstelle unmittelbar über dem Olecranon, und man geht mit der Punktionsnadel durch den Tricepssehnenansatz hindurch in die Tiefe in den Bereich der Fossa olecrani (s. Abb. 130).

Punktion von seitlich radial. Die Punktionsstelle liegt im Gelenkspalt zwischen dem Radiusköpfchen und der Humerusgelenkrolle. Der laterale Humerusepicondylus und das Radiusköpfchen werden abgetastet. Um das Radiusköpfchen gut zu fühlen, wird der Unterarm leicht rotiert, und die Nadel wird dicht oberhalb des Radiusköpfchens eingestochen (s. Abb. 131).

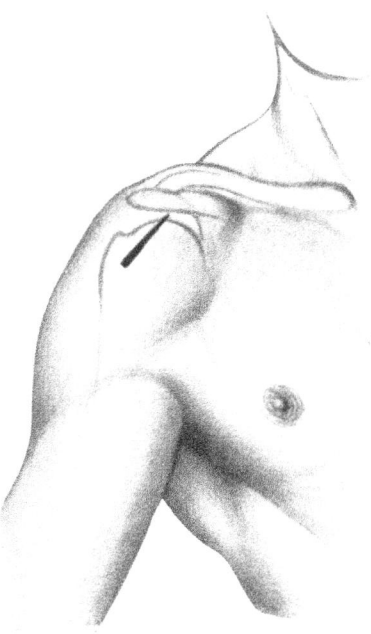

Abb. 128. Schultergelenkpunktion von vorn

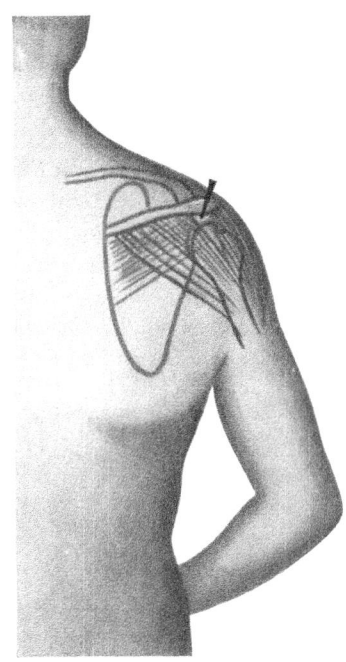

Abb. 129. Schultergelenkpunktion von hinten

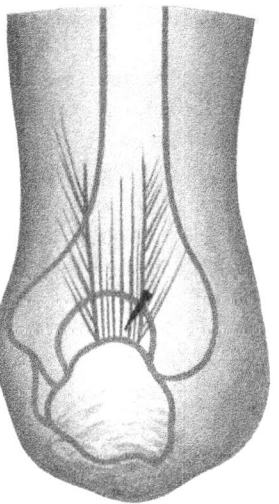

Abb. 130. Ellenbogengelenkpunktion von hinten

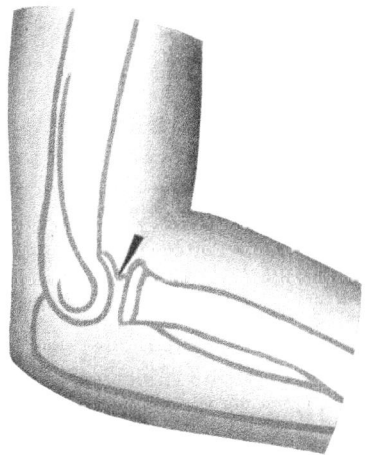

Abb. 131. Ellenbogengelenkpunktion von radial seitlich

c) Handgelenkpunktion

Zwei Punktionsstellen sind gebräuchlich, die dorsal radiale und die von seitlich ulnare.

Punktion von dorsal radial. Man tastet sich den Verlauf der langen Strecksehnen des Daumens und Zeigefingers dicht peripher des Handgelenkbandes ab und fühlt deutlich den Gelenkspalt. Man sticht die Nadel hier ein und gelangt in den Abschnitt vom Radio-naviculare-lunatum-Gelenk. Die Hand ist bei der Punktion leicht gebeugt (s. Abb. 132).

Punktion von seitlich ulnar. Die Hand ist leicht gebeugt und radial adduziert. Der Processus styloideus ulnae wird aufgesucht, und zwischen den beiden Sehnen des Flexor und Extensor carpi ulnaris gelangt die Punktionsnadel in den Gelenkspalt.

d) Hüftgelenkpunktion

Die geeignetste Punktionsstelle des Hüftgelenkes ist vordere, wenn auch Punktionen von *seitlich* und von *hinten* vor bzw. hinten am Trochanter entlang am Schenkelhals möglich sind. Der Punktion *von der Seite* kommt auch Bedeutung *für Injektionen* in das Hüftgelenk zu, doch tut man gut, sich hierfür durch eine Röntgenkontroll-aufnahme genau über die Lage der Nadel zum Hüftgelenk zu orientieren.

Punktion von vorn. Die Punktionsstelle liegt über dem Hüftkopf dicht lateral von den großen Gefäßen. Um die Stelle genau zu bestimmen, werden zunächst die Spina iliaca ant. sup. und die Symphyse abgetastet. Der *Puls* der A. femoralis, die etwa an der Übergangsstelle vom mittleren zum medialen Drittel der Verbindungslinie der Spina iliaca ant. sup. zur Symphyse verläuft, wird

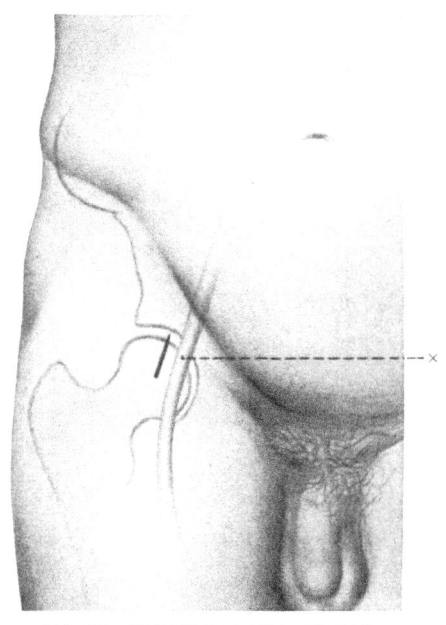

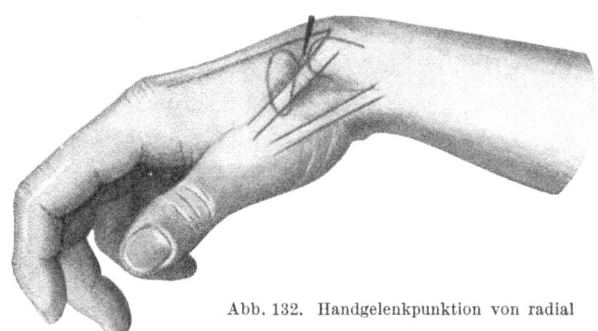

Abb. 132. Handgelenkpunktion von radial

Abb. 133. Hüftgelenkpunktion von vorn.
Art. femoralis ×

aufgesucht, und die *Lage des Hüftkopfes* wird festgestellt. Die untersuchende Hand umgreift von außen her die Hüfte, bei der rechten ist es die linke, bei der linken die rechte Hand. Der Zeige- und Mittelfinger umgreifen das Trochantermassiv, und der Daumen liegt vorn in der Leistenbeuge auf dem Hüftkopf. Mit der anderen Hand wird vom Knie aus das Bein leicht rotiert. Auf diese Weise ist auch bei muskelkräftigen oder adipösen Patienten der Hüftkopf einwandfrei zu fühlen. Erst hiernach wird die *Punktionsnadel* etwa 1 cm lateral von der A. femoralis in die Tiefe gestoßen (s. Abb. 133). Sie wird zunächst so weit eingeführt, bis man auf den Hüftkopf stößt, dann wird sie für die Punktion wieder einige Millimeter zurückgezogen.

e) Kniegelenkpunktion

Das Kniegelenk ist das am einfachsten zu punktierende Gelenk. Die Punktion wird außerdem noch bei einem Erguß erleichtert.

Die typische Punktionsstelle ist die *außen*, etwa querfingerbreit oberhalb der Kniescheibe. Die Punktion kann genau so gut auch von innen gemacht werden. Wenn wenig Erguß vorhanden ist und wenn die Gelenkpunktion aus diagnostischen Gründen angezeigt ist, kann das Gelenk auch unmittelbar von der Seite her *unter der Kniescheibe* punktiert werden. Hierbei ist die Nadel gut horizontal zu halten, um auch wirklich ohne Knorpelverletzung in den Zwischenraum zwischen der Unterfläche der Kniescheibe und dem Femur zu gelangen.

Punktion von seitlich außen. Der obere Rand der Kniescheibe wird aufgesucht, und die Punktionsnadel wird 1 cm oberhalb davon angesetzt (s. Abb. 134). Das Knie liegt in Streck-stellung. Bei einem geringen Erguß läßt man sich durch die Hand eines Assistenten von oben und eventuell auch von unten her den Erguß zur Punktionsstelle hindrücken.

Punktion von vorne durch das Kniescheibenband. Diese Punktion hat A. N. WITT angegeben. Sie erfolgt bei rechtwinkeliger Beugestellung des Kniegelenks. Sie soll vor allem bei
schweren degenerativen Erkrankungen Vorteil bieten (COTTA).

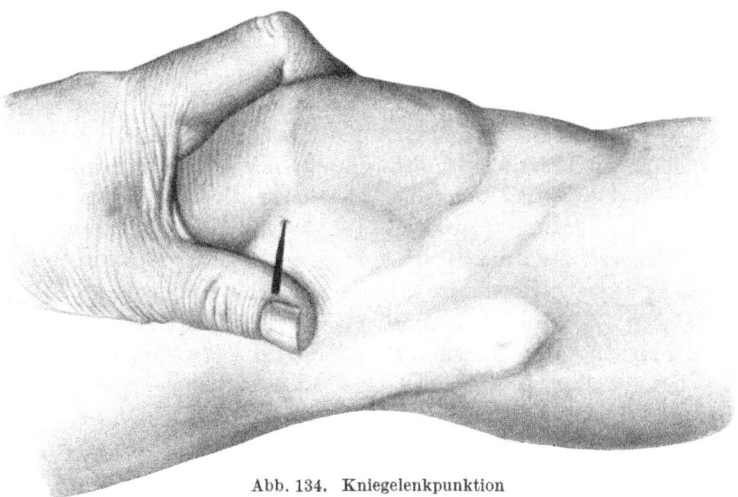

Abb. 134. Kniegelenkpunktion

f) Fußgelenkpunktion

Auch für das obere Sprunggelenk gibt es verschiedene Punktionsmöglichkeiten, die von vorn
lateral und medial sowie die von hinten lateral. Mit der Punktion von vorn lateral ist im
allgemeinen auszukommen.

Punktion von vorn lateral. Der Fuß
wird in einer leichten Spitzfußstellung gehalten, um den oberen Gelenkspalt zum
Klaffen zu bringen. Man tastet ihn sich
vor dem äußeren Knöchel und dicht
lateral neben den Strecksehnen ab und
sticht die Nadel in schräger Richtung in
den Gelenkspalt ein (s. Abbildung 135).

7. Operationen der Schlotter-
gelenke

Zwei große Gruppen von Schlottergelenken sind zu unterscheiden, die *nach Gelenkresektionen* und die *nach einer schweren
Bandverletzung oder auch bei einer allgemeinen Schlaffheit des Kapselbandapparates*.
Die Häufigkeit der beiden Schlottergelenk-
formen ist an den einzelnen Gelenken verschieden.

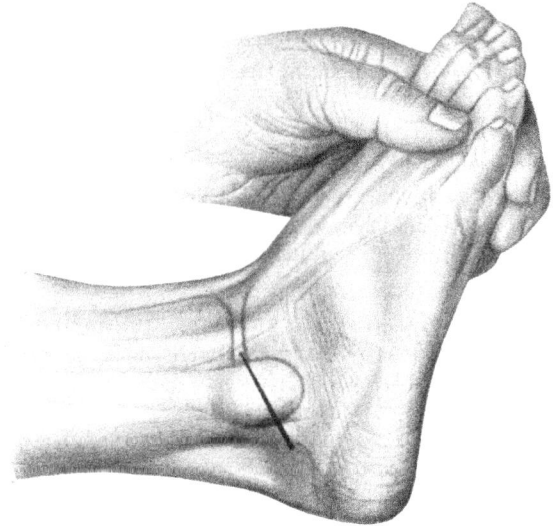

Abb. 135. Fußgelenkpunktion von lateral außen

Das *Knie*schlottergelenk nach einer Resektion ist relativ selten, dagegen ist das Knie-
schlottergelenk nach einer Bandverletzung außerordentlich häufig. Die Verhältnisse an der
Hüfte liegen umgekehrt. Ein Hüftschlottergelenk nach einer Resektion sieht man oft, während
die Schlottergelenke infolge einer Lockerung des Kapselbandapparates relativ selten sind. Man
findet sie z. B. bei schweren schlaffen Lähmungen und bezeichnet sie dann als paralytische
Schlottergelenke.

Am *Ellenbogen*gelenk hat das Schlottergelenk infolge eines Bandschadens keine praktische
Bedeutung. Eine um so größere hat dafür das Schlottergelenk infolge einer Ellenbogengelenkresektion. An der *Schulter* schließlich sind beide Formen der Schlottergelenke gleich wichtig.

Die Schlottergelenke nach ausgedehnten Schultergelenkresektionen sind relativ häufig, und das gleiche gilt für das Schlottergelenk infolge eines Schadens des Kapselbandapparates. Hierzu gehört das paralytische Schlottergelenk nach einer Poliomyelitis. Der Kapselbandapparat ist bei diesen Fällen ganz ausgeweitet, und ein Zwischenraum von etwa 2 cm oder mehr hat sich zwischen dem Acromion und dem Oberarmkopf entwickelt. — Auch bei manchen Formen der habituellen Schulterluxation kann die Lockerung des Gelenkes so weit fortgeschritten sein, daß wenigstens ein schlottergelenkähnlicher Zustand entsteht.

Die *Behandlung* der Schlottergelenke ist bei den verschiedenen Formen unterschiedlich. Die Aufgabe für die Beseitigung der Schlottergelenke nach den Gelenkresektionen ist die Festigung des Gelenkes durch die Bildung einer knöchernen Verbindung der Gelenkenden. Dies geschieht durch die Verriegelungsarthrodese. Die Aufgabe der Behandlung der Bandschlottergelenke ist ein plastischer Ersatz der überdehnten oder abgerissenen Bänder.

Die Schlottergelenke nach Gelenkresektionen sind meist Folgen einer Kriegszeit, denn nur während einer solchen Zeit werden in großer Zahl Gelenkresektionen infolge von schweren Gelenkeiterungen gemacht. Die operative Beseitigung dieser Schlottergelenke ist eine wichtige Aufgabe der Wiederherstellungschirurgie. Es sind ausgesprochene *Spätoperationen.* Wenn man die Folgen der großen Gelenkresektionen mit ihren vielfach schlechten funktionellen Ergebnissen sieht, muß man sagen, daß man mit allen Gelenkresektionen, mit Ausnahme vom *Knie,* zurückhaltend sein soll. Die *Hüft*resektion kann ein lebensrettender Eingriff sein. Die funktionellen Spätergebnisse sind nur befriedigend, wenn lediglich der Hüftkopf entfernt wurde und wenn es gelang, den Schenkelhals im Bereich der Hüftpfanne zu halten. Es entwickelt sich dann, wenigstens in einem Teil der Fälle, eine feste Nearthrose mit einer leidlichen Belastungsfähigkeit des Beines. Traurig sind aber die Fälle, bei denen der Schenkelhalsrest aus der Pfanne herausgleitet und an der Darmbeinschaufel nach oben rutscht. Übergroße Verkürzungen von 10 bis 15 cm entstehen, das obere Femurende steht haltlos am Becken, und das Bein ist belastungsunfähig. Man kann bei diesen schweren Zuständen immerhin als Trost sagen, die Rettung des Lebens war vielleicht nur durch eine große Hüftresektion möglich. Die Lebenserhaltung mußte mit der schweren Verkrüppelung eingetauscht werden.

Das trifft aber nicht zu für die schweren Schlottergelenke nach den Resektionen an *Schulter* und *Ellenbogen.* Es soll ausdrücklich auch an dieser Stelle betont werden, daß die Schulter- und Ellenbogengelenkresektionen im allgemeinen durchaus vermeidbare Eingriffe zur Beherrschung von schweren Gelenkeiterungen sind. Richtige ausgiebige Eröffnungen dieser Gelenke mit anschließender Ruhigstellung in einem guten Arm-Rumpfgipsverband ermöglichen es, mit den Eiterungen fertig zu werden.

Die häufig schlechten funktionellen Ergebnisse, bei denen der Arm in der Schulter gebrauchsunfähig haltlos hin- und herpendelt oder bei denen der Arm im Ellenbogen eine Beweglichkeit wie ein „Kuhschwanz" hat, zwingen zur Ablehnung der großen Resektionen an Schulter und Ellenbogen.

Die operative Behandlung der Schlottergelenke nach Resektionen ist vor allem nötig an Hüfte, Ellenbogen und Schulter und nach Bandverletzungen am Knie. (Die *Technik* dieser Operationen siehe bei den einzelnen Gelenken.)

VII. Nervenoperationen

Die Nervenoperationen verlangen eine enge Zusammenarbeit mit dem Neurologen. Auch der Operateur, der selber über gute neurologische Kenntnisse verfügt, wird stets gern das Urteil eines erfahrenen Neurologen vor einer Operation einholen. Die Streitfrage, wer Nervenoperationen machen soll, der Allgemeinchirurg, der Neurochirurg oder der Orthopäde, ist müßig. *Der* Operateur soll sie ausführen, der über die entsprechenden technischen Fähigkeiten verfügt und der sich zu diesen minutiösen und oft langwierigen Operationen hingezogen fühlt.

Die Aufgabe der Nervenoperationen ist grundsätzlich verschieden, je nachdem, ob es sich um eine *schlaffe* oder *spastische* Lähmung handelt. Das Ziel bei den schlaffen Lähmungen ist die Wiederherstellung der Leitungsunterbrechung, bei den spastischen Lähmungen die teilweise oder völlige Ausschaltung der übermäßigen Reizzufuhr.

Als dritte Gruppe von Nervenoperationen sind die Eingriffe am *Sympathicus* hinzugekommen.

1. Operationen bei schlaffen Lähmungen infolge von peripheren Nervenverletzungen

A. Die Neurolyse und die Nervennaht

Der Anlaß für die Nervenoperation, die Neurolyse oder die Nervennaht sind Lähmungszustände, die sich im Anschluß an eine stumpfe oder offene Nervenverletzung ausgebildet haben. Die *stumpfen Nervenverletzungen* sind Begleiterscheinungen von Knochenbrüchen oder von Gelenkverrenkungen. Bei Knochenbrüchen sieht man am häufigsten eine Schädigung des N. radialis nach Oberarmbrüchen, bei Verrenkungen des Ellenbogens eine solche des N. ulnaris, bei der Verrenkung der Schulter eine solche des N. axillaris und manchmal des ganzen Plexus brachialis. Die traumatische Hüftverrenkung führt leicht zu einer Lähmung des N. ischiadicus. Das Zeitalter der Verkehrsunfälle hat eine neue schwere Form von Lähmungen des Plexus brachialis uns kennenlernen lassen: es kommt durch eine kräftige, stumpfe Gewalteinwirkung zu einer schweren Kontusion oder zu einer ausgedehnten Zerreißung des Plexus brachialis und seiner Wurzeln. Die Lähmung des N. peronaeus ist häufiger die Folge von Druckschäden am Fibulaköpfchen durch Lagerungsschienen oder Gipsverbände als von Nebenverletzungen, wie z. B. den Tibiakopfbrüchen.

Die *offenen* Nervenverletzungen sind die Folge von Stich-, Schnitt- oder Schußverletzungen.

Die Nervenoperationen sind in der Friedenschirurgie Einzelfälle, in der *Kriegschirurgie* schwellen sie zu einer großen Zahl an. Der erste Weltkrieg war der Lehrmeister der Ärzte für das Sammeln von Erfahrungen über die Nervenoperationen im großen, der zweite gab die Möglichkeit zur Nachprüfung der Mitteilungen aus dem ersten Weltkrieg und zum Weiterausbau der Behandlung der peripheren Nervenverletzungen. Im ersten Weltkrieg wurde wohl durch einzelne Autoren, wie insbesondere durch FOERSTER, der Nachweis erbracht, daß bei den peripheren Nervenschußverletzungen durch die Nervennaht ein hoher Prozentsatz von guten „Erfolgen" zu erzielen war. Im allgemeinen waren die Behandlungsresultate recht unterschiedlich, und die Mitteilungen über die Ergebnisse bei den Nervenverletzungen schwankten zwischen 97 und 35% „Erfolgen".

In dem vergangenen Kriege wurde auf breiter Grundlage der Beweis erbracht, daß die Aussichten der Operation nach den peripheren Nervenverletzungen gut sind mit der Voraussetzung, daß ganz bestimmte Bedingungen erfüllt sind.

Man darf nie vergessen, daß die *Nervennähte nach einer Kriegsverletzung in keiner Weise mit den Nervenverletzungen in Friedenszeiten zu vergleichen sind.* Hier handelt es sich meist um glatte Durchschnitte der Nerven mit sauberen Wundverhältnissen, also mit günstigen Heilungsbedingungen für die Nervenregeneration wie für die Wundheilung. Bei den Kriegsverletzungen ist nichts von dem vorhanden. Infolge der meist starken Gewalteinwirkung sind die Nerven schwer verletzt, und in einem Teil der Fälle entwickelt sich nicht nur eine periphere, sondern auch eine zentrale Degeneration als Folge der traumatischen Schädigung. Dann sind oft die Nervenverletzungen mit schweren Knochenverletzungen kombiniert, deren Behandlung am Anfang im Vordergrund steht. Gerade in diesen Fällen wird oft eine langandauernde Eiterung unterhalten. Durch alle diese Umstände werden die Verhältnisse für eine gute Nervennaht erschwert oder gar unmöglich gemacht, und die Regenerationsaussichten des Nerven selber werden nachteilig beeinflußt. Die Bedingungen für den Erfolg einer Nervennaht verschlechtern sich noch weiter dadurch, daß die Naht wegen langanhaltender Eiterung oft erst relativ spät ausgeführt werden kann. Eine Nervenregeneration kann nur eine ungenügende praktische Auswirkung haben, wenn die Muskeln atrophisch geworden sind, wenn sich Kontrakturen entwickelt haben oder wenn schwere Durchblutungsstörungen bestehen.

Die Indikation zu einer Nervenoperation ist klar, wenn es sich um eine *vollständige Lähmung* des Nerven handelt, die als Folge einer *totalen Durchtrennung* des Nerven bei der Verletzung eingetreten ist. Bei einer *offenen* Nervenverletzung kann man sich unter Umständen gelegentlich der ersten Wundversorgung über den Zustand des Nerven unterrichten. Bei einer *stumpfen* Nervenverletzung bleibt man zunächst auch bei einer völligen Lähmung, die sofort bei der Verletzung eingetreten ist, im unklaren über die Art und das Ausmaß der Verletzung.

Folgende *Möglichkeiten* sind, unabhängig davon, ob es sich um eine offene oder stumpfe Verletzung gehandelt hat, *als Ursache für die Nervenlähmung* anzusehen: der Nerv ist total oder teilweise durchtrennt; er ist nur schwer gequetscht, aber in seiner Kontinuität erhalten; er hat überhaupt keine groben anatomischen, sondern nur feingewebliche, in seinem Zellaufbau gelegene Verletzungen erlitten. Diese Form der Nervenschädigung wird in Analogie zu der Gehirnerschütterung als Commotio nervi bezeichnet. Diese Verletzungsform entwickelt sich auch bei indirekter „Fern"schädigung des Nerven. In allen diesen Fällen besteht am Anfang klinisch eine Lähmung, deren Prognose grundverschieden ist. Bei der Commotio nervi erfolgt eine vollständige, meist schnelle spontane Rückbildung. Bei der Nervenquetschung ist je nach dem Ausmaß der inneren Schädigung mit einer teilweisen oder völligen Wiederherstellung zu rechnen, aber es gibt auch Fälle, bei denen jede Regeneration ausbleibt. Bei Teilzerreißungen bleiben Teilschädigungen bestehen, während bei der totalen Durchtrennung die Lähmung natürlich ohne Operation ein Dauerzustand ist. *Klarheit über den Nervenzustand bringt allein der Verlauf,* und es heißt abwarten. Er und nicht der augenblickliche Befund entscheidet, ob und wann operiert werden muß. Die Indikation zur Operation bei einer *vollständigen Nervenlähmung* ist erst nach einer Wartezeit von 3—4 Monaten (s. u.) gegeben, wenn keine Zeichen einer Regeneration erkennbar sind. Nur in den Fällen, in denen der begründete Verdacht auf eine totale Nervendurchtrennung vorliegt, wird man sich zu einer früheren Operation entschließen, um nicht durch ein monatelanges Zuwarten unnötig viel Zeit verstreichen zu lassen. Bei einer *unvollständigen* Nervenlähmung ist die Operation nur bei beträchtlichen motorischen Funktionsausfällen angezeigt. Auch hier heißt es nach der Verletzung zuwarten und zusehen, ob sich die Funktion nicht von selber wiederherstellt. Wenn von der Lähmung funktionsunwichtige Muskeln betroffen sind, verzichtet man auf die Nervenoperation, oder man sucht durch eine Ausgleichs- oder Ersatzoperation, wie sie z. B. eine Sehnentransplantation bietet, den bestehenden Ausfall zu beseitigen.

Solange nach einer Nervenverletzung, ganz gleich, welcher Art sie war, eine spontane Besserung eintrat, operiert man nicht. Wenn *während der Wartezeit eine Verschlechterung* des anfänglich neurologischen Befundes *erkennbar wird,* muß *sofort operiert* werden. Es ist anzunehmen, daß Narbenbildungen sich um den Nerven entwickeln oder daß bei gleichzeitigem Vorliegen von Knochenverletzungen der an Mächtigkeit zunehmende Callus einen schädigenden Druck auf den Nerven ausübt. Das gilt insbesondere auch für solche Fälle, bei denen schon eine gute spontane Regeneration eingesetzt hat und bei denen dann ein Stillstand oder gar ein Rückschlag in der Regeneration eingetreten ist.

Eine gesonderte Beurteilung für die Operationsindikation verlangen die Fälle, bei denen *starke Schmerzen* sich entwickelt haben, die durch keine konservativen Maßnahmen bekämpfbar sind. Ein baldmöglicher operativer Eingriff ist bei diesen Fällen, die in das Krankheitsbild der *Kausalgie* gehören, angezeigt. Entweder wird bei ihnen, wenn gleichzeitig schwere motorische Schäden bestehen, die Nervenresektion mit anschließender Naht gemacht, wodurch prompt die kausalgischen Schmerzen zu beseitigen sind, oder man muß, wenn ein Eingriff am peripheren Nerven nicht angezeigt oder wegen einer bestehenden Eiterung unmöglich ist, einen der aussichtsreichen Eingriffe am Sympathicus vornehmen (s. S. 129ff.).

Eine bedingte Gegenanzeige zu einer Nervenoperation, insbesondere der Nervennaht, bildet ein zu langer Zeitraum seit der Verletzung. Wohl sinken die Aussichten für den Erfolg der Nervennaht vom 6.—7. Monat langsam ab, aber theoretisch ist eine Nervennaht auch noch Jahre nach der Verletzung möglich, wenn auch die Erfolgsaussichten dann nur noch wenige Prozent betragen (s. S. 109).

Unbedingte Gegenanzeigen gegen die Nervennaht sind: 1. eitrige Wundinfektion, 2. schwere Gelenkkontrakturen und -versteifungen und hochgradige Muskelatrophien, die einen Erfolg einer Nervennaht illusorisch machen, und 3. zu große Nervendefekte, die auch bei Anwendung aller Hilfsmittel einschließlich freier Nerventransplantation keine spannungslose Nervennaht zulassen.

Der Zeitpunkt der Nervenrevision war lange umstritten. Heute haben wir hierfür klare Richtlinien, auch wenn noch Abweichungen der Auffassungen in einzelnen Punkten bestehen.

Die Zeit ist ebenso vorüber, daß man in jedem Fall von einer Nervenverletzung möglichst frühzeitig darangeht, den Nerven zu revidieren, wie daß man nutzlose Zeit mit der konservativen Behandlung zubringt und diese so lange fortsetzt, bis jede Aussicht auf eine Regeneration endgültig geschwunden ist. Das lange Zuwarten war der Ausdruck des mangelnden Vertrauens der Ärzte für den Erfolg einer Nervenoperation. Die Frühoperationen führten zu einem häufigen unnötigen Operieren, das Spätoperieren zu schlechten Operationsergebnissen, weil der günstigste Zeitpunkt für die Nervenoperation verpaßt war.

Ein *Unterschied in dem Zeitpunkt der Operation* besteht je nachdem, ob es eine stumpfe oder eine offene Nervenverletzung war.

Es gilt bei den *stumpfen, geschlossenen* Verletzungen zunächst zuzuwarten, wie sich der Verlauf der Nervenlähmung entwickelt, ob sie bestehen bleibt oder sich spontan zurückbildet. Gerade unter den geschlossenen Verletzungen finden sich viele mit einer guten Prognose für eine Spontanregeneration. Das Frühoperieren ist deshalb im allgemeinen nicht richtig, und es wird angeraten, mit der Operation bis zum 3.—5. Monat zu warten, wenn bis dahin auf Grund des klinischen Verlaufes oder des elektrischen Befundes keine Regenerationszeichen erkennbar sind. Nur wenige Autoren sind auch heute noch für ein längeres Zuwarten mit der Operation.

Wir nehmen einen *vermittelnden* Standpunkt ein. Wenn nach einer stumpfen Nervenverletzung eine totale Lähmung besteht und der elektrische Befund keine Zeichen für eine beginnende spontane Regeneration innerhalb von 2—3 Monaten zeigt, soll man in den Fällen, bei denen der Nerv leicht erreichbar ist, wie z. B. beim N. ulnaris am Ellenbogen oder beim N. peronaeus am Fibulaköpfchen, eine *Probefreilegung* machen. Im allgemeinen soll man mit der Operation aber 3—4 Monate warten, weil bei einem früheren Operieren der elektrische Untersuchungsbefund bei der Operation, wenn der Nerv in seiner Kontinuität erhalten ist, kein Urteil darüber erlaubt, ob eine Nervenresektion mit anschließender Naht oder eine Neurolyse angezeigt ist. Man läuft sonst Gefahr, unnötig Resektionen von Nerven zu machen, die schon in Regeneration sind und schließlich doch noch eine ganz gute Spontanregeneration gehabt hätten.

Bei den *offenen* Unfallverletzungen sind die Meinungen noch geteilt, ob bei der primären Wundversorgung gleich der Nerv mitgenäht werden soll oder nicht. Schon LEXER und PERTHES hatten gefordert, so vorzugehen. Kommt es zu einer Eiterung und hält die primäre Nervennaht nicht, so bleibt für später stets die Möglichkeit der sekundären Nervennaht bestehen. Es ist durch die primäre Vernähung der Nervenenden außerdem erreicht worden, daß diese nicht weiter auseinanderweichen, sodaß dadurch für eine eventuell notwendig werdende Nachoperation relativ günstige Verhältnisse geschaffen werden.

FOERSTER ist auch hier anderer Auffassung: er hält eine gute Asepsis für eine wichtige Voraussetzung für eine jede Nervennaht. Er empfiehlt, diese erst nach vollkommenem Wundschluß und nach dem Abklingen aller entzündlichen Reaktionen auszuführen. FOERSTER hat nur *insofern* Recht behalten, daß durch eine Wundinfektion die Nervenregeneration gestört werden *kann*. Sie macht sie aber unseren eigenen Erfahrungen nach nicht unmöglich!

Die Beobachtungen an dem großen Krankengut der Kriegsverletzungen haben ergeben, daß auch trotz einer Eiterung, die nach einer Nervenoperation in dem alten Wundgebiet in einem kleinen Prozentsatz auftrat, die Nervenregeneration erstaunlich gut vor sich ging. Sie war wohl verzögert, aber nicht unterblieben, und die Endausgänge waren oft gut. Die Möglichkeit der Entwicklung einer Infektion nach einer primären Naht bei der Wundversorgung ist also in keiner Weise eine Gegenanzeige hierfür, um so weniger, als wir heute zu der frühzeitigen Bekämpfung der Infektion die Antibiotika haben.

Wenn die Nervenversorgung bei der primären Wundversorgung versäumt ist und eine Eiterung sich entwickelt hat, muß natürlich gewartet werden, bis die Eiterung abgeklungen und sämtliche entzündlichen Erscheinungen geschwunden sind.

Man wird also heute die Auffassung vertreten, *daß bei einer frischen Verletzung der Nerv,* wenn es die Verhältnisse gestatten, möglichst *sofort bei der ersten Wundversorgung mitgenäht wird.* Das Schlimmste, was hierbei in einem Teil der Fälle eintreten kann, ist, daß die Naht ergebnislos war und daß dann in $1/_4$ oder $1/_2$ Jahr die sekundäre Nervennaht gemacht werden muß. In zahlreichen Fällen wird eine gute primäre Nervennaht aber bereits einen Erfolg haben. Es wird vor der sekundären Nervennaht, vom Wundschluß an gerechnet, noch ein Zwischenraum von etwa 6—8 Wochen eingeschoben, und außerdem wird noch die Provokation auf das Vorhandensein einer latenten Infektion gemacht. Die *sekundäre Nervennaht* muß *unbedingt unter sauberen, aseptischen Verhältnissen durchgeführt werden.*

In allen Fällen, bei denen die primäre Nervennaht nicht bei der frischen Wundversorgung gemacht war oder wegen ungünstiger Verhältnisse nicht zu vertreten war, ist der Zeitpunkt zur *sekundären Nervennaht 3—5 Monate nach der Verletzung. Dieser Zeitabschnitt ist der günstigste* für die Nervenoperation. Es kann zu diesem Zeitpunkt auf Grund der elektrischen Untersuchung auch in den Fällen, bei denen die Kontinuität des Nerven noch erhalten ist, einwandfrei festgestellt werden, ob eine Neurolyse oder eine Resektion angezeigt ist, und gleichzeitig sind die Aussichten der Nervenregeneration gut, weil am peripheren Nervenende noch keine wesentliche Atrophie eingetreten ist. Vom 6.—7. Monat ab sinken die Aussichten der Nervennaht langsam, um gegen Ende des 1. Jahres nur noch etwa 20% zu sein.

So liegen die theoretischen Verhältnisse für den Zeitpunkt der Vornahme der Nervenoperation. *Während des Krieges* konnte noch nicht in der Hälfte der Fälle die Operation zu dem günstigen Zeitpunkt ausgeführt werden. Die meisten Fälle wurden erst in der 2. Hälfte des 1. Jahres nach der Verletzung operiert. Die Gründe hierfür waren langandauernde Eiterungen, vor allem, wenn gleichzeitig Knochenverletzungen bestanden oder auch ungünstige äußere Verhältnisse. Die Patienten kamen erst spät für die Nervennaht in ein Speziallazarett. Unter *Friedensverhältnissen muß*, abgesehen von den Fällen mit schweren Eiterungen, die ja natürlich auch hier nach Unfallverletzungen möglich sind, unbedingt angestrebt werden, daß die sekundäre Nervennaht rechtzeitig, d. h. innerhalb vom 3.—5. Monat nach der Verletzung, vorgenommen wird.

Die Indikation für die Operation der **Armplexusverletzungen** erfordert eine besondere Besprechung. Man unterscheidet bei ihnen auch wieder geschlossene und offene Verletzungen.

Die *geschlossenen* Verletzungen, die durch stumpfe Gewalteinwirkung entstehen, haben die verschiedenste Ursache. Sie finden sich als Folge von Geburtsverletzungen, wie von Verkehrs- und Betriebsunfällen. Eine günstige Prognose haben die Verletzungen, bei denen es nur zu einer vorübergehenden, übermäßigen Dehnung der Nervenwurzeln mit geringen Veränderungen im Innern des Nerven selber gekommen war. Eine schlechte Prognose haben die Fälle, bei denen die Gewalteinwirkung zu Zerreißungen im Nerveninnern oder zu Ausrissen der Nervenwurzeln geführt hat.

Die *offenen* Armplexusverletzungen sind bei Unfallverletzungen die Folgen von Stich- oder Messerschnittwunden oder im Kriege von Schußverletzungen.

Es tritt bei der *konservativen* Behandlung bei allen Verletzungsgruppen in einem beträchtlichen Teil eine Spontanregeneration ein. Das gilt für die Geburtsverletzungen, für die Unfallverletzungen und auch für Kriegsverletzungen. Bei den Unfallverletzungen ist nach den Angaben von HEIDRICH u. KÜTTNER mit einer Wiederherstellung in etwa $^2/_3$ der Fälle zu rechnen. Allerdings ist ein langer Zeitraum von 12—15 Monaten erforderlich. Auch nach den Schußverletzungen ist, wie die Beobachtungen von FOERSTER aus dem ersten Weltkrieg und die Untersuchungen von WITT u. SCHADER an einem Material von 149 Fällen aus dem vergangenen Kriege mit 32% spontaner Regeneration zu rechnen. Die gleichen Beobachtungen machte D. BROOKS in England. — H. J. SEDDON, England, hat ausführlich auf Grund der Erfahrungen bei Kriegsverletzungen zur operativen Behandlung der peripheren Nervenverletzungen Stellung genommen. Auch er hält die *konservative Vorbehandlung* vor der Operation für sehr bedeutungsvoll.

Die Indikation zur Operation ist bei den Armplexusverletzungen gegeben, wenn sich im Laufe von 3—5 Monaten keine klinischen oder elektrischen Zeichen für eine beginnende Regeneration feststellen lassen. Bei einem längeren Zuwarten wird die Operation durch die Ausbildung von Narbengewebe außerordentlich erschwert. Das trifft auch für die Geburtslähmungen zu. Bei den Plexusverletzungen nach schweren Verkehrs- oder Betriebsunfällen wird bei einer relativ frühzeitigen Operation viel Zeit gespart, und Klarheit wird darüber geschaffen, ob es überhaupt einen Sinn hat, die konservative Behandlung fortzusetzen. Die gleiche Auffassung wird auch von BARNES vertreten. Die stumpfen Verletzungen führen oft zu totalen Ausrissen der Nervenwurzeln an ihren Austrittsstellen an der Wirbelsäule. Jede operative Behandlung wird dadurch aussichtslos. Da die Regenerationsaussichten des Plexus im 2. Vierteljahr nach der Verletzung am günstigsten sind, soll man diesen Zeitpunkt, sofern überhaupt die Operation einen Erfolg verspricht, nicht durch eine viele Monate lang fortgesetzte konservative Behandlung versäumen.

Oft wird die Frage aufgeworfen, *wie lange es einen Sinn habe, nach einer Verletzung eine Nervennaht zu machen.* SPIELMAYR hat in Einzelfällen noch $1^1/_2$—2 Jahre nach der Verletzung Nerven erfolgreich genäht, und auch wir selber haben in so manchen Fällen bis zu 2 Jahren *Spätnervennähte* mit Erfolg gemacht. Wir taten dies nur aus ganz besonderen Gründen. Die Aussichten der Spätnervennähte sinken im Laufe der Zeit auf einen bescheidenen Prozentsatz herab, weil das periphere Nervenende außerordentlich stark atrophiert. Sein Durchmesser wird kleiner als die Hälfte des zentralen Teiles, und die Nervenkabel werden haardünn. Dieses Mißverhältnis zwischen den zentralen und peripheren Nervenenden macht eine ideale Naht unmöglich und verhindert, daß die von zentral auswachsenden Nervenfasern an der Nahtstelle in die richtigen Bahnen geraten. Günstiger liegen die Verhältnisse nach partiellen Nervenverletzungen. Hier genügen oft wenige Nervenkabel, um den gesamten peripheren Anteil vor einer starken Atrophie zu schützen. Wird in diesen Fällen der Gesamtnerv reseziert und angefrischt, so sind die Aussichten der Nervenregeneration noch relativ gut. Die spätesten Nervennähte sind wohl mit Erfolg von TILLAUX und CERVERA nach mehr als 10 Jahren ausgeführt. So etwas sind aber Sonderfälle!

a) Vorbereitende konservative Behandlung während der Wartezeit bis zur Operation

Die konservative Behandlung während der Wartezeit bis zu einer Operation ist von großer Wichtigkeit. Sie besteht in einer kombinierten *neurologisch-orthopädischen* Behandlung. Diese umfaßt eine gute elektrische und Übungsbehandlung der Gliedmaße, soweit dies die verbliebene Muskeltätigkeit zuläßt. Wenn keine aktiven Übungen bei einer totalen Lähmung möglich sind, werden sie passiv oder unter Zuhilfenahme von ausgleichenden Schwungübungen ausgeführt. Ferner sind vorbeugende Maßnahmen gegen eine Ausbildung von Kontrakturen unerläßlich. Das gleiche gilt für die Maßnahmen zur Verhütung der Überdehnungen von gelähmten Muskeln. Ein guter Erfolg winkt einer Nervenoperation nur, wenn die Durchblutungsverhältnisse gut geblieben und wenn keine Gelenkversteifungen oder Muskelüberdehnungen aufgetreten sind. Zirkulationsstörungen hemmen und verzögern die Nervenregeneration, und Kontrakturen sowie überdehnte und zu lang gewordene Muskeln machen den Effekt einer noch so guten Nervennaht illusorisch!

Die *Anpassung von Schienen* ist für einen Teil der Nervenlähmungen notwendig. Das ist am vordringlichsten bei der Radialis- und Peronaeuslähmung. Die Schienenversorgung muß baldmöglich nach der Lähmung geschehen. Allzu schnell entwickelt sich sonst die Überdehnung der Streckmuskulatur, wenn die Hand in Fallhand- oder der Fuß in Spitzfußstellung herabhängen. Bleibt dies für lange Zeit bestehen, so entstehen durch das Übergewicht der gut erhaltenen Antagonisten typische Kontrakturen, an der Hand in Beuge- und am Fuß in Spitzfußstellung. Auch bei einer Axillaris- und Musculocutaneuslähmung ist die Gefahr der Überdehnung der von diesen Nerven versorgten Muskeln, des Deltoideus und Biceps, groß. An der Schulter kommt noch, wenn der Arm untätig am Rumpf herunterhängt, die Gefahr der Ausbildung einer Gelenkversteifung hinzu.

α) Schienenversorgung für den Arm

Axillarislähmung. Die Schienenversorgung geschieht in einfacher Weise mit einer Abduktionsschiene. Eine Arm-Rumpfgipsliegeschale wird lediglich bei kleinen Kindern, insbesondere bei Säuglingen mit einer Geburtslähmung, angefertigt.

Musculocutaneuslähmung. Man gibt für die Nacht eine hintere Gipsschiene in leichter spitzwinkliger Ellenbogenbeugung und für den Tag eine solche in einer guten Gebrauchsstellung des Armes, d. h. in etwa rechtwinkliger Beugung. Die Schiene wird mit einer elastischen Binde angewickelt. Man kann sich auch damit begnügen, an den Rock oder Hemdärmel eine einfache Bandvorrichtung anzubringen, die den Arm etwa in Rechtwinkelstellung hält.

Medianuslähmung. Eine Schienenversorgung für den Tag ist überflüssig. Für die Nacht wird eine kleine Schiene aus Gips oder Leder angefertigt, die den Daumen und Zeigefinger zueinander in Oppositionsstellung hält.

Ulnarislähmung. Bei einer Lähmung lediglich der langen Fingerbeuger ist für den Tag keine Schiene erforderlich. Wenn die kleinen Fingermuskeln mitbefallen sind, gibt man zur Bekämpfung der Abspreizstellung des 5. und 4. Fingers ein ringförmiges, unauffälliges Band, das um die Grundglieder der Finger geht. Für die Nacht ist eine kleine Gurtlederbandage angezeigt, die die Grundglieder der Finger in starker Beugeund die Mittel- und Endglieder in annähernder Streckstellung hält.

Radialislähmung. Eine volare Gipsschiene in Handüberstreckstellung wird gegeben. Sie reicht bis zu den Fingermittelgelenken, nimmt also die Fingergrundglieder mit. Der Daumen ist in der Schiene abgespreizt. In der Nachtschiene werden die ganzen Finger in Streckstellung gehalten.

β) Schienenversorgung für das Bein

Peronaeuslähmung. Das Anpassen einer hinteren Gipsnachtschiene in rechtwinkliger Dorsalflexion ist, ebenso wie die frühzeitige Versorgung mit einem orthopädischen Schuh („Berliner Schuh"), unerläßlich.

Tibialislähmung. Es wird umgekehrt wie bei der Peronaeuslähmung eine hintere Nachtschiene in Spitzfußstellung gegeben.

Ischiadicuslähmung. Die gleiche Versorgung erfolgt wie bei der Peronaeuslähmung. In einem Teil der Fälle ist allerdings ein Unterschenkelapparat erforderlich.

b) Allgemeines über die Operationstechnik

α) Anaesthesie

Die Nervenrevision wird meist in *Allgemeinnarkose* und nur selten in Lokalanaesthesie gemacht. Man kann bei schweren Nervenverletzungen oft nicht genau voraussehen, in welchem Ausmaß die Schnittführung anzulegen ist. Außerdem ist das Arbeiten am Nerven, vor allem, wenn an diesem zur Defektüberbrückung auch nur leicht angezogen werden muß, stets schmerzhaft. Die *Lokalanaesthesie* kommt nur für einfache Verletzungen des N. peronaeus im Bereich der Kniekehle und des Wadenbeinköpfchens sowie des N. ulnaris am Ellenbogen oder auch bei Medianus- und Ulnarisverletzungen im Handbereich in Betracht. Die *Querschnittsanaesthesie* ist für diese Fälle der lokalen Anaesthesie vorzuziehen.

Mit der *Plexusanaesthesie* am Arm soll man bei Nervenoperationen zurückhaltend sein. Es werden nach ihr gelegentlich Nervenschädigungen beobachtet. Man darf aber nach einer Nervenoperation auch nicht den leichtesten Grad einer zusätzlichen Nervenschädigung haben, damit der Nerv nach der Operation seine größte Lebenskraft, die der Regeneration, voll entfalten kann.

β) Wahl der Schnittführung

Die *Schnittführung* hat von vornherein genügend groß zu sein, um eine gute Übersicht zu erhalten. Man muß stets damit rechnen, daß der Nerv bei der Operation ein ganzes Stück ober- und unterhalb der Verletzungsstelle im Gesunden freigelegt werden muß. Man arbeitet sich langsam bis zum Verletzungsgebiet vor. Man erleichtert sich dies, wenn man von den gesunden Enden her eine Knopf- oder noch besser eine Rinnensonde im Nervenverlauf in das eigentliche Verletzungsgebiet vorschiebt. Die freigelegten Nervenenden werden mit einer kleinen gebogenen Kornzange unterfahren, und je eine Gazeschleife wird als Zügel herumgeführt.

Die Palpation der neuromartigen Verdickung der Nerven im Verletzungsgebiet leistet gute Dienste für die Bestimmung der Schnittführung. Den Sitz der Verletzungsstelle kann man sich, wenn der Nerv in seiner Kontinuität erhalten ist, auch dadurch näher bestimmen, daß man den Nervenverlauf mit dem Finger abklopft und die Stelle feststellt, an der eine erhöhte Schmerzempfindlichkeit empfunden wird.

γ) Entscheid Neurolyse oder Nervennaht

Ist der Nerv vollständig durchtrennt, so liegen die Verhältnisse klar. Die Nervenenden werden angefrischt und für eine Nervennaht vorbereitet. Ist noch die ganze oder eine teilweise Verbindung des Nerven erhalten, so ist die wichtige Frage zu entscheiden, ob eine Resektion mit Nervennaht erforderlich ist *oder* ob eine *Neurolyse* ausreicht. Die *Entscheidung* hierüber bringt der *Ausfall der elektrischen Untersuchung*. Man kann in der Regel einem Nerven äußerlich nicht ansehen, zumal wenn er teilweise narbig verändert ist, ob er in seinem Innern noch leitungsfähige Kabel enthält oder nicht. Die elektrische Untersuchung bringt darüber Klarheit. Liegt eine Nervenverletzung mindestens 3—5 Monate zurück und fällt die elektrische Untersuchung negativ aus, so ist, von wenigen Ausnahmen abgesehen, die Indikation unbedingt zur Nervenresektion mit anschließender Naht gegeben. Eine *Ausnahme* bilden hohe Armplexus- oder Ischiadicusverletzungen am Gesäß, bei denen makroskopisch der Nerv gut erhalten zu sein scheint und bei denen trotzdem die elektrische Untersuchung negativ ausfällt. Man begnügt sich in solchen Fällen mit der Neurolyse, in der Annahme, daß sich bei dem hohen Sitz der Verletzung nach 3—5 Monaten die elektrische Leitfähigkeit noch nicht wiederhergestellt hat. Die elektrische Untersuchung erleichtert außerdem bei schwierigen Operationsverhältnissen das weitere Vorgehen. Wenn z. B. der N. radialis im Oberarmcallus eingebettet ist oder wenn bei Plexusoperationen eine enge Verwachsung einzelner Faszikel mit den Gefäßen besteht, die oft zu einem scheinbar unentwirrbaren Konglomerat verbacken sind, so nimmt man eine elektrische Untersuchung vor, ehe man an die schwierige Herauslösung des Nerven aus dem Knochen oder aus dem Gefäßnervenbündel herangeht. Nur bei einem positiven Ausfall der elektrischen Untersuchungen muß man sich der Mühe unterziehen und den Nerven aus dem Knochen oder aus dem Verwachsungsgebiet vollständig herauslösen. Ist die elektrische Reaktion dagegen negativ, so kann man sich das ersparen. Man verfolgt die Nervenenden nur so weit, wie sie makroskopisch gut erhalten sind und, schneidet sie dann ab.

Hilfsmittel für die Klärung des Entscheids Nervennaht oder Neurolyse sind die *Aufschwemmung* des Nerven mit physiologischer Kochsalzlösung nach von Hofmeister oder die *Injektion* von *Indigocarmin*. Zeigt sich bei der Einspritzung der Lösung in den Nerven kein Stop, sondern breitet sich die Lösung ungehindert zwischen den Nervenkabeln aus, so darf man annehmen, daß eine wesentliche narbige Veränderung im Innern fehlt. Die Resektion und Naht ist unnötig, die Neurolyse reicht aus.

Nach der Nervenresektion wird der Nerv, ganz gleich, ob es eine Neurolyse oder eine Nervennaht war, in ein gesundes Gewebe eingelagert. Das umgebende Narbengewebe wird soweit als möglich entfernt. Eine Umkleidung des Nerven mit einem besonderen Gewebe erfolgt nicht. Nur, wenn der Nerv über einen Knochen verläuft, wird ein Stück Muskel, oder wo kein Muskelgewebe zur Verfügung steht, wird ein dünner Fettlappen dazwischen gelagert. *Die Umhüllung des ganzen Nerven mit Fett ist schlecht und führt leicht zu einer narbigen Verwachsung und Einengung des Nerven.*

c) Spezielle Technik der Nervenoperationen

α) Neurolyse

Man unterscheidet die äußere und innere Neurolyse. Man kommt in einem Teil der Fälle allein mit der äußeren aus. In anderen muß die innere noch hinzugenommen werden, und in einzelnen Fällen ist überhaupt nur die innere Neurolyse richtig.

Äußere Neurolyse (s. Abb. 136). Nachdem der Nerv zentral und peripher von der Verletzungsstelle freigelegt ist, arbeitet man sich langsam unter pedantischem Vorgehen an das Nervenstück heran, das von Narbengewebe eingeschlossen ist. Man benutzt beim Herausisolieren des Nerven eine schmale Myrtenblatt- oder eine gebogene Rinnensonde, die allmählich am Nervenstamm oder von außen her auf den Nervenstrang zu vorgeschoben wird. Der Nerv wird ringsherum aus dem Narbengewebe gelöst und mit feinen Messern von den bedeckenden Bindegewebshüllen befreit.

Innere Neurolyse (s. Abb. 137). Nach Befreiung des Nerven von den äußeren Verwachsungen beginnt die innere Neurolyse. Sie besteht in einer vorsichtigen Aufbündelung der einzelnen Nervenkabel. Man beginnt die innere Aufteilung genau wie die Freilegung des ganzen Nervenstranges vom Gesunden her. Man erleichtert sich die Lösung und Abtrennung der kleinen Nervenkabel durch Betupfen des Nerven mit körperwarmer physiologischer Kochsalzlösung. Auch die Aufquellung des Nerven nach von Hofmeister mit physiologischer Kochsalzlösung kann zu Hilfe genommen werden. Die kleinen Nervenkabel werden mit feinstem Skalpell im Gesunden vorsichtig voneinander getrennt und mit kleinen stumpfen Häckchen auseinandergehalten. Nur feine Nervenpinzetten werden benutzt. Man hat bei der Abgrenzung der kleinen Nervenbahnen daran zu denken, daß die Nervenkabel keineswegs wie bei einer elektrischen Kabelleitung nur nebeneinander liegen, sondern daß auch Verbindungen zwischen den einzelnen

Nervenkabeln bestehen. Ihre Verletzung ist, je weiter distalwärts die Neurolyse ausgeführt wird, um so ängstlicher zu vermeiden, aber bei einer ausgedehnten inneren Neurolyse nicht ganz zu umgehen.

Nach einer Neurolyse ist es fast noch wichtiger als nach einer Nervennaht, daß der Nerv in ein gesundes Gewebe eingelagert wird (s. o.), um zu verhüten, daß nicht wieder neue Verwachsungen entstehen, die einen schädigenden Einfluß auf die Regeneration ausüben.

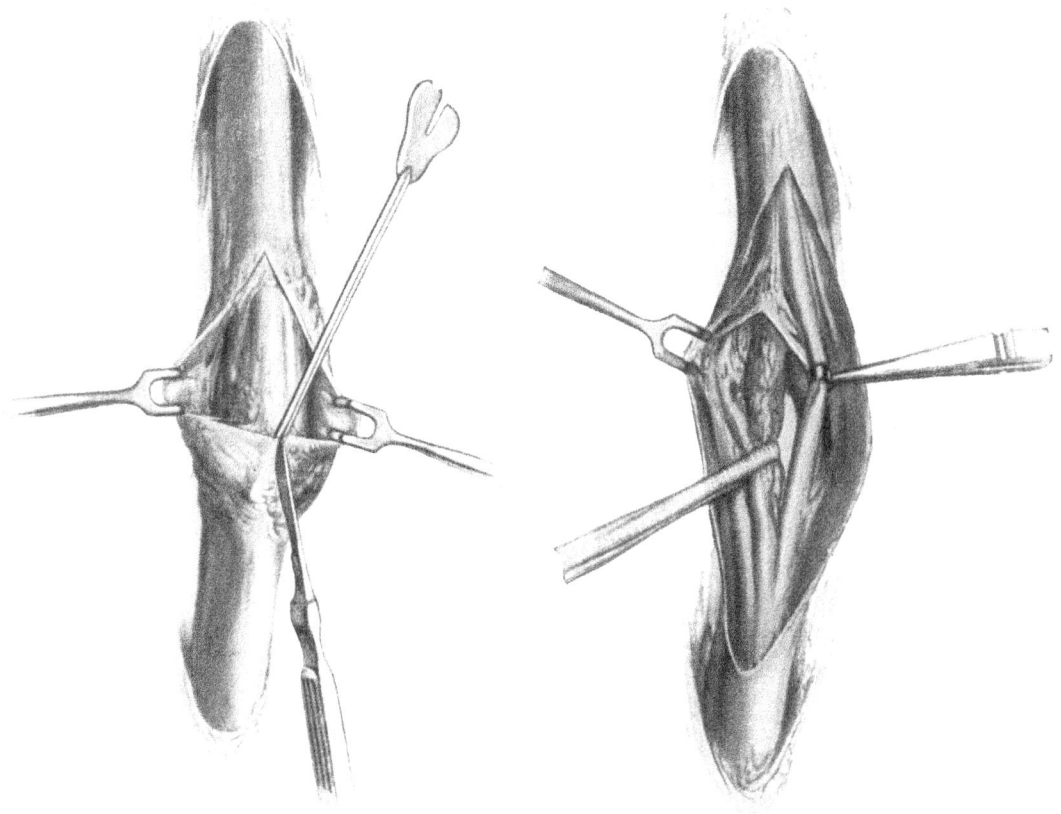

Abb. 136. Äußere Neurolyse   Abb. 137. Innere Neurolyse

Die *Technik der äußeren Neurolyse* kann außerordentlich schwierig sein. Hierzu gehören z. B. die Neurolyse des N. radialis, der aus verschobenen Knochenstücken oder aus Callusmassen herauszumeißeln ist.

Es braucht nicht besonders betont zu werden, daß die schwierigsten Neurolysen die am Plexus brachialis sind, zumal wenn die Nervenstämme oder Wurzeln mit aneurysmaartigen Erweiterungen der Gefäße verwachsen sind.

Die *Technik der inneren Neurolyse* ist stets schwierig. Sie soll nicht übertrieben werden. Die Ergebnisse entsprechen nicht der aufgewandten Mühe. Die Erfolge werden zu zweifelhaft, und es ist deshalb besser, auf die innere Neurolyse zu verzichten und statt dessen eine saubere Nervennaht auszuführen.

Die *Ruhigstellung* nach einer Neurolyse ist ein Gipsschienenverband für 2 Wochen. Anschließend Beginn mit der typischen Nervenoperations-Nachbehandlung.

β) Nervennaht

Technik der Nervennaht. Die Nervennaht wird mit dem sog. „Viererzug" ausgeführt, der sich bei über 2000 Operationen gleich gut bewährt hat. Die freigelegten Nervenenden werden mit zwei Gefäßklemmen gefaßt. Es ist hierbei gleichgültig, ob die Nerven völlig durchtrennt waren und blind mit einem Neurom endeten oder ob noch eine narbige Verbindung zwischen den Nervenenden bestand. Die Gefäßklemmen werden am zentralen Ende unmittelbar oberhalb und am peripheren Ende unmittelbar unterhalb des derbschwieligen Narbengewebes angesetzt. Je zwei Haltefäden werden dicht oberhalb der Gefäßklemmen an beiden Nervenenden angelegt. Es wird mit ihnen das Neurilemm randständig in senkrechter Richtung zum Nervenverlauf umstochen.

Nach Anlegen der vier Haltefäden werden die Nervenenden mit einem Rasiermesser oder mit einer Rasierklinge, die in einer Kocher-Klemme eingesetzt ist, zügig durchschnitten. Eine Kocher-Sonde wird, um Nebenverletzungen zu vermeiden, unter die Durchschneidungsstelle gelegt. Zeigen die Nervenenden auf ihrem Querschnitt noch keine einwandfreien Kabel, so wird in Zwischenräumen von 1—2 mm der Nerv erneut angefrischt; es müssen in diesen Fällen die

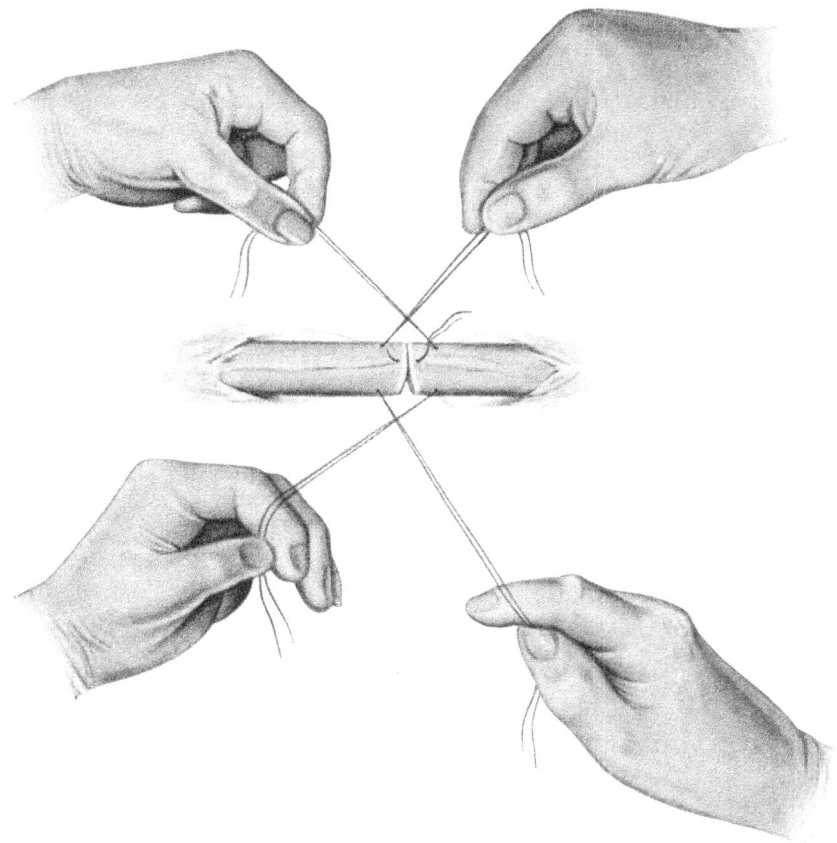

Abb. 138. Nervennaht mit dem typischen „Viererzug"

Haltefäden eventuell erneut angelegt werden. Kleine spritzende Gefäße auf dem Nervenquerschnitt werden mit „Beißerchen" gefaßt und mit feinster Seide umstochen.

Die *Nervennaht selber* wird folgendermaßen ausgeführt: die Nervenenden werden mit den Haltefäden, die über Kreuz genommen und von zwei Assistenten gehalten werden, mit dem sog. „Viererzug" ideal aneinandergezügelt (s. Abb. 138). Die spannungslos aneinandergebrachten Nervenenden werden mit einzelnen Knopfnähten mit feinster Seide vereinigt. Die Nähte gehen nur durch das Perineurium und liegen in der Längsachse des Nerven. Zuerst wird die *Vorder-* und dann die *Rückseite* des Nerven genäht. Ein Plessimeter wird als Unterlage unter den Nerven geschoben. Wenn es sich um schwierige Nähte bei Überbrückung eines großen Defektes oder bei einem kurzen zentralen Nervenende handelt, wie das für hohe Ischiadicus- oder Armplexusnähte eventuell zutrifft, so wird als 1. Naht eine sog. *hintere Situationsnaht* angelegt. Hierdurch wird die Rückseite der Nervenenden schon so gut einander genäht, daß ausnahmsweise, wenn der Nerv wegen der zu starken Spannungsverhältnisse nicht herumgedreht werden kann, auf die

weitere Naht der Rückseite verzichtet werden darf. *Sonst ist unbedingt an dem Grundsatz fest-
zuhalten, daß die Nervennaht so genau zu machen ist, daß kein Nervenkabel aus der Nahtstelle mehr
herausquillt.* Die Zahl der Nähte, die bei der einzelnen Nervennaht nötig sind, richten sich nach
der Dicke und Größe des Nerven. Die Nervenenden sollen wohl zuverlässig vereinigt sein, aber
ein zu dichtes Vernähen führt leicht zu einer Einengung und gefährdet die Regeneration.

Die Vereinigung der Nervenenden hat so zu geschehen, daß möglichst gleich große Nervenkabel miteinander in Berührung gebracht werden. Die *innere Topographie* des Nerven hat für
den Erfolg oder Nichterfolg einer Nervennaht nicht die gleiche Bedeutung mehr, die man ihr
früher unter dem Einfluß von STOFFEL beigemessen hatte. Sie ist aber auch nicht gröblich
zu vernachlässigen.

STOFFEL hat in mühseligen Untersuchungen die innere Topographie der großen Nervenstämme festgelegt und glaubte gefunden zu haben, daß die Nervenstränge für die einzelnen Muskeln und Muskelgruppen
regelmäßig in bestimmten Nervenkabeln angeordnet seien und daß sich diese Nervenleitungen von ihrem
Zusammenströmen in der Peripherie bis weit hinauf zentralwärts im Nervenstamm verfolgen lassen sollten.
Er forderte daher, man habe bei einer jeden Nervennaht sorgfältig darauf zu achten, daß die Nervenstämme
nicht verdreht seien und daß die zugehörigen Nervenbündel miteinander vereinigt würden. Man laufe sonst
Gefahr, sensible Nervenfasern mit motorischen zu vernähen. Der Erfolg der Nervennaht werde dadurch
„wohl ausgeschlossen". Diese *Sorge* STOFFELs ist *unbegründet* gewesen. Anastomosen bestehen zwischen
den kleinen Nervenkabeln, und eine reinliche Scheidung der kleinen Nervenbahnen ist daher auf lange Strecken
in einem Nervenstamm kaum möglich.

Auch Tierversuche haben gezeigt (BETHE), daß die Nervenregeneration eintritt, selbst wenn man bewußt
nicht zusammengehörige Nervenstränge zusammennäht. So wurden z. B. Ischiadicusenden von der linken
Seite mit der der rechten vereinigt, und eine Regeneration entwickelte sich trotzdem.

Aus alledem geht hervor, daß der *Erfolg einer Nervennaht nicht von der Beachtung der inneren
Topographie des Nerven entscheidend abhängt.* Man soll sich aber bei der Nervennaht nicht
allein auf das natürliche Regenerationsbestreben verlassen, sondern bemüht sein, der Natur
die Arbeit möglichst zu erleichtern und nicht unnötig zu erschweren. Man wird sich daher
bei jeder Nervennaht bemühen, die Nervenenden so passend als möglich miteinander zu vereinigen. Die Regeneration kann hierdurch nur erleichtert werden.

Nach *Beendigung der Nervennaht* ist beim Abschluß der Operation darauf zu achten, daß
nicht etwa eine Weichteilnaht über den Nerven zu eng angelegt wird. *Jeder Druck auf den
genähten Nerven ist ebenso ängstlich wie jede Spannung zu vermeiden.* Die Gliedmaße wird von
dem Augenblick der Naht an bis zur Fertigstellung des ruhigstellenden Verbandes unverrückbar
in der Stellung gehalten, die, wie man sich bei der Operation überzeugt hatte, jede Spannung
an dem genähten Nerven ausschaltet.

d) Verfahren der Defektüberbrückung

Wenn die Nervenenden weit zurückgewichen waren, und wenn ein beträchtliches Stück von
den Enden hat reseziert werden müssen, bis man auf dem Querschnitt gute Nervenkabel erhalten
hat, so ist die Ausführung einer spannungslosen Naht manchmal keine leichte Aufgabe. Die
Naht spannungslos auszuführen, ist unter allen Umständen anzustreben, und die Frage der
Defektüberbrückung muß entschieden werden. Das Problem der *Defektüberbrückung* ist durch
folgende Verfahren zu meistern:

α) durch das Einnehmen der richtigen Entspannungsstellung für den Nerven, β) durch eine
gute, aber vorsichtige Mobilisierung der Nervenenden, γ) durch eine Verlagerung des Nerven
zur Verkürzung seiner Wegstrecke, δ) durch eine Verkürzung des zugehörigen Knochens zur
Abkürzung der Nervenverlaufsstrecke, ε) durch besondere Interpositionsverfahren, ζ) durch freie
Nerventransplantation.

α) Einnehmen der richtigen Entspannungsstellung für den Nerven

Die Einnahme einer richtigen Entspannungsstellung bei einer Nervennaht ist von entscheidender Bedeutung und eine Kunst für sich. Wenn man die Möglichkeit einer Entspannungsstellung richtig ausnützt, kann man Defekte von 10 cm und mehr überbrücken. Die Ent-
spannungshaltungen haben stets auf die Stellung der beiden benachbarten Gelenke Rücksicht
zu nehmen. So müssen bei hohen Armplexusnähten Kopf und Schulter zusammen mit dem

Arm in die richtige Stellung zueinander gebracht werden. Bei Nähten am Oberarm ist, je nachdem, welcher Nerv gewählt wird, die günstigste Stellung für den Nervenverlauf durch eine entsprechende Haltung des Oberarmes im Schultergelenk und des Unterarmes im Ellenbogengelenk
einzunehmen. Bei Nähten am Unterarm wird unter dem gleichen Gesichtspunkt die richtige
Stellung für den Unterarm und die Hand gegeben. Das Analoge gilt für die Nervennähte
am Bein. Die größte Entspannung wird bei Ischiadicusnähten durch eine kombinierte Hüftüberstreckung und Kniebeugung und bei Nähten im Aufzweigungsgebiet des Ischiadicus, am
N. peronaeus oder N. tibialis in der Kniekehle oder unterhalb davon, durch Kniebeugung oder
Spitzfußstellung erreicht. (Näheres über die Entspannungsstellungen für die einzelnen Nervennähte siehe daselbst.) H. J. SEDDON ist in der Überbrückung von großen Dehiszenzen zurückhaltender als wir. Er hält eine Dehiszenz von 5—7 cm für die obere Grenze und spricht dann
von einer „kritischen Resektionslänge". Er empfiehlt in solchen Fällen, die autoplastische
Nerventransplantation vorzuziehen.

β) Die Mobilisierung des Nerven

Sie wird in Verbindung mit der Einnahme der richtigen Entspannungsstellung vorgenommen.
Sie ist mit Vorsicht auszuführen, um den Nerven und vor allem das zentrale Ende nicht durch
eine übermäßige Dehnung in seinem Inneren zu schädigen. Die Befürchtung, daß die Gefäßver-
sorgung des Nerven durch eine Isolierung auf eine längere Strecke hin leidet, besteht nicht zu
Recht, da der Nerv in seinem Inneren eine ausreichende eigene
Blutversorgung hat.

Nur in den Fällen, in denen es nicht möglich ist, mit einer
Entspannungsstellung und mit der Mobilisierung des Nerven
allein für eine gute spannungslose Nervennaht auszukommen,
sind unter Umständen noch die anderen Verfahren für eine
Defektüberbrückung angezeigt.

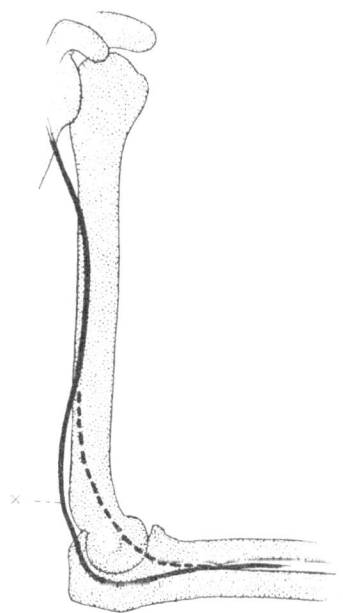

γ) Die Verlagerung des Nerven

Die *Verlagerung* des Nerven ist in erster Linie für den
N. ulnaris von praktischer Bedeutung (s. Abb. 139 und auch
Abb. 427, 428). Er wird von der Streck- auf die Beugeseite
verlagert, um ihn aus einem Narbengebiet herauszubringen
oder um eine gute Naht zur Überbrückung eines großen
Zwischenraumes zu ermöglichen. Die Äste, die dicht unterhalb
des Nervenkanals in die Muskeln abgehen (Äste für den M. flexor
carpi ulnaris und M. flexor digitorum profundus) sind hierbei
ängstlich zu schonen. Sie werden vorsichtig mit einem Präpariertupfer von dem Hauptstamm isoliert, so daß sie bei der
Verlagerung des Nerven in keiner Weise gezerrt werden.
Werden diese Äste bei der Verlagerung nicht geschont, und

Abb. 139. Verlagerung des N. ulnaris (×)
von der Streck- auf die Beugeseite

kommen sie unter stetem Zug in Spannung, so ist die Gefahr
der Ausbildung einer Reflexkontraktur am 4. und 5. Finger gegeben. Der N. ulnaris darf bei
seiner Verlagerung weder oberhalb noch unterhalb des Ellenbogengelenkes über eine scharfe
Sehnen- oder Knochenkante verlaufen. Der Muskelbauch des M. flexor carpi ulnaris ist
schräg einzuschneiden. Eine Sicherungsnaht zwischen Fascie und Subcutangewebe schützt
den Nerven vor Verschiebung, wenn später wieder Bewegungen aufgenommen werden. Durch
die Verlagerung des N. ulnaris sind Defektüberbrückungen bis zu 10 cm möglich.

Auch für den *N. radialis* ist bei großen Defekten eine Verlagerung des Nerven von der
Streck- auf die Beugeseite schon frühzeitig angegeben worden (BRANDES, MEYER). Sie ist
neuerdings wieder von MAURER empfohlen worden.

Die Verlagerung des N. radialis ist ein komplizierter Eingriff. Der Nerv wird zuerst in seinem
peripheren Anteil vom Ellenbogen aufwärts bis zur Verletzungsstelle freigelegt. Dann erfolgt

von einem zweiten Schnitt in der Achselhöhle die Freilegung des zentralen Nervenendes, das verlagert werden soll. Es wird aus seinem bisherigen Verlaufskanal hinten um den Knochen herum herausgezogen und subcutan vor dem Knochen zu dem peripheren Ende hingeführt. Es fällt auf diese Weise der spiralförmige Verlauf des Radialis um den Oberarm fort, und der Nervenverlauf wird geradlinig (s. Abb. 140).

Am *N. medianus* ist nur eine kleine Verlagerung im Ellenbogenbereich möglich. Der Nerv kann aus seinem Kanal im M. pronator teres herausgezogen und oberflächlich auf den Muskel verlagert werden. Der Gewinn an Nervenlänge ist unbedeutend.

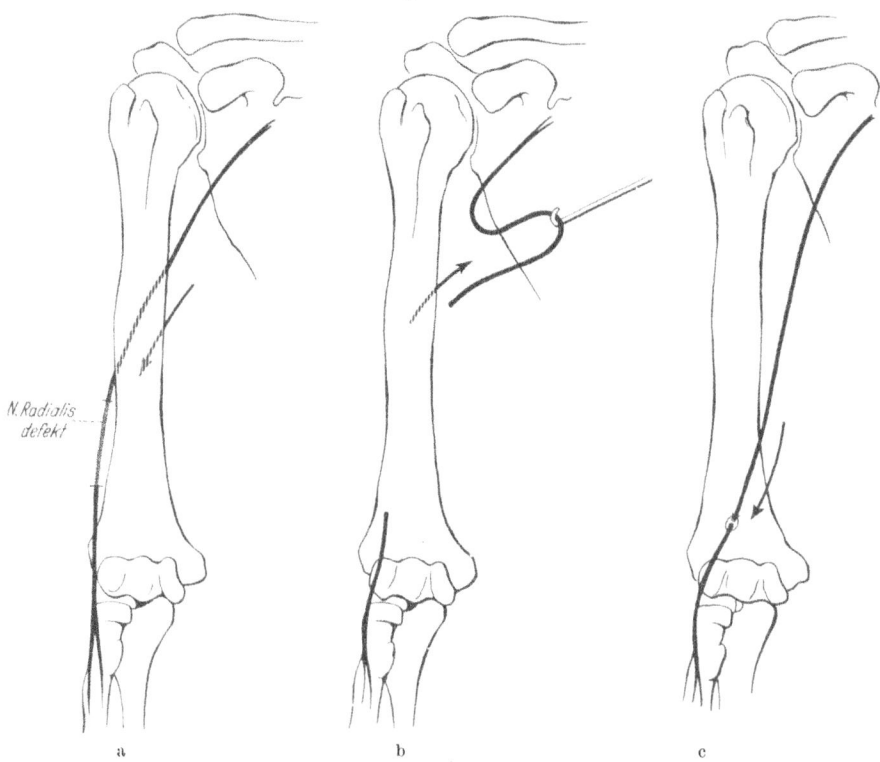

N. Radialis defekt

a   b   c

Abb. 140a—c. Verlagerung des N. radialis von der Streck- auf die Beugeseite. a Zeigt den normalen Verlauf des N. radialis mit dem Defektgebiet. b Der N. radialis ist von einem gesonderten kleinen Schnitt auf der medialen Seite herausgezogen. c Der N. radialis ist von der medialen Seite subcutan zur Verletzungsstelle auf der Vorderseite des Oberarmes hingeführt. Die Nervennaht wird dadurch ermöglicht

δ) Verkürzung der Wegstrecke des Nerven durch Knochenkürzung

Man hat vorgeschlagen, um einen großen Nervendefekt am Oberarm zu überbrücken, den Oberarmknochen zu kürzen. Das Verfahren war vor allem für *Radialis*schußverletzungen gedacht. Da diese aber meist mit schweren Oberarmschußfrakturen verbunden sind, ist die Vornahme der Knochenkürzung nicht unbedenklich. Die Nervennaht soll und muß relativ kurze Zeit nach dem Wundschluß ausgeführt werden, also zu einer Zeit, wo die Vornahme einer Knochenoperation an und für sich noch viel zu früh wäre. Das Operieren am Knochen bedeutet dann die Gefahr des Wiederaufflackerns einer Infektion, und damit wäre trotz der Knochenverkürzungsoperation das Resultat der Nervenoperation in Frage gestellt. Wir sind am *N.radialis* dafür, wenn die Nervenoperation sich wegen eines großen Defektes nicht ausführen läßt, *auf die Naht zu verzichten und lieber später die typische Radialisersatzoperation anzuschließen.*

Anders liegen die Verhältnisse bei einer *schweren kombinierten* Verletzung des *N. ulnaris* und *N. medianus*. Sie sind vielfach die Folgen von reinen Weichteilverletzungen. Meist lassen sich beide Nerven nähen, wenn der N. ulnaris in die Ellenbeuge verlagert wird, wodurch die Einnahme einer guten Entspannungsstellung auch für den N. medianus ermöglicht wird. Ist der Defekt ausnahmsweise zu groß, so kann man durch eine Verkürzungsosteotomie am Humerus

die Naht an beiden Nerven erreichen. Der Entschluß zur Vornahme der Verkürzungsosteotomie ist seit der Ausbildung des Verfahrens der Marknagelung leichter geworden.

ε) Interpositionsverfahren

Die Verfahren, bei denen zur Überbrückung eines großen Nervendefektes ein Venenstück, ein Magnesium-
oder ein Agar-Agarröhrchen dazwischengeschaltet wurden, in der Vorstellung, daß die zentral aussprossenden
Nervenfasern hier hindurch einen Weg zu den peripheren suchen sollten, haben nur noch ein historisches
Interesse.

ζ) Freie Nerventransplantation

Auch die *freie Nerventransplantation* ist versucht worden, und man hat vorgeschlagen, freie
sensible Nervenstücke zwischen einen großen Nervendefekt einzufügen.

Die freie Nerventransplantation wurde bereits von ALBERT 1878 ausgeführt. Weiter führten frühzeitig
Nerventransplantationen LANDER, MAYO-ROBSON aus. Nach SHERREN (1906) waren die Ergebnisse aber
schlecht. Unter 30 Fällen sollen nur zwei sichere Erfolge erreicht worden sein. Auch H. PLATT konnte im Jahre
1919 in einer Serie von 20 Fällen nur über vollständige Mißerfolge der Nervenregeneration berichten.

Es ist daher verständlich, daß dieses Verfahren nur wenige Anhänger gefunden hatte (EDEN).
Auch FOERSTER, der im ersten Weltkrieg sich eingehend mit der Frage der freien Nerventrans-
plantation befaßt hat und in einigen Fällen Erfolg gehabt haben will, lehnt im ganzen das
Verfahren wegen seiner Unsicherheit ab.

Die Methode der Nervendefektüberbrückung durch freie Nerventransplantation ist in den
letzten Jahren in Deutschland erneut aufgenommen worden (HUMMEL, STENDER u. a.). KLAR
hat über beachtliche Ergebnisse berichtet. Er hält sie für gut, und zwar für so aussichtsreich,
daß er empfiehlt, z. B. bei einer Ulnarislähmung am Unterarm mit einem großen Defekt die
freie Nerventransplantation anstatt der Verlagerung des N. ulnaris von der Streckseite zur Beugeseite vorzunehmen. Dieser Auffassung können wir uns allerdings nicht anschließen.

Die autoplastische Nerventransplantation

In Amerika hat BUNNELL bei Handverletzungen eine Serie von 32 Fällen von Nerventransplantationen, die innerhalb von 15 Jahren operiert waren, genau ausgewertet. Die Vernähung
der frei verpflanzten Nerven geschah mit feinster Seide ohne Intubation, auch wurde keine Membrane als Umhüllung benutzt. Die Gesamtzahl der von BUNNELL überblickten freien Nerventransplantationen stieg bis 1956 auf 108 Fälle. Er hält die Möglichkeit der Regeneration des
Nerven mit Wiederbildung der Sensibilität an der Hand für außerordentlich wichtig und hat
deren Rückkehr in genauen Vergleichsuntersuchungen beobachten können. BUNNELL betont,
daß bei der Nerventransplantation relativ dünne Nervenstücke verpflanzt werden müssen,
damit sie schnell eine Ernährung durch die Lymphe erhalten. Dicke Nervenstücke verfallen
infolge mangelnder Ernährung der zentralen Nekrose. *Als Transplantat* werden sensible Nerven
benutzt. Es wird als am geeignetsten der *N. cutaneus surae medialis* bezeichnet, der nach seiner
Opferung nur einen beschränkten, praktisch unwichtigen Sensibilitätsausfall hinterläßt. Andere
sensible Nerven zu nehmen, hält BUNNELL für weniger gut. So entwickle sich z. B. an der Ab-
tragungsstelle des Hautastes des N. radialis leicht ein schmerzhaftes Neurom; die Hautäste
des N. femoralis seien zu klein, und der lange N. saphenus würde einen zu großen Anaesthesie-
ausfall nach sich ziehen.

Das transplantierte Nervenstück verfällt zunächst der Wallerschen Degeneration, bis es von beiden Enden
her vascularisiert wird. Die Verheilung erfolgt mit den Schwannschen Zellen. Die Achsenzylinder wachsen
von zentral in das Nerventransplantat ein und müssen zum Schluß die Zone der distalen Vernähung, an der
sich immer eine schmale Narbenzone bildet, überwinden.

Zur Defektüberbrückung werden eventuell zwei oder drei sensible Nervenstücke zu einem
Bündel nebeneinandergeschaltet (s. Abb. 141) („Kabeltransplantat") und jeder für sich mit dem
peripheren und zentralen Nervenende mit feinster Seide vernäht. Die Ergebnisse der freien
Nerventransplantation zur Wiederherstellung der Sensibilität an der Hand waren in den Fällen
von BUNNELL ausgesprochen gut. Es gelang ihm auch, zum ersten Male einen Facialisdefekt
durch eine freie Nerventransplantation zu heilen. H. J. SEDDON, England, ist ein Anhänger

der autoplastischen Nerventransplantation mit gebündelten Hautnerven. Er sah unter 58 Fällen 35 Erfolge.

SEDDON hält es für wichtig, daß bei der freien Nerventransplantation der Zwischenraum zwischen der Verletzung und dem Zeitpunkt der Nerventransplantation nur klein ist. Es bestehe sonst die Gefahr, daß die Schwannsche Scheide im peripheren Stumpf schrumpfe, die denervierte Muskulatur atrophisch würde, eine interstitielle Fibrose sich entwickele, die motorischen Endplatten zugrunde gehen und die sensiblen Endplatten sich zurückbilden würden.

Der *Erfolg* einer freien Nerventransplantation hängt in viel höherem Grade als bei einer Knochentransplantation von der Einhaltung minutiöser Bedingungen ab. Es ist zu berücksichtigen, daß das Nerventransplantat schrumpft, daß es genau so dick wie der periphere Stumpf ist und daß eine ideale Vereinigung erreicht wird. Kurze Transplantate geben zuverlässigere Ergebnisse als lange.

Die Seidennaht ist der Plasmafixation vorzuziehen, da diese in ihrem Halt unzuverlässig ist.

Die *Versager* der freien Nerventransplantation sind auf die Ausbildung einer intraneuralen Fibrose sowie auf eine zu feste Narbenbildung an der peripheren Nahtstelle zurückzuführen.

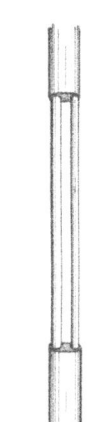

Um diese Narbenbildung zu verringern, hat NIGST die Wirkung des Cortisons im Tierversuch überprüft, weil das Cortison Narbenbildung zu hemmen vermag.

Die Versuche von NIGST haben ergeben, daß bei den Nervennähten, bei denen Cortison nach der Operation gegeben wurde, die perineurale Adhäsionsbildung wesentlich geringer war als bei den Kontrolltieren, die kein Cortison erhalten hatten. Auch im Bereich der Nervennaht soll die endoneurale Narbenbildung nach Cortisonverabreichung geringer sein.

Die homoioplastische Nerventransplantation ist beim Tier wie beim Menschen versucht worden. Es besteht auch der Wunsch nach einer *Nervenbank*.

Die Ergebnisse der homoioplastischen Nerventransplantation sind bisher wenig ermutigend. Erfolge sind nur erzielt worden bei kleinen Transplantationen bis zu 3 cm Länge (SANDERS). Die Mißerfolge sind bedingt durch eine aktiv erworbene entzündliche Immunreaktion und durch eine ungenügende Vascularisation (TAYLOR). NIGST gelang es, Transplantationen von 5—7 cm beim Tier zur Einheilung zu bringen, wenn Cortisongaben verabreicht wurden. Die Immunreaktion war zeitlich hinausgeschoben. Über positive homoioplastische Transplantationen beim Menschen liegt ein Bericht von LYONS und WOODHALL (1949) vor. Ein 3 cm langes Transplantat soll eingeheilt sein.

Abb. 141. Freie Nerventransplantation. Zwei oder drei feine Hautnerven werden in die Nervenlücke eingefügt

Schlußfolgerung. Nur die autoplastische Nerventransplantation hat einen Sinn. Die Erfolgsmöglichkeit der freien Nerventransplantation ist erwiesen. Günstige Ergebnisse erhält man vor allem bei der Verwendung von kleinen Transplantaten für den Ersatz sensibler Nerven, wie z. B. an der Hand und den Fingern.

Der Ersatz rein motorischer Nerven an den Gliedmaßen erscheint dort, wo es gute Ersatzoperationen gibt, unzweckmäßig.

e) Postoperative Behandlung
α) Ruhigstellung nach der Nervenoperation

Ein Gipsverband wird nach einer jeden Nervennaht für 4 Wochen angelegt. Die Stellung entspricht der Entspannungsstellung für den genähten Nerven. Der Gipsverband schließt stets *mindestens* die beiden benachbarten Gelenke mit ein.

Die Stellung, die die Gliedmaßen im Gipsverband bei den verschiedenen Nervennähten erhalten, sind bei der Besprechung der Operation im einzelnen angegeben. Eine längere Fixierung als 4 Wochen ist nicht nötig. Die übertrieben lange Fixierung bedeutet nur die Begünstigung der Entstehung von schwer wieder zu beseitigenden Kontrakturen und ein unnützes Hinausschieben der so wichtigen Nachbehandlung. Die Vornahme eines Gipsverbandwechsels innerhalb der 4 Wochen ist unnötig. Die Hautnähte werden aus den Gipsfenstern nach 2 Wochen entfernt.

β) Elektrische Untersuchung

Die Anfertigung eines Elektromyogramms ist für die Beurteilung des Standes der Nervenregeneration nach einer Verletzung für die Frage der Operationsindikation wie auch über den
sich anbahnenden Erfolg einer Nervenoperation anzuraten.

Die alte elektrische Prüfung mit galvanischen wie faradischen Strömen hat ihren hohen
diagnostischen Wert behalten, aber sie hat doch gegenüber der Elektromyographie einen Nachteil. Die gewöhnliche *elektrische* Reaktion hinkt der klinischen Regeneration *um Wochen nach.*
Das Verhalten der *Elektromyographie ist umgekehrt.* Sie zeigt schon Wochen vorher eine klinisch
noch nicht erkennbare Nervenregeneration an. Sie kürzt vor wie nach einer Nervenoperation die
ungewisse Wartezeit bis zu einer eventuell klinisch erkennbar werdenden Nervenregeneration ab.

γ) Nachbehandlung der Nervenoperationen

Sie hat für die Erfolge der Nervenoperationen eine ganz große Bedeutung. Schon FOERSTER
hat den Beweis hierfür erbracht. Er schreibt den guten Erfolg seiner Nervennähte der sorgfältig durchgeführten Nachbehandlung zu. RANSCHBURG, ein ausgesprochener Gegner der Nachbehandlung, hatte nur $1/_3$ von den Erfolgsziffern von FOERSTER aufzuweisen. Die Beobachtungen
im vergangenen Krieg haben erneut gezeigt, daß die Nachbehandlung aus dem Behandlungsplan
der Nervenverletzungen nicht mehr wegzudenken ist. Wir hatten vielfach Gelegenheit,
Vergleiche zu ziehen zwischen Fällen, die regelmäßig nachbehandelt waren, und solchen, bei
denen die Nachbehandlung vernachlässigt war. Der Vergleich fiel stets zugunsten der Fälle mit
gewissenhafter Nachbehandlung aus. Die Fälle ohne Nachbehandlung machten oft den Eindruck
von „Verwahrlosung". Schwerste Kontrakturen, hochgradiger Muskelschwund und schlecht
durchblutete Gliedmaßen fanden sich. Die *Aufgaben* der *Nachbehandlung* nach den Nervenoperationen sind:

1. Schutz der Muskeln vor Überdehnung,
2. Verhütung der Kontrakturen,
3. Muskelpflege und
4. der Versuch zur Förderung der Rückkehr der Nervenleitung.

Der beste Schutz vor Überdehnung der Muskeln sind Schienen. Sie werden im wesentlichen
nach den gleichen Gesichtspunkten, wie sie auch als vorbereitende Maßnahme vor der Operation
angewandt werden, gegeben (s. S. 109).

Die *typischen* Schienen sind:
Nach *Axillarisnaht* eine Armabduktionsschiene.
Nach *Radialisnaht* volare Handgipsschiene in Hand- und Fingerüberstreckung bei gleichzeitiger Daumen-
abspreizung.
Nach *Ischiadicusnaht* hintere Gipsschiene für den Fuß in Rechtwinkelstellung.
Das *gleiche* gilt für eine *Peronaeusnaht*; nach einer *Tibialisnaht* muß eine Schiene in Spitzfußstellung ge-
geben werden.
Als bewährte *orthopädische Schienen* kommen in erster Linie in Betracht: die Radialishandschiene, die
für den Tag als kurze und für die Nacht als lange Schiene, so daß auch die Finger in Überstreckstellung gehalten
werden, gegeben wird. Weiterhin hat sich die Bunge-Schiene bewährt. Nach Ischiadicus- und Peronaeus-
operationen kann nicht früh genug ein richtiger orthopädischer Schuh (für Peronaeuslähmung der sog. Berliner
Schuh, für die komplette Ischiadicuslähmung ein Schienenschuh) angepaßt werden. Die Tibialislähmung
verlangt die Versorgung mit einem leichten Schuh mit weichem Innenfutter wegen der oft gleichzeitig bestehenden Paraesthesien an der Fußsohle.

Die Behandlung der *Kontrakturverhütung* fällt zusammen mit der Anpassung von orthopädischen Schienen und Behelfen und besteht weiter in der systematischen *krankengymnastischen
Behandlung.* Gymnastische Übungen und eine gute Massage dienen ferner zur *Muskelpflege.*
Hierdurch wird gleichzeitig die Neigung zu Stauungserscheinungen bekämpft, die sich un-
günstig auf die Regeneration von Muskel und Nerv auswirken. Besonders gut hat sich auch die
Nachbehandlung in warmen Wasserbädern bewährt (KOHLRAUSCH). Das *Elektrisieren* ist eine
besondere Form der Muskelgymnastik. Es kann mit einem rhythmischen Unterbrecher zu einer
Elektrogymnastik des Muskels gestaltet werden. Das Elektrisieren dient zur Erhaltung und
Kräftigung der Muskelkontraktion und wirkt außerdem fördernd auf die Rückkehr der
Nervenleitung (FOERSTER).

Der tiefe *Sinn der Nachbehandlung* ist, *den Muskel für die Rückkehr der Nervenfunktion auf-
nahmebereit zu halten.* Nur wenn die Muskulatur in einem guten Zustand ist und physiologische
Spannungsverhältnisse aufweist, können bereits die ersten Impulse einer wiederkehrenden
Nervenfunktion zu einer Kontraktionswelle im Muskel führen. Ist der Muskel atrophisch oder
ist er stark überdehnt, so bleibt die funktionelle Auswirkung trotz Wiederherstellung der
Nervenleitung aus. Eine Scheinlähmung bleibt bestehen. Liegt der Verdacht hierfür vor,
so wird die Gliedmaße in Entspannungsstellung der Muskeln für mehrere Wochen eingegipst
(P. PITZEN). Gleichzeitig wird die elektrische Behandlung durch ein Gipsfenster fortgesetzt.
Wenn sich die überdehnten Muskeln wieder verkürzt haben, so ist auf einmal eine aktive Muskelfunktion nachweisbar. Mißerfolge der Nervenoperationen sind bei richtiger Indikationsstellung
und bei einwandfreier Operationstechnik in erster Linie durch die fehlerhafte oder unterlassene
Nachbehandlung bedingt!

δ) Zeitpunkt der Funktionsrückkehr nach einer Nervenoperation

Die Nervenoperationen haben eine Besonderheit, daß der Operationserfolg erst spät eintritt
und daß man in der Zwischenzeit monatelang kein sicheres Merkmal hat, wie sich die Operation
auswirken wird. Bei der Sehnenverpflanzung ist die praktische Erfolgswirkung auch erst nach
Monaten zu erwarten, aber man hat doch schon nach wenigen Wochen Anhaltspunkte dafür,
ob man mit einer guten Funktionsentwicklung rechnen kann oder nicht. Bei den Knochentransplantationen, insbesondere bei der Überbrückung von großen Knochendefekten fällt der
Entscheid, ob die Operation von vollem Erfolg sein wird oder nicht, auch erst nach 4 Monaten;
die Röntgenbilder und der Gesamtheilverlauf geben aber in der Zwischenzeit schon einen
sicheren Hinweis, wie der Erfolg sein wird. Allein bei den Nervenoperationen heißt es geduldig
abzuwarten und mehrere Monate gewissenhaft die Nachbehandlung durchzuführen, bis sich die
ersten Zeichen der Regeneration des Nerven zeigen.

Gegenüber „*Schnellheilungen*" soll man recht kritisch sein. Die freie Rückkehr der Funktion
braucht nicht immer ein Erfolg der Nervennaht zu sein — Anastomosen unter den großen
Nerven oder anormale Innervationsverhältnisse können die Funktionswiederherstellung erklären.
Ferner können passive Bewegungen der Gliedmaßen, die von weiter oben her ausgeführt werden
oder die nur ein Zurückfedern von Fuß und Hand nach Innervation der Antagonisten der gelähmten Muskeln sind, die sehnsüchtig erwarteten aktiven Bewegungen vortäuschen! Trotz
allem, in einzelnen Fällen gibt es „*Schnellheilungen*".

Als Beleg hierfür wird meist der Fall von THIEMANN angeführt, bei dem nach einer Naht des Ischiadicus,
die allerdings kurz nach der Verletzung vorgenommen wurde, nach 6 Wochen eine Regeneration eintrat.
FOERSTER hat dies so zu erklären versucht, daß in dem Nervenabschnitt peripher von der Nahtstelle von sich
aus eine eigene „autochthone" Nervenregeneration entstanden ist, die der von zentral einsetzenden Regeneration
nach der Nervennaht gewissermaßen auf halbem Wege entgegenkam. Die Untersuchungen von MARBURG
haben gezeigt, daß es eine eigene Nervenregeneration im peripheren Nervenanteil gibt. Er beobachtete
namentlich bei Kindern neugebildete Achsenzylinder.

Wir glauben, daß außer von einem günstigen Ablauf der Nervenregeneration nach der Nervennaht der *Zustand* der *Muskulatur*, die von einer Lähmung betroffen war, von *großer Bedeutung
für den Funktionseintritt nach einer Nervennaht* ist. Wenn die Muskulatur nicht überdehnt und
hochgradig atrophisch, sondern statt dessen gut durchblutet ist, so ist eine funktionelle Auswirkung einer vollzogenen Nervenregeneration entschieden früher zu erwarten, als wenn die
Muskulatur eine gegenteilige Beschaffenheit hat.

Der *durchschnittliche Zeitpunkt bis zum Eintritt der Nervenregeneration ist nach einer Nervennaht* bei den einzelnen Nerven verschieden und hängt weitgehend von dem Sitz der Nahtstelle ab; je höher diese sitzt, um so länger dauert die Funktionsrückkehr. Relativ *schnell*
regenerieren der *N. radialis*, der *N. axillaris* und der *N. musculocutaneus*, also Nerven mit einer beschränkten Wegstrecke. Am N. radialis besteht noch ein Unterschied, ob es eine hohe oder tiefe
Naht war. *Langsam* stellt sich die Regeneration am *N. ulnaris* und insbesondere am *N. ischiadicus*
ein, also an den Nerven mit einem langen Verlauf. Ein zeitlicher Unterschied in dem Eintritt
der Regeneration ist auch bei diesen Nerven unverkennbar, je nachdem, ob die Naht weiter
peripher oder zentral angelegt wurde.

Die Funktionsrückkehr am *N. radialis* kann schon einmal nach 6 Wochen eintreten. Der durchschnittliche Zeitpunkt einer Funktionsrückkehr ist aber auch für diesen Nerven 3—4 Monate. Der *N. musculocutaneus* und der *N. axillaris* mit ihrem kurzen Verlauf haben eine schnelle Regeneration. Die ersten aktiven Muskelfaserkontraktionen sind nicht selten schon nach 2 Monaten nachweisbar. Der *N. medianus* mit Nahtstelle am Unterarm zeigt zuweilen schon nach 2—3 Monaten eine Wiederkehr der Opponenswirkung, die sich schnell in ihrer Kraft steigert. Die Regeneration dauert länger bei einer Naht am Oberarm. Auch am *N. peronaeus*, aber nur bei tiefen Nähten im Bereich der Kniekehle, kann sich schon nach 3—4 Monaten eine Regeneration bemerkbar machen. Die hohe Peronaeusnaht läßt ebenso lange wie die Naht eines Ischiadicus, 6—8 Monate und länger, auf den Erfolg warten. Am *N. ulnaris* ist die Funktionswiederkehr unterschiedlich zwischen den langen und kurzen Fingermuskeln. Die Zeit für die Regeneration bei den langen Hand- und Fingermuskeln ist 3—4 Monate, für die kurzen geht sie aber weit darüber hinaus und beansprucht 9—12 Monate und länger. Es ist die langsamste Regeneration, die etwa der am *N. ischiadicus* gleichzusetzen ist, nur daß die Aussichten für eine volle Regeneration, wenn sie erst einmal in Gang gekommen ist, am N. ischiadicus besser als am N. ulnaris sind. Wenn nach einer hohen Ischiadicusnaht sich die Funktion der Kniebeuger eingestellt hat, ist die begründete Hoffnung vorhanden, daß die Unterschenkelmuskeln bald folgen werden. Wenn in ihnen sich erst ein Teil regeneriert hat, ist zu erwarten, daß die anderen es auch tun werden. Am *N. ulnaris* ist das anders. Eine gute Nervenregeneration der langen Fingermuskeln gestattet nicht mehr als die Hoffnung auf die Möglichkeit, daß in einem Abstand von einigen Monaten die kleinen Fingermuskeln nachfolgen werden. Die Regeneration der kleinen Fingermuskeln hängt außer von der Güte der Nervennaht in erster Linie von der konstitutionell bedingten Regenerationskraft ab, die der einzelne Mensch für seine Nerven hat. Die Regeneration am N. ulnaris macht allzuoft vor den Endästen Halt. Es wird für die Regeneration von der Natur eine zu hohe Leistung gefordert.

Der Zeitpunkt des durchschnittlichen Eintritts der Nervenregeneration und die Gesamtbewertung der Erfolgsaussichten am einzelnen Nerven sind praktisch wichtig für die Bestimmung, *wie lange nach einer Nervennaht nachbehandelt werden soll.* Die Nachbehandlung wird so lange durchgeführt, bis klinisch eine gute brauchbare Muskelfunktion vorhanden ist, aber nicht bis wieder normale „elektrische Verhältnisse" sich entwickelt haben. Diese hinken in der Regel hinter der Rückkehr der klinisch erkennbaren Muskelkontraktion nach. Die Fortsetzung der konsequenten Nachbehandlung über 9 Monate hinaus ist, wenn sich noch keine Funktionszeichen eingestellt haben, nur gerechtfertigt am N. ulnaris und am N. ischiadicus. Bei den anderen Nerven hat es sich bis dahin in der Regel entschieden, ob die Nervennaht einen Erfolg gehabt hat oder nicht. Die *Plexusoperationen* nehmen eine Sonderstellung ein und verlangen unter Umständen eine Nachbehandlung von $1\frac{1}{2}$—2 Jahren. Bei teilweise eingetretener Muskelfunktion hat eine Nachbehandlung länger als 1 Jahr *nur eine Berechtigung für besonders ausgewählte Fälle von Ulnaris-, Plexus- und Ischiadicusnähten.* Die Aussichten, daß bei Nerven, die sich bis dahin nur mangelhaft regeneriert haben, doch noch eine wesentliche Besserung unter dem Einfluß der Nachbehandlung eintritt, ist so gering, daß Zeit und Kostenaufwand für die Fortsetzung einer regelmäßigen Behandlung nicht mehr vertretbar sind. Der Verletzte muß in der Beurteilung unter Berücksichtigung eines Dauerschadens eingeschätzt werden. Man wird nur noch eine Überwachung für $\frac{1}{2}$—1 Jahr durchführen. Lediglich bei Ischiadicus-, Plexus- oder Ulnarisnähten dürfen abschließende Urteile erst nach 2 Jahren gefällt werden.

Der *Zeitpunkt der Funktionsrückkehr nach einer Neurolyse* zeigt ein anderes Verhalten als der nach einer Nervennaht. Er ist nur zum Teil den gleichen Gesetzen wie denen nach einer Nervennaht unterworfen. *So gibt es bei der Neurolyse gar nicht selten Schnellheilungen.* Schon wenige Stunden oder Tage nach der Operation kann die Funktionsrückkehr bemerkbar werden.

Das sind Fälle, bei denen die Leitungsunterbrechung nur durch einen äußeren Druck auf den Nerven verursacht war und bei denen es noch nicht zu einer schweren inneren Schädigung mit einer nachfolgenden Atrophie und Degeneration des peripheren Nervenendes gekommen war. Eine anatomische Regeneration ist bei solchen Fällen nicht erforderlich. Die Beseitigung der Leitungsblockade genügt, und der Nerv ist wieder leitungsfähig. In den Fällen, bei denen der Nerv in seinem Inneren schwer geschädigt ist, dauert die Nervenregeneration nach einer Neurolyse auch Monate, denn es muß im Grunde genommen bis zum Wiedereintritt der Funktion der gleiche Regenerationsprozeß ablaufen wie nach einer Nervennaht. Die Schädigungen weisen nur graduelle Unterschiede gegenüber dem Befund bei einer Nervennaht auf. Da die elektrische Leitfähigkeit erhalten ist, kann auch die Funktionsrückkehr sich etwa in der Hälfte der Zeit im Vergleich zu einer Nervennaht einstellen. Diese Erkenntnis führt zu der praktischen Schlußfolgerung, daß, wenn nach einer Neurolyse nach $\frac{1}{2}$ Jahr keine sicheren Anzeichen für eine Regeneration erkennbar sind, eine solche unwahrscheinlich ist. Ein weiteres Zuwarten ist verlorene Zeit. Die Neurolyse ist als *erfolglos anzusehen* und eine *Nervennachoperation mit einer Naht* zu erwägen.

f) Ergebnisse der Nervenoperationen

α) Die Ergebnisse der Neurolyse

Die Ergebnisse der *Neurolyse* waren bei unseren eigenen Fällen außerordentlich gut. Die unwahrscheinliche Zahl von fast 100% guten Erfolgen fand sich. Sie wurde nicht erzielt, weil die Neurolyse eine so viel bessere Operation als die Nervennaht ist, sondern weil die richtige Indikation bei dem Entscheid Neurolyse oder Nervennaht getroffen wurde. Und es wurden nur die Fälle für die Neurolyse ausgewählt, die wirklich eine gute Aussicht boten (s. S. 110). Die Neurolyse ist unter dieser Voraussetzung eine besonders dankbare Operation. Ihr Wert ist aber in schwierigen unklaren Verhältnissen zweifelhaft, und ihre Vornahme bedeutet vielfach einen nicht wieder einbringbaren Zeitverlust. In solchen Fällen ist die Nervennaht der Neurolyse vorzuziehen.

β) Ergebnisse der Nervennaht

Die *Erfolge* einer *Nervennaht* nach einer *Friedensverletzung* sind im allgemeinen *durchaus gut*. Es ist meist mit einer vollen Wiederherstellung zu rechnen. Schon die alte Sammelstatistik von OBERNDÖRFFER ergab, daß bei den 291 Fällen ein Erfolg von über 80% erreicht war. Der *Begriff Heilung* nach einer Nervennaht soll nur gebraucht werden, wenn eine restlose restitutio ad integrum in der motorischen Funktion eingetreten ist und wenn gleichfalls die epikritische und protopathische Sensibilität wieder normale Verhältnisse zeigt. Auch die sekretorische Funktion sollte, was sich durch Schweißversuche feststellen läßt, ungestört sein. Die Wiederkehr der vollen Sensibilität auch in ihren Unterarten ist für die Benutzung der Hand für feine handwerkliche oder auch künstlerische Betätigung unerläßlich. Wenn man nur von einem *Erfolg* spricht, soll man unterscheiden zwischen Fällen mit einem guten und einem geringen Erfolg. Bei den Fällen mit *gutem* Erfolg ist die Wiederkehr der Funktion aller wichtigen Muskelgruppen eingetreten. Der Patient hat von der Operation einen wirklichen wesentlichen Nutzen gehabt. Die Fälle mit einem *geringen* Erfolg beweisen lediglich, daß eine Teilregeneration eingetreten ist, aber der praktische Erfolg der Nervennaht ist für den Patienten gering. Diese Fälle leiten schon über zu der Gruppe der erfolglos Operierten, zu den *Mißerfolgen*.

Da es auch unter Friedensverhältnissen nach schweren Unfallverletzungen mit lang anhaltender Infektion Fälle gibt, bei denen die Nervennaht unter ungünstigen Bedingungen ausgeführt werden muß, ist es gut, sich zu erinnern, wie die *Erfolge der Nervennähte bei den Kriegsverletzungen waren*. Eine Wiedergabe der alten Statistiken aus dem ersten Weltkrieg erübrigt sich. Sie sind ungleich in ihrem Wert und jetzt durch die Erfahrungen des letzten Krieges überholt. Die vorbildlichen Resultate von FOERSTER mit 97% „Erfolgen" werden stets ein Ansporn zum Erzielen ähnlicher oder gleich guter Ergebnisse in der Nervenchirurgie sein. Sie standen seinerzeit einzig da und wurden vielfach angezweifelt. Nach *unseren eigenen Erfahrungen* — unser Krankengut wurde von DECKER mit Unterstützung von LAUBENDER neurologisch durchgearbeitet und gesichtet — gibt die zuverlässigsten Resultate die *Radialisnaht* mit 87,7% guten Erfolgen und darunter die Hälfte wirkliche Heilungen. Die Regeneration tritt so sicher ein, daß man sagen kann, wenn nach 7—8 Monaten keine Regenerationszeichen vorhanden sind, so ist irgend etwas nicht in Ordnung; Fehler in der Nachbehandlung sind gemacht worden, oder die Streckmuskulatur ist so überdehnt, daß sie trotz wiederhergestellter Nervenleitung funktionsuntüchtig geblieben ist. Selbst an eine Nahtinsuffizienz ist zu denken. Die Regeneration des *N. medianus* ist gleichfalls nach einer Nervennaht günstig zu beurteilen (88,5% gute Erfolge). Der wichtige Opponensmuskel zeigt im Vergleich zu den anderen kleinen Handmuskeln ein auffällig gutes Regenerationsvermögen. Der *N. ulnaris* ist in seiner Regeneration nicht so schlecht wie sein Ruf (immerhin noch 81,7% gute Erfolge): die langen Fingermuskeln regenerieren relativ gut, während die Ergebnisse an den kleinen Handmuskeln bescheiden sind, nur etwa 15% Heilungen. Die Nahterfolge am *N. axillaris* und *N. musculocutaneus* sind, sofern sich diese Nerven überhaupt nähen lassen, sehr gut.

Die Ergebnisse der *Plexusoperationen* hängen von außerordentlich verschiedenen Faktoren ab. Es ist ohne weiteres verständlich, daß die Aussichten der Nähte von CV—CVI, aus denen Nerven mit einer kurzen Wegstrecke bis zu ihrem Erfolgsmuskel abgehen, wie der N. suprascapularis für den M. supra- und M. infraspinatus, der N. axillaris für den Deltoideus und der N. musculocutaneus für den Biceps, besser sind als für den medialen Faszikel, aus dem der N. ulnaris hervorgeht. Die Ergebnisse der Plexusoperationen werden meist für recht ungünstig gehalten. Das zeigt auch die Arbeit von H. J. SEDDON.

Das Material unserer Plexusoperationen, soweit es noch erreichbar war und soweit sich die erforderlichen Unterlagen fanden, wurde inzwischen von A. N. WITT und dem Neurologen SCHADER überprüft und ausgewertet.

Es lag den Untersuchungen immerhin noch das *ansehnliche Material von 81 unausgesuchten Plexusoperationen*, d. h. etwa die Hälfte der bis damals operierten Fälle, zugrunde. Die Ergebnisse werden wegen ihrer allgemeinen Bedeutung im einzelnen angeführt:

Tabelle 1. *Ergebnisse der operativen Behandlung der Plexuslähmungen*

Heilung	16,6%
Bedeutende Besserung	66,7%
Geringe Besserung	12,5%
Ohne Erfolg	4,2%

Die Naht wurde in etwa einem Drittel der Fälle im Bereich der Wurzel- und Primärstränge, in etwa der Hälfte im Bereich der Faszikel und in den restlichen Fällen im Nervenstammbereich, etwa in Höhe der Medianusgabel, ausgeführt.

Die guten Erfolge, die bei den Plexusnervennähten unter den ungünstigen Bedingungen erzielt wurden, sollten dazu führen, die oft *allzu konservativ eingestellte Behandlung der unfallbedingten Plexusverletzungen aktiv zu gestalten* und mit der Operation nicht erst zuzuwarten, bis der günstigste Zeitpunkt vorüber ist, bis die Aussichten der Nervenregeneration an und für sich schlechter geworden sind und bis durch die Ausbildung von schwieligem Narbengewebe die Operation unnötig erschwert ist.

Die Nahterfolge am *N. ischiadicus* sind unterschiedlich, je nach dem Sitz der Naht und ob es eine Naht des ganzen Stammes oder nur eine Teilnaht, d. h. nur am N. peronaeus oder N. tibialis, war. Die Ergebnisse der hohen Ischiadicusnähte sind in Anbetracht der Schwere der Verletzung befriedigend. Gute Erfolge wurden in 85,2% der Fälle erreicht, aber volle Heilungen finden sich darunter nur etwa 15%. Die hohen Teilnähte am N. ischiadicus, insbesondere am N. peronaeus, boten auffallend viele Versager.

Die isolierte Naht des *N. peronaeus* am Oberschenkel oder in der Kniekehle nach Aufspaltung des N. ischiadicus in seine beiden Endäste zeitigt gute Ergebnisse, viel bessere jedenfalls als nach den meisten Statistiken aus dem ersten Weltkrieg anzunehmen war (80% Erfolge mit 52% Heilungen). Diese guten Ergebnisse führen wir nicht nur auf die Verbesserung der Nahttechnik, sondern vor allem auch auf die konsequente Durchführung der Nachbehandlung zurück. Die Gefahr der Muskelüberdehnung ist bei der Peronaeuslähmung so groß wie nach keiner anderen Nervennaht, und sie vereitelt leicht jeden Nahterfolg.

B. Die Ersatzoperationen bei irreparablen Nervenlähmungen

Die operative Behandlung der irreparablen Nervenlähmungen ist ein Spezialgebiet für sich geworden. Die Bedeutung der Ersatzoperationen ist für die Beseitigung der schweren Funktionsstörungen nach den irreparablen Nervenlähmungen, die als Schäden der Kriegsverletzungen viele Tausende betrugen, in sozialer Beziehung außerordentlich groß gewesen. Die Ersatzoperationen haben ihre volle Bedeutung für die Behandlung der Friedensverletzungen, irreparablen Nervenschäden nach Betriebs-, Verkehrs- und Sportunfällen behalten. Die Arbeitsfähigkeit wird durch erfolgreiche Ersatzoperationen wesentlich gehoben, und das Tragen von orthopädischen Hilfsmitteln wird überflüssig.

Die Indikation zu Ersatzoperationen ist gegeben, wenn die Lähmung irreparabel ist, d.h. wenn nach der Verletzung mindestens 1—2 Jahre verflossen sind. Vor jeder Operation ist ein genauer fachärztlicher neurologischer Befund einzuholen. *Gegenanzeigen* bilden Kontrakturen, wenn Sehnen- oder Muskelverpflanzungen vorgesehen sind, schwere Durchblutungsstörungen mit trophischen Ulcera und ausgedehnte ungünstige Narben. Sind diese vorhanden, so sind eventuell erst durch eine entsprechende *Vorbehandlung* oder auch durch eine *Voroperation* die Voraussetzungen für die eigentliche Ersatzoperation zu schaffen.

Die für eine Sehnenverpflanzung vorgesehenen Ersatzmuskeln werden durch eine spezielle Übungsbehandlung gekräftigt. Die Kontrakturen werden z. B. an den Fingern durch eine Quengel-Behandlung oder, wenn die Zeit hierfür schon vorüber ist, durch kleine operative Eingriffe beseitigt. Ungünstige Narben werden ausgeschnitten, und eventuell sind Hautlappenplastiken erforderlich, um günstige Operationsverhältnisse zu erhalten. Am schwierigsten ist die Bekämpfung der Durchblutungsstörungen, die am Fuß oft mit einer Neigung zu trophischen Ulcera verbunden ist. Gelingt es nicht, diese ausreichend zu beheben, so muß von der Ersatzoperation Abstand genommen werden. Die erwarteten Erfolge würden ausbleiben.

Die Technik der Ersatzoperationen wurde in den vergangenen Jahren von uns systematisch ausgebaut, und die einzelnen Operationsverfahren wurden an Hunderten von Fällen erprobt. Mein Mitarbeiter A. N. WITT hat in verschiedenen Arbeiten zu den Ersatzoperationen Stellung genommen und ebenso wiederholt auf die Wichtigkeit der Erfolgssicherheit der Ersatzoperationen hingewiesen. Den hohen Wert und die große Bedeutung der Ersatzoperationen zeigen zahlreiche Veröffentlichungen. Es seien nur erwähnt die Arbeiten von K. H. BAUER, BUNNELL, HENDRY, LINDEMANN, THOMSEN u. a.

Wenn auch die Operation im einzelnen bei den entsprechenden Kapiteln abgehandelt wird, so soll hier wenigstens eine Übersicht der typischen Operationen gegeben werden.

Unser *Grundsatz* für die Ersatzoperationen ist, diese möglichst einfach zu gestalten, um eine hohe Erfolgssicherheit zu gewährleisten. Es soll dabei aber nicht ein funktionell hochwertiges Resultat, das durch eine etwas komplizierte Operation erreichbar wäre, zugunsten einer einseitigen Vereinfachung, die nur die Möglichkeit zu einer geringen Leistung bietet, hintan gestellt werden.

Als Operationsverfahren stehen zur Verfügung: Sehnen- und Muskeltransplantationen sowie Knochen- und Gelenkoperationen, unter diesen vor allem die Arthrodesen.

Die Muskel- und Sehnentransplantationen bieten meist ausgezeichnete Erfolgsaussichten, da man ein gutes Ersatzmaterial hat und da nach der Sehnenverpflanzung die Patienten aus eigenem Interesse intensiv bei der Nachbehandlung mitarbeiten. Die Erfolge werden dadurch viel gleichmäßiger, als wenn man Muskel- und Sehnenverpflanzungen bei Kindern und Jugendlichen wegen poliomyelitischer Lähmungen ausführt. Hier hat man oft nur mäßiges Ersatzmaterial, und das richtige Verständnis für die nötige Mitarbeit fehlt so manches Mal.

Die Knochen- und Gelenkoperationen sind für die Fälle bestimmt, bei denen das vorhandene Muskelmaterial nicht ausreicht. Sie sind als alleinige Operation bei ausgedehnten Lähmungen angezeigt, wenn jedes entsprechende Ersatzmaterial für eine Sehnenverpflanzung fehlt, ferner bei Teillähmungen, wenn durch eine einfache Knochen- oder Gelenkoperation ein besseres Ergebnis als durch eine Sehnenverpflanzung zu erreichen ist, und schließlich in Verbindung mit den Muskel- und Sehnenoperationen zur Sicherung der Operationsergebnisse. In solchen Fällen bekommt man eventuell erst durch die Knochen- und Gelenkoperationen Muskelmaterial für eine Sehnenverpflanzung frei.

Ein Gelenk, das funktionell weniger wichtig ist *(Gelenk zweiter Ordnung)*, wird absichtlich ausgeschaltet, um dessen Muskelkräfte für die funktionswichtigen Gelenke *(Gelenke erster Ordnung)* zu erhalten. Die Gelenke zweiter Ordnung sind an der Hand das Handgelenk und das Carpometacarpalgelenk I gegenüber den Fingergelenken (s. Abb. 142) und am Fuß das Talo-Calcaneal-, das Lisfrancsche und eventuell auch das Chopartsche Gelenk gegenüber dem Talo-Cruralgelenk (s. Abb. 143). Diese Scheidung hat sich für den Ausbau der Ersatzoperationen und für die Aufstellung der Operationspläne außerordentlich bewährt.

Die Aufgaben, die bei den Ersatzoperationen im einzelnen zu erfüllen sind, richten sich nach dem Ausmaß der Lähmung. Ist nur *eine* wichtige Muskelgruppe und damit eine wichtige Funktion ausgefallen, so wird diese isoliert ersetzt. Das ist z. B. der Fall bei der Radialislähmung, wo lediglich ein Ersatz der Fingerstrecker erforderlich ist, oder bei der peripheren Medianuslähmung, bei der der ausgefallene Opponens ersetzt werden muß. Wenn es sich um kombinierte Lähmungen des N. medianus und N. ulnaris oder gar von Restzuständen von schweren Plexuslähmungen handelt, so erfolgt die Wiederherstellung der Funktion nach der Wertigkeit der einzelnen Bewegungen, die diese für die Gebrauchsfähigkeit der Hand haben. Die *Wiederherstellung der Greiffähigkeit* steht an erster Stelle. Sie muß unter allen Umständen wieder geschaffen werden. Dann folgen die Wiederherstellung des Schließens der Hand durch aktive Fingerbeugung und erst an dritter Stelle das Öffnen der Hand durch aktive Fingerstreckung. Die Wiederbildung einer aktiven Fingerbeugung ist deshalb wichtiger als die aktive Fingerstreckung, weil bei einer Entspannung der Fingerbeuger automatisch wieder die Finger in mäßige Streckstellung zurück-

gehen. Auf die Weiterbildung einer eigenen Bewegung im Handgelenk muß in vielen Fällen zugunsten der Fingerbeweglichkeit verzichtet werden.

Die Wiederherstellung der *aktiven* Funktion steht *an der Hand im Vordergrund*, am *Fuß* die *Stabilisierung.* Sie bildet die Voraussetzung für eine gute Gesamtfunktion des Fußes. Selbst die totale Versteifung des Fußes ist besser als ein haltloser, in falscher Stellung stehender Fuß. Die Wiedergewinnung einer aktiven Funktion ist selbstverständlich auch am Fuß

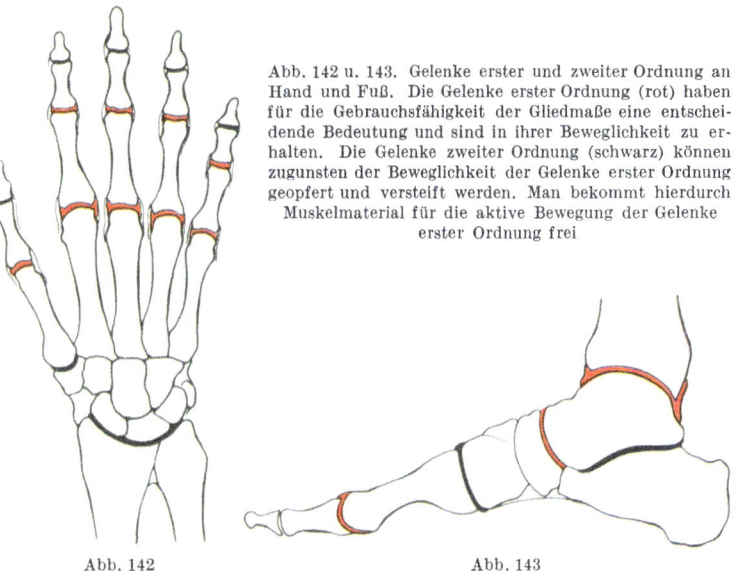

Abb. 142 u. 143. Gelenke erster und zweiter Ordnung an Hand und Fuß. Die Gelenke erster Ordnung (rot) haben für die Gebrauchsfähigkeit der Gliedmaße eine entscheidende Bedeutung und sind in ihrer Beweglichkeit zu erhalten. Die Gelenke zweiter Ordnung (schwarz) können zugunsten der Beweglichkeit der Gelenke erster Ordnung geopfert und versteift werden. Man bekommt hierdurch Muskelmaterial für die aktive Bewegung der Gelenke erster Ordnung frei

Abb. 142   Abb. 143

erwünscht, sie ist aber nur gerechtfertigt, wenn die *Stabilisierung* vorher gesichert ist. Sie darf nie auf deren Kosten geschehen. Das wäre gleichbedeutend mit einer Minderung der Gesamtleistung des Fußes, die verbunden wäre mit einem unsicheren Gang, z. B. mit der Neigung zum Umkippen oder mit dem Hängenbleiben der Fußspitze.

Die typischen Ersatzoperationen

Die typischen Ersatzoperationen für die verschiedenen Lähmungszustände (im einzelnen siehe die entsprechenden Kapitel) sind folgende:

a) Am Kopf

Facialislähmung. Lexer-Rosenthalsche Muskelplastik oder, bei einer Operation lediglich für den gelähmten Mundast, eine Fascienplastik.

b) An Rumpf und Arm

Trapeziuslähmung. Verpflanzung des M. levator scapulae und der Mm. rhomboidei.

Serratuslähmung. Latissimus dorsi-Plastik auf den unteren Winkel der Scapula in Verbindung mit einer Fascienbandplastik zur Fixierung der Scapula an eine Rippe.

Deltoideusteillähmung. Verpflanzung des M. trapezius auf den Oberarm unter Dazwischenschaltung von Fascie. Diese Plastik ist aber *nur bei Teillähmungen* indiziert.

Bicepslähmung. a) Pectoralisverpflanzung auf den Biceps.

b) Verlagerung des Ursprunges der Handstrecker oder Handbeuger nach zentralwärts.

Radialislähmung. a) Strecksehnenplastik *mit* Tenodese (typischer *Perthes*).

b) Strecksehnenplastik *ohne* Tenodese (Teil-*Perthes*).

Medianuslähmung. a) Peripher: α) Bolzungsarthrodese im 1. Carpometacarpalgelenk, β) Verpflanzung des M. flexor pollicis longus auf die Streckseite der Daumengrundphalange. Opponens-Ersatz nach Bunnell unter Verpflanzung der Sehne des Flexor superficialis digiti IV.

b) Zentral: Sehnenkoppelung von M. flexor digitorum II mit III oder von II mit III auf IV und V und Bolzungsarthrodese des Carpometacarpalgelenkes I.

Ulnarislähmung. Ersatz der *langen* Fingerbeuger durch den M. flexor carpi ulnaris oder auch durch einen Handbeuger oder durch zwei Handstrecker.

Ersatz der *kleinen* Fingermuskeln: Verlagerung des Ansatzes der Sehnen des M. flexor digitorum superficialis auf die Streckaponeurose (Ersatzoperation nach Bunnell).

c) Am Bein

Quadricepslähmung. Ersatz durch einen oder beide Kniebeuger.

Peronaeuslähmung. Subtalare Arthrodese und Tenodese der Strecksehnen oder, bei gut erhaltenem M. tibialis posterior, statt dessen Verpflanzung der Sehne des M. tibialis posterior durch die Membrana interossea auf den M. extensor digitorum.

Tibialislähmung. Subtalare Arthrodese und Verpflanzung beider Peronaealsehnen auf die Achillessehne unter gleichzeitiger Befestigung des peripheren Sehnenendes des M. peronaeus longus an der Basis des Metatarsale V.

Ischiadicuslähmung. Subtalare Arthrodese und Tenodese der Strecksehnen.

Diese Zusammenstellung soll nur einen Überblick über die typischen bewährten Ersatzoperationen geben. Es sind bei den einzelnen Lähmungszuständen noch verschiedene Variationen möglich. Es ist außerdem auch unter besonderen Verhältnissen nötig, eine andere Operation, als sie hier angeführt ist, zu machen.

Die genannten Operationen stellen heute die Standardoperationen bei irreparablen Nervenlähmungen dar. Sie gewährleisten bei richtiger Indikation, einwandfreier Technik und sorgfältiger Nachbehandlung gute Erfolge.

Diese ergaben auch die erst kürzlich durchgeführten sorgfältigen Nachuntersuchungen von H. Mayr.

2. Operationen bei spastischen Lähmungen

Eine Beseitigung von Spasmen an den Gliedmaßen ist möglich, indem man am Erfolgsorgan, dem Muskel, angreift und ihn durch eine ausgiebige Tenotomie schwächt oder indem man die Nervenleitung unterbricht. Dies kann an zwei Stellen, peripher an den motorischen Nerven oder zentral an den sensiblen hinteren Rückenmarkswurzeln, geschehen. Die Operation an den motorischen Nerven ist die Stoffelsche Operation, die an den sensiblen Wurzeln die Förstersche Operation.

A. Teilresektion der motorischen Nerven nach Stoffel

Stoffel baute seine Operation zur Behandlung der spastischen Hemi- und Diplegien auf die Spezifität der Nervenkabel in einem Nerven auf, die er bei seinen anatomisch-physiologischen Untersuchungen gefunden zu haben glaubte. Stoffel meinte, man brauchte nur auf Grund der genauen Kenntnis der inneren topographischen Anatomie in einem Nervenstamm das Nervenkabel, das zu dem spastisch kontrahierten Muskel führte, freizulegen, elektrisch zu reizen und zu durchtrennen. Es sollte dann eine isolierte Schwächung des *einen* Muskels eintreten. Die innere Topographie des Nervenaufbaues und die Spezifität der einzelnen Nervenkabel haben sich nicht im Stoffelschen Sinn bestätigen lassen. Es ist nachgewiesen, daß innerhalb des Nervenstammes zahlreiche Anastomosen zwischen den einzelnen Nervenkabeln bestehen, so daß ein späterer Austausch von einer zur anderen Nervenfaser stattfindet. Es ist daher nicht möglich, oben am Nervenstamm einzelne für den Operationsplan besonders wertvolle Nervenkabel „herauszupicken" und zu durchtrennen. Der Grundgedanke von Stoffel, die Beseitigung des

Spasmus durch Schwächung der motorischen Fasern, war gut; man muß nur die Operation weiter nach der Peripherie verlegen und die Durchtrennung der Nerven erst an dem Muskelast machen.

Technik der Stoffelschen Operation

Vor der Operation sind genau der oder die Muskeln zu bestimmen, die die Hauptursache der Spasmen an einer Gliedmaße bilden. In Blutleere werden die motorischen Nervenäste dieser Muskeln präparatorisch freigelegt. Jeder einzelne Nervenast wird schonend mit einer Hakenpinzette umfaßt und sorgfältig elektrisch gereizt, um sich davon zu überzeugen, daß es der richtige Ast ist. Hiernach wird der Nerv auf zwei kleine gebogene Kocher-Sonden genommen, und die Hälfte bis zwei Drittel des Nervenquerschnittes werden unter Herausnahme eines 1 cm langen Stückes reseziert.

Ruhigstellung in leichter Überkorrektur für 4—6 Wochen in einem Gipsverband.

Nachbehandlung. Sie ist von entscheidender Bedeutung. Es ist ganz gleich, welchen Eingriff man für die Behandlung der spastischen Lähmung wählt, das A und O ist eine lange Zeit fortgesetzte *Übungsbehandlung*, die unter genauem Anpassen an die jeweiligen Verhältnisse stets die Muskelgruppen besonders berücksichtigt, die sie vor allem benötigen. Auf Koordinationsübungen ist großer Wert zu legen. Einzelmuskelübungen dürfen daneben ebensowenig vernachlässigt werden wie passive Übungen, wenn Neigung zu einer Rückkehr der Kontraktur bestehen sollte.

Nachtschienen werden regelmäßig für lange Zeit gegeben. Die Stellung in der Schiene ist bei den spastischen Lähmungen zu individualisieren, alles Schematisieren ist fehl am Platze. Eine leichte Überkorrekturstellung wird im allgemeinen bevorzugt. Wenn aber schon spontan eine große Neigung hierzu vorhanden ist, so heißt es aufpassen, damit nicht z.B. aus einem Spitzfuß ein Hackenfuß wird, der zum Gehen noch ungünstiger als ein Spitzfuß ist. Man gibt in solchen Fällen deshalb sofort eine Nachtschiene in leichter Spitzfußstellung.

Die Stoffelsche Operation wird vor allem bei folgenden Kontrakturen ausgeführt (Näheres siehe in den einzelnen Kapiteln):

Starke Beugekontraktur im Ellenbogengelenk. Operation: Teilresektion des N. musculocutaneus.

Starke Pronationskontraktur am Unterarm. Operation: Totalresektion des Astes für den M. pronator teres und für den M. flexor carpi radialis des N. medianus.

Starke Hand- und Fingerbeugekontraktur. Operation: Teilresektion der Äste für den M. flexor carpi ulnaris und radialis des N. ulnaris und N. medianus unter Vermeidung der Resektion der Äste für die Fingerbeuger.

Adduktionskontraktur der Hüfte. Operation: Anstatt der Nervenresektion nach STOFFEL intrapelvine Obturatoriusdurchtrennung nach SELIG.

Spitzfuß. Operation: Teilresektion der Äste des N. tibialis für den M. gastrocnemius unter Erhaltung des Astes für den M. soleus.

Es gibt bei den spastischen Lähmungen das Eigenartige, daß nach der Operation der Spasmus von einer Muskelgruppe auf eine andere, die vorher gar nicht stark spastisch war, überspringt. Diese Beobachtung, auf die HASS hingewiesen hat, ist wissenschaftlich interessant und praktisch wichtig. Sie mahnt bei der Durchtrennung der motorischen Äste zu großer Vorsicht. *Das Operationsziel ist nur eine Teildurchtrennung des Nerven und Schwächung des spastisch erregten Muskels, nicht aber die Totaldurchtrennung mit anschließender Lähmung.*

Die Stoffelsche Operation dient nur zur Herabsetzung des Muskelspasmus. Die Verkürzung der Sehnen muß, wenn diese hochgradig ist, durch eine gleichzeitige plastische Tenotomie ausgeglichen werden. Dieses Verfahren ist bei Kindern selten, bei Erwachsenen vielfach nötig. Bei ihnen handelt es sich meist um die Behandlung der Spätzustände nach Querschnittsverletzungen oder Hirnverletzungen aus dem vergangenen Kriege. Wir haben diese *kombinierten* Operationsverfahren — Schwächung der Innervationsimpulse durch eine Stoffelsche Operation und Beseitigung der harten Kontrakturen — durch eine Z-förmige Tenotomie systematisch bei den verschiedenen Kontrakturen am Arm und Bein erfolgreich angewandt.

Ganz besondere Schwierigkeiten macht die Beseitigung schwerer und schwerster Hüftbeuge- und Adduktionskontrakturen, die auch gleichzeitig noch mit quälenden Streckkontrakturen im Knie verbunden sind. Das Operationsverfahren ist für diese Fälle folgende Operation geworden: Die *intrapelvine, extraperitoneale Obturatoriusresektion mit gleichzeitiger Schrägtenotomie des Iliopsoas und Teilresektion der Äste des N. femoralis für den M. sartorius und M. rectus femoris* von einem Schnitt in einer Sitzung (s.d.). Dieser kombinierte Eingriff führte auch noch bei alten Spasmen zu beachtlichen Erfolgen. Wir sind zu diesen Eingriffen übergegangen, nachdem wir mit der Foersterschen Operation unzufrieden waren, und haben diese Operation auch bei Patienten noch angewandt, bei denen schon vorher von anderer Seite eine Foerstersche Operation mit der Durchschneidung der hinteren Wurzeln wie auch eine Chordotomie angewandt war. Die Patienten wurden nicht nur von den schwersten Spasmen und von ihren quälenden Krämpfen befreit, sondern wurden immerhin noch zum bescheidenen Gehen im Gehwagen gebracht. Unter günstigen Verhältnissen kamen sie auch zum Gehen an einem oder zwei Stöcken.

B. Durchschneidung der hinteren Wurzeln (Foerstersche Operation)

Die operative Durchschneidung der hinteren Wurzeln wurde bereits 1908 von FOERSTER angegeben. Sie wurde mit hochgespannten Hoffnungen zur Behandlung der spastischen Krampfzustände, insbesondere bei schweren Fällen von Littlescher Erkrankung sowie nach Querschnittslähmungen, aufgenommen. Sie wurde jedoch für die Behandlung der Littleschen Krankheit bald wieder verlassen. Das Urteil aller Orthopäden war hierin einig, daß diese *große Operation nicht im Verhältnis zu den erreichten Behandlungsergebnissen stand.* Für die Behandlung der schweren Spasmen bei Querschnittslähmungen wurde sie jedoch weiterhin empfohlen. Auch wir haben diese Operation in früheren Jahren ausgeführt, waren aber mit den Dauerergebnissen der selbst operierten Fälle unzufrieden, ebenso sahen wir auch eine ganze Reihe von Fällen, die andernorts operiert waren und deren Ergebnisse keineswegs gut waren. Die Anfangswirkung bei der Operation ist verblüffend. Die Krampfanfälle hören sofort nach der Durchschneidung der hinteren sensiblen Wurzeln auf, und die Patienten sind zunächst glücklich, von ihren quälenden Schmerzen befreit zu sein. Leider sind es keine Dauererfolge. Die Spasmen stellen sich im Laufe der Zeit wieder ein, oder es entwickeln sich infolge der schweren Sensibilitätsstörungen, die bei der Durchschneidung der hinteren Wurzeln gesetzt werden, fortschreitende, tiefgreifende Decubitalgeschwüre, an denen die Kranken zugrunde gehen.

Die Foerstersche Operation ist ein Eingriff, der nicht mehr gemacht werden soll. Es erübrigt sich deshalb auch die nähere Beschreibung der Technik.

C. Die frontale longitudinale Myelotomie (BISCHOF)

Diese Operation ist eine frontale Rückenmarksspaltung. Es sollen dabei die „kollateralen" Synapsen KÖLLIKERs, die die Verbindungsfasern zwischen dem Hinterhorn und den Vorderhornzellen sind, durchtrennt werden. Es werden dadurch die segmentalen, peripheren Reflexbögen unterbrochen.

TÖNNIS hat über erfolgreiche Operationsergebnisse in 12 Fällen berichtet. In 4 Fällen war diese Operation bei *schweren spastischen Kontrakturen* im Bereiche des Lumbalmarkes und in 8 Fällen im Bereiche des Cervicalmarkes gemacht worden.

Auch bei jahrelanger Beobachtungszeit ist keine Tonussteigerung mehr beobachtet worden; auch die Athetosen wurden günstig beeinflußt.

Diese Operation gehört in die Hand eines erfahrenen Neurochirurgen.

D. Die Chordotomie

Die *Chordotomie* (SCHÜLLER, MARTIN, SPILLER) hat als Hauptanwendungsgebiet die Bekämpfung von unstillbaren Schmerzen bei tabischen Krisen, der Phantomschmerzen bei Amputationsstümpfen und vor allem bei ausgedehnten Carcinosen des kleinen Beckens oder der Wirbelsäule.

Die schmerzafferenten, zentripetal verlaufenden Fasern ziehen zum großen Teil im Vorderhornseitenstrang zusammen und sind hier ohne Nebenverletzungen durch einen kleinen, wohl abgemessenen Einschnitt zu durchtrennen, ohne daß Nebenverletzungen gesetzt zu werden

brauchen. Die Erfolge bei der Operation werden bei der Beseitigung von quälenden Schmerzzuständen mit Ausnahme der Phantomschmerzen als ausgezeichnet bezeichnet (FREY, KLEIN-
SCHMIDT, VOSSSCHULTE). Wenn wirklich einmal bei einer orthopädisch-chirurgischen Erkrankung die Chordotomie in Betracht kommt, soll man diese unbedingt einem Operateur
überlassen, der auf diesem Spezialgebiet der Rückenmarksoperationen besondere Erfahrungen hat.

3. Operationen am Sympathicus

Die Sympathicuschirurgie hat in den vergangenen Jahrzehnten eine schnelle Entwicklung
genommen.

Der Ausbau der Sympathicuschirurgie geht auf ausländische Ärzte in den verschiedenen Erdteilen, wie
LERICHE, DIEZ, ROYLE, ADSON, SMITHWICK, zurück. Deutsche Chirurgen haben einen wichtigen Teil zu ihrer
weiteren Entwicklung beigetragen (BRAEUCKER, BRÜNING, RIEDER, SAUERBRUCH, SUNDER-PLASSMANN).

Die *periarterielle Sympathektomie* (JABOULAY, LERICHE), die vor 40 Jahren viel und mit
Begeisterung ausgeführt wurde, ist heute zugunsten der Operationen am Grenzstrang selber
weitgehend verlassen worden. Die beiden Eingriffe, die heute als typische Operationen am Grenzstrang zu bezeichnen sind und die am häufigsten angewendet werden, sind die lumbale und
thorakale Sympathektomie.

Die *Indikation der Grenzstrangresektionen* ist gegeben bei Durchblutungsstörungen infolge
einer Endangiitis obliterans, bei trophischen Störungen infolge einer irreparablen Nervenlähmung, insbesondere des N. ischiadicus und N. tibialis, sowie bei starken Schmerzzuständen
nach peripheren Nervenverletzungen, bei den sog. Kausalgien, und zur Bekämpfung der Stumpfhyperpathie und des Phantomschmerzes. Das sind alles Verletzungsfolgen und Krankheits-
zustände, die auch in das Aufgabengebiet der orthopädischen Chirurgie gehören. Ferner kann
einmal eine lumbale Sympathektomie für die Behandlung von schweren trophischen Störungen
(namentlich bei Neigung zu Frostgeschwüren) bei einer Poliomyelitis angezeigt sein.

A. Lumbale Sympathektomie

Die *lumbale Grenzstrangoperation* ist weit öfter als die thorakale angezeigt.

Es gibt für die Freilegung des Sympathicus zwei Schnitte: den *pararectalen* (PERPINA, ROYLE)
und den *Wechselschnitt* an der Grenze zwischen Ober- und Mittelbauch. Der Wechselschnitt
hat gegenüber dem pararectalen Schnitt den Vorzug, daß die Nerven für die Bauchmuskulatur
geschont werden.

Technik der lumbalen Sympathektomie (s. Abb. 144—148)

Großer pararectaler Schnitt, dicht unterhalb des Rippenbogens bis handbreit oberhalb des
Ligamentum inguinale zur Durchtrennung der Bauchdecken. Nach Durchschneidung der oberflächlichen Bauchfascie schrittweise Durchschneidung der Bauchmuskelschicht unter dem Schutz
einer gebogenen Rinnensonde. Wenn man sich etwa fingerbreit lateral der Linea semi-
lunaris Spigeli hält, ist es nicht nötig, auf die querverlaufenden Nervenäste besonders zu achten.
Sie brauchen nicht, wie man das eine Zeitlang getan hat, erst sorgfältig herauspräpariert zu
werden, sondern sie können unbedenklich gleich mit den Muskelfasern durchtrennt werden. Große
Vorsicht ist bei der Durchschneidung der tiefen Bauchdeckenfascie, der Fascia transversa, nötig,
um eine Verletzung des Peritoneums zu vermeiden. Es ist wichtig, das Peritoneum ganz frei
von jeder bedeckenden Gewebsschicht zu erhalten. Die letzte Schicht wird mit Präpariertupfern stumpf abgeschoben. Ist das geschehen, so kann man leicht extraperitoneal auf den
Psoas und von hier zu den großen Gefäßen und dem lumbalen Grenzstrang vordringen. Tiefe
Narkose ist ebenso unerläßlich wie ein gutes Zurückhalten des Bauchinhaltes durch die lang
ausgestreckten Finger eines geschickten Assistenten. Das Zurückhalten des Peritonealsackes,
auf dem der Ureter liegt, erleichtert man sich, wenn der Operationstisch nach der Gegenseite
gedreht wird, so daß der ganze Bauchinhalt von selbst hinübersinkt. Auch die Vasa spermatica
bleiben am Retroperitoneum. Der Grenzstrang liegt auf den Wirbelkörpern neben den großen
Gefäßen, links neben der Aorta und rechts neben der V. cava inf. Man sucht ihn sich auf, indem
man den medialen Rand des Psoas verfolgt. Er ist in einem Teil der Fälle, wenn die Gefäße

wirklich gut zurückgehalten werden, sofort auf den Wirbelkörpern liegend sichtbar. In
einem anderen Teil der Fälle muß er erst vorsichtig aus dem Fettgewebe, in dem vergrößerte
Lymphdrüsen eingelagert sein können, isoliert werden. Dies geschieht unter wechselndem
Gebrauch von Präpariertupfern und Präparierschere.

Alles kommt darauf an, so vorsichtig vorzugehen, daß jede größere Blutung, die die gute
Übersicht nimmt, vermieden wird. Jedes sichtbare oder blutende Gefäß wird sofort abgeklemmt

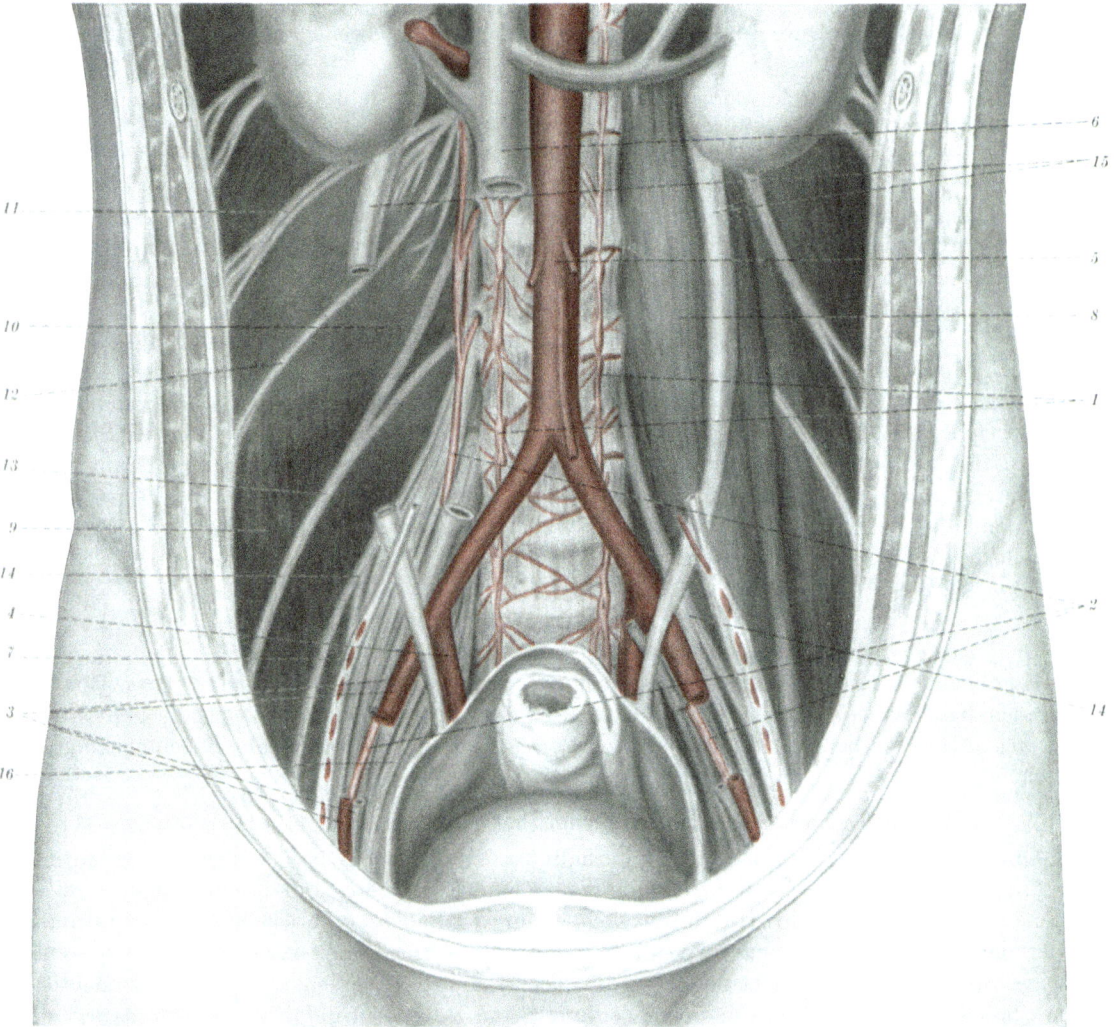

Abb. 144. Anatomisches Übersichtsbild. *1* Lumbaler Grenzstrang des N.sympathicus; *2* N. obturatorius; *3* A. und V. iliaca communis;
4 A. hypogastrica; *5* Aorta; *6* V. cava inferior; *7* A. und V. spermatica interna; *8* M. psoas maior; *9* M. iliacus; *10* M. quadratus
lumborum; *11* N. iliohypogastricus; *12* N. ilioinguinalis; *13* N. cutaneus femoris lateralis; *14* N. genitofemoralis; *15* Ureter;
16 N. ischiadicus. Zur Beachtung: der M. iliopsoas re. ist mit dem darauf verlaufenden Ureter entfernt, um den ganzen Verlauf des
N. obturatorius zu zeigen

und koaguliert und nur in besonderen Fällen unterbunden oder umstochen. Besonders zu achten
ist auf die Venen, die quer zum lumbalen Grenzstrang verlaufen und ihn überkreuzen. Eine Verletzung ist meist vermeidbar, und auch ihre Unterbindungen sind auf ein Mindestmaß zu
beschränken.

Man sucht sich für die Resektion zunächst am Grenzstrang ein distal gelegenes Ganglion
auf. Es ist das Ganglion lumbale III oder IV. Diese Ganglien sind leicht erreichbar, während das
Ganglion V manchmal versteckt hinter der V. iliaca communis und dem Psoas liegt. Auch
schwankt die Zahl der Ganglien zwischen III und V, und der Grenzstrang selber kann nicht nur

aus einem, sondern aus zwei oder drei Strängen bestehen (FAGARASANU). Nach der Freilegung des distalen Ganglions geht man schrittweise nach oben, und zwar so weit, bis man drei oder vier Lumbalganglien isoliert hat. Hierbei müssen die Bauchdecken nach oben gehalten werden. Das obere und untere Ende des isolierten Grenzstranges wird mit einem feinen Gaze- oder Seidenzügel unterfahren und mit einer kleinen Gefäßklemme gefaßt. Anschließend wird der Grenzstrang, nachdem er in seinem ganzen Verlauf mit seinen deutlich erkennbaren Ganglien und den eventuell vorhandenen Nebenbahnen dargestellt ist, durchschnitten und reseziert. Hierbei ist wieder besonders auf die querlaufenden Venen zu achten.

Nach der Grenzstrangentfernung läßt man den Bauchinhalt mit dem ganzen Peritonealsack zurückfallen, und die Bauchdecken werden mit schichtweisen Nähten verschlossen.

Die *postoperative Nachbehandlung* ist die typische wie bei jeder Bauchoperation.

Postoperative Störungen leichter Art können durch eine vorübergehende Behinderung der Darmperistaltik eintreten. Sie werden in der bekannten Weise bekämpft und sind in der Regel gut zu beheben. *Störungen schwerer Art* stellen sich nur ein, wenn das Peritoneum eröffnet und es zu größeren Einrissen gekommen war. Das Peritoneum wird vor allem leicht bei der Lösung von der tiefen Bauchdeckenfascie verletzt. Die Gefahr eines größeren Einrisses wird heraufbeschworen, wenn der Patient infolge einer ungenügenden Narkose stark preßt. Es können an der Vernähungsstelle des Bauchfells sich Verklebungen mit dem Darm oder mit dem Mesenterium entwickeln, die ileusartige Zustände hervorrufen. Es wird auf diese möglichen Zwischenfälle ausdrücklich hingewiesen, damit die *lumbale Sympathektomie nur in solchen Kliniken* ausgeführt wird, *in denen man auch der Beherrschung solcher Zustände gewachsen ist.*

B. Thorakale Sympathektomie

Die *thorakale Sympathektomie* ist an die Stelle der Exstirpation des Ganglion stellatum getreten. Diese hat die Ausbildung des Hornerschen Symptomenkomplexes zur Folge. Die Untersuchungen von PFUHL, SMITHWICK u. a. haben ergeben, daß die gleiche Wirkung wie mit der Entfernung des Ganglion stellatum mit der einfachen Durchtrennung des thorakalen Grenzstranges zwischen Th II und III erreicht wird, nur mit dem erfreulichen Unterschied, daß kein „Horner" auftritt. Der Zugangsweg für die thorakale Sympathektomie ist von hinten (ADSON, BROWN).

Technik der thorakalen Sympathektomie (s. Abb. 149—152)

Lagerung im Sitzen. Intubationsnarkose.

Schnitt drei Querfinger neben den Dornfortsätzen in Höhe der 2. und 3. Rippe. Nach Durchtrennung der Rückenmuskeln wird der vertebrale Teil der 2. und 3. Rippe, manchmal genügt auch schon der der 2. Rippe allein, freigelegt. Die Rippenenden werden bis zu ihren Rippenwirbelgelenkverbindungen in einem Ausmaß von 3—4 cm reseziert. Anschließend wird noch ein Stück der Wirbelquerfortsätze abgetragen.

Jede Verletzung der *Pleura* ist ängstlich zu vermeiden. Die Pleura wird vorsichtig mit einem Präpariertupfer zurückgeschoben. Nach der Rippenentfernung verlaufen die Nn. intercostales gut sichtbar quer über die Pleura. Sie werden als Richtlinie für die Aufsuchung des thorakalen Grenzstranges benutzt. Dieser wird vorsichtig mit Präpariertupfern isoliert, mit einem kleinen Häkchen angehoben und in einem Stück von 2—3 cm reseziert.

Wird die *Pleura verletzt*, so wird sie sofort wieder verschlossen. Es wird hierzu ein kleiner Muskellappen als Deckung benutzt. Nach Durchschneidung des thorakalen Grenzstranges wird die Rückenmuskulatur zurückgeschlagen, und die Rückenmuskelfascie wird gut vernäht.

Postoperative Nachbehandlung. Der Patient wird in sitzender Stellung im Bett gelagert. Auftretender Reizhusten, der sich als Ausdruck einer Pleurareizung bei einem Teil der Patienten in den ersten Tagen einstellt, wird sofort durch entsprechende Mittel bekämpft.

Die Sympathektomien, insbesondere die thorakale, haben im vergangenen Jahrzehnt wieder an Bedeutung verloren. Es gibt heute im Gegensatz zur unmittelbaren Nachkriegszeit

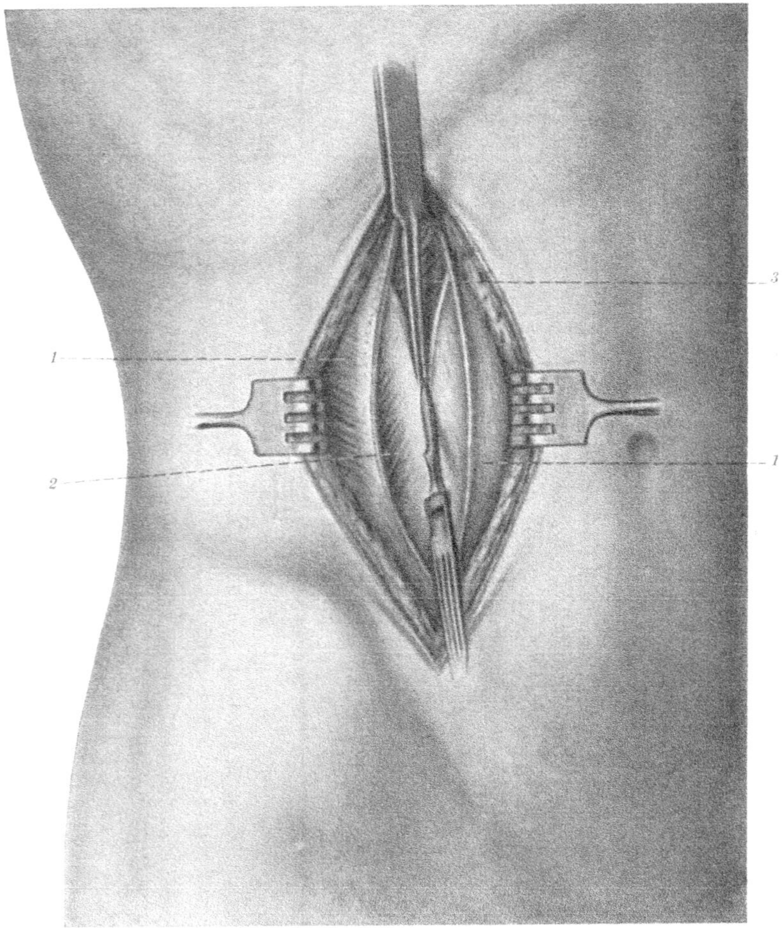

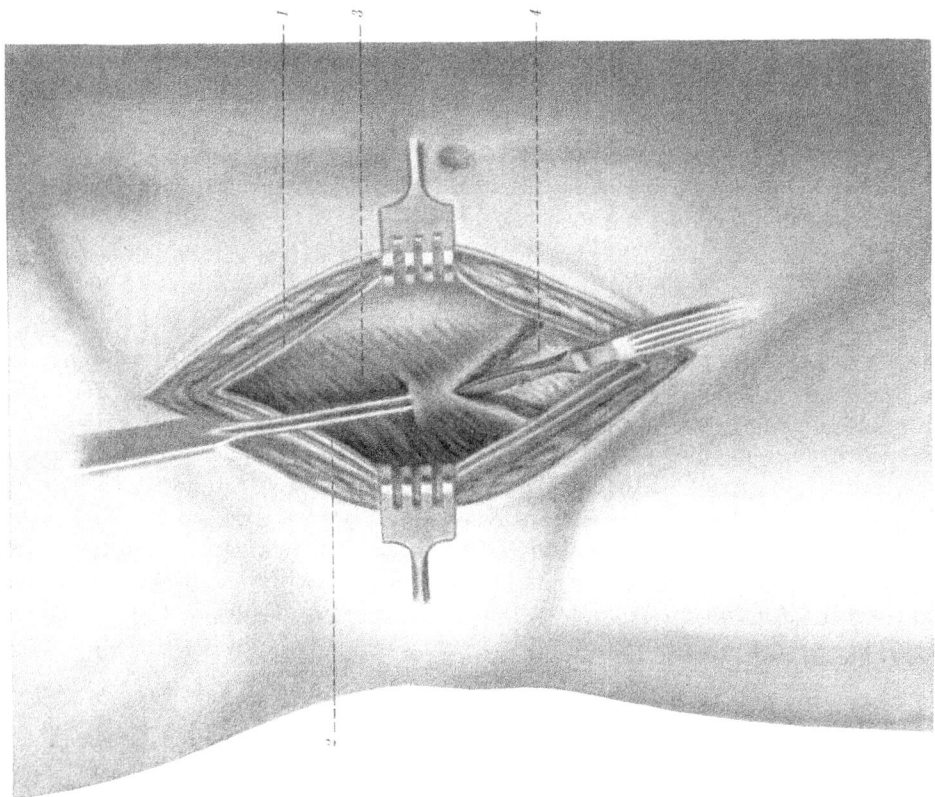

Abb. 146. Schnittführung bei der lumbalen Sympathektomie. Durchtrennung des M. transversus abdominis unter dem Schutz einer Rinnensonde, um jede Verletzung des Peritoneums zu vermeiden. *1* M. obliquus abdominis externus; *2* M. obliquus abdominis internus; *3* M. transversus abdominis; *4* Peritoneum

Abb. 145. Schnitt für die lumbale Sympathektomie. Schichtweise Durchtrennung der Bauchmuskulatur. *1* M. obliquus abdominis externus; *2* M. obliquus abdominis internus; *3* M. transversus abdominis

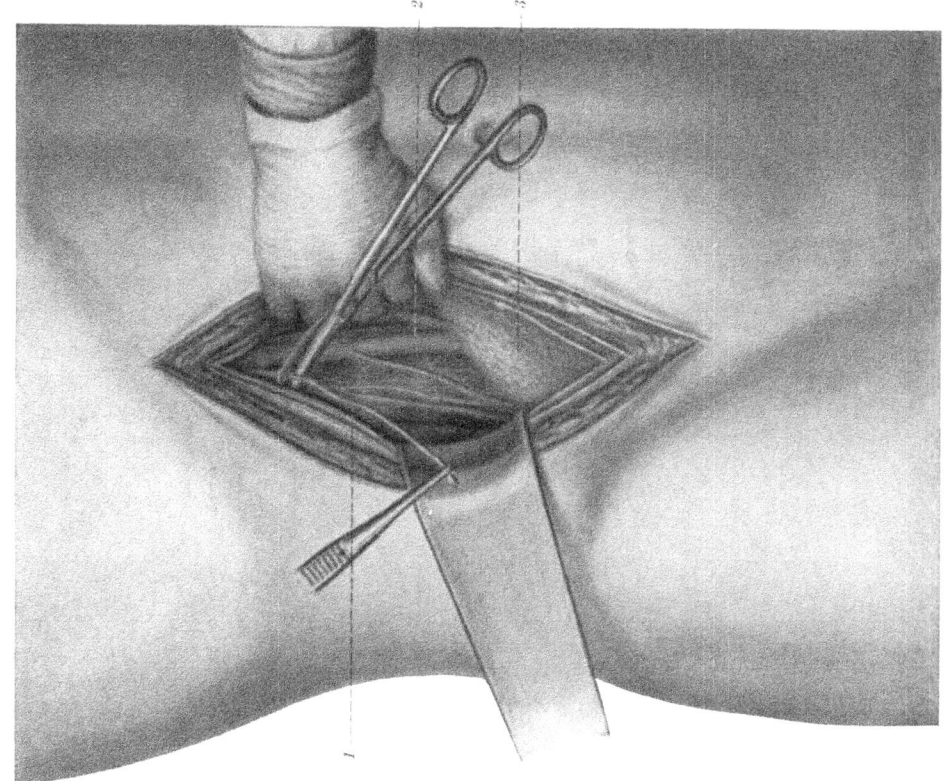

Abb. 148. Der Grenzstrang ist distal bereits durchtrennt und wird noch zentral abgeschnitten. *1* Lumbaler Grenzstrang; *2* Vena cava inferior; *3* Peritonealsack

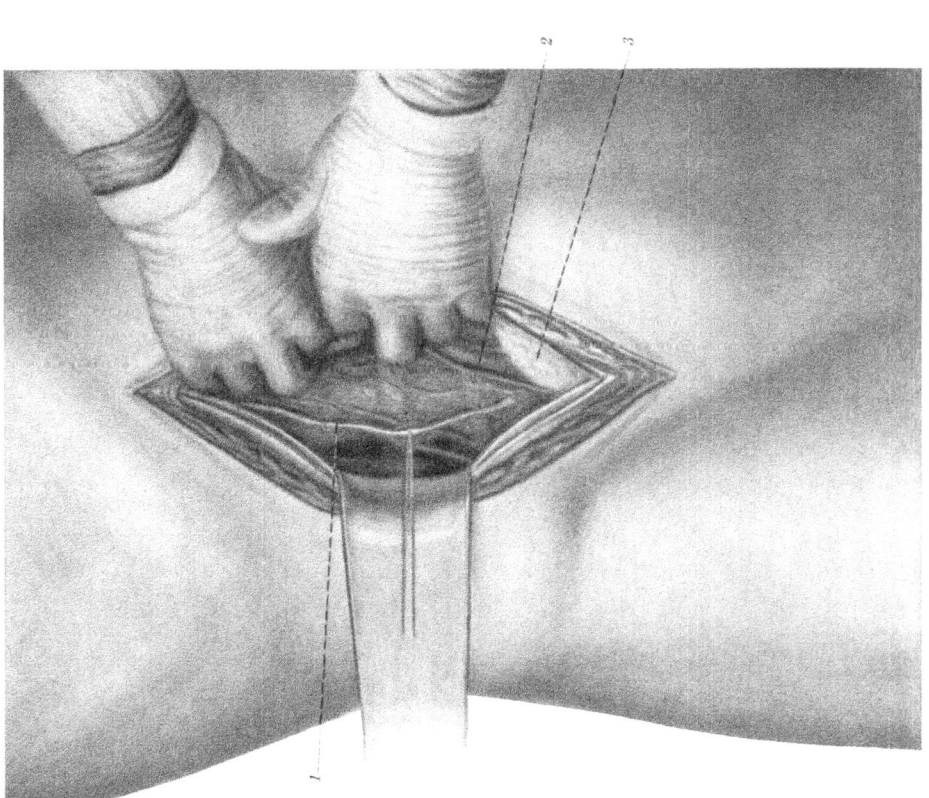

Abb. 147. Der lumbale Grenzstrang wird dargestellt und mit einem Bändchen umschlungen. Die großen Gefäße werden von den Händen des Assistenten zusammen mit dem Bauchinhalt zurückgehalten. *1* Lumbaler Grenzstrang; *2* Vena cava inferior; *3* Peritonealsack

erfreulicherweise nur wenig kausalgieforme Schmerzzustände nach Nervenverletzungen zu behandeln. Die Erfolge der Behandlung der Phantomschmerzen hatten sich vielfach nur als zeitlich begrenzt gut erwiesen (FREY). Die Zahl der Versager ist größer als die der Erfolge. Die Phantomschmerzen an Amputationsstümpfen sind für die Dauer nicht durch eine periphere Behandlung zu beeinflussen, da sie zentral verankert sind.

Abb. 149a u. b. Thorakale Sympathektomie. a) Sitzhaltung für die thorakale Sympathektomie. b) Darstellung der Schnittführung und Angabe der Rippenteile, die reseziert werden

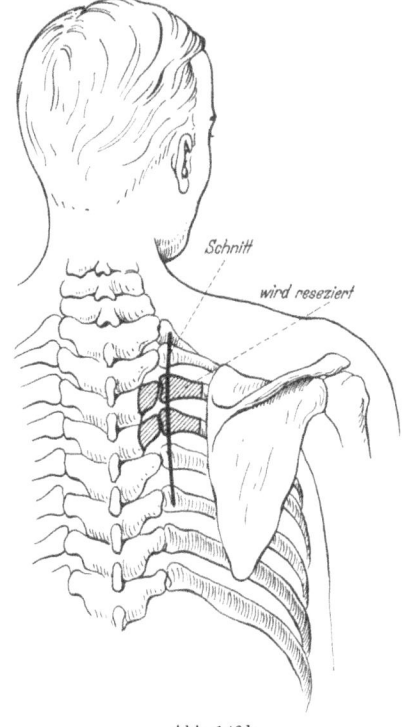

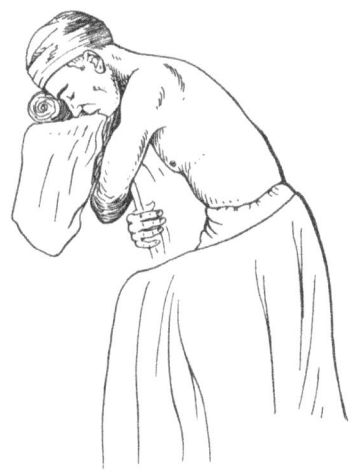

Abb. 149a   Abb. 149b

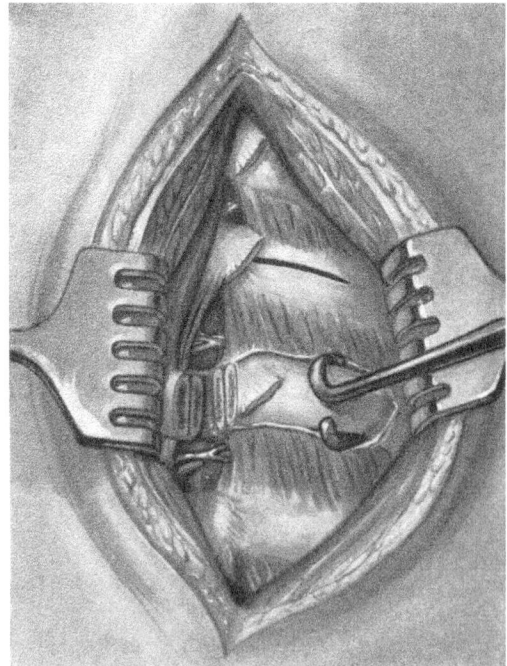

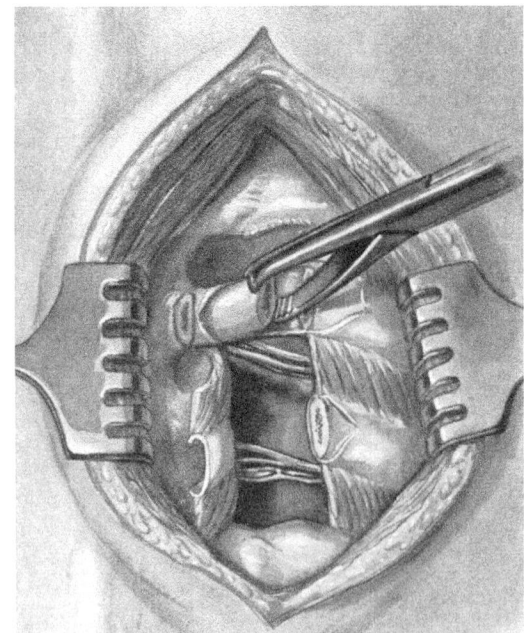

Abb. 150   Abb. 151

Abb. 150—152. Thorakale Sympathektomie

Abb. 150. Die eine Rippe ist medial abgekniffen und mit dem Rippenraspatorium unterfahren. Über der anderen Rippe ist das Periost gespalten

Abb. 151. Die untere Rippe ist partiell reseziert. An der oberen ist das zu entfernende Knochenstück mit der kleinen Faßzange angehoben. Die intercostalen Gefäße und Nerven liegen frei

Die arteriellen Durchblutungsstörungen (insbesondere die Endangiitis obliterans) geben im wesentlichen das Indikationsgebiet für die Sympathektomien ab. Die rechtzeitige lumbale Sympathektomie *kann* die Beinamputation um Jahre hinausschieben.

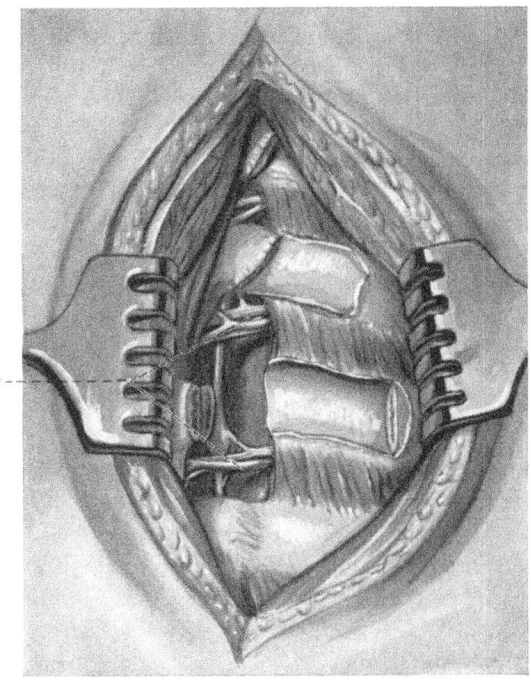

Abb. 152. Unter den Intercostalnerven und -gefäßen (×) verläuft der thorakale Grenzstrang. Ein Ganglion ist deutlich erkennbar.

Nach einer lumbalen Sympathektomie kann es, wie die Mitteilungen in der Literatur zeigen (F. BANDMANN), beim Manne zu einer Potenzstörung kommen. Wir haben dies bisher unter unserem eigenen Krankengut (siehe die Arbeit unseres Mitarbeiters ALBERT) nicht beobachtet, aber es muß mit der Möglichkeit gerechnet werden.

VIII. Hautlappenplastiken

Die Hautlappenplastiken haben in den vergangenen Jahren durch die Aufgaben, die zur Behandlung der Kriegsverletzungen erfüllt werden mußten, einen außerordentlichen Aufschwung erfahren. Es konnten an großem Krankengut reiche Erfahrungen (s. auch die Arbeiten von ARNDT, K. LANG u. a.) gesammelt werden, und es konnte dadurch festgestellt werden, welche Verfahren sich als gut und zuverlässig erwiesen haben.

Eine besondere Bedeutung hat die Rundstiellappenbildung für die Deckung auch von Hautdefekten an den Gliedmaßen bekommen.

Wir verzichten bei unserer Darstellung bewußt auf die Verfahren, mit deren Hilfe man durch besondere Schnittführungen, Entspannungsschnitte oder kleine Hautlappenverschiebungen einen Hautdefekt decken kann. Es gehören hierher z. B. die alten Verfahren von BUROW und SZYMANOWSKI, die in den Jahren 1855 und 1870 angegeben sind, ebenso wie der Verschluß einer dreieckigen Hautlücke nach DIEFFENBACH oder der einer viereckigen, trapezförmigen durch zwei gestielte Lappen, die von den Seiten her in die Hautlücke nach v. BRUNS eingeschlagen werden.

Die Hautlappenplastiken teilt man zunächst ein in die Lappenplastiken aus der weiteren Umgebung des Hautdefektes und in die von entfernten Körperstellen.

1. Hautlappenplastiken aus der Umgebung des Hautdefektes

Die Anwendung von Hautlappen aus der weiteren Umgebung des Hautdefektes ist für die Deckung von Hautdefekten an den Gliedmaßen nur in einem beschränkten Umfange möglich.

Es sind gestielte Lappen. Ihr Stiel liegt in der gesunden Haut, er kann aber noch mit einer
Seite an die Hautlücke angrenzen. Der Lappenstiel muß so breit sein, daß er die Ernährung
des Gesamtlappens sichert. Als Maß für die Länge und Breite des Lappens möge die alte Richtlinie angegeben werden: er darf im Höchstfall doppelt so breit wie sein Stiel sein und die dreifache
Länge der Stielbreite haben. Die Länge des gestielten Lappens muß eventuell so groß sein, daß
er leicht über eine gesunde Hautbrücke zur Deckung der Hautlücke hinweggeführt werden
kann. Das ist bei der Deckung von Hautlücken an den Gliedmaßen durch einen einfachgestielten
Lappen oft schwer möglich.

Für die Hautlappenplastik an den Gliedmaßen stehen nicht wie für die Gesichtsplastiken
sog. *Arterienlappen* zur Verfügung. Das typische Beispiel für einen solchen Lappen ist der
Temporalislappen nach LEXER. Ein solcher Lappen kann auch bei einem schmalen Stiel lang
und groß gebildet werden, weil er dem Teilausbreitungsgebiet der Arterie entspricht Diese
Lappen vertragen auch eine stärkere Verdrehung als die gewöhnlichen Lappen. Trotzdem bleibt
bei der Verwendung von Arterienlappen Vorsicht am Platze, weil z. B. die Ernährung des ganzen
Lappens durch einen Gefäßverschluß gefährdet werden kann (KLEINSCHMIDT).

2. Hautlappenplastiken von entfernten Körperstellen

Die Hautlappenplastiken von entfernten Körperstellen haben für die Deckung von Hautdefekten an den Gliedmaßen eine große Bedeutung. Man kann sie einteilen in einfach- und
doppeltgestielte Lappen. Man kann sie aber ebensogut einteilen in Hautplastiken, bei denen
die Überpflanzung des Lappens direkt von einer entfernten Körperstelle auf den Hautdefekt
vorgenommen wird und bei denen die Überpflanzung erst unter temporärer Fixierung an einer
Zwischenstelle zur Übertragung auf den Hautdefekt gemacht wird. Diese Plastiken werden
als *Wander-* oder *Umweglappenplastiken* bezeichnet.

A. Hautlappenplastiken mit direkter Verpflanzung
von einer anderen Körperstelle auf den Hautdefekt

Die Lappenplastiken, bei denen ein Hautlappen direkt von einer anderen Körperstelle auf
einen Hautdefekt übertragen wird, können in Form der *einfach-* und der *doppeltgestielten* Lappen
ausgeführt werden.

a) Direkte Hautlappenplastiken mit einfachgestieltem Lappen

Die Anwendung der einfachgestielten Lappen für eine Hautplastik ist heute gegenüber
früher eingeschränkt worden. Der Vorteil der Anwendung der einfachgestielten Lappen ist,
daß diese Lappenplastik relativ wenig Zeit beansprucht, einer ihrer Nachteile, daß nicht unter
aseptischen Verhältnissen gearbeitet werden kann. Eine wechselnd große offene Stelle bleibt
bestehen, und es entwickelt sich stets auch eine wechselnd starke Sekretion mit all ihren Zufälligkeiten. Der Lappen ist gegen Störungen recht empfindlich. Wenn er abgeknickt, abgequetscht,
leicht verdreht oder auch stark gespannt wird, ist die Gefahr einer Durchblutungsstörung mit
einer teilweisen oder völligen Nekrose des Lappens gegeben. Bei der Bildung des einfachgestielten
Lappens ist zu berücksichtigen, daß er etwa um $^1/_3$—$^1/_4$ größer als der ursprüngliche Hautdefekt
gebildet wird, weil der Lappen sekundär schrumpft.

Die allgemeine Technik des einfachgestielten Hautlappens ist folgende: die Haut des Operationsgebietes wird nur mit einer *Alkoholabwaschung* vorbereitet. Der Lappen soll etwa $^1/_4$ größer
als die Hautlücke sein. Der weniger Geübte schneidet sich mit einem Leinenlappen die Lappenform vor, überträgt sie mit zarten Einritzungen auf die Haut und macht erst dann den eigentlichen Hautschnitt.

Die Schnittführung wird so angelegt, daß die Lappenbasis leicht schräg verläuft und daß
man von vornherein als Hautlücke ein schrägliegendes Parallelogramm erhält. Ein solcher
Defekt läßt sich durch ein Längsverziehen der Wundwinkel in die Diagonale primär weitgehend
verschließen. Eine peinliche Blutstillung ist an der Lappenentnahmestelle, am Lappen selber

und an der Anheftungsstelle des Lappens erforderlich. Gazekompressen, die mit heißer physiologischer Kochsalzlösung getränkt sind, werden zur Blutstillung benutzt. Das Unterhautfettgewebe des Lappens wird an den Rändern mit einer geraden Schere abgeschrägt, die Lappenecken werden abgerundet. Das Belassen von spitzen Zipfeln ist ungünstig.

Die Lappenvernähung erfolgt zunächst spannungslos mit einigen etwas dickeren Catgut-
Subcutannähten. Sie dienen als Situationsnähte zur allgemeinen Adaptierung des Lappens.
Die eigentliche Vernähung geschieht mit feinen Subcutannähten, die aber nicht zu dicht gemacht
werden sollen, um nicht die Durchblutung der Haut zu gefährden. Die Hautnaht wird durch
Seidenknopfnähte mit scharfkantigen, aber dünnen Nadeln ausgeführt. Die Aneinanderpassung
der Hautränder kann nicht sorgfältig genug sein, alles Quetschen und Zerren mit groben chirurgischen Pinzetten ist zu unterlassen. Nur feine Instrumente werden benutzt. Die Hautwunde
wird am besten mit *Blattsilber* nach Lexer bedeckt, das die Gefahr der Stichkanaleiterung
herabsetzt.

Die Lappenentnahmestelle wird, soweit es ohne Gefährdung für die Blutversorgung des
Lappens möglich ist, primär vernäht. Auf das Gebiet, das sich nicht primär verschließen läßt,

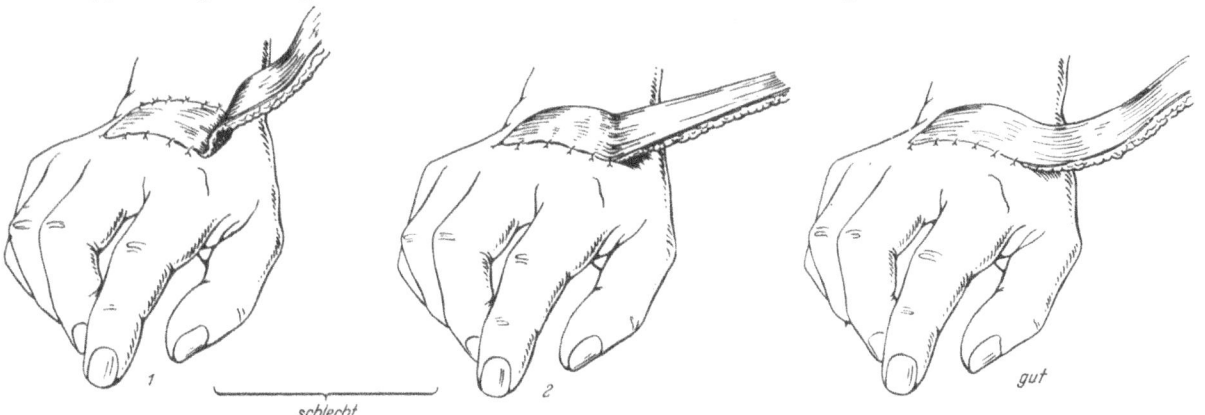

Abb. 153. Schlechte Lage des Hautlappens. *1* Er ist zu lose. Eine Fältelung entsteht.
2 Er ist zu straff. Die Spannung ist zu stark. In beiden Fällen besteht die Gefahr
einer Durchblutungsstörung

Abb. 154.
Gute Lage des Hautlappens

kommt weiße Gaze, die mit Vaseline bestrichen ist, bzw. ein Schutzverband mit Metalline. Der
Lappen selbst bleibt frei und unbedeckt, und der fixierende Verband ist so anzulegen, daß jederzeit das gesamte Lappengebiet frei und übersichtlich beobachtet werden kann.

Die Lage und Spannung des Lappens ist für eine glatte Verheilung von ausschlaggebender
Bedeutung. Die Spannung darf nicht zu gering sein, weil sonst die Gefahr besteht, daß der
Lappen abgeknickt wird. Sie darf aber auch nicht zu stark sein, weil sonst der Lappen an
der Anheftungsstelle teilweise ausreißen kann (s. Abb. 153 und 154).

Die Fixierung der Gliedmaßen zueinander nach einer Hautlappenplastik geschieht im allgemeinen am besten durch einen *ruhigstellenden Gipsverband.*

Der Lappen wird so angelegt, daß er jederzeit der unmittelbaren Besichtigung zugängig
ist. Die *Technik* dieses Gipsverbandes, um einen Arm an den Rumpf, ein Bein an das
andere oder auch einen Unterschenkel oder Fuß auf den Oberschenkel der Gegenseite zu fixieren,
ist eine Kunst für sich. Der Gipsverband muß den Rumpf wie ein Bett und die verschränkten
Gliedmaßen wie angegossene Schienen gleichmäßig fest umschließen. Eine weitgehende Anwendung von Gipslongetten erleichtert das Anlegen des Verbandes. Die Querverbindung der
Gliedmaßen wird durch Holzlatten, die an den Enden eingegipst werden, hergestellt. Hierdurch wird die Gesamtlage der Gliedmaßen gesichert, und die Kranken können zur Pflege
relativ leicht angehoben werden.

Ein *großes Gipsfenster* wird von vornherein im Bereich der Hautlappenplastik im Gips frei
gelassen. Darüber kommen eventuell korbförmig zwei oder drei sich überkreuzende Aluminium-
bügel, die mit dem Gipsverband verbunden sind. Das Fenster wird mit steriler weißer Gaze
bedeckt oder mit Cellophan „verglast", so daß jederzeit der Lappen besichtigt werden kann.

Die *Dauer* der *Verbandfixierung* ist bei Lappen, die breitflächig angeheftet werden können, 2 Wochen, sonst in der Regel 3 Wochen.

Die Lappenabtragung erfolgt in den Fällen, bei denen der Lappen breitbasig in die Hautlücke eingenäht und breitflächig auf ein gutes, gesundes Gewebe ausgebreitet werden konnte, einzeitig. In den Fällen, bei denen der Lappen auf einen ungünstigen Wundboden aufgepflanzt werden muß, tut man gut, die Durchtrennung zweizeitig in Zwischenräumen von einigen Tagen vorzunehmen. Das geschieht, um die Umstellung der Durchblutung des Lappens auf die Eigenversorgung allmählich vor sich gehen zu lassen, d.h. um einer Lappennekrose vorzubeugen.

Die *Lappendurchtrennung* kann unter Umständen in Lokalanaesthesie, aber ohne Zusatz von Suprarenin gemacht werden. Nach der Lappendurchtrennung wird *im Gebiet des Hautdefektes* der Lappen sorgfältig vernäht. Bei zweifelhafter Sterilität wird in den Wundwinkel für einige Tage ein Gazestreifen eingelegt. Eine kleine Nachkorrektur ist in einem Teil der Fälle nach einigen Wochen oder Monaten aus kosmetischen Gründen nötig, um die Lappenform und insbesondere die Narbe recht gut zu gestalten.

Die Wunde an der *Lappenentnahmestelle* wird großzügig verschlossen, und ein kleines Drain wird in der Regel für 2 Tage eingelegt. Auch hier sind eventuell kleine Nachoperationen, zumal bei Angehörigen des weiblichen Geschlechtes, zur Beseitigung von unschönen Narben nicht zu umgehen.

Die einfachgestielten Lappen können vom *Unterschenkel, Oberschenkel, Gesäß, Bauch* oder auch in besonders gelagerten Fällen von der *Hand* oder dem *Arm* gewonnen werden.

α) Hautlappenplastik vom Unterschenkel

Die Haut der Wade wurde früher gern für eine Lappenplastik für die Deckung eines Hautdefektes am gegenseitigen Fuß oder Unterschenkel verwandt. Ihr Anwendungsgebiet ist aber heute weitgehend eingeschränkt worden. Das Verfahren hat sich nicht bewährt. Die Haut ist dünn, wenig widerstandsfähig und hat nur wenig Unterhautfettgewebe. Eine solche Haut ist auch nach gut gelungener Hautlappenplastik, namentlich für eine Stumpfbedeckung, ungeeignet, da sie den Anforderungen des Prothesentragens nicht gewachsen ist.

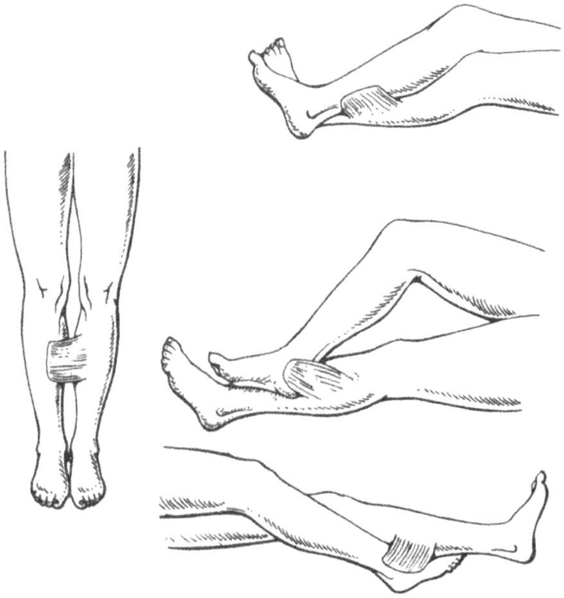

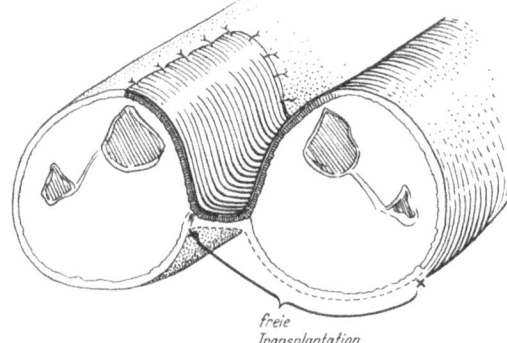

Abb. 155. Verschiedene Möglichkeiten zur Bildung eines Hautlappens vom Unterschenkel zur Fuß- oder Beingegenseite

Abb. 156. Bildung eines Unterschenkellappens unter gleichzeitiger Deckung des Defektes und der Lappenentnahmestelle durch eine freie Transplantation. (Nach BRAITHWAITE und F. T. MOORE)

Ein „magerer" Hautlappen kann auch nur ein „mageres" funktionelles Ergebnis am Fuß geben.

Ein weiterer Nachteil der Hautlappenplastik vom Unterschenkel ist, daß die Lappenentnahmestelle, sobald der Lappen eine gewisse Größe überschreitet, mehrere Monate bis zu ihrer Verheilung benötigt. Außerdem entstehen leicht große Narbenflächen, die sich ungünstig auf die

Zirkulation auswirken. Man soll deshalb den Unterschenkel als Entnahmestelle für eine Lappen-plastik nur heranziehen, wenn es sich um die Bildung eines relativ kleinen Lappens handelt oder wenn das Hautstück nur schwer von einer anderen Stelle entnommen werden kann.

Die Möglichkeiten, die es theoretisch gibt, vom Unterschenkel einen Lappen für die andere Bein- oder Fußseite zu bilden, sind vielfach (s. Abb. 155), praktisch werden sie jedoch wenig ausgenützt.

Wenn ein größerer Hautlappen vom Unterschenkel genommen wird, ist dringend anzuraten, den Defekt sofort mit einem Thierschschen Lappen zu decken. Das Verfahren hat sich, wie auch die Mitteilungen von PADGET und GASKING gezeigt haben, bewährt.

BRAITHWAITE und F. T. MOORE haben durch eine Modifikation der Hautverpflanzung vom Unterschenkel auf die Gegenseite ein Verfahren ausgebildet, das eine weitgehend *aseptische Einheilung des Hautlappens* ermöglicht. Die Wundfläche, die durch Entnahme des Hautlappens am Unterschenkel entsteht, wird durch einen frei verpflanzten Hautlappen sinnreich gedeckt (s. Abb. 156).

Die *Technik* ist kurz folgende: Wenn der Lappen von der Rückseite des Unterschenkels gebildet ist, wird er zunächst auf den Defekt, z.B. auf der Vorderseite des anderen Beines, aufgenäht, dann wird der Defekt an der Hautentnahmestelle mit einem frei verpflanzten Hautlappen geschlossen; bei einem relativ kleinen Defekt wird die Unterseite des frei zwischen den beiden Unterschenkeln liegenden Teiles des gestielten Hautlappens von einem kleinen gestielten Lappen von der Empfängerseite her überbrückt. Bei einem etwas größeren Defekt wird auch noch das untere, freischwebende „Brückenstück" mit einem frei verpflanzten Lappen gedeckt.

Die *Ruhigstellung* erfolgt in typischer Weise im Gipsverband, die Lappenlösung nach 4 Wochen.

Wohl sind durch die sofortige Hautdeckung des Defektes auf der Hautlappenentnahmeseite herüber bis zur Empfängerseite die Heilungsbedingungen günstiger geworden als bei den bisher üblichen Verfahren. Aber das *Anwendungsgebiet* auch dieser Unterschenkelhautlappentrans-plantation wird *beschränkt* bleiben. Es ist nur geeignet für die plastische Deckung relativ kleiner Defekte und hat zur Voraussetzung eine gut verschiebliche Unterschenkelhaut mit reichlichem subcutanem Fettgewebe. Die Methode wird selbst von BRAITHWAITE und F. T. MOORE als un-geeignet für die operative Behandlung von Narbendefekten bei Kindern bezeichnet, weil hier leicht an der Entnahmestelle am Unterschenkel einschnürende Narben entstehen, und ebenso auch für Hautplastiken bei jungen Mädchen, da trotz der freien Hautlappenverpflanzung häßliche Narben zurück-bleiben.

Für ausgewählte Fälle scheint das Verfahren nicht schlecht zu sein. Die Photographien in den Arbeiten von BRAITHWAITE und F. T. MOORE zeigen schöne Ergebnisse.

β) Hautlappenplastik vom Oberschenkel (s. Abb. 157)

Die Hautlappenplastik vom Oberschenkel zur Deckung eines Hautdefektes am Fuß ist gut, wenn man nicht zu viel von der einfachgestielten Lappenplastik verlangt. Die Haut am Oberschenkel hat im allgemeinen ein gutes Unter-hautfettgewebe. Man darf nur den Lappen nicht zu groß wählen.

Die Entnahmestelle für den Lappen ist die Vorderseite des Oberschenkels. Die Einheilung des Lappens auf den Fuß geht im allgemeinen gut und ohne besondere Schwierig-

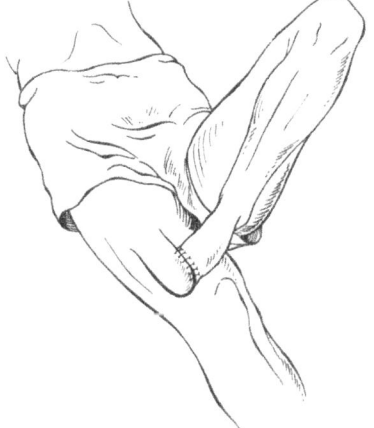

Abb. 157. Bildung eines Hautlappens vom Oberschenkel

keiten vor sich. Eine Gefahr droht aber, nicht dem Hautlappen, sondern der gesunden Haut des Oberschenkels oberhalb des Knies! Eine Drucknekrose kann entstehen, wenn die Haut durch eine starke Absonderung von dem Hautlappen maceriert wird und wenn gleichzeitig der Fuß zu fest auf der Haut aufliegt. Die Nekrose kann so tiefgreifend sein, daß sie bis zur Quadriceps-sehne geht. Um diese unliebsame Komplikation zu vermeiden, ist beim Anlegen des Gipsverbandes unbedingt darauf zu achten, daß noch ein kleiner freier Zwischenraum zwischen dem Fuß und der Vorderfläche des Oberschenkels bestehen bleibt.

Man hat vorgeschlagen, um ein nachträgliches Nachgeben und Herabsinken des Fußes zu verhüten, einen Kirschner-Draht supramalleolär durch den Unterschenkel hindurchzubohren und diesen, nachdem noch ein Drahtspannbügel angebracht ist, im Gipsverband zu fixieren.

Wir sind in Einzelfällen auch so vorgegangen und haben dadurch jede Störung der Haut oberhalb des Knies vermeiden können.

γ) Hautlappenplastik vom Gesäß (s. Abb. 158)

Die Verwendung der Gesäßhaut hat an und für sich für die Deckung eines Defektes an der Ferse etwas Verlockendes. Die Gesäßhaut ist abgehärtet und belastungsfähig. Auch läßt der Defekt sich bei der guten Verschieblichkeit der Gesäßhaut leicht schließen. Die Plastik

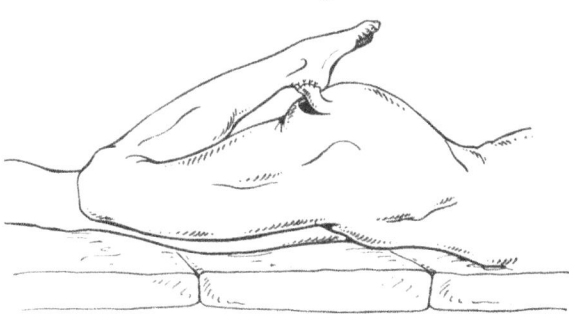

Abb. 158. Bildung eines Hautlappens vom Gesäß

hat aber den *Nachteil*, daß die *Lagerung schlecht vertragen* wird. Das Knie muß maximal gebeugt werden, um an die Gesäßbacke herangebracht zu werden. Diese Lage wird von älteren Erwachsenen überhaupt nicht und von jüngeren vielfach schlecht vertragen. Die starke Kniebeugung führt leicht zu Zirkulationsstörungen, und Stellungsänderungen zur Entlastung sind erforderlich. Die Folge davon ist, daß die ursprünglich gute Lappenlage gefährdet wird und mit einer Nekrosenbildung zu rechnen ist.

Günstige Erfahrungen mit der Lappenplastik vom Gesäß auf den Fuß hat K. LANG gemacht. Er hat auf diesem Gebiet durch die große Zahl der vorgenommenen Plastiken eine wahre Virtuosität erworben.

K. LANG legt, um gleichmäßig gute Erfolge zu erzielen, auf zweierlei Wert: auf die vorbereitende Lagerungsbehandlung zur Gewöhnung an die spätere abnorme Beinstellung und auf

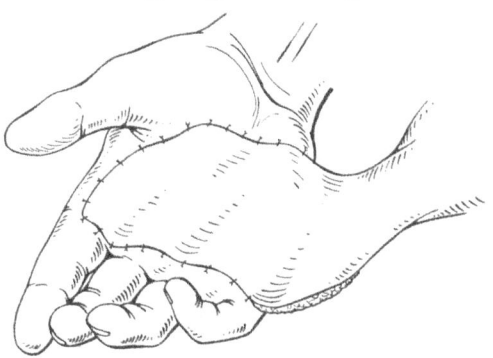

Abb. 159. Bildung eines einfachgestielten Lappens vom Bauch zur Hohlhand

das Anlegen des Gipsverbandes schon einige Tage vor der Operation. Es läßt sich auf diese Weise feststellen, wieweit die Patienten die Lagerung im Gips vertragen, und außerdem kann die Hautlappenplastik schon in der endgültigen Stellung vorgenommen werden.

δ) Hautlappenplastik vom Bauch (s. Abb. 159)

Die Hautlappenplastik vom Bauch unter Verwendung eines einfachgestielten Lappens wird häufig angewandt, um Hautdefekte an der Hand oder am Unterarm bis zum Ellenbogen zu verschließen.

Das Verfahren ist gut und wird in geeigneten Fällen immer wieder benutzt werden, auch wenn für einen Teil der Fälle die Rundstiellappenplastik heute vorgezogen wird.

ε) Hautlappenplastik vom Unterarm (s. Abb. 160)

Die Hautlappenplastik vom gesunden Unterarm zur Deckung eines Handdefektes ist von BUNNELL empfohlen worden. Man geht hierbei folgendermaßen vor: die beiden Ellenbogen sind etwa rechtwinklig gebeugt. Der Unterarm mit der Hand, in deren Hohlhand eine Hautlücke gedeckt werden soll, wird von unten her an den Unterarm, von dem die Haut entnommen werden soll, herangebracht. Der gestielte Hautlappen wird von der Außenseite des Unterarmes genommen. — Die Arme sind für die Hautlappenplastik ineinander „verschränkt". Als besonderer Vorteil dieses Verfahrens wird angegeben, daß die Behandlung ambulant durchgeführt werden könne und daß die Patienten mit ihrer gesunden Hand durch koordinierte Ellenbogenbeugung beider Arme selber essen könnten.

Das Verfahren erscheint uns nur für Ausnahmefälle für die Deckung kleiner Defekte geeignet zu sein.

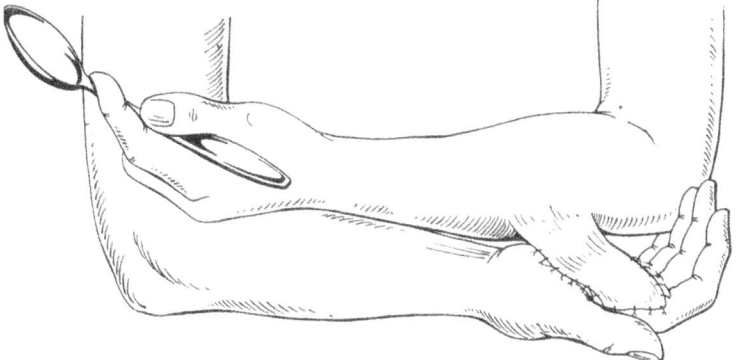

Abb. 160. Bildung eines Unterarmlappens zur Deckung eines Hohlhanddefektes nach BUNNELL

ζ) Hautlappenplastik von der Hand

Auch die Hand kann zu einer gestielten Hautlappenplastik verwandt werden, in erster Linie, wenn es sich um die Deckung von *Defekten* an den *Fingerkuppen handelt* (s. d.). Es wird ein kleiner gestielter Lappen in der Hohlhand gebildet, und der gebeugte Finger wird zu dem Lappen hingeführt.

b) Doppeltgestielter Lappen. Brücken-, Rundstiel- oder Korbhenkellappen

Die doppeltgestielten Lappen haben wegen ihrer besseren Ernährung in jeder Form, in der sie angewandt werden, ihren besonderen Vorzug.

α) Brückenlappen

Die alte Form des doppeltgestielten Lappens — des *Brücken*lappens (PAYR) — ist heute fast ganz durch die Rundstiellappentechnik verdrängt worden.

Der doppeltgestielte Brückenlappen, der auch als Visierlappen bezeichnet wird, war wiederholt für die Deckung z. B. von Oberschenkelstümpfen empfohlen worden (unter anderen von MAGNUS). Er hat sich nicht bewährt und ist ganz aufgegeben worden. Seine Verwendung ist im übrigen überflüssig gewesen. Die Oberschenkelstümpfe lassen sich bei den Nachamputationen einfacher und besser zu einer guten Hautdeckung bringen!

Eine besondere Form des Brückenlappens ist die sog. „*Muffplastik*". Es wird bei ihr am Bauch ein doppeltgestielter Lappen gebildet und die Hand wird an der Stelle des Hautdefektes unter den Hautlappen wie unter einen Muff eingeschoben (v. HACKER, PAYR) (s. Spezieller Teil, unter Hand). Der Vorteil dieser Plastik ist die gute primäre Ernährung des Lappens von zwei Seiten her. Eine Lappennekrose gibt es hierbei kaum. Der Nachteil der Muffplastik ist ihre beschränkte Anwendungsmöglichkeit und die nur bescheidene primäre Vernähungsmöglichkeit an zwei Seiten des Hautdefektes, während bei einem einfachgestielten Lappen die Hautlücke rundherum mit Ausnahme des Lappenstieles primär vernäht wird. Ein weiterer Nachteil der Muffplastik ist, daß die ganze Hand in einer offenen Wunde des Bauches liegt und daß sich vielfach eine beträchtliche Sekretion entwickelt. Wenn die Haut der Hand zur Maceration oder die des Bauches zur Sekretion neigt, ist die Gefahr der Entzündung bis zum Erysipel gegeben.

Die Muffplastik ist bei großen Defekten am Handrücken einschließlich der Finger von BUNNELL in *abgewandelter Form* empfohlen und geübt worden. Es wird von einem entsprechend großen Einschnitt die gesamte Hand einschließlich der Finger unter die Bauchhaut hindurchgeschoben. Ein größerer Einschnitt wird gemacht, um den Daumen an seinem Ansatz aus der Haut herauszuleiten, und kleine bogenförmige Einschnitte werden angelegt, um die Fingerendglieder der anderen Finger aus der Haut wieder herauszuführen. Die Bauchhaut wird erstens vernäht auf der Dorsalseite des Handgelenkes, zweitens bogenförmig am Daumenansatz und drittens über den Fingerendgliedern (s. Abb. 161).

Durch dieses Vorgehen ist es möglich, in einer Sitzung einen übergroßen Hautdefekt von Hand und Fingern zu decken. Die Bildung der Fingerzwischenräume wird nach Ablösung des großen Hautlappens in einer gesonderten Sitzung vorgenommen.

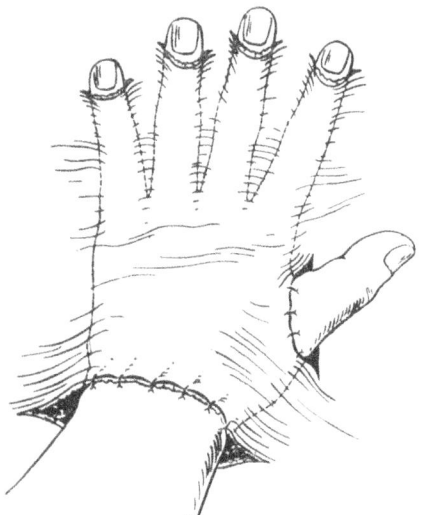

Abb. 161. Muffplastik, modifiziert nach BUNNELL. Die ganze Hand, einschließlich der Finger, ist in die Bauchhaut eingenäht. Lediglich die Fingerkuppen und der Daumen ragen hervor

Aber auch für diese Operation ist der Rundstiellappen überlegen, mit dem man in der gleichen Weise wie mit dem „Muff"lappenverfahren einen großen Defekt auf dem Handrücken und den Fingern gemeinsam decken kann. In anderen Fällen kommt man mit guten Dermatomlappen aus.

β) Korbhenkel- und Rundstiellappen

Die Korbhenkel- und Rundstiellappen haben gegenüber allen Lappenplastiken ihre *großen Vorteile:*

1. Die gesamte *Operation kann aseptisch* durchgeführt werden. Das wird erreicht durch die Umgestaltung des Lappens zu einem runden Stiel und durch den primären Verschluß der Lappenentnahmestelle.

2. Die Haut des Rundstiellappens hat zur Zeit der *Übertragung* auf den Hautdefekt bereits ihre *endgültige Beschaffenheit,* es ist nicht mehr, wie bei der Verwendung des einfachgestielten Lappens, mit einer sekundären Schrumpfung zu rechnen.

3. Die *Gesamternährung* des Lappens ist durch die Vorbehandlungszeit vor der endgültigen Übertragung wesentlich *gesicherter* als bei einem einfachgestielten Lappen.

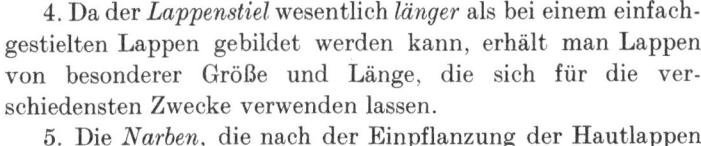

4. Da der *Lappenstiel* wesentlich *länger* als bei einem einfachgestielten Lappen gebildet werden kann, erhält man Lappen von besonderer Größe und Länge, die sich für die verschiedensten Zwecke verwenden lassen.

5. Die *Narben,* die nach der Einpflanzung der Hautlappen in den Hautdefekt entstehen, sind meist *zart* und *unauffällig,* und *Narbenkorrekturen,* die bei den einfachgestielten Lappenplastiken unerläßlich sind, sind *überflüssig.*

Die Rundstiellappenplastik wurde schon 1917 von FILATOW angegeben. In Amerika wurde sie von GILLIES und BLAIR ausgebildet.

LEXER war, im Gegensatz zu ALDEN, kein Anhänger dieses Verfahrens.

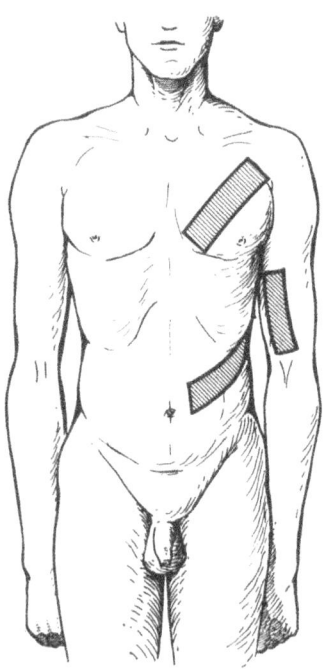

Abb. 162. Lage des Rundstiellappens. Schema der Entnahmestelle

Heute wird die Rundstiellappenplastik, wie auch die Mitteilungen von BUNNELL und MARTIANELLI zeigen, gegenüber dem einfachgestielten Lappen wohl in der ganzen Welt bevorzugt. In Deutschland hat sich vor allem SCHUCHARDT für die weite Verwendung des Rundstiellappens eingesetzt. Die Erfahrungen dürften in allen Kliniken gleich gut sein.

Ein Korbhenkel- oder Rundstiellappen kann von der Außen- und Vorderseite des *Oberschenkels* wie vom *Bauch* und in Sonderfällen von der *Brust* gebildet werden (s. Abb. 162). OBERDALHOFF hat eindrucksvolle Ergebnisse mitgeteilt. Ganz große Rundstiellappen sind an der Brust bildbar. Als besonders gut gilt auch der Rundstiellappen aus der Acromio-Pectoralregion. Es ist auch empfohlen worden, den Rundstiellappen am Oberarm zu bilden. Dieses hat nur einen Sinn, wenn die Haut genügend verschieblich ist und ein entsprechendes Unterhautfettpolster ausgebildet ist.

Wir bevorzugen als Entnahmestelle im allgemeinen den Bauch.

Technik der Bildung des Rundstiellappens

Entnahmestelle am Oberschenkel (s. Abb. 163)

Der Korbhenkellappen ist, wenn er am Oberschenkel gebildet wird, größenmäßig beschränkt. Der Lappen darf nur so groß sein, daß sich die Wunde wieder leicht primär schließen läßt. Dann darf er nur etwa 10—15 cm lang sein, sonst besteht die Gefahr der Entwicklung einer zentralen Nekrose. Wenn die Haut am Oberschenkel wenig verschieblich ist, sollen nur relativ kleine Korbhenkellappen gebildet werden.

Die Korbhenkellappenplastik hat ihr Anwendungsgebiet für die Deckung von Vorfußstümpfen und unter Umständen auch für die Deckung von Hautdefekten an der Hand, wenn man aus besonderen Gründen nicht die Haut vom Bauch entnehmen will.

Entnahmestelle am Bauch

Die Bildung des Rundstiellappens aus der Bauchhaut ist das typische Verfahren. Sein Anwendungsgebiet ist außerordentlich groß. Der Rundstiellappen kann, man kann fast sagen in jeder beliebigen Größe, gebildet werden. Er kann nicht nur direkt auf die Hand oder den

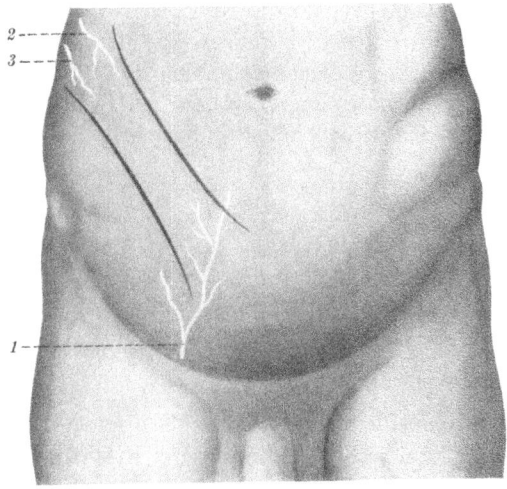

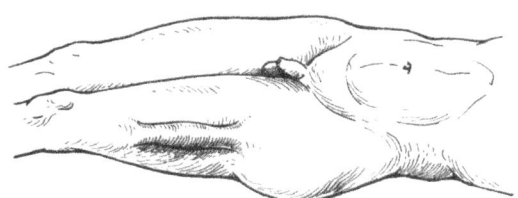

Abb. 163. Bildung eines Rundstiellappens am Oberschenkel

Abb. 164. Der Arterienverlauf am Bauch zur Berücksichtigung der Rundstiellappenbildung. *1* A.epigastrica inf. superf.; *2* A.intercostalis IX; *3* A.intercostalis X

Unterarm, sondern ebenso auch über die Hand an jede beliebige Stelle der unteren Gliedmaße in Form der *Wander- oder Umwegplastik* verpflanzt werden (s. u.).

Entscheidend für die Bildung des Rundstiellappens am Bauch ist, daß sie unter Berücksichtigung der *Durchblutungsverhältnisse* erfolgt. Die Versorgung des unteren Lappenteiles geschieht durch die A. epigastrica inferior (s. Abb. 164), infolgedessen darf der untere Stiel keinesfalls über die Mittellinie bis zur Gegenseite hinüberreichen. Weiterhin ist für die Schnittführung der Verlauf der *Hautspaltenlinien* zu berücksichtigen, je mehr man sich an diese hält, um so feiner wird die Hautnarbe.

Am Bauch kann man nur teilweise diesen Linien folgen, um nicht die Gefäßversorgung des Lappens zu gefährden. An der Brust dagegen kann man die Schnittführung entsprechend den Hautspaltenlinien anlegen. Die eine typische Stelle für die Rundstiellappenbildung an der *Brust* ist der obere Teil der Brustwand von der Schulter in schräger Richtung nach abwärts zur Mittellinie ziehend, und die andere liegt etwa am vorderen Rand der Achselfalte, parallel oberhalb der Brustwarze verlaufend. Diese Stelle wird z. B. für die Bildung eines besonders aufgestellten Doppellappens, um einen Fingerkuppendefekt zu decken, gewählt (BUNNELL).

Die *typische Lage* des Rundstiellappens ist die *Flankenseite* des Bauches. Der Lappen beginnt unten einige Querfinger breit neben der Mittellinie und zieht dann im flachen Bogen bis in die Gegend des unteren Rippenbogens hinauf (s. Abb. 165).

Die Technik der Rundstiellappenbildung wird in der *Form der Vernähung verschieden* gehandhabt. Das *Charakteristische* der Technik, wie sie ursprünglich von GILLIES und von SCHUCHARDT eingehend beschrieben wurde, ist, *daß zuerst die röhrenförmige Vernähung des Rundstiellappens gemacht wird.* Man versucht hierbei, möglichst die Nahtlinie nach oben zu drehen. Dann wird die

Bauchwunde verschlossen, aber unter Belassen von kleinen dreieckförmigen Hautöffnungen am Lappenansatz, die erst am Schluß vernäht werden.

Der Vorteil des Verfahrens ist, daß sich auch breite, dicke Lappen bilden lassen, der Nachteil, daß die beiden Hautwunden sich gegenüberstehen und daß eventuell die Verschlußnaht der dreieckförmigen Hautlücke am Lappenansatz auf Schwierigkeiten stößt. Durch das Gegenüberliegen der beiden Hautnähte von Bauch und Lappen besteht die erhöhte Gefahr einer Wundstörung mit Entwicklung einer Hautdehiszenz, und ebenso kann es leicht zu einer kleinen umschriebenen Hautnekrose am Lappenstiel kommen.

Das Charakteristische des Vorgehens von BUNNELL *ist: zuerst* wird die *Bauchhautwunde verschlossen,* dann werden einige Situationsnähte an dem Rundstiellappen angelegt, wobei der Lappen nach unten außen gedreht wird. Anschließend werden die Rundstiellappenansätze vernäht. Diese Naht liegt, wie BUNNELL sich ausdrückt, in einer „dunklen Ecke". Sie ist rein subcutan, um die Gefahr der Hautstörung durch eine Stichkanaleiterung auszuschalten. Es

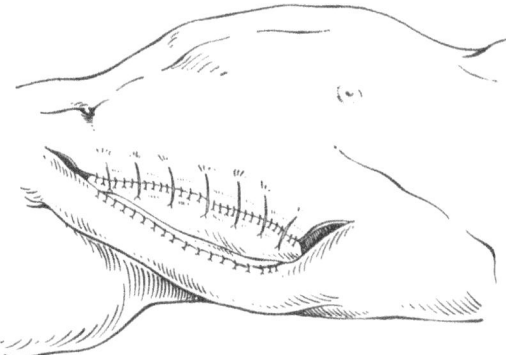

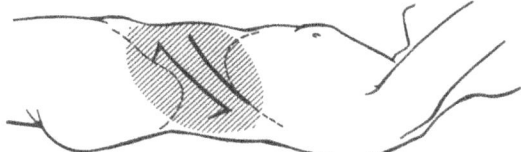

Abb. 165. Bauchlappen. Schema der Entnahmestelle   Abb. 166. Übliche Vernähung der Bauchwand und des Rundstiellappens

wird hierfür nicht Seide, sondern feiner rostfreier Draht verwandt („Pull-out-wire"-Verfahren). Die Naht läßt sich aber unserer Erfahrung nach ebensogut mit Seide anlegen. Durch die Art der Vernähung wird erreicht, daß in der „dunklen Ecke" die Vernähung in einer „T"- und nicht in einer „H"-Form, die für die Heilung wesentlich ungünstiger ist, gemacht wird. Den *Abschluß* bildet *die restliche Vernähung der Wunde des Rundstiellappens.*

Der *Vorteil* des Verfahrens nach BUNNELL ist, daß die beiden Hautnähte voneinander abgekehrt und daß die Nahtverhältnisse am Ansatz des Rundstiellappens entschieden vereinfacht sind.

Die meist gebräuchliche Technik der Rundstiellappenbildung (s. Abb. 165 und 166)

Schnittführung. Zwei große Längsschnitte werden zwei Querfinger breit oberhalb der Mittellinie am Unterbauch angelegt und in Richtung auf den unteren Rippenrand geführt (s. Abb. 165). Die größte Länge des Lappens ist 24 cm, die Lappenbreite etwa 10 cm.

Verschluß des Rundstieles. Nach sorgfältiger Blutstillung werden 2—3 cm von den Wundwinkeln entfernt je eine Situationsnaht oben und unten am Hautlappen angelegt.

Der Hautlappen wird nach außen oben gedreht. Das überschüssige Fett an den Wundrändern wird abgeschnitten. Es muß soviel von dem Fett entfernt werden, daß der Lappen eine gleichmäßige Dicke erhält und die Haut sich leicht spannungslos vernähen läßt. Der Verschluß des Rundstiellappens geschieht zuerst mit Subcutan- und dann mit Hautnähten.

Verschluß der Bauchwunde. Die Bauchhautränder werden mit leichtem Fingerdruck von der Mitte und der Seite einander genähert. Die Vernähung der Bauchwunde beginnt an der gegenüberliegenden Stelle, wo der Rundstiellappen vernäht ist. Zuerst werden zwei Situationsnähte, je eine oben und unten, angelegt. Dann werden mehrere tiefgreifende Hautnähte und zum Schluß eine Anzahl oberflächlicher Hautnähte gemacht, nachdem vorher eine Subcutannaht angelegt ist. Um die Bauchhautränder gut einander nähern zu können, werden sie mit unterminierenden Schnitten zwischen dem Fettgewebe und der Fascie mobilisiert.

Verschluß der Wundwinkel. Die dreieckigen Wundwinkel des Rundstieles und der Entnahmestelle werden zunächst mit sorgfältigen Subcutannähten vernäht, zusätzlich werden noch einige Hautnähte gemacht.

Technik nach Bunnell

Schnittführung. Anlegen der Hautschnitte in typischer Weise zur Bildung des Rundstiellappens. Zusätzlich werden noch von der Außenseite oben und unten etwa je 4 cm lange Schrägschnitte aufgesetzt (s. Abb. 167). Nachdem die Haut innen und außen gut durch unterminierende Schnitte mobilisiert ist, wird die Bauchhaut von außen her unter dem Rundstiellappen hindurch zur Gegenseite hinaufgeschoben und mit Seidenknopfnähten vernäht. Die gute Mobilisierung der Haut ist wichtig, um eine spannungsfreie Hautnaht unter dem Rundstiellappen zu erhalten.

Vernähung des Rundstiellappens. Drei Situationsnähte werden oben, unten und in der Mitte angelegt (s. Abb. 168). Mit ihnen wird der Lappen nach unten außen gedreht. Durch die Verschiebung der Haut und durch die Verdrehung des Rundstiellappens wird erreicht, daß die beiden Nähte der Bauch- und Rundstiellappennaht nicht gegenüberliegen. Das ist für die glatte Heilung wichtig. Die eigentliche Vernähung des Lappens bildet erst den Abschluß der Operation!

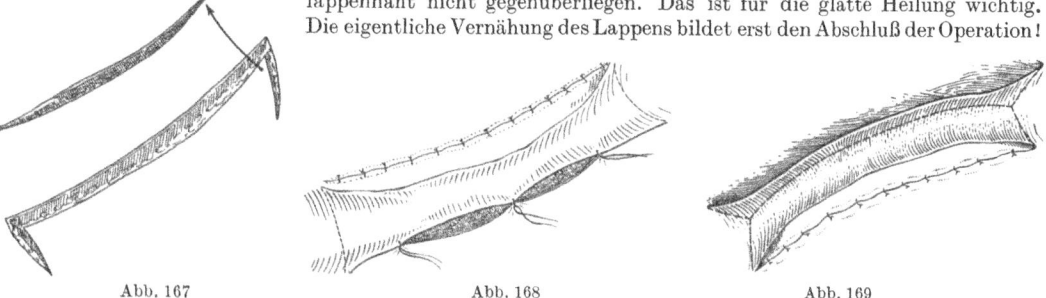

Abb. 167   Abb. 168   Abb. 169

Abb. 167—169. Rundstiellappenbildung am Bauch nach Bunnell. Abb. 167. Den üblichen Schnitten werden an der Außenseite noch oben und unten je 2 Schrägschnitte aufgesetzt, damit der Hautlappen von unten her unter dem Rundstiellappen gut nach oben geschoben werden kann. Abb. 168. Zuerst wird die Bauchwunde verschlossen, während am Rundstiellappen, der im ganzen nach unten gedreht wird, nur einige Situationsnähte angelegt werden. Abb. 169. Der Rundstiellappen wird vernäht bis auf die Wundwinkel, die nur subcutan verschlossen werden

Verschluß der Wundwinkel. Die Vernähung erfolgt nur subcutan. Diese Naht, „*Winkelnaht*", ist besonders wichtig. Sie wird mit einem Pull-out-wire gemacht (s. Abb. 169). Sie faßt die beiden Zipfel der herangezogenen Naht nur subcutan und zieht diese zur Gegenseite hinüber, wo die Drähte in typischer Weise aus der Haut herausgeleitet werden.

Vier dünne *Gummidrains* werden in den Bereich der unterminierten Haut für 48 Std eingelagert.

Wundverband bei den Rundstiellappenplastiken

Die Hautwunden werden mit Blattsilber bedeckt. Zwischen dem Rundstiellappen und der Bauchwunde wird eine Lage weißer Gaze eingelegt. Sie ist auf jeden Fall so dick, daß eine direkte Berührung der Haut des Rundstiellappens mit der Bauchhaut ausgeschaltet wird. Um das Wundgebiet kommt ein Wattekranz, der in Mullbinden eingewickelt ist und der an der Bauchhaut mit Mastisol oder Elastoplast befestigt wird. Über das Ganze kommt dann noch ein abnehmbarer Gazeschleier.

Variationen der Technik

Die *Technik* der Rundstiellappen ist außerordentlich anpassungsfähig. So ist z. B. eine zusätzliche *vermehrte Fetteinlage möglich*, wenn das Unterhautfettgewebe dünn entwickelt ist. Der Hautschnitt geht hierbei zunächst nur bis zum Unterhautfettgewebe, das seitlich unterminiert wird, damit ein 2—3 cm breiter Fettstreifen gewonnen werden kann (s. Abb. 170). Das zusätzliche Fett wird in den Rundstiellappen eingerollt. Der Verschluß des Rundstiellappens erfolgt in typischer Weise. Ebenso ist es möglich, wenn ein *übergroßer Rundstiellappen* etwa von 30 cm Länge benötigt wird, den Lappen an seinem

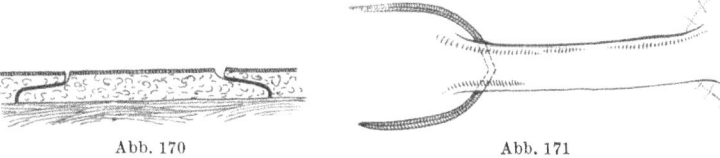

Abb. 170   Abb. 171

Abb. 170. Bildung eines „dicken" Rundstiellappens bei „magerem" Unterhautfettgewebe. Es wird von den Seiten her noch Fettgewebe hinzugenommen, das in die Hautrolle eingeschlagen wird
Abb. 171. Zweizeitige Verlängerung des Rundstiellappens

oberen Ende in einer *zweiten Sitzung* zu verlängern (s. Abb. 171). Der Lappenstiel wird auf einer Seite „V"-förmig eingeschnitten, und ein längsovaler Schnitt wird zur Schaffung eines neuen Lappenstieles gebildet. Die Verlängerung des Lappens und seine Vernähung ist dann leicht möglich.

Lappenlösung

Die *Lappenlösung* zur weiteren Übertragung wird nach 4 Wochen vorgenommen. Auf jeden Fall erst dann, wenn kleine Hautstörungen, die entstanden waren, wieder reizlos verheilt sind. Die Lappenlösung kann sich dadurch um mehrere Wochen hinausschieben.

Sie geschieht meist *zweizeitig*. In Lokalanaesthesie wird der Lappenstiel zur Hälfte eingeschnitten (s. Abb. 172). Die Wunden am Lappen und an der Bauchhaut werden wieder vernäht. Wenige Tage danach wird, wenn die Ernährung des Lappens gut geblieben ist, die endgültige Abtragung vorgenommen.

Man kann sich das zweizeitige Vorgehen auch ersparen, indem man das eine Ende des Lappens mit einer Darmklemme für kurze Zeit abklemmt und sieht, ob trotzdem die Durchblutung des Lappens gut bleibt. Ist dies der Fall, so kann im allgemeinen unbedenklich die Abtragung einzeitig vorgenommen werden.

Der Rundstiellappen wird, wenn er in den Hautdefekt eingepflanzt wird, wieder entfaltet. Die Hautränder werden beschnitten, das Fettgewebe wird flächenhaft angefrischt, und er wird so vernäht, daß er ringsherum Anschluß an gut ernährte Haut erhält.

Wenn die Haut in der Umgebung des Defektes von zweifelhafter Beschaffenheit ist, ist es besser, den Rundstiellappen von vornherein größer zu nehmen und alles schlechte Gewebe auszuschneiden, als den Rundstiellappen in seiner Größe zu beschränken und ihn später an schlecht ernährte und durchblutete Haut anzuheften!

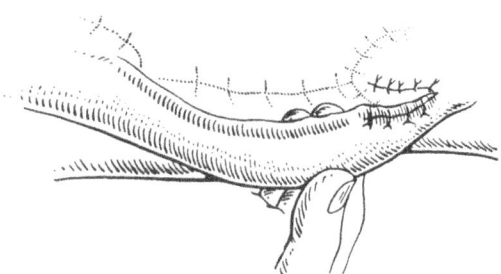

Abb. 172. Zweizeitige Lösung des Rundstiellappens. Die endgültige Durchtrennung erfolgt erst etwa 1 Woche später

Die Verwendung des Rundstiellappens zur direkten Überpflanzung auf den Unterarm, die Hand oder Finger ist außerordentlich vielseitig. Die *Indikation* kann gegeben sein als *Voroperation* für eine Sehnenverpflanzung wie für eine Pseudarthrosenoperation oder auch zur Beseitigung von Hautverbrennungsnarben, die zu schweren Kontrakturen geführt haben. Der Rundstiellappen ist wegen der guten Beschaffenheit der Haut und wegen der aseptischen Einheilungsbedingungen das überlegene Verfahren geworden, um solche Hautdefekte auch an der oberen Gliedmaße zu decken.

B. Wander- oder Umweglappenplastik
Die Überpflanzung des Hautlappens unter temporärer Anheftung an einer Zwischenstelle zur Überbrückung eines Hautdefektes an einer entfernten Körperstelle

a) Roll- oder Kriechlappen

Als Verfahren für eine Hautwanderlappenplastik stand früher in erster Linie der Rollappen zur Verfügung. Das Prinzip des *Kriech- oder Rollappens* ist, daß ein Hautlappen in beträchtlicher Entfernung von einem Hautdefekt gebildet und durch zwei- oder dreimaliges Umschlagen allmählich zu der Hautlücke, in die er verpflanzt werden soll, hingerollt wird. Der Lappen wird bei jedem Umschlagen neu in die Haut eingenäht. Die Verwendung des alten Rollappens ist heute als *überholt* anzusehen. Bis der Lappen an seine endgültige Anheftungsstelle kommt, hat er durch seine mehrfachen Verpflanzungen schwer gelitten, er ist meist derb geworden und gibt keine gute Hautdeckung ab.

b) Einfach gestielter Lappen

Man kann auch einen einfach gestielten Lappen als Wanderlappen verwenden, ihn z. B. vom Bauch an den Unterarm befestigen und dann auf eine beliebige Stelle an der unteren Gliedmaße hinleiten. Auch dieses Verfahren sollte heute nicht mehr angewandt werden. Die beherrschende Methode für die Wanderlappenplastik ist der Rundstiellappen geworden.

c) Doppeltgestielter Lappen = Rundstiellappen

Die Ausführung des Rundstiellappenverfahrens hatte der Hautlappenplastik neue Gebiete eröffnet. Das saubere Arbeiten, das durch die primäre Vernähung des Rundstieles und der Hautentnahmestelle möglich ist, hat die Erfolgsaussichten der Hautlappenplastik wesentlich erhöht. Zwischenfälle durch eine Wundinfektion sind praktisch ausgeschaltet. Dann steht durch den Rundstiellappen für die Wanderlappenplastik ein ideales Material zur Verfügung. Es ist widerstands- und anpassungsfähig und heilt bei seiner endgültigen Übertragung auf die Stelle der Hautlücke in der Regel gut und auch mit zarter Narbenbildung ein.

Die Wanderlappen- oder Umwegplastik geht so vor sich, daß der Rundstiellappen vom Bauch zunächst auf die Hand verpflanzt wird. Hier läßt man ihn gut einheilen. Wenn der Rundstiel eingewachsen und seine Ernährung gesichert ist, wird auch das andere Ende des Rundstieles am Bauch durchtrennt, und die Übertragung zu der Stelle, wo er endgültig eingepflanzt werden soll, ist nun möglich.

Die *Zwischenbefestigung* des Rundstiellappens erfolgt entweder dicht oberhalb des Handgelenkes an der radialen Seite (s. Abb. 173) oder auch in dem freien Zwischenraum zwischen Daumen und Zeigefinger auf der Dorsalseite. Schließlich kann auch die Befestigung an der ulnaren Seite, dicht oberhalb des Handgelenkes, vorgenommen werden. Das Entscheidende ist die breitbasige Vernähung des Lappenstieles.

Die Fixierung der Hand an den Bauch geschieht lediglich durch Elastoplaststreifen. Wir sind damit in der Regel ausgekommen.

Bunnell hat mit der Heftpflasterfixierung weniger gute Erfahrungen gemacht und ist zur Fixierung von Arm und Rumpf in Gipsschalen übergegangen. Diese wurden noch zusätzlich mit Elastoplaststreifen und Bindenzügen an Hand und Rumpf befestigt, um jede Verschiebung zu vermeiden. Diese Fixierung kommt vor allem für unruhige Kranke (Jugendliche) in Betracht.

Ganz gleich, welche Verbandart man wählt, entscheidend ist, daß das ganze Gebiet des Rundstiellappens und seiner Vernähungsstelle an der Hand stets gut kontrollierbar ist.

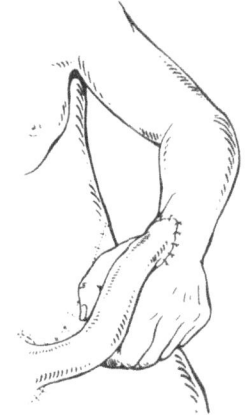

Abb. 173. Wanderlappenplastik. Zwischenbefestigung des einseitig abgelösten Rundstiellappens an der Hand. Befestigungsstelle: in das Spatium zwischen Daumen und Zeigefinger

Der Zeitpunkt der Weiterverpflanzung des Lappens auf seine endgültige Stelle ist etwa 4 Wochen nach der Zwischenanheftung. Das Ende des Rundstiellappens, das noch am Bauch gehangen hat, wird durchtrennt, und der Hautlappen wird an seinen endgültigen Bestimmungsplatz verbracht. Den Abschluß der Wanderlappenplastik bildet die Lösung des Lappens von der Zwischenstation — Hand —, wonach der ganze Lappen endgültig an seinem neuen Platz eingenäht wird.

Der Rundstiellappen kann *über die Hand praktisch an jede andere Stelle des Körpers*, insbesondere an die unteren Gliedmaße, verpflanzt werden. Er eignet sich in der gleichen Weise zur Deckung von Amputationsstümpfen, vom Oberschenkel herab bis zu den Vorfußstümpfen, wie zur Deckung von alten schwieligen Narben an der Ferse, von größeren Narbendefekten an der Vorderseite des Unterschenkels über dem Schienbein, auf der Rückseite an der Wade oder auch über der Achillessehne.

Die Hautlappenplastik wird in einem Teil der Fälle angewandt, um lediglich eine schlechte Haut, die immer wieder zu trophischen Störungen führt, durch eine gute zu ersetzen oder auch, um eine gute Hautdeckung als Voroperation, so z.B. für eine Unterschenkelpseudarthrosenoperation oder eine Sehnentransplantation zu schaffen. Auch als Voroperation für eine eventuelle Kniegelenkmobilisierung ist die Rundstiellappenplastik gut brauchbar.

Ruhigstellender Verband. Die Verwendung eines großen Gipsverbandes ist unerläßlich. Die Dauer der Ruhigstellung ist etwa 2—3 Wochen, dann erfolgt die Lappenlösung. In zweifelhaften Fällen geht man zweizeitig vor, in anderen wird der Lappen einzeitig abgelöst (s. o.).

Die *Technik des Gipsverbandes* entspricht im Prinzip der bei der direkten Hautlappenverpflanzung. Es soll aber noch einmal ausdrücklich darauf hingewiesen werden, daß Arm und Hand unverrückbar an der endgültigen Anheftungsstelle des Hautlappens an der unteren Gliedmaße befestigt sein müssen. Es ist gut, wenn man die beste Stellung vom Arm zum Bein bereits vor der Operation ausprobiert hat. Auf eine möglichst natürliche Haltung und auf die Vermeidung von Zwangsstellungen ist zu achten.

Für einen Teil der Fälle ist es besser, nicht den gleichseitigen Arm, sondern den der Gegenseite zu nehmen. In manchem Falle ist es ferner gut, den Verband nicht in einer Hüftstreckstellung, sondern in einer leichten Hüftbeugestellung anzulegen. Der Patient kommt damit auch mit seinem Rumpf in eine Beugestellung. Diese sitzende Stellung wird vielfach leichter vertragen als die Streckstellung. Je besser man die Stellungen vorher ausprobiert hat, um so leichter erträgt der Patient nachher den großen Gipsverband!

Die Rundstiellappenplastik ist ein langwieriges Verfahren. Man muß für die Behandlung etwa 3 Monate und länger rechnen. Allerdings kann der Patient in der Zwischenzeit einige Male entlassen werden. Die lange Behandlungszeit ist in Kauf zu nehmen, weil die Rundstiellappenplastik für die meisten Fälle der Hautlappentransplantationen gegenüber den anderen Verfahren an Sicherheit und Güte der Behandlungsresultate überlegen ist.

C. Digitale Hautplastik

Nur anhangsweise soll die digitale Hautplastik, unter der man die Hautlappenplastik aus der Fingerhaut unter Opferung eines Fingers, am besten des Mittelfingers, versteht, besprochen werden.

Die Idee für diese Hautplastik ist schon alt (HARDIE 1875, PARKER 1890), und vereinzelte Mitteilungen finden sich darüber im älteren Schrifttum. Sie hat sich bisher nicht durchsetzen können und wurde z. B. von J. JOSEPH noch 1931 weitgehend abgelehnt. Die digitale Hautplastik war ursprünglich für die Nasenplastik gedacht.

BIEBL hat sie 1949 wieder für die Deckung von Defekten an der Fußsohle und Ferse angewandt.

Er begründet sein Vorgehen damit, daß am Fuß eine Haut benötigt würde, die besonders widerstandsfähig auf Druck und Belastung sein müsse, und meint, daß hierfür die Fingerhaut gut geeignet sei. Sie stehe in ihrem strukturellen und funktionellen Aufbau der Fußsohlenhaut am nächsten. Er betont ausdrücklich, daß die Opferung eines Fingers nur ausnahmsweise gestattet sei, wenn dadurch nicht eine berufliche Beeinträchtigung zu befürchten sei.

Die *Technik* der digitalen Hautplastik ist einfach. Von einem meist dorsalen Schnitt wird der Knochen mit den Sehnen des Mittelfingers ausgelöst, und die entfaltete Haut des Fingers wird auf den Defekt aufgenäht.

Ruhigstellung im Gipsverband und *Lappenlösung* nach 4 Wochen, zweizeitig in einem Zwischenraum von mehreren Tagen.

Die Ergebnisse der wenigen mitgeteilten Fälle sind ermutigend. Die Vorteile des Verfahrens, z. B. gegenüber der Rundstiellappenplastik, sind, daß viel Zeit eingespart wird und daß die Fingerhaut wirklich besonders gut den Aufgaben für die Hautlappenplastik an Fußsohle, Ferse und auch über der Achillessehne gewachsen ist. Diese Plastik hat trotzdem ihr großes „Aber": Nur wenige Patienten werden bereit sein, wegen eines Hautdefektes am Fuß einen Finger zu opfern.

D. Freie Hauttransplantation

Trotz der fortgeschrittenen technischen Ausbildung der Hautlappenplastiken, namentlich der des Rundstiellappens, sind die freien Hauttransplantationen nicht überflüssig geworden. Sie haben ihr *eigenes Indikationsgebiet*. Der Besitz guter Dermatome hat ihre Weiterentwicklung gefördert.

Der grundlegende Unterschied der freien Hauttransplantation gegenüber den Hautlappenplastiken ist: bei diesen kommt alles darauf an, daß der Hautlappen, ganz gleich, welche Lappenplastik gewählt wird, gut arteriell versorgt ist. Bei den freien Hauttransplantationen, gleichgültig, ob es eine kleine ist, wie bei den Reverdin-Lappen, oder eine große, wie bei den Dermatomlappen, ist die frei transplantierte Haut aus ihrem Gefäßversorgungsgebiet losgelöst. Es ist deshalb erforderlich, daß das Transplantat auf einen gut durchbluteten Boden kommt, damit es bald Anschluß an die Ernährung erhält.

a) Hauttransplantation nach Thiersch

Die im deutschen Schrifttum übliche Bezeichnung „*Thierschsche Transplantation*" wird im ausländischen gerne als „*Olliersche Transplantation*" bezeichnet, der etwa gleichzeitig mit Thiersch diese Hauttransplantation angab.

Die Ollier- Thierschsche Hauttransplantation ist die gebräuchlichste. Sie umfaßt die Epidermis und das Corium. Sie wird als Thierschscher Lappen mit dem Thierschschen Messer in beschränkter Größe oder als Dermatomlappen mit einem Dermatom bis zu beachtlicher Größe gebildet. Diese Lappen haben eine gute Einheilungstendenz, selbst auf granulierenden Wunden. Sie heilen aber nicht an auf Knochen, Knorpel oder Sehnen.

Dünne Thierschsche Lappen nimmt man z. B. zur Versorgung von großen Verbrennungswunden, um schnell den Hautverlust zu ersetzen und die Epithelisierung anzuregen.

Dicke Thierschsche Lappen werden vor allem für das Aufgabengebiet der orthopädischen Chirurgie benötigt: Deckung von Hautdefekten an den Gliedmaßen einschließlich der Hand und gelegentlich auch für die operative Behandlung der Ulcera cruris.

Der große Vorteil der Verwendung eines Dermatoms (Padget, Schuchardt) ist, daß man die *Lappendicke* „genau" einstellen kann, wenn auch leichte Dickenschwankungen nicht ganz vermeidbar sind.

Prinzip der *Technik* der Dermatomlappenbildung.

Ein Klebstoff wird auf das Gebiet der Haut, wo der Lappen entnommen werden soll, aufgetragen und ebenso auch auf die Dermatomwalze. Wenn der Klebstoff angetrocknet ist, wird die Walze auf die Haut aufgesetzt, und während die Walze leicht gedreht wird, wird das Messer zum Abschneiden der Haut langsam hin und her geschoben. Die Haut „soll" sich schön auf die Walze auflegen. Sie wird von dieser anschließend auf die Stelle des Hautdefektes, am besten sofort und direkt, übertragen. Die Dermatomlappen müssen der Wundfläche, die vollständig gedeckt wird, glatt aufliegen. Die Befestigung erfolgt eventuell mit feinsten Seidenknopfnähten. Kleine „Stichelungen" werden zum Abschluß in den Lappen gemacht, um dem Sekret und Blut einen Abfluß zu ermöglichen. Ein großmaschiges Gazenetz kommt über das transplantierte Hautgebiet. Anschließend wird ein feuchter Druckverband darauf gelegt.

Auch *offene Luftbehandlung* unter einem Zellophanfenster ist möglich. Wir lieben dieses Verfahren. Um das transplantierte Hautgebiet wird noch ein Mull-Lappenring aufgelegt.

Eine Verwendung von Klebstoffen bei der Hautentnahme erübrigt sich, seitdem die *elektrischen Dermatome* entwickelt sind.

b) Hauttransplantation nach Wolfe und Krause

Es ist die Verpflanzung der ganzen Cutis. Den Nachteilen der erschwerten Anheilung — nur auf ganz sauberer, frisch durchbluteter Wundfläche ist mit Heilung zu rechnen — und der beschränkten Möglichkeit der Größenbildung der Lappen stehen einige bestimmte Vorteile gegenüber. Wenn der Cutislappen eingeheilt ist, ist er viel widerstandsfähiger als der dünne Epidermis-Coriumlappen. Er ist deshalb gut für die Deckung von kleinen bis mittelgroßen Hautdefekten in der Hohlhand, an den Fingern oder an den Fingerkuppen.

Die Lappenbildung ist minutiös vorzunehmen. Die Lappengröße hat genau der Defektgröße der Haut zu entsprechen. Der Lappen soll spannungs- und faltenlos in dem Defekt liegen. Er darf keinerlei Fetträubchen enthalten. Haften solche an dem entnommenen Lappen, so sind diese sorgfältig mit einer kleinen Schere zu entfernen.

Ein gut sitzender Druckverband kommt auf den Lappen, damit eine enge Berührung des Lappens mit der Wundfläche gewährleistet ist. Angefeuchtete Schaumgummipolster haben sich bewährt.

c) Hauttransplantation nach Reverdin und Corrachan

Das Prinzip der *Reverdin*-Läppchenplastik ist: zahlreiche kleine Hautläppchen werden mit einem Scherenschlag, nachdem die Haut mit einer Pinzette angehoben ist, ausgeschnitten. Ihre Form ist oval, und sie werden auf den Hautdefekt mosaikartig aufgetragen.

Die kleinen Läppchen sind in ihrer Anheilung anspruchslos. Trotzdem ist es gut, sie in den ersten Tagen, z.B. durch Kamillendämpfe, feuchtzuhalten. Der Nachteil der Reverdin-Läppchenplastik ist, daß ein *kosmetisch unschönes Hautgebiet* entsteht. Es setzt sich aus zahlreichen warzenförmigen Buckeln zusammen. Auch das Hautgebiet der Entnahmestelle ist kosmetisch unschön. Es sieht wie pockennarbig aus. Man tut gut, nur kleine Defekte mit den Reverdin-Läppchen zu decken.

Wir haben dieses Verfahren seit über 15 Jahren zugunsten der *Corrachan*-Läppchenbildung verlassen. Es wird ein $^1/_2$—1 cm breiter Cutisstreifen von der gewünschten Länge ausgeschnitten. Dieser Hautstreifen wird in zahlreiche rechteckige Hautstücke aufgeteilt. Diese werden mosaikförmig schön sauber auf den Hautdefekt aufgetragen und aneinandergereiht. Ein leichter, feuchter Druckverband kommt darauf, und um diesen herum ein Wattegazekranz.

Die Corrachan-Plastik hat sich bei den Wiederherstellungsaufgaben der Kriegschirurgie und -orthopädie in zahllosen Fällen bewährt. Eine widerstandsfähige, wenn auch kosmetisch nicht immer ganz befriedigende Hautdeckung wird erreicht. Die Entnahmestelle ist im Gegensatz zu der Reverdin-Läppchenbildung eine unauffällige, lineäre Narbe. Die Corrachan-Läppchenplastik wird jetzt gerne für die Deckung von Ulcera cruris, die der konservativen Therapie getrotzt haben, verwandt.

IX. Gipsverbandtechnik

1. Grundsätzliches über die Gipsverbandtechnik und über die Gefahren des Gipsverbandes

Blutiger Eingriff und Gipsverband gehören bei den Wiederherstellungsoperationen so eng zusammen, daß auch in einer Operationslehre die typischen Gipsverbände mit ihren Besonderheiten der Technik zu besprechen sind.

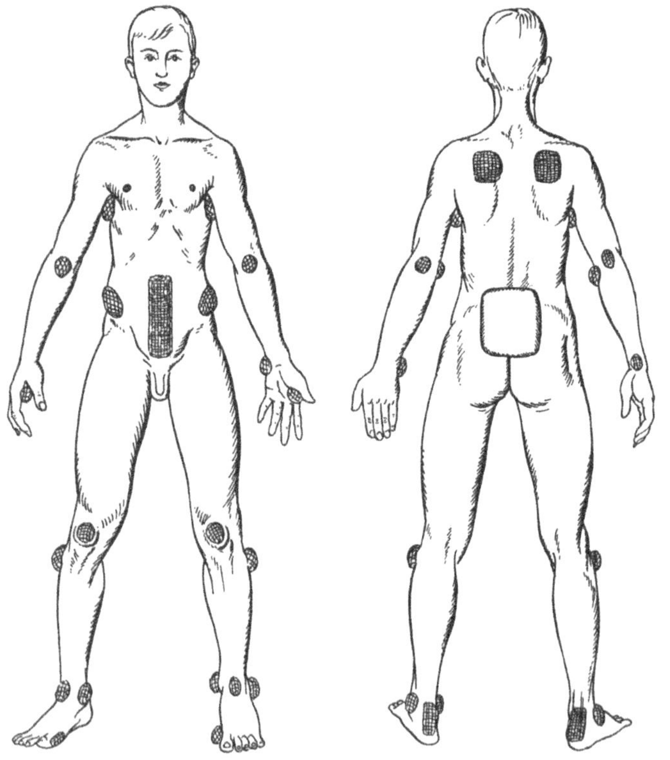

Es gibt keine Diskussionen darüber, ob Gipsverbände, die im Anschluß an eine Operation angelegt werden, gepolstert oder ungepolstert sind. Es gibt nur eine klare Antwort: **Der erste Gipsverband nach der Operation ist gepolstert.** Der ungepolsterte Gipsverband bringt nach einer Operation zu viel Gefahren mit sich; sie werden hervorgerufen durch eine Schwellung im Operationsgebiet, durch die Durchblutung des Verbandzeuges und z.B., bei Sehnenverpflanzungen, durch einen schädigenden Druck auf den verpflanzten Muskel.

Polstermaterial ist Zellstoff, der in entsprechend breite und schmale Rollen aufgewickelt ist.

Technik der Polsterung. Man wickelt den Zellstoff am oberen und unteren Rande des Verbandes in zwei, drei Lagen herum. Im übrigen genügt es, daß die einzelnen Lagen sich halb

Abb. 174. Hervorstehende Knochenstellen werden im Gipsverband „getupfert". Das „Bauchkissen" wird nach Fertigstellung des Gipsverbandes von oben wieder aus dem Gips herausgezogen

und halb decken. Die Stellen, die besonderem Druck ausgesetzt sind, werden durch Wattetupfer oder Schaumgummistücke geschützt (s. Abb. 174). Die Tupfer kommen im allgemeinen auf den Zellstoff und werden mit einer Papierbinde angewickelt. An einzelnen Stellen legt man die Tupfer direkt auf die Haut, um eine Faltenbildung des Zellstoffes und damit eine Zirkulationsstörung zu vermeiden. Diese Tupfer werden nach Fertigstellung des Gipsverbandes eventuell aus Gipsfenstern wieder entfernt. Die Stellen, bei denen die Tupfer direkt auf die Haut gelegt werden, sind der Fußrücken, wenn der Fuß dorsalflektiert ist, die Kniekehle, wenn das Knie gebeugt ist. Die entsprechenden Stellen am Arm sind der Handrücken und die Ellenbeuge. Es ist bei vielen Beinoperationen zweckmäßig, auch auf die Kniescheibe einen doppelt zusammengefalteten Tupfer direkt auf die Haut zu legen. Er ist ein „Richtungstupfer" und soll jederzeit beim Anfertigen des Verbandes die Lage der Kniescheibe und damit die richtige Rotationsstellung des Beines anzeigen.

Der Zellstoff und die Papierbinde haben sich seit 4 Jahrzehnten als Polstermaterial bewährt und sind wesentlich billiger als die Wiener Watte und die Mullbinden. Die Papierbinde hat außerdem gegenüber der Mullbinde den Vorteil, daß es bei ihrer Verwendung keine gefährlichen Einschnürungen gibt. Das *gesamte Polsterungsmaterial, Zellstoff, Tupfer und Papierbinde, wird sterilisiert* und entweder in Verbandstrommeln oder in Leinenbeuteln aufbewahrt.

Zum Anlegen des *Gipsverbandes* werden heute fast ausschließlich fertige Gipsbinden benützt. Sie werden in gleichbleibender Güte von den *Herstellerfirmen* Lohmann-Nürnberg, P. Hartmann-Heidenheim, Ruhrstern, Schmitt & Co.-München u. a. geliefert. Eine Erleichterung für die Gipsverbandtechnik bietet die Benützung von Longetten, die heute gleichfalls in gangbaren Größen fabrikmäßig hergestellt werden.

Die *Cellonabinde* ist ein ausgezeichnetes Material für einen Gipsverband. Sie ist nur für eine allgemeine Verwendung zu teuer. Ihre besonderen Vorzüge sind, daß die Verbände außerordentlich leicht werden und daß die einzelne Binde in Stücke und Streifen schneidbar ist. Das Hauptanwendungsgebiet der Cellonabinde sind Unterschenkelgehverbände, namentlich bei solchen Kranken, bei denen ein recht leichter Verband erwünscht ist, sowie Armverbände und vor allem kleine Hand- und Fingergipse.

Bei gewöhnlichen *Gipsliegeschalen* für den Rumpf ist es besser, anstatt der fertigen Gipsbinden und -longetten große Mulltücher und -stücke zu verwenden, die erst kurz vor dem Anlegen auf den Körper mit Gipsbrei durchtränkt werden. Man erhält durch die Benutzung der großen dünnen Stücke, von denen eine Lage sorgfältig auf die andere gelegt wird, und durch die gleichmäßige Bearbeitungsmöglichkeit von großen Flächen ein Gipsbett, das sich ohne jede Faltenbildung ideal der Körperform anpaßt. Eine gewisse Erfahrung für die richtige Zubereitung der gipsdurchtränkten Mullstücke ist erforderlich. Bei dem ersten Versuch hiermit wird kaum jemand schon ein ideales Gipsbett herstellen! — Mit den neuen breiten Cellonagipslongetten lassen sich allerdings auch ausgezeichnet Gipsliegeschalen herstellen. Ihr Vorteil ist ihre Leichtigkeit und dabei doch gute Haltbarkeit.

Drei Gefahren drohen bei jedem Gipsverband: die Gefahr des Decubitus, der Zirkulationsstörung und der Nervenschädigung.

Der Decubitus entsteht an vorspringenden Knochenstellen des Körpers, wenn auf diese durch den Gipsverband längere Zeit ein Druck ausgeübt wird. Er reicht in schweren Fällen weit in die Tiefe, bis auf die Sehnen oder den Knochen. Seine Heilung dauert dann nicht nur Wochen, sondern Monate, und empfindliche, strahlige Narben bleiben zurück, die z.B. am Fuß die Funktion schwer beeinträchtigen.

Die *wichtigste Vorsorge* zur Decubitusverhütung ist, daß der Gipsverband richtig gepolstert ist und daß über den gefährdeten Stellen in den Gipsverband kleine Fenster eingeschnitten werden. Ein warnendes Zeichen für die Bildung eines Decubitus ist, wenn ein Kranker im Gips immer wieder über bestimmte Stellen klagt und jammert. Man soll sich dann nicht allzusehr auf seine gute Gipstechnik verlassen und lieber ein Fenster in den Gips schneiden und nachsehen, ob nicht doch etwa der Gips zu eng anliegt und etwa schon zu einer beginnenden Hautstörung geführt hat. Die entscheidende Behandlung des Decubitus ist die absolute Druckentlastung, so daß jede weitere Schädigung auf die gefährdete Stelle fortfällt. **„Hohllegen" und nicht „Weichpolstern"** ist die Richtlinie des Vorgehens! Bei einem Decubitus am Kreuzbein z. B. wird der Druck durch zwei schmale Polsterkissen abgefangen, die seitlich neben dem Kreuzbein hingelegt sind. Der Gips selber muß absolut fest und unnachgiebig sein, weil sonst eine richtige Druckentlastung unmöglich ist. Bei der Fensterung einer decubitusgefährdeten Stelle ist jeder Kantendruck des Gipses zu vermeiden, und die Ränder der Gipsfenster sind mit dem „Rabenschnabel" auszubiegen.

Für die Wundbehandlung des Decubitus ist, in der Hoffnung, diesen schneller zu beseitigen, eine Polypragmasie nur schädlich.

Die Behandlung des Decubitus ist zunächst unbedingt trocken mit Puder (Dermatol, Vasenol oder Medargalpuder). Man läßt den Decubitus ruhig für Wochen im Gipsverband, ohne ihn nachzusehen. Die kleinen Decubitusstellen heilen auf diese Weise von selber zu. Beginnt sich bei einem größeren Decubitus das nekrotische Gewebe abzustoßen, so geht man zu Salbenverbänden (Billrothsche Schwarzsalbe) über und läßt auch einen solchen Verband tagelang liegen. Hat man einmal das Unglück, bei einem Kranken, namentlich mit schweren trophischen Störungen, einen großen, tiefen Decubitus zu erleben, so geht die Reinigung am schnellsten durch täglich zu erneuernde feuchte Umschläge mit Rivanol, Chloramin und mit dem guten, alten Campherwein vor sich. Sind die Decubitusstellen gereinigt, so ist Perubalsam am Platze, eine epithelanregende Salbe (Epithensalbe = Scharlachrotsalbe) oder auch Unguentolan. Auch für die Reinigung eines Decubitus hat sich eine schwache Penicillinlösung bewährt. Der Wundverband wird noch mit Guttapercha oder Billroth-Batist bedeckt, so daß eine richtige feuchte Kammer entsteht. Der Verbandwechsel wird in Zwischenräumen von 1—2 Tagen vorgenommen. Wenn die Wundflächen gereinigt sind, wird zur Abkürzungzeit der Verheilung eine *Hauttransplantation* mit einem Thierschschen Lappen oder mit Reverdin- oder Corrachan-Läppchen durchgeführt. Das ist das gleiche Verfahren, das RITTER für die Behandlung der chronischen Ulcera angegeben hat.

Die Zirkulationsstörung im Gipsverbande tritt zu zwei verschiedenen Zeiten auf; entweder gleich am Tage der Operation, dann ist der Gipsverband von vornherein zu eng angelegt worden, oder erst später, 1—2 Tage nach der Operation. In diesen Fällen hat sich eine postoperative Schwellung entwickelt, oder es ist der Verband infolge einer starken Durchblutung des Verbandzeuges zu eng geworden. Das *beste Mittel* gegen eine Zirkulationsstörung im Gipsverband ist, daß man grundsätzlich daran festhält, den ersten Gipsverband nach einer Operation gepolstert anzulegen. **Jede Zirkulationsstörung ist sofort zu beheben.** So wird nach Operationen am Fuß und an der Hand der Gips schalenförmig aufgeschnitten und die obere Schale, der „Deckel", lose mit einer Mullbinde wieder angewickelt. **Das Schalen des Gipses ist viel wirkungsvoller als das Spalten!**

Wenn eine Zirkulationsstörung aufgetreten ist, ist die Zellstoffpolsterung bis auf die Haut zu durchtrennen, da eine Einschnürung der Polsterung allein schon die Ursache der Zirkulationsstörung sein kann. Ein weiterer häufiger Sitz der Zirkulationsstörung ist die Kniekehle oder die Ellenbeuge. Besteht eine Zirkulationsstörung, so ist an diesen Stellen der Gips und die Polsterung aufzumachen und zu erweitern. In den Fällen, in denen der Verband im ganzen zu eng ist, hilft es nichts: es muß der Gips in der ganzen Länge aufgeschnitten und geschalt werden. Es wird die obere Hälfte des Gipses, solange die Neigung zur Schwellung besteht, abgenommen und nach dem Zurückgehen der Anschwellung wieder mit einer Gipsbinde befestigt. Die Voraussetzung für dieses Vorgehen ist, daß die Rückseite des Gipses von vornherein durch Verwendung von Longetten genügend fest gemacht war. In einem Teil der Fälle ist auch eine Stellungsänderung der Gliedmaße unter Verringerung der erreichten Korrektur nötig, wie z. B. nach der Beseitigung einer schweren Hüft- oder Kniebeugekontraktur. Besonders ängstlich muß man am Arm bei dem Eintritt von Zirkulationsstörungen sein, weil hier das Gespenst der ischämischen Kontraktur droht.

Nervenstörungen in einem Gipsverband nach einer Operation sind kein seltenes Vorkommnis. Sie müssen sofort erkannt werden. Die typische Störung am Bein ist die *Peronaeusparese*, aber auch Lähmungen des Ischiadicusstammes sind beobachtet worden; am Arm ist in erster Linie mit einer Ulnaris- oder Radialisparese zu rechnen. Die Ursache der Lähmung ist ein Druck des Gipsverbandes auf den Nerven an den Stellen, wo er über einen äußeren Knochenvorsprung verläuft. Dadurch sind der Peronaeus am Fibulaköpfchen und der Ulnaris am Olecranon gefährdet. Auch eine schlechte Polsterung, die Schnürfurchen setzt, kann Nervenschädigungen auslösen. Selbst eine gute und richtig angelegte Polsterung kann eine Gefahr für den Nerven bedeuten, wenn das Verbandzeug nach der Operation stark durchblutet war und anschließend bretthart geworden ist. Um dieser Schädigung vorzubeugen, wird am 4. Tag nach der Operation das durchblutete Verbandzeug entfernt oder zumindest eingeschnitten. Die Nervenschädigungen, die nach X-Beinoperationen auftreten, haben meist eine ganz andere Ursache. Sie hängen mit der Stellungskorrektur des X-Beines zusammen, bei der der N. peronaeus am Fibuläköpfchen gezerrt wird (s. d.).

Die *Prognose* der Nervenlähmungen ist in der Voraussetzung, daß sie frühzeitig, d. h. in den ersten Stunden, erkannt werden und daß sofort die schädigende Ursache behoben wird, günstig. Eine volle Wiederherstellung ist zu erwarten. Die Zeitdauer der Rückbildung ist unterschiedlich. Die Lähmung geht bei dem einen Teil der Kranken in Stunden und Tagen, bei dem anderen Teil erst in Wochen oder Monaten zurück. Wird die Lähmung im Gipsverband erst Tage nach ihrer Entstehung bemerkt, so trübt sich die Prognose der Leitungswiederherstellung im Nerven, und die *Gefahr einer Dauerschädigung des Nerven rückt heran.* Um diese Gefahr des Gipsverbandes nach orthopädischen Operationen zu vermeiden, richte man sich nach dem *Grundsatz, sobald der Kranke aus der Narkose erwacht, sofort die Funktion der Zehen oder der Finger sorgfältig zu prüfen und in den ersten Tagen nach der Operation diese Überprüfung zweimal täglich zu wiederholen.* Man weise außerdem das Pflegepersonal streng an, gleichfalls auf die Funktion der Zehen und Finger zu achten und bei Verdacht auf eine Zirkulations- oder Nervenstörung unverzüglich den Arzt zu verständigen. In der Überwachung des Gipsverbandes ist eine *verständnisvolle Zusammenarbeit zwischen Arzt und Pflegepersonal* unerläßlich.

2. Richtlinien für die Anfertigung der typischen Gipsverbände nach Operationen

A. Fußgips

Die *Aufgabe* des Gipsverbandes ist nicht, den Fuß zu „redressieren" oder zu „korrigieren", sondern den Fuß in der richtigen Stellung zu halten. Beim Anlegen des Gipsverbandes ist darauf zu achten, daß die Gipsbinde im Sinne der Stellungskorrektur verläuft; so wird beim Klumpfuß die Gipsbinde in Pronationsrichtung, beim Plattfuß am Rückfuß in Varusrichtung, am Fußgewölbe unter Herausmodellieren des Längsgewölbes und am Vorfuß in Pronationsrichtung herumgewickelt. Der Gips reicht an der Fußsohle bis *über* die Zehen hinaus!

Der Fußgips wird nach vielen Fußoperationen am besten in *Bauchlage* angelegt (s. Abb. 175). Sobald die Polsterung fertig ist, wird der Kranke auf den Bauch gelegt. Ein Kissen kommt unter das Knie, und der Gips wird angefertigt, während der Fuß in der gewünschten Stellung gehalten wird. Wenn man beim Anlegen des Gipsverbandes keine gute Hilfskraft zur Hand hat, wird der *Verband in Rückenlage* angefertigt, und es werden Brust und Bauch des Arztes als Gegenhalt beim Gipsen benutzt.

Nach einem Teil der orthopädischen Fußoperationen ist es nötig, den Gips

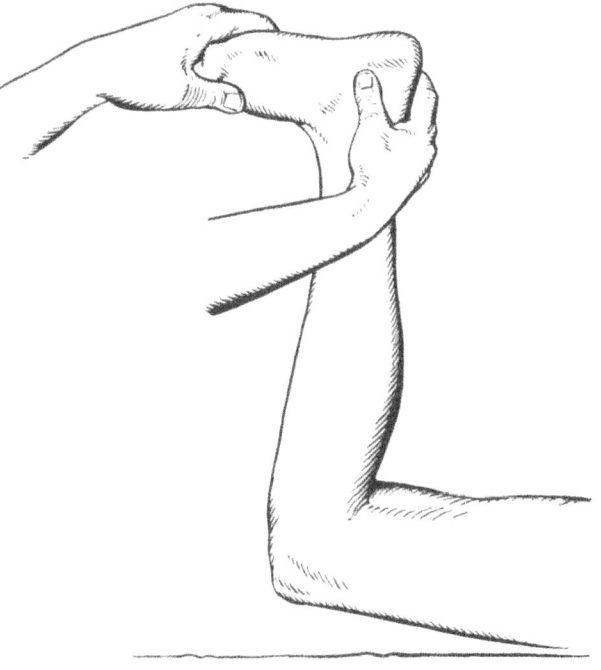

Abb. 175. Haltung des Fußes in Bauchlage zum Eingipsen

bis auf den *Oberschenkel* hinaufzuführen. Dies geschieht zur besseren Entspannung von Muskel und Sehnen oder zur besseren Fixierung, z.B. nach einem Spitzfußausgleich, oder auch zur sicheren Beherrschung der Rotation, z.B. nach Operationen wegen eines Klumpfußes oder eines Pes adductus. Der Verband am Oberschenkel wird nach diesen Operationen in etwa rechtwinkliger Kniebeugung angelegt. Der Kranke wird für diesen zweiten Teil des Gipsverbandes, für das Ansetzen des Oberschenkelgipses, aus der Bauchlage in die Rückenlage zurückgedreht, weil in dieser Lage die Rotation am besten zu übersehen ist.

B. Beingipsverbände nach Osteotomien

Der erste Gipsverband nach einer Osteotomie ist ein wenig gepolsterter Modellverband. Es läßt sich nur in einem solchen Verband mit Sicherheit eine Verschiebung der Bruchstücke vermeiden. Man wird *bei Kindern grundsätzlich* bei einer jeden Osteotomie am Bein, auch am Unterschenkel, einen *Becken-Beingips* anlegen, um die Rotation zu beherrschen. Bei Erwachsenen kommt man nach *Unterschenkelosteotomien* in der Regel mit Gipsverbänden aus, die bis zum oberen Drittel des Oberschenkels reichen. Diese Verbände sind besonders gut am Tibiakopf anzumodellieren, um eine Verschiebung der Bruchstücke in der Längsrichtung zu verhüten, und ebenso auch an den Femurkondylen, um die richtige Rotationsstellung zu sichern. Bei kniegelenknahen Unterschenkelosteotomien wird man auch beim Erwachsenen das Becken mit eingipsen. Daß bei Oberschenkelosteotomien ein Becken-Beingipsverband gemacht werden muß, ist etwas Selbstverständliches, aber allzu wenig wird noch beachtet, daß man bei Osteotomien im oberen Drittel des Oberschenkels, vor allem bei Hüftoperationen. auch den Oberschenkel der gesunden Seite mit eingipsen muß (s. u.).

Diese „doppelseitigen" Becken-Beingipsverbände erleichtern die Pflege des erwachsenen Patienten, weil sie gut im ganzen angehoben werden können und ebenso auch, weil die Patienten es bald lernen, sich mit ihrem großen Gips am Bettgalgen selbst aufzuheben.

C. Gipsverbände nach Operationen im Bereich der Hüfte

Ein Becken-Beingips, der nur die operierte Seite einschließt, reicht für die Ruhigstellung des Beckens nicht aus. Man erhält eine relative Fixierung, wenn man den Gips auf der Gegenseite bis zum unteren Rippenbogen verlängert. Die *absolute Fixierung* ist *nur* gesichert, wenn der *gesunde Oberschenkel bis zum Knie mit eingegipst wird*. Dies gilt für die Operationen des Hüftgelenkes genau so wie für die der Hüftgegend. Wir rechnen hierzu auch die verschiedenen subtrochanteren Osteotomien.

Ganz im allgemeinen gilt für die *Technik* der Beckengipsverbände: ein großes *Rückenkissen* kommt als Schutz auf das Kreuzbein; es wird direkt auf die Haut gelegt, ebenso kommt vorne ein längliches *Bauchkissen* auf den Leib. Die beiden Kissen werden in die Polsterung mit eingeschlossen. Das Bauchkissen wird nach Abschluß des Gipsverbandes wieder herausgezogen, damit der Kranke im Gipsverband einen Spielraum für die Bauchatmung und für die wechselnde Fülle des Abdomens hat. Die Rückseite des Beckengipses, die Auflegefläche, ist recht kräftig zu machen und mit Longetten zu verstärken. *Je fester und unnachgiebiger sie ist, um so besser liegt* namentlich der erwachsene Kranke.

Eine „plastische" Rückseite des Beckengipses ist eine Qual für den Kranken und ein „Kreuz" für den Arzt und das Pflegepersonal, das den dauernden Wünschen des Kranken nicht nachkommen kann.

Wenn der Becken-Beingipsverband gut angelegt ist, sind keine Bedenken dagegen, daß der Kranke etwa eine Woche nach der Operation zeitweise in Bauchlage liegt. Dies bringt bei Erwachsenen oft große Erleichterung bei Kreuzschmerzen. Ein kleiner Kunstgriff zur *Bekämpfung der Kreuzschmerzen* ist, daß man die Lage des Beines wechselt und das Fußende des Beingipses durch Unterlegen von Kissen höher lagert. Wichtig ist auch, daß die Matratze und das Bett für einen Kranken mit einem Becken-Beingips nicht nachgiebig sind. Feste Roßhaarmatratzen sind am besten. Um eine feste Unterlage bei einem Bett mit einer guten Sprungfedermatratze zu schaffen, behilft man sich in der Weise, daß man zwischen die Matratze und den Federrahmen des Bettgestelles ein breites Brett legt, das von einer Längsrahmenseite des Bettes bis zur anderen reicht.

Die Beachtung dieser kleinen Hilfsmittel erleichtert außerordentlich das Liegen der Kranken in einem Becken-Beingipsverband.

Das Anlegen der Becken-Beingipsverbände geht am leichtesten auf einem *Spezialoperations-* und *Gipstisch*, der ohne weiteres gestattet, daß auf dem gleichen Tisch die Operation und anschließend der Gips gemacht wird. Die großen Kliniken sind im Besitze von solchen Tischen, die gleichzeitig eine Extension an den Beinen erlauben. Das Vorbild für diese Tische sind die Operationstische von Bade und Bradford, die mehrfach entsprechend den Wünschen der einzelnen Operateure abgeändert sind. Wenn man nicht einen derartigen Spezialtisch zur Verfügung hat, kann man sich leicht einen *Behelfstisch* herstellen.

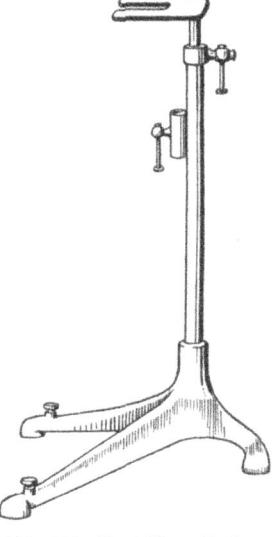

Die Operation wird auf einem gewöhnlichen Operationstisch, selbst wenn dieser nur ein einfacher länglicher Tisch im wahrsten Sinne des Wortes ist, ausgeführt. Nach der Beendigung der Operation wird der Kranke vorsichtig an das untere Ende des Tisches heruntergeschoben, an das eine *verstellbare Beckenstütze* (s. Abb. 176) herangestellt wird. Sie steht frei auf drei festen Füßen, ist in der Höhe verstellbar und hat oben eine ovale Fläche mit mehreren Löchern, in die zwei Stahlstifte als Gegenhalt für das Becken eingesteckt werden. Auf diese Beckenstütze wird das Gesäß des Kranken geschoben. Es läßt sich nun leicht ein einwandfreier Becken-Beingipsverband anlegen.

Diese Beckenstütze, die die gleiche Höhe wie der Operationstisch hat, besitzt gegenüber anderen Beckenstützen, die auf den Operationstisch gestellt werden müssen, den großen Vorteil, daß der *operierte Kranke nicht in die Höhe gehoben werden muß!* Hierbei ist die Gefahr von postoperativen Knochenverschiebungen, namentlich bei schweren Kranken, groß. Ein ausgezeichneter Tisch für das Anlegen jeder Art von Gipsverbänden ist der Gipstisch nach Fritz Lange. Gipsverbände nach Operationen legen wir allerdings auf diesem Tisch nur ausnahmsweise an, wenn die Benutzung eines solchen Tisches einen besonderen Vorteil bietet. Dies ist z. B. der Fall für den Becken-Beingips bei einer poliomyelitischen Tensor fasciae-Kontraktur.

Abb. 176. Verstellbare Beckenstütze nach Max Lange, die in Verbindung mit jedem Operationstisch von beliebiger Höhe verwendet werden kann

Technik des Becken-Beingipses bei einer Tensor-fasciae-Kontraktur (s. Abb. 177)

Der Verband wird *zweizeitig* angelegt. Der Kranke liegt mit seinem Gesäß auf dem ausgespannten Quergurt. Nach Fertigstellung der Polsterung werden getrennt voneinander der Bein- und Beckengips hergestellt. Das Bein wird zum Ausgleich der Lendenlordose in einer leichten Hüftbeugestellung gehalten. Der obere Rand des Beckengipses ist stärker als gewöhnlich, und der Gips wird an den durch Tupfer geschützten Spinae sorgfältig anmodelliert. Wenn der Beckengips erstarrt ist, wird über den oberen Rand ein Gurt gelegt, der seitlich beiderseits unten

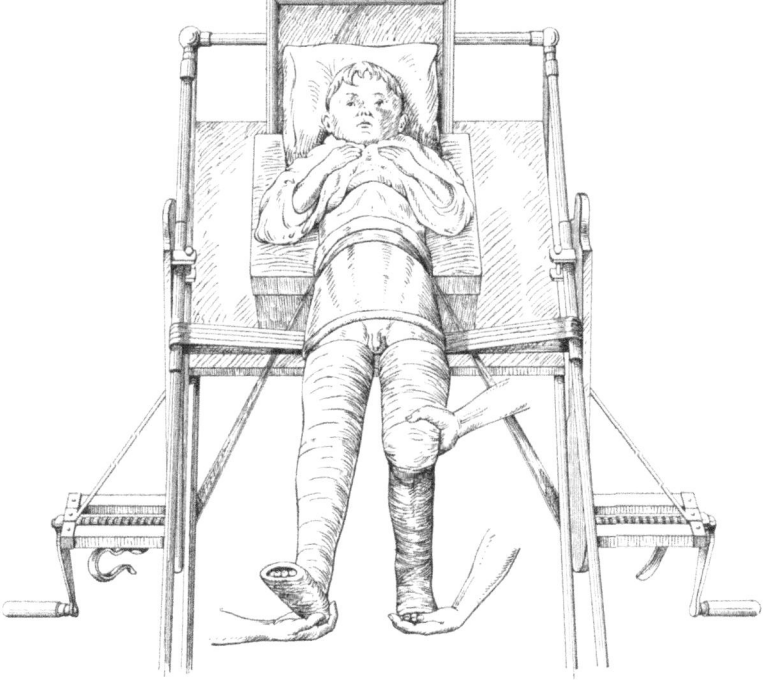

Abb. 177. Verband bei einer poliomyelitischen Tensor-fasciae-Kontraktur auf dem Gipstisch nach Fritz Lange. Der Patient liegt mit seinem Becken auf dem ausgespannten Quergurt. Über den oberen Rand des Beckengipses ist noch ein Gurt herumgeführt worden, der unten an zwei Schrauben befestigt ist, um auf diese Weise das Becken gut gegen eine Verdrehung zu fixieren. Das rechte Bein ist in der Hüfte noch leicht gebeugt, das linke Bein wird zum Ausgleich der Tensor-fasciae-Kontraktur ganz durchgestreckt

an Schraubenzügen befestigt wird. Durch das Anziehen der Schraubenzüge wird mit Hilfe des Gurtes das Becken fixiert. Hiernach wird das operierte Bein aus der Hüftbeuge in eine Streck- und Überstreckstellung überführt, und der Becken- und Beingips werden unter Mitbenützung von kleinen Longetten fest verbunden.

Nach dem Erstarren des Gipses wird der obere Gurt, der über den oberen Rand des Beckengipses gelegt war, entfernt, und ebenso wird von der Seite her der untere Quergurt herausgezogen, auf dem der Kranke lag.

In der gleichen Weise werden auch die Gipsverbände bei anderen Hüftkontrakturen, wie z. B. bei der *Oberschenkelstumpfkontraktur*, angefertigt. Das zweizeitige Anlegen des Gipsverbandes ermöglicht am leichtesten den Ausgleich der Hüftkontraktur.

Der *Langesche Gipstisch* ist *für die Anfertigung der zweiten Gipsverbände nach den Operationen* besonders geeignet. Er erleichtert durch die Möglichkeit des Ausspannens von Quergurten, die an jeder Stelle zur Unterstützung des Beines an der operierten Stelle anzubringen sind, das Halten des Beines außerordentlich. Außerdem ist es leicht, wenn nötig, durch einen Schraubenzug unten am Fußende eine Längsextension auszuüben, während oben am Tischrahmen ein Tuberzug als Gegenhalt befestigt ist. Ebenso gut sind auch seitliche Züge anzulegen, wenn noch eine Nachkorrektur an der Knochenoperationsstelle erwünscht ist.

Der *Becken-Oberschenkelgipsverband*, der kurz als *Gipshose* bezeichnet wird, ist ein Verband, der als Abschlußgipsverband nach Hüftoperationen gern gebraucht wird. Es ist ein Gehverband, der die Patienten nur wenig belästigt und welcher der Operationsstelle im Bereich des Trochanter oder Hüftgelenkes noch eine gute Sicherung gibt. Außerdem kann das Knie frei bewegt und die Muskulatur schon geübt werden. Die Aufnahme des Gehens wirkt sich auch günstig auf den Kalksalzgehalt des Knochens aus. Die Gipshose muß gut anmodelliert, wie angemessen sitzen und auf „Taille" gearbeitet sein, damit sie unter der Kleidung nicht auffällt.

Technik der Gipshose

Anfertigung im Stehen. Patient steht auf einem Antritt, ist mit dem Gesicht der Wand zugekehrt und hält sich mit den Händen an zwei Griffen fest, die an der Wand angebracht sind. Nach leichter Polsterung ist die erste Gipsschicht zirkulär, die zweite besteht aus Longetten, die von vorn und hinten in Achtertouren um die Hüfte gelegt werden. Die dritte ist wieder eine zirkuläre Bindenschicht.

D. Rumpfgipsverbände

Für die Rückenoperationen, für die eine Gipsliegeschale hinterher erforderlich ist, wie z. B. bei den Versteifungsoperationen der Wirbelsäule, wird die Gipsschale schon vor der Operation angefertigt und auch vorher schon gut ausprobiert. *Anders vorzugehen wäre unverantwortlich.* Die Anfertigung der Gipsliegeschale erst nach der Operation ist für den Patienten eine unnötige Belastung und das Liegen in der noch feuchten Liegeschale bedeutet eine Quelle von Gefahren.

Technik der Gipsliegeschale

Große Tücher, die mit Gipsbrei getränkt werden (s. o.), oder große, breite Longetten werden verwandt. Die Lagerung des Kranken ist die flache Bauchlage auf einem Tisch. Um eine zu starke Lordosierung zu vermeiden, wird ein flaches Kissen unter den Leib gelegt, und etwa faustgroße Zellstoffrollen werden unter die Schultern gestellt, damit die Schultern in der Liegeschale nicht zu weit nach vorn gedrängt werden. Auf die vorspringenden Knochenstellen (Schulterblätter, Dornfortsätze, Kreuzbein und Beckenkämme) können, aber müssen nicht, *flache* Polster gelegt werden. Wer die Gipsliegeschalentechnik gut beherrscht, kann darauf verzichten. Im Operationsgebiet werden Zellstofflagen mit Heftpflasterstreifen an der Haut vorübergehend angebracht, die der voraussichtlichen Stärke des späteren Wundverbandes entsprechen und die nach der Gipsschalenanfertigung wieder entfernt werden. Sie bedingen in der Gipsschale eine Ausweitung, so daß der Kranke auch nach der Operation mit seinem Wundverband gut Platz in der Gipsschale hat.

Nach dem Erstarren der Gipsschale werden in der abgenommenen Gipsschale die Ränder gut ausgeschnitten, und man überzeugt sich durch eine *Probelagerung vor der Operation* davon, daß das Gipsbett den Kranken nicht drückt und insbesondere, daß die Öffnungen für die Arme und das Gesäß mit der Analöffnung groß genug sind.

Das Verfahren von SCHEDE hat sich für die *Lagerung* des Kranken *in einem Gipsbett* bewährt.

Es wird von einer dreiteiligen Matratze das Mittelstück herausgenommen und durch einen gleich großen Holzkasten ersetzt. Er hat oben eine Öffnung wie ein Toilettendeckel und im Innern eine Schublade für die Bettschüssel, die an der Seite hereingeschoben wird. Die Toilettendeckelöffnung ist zur Zeit der Nichtbenützung mit einem flachen Brett bedeckt, auf dem eine Bettunterlage liegt. Die Pflege der erwachsenen Kranken in einem Gipsbett ist dadurch, daß das lästige Anheben weitgehend überflüssig geworden ist, erleichtert.

E. Arm-Rumpfgipsverbände

Die Arm-Rumpfgipsverbände sind erforderlich nach Knochen- und Gelenkoperationen in und am Schultergelenk, am Oberarm und bei Sehnen-, Muskel- und Nervenoperationen an der Schulter und am Oberarm sowie auch nach einem Teil der Ellenbogenoperationen.

Man unterscheidet zwei Arm-Rumpfgipsverbände, den *großen* und den *kleinen* „Abortiv"-Rumpfgipsverband. Der *große* geht bis zum Becken, und der Beckenkamm auf der operierten Seite gibt den zuverlässigen Gegenhalt. Die gesunde Schulter bleibt frei. Der Abortiv-Arm-Rumpfgipsverband reicht nur bis zum unteren Rand des Brustkorbes. Um ein unliebsames Verkanten zu verhüten, wird über die gesunde Schulter ein Gurt oder eine Gipsbindenlage geführt. Die *typische Stellung* im Arm-Rumpfgipsverband ist, sofern nicht die Operation eine andere Stellung verlangt, 70° *Abduktion* und 30—40° *Vorhaltestellung bei mittlerer Rotation* (s. Abb. 178).

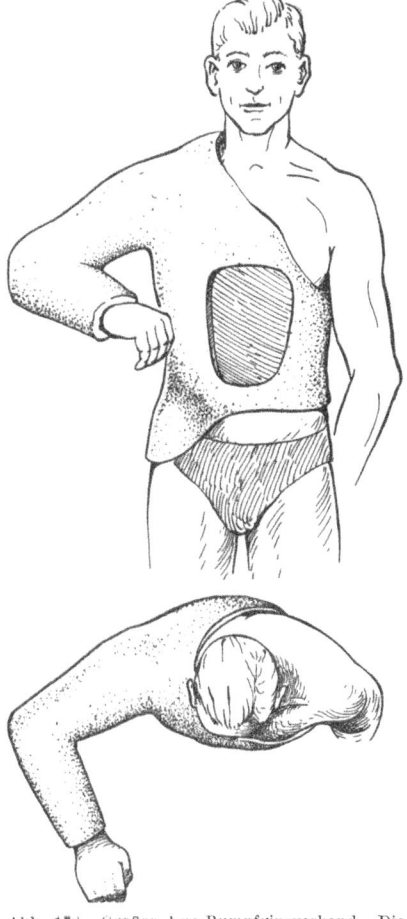

Lagerung bei Patienten in Allgemeinnarkose. Rückenlage, am besten auf einem Operationstisch mit herunterklappbarer Aufliegefläche, so daß der Rumpf nur auf einem schmalen „Schwert" liegt. Wenn ein solcher Tisch nicht vorhanden ist, wird der Patient mit seinem Oberkörper über das Kopfende des gewöhnlichen Tisches bis zum Becken hinausgezogen, und der Rumpf liegt in Höhe der Schulterblätter auf der verstellbaren „Becken"stütze auf. Sie wird nach Fertigstellung des Gipses oben hinausgezogen.

Bei Patienten mit Operationen **in örtlicher Betäubung** oder **in Leitungsanaesthesie** sowie bei Verbandwechseln erfolgt das Anlegen des Gipses im *Sitzen* auf einem Schemel, während eventuell der Kopf in einer Schwebe aufgehangen ist und der Patient sich mit seiner einen Hand an einem „Besenstiel" festhält.

Technik des großen Arm-Rumpfgipsverbandes

Vor dem Beginn der Polsterung wird ein längliches „Bauchkissen" vom Brustbein an nach abwärts aufgelegt, das nach Fertigstellen des Verbandes entfernt wird. Besonders durch die Polsterung sind die Schulterblätter und der gleichseitige Darmbeinkamm zu schützen. Der Gips verläuft von der Seite der eingegipsten Schulter schräg abwärts zur Achsel der Gegenseite, reicht auf der gleichen Seite bis über den Darmbeinkamm am Becken herab, wo der Gips sorgfältig anmodelliert ist, und umfaßt den Rumpf ringförmig bis dicht oberhalb des Becken der anderen Seite. Der Gips wird unter weitgehender Verwendung von Longetten angelegt. Sie liegen vor allem auf der Unterseite des Armes und der zugehörigen Rumpfseite, über der kranken Schulter und unten zum Abschluß des Rumpfgipses am Becken. Nach dem

Abb. 178. Großer Arm-Rumpfgipsverband. Die typische Vorhaltestellung kommt besonders gut bei der Beugung des Rumpfes nach vorn heraus

Erstarren des Gipses wird vorn ein großes, ovales Fenster in den Rumpfgips eingeschnitten, und der obere Rand des Gipses in der Achsel der Gegenseite wird ausgebogen und mit Watte geschützt. Für die Hand wird, sofern der Gips nur bis zum Handgelenk reicht, ein abnehmbares Pappbrettchen in den Gips als Unterlage eingeschoben.

Technik des kleinen Arm-Rumpfgipsverbandes

Er wird im Prinzip ebenso wie der große angelegt. Im Anschluß an die Polsterung kommt das Eingipsen. Die Grundlage dieses Gipses bilden die Longetten. Die erste wird rings um den Rumpf am unteren Brustrand herumgelegt, die zweite schräg von hinten unten über die kranke Schulter nach vorn unten und die dritte von der Unterseite des Armes durch die Achselhöhle seitlich am Rumpf abwärts. Die übrigen Verbindungen werden durch Zirkulärtouren hergestellt.

Der Arm-Rumpfgipsverband wird für den Erwachsenen, sobald der Verband nicht einwandfrei sitzt, zu einem wenig erfreulichen Panzer. Wenn die Atmung nicht frei möglich ist, treten beklemmende Angstgefühle auf; außerdem wird bei einem zu engen Rumpfgips die Ausbildung einer postoperativen Pneumonie begünstigt. Man muß daher nach dem Erwachen des Kranken aus der Narkose sich davon überzeugen, daß die *Atmung ungehindert möglich* ist. Kann der Brustkorb bei der Atmung nicht frei entfaltet werden, oder stößt der untere Rippenrand bei der tiefen Einatmung an den Gips an, so ist der Verband durch ein seitliches Längseinschneiden zu erweitern. Die Wiederverbindung der Gipsteile geschieht in tiefer Einatmungsstellung des Brustkorbes.

F. Gipsverband nach Schiefhalsoperation

Der Schiefhalsgipsverband ist einer der schwierigsten Gipsverbände.

Lagerung des Kranken. Der 1. Gipsverband nach der Operation wird im Liegen, der 2. beim Verbandwechsel im Sitzen angefertigt.

Haltung des Kopfes. Der Kopf ist nach der gesunden Seite geneigt und mit dem Kinn nach der kranken Seite gedreht. Die Halswirbelsäule ist gleichzeitig leicht nach vorn gebeugt (s. Abb. 179).

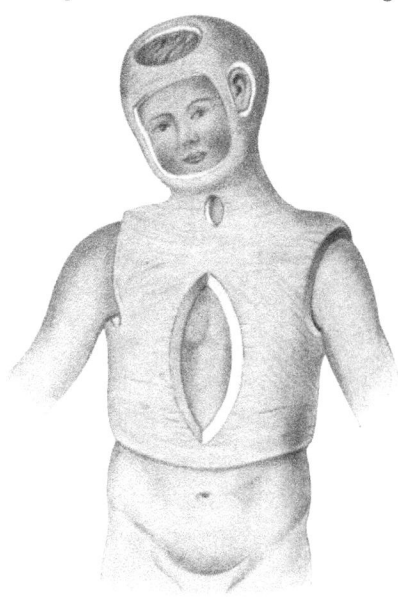

Abb. 179. Schiefhalsgipsverband. Der Kopf ist nach der gesunden rechten Seite geneigt und das Kinn nach der operierten linken Seite gedreht. (Die Korrektur, die man nach der Operation gibt, ist zweckmäßig stärker als auf der Abbildung zu wählen)

Technik. Ein Trikotschlauch ist über den Rumpf und Kopf gezogen, die Arme sind frei. Der Trikotschlauch wird oben am Kopf mit einem Band lose zugebunden. Für die Augen sind zunächst nur zwei kleine Öffnungen eingeschnitten. Vorn auf das Brustbein kommt direkt auf die Haut ein „Bauchkissen", das nach der Fertigstellung des Verbandes nach unten herausgezogen wird. Der Verband umfaßt den Rumpf etwa bis zum unteren Rippenbogen, das Kinn wird bis unterhalb vom Mund vom Verband eingeschlossen, und der Kopf wird oben an der Stirn ringförmig mit eingegipst. Besonders mit Tupfern oder Schaumgummistücken zu versehen sind vorn die „Kehle", das Schläfenbein und der untere Kinnrand der Gegenseite und hinten das Scheitelbein der kranken Seite. Außerdem werden noch die Schultern und Schulterblätter durch Tupfer geschützt. Der *Tupfer vorn* an der Kehle wird wegen der Atmung nach Fertigstellung des Gipses *sofort aus einem Gipsfenster entfernt.* Der *Rumpf* wird zuerst eingegipst, und dann wird der Kopfgips angefertigt unter gleichzeitiger Herstellung der Verbindung beider Gipsteile. An der Rückseite des Verbandes werden zur Verstärkung vom Kopf bis zum Rücken zwei Longetten hingelegt. Besondere Sorgfalt ist dem Herausmodellieren des Kinnes zu widmen. Es soll ausreichend vor allem an der Gegenseite fixiert sein, aber doch ein Öffnen des Mundes zur Nahrungsaufnahme anstandslos ermöglichen. Nach der Fertigstellung des Gipses wird der Trikotschlauch an den Rändern umgeschlagen, nachdem am Gesicht erst noch eine genügend große Öffnung hineingeschnitten ist. Die Ränder werden mit einer Stärkegazebinde am Gips befestigt. Um eine Beschmutzung der Polsterung und des Gipses bei kleineren Kindern während der Nahrungsaufnahme zu vermeiden, wird an dem Gipsrand ringsherum um das Kinn nichtentfettete Watte eingelegt. Eventuell wird vorn am Kinn als Schutz ein Stück Billroth-Batist angebracht.

3. Gipsverbandwechsel

Der **Gipsverbandwechsel** nach den Operationen geschieht, je nach der Art des Eingriffes, 2—4 Wochen nach der Operation. Er ist nach den Fußoperationen meist nach 2 Wochen, nach den Osteotomien und nach Hüftgelenkoperationen nach etwa 3 Wochen fällig. Man läßt nach Pseudarthrosenoperationen besser den 1. Gipsverband 4 Wochen liegen. Die Nähte werden aus Fenstern des Gipsverbandes etwa 2 Wochen nach der Operation entfernt. *Der Gipsverband nach dem 1. Gipsverbandwechsel* wird nur wenig gepolstert oder ist bereits ein *ungepolsterter Gipsverband.* Leicht gepolsterte Gipsverbände werden noch nach Muskel- und Sehnenoperationen gegeben. Der ungepolsterte Gipsverband ist der Verband der Wahl nach den Knochen- und Gelenkoperationen. Er gibt eine weit bessere Fixierung als ein auch nur wenig gepolsterter Gipsverband und gestattet ein relativ frühzeitiges Aufstehen. So werden Gehgipsverbände, die stets ungepolstert sind, nach Arthrodesenoperationen am Fuß und Knie bereits nach 4—6 Wochen gegeben, und nach Osteotomien ist ein Aufstehen nach 6—8 Wochen im allgemeinen möglich.

4. Allgemeine Technik des ungepolsterten Gipsverbandes

Die vorspringenden Knochen am Bein, das Fibulaköpfchen, die Knöchel und die Ferse, am Arm in erster Linie das Olecranon und die Handknöchel, werden mit Tupfern oder Schaumgummi geschützt und mit etwa 1 cm breiten Streifen von Mull- oder Papierbinden lose angebunden. An den unteren und oberen Rändern des Gipsverbandes wird um die Gliedmaßen ringförmig ein 1 cm breiter weißer Schaumgummistreifen von einigen Millimetern Dicke oder ein doppelter Zellstoffkranz herumgelegt. Die Enden werden an ihren Berührungsstellen mit einem Heftpflasterstreifen zusammengehalten. Vorn auf die Gliedmaßen kommt ein 1 cm breiter Zellstoffstreifen, über den später der Gipsverband ausgeschnitten wird. Die *Grundlage* des ungepolsterten Gipsverbandes bildet die *Longette*. Ihre Länge wird vorher abgemessen und die fertige Longette an der Rückseite der Gliedmaße angelegt, sie reicht am Fuß bis über die Zehen hinaus, wo sie umgeschlagen wird; an der Hand, von Sonderfällen abgesehen, bei denen aus Operationsgründen eine vorübergehende Ruhigstellung der Finger erforderlich ist, reicht sie nur bis zu den Fingergrundgelenken, um eine freie Beweglichkeit der Finger zu ermöglichen. Die Longette wird an den Umbiegungsstellen, wie an der Ferse oder an dem Ellenbogen, seitlich eingeschnitten, außerdem wird ein gesonderter Einschnitt für den Daumen gemacht. Die glatt entfaltete und gleichmäßig an die Haut angelegte Longette wird mit einer Mullbinde angewickelt. Darüber kommt zum Schluß eine Lage zirkulärer Gipsbinden.

5. Technik der Keilausschneidung im Gipsverband zur Vervollständigung des Stellungsausgleiches nach Osteotomien

Bei einer Anzahl von Osteotomien ist es nicht möglich, gleich im ersten Verband eine Vollkorrektur zu geben. Das trifft z.B. zu bei den Osteotomien wegen schwerer Kniebeugekontrakturen. Man legt den ersten Verband, um Gefäße und Nerven nicht zu schädigen, noch in einer leichten Beugestellung an. In anderen Fällen von Osteotomien an den Gliedmaßen ergeben die langen Übersichtsröntgenbilder, daß die Achsenstellung der Knochen noch eine leichte Achsenknickung aufweist. *Die erforderliche Stellungsänderung wird ohne das Anlegen eines neuen Gipsverbandes vorgenommen.* Der günstige Zeitpunkt für die Umstellung ist etwa 2 Wochen nach der Operation. Die eigentliche Wundheilung ist abgeschlossen, und die Bruchstücke haben schon eine gewisse eigene Festigkeit, so daß bei einer Stellungsänderung kein Abrutschen zu befürchten ist. Für alle diese Fälle ist die *Umstellung im Gipsverbande durch Keilausschneidung im Gips die Methode der Wahl.*

Technik. Man zeichnet sich auf den Röntgenbildern den Achsenverlauf der Knochen ein und bestimmt sich den Winkel der Abknickung. Dieser Winkel wird auf den Gips durch Aufzeichnen mit einem Tintenstift übertragen. Dann wird der Gips etwa 5 cm unterhalb der Osteotomiestelle halbringförmig bis auf die Polsterung eingesägt. Die Durchtrennung des Gipses wird unterhalb der Osteotomiestelle vorgenommen, um diese selber gut fixiert zu lassen. *Die Durchtrennung des Gipses erfolgt auf der Gegenseite der Richtung, in der korrigiert werden soll.* Die Gipsbrücke bleibt auf der Seite des Stellungsausgleiches erhalten. Nach der halbfingförmigen Lösung des Gipsverbandes wird der zentrale Teil des Gipses manuell oder durch Gurtenzüge gut restgehalten, eventuell legt man auch einen Filzkeil als Gegenhalt darunter. Jetzt wird der periphere Teil des Gipses in die gewünschte Korrekturstellung überführt. Das Ausmaß der Korrektur ist im Gipsverbande etwa 10° größer als dem errechneten Winkel entspricht. Die verstärkte Korrekturstellung ist notwendig, weil durch die Polsterung die Wirkung des Stellungsausgleiches verringert wird. In den Spalt, der im Gips nach der Umstellung entsteht, werden kleine Holzkeile hineingepaßt, um ein Zurückfedern zu verhindern. Nachdem man sich durch eine Röntgenkontrolle von der einwandfreien Stellung der Knochen überzeugt hat, werden die Holzkeile mit einer Gipsbinde befestigt. (Näheres s. in unserem Lehrbuch der Orthopädie und Traumatologie Bd. I.)

Bei dem Umstellen der Bruchenden ohne Narkose tritt ein kurzer intensiver Schmerz auf. Er ist ein Zeichen dafür, daß das Umstellen des Gipses tatsächlich eine Wirkung auf die Knochenstellung gehabt hat. Ein leichter Nachschmerz bleibt bei einem Teil der Kranken für einige Stunden bestehen. Er ist in der Regel durch Verabreichung von 1—2 Tabletten Veramon oder Optalidon gut zu bekämpfen.

Das gleiche Verfahren der Umstellung durch Keilausschneidung im Gipsverbande wurde zuerst von P. PITZEN mit bestem Erfolg für eine Stellungsverbesserung von *veralteten Frakturen* angewandt. Über gute Erfahrungen berichteten bei Unfallverletzungen KRÖMER und HEURITSCH, bei Kriegsverletzungen unter anderen O. MAYR. Die Umstellung durch Keilausschneidung im Gipsverbande ist ein äußerst zuverlässiges Verfahren, das für die Erzielung idealer Stellungen nach operativen Eingriffen am Knochen wertvolle Dienste leistet.

Spezieller Teil

Kopf und Hals

Wer die Geschichte der Orthopädie kennt, weiß, daß ANDRY, den PUTTI als den „vecchio padrino" der Orthopädie bezeichnet hat, von seinem vierbändigen Werk über die Orthopädie im Jahre 1741 einen Band lediglich der Behandlung der Fehlformen des Kopfes gewidmet hat. Es ist daher nichts Neues und Aufregendes, daß auch wir in unserer orthopädisch-chirurgischen Operationslehre einen eigenen kleinen Abschnitt für Kopf und Hals eingefügt haben als Zeichen dafür, daß auch die moderne Orthopädie sich mit den Verunstaltungen und Funktionsstörungen des Gesichtes befaßt. Geändert haben sich seit ANDRYs Zeiten nur die Behandlungsverfahren. Die Bandagenorthopädie ist immer mehr durch die operative Orthopädie verdrängt worden.

1. Ohr

Es gibt am Ohr Fehlformen, Fehlstellungen und Verkrüppelungen, die bis zu einem fast vollständigen Fehlen der Ohrmuschel gehen können.

A. Die Ohrfehlformen

Die Ohrfehlformen, die eine Operation wünschenswert erscheinen lassen, sind vor allem übermäßig große Ohrmuscheln. Wenn der Größenunterschied gegenüber normalen nicht sehr groß ist, genügen kleine keilförmige Ausschnitte aus dem

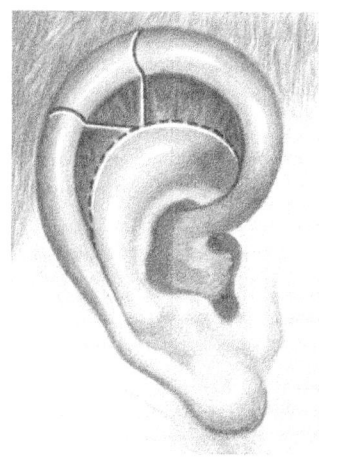 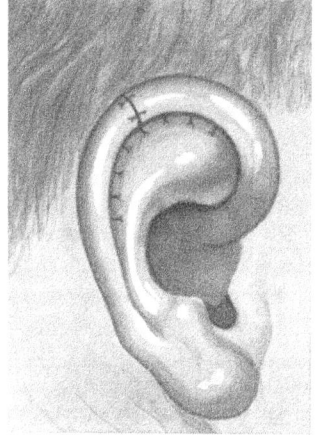

Abb. 180   Abb. 181
Abb. 180 u. 181. Verkleinerung der Ohrmuschel nach LEXER. Abb. 180. Schnittführung. Abb. 181. Naht

oberen Drittel der Ohrmuschel, die bis zum Knorpel gehen. Das Verfahren wurde schon von DIEFFENBACH geübt. Bei wirklich großen Ohren reicht die einfache keilförmige Ausschneidung nicht aus. Als Operation zur Verkleinerung der Ohrmuschel ist des Verfahren nach LEXER zu wählen. Mit dieser wird die Ohrmuschel gut verkleinert und gleichzeitig eine Verunstaltung des Ohres durch eine auffällige Narbenbildung verhütet.

Der *Zeitpunkt* der Operation zur Korrektur von häßlichen Ohren ist im allgemeinen erst nach dem Abschluß des Hauptwachstums der Ohrmuscheln. Man verschiebt die Operation bis zur Pubertät.

LEXER hat den Schnitt in die vordere Helixrinne verlegt und hat empfohlen, ein sichelförmiges Stück aus der Haut zusammen mit dem Ohrknorpel bis zur hinteren Ohrhaut auszuschneiden (s. Abb. 180). Außerdem wird noch ein keilförmiges Stück aus dem Rand der Ohrmuschel excidiert. Die Spitze des Keiles reicht bis zum Anthelix.

Das richtige Anlegen der Naht ist von großer Wichtigkeit (s. Abb. 181). Sie wird mit feinen Knopfnähten so ausgeführt, daß sie unmittelbar am Helixrand verläuft und fast ganz unauffällig wird, da sie unter dem Helixrand verschwindet. Die Nahtlinie von dem Ausschneiden des keilförmigen Stückes aus dem oberen Rand der Ohrmuschel verläuft von der Hinterseite des

Ohres in Richtung auf den Ohransatz. Wenn sie durch die Verkleinerung des Ohrmuschel-umfanges, die in seiner Breite und Länge erfolgt, auf der Rückseite kleine, unschöne Hautfältchen bilden, so sind diese leicht durch eine spätere keilförmige Ausschneidung an den hinteren Wund-rändern zu beseitigen.

B. Abstehende Ohren

Abstehende Ohren können so hohe Grade erreichen, daß ihre Korrektur dringend er-wünscht ist.

Die *Indikation* zur Operation ist wegen der Entstellung sowie wegen der Gefahr der leichten Erfrierung im Winter gegeben. Man kommt bei einem nur mäßigen Abstehen mit einem kleinen Eingriff aus. Ein gleich großes spindel-förmiges Stück wird aus der Haut der Rückseite des Ohres und des Hinterkopfes ausgeschnitten. Die Hautränder werden miteinander vereinigt, und das Ohr wird durch eine gute Naht in der verbesserten Stellung gehalten.

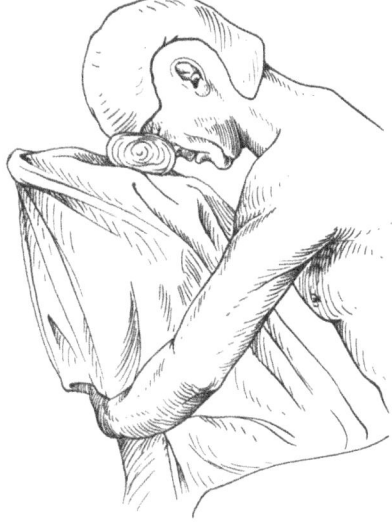

Für richtige „*Eselsohren*" reicht das Verfahren nicht aus. Es muß in diesen Fällen auch ein Stück des Ohrknorpels herausgeschnitten werden, weil sonst das Ohr im ganzen nicht genügend verkleinert wird und wieder in seine alte Stellung zurückfedern würde. — Das beste Verfahren zur Korrektur dieser Ohren ist die Operation nach EITNER, die auch KLEINSCHMIDT besonders empfohlen hat.

Beliebt ist auch die Operation nach JOSEPH. Sie läuft nach den gleichen Richtlinien wie die von EITNER ab. Nach der Excision eines spindelförmigen Hautstückes und eines sichelförmigen Knorpelstückes wird der laterale Knochenschnittrand am Periost des Warzenfortsatzes ver-näht.

Abb. 182. Sitzhaltung des Patienten für eine Ohrverkleinerung

Technik

Lagerung des Patienten. Reitsitz auf dem Operationstisch. Der Oberkörper lehnt sich an die aufgestellte Vorderwand des Operationstisches an, der Kopf ist leicht nach vorn gebeugt, und die Stirn ruht auf einem kleinen Polster (s. Abb. 182).

Lokalanaesthesie.

Vorbereitung zur Schnittführung. Das Ohr wird an die Kopfhaut angelegt, und es wird fest-gestellt, wieviel von der Rückseite der Ohrmuschel und der Kopfhaut mit dem Haaransatz fort-fallen muß. Die Ränder dieses Bezirkes werden mit einer Farbstofflösung bezeichnet, oder es wird die Haut mit dem Messer fein eingeritzt.

Schnittführung. Zuerst Ausschneiden des bezeichneten Hautovals aus der Kopfhaut und an der Rückseite der Ohrmuschel, hiernach queres Einschneiden des Perichondriums etwa in der Mitte der Ohrmuschel. Von hier wird mit einem kleinen scharfen Raspatorium das Peri-chondrium vom Ohrknorpel nach oben und unten abgeschoben (s. Abb. 183 und 184).

Ein dreieckiges, keilförmiges Stück wird oben und unten aus dem Knorpel herausgeschnitten, während das erhaltene Perichondrium zuerst gut nach oben und dann ebenso nach unten zurück-gehalten wird. Anschließend wieder *sorgfältige* Naht des *Perichondriums* (s. Abb. 185).

Zum Abschluß der Operation werden durchgreifende Einzelnähte zur Fixierung des Ohres an seiner neuen Stelle an der Kopfhaut angelegt. Damit das Ohr gleichzeitig etwas gehoben wird, werden die Nähte vom Ohr zur Kopfhaut in einer schrägen Richtung von vorn unten nach hinten oben geführt (s. Abb. 186). — Feinste Hautnähte oder auch nur Intracutannaht.

Verband. Das Ohr wird durch Heftpflasterzüge für 2 Wochen in seiner neuen Stellung fixiert. Kleine Ohrenklappen werden als *Nachtbandage* für einige Monate gegeben.

C. Die Ohrverkrüppelungen

Die Ohrverkrüppelungen sind angeboren oder erworben als Folge von Verletzungen, insbesondere von Verbrennungen oder Ätzungen. — Die operative Wiederbildung einer Ohrmuschel, die um so schwerer ist, je ausgedehnter der Defekt und die Verkrüppelung ist, wird noch weiter erschwert, wenn die Umgebung des Ohres von ausgedehnten Narben eingenommen wird. Man steht in solchen Fällen vor der Frage, ob man überhaupt an einen operativen Ersatz der Ohrmuschel herangehen soll, oder ob es nicht besser ist, sich nur mit einer guten *Moulage*, die an der Kopfhaut an Stelle des Ohres angeklebt wird, zu begnügen.

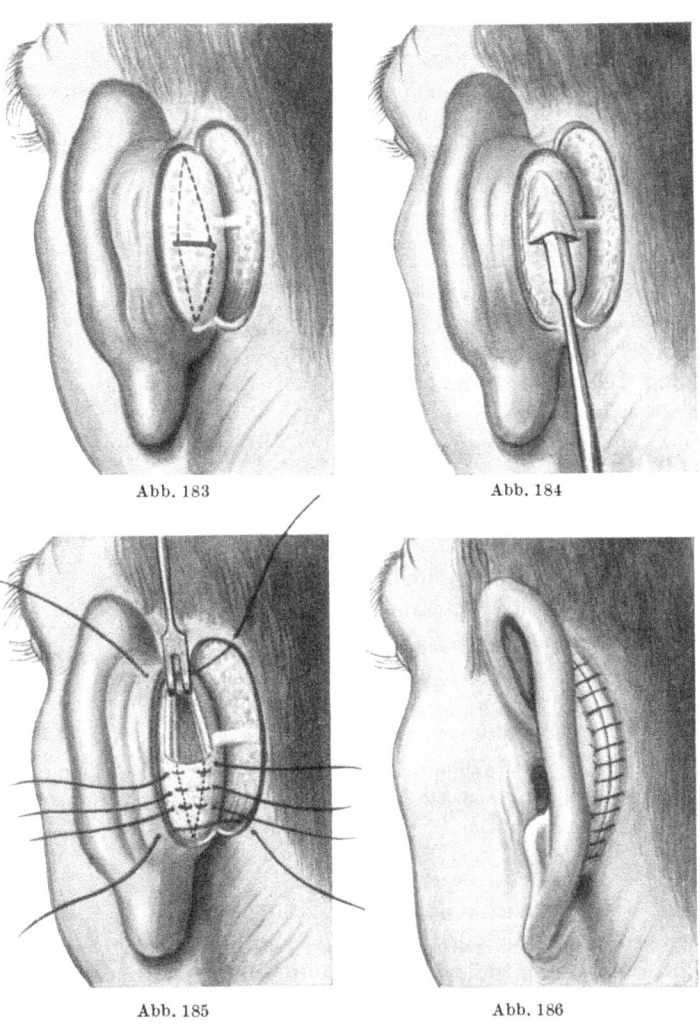

Abb. 183

Abb. 184

Abb. 185

Abb. 186

Abb. 183—186. Operation nach EITNER. Abb. 183. Ausschneiden eines Hautovals im Bereich der Ansatzstelle des Ohres aus Kopfhaut und Rückseite des Ohres. Abb. 184. Abschieben des Perichondriums vom Ohrknorpel. Abb. 185. Herausschneiden eines dreieckigen Stückes aus dem Ohrknorpel unter guter Zurückhaltung des Perichondriums. In der unteren Hälfte ist dies schon ausgeführt, und die Nähte sind schon angelegt. Abb. 186. Fertigstellung der Operation

Der operative Ohrersatz ist frühzeitig geübt worden, so schon von den Indern. Auch DIEFFENBACH und SZYMANOWSKI haben Ohr-Wiederherstellungsoperationen ausgeführt. LEXER hat sich dieser Operationsaufgabe mit großer Liebe gewidmet. Er mußte aber selber zugeben, daß das, was der Arzt als Ohr neubilden kann, leider weit hinter der Formschönheit des natürlichen Ohres zurückbleibt. LEXER hat entweder, wenn das eine Ohr normal gestaltet war, etwa ein Drittel aus der gesunden Ohrmuschel herausgeschnitten und dieses Stück frei auf die verkümmerte Seite unter gleichzeitiger Aufstellung einer bogenförmigen Hautfalte verpflanzt, oder er hat erst einen bogenförmig aufgestellten Hautlappen am Oberarm gebildet und in diesen ein entsprechend gebogenes Stück Rippenknorpel eingefügt. Der Hautlappen wurde in einer zweiten Sitzung mit dem eingeheilten Rippenknorpel als Ohrersatz auf die Kopfhaut verpflanzt. LEXER machte ausdrücklich darauf aufmerksam, daß die glatte Einheilung des Transplantates an der Kopfhaut mit Schwierigkeiten verbunden ist, und daß leicht Teilnekrosen des Transplantates sowie störende Nahtdehiszenzen auftreten. SCHUCHARDT empfiehlt als besonders vorteilhaft, einen Rundstiellappen vom Hals für die partielle Ohrmuschelplastik zu benutzen.

Die Verbesserung von *teilverkrüppelten Ohren* läßt sich unter Verwendung der vorhandenen Ohranteile durch entsprechende Resektion und durch ein geschicktes Aneinanderfügen der restlichen erhaltenen Teile mit gutem Erfolg ausführen. Die Wiederherstellung von *schwerst-*

verkrüppelten Ohren ist dagegen eine schwierige und problematische Aufgabe. Es sind ausgesprochene *Spezialoperationen*, die nur von wenigen Ärzten geübt werden und auch mit Recht in der Hand dieser bleiben sollen, weil diese Behandlung eine große Erfahrung erfordert. Das Tragenlassen von „Plexiderm"-Ohrmuscheln, die mit Mastisol an der Haut befestigt werden, ist bei schweren Ohrdefekten ein guter Ausweg.

2. Facialislähmung

Ein grundsätzlicher Unterschied in der Behandlung besteht darin, ob es sich um eine frische oder eine veraltete, irreparable Facialislähmung handelt.

A. Frische Facialislähmung

Die Behandlung einer frischen Facialislähmung, die durch eine Verletzung entstanden ist, ist wie bei jeder anderen Nervenverletzung zunächst der Versuch der Nervennaht. Am N. facialis muß allerdings von vornherein erwogen werden, ob überhaupt die Voraussetzung besteht, daß eine Operation auf Grund der Art oder des Sitzes der Verletzung Hoffnung auf einen Erfolg gibt. Die *Aussichten für eine Nervennaht* sind leider am N. facialis *ungünstig*. Das ist weniger wegen der Kleinheit der Verhältnisse am Nerven der Fall — selbst die sensiblen Nerven am Finger können noch genäht werden! —, sondern weil nur selten die Möglichkeit für eine Defektüberbrückung gegeben ist. Das zentrale Ende ist oft ganz kurz, eine Mobilisation ist kaum möglich, und auch die Aneinanderbringung der Nervenenden durch eine Entspannungsstellung, die an den anderen Nerven eine so gute Hilfe zur Überbrückung des Defektes darstellt, ist nicht ausführbar. Die Beseitigung einer Facialislähmung ist deshalb meist nur auf Umwegen möglich.

B. Veraltete irreparable Facialislähmung

Die Ursachen der veralteten Facialislähmung gehen in seltenen Fällen auf Geburtsschäden zurück, meist sind es die Folgen von unmittelbaren Verletzungen verschiedener Art. Je nach dem Sitz der Verletzung kann die Lähmung den oberen Ast für das Auge oder den unteren für den Mund oder auch beide gemeinsam treffen.

Die *Indikation* zur Operation ist bei der Lähmung des oberen Astes unbedingt gegeben als prophylaktische Maßnahme gegen die Ausbildung von Hornhautschäden, die sich infolge des mangelnden Lidschlusses entwickeln, oder auch zu deren kausaler Bekämpfung, wenn sie schon entstanden sind. Die Indikation bei der unteren Facialisastlähmung bilden kosmetische Gründe. Kinder werden gehänselt, jungen Mädchen ist ihr Leben zerstört, und jungen Männern ist im öffentlichen Leben die Aufstiegsmöglichkeit erschwert.

Die Behandlungsverfahren für die veraltete, irreparable Facialislähmung sind:

a) die spinofaciale Anastomose,
b) die freie Nerventransplantation,
c) die Muskeltransplantation ohne und mit Verwendung von Fascienzügeln,
d) die Fascienbandplastik.

a) Die spinofaciale Anastomose

Diese Operation ist auf dem Prinzip der Nervenpfropfung aufgebaut. Es ist möglich, auf einen gelähmten Nerven den ganzen Querschnitt eines gesunden Nerven aufzupropfen (Kopulationsverfahren), außerdem ist es auch möglich, daß der periphere Abschnitt eines ganz durchgeschnittenen, gelähmten Nerven seitlich durch einen Schlitz in einen gut erhaltenen Nerven eingepflanzt wird (Inoculationsmethode).

Bei der Facialislähmung ist es am gebräuchlichsten, den zentralen Accessoriusteil auf den peripheren Abschnitt des N. facialis aufzupflanzen. Das Verfahren geht auf BALLANCE und STEWARD zurück. Außerdem ist auch vorgeschlagen worden, das periphere Ende des N. facialis mit dem N. hypoglossus zu vernähen. Die Operationen führen den Namen der *spinofacialen Anastomose.*

Wenn die spinofaciale Anastomose in Form der Accessorius-Facialispfropfung angewandt wird, wird eine schwere Teillähmung des M. trapezius gesetzt. Es bleibt lediglich die Muskulatur des oberen Anteiles des M. trapezius, der von den Cervicalnerven versorgt wird, erhalten.

FOERSTER hielt den *Teilausfall des M. trapezius* nicht für so schwerwiegend, wir selber halten ihn jedoch für funktionell recht bedeutungsvoll.

Die ersten Auswirkungen einer erfolgreichen Accessorius-Facialispfropfung sind, daß die Atrophie der Gesichtsmuskulatur sich verringert, daß die Entartungsreaktion allmählich in eine normale elektrische Erregbarkeit übergeht und daß sich in der Ruhe die Innervation der Gesichtsmuskeln wiederherstellt. Weiterhin schwindet der Lagophthalmus, und die Nasolabialfalte bildet sich wieder.

FOERSTER beobachtete diese Regenerationsvorgänge regelmäßig innerhalb von 3—5 Monaten. Soweit ist der positive Erfolg der Facialispfropfung ausgezeichnet. Aber ein beträchtlicher Nachteil stellt sich ein, auf den auch LEXER mit Nachdruck hingewiesen hat, daß *durch die Nervenpfropfung eine Koppelung der Bewegungen der mimischen Gesichtsmuskulatur mit der der Schulterbewegung sich entwickelt.* Jedesmal, wenn der Patient seinen Arm hebt, tritt eine deutliche Mitbewegung der gleichseitigen Gesichtshälfte auf: „Die Stirn runzelt sich, das Auge schließt sich, die Oberlippe hebt sich, und die Unterlippe zieht sich herauf."

Diese Mitbewegungen im Gesicht stellen sich bei allen Armbewegungen ein, bei denen der M. trapezius mitbeteiligt ist. Eine willkürliche Innervation der Gesichtsmuskulatur ist zunächst ganz erfolglos. Erst allmählich lernen die Patienten das, wenn auch zunächst immer unter gleichzeitiger Miterhebung der Schulter. — *Das Verhältnis kehrt sich schließlich um.* Während zuerst nur eine unwillkürliche Bewegung der Gesichtsmuskulatur vorhanden war, die sich regelmäßig bei einer willkürlichen Erhebung der Schulter einstellte, ist jetzt die direkte willkürliche Gesichtsbewegung mit gleichzeitiger unwillkürlicher Schulterhebung verbunden.

FOERSTER betont, daß die Mitbewegungen der Schulter bei der aktiven Innervation der Gesichtsmuskulatur allmählich immer schwächer werden und daß schließlich die Patienten lernen sollen, ganz allein das Gesicht zu bewegen. Nur bei sehr energischer Anspannung der Gesichtsmuskulatur, wie z.B. beim Fletschen der Zähne oder bei festem Zukneifen des Auges, soll die Schulter noch mitgehen.

Wir lehnen die spinofaciale Anastomose, ebenso wie LEXER, *ab,* weil durch die Operation eine weitere, nicht gleichgültige Lähmung eines wichtigen Muskels gesetzt wird und weil der kosmetische Erfolg durch die Verbindung der Innervation der Gesichtsmuskeln mit der der Schulterbewegungen auffällig und störend ist.

b) Die freie Nerventransplantation

Die freie Nerventransplantation als Operation einer Facialislähmung ist nach wie vor eine umstrittene Operation. So ist in dem Buch von NIGST „Die Chirurgie der peripheren Nerven" nichts von einer erfolgreichen Transplantation eines autoplastisch verpflanzten Nerven zu lesen. Als Operationsverfahren werden die der *haltgebenden Fascienstreifen-* (KIRSCHNER) und die der *gestielten Muskellappenplastik* (LEXER, ROSENTHAL) angegeben.

Günstiger sind die Berichte über erfolgreiche Nerventransplantationen bei der Facialislähmung in der anglo-amerikanischen Literatur. So haben KETEL und MARTIN über gute Erfolge berichtet. KETEL hatte bei 31 Fällen 90% gute Ergebnisse und MARTIN bei 20 Fällen nur 1 Mißerfolg (zit. nach BUNNELL). BUNNELL hatte nur 1 erfolgreichen Fall.

Auch DUEL u. TICKLE berichten über eine geringe Anzahl von Fällen, bei denen durch die autoplastische Transplantation eines Defektes im Facialis im Anschluß an eine irreparable Facialislähmung ein Erfolg erzielt wurde. Die Ergebnisse wurden wesentlich getrübt, wenn es infolge einer offenen Verletzung zu einer sekundären Infektion gekommen war. Als Transplantat wurden in erster Linie sensible Hautnerven eingesetzt. Die größte Länge des sensiblen Transplantats war 3,8 mm. Die aktive Regeneration trat in 8 Monaten ein. Die Abbildungen über die Operationsergebnisse sind überzeugend.

Diese Ergebnisse über die freie Nerventransplantation bei der Facialislähmung ermutigen zu einer Nachprüfung. Wenn die freie Nerventransplantation ergebnislos gewesen ist, bleibt noch der Weg zu einer erfolgversprechenden Muskelersatzoperation.

c) Die Muskeltransplantation

Das typische Verfahren für die Behandlung der Facialislähmung ist das von LEXER-ROSEN-THAL, das gute Resultate gibt. Die Erfolgssicherheit wird durch den Eintritt einer direkten Neurotisation der gelähmten Muskeln, die von dem eingepflanzten gesunden ausgeht, erhöht. Die Muskelplastik bei einer Facialislähmung ist bisher das einzige Beispiel, bei dem klinisch praktisch die direkte Neurotisation ausgewertet werden kann.

Wohl war es ERLACHER im Tierversuch am Meerschweinchen gelungen, eine erfolgreiche Neurotisation am M. biceps nachzuweisen. Der M. biceps war durch eine Resektion des N. musculocutaneus gelähmt, und ein breiter Muskellappen war vom M. pectoralis oder vom M. deltoideus auf den M. biceps aufgepflanzt worden. Der M. biceps soll nach etwa 6 Wochen bereits wieder eine normale Funktion gehabt haben.

Untersuchungen, die von E. LEXER und SAMETINGER bei Kaninchen über die Neurotisation angestellt wurden, bestätigten die günstigen Ergebnisse von ER-LACHER nicht. Die muskuläre Neurotisation kam nur langsam in Gang, und das Ausmaß der Neurotisation war noch nach einem Vierteljahr recht bescheiden.

Die Neurotisation an der Gesichtsmuskulatur ist erwiesen. Die günstigen Ergebnisse hängen hier wohl mit den besonderen Verhältnissen der flachen kleinen Muskeln, bei denen die Aufgabe der Neurotisation relativ gering ist, zusammen.

Bei der Facialisersatz-operation wird für den ausgefallenen oberen Facialisast als Ersatz des gelähmten Augenmuskels ein gestielter Muskellappen aus dem M. temporalis und für den des unteren Astes für den gelähmten M. orbicularis oris ein Teil des Masseter verwandt.

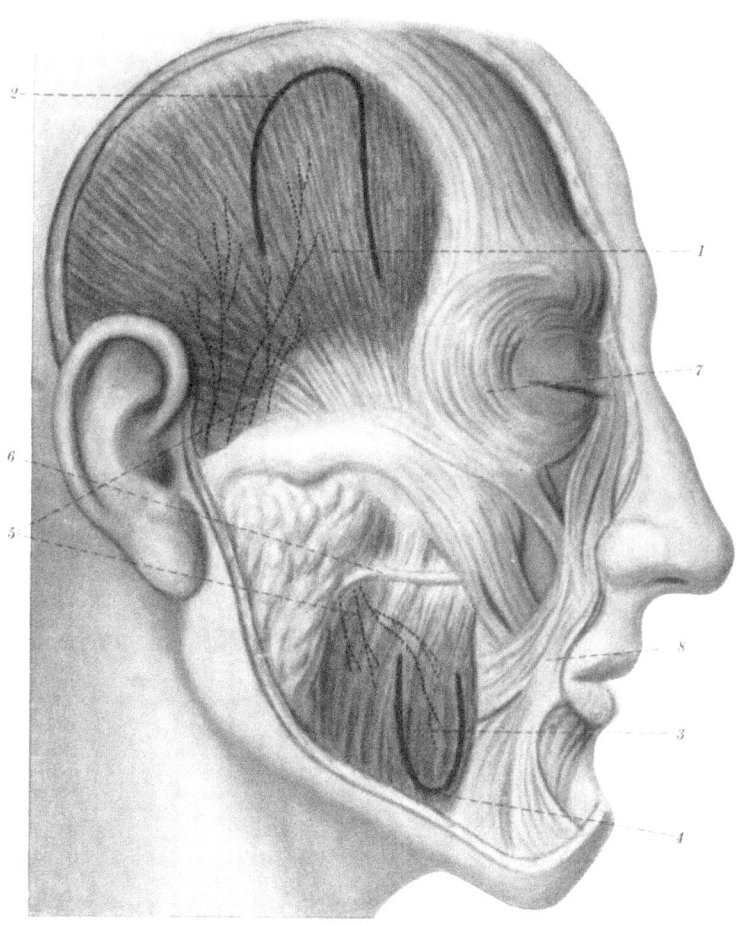

Abb. 187. Anatomisches Übersichtsbild für die Facialisplastik nach LEXER-ROSENTHAL. *1* M. temporalis; *2* Schnittführung für die Muskellappenbildung; *3* M. masseter; *4* Schnittführung für die Muskellappenbildung; *5* Nervenversorgung des M. temporalis und M. masseter; *6* Ductus parotideus; *7* M. orbicularis oculi; *8* M. orbicularis oris

Technik der Lexer-Rosenthal-Plastik

LEXER bevorzugte zur Anaesthesie die Avertinnarkose. Wir verwandten früher gerne die Evipan-Dauernarkose. Heute wird die intravenöse Pentothal-Narkose bevorzugt. Auch Lokalanaesthesie ist in Verbindung mit SEE-Injektionen durchaus möglich.

Augenmuskellähmung

Schnitt I verläuft parallel dem Haaransatz. Ein Drittel des M. temporalis wird abgespalten, und ein langer gestielter Lappen wird gebildet. Die Grenze des Stieles wird durch den Verlauf der Gefäß-Nervenversorgung bestimmt (s. Abb. 187), sie darf auf keinen Fall gefährdet werden. Der Stiel soll mindestens fingerbreit sein.

Schnitt II verläuft etwa 1 cm parallel zum unteren Augenlid und biegt am äußeren Augenwinkel spitzwinkelig zum Oberlid um. Der M. orbicularis oculi wird fein säuberlich dargestellt, und die dünne Muskelplatte wird leicht angehoben. Hiernach wird der gestielte Temporalis-muskellappen, an dessen freiem Ende zwei feine Seidenfäden angehangen sind, *subcutan* mit einer dünnen Kornzange zum Auge geführt (s. Abb. 188).

Seine *Befestigung* erfolgt *am M. orbicularis oculi* mit feinen Catgutknopfnähten in folgender Weise:

Zwei Teile sind aus dem *M. temporalis gebildet*, der große Schenkel wird unterhalb und der kleinere oberhalb des Auges durch je einen Schlitz im M. orbicularis oculi hindurchgezogen, die

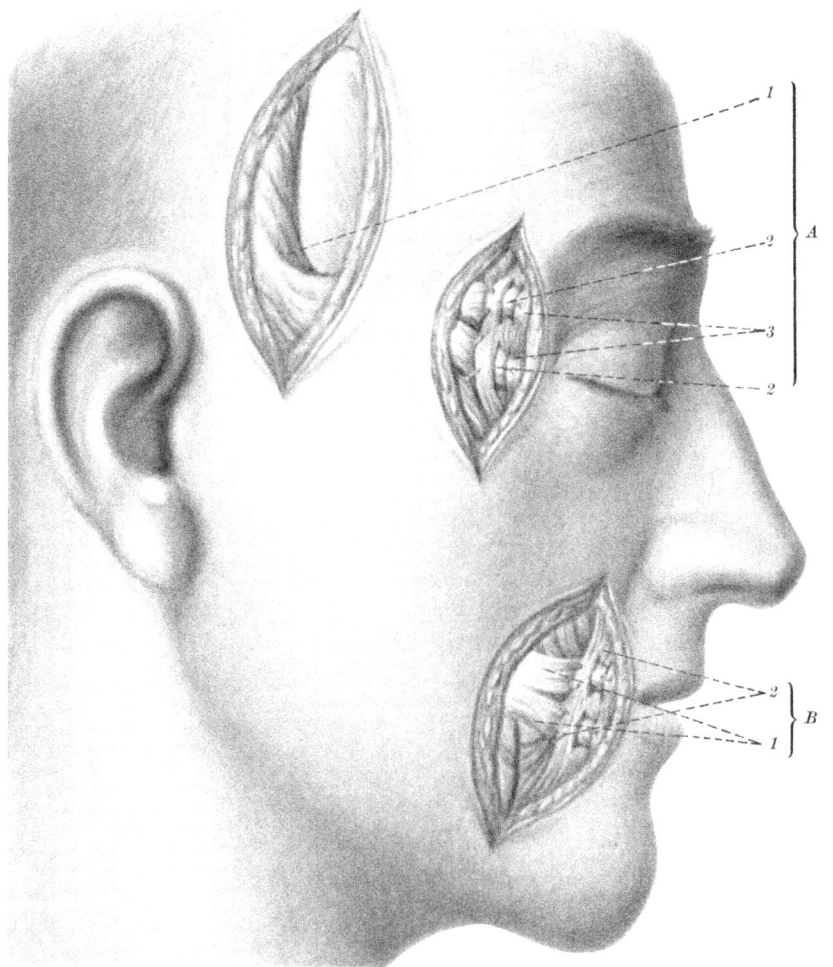

Abb. 188. Muskelplastik bei Facialislähmung nach LEXER-ROSENTHAL. *A* Augenmuskellähmung. *1* Stiel des M. temporalis; *2* die freien Schenkel des verpflanzten M. temporalis-Lappens, die in den M. orbicularis oculi in kleine Schlitze (*3*) eingelassen und vernäht sind. *B* Mundmuskellähmung. Die freien Schenkel des aus dem M. masseter (*1*) gebildeten Lappens sind in kleine, schlitzförmige Spalte des M. orbicularis oris (*2*) versenkt

Muskelenden werden in kleine Spalten des Augenmuskels versenkt. Die Vernähung erfolgt am Oberlid dicht oberhalb des Augenwinkels, die am Unterlid möglichst nahe der Mitte.

Mundmuskellähmung

Schnittführung entspricht dem Verlauf der Nasolabialfalte. Wenn die Facialislähmung schon lange bestanden hat, ist die Nasolabialfalte nur wenig ausgebildet oder ganz geschwunden. Man führt in solchen Fällen den Schnitt symmetrisch zur Nasolabialfalte der gesunden Seite. Der Schnitt beginnt etwa 1 cm neben dem Nasenflügel und zieht schräg nach außen abwärts bis dicht zum Unterkieferrand.

Der *Hautfettlappen* wird nach hinten geschlagen, und der vordere Rand des *M. masseter* wird sicht- und fühlbar. Ein nach oben gestielter Lappen wird aus diesem Muskel gebildet (s. Abb. 187). Man darf bei der Lappenbildung nur so weit nach oben gehen, bis etwa daumenbreit unterhalb vom Jochbogen die kleinen Arterien, die in der Nähe der Nervenäste für den Masseter verlaufen, sichtbar werden. Ferner ist ängstlich auf den Verlauf des Ductus parotideus zu achten.

Aus dem gestielten Muskellappen werden je nach seiner Größe drei oder zwei Schenkel gebildet. Einer für den M. zygomaticus und zwei für den M. orbicularis oris (M. sphincter oris).

Der gesamte *Muskellappen* wird nach der Mittellinie herumgeschwenkt, und die kleinen Schenkel werden zu den gelähmten Mundmuskeln hingeleitet, wobei die Muskelbündel nicht einfach auf den M. orbicularis oris an der Ober- und Unterlippe aufgenäht werden. Sie werden vielmehr, um günstige Bedingungen für die Neurotisation zu schaffen, breitflächig in kleine Spalten der gelähmten Muskeln versenkt. Die Vernähung erfolgt, um die Muskelregeneration nicht zu stören, nur mit wenigen losen Catgutknopfnähten.

Außerdem werden einige *kräftige, subcutane Raffnähte* angelegt, um den Mundwinkel passiv zu heben. Die *Blutstillung* muß ganz exakt sein, und *jede Blutung* muß vor der Vernähung der verpflanzten Muskeln stehen.

Verband. Die Wunde wird mit Silberfolien bedeckt. Ein kleiner Heftpflasterhalteverband wird für die Mundplastik etwa 10 Tage angelegt.

d) Die Fascienbandplastik

Die Fascienbandplastik für die Behandlung der Lähmung des unteren Facialisastes dient lediglich dazu, das störende Herabhängen des äußeren Mundwinkels zu beseitigen. Sie geht auf KIRSCHNER zurück (s. Abb. 189).

Drei kleine Hautschnitte sind erforderlich:

Schnitt I verläuft parallel dem Jochbogen.

Schnitt II am oberen Lippenrand und *Schnitt III* am unteren Lippenrand. — Ein dünner Fascienstreifen wird vom Jochbogen subcutan zur Oberlippe geführt. Er wird hier am Rand des M. orbicularis oris befestigt, dann weiter subcutan zur Unterlippe hindurchgezogen, wo er gleichfalls

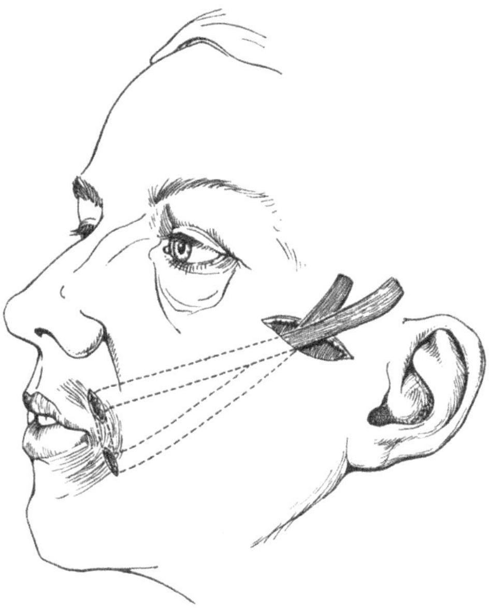

Abb. 189. Fascienbandplastik nach KIRSCHNER. Ein dünner Fascienzügel wird vom Jochbein subcutan zum oberen und von hier zum unteren Rand der Lippe geführt. Befestigung am M. orbicularis oris und dann wieder Zurückführung subcutan zum Jochbein, wo die endgültige Befestigung erfolgt

am Orbicularis oris angehangen wird, um zum Schluß wieder zum Jochbogen zurückgeführt zu werden. Hier werden die beiden freien Schenkel der Fascie mit Knopfnähten zuverlässig vernäht.

Die *Wirkung* dieser Operation ist *beschränkt*. Wohl wird in der Ruhehaltung der Mundwinkel gut nach oben gehalten, aber die Beherrschung des Mundes beim mimischen Muskelspiel ist behindert.

3. Muskulärer Schiefhals

Die Behandlung des Schiefhalses ist alt. Ebenso wie es auf den Jahrmärkten im Mittelalter Steinschneider gab, gab es auch „Halsschneider", die mit nicht schlechtem Erfolg die verkürzten Sehnenstränge beim Schiefhals durchschnitten haben (HOHMANN). Trotzdem müssen wir heute sagen, daß die erfolgreiche Behandlung des Schiefhalses nicht einfach ist und daß die Meinungen über die Art des operativen Vorgehens ziemlich auseinandergehen. Alle komplizierten Verfahren der Schiefhalsoperation — sowohl die Totalexstirpation nach v. MIKULICZ, wie die plastischen Verlängerungen nach BAYER oder FOEDERLE — haben sich als überflüssig erwiesen. Sie sind unnötig geworden, weil der Schiefhals heute in den ersten Lebensjahren operiert wird. Es ist lediglich eine einfache Durchschneidung des Muskels erforderlich. Darüber besteht Einigkeit. Verschiedene Meinung herrscht, ob die Durchschneidung offen oder subcutan, oben oder unten auszuführen ist. Anhänger der subcutanen Tenotomie sind BADE, ELMSLIE, HASS, LORENZ, der offenen HOHMANN, HULBERT, FRITZ LANGE und SPITZY.

Wir bevorzugen die offene Durchschneidung oben, die von FRITZ LANGE und TILLAUX angegeben wurde, und verbinden mit ihr, wenn erforderlich, noch die subcutane Tenotomie unten. Ein wesentlicher Vorzug der offenen oberen Tenotomie ist, daß die Narbe fast unsichtbar hinter dem Ohr im Haaransatzgebiet liegt. Die Technik der Operation erfordert allerdings wegen der Nähe von zwei wichtigen Nerven, dem N. facialis vorn und dem N. accessorius hinten, ein vorsichtiges, schrittweises Operieren.

Der *Zeitpunkt* der Operation ist früh anzusetzen. Je jünger das Kind ist, um so leichter und schneller bildet sich eine Gesichtsasymmetrie zurück. Als zweckmäßig hat sich die Operation gegen Ende des 1.—2. Jahres erwiesen.

SPITZY vertritt die Frühestoperation in den ersten Lebenswochen, wenn das Kind mindestens 3000 g wiegt, und führt die Operation bei so kleinen Kindern ohne Narkose aus. Für die Nachbehandlung wählt auch SPITZY einen großen Gipsverband.

GAUSS hat sich als Geburtshelfer gegen die Frühestoperation gewandt. Er hält sie nicht für richtig. Er begründet dies mit folgendem: ein Schiefhals oder besser eine Schiefhalshaltung sei nach der Geburt nicht selten bei den Neugeborenen zu beobachten, diese würde sich nicht selten wieder von selber verlieren oder gehe mit Hilfe von einfachen Übungen und Lagerungsmaßnahmen in wenigen Wochen zurück. Nur ein kleiner Teil dieser Fälle seien wirkliche Schiefhälse. — Wenn man also bereits in den ersten Wochen nach dem Vorschlag von SPITZY die Neugeborenen wegen eines Schiefhalses operiere, sei die Gefahr vorhanden, in einer nicht kleinen Zahl der Fälle die Operation unnötig zu machen.

A. Offene Tenotomie oben

Vorbereitung. Die Haare sind handbreit um das Ohr der Operationsseite rasiert. Ein Wattebausch kommt in das Ohr. Die Ohrmuschel wird nach vorn geschlagen und nach entsprechender Hautreinigung mit einer Tuchklemme vorsichtig oberflächlich an der Wangenhaut befestigt.

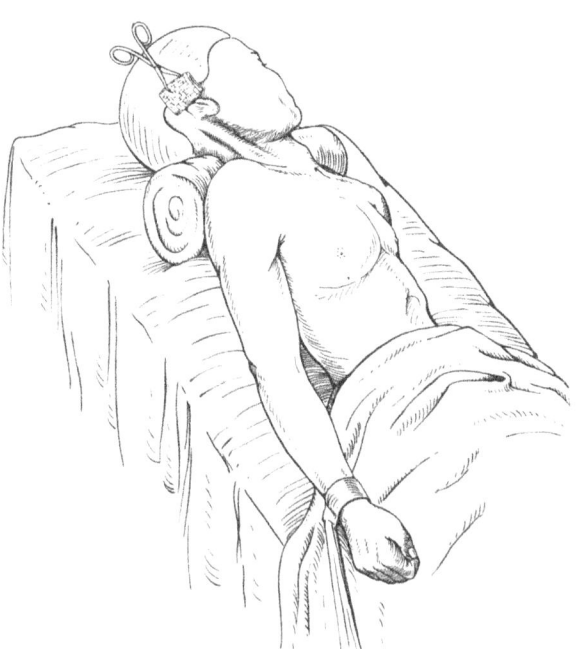

Abb. 190. Typische Lagerung für Schiefhalsoperation

Lagerung (s. Abb. 190). Das Kind liegt in halber Seitenlage mit seinem Hals auf einer flachen Rolle auf, über die der Kopf leicht hinübergehebelt wird. Der Arm auf der zu operierenden Seite ist entweder unter leichtem Zug am Operationstisch angebunden, oder er wird besser von einem Assistenten oder einer Schwester gehalten. Durch Drehung des Kopfes und durch gleichzeitiges leichtes Anziehen des Armes sind jederzeit die verkürzten Halsmuskeln gut hervorzuheben, so daß die Operation hierdurch wesentlich erleichtert wird.

Operation (s. Abb. 191 und 192). Längsschnitt hinter dem Ohr über dem Ursprung des Sternocleidomastoideus am Warzenfortsatz. Die Haut wird vorsichtig bis zum Platysma durchtrennt. Jedes kleine Gefäß wird sofort mit einer Klemme gefaßt, so daß stets eine gute Übersicht des Operationsfeldes besteht. Nach dem Durchtrennen der Halsfascie wird der strangförmig verkürzte Sternocleidomastoideus sichtbar. Er liegt bei stark ausgeprägten Schiefhälsen sehnigglänzend im Operationsfeld und „springt" einem direkt entgegen, bei leichteren Fällen bleibt er mehr in der Tiefe liegen, ist aber gleichfalls an seiner

Farbe und an der derben Spannung ohne weiteres erkennbar. Der Muskel wird unter stumpfem Vorgehen freigelegt, und eine kleine gebogene Kocher-Sonde wird dicht um den Muskel herumgeführt.

Der *Muskel* wird vor der Durchschneidung *elektrisch gereizt.* Die Nadelelektroden werden zuerst am Muskel angesetzt, der auf der Kocher-Sonde liegt. Das geschieht, um sich zu überzeugen, daß kein Nerv mitgefaßt ist. Dann überzeugt man sich kurz durch ein Einstechen der Elektrode, einmal vorn und einmal hinten, über die Lage des N. facialis und N. accessorius. Man läßt während der ganzen Operation den Mundwinkel von einer Schwester beobachten und läßt es sich sagen, wenn dieser zuckt, als warnendes Zeichen dafür, daß man sich in der gefährlichen Nähe des N. facialis befindet. Dies ist bei einem richtigen Vorgehen durchaus unnötig!

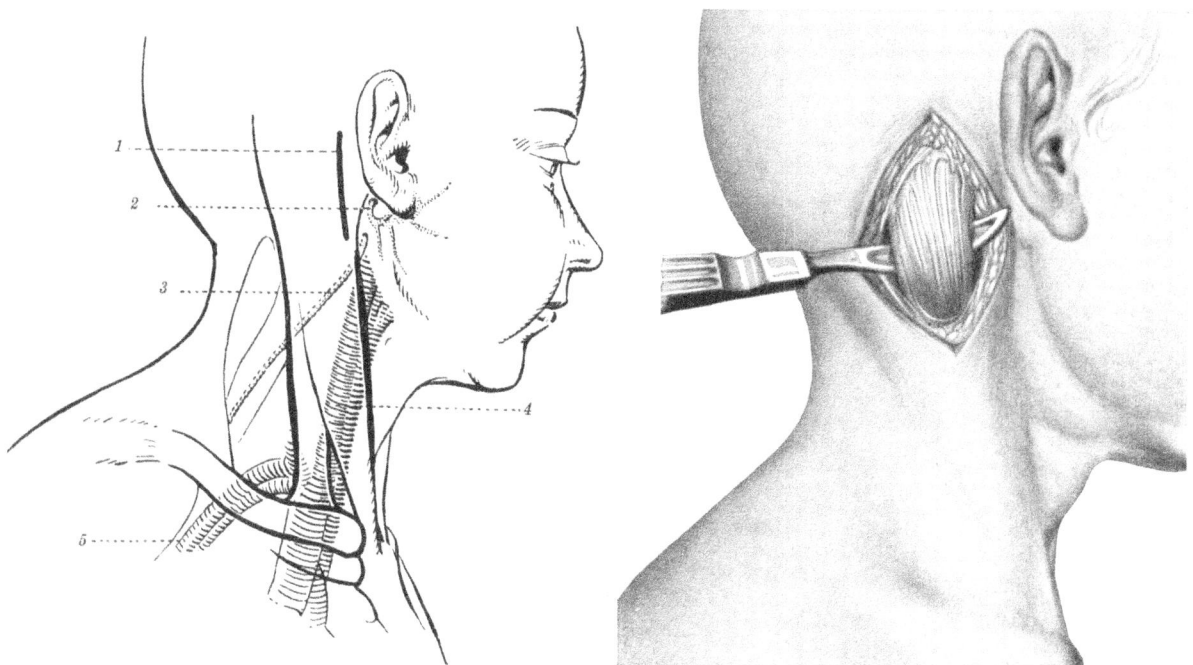

Abb. 191. Schematische Darstellung der Schnittführung und der anatomischen Verhältnisse für die Schiefhalsoperation. *1* Schnittführung; *2* N. facialis; *3* N. accessorius; *4* vorderer Rand des M. sternocleidomastoideus; *5* A. und V. subclavia

Abb. 192. Schiefhalsoperation. Der obere Ansatz des M. sternocleidomastoideus ist freigelegt und mit einer Kocher-Sonde zur Durchschneidung unterfahren

Die *Durchtrennung* des Sternocleidomastoideus auf der Kocher-Sonde erfolgt schrittweise und geht mit einem deutlichen Knirschen vor sich. Der Muskel wird unter gleichzeitiger Korrektur der Kopfstellung durchtrennt. Genügt die offene Tenotomie des einheitlichen Hauptteiles des Sternocleidomastoideus nicht, und tastet man noch in der Tiefe einzelne harte, sich stark anspannende Stränge, so werden auch diese unter dem Schutz der Kocher-Sonde durchschnitten. Während des Vorgehens in der Tiefe ist stets für *gute Blutstillung* zu sorgen!

In der Tiefe wird nichts genäht, auch die Fascie wird nicht wieder vereinigt. *Nur eine Subcutan- und eine oberflächliche Intracutannaht* werden unter Verzicht auf eine Hautnaht angelegt.

Nach Abschluß der Operation wird vor Anlegen des Verbandes der Kopf gut *redressiert.* Der Kopf wird, während der Hals noch auf der Rolle aufliegt, so weit als möglich nach der gesunden Schulter geneigt und gleichzeitig mit dem Kinn nach der Schiefhalsseite gedreht. Diese Bewegungen werden langsam, aber ausgiebig ausgeführt.

Ruhigstellung. *Kopf-Brustgips* in gut ausgeglichener Stellung (Technik s S. 158). Nach wenigen Tagen können ältere Kinder aufstehen, und bei geeigneten häuslichen Verhältnissen ist nach 4 Tagen Entlassung möglich. Nach 2 Wochen Gipsverbandwechsel. Der zweite Gipsverband bleibt für 4 Wochen liegen.

Nachbehandlung. Hängeübungen zur Streckung des Halses, eventuell auch Schiefhängen. Bei älteren Kindern aktive Rumpfgymnastik, in hochgradigen Fällen auch stundenweises Tragenlassen des *Lorenzschen* „Diadems".

Ein gepolstertes, ringförmiges Band um den Kopf ist durch elastische Bänder mit einem Gurt verbunden, der durch die gegenseitige Schenkelbeuge geht und den Kopf in Überkorrekturstellung hält.

Gefahren der Operation. Die offene Tenotomie des Sternocleidomastoideus oben verlangt ein vorsichtiges Vorgehen, um eine Verletzung des N. facialis zu vermeiden. Man schließt diese aus, indem man sich eng an den Muskel hält und die verkürzten Sehnenstränge unter dem Schutz der Kocher-Sonde durchschneidet. Eine bewährte Vorsichtsmaßnahme ist die elektrische Nervenreizung während der Operation, durch die man sich leicht von der Lage des N. facialis überzeugt. Wir selber haben *nie eine Verletzung oder Schädigung* des N. facialis beobachtet.

FRITZ LANGE hat einen Fall mit einer Facialisschädigung mitgeteilt, der von anderer Seite operiert war. Die spätere operative Freilegung des N. facialis ergab allerdings keine erkennbare Nervenverletzung, so daß die Ursache der Facialisschädigung unklar geblieben ist.

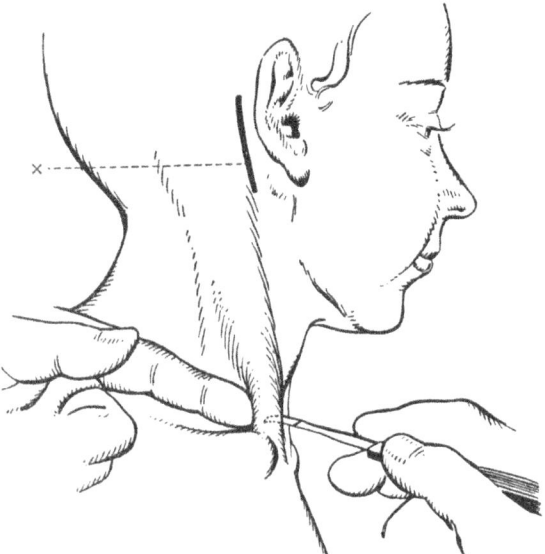

Man überzeugt sich nach der Operation, sobald die Kinder aus der Narkose erwacht sind, davon, daß die Facialisleitung ungestört ist. (Pfeifenlassen der älteren Kinder oder Beobachtung der Mundwinkel beim Lachen oder Weinen der kleinen Kinder.)

Eine Schädigung des *N. accessorius* ist, wenn man sich vorschriftsmäßig am oberen Ansatzgebiet des Sternocleidomastoideus hält, ausgeschlossen.

Ein unleugbarer Vorzug der Operation am oberen Sternocleidoansatz ist, daß wichtige *Gefäßverletzungen* nicht zu befürchten sind. Die großen Hautvenen sind sichtbar und können leicht umgangen oder, wenn nötig, unterbunden werden.

Die *Behandlungserfolge* mit der oberen offenen Tenotomie sind gut. Kosmetisch liegt die Narbe günstig hinter dem Ohr am Haaransatzgebiet, und die Narbe ist bei Verzicht einer Hautnaht fein und strichförmig. Die

Abb. 193. Subcutane Tenotomie unten (sternaler Anteil des verkürzten Muskels). Die Tenotomie geschieht unter Zeigefingerschutz. × Schnittführung zur offenen Tenotomie oben

Befürchtung von HASS, daß diese Narben von Laien für die Folgen von vereiterten skrofulösen Halsdrüsen gehalten werden könnten, trifft kaum zu. Die Operationsnarben sind, wenn man die Naht als „kosmetische" Naht angelegt hat, meist unauffällig.

Die *Rezidivgefahr* ist gering, wenn folgende Voraussetzungen erfüllt sind: guter Ausgleich des Schiefhalses bei der Operation, gute Gipsverbandtechnik und sorgfältige Nachbehandlung. Der Schanzsche Watteverband, so gut er für andere Zwecke ist, reicht für die Schiefhalsbehandlung nicht aus, weil er keine Sicherung des Kopfes für die Einhaltung der richtigen Drehstellung gibt. Springt nach der offenen Tenotomie oben noch ein Strang des Sternocleidomastoideus am clavicularen oder sternalen Ansatz vor, so wird dieser subcutan tenotomiert. Dies ist eine weitere Sicherung gegen ein Rezidiv. Die Verbindung der auch von uns angewandten *offenen Tenotomie oben mit der subcutanen Tenotomie unten* ist schon von HELLSTADIUS 1927 empfohlen worden. Über gute Erfahrungen hat weiterhin D. BROWNE berichtet.

B. Subcutane Tenotomie unten (s. Abb. 193)

Die subcutane Tenotomie beim Schiefhals ist schon Jahrhunderte alt. Die erste soll von dem Deutschen ISAAK MINNIUS 1641 (zitiert nach HULBERT) gemacht worden sein. Auch in England, Holland und anderen europäischen Ländern wurde diese Form der Schiefhalsdurchschneidung in früheren Jahrhunderten geübt, ohne daß es dabei zu Verletzungen der darunterliegenden Gefäße und Nerven gekommen zu sein scheint. STROMEYER (1838) hat das Verdienst, das Verfahren systematisch ausgebildet zu haben.

Lagerung wie bei der offenen Tenotomie oben.

Operation. Mit dem Zeigefinger der linken Hand wird bei der Tenotomie des sternalen Teiles des Sternocleidomastoideus der Muskelrand von innen und bei der Tenotomie des claviculären von außen her umfaßt. Das Tenotom wird eingestochen, die Spitze schräg auf die Haut zu gestellt. Die Sehnenfasern werden ohne Gewaltanwendung mit der scharfen Schneide des Tenotoms durchtrennt, während der Kopf in vermehrte Korrekturstellung gebracht wird. Die Sehnenfasern weichen mit einem oft hörbaren Ruck auseinander.

Auf die Einstichstelle wird zur Blutstillung ein Tupfer gedrückt und befestigt.

Gefahren der unteren subcutanen Tenotomie

Eine Verletzung des großen Gefäßbündels (A. subclavia und A. carotis, V. jugularis interna), das von dem unteren Teil des Sternocleidomastoideus bedeckt wird, ist bei einem unvorsichtigen Vorgehen nicht ausgeschlossen, obwohl die Gefäße von dem Muskel noch durch eine dicke Bindegewebszwischenschicht getrennt sind. — Die Verletzungsgefahr ist bei dem sehnigen schmalen sternalen Teil des Muskels geringer als bei dem flächenhaften muskulären claviculären. Im ganzen ist die Gefahr der Gefäßverletzung nicht zu überschätzen.

So betont HASS ausdrücklich, daß bei über 400 unteren subcutanen Tenotomien an der Lorenzschen Klinik nie eine ernstliche Gefäßverletzung beobachtet wurde.

Wir sahen einen andernorts operierten Fall — es war ein 14jähriger Junge —, bei dem eine fast komplette Plexuslähmung nach der Schiefhalsoperation gesetzt war.

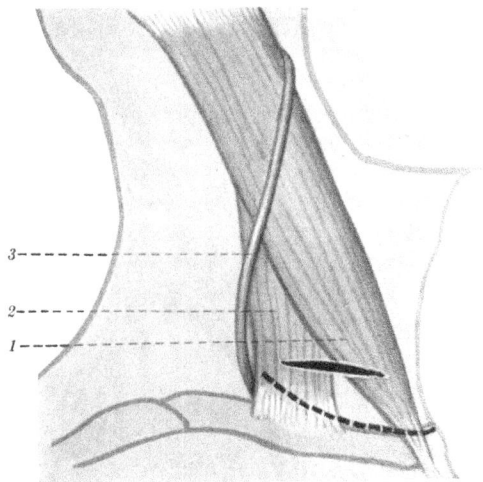

Abb. 194. Offene untere Myotomie des Schiefhalses. Halbbogenförmige Schnittführung. *1* M. sternocleidomastoideus, sternaler Anteil; *2* M.sternocleidomastoideus, claviculärer Anteil; *3* V. jugularis externa

Die großen *Hautvenen* verdienen eine besondere Aufmerksamkeit. Es sind die V. jugularis externa, die schräg von oben medial nach lateral unten über den Muskelbauch des Sternocleido hinwegzieht, und die V. jugularis interna, die in der Fossa clavicularis in die Tiefe geht, um in die V. subclavia einzumünden. Auch kleinere Hautvenen können unangenehme Blutungen bei der subcutanen Tenotomie hervorrufen. Selbst der Fall einer *Luftembolie* ist beschrieben worden. Man unterrichte sich deshalb gut über die Lage der großen Hautvenen schon vor der Operation! Die Venen treten beim Schreien der kleinen Kinder deutlich hervor, ältere Kinder fordert man auf, mit geschlossenem Mund zu pressen.

Wir schätzen die subcutane Tenotomie unten als einen *unterstützenden Eingriff bei der offenen Tenotomie oben*. Man kann sich dann bei der subcutanen Tenotomie auf die ungefährliche Durchtrennung der restlichen Sehnenstränge beschränken, die sich bei der Korrektur des Schiefhalses nach der oberen Tenotomie noch stark anspannen und deutlich unter der Haut vorspringen.

Die *Verbindung* der oberen offenen Tenotomie mit der subcutanen unten verringert die Rezidivmöglichkeit und vereinfacht die Nachbehandlung. Wir haben, seitdem wir so vorgegangen sind, keine Nachtliegeschalen mehr gegeben und nur für mehrere Wochen Übungen machen lassen.

C. Offene Tenotomie unten

Die offene Myotomie des M. sternocleidomastoideus unten an der Clavicula wird von ERLACHER und STEINDLER empfohlen. ERLACHER hält diese Operation, die von einem kleinen Kragenschnitt von 3—4 cm Länge ausgeführt wird, für die „gebräuchlichste".

Technik (s.Abb. 194). Die Hautwunde wird etwas verzogen, und der sternale und claviculäre Anteil des Muskels werden freigelegt. Sie werden mit einem Elevatorium unterfahren und unter Kontrolle des Auges durchtrennt. Alle sich anspannenden Stränge des Platysma oder der hinteren Fascie sind gleichfalls zu durchtrennen. Eine gute Korrektur des Kopfes mit Beugung nach der gesunden Seite muß möglich sein. Die großen Gefäße lassen sich leicht vermeiden. Die Vena jugularis externa liegt neben dem hinteren Rande der Clavicularportion des M. sternocleidomastoideus. Die Wunde wird nur mit einer Intracutannaht verschlossen.

4. Halsrippe

Halsrippen sind an und für sich kein allzu seltener Nebenbefund. Aber sie machen nur selten derartige Beschwerden, daß ein operativer Eingriff angezeigt ist. Schon Luschka hat die verschiedenen Formen der Halsrippe beschrieben (1859).

Die *Indikation* zur Operation ist gegeben, wenn die Halsrippe durch einen Druck auf den Plexus brachialis Paraesthesien oder gar Lähmungserscheinungen am Arm hervorruft oder wenn sie durch einen Druck auf die Gefäße zu Zirkulationsstörungen führt (s. Abb. 195). Sie können

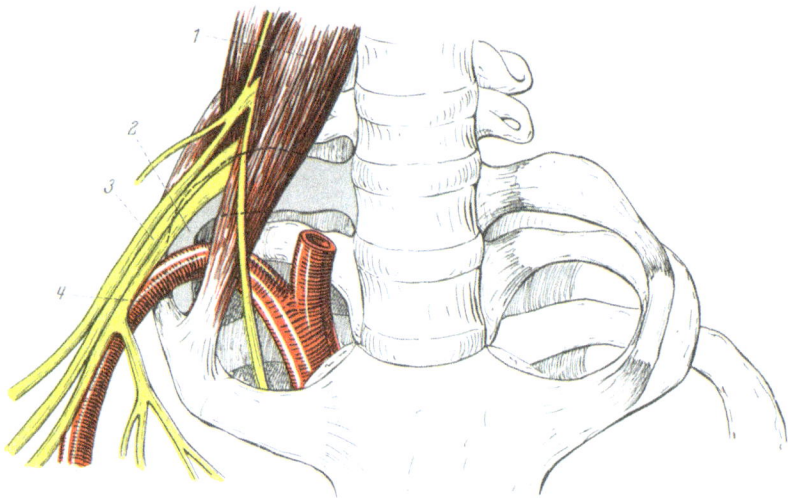

Abb. 195. Halsrippe und ihre Beziehung zur A.subclavia

sich in einer Bläue oder Blässe der Gliedmaßen äußern. Der Radialispuls ist auf der betroffenen Seite je nach dem Ausmaß der Zirkulationsbehinderung überhaupt nicht oder nur schwach fühlbar. Die ersten Beschwerden treten oft nach besonderen körperlichen Anstrengungen auf.

Man findet bei der Untersuchung den Puls der A. subclavia auffällig oberflächlich, weil die Arterie durch die Halsrippe nach vorn gedrängt wird. — Es kann sogar durch die Drosselung des Gefäßes zu einer Thrombose kommen.

Wenn sich die Störung allmählich entwickelt, sind die Ausfallerscheinungen vielfach gering. Es kommt zur Ausbildung eines kompensatorischen Kollateralkreislaufes über die A. transversa scapulae und über die A. transversa colli.

Die *Diagnose* Halsrippe wird durch ein gutes Röntgenbild gesichert. Der klinische Befund allein genügt nicht, weil das gleiche klinische Bild, Nervenstörungen im Gebiet des Armplexus und Zirkulationsstörungen am Arm, auch durch das Scalenussyndrom hervorgerufen werden kann. Die Indikation zur Operation ist durch ein einwandfreies Oscillogramm, wie bei dem Scalenussyndrom, zu erhärten.

Operation. Die Entfernung der Halsrippe wird nur in Fällen mit ausgeprägten klinischen Erscheinungen vorgenommen. Die Operationswege sind *der von vorn* oder *der von hinten* (Streissler, Rovsing).

Der Operationsweg von vorn ist wohl schwieriger als der von hinten, aber der Zugang von hinten hat auch seine Nachteile. Wenn die Halsrippe groß ist und weit nach vorn reicht und hier noch mit der 1. Rippe gelenkig verbunden ist, reicht der Zugang von hinten nicht aus. Es nützt nichts, wenn man den hinteren Teil der Halsrippe schon entfernt hat. Man muß doch den Eingriff von vorn zusätzlich hinzunehmen, um das vordere Stück der Rippe entfernen zu können. Die Entfernung dieses Halsrippenstückes ist das entscheidende, da es die Druckstörung auf den Plexus und die Gefäße bedingt. — Da nur eine große, weit nach vorn reichende Halsrippe überhaupt Beschwerden hervorruft, erscheint uns der vordere Zugang *besser*. Wenn man ferner berücksichtigt, daß die Entfernung des ganzen hinteren Teiles der Halsrippe unwichtig ist und daß es unbedenklich ist, hier ein Stück stehenzulassen, so wird diese Überlegung auch noch den Entschluß erleichtern, die Halsrippe von vorn operativ anzugehen.

J. S. SPEED betont, daß bei Patienten mittleren Alters, die eine Halsrippe haben und bis zu dieser Zeit beschwerdefrei waren, die Schmerzen nicht ohne weiteres auf die Halsrippe bezogen werden dürfen. Es sei sorgfältig zu überprüfen, ob die Schmerzen nicht auf einen cervicalen Bandscheibenschaden zurückgingen! Um die Differentialdiagnose cervicales Bandscheibensyndrom gegenüber Halsrippe-Scalenussyndrom zu stellen, erscheint es uns bedeutungsvoll, daß ein Oscillogramm des Radialispulses angefertigt wird. Ergibt dieses eine Herabminderung des Pulsdruckes beim Zurücknehmen des Armes und der Schulter nach hinten, so spricht dies für die klinische Bedeutung der Halsrippe und damit als Ursache des Schmerzsyndroms.

Die Halsrippe, ihre Problemstellung, Diagnose und Operationsindikation hat durch V. ACCARDI (Klinik SCAGLIETTI, Florenz) eine neue, sehr gute Bearbeitung gefunden (1960).

Die verschiedenen Halsrippen sind in ihrer unterschiedlichen Bedeutung für den klinischen Befund besprochen. Während wir den halben, bogenförmigen Kragenschnitt nach KOCHER bevorzugen — dieser hinterläßt unauffällige Narben — liebt SCAGLIETTI den Längsschnitt am Hals. Sein Vorteil ist, die Übersicht für das Operationsgebiet ist recht gut. Man geht vor wie bei einer Plexusrevision.

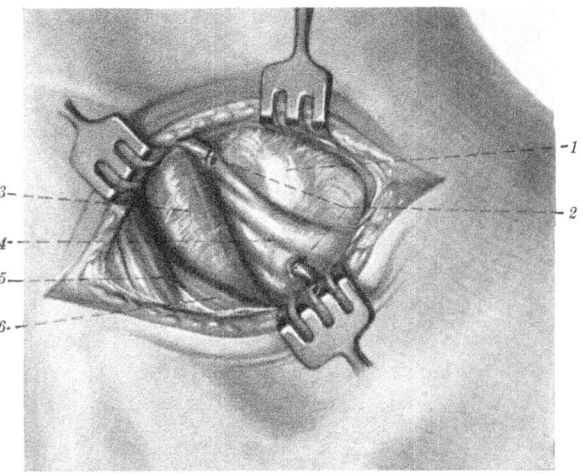

Abb. 196 u. 197. Operation einer Halsrippe

Abb. 196. Nach Durchtrennung des Platysma erhält man einen guten Überblick. *1* Die in der Tiefe liegende Halsrippe; *2* V. jugularis ext., beiderseits unterbunden; *3* M. scalenus anterior; *4* Primärfascikel des Plexus brachialis; *5* M. sternocleidomastoideus; *6* M. omohyoideus

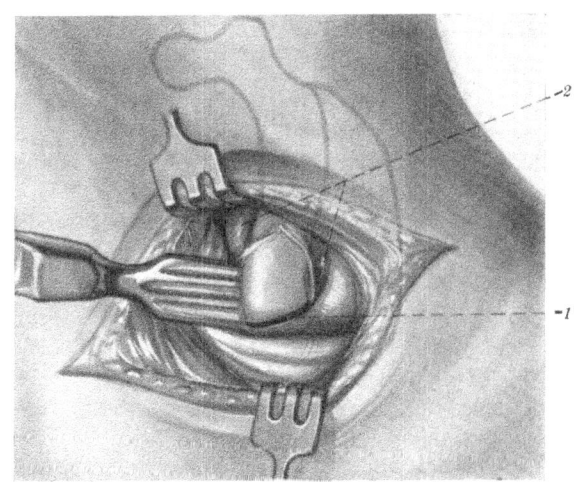

Abb. 197. Die Halsrippe ist im vorderen Anteil freigelegt und mit einer Kocher-Sonde unterfahren. *1* Vorderes Ende der Halsrippe; *2* Pleurakuppe

Der M. omohyoideus wird durchschnitten, der M. sternocleidomastoideus wird zusammen mit dem M. scalenus anterior und posterior nach medial zurückgehalten. Hiermit ist auch schon der Plexus cervicalis beiseitegehalten. Die Halsrippe wird jetzt gut sichtbar und läßt sich nach Zurückhalten des M. levator scapulae leicht in ihrem vorderen und hinteren Teil resezieren.

Diese Technik entspricht weitgehend unserem eigenen Verfahren (s. u.).

Technik (s. Abb. 196 u. 197).

Schnitt. Halbseitiger Kragenschnitt nach KOCHER. Das Platysma wird durchtrennt, die V. jugularis externa wird nach Unterfahren mit dem Deschamps unterbunden und durchschnitten. Der M. omohyoidus wird gespalten. Der Plexus, der durch die Halsrippe nach vorne gedrängt ist, liegt zum Greifen nahe. Die bedeckende Gewebsschicht wird stumpf abgeschoben. Der Plexus läßt sich jetzt leicht mit dem Haken nach medial halten. Der Puls der A. carotis interna und der A. subclavia wird zur Orientierung mit dem Zeigefinger aufgesucht.

Zwei halblange, stumpfe Haken werden eingesetzt, um die Muskeln und zwar den M. scalenus posterior nach vorn und den M. levator scapulae nach hinten zurückzuhalten. *Die Halsrippe liegt von ihrem Ursprung an der Wirbelsäule bis zum Ansatz an der ersten Rippe frei.* Sie wird behutsam aus den Weichteilen isoliert. Kleine Kocher-Sonden werden daruntergeschoben, und die Halsrippe wird hinten nahe der Wirbelsäule und vorn an ihrem Ansatz an der ersten Rippe durchtrennt.

Die Halsrippe ist keineswegs immer in ihrem ganzen Verlauf knöchern angelegt, sondern manchmal an ihrem Ende knorpelig oder bandartig. Die Durchtrennung der Halsrippe wird mit der Rippenschere vorgenommen. *Vorsicht vor Verletzung der Pleurakuppe.* Sie wird bei großen Halsrippen nach deren Entfernung gut sichtbar. Wenn Verwachsungen der Halsrippe bestehen, ist eventuell der M. sternocleidomastoideus einzukerben. Dasselbe gilt auch, um einen besseren Überblick zu erhalten, für den M. scalenus anterior. Schichtweiser Wundverschluß.

Lagerung im Bett für die ersten Tage in halbsitzender Stellung.

5. Das Scalenussyndrom

Man versteht unter dem Scalenussyndrom neuro-vasculäre Störungen, die am Arm infolge einer Druckwirkung des Scalenus anterior auf das Gefäßnervenbündel auftreten. Veränderungen am Scalenus können die alleinige oder wesentliche Ursache dieser Störung sein. Ähnliche Zustände können durch Halsrippen ausgelöst werden, in der Voraussetzung, daß sie eine bestimmte Größe erreicht haben. Sonst treten sie an Bedeutung hinter den Muskelbefunden zurück.

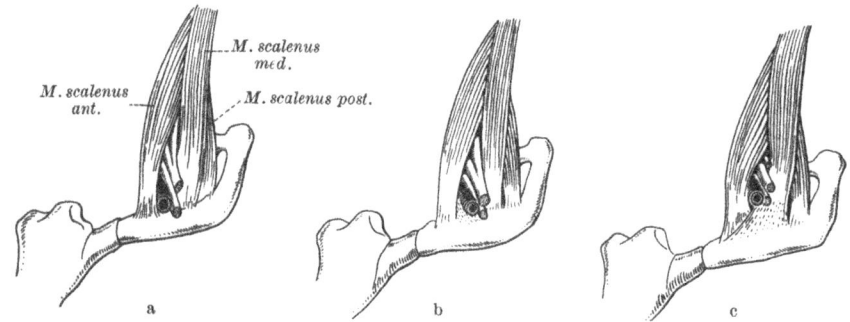

Abb. 198a—c. Scalenussyndrom. Verschiedene Formveränderungen der Scalenuslücke

Der Begriff Halsrippe und Scalenussyndrom wurde früher nicht eindeutig voneinander geschieden. Beide Bezeichnungen wurden fast gleichsinnig gebraucht. So sprachen MURPHY, ADSON und COFFEY nur von der Halsrippe, während OCHSNER, GAGE und DE BAKEY den Hauptwert auf die Veränderungen am Scalenus legten und deshalb das Krankheitsbild des Scalenussyndroms in den Vordergrund stellten. Beiträge über dieses Krankheitsbild finden sich in der anglo-amerikanischen Literatur wesentlich mehr als in der deutschen. Die Abhandlung von TELFORD und MOTTERSHEAD berichtet über die Beobachtungen an 122 Fällen, die von TELFORD im Laufe der Jahre operiert wurden.

Die Erklärung für das *Zustandekommen des Scalenussyndroms* ist nicht einheitlich. Der Druck durch den Scalenus auf das Gefäßnervenbündel kann durch eine passive wie durch eine aktive Einwirkung bedingt sein. Die *passive* ist häufiger (s. Abb. 198a—c). Sie kommt dadurch zustande, daß die Scalenuslücke in ihrer normalen Form verändert ist. So kann der Scalenus anterior an seinem unteren Teil einen sichelförmigen Rand haben, oder die Ansatzstelle des Scalenus medius kann in ihrem vorderen unteren Teil die des Scalenus anterior überkreuzen. In beiden Fällen wird die Scalenuslücke eingeengt, und ein Druck auf das Gefäßnervenbündel ist möglich. Das gleiche ist der Fall, wenn eine entsprechend große Halsrippe vorliegt. Hier erfährt das Gefäßnervenbündel eine Kompression zwischen dem vorderen Ende der Halsrippe und dem medialen Rand des Scalenus anterior. Ein seltener, aber nicht unwichtiger Befund ist die Ausbildung des *Scalenus minimus*, des Musculus albinus (s. Abb. 199). Er zieht von dem Querfortsatz des 7. Halswirbels zwischen dem Scalenus anterior und medius zur 1. Rippe. Er ist bandförmig und straffgespannt und kann so einen Druck auf die Nervenwurzeln ausüben.

Die Befunde bei der Entwicklung des Scalenussyndroms durch eine passive Kompression des Gefäßnervenbündels sind klar und eindeutig. Von den Befunden, die eine „aktive" Einengung durch einen Dauerspasmus des Scalenus hervorrufen, kann man das nicht immer sagen. Es ist nicht leicht zu verstehen, wie ein in seiner Lage normaler Scalenus anterior durch einen Spasmus allein einen schädigenden Druck auf das Gefäßnervenbündel ausüben soll.

So hat man *degenerative* Veränderungen im Muskel als Ursache für den Spasmus beim Scalenussyndrom angenommen. Diese Erklärung ist aber nach dem Urteil von TELFORD und MOTTERSHEAD nicht als beweiskräftig angesehen worden. Man hat direkt von einer ,,strikturierenden Myositis'' des Scalenus anterior gesprochen (HENSCHEN), ferner ist das Scalenussyndrom bei einer Lymphadenitis colli beschrieben worden (J. FISCHER). Da die Lage der Lymphdrüsenveränderungen nicht eine direkte Druckwirkung auf das Gefäßnervenbündel zuließ, soll man für die Erklärung des Scalenussyndroms in diesen Fällen die Theorie von FOERSTER heranziehen, die dieser für den spastischen Schiefhals aufgestellt hat. Eine pathologische Reizung der afferenten Bahnen des Reflexbogens soll zu einer Reizung der Mm. scaleni führen, die hauptsächlich von den Nn. cervicales IV—VII innerviert werden.

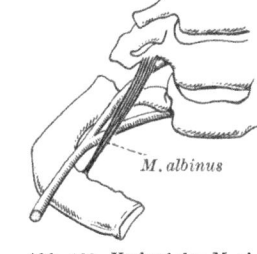

Wenn auch die Krämpfe wechselnd sind, so sollen sie doch einen zunehmenden Charakter haben. Das Scalenussyndrom ist auch beobachtet worden, ohne daß irgendeine Ursache für den Spasmus der Scaleni sich hat feststellen lassen. Man hat in solchen Fällen an eine zentrale Ursache gedacht. Hierfür soll sprechen, wenn durch Novocaininjektionen in den Scalenus die Erscheinungen des Scalenussyndroms vorübergehend zurückgehen.

Behandlung. Für die Behandlung ist wichtig, daß *vor* der Operation im allgemeinen *nicht gesagt werden* kann, was im einzelnen die Ursache des Scalenussyndroms ist, sofern nicht eine eindeutige Halsrippe vorliegt. Die Klärung bringt erst der Operationsbefund. Hierfür ist die Kenntnis der von TELFORD und MOTTERSHEAD genau beschriebenen Befunde von großem Wert.

Abb. 199. Verlauf des M. albinus als Ursache für ein Scalenussyndrom

Zur Operationsindikation. Man soll sich nur zu einer Operation entschließen, wenn deutliche Unterschiede des Radialispulses der kranken und gesunden Seite bestehen und wenn diese oscillographisch eindrucksvoll darstellbar sind.

Die Technik ist relativ einfach: Die Scalenusansätze der 1. Rippe werden durch einen Schrägschnitt im Trigonum colli laterale oder durch einen etwa halbkreisförmigen Kragenschnitt freigelegt, und das einschnürende und einengende Hindernis am Scalenus wird durch eine *Scalenotomie* beseitigt. Diese reicht aber nicht in allen Fällen aus. Wenn eine entsprechend große *Halsrippe* gleichzeitig besteht, muß auch diese abgetragen werden (s. d.). Ebenso sind die muskulären Veränderungen im einzelnen genau zu beachten. Die Aufgabe der Operation ist, daß wieder ein genügend weiter Raum für das Gefäßnervenbündel geschaffen wird. Nur so ist man vor Mißerfolgen nach der Operation geschützt.

An einem Vorkommen des Scalenussyndroms mit wechselnd starken neuro-vasculären Störungen ist nicht zu zweifeln. Es ist im ganzen aber ein seltenes Krankheitsbild, das eine Zeitlang in seiner Bedeutung überschätzt worden sein dürfte, aber auch nicht übersehen werden darf.

Brustkorb

Trichterbrust

Der systematische Ausbau der Operation der Trichterbrust geschah erst in den vergangenen $1^1/_2$ Jahrzehnten. A. STEINDLER schrieb noch 1950 in den ,,Post graduates Lectures of Orthopedic Diagnosis and Indications", die Operation der Trichterbrust sei zwecklos, unnötig und gefährlich. Er lehne diese Operation ab. Inzwischen liegt allein schon in dem deutschen Schrifttum eine ganze Reihe von großen Erfolgsberichten über die Operation der Trichterbrust vor, so von G. BRANDT (1952), A. BRUNNER (1954), A. N. WITT (1956), HEGEMANN u. SCHOBERTH (1956/1958), H. v. MALLINCKRODT und H. GREMMEL (1960) aus der Klinik von DERRA. Aus dem angloamerikanischen Schrifttum sollen vor allem die Arbeiten von CH. W. LESTER, A. L. BROWN hervorgehoben werden.

Dieser Wandel in der Auffassung über die operative Behandlung der Trichterbrust hat zwei Gründe: die Ausbildung der Intubationsnarkose und Schockbekämpfung *und* das zeitliche Vorverlegen der Operation vom Erwachsenen auf das Kindesalter. Der Eingriff ist, so lange die Rippen weich sind, viel leichter als wenn diese fest verknöchert sind. Wir haben unter unserem Krankengut keine Patienten, die das 18. Jahr überschritten hatten. Auffallend ist der hohe Prozentsatz von Patienten über 18 Jahre in der Zusammenstellung von v. MALLINCKRODT und GREMMEL.

Frühzeitige Einzelberichte über die Operation der Trichterbrust liegen vor von LEXER u. HOFFMEISTER (1927), SAUERBRUCH (1931), OMBRÉDANNE (1931), A. P. OCHSNER und M. DE BAKEY (1939).

Indikation. Die Indikation zur Operation ist bei mittelschweren bis schweren Fällen gegeben. Die konservative Behandlung ist in solchen Fällen aussichtslos. Man soll den Begriff ,,schwer" bei Mädchen weiter fassen als bei Knaben. Jene leiden später psychisch unter der Brustdeformität.

Es kommt bei hochgradiger Trichterbrust zur Verlagerung des Herzens nach links und bei asymmetrischer Form zusätzlich zu einer dorsalen Verdrehung. Die Verdrehung des Herzens kann auf dem Röntgenbild ein mitralkonfiguriertes Herz vortäuschen. Das Bestehen von Kreislauf- und Atemstörungen erleichtert die Indikation zur Operation. Wenn diese schon in der Jugend vorhanden sind, werden sie im späteren Leben stärker und beeinträchtigen zunehmend die funktionelle Leistungsfähigkeit.

Alter. Die Operation im Kindesalter zwischen dem 4. und 14. Jahr ist vorzuziehen. Die Operation in diesem Alter kann auch als Präventivoperation (HEGEMANN und SCHOBERTH) bezeichnet werden. Es ist klüger, frühzeitig zu operieren, bevor sich erst eine Leistungsschwäche infolge von Herz- und Kreislaufstörungen entwickelt hat. Der Eingriff ist bei Patienten nach dem 18. Jahr wesentlich größer, die Operation ist nur gerechtfertigt, wenn wesentliche Atem- und Zirkulationsstörungen bestehen.

Allgemeines zur Operationstechnik. Verschiedene Verfahren sind angegeben, die Schnittführung wechselt: die einen Operateure bevorzugen einen Längsschnitt über dem Sternum (A. BRUNNER, A. N. WITT). Auch wir verwenden ihn und verlängern ihn nur ausnahmsweise unten nach beiden Seiten. Andere Operateure schätzen den queren submammären Schnitt (HEGEMANN und SCHOBERTH). Die Beseitigung der Trichterbrust verlangt auf jeden Fall eine gründliche Lösung des nach ein- und dorsalwärts geschlagenen Processus xiphoideus.

Eine seitliche Resektion der Rippen VIII—III und eine quere Durchtrennung des Corpus manubrii sterni sind erforderlich. Die Stelle der Durchtrennung des Manubrium sterni entspricht etwa dem Angulus Ludovici unterhalb der 2. Rippe. Der kraniale Teil des Sternum ist nicht an der Einziehung beteiligt.

Die *Unterschiede in der Technik* bestehen in folgenden Punkten:

1. ob man große Stücke der Rippe reseziert (HEGEMANN u. SCHOBERTH) oder ob man diese an zwei Stellen durchtrennt und nur kleine Keile mit einer ventralen Basis herausnimmt (A. BRUNNER) (Abb. 200a und b),

2. ob man das Sternum in der Längsrichtung spaltet und dachfirstähnlich anhebt (A. BRUNNER) oder nicht und es statt dessen im ganzen nach vorn zieht und

3. ob man die deformierte, im ganzen ausgelöste Sternumplatte herumdreht und dann wieder einsetzt (HOFFMEISTER, NISSEN, WANKE u. a.).

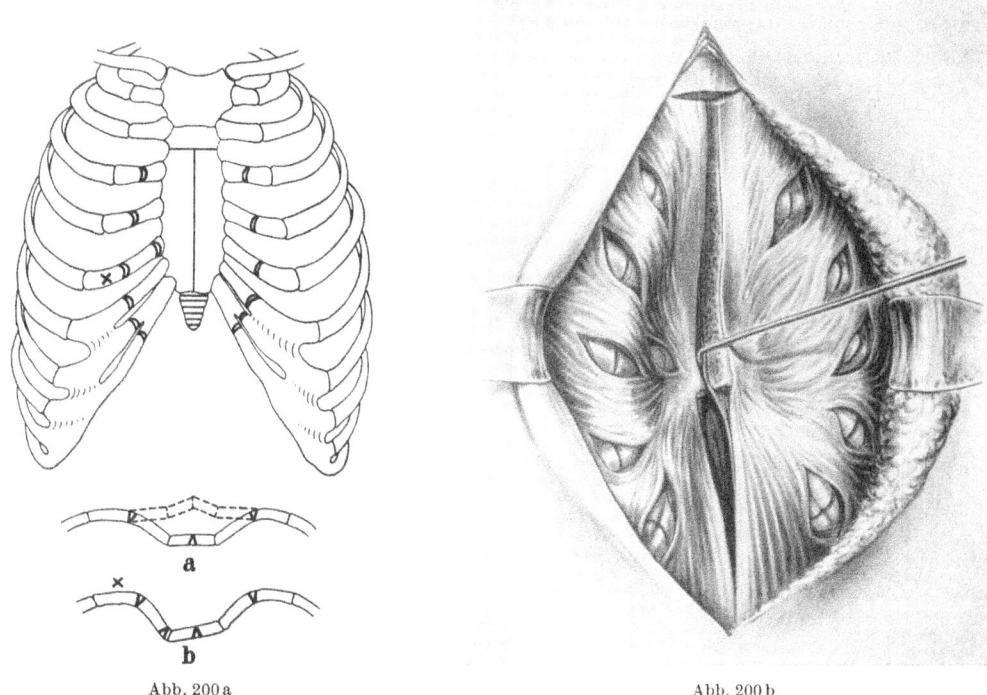

Abb. 200a   Abb. 200b

Abb. 200a. Schematische Darstellung der Trichterbrustoperation nach A. BRUNNER. Der Schwertfortsatz (gestrichelt) wird reseziert. Das Brustbein wird T-förmig durchtrennt. Die Rippenknorpel werden am Rand des Trichters unter Wegnahme eines kleinen Keiles unterbrochen. a Die punktierten Linien zeigen die Stellung von Brustbein und Rippenknorpel nach der Korrektur. b Lage der Keilresektionen bei asymmetrischem Trichter

Abb. 200b. Wenn die Rippenknorpel am Trichterrand unterbrochen sind, läßt sich das längsdurchtrennte Brustbein mit Einzinkerhaken hervorziehen

Die Sicherung der Stellung des angehobenen und aufgerichteten Brustbeines geschieht durch eine Drahtnaht. Sie wird U-förmig wie eine Matratzennaht (A. BRUNNER) angelegt. Man kann aber auch einen Draht quer unter dem Sternum hindurchziehen, hiermit das Sternum anheben und den Draht an beiden Seiten dann aus der Haut nach oben herausleiten. Die beiden Drahtenden werden an einer „Drahtleiterbrücke" befestigt, die auf einer hufeisenförmigen Wattepolsterung aufsitzt. Diese ist mit Mastisol an der Haut des Brustkorbes fixiert (HEGEMANN u. SCHOBERTH).

Wir haben eine Zeitlang auch den percutanen Drahtzug, der das Sternum hochgezogen hielt und der gegen einen Bügelrahmen angebracht war, benutzt. Dieser war an den seitlichen Rändern einer Gipsliegeschale angebracht. Wir sind anschließend dazu übergegangen, die Fixierung durch zwei Kirschner-Drähte zu wählen. Sie werden nach dem Vorschlag von VIERNSTEIN von zwei Rippen der einen Seite quer durch das Sternum hindurch bis zu den entsprechenden zwei Rippen der anderen Seite geführt und wieder aus der Haut herausgeleitet. Eine dauernde Fremdkörperinstallierung wird vermieden. Die Sicherung der korrigierten Stellung des Sternum ist besser als bei der Drahtfixierung gegen einen Bügelrahmen. Diese benötigt stets eine wachsame Kontrolle. Eine gute Lage ist bei unruhigen Kindern nicht voll aufrecht zu erhalten.

Technik der Operation (Abb. 201—205)

Vorbereitung. Gute internistische Voruntersuchung und Vorbehandlung für Herz und Kreislauf ist unerläßlich. Eine gleichzeitige Kombination der Trichterbrust mit einem angeborenen Herzvitium ist möglich! — Atemgymnastische Schulung.

Narkose. Intubationsnarkose.

Schnitt. Der Längsschnitt verläuft über der Mitte des Sternum. Er wird bei großen Trichterbrüsten unten nach beiden Seiten verlängert (Abb. 201a). Freilegung des Sternum mit den angrenzenden Rippenknorpeln bis zum Trichterrand unter Zurückschieben der Brustmuskulatur.

Freipräparieren des nach dorsal umgeschlagenen Processus xiphoideus. Er wird zuerst mit dem Zeigefinger und dann mit der Kocher-

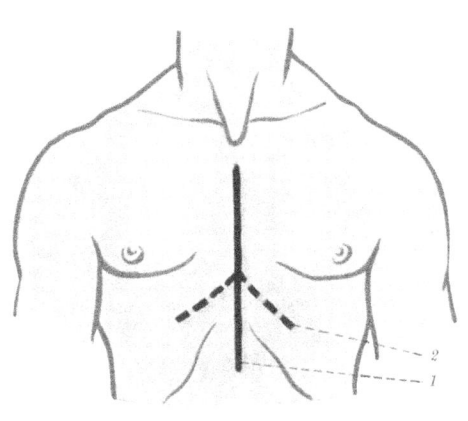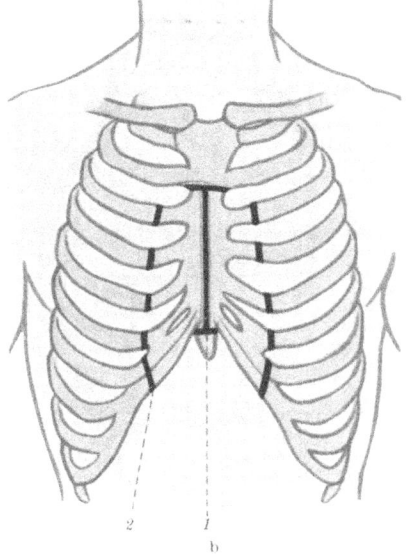

Abb. 201a u. b. Operation der Trichterbrust (schematisch). a Hautschnitt. *1* gewöhnliche Schnittführung; *2* Erweiterungsschrägschnitte bei schweren Formen. b Durchtrennungsstellen am Skelet. *1* Processus xiphoideus und Brustbein; *2* Resektionsstellen der Rippen

Sonde unterfahren. Er wird durchtrennt und das Ligamentum substernale und alle in die Tiefe gehenden Bindegewebsstränge werden durch schnitten (Abb. 201b).

Die Rippen werden an den seitlichen oberen Rändern des Trichters unter Herausnahme von genügend großen trapezoiden Stücken subperiostal reseziert. Das Ausmaß der Rippenresektion paßt sich der Größe der Trichterbrust an, damit diese nachher gut korrigiert werden kann (Abb. 202 u. 203).

Das Sternum wird vorsichtig mit einem stumpfen, flachen Meißel subperiostal unterfahren. Unter stetem Schutz wird das Sternum in der Mittellinie längsgespalten. Die Spaltung geht bis zum oberen Rand des Trichters (Abb. 204).

Das Sternum wird, nachdem alle in die Tiefe gehenden bindegewebigen Verwachsungsstränge gelöst sind, mit den verbliebenen medialen Rippenansätzen nach vorne oben gezogen, aufgeklappt und dachfirstähnlich aufgerichtet.

Zwei Kirschner-Drähte werden zur Erhaltung der Korrektur percutan von der 4. und 6. Rippe von links durch das Sternum zu den Rippen der Gegenseite geführt und aus der Haut herausgeleitet. Die beiden freien Enden der Kirschner-Drähte werden hakenförmig umgebogen, um eine Verschiebung der Drähte in das „Innere" zu verhüten (Abb. 205). Schichtweiser Wundschluß.

Ruhigstellung. Flachlagerung in Rückenlage oder mit leicht erhöhtem Oberkörper halbsitzend. Diese Lagerung ist ratsam, wenn sich Schwierigkeiten mit der Atmung einstellen.

Nachbehandlung. Vom ersten Tag an Aufnahme von Atemgymnastik, baldiges Aufstehen. Entfernen der Kirschner-Drähte nach 3 Wochen.

Eine gute Überwachung des Kreislaufs und der Atmung ist in den ersten Tagen nach der Operation erforderlich, um unliebsame Zwischenfälle nach Möglichkeit zu vermeiden.

Komplikationen. *1. Pleura-Verletzungen mit konsekutivem Pneumothorax.* Die Resektion der Rippen wird vorsichtig ausgeführt, um Verletzungen der Pleura zu vermeiden. v. MALLINCKRODT und GREMMEL geben in ihrer Zusammenstellung von 27 Operationen bei Trichterbrust an, daß es 20mal zur Eröffnung der Pleura kam. Die Pleuraeröffnung war im allgemeinen keine „tragische" Komplikation. Es wurde aber dreimal ein Lungenkollaps und einmal ein Spannungs-pneumothorax beobachtet. Wir selber erlebten bisher nur kleine Pleuraeinrisse, die leicht wieder genäht werden konnten. Die Gefahr der Pleuraverletzung scheint rechts größer als links zu sein. Wenn kleine Pleuraeinrisse schnell vernäht werden, ist das harmlos. Anders ist das bei großen und sog. „übersehenen" Pleuraeinrissen. Die Gefahr des Spannungspneumothorax mit einem Lungenkollaps ist gegeben. Dies kann den Exitus bedeuten (GREMMEL u. v. MAL-LINCKRODT, LEBSTER). Die Gefahr ist in jedem Alter vorhanden, bei Kindern wie bei Erwachsenen.

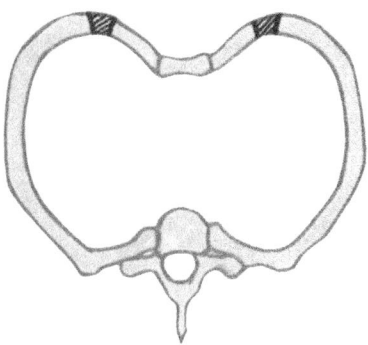

Abb. 202. Schematische Darstellung der Rippenresektion bei Trichterbrust

2. Sekretansammlung. Sie ist im retrosternalen Raum, da hier eine große Lücke entsteht, leicht möglich. Sie entwickelt sich nach dem Aufrichten der Trichterbrust in dem Hohlraum hinter dem Sternum. Je schneller sich die Pleura mit der Lunge wieder entfaltet, um so günstiger ist das für die Verhütung einer Sekretansammlung. Sie birgt auch noch die Gefahr der Infektion in sich. Wir haben bisher nur 1mal eine unangenehme Störung durch eine Sekretansammlung erlebt. Diese beeinflußte Atmung, Herz und Kreislauf. Es dauerte mehrere Tage, bis die gefahrdrohende Situation überwunden war.

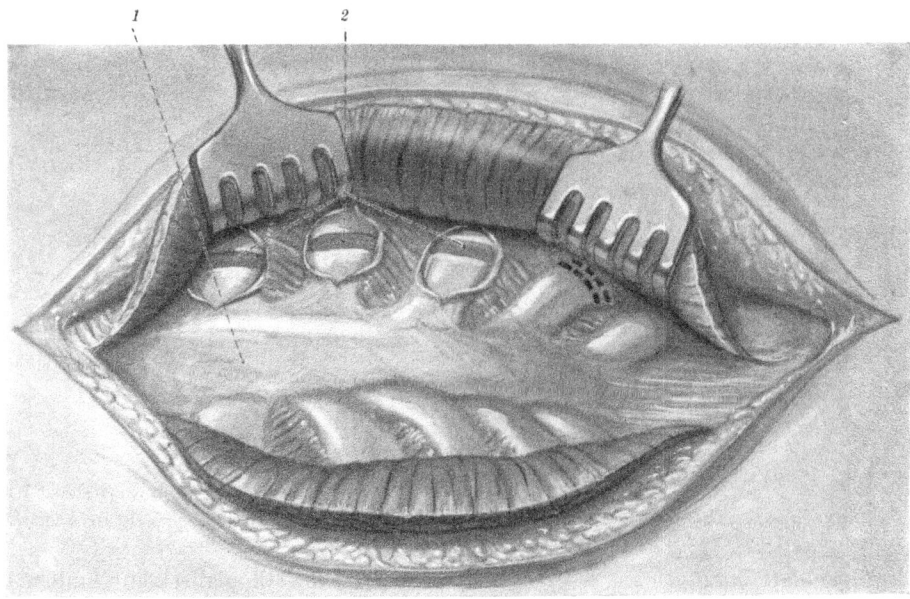

Abb. 203—205. Operation der Trichterbrust

Abb. 203. Nach Durchtrennen der Weichteile und Zurückschieben der Muskulatur Darstellung von Sternum und Rippen. *1* Sternum; *2* Stellen der Rippenresektionen

A. BRUNNER, HEGEMANN u. SCHOBERTH, ebenso auch v. MALLINCKRODT und GREMMEL empfehlen eine *Dauerabsaugung mit einem negativen Druck von 5—8 bzw. 5—10 cm H_2O* im retro-sternalen Raum für 24—48 Std. Die Gefahr der Sekretansammlung wird hierdurch weitgehend herabgesetzt und die Ausfüllung des großen Hohlraumes durch Pleura und Lungen beschleunigt.

Ergebnisse. Sie sind bei der Operation der Trichterbrust als gut bis sehr gut zu bezeichnen. Eine Rezidivgefahr ist bei der Operation von Kindern gegeben, aber gering einzuschätzen. Je besser das aufgerichtete Sternum fixiert wird, um so besser ist das Dauerresultat gesichert.

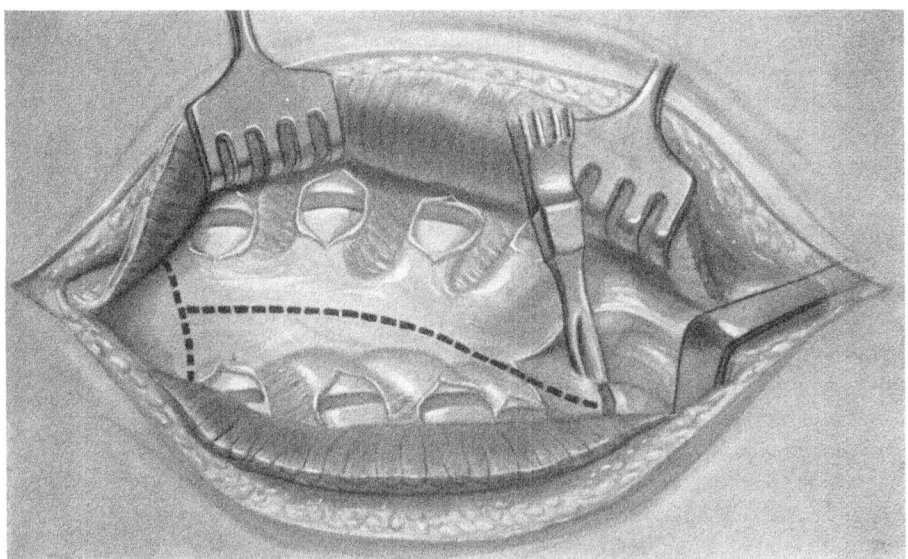

Abb. 204. Die Rippen sind reseziert. Die Sonde hebt den nach unten geschlagenen Proc. xyphoideus hoch (--- Spaltstelle des Brustbeines)

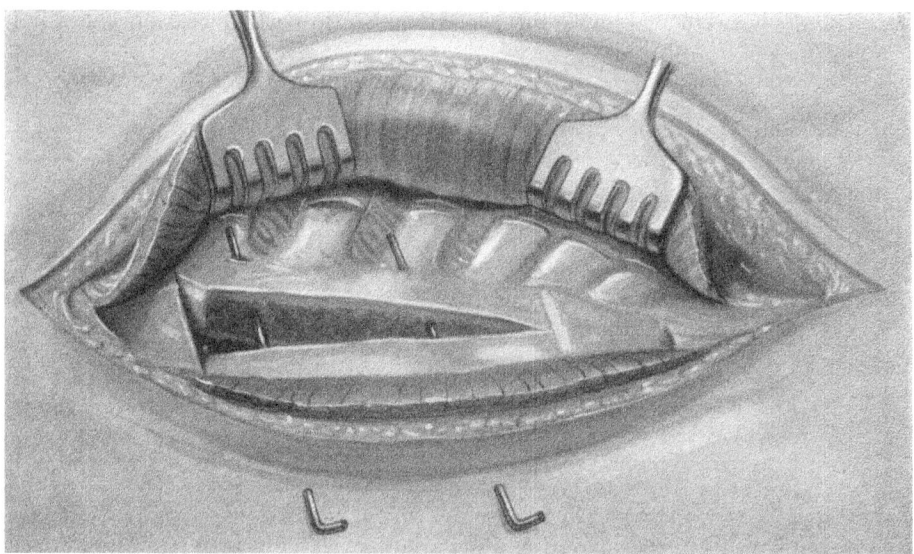

Abb. 205. Die Trichterbrust ist aufgerichtet. Die Korrekturstellung wird durch zwei percutan eingeführte Kirschner-Drähte gehalten

Die Operation der Trichterbrust ist *keine* Operation für alle orthopädischen Kliniken. Sie ist *den* Kliniken vorbehalten, bei denen die Voraussetzungen für Thoraxoperationen erfüllt sind.

Operationen am Rumpf

Operationen an der Wirbelsäule und am Rückenmark sollen nur in *den* Kliniken und Krankenhäusern ausgeführt werden, in denen die notwendigen Voraussetzungen gegeben sind.

Operationsteam. Die gute Erfahrung und einwandfreie Operationstechnik *nur* des Operateurs ist für die Dauer kein Idealzustand. Es muß ein gut eingeschultes *Operationsteam* vorhanden sein. Dazu gehören neben geschickten Assistenten eine gute Instrumentenschwester, ein versierter Anaesthesist oder eine Anaesthesistin und zusätzliches männliches und weibliches Operationshilfspersonal. Wenn man in einer Klinik Rumpfoperationen aufnimmt, muß man sich eine solche gut eingespielte Operationsgemeinschaft bilden. Man soll mit schweren Operationen zurückhaltend sein, bis dieser Mitarbeiterstab allmählich herangebildet ist.

Vorbereitung. Es ist selbstverständlich, daß vor jeder Wirbelsäulen- und Rückenmarksoperation eine sorgfältige allgemeine internistische Voruntersuchung und entsprechende Vorbehandlung stattgefunden hat. Es sind meistens Operationen, bei denen keine „Sofort"-Indikation gegeben ist. Man hat Zeit, den Patienten vorzubereiten, um ihn unter möglichst günstigen Allgemeinbedingungen zu operieren.

Anaesthesie. Noch in der Chirurgischen Operationslehre — BIER-BRAUN-KÜMMEL dann FISCHER-GOHRBANDT-SAUERBRUCH (1954) — hatte RIECHERT eine genaue Beschreibung der Lokalanaesthesie mit eingehenden Abbildungen für Wirbelsäulen- und Rückenmarksoperationen gegeben. Heute wird man nur noch *ausnahmsweise* sich der Lokalanaesthesie für diese Operationen bedienen. *Die Anaesthesie für die Rumpfoperationen ist die Intubationsnarkose.*

Lagerung. Man kann durch eine geschickte Lagerung dem Patienten und sich als Operateur die Operation erleichtern. Man kann bei den Operationen an der Hals- und oberen Brustwirbelsäule je nach den gegebenen Verhältnissen die Lage im Sitzen, indem der Kopf mit der Stirne auf einer Kopfstütze aufliegt, oder aber die Bauchlage wählen. Entscheidend ist, daß der Kopf gut auf einer Stütze mit einem weichen Polster für die Stirne aufruht. Operationen im Bereich der Brust- und oberen Lendenwirbelsäule werden in Bauchlage gemacht; eventuell wird ein Kissen unter den Bauch zur Verringerung der Lendenlordose geschoben. Ebenso wie SCAGLIETTI, lieben auch wir für die Operation des Discusprolapses die Seitenlage. Der Patient liegt auf der gesunden Seite. Der abdominelle Druck auf die venösen Gefäße und Venenplexus wird herabgesetzt. Das Auftreten von periduralen Stauungsblutungen ist vermindert. Wenn man die Bauchlage wählt, kann man bei korpulenten Patienten seitlich vom Bauch schmale, aber entsprechend dicke Kissen einlegen, um den Patienten die Bauchatmung zu erleichtern und den abdominellen Druck herabzusetzen. Für Operationen im unteren Lenden-Kreuzabschnitt wird bei einem Teil der Patienten die Bauchlage mit vom Operationstisch rechtwinklig herabhängenden Beinen gewählt. Die Füße stehen auf einem kleinen Schemel oder breiten Kissen auf, oder man kann auch die Knie auf einem entsprechenden Gegenlager ruhen lassen. Die Knie sind dann gebeugt. Der Vorteil dieser „Steh-Liegehaltung" ist, daß das Operationsgebiet durch den vollständigen Ausgleich der Lordose dem Operateur besonders gut entgegengedreht und nahegebracht wird. Diese „Steh-Liegehaltung" ist geeignet für: lumbale Discusprolapsoperationen, Wirbelsäulenversteifungen am Übergang von der Lendenwirbelsäule zum Kreuzbein (Spondylitis-tbc, Spondylolisthesis), Luxationsfrakturen, bei Versteifungsoperationen wegen Lumbosacralarthrose oder aber auch für Operationen im Gebiet der Articulatio sacro-iliaca.

Instrumentarium. Die Wirbelsäulen- und Rückenmarksoperationen verlangen ein gutes, spezielles Instrumentarium (s. bei Laminektomie — Discusprolapsoperation — Skoliosenoperation).

Blutstillung. *Blutsparend ist zu operieren.* Große Aufmerksamkeit ist der Blutstillung zuzuwenden. Injektionen mit $^1/_2$%iger Novocainlösung mit Zusatz von Suprarenin werden vor Beginn der Operation in die Muskulatur des Operationsgebietes beiderseits von den Dornfortsätzen injiziert. Die Injektion geschieht fächerförmig bis zu den Wirbelbögen und Querfortsätzen. Die Rückenmuskulatur wird von den Dornfortsätzen *schrittweise* abgelöst, zuerst mit dem scharfen Messer und dann mit einem breiten Raspatorium. Sobald ein Wirbelsäulenabschnitt freigelegt ist, werden heiße *Rollkompressen* in das Wundgebiet eingelegt. *Gute, schnelle Kompression ist im ersten Operationsabschnitt die wichtigste Aufgabe des Assistenten.* Man soll sich für die Kompression Zeit lassen, bis die Blutung steht. Die hierfür verbrauchte Zeit wird nachher, wenn bei guter Übersicht operiert werden kann, schnell wieder eingeholt. Einzelne Gefäße werden mit Arterienklemmen gefaßt und elektrokoaguliert. Die Elektrokoagulation ist gegenüber dem Unterbinden und Umstechen der Gefäße, wie das früher der Brauch war, eine große Zeitersparnis. Sie ist dabei zuverlässig. Wenn nach Eröffnung des Periduralraumes Blutungen aus der Tiefe auftreten, kann man durch Instillation von Suprarenin-Novocainlösung das Gebiet bald relativ blutfrei haben. Man legt noch eine Gazekompresse in den Flüssigkeitssee und saugt diesen nach einigen Minuten ab.

Resorbierbare Tampons bewähren sich für die Blutstillung. Wir schätzen das *Fibrospum* (Nordmark) und das *Topostasin* (Hoffmann-la Roche). JÄGER liebt den *Gelatine*-Tampon (Behring). Der *Gelita*-Tampon ist von ZUKSCHWERDT angegeben. Diese resorbierbaren Tampons sind auch bei parenchymatösen Blutungen, z.B. bei Hämangiomen der Wirbelkörper oder bei Rückenmarksgeschwülsten, anwendbar. Der Blutstillung dienen weiterhin kleine, rechteckige, mit Suprareninlösung getränkte *Filzstücke*, die an einem schwarzen Zwirnfaden befestigt sind. Mit diesen stopft man z.B. bei einer Freilegung der Wurzel und des Discusprolapses die unmittelbare Umgebung des Operationsgebietes ab; es läßt sich hierdurch vielfach blutfrei halten. *Sauger* von verschiedenem Durchmesser, die an einer Saugapparatur (Aesculap) angeschlossen sind, sind für jede große Wirbelsäulen- und Rückenmarksoperation unentbehrlich.

Blutersatz. Jede große Wirbelsäulen- und Rückenmarksoperation wird in Verbindung mit einer Bluttransfusion gemacht. Für weniger große Operationen ist zu mindest alles für die Seruminfusion oder auch für die Bluttransfusion vorbereitet. Die Nadel für die Bluttransfusion oder Seruminfusion wird sofort bei Beginn der Narkose in die Vene eingeführt. *Vorbereitet sein, heißt alles!*

I. Die Laminektomie

Die *Indikation* zur Laminektomie ist aus den verschiedensten Gründen gegeben, wie z.B. bei den Operationen von Tumoren, bei Querschnittslähmungen oder für die Durchschneidung der hinteren Wurzeln.

Technik der Laminektomie

Anaesthesie. Allgemeinnarkose oder Lokalanaesthesie. Die Allgemeinnarkose hatte den Nachteil, daß die Narkose in Bauchlage mit gewissen Schwierigkeiten verbunden war. Diese werden heute durch die Intubationsnarkose ganz ausgeschaltet. Die Operation in Lokalanaesthesie hat den Vorteil der relativen Blutleere im Operationsgebiet, wenn dem Novocain noch Suprarenin zugesetzt wird. Man kann natürlich auch bei der Operation in Allgemeinnarkose eine Suprareninlösung injizieren, um eine relative Blutleere zu haben. Dies tun wir.

Vorbereitung. Die entsprechenden Dornfortsätze markiert man sich vor dem Abdecken, um sicher zu sein, daß man an der richtigen Stelle für die Operation ist. Man bezeichnet sich die Dornfortsätze entweder mit einem kleinen Messerritz oder durch eine nicht abwaschbare Farblösung (Carbolfuchsin). Eine Kontrollröntgenaufnahme mit zwei liegenden Nadeln wird vor dem Beginn der Operation gemacht.

Lagerung. Grundsatz für die Lagerung ist, daß die Laminektomiestelle den höchsten Punkt der Wirbelsäule bildet. Das ist vor allem wichtig, wenn die Dura bei der Laminektomie eröffnet wird, um den Abfluß des Liquors auf ein Minimum zu beschränken. Eine solche Lagerung hat weiterhin den Vorteil, daß die Operation selber erleichtert wird, weil man sich die Wirbelsäule für die Operation auf diese Weise am nächsten bringt.

Die Lagerung für die Laminektomie an der *Halswirbelsäule* (s. Abb. 206) ist folgende: der Kopf ruht mit der Stirne auf einem kleinen Halteständer, der an den Operationstisch heran-

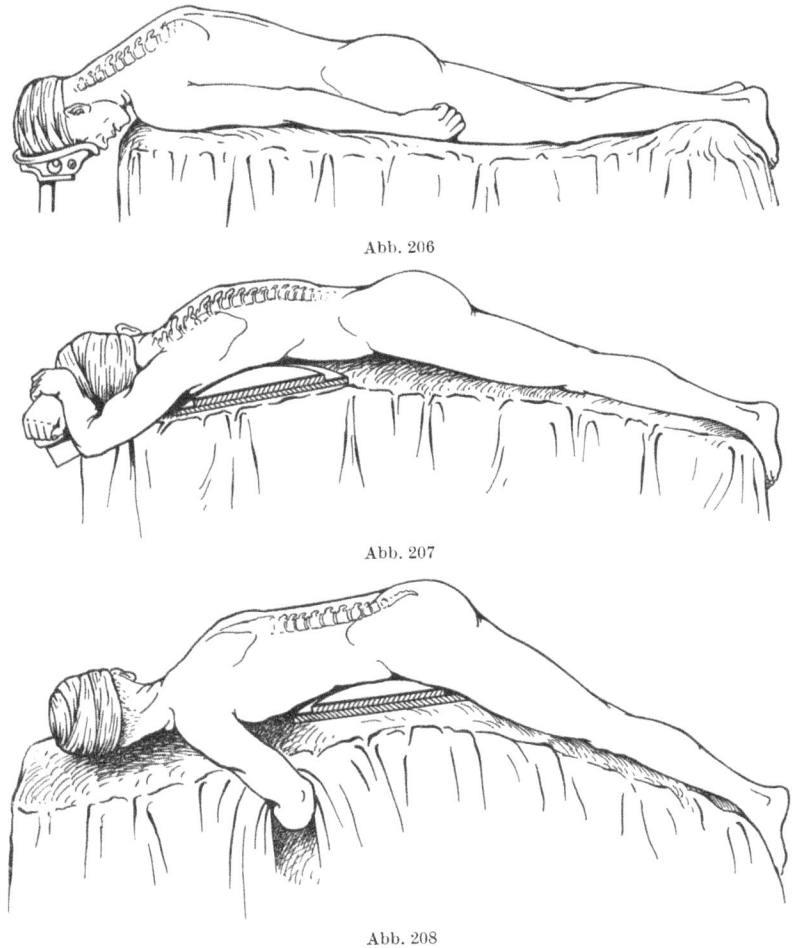

Abb. 206

Abb. 207

Abb. 208

Abb. 206—208. Die verschiedenen Lagerungen zur Laminektomie. Abb. 206. Am Hals. Abb. 207. Im Bereich der Brustwirbelsäule. Abb. 208. Im Bereich der Lendenwirbelsäule

gestellt wird oder auf einen zum Operationstisch selber gehörenden Auflageteil. Der Kopf ist hierbei leicht nach vorne gebeugt.

Die Lagerung für die Laminektomie an der *Brustwirbelsäule* ist am einfachsten (s. Abb. 207). Es besteht physiologischerweise meist eine Kyphose im Bereich der Brustwirbelsäule, so daß besondere Lagerungsmaßnahmen nicht nötig sind.

Bei der Lagerung für die Laminektomie im Bereich der *Lendenwirbelsäule* ist es wichtig, daß die Lendenlordose möglichst ausgeglichen und sogar umgekehrt in eine Kyphose verwandelt wird. Es wird zu diesem Zweck ein flaches Kissen unter den Bauch geschoben, außerdem werden am Operationstisch die Beinteile, auf denen die Beine des Patienten ruhen, leicht gesenkt (s. Abb. 208).

Freilegung der Wirbelsäule (s. Abb. 209). Bogenförmiger Schnitt neben der Wirbelsäule. Der große Hautfettlappen wird bis über die Mittellinie zurückgeschlagen, und die derbe Rückenfascie wird über den Dornfortsätzen längsgespalten. Die Rückenmuskulatur wird mit einem

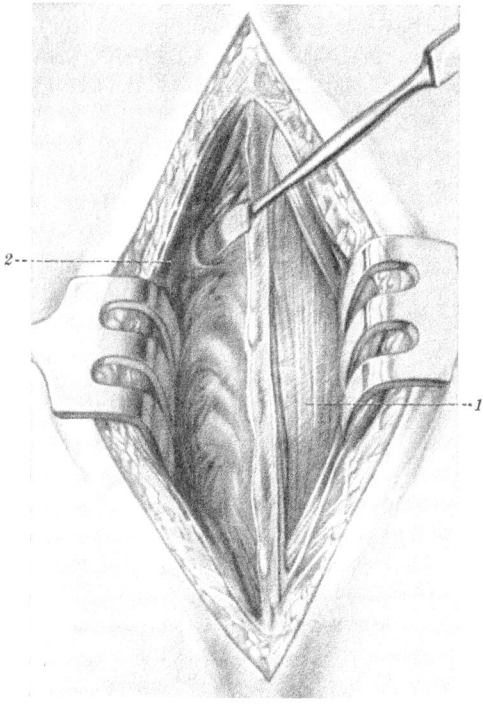

Abb. 209

scharfen Raspatorium oder mit einem breiten Meißel
zuerst auf der einen und dann auf der anderen Seite
bis zu der Ansatzstelle der Querfortsätze an den
Wirbelbögen *subperiostal* zurückgeschoben. Es wird
nur das Gebiet offen gehalten, in dem gerade gearbeitet wird. Das übrige Wundgebiet ist mit Kompressen, die mit heißer physiologischer Kochsalzlösung
getränkt sind, ausgestopft. Gleichzeitig wird, um das
Operationsgebiet „bluttrocken" zu erhalten, ein Ab-
saugeapparat benützt. Für die Stillung blutender,
schwer faßbarer periostaler Gefäße benutzt man
die Elektrokoagulation. Zwei große Muskelhaken oder
ein automatischer Sperrhaken werden nach Ablösung
der Muskulatur und nach erfolgter Blutstillung eingesetzt. Die Dornfortsätze und Wirbelbögen liegen
jetzt übersichtlich frei.

Eröffnung des Rückenmarkkanales. Nach sauberer
Freilegung der Dornfortsätze und Wirbelbögen kann
zur Eröffnung des Rückenmarkkanales unter Entfernung der Dornfortsätze und der Wirbelbögen geschritten werden.

Die Entfernung der einzelnen Dornfortsätze geschieht
mit einem kräftigen Luer. Man kneift den Dornfortsatz
an der Basis ab (s. Abb. 210). Während man den Dorn-

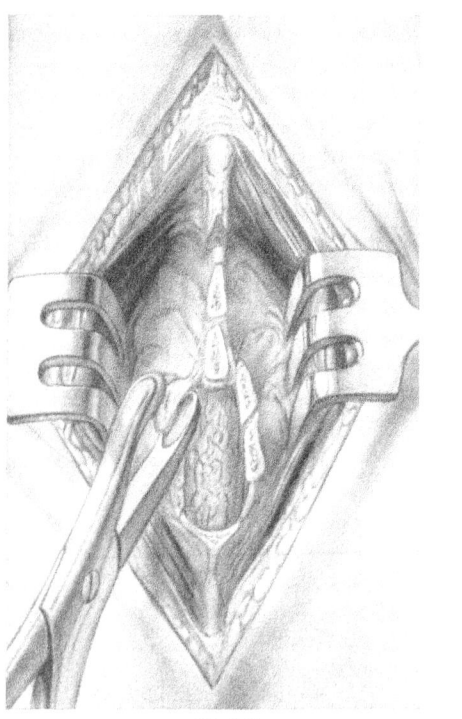

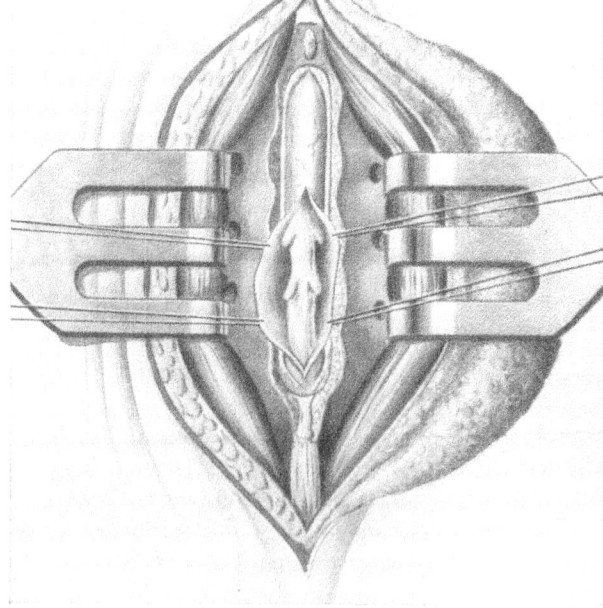

Abb. 210   Abb. 211

Abb. 209—211. Laminektomie. Abb. 209. Nach dem Hautschnitt wird die Rückenstreckmuskulatur subperiostal abgeschoben.
Rechts ist die Rückenstreckmuskulatur noch in situ, links ist sie schon bis auf den oberen Teil mit dem Raspatorium zurückge-
schoben. *1* Rückenstreckmuskulatur in situ; *2* Rückenstreckmuskulatur zurückgeschoben. Abb. 210. Nachdem die Dornfortsätze
abgetragen und die zugehörigen Ligamenta interspinalia entfernt sind, werden die Wirbelbögen mit einem kräftigen Luer abgetragen.
Abb. 211. Duraeröffnung. Die Eröffnung erfolgt auf einer kleinen Rinnensonde. Die eröffnete Dura wird mit feinen
Seidenknopfnähten angeschlungen

fortsatz mit einer Knochenzange hält, durchschneidet man mit der anderen Hand mit einem kräftigen Messer die festen Ligamenta interspinalia, an denen der Dornfortsatz noch hängt. Die Wegnahme der *Wirbelbögen* erfordert Geschick und Vorsicht zugleich, um jede Verletzung des Rückenmarks zu vermeiden. Man schneidet zunächst unterhalb des Randes eines Wirbelbogens ein Fenster in das Ligamentum flavum und setzt dann die Laminektomieschere zum Durchtrennen des Wirbelbogens an. Man erleichtert sich die Entfernung der Wirbelbögen außerordentlich, wenn man eine gute Laminektomieschere hat. Man kann im Notfall auch die Entfernung der Wirbelbögen mit einem Meißel unter dem Schutz einer gebogenen Kocher-Sonde vornehmen, aber das ist ein mühseliges und nicht ganz unbedenkliches Vorgehen. Die Laminektomieschere wird zuerst an einem Wirbelbogen an der einen und dann an der anderen Seite angesetzt. Man umfährt einen Wirbelbogen nach dem anderen, bis man eine genügend große Anzahl entfernt hat. Nach Entfernung der Wirbelbögen werden die seitlichen Ränder noch mit dem Luer so abgetragen, daß die Ränder vollständig glatt sind und daß eine einwandfreie Übersicht vorhanden ist. Bevor das Rückenmark selber völlig frei liegt, ist es noch nötig, die Reste des Ligamentum flavum und das epidurale Fettgewebe vorsichtig abzutragen.

Duraeröffnung. Ob die Dura bei der Laminektomie eröffnet wird oder nicht, hängt von dem Anlaß der Operation ab. Sie ist nur in einem Teil der Fälle nötig. Auf jeden Fall muß die Blutung vor der Duraeröffnung restlos gestillt und das Operationsgebiet wirklich bluttrocken sein. — Die Duraeröffnung ist nötig bei der Operation wegen Tumoren, bei der Durchschneidung der hinteren Wurzeln nach FOERSTER, bei der Chordotomie sowie bei gewissen Formen der Querschnittslähmung bei Skoliosen. Die Duraeröffnung ist dagegen bei der Laminektomie wegen einer Querschnittslähmung bei einer tuberkulösen Spondylitis, wenn irgend möglich, zu vermeiden (s. d.). Sie kann notwendig werden für die Darstellung eines medialen Discusprolapses im cervicalen wie im lumbalen Teil der Wirbelsäule.

Die Duraeröffnung geht in folgender Weise vor sich (s. Abb. 211): die Dura wird an einer Stelle mit einer feinen Pinzette gefaßt und angehoben, ein kleines Loch wird in die Dura eingeschnitten und eine gekröpfte Schere eingeschoben, um das kleine Loch etwas zu erweitern. Zwei kleine Halteklemmen werden an beiden Seiten der Duraeröffnung angesetzt, um anschließend durch zwei Seidenhaltefäden ersetzt zu werden. Für die Befestigung der Seidenfäden werden feine, drehrunde Nadeln benutzt. Langsam wird die Dura unter dem Schutz einer gebogenen Hohlsonde in der Längsrichtung weiter gespalten, und neue Haltefäden werden in Abständen von 2—3 cm angelegt.

Nach Beendigung der eigentlichen Operation erfolgt der *Verschluß der Dura.* Die Duranaht wird am besten mit einer fortlaufenden Catgutnaht gemacht. Eine feine drehrunde Nadel wird hierzu benutzt, und man soll bestrebt sein, nur die äußerste Schicht der Dura zu fassen, um einen „wasserdichten Verschluß" der Dura zu erreichen. Anschließend wird die Muskulatur auf beiden Seiten zurückgeschlagen. Sie wird mit einigen großen, tiefgreifenden Catgutnähten verbunden. Eine sorgfältige Fasciennaht ist erforderlich.

Lagerung nach der Operation. Bauchlage für 1—2 Tage, anschließend Seiten- und schließlich Rückenlage.

Für die Technik der Laminektomie sind zwei Punkte wichtig: die Art der *Abtragung des Knochens* und *die Blutstillung.* Bei der Entfernung der Wirbelbögen darf auf keinen Fall das Rückenmark verletzt werden. Ganz vorsichtiges Arbeiten ist am Platze. Eine gute Laminektomieschere erleichtert das Arbeiten außerordentlich.

Die Beherrschung der Blutung ist für den Gesamtoperationsverlauf entscheidend. Es ist blutsparend zu operieren. Die Injektion einer Novocainlösung mit Suprareninzusatz schafft eine relative Blutleere. Aber die venösen Blutungen aus der Tiefe verlangen noch ein besonderes Vorgehen. Zunächst ist darauf zu achten, daß die Muskulatur unmittelbar vom Knochen abgeschoben wird. Dann sollen grundsätzlich Gazerollen zum Komprimieren in das Wundgebiet eingelegt werden, damit nur der Teil des Operationsfeldes frei ist, in dem gerade gearbeitet wird. Die Gazerollen sind getränkt in heißer physiologischer Kochsalzlösung, der Suprarenin beigesetzt ist. Auch die Blutung, die nach dem Abtragen der Wirbelbögen aus den

Knochengefäßen oder den epiduralen Gefäßen kommt, ist meist durch Kompression zu beherrschen. Es ist oft erstaunlich, wie eine anfänglich bedrohlich erscheinende Blutung unter einer guten Kompression nach wenigen Minuten steht. Es heißt also bei der Operation Geduld haben! Solche Blutungen werden durch *Elektrokoagulation* meist schnell gestillt. Das wirkt zeitsparend. „Clips" verwenden wir selten, um so mehr haben wir aber den *Absaugapparat* schätzengelernt. Mit ihm ist das Operationsgebiet meist leicht blutfrei und übersichtlich zu halten. Um zu verhüten, daß durch den Sog des Absaugapparates nach Eröffnung des Rückenmarkkanals die epiduralen Venen verletzt werden, wird ein kleiner feuchter Tupfer, an dem ein Haltefaden angebracht ist, auf die Dura aufgelegt.

Als Komplikation einer jeden Laminektomie, bei der eine Duraeröffnung vorgenommen war, kann sich eine *Liquorfistel* entwickeln. Dies ist zwar ein seltenes Vorkommnis, das aber in jedem Fall wegen der Infektionsgefahr, die damit verbunden ist, ernste Beachtung verdient.

Ein sorgfältiger, schichtweiser Wundverschluß ist eine gute Prophylaxe gegen eine Liquorfistel. Die Reihenfolge der Nähte ist die der Dura, der Muskulatur, der Fascie, des Subcutanfettgewebes und der Haut. Wenn z.B. bei einer Tumoroperation ein Defekt der Dura gesetzt wird, der einen direkten Verschluß der Dura verhindert, so ist die Deckung des Defektes durch eine Fascientransplantation, und zwar aus der Rückenfascie, vorgeschlagen worden (T. RIECHERT).

Die erste Maßnahme ist, den Patienten so zu *lagern*, daß die Stelle der Liquorfistel den höchsten Punkt des Rückens bildet, um mechanisch den Liquorabfluß so weit als möglich zu unterbinden. Weiterhin ist vorgeschlagen worden, eine *Beschränkung* der Flüssigkeitszufuhr für den Patienten für etliche Tage („Dursttage") vorzunehmen (GOLLA).

Die Gesamtliquormenge, die gebildet wird, soll in einem bestimmten Verhältnis zur Gesamtflüssigkeitsmenge des Körpers stehen. Um die Wirkung der Dursttage noch intensiver zu machen, kann man intravenös eine hochprozentige NaCl-Lösung (etwa 8%ige Lösung) injizieren. Die Bindung der Flüssigkeit an die Gewebe wird dadurch erhöht. Für den Patienten kann das Dursten recht quälend werden. Die Wirkung sei aber gut (GOLLA).

Man wird daher die zusätzliche Dursttherapie nur für die Behandlung der Fälle von Liquorfisteln hinzunehmen, bei denen durch die Lagerungsbehandlung allein kein schneller Fistelschluß eintritt.

II. Die Versteifungsoperationen an der Wirbelsäule

Wohl war die Versteifungsoperation an der Wirbelsäule ursprünglich zur Behandlung der Spondylitis angegeben, aber das Anwendungsgebiet ist inzwischen wesentlich erweitert worden. — Die operative Versteifung der Wirbelsäule dient heute zur Behandlung

A. von entzündlichen Zuständen an der Wirbelsäule, in erster Linie der Tuberkulose;

B. von schmerzhaften Störungen nichtentzündlicher Art, wie z.B. von starken Kreuzschmerzen bei Sacralisation, bei der Lumbosacralarthrose oder bei der Spondylolisthesis oder auch der angeborenen Kyphose;

C. von haltlosen Zuständen an der Wirbelsäule, die zu starker Verschlimmerung neigen (idiopathische progrediente und paralytische Skoliose, s. d.);

D. von Wirbelfrakturen, die mit Gibbusbildung verheilt sind und eine Progredienz der Deformierung mit Schmerzen haben.

Die operative Versteifung der Wirbelsäule bei der tuberkulösen Spondylitis ist auch heute noch das Paradigma für die versteifende Wirbelsäulenoperation. Sie wird deshalb besonders eingehend besprochen.

1. Die operative Versteifung der Wirbelsäule bei der Spondylitis

FRITZ LANGE hatte den genialen Gedanken, eine erkrankte Wirbelsäule operativ zu versteifen. Er wollte die Schienen des Korsetts, die eine erkrankte Wirbelsäule ruhigstellen und stützen, in das Innere des Körpers hineinverlegen. Er setzte diesen Gedanken bereits 1902 in die Tat um und führte seine erste Spondylitisschienung aus.

Er berichtete über dieses Verfahren auch auf seiner Amerikareise 1909. Er verwandte *körperfremdes* Material, zuerst verzinkte Eisenstäbe, dann Celluloidstäbe und schließlich Stäbe aus rostfreiem Kruppstahl. Die Stäbe wurden seitlich neben den Dornfortsätzen eingefügt und mit dicken Seidenfäden oder Drahtschlingen befestigt.

Die Verwendung des körperfremden Materials hat sich für die Dauer nicht bewährt. Auch nach anfänglicher glatter Einheilung war, wie vieljährige Beobachtung der Fälle zeigt, die Gefahr der Spätausstoßung der Fremdkörper groß. Die Fremdkörper zeigten sich der ihnen gestellten Aufgabe für die Dauer nicht gewachsen.

Das Verdienst von HENLE (1911) und ALBEE (1911) war, für die Schienung der erkrankten Wirbelsäule auf körpereigenes Material, den Knochenspan, zurückgegriffen zu haben, nachdem BRADFORD schon vorher die Schienung mit einem homoioplastischen Knochen ausgeführt hatte.

Der Unterschied der Verfahren von HENLE und ALBEE beruht darauf, daß HENLE zwei Späne nahm und diese „paraspinös" wie FRITZ LANGE bei seiner Methode befestigte, während ALBEE den Knochenspan „intraspinös" in die gespaltenen Dornfortsätze einfügte (s. Abb. 212 bis 214).

Die Henle-Albeesche Operation hat im Laufe der Jahrzehnte vielfach kleine Abänderungen erfahren. Sie sind im Grund unwesentlich. Das Prinzip von HENLE und ALBEE ist beibehalten worden. Erwähnung verdient das Vorgehen von SORREL, der in minutiöser Weise eine eigene Technik ausgebildet und an einem großen Material erprobt hat. Er nimmt die Dornfortsätze mit den kräftigen Zwischenbändern fort und legt zwei kräftige Knochenspäne unmittelbar auf die hinteren Wirbelbögen auf, deren Oberfläche lamellenförmig angefrischt ist. Diesem Verfahren wird eine solide Verknöcherung nachgerühmt.

Einen anderen Weg zur operativen Versteifung der Wirbelsäule ist HIBBS gegangen. Er hat die „Fusion operation" ausgearbeitet, ein Verfahren, das in Amerika große Bedeutung erlangt hat und die Spondylitisschienung nach ALBEE weitgehend verdrängt hat.
Die Operation besteht aus drei Teilen (s. Abb. 215—217):

1. Aus der Verödung der Wirbelgelenke mit dem scharfen Löffel.

2. Aus dem Abmeißeln von zwei flachen Knochenspänen von dem einzelnen Wirbelbogen, von denen der eine Span zum benachbarten oberen und der andere zum benachbarten unteren Wirbelbogen umgeschlagen wird.

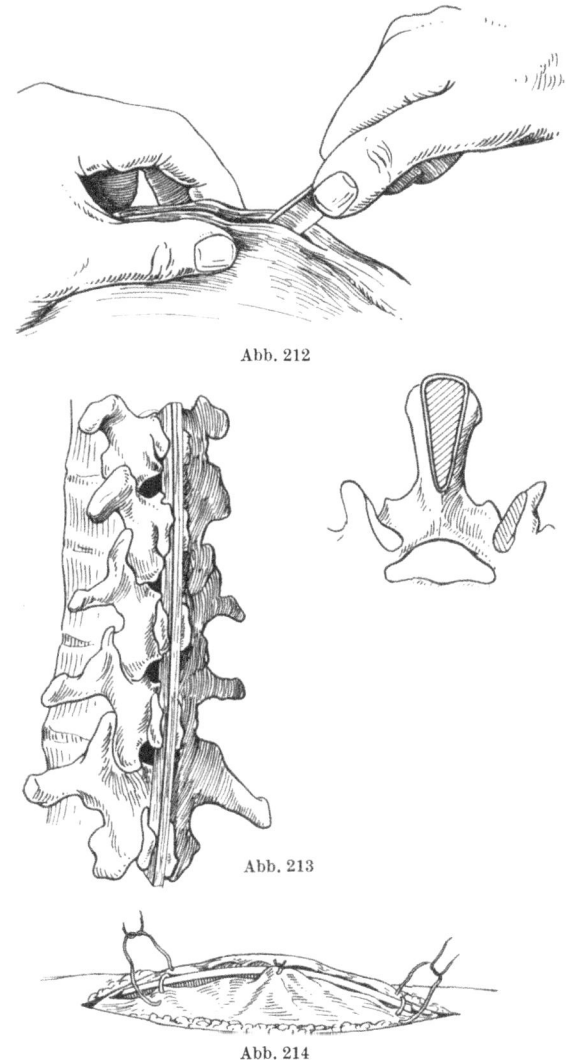

Abb. 212

Abb. 213

Abb. 214

Abb. 212—214. Wirbelsäulenschienung nach ALBEE. Abb. 212. Schnittführung zur Spaltung der Dornfortsätze. Abb. 213. Der Span wird in die gespaltenen Dornfortsätze eingefügt. Abb. 214. Die Fascie wird über dem Span verschlossen

3. Aus der Kappung und aus dem Umbiegen des Dornfortsatzes nach unten, so daß der umgelegte Dornfortsatz auf die angefrischte Knochenfläche des nächstfolgenden zu liegen kommt.

Die Versteifungsoperationen an der Wirbelsäule wurden mit Enthusiasmus begrüßt und als eine neue Epoche für die Behandlung der tuberkulösen Spondylitis gepriesen. Früh- und Spätfälle der Spondylitis wurden im Kindesalter und bei Erwachsenen operiert. Die Operation wurde in allen Ländern der Welt in großem Umfang ausgeführt.

Zahlreiche Erfahrungsberichte liegen vor, und eine allzugroße Ernüchterung über den Wert der Spondylitisoperation war namentlich in Deutschland eingetreten.

Aus der Fülle der Veröffentlichungen seien nur wenige, aber besonders wertvolle Arbeiten herausgegriffen. So die von Roos aus der Scherbschen Klinik 1924, die sich auf sorgfältige Nachuntersuchungen eines eigenen Krankengutes stützt, und die große Sammelstatistik von Schmieden 1930, diese gibt einen guten Überblick über den Durchschnitt der Behandlungsergebnisse verschiedener Operateure. Das ist aber auch zugleich ihre Schwäche, weil die Indikation zur Operation von den einzelnen Operateuren verschieden gestellt war und weil auch die Nachbehandlung unterschiedlich durchgeführt war. Die Sammelstatistik von Schmieden gibt folgendes Bild über die Behandlungsresultate der Spondylitisschienung:

Unter 605 Operationsfällen wurden durch die Operation geheilt 25%, gebessert 56%, ungeheilt blieben 10% und verstorben sind 9%. Das Ziel der operativen Heilung der Spondylitis war also nur in etwa ¼ der Fälle erreicht.

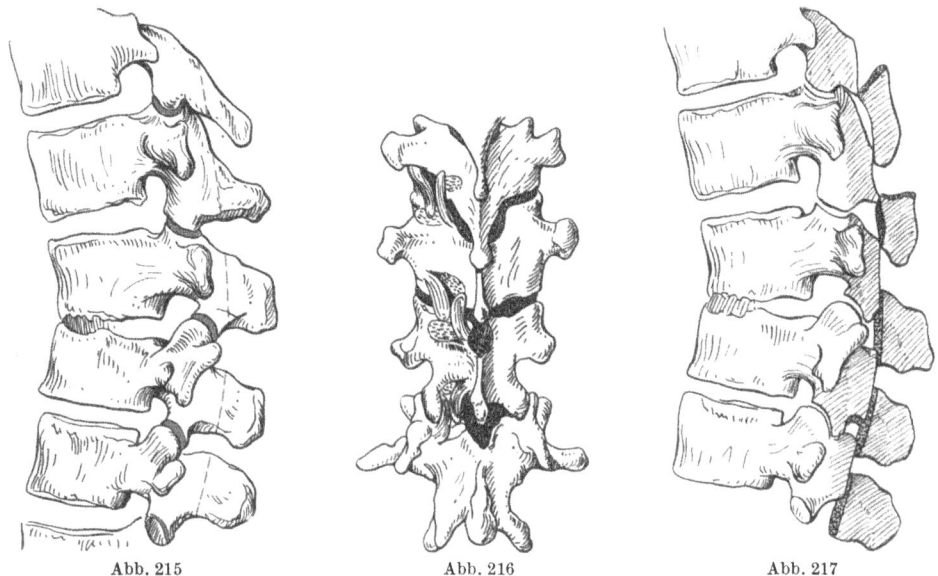

Abb. 215   Abb. 216   Abb. 217

Abb. 215—217. Wirbelsäulenversteifung nach Hibbs. Abb. 215. Verödung der Wirbelgelenke. Rot die Wirbelgelenke, rot gestrichelt die Abtragestelle der Dornfortsätze. Abb. 216. Knochenlamellenbildung von den Wirbelbögen. Abb. 217. Die Dornfortsätze sind eingeschnitten, umgelegt oder verschoben

Wenn man die Ergebnisse dieser Statistik verallgemeinern müßte, käme man zu einer ähnlichen Auffassung wie Haglund, die Spondylitisoperation sei nur eine Episode in der Behandlung der Wirbeltuberkulose gewesen. Es ist nach den Behandlungsergebnissen, wie es die Sammelstatistiken bieten, auch nicht zu verwundern, daß Schmieden selber zu der Schlußfolgerung kommt, die Spondylitisschienung, die einst als eine Allgemeinmethode für die Spondylitisbehandlung gepriesen wurde, sei zu einer gelegentlich nützlichen Beihilfe für ausgewählte Fälle herabgesunken.

Der Spondylitisschienung ist in verschiedenen anderen Veröffentlichungen *vorgeworfen* worden, der Knochenspan erfülle die Aufgabe, die ihm zugewiesen sei, oft nicht. Es trete durch die operative Schienung der Wirbelsäule keine Abkürzung der Behandlungszeit für die Spondylitis ein, die Tuberkulose schreite trotz der Schienung der Wirbelsäule fort. Die Operation vermöge nicht die Ausbildung eines Gibbus zu verhüten oder der Vergrößerung eines Gibbus vorzubeugen. Auch ein Knochenspan, der gut knöchern eingewachsen sei, erliege oft den starken mechanischen Beanspruchungen, wenn die Tuberkulose nicht ausgeheilt sei und fortschreite. Der Span baue sich um und trage an der Zunahme der Verbiegung bei. In einem Teil der Fälle breche er ein und werde pseudarthrotisch (Biesalski), oder er werde überhaupt resorbiert. Auch das Auftreten von Abscessen werde durch die Spondylitisschienung nicht verzögert. *Diesen ablehnenden Stimmen über die Spondylitisoperation stehen andere gegenüber, die auch heute noch begeisterte Anhänger der Operation sind.* Namentlich ausländische Autoren vertreten die Auffassung, so z. B. Hibbs, Sorrel und Sorrel-Dejerine, Steindler, Johansson, Waldenstroem.

WALDENSTROEM hat über erstaunlich gute Behandlungserfolge berichtet. Er hat den Grundsatz aufgestellt, die Behandlung zuerst konservativ mit einer strengen Liegekur und mit einem allmählichen Redressement des Gibbus nach VON FINCK durchzuführen und dann erst zu operieren. Er hat in einem Jahrzehnt 80 Fälle operiert.

Die Nachuntersuchungen ergaben, daß eine Heilung in 72 Fällen, d. h. in 80%, mit geradem Rücken ohne Buckelbildung eingetreten war.

Diese Resultate müssen auch den Gegnern der Spondylitisoperation zu denken geben.

WALDENSTROEM hat Fälle, bei denen nur *ein* Wirbel erkrankt war, von der Operation ausgeschlossen. Er hält hierfür die Operation unnötig. Die Indikation sei aber bei einer Spondylitis mit einer Erkrankung von zwei oder mehr Wirbelkörpern gegeben.

Die operative Wirbelsäulenversteifung, ganz gleich, welche Technik bevorzugt wird, die Spanversteifung oder die „Fusion-operation" nach HIBBS, ist *keine* überalterte Operation. Das zeigte auch die Diskussion bei dem II. Europäischen Symposion über die „Behandlung der Skelet-Tuberkulose" (1959).

So führte VERBEEK aus, daß durch die „*Spondylodese*" durch Revascularisation es zu einer Reorganisation des Krankheitsprozesses und zu einem „biologischen Aufbau" komme. Die Verknöcherung entwickele sich keineswegs nur an der Rückseite im Gebiet der Knochenspaneinpflanzung bzw. der Wirbelgelenkverödung, sondern ebenso auch im Bereich der erkrankt gewesenen Wirbelkörper.

Die Beurteilung der Spondylitisoperation ist heute in ein neues Stadium gekommen. Man kann klar überblicken, was die Operation leistet und was nicht. Es war ein Fehler, die Operation bei frischen Fällen von Spondylitis oder auch bei solchen vorzunehmen, bei denen die Spondylitis noch im Fortschreiten war. Es war ein Irrtum, glauben zu wollen, daß die Tuberkulose durch die Operation in ihrem Verlauf sofort abgestoppt und schnell in ihr Heilungsstadium übergeführt wurde. Zu viel war von der Operation verlangt worden!

Die *Aufgabe* der Spondylitisoperation ist eng umgrenzt. Sie soll den erkrankten Wirbelsäulenabschnitt durch die Versteifung ruhigstellen und verhüten, daß bei einer inaktiv gewordenen Tuberkulose sich der Gibbus durch ein weiteres Ineinandersinken der Wirbelkörper noch vergrößert. Wenn das erreicht wird, wird zugleich ein günstiger Einfluß auf den weiteren Verlauf der Tuberkulose ausgeübt. Sie kann wirklich ausheilen. Ferner wird dem Auftreten von Rezidiven vorgebeugt, die sonst dadurch entstehen, daß zwei Wirbelkörper sich im Erkrankungsabschnitt vermehrt ineinanderstauchen. Das wird durch eine gut gelungene Versteifungsoperation unmöglich gemacht.

Es ist heute klar zu übersehen, daß viele *Mißerfolge der Operationen* sich eingestellt haben, weil man von der Operation eine viel zu schnelle Wirkung erwartet hatte. Es war ein Fehler, zu glauben, daß nach einer Spondylitisoperation sich eine weitere Fixierung der Wirbelsäule erübrige und daß jedes Korsetttragen nach der Operation überflüssig sei. Man hat sich anfangs dadurch täuschen lassen, daß die Kranken nach der Operation zunächst schmerzfrei waren. Man hatte dieses subjektive Zeichen bereits für den Beginn oder gar für den Vollzug der Heilung der Tuberkulose gehalten. — Wer nur kurzfristige Beobachtungen darüber in seiner Statistik hatte, wie z. B. FRIEDLAND, kam auf diese Weise zu sehr günstigen, schnellen Behandlungsergebnissen. Die Nachuntersuchungen über den weiteren Verlauf in den nächsten Jahren zeigten aber wiederholt, daß der Gibbus stärker geworden war und daß die Tuberkulose nicht ausgeheilt, sondern sogar fortgeschritten war.

Die Spondylitisoperation ist heute eine zusätzliche Maßnahme für die gesamte konservative Behandlung. Sie gehört nicht, wie einst gedacht, an den Anfang, sondern an den Schluß der Behandlung.

Die Behandlung einer *jeden frischen Spondylitis* ist nach wie vor unbedingt konservativ. Sie erfolgt im Gipsbett nach LORENZ in Verbindung mit der Methode nach VON FINCK. Hierdurch wird angestrebt, einen schon vorhandenen Gibbus durch Wattekreuzauflagen allmählich zu verkleinern. Gleichzeitig wird die Klimato- und Heliotherapie zur Steigerung der allgemeinen Abwehrkraft des Körpers gegen die Tuberkulose herangezogen. Außerdem wird eine entsprechende antibiotische Behandlung durchgeführt. Bestens bewährt hat sich die Verabreichung von Didrothenat und Rimifon.

Der Zeitpunkt der Operation ist gekommen, wenn die Spondylitis in das inaktive Stadium übergegangen ist. Das wäre also die Zeit, in der man sonst die Liegekur abschließt und den Patienten mit dem Korsett aufstehen läßt. Der Zweck der Operation zu diesem späten Zeitpunkt ist, den Patienten in absehbarer Zeit vom Tragen des Korsetts zu befreien und die endgültige Ausheilung der Tuberkulose zu begünstigen. Das ist durchaus erreichbar, wenn durch die Operation eine feste knöcherne Versteifung der Wirbelbögen entsteht. Die Beobachtungen VON FINCKS haben ergeben, daß die Verknöcherung der hinteren Wirbelbögenanteile der beste Schutz gegen eine weitere Vergrößerung des Gibbus ist. — Die Natur wählt diese Selbstheilung. Sie tritt aber leider keineswegs in allen Fällen ein und entwickelt sich erst im Verlauf von vielen Jahren. Außerdem ist dieser Ausheilungsvorgang bei Kindern und Jugendlichen wesentlich häufiger als bei Erwachsenen. — Die Operation ist deshalb beim Erwachsenen gerechtfertigt, um diesen Zustand schneller und mit einer möglichst großen Sicherheit herbeizuführen. Sind die Wirbelbögen bei einem aufgerichteten Gibbus verknöchert, so kann sogar wieder eine Größenzunahme der erkrankt gewesenen Wirbelkörper eintreten. Es kommt alles darauf an, zu verhüten, daß vorn auf den Wirbelkörpern ein schädigender Belastungsdruck ruht. Ist dieser ausgeschaltet, so kann sich, namentlich bei Jugendlichen, die Wachstumsenergie in den erkrankt gewesenen Wirbelkörpern entfalten. Der Endausgang der Spondylitisresultate ist dann nicht eine keilförmige, sondern eine viereckige oder selbst länglich gestaltete Blockwirbelbildung.

Die *Spondylitisoperation* hat für eine endgültige Ausheilung der Spondylitis eine wichtige Aufgabe. Die Operation ist in erster Linie für *Erwachsene* angezeigt, bei denen man, sobald die Tuberkulose inaktiv geworden ist, die Operation in Erwägung zieht.

In Amerika (HIBBS, STEINDLER) wird auch bei Kindern gerne die Spondylitisoperation gemacht, und die Operation leistet auch, nach den Erfahrungen von SORREL-Frankreich und WALDENSTROEM-Schweden, bei Kindern und Jugendlichen im Anschluß an eine streng durchgeführte konservative Behandlung Gutes.

Wir selber sind mit der Operation der Spondylitis bei Kindern zurückhaltend.

Auch beim Erwachsenen soll nicht jede Spondylitis operiert werden. Eine strenge Auswahl hat zu erfolgen.

Die Operation ist unnötig, wenn nur *ein* Wirbelkörper erkrankt ist. Sie ist weiter unnötig, wenn die erkrankten Wirbelkörper sich zu einem einheitlichen Wirbelblock aneinandergelegt haben und wenn die knöcherne Ausheilung en bloc bereits vollzogen oder mit Wahrscheinlichkeit eingetreten ist.

Die Operation ist kontraindiziert:

1. bei einem Alter über 60 Jahren;

2. wenn kein gutes Allgemeinbefinden vorhanden ist;

3. bei einer fistelnden Spondylitis;

4. wenn gleichzeitig noch eine aktive Organtuberkulose (wie die der Lunge oder des Urogenitalsystems) vorhanden ist;

5. wenn ein anderer tuberkulöser Herd im Skeletsystem besteht, auch wenn dieser inzwischen inaktiv geworden ist; in solchen Fällen ist die Gefahr einer weiteren tuberkulösen Streuung im Körper infolge der allgemeinen tuberkulösen Disposition gegeben, die den Erfolg einer jeden Spondylitisoperation zunichte machen würde;

6. Bei Anwesenheit von tuberkulösen Abscessen im Operationsbereich, aber nicht von Senkungsabscessen überhaupt.

Die Operation ist indiziert:

1. Bei Patienten in jungen und mittleren Jahren, bei gutem Allgemeinbefinden, wenn die tuberkulöse Spondylitis nach entsprechend langer konservativer Vorbehandlung inaktiv geworden ist.

2. Es kommen für die Operation der Reihenfolge nach in Betracht: die Herde im unteren Abschnitt der Lendenwirbelsäule bis zum Kreuzbein, die am Übergang von der Lendenwirbelsäule zur Brustwirbelsäule, die im mittleren Abschnitt der Brustwirbelsäule und ausnahmsweise die in den obersten Halswirbeln.

Begründung für die Operationsindikation. Die Ruhigstellung der tuberkulösen Herde *im unteren Lendenwirbelabschnitt* ist in jedem Korsett ziemlich illusorisch und unvollkommen. Die absolute Ruhigstellung und Sicherheit der Ausheilung wird nur durch die Operation gewährleistet. Das gilt insbesondere für Frauen im gebärfähigen Alter, wenn diese noch den Wunsch zu einem Kinde haben. — Die Operation bei einer Spondylitis im unteren Lendenwirbelabschnitt wird unter anderen auch von KREMER u. WIESE für unbedingt indiziert gehalten.

Die tuberkulösen Herde im mittleren Teil der Wirbelsäule am Übergang von der Lendenwirbelsäule zur Brustwirbelsäule führen vielfach zu schwerer Gibbusbildung. Die Verschlechterung der Gibbusbildung schreitet bei *Jugendlichen* trotz regelmäßigen Korsetttragens meist langsam, aber stetig fort. Um diesem Entwicklungsgang vorzubeugen, dessen wahrscheinliches Einsetzen auf Grund des Röntgenbefundes zu erwarten ist, ist die operative Versteifung der Wirbelsäule anzuraten.

Bei *Erwachsenen* ist die Operation nötig, um in absehbarer Zeit Schmerzfreiheit und Korsettbefreiung mit Wiederherstellung der Berufsfähigkeit zu erreichen.

Die Operation bei der Lokalisation eines tuberkulösen Herdes an den *oberen Halswirbeln* ist vor allem bei einer Erkrankung des Dens des Epistropheus angezeigt. Die Gefahr des Zahneinbruchs kann lebensbedrohliche Folgen nach sich ziehen. SCHMIEDEN hat deshalb empfohlen, bei dieser Lokalisation der Spondylitis die Operation häufiger als bisher anzuwenden.

Die Operationsindikation ist im allgemeinen nur bei der *tuberkulösen Spondylitis* gegeben. Die *typhöse* verläuft an und für sich meist gutartig, sie geht schnell der endgültigen Ausheilung entgegen und ruft keine so schweren Wirbelkörperdestruktionen wie die tuberkulöse hervor.

Die *osteomyelitische Spondylitis* führt meist zu beträchtlichen reaktiven Prozessen an den Wirbelkörpern, wodurch diese allein schon genügend abgestützt und verriegelt werden. Eine zusätzliche knöcherne Versteifung erübrigt sich dadurch.

Auch bei der *gonorrhoischen Spondylitis*, die nur umschriebene Veränderungen im Wirbelkörper entstehen läßt, ist eine operative Versteifung überflüssig.

Die Operationsmethoden, die heute für die Spondylitis „schienung" zur Verfügung stehen, sind:

a) die intraspinöse Schienung nach ALBEE;

b) die paraspinöse Schienung nach FRITZ LANGE-HENLE und deren Modifikationen;

c) die Versteifungsoperation nach HIBBS.

A. Technik der intraspinösen Spondylitisschienung von ALBEE (s. Abb. 212—214)

Vorbereitung vor der Operation: Anfertigung einer *Gipsliegeschale*, in der die Operationsstelle hohlgelegt ist.

Lagerung in Bauchlage mit flachem Kissen unter der Brust zur Vermehrung der Lordosierung.

Ein Unterschenkel ist für die Spanentnahme vorbereitet und liegt in spitzwinkliger Beugung. Ebenso kann der Span auch der Knochenbank entnommen werden.

Schnitt bogenförmig neben der Wirbelsäule. Der Schnitt geht durch die Haut, das Unterhautfettgewebe und die Fascie hindurch. Der Weichteillappen wird über die Mittellinie zurückgeschlagen, und die Dornfortsätze werden freigelegt. Die Spitzen der Dornfortsätze werden mit einem Knochenmesser in der Mitte gespalten, während man den einzelnen Dornfortsatz mit dem Daumen und Zeigefinger der linken Hand fixiert. Die Bandmassen (Ligamenta interspinalia), die die Dornfortsätze verbinden, werden eingeschnitten. Hiernach wird mit einem dünnen, messerscharfen Meißel die Spaltung der Dornfortsätze bis zu einer Tiefe von etwa 2 cm fortgesetzt, und der Einschnitt in dem Ligamentum interspinosum wird erweitert und vertieft, so daß eine fortlaufende Rinne entsteht. Von den gespaltenen Dornfortsätzen wird die eine Hälfte, und zwar immer auf der gleichen Seite, nach außen umgebogen. Die Zahl der für die Spaneinsenkung vorzubereitenden Dornfortsätze richtet sich nach der Zahl der erkrankten Wirbel plus je zwei Wirbel oberhalb und unterhalb von dem Erkrankungsherd.

Wenn inzwischen der Span noch nicht von einem Assistenten aus dem Schienbein herausgenommen ist, wird jetzt eine mit heißer physiologischer Kochsalzlösung getränkte Kompresse in die Wunde eingelegt und diese zugeklemmt. Die *Spanentnahme* geschieht in der typischen Weise aus der Vorderwand des Schienbeines. Der Span ist gerade und periostbedeckt.

Die *Einfügung des Spanes in das Bett* geschieht so, daß die periostbedeckte Fläche nach oben und die Markflächen nach unten und seitlich zu liegen kommen. Der Span wird richtig in den Dornfortsätzen verklemmt. Die Befestigung geschieht mit kräftigen Seidennähten, zuerst in der Mitte und dann am oberen und unteren Ende des Spanes.

ALBEE verwandte Känguruhsehnen. Jede Naht wird so angelegt, daß die Seide zuerst durch die Basis der Dornfortsätze geführt und dann seitlich über dem Knochenspan verknotet wird.

Anschließend Vernähen der Fascie mit Seidenknopfnähten, Subcutan- und Hautnaht.

Ruhigstellung in der vorbereiteten Gipsliegeschale für 3 Monate, dann Gipskorsett für 2 bis 3 Monate, anschließend für $^1\!/_2$ Jahr Stahlkorsett.

Besonderheiten für die Albeesche Operation ergeben sich, wenn die Spanung bei einem großen Gibbus ausgeführt wird. Der Span ist für solche Fälle an der Unterfläche an einigen Stellen einzusägen, er wird mit zwei Flachzangen gefaßt und der Krümmung der Wirbelsäule angepaßt.

Wenn man eine Spondylitis mit einem relativ starken Gibbus operiert, ist es zweckmäßig, nicht einen soliden festen, sondern einen biegsamen Span, einen sog. Lamellen- oder Hobelspan (VON ERTL) zu nehmen. Er hat für solche Fälle, gegenüber einem mehrfach eingesägten und zurechtgebogenen soliden Span, bestimmt seine Vorzüge (s. S. 83).

Die operative Versteifung der oberen Halswirbelsäule verlangt ein besonderes Vorgehen. Da der oberste Halswirbel keinen Dornfortsatz hat, muß der Knochenspan unter Überbrückung dieses Wirbels oben in eine Rinne im Hinterhaupt und unten in die Dornfortsätze des 3.—5. Halswirbels eingefügt werden. Die Verbindung des Knochenspanes mit dem Hinterhaupt bleibt oft bindegewebig, aber die Wirkung der Operation, Sicherheit gegen einen Einbruch vom Zahn des Epistropheus, soll trotzdem gut sein (SORREL und TUFFIER).

Bei einer tiefsitzenden Spondylitis **an der unteren Lendenwirbelsäule** wird das untere Ende des Knochenspanes am Kreuzbein befestigt. Die Crista medialis des Kreuzbeins wird gespalten, und der Knochenspan wird in die so geschaffene Rinne eingebettet. Gut eignet sich für die Wirbelsäulenschienung an dieser Stelle ein Knochenstück aus dem *Darmbeinkamm*. Es fügt sich mit seiner Biegung besonders gut in den Übergang von der Lendenwirbelsäule zum Kreuzbein ein.

B. Technik der paraspinösen Schienung der Wirbelsäule nach FRITZ LANGE und HENLE

Vorbereitung und Lagerung wie bei der Albeeschen Operation.

Schnitt bogenförmig paravertebral bis zur Rückenmuskelfascie. Der Weichteillappen wird über die Mittellinie zurückgeschlagen. Dicht neben den Dornfortsätzen werden die Fascie und die Muskulatur zunächst auf der einen und später auf der Gegenseite eingeschnitten. Die Rückenmuskulatur wird mit einem scharfen breiten Raspatorium subperiostal von den Dornfortsätzen bis zu den Wirbelbögen schrittweise von oben nach unten so weit abgeschoben, bis man oberhalb und unterhalb vom erkrankten Gebiet je zwei Wirbelbögen von gesunden Wirbelkörpern freigelegt hat. Um möglichst *blutsparend* zu operieren, werden schon beim Hautschnitt dicht daneben zwei Gazekompressen auf die Haut aufgelegt, die von einem Assistenten fest gegen die Unterlage gedrückt werden. Diese seitliche Kompression wird während der Ablösung der Rückenmuskulatur von den Dornfortsätzen beibehalten. Vom Operationsfeld soll nur der Teil freigelassen werden, in dem gearbeitet wird, der andere ist sorgfältig mit Kompressen ausgestopft. Bei Neigung zu einer stärkeren Blutung werden Kompressen mit heißer physiologischer Kochsalzlösung benützt. Im übrigen ist ein *Absaugapparat* zur Hand.

Nachdem die Rückenmuskulatur beiderseits von den Dornfortsätzen abgelöst ist, werden in *je zwei Dornfortsätzen* oberhalb und unterhalb vom Erkrankungsherd *Bohrlöcher* angelegt. Durch diese wird je eine Drahtschlinge hindurchgezogen. Damit diese nicht herausrutschen oder unbedacht herausgezogen werden können, wird durch sie eine Sonde hindurchgeschoben, und an die freien Drahtenden der Gegenseite wird je eine Eicken-Klemme (s. S. 8) angebracht.

Jetzt nach Zuklemmen der Rückenwunde *Herausnehmen* von *zwei Knochenspänen* aus der Tibia, oder noch besser, die beiden Späne sind schon von einem Assistenten herausgenommen worden. Wenn man eine Knochenbank hat, nimmt man die beiden Knochenspäne aus der Knochenbank. Der eine Knochenspan wird durch die Drahtschlingen, in denen die Sonde lag, neben den Dornfortsätzen auf der einen Seite und der andere auf der Gegenseite eingelegt. Sie kommen zwischen die freien Drahtenden zu liegen, und diese werden über den Knochenspänen an der Seite fest vereinigt, zuerst die beiden randständigen und dann die beiden inneren.

Ruhigstellung in Gipsliegeschale.

Die *Technik* der paraspinösen Schienung ist nicht schwieriger als die der intraspinösen, unter der Voraussetzung, daß die Assistenten gut auf die *Blutstillung* geschult sind. Ist dies der Fall, so ist der Blutverlust relativ gering.

Der *Vorteil* der paraspinösen Schienung ist, daß die Wirbelsäule von vornherein einen guten primären Halt erhält und daß die Verknöcherung der Knochenspäne auf den Wirbelbögen zuverlässig ist.

Die ursprüngliche Form der paraspinösen Schienung hatte den *Nachteil*, daß zwei Späne benötigt wurden (s. Abb. 218). Man kann durchaus mit *einem Span* auskommen, wenn man dafür sorgt, daß gute Verknöcherungsbedingungen für den Span geschaffen werden (s. Abb. 219—221).

Es werden zu diesem Zweck

1. die Dornfortsätze seitlich angefrischt und die eine Hälfte der Dornfortsätze umgeschlagen;

2. Knochenlamellen werden von den Wirbelbögen abgemeißelt und nach oben und unten umgebogen;

3. weicher Knochen wird zwischen den Wirbelbögen und dem Knochenspan als Knochenkitt eingefügt.

Man erhält auf diese Weise ein gutes Verknöcherungsbett für den Knochenspan. Die Verknöcherung an den Dornfortsätzen ist, wie die Erfahrung in den ersten Jahrzehnten mit der Albeeschen Operation gezeigt hat, oft problematisch. Die an den hinteren Wirbelbögen ist weit zuverlässiger.

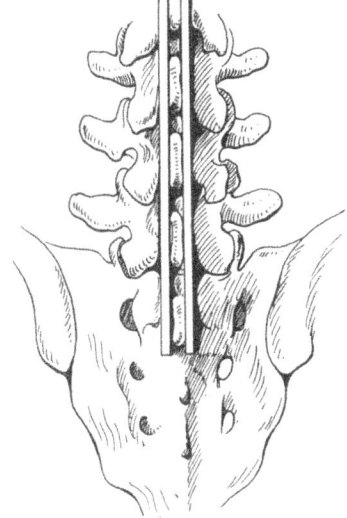

Abb. 218. Paraspinöse Schienung der Wirbelsäule nach FRITZ LANGE-HENLE

C. Eigene Technik der Wirbelsäulenversteifung (s. Abb. 222—225)

Die operative Schienung der Wirbelsäule wird paraspinös mit *einem Knochenspan* unter Anfrischung der zugekehrten Seite der Dornfortsätze und unter Bildung von Knochenlamellen

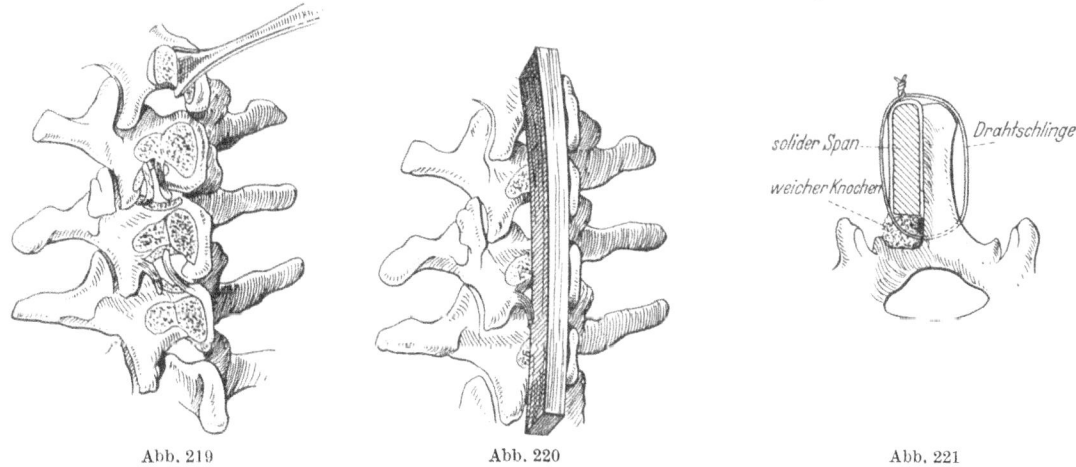

Abb. 219   Abb. 220   Abb. 221

Abb. 219—221. Eigene Technik der Wirbelsäulenversteifung. (Schematische Darstellung.) Abb. 219. Die Dornfortsätze sind angefrischt und seitlich umgebogen. Gleichzeitig sind von den einzelnen Wirbelbögen Knochenlamellen gebildet, die nach oben und unten umgeschlagen werden. Abb. 220. Lage des Knochenspanes. Abb. 221. Der Zwischenraum zwischen dem soliden Knochenspan und den Wirbelbögen wird mit weichem Knochen ausgefüllt. Die Befestigung des Knochenspanes geschieht mit Drahtschlingen, die durch die Basis der Dornfortsätze geführt werden

von den Wirbelbögen ausgeführt. Außerdem wird weicher Knochen, der dem Tibiakopf entnommen ist, als Füllmasse zwischen den Wirbelbögen und dem Knochenspan eingefügt. Das ist vor allem für die Knochenschienung bei einem relativ großen Gibbus bedeutungsvoll, um keinen Hohlraum zwischen dem Knochenspan und den Wirbelbögen entstehen zu lassen. Die Befestigung des Knochenspans erfolgt mit je zwei Drahtnähten oberhalb und unterhalb vom Erkrankungsherd. Der Knochenspan soll *mindestens* zwei Wirbel nach oben und unten über den

Erkrankungsherd hinausreichen. Oberhalb ist es besser, anstatt zwei sogar drei Wirbel weit hinaufzugehen. Im allgemeinen wird ein solider Knochenspan genommen. Wenn es ein autoplastischer Span ist, wird er meist der Tibia entnommen. Für viele Fälle ist aber ein homoioplastischer Span aus der Knochenbank ausreichend. Nach den neuesten Erfahrungen ist

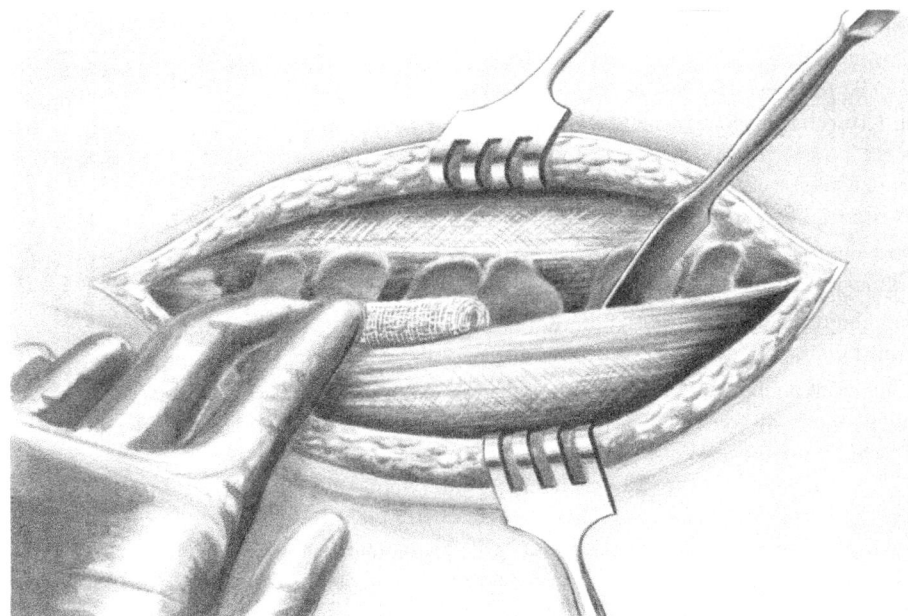

Abb. 222

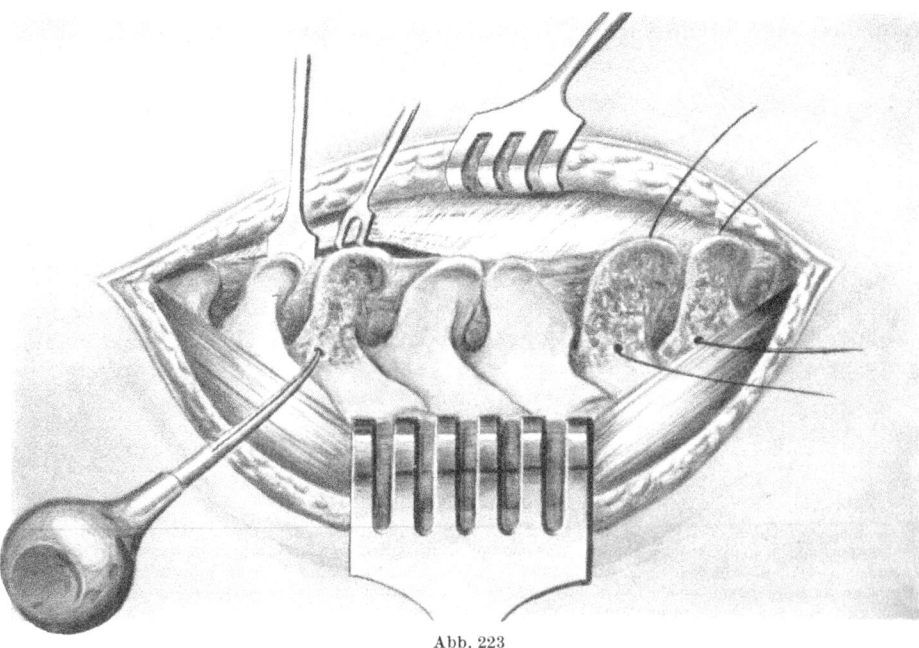

Abb. 223

selbst die Verwendung eines heteroplastischen Spanes vertretbar und erfolgreich. Für besondere Fälle, und zwar für sog. leichte wie auch gerade für solche mit einem relativ starken Gibbus, bei denen ein solider Knochenspan mehrmals eingesägt und zurechtgebogen werden müßte, wählen wir den biegsamen, lamellenartigen Span (s. S. 83). Er hat für diese Fälle sicher Vorteile, sein knöcherner Umbau geht schneller als bei dem festen Span vor sich.

D. Operative Versteifung der Wirbelsäule nach Hibbs (s. Abb. 215—217)

(Fusion of the Spine)

Nach Freilegung der Dornfortsätze in typischer Weise Längsspaltung des Periostes über den Dornfortsätzen und Abschieben des Periostes an beiden Seiten mit dem scharfen Raspatorium. Jeder einzelne Dornfortsatz wird einzeln freigelegt und vom Periost entblößt. Das Ligamentum interspinosum wird entfernt.

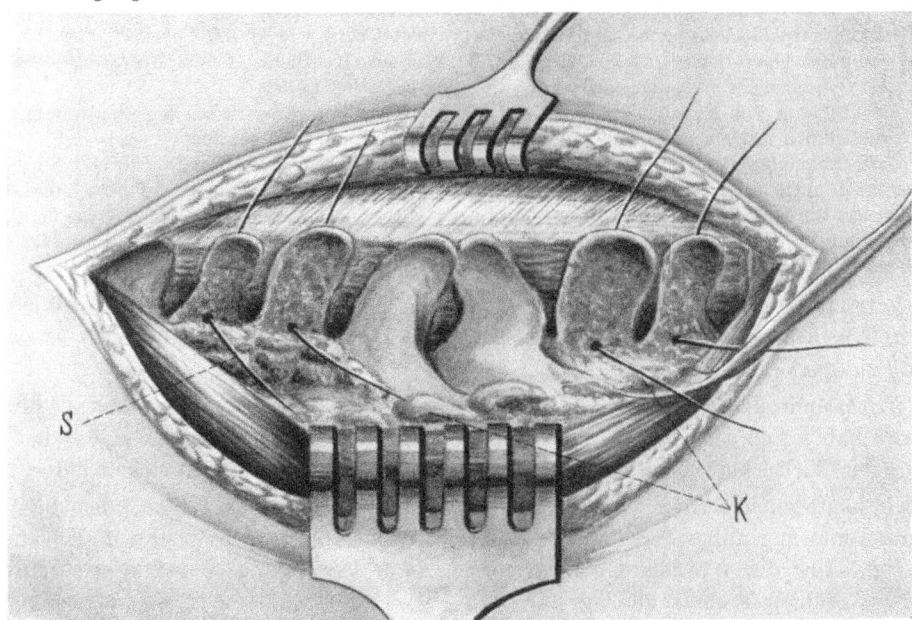

Abb. 224

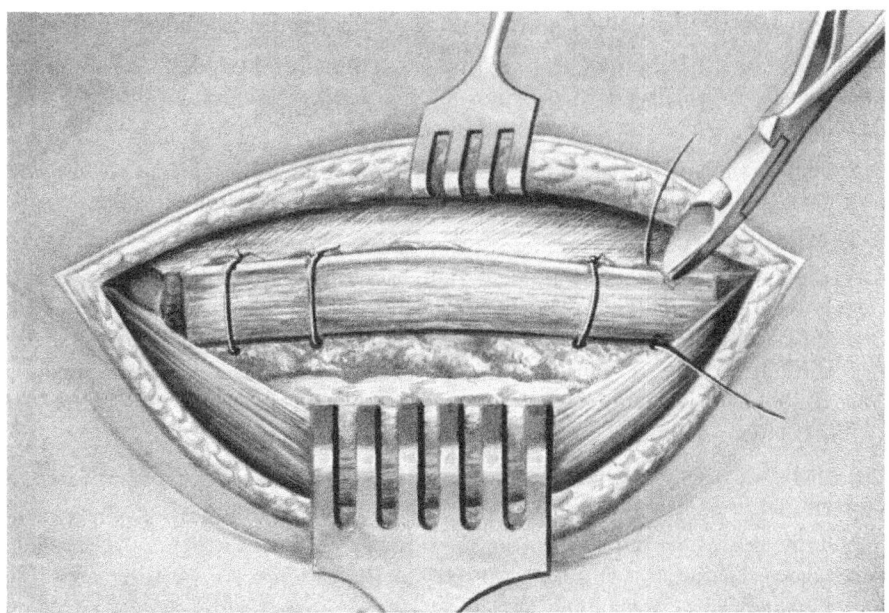

Abb. 225

Abb. 222—225. Eigene Technik der Wirbelsäulenschienung (Operationsbilder). Abb. 222. Die Dornfortsätze sind freigelegt. Die Muskulatur wird subperiostal abgelöst. Gazerollen werden in den Teil des Operationsgebietes eingefügt, in dem zur Zeit nicht gearbeitet wird. Abb. 223. Zwei Dornfortsätze unterhalb und einer oberhalb des Erkrankungsherdes sind schon angefrischt. Der nächste muß noch angefrischt werden. Durch die beiden unteren Dornfortsätze ist schon je ein Draht hindurchgeführt worden, bei dem oberen ist zunächst erst ein Knochenpfriem zum Anlegen des Loches für den Draht angesetzt. Abb. 224. Die Drähte zur Befestigung des Knochenspanes sind an zwei Wirbeldornfortsätzen oberhalb und unterhalb vom Erkrankungsherd hindurchgeführt, ebenso sind die Wirbeldornfortsätze — bis auf die beiden des Erkrankungsgebietes — bereits angefrischt. Von den Wirbelbögen sind schon Knochenlamellen (K) gebildet und nach oben und unten umgeschlagen. Teilweise ist auch weicher Knochen (S) auf die Wirbelbögen aufgetragen, der die Unterlage für den Knochenspan bildet. Abb. 225. Die Knochenschienung ist vollendet. Der Knochenspan ruht in seinem unteren Teil auf weichem Knochen

Lange, Orthop.-chirurg. Operationslehre, 2. Aufl.

13a

Anschließend wird die Muskulatur mit dem Periost von den Wirbelbögen bis zu den Querfortsätzen und den Wirbelgelenkverbindungen abgeschoben. Man geht hierbei schichtweise von einem zum anderen Wirbel vor. Es muß zur *Beherrschung der Blutung* und für die Ermöglichung einer sauberen Operationstechnik unbedingt dicht am Knochen vorgegangen werden. Die Rückseiten der Wirbelsäule, Dornfortsätze und Wirbelbögen bis zu den Gelenken müssen wie glatt geputzt „skeletiert" aussehen. Auch die Bandverbindungen an den Wirbelgelenken mit dem Ansatz des Ligamentum flavum werden gelöst, so daß die Gelenkverbindungen von allen Weichteilen entblößt sind.

Die Stellen des Operationsgebietes, an denen nicht gearbeitet wird, werden mit Gazekompressen ausgefüllt. Nachdem das ganze Operationsgebiet freigelegt ist, beginnt die eigentliche „Fusion-operation". Sie besteht

a) in der Verödung der Wirbelgelenkflächen mit einem scharfen Löffel;

b) in der Bildung von Knochenlamellen, die von den Wirbelbögen nach oben und unten umgeschlagen werden; diese werden mit einem besonderen, flach gebogenen Hohlmeißel gebildet;

c) in dem Abkneifen der Dornfortsätze mit einer Spezialknochenzange. Die Dornfortsätze werden der Reihe nach nach unten umgelegt, nur der letzte wird nach oben geschlagen. Die ganze Periosthülle wird zum Schluß über die Wirbelsäule zurückgeschlagen und in der Mitte zusammen mit der Muskulatur vernäht.

Ruhigstellung in Gipsliegeschale für 2—3 Monate. STEINDLER empfiehlt eine doppelseitige Liegeschale. Anschließend Gipskorsett für 2—3 Monate und dann noch ein Stützkorsett für *mindestens* 1 Jahr.

Die Versteifungsoperation von HIBBS ist eingreifender als die Schienung der Wirbelsäule mit einem Knochenspan. Wenn man große Strecken der Wirbelsäule versteifen muß, ist eventuell zweizeitig zu operieren.

Die Erfolge mit der Hibbsschen Operation werden als recht gut bezeichnet. SMITH und STEINDLER haben sich gelegentlich bei Nachoperationen davon überzeugen können, daß an der Rückseite der Wirbelsäule sich eine einheitliche, feste Knochenschicht entwickelt hatte.

Da wir heute auch bei der Verwendung eines Knochenspanes zusätzlich noch die Wirbelbögen lamellenförmig anfrischen und gleichzeitig die Dornfortsätze halbieren und nach unten umschlagen, so ist der Wesensunterschied zwischen der Versteifungsoperation von HIBBS und der von uns geübten Technik nicht groß.

Postoperative Behandlung nach einer versteifenden Wirbelsäulenoperation

Es ist für die unmittelbar postoperative Nachbehandlung wichtig, daß noch einmal eine Blut- oder Plasmatransfusion am Tag der Operation gegeben wird. Diese ist, wenn der Hb-Wert stark abgesunken ist, nach etlichen Tagen zu wiederholen.

Die Gipsliegeschale ist vor der Operation rechtzeitig angefertigt und schon einige Tage vorher vom Patienten ausprobiert. Sie ist, bevor der Patient hineinkommt, mit warmen Tüchern oder mit einem Lichtkasten angewärmt.

Der 1. Verbandwechsel findet bei glattem Heilverlauf etwa 10—14 Tage nach der Operation statt. Der Patient wird hierzu mit der Gipsliegeschale, während die kräftige Hand eines Assistenten auf der Brust des Patienten einen Gegenhalt gibt, auf den Bauch gelegt. Die Benutzung einer doppelschaligen Gipsliegeschale, die aus einem Rücken- und einem Brustteil besteht, die durch Gurte miteinander verbunden sind, hat sicher für das Umbetten gewisse Vorteile. Wir benutzen sie nicht.

Die Liegedauer in der Gipsschale ist 2—3 Monate, anschließend wird für weitere 3 Monate ein Gipskorsett und zum Abschluß noch für $1/_2$—1 Jahr ein Stahlkorsett gegeben.

Die Spondylitisoperation hat ihr Gutes. Sie führt zu einer wesentlichen Abkürzung der Zeit des Korsetttragens, bekämpft erfolgreich die Gefahr der Gibbusvergrößerung und trägt unterstützend zur endgültigen Ausheilung der tuberkulösen Spondylitis bei. Die Grenzen der Indikation sind heute klar umrissen. Die Technik der Operation ist verbessert, und die Fehler, die in den vergangenen Jahrzehnten bei der Indikationsstellung, bei der Wahl des Zeitpunktes der Operation und mit einem Zuleichtnehmen der Nachbehandlung oft genug gemacht wurden, sind durchaus vermeidbar.

Die Spondylitisoperation ist nach wie vor berufen, den Abschluß der konservativen Behandlung zu bilden. Sie hat sich weiterhin ausgesprochen bewährt. Sie ist auch durch die Herdausräumung aus dem tuberkulös erkrankten Wirbel in keiner Weise überflüssig geworden.

E. Operative tuberkulöse Herdausräumung an der Wirbelsäule — Vertebrotomie

Diese Operation geht auf ERLACHER zurück (1933). ITO-Japan hat schon 1934 über die Vertebrotomie berichtet, ORELL hat frühzeitig methodisch das Verfahren angewandt, KASTERT hat die Herdausräumung seit 1949 propagiert und sie in einer übergroßen Zahl von Fällen geübt. Er berichtete 1953 auf dem Deutschen Orthopädenkongreß über annähernd 500 Fälle und 1959 auf dem II. Europäischen Symposion sogar über ein Operationsgut von 973 Fällen.

Die Herdausräumung war noch vor einem Jahrzehnt eine äußerst umstrittene Operation. Einer der eifrigsten Gegner war P. PITZEN. Er hatte seinen guten Grund dazu infolge der Beobachtungen, die er in Münster an Patienten erheben konnte, welche an anderen Stellen kritik- und wahllos operiert worden waren. Er mußte deshalb auf dem Orthopäden-Kongreß 1953 seine warnende Stimme gegen die allzu eifrige Durchführung dieser Operation erheben.

Inzwischen liegen nüchterne, kritische Berichte über die Ergebnisse der Herdausräumung vom In- und Auslande vor, so von ALBERT, COLOMBANI, ERLACHER, GRUCA, ORELL u. a. Sie beweisen, daß die *Herdausräumung zur Behandlung der tuberkulösen Spondylitis sich durchgesetzt hat, auch wenn die Auffassungen über die Indikation noch auseinandergehen.*

KASTERT ist in der Beurteilung seiner Behandlungsergebnisse nicht nur optimistisch, sondern zu optimistisch. Das lehrten die Berichte von ALBERT, die auch die von KASTERT selbst behandelten Fälle betrafen. ALBERT konnte die günstigen Ergebnisse von KASTERT nicht voll bestätigen; ebenso rät VERBEEK in der Beurteilung der Behandlungsergebnisse der Vertebrotomie vorsichtig zu sein.

Wenn man den Wert der Operation anerkennt, ist es vor allem wichtig, die Grenzen der Indikation und ihrer Berechtigung festzulegen.

Die Auffassung von KASTERT, daß praktisch jede diagnostizierte Spondylitis operiert gehöre, ist aus zwei Gründen unhaltbar. Erstens spricht die frische Spondylitis vielfach auf die antibiotische und tuberkulostatische Behandlung so gut an, daß die Operation überflüssig wird. Zweitens ist die Vertebrotomie eine Operation, deren Risiko nicht zu bagatellisieren ist. Es muß im Einklang mit der Notwendigkeit und dem zu erwartenden Nutzen und Erfolg der Operation stehen.

Für eine weitgefaßte Indikation sind ERLACHER-Österreich, FELLÄNDER-Schweden, DEBEYRE-Frankreich, ORELL-Schweden; für eine strenge Auswahl der zu operierenden Fälle sind DELCHEF-Belgien, STEVENSON-England, BRECELJ-Jugoslawien, SCHOSSERER-Österreich, VERBEEK-Niederlande. Sie sagen, man dürfe nicht eine generelle Indikation zur Vertebrotomie gelten lassen. *Die Operation ist auf bestimmte ausgewählte Fälle zu beschränken.*

ALBERT hält die Behandlungsaussichten in der *Destruktionsphase* mit Senkungsabscessen und Sequester für besonders günstig.

Wir erkennen die Berechtigung zur Herdausräumung (Vertebrotomie) bei nachstehender *Indikation* an:

1. frische Spondylitiden, die trotz antibiotischer Behandlung eine Progredienz zeigen (Zunahme des Abscesses, Vergrößerung der Knochendestruktion);

2. Spondylitiden mit Paraplegie bei Früh- wie bei Spätlähmungen;

3. Spondylitiden mit großen Abscessen;

4. veraltete Spondylitiden mit nachweisbaren Sequestern, bei denen es bisher nur möglich war, eine temporäre Scheinheilung zu erreichen.

Wir halten es für richtig, wenn *vor der Operation eine antibiotische Behandlung* durchgeführt wird.

FELLÄNDER und KASTERT glauben, man könne auf die antibiotische Behandlung verzichten.

Die *antibiotische postoperative Instillation* ist von entscheidender Bedeutung, um eine Ausheilung der bei der Operation zurückgebliebenen tuberkulösen Herdreste und der Abscesse zu erreichen. Die Dauer ist zeitlich zu beschränken (s. u.).

Die Frage der knöchernen Verblockung nach der Herdausräumung wird verschieden beantwortet. KASTERT hält sie für unnötig. Es soll über den Umweg der fibrösen Vernarbung zu einer knöchernen Verblockung kommen. Auch SCHOSSERER lehnt das Einbringen von Bone chips ab. Sie wirkten in der Höhle oft wie Sequester und würden wieder ausgestoßen. ERLACHER und ORELL dagegen betonen die Wichtigkeit des Einbringens der Bone chips, um eine schnellere Verknöcherung des oder der erkrankten Wirbel zu erreichen.

Die Gefährdung der Stabilität der Wirbelsäule kann nach der Vertebrotomie gerade bei veralteten Fällen groß sein. Man soll deshalb der Vertebrotomie noch eine hintere Versteifung (Spondylodese) hinzufügen (GRUCA).

Nach unserer *eigenen* Auffassung ist die Knochenplombierung der Höhle vor allem bei veralteten Fällen erwünscht. Die Spanversteifung ist als Zweitoperation für die Fälle vorzubehalten, bei denen die knöcherne Verblockung etwa innerhalb eines Jahres ausgeblieben ist.

Die *Ergebnisse* der Herdausräumung werden recht verschieden beurteilt.

Die Angaben von KASTERT lauten wohl zu günstig. Die Mortalität war nach seinen letzten Mitteilungen 1959 bei 1007 Operationen 1,49%. Die Mortalität soll in den Jahren 1954—1957 bei 289 Patienten auf 0,35% herabgesunken sein. Eine Arbeitsfähigkeit von über 50% hätte in etwa 81%, eine unter 50% in 18% bestanden. Berücksichtigt ist hierbei nur ein Krankengut von 258 Patienten! Die Mitteilungen anderer Operateure lauten weniger günstig.

So hat ALBERT bei 250 von KASTERT operierten Patienten festgestellt, daß eine knöcherne Total- oder Teilverblockung in guter Achsenstellung nur in 50% eingetreten war und daß 24% *ohne* knöcherne Verblockung „klinisch in Ruhe" waren. *Eine fibröse Verblockung ist aber keine Heilung, sondern nur die knöcherne* (ERLACHER).

Auch BRECELJ betonte 1959, daß seine Ergebnisse bei weitem nicht so günstig wie die von KASTERT seien.

Technik der Herdausräumung (Vertebrotomie)

Halswirbelsäule. Die Herdausräumung bei einer Spondylitis der Halswirbelsäule wurde bisher von uns *nicht* ausgeführt. Wir halten sie auch mit zu großen Gefahren verbunden und empfehlen dringend, hiermit zurückhaltend zu sein. KASTERT hat auch keine eigenen Erfahrungen mit der Herdausräumung der oberen Halswirbelsäule, nur der der unteren.

Brustwirbelsäule. Die Herdausräumung der Brustwirbelsäule kommt praktisch erst vom zweiten Drittel an in Betracht. Wir sind bisher im wesentlichen der von KASTERT angegebenen Technik gefolgt.

Schnitt (s. Abb. 226). Längsschnitt, zwei Querfinger breit seitlich neben den Dornfortsätzen. Nach Durchtrennung der oberflächlichen Rückenfascie werden der M. trapezius, die Fascia lumbal. dors. und der M. latissimus dorsi durchschnitten. Man geht durch die lange Rückenstreckmuskulatur stumpf auf die Querfortsätze ein. Die Muskulatur wird nach medial und lateral abgeschoben und mit einem Vierzinkerhaken zurückgehalten. Vorsichtig wird der wirbelsäulennahe Teil von zwei Rippen freigelegt. Diese werden um 3—5 cm reseziert. Im oberen Teil des Brustkorbs sind, um bessere Übersicht zu erhalten, wegen der Tiefe des Operationsgebietes die Rippenresektionen größer als im unteren zu machen. Vorsichtig wird das Rippenköpfchen aus der Gelenkverbindung gelöst und entfernt. Die zugehörigen zwei Querfortsätze werden abgetragen.

Der erste Teil der Operation entspricht der Costotransversektomie (s. Abb. 149—152). Meist wird ein *paravertebraler Absceß* sichtbar. Dieser wird vielfach schon bei der Entfernung des Rippenköpfchens eröffnet. Die Pleura muß sorgfältig zurückgeschoben und geschützt werden. Vorsichtig wird die Seitenfläche der erkrankten Wirbelkörper freigelegt. Mit einem kleinen Hohlmeißel wird auf den tuberkulösen Herd eingegangen. *Röntgenkontrolle* bei liegendem Meißel. Auslöffelung des Herdes. Die Umgebung des Abscesses wird, sobald dieser dargestellt ist, mit feuchten Tüchern abgedeckt, um eine Infektion der Weichteile zu verhüten. Der Absceß ist *vorsichtig* zu entleeren. Die Curettage zur Auslöffelung des tuberkulösen Herdes wird, wenn der Herd mehr nach der Gegenseite sitzt, mit einer Winkelcurette ausgeführt. Die Ausräumung der Kaverne des dorsalen Anteiles hat mit größter Vorsicht zu geschehen, um eine Verletzung des periduralen Raumes zu vermeiden. *Vordringen in den Periduralraum bedeutet intensive venöse Blutung! Verletzung der Dura bedeutet,* auch wenn diese mikroskopisch klein ist, *die Gefahr einer tödlichen Meningitis.* Primärer Wundverschluß. Ein Ablaufkatheter wird paracostal eingeführt und aus der Brustwand herausgeleitet. Primärer Wundverschluß.

Lendenwirbelsäule (Abb. 227). **Schnitt** paravertebral etwa drei Querfinger breit neben der Mittellinie. Einschneiden der oberflächlichen Rückenfascie. Durchtrennung des M. erector trunci am Übergang von seinem sehnigen zum muskulären Teil. Im wesentlichen stumpfes Hindurchgehen

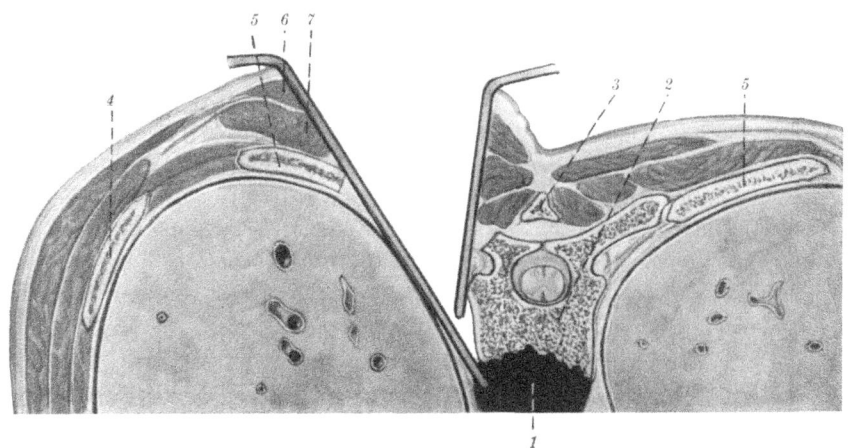

Abb. 226. Herdausräumung bei Spondylitis tbc. (Vertebrotomie) im Brustteil (Querschnitt in Höhe des 7. Brustwirbels). *1* Erkrankungsherd; *2* Brustwirbel; *3* Dornfortsatz; *4* 6. Rippe; *5* 7. Rippe; *6* M.trapezius; *7* M.errector trunci

durch den Muskel in Richtung auf die Lendenwirbelquerfortsätze. Soweit nötig, Einschneiden der schrägverlaufenden Muskelfasern. Einsetzen von je einem großen tiefen Haken medial und lateral zum Zurückhalten der Muskeln. Umfahren von zwei freigelegten Querfortsätzen mit einer Kocher-Sonde, Abtragen der Querfortsätze unmittelbar an ihrer Basis. Die laterale Wand von dem oder den erkrankten Wirbelkörpern wird sorgfältig freipräpariert, Einschlagen eines

kleinen Hohlmeißels in Richtung auf den tuberkulösen Herd. *Röntgenkontrolle über die Lage des Meißels,* Eröffnen des Herdes, Einführen der Curette zur Excochleation. Auch an der Lendenwirbelsäule ist die *Gefahr der Verletzung der Dura* gegeben, wenn der erkrankte tuberkulöse Herd im dorsalen Anteil des Wirbelkörpers liegt, der infolge der Destruktion brüchig ist. Größte Vorsicht ist deshalb am Platze! Ein paravertebraler Absceß ist an der Lenden wirbelsäule nicht häufig. Die gewöhnliche Entwicklung ist

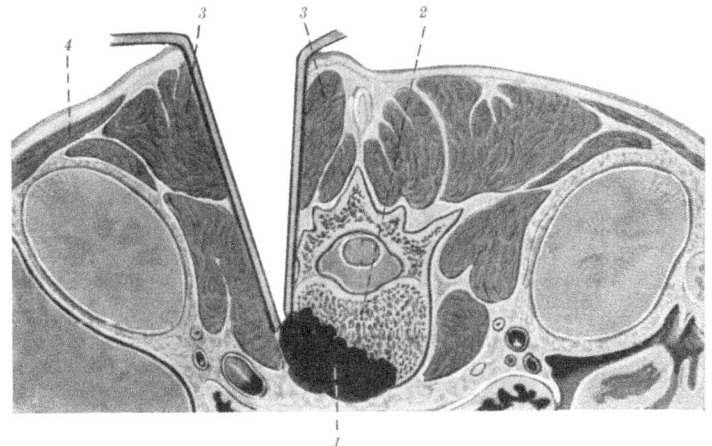

Abb. 227. Herdausräumung bei Spondylitis tbc. (Vertebrotomie) im Lendenteil (Querschnitt in Höhe des 2. Lendenwirbels). *1* Erkrankungsherd; *2* Lendenwirbel; *3* M.errector trunci; *4* M. latissimus dorsi

die eines antevertebralen Abscesses, des *Psoasabscesses.* Dieser wird von einem eigenen Schnitt oberhalb vom Leistenband eröffnet und entleert. Primärer Wundverschluß.

Einführen eines Ablaufkatheters zur gleichzeitigen Spülung mit Antibiotica. Er wird in ein Glasröhrchen eingeleitet.

Bei kleinen Herden ist das Einbringen einer *Spongiosaplombe* unnötig. Hier genügt eine Instillation von Paratebin, eventuell in Verbindung mit Fibrospum zur Blutstillung. Bei großen Herden ist die Instillation einer Spongiosaplombe, kombiniert mit Paratebin, ratsam.

Die *Dauer der postoperativen Instillationsbehandlung* ist zeitlich zu begrenzen. Die Prozentzahl der Fistelbildung ist bei kurzfristiger Instillation gering (bei 14 Tagen 6%), bei zu langer groß (bei 6 Wochen 21%) (ALBERT).

Wir haben zögernd, die Verfechter der Vertebrotomie sagen vielleicht zu zögernd, diese Operation aufgenommen. Wir halten es nach wie vor für *falsch, die Vertebrotomie als eine routinemäßige Operation aufzufassen.* Sie ist für viele Fälle von Spondylitis tuberculosa unnötig. Wenn man behauptet, daß die Vertebrotomie schon aus Gründen der Diagnosestellung notwendig sei (DEBEYRE), so können wir solchen Auffassungen nicht folgen. Man kann die Diagnose tuberkulöse Spondylitis, wenn man alle diagnostischen Möglichkeiten ausschöpft, mit 99% Sicherheit stellen. Wir verstehen es auch nicht, daß man eine Vertebrotomie macht und hinterher in seinem Krankengut feststellt, daß es in 5—10% der Fälle keine tuberkulöse Spondylitis war! Diese Beobachtungen lehren mit Nachdruck: Man soll als **Richtlinie** gelten lassen, *mit der Vertebrotomie eine weise Zurückhaltung zu üben und die Operation auf die wirklich notwendigen Fälle zu beschränken. Die Ergebnisse werden unter Erfüllung dieser Voraussetzung besonders gut sein.*

2. Operative Versteifung der Wirbelsäule wegen schmerzhafter, nichtentzündlicher Veränderungen

Nachdem erst einmal die Versteifung der Wirbelsäule für die tuberkulöse Spondylitis aufgenommen war, war es nur ein kleiner Schritt weiter, das Prinzip der operativen Versteifung therapeutisch auch für andere Schmerzzustände an der Wirbelsäule auszuwerten. Es waren die Folgezustände von schlecht verheilten Wirbelfrakturen, Fälle mit einer schweren Lumbosacralarthrose ohne und mit Assimilationsstörungen und Fälle von Spondylolisthesis.

A. Schlecht verheilte Wirbelfrakturen

Die operative Schienung einer alten Wirbelfraktur ist wiederholt empfohlen worden, dürfte aber nur wenig angewandt sein. Das dürfte seinen Grund darin haben, daß die Schmerzen bei einer alten Wirbelfraktur in der Regel nicht an der Frakturstelle als vielmehr unterhalb davon am Kreuz sitzen. Wenn man also bei einer schlecht verheilten Wirbelfraktur glaubt, wegen starker Schmerzen operieren zu müssen, so ist der richtige Angriffspunkt für die Operation das Kreuz, aber nicht die alte Frakturstelle. Das hängt damit zusammen, daß es durch die Wirbelfraktur als Ausgleichsvorgang zu einer Stellungsänderung der Wirbelgelenkflächen über das engere Bruchgebiet hinaus bis zu den Lumbosacralgelenkverbindungen kommt.

Man hat auch die operative Versteifung für die Behandlung der *posttraumatischen Wirbelkörpernekrose* (Kümmel-Verneuilsche Erkrankung, die früher fälschlich als Spondylitis bezeichnet wurde) empfohlen.

Die Operation kommt aber hierfür kaum in Betracht. Die Erkrankung ist erstens außerordentlich selten, zweitens ist die Behandlung im fortschreitenden, schmerzhaften Stadium unbedingt konservativ, in Form einer strengen Liegekur, und drittens ist eine Operation im Spätstadium, wenn der Prozeß abgeklungen und der Knochen sich wieder gefestigt hat, meist überflüssig.

B. Spondylarthrosis deformans am Übergang der Lendenwirbelsäule zum Kreuzbein ohne und mit Assimilationsstörungen

Die Lumbosacralarthrose kann, wenn sie vorzeitig unter dem Einfluß ungünstiger, statischer Verhältnisse oder durch langanhaltende körperliche Überbeanspruchungen zur Entwicklung kommt, starke Kreuzschmerzen hervorrufen. Diese sind besonders stark in den Fällen, in denen gleichzeitig eine Osteochondrosis der letzten oder vorletzten Lendenzwischenwirbelscheiben besteht, die ihrerseits wieder Anlaß zur Ausbildung der Spondylarthrosis deformans gegeben hat. Die Prozesse können in progredienten, außerordentlich schmerzhaften Schüben verlaufen, die jeder konservativen Behandlung trotzen. — Wenn hiervon Patienten in den Dreißiger- bis Vierzigerjahren betroffen sind, so kann die Operation angezeigt sein. — Die Operationsindikation wird noch erhärtet, wenn es sich um die Wiederherstellung der Berufsfähigkeit handelt oder wenn es die Patienten ablehnen, für Jahre hinaus ein Kreuzschmerzmieder zu tragen und sich dauernd schonen müssen.

Fälle, bei denen sich gleichzeitig *Assimilationsstörungen* am Übergang von der Lendenwirbelsäule zum Kreuzbein finden, bereiten oft besondere Schwierigkeiten für die konservative Behandlung oder verurteilen sie zur Erfolglosigkeit. Hierher gehört auch ein Teil der Fälle von „*schmerzhafter*" *Sacralisation*. Diese entwickelt sich, wenn durch die Sacralisation der statische Aufbau der Wirbelsäule gestört ist (s. d.). Das trifft häufiger auf die teilweise als auf die totale Sacralisation zu.

Die Operation zur Versteifung des Überganges von der Lendenwirbelsäule zum Kreuzbein oder kurz ausgedrückt des „Kreuzes", ist daher in ausgewählten Fällen indiziert. Die Operation, die bisher gebräuchlich war, ist die *Spanverriegelung* der zwei oder drei unteren Lendenwirbel mit dem Kreuzbein.

a) Technik der Spanverriegelung wegen Lumbosacralarthrose (s. Abb. 228)

Freilegung der Wirbelsäule in typischer Weise mit bogenförmigem Schnitt. Vorbereitung des Bettes für den Knochenspan, der paraspinös eingefügt wird. Die drei letzten Lendenwirbeldornfortsätze werden gespalten und nach der Seite, wo der Knochenspan eingefügt werden soll, umgebogen, ebenso werden von den Wirbelbögen schmale Knochenlamellen gebildet, die nach oben und unten umgeschlagen werden, um auf diese Weise schon eine knöcherne Verbindung zwischen den Wirbelbögen herzustellen. Zusätzlich werden die Zwischenräume noch mit weichem Knochen ausgefüllt.

Eine flache *Knochenrinne* wird *am Kreuzbein* zur Aufnahme für den Knochenspan gebildet. Der Knochenspan wird am besten dem Darmbeinkamm entnommen, dessen Form sich gut dem Übergang von der Lendenwirbelsäule zum Kreuzbein anpaßt. Die *Befestigung des Knochenspanes* erfolgt an den Wirbeldornfortsätzen in typischer Weise

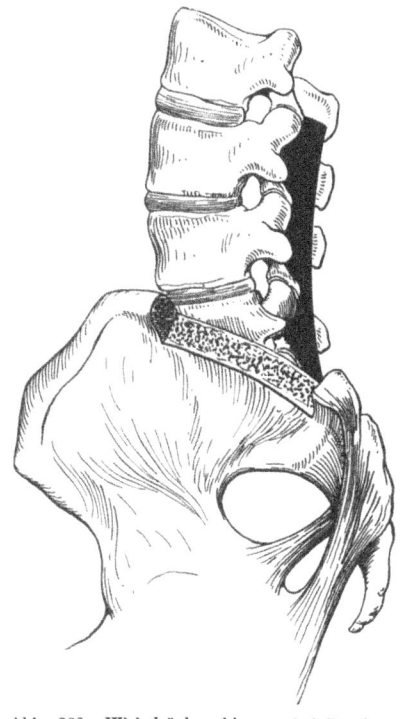

Abb. 228. Wirbelsäulenschienung bei Lumbosacralarthrose einschließlich der Assimilationsstörungen. Die Schienung erfolgt mit einem der hinteren Crista iliaca entnommenen Knochenspan

(s. o.). Am Kreuzbein werden zwei Drähte mit einem kräftigen Deschamps durch die Rückwand des Kreuzbeins hindurchgeführt. Der Deschamps darf nur flach geführt werden und muß sich dicht an der Rückwand des Knochens halten, um eine Schädigung der Ausläufer der Cauda equina zu vermeiden.

Ruhigstellung. Gipsliegeschale für 2 Monate, dann kurzes Gipskorsett für weitere 3 Monate, anschließend Kreuzschmerzmieder für etwa $^1/_2$ Jahr. Die Liegezeit kann bei jungen Erwachsenen in den Zwanzigerjahren auf 4—6 Wochen beschränkt werden, wenn man einen Knochenspan aus dem Beckenkamm genommen hat, in der Voraussetzung, daß dieser eine breite Berührung mit dem Kreuzbein erhalten hat.

Der Amerikaner MOORE hat für die „operative Versteifung des Kreuzes", allerdings in Verbindung mit der Nucleus pulposus-Operation, eine eigene, elegante Technik angegeben.

Es wird der Knochenspan wie eine „Wäscheklammer" zwischen den 1. Kreuzbeindornfortsatz und den beiden letzten Lendenwirbeldornfortsätzen eingefügt.

b) Technik der „operativen Versteifung des Kreuzes" mit dem sich selbst fixierenden Knochenspan („Self Locking Prop Operation" nach MOORE; s. Abb. 229)

Akt I. Freilegung des unteren Abschnittes der Lendenwirbelsäule des Kreuzbeines in typischer Weise.

Entfernung des Ligamentum interspinosum zwischen den Dornfortsätzen des 4. und 5. Lendenwirbels und dem 1. Dornfortsatz des Kreuzbeins.

Akt II. Vorbereitung des Knochenspanes.

Ein kräftiger, dicker Knochenspan wird der Tibia in entsprechender Länge entnommen. Ein Bohrloch wird in der Mitte des Knochenstückes mit dem elektrischen Bohrer angelegt. Es muß so groß sein, daß der letzte Lendenwirbeldornfortsatz hier genau hineinpaßt. Dann werden noch an den beiden Enden des Knochenspanes je eine Nute herausgeschnitten, in die sich der 4. Lendenwirbeldornfortsatz und der 1. Kreuzbeindornfortsatz hineinverklemmen sollen. — Die Herrichtung des Knochenspanes muß außerordentlich exakt geschehen; wenn man sich hieran hält, ist das Einsetzen des Knochenspanes nicht schwierig.

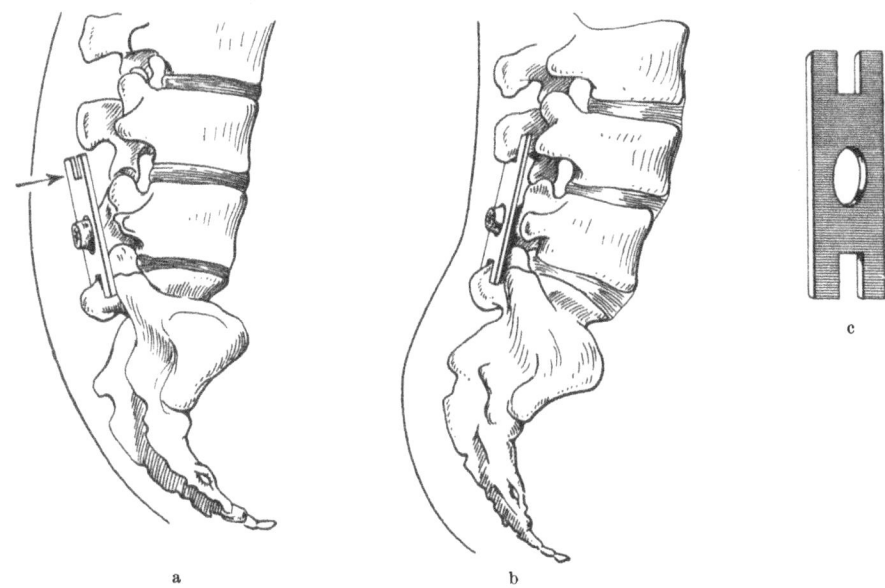

Abb. 229a—c. Kreuzversteifung nach MOORE („self locking prop operation"). a Der Span wird in Kyphose auf die Crista ossis sacri und über die Spitze des 5. Lendenwirbelfortsatzes eingesetzt. b Der Span wird mit seiner oberen Nute in Lordose in den 4.Lendenwirbeldornfortsatz eingehakt. c Die Form des Spanes. Er hat je eine Nute an seinen beiden Enden und in der Mitte ein zentrales Loch

Akt III. Einsetzen des Knochenspanes unter Verhakung in die Dornfortsätze.

Während der Rumpf stark gebeugt ist, wird der Knochenspan zuerst in den 1. Kreuzbeindornfortsatz eingehakt, dann wird die Wirbelsäule gestreckt. Der 5. Lendenwirbeldornfortsatz kommt in das zentrale Loch des Knochenspanes, und der 4. wird in den oberen Spalt des Knochenspanes eingehakt. — Der Knochenspan verhakt sich auf diese Weise so gut, daß eine zuverlässige, feste Fixierung erfolgt. Zwischen den Knochenspan und die Wirbelbögen, die vorher sorgfältig von allen Weichteilen entblößt und angefrischt sind, wird noch weicher Knochen als Knochenfüllmaterial aus dem Schienbeinkopf eingefügt.

Nachbehandlung. Auf eine Gipsfixierung wird verzichtet. Der Patient liegt in einem Bett mit flacher Matratze und ist angewiesen, sich ruhig zu verhalten. Es ist ihm lediglich gestattet, sich im Bett vorsichtig wie ein „Faß" von einer Seite zur anderen zu rollen, gleichzeitig wird er angehalten, den Oberkörper und die Knie zu bewegen.

Das Aufstehen wird etwa 2 Wochen nach der Wundheilung erlaubt, aber der Patient soll sich für die nächsten 4 Monate noch ruhig verhalten. — Es wird angenommen, daß nach dieser Zeit die Verknöcherung genügend fest ist, so daß der Patient keiner wesentlichen Schonung mehr bedarf.

Wir glauben, daß trotz der guten Selbstfixierung, die der Knochenspan durch die Art der Befestigung erhält, man doch nicht auf eine Gipsfixierung in der üblichen Weise verzichten soll. Hierfür spricht auch die eigene Angabe von MOORE, daß er bei einem jungen, lebhaften Patienten eine Spontanfraktur im 1. Monat beobachtet hat. Wir führen die Operation von MOORE, die von BOTHWORTH modifiziert wurde, gerne aus und haben Gutes davon gesehen.

Die Ergebnisse der „operativen Versteifung des Kreuzes" werden im allgemeinen als durchaus gut bezeichnet. Die bisher übliche Durchführung der Operation allein mit einem Span hat nur einen Nachteil, daß die Patienten für etwa 3 Monate liegen müssen und dann für etwa die gleiche Zeit noch ein kurzes Gipskorsett benötigen. Um diesen Nachteilen aus dem Weg zu gehen, hat Don King die Fixierung der Lumbosacralgelenke durch Verschraubung in Verbindung mit der knöchernen Versteifung angegeben.

c) Technik der „Internal Fixation" für die Lumbosacralversteifung nach Don King (s. Abb. 230 und 231)

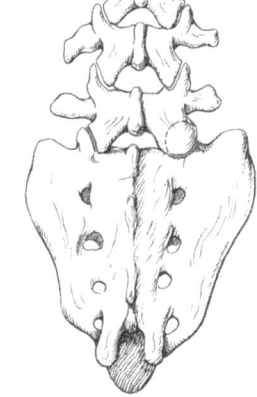

Abb. 230. Verschiedene Stellung der Lumbosacralgelenke, links für eine Verschraubung günstig, rechts ungünstig

Freilegung der Lumbosacralgelenke in typischer Weise unter subperiostalem Zurückschieben der kräftigen Muskelbäuche des Erector trunci. Die Muskulatur wird mit einem großen, hebelartigen Haken (Retractor nach Bennett) zurückgehalten. Die drei letzten Dornfortsätze der Lendenwirbel werden entfernt, und das Ligamentum interspinosum wird abgetragen. Die Gelenkknorpelschicht an den Lumbosacralgelenken wird beidseits mit einem besonders geformten Osteotom herausgenommen.

Die weitere Operation besteht aus zwei Akten: 1. aus der Verschraubung der Lumbosacralgelenke und 2. aus dem Einfügen des Knochenspanes zwischen den Lendenwirbeln und dem Kreuzbein.

Akt I. Verschraubung der Lumbosacralgelenke.

Zunächst wird ein kleines Loch in der Mitte über dem Gelenkfortsatz des Lumbosacralgelenkes gemacht, ferner werden die beiden Gelenkfortsätze mit einem guten Bohrer in einem Winkel von 45⁰ schräg durchbohrt. Anschließend werden die Schrauben eingefügt. (Länge der Schrauben: bei Frauen ³/₄, bei Männern 1 Zoll.) Die Verschraubung der Lumbosacralgelenke wird selbstverständlich an beiden Lumbosacralgelenken ausgeführt. Der Halt muß nach der Verschraubung so gut sein, daß bei einem Anheben des unteren Teiles der Lendenwirbelsäule mit einer Knochenfaßzange nach oben sich gemeinsam der 5. Lendenwirbel und das Kreuzbein wie ein einheitliches Knochenstück bewegen.

Akt II. Einfügen des Knochenspans.

Nach der Verschraubung wird ein Knochenspan, der am besten dem Darmbeinkamm entnommen ist, hinten vom 5. Lendenwirbel zum Kreuzbein in typischer Weise eingefügt. In einem Teil der Fälle reicht der Knochenspan bis zum 4. Lendenwirbel. Wenn die Dornfortsätze genügend kräftig entwickelt sind, ist es möglich, daß die Fixierung des Knochenspanes nicht, wie sonst üblich, mit Drähten, sondern mit Schrauben geschieht.

Kleine Knochenlamellen, die von dem 5. Lendenwirbelbogen und dem Kreuzbein bei der Anfrischung des Knochenbettes für den Knochenspan gewonnen wurden, werden seitlich neben den Knochenspan eingefügt.

Nachbehandlung. Es wird auf jede Fixation verzichtet. Der Patient liegt lediglich auf einer flachen Matratze. Es wird bereits nach 3 Tagen ein vorsichtiges Herumdrehen erlaubt, und mit dem Aufstehen wird bereits 3 Wochen nach der Operation begonnen. — Ein Korsett wird nur ausnahmsweise gegeben:

a) wenn der Patient schon monatelang vor der Operation ein Korsett getragen hat,

b) wenn bei der Operation durch die Verschraubung keine absolut feste Fixation erreicht war.

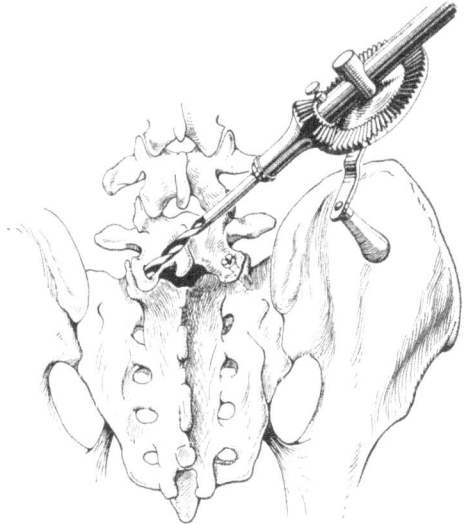

Abb. 231. Verschraubung der Lumbosacralgelenke nach Don King. Der Bohrer ist zur Verschraubung angesetzt

Die Befestigung der Schrauben kann Schwierigkeiten bereiten, wenn die Lumbosacralgelenke eine Stellung haben, die für die Fixierung ungünstig ist. Bekannterweise ist ja die Stellung der Gelenkspalte der Lumbosacralgelenke außerordentlichen Schwankungen unterworfen!

Die Behandlungsergebnisse waren in den Fällen, die Don King operiert hat, sehr gut.

Es waren in den Jahren 1940—1945 44 Patienten. Nachuntersuchungen ergaben, daß nur in 4 Fällen = 9% keine solide knöcherne Verbindung eingetreten war. Trotz der „Pseudarthrose" klagte nur ein Patient noch über Kreuzschmerzen und war mit dem Operationsresultat nicht zufrieden.

Die Technik der Operation nach DON KING hat etwas Bestechendes, und die Operationsergebnisse mit über 90% einwandfreien Erfolgen sind vorbildlich. Es ist deshalb verständlich,
daß diese Operation in Amerika begeisterte Zustimmung gefunden hat und daß SMITH sie als
die beste Operation, die es heute für die operative Versteifung des Kreuzes gibt, bezeichnet hat.

Die Operation scheint auch uns eine gute Lösung zu sein. Es ist zu erwarten, daß das Prinzip
der Doppelverriegelung mit einem Knochenspan und mit einer Knochenschraube, das sich an
der Hüfte als so gut erwiesen hat (s. d.), sich auch am Kreuz bewähren wird. Wenn auch die Zahl
der von uns mit der operativen Verschraubung der Lumbosacralgelenke operierten Fälle relativ
gering ist, so waren die Ergebnisse doch gut. Auch JAEGER empfiehlt diese Operation. Wir
glauben, man sollte die Operation bei den Dysplasien am Übergang des 5. Lendenwirbels zum
Kreuzbein bei hartnäckigen Kreuzschmerzen öfter machen.

Der Eingriff ist durch die Hinzunahme der Verschraubung zu der Knochenspanung nur
unwesentlich größer geworden. Dafür ist aber die Belastung für den Patienten, die das lange
Liegen in einer Gipsliegeschale bedeutet, wenn allein die Versteifung mit einem Knochenspan
vorgenommen wird, ganz wesentlich verringert worden.

C. Die Spondylolisthesisoperation

Die Indikation zur Spondylolisthesisoperation ist:

a) Versagen der konservativen Behandlung;

b) eine unstabile Wirbelsäule; sie wird auf Grund von Röntgenfunktionsaufnahmen festgestellt;

c) neurologische Ausfallserscheinungen.

Schon FRITZ LANGE hielt für bestimmte Fälle von Spondylolisthesis die Operation für angezeigt. SCHERB-Zürich verfügte über selten große Erfahrungen in der Behandlung der Operation
der Spondylolisthesis. Das große Krankengut vom Institut Balgrist-Zürich wurde von TAILLARD
in vorbildlicher Weise ausgewertet.

Zwei Operationen stehen zur Verfügung:

a) die operative Fixierung des Lendenwirbel-Kreuzbeinabschnittes;

b) die Dekompressionsoperation zur Entlastung der Nervenwurzeln.

a) Versteifungsoperation

Sie ist möglich durch eine Blockierung der Wirbelkörper von vorne wie durch eine Spanversteifung von hinten.

α) Versteifungsoperation durch ein Vorgehen von vorne

Die operative Fixierung des nach vorne gleitenden Wirbels wäre an und für sich besonders
gut möglich durch eine ventrale Klammerung der Wirbelkörper mit einem Knochenblock oder
zwei kräftigen Metallhaken, wie das auch ein Zimmermann machen würde. Die Operation der
ventralen Fixierung der Spondylolisthesis wurde von CARPENER (1931) angegeben und mehrfach wieder empfohlen (MERLE D'AUBIGNÉ, TENNEFF u. a.). STEINDLER hat diese Operation
abgelehnt, weil ihre Ergebnisse nicht so zuverlässig seien wie bei der Operation von hinten und
weil die Gefahren wesentlich größer seien. MARIQUE hält die Zahl der mitgeteilten operierten
Fälle noch für viel zu gering, um eine endgültige Beurteilung der Versteifungsoperation
durch ein Vorgehen von vorne vorzunehmen. *Die Gefahren von Komplikationen sind nicht klein.*
Die geringen Serien der mitgeteilten operierten Fälle sind mit verschiedenen Todesfällen belastet.

β) Versteifungsoperation durch ein Vorgehen von hinten

Die Operationstechnik ist in Amerika etwa die gleiche wie sie auch von uns seit langem
geübt wird. Die Richtlinien sind: a) sorgfältige Skeletierung der Wirbelbögen und der Rückseite
des Kreuzbeines, b) fischschuppenähnliches Anfrischen der Rückseite der Wirbelbögen und des
Kreuzbeines; c) Einfügen eines formmäßig genau angepaßten Knochenspanes aus dem Darmbein; d) Ausfüllen der Zwischenräume mit weichem Knochen.

Es ist vor einer jeden Spondylolisthesisoperation erforderlich, daß ein genauer neurologischer Status erhoben wird, um zu klären, ob man mit einer Versteifungsoperation auskommt oder eventuell noch eine Nervenentlastungsoperation hinzunehmen muß. Die neurologischen Ausfallserscheinungen und ausstrahlenden Schmerzen bei einer Spondylolisthesis sind in der Regel nicht durch einen Nucleus pulposus-Prolaps bedingt, denn es ist der Raum durch das Nachvornegleiten des Wirbelkörpers zwischen der Bandscheiben und der Nervenwurzel vergrößert (MEYERDING). Es kann infolgedessen nur in Ausnahmefällen ein Druck eines Bandscheibenvorfalles eine Wurzelirritation hervorrufen. Die Nervenschmerzen sind dagegen bedingt durch Druckerscheinungen im Gebiet der Spaltbildung in der Interartikularportion (GILL).

Technik. *Lagerung.* Flaches Kissen unter dem Bauch zur Verringerung der Lendenlordose.

Schnitt. Ein großer, leicht bogenförmiger Schnitt wird lateral neben den Dornfortsätzen angelegt. Die Dornfortsätze und Wirbelbögen einschließlich der Rückseite des Kreuzbeines werden in typischer Weise freigelegt. Ein Retractor nach BENNETT wird an dem 5. oder 4. Querfortsatz eingesetzt, um die Rückenstreckmuskulatur gut zurückzuhalten. Eventuell wird diese noch nahe ihrem Ansatz am Kreuzbein quer eingespalten. *Es ist eindrucksvoll, wie sich bei der unstabilen Wirbelsäule der 4. und 5. Lendenwirbelkörper schon mit einer Pinzette leicht hin und her bewegen lassen.* Es lassen sich eventuell bei Jugendlichen diese Wirbelkörper **vorsichtig** mit zwei Knochenfaßzangen etwas zurücknehmen und in dieser neuen Stellung an dem Knochenspan mitfixieren (s. Abbildung 233). Die Rückseite des Kreuzbeines und der Wirbelbögen

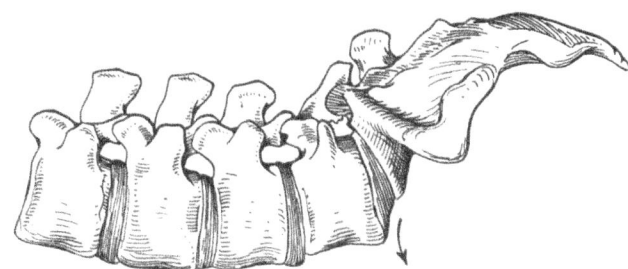

Abb. 232. Spondylolisthesis mit Verschiebung des 5. Lendenwirbels nach vorn über das Kreuzbein

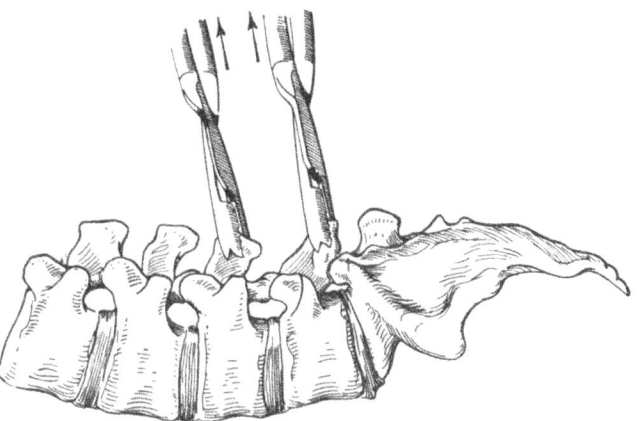

Abb. 233. Bei Jugendlichen ist ein vorsichtiger Aufrichtungsversuch mit zwei Knochenfaßzangen möglich

wird fischschuppen-ähnlich angefrischt. Je zwei Drähte werden durch die Crista ossis sacri und durch zwei Dornfortsätze *oberhalb* von dem nach vorne abgeglittenen Wirbel befestigt. Auf die Rückseite von Kreuzbein und Wirbelbögen kommt weicher Knochen; er muß die Grube ausfüllen, wo der Wirbelkörper nach vorne abgeglitten ist. Ein Knochenspan, der in seiner Form der Biegung der Wirbelsäule und der Rückfläche des Kreuzbeines entspricht, ist dem Darmbeinkamm entnommen (s. Abb. 234 und 235). Befestigung dieses Spanes mit den Drahtnähten. Schichtweiser Wundverschluß.

Ruhigstellung. Gipsschale unter Mitnahme beider Oberschenkel. Diese Schale ist bereits vor der Operation angefertigt und ausprobiert.

Dauer der Gipsfixierung: 4—6 Wochen. Anschließend kurzes Gipskorsett bis zum unteren Rippenbogen für 3 Monate mit einem einmaligen Wechsel.

Vor der Operation hat man sich davon zu überzeugen, ob nicht etwa die Spondylolisthesis mit einer *Spina bifida* verbunden ist. Ist dieses der Fall, so ist *größte Vorsicht vor einer Verletzung des Rückenmarkes geboten.*

Der Knochenversteifungsoperation von hinten hat man vorgeworfen, sie sei unlogisch. Die Befestigung mit dem Knochenspan am Dornfortsatz könne nicht den abgeglittenen Wirbelkörper fixieren. Dieser Vorwurf ist unberechtigt, weil die Wirbelsäule *oberhalb* und *unterhalb* von dem abgeglittenen Wirbelkörper fixiert wird und dadurch gleichzeitig dieser gesamte Wirbelsäulenabschnitt ruhiggestellt wird.

Ergebnisse. Im Schrifttum sind gute Ergebnisse von 70—75% mitgeteilt worden. Bei den im Jahre 1958 nachuntersuchten Fällen von unseren eigenen Operationen waren die Ergebnisse in 70% sehr gut, in 21% gut und in 9% unbefriedigend. Eine Pseudarthrose sahen wir bei der

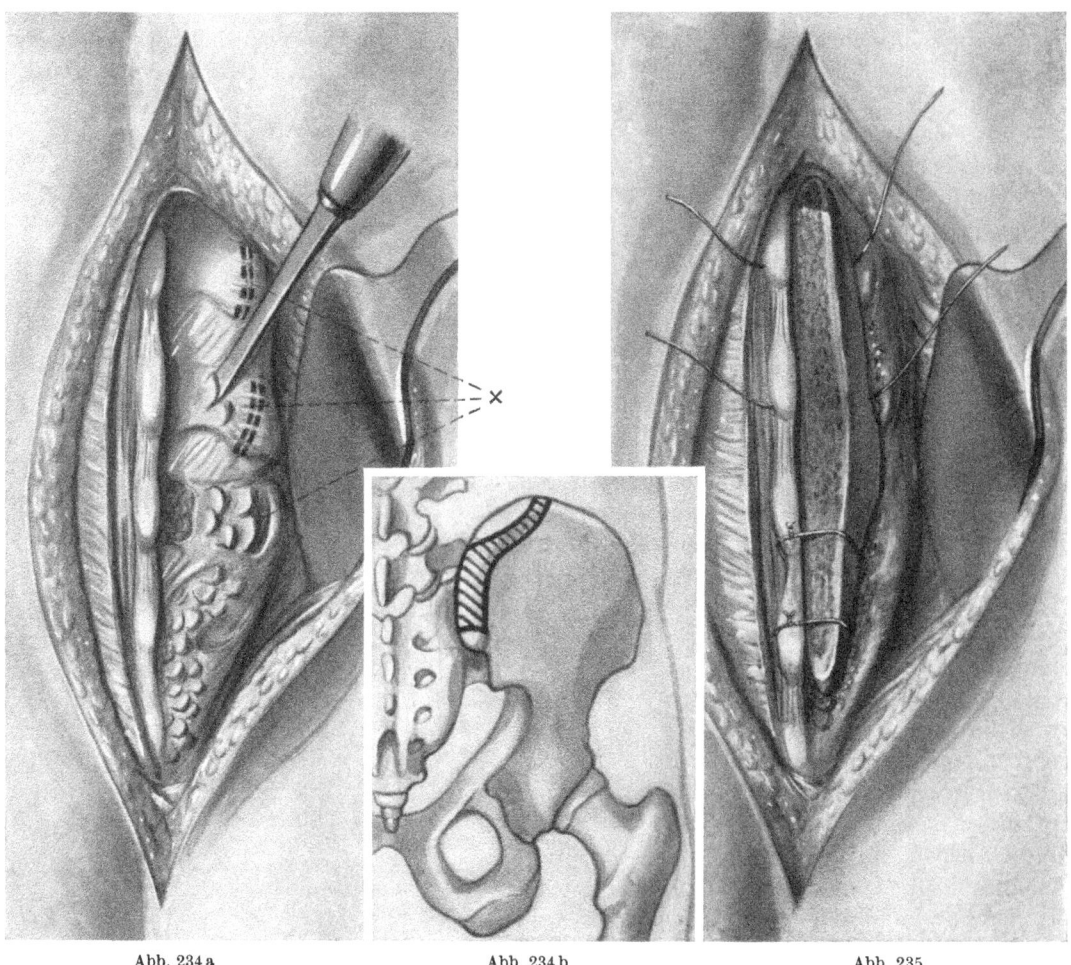

| Abb. 234 a | Abb. 234 b | Abb. 235 |

Abb. 234—235. Spondylolisthesisoperation. Abb. 234a Wirbelbögen und Kreuzbein sind skeletiert und fischschuppenartig angefrischt (× kleine Wirbelgelenke). Abb. 234b. Spanentnahme aus dem Kreuzbein. Abb. 235. Weicher Knochen und Span sind eingelegt, die beiden oberen Drähte sind noch nicht verknotet

von uns geübten Technik nur in einem Fall. Andere Autoren wie GILL rechnen mit einer großen Zahl von Pseudarthrosen, mit 25% und mehr.

Die Ursache der Schmerzen nach einer Spondylolisthesisoperation trotz einwandfreier Versteifung ist durch eine *Nervenkompression* zu erklären. Deshalb ist es notwendig, noch die Nervenentlastungsoperation in den Fällen zu machen, bei denen neurologische Ausfallserscheinungen festgestellt sind.

b) Dekompressionsoperation nach GILL

Lagerung, Schnittführung und Freilegung wie oben. Sorgfältig wird der Wirbelbogen mit der Interartikularportion und der Spaltbildung auf der Seite, auf der sich die Nervenausfallserscheinungen befinden, freigelegt. Wenn die Nervenschäden beidseitig sind, so muß die Freilegung unter Entfernung der zugehörigen Dornfortsätze beidseitig sein. Schrittweise wird der Wirbelbogen abgetragen, und die Verwachsungen, die im Gebiet der Interartikularportion bestehen, werden zu den Nervenwurzeln hin gelöst.

Im Anschluß an die Nervendekompressionsoperation wird dann gleichzeitig noch die Versteifungsoperation angeschlossen.

Ruhigstellung wie oben.

Die Dekompressionsoperation ist berufen, die Behandlungsergebnisse zu verbessern. So hatten wir zwei eindrucksvolle Fälle, bei denen die Versteifungsoperation röntgenologisch und klinisch zu einer einwandfreien Verknöcherung geführt hatte, bei denen die Patienten trotzdem über ausstrahlende Schmerzen klagten. Es wurde eine umschriebene Dekompressionsoperation vorgenommen. Die Patienten wurden schmerzfrei.

3. Die Skoliosenoperation

Die operative Behandlung der Skoliosen ist schon vor Jahrzehnten in den verschiedensten Ländern aufgenommen worden. So wurden frühzeitig Operationen von v. WREDEN in Rußland, von TAVERNIER in Frankreich, von ALBEE, HIBBS, HOKE, KLEINBERG u. a. in Amerika, von FREY, GURADZE, FRITZ LANGE, SAUERBRUCH, LÖFFLER, MAASS, SCHEDE, WITTEK u. a. in Deutschland und Österreich ausgeführt. — Die eingeschlagenen Wege waren außerordentlich verschieden.

Es handelte sich bei den Operationen meist um Einzelfälle. Von der Ausbildung einer Methode der Skoliosen-Operationen konnte nicht gesprochen werden. — Anders war das in Amerika. Hier wurde schon vor Jahrzehnten systematisch die Skoliosenoperation aufgenommen, und Erfahrungen an vielen Hunderten von Fällen liegen schon seit zwei Jahrzehnten vor (s. u.).

Um nicht falsch verstanden zu werden, soll ausdrücklich betont werden, daß die *Behandlung der Skoliosen im allgemeinen konservativ ist.*

Das Schwergewicht der Behandlung muß auf jeden Fall auf die konservative Behandlung und hier besonders auf die Frühbehandlung im 1. Lebensjahr gelegt werden. Eine wirkliche Heilung der Skoliose ist nur bei den früh erfaßten Fällen möglich. Wenn dies geschieht, ist jede Operation überflüssig. In späteren Jahren lassen sich günstigstenfalls im Kindesalter noch so weitgehende Besserungen erreichen, daß sie klinisch einer Heilung nahekommen. Die *frühe Kindheit ist für die Behandlung der Skoliose auszunutzen.* Man muß sich die Kräfte des schnell wachsenden, jungen Körpers für die Behandlung der Skoliose nutzbar machen, die umgekehrt, wenn sie nicht richtig gelenkt werden, zu einer starken Verschlechterung der Skoliose beitragen.

A. Alte Operationsverfahren

Weichteiloperationen haben nur noch ein *historisches Interesse.*

Erstaunlich ist, daß schon vor über 100 Jahren GERSUNY den Versuch der operativen Skoliosenbehandlung aufgenommen hatte. Er empfahl die Durchschneidung der Muskeln auf der Konkavseite. Es wurden hierbei Muskeln durchtrennt, deren Aufgabe es eigentlich war, das Hinüberhängen des Rumpfes nach der Gegenseite zu bekämpfen.

FRITZ LANGE bezeichnet die Muskeloperationen in dieser Art als eine Zeit unseligen Gedenkens. Solche Muskeloperationen sind die *Muskeldurchschneidungen* der langen Rückenstreckmuskulatur nach LÖFFLER oder die Durchschneidung des verkürzten Iliopsoas nach KRUKENBERG. Es sollte hierdurch die Korrektur einer schweren Lumbalskoliose ermöglicht werden. Auch *Muskelverpflanzungen* sind angegeben (so von BOHNE und SCHEPELMANN).

SCHEDE versuchte die überhängende Skoliose dadurch zu bekämpfen, daß er die *dorsolumbale Krümmung abstützte.* Es geschah durch einen kräftigen Knochenspan, der von unten her vom hinteren Darmbeinkamm gegen die konvexe Verbiegung der Wirbelsäule eingesetzt war. SCHEDE beobachtete hierbei, daß nach der Versteifung der dorsolumbalen Krümmung sich kompensatorisch eine tiefsitzende lumbale Gegenkrümmung ausbildete und daß umgekehrt, oberhalb vom Versteifungsabschnitt, sich eine Gegenkrümmung im Sinne der Selbstaufrichtung der Wirbelsäule entwickelte.

Die Verfahren der operativen Lockerung des Wirbelsäulenskelets zur Ermöglichung einer sekundären Formverbesserung der Skoliose

Es waren eindrucksvolle Eingriffe. Die Versuche von MAASS sind zunächst zu erwähnen. Er resezierte auf der Konkavseite der Skoliose bei Kindern mehrere Zentimeter aus den Rippen und redressierte anschließend den deformierten Thorax (s. Abb. 236).

„Der Effekt der Operation auf die Redressionsfähigkeit des skoliotischen Thorax war bei Kindern unmittelbar nach der Operation ein frappierender" (ERLACHER).

Die Anfangsergebnisse konnten aber nicht gehalten werden, und die Dauererfolge blieben aus. v. WREDEN ging einen Schritt weiter. Er resezierte nicht nur die Rippen auf der Konkavseite, er nahm auch eine Rippenresektion auf der Konvexseite vor (s. Abb. 236). Anschließend wurde eine Formverbesserung des Rumpfes durch eine Extension angestrebt. Es wurde hierdurch wohl die Skoliose weitgehend ausgeglichen, aber der Halt des Rumpfes war so ungenügend, daß *in einem Teil der Fälle die Wirbelsäule noch sekundär durch einen Knochenspan versteift* werden mußte.

Einen aussichtsreichen Weg für die Behandlung der Skoliose schien die Beobachtung nach der *Thorako-plastik* zu bieten, daß nach einer ausgedehnten Rippenresektion sich leicht eine Skoliose nach der Gegenseite

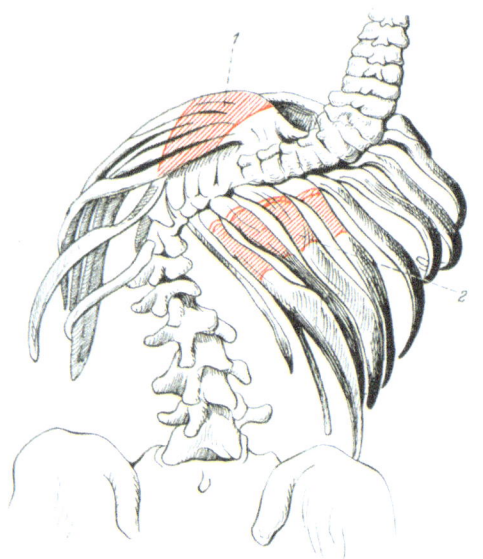

Abb. 236. Rippenresektion bei schwerer Skoliose. *1* Operation nach MAASS auf der Konkavseite. *2* Rippenresektion nach VON WREDEN auf der Konvexseite

entwickelte. Man hat versucht, das Verfahren für die operative Behandlung der Skoliose nutzbar zu machen (HOESLY). Der Patient von FRITZ LANGE wurde von SAUERBRUCH selbst operiert. FRITZ LANGE war in der Beurteilung des Behandlungsergebnisses außerordentlich zurückhaltend. Es trat nur eine geringfügige Besserung der Skoliose ein, und die Hoffnungen, die man auf die Operation gesetzt hatte, erfüllten sich nicht.

B. Der Stand der heutigen Skolioseoperation

Es sind die Verfahren zur Versteifung der Wirbelsäule, die nach einer bestmöglichen konservativen Korrektur der Skoliose vorgenommen werden.

Die Verfahren beruhen auf den beiden Prinzipien der Versteifung der Wirbelsäule durch die Resektion der Wirbelgelenke („Fusionoperation" nach HIBBS) und durch die Spanversteifung nach ALBEE u. HENLE. Beide Operationen können miteinander kombiniert werden, und insbesondere die Versteifungsoperationen mit einem Knochenspan sind modifiziert worden.

a) Entwicklung der Skolioseoperationen

Die ersten Skolioseoperationen, die als Vorläufer der heutigen Operationsmethode angesehen werden können, dürften von GALLOWAY u. FORBES (1913) als „Spine Fusion Operation" mit einem Knochenspan nach dem Prinzip der Albeeschen Operation und von HIBBS als „Spine Fusion Operation" mit Verödung der Wirbelgelenke ausgeführt worden sein. HIBBS veröffentlichte mit RISSER und FERGUSON bereits 1931 einen Bericht über 360 von 1914—1927 operativ behandelter Fälle, von denen 285 nachuntersucht waren. Die Fälle, die im jungen Alter schon mehrere Jahre vor der Adoleszenz operiert waren, zeigten häufig eine Verschlechterung der Deformität. Patienten, die dagegen erst später, um das 17. Lebensjahr, operiert waren, waren fast alle gut geblieben. SMITH und FERGUSON berichteten weiter 1938 über die erste Serie von 265 Skolioseoperationen, bei denen die Vorbehandlung mit dem „Wedging-Jacket" gemacht war. Die Ergebnisse sollen hierdurch wesentlich verbessert worden sein.

Nach der alleinigen Fusionsoperation nach HIBBS wurden häufig Pseudarthrosenbildungen beobachtet. Deshalb hat man den Vorschlag gemacht, zusätzlich noch einen Knochenspan zur Schienung einzufügen. Das wurde schon frühzeitig von THOMAS (1923) aufgenommen. BROGDEN zeigte die Überlegenheit dieser Methode gegenüber der Originalmethode nach HIBBS in einer kritischen Gegenüberstellung von Fällen, die nur nach HIBBS oder nach HIBBS *plus Knochenspanung* operiert waren (1936). Während hier eine feste Versteifung fast immer eintrat, sei sie dort in etwa der Hälfte der Fälle ausgeblieben.

Die *Veröffentlichungen etwa aus dem letzten Jahrzehnt* sind besonders wertvoll (JONSSON, PONSETI, JAMES, RISSER, FARKAS u. a.). Sie stützen sich meist auf sorgfältige Nachuntersuchungen von mehrere Jahre vorher operierten Fällen; sie stellen bereits ein Resumée von Spätresultaten dar. Die Berichte lassen die große Zahl der in verschiedenen Kliniken operierten Fälle erkennen, vor allem auch, wie die Dauerresultate der Operationen sind. Sie bilden die Grundlage für die Aufstellung von wertvollen Richtlinien für die Skolioseoperationen.

Der Bericht von von Lackum und J. P. Miller, der auf dem Kongreß der Amerikanischen Orthopädischen Akademie 1948 vorgetragen wurde, verdient besondere Beachtung.

Die Erfahrungen von 1500 Fällen, die im Orthopedic Hospital, New York, operiert wurden, liegen ihm zugrunde. Die Zahl der Skoliosen, die seit 1928, seitdem die Behandlung mit dem „Hinge-Jacket" (Risser) — Scharniergips — aufgenommen wurde, behandelt wurden, war bereits 856.

Weiterhin sind aus dem *amerikanischen* Schrifttum die großen Berichte hervorzuheben von Blount, Schmidt (1958), von Cobb (1952) und seinem Schüler Roux (1958), von Jonsson, von Moe (1958), von Rösser und Norquist, von Ponseti und Friedman (1950) sowie Farkas. — Im *englischen* Schrifttum gilt als besonders wertvoll die Veröffentlichung von James, die die Richtung von Cobb vertritt. Unter den *französischen* Arbeiten ragen die exakten Untersuchungen von Stagnara und Queneau (1953) hervor und von P. Queneau und J. Dunoyer (1960). Von den Arbeiten im *deutschen* Schrifttum ist die kritische Studie von H. Mau (1959) besonders hervorzuheben.

Wir haben die Skoliosenoperationen ohne Kenntnis der amerikanischen Arbeiten in Bad Tölz 1947 aufgenommen.

Die schon lange von uns geplante operative Behandlung der Skoliose konnte durch persönliche und kriegsbedingte Verhältnisse erst ein Jahrzehnt später verwirklicht werden. Es war uns schon während unserer ersten Tätigkeit in der Münchener Orthopädischen Klinik klargeworden, daß die konservative Behandlung der Skoliose in vielen Fällen kläglich versagte und daß solche Fälle von Skoliosen, um weitere Verschlechterungen zu verhüten, operiert werden mußten.

b) Begründung zur operativen Behandlung der Skoliose

Bei einem Teil der Skoliosen, die oft auf die frühe Kindheit zurückgehen, entwickelt sich schon vor dem 10. Lebensjahr eine zunehmende Verschlechterung. *Diese Verschlechterung ist progredient, nimmt während der Adoleszenz zu und ist durch keine konservative Behandlung aufzuhalten.* Sie kommt erst zum Stillstand mit dem Abschluß des Wachstums der Wirbelsäule. Zahlreiche gute Beobachtungen über die Verschlechterung der konservativ behandelten Skoliose sind im Weltschrifttum niedergelegt (Ponseti, Friedman, Stagnara u. Queneau u. a.). Wir konnten sie bestätigen anhand des Krankengutes aus unserer eigenen Klinik und Poliklinik. Röntgenbilderserien von Patienten, bei denen die Beobachtung über viele Jahre erfolgt war, erbrachten den einwandfreien Beweis der hochgradigen Verschlechterung vieler schon in der Kindheit festgestellten Skoliosen (Bette, Brückner, Piskora). Es wurden 378 Röntgenbilderserien ausgewertet.

Die Verschlechterung ist besonders stark kurz vor oder in der Adoleszenz. Es läßt sich eine *Parallele von der Scoliosis adolescentium zu der Coxa vara adolescentium und zu dem Genu varum und valgum adolscentium ziehen.*

Eine örtlich umschriebene Osteoporose läßt sich auf den Spezialaufnahmen (Feinstfocusaufnahmen) nachweisen. Die *Wirbelkörperrandleisten,* die an den Wirbelkörpern die *Aufgabe einer Epiphyse* haben, erfahren durch die Verbreiterung der „Epiphysenzonen" eine Lockerung. Wenn eine skoliotische Verbiegung eingeleitet ist, kommt es zu einem allmählichen Gleiten der Wirbelkörperrandleisten auf der Innenseite des skoliotischen Bogens. Sie werden mit der Bandscheibe seitlich herausgedrängt. Das ist röntgenologisch deutlich erkennbar (Farkas). Verknöcherungen und eine umschriebene Versteifung der Skoliose schreiten fort. Die Skoliose ist jetzt nicht mehr ausgleichbar.

Diese Veränderungen sieht man *nur bei den idiopathischen* und *nicht bei den paralytischen Skoliosen.* Diese verschlechtern sich allmählich unter dem steten Einfluß der Fehlstatik und der gestörten Muskeldynamik, jene dagegen schnell, weil zu der Fehlstatik noch die Lockerung im „Epiphysen"bereich hinzukommt. Sie ist durch hormonelle Störungen analog der Coxa vara epiphysarea bedingt.

c) Indikation zur Skoliosenoperation

Die Indikation ist in erster Linie bei den *idiopathischen Skoliosen* gegeben. Der Sitz der Primärkrümmung ist meist lumbodorsal oder dorsal, nur selten dorsocervical.

Die zweitwichtigste Indikation ist die haltlose *paralytische Skoliose.*

Der Sitz der Primärkrümmung wird durch die Lokalisation der Rückenstreckmuskellähmung in Verbindung mit der Rückenmuskellähmung bestimmt. Eine zusätzliche Bedeutung haben die statischen Verhältnisse, Beinverkürzungen wie einseitige Hüftkontrakturen. Sie führen zu einem hochgradigen Beckenschiefstand und begünstigen die Entwicklung einer Kontraktur zwischen Becken und Brustkorb.

Die *statische Skoliose* mit einer lumbalen Primärkrümmung ist nur in beschränktem Umfang eine Indikation zur Operation. *Der Begriff „statisch" bezieht sich nicht nur auf eine Beinverkürzung mit sekundärem Schiefstand des Beckens, er schließt ein die Assimilationsstörungen am Übergang vom letzten Lendenwirbel zum Kreuzbein.* Diese sind infolge ihrer anatomischen Struktur keine seltene Ursache für schwere Skoliosen, die infolge ihrer Progredienz die Operation verlangen. Die statischen Skoliosen im alten Sinne, die auf eine Beinverkürzung zurückgehen, sind im allgemeinen harmlos und verlangen nur ausnahmsweise eine operative Korrektur.

Die *angeborenen Skoliosen* können eine Operation erfordern. Es sind ganz bestimmte Formen, die am Übergang von der Lendenwirbelsäule zur Brustwirbelsäule sitzen. Einzelne Fälle von ihnen werden in der Adoleszenz progredient und sind zu operieren. Andere Fälle verlangen erst im 3. Jahrzehnt eine Operation. Begründung hierfür sind Schmerzen oder beginnende Querschnittssyndrome. Die Operation der angeborenen Skoliosen geschieht also meistens aus anderen Gründen als die der erworbenen.

Operationsalter. Die Auffassung über das beste Alter zur Operation ist immer noch verschieden. Auf der einen Seite stehen die Operateure, die für eine frühzeitige Operation — schon vor dem 10. Lebensjahr — sind, wie RISSER (er operierte eventuell schon im 5. Lebensjahr), BLOUNT und SCHMIDT. JAMES vertritt die Auffassung, erst nach dem 10. Lebensjahr zu operieren. COBB empfahl, die Operation etwa bis zum Abschluß des Wirbelsäulenwachstums hinauszuschieben. Wir wissen heute durch den Risser-Test, daß beim weiblichen Geschlecht das Höhenwachstum der Wirbelkörper im allgemeinen mit dem 16. Lebensjahr beendet ist, oft auch schon mit dem 14. oder 15., beim männlichen Geschlecht ist das ein Jahr später, mit dem 16. oder 17. Jahr. Wir haben 1953 geraten, die Operation möglichst nicht vor dem 14. Jahr zu machen. Wir haben im allgemeinen auch an diesem Grundsatz festgehalten. Nur ausnahmsweise haben wir Operationen in früheren Jahren gemacht.

Die Gründe, weshalb ein Teil der Operateure sich scheut, früh zu operieren, sind folgende:

a) Befürchtung der Hemmung des Wachstums der gesamten Wirbelsäule bzw. die Entwicklung einer pathologischen Lordose infolge der Versteifung des dorsalen Anteiles der Wirbelsäule.

b) Gefahr von unberechenbaren Wachstumsstörungen im frühkindlichen Alter.

c) Beobachtungen über das Auftreten von Pseudarthrosen bei im Kindesalter operierten Skoliosen. Sie sind viel häufiger, als wenn man erst später operiert.

H. MAU hat in seiner Abhandlung die Gefahren bei frühem Operationsalter eingehend kritisch besprochen. Auch er kommt zu der Auffassung, daß man bei Kindern zunächst einmal den Operationstermin möglichst hinausschieben soll, ohne deshalb im Wachstumsalter eine absolute Kontraindikation zur Versteifungsoperation sehen zu müssen. Einer solchen Formulierung ist beizustimmen.

d) Bestimmung des zu versteifenden Wirbelsäulenabschnittes

Die Bestimmung des Versteifungsabschnittes ist von großer Wichtigkeit und so manches Mal mit Schwierigkeiten verbunden. Die wichtigste Forderung ist, daß die Wirbelsäule nach der operativen Korrektur symmetrisch über dem Rumpf aufgerichtet ist. Es ist besser, auf eine zu starke Korrektur zu verzichten, als daß eine Störung in der Gesamtaufrichtung eintritt. *Man darf nur so viel korrigieren, wie eine Kompensation möglich ist.* Diese alte Forderung von A. STEINDLER ist *exakt* zu beachten.

Es müssen auf Grund von verschiedenen Röntgenbildern die genaue Lokalisation und der Grad der Spontankorrektur, die man nach der Operation erwarten kann, überprüft werden. Es muß getrennt geprüft werden die Korrekturmöglichkeit für die lumbale Kurve wie für die dorsocervicale Kurve. Die Korrekturmöglichkeit für die lumbale Kurve prüft man, indem man im Sitzen auf der einen Seite einen entsprechend großen Sandsack unter das Gesäß schiebt, und für die obere Kurve durch die sog. Funktionsaufnahmen: Beugung nach links, Beugung nach rechts.

Die Abstützung kann erfolgen im Konkavteil des skoliotischen Bogens, den sie ganz überbrückt (s. Abb. 237); sie kann aber auch nur bis einen oder zwei Wirbel über den Scheitelpunkt der Biegung gehen, in der Erwartung, daß der obere Teil der Wirbelsäule sich kompensatorisch aufrichtet.

Bei Skoliosen, bei denen das Wachstum der Wirbelsäule noch nicht abgeschlossen ist, kann man den Span auf die konvexe Seite einfügen, in der Erwartung, daß hiernach durch vermehrtes Wachstum auf der Konkavseite eine postoperative Korrektur der Wirbelsäulenverbiegung eintritt. Wenn man die Versteifung auf diese Weise anlegt, ist es etwa das gleiche, als wenn man eine Epiphysiodese an der Gliedmaße macht.

Nehmen wir zum Vergleich das Knie: Haben wir ein X-Bein, so wird die Epiphysiodese auf der Innenseite des Femurcondylus ausgeführt, um hier das Wachstum zu hemmen und dadurch die Entwicklung des gegenseitigen, äußeren Femurcondylus zu begünstigen. Genau das gleiche wird an der Wirbelsäule angestrebt: Hemmung des Wachstums an der Außenseite des Bogens, um auf der Innenseite eine Entfaltung des Wachstums zu ermöglichen.

Die letzte Variation der Versteifung ist die doppelte Versteifung der Wirbelsäulenverkrümmung an der primären und sekundären Kurve. Wenn die Beobachtungen bei der Korrektur der Wirbelsäulenverbiegung gezeigt haben, daß eine Gesamtaufrichtung der Wirbelsäule nur erhalten wird, wenn in gleicher Weise die primäre Dorsalkurve wie die sekundäre Lumbal- oder Cervicodorsalkurve in ihrer Stellung gesichert werden, so ist die Doppelversteifung angezeigt. Unsere Gedankengänge decken sich mit denen von VON LACKUM, MILLER und RISSER.

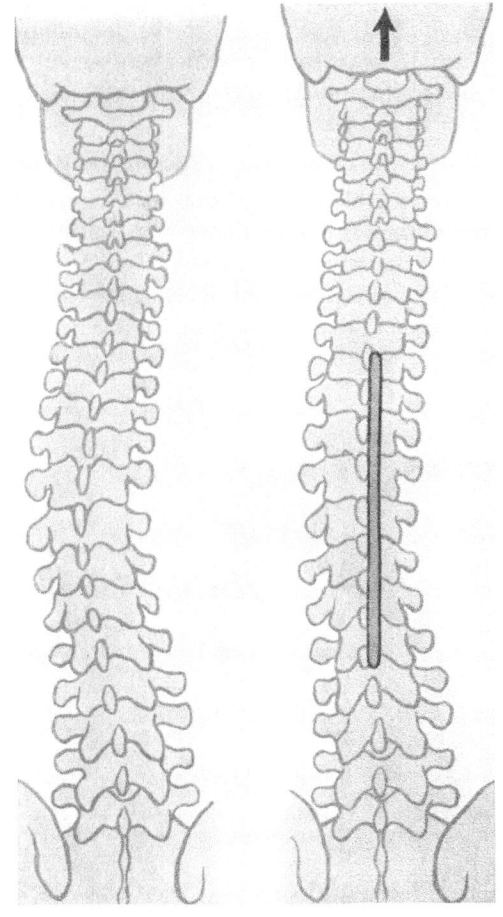

Abb. 237. Skoliosenoperation. Abstützung durch Überbrückung im Konkavteil (schematisch)

C. Heutige Verfahren zur Versteifung der Wirbelsäule nach bestmöglicher konservativer Korrektur der Skoliose
a) Versteifungsoperation nach HIBBS

Die Hibbssche Operation ist bei schweren Skoliosen technisch wesentlich schwieriger als bei der Spondylitis. Die Wirbelgelenkverbindungen sind durch die Torsion der Wirbelkörper schwerer erreichbar. Das gilt vor allem von der Konkavseite des Bogens. Die Gelenke liegen weit medial und in der Tiefe. Das operative Vorgehen ist deshalb technisch manchmal schwierig und auch nicht immer unbedenklich.

So teilt H. MAU als Komplikationen Verletzungen des Rückenmarks mit; sie seien einmal durch ein Ausgleiten des scharfen Löffels bei einer poliomyelitischen Lähmung entstanden. Ein anderes Mal sei die Dura beim Aufmeißeln der hinteren Bögen eröffnet worden. Auch die Pleura sei in zwei Fällen infolge zu tiefer Freilegung der Querfortsätze an der rotierten Brustwirbelsäule verletzt worden. Auch seien vorübergehende Paraesthesien an den Beinen entstanden. Auch sei mehrmals für einige Tage nach der Operation ein Katheterisieren nötig gewesen, zumal bei jungen Mädchen, bei denen die Eingriffe schwerer gewesen seien und von Meteorismus gefolgt waren.

Diese Beobachtungen sind für uns ein erneuter Grund, *nicht* allgemein eine Resektion der Wirbelgelenke vorzunehmen. Wir haben bei unserem Vorgehen, nur Resektion der Wirbelgelenke lumbal und aufwärts bis zum 1. Lumbal- und 12. Thorakalgelenk, niemals eine Rückenmarksschädigung erlebt. Eine Resektion der Gelenke im Thorakalteil halten wir im allgemeinen für unnötig.

A. STEINDLER hat schon darauf hingewiesen, daß bei einer ausgedehnten Resektion der Gelenke auf eine große Strecke der Eingriff so groß würde, daß man zweizeitig operieren soll. Auch H. MAU spricht wieder von einem zweizeitigen Operieren. Wir haben nur „zweizeitig" operiert, wenn eine *Nachoperation* als Sekundäroperation infolge einer ungenügenden Stabilität erforderlich war.

Technik der Versteifungsoperation nach HIBBS

Nach Ablösung der Rückenstreckmuskulatur auf beiden Seiten neben den Processus spinosi sorgfältiges Freipräparieren der Dornfortsätze und insbesondere der Wirbelbögen, zuerst im lumbalen, dann im thorakalen Teil.

Man erleichtert sich die Lagebestimmung der einzelnen Wirbelgelenke, wenn man den zugehörigen Processus spinosus mit einer kleinen Knochenfaßzange leicht anhebt. Die Gelenkspaltlinie ist an der geringen, aber meist deutlichen Verschieblichkeit gegeneinander gut erkennbar. Die Kapsel wird mit einem scharfen Raspatorium zurückgeschoben. Jedes Gelenk wird mit einer oder zwei kleinen gebogenen, stumpfen Kocher-Sonden umfahren. Hiernach wird das Gelenk verödet. Das kann in *einfacher Weise* geschehen durch kreuzförmiges, mehrfach schräges Einmeißeln der Gelenkfläche in ihrer ganzen Ausdehnung.

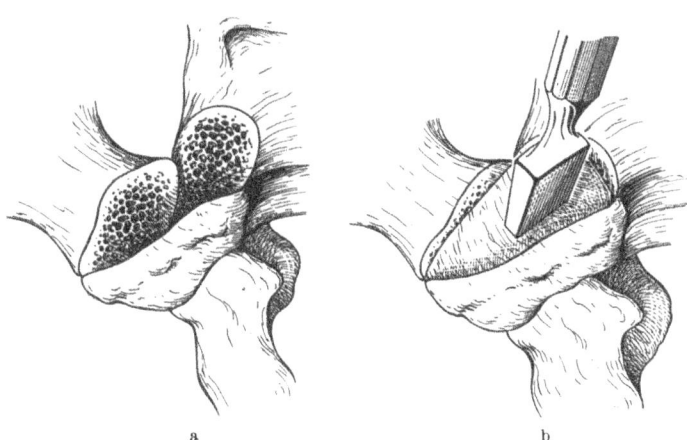

Abb. 238 a u. b. Versteifung der Wirbelgelenke nach MOE. a Die Gelenkflächen sind reseziert. b In den entstandenen Spalt wird weicher Knochen eingefügt

Das Ziel der Verknöcherung soll vermehrt erreicht werden durch folgendes Vorgehen: Die Gelenkflächen werden *keilförmig reseziert*, und weicher Knochen wird in den Defekt eingefügt. Das Verfahren geht auf MOE (1958) zurück (s. Abb. 238).

Wir sind in den Fällen, in denen wir die Gelenke richtig reseziert haben, schon seit langem oft analog vorgegangen.

Die Rückseite der Wirbelbögen wird nicht nur angefrischt, sondern kleine Knochenlamellen werden gebildet, die nach oben und unten umgeschlagen werden. Sie sollen den Zwischenwirbelraum überbrücken. Das tun sie aber nur in einem Teil der Fälle gut, in einem anderen unvollständig. Man ist deshalb frühzeitig dazu übergegangen, noch weichen Knochen oder Knochenspäne hinzuzufügen (s. u.).

b) Versteifung der Wirbelsäule durch Spananlagerung

Die Verwendung eines Knochenspanes allein hat sich nicht als genügend erwiesen. Die Spananlagerung hat eine große Verbreitung gefunden (ALBEE, CAMERA, DELCHEF, LE FÈVRE, STAGNARA und QUENEAU u. a.). Wir hatten bald erkannt, daß die Tibia-Spananlagerung allein nicht ausreicht. Das stand schon in unserer *Operationslehre* 1951. Es steht hier auch bereits, daß es gut ist, statt des soliden Knochenspanes einen biegsamen Hobelspan zu nehmen.

c) Kombinierte Verfahren

Man hat frühzeitig beobachtet, daß auch die Fusionsoperation von HIBBS nicht genügend zuverlässig ist.

BLOUNT und SCHMIDT füllen die Verbindung bei der Fusionsoperation mit Knochen aus, die dem Darmbein entnommen sind. Auch wir gehen in einem Teil der Fälle so vor. Die Knochenstückchen sind klein und haben etwa Streichholzformat.

COBB (1952), JAMES (1952), GOLDSTEIN (1959) verzichten sogar auf die Versteifung der Wirbelgelenke. Sie füllen die Rückseite der Wirbelsäule nach Zubereitung der Dornfortsätze und hinteren Bogenanteile mit Knochenstückchen aus dem Schienbein und dem Darmbein oder der Knochenbank auf, um ein ausgedehntes Versteifungsgebiet zu erhalten. COBB löst die Dornfortsätze ab, knickt sie an ihrer Basis ein und falzt sie ineinander.

d) Eigenes Verfahren für die Skoliosenoperation
α) Konservative Vorbehandlung

Der operativen Behandlung voraus geht eine entscheidende Vorbehandlung. Diese Behandlungszeit darf in keiner Weise abgekürzt werden. Von ihrem Erfolg hängt es ab, welches Korrekturergebnis erreicht wird. Die Behandlungsdauer ist im Durchschnitt 6—8 Wochen.

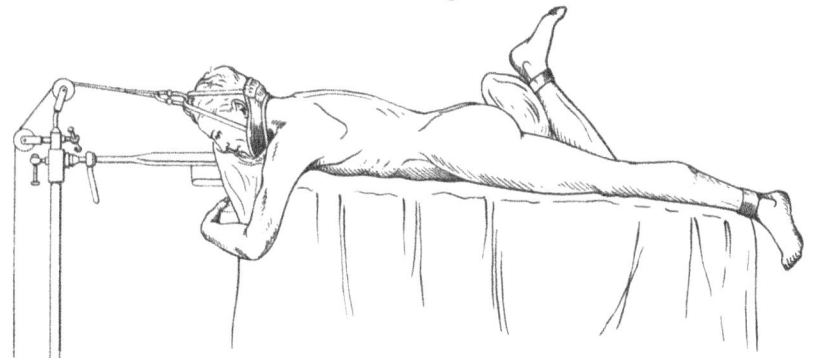

Abb. 239. Lagerung des Patienten zur Skoliosenoperation. Die Glissonsche Schlinge zur Extension ist angelegt. Das rechte Bein ist im Knie für die Entnahme des Knochenspanes gebeugt

Die Behandlung besteht in einer *Dauerextension*, durchgeführt *im Schrägextensionsbett* nach DAUBENSPECK, in Abwechslung mit dem *aktiven Streckapparat* nach DUCROQUET, der sich außerordentlich bewährt hat. Anschließend kommen die Umkrümmungsgipsverbände.

Die *Umkrümmungsgipsverbände* sind:

a) Das *zweiteilige Gipskorsett (Turnbuckle Jacket)*. Es schließt die Schultern, Hals und Kopf bis zum Kinn ein, eventuell wird noch ein Oberschenkel mitgenommen. Die beiden Gipskorsettteile sind im Drehpunkt durch ein Gelenk und von der äußeren Bogenseite durch eine Quengelschraube miteinander verbunden.

b) Die zweite Form des Gipskorsettes ist das *Gipskorsett mit dem „Lokaliser“-Verfahren nach* RISSER. Es erfordert einen eigenen Tisch, ermöglicht eine relativ gute Redression einer Skoliose und gleicht im Prinzip dem alten Wullsteinschen Redressionsverfahren.

Wir selber bevorzugen mehr die Umkrümmungs- und Quengelgipse, in denen eine allmähliche Korrektur erreicht wird. Die Gefahr einer Komplikation ist hierbei wesentlich geringer. Als Komplikation in dem Gipskorsett mit dem „Lokaliser“-Verfahren sind zu nennen: Decubitus über vorspringende Rippenbuckel, Darmbeinkamm usw. Dies bedeutet ein langes Hinausschieben der Operation. Arm-Plexuslähmungen auf der kontralateralen Seite des Rippenbuckels sind beobachtet. Subileuserscheinungen treten nach zu starken Redressionen auf.

c) *Extensions-Quengelgips.* Dieser Verband läßt noch eine weitere erfreuliche Korrektur der Skoliose zu. Beim Umkrümmungsgips wird in der umgekrümmten Stellung soviel als möglich korrigiert, bei dem Extensions-Quengelgips wird die Streckung in aufrechter Stellung des Rumpfes über dem Becken vorgenommen. Man erhält also die Haltung, wie man sie nach der Operation sich wünscht.

Die Vorbehandlung führt zu einer Größenzunahme von 5—10 und selbst bis 15 cm. Das Atemvolumen bessert sich um 1500 cm³. Die ganze Wirbelsäule wird aufgelockert. Wenn nach einer solchen Vorbehandlung *nicht* operiert wird, sinkt die Wirbelsäule erst recht zusammen. Deshalb ist nach einer solchen Vorbehandlung die Operation unbedingt erforderlich.

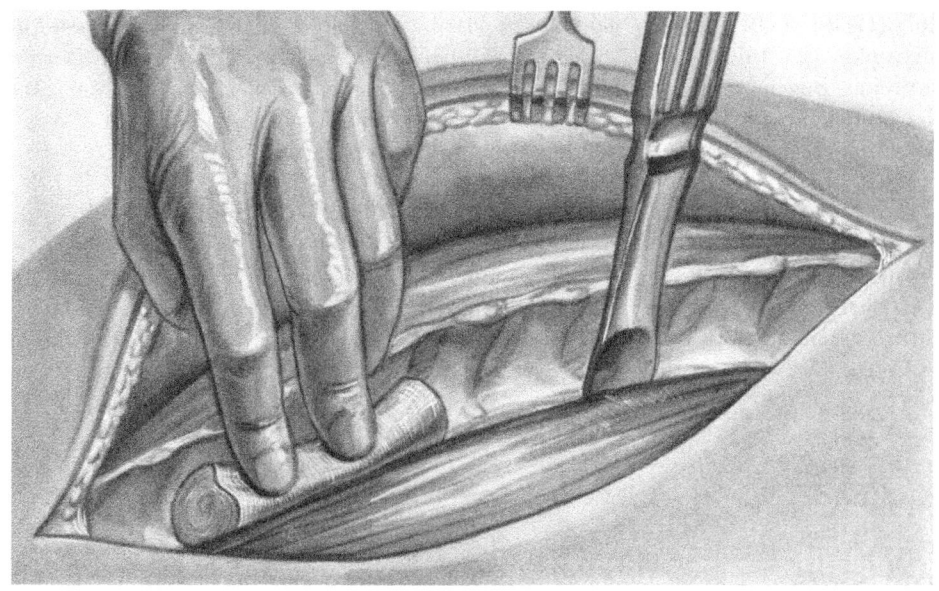

Abb. 240—243. Skoliosenoperation

Abb. 240. Die Dornfortsätze sind freigelegt, die Rückenmuskulatur wird mit dem Raspatorium abgeschoben. Feuchte Rollkompressen werden in das Wundgebiet eingelegt

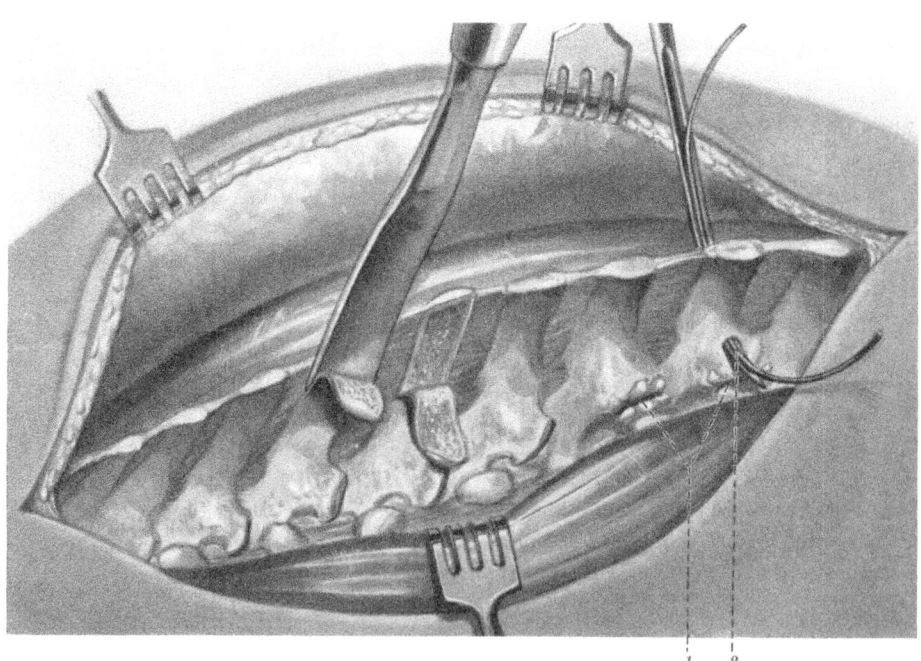

Abb. 241. Die freigelegten und skeletierten Wirbelbögen werden fischschuppenartig angefrischt. *1* Zwei verödete Wirbelgelenke; *2* der Draht wird auf dem Pfriem eingeführt

β) Operation (s. Abb. 239—243)

Vorbereitung. Die Liegeschale wird vorher angefertigt und ist tagelang ausprobiert.

Narkose. Intubationsnarkose. Laufende Bluttransfusion während der Operation. Die Transfusionsnadel wird vor Beginn der Operation angelegt.

Lagerung. Bauchlage. Das Bein, aus dem der weiche Knochenspan (Hobelspan) entnommen wird, ist gebeugt. Es ruht auf einem Sandkissen oder auf einer verstellbaren Schiene (s. Abb. 239). Eine Röntgenkassette liegt unter dem Patienten.

Die Extension mit der Glissonschen Schlinge wird erst am Schluß der Operation beim Einfügen des Knochenspanes in Tätigkeit gesetzt.

Bestimmung des zu versteifenden Wirbelabschnittes

Durch vergleichende Betrachtung des Rumpfes und der Röntgenaufnahmen wird das Gebiet, das versteift werden soll, bestimmt (s. o.). Zwei Injektionsnadeln werden unten und oben von seitlich her in der Richtung auf die Wirbelsäule subcutan eingestochen. Ihre Lage wird durch eine Röntgenkontrollaufnahme gesichert. So läßt es sich leicht feststellen, ob die angenommene Höhe richtig ist oder ob man noch einen Wirbel weiter nach oben oder unten zu gehen hat.

Schnitt. Längsschnitt in der Mitte des Rumpfes. Der Schnitt geht bis zur Fascie. Diese wird durchtrennt. Die Rückenstreckmuskulatur wird von den Dornfortsätzen zunächst mit dem Messer abgelöst, dann mit einem großen, breiten, scharfen Raspatorium, das meißelähnlich gestaltet ist (Breite von 4—5 cm), von den Wirbelbögen zuerst auf der Konkav- und dann, soweit erforderlich, auf der Konvexseite abgeschoben. Die Dornfortsätze werden angefrischt, die Wirbelbögen werden nacheinander sauber freipräpariert. Aufsuchen der Wirbelgelenke im Bereich des lumbalen Teiles der Wirbelsäule. Die Dornfortsätze der 3., 2. usw. Lumbalwirbel werden nacheinander mit einer Knochenfaßzange gefaßt und leicht hin- und herbewegt. Hierbei werden die Gelenkspalten der einzelnen Gelenke deutlich sichtbar. Die Kapsel wird mit einem scharfen Raspatorium abgeschoben. Über die Lage des Gelenkspaltes orientiert man sich, indem man ein dünnes Metalllineal in den Spalt hineinschiebt. Dies geht, sofern noch keine ausgedehnten Versteifungen der Gelenke durch Randwulstbildungen entstanden sind, gut. Die kleinen Gelenke werden mit je einer oder zwei gebogenen Kocher-Sonden unterfahren. Die Gelenkenden werden in typischer Weise angefrischt (s. o.). Wenn das Gelenk keilförmig reseziert wird, ist es gut, weichen Knochen einzufügen.

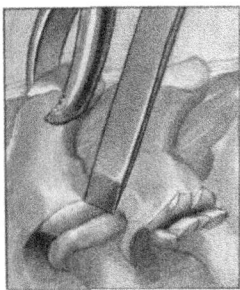

Abb. 242. Versteifung der kleinen Wirbelgelenke. Nach Entfernung des Gelenkknorpels streifenförmiges Einmeißeln der Gelenkflächen. Wenn ein Gelenk stark klafft wird weicher Knochen eingefügt

Die Gelenke werden stets paarig verödet. Wir beginnen, je nach dem Sitz der Skoliose, bei den 2.—4. Lendenwirbelgelenken, gehen herauf, aber nur bis zum 12. Brustwirbelgelenk.

Herrichten der Wirbelbögen. Diese werden bei älteren Patienten fischschuppenähnlich angefrischt, bei Jugendlichen mit weichen Knochen werden zungenförmige Lamellen gebildet, die nach oben und unten umgeschlagen werden. Eine Überbrückung des Zwischenwirbelraumes wird nur teilweise erreicht. Das Anfrischen der Wirbelbögen und Dornfortsätze kann auch mit einer elektrischen ,,Oliv''fräse geschehen. Große Vorsicht ist hierbei bei Jugendlichen im Bereich der Brustwirbelsäule erforderlich!

Auflegen des weichen Knochens. Es wird als bedeckende Schicht weicher Knochen aufgelegt, der mit dem Stampfer leicht festgedrückt wird. Die Entnahmestelle des weichen Knochens ist der Tibiakopf oder der Darmbeinkamm.

Einfügen des Knochenspanes. Es bildet den Abschluß der Operation.

Hierfür kann entweder ein großer Knochenspan aus der Knochenbank genommen werden oder ein weicher Knochenspan (Hobelspan) nach v. ERTL (s. S. 83). Er wird der Vorderseite des Schienbeins entnommen. Er gibt eine außerordentlich gute Verknöcherung.

Die Kombination beider Verfahren — biegsamer Knochenspan und auf diesen Einsetzen eines der Knochenbank entnommenen Knochenspans, der mit je zwei Drahtligaturen an den Dornfortsätzen befestigt wird, ist für solche Fälle wünschenswert, die eine besonders gute Abstützung verlangen.

Zurückverlagerung der Muskulatur. Vernähung der Fascie. Subcutane Hautnaht. Lagerung in der Gipsschale.

Nach 4—6 Tagen Herumdrehen der Patienten in Bauchlage. Abnahme der Gipsschale zur Entfernung des durchbluteten Verbandzeuges. Wiedereinlegen in die Gipsschale bis zum 14. Tag. Dann in der gleichen Weise Nahtentfernung.

Nachbehandlung. Gipsliegeschale mit Kopfextension für 6 Wochen. Anschließend Gipskorsett, im allgemeinen unter Mitnahme von Hals und Kopf. Eventuell wird die sog. Kopfstütze abnehmbar und verstellbar angefertigt. Die verstellbare Kopfstütze hat sich außerordentlich bewährt, um noch eine langsame Nachstreckung vom oberen Teil der Wirbelsäule zu erhalten. Gesamtdauer der Gipsperiode etwa 6 Monate. Dann Stahlstoffkorsett, je nach dem Sitz der Skoliose noch einmal mit einer Kopfstütze für $^1/_2$ Jahr.

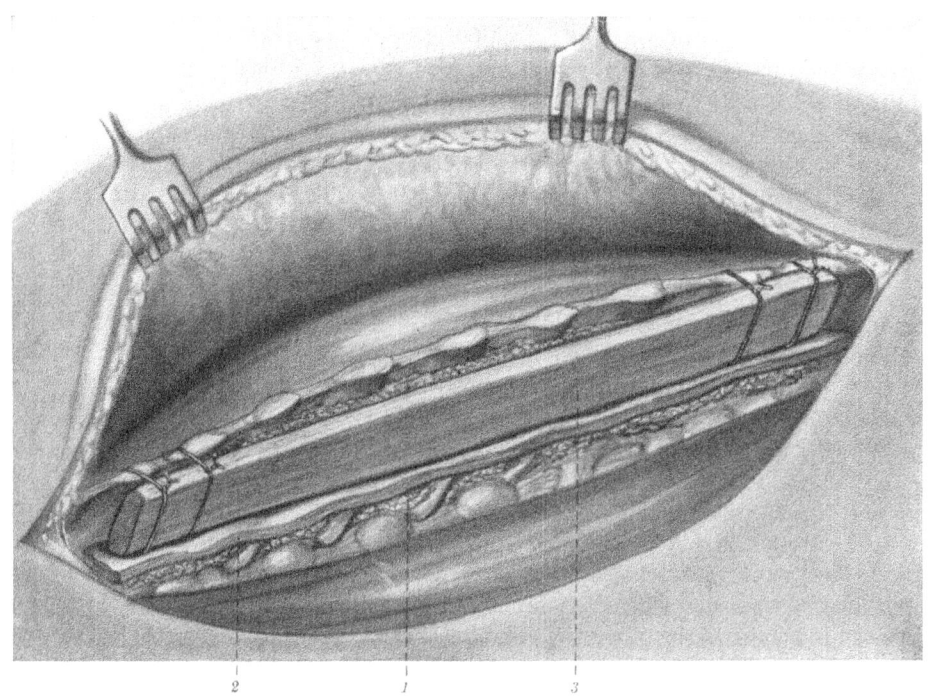

Abb. 243. Weicher Knochen (*1*) liegt unter dem biegsamen Span (*2*), sowie zwischen dem soliden Span (*3*) und den Dornfortsätzen

e) Ergänzungsoperation zur Entfernung eines auffälligen Rippenbuckels durch Rippenresektion

Zeitpunkt ist frühestens 6 Monate nach der Hauptoperation, wenn der Erfolg der ersten Operation bereits gesichert ist und man klar überblicken kann, was durch eine zusätzliche Operation noch erreichbar ist.

Intubationsnarkose.

Schnitt. Bogenförmiger Schnitt über dem Rippenbuckel. Man geht direkt durch die Rückenmuskulatur auf den Scheitelpunkt des Rippenbuckels ein. Die Muskulatur wird nach medial und lateral zurückgeschoben. Hierbei sorgfältige Blutstillung. Resektion von 5—6 Rippen in einer Ausdehnung von etwa 6—10 cm, je nach der Größe des Rippenbuckels (s. Abb. 244).

Die Freilegung der einzelnen Rippen muß sehr sorgfältig geschehen, damit nach Möglichkeit die Pleura nicht verletzt wird. Dies ist aber bei den pathologischen Verhältnissen, vor allem bei der Entfernung der Rippenköpfchen aus den Gelenkverbindungen, nicht stets vermeidbar. Es muß schnell und doch ruhig gearbeitet werden. Wenn die Pleura an einer kleinen Stelle eröffnet wird, ist das unbedenklich. Sie wird durch eine Naht wieder verschlossen und eventuell noch mit einem Muskellappen gedeckt. Die Entfernung des lateralen Rippenanteiles, der reseziert wird, ist leicht, die des medialen Teiles kann wegen der Torsion der Wirbelsäule Schwierigkeiten bereiten. Schichtweiser Wundverschluß. Elastischer Kompressionsverband für den Thorax.

Sorgfältigste Überwachung der Atmung! Röntgenkontrolle, um sich über das Ausmaß eines eventuellen Pneumothorax zu überzeugen.

Nach 2 Wochen Beginn mit Aufstehen und vorsichtiger Atemgymnastik.

Die Rippenresektion zur Entfernung großer Buckel bedeutet eine weitere kosmetische Verbesserung der Behandlungsergebnisse der Skoliose, gerade bei jungen Mädchen. Sie soll aber, im ganzen gesehen, auf ausgewählte Fälle beschränkt werden. In je größerem Umfange man sich zu einer *rechtzeitigen Operation der Skoliose* entschließt, um so seltener wird die Nachoperation der Rippenresektion für die Skoliose werden.

Nachdem wir jetzt etwa 15 Jahre selber die Skoliosenoperation ausführen, können wir sagen, das Operationsverfahren ist aus dem Stadium des Aufbaues in das der Bewährung gekommen. Das Prinzip der Vorbehandlung und der Operation liegt fest. Es ist nur eine technische Variation, ob man zwei Späne nimmt, einen soliden Knochenspan und einen weichen, biegsamen Span, oder auch zusätzlich eine Metallschiene. Diese gibt der haltlosen Wirbelsäule (bei schwersten Lähmungen) einen ausgezeichneten primären Halt, und die Ruhigstellung bildet eine gute Voraussetzung für eine zuverlässige Verknöcherung. Wenn es eine großbogige Skoliose eines älteren Patienten ist, die nur noch wenig Korrektur zuläßt, kommt der Knochenspan aus der Knochenbank in die Muskulatur zu liegen. Dies ist ein schlechtes Aufnahmelager für den Knochenspan. Es wird von ihm hier ein Zuviel verlangt; Pseudarthrosen entstehen nicht selten, und selbst Spontanresorptionen bei aseptischem Wund-

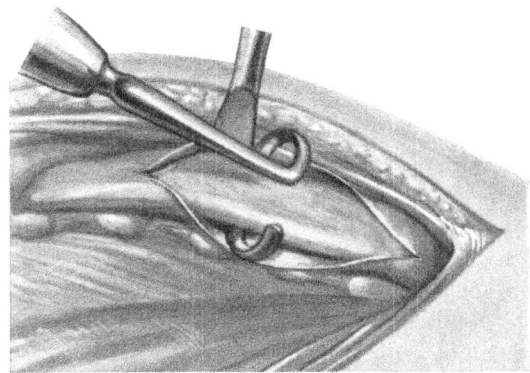

Abb. 244. Rippenresektion bei Rippenbuckel

verlauf sind beobachtet worden. Deshalb ist für solche Fälle der biegsame Knochenspan besonders geeignet, der sich so schön der Biegung der Skoliose anschmiegt.

Das Ziel der Skoliosenoperation soll sein, die Wirbelsäule im ganzen zu strecken und über dem Becken gut aufzurichten. Wenn es gelingt, unter wesentlicher Abflachung der seitlichen Verbiegung den Rumpf „lotgerecht" aufzurichten, so ist der Operationsgewinn für den Patienten groß. Sein Rumpf ist gestreckt, und seine knöcherne Verkrümmung ist so weit verringert, daß das kosmetische Ergebnis überraschend gut wird. Die Gesamthaltung wird in der Kleidung fast oder weitgehend unauffällig. Auch in unbekleidetem Zustand kann die Rückenform trotz der röntgenologisch so manches Mal noch beträchtlichen Verkrümmung erfreulich gut werden.

Wir überblicken heute eine Gesamtzahl von über 300 operierten Skoliosen. Sie werden laufend nachuntersucht.

Wir sind auch so weit, daß in vielen Fällen, in denen die Skoliosenoperation rechtzeitig gemacht wird, äußerlich von der Skoliose kaum noch etwas zu sehen ist. Der Rumpf erscheint gerade, wenn auch das Röntgenbild noch leichte Deviationen erkennen läßt. Die Entwicklung der operativen Skoliosenbehandlung ist als ein erfreulicher Fortschritt zu bezeichnen. Die Operation soll den großen Kliniken vorbehalten bleiben.

D. Skoliosenoperationen mit unmittelbarer Korrektur am Wirbelkörper

Wiederholt sind Versuche unternommen worden, die Skoliose durch eine direkte Korrektur an den Wirbelkörpern auszugleichen. Verschiedene Wege wurden gewählt.

a) Enucleation des deformierten Wirbelkörpers

Diese Operation bezieht sich vor allem auf die Entfernung von angeborenen keilförmigen Halbwirbeln. Die Idee für diese Operation dürfte auf CODIVILLA (1901) zurückgehen; VON LACKUM setzte sie in die Tat um (1924). E. COMPERE und P. A. WILES teilten 1932 bzw. 1951 je zwei Fälle mit. Die Fälle von E. Compere und P. A. Wiles waren 1—1$^{1}/_{2}$ Jahre alt, die fünf Fälle von von Lackum bis zu 6 Jahre. Die Dauerergebnisse dieser Operationen waren wenig ermutigend. Die Ergebnisse an der Lendenwirbelsäule waren relativ am besten. Die Entfernung von keilförmigen Halbwirbeln ist an der Brustwirbelsäule wegen der Rippen problematisch. Sie verhindern eine gute postoperative Korrektur. Wenn mehrfache Wirbelkörpermißbildungen bestehen, wird der Eingriff zu groß, bei einfachen Keilwirbeln ist er im allgemeinen unnötig, weil meist eine spontane Kompensation sich entwickelt.

Eine Sonderindikation dürfte vielleicht die Assimilationsstörung des letzten Lendenwirbels abgeben. Wenn diese schon in früher Kindheit zu einer ausgesprochenen Aufbaustörung der Wirbelsäule geführt hat, ist für das spätere Leben mit der Entwicklung einer hochgradigen Skoliose zu rechnen. Es ist denkbar, daß man durch eine Frühoperation diese Fehlentwicklung der Wirbelsäule verhüten oder verringern kann.

b) Die Osteotomie an der Wirbelsäule

Das Prinzip dieser Operation entspricht der Methode, die Smith-Petersen für die operative Behandlung der schweren Kyphose beim Bechterew angegeben hat.

Die Operation besteht

α) in einer teilweisen Resektion der Wirbelbögen und der Wirbelgelenke,

β) in einer keilförmigen Resektion zweier benachbarter Wirbelkörper bis zur Mittellinie unter gleichzeitiger Entfernung der Bandscheibe. Die Wirbelsäule wird während dieser Operation nach der Gegenseite herübergeneigt.

γ) Die Fixation der Osteotomiestelle geschieht durch eine Knochenspanung. — Ruhigstellung in einer Gipsschale und später Gipskorsett.

Kritische Stellungnahme zu dieser Operation. Ein großer Unterschied besteht zwischen der Columnotomie bei einer Kyphose und bei einer Skoliose. Die Wirbelsäule hat bei der Skoliose eine schwere Torsion erfahren. Wirbelgelenke und Wirbelkörperränder sind auf der konkaven Seite in die Tiefe verlagert. Diese Verdrehung der Wirbelkörper nach ventralwärts erschwert die Operation. Es ist zu bedenken, daß unmittelbar neben den Wirbelkörpern in der Tiefe die Aorta und die Vena cava inferior verlaufen. Die Gefahr einer Verletzung der großen Gefäße besteht eventuell schon beim Umfahren des Wirbelkörpers mit einem stumpfen Raspatorium. Das läßt sich bei einem vorsichtigen Operieren vermeiden.

P. Bertrand hat das bewiesen. Er hat 11 ermutigende Fälle von auf diese Weise operierten schweren poliomyelitischen Skoliosen mitgeteilt.

c) Klammerung der Wirbelkörper

Diese Operation ist verschiedentlich beschrieben worden (Hopkins, Dunlop, P. Bertrand, A. de F. Smith). Es werden 4 oder 5 Brustwirbel bzw. die entsprechenden Lendenwirbelkörper verklammert. Der Zugang zur Brustwirbelsäule ist transpleural, der für die Lendenwirbelsäule retroperitonaeal und entspricht dem der lumbalen Sympathektomie. Es sind beides Eingriffe, die erhöhte Gefahren gegenüber dem dorsalen Zugang zur Wirbelsäule mit sich bringen. Die Klammerung der Wirbelkörper ist an und für sich verlockend. Man sollte diese Operation lieber nicht ausführen, um so mehr, weil die Frage ungeklärt ist, ob trotz des vermehrten Operationsrisikos ähnlich gute Ergebnisse wie bei der Fixierung der Wirbelsäule von dorsal her erreicht werden.

d) Die Wirbelkörperresektion (s. Abb. 245)

Die Wirbelkörperresektion ist die Operation, die, wenn man an der Wirbelsäule selbst angreift, die besten Aussichten für eine Korrektur bietet. Sie gibt die einzige Chance, um noch weiterzukommen, wenn bei einer Skoliose die Grenzen der konservativen Korrektur erreicht sind. Die Operation wird auf der *konvexen* Seite der Verbiegung gemacht. Die Wirbelkörper sind infolge der Torsion der Oberfläche genähert, sie liegen „fast unter der Haut" und sind leicht erreichbar. Die Verhältnisse sind umgekehrt wie bei dem Operieren auf der Konkavseite. Man soll diese Operation auf Jugendliche beschränken.

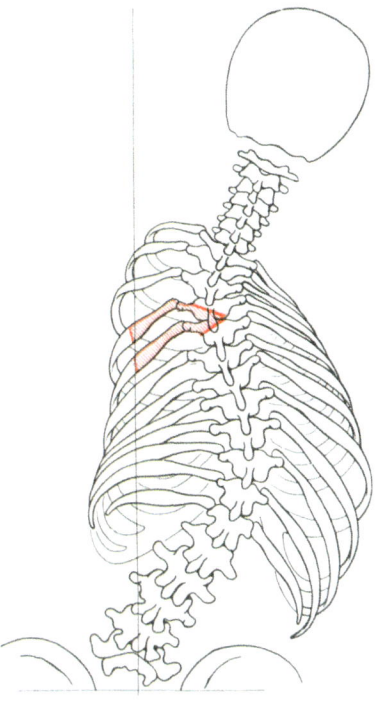

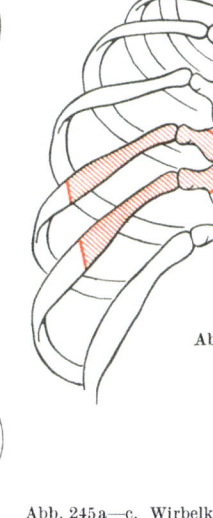

Abb. 245 b

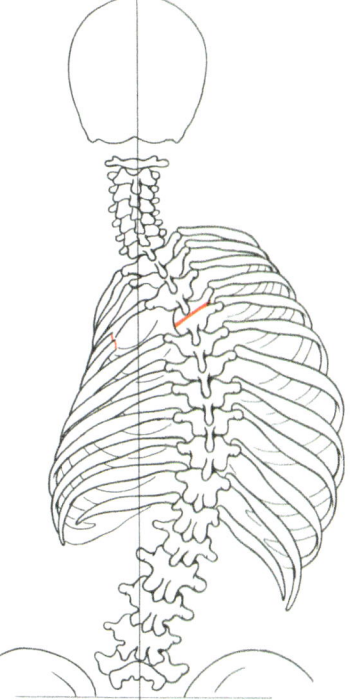

Abb. 245a—c. Wirbelkörperresektion bei Skoliose (schematisch). a Schwere statisch insuffiziente Skoliose. Auf der Convexseite wird ein Keil entfernt, die entsprechenden Rippen werden gleichzeitig reseziert. b Ausschnitt: die zu resezierenden Knochenteile sind rot eingezeichnet. c Verhältnisse nach der Korrektur: die sekundäre Krümmung gleicht sich teilweise aus. Der Kopf steht wieder in der Lotlinie der Körperachse

Abb 245a

Abb. 245c

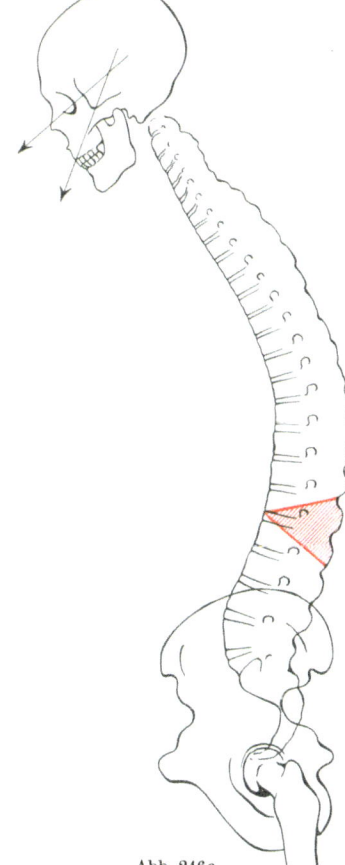

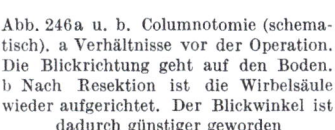

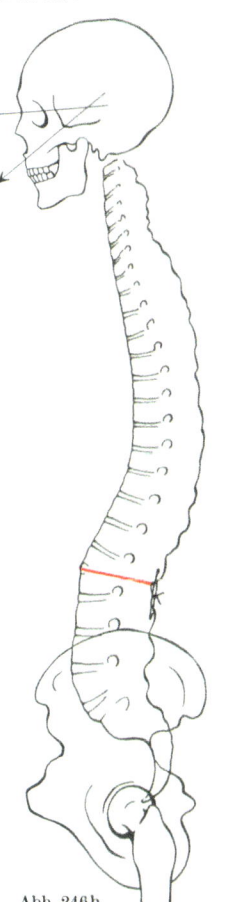

Abb. 246a u. b. Columnotomie (schematisch). a Verhältnisse vor der Operation. Die Blickrichtung geht auf den Boden. b Nach Resektion ist die Wirbelsäule wieder aufgerichtet. Der Blickwinkel ist dadurch günstiger geworden

Abb. 246a

Abb. 246b

WITTEK hat schon 1886 den Vorschlag für eine solche Operation gemacht. Er wurde erst ein halbes Jahrhundert später durch VON LACKUM und A. DE F. SMITH in die Tat umgesetzt. Sie teilten die ersten Beobachtungen über die Entfernung von Halbwirbeln bei kongenitalen Skoliosen in fünf Fällen mit. Die unmittelbaren Ergebnisse waren nach P. LE CŒUR und H. CHARLEUX nicht überzeugend.

P. LE CŒUR und H. CHARLEUX haben sich eingehend mit der Frage der Korrektur der Skoliose direkt an den Wirbelkörpern befaßt. Sie haben eine eigene Technik für die Korrektur auf der konvexen Seite ausgebildet. Sie resezieren nicht nur keilförmige Stücke zwischen zwei benachbarten Wirbelkörpern, sie gehen vielmehr so vor, daß sie aus *3—4 benachbarten Wirbelkörpern kubische Knochenstücke herausnehmen, einschließlich der dazugehörigen Bandscheiben.* Anschließend soll sich die Wirbelsäule relativ gut korrigieren lassen.

Sie entfernen zunächst die Knochenstücke aus dem zentralen Teil des Wirbelkörpers. Dann nehmen sie den scharfen Löffel und entfernen die seitlichen Teile des Wirbelkörpers nach vorn bis zum Ligamentum longitudinale anterius und nach hinten bis zum Ligamentum longitudinale posterius. Die Gefahr der Verletzung der großen Gefäße ist bei einem solchen Vorgehen praktisch ausgeschaltet, ebenso ist auch kaum mit einer Verletzung des Rückenmarkes zu rechnen. P. LE CŒUR und H. CHARLEUX haben bisher 14 poliomyelitische Skoliosen mit Erfolg operiert, allerdings sei die Korrektur nur relativ gewesen.

Wir haben die Operationen, die zur Korrektur der Skoliose unmittelbar an den Wirbelkörpern angreifen, besprochen, weil *wir glauben, daß ihnen noch eine Zukunft gehören wird.* Die Möglichkeit der konservativen Korrektur durch Extension sowie mit Umkrümmungs- und Quengelgipsen ist beschränkt. Je vollständiger es gelingt, die Skoliose auszugleichen, um so sicherer ist die Erhaltung des Operationsresultates und um so geringer wird die Gefahr eines Rezidivs.

Wir sind bisher bei einer 12jährigen, schweren Skoliose, die der konservativen Korrektur trotz exakter Vorbehandlung trotzte, so vorgegangen, daß am Scheitelpunkt der Skoliose auf der konvexen Seite zwei keilförmige Stücke von zwei benachbarten Wirbeln einschließlich der Zwischenwirbelscheibe herausgenommen wurden. Die Korrektur ließ sich erstaunlich gut durchführen. Die Operation verlief komplikationslos.

Wir werden dieses Operationsprinzip zur unmittelbaren Skoliosenkorrektur weiterverfolgen.

III. Die Columnotomie

Sie dient zur Korrektur einer schweren kyphotischen Deformität bei der Spondylarthritis ankylopoetica (Typ Bechterew bzw. Strümpell-Pierre-Marie). Die Kranken, die eine in einer starken Brustkyphose versteifte Wirbelsäule haben, sind schlecht dran. Ihr Krankheitsbild wird traurigst, wenn die Versteifung sich auch auf die Halswirbelsäule erstreckt. Sie können im Stehen den Kopf nicht mehr zum Himmel erheben, sie blicken nur ständig auf die Erde herab. Die Mundpflege wird außerordentlich erschwert, weil der Kopf zum Spülen des Mundes nicht nach hinten oben genommen werden kann. Die Atmung ist durch die Versteifung beeinträchtigt, und gastro-intestinale Störungen stellen sich ein, weil der untere Rand des Rippenbogens in das Abdomen ragt.

So manche dieser schwer geprüften Patienten haben den Wunsch, wieder eine aufrechte Rumpfhaltung zu bekommen, um das Blau des Himmels wieder zu sehen, ohne sich hierzu auf den Rücken legen zu müssen!

SMITH-PETERSEN und seine Mitarbeiter C. B. LARSON und O. E. AUFRANC haben das Verdienst, wohl als erste (1945) die Methode der operativen Korrektur der schweren Brustkyphose praktisch durchgeführt und mitgeteilt zu haben. Die Operation wurde inzwischen übernommen von CHAPCHAL, LA CHAPELLE, HERBERT u. a. Sie teilten erfolgreich operierte Fälle mit.

Indikation. Die Vorbedingungen zur Operation sind, daß es sich um eine schwere Deformität handelt und daß das entzündliche Stadium abgeklungen ist; ein Endstadium der Spondylarthritis ankylopoetica mit einer weitgehenden Versteifung der Wirbelsäule und Wirbelgelenke soll vorliegen.

Höhenlokalisation für die Osteotomie. Die günstigste Stelle für die Operation ist der Bereich des 1./2. Lendenwirbels. Der Spinalkanal ist relativ breit, und das Rückenmark teilt sich schon in die Cauda equina auf. Eine gute Aufrichtung des Rumpfes unter Ausbildung einer kompensatorischen Lordose ist möglich.

Ein- oder zweizeitiges Vorgehen. Das wird von der Schwere der Deformität bestimmt. Man wird sich bemühen, mit einer Operation auszukommen. Wenn die Deformität sehr stark ist, und wenn die Korrektur trotz einer einwandfreien Osteotomie schwierig ist, soll man die Korrektur lieber zweizeitig vornehmen. Man muß bedenken, daß auch die Weichteile durch die lange Jahre bestehende Kyphose in Mitleidenschaft gezogen und verkürzt sind. Das trifft zu für die Aorta, die Vena cava inferior und für die Nervenwurzeln der unteren Extremität.

Technik der Osteotomie. SMITH-PETERSEN hat eine schräge Osteotomie an zwei oder drei übereinanderliegenden Stellen an den oberen und unteren Wirbelgelenkfortsätzen angegeben. Die Richtung der Osteotomie ist schräg frontal in einem Winkel von 45°. — Diese Technik ist von J. S. SPEED und R. A. KNIGHT in der 3. Auflage von CAMPBELLs „Operative Orthopedics" (1956) erneut beschrieben und befürwortet. Wir sind gemeinsam mit unserem Oberarzt VIERN-STEIN bei einem Patienten mit einer ganz hochgradigen Deformität und mit einer totalen Ver-knöcherung der Wirbelsäule folgendermaßen vorgegangen: wir haben nach der Osteotomie der Wirbelgelenkfortsätze noch zusätzlich aus den beiden benachbarten Wirbelkörpern ein keil-förmiges Knochenstück zuerst von der einen und dann von der anderen Hälfte bis zur Mittellinie herausgenommen. Die Herausnahme der Knochenstücke geschah unter sorgfältigem Schutz durch stumpfe, gebogene Raspatorien. Mit den Knochenkeilen wurde gleichzeitig die dazugehörige Zwischenwirbelscheibe entfernt.

Technik der Columnotomie (s. Abb. 246)

Vorbereitung. Atemgymnastisches Training. Internistische Vorbehandlung für Herz und Kreislauf.

Narkose. Intubationsnarkose.

Lagerung. Bauchlage auf einem Operationstisch, der im einzelnen verstellbare Teile hat, um getrennt voneinander das obere und untere Teil nach oben anzuheben.

Schnitt. Er liegt über der Mittellinie am Übergang von der Brust- zur Lendenwirbelsäule. 3—4 Processus spinosi werden mit der Knochenschere abgekniffen. Sie werden aufgehoben, um am Schluß der Operation als Knochenspäne (SMITH-PETERSEN) über die Osteotomiestelle eingesetzt zu werden. Die Muskeln werden subperiostal mit einem scharfen, breiten Raspatorium abgeschoben. Das Ligamentum flavum wird sauber entfernt. Kleine Kocher-Sonden werden unter dem oberen und unteren Wirbelgelenkfortsatz herumgeführt. Ein breiter Knochenkeil (etwa $1/3$ des Wirbelkörpers) wird herausgenommen. Man tastet sich behutsam an den seitlichen Wirbelkörperrändern nach vorn. Ein stumpfes, gebogenes Raspatorium wird um den vorderen Rand von zwei benachbarten Wirbelkörpern herumgeschoben. Ein keilförmiges Knochenstück wird aus den beiden benachbarten Wirbeln bis zur Mittellinie entfernt. Seine Größe ist vorher durch eine Röntgenpause bestimmt. Der Knochenkeil enthält etwa $1/3$ des oberen und $1/3$ des darunterliegenden Wirbelkörpers, einschließlich der Zwischenwirbelscheibe.

Wenn die Osteotomie wirklich vollständig ist, wird die kyphotische Deformität **langsam** auf dem verstellbaren Operationstisch beseitigt. Zuerst wird der Brustkorb und dann werden die Beine nach hinten oben angehoben. Millimeter um Millimeter nähern sich die Knochenflächen der beiden benachbarten Wirbelkörper, aus denen die Knochenkeile zusammen mit der dazwischenliegenden Bandscheibe entfernt sind. Wenn die beiden Wirbelkörper sich berühren, werden die am Anfang der Operation abgekniffenen und entknorpelten Processus spinosi über der Osteotomiestelle eingefügt. Sie beschleunigen die Verknöcherung. — Schichtweiser Wundverschluß.

Ruhigstellung. Oberschenkel-Rumpfgipsliegeschale für 3—4 Wochen.

Nachbehandlung. Gipskorsett für 3 Monate. Atemgymnastik schon vom ersten Tag der Operation. Wenn das Röntgenbild eine gute Verknöcherung der Osteotomie zeigt, ist als weitere Nachbehandlung nur eine gymnastische Behandlung erforderlich. Korsett ist überflüssig.

Komplikationen. Die gefährlichste Komplikation ist die *Rückenmarksschädigung*. Ist sie festgestellt, so muß, in der Voraussetzung, daß keine Verletzung des Rückenmarkes bei der Operation stattgefunden hat, die Korrektur *schnellstens* verringert werden.

Die Gefahr der Rückenmarksschädigung durch die Rumpfaufrichtung ist nicht groß, aber man kann es nie sicher voraussagen, ob sie sich einstellt oder nicht. Es ist deshalb der Patient vor der Operation auf die Möglichkeit dieser gefahrdrohenden Komplikation aufmerksam zu machen.

Operationsergebnisse. Es gibt selten glücklichere Patienten als die, bei denen eine erfolgreiche Beseitigung ihrer schweren Wirbelsäulendeformität gelungen ist.

IV. Operation bei Assimilationsstörungen der Wirbelsäule, insbesondere bei Sacralisation

Die Auffassung war lange geteilt, ob es eine schmerzhafte Sacralisation gibt oder nicht. — Die Ärzte, die dies ablehnten, taten es mit der Begründung, daß die Sacralisation häufig ein zufälliger Nebenbefund bei Röntgenaufnahmen sei, die aus ganz anderen Anlässen, wie z.B. bei Nierenbeckenerkrankungen, angefertigt wurden. — Dem gegenüber standen die Ärzte mit ihrer Meinung, daß die Sacralisation durchaus die Ursache von hartnäckigen Schmerzen sein könne. Zu den Bejahern des Krankheitsbildes der schmerzhaften Sacralisation gehörten unter anderen BERTOLOTTI, GOLDTHWAIT, PUTTI und ZUR VERTH. Dieser beschrieb ein Präparat, das deutlich die Einengungen zeigte, die die Ischiadicuswurzeln durch den Knochen gefunden hatten. Auch unserer Auffassung nach kann die Sacralisation Schmerzen machen. Es müssen nur ganz bestimmte Voraussetzungen erfüllt sein, damit Schmerzen bei einer Sacralisation entstehen. Das gleiche gilt in übertragenem Sinn auch für die umgekehrte Assimilationsstörung, die *Lumbalisation*. Das trifft zu

1. wenn der statische Aufbau der Wirbelsäule durch die Sacralisation gestört ist;
2. wenn knöcherne Formveränderungen am Übergangswirbel bestehen, die
    a) einen mechanischen Reiz auf das Periost des Darmbeinkammes auslösen,
    b) einen schädigenden Druck auf die Ischiadicuswurzeln ausüben;
3. wenn eine pathologische Nearthrose zwischen dem sacralisierten Wirbelteil und dem Darmbein entstanden ist;
4. wenn das einheitliche Gefüge der Articulatio sacroiliaca gestört ist.

Es ist damit die Frage klar entschieden, daß es eine schmerzhafte Sacralisation gibt. Diese Präzisierung der verschiedenen Ursachen, die bei einer Sacralisation zu Schmerzen führen können, ist für den Operationsplan bei der Behandlung der Sacralisation wichtig. — *Wir wissen heute, es gibt keine typische Operation bei der schmerzhaften Sacralisation. Die Operation richtet sich vielmehr nach der Art der Störung, die die Sacralisation hervorgerufen hat.* Das trifft auch für die Lumbalisation zu.

Schmerzen finden sich hauptsächlich bei der teilweisen Sacralisation. Die vollständige Sacralisation ist meist ein gut abgeschlossener Vorgang, durch den der statische Aufbau der Wirbelsäule nicht gestört wird, bei dem kaum Ischiadicuswurzelreizungen auftreten und durch den auch die Festigkeit der Kreuzdarmbeinverbindung nicht leidet.

Die Operationen, die dementsprechend in Betracht kommen, sind:

a) die Versteifung des Lendenwirbelkreuzabschnittes;
b) die Entfernung des übergroßen Querfortsatzes oder des halbseitig sacralisierten Wirbelanteiles;
c) die Verriegelung des Kreuzdarmbeingelenkes.

Die Sacralisation ist an und für sich relativ häufig, aber nur ein beschränkter Teil von den Fällen mit Sacralisation wird zur Operation kommen. Es sind die, bei denen die konservative Behandlung versagt hat und bei denen infolge hochgradiger Schmerzen die Operationsindikation dringend ist.

A. Die Versteifung des Lendenkreuzbeinabschnittes

Diese Operation ist indiziert, wenn durch eine teilweise Sacralisation eine Störung im statischen Aufbau der Wirbelsäule entstanden war, die zu einer schweren vorzeitigen Lumbosacralarthrose geführt hat. — Die Versteifung wird im allgemeinen durch einen Knochenspan in typischer Weise herbeigeführt.

Technik der Operation: sie ist die gleiche wie in den Fällen ohne Sacralisation. Es ist nur ratsam, sich bei der Operation das schwer veränderte Lumbosacralgelenk freizulegen und durch Entknorpelung zu veröden.

Die postoperative *Nachbehandlung* ist die gleiche wie bei den anderen Fällen der Versteifungsoperation wegen Kreuzschmerzen.

B. Entfernung eines übergroßen Querfortsatzes bzw. des sacralisierten Wirbelanteiles bei unvollkommener Sacralisation

Die Indikation zur Entfernung eines *übergroßen Querfortsatzes*, der in dem einen Teil der Fälle abnorm lang, in den anderen Fällen ausgesprochen massiv blockförmig ausgebildet ist und der dadurch bereits schon eine wirbelkörperähnliche Form annimmt, ist aus zwei verschiedenen Gründen gegeben. Es ist entweder die schmerzhafte periostitische Reizung, die sich an der Berührungsstelle des langen Querfortsatzes mit dem Darmbeinkamm entwickelt hat, oder die Ischiadicuswurzelreizung, die durch den schädigenden Druck des massiven Querfortsatzes auf die Nervenwurzeln entstanden ist.

Die Querfortsatzentfernung wegen *periostitischer Schmerzen* ist seit langem ausgeführt und wiederholt empfohlen, so von MARTIUS und SPITZY. — Die Operationserfolge sind, wenn die Periostitis im Darmbeinkamm wirklich die wesentliche Ursache der Kreuzschmerzen war und diese nicht etwa durch eine gleichzeitig bestehende schwere Lumbosacralarthrose bedingt waren, gut.

Die Operation ist zwar wegen der Muskelschicht, die den Querfortsatz bedeckt, in einer ziemlichen Tiefe auszuführen, aber der Eingriff bereitet keine besonderen Schwierigkeiten. Es ist ausreichend, wenn der Teil des Querfortsatzes, der dem Darmbeinkamm zugekehrt ist, entfernt wird. Eine völlige Resektion des Querfortsatzes ist nicht unbedingt erforderlich.

Die *Nachbehandlung* ist kurz. Aufstehen ist nach Abschluß der Wundheilung erlaubt, und eine vorsichtige Übungsbehandlung für die Rückenmuskulatur kann nach 3—4 Wochen aufgenommen werden.

Die Entfernung eines *massiven, schmetterlingsflügelähnlichen Knochenblockes*, der sich anstatt eines gewöhnlichen Querfortsatzes ausgebildet hat und der einen *Druck* auf die *Ischiadicuswurzeln* ausübt, ist schwierig. Die ganze Knochenmasse muß herausgenommen werden, bis die Ischiadicuswurzeln übersichtlich freiliegen. — Nur wenn das bei der Operation erreicht wird, ist ein voller Operationserfolg zu erwarten.

Die *Indikation* ist bei einer schweren, hartnäckigen Ischias gegeben, die jeder konservativen Behandlung getrotzt hat.

Technik der Operation (s. Abb. 247)

Lagerung. Flaches Kissen unter den Bauch. Eine Röntgenplatte ist zwischen dem Kissen und dem Bauch eingeschoben.

Bogenförmiger Schnitt zur Freilegung des unteren Lendenwirbelabschnittes in typischer Weise. Der untere Rand des Erector trunci wird am Kreuzbein abgelöst und nach oben geschlagen, um einen guten Zugang zu dem assimilierten Querfortsatz zu bekommen. Da die Orientierung in der Tiefe bei den pathologischen Verhältnissen erschwert sein kann und um die Freilegung der Wirbelsäule auf ein Mindestmaß zu beschränken, wird nach der Freilegung des teilweise sacralisierten Lendenwirbels eine Kanülennadel neben dem Knochenteil, der zur Entfernung vorgesehen ist, eingestochen und eine Röntgenkontrollaufnahme angefertigt. Es wird hiernach sofort wieder eine neue Röntgenplatte eingeschoben. Nach Erhalt des Röntgenbildes

wird der große Knochenblock schichtweise mit dem Luer bzw. unter vorsichtigen Meißelschlägen abgetragen. Der Knochenblock besitzt eine große Dicke. Er besteht aus einer hinteren
und vorderen Wand mit dazwischenliegender Spongiosa. Nachdem die hintere Wand abgetragen
ist, wird vor der Abtragung der vorderen Wand vorsichtig eine gebogene Kocher-Sonde oder
ein Raspatorium unter die vordere Wand geschoben. Unter ihrem Schutz wird Stück für Stück
vorsichtig abgetragen, unter ängstlicher Schonung der unmittelbar darunterliegenden, eingeklemmten *Ischiadicuswurzeln. Diese werden nach Abtragung der vorderen Wand des Knochenblockes sichtbar.* Sie erscheinen deutlich abgeplattet und zusammengepreßt und entfalten sich

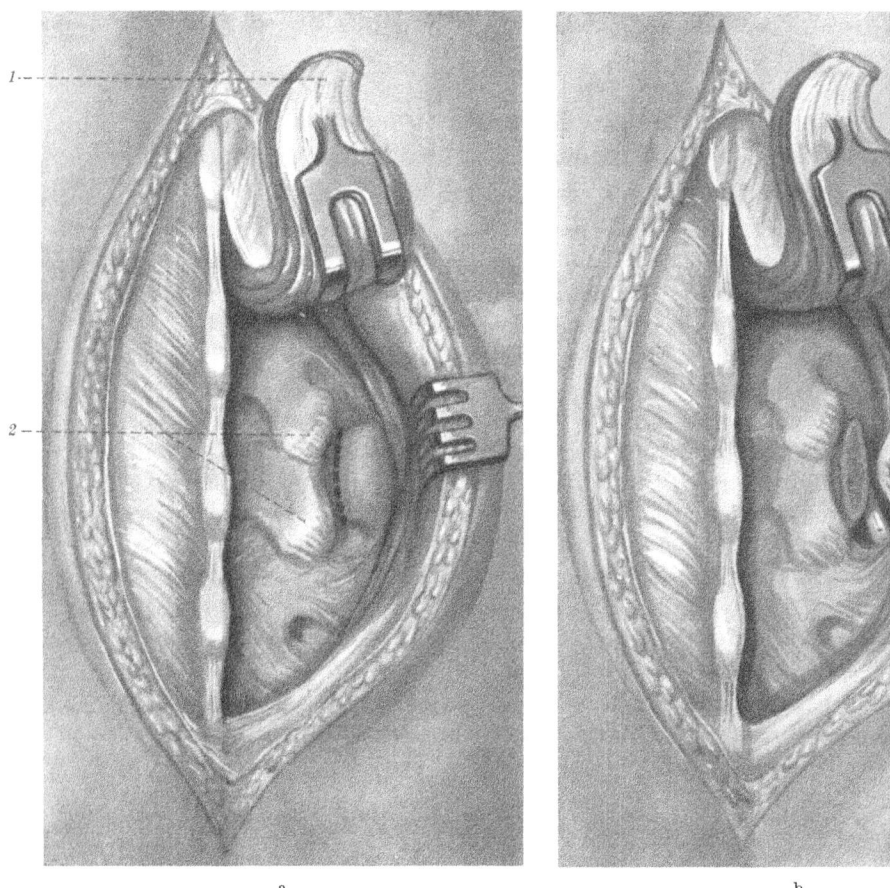

a   b

Abb. 247a u. b. Abtragen der vergrößerten Massa lateralis. a Der peripher abgelöste M.sacrospinalis (*1*) ist nach oben geschlagen.
Wirbelbögen und Wirbelgelenke sind freigelegt (*2*). Die Massa lateralis ist sichtbar. b Die Massa lateralis ist abgetragen, die
Nervenwurzel (*1*) ist entlastet

nach der Entfernung des raumbeengenden Knochens von selbst. — Ein weiteres *Kontroll-
röntgenbild* wird angefertigt, um sich davon zu überzeugen, daß die gesamte Knochenmasse
bis zum Wirbelkörper abgetragen ist. — Die Rückenmuskulatur wird in die große, tiefe Höhle
zurückgeschlagen und ein Gummidrain für 48 Stunden eingelegt.

Nachbehandlung. Bauchlage auf flacher Matratze für 24—36 Stunden. Dann für einige
Tage Seitenlage und anschließend Rückenlage.

Nach Abschluß der Wundheilung vorsichtiger Beginn mit Bewegungsübungen für die Beine.
Nach etwa 4 Wochen Hinzunahme von einfachen Rückenmuskelübungen und, je nach der
Kräftigung, Beginn mit Aufstehen. Die gymnastische Behandlung wird weiter fortgesetzt.
Zuerst Gymnastik im Liegen und später in allgemeiner Form.

Der *Zusammenhang von Ischias und Sacralisation* ist oft behauptet und oft negiert worden.

Gerade unsere beiden ersten operierten Fälle waren beweisend. Bei beiden bestanden seit vielen Monaten starke bis unerträgliche Kreuz- und Ischiasschmerzen, die durch keine konservative Behandlung zu beeinflussen gewesen waren. Die Schmerzen waren durch besondere Beanspruchungen ausgelöst worden. Das eine Mal durch berufliche Arbeit, das andere Mal ging der Anfang der Beschwerden auf eine Geburt zurück. Die Operation ergab einen eindeutigen Befund. Die Ischiadicuswurzeln waren durch Knochendruck schwer verändert. Der Operationserfolg gab die Bestätigung für die Richtigkeit der Auffassung. — Die Ischias schwand völlig, und Schmerzfreiheit trat ein, wenn auch ein „schwaches" Kreuz zurückblieb.

Die weiteren Operationsbeobachtungen haben gelehrt, daß man bei einer hatnäckigen Ischias nicht nur nach einer Nucleus pulposus-Hernie fahnden soll, man muß auch die Sacralisation in ihrer Bedeutung für die Ischiasentstehung gedanklich mit einsetzen und dementsprechend handeln.

C. Verriegelung des Kreuzdarmbeingelenkes

Die Indikation zu dieser Operation ist gegeben, wenn durch die Sacralisation eine Lockerung der Kreuzdarmbeinverbindung eingetreten ist oder wenn sich zwischen dem teilweise sacralisierten letzten Lendenwirbel und dem Kreuzbein eine Nearthrose mit deformierenden Veränderungen ausgebildet hat. Die Operation kommt natürlich nur nach Versagen der konservativen Behandlung bei Patienten etwa bis zum 45. Lebensjahr in Betracht. — Die Technik entspricht der für die Operation der gewöhnlichen Sacroiliacalarthrose (s. d.).

Die schmerzhafte Sacralisation führt nicht selten zur Berufsunfähigkeit oder zur Gefährdung der Berufsfähigkeit. Sie raubt dem Menschen die Lebens- und Arbeitsfreude. — Die Operation ist bei klar detaillierter Anzeigestellung berufen, die konservative Behandlung, die allzugern und allzulang über Jahre mit nur beschränktem Erfolg durchgeführt wird, in vermehrtem Umfang abzulösen.

Das für die schmerzhafte Sacralisation Ausgeführte hat auch in übertragenem Sinn Gültigkeit für die *Lumbalisation*.

V. Bandscheiben-Prolaps (Nucleus pulposus-Hernie)

Es ist das Verdienst der Amerikaner Mixter und Barr (1934), das Krankheitsbild der Nucleus pulposus-Hernie in ihrer Bedeutung für die Ischias fest umrissen und auch den Weg zu ihrer operativen Behandlung gewiesen zu haben.

Dem deutschen Pathologen v. Luschka gebührt die Anerkennung, daß er schon vor annähernd 100 Jahren auf das Vorkommen von Veränderungen an der Zwischenwirbelscheibe hingewiesen hatte, bei denen es zu Ausstülpungen der Zwischenwirbelscheibe komme, die einen schädigenden Druck auf das Rückenmark ausüben könnten. Auf ihn geht auch die Beschreibung der sog. Halbgelenke an der Halswirbelsäule, der „*Hemiarticulationes*", zurück. Diese werden heute als Processus uncinati bzw. unciformes bezeichnet. Sie haben eine große praktische Bedeutung bekommen, nachdem man erkannt hat, daß sie zu Einengungen der Foramina intervertebralia führen und dadurch einen schädigenden Druck auf die Nervenwurzel bzw. auch auf die A. vertebralis ausüben können.

Schmorl und seine Schule haben wohl grundlegende Untersuchungen über die pathologisch-anatomischen Veränderungen an der Zwischenwirbelscheibe angestellt; es war ihm aber die Nucleus pulposus-Hernie, die sich nach dorsal entwickelte, in ihrer Bedeutung für die Ischias entgangen. Er hatte sein besonderes Augenmerk auf die Bandscheibenhernie gerichtet, die sich in den benachbarten Wirbelkörpern nach oben oder unten entwickelte. Er betonte aber schon, daß ein solcher Prolaps sich auch nach hinten bilden könne.

Weitere Mitteilungen erschienen sodann aus dem Institut von Sigmund (Schachtschneider), die den Zusammenhang des Diskusprolapses mit Nervenstörungen behandelten. — Nicht vergessen soll auch die Beobachtung von Kortzeborn aus der Payrschen Klinik werden, der bereits im Jahre 1930 eine Zwischenwirbelscheibenhernie im Bereich der Halswirbelsäule beschrieb. Sie hatte zu einer ausgedehnten Lähmung geführt. Weiter sei noch hingewiesen auf die Arbeiten von Jaeger, Dyes und Hart.

Das Schrifttum über den Nucleus pulposus-Prolaps ist inzwischen unübersehbar geworden. Hervorgehoben werden soll, daß Stimpfl auf dem Deutschen Orthopäden-Kongreß 1947 das Krankheitsbild der Nucleus pulposus-Hernie in einem grundlegenden Referat behandelt hat.

Er trug auf Grund seiner persönlichen Erfahrungen in Amerika viel zur Aufklärung des Krankheitsbildes in Deutschland bei.

Die großen richtunggebenden Arbeiten über den Nucleus pulposus-Prolaps in der amerikanischen Literatur sind die von LOVE, BURNS und YOUNG, DANDY, KEY u. a. Ausgezeichnete Monographien sind die von ARMSTRONG über das lumbale Syndrom, die von FINESCHI über die Pathologie und Klinik des hinteren Bandscheibenprolapses und die von R. JACKSON über das cervicale Syndrom und die Arbeiten von LINDBLOM, REISCHAUER und als letzte die von BAUCHHENSS.

Die *Discusprolaps-Entstehung hat eine Degeneration der Zwischenwirbelscheibe zur Voraussetzung.* Sie entwickelt sich bevorzugt an den Stellen, an denen die Wirbelsäule stark funktionell beansprucht ist. Das sind der untere Teil der Lendenwirbelsäule und der mittlere und untere Teil der Halswirbelsäule. Die Degeneration der Zwischenwirbelscheibe führt zu einem Elastizitätsverlust, das Gewebe wird brüchig und rissig. Da der Nucleus pulposus normalerweise etwas exzentrisch im hinteren Teil der Zwischenwirbelscheibe liegt, ist ein Einriß des an dieser Stelle nur schmalen Anulus fibrosus besonders leicht möglich. Wenn der schützende Gewebsring brüchig und in seiner Widerstandsfähigkeit herabgesetzt ist, reißt er ein, und der Nucleus pulposus-Prolaps entwickelt sich nach hinten. Die bevorzugten Rupturstellen liegen seitlich neben den beiden Ligamenta longitudinalia post. oder in der Mitte zwischen den beiden Bändern.

Die Nucleus pulposus-Hernien haben ihren gewöhnlichen Sitz *seitlich* und nur relativ selten in der Mittellinie. Es sind nur wenige Prozent, die sich hier entwickeln. Diese Tatsache ist für die Operation wichtig. Doppelseitige oder multiple Discushernien sind selten.

1. Der lumbale Bandscheibenprolaps

Das lumbale Bandscheibensyndrom ist außerordentlich häufig. Die Zahl der Fälle, die zur Operation kommen, ist aber nur ein bescheidener Bruchteil. Die Angaben schwanken je nach dem Krankengut zwischen 5—10%. Vom Bandscheibenprolaps sind am häufigsten befallen die 4. und 5. Bandscheibe, die 3. relativ selten und die 1. und 2. außerordentlich selten.

Der Nucleus pulposus-Prolaps kann *vollständig* oder *unvollständig* sein. Man versteht unter dem inkompletten Prolaps den, bei dem es erst zu einer partiellen Ruptur des Anulus fibrosus gekommen ist. — Bei dem *kompletten* Prolaps ist der Faserring total eingerissen, und der Nucleus pulposus ist ganz oder teilweise in den Wirbelkanal eingetreten. Er bildet hier eine Vorwölbung von Erbsen- bis Bohnengröße.

Man unterscheidet außerdem zwischen dem beweglichen und dem fixierten Prolaps. — Der *bewegliche* Prolaps kann z.B. durch Lageänderungen der Wirbelsäule wieder in sein altes Bett zurückschlüpfen. Das ist bei dem *fixierten* unmöglich. Er ist zwischen den hinteren Wirbelkörperrändern eingeklemmt, oder er wird durch Verwachsungen mit der Umgebung in seiner Lage festgehalten. Man kann das Verhalten der Discushernie mit dem einer gewöhnlichen Hernie vergleichen, bei der es auch reponible und irreponible = eingeklemmte gibt.

Eine Spontanheilung, d.h. ein Schwinden der Ischiasbeschwerden, ist bei einem fixierten Prolaps nur ausnahmsweise möglich. Das ist der Fall, wenn, wie BURNS und YOUNG das beschrieben haben, die Discusmassen an den benachbarten Knochen durch Druckusuren zu einer Knochenresorption geführt haben, wodurch eine höhlenförmige Aussparung am Wirbelkörper entsteht. Wenn sich die Discushernie in die Knochenhöhle einlegt, hört der Druck auf die Ischiaswurzeln auf, und der Kranke ist schmerzfrei. Ebenso kann Schmerzfreiheit eintreten, wenn sich die Discusmassen in einen „toten" Raum verlagern, so daß kein Druck auf die Nervenwurzeln mehr auftritt. Man kann dieses Zustandsbild mit dem Verhalten eines abgerissenen Meniscusanteiles vergleichen. Wenn dieser in einem „toten" Raum des Kniegelenkes liegt oder liegenbleibt, kann der Kranke jahrelang beschwerdefrei sein. Die häufigste Form der Spontanheilung ist die Absorption des Prolapses (LINDBLOM).

Eine besondere Form der Discushernie sind die „*concealed discs*" (DANDY). Man versteht darunter, daß die kleine Hernie bei der Kyphosierung der Lendenwirbelsäule verschwindet und bei der Lordosierung wieder herausschnappt. Die Kenntnis von einem solchen Verhalten eines Discusprolapses, das auch als „*intermittens prolaps*" (FALCONER) bezeichnet wird, ist *wichtig für die Beurteilung von scheinbar negativen Operationsbefunden,* die erst bei der Überführung der Lendenwirbelsäule in Streckstellung positiv werden. Es sind nach amerikanischen Beobachtungen 20—25% der Fälle!

Schließlich gibt es auch Befunde, bei denen sich lediglich eine *wulstige Vorwölbung* der Bandscheibe als Ausdruck eines allgemeinen Prolapses findet (BANCROFT und PILCHER). In solchen Fällen ist von einer Entfernung des Nucleus abzusehen; die Entlastung nach hinten, die durch die Fensterung im Ligamentum flavum gesetzt wird, reicht meist aus, um die Schmerzen zu beseitigen.

Bei veralteten Nucleushernien können sich in dem Prolaps auch *Verkalkungen* einlagern, die das operative Vorgehen erschweren.

A. Klinisches Bild

Das konstante klinische Zeichen des Nucleus pulposus-Prolapses ist der Schmerz. Der Kreuzschmerz ist ein Prodromalsyndrom. Er kann zum ersten Male bei einer ungeschickten Bewegung oder einem unbedeutenden Unfallereignis in Form eines Hexenschusses sich einstellen, oder er kann sich auch allmählich entwickeln. In seltenen Fällen ist er auch die sichere Folge eines schweren Unfalles. Kreuzschmerzen können den Ischiasschmerzen schon jahrelang vorausgehen (nach MIXTER und BARR in 48%, nach STEINDLER sogar in 75%). Die Angaben über die Häufigkeit eines positiven Lasègue schwanken zwischen 42% (YASKIN und TORNEY) und 81% (LOVE). Wir sagen auf Grund unserer Erfahrungen, daß der Lasègue bei einem Bandscheibenvorfall der Zwischenwirbelscheibe IV und V fast immer positiv ist.

Eine Verschlimmerung des Schmerzes tritt bei Husten und Niesen oder Pressen auf, ein Ischiassymptom, auf das schon DEJERINE hingewiesen hat. Das Verständnis für dieses Schmerzsyndrom ist durch die Aufstellung des Krankheitsbildes der Nucleus pulposus-Hernie wesentlich erleichtert worden. Die gleiche Wirkung, Steigerung des Liquordruckes, kann auch durch eine Kompression der Vv. jugulares (VIETS) ausgelöst werden.

Die Beweglichkeit der Lendenwirbelsäule ist meist gehemmt. Eine *Regio lumbalis fixa* oder auch eine *Scoliosis ischiadica* finden sich, deren Deutung bisher schwierig und unbefriedigend war.

HÄUSSLER legt noch einen besonderen Wert auf die Prüfung des *Stauchungsschmerzes.* Man läßt den Patienten sich hierfür zunächst auf beide Fußspitzen stellen und dann mit durchgestreckten Knien auf die Fersen fallen. Danach wird die gleiche Prüfung auf jedem Fuß für sich vorgenommen.

Eindeutiger ist das *Dandysche Zeichen.* Es wird mit dem Fingerknöchel oder mit dem Reflexhammer ein kurzer, aber kräftiger Schlag seitlich neben der Wirbelsäule in Höhe der Zwischenwirbelscheibe L IV oder V, d. h. in Höhe des vermutlichen Sitzes des Discusprolapses, geführt. Liegt ein Prolaps vor, so zuckt oder knickt der Patient richtig zusammen, weil er einen „infernalischen" Schmerz verspürt, der bis in das ganze Bein ausstrahlen kann.

Besonderer Wert ist auf die *Verfeinerung des Lasègue* zu richten. Die Prüfung geht so vor sich, daß, sobald beim Erheben des Beines ein Schmerz sich einzustellen beginnt, der Fuß aus der Spitzfuß- in leichte Hackenfußstellung übergeführt wird; hierbei tritt bei einer Ischiaserkrankung ein vermehrter Schmerz auf.

Auf dieses Zeichen wies schon 1864 LASÈGUE hin. Das Zeichen wird auch als *Gowersches* oder *Bragardsches* (1929) Zeichen bezeichnet. Auch die Amerikaner VINER (1925) und PURVES-STUART hoben die Wichtigkeit der gesonderten Fußprüfung beim Lasègue hervor.

Das Phänomen hat besondere Bedeutung für die *Differentialdiagnose* Ischias gegenüber anderen Erkrankungen.

Bei der Überführung des Fußes in vermehrte Dorsalflexionsstellung wird wirklich der Nerv in seinem Endverlauf gedehnt, während bei der Prüfung des alten üblichen Lasègue die Schmerzen auch durch andere Veränderungen als durch Nervendehnungen ausgelöst werden. Es tritt bei der Überführung des Beines in Hüftbeuge-Kniestreckstellung außer der Nervendehnung auch eine Dehnung der Muskeln an der Rückseite des Oberschenkels und der Hüfte auf. In ihr sitzen aber häufig schmerzhafte *Muskelhärten.* Außerdem kann der Schmerz auch durch die Beckendrehung bedingt sein, wenn sich in den Ilio- oder Lumbosacralgelenken schmerzhafte Reizzustände finden.

Die Ischias ist relativ häufig von einer Wirbelsäulenverkrümmung begleitet *(Scoliosis ischiadica)*. Sie ist eine ausgesprochene Schmerzkontraktur. Sie ist meist nach der Gegenseite gerichtet, und die Hüfte der kranken Seite steht vor. Das Vorwärtsbeugen des Rumpfes erfolgt unter einer auffälligen schraubenartigen Verdrehung des Rumpfes. Charakteristisch für die Scoliosis ischiadica ist, daß sie im Sitzen sich ganz oder weitgehend ausgleicht, weil der Schmerzreiz der Nervenwurzeln in dieser Stellung durch Entspannen nachläßt.

Sensibilitätsstörungen sind ein wichtiger, aber nicht konstanter Befund bei der Nucleus pulposus-Hernie. Die Sensibilitätsstörungen haben manchmal einen flüchtigen Charakter. Die Befunde können dadurch bei verschiedenen Untersuchungen recht unterschiedlich sein. — Die Sensibilitätsstörungen entsprechen nicht den bekannten Segmentausfällen nach den Schemen, die von HEAD und FOERSTER aufgestellt wurden, sie sind nach KEEGAN weit axialer angeordnet (s. Abb. 248).

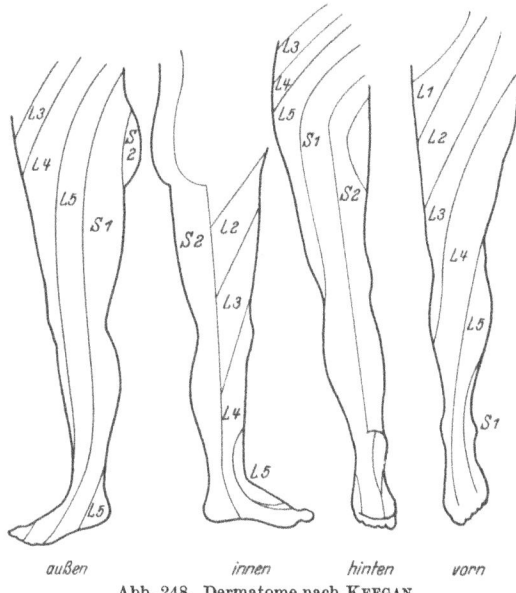

Abb. 248. Dermatome nach KEEGAN

STIMPFL hat auf die Bedeutung der Erkenntnis der *Keeganschen Dermatome* mit Nachdruck hingewiesen. Sie schützt den Patienten vor der ungerechten Beurteilung, als Psychopath erklärt zu werden.

Die Sensibilitätsstörung liegt bei einem Betroffensein der Wurzel S I an der Außen- und Hinterseite des Beines und bei einem der Wurzel L V an der Außenseite des Oberschenkels sowie an der Vorderseite des Unterschenkels und auf dem Fußrücken. Wenn die Wurzel L IV in Mitleidenschaft gezogen ist, verläuft die Sensibilitätsstörung schräg von der Oberschenkelaußenseite nach vorn über das Knie zur Innenseite des Fußes, einschließlich der Großzehe.

Besonders charakteristisch ist die Sensibilitätsstörung am Fußrücken und an den Zehen. Liegt die Zone der Sensibilitätsstörung an der Fußinnenseite und an der Großzehe, so spricht das „Dermatom" für ein Betroffensein der Wurzel L IV. Nimmt sie den mittleren Teil des Fußrückens (Zehen 2—4) ein, so spricht dies für eine Erkrankung der Wurzel L V. Sind schließlich der äußere Fußrand und die Kleinzehe befallen, so ist dies das typische „Dermatom" für S I. Leichte Verschiebungen und Überschneidungen können bei den „Dermatomen" vorkommen, aber sie sind, wenn sie in charakteristischer Weise ausgeprägt sind, als ein relativ zuverlässiges Zeichen für das tatsächliche Vorliegen eines Discusprolapses zu bewerten.

Reflexstörungen. Eine besondere Beachtung verdient das Verhalten des Achillessehnenreflexes. Er kann abgeschwächt sein oder auch ganz fehlen oder auch in normaler Stärke auslösbar sein. Dieses verschiedene Verhalten hängt von dem Sitz des Nucleusprolapses ab.

Der *Achillessehnenreflex* fehlt nach den Untersuchungen von ALAJOUANINE auf Grund der vergleichenden Beobachtungen an 500 operierten Fällen in etwa $^4/_5$ der Fälle. Ein Fehlen des Achillessehnenreflexes ist als eine Störung in Höhe der letzten Zwischenwirbelscheibe, also im Bereich der Wurzel S I, zu werten. Bei Discushernien im Bereich der 4. Zwischenwirbelscheibe kann der Achillessehnenreflex herabgesetzt sein. Wenn aber nur die Wurzel L V geschädigt ist, fehlt er nie ganz.

Der *Patellarsehnenreflex* ist in der Regel gut erhalten. Er ist von mehreren Segmenten abhängig. Wenn er herabgesetzt ist, spricht dies unter anderem für den an und für sich seltenen Sitz einer Discushernie im Bereich der oberen Lumbalwurzeln.

Muskelatrophie ist ein Spätsymptom und bildet sich entsprechend der Schmerzen und der Länge des Bestehens der Ischias aus. Bei einem Sitz der Discushernie im Bereich von L V/S I zeigt sich eine Schwäche des Gluteus maximus, der ischio-cruralen Muskeln und der Wadenmuskulatur, bei einer im Bereiche von L IV/V kommt es zu einer Schwäche und Atrophie der Fußstreckmuskulatur, insbesondere des Großzehenstreckers. Je nach dem Sitz der Wurzelkompression kann sich auch eine Schwäche der Tibialis- bzw. der Peronaeus-Muskelgruppe entwickeln.

Bei einem Sitz der Hernie im Bereich von L II/III kommt es zu einer Herabsetzung der Kraft des Quadriceps. Es ist dann auch der Patellarreflex eventuell abgeschwächt oder fehlend.

Die motorische Prüfung bei dem Verdacht auf eine Discushernie darf nicht außer acht gelassen werden. Sie wird, da es sich nicht um Lähmungen, sondern nur um Schwächungen der Muskeln handelt, unter funktioneller Beanspruchung der einzelnen Muskelgruppen vorgenommen.

Die Kraft der *Wadenmuskulatur* wird durch Zehengang, unter Vergleich zwischen rechts und links, geprüft.

Die Leistung des *M. tibialis anterior* wird beim Gehen auf den Fersen festgestellt, wobei gleichzeitig supiniert werden soll.

Die Funktion des *M. extensor hallucis* wird im Stehen untersucht. Der Patient wird aufgefordert, den Fuß zu dorsalflektieren. Dabei wird gleichzeitig versucht, die Großzehe mit dem untersuchenden Daumen, während die Hand den Vorfuß umfaßt, herunterzudrücken. Normalerweise ist dies nur schwer möglich. Bei einer „Schwäche" des M. extensor hallucis läßt sich dagegen die Großzehe leicht, trotz der Anspannung der gesamten Dorsalflektoren, herabdrücken. Die Prüfung der Schwächung des Extensor hallucis spricht für ein *Betroffensein der Wurzel L V.* Auch dieses Phänomen wird nach DANDY benannt.

Einen Anhaltspunkt für die *Häufigkeit der motorischen Störungen* geben z.B. die Angaben von ALAJOUANINE, der diese bei den Extensoren in $^1/_3$ der Fälle, an der Wadenmuskulatur und den Zehenbeugern aber nur bei etwa $^1/_{10}$ der Fälle fand.

Röntgenbild. Es hat für die Diagnose des Bandscheibenprolapses und dessen Lokalisation keine große Bedeutung. Auch wenn das Röntgenbild z.B. eine deutliche Verschmälerung der letzten Bandscheibe mit der zugehörigen Osteochondrose zeigt, so braucht der Bandscheibenvorfall seinen Ausgangspunkt nicht von dieser Stelle aus genommen zu haben. Er kann auch einen Zwischenwirbelscheibenraum höher sitzen, in dessen Bereich noch eine größere Beweglichkeit im zugehörigen Bewegungssegment besteht.

Die Röntgenaufnahmen sind aber unerläßlich, um ein Urteil über den Gesamtzustand der Wirbelsäule zu erhalten und um differentialdiagnostisch andere Krankheitsbilder auszuschließen.

Bei Assimilationsstörungen, bei der Lumbalisation und bei der halbseitigen Sacralisation finden sich Bandscheibenprolapse 3—4mal so häufig als an Wirbelsäulen, die diese Variationen nicht aufweisen (LINDBLOM, ORELL, v. MURALT u. a.). Die Bandscheibenprolapse sind bei halbseitiger Sacralisation bzw. Lumbalisation auf der Gegenseite lokalisiert. Wenn die Nervenwurzelreizerscheinungen ihren Sitz auf der gleichen Seite haben, gehen sie von einer Druckwirkung der Massa lateralis aus (BETTE). Sie sind in solchen Fällen zur Druckentlastung abzutragen (s.d.).

Myelographie. Wenn auch in der Regel die Diagnose Nucleus pulposus-Prolaps rein klinisch-neurologisch gut zu stellen ist, so haben wir doch seit Jahren den *Grundsatz* befolgt: *Es wird im allgemeinen vor einer jeden Nucleus pulposus-Hernienoperation eine Myelographie angefertigt.* Zwei Gründe sind für diese Einstellung maßgebend. Es gibt Variationen im Abgang der Wurzel wie in der Lokalisation des Prolapses. Eine sichere Höhendiagnose ist deshalb nur mit einem Myelogramm möglich. Exakte Lokalisation des Bandscheibenprolapses bedeutet Vereinfachung der Operation. Man „fällt" vielfach direkt auf die Hernie. Der Eingriff ist dadurch wesentlich kleiner, als wenn man erst breit freilegen muß, um die Hernie zu suchen.

Die *Abrodilmyelographie* (= wasserlosliches Kontrastmittel = Natriummonojodmethansulfat) (ARNELL und LINDSTRÖM, FRIBERG u. a.) eignet sich am besten für die Diagnose des Bandscheibenprolapses. Sie gibt, wie keine andere Methode, eine *ausgezeichnete Darstellung der Wurzelscheiden.* Eine subtile Füllung sämtlicher Wurzelscheiden ist je nach der Lagerung des Patienten ein- oder beidseitig möglich. Da die Abrodilmyelographie schmerzhaft ist, wird sie in Lumbalanaesthesie ausgeführt. Ihr Anwendungsgebiet ist deshalb auch auf den Lumbalteil der Wirbelsäule beschränkt. (Näheres über Technik s. Lehrbuch für Orthopädie und Traumatologie, Bd. I.) Die Prozentzahl der operativ bestätigten Prolapse ist nach den großen Erfahrungen von NOTTER 95%. Wenn ein myelographisch erkannter Prolaps bei der Operation nicht verifizierbar ist, so ist dies durch ein Zurückschlüpfen des Prolapses in Narkose möglich, wenn die Lendenwirbelsäule lordosiert und gleichzeitig extendiert wird. Wir können die Zuverlässigkeit der Abrodilmyelographie, wenn diese technisch einwandfrei ausgeführt und klug ausgewertet wird, voll bestätigen (s. Arbeiten von HIPP).

Eine Kontraindikation gegenüber der Abrodilmyelographie bildet der Tumorverdacht oder der Verdacht auf eine andere organische Erkrankung.

Beim Tumorverdacht ist die Lumbalpunktion verboten wegen der Gefahr der Querschnittslähmung. Für die Abrodilmyelographie ist aber diese wegen der Lumbalanaesthesie nötig.

Die *Gasmyelographie* (DANDY) wird für die Differentialdiagnose Nucleus pulposus-Prolaps-
Tumor benutzt. Sie gibt kontrastarme Bilder und wird für die Bandscheibenhernien-Diagnostik
mit der Tomographie verbunden. Dann liefert sie zuverlässige Bilder (DECKER). Die *Jodöl-
myelographie*, von SICARD und FORESTIER mit Lipiodol angegeben, heute mit Pantopaque
oder Ethiodan ausgeführt, ist für die Diagnose Nucleus pulposus-Prolaps wenig geeignet. Das
dickflüssige Kontrastmittel gibt keine guten Wurzelfüllungen. Die Fehlerquote ist groß.

Nucleographie—Discographie (P. ERLACHER, FISCHER, LINDSTRÖM, M. LANGE, A. N. WITT u. a.).
Sie dient heute in erster Linie wissenschaftlichen Untersuchungen. Sie ermöglicht als einziges
Verfahren, direkt die Lage und Beschaffenheit des Discus nachzuweisen (s. Abb. 249). Weil die

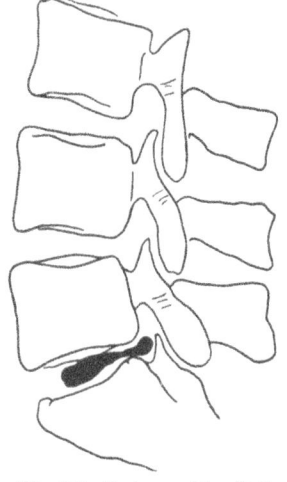

Abrodilmyelographie so eindeutige Ergebnisse für die Diagnose des
Bandscheibenprolapses gibt, kann man auf die Nucleographie aus
diagnostischen Gründen verzichten.

Abb. 249. Nucleographie. Typisches Bild einer eingeklemmten
großen Nucleus pulposus-Hernie

B. Behandlung
a) Konservative Behandlung

Die Behandlung des Nucleus pulposus-Prolapses ist, nachdem
das erste operationsfreudige Jahrzehnt bereits zurückliegt, *zunächst
unbedingt konservativ*. Die Behandlung wird in der bisher üblichen
Weise für die Ischias und den Kreuzschmerz mit Wärme, Massage,
Bädern usw. durchgeführt. Man nimmt bei hartnäckigen Fällen die
epi- oder besser die präsacrale oder auch die paravertebrale Novocain-
infiltration (PENDL, FENZ) hinzu. Wir haben in den vergangenen
Jahren die paravertebralen Injektionen mit Symprocain in Verbindung mit einem Cortison-Präparat, wie z.B. Ultracortenol, schätzen-
gelernt (10—20 cm³ Symprocain halbprozentig und 1 bzw. 2 cm³
Ultracortenol). Die Lagerungsbehandlung durch Kyphosierung der
Wirbelsäule hat sich bewährt. Man legt auf diese Behandlung in
Amerika einen großen Wert (ZUELZER).

Es ist hierfür ein eigenes Bett, in dem die Patienten in mäßiger Hockstellung liegen, konstruiert worden.
Der Sinn der Lagerungsbehandlung ist, daß ein eventuell noch beweglicher Nucleus pulposus-Prolaps durch
eine Kyphosierung der Wirbelsäule wieder leichter als bei einer geraden oder gar lordosierten Lendenwirbelsäule zurückschlüpfen kann.

Es wird bei der Kyphosierung der hintere Teil des Zwischenwirbelraumes erweitert, während er bei der
Lordosierung verengt wird. Damit scheint in Widerspruch zu stehen, daß man auch gute Erfolge mit der
Lordosierungsbehandlung erzielen kann (GIULIANI). Der Patient wird in Narkose oder Lokalanaesthesie „im
Durchhang" gelagert und dann anschließend eingegipst. Die erfolgreiche Wirkung der Lordosierung möchten
wir, wie eigene Modelluntersuchungen geklärt haben, so verstehen: Der Nucleus pulposus-Prolaps kann in
Lordose wieder zurückschlüpfen, wenn gleichzeitig die Wirbelsäule extendiert wird. Das geschieht bei der
Lagerung der Patienten „im Durchhang".

Wenn die Extension nach Beendigung des „Durchhanges" aufhört, wirkt die Lordose sich günstig aus. Der
zwischen die Wirbelkörper zurückgeschlüpfte Prolaps wird in dieser Lage gehalten.

Die konservative Behandlung wird konsequent für etwa 6—8 Wochen durchgeführt. Man
kann dadurch in vielen Fällen völlige Schmerzfreiheit erreichen und den Patienten auch ohne
Operation „heilen". In einem Teil der Fälle wird noch die Behandlung mit einem kurzen Gipskorsett oder mit einer Kreuzschmerzbandage (Überbrückungsmieder) angeschlossen. Diese
konservative Behandlung führt in den Fällen zum Erfolg, wo es sich nur um bewegliche,
reversible Discushernien handelt. Bestehen bleibt die Gefahr der Wiederausbildung eines
Prolapses, eines Vorganges, der aus den häufigen Rezidiven der Ischias allzugut bekannt ist.
Tritt dies ein, so ist in solchen Fällen zur Operation zu raten.

Die *Indikation zur Operation* ist streng zu stellen. Sie ist nur in den Fällen von hartnäckiger
Ischias angezeigt, bei denen die Diagnose Nucleus pulposus-Prolaps mit großer Wahrscheinlich-
keit gestellt ist, bei denen jede konservative Behandlung versagt hat oder bei denen wiederholt
Rückfälle der Ischias sich einstellen. Eine unbedingte Voraussetzung für die Operation ist das

Vorliegen eines exakten neurologischen Befundes. Dieser ist durch eine Myelographie zu er-gänzen (s. u.).

Die enge Zusammenarbeit zwischen dem Neurologen und dem Chirurgen ist bei der Nucleus pulposus-Hernie unerläßlich. Die Zeit, in der man fast jeden Discusprolaps operieren wollte und bei der schon die Verschmälerung einer Zwischenwirbelscheibe als Operationsindikation angesprochen wurde, ist längst vorüber.

Die Operationsindikation ist auf Grund der Tausende von Operationen, die in Amerika inzwischen gemacht sind, scharf zu umreißen. Die Zahl der Fälle von Nucleus pulposus-Hernien und damit von Ischias und Kreuzschmerzen, die zur Operation kommen, ist im Verhältnis zur Gesamthäufigkeit dieser Krankheitsbilder gering.

Ein so erfahrener Operateur wie KEY rechnet damit, daß etwa 10% der Fälle von Nucleus pulposus-Prolapsen operiert werden müssen. Wir selber rechnen mit einigen Prozenten, auch wenn die Gesamtzahl der operierten Fälle bei uns relativ groß ist. Das hängt mit der Zusammen-setzung des Krankengutes der Klinik zusammen, in die viele Patienten eingewiesen werden, die schon die ganze konservative Behandlung hinter sich haben.

Ein großer *Unterschied* besteht in der Operationsindikation, ob es ein *lateraler oder ein medialer Prolaps* ist. Der laterale Prolaps rechtfertigt meist zunächst die Einleitung einer konservativen Behandlung. Der *mediale Prolaps*, der die Zeichen eines Querschnittssyndromes bietet, verlangt *baldige Operation*. Bei ihm gibt es kein Entweder-Oder, es muß operiert werden!

b) Operative Behandlung

Die Operation der Nucleus pulposus-Hernie besteht in einer Entfernung des vorgewölbten oder herausgepreßten Zwischenwirbelscheibenanteiles. Der Eingriff soll so klein als möglich, aber auch ebenso groß wie unbedingt notwendig gemacht werden, um eine gute Übersicht über den pathologischen Befund in der Tiefe zu erhalten. Die Bestrebungen gehen dahin, daß man lediglich ein Fenster in das Ligamentum flavum einschneidet und so wenig als möglich vom Knochen entfernt, um das statische Gefüge der Wirbelsäule nicht zu schwächen. Man unterscheidet im einzelnen:

Die **Fensterung** ohne und mit halbbogenförmigem Abtragen der einander zugewandten benach-barten Wirbelbögen. Es ist der *schonendste und gebräuchlichste Eingriff*.

Die **Hemilaminektomie.** Sie schafft eine gute Übersicht. Sie ist vor allem angezeigt, wenn der begründete Verdacht auf das Bestehen von Bandscheibenvorfällen an zwei Zwischenwirbel-scheiben besteht.

Die **Laminektomie.** Sie wird nur ausnahmsweise ausgeführt, insbesondere beim medialen Prolaps.

Je exakter die Lokalisationsdiagnose gestellt ist, um so eher wird man mit einem kleinen Ein-griff auskommen. Ferner wird der Eingriff sich um so kleiner gestalten lassen, je größer die Erfahrung eines Operateurs ist. — Es ist daher verständlich, daß LOVE mit seinen ,,Kleinst''-Eingriffen zu guten Ergebnissen mit Spitzenresultaten kam.

Die Nucleus pulposus-Operation verlangt ein *Spezialinstrumentarium*, wodurch die Operation wesentlich erleichtert wird und in manchem Fall die Erfolgssicherheit erst gewährleistet wird.

Als Instrumente haben sich bewährt (s. Abb. 250—256):

Der *Muskelretractor* nach BENNETT. Er wird an der Außenseite der Lendenwirbelgelenke eingesetzt und ermöglicht ein gutes übersichtliches Zurückhalten der Rückenstreckmuskulatur. Man kann an seiner Stelle auch den *automatischen Sperrhaken* verwenden.

Knochenbeiß- und Knabberzangen in verschiedener Größe und verschiedener Biegung er-leichtern das teilweise Abtragen der Wirbelbögen, um den Raum, der durch die Fensterung im Ligamentum flavum gewonnen wurde, entsprechend zu vergrößern.

Knochenstanzen dienen dem gleichen Zweck. Man kann aber mit ihnen nur schmale Knochenbrücken sowie vor allem randständige Knochenteile abtragen.

Kleine *Meißel* sind meist zusätzlich zu verwenden. Die Voraussetzung dafür ist, daß nur unter Meißelschutz gearbeitet wird, der durch *kleine gebogene Kocher-Sonden* gewährleistet wird.

Der *Haken nach* Love dient dazu, die freigelegte Nervenwurzel, die über den Nucleus pulposus-Prolaps hinwegzieht, zusammen mit dem Rückenmark schonend beiseite zu halten.

Ein *Messer mit einem langen Griff* und *einer schmalen, kurz gehaltenen Schneide wird benutzt*, um die Gewebsschicht, die den Nucleus pulposus-Prolaps bedeckt, kreuzförmig einzuschneiden.

„*Polypen*"-*Faßzangen* oder lange große Gefäßklemmen dienen dazu, um den Nucleus mit dem degenerierten Bandscheibengewebe zu entfernen. Ein kleiner *scharfer Löffel* wird eventuell noch zu Hilfe genommen.

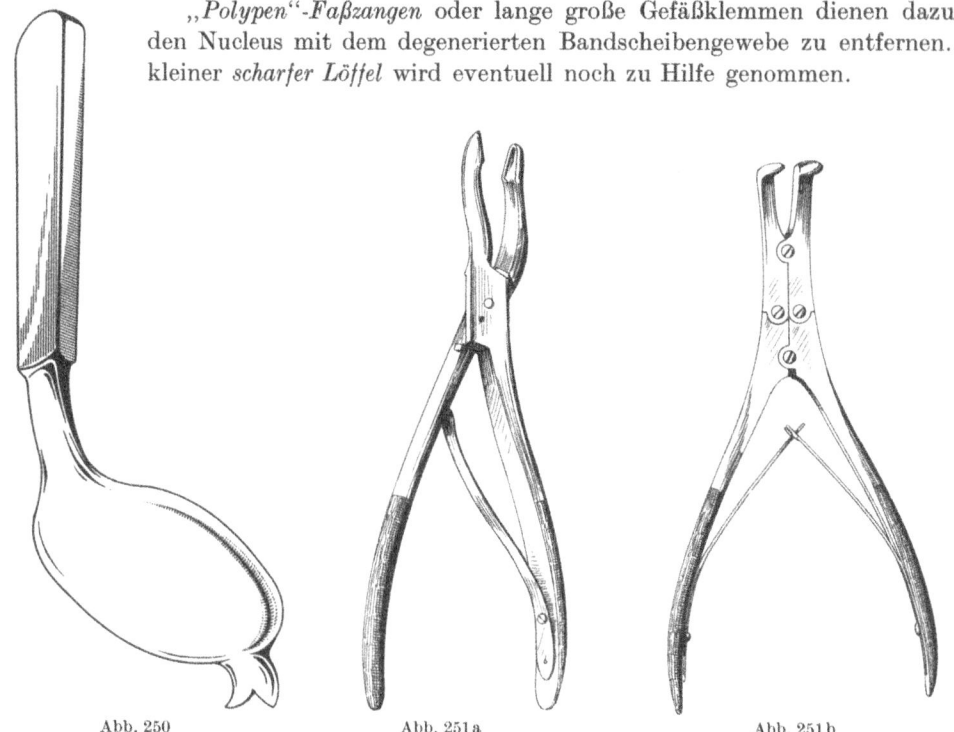

Abb. 250   Abb. 251a   Abb. 251b

Abb. 250—256. Instrumentarium zur Nucleus pulposus-Hernienoperation. Abb. 250. Retractor nach Bennet. Abb. 251a u. b. Zwei verschiedene Knochenbeiß- und Knabberzangen. Abb. 252. Haken nach Love zum Zurückhalten der Nervenwurzeln mit dem Rückenmark. Abb. 253a u. b. Zwei verschiedene Knochenstanzen. Abb. 254. Haken nach Viernstein mit Sauger und Lampe. Abb. 255. Polypenfaßzangenähnliches Instrument zum Fassen und Herausziehen des Nucleus pulposus-Prolapses. Abb. 256. Langes, kurz geschliffenes Messer zur Incision des Nucleus pulposus-Prolapses

Viernstein hat auf unsere Veranlassung ein Instrument konstruiert, bei dem eine elektrische Lichtquelle mit einem kleinen „Sauger" verbunden ist. Das kleine Instrument erleichtert bei schwierigen Situationen das Arbeiten in der Tiefe außerordentlich. Es gewährleistet Blutfreiheit und gute Sicht an der entscheidenden Stelle, an der auf den Prolaps zur Entfernung eingegangen werden soll.

α) Die Technik der Nucleus pulposus-Hernienoperation (s. Abb. 257—259)

Anaesthesie. Die Lokal- wie Lumbalanaesthesie wird nur noch ausnahmsweise angewandt. Die bevorzugte Narkose ist die *Intubationsnarkose.*

Lagerung. *Seitenlage,* und zwar auf der gesunden Seite bei gleichzeitiger Hüftbeugung des Beines der erkrankten Seite; sie wird von uns bevorzugt. Der intraabdominelle Druck auf die Venen wird herabgesetzt. Das wirkt sich günstig für den Füllungsgrad der venösen Gefäße im Operationsgebiet aus.

Bauchlage. Wenn man diese Lagerung wählt, legt man bei älteren, dicklichen Patienten zweckmäßig seitlich neben den Bauch zwei „Kissenschlangen" hin, um die Bauchatmung zu erleichtern.

Steh-Liege-Lage. Der Patient liegt mit seinem Rumpf bis zum Becken an der Kante des Operationstisches auf. Die Beine sind rechtwinklig in den Hüften gebeugt, die Füße stehen auf einem kleinen Schemel. Der Vorteil dieser Lage ist, daß die Lendenlordose gut ausgeglichen wird und dadurch das Gebiet des Bandscheibenvorfalles dem Operateur entgegengebracht wird.

Schnitt. Er verläuft in der Mittellinie über den Dornfortsätzen oder bogenförmig neben dem unteren Abschnitt der Lendenwirbelsäule zum Kreuzbein und liegt auf der Erkrankungsseite.

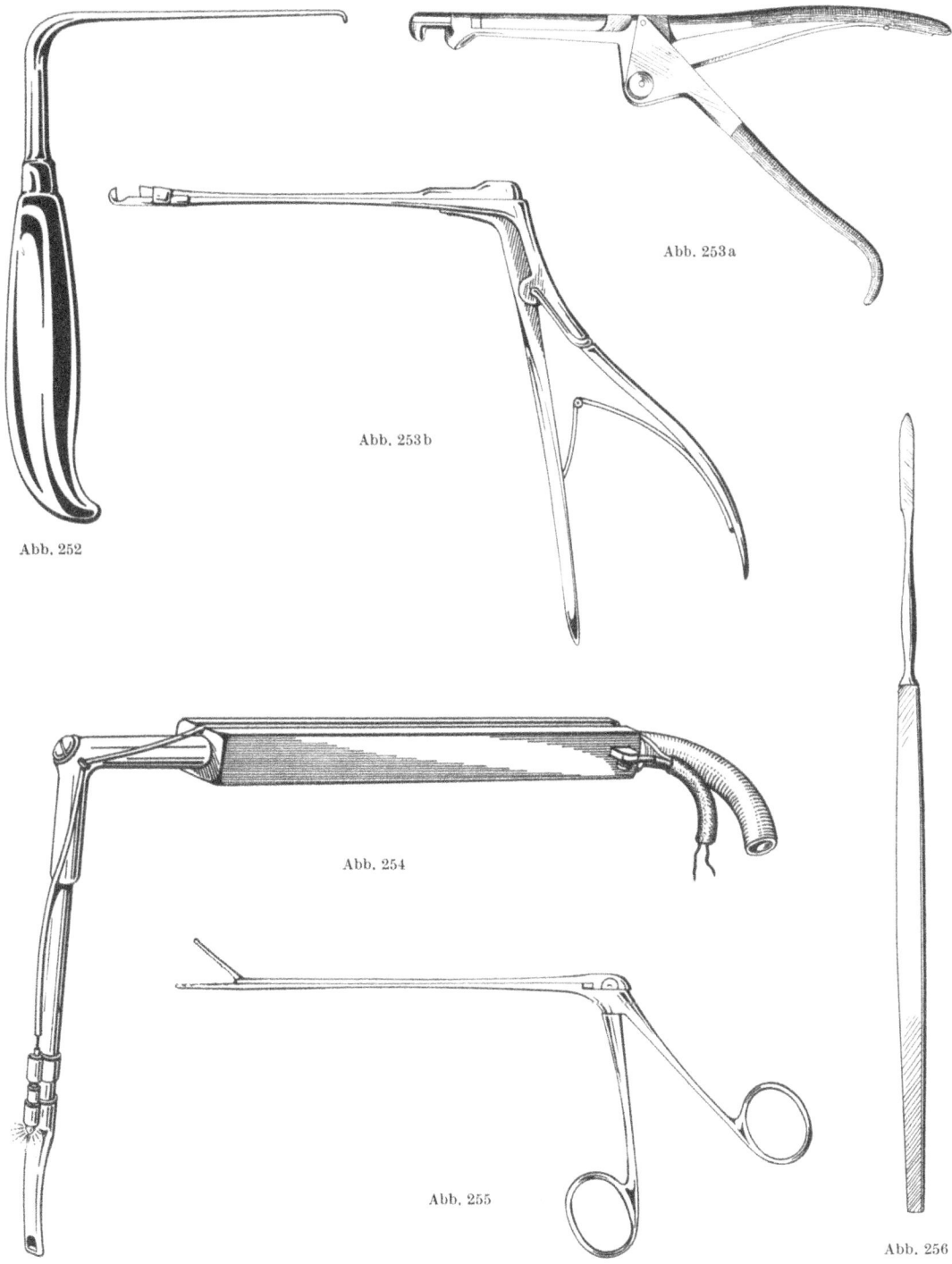

Abb. 253a

Abb. 253b

Abb. 252

Abb. 254

Abb. 255

Abb. 256

Wir wählen meist diese Schnittführung. Zurückschlagen des Hautlappens über die Mittellinie hinaus zur Gegenseite. Einschneiden der Fascie über den Processus spinosi. Abschieben der Rückenstreckmuskulatur, zuerst mit einem scharfen, breiten Raspatorium und dann mit einem übergroßen, breiten, geraden Meißel von den Dornfortsätzen über die Wirbelbögen bis zu den Querfortsätzen. Je enger man sich an den Knochen hält, um so geringer ist die Blutung. Die Blutstillung erfolgt durch eingelegte, mit heißer physiologischer Kochsalzlösung getränkte Kompressen. Je nach dem zu erwartenden Sitz der Nucleus pulposus-Hernie werden der obere Rand des Kreuzbeines und der 5. Lendenwirbelbogen oder der 4. und 5. Lendenwirbelbogen freigelegt. Es ist wichtig, daß die gesamte Muskelmasse durch einen tiefgreifenden Haken (,,Retractor" nach BENNET) oder mit einem automatischen Sperrhaken zuverlässig bis zu den Wirbelgelenken zurückgehalten wird, damit man wirklich gut seitlich an das *Ligamentum flavum* herankommen kann. Ein Fenster wird in das Ligamentum flavum eingeschnitten. Man beginnt hier dicht an dem Ligamentum interspinale und geht dann seitlich nach vorn vor. Das Band wird bis zu der Bandverbindung, die sich zwischen der Basis der Gelenkfortsätze ausspannt und die von KEEGAN als Ligamentum intraarticulare bezeichnet ist, entfernt. Die Abtragung auch dieses Bandes ist, um einen guten seitlichen Zugang zu den Nervenwurzeln zu haben, unerläßlich. Wenn die Übersicht nicht ausreichend ist, wird von den beiden benachbarten *Wirbelbögen* so viel als erforderlich abgetragen. Die Vornahme einer vollen Laminektomie ist von Ausnahmefällen abgesehen überflüssig, und ebenso ist auch eine Hemilaminektomie meist vermeidbar. Es bleiben zunächst die Wirbelbögen erhalten, und es wird nur so viel von ihnen abgetragen, als unbedingt erforderlich ist. Das geschieht entweder mit einer Spezialstanze, mit verschieden großen und geformten Spezialknochenscheren oder auch mit einem kleinen Meißel unter dem Schutz einer kleinen gebogenen Kocher-Sonde. Man kommt am besten und schnellsten weiter, wenn man die verschiedenen Knocheninstrumente im Wechsel anwendet, so wie es an der einzelnen Stelle am zweckmäßigsten ist. Um die Nervenwurzel mit dem Duralsack beiseitezuhalten, verwendet man entweder ein kleines gebogenes Raspatorium oder noch besser einen Haken nach LOVE (s. Abb. 253).

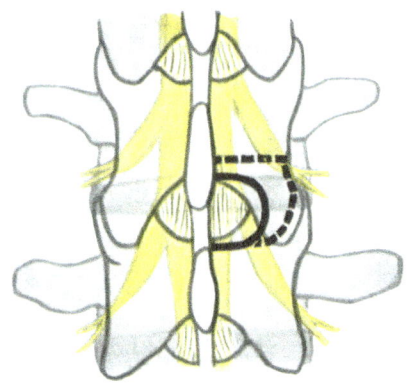

Abb. 257—259. Operation des lumbalen Discusprolaps

Abb. 257. Schematische Darstellung. Meist ist mit der Fensterung des Lig. flavum und einem geringfügigen Abtragen am Wirbelbogen auszukommen (━━). In einem Teil der Fälle muß der nächste Wirbelbogen mit dem Gelenkfortsatz entfernt werden (━ ━ ━)

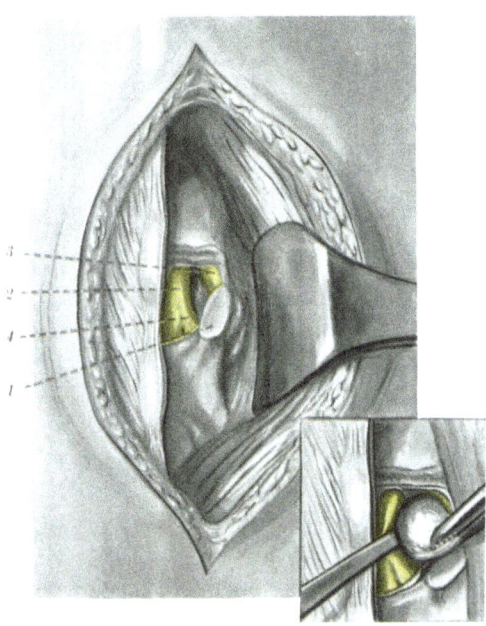

Abb. 259

Abb. 258. Operationsbild. Die Rückenmuskulatur wird mit dem Retractor zurückgehalten. Das Lig. flavum, ein Teil des Wirbelbogens bis zum Wirbelgelenk (*1*), das Rückenmark (*2*) und die Wurzeln L IV (*3*) und L V (*4*) liegen übersichtlich frei. In der Tiefe wird der Nucleus sichtbar

Abb. 259. Der Prolaps wird mit der Nucleusfaßzange herausgezogen. Die Wurzel L V und das Rückenmark werden mit einem Love beiseite gehalten

Das *Abschieben der Nervenwurzel von der Discushernie* bereitet bei Verwachsungen oder bei stark erweiterten Venen Schwierigkeiten. Die Nervenwurzel ist durch den Nucleus pulposus-Prolaps oft verlagert und abgeflacht. Die *epiduralen Venen* sind in veralteten Fällen zum Teil durch Druckatrophie von der Nucleus pulposus-Hernie obliteriert, so daß die Blutung nur geringfügig ist. In anderen Fällen ist die Blutungsneigung unerfreulich.

Wenn die Nervenwurzel gut beiseitegehalten ist, *liegt der Nucleus pulposus-Prolaps frei.* Er ist nicht nur durch seine Form, sondern auch an seiner Farbe, weißlich glänzend, unverkennbar — wenn der Befund positiv ist. Da der Bandscheibenwulst normalerweise die Wirbelkörper nur wenig überragt, ist der Bandscheibenprolaps schon durch ein vorsichtiges Abfühlen mit einer Sonde feststellbar. Er stellt sich als eine deutliche Vorwölbung von prallelastischer

Konsistenz dar. Man erleichtert sich das Auffinden des Prolapses durch ein Abtasten der Wirbelkörperrückwände mit einer Injektionsnadel, um den zugehörigen Zwischenwirbelraum aufzusuchen, in den die Nadel eindringt. Wenn die Höhendiagnose des Prolapses richtig war, muß hier auch der Prolaps liegen, sofern ein solcher vorhanden ist.

Wenn der Befund zuerst nicht eindeutig ist, so wird die *Lendenwirbelsäule aus der kyphotischen Stellung in eine lordotische übergeführt*, um eventuell das Heraustreten eines beweglichen Prolapses beobachten zu können. Die Lordosierung wird dadurch vermehrt, daß der obere und untere Teil des Operationstisches, jeder für sich, angehoben werden.

In den Fällen, in denen *kein Nucleus-Prolaps feststellbar* ist, kann allein die *pathologische Verdickung des Ligamentum flavum* als Ursache für den schädigenden Druck auf die Nervenwurzeln angenommen werden. Es ist, wie die Erfahrungen gelehrt haben, allein durch die Entlastung, die durch die Entfernung des Ligamentum flavum nach hinten geschaffen wird, mit einem positiven Operationserfolg zu rechnen, d.h. Schmerzfreiheit tritt ein. Als weitere Ursache für die Ischias sind stark *varicös erweiterte Venen* anzusehen. Sie können durch Stauungserscheinungen die gleichen Symptome wie ein Nucleus-Prolaps hervorrufen. Es ist schließlich verständlich, daß die gleichen Erscheinungen auch durch *Verengerungen im Foramen intervertebrale* ausgehen können, die durch knöcherne Veränderungen im Bereich der Wirbelgelenke, durch osteoarthritische Randwucherungen, bedingt sind.

Das *Ausmaß des Befundes*, das bei der Operation erhoben wird, richtet sich danach, ob es ein unvollständiger oder vollständiger Prolaps ist. Er ist in diesem Fall eventuell bis kleinbohnengroß. Der Nucleus pulposus ist in einem Teil der Fälle noch von einer dünnen Schicht des Anulus fibrosus bedeckt, und er wird erst nach Längsspaltung dieser Schicht ganz frei. Er springt manchmal recht eindrucksvoll pilzartig heraus.

Der Nucleus pulposus wird mit einer kleinen *Faßzange gefaßt und entfernt*. Der Hohlraum, der dadurch im hinteren Teil der Zwischenwirbelscheibe entstanden ist, wird mit einem scharfen Löffel vorsichtig, aber gut ausgekratzt, um alles weiche, lose Gewebe, das zu einem Rezidiv führen könnte, zu entfernen.

Die *Beherrschung der Blutung* ist von großer Wichtigkeit. Sie erfolgt bis zur Freilegung der Wirbelbögen und des Ligamentum flavum in der gleichen Weise wie bei einer jeden anderen Wirbelsäulenoperation mit trockenen oder feuchten Gazerollen durch Kompression sowie unter Benutzung des *Absauggerätes*.

Wenn das Ligamentum flavum eingeschnitten ist, werden *kleine feuchte Tupfer, an die ein langer Seidenfaden befestigt* ist, in das Fenster im Ligamentum flavum gelegt, und dann wird erst der Absaugapparat in Tätigkeit gesetzt. Die Wirkung dieser Maßnahme ist eine doppelte. Es werden die unter Umständen leicht zerreißbaren Venen des Plexus, der dicht unter dem Ligamentum flavum liegt, vor Verletzungen geschützt, und gleichzeitig wirken die komprimierenden Tupfer, in die das Blut gesogen wird, blutstillend.

Wenn die Nervenwurzel freigelegt ist, kann man sich das tiefe kleine Operationsfeld noch dadurch vermehrt blutfrei halten, daß die Ränder mit kleinen viereckigen, etwa 1 : 2 cm großen, feuchten *Filzstückchen „austapeziert"* werden. An jedes dieser Filzstückchen ist ein schwarzer Zwirnsfaden angebracht. Wir lernten die Verwendung dieser Filzstückchen in der Klinik von KRAYENBÜHL, Zürich, kennen.

Nachbehandlung. *Lagerung* auf flacher Matratze für 1—2 Tage in Bauchlage, dann als Übergang in Seiten- und schließlich in Rückenlage bis zum Abschluß der Wundheilung.

Wir lassen unsere Patienten nicht so schnell aufstehen wie z.B. JAEGER.

Wenn kein Knochen entfernt ist, läßt er die Patienten schon am 2./3. Tag nach der Bandscheibenoperation aufstehen. Die Nahtentfernung ist am 8. und die Entlassung am 10. Tag. Eine eigentliche Nachbehandlung sei unnötig. Wir sind anderer Auffassung. Wohl ist mit der Beseitigung des Bandscheibenprolapses die Schmerzursache beseitigt. Die Patienten erklären in der Regel bei der Visite am Operationsnachmittag, sie seien ihre Ischiasschmerzen los.

Der Bandscheibenvorfall ist der Ausdruck einer Gefügestörung eines funktionellen Wirbelsäulenabschnittes. Das ganze Bewegungssegment ist in Mitleidenschaft gezogen. Die Auslöffelung des Zwischenwirbelraumes bei der Bandscheibenoperation bedingt, daß die beiden benachbarten Wirbelkörper vermehrt aneinanderrücken, d.h. gleichzeitig verschieben sich die Gelenkfortsätze der Wirbelgelenke gegeneinander. Diese Vorgänge brauchen *Zeit zur Anpassung*.

Wir beginnen mit vorsichtigen Übungen für Beine und Rumpf im Bett in der 2. Woche und lassen gegen Ende der 3. Woche ein kurzes Gipsmieder anlegen. Die Zeitdauer des Tragenlassens des Mieders ist etwa 4 Wochen. Aktive Rumpf- und Beingymnastik wird während dieser Zeit betrieben. Nach der Gipsabnahme bewegungstherapeutisches Schwimmen.

SCAGLIETTI und FINESCHI, die ganz besonders große Erfahrungen in der Behandlung des Bandscheibenprolapses haben, halten gleichfalls die Nachbehandlung für wichtig. Wir haben mit dieser zielbewußten Nachbehandlung die besten Dauerresultate gehabt, jedenfalls bessere als in den ersten Jahren, wo auf die Nachbehandlung kein so großer Wert gelegt wurde.

Die eigentliche Operation ist mit der Entfernung des Nucleus pulposus-Prolapses im allgemeinen beendet. Für Einzelfälle erhebt sich die Frage, ob anschließend noch sofort eine **Versteifungsoperation** des unteren Abschnittes der Lendenwirbelsäule ausgeführt werden soll oder nicht. Die Ansichten darüber sind auch in Amerika recht geteilt.

KEY hat die Versteifungsoperation wieder aufgegeben. Auch STIMPFL hält sie auf Grund von eigenen Erfahrungen nicht für angebracht. Die Operation würde vergrößert, die Zeit des Krankenlagers verlängert, und die Resultate würden nicht besser. — Die Patienten wurden nach der Versteifungsoperation „nicht richtig beschwerdefrei". — Er steht hier im Gegensatz zu *den* amerikanischen Autoren, die behaupten, durch die Versteifung bessere Dauerresultate als ohne erhalten zu haben (MIXTER und BARR, FARREL und McCRAKEN).

Ein Anhänger der Versteifungsoperation ist W. SMITH. Er führte sie in 83% seiner Fälle aus und hält die Indikation hierzu gegeben, wenn die Wirbelsäule unstabil ist, wenn eine übermäßig starke lordotische Abknickung der Lendenwirbelsäule zum Kreuzbein besteht und wenn eine deutliche Asymmetrie der Wirbelgelenke erkennbar ist. Die Indikationsstellung von SMITH ist recht aufschlußreich und gibt die Aufklärung, weshalb die Einstellung zu der Versteifungsoperation so verschieden ist. Die Fälle, bei denen SMITH die zusätzliche Versteifungsoperation ausführt, sind solche, die erfahrungsgemäß auch *ohne* Nucleus pulposus-Hernie oft Kreuzschmerzen haben. Wenn bei diesen Patienten ein Nucleus pulposus operativ entfernt wird, so werden dadurch nicht alle völlig schmerzfrei, sie behalten wegen der vorliegenden statischen Veränderungen ihre Kreuzschmerzen. Wenn bei diesen Fällen eine zusätzliche Versteifungsoperation gemacht wird, so ist es verständlich, daß die Resultate besonders gut werden. Die Patienten werden nicht nur ihre Ischiasschmerzen durch die Entfernung der Nucleus pulposus-Hernie los, sondern sie werden durch die Versteifungsoperation auch von ihren lästigen Kreuzschmerzen befreit.

β) Technik für die Versteifungsoperation „Wäscheklammer"-Spanplastik nach MOORE
(s. auch S. 201)

Die Technik dieser Versteifungsoperation ist folgende: Je eine Nute wird in das obere und untere Ende eines Tibiaspanes hineingeschnitten und außerdem wird in der Mitte des Knochenspanes ein zentrales Bohrloch hineingefräst. Der Knochenspan kommt mit seiner unteren Nute in den 1. Kreuzbeindornfortsatz. Das Einhaken des Knochenspanes erfolgt bei Beugung der Wirbelsäule, dann wird die Wirbelsäule gestreckt. Der 5. Lendenwirbeldornfortsatz schnappt in das zentrale Bohrloch ein, und der 4. Lendenwirbeldornfortsatz verhakt sich in die am oberen Ende des Spanes angefertigte Nute.

Der so eingefügte Knochenspan hat einen ausgezeichneten primären Halt. — Um die Verknöcherung zu beschleunigen, werden noch seitlich von dem Knochenspan kleine, weiche Knochenlamellen eingefügt, die gleichfalls aus der Tibia stammen.

Die Ergebnisse dieser technisch eleganten Versteifungsoperation werden als gut bezeichnet (STIMPFL, ZUELZER). Wir können das auf Grund eigener Erfahrungen bestätigen.

Unserer Auffassung nach ist es *nicht nötig, grundsätzlich* nach einer Nucleus pulposus-Operation noch die *Versteifungsoperation* hinzuzufügen. Wenn der Eingriff zur Entfernung des Nucleus pulposus so klein als möglich durchgeführt war, und wenn nur Teile von einem oder zwei Wirbelbögen entfernt waren, leidet darunter nicht die Gesamtstatik der Wirbelsäule. — Es ist deshalb kein Grund vorhanden, nach einer solchen Operation noch zusätzlich das Kreuz mit einem

Knochenspan zu schienen. Die Versteifungsoperation ist dagegen *angezeigt*, wenn außer der Nucleus pulposus-Hernie mit der Ischias noch andere schwere Veränderungen am Kreuz vorhanden sind, die jede von sich aus schon den Anlaß zu erheblichen Kreuzschmerzen bilden können.

Der Erfolg nach der typischen Nucleus pulposus-Operation tritt in der Mehrzahl der Fälle fast unmittelbar nach der Operation ein. Die Patienten fühlen sich wesentlich erleichtert, da die hartnäckigen Ischiasschmerzen geschwunden sind. Bei einem Teil der Fälle, bei denen die Druckschädigung der Ischiaswurzeln schon lange bestanden hatte, kann es jedoch auch Wochen dauern, bis völlige Schmerzfreiheit eintritt. Der Nerv benötigt Zeit, bis er sich wieder ganz erholt.

Die *Gefahr der Rezidive* ist gering, aber sie besteht. Man muß die Rezidive trennen in echte und scheinbare. Die echten sind diejenigen, bei denen sich an der Operationsstelle ein erneuter teilweiser Prolaps entwickeln konnte, weil nicht alles lose, weiche Gewebe bei der Operation entfernt war. Sie gelten bei entsprechender Operationstechnik als vermeidbar.

Die *Pseudorezidive* sind die Folge des Auftretens einer neuen Bandscheibenhernie an einer anderen Stelle. Sie sind unvermeidbar und in den degenerativen Veränderungen der betreffenden Zwischenwirbelscheibe begründet. Die Behandlungsresultate können weiter getrübt werden dadurch, daß es nach der Operation zu starken Nachblutungen kommt, die Verwachsungen nach sich ziehen und damit zu neuen Druckerscheinungen am Nerven führen.

Die Gesamtergebnisse der Nucleus pulposus-Operation werden in der amerikanischen Literatur außerordentlich unterschiedlich beurteilt. — Neben den Spitzenresultaten von KEY und LOVE, die an vielen Hunderten von Fällen 85 bzw. 80% wesentliche Besserungen oder volle Heilungen erzielten, stehen außerordentlich ungünstige Ergebnisse. Diese sind von Vertrauensärzten der Versicherungsanstalten, aber nicht von Operateuren selber mitgeteilt (AITKEN und BRADFORD, MARBLE und BISHOP).

Ein gutes oder befriedigendes Ergebnis hatten nur 30 bzw. 50% der Nachuntersuchten. In mehr als der Hälfte der Fälle waren die Erfolge ausgesprochen schlecht. Die Mortalität haben AITKEN und BRADFORD mit 3% angegeben, während LOVE unter 500 selbstoperierten Fällen nur eine solche von 0,25% erlebte.

Die Mitteilungen der Sammelstatistiken der Versicherungsgesellschaften sind außerordentlich aufschlußreich. Sie zeigen, was bei den Nucleus pulposus-Operationen herauskommt, wenn wenig erfahrene Ärzte die Operation ausführen, oder auch, wenn die Operation bei einer nicht genügend sicher gestellten Diagnose vorgenommen wird.

Die guten Ergebnisse von DANDY, KEY, LOVE und SMITH beweisen dagegen, was die Operation bei einwandfreier Indikationsstellung und guter Operationstechnik leistet. Wir haben uns in Deutschland zuerst die amerikanischen Erfahrungen zunutze gemacht, haben inzwischen aber auch in großem Umfange eigene Erfahrungen in der operativen Behandlung des Nucleus pulposus-Prolapses sammeln können. Es steht heute absolut fest, daß die Erkenntnis von der mechanischen Kompression einer Nervenwurzel durch einen Bandscheibenprolaps als Ischiasursache von eminenter Bedeutung war. Es wurde dadurch der Weg für eine kausale Behandlung der Ischias gewiesen. Die Operation ist für schwere, erfolglos vorbehandelte Fälle als *segensreicher Eingriff* zu bezeichnen. Der vom Schmerz gequälte Mensch wird vom Schmerz befreit; er lebt neu auf!

2. Der cervicale Bandscheibenprolaps

Ein großer Unterschied zwischen dem cervicalen und dem lumbalen Prolaps besteht. Der cervicale Prolaps entwickelt sich *relativ häufig nach medial hinten*. Er führt zu Querschnittssyndromen.

Der Prolaps *nach lateral hinten* ist *relativ selten*. Er ist in seiner Bedeutung überschätzt worden. Die anatomischen Verhältnisse erschweren durch den Bau der Wirbelkörper die Entwicklung dieses Prolapses. Es gibt ihn sicher, aber die häufigste Ursache für das cervicale Syndrom sind die deformierenden Veränderungen, die sich von den Processus uncinati in Richtung auf die Foramina intervertebralia entwickeln, und die deformierenden Randwulstbildungen, die von den Wirbelgelenken wie von den hinteren Rändern der Halswirbelkörper ausgehen. Die Veränderungen haben ihren häufigsten Sitz im Bereich von C 5, C 6, C 7.

A. Klinisches Bild

Das cervicale Bandscheibensyndrom führt in Verbindung mit der Osteochondrose zu einer Einschränkung der Halswirbelsäulenbeweglichkeit, vor allem gilt dies nach der Seite, wie aber auch nach vorne. Wenn ein akutes Bandscheibensyndrom vorliegt, wird der Hals ängstlich steif gehalten. Das Gesicht ist schmerzverzerrt und der Patient versucht eventuell mit einer Hand den Kopf vor Bewegungen zu schützen.

Es muß durch exakte neurologische Untersuchung geklärt werden, an welcher Stelle der Bandscheibenprolaps liegt.

Sensibilitätsprüfung. Die Sensibilitätsprüfung zur Feststellung ob die Keeganschen Dermatome ausgebildet sind oder nicht, ist besonders wichtig. An der Hand entspricht das Dermatom

C6 dem Daumen, — C7 den Fingern II und III, — C8 den Fingern IV und V.

Reflexprüfung. Der Tricepsreflex ist relativ häufig herabgesetzt oder ausgefallen, der des Biceps relativ selten. Der Radius-Periostreflex verhält sich unterschiedlich.

Muskelatrophie. Sie entwickelt sich bei genügend langem Bestehen in dem Gebiet der Wurzel, die komprimiert ist. Es sind betroffen der Triceps oder auch die Unterarmmuskulatur. Besonders bedenklich ist die Entwicklung einer Atrophie der Daumenballenmuskulatur. Diese kann bis zur Lähmung gehen und die Gebrauchsfähigkeit der Hand schwer beeinträchtigen.

Prüfung durch den Intervertebralforaminaltest. Es tritt ein vermehrter Schmerz beim Seitneigen des Kopfes auf der kranken Seite ein. Dieser ist bedingt durch eine vermehrte *Kompression* der Wurzel. Wenn der Schmerz auf der Gegenseite auftritt, ist dies ein Zeichen für eine schmerzhafte Reizung der Wurzel bei *Dehnung*.

Röntgenbild. Das Röntgenbild ist für die Diagnose eines Bandscheibenprolapses der Halswirbelsäule aufschlußreich. Es zeigt auf Grund der Veränderungen an den Wirbelkörpern, den Wirbelgelenken und den Processus uncinati den wahrscheinlichen Sitz des Bandscheibenprolapses. Die gleichen röntgenologischen Befunde sind bei einem lateralen Prolaps wie bei einem cervicalen Syndrom vorhanden, das allein durch die Kompressionserscheinungen der Nervenwurzel infolge der osteoarthrotischen Veränderungen hervorgerufen ist.

Elektrische Untersuchung. Sie ergibt eine Herabsetzung der Erregbarkeit in den betroffenen Muskeln. Sie ist in jedem Falle vor einer geplanten Operation vorzunehmen.

Myelographie. Sie ist als Untersuchungsverfahren zur Klärung der Diagnose *vor einer Operation meist erforderlich.*

Der mediane Prolaps. Man muß bei ihm noch einmal unterteilen in den *dorsomedianen* und den *paramedianen* Prolaps.

Das Krankheitsbild ist ganz anders als das des lateralen. Es treten nicht radikuläre Wurzelkompressionserscheinungen auf, sondern *Querschnittssyndrome.* Der Nachweis eines medianen Prolapses verlangt *sofortige Operation.* Die Sicherung der Höhendiagnostik wird vorher durch Myelographie herbeigeführt.

Der dorsomediane Prolaps führt zu einer kompletten Rückenmarkskompression wie ein extramedullärer Tumor. Es wurden deshalb auch früher diese Prolapse irrtümlicherweise für Tumoren (Chordome) gehalten.

Der paramediane Prolaps bedingt nur eine einseitige Rückenmarkskompression.

B. Operative Behandlung
Technik (s. Abb. 260—262)

Narkose. Die Intubationsnarkose ist der Lokalanaesthesie vorzuziehen.

Lagerung. Sie ist möglich:

in *Bauchlage*, während der Kopf auf einer Stütze aufruht;

in *Seitenlage*, während das Gesicht seitlich auf einem Kissen liegt (SCAGLIETTI). Der Patient liegt auf der Seite, die bei einer lateralen Hernie der Lage der Hernie entgegengesetzt ist;

im *Sitzen*, während die Stirne auf einer Stütze aufliegt (F. JÄGER).

Schnitt. In der Mittellinie über den Dornfortsätzen. Er wird im einzelnen nach dem Sitz der Hernie bestimmt.

Bei einer *lateralen* Hernie ist die *Hemilaminektomie* ausreichend, bei einer *medianen* Hernie ist eine *Laminektomie* erforderlich.

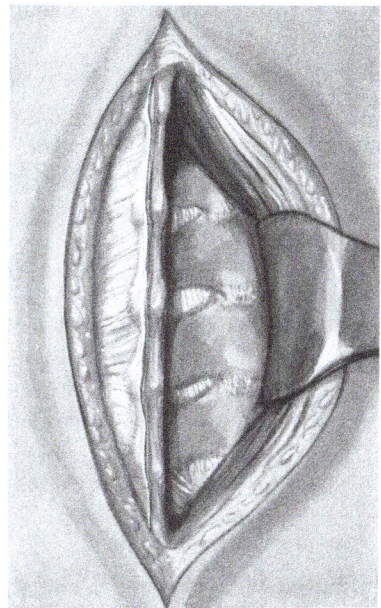

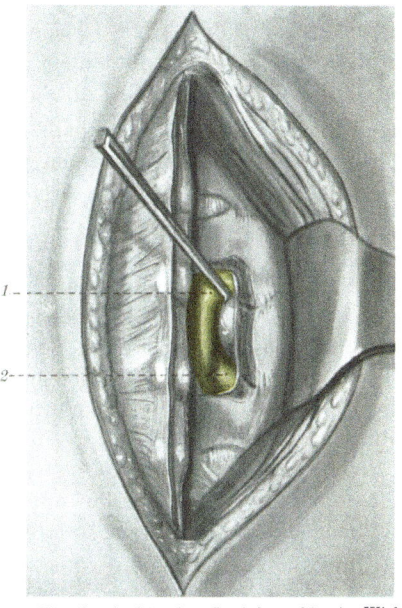

Abb. 260—262. Operation des cervicalen Diskusprolapses

Abb. 260. Nach Durchtrennung der Haut wird die Muskulatur beiseite gehalten. Die Wirbelbögen kommen in das Blickfeld

Abb. 261. Hemilaminektomie. Zwei benachbarte Wirbelbögen sind entfernt. Das Rückenmark (*1*) und die Nervenwurzeln (*2*) werden sichtbar. Der Prolaps stellt sich in der Tiefe dar

a) Hemilaminektomie (s. Abb. 260 u. 261)

Der Schnitt geht bis zur Fascie. Diese wird über den Dornfortsätzen eingeschnitten. Die Muskulatur wird scharf von den Dornfortsätzen und den Wirbelbögen abgelöst und mit einem großen Retractor nach lateral zurückgehalten. Die Wirbelbögen liegen gut frei sichtbar. Zwei benachbarte Wirbelbögen werden entfernt. Sie werden vorsichtig mit einer Knochensonde unterfahren und schrittweise abgemeißelt. Anschließend werden sie mit dem Lüer weiter abgetragen; eventuell ist es erforderlich, die *Wirbelbögen bis zur Gelenkfacette zu entfernen*, um gut an die lateral sitzende Hernie heranzukommen. Um eine bessere Übersicht zu erhalten, können auch 2 oder 3 Dornfortsätze mitabgetragen werden.

Die Entfernung der Wirbelbögen kann auch durch die Verwendung eines besonderen *Bohrers* vorgenommen werden, der mit einer Arretierungsvorrichtung wie für die Schädeleröffnung versehen ist. Es werden in die Wirbelbögen mehrere Löcher gebohrt und dann der Rest der Knochenbrücke mit dem Luer abgetragen. Die Benutzung des Bohrers wird von FRYKHOLM, F. JÄGER u. a. bevorzugt.

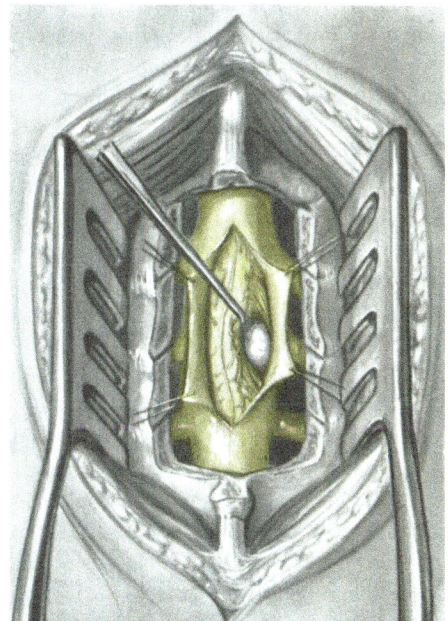

Abb. 262. Laminektomie. Die Muskulatur ist mit dem automatischen Sperrhaken beiseitegehalten. Die Dornfortsätze sind mit den Bogenanteilen entfernt. Die eröffnete Dura wird mit Seidenfäden gehalten. In der Tiefe erscheint neben dem nach medial verzogenen Rückenmark der große Nucleusprolaps

Nachdem die Wirbelbögen entfernt sind, liegt das Ligamentum flavum noch schützend über dem lateralen Teil des Rückenmarkes und der Nervenwurzel. Dieses wird sorgfältig einschließlich seiner Fortsätze, die bis in das Foramen intervertebrale reichen, abgetragen. Nach Entfernung des Ligamentum flavum muß vorsichtig das epidurale Gewebe beiseitegeschoben werden. Besonders zu achten ist auf die erweiterten Venen.

Sie sind rechtzeitig mit Clips zu fassen und zu verkochen. Topostasin wird für die Blutstillung mit gutem Erfolg verwandt. Das Rückenmark wird nach medial gehalten und die Nervenwurzel, die komprimiert ist, wird gleichzeitig zurückgehalten. Nicht selten bestehen Verwachsungen der Nervenwurzeln, die vorsichtig zu lösen sind, bevor die Nervenwurzeln gut abgeschoben werden können. Der Prolaps wird mit einem spitzen Messer eingeschnitten. Der weiche Inhalt quillt atheromähnlich heraus und wird mit einer Faßzange entfernt.

Nach Entfernung der Bandscheibenhernie wird die Muskulatur zurückgeschlagen und die Fascie wird über den Dornfortsätzen vernäht. Schichtweiser Wundverschluß. Wundverband. Anschließend Watteverband nach Art der Schanzschen Halskrawatte.

b) Laminektomie (Abb. 262)

Schnitt. Er liegt in der Mittellinie über den Dornfortsätzen und geht bis zur Halsfascie. Die Dornfortsätze werden freigelegt und 3—4 mit der Knochenschere abgetragen. Abschieben der Halsmuskulatur mit einem breiten, scharfen Meißel und Zurückhalten mit einem großen, automatischen Sperrhaken. Die Wirbelbögen werden vorsichtig seitlich bis zu den Halswirbelgelenken entfernt, um eine gute Übersicht zu erhalten. Die Dura wird auf einer Hohlsonde eingeschnitten und mit Seidenfäden zurückgehalten (s. Abb. 262). Das Rückenmark liegt frei. Es wird vorsichtig nach medial abgedrängt, um die meist große Bandscheibenhernie darzustellen. Sie liegt entweder direkt dorsomedian oder paramedian. Es ist auch möglich, daß sie zweigeteilt ist, eine mehr medial und eine mehr lateral. Sie wird in typischer Weise entfernt.

Verschluß der Dura mit feinen Seidennähten. Zurückschlagen der Muskulatur. Fasciennaht. Subcutane Hautnaht. Ein Schanzscher Watteverband ist als Schutzverband ratsam. Eine Gipskrawatte ist in der Regel unnötig.

Nachbehandlung. Lagerung im Bett in leichter Sitzhaltung. Nach wenigen Tagen Heraussetzen des Patienten aus dem Bett in einen Stuhl. Nach 8—10 Tagen Anlegen einer Gipshalskrawatte mit Brustteil. Diese wird zweckmäßig für 3—4 Wochen getragen. Sie kann auch zweiteilig gearbeitet werden. Nach Abschluß der Wundheilung Aufnahme von aktiven Bewegungsübungen für die Arme und aktives Halsstrecken eventuell unter leichter Belastung des Kopfes.

Als weitere Operationen für die Behandlung des Bandscheibenprolapses an der Halswirbelsäule sind angegeben die *operative Freilegung der komprimierten Nervenwurzel* (FRYKHOLM). Es ist eine diffizile Operation, bei der die *vordere und hintere Wurzel von ihren Adhäsionen mit der Dura gelöst werden soll.* Diese Veränderungen sollen sich vor allem finden, wenn intraforaminale Bandscheibenvorfälle die Nervenwurzel gegen die mittlere Hälfte des Gelenkfortsatzes drängen (F. JÄGER). Es erscheint ratsam, im allgemeinen diese Operation dem Neurochirurgen vorzubehalten.

Die *Schmerzbeseitigung* erfolgt bei der Freilegung der komprimierten Nervenwurzel *allein durch die Entlastung,* ohne daß ein Bandscheibenprolaps entfernt wird. Wir glauben, daß bei einem Teil der Fälle als Schmerzursache das Entscheidende die Einengung des Foramen intervertebrale ist. Sie wird durch die osteoarthrotischen Randwucherungen hervorgerufen.

Die gleiche Wirkung der Druckentlastung hat die kleine Operation, die im anglo-amerikanischen Schrifttum als „*Facet Fenestration Operation*" (R. JACKSON) bezeichnet wird. Es wird über der Nervenwurzel im Bereich des zugehörigen Wirbelgelenkes ein Gelenkfortsatz mit einem Teil des Wirbelbogens abgetragen. Es ist die einfachste Form der Druckentlastung einer Halsnervenwurzel!

Als Behandlung für die Nervenwurzelirritation durch die osteoarthrotischen Veränderungen wird in Amerika die Verblockung der Halswirbelkörper von vorne mit Erfolg vorgenommen (R. B. CLOWARD und ROBINSON).

3. Der thorakale Bandscheibenprolaps

Der Prolaps der Bandscheibe an der Brustwirbelsäule tritt gegenüber den Bandscheibenvorfällen an der Lendenwirbelsäule fast 100%ig und gegenüber der Halswirbelsäule auch weitgehend zurück. Das beweisen zwei große einwandfreie Statistiken, die von Scaglietti und Fineschi und die von D. Tovi und R. R. Strang.

Scaglietti und Fineschi sahen bei 1048 Patienten in 97,33% den lumbalen Discusprolaps, in 2,58% den cervicalen und in 0,9% den thorakalen, d. h. einen einzigen unter über 1000 Bandscheibenprolapsen.

D. Tovi und R. R. Strang geben die Häufigkeit des thorakalen Discusprolapses etwas größer an. Sie rechnen auf 1000 große neurochirurgische Operationen 2 thorakale Discusprolapse. Während Love und Kiefer auf 100 Discusprolapse 2—3 thorakale rechnen (1950), wird von Abbott und Retter (1956) eine Zahl von 15 auf 1000 angegeben. D. Tovi und R. R. Strang sahen 14 Fälle.

Wir selbst haben bisher keinen einzigen beobachtet.

Das mag an der Verteilung und Lenkung des Krankenguts liegen. Die Patienten mit einem thorakalen Discusprolaps kommen meist in eine neurologische Klinik in der Annahme, daß ein Tumorverdacht bestehe.

Es gibt auch an der Brustwirbelsäule einen lateralen und einen medialen Discusprolaps. Die *Myelographie* ist zur Sicherung der Diagnose unerläßlich.

Zwei Gründe dürften dafür verantwortlich zu machen sein, weshalb der Discusprolaps im thorakalen Bereich so selten ist: die Beweglichkeit der Brustwirbelsäule ist durch die Rippen gehemmt und die Zwischenwirbelräume sind gegenüber denen der Lendenwirbelsäule viel kleiner. Echte Discusprolapse sind deshalb selten, leichte Protrusionen der Bandscheiben als Vorstufen eines Discusprolapses werden dagegen bei Sektionen oft gefunden.

Klinisches Bild. Anamnese. Die ersten Schmerzen stellen sich eventuell im Anschluß an ein Trauma ein oder werden durch ein solches vermehrt. Husten und Niesen verstärkt den Schmerz. Er wird als stark in der Nacht beschrieben. Er vermehrt sich bei Bewegungen.

Sensibilitätsstörungen sind wechselnd.

Viscerale Symptome (Blasenstörungen) sind in einem Teil der Fälle beschrieben.

Motorische Störungen können an einem oder beiden Beinen auftreten und von der Schwäche bis zur Paraplegie gehen. Ob Muskelspasmen auftreten, hängt vom Sitz des Discusprolapses ab. Die *bevorzugte Lokalisation* ist die 9.—11. thorakale Bandscheibe.

Eine exakte neurologische Untersuchung ist zur Klärung der Diagnose unerläßlich.

Indikation. Ist ein thorakaler Discusprolaps nachgewiesen, so ist die Operation unbedingt angezeigt. Auch laterale Discusprolapse können durch Zirkulationsstörungen zu schweren Rückenmarksschädigungen führen.

Operation. Sie verlangt meist eine Laminektomie. Wenn der Discusprolaps lateral liegt, ist eine extradurale Entfernung möglich, wenn es ein medialer ist, ist ein transdurales Vorgehen erforderlich, um den Discusprolaps zu entfernen.

VI. Operation bei Querschnittslähmungen

Die Ursachen der Querschnittslähmung des Rückenmarkes, die einen operativen Eingriff erforderlich machen, sind neben den Tumoren die Kompressionszustände, die unter bestimmten Voraussetzungen bei Wirbelbrüchen, bei Skoliosen und bei der tuberkulösen Spondylitis auftreten können.

A. Querschnittslähmungen nach Wirbelfrakturen

Der ärztliche Wunsch ist verständlich, einem Patienten, der infolge eines Wirbelbruches eine Querschnittslähmung erlitten hat, durch eine Laminektomie zu helfen. Die Aussichten der Laminektomie sind aber, wie namentlich die große Zusammenstellung von Schmieden ergeben hat, außerordentlich bescheiden.

Unter 212 Fällen war eine Heilung nur in wenigen Prozent erreicht. Die Ergebnisse hingen von dem Operationsbefund ab und waren recht unterschiedlich. Wenn die Ursache der Lähmung in einem abgesprengten Knochenstück zu suchen war wurde eine Heilung in 5%, wenn sie in einer Achsenknickung lag in 4%, und wenn sie durch ein Hämatom bedingt war in 13% erreicht. Die Lähmungen besserten sich in $^1/_3$ der Fälle. Die postoperative Mortalität war etwa 30%.

Die Einstellung zur Frage Laminektomie oder Nichtlaminektomie bei einem Wirbelbruch mit Querschnittslähmung ist, seitdem das Verfahren der Wirbelbrucheinrichtung ausgebildet ist, eine andere geworden. Bei frischen Frakturen ist die früher verschiedentlich geübte Frühlaminektomie durch den Versuch der Wirbelbrucheinrichtung zu ersetzen. Die Wirkung dieses Verfahrens ist weit besser als die der Laminektomie. Es wird der freie Raum für den Rückenmarksverlauf durch die Wirbelkörperaufrichtung wieder viel besser als durch eine Laminektomie geschaffen. — Bei der Laminektomie wird lediglich der hintere Bogenanteil zur Druckentlastung für das Rückenmark entfernt. Nicht beseitigt wird dagegen die hintere Kante des gebrochenen Wirbelkörpers, über die das Rückenmark wie ein gespanntes Seil hinwegzieht (s. Abb. 263).

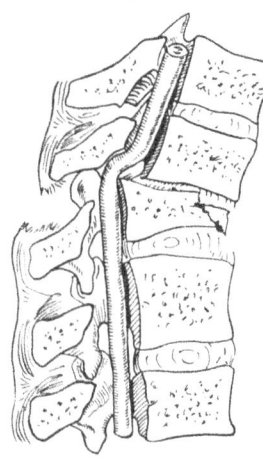

Wenn ein solcher Befund erhoben ist, ist noch zusätzlich die Wirbelkante, die den schädigenden Druck auf das Rückenmark hervorruft, abzutragen. Aber nicht läßt sich die Zerrung beseitigen, die die sagittale Achsenknickung an und für sich schon auf das Rückenmark ausübt.

Es bleibt also lediglich noch die *Spätlaminektomie* für wenige ausgewählte Fälle übrig, bei denen anfangs keine rechtzeitige Wirbelbrucheinrichtung gemacht war. Die Auswahl der Fälle hat streng, unter sorgfältiger Bewertung der Röntgenbefunde in Zusammenarbeit mit einem Neurologen zu erfolgen.

Wirbelverrenkungsbrüche, bei denen der *Wirbelbogen nicht gebrochen* ist, sind im allgemeinen von einer operativen Revision auszuschließen. Der hintere Bogenanteil quetscht bei der Verschiebung des Wirbels nach vorn das Rückenmark ab und führt zu einer irreparablen Querschnittslähmung. — Wenn dagegen bei dem Wirbelbruch mit der Verrenkung der *Wirbelbogen* in der *Interarticularportion abbricht*, so kann unter Umständen ein genügend freier Raum für das Rückenmark erhalten bleiben. Eine totale Querschnittslähmung besteht auch in diesen Fällen. Sie braucht aber nicht durch eine Rückenmarkzerreißung bedingt sein, sondern sie kann lediglich die Folge eines

Abb. 263. Bei einer Wirbelfraktur mit Querschnittslähmung ist die Ursache der Rückenmarksschädigung oft die nach hinten vorspringende obere Ecke des gebrochenen Wirbelkörpers

posttraumatischen Ödems oder eines Blutergusses sein. Bei diesen Fällen kann auch ein Knochenstück abgesprengt sein, das sich ungünstig in das Rückenmark verschoben hat und dessen rechtzeitige operative Entfernung gewisse Aussichten für den Rückgang der Lähmung bietet.

Die Laminektomie ist nur als die letzte Chance aufzufassen, die man dem Patienten bietet, in der Erwartung, doch einmal bei der Operation einen günstigen Befund anzutreffen, der gewisse Aussichten für eine Heilung gibt.

B. Querschnittslähmungen bei Skoliosen

Die Querschnittslähmungen bei Skoliosen sind im Vergleich zu der Gesamtzahl der vielen schweren Skoliosen ausgesprochen selten.

In der Literatur sind meist Einzelfälle mitgeteilt worden, auch wenn es sich hierbei einmal um einige handelt (v. LEYDEN, THOMAS, SORREL, u. SORREL-DEJERINE, SCHÜLLER, TERZANI u. a.), aber nur selten größere Zusammenstellungen wie die von JAROSCHY und GROBIELSKI. — Eine Sonderstellung nimmt die Abhandlung von VALENTIN u. PUTSCHAR ein, bei der der klinische Untersuchungsbefund durch eingehende pathologisch-anatomische Untersuchungen ergänzt ist.

Die Lähmungen bei Skoliosen finden sich bei rachitischen wie bei kongenitalen Skoliosen mit keilförmigem Schaltwirbel. Ihr Anteil ist relativ groß in der Gesamtzahl der beobachteten Lähmungsfälle. Die Lähmung entwickelt sich in der Mehrzahl der Fälle im Pubertätsalter, ohne aber streng an diesen Lebensabschnitt gebunden zu sein. Sie können vereinzelt auch früher und wesentlich später auftreten. Dann hängen sie mit starken körperlichen Überbeanspruchungen zusammen.

Es ist auffällig, daß die Lähmungen sich keineswegs nur bei schweren Verbiegungen, sondern manchmal auch schon bei mäßigen entwickeln. Der Sitz der Lähmung ist, wie die klinischneurologischen Untersuchungen in Übereinstimmung mit den Röntgenbefunden bei Myelographien und mit dem Operationsbefund ergeben haben, die obere Hälfte der Brustwirbelsäule. Es ist meist der 4.—6. Brustwirbel. Der Sitz der Lähmung fällt mit dem Scheitelpunkt der Verkrümmung zusammen. — Die Lähmung entwickelt sich in einem Teil der Fälle relativ schnell, in einem anderen langsam über viele Monate hinaus.

Die *Ursache* der Lähmung ist ein *mechanischer* Faktor, der sich direkt oder indirekt dahin auswirkt, daß das Bild der Brown-Séquardschen Lähmung entsteht.

Die *direkte* mechanische Schädigung, die mit einer auffallenden knöchernen Verengung des Wirbelkanals einhergeht, ist wohl durch den Operationsbefund sichergestellt, aber keineswegs vorherrschend. Es gibt auch eine *indirekte* Schädigung, die, ebenso wie bei der Spondylitis, durch Zirkulationsstörungen zu Lähmungen führt. Es kommt zuerst zu einer Markschwellung und dann zu einem Stauungsödem. Die Lähmungen sind anfangs reversibel, werden aber, wenn sie zu lange bestehen, irreparabel.

Als weiterer Grund für die Ausbildung der Lähmungserscheinungen ist die schwere *Torsion* der Wirbelsäule bezeichnet worden. Die knöcherne Torsion soll mit einer *Dura*torsion verbunden sein. Diese wird dadurch abnorm straff gespannt und übt einen abflachenden, schädigenden Druck auf das Rückenmark aus, das nach der operativen Duraeröffnung richtig hervorquillt.

Das gehäufte Auftreten der Lähmungssyndrome im Pubertätsalter hat man mit dem schnellen Wachstum des knöchernen Skelets in dieser Zeitspanne im Vergleich zum Rückenmark zu erklären versucht. Die histologischen Befunde, die PUTSCHAR an Knochen und Knorpel der Wirbelsäule erhoben hat, sind im Sinne eines sehr lebhaften Wachstums zu deuten.

Nachdem jetzt das Krankheitsbild der Nucleus pulposus-Hernie bekannt und in seiner Bedeutung für nervöse Schädigungen erkannt ist, kann durchaus damit gerechnet werden, daß auch *in einem Teil der Fälle von Skoliosen*, bei denen sich nervöse Ausfälle entwickeln, eine *Zwischenwirbelscheibenhernie* vorliegt.

Schon SCHMORL hat bei Skoliosen Einengungen des Wirbelkanals durch Bandscheibenveränderungen beobachtet und angenommen, daß dadurch gelegentlich nervöse Störungen hervorgerufen werden können. Auch PUTSCHAR hat in seinem Fall eine schwere Bandscheibenveränderung gefunden, und JAROSCHY sah bei der Operation an der Wirbelsäulenhinterfläche eine „breite Stufe".

Die Behandlung der Querschnittslähmung bei Skoliosen war in der Regel zunächst konservativ. Die Dauer der konservativen Behandlung richtete sich danach, wie lange die Lähmung bestand. War es eine relativ frische Lähmung, deren Anfangserscheinungen erst einige Monate zurücklagen, so wurde die konservative Behandlung über einige Monate fortgesetzt. War es dagegen eine veraltete Lähmung, die schon mehrere Monate voll ausgebildet war, so war nur noch der Versuch einer konservativen Behandlung für eine beschränkte Dauer — für wenige Wochen — gerechtfertigt. Man kam sonst mit der Operation zu spät.

Unsere eigene Auffassung ist heute: Sobald bei einer Skoliose die Zeichen von Querschnittssyndromen auftreten, wird operiert. Dann sind die Aussichten für ein Schwinden der Querschnittssyndrome am besten.

Die Operation ist die entlastende Laminektomie. Ihre Technik ist bei schweren Skoliosen wegen der ausgedehnten knöchernen Veränderungen bei der Torsion der Wirbelsäule gegenüber der Laminektomie, die aus anderen Indikationen gemacht wird, erschwert. Es ist empfohlen, die Laminektomie mit *Duraeröffnung* vorzunehmen, da die straff gespannte Dura einen schädigenden Druck auf das Rückenmark ausübt. Eine Wiedervereinigung der Dura durch Naht ist, wie man es sonst bei den Laminektomien macht, bei den Skoliosen nicht möglich. Die Dura ist so straff gespannt, daß das Rückenmark frei offen liegen bleiben muß. Die Duraeröffnung kann, wie ein von JAROSCHY mitgeteilter Fall beweist, von entscheidender Bedeutung für den Rückgang der Lähmung sein. Es war bei der ersten Operation, bei der lediglich eine entlastende Laminektomie ausgeführt wurde, die Lähmung unbeeinflußt geblieben, nach der zweiten Operation, bei der die Dura noch nachträglich eröffnet wurde, ging die Lähmung zurück.

Die Duraeröffnung soll unserer Auffassung nach nicht grundsätzlich hinzugenommen werden, sondern von dem im einzelnen vorliegenden Befund abhängig gemacht werden. Wenn es klar ist, daß die schädigende Druckwirkung auf das Rückenmark allein durch eine deutliche Verengung

des Rückenmarks hervorgerufen ist, und wenn nach der Entfernung des einengenden Knochen-
teiles das Rückenmark gleichmäßig lose und frei im Wirbelkanal liegt, so kann man auf die
Duraeröffnung verzichten. Denn durch jede Duraeröffnung wird die Schwere des Eingriffes für
den Patienten erhöht. — Der *Rückgang der Lähmung* erfolgt nach der Operation, in der Voraussetzung, daß die Operation rechtzeitig gemacht war, meist auffallend schnell und prompt.

Die *Nachbehandlung* nach der Operation wird mit einer Dauerextension auf flacher Matratze
oder noch besser in einer Gipsliegeschale im Schrägbett durchgeführt. Frühzeitige Aufnahme
einer krankengymnastischen und elektrischen Behandlung ist wichtig. Wenn die Lähmung
behoben ist, wird vor dem Aufstehen ein gut sitzendes Gipskorsett angepaßt, oder man macht
in ausgewählten Fällen eine *Versteifungsoperation*, um ein weiteres Zusammensinken der Wirbelsäule zu verhüten.

C. Querschnittslähmungen bei tuberkulöser Spondylitis

Es gibt zwei Operationen, die das Rückenmark bei einer tuberkulösen Spondylitis entlasten,
die Costotransversektomie und die Laminektomie.

a) Die Costotransversektomie

Sie ist schon von Ménard und Heidenhain angegeben. Sie hat auch heute noch neben der
Herdausräumung ihre Berechtigung behalten. Der Name Costotransversektomie besagt schon,
daß der Eingriff auf den Bereich der Brustwirbelsäule beschränkt ist. Er dient zur Absceßentleerung und zur Druckentlastung des Rückenmarkes, wenn Querschnittssyndrome sich
entwickelt haben. Die Costotransversektomie hat oft eine gute Wirkung für den Rückgang
der Lähmungserscheinungen, weil extra- und intravertebrale Abscesse miteinander kommuni-
zieren. Die Costotransversektomie wird auch in Verbindung mit der Herdausräumung gemacht.
Sie ist unter diesen Verhältnissen nur ein Teil der Operation für die Herdausräumung.

Man braucht heute bei der Indikation für die Costotransversektomie nicht mehr so zurückhaltend zu sein, wie dieses Schmieden empfohlen hatte. Die Bedingungen der Heilung sind
heute durch den Besitz der Antibiotica wesentlich verbessert. Kremer u. Wiese empfehlen die
Costotransversektomie vor allem für mischinfizierte Abscesse, die monatelang unbeeinflußbar
hohes Fieber hervorrufen. Das Fieber fällt nach der Absceßeröffnung schnell ab.

Die *Dauererfolge* der Costotransversektomie sind heute, nachdem allgemein ein schneller
Wundschluß zu erreichen ist, wesentlich besser als früher. Die Gefahr der Wiederbildung des
Abscesses wird gebannt durch die gleichzeitige Herdausräumung.

Die Costotransversektomie ist natürlich erfolglos, wenn die Ursache der Querschnittslähmung nicht, wie angenommen, ein intravertebraler Absceß ist. Man hat deshalb vorgeschlagen, mit der Costotransversektomie die Laminektomie zu verbinden. Das ist ein schwerer
Entschluß.

Wir sahen uns bisher nur einmal gezwungen, die Absceßpunktion mit der Laminektomie
zu verbinden. Es war bei einem jungen Mädchen mit einer Spätlähmung, die seit einem Jahr
bestand. Der Operationserfolg war über Erwarten gut. Die Lähmungen schwanden, und die
Tuberkulose heilte aus.

Die Technik der Costotransversektomie (s. Abb. 264 und 226 sowie S. 198)

Lagerung. In flacher Bauchlage.

Querschnitt in Gibbushöhe entsprechend dem Verlauf der zu resezierenden Rippen. Ob rechts oder links
eingegangen wird, hängt von der Lage des Abscesses ab. Man *bevorzugt den rechten Zugang* zum Absceß, weil
links die Aorta verläuft. Nach Durchtrennung der derben Rückenfascie und der langen Rückenmuskulatur
Freilegung des Querfortsatzes und der zugehörigen Rippe. Zuerst wird der Querfortsatz nahe dem Wirbelbogens abgekniffen, dann wird die Rippe bis über das Tuberculum costae subperiostal herausgeschält,
hier mit der Rippenschere durchgekniffen und mit ihrem Hals und Köpfchen entfernt. Jetzt ist es leicht,
zum Absceß vorzudringen. Die vordere Wand des Rippenperiostes wird gespalten, und man gelangt stumpf,
sich stets *dicht an der Außenseite des Wirbelkörpers* haltend, zur Hinterwand der Absceßmembran. Die *Pleura*
wird, wenn erforderlich, stumpf nach seitlich und vorn zurückgeschoben. Bevor man den Absceß eröffnet,
wird mit einer dicken Kanüle eine *Probepunktion* ausgeführt. Die Eröffnung erfolgt schließlich bei liegender
Punktionsnadel. Ob ein Wundverschluß durch Naht möglich ist, oder ob ein Drainrohr oder eine Tamponade

eingelegt wird, richtet sich nach den Verhältnissen (s. u.). Nach der Operation Wiedereinlegen des Kranken in seine Gipsliegeschale.

Die Weiterbehandlung ist verschieden. War es ein mischinfizierter Absceß, so ist es klar: die Wunde muß offengehalten und ein Drainrohr oder eine Tamponade muß eingeführt werden. War der Absceß nicht mischinfiziert, so hat man ursprünglich auch die Wunde offengelassen. Die Fistel wurde als ein notwendiges Übel für den Eiterabfluß angesehen. Das ist aber nicht unbedenklich. Bleibt die Fistel lange auf, so ist die Gefahr der Mischinfektion groß. Ist die Eiterung für lange Zeit stark, so kann sich eine Amyloidose entwickeln.

KREMER u. WIESE haben vorgeschlagen, bei Kindern, bei denen relativ schnell ein spontaner Wundschluß eintritt, die Wunde offenzulassen, bei Erwachsenen sie dagegen zu verschließen. Wenn sich erneut ein Absceß mit bedrohlichen Erscheinungen für das Rückenmark bildet, so ist der Absceß durch das Rippenfenster nach Bedarf zu punktieren.

b) Die Laminektomie

Die Aufgabe der Laminektomie bei der spondylitischen Lähmung ist die Druckentlastung des Rückenmarkes. Man hat für die Beurteilung der Erfolgsaussichten der Laminektomie sich zu vergegenwärtigen, daß nur in seltenen Fällen die Ursache der Lähmung ein rein mechanisches Hindernis, knöcherne Einengung des Wirbelkanales oder Einschnürung durch Narbengewebe ist. Es gibt auch Fälle,

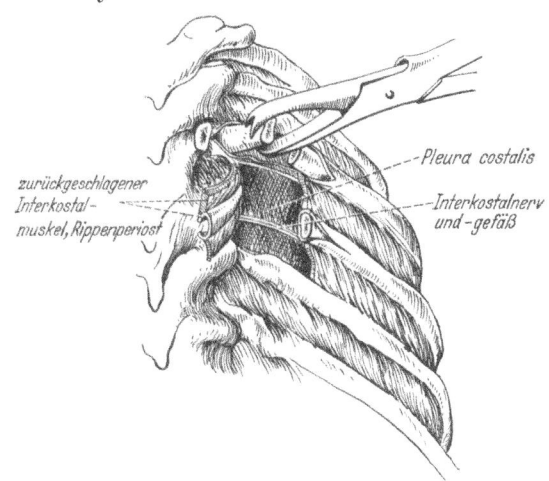

Abb. 264. Costotransversektomie. Die Pleura costalis muß noch von der Absceßmembran, die der Außenseite des Wirbelkörpers dicht anliegt, abgeschoben werden. Vor der Incision des Abscesses erfolgt stets die Probepunktion

vor allem wenn die Tuberkulose sich im hinteren Abschnitt des Wirbelkörpers oder im Wirbelbogen abspielt, bei denen die Tuberkulose frühzeitig auf den Interspinalraum übergreift und durch Ausbildung einer tuberkulösen Peripachymeningitis zu Lähmungen führt. In diesen Fällen sind die Aussichten der Operation recht zweifelhaft.

Die *häufigste Ursache der Lähmungen*, und zwar vor allem der sog. „*Frühlähmungen*", ist das *kollaterale Ödem*, das sich als Begleiterscheinung der tuberkulösen Wirbelerkrankung, insbesondere bei epiduralen Abscessen, entwickelt. Das Stauungsödem entsteht durch die Behinderung des Lymph- und venösen Blutabflusses. Die Laminektomie ist in solchen Fällen nicht angezeigt. Sie ist überflüssig, weil die konservative Behandlung eine gute Prognose hat.

Hängt die Lähmung mit einem großen Absceß zusammen, so ist durch die Laminektomie keine Abhilfe zu schaffen. Es wird statt dessen der Versuch der prävertebralen Absceßpunktion nach SCHEDE unternommen oder die Costotransversektomie als Absceßentleerung geplant.

Die Laminektomie ist dagegen angezeigt, wenn die Lähmung durch eine mechanische Einengung des Wirbelkanales bedingt ist. Das trifft meist bei den „Spätlähmungen" zu. Diese haben eine schlechte Prognose. Man soll bei ihnen nicht zu lange mit der konservativen Behandlung zuwarten. 1—2 Monate sind ausreichend, sonst besteht die Gefahr, daß die Schäden am Rückenmark irreparabel werden und die Operation zu spät ist.

Die Laminektomie ist bei der Spondylitis ein schwerer Eingriff mit einer *hohen Mortalität*.

Nach der Zusammenstellung von SCHMIEDEN war die Mortalität unter 228 Fällen etwa 40%. Die Zahl der Heilungen war 25—30%. Die Zahl der Mortalität ist in kleinen Zusammenstellungen noch größer. So verlor TIETZE unter 13 Fällen 10 und DENK unter 14 Fällen 11.

Die *Gefahr* der Laminektomie läßt sich wesentlich *herabsetzen*, wenn man die *Eröffnung der Dura vermeidet*.

Nach SCHMIEDEN ist die Zahl der Todesfälle nach der Duraeröffnung doppelt so groß als ohne Duraeröffnung. Die Eröffnung der Dura ist nur erlaubt, wenn mit Sicherheit krankhafte Veränderungen innerhalb der Dura tastbar sind. Sonst soll der Operateur, wie SCHMIEDEN sich ausdrückt, unbedingt der Versuchung widerstehen, die Dura zu eröffnen. Denn die Duraeröffnung ist oft gleichbedeutend mit tödlicher Infektion.

Die *Technik* der Laminektomie verlangt bei den spondylitischen Lähmungen der *Halswirbelsäule* ein besonders vorsichtiges Arbeiten, um zumal im oberen Teil jede Verletzung des Rückenmarks zu vermeiden. Dies hätte eine tödliche Folge.

Im Bereich der *Lendenwirbelsäule* ist die Gefahr einer Verletzung des Rückenmarks oder der Cauda equina weniger gegeben. Dafür ist der Zugang schwieriger, weil die Wirbelsäule in diesem Abschnitt mit einer dicken Muskelschicht bedeckt ist. Unangenehme Blutungen sind nicht selten. Die Verhältnisse liegen für die Laminektomie bei einer Spondylitis am günstigsten *im Bereich der Brustwirbelsäule.* Dies ist der häufigste Sitz der Spondylitis, die zu Rückenmarkkompressionserscheinungen führt.

Der Zeitpunkt, bis zu dem man den *Erfolg* der Laminektomie wegen einer Querschnittslähmung überblicken kann, ist unterschiedlich. Man muß im allgemeinen mehrere Wochen warten, bis eine Besserung der Rückenmarkkompressionserscheinungen erkennbar wird, und es dauert mehrere Monate, bis man ein Urteil darüber erhält, wie weit die Lähmung zurückgehen wird. Von einem Endzustand läßt sich erst etwa 1 Jahr nach der Operation sprechen. Wir beobachteten in Einzelfällen erstaunlicherweise schon nach wenigen Tagen einen Rückgang der Lähmung, der im Verlauf von Monaten zu einer völligen Wiederherstellung führte. In der Prognose über den Enderfolg der Laminektomie hat man besonders zurückhaltend in den Fällen zu sein, bei denen sich als Ursache der Lähmung bei der Operation eine spezifische Peripachymeningitis fand. Hier kann der anfängliche Operationserfolg durch eine neue Narbenschrumpfung verlorengehen, die wieder eine Kompression des Rückenmarkes hervorruft (SORRELL).

Die Laminektomie ist in der Behandlung der spondylitischen Lähmungen, zumal bei älteren Patienten, wohl ein schwerer Eingriff, der nur in einem kleinen Teil der Fälle zu dem gewünschten Erfolge führt, aber der Eingriff ist bei einer strengen Indikation durchaus gerechtfertigt. Es handelt sich darum, einen Menschen vor dem dauernden Siechtum zu bewahren und ihn dem Leben wiederzugeben. Der einzige Weg hierzu ist die Operation, und die Größe des winkenden Erfolges rechtfertigt den hohen Einsatz.

VII. Arthrodese des Sacroiliacalgelenkes

Die operative Versteifung des Sacroiliacalgelenkes ist wegen Kreuzschmerzen in Amerika seit drei Jahrzehnten empfohlen und in einem nicht geringen Umfange ausgeführt worden. In Deutschland hatten diese Operationen bisher kaum einen Nachahmer gefunden und sind wenig bekannt geworden. Die Beurteilungen der verschiedenen amerikanischen Operationsverfahren sind in der deutschen Literatur recht zurückhaltend. So schreibt ERLACHER, daß die Operation bei arthritischen Schmerzen und vielleicht bei gewissen Fällen von Tuberkulose „zur Ruhigstellung" dieser Körperpartie indiziert sein dürfte. WEIL vertritt die Ansicht, daß die Auswahl der Arthrodesenoperationen für die Articulatio sacroiliaca größer als ihr Bedarf sei und daß eine gewisse Zurückhaltung gegenüber allen Verfahren am Platze sei. Wertvoll ist das Urteil von ALBERT LORENZ, der selbst in Amerika vielfach Gelegenheit gehabt hat, die Operationswirkung zu beobachten: Er wisse von zahlreichen Unglücksfällen, und der Erfolg sei selbst nach der Aussage von SMITH-PETERSEN, der besonders große Erfahrungen mit dieser Operation besitze, oft problematisch. Weitere Erfahrungen seien abzuwarten.

Die allgemeine Auffassung ist mit Recht, daß die Behandlung der Kreuzschmerzen wegen einer Iliosacralarthrose zuerst einmal konservativ ist. Eine Arthrosis deformans in der Articulatio sacroiliaca ist etwas außerordentlich Häufiges. Sie ist eine Begleiterscheinung des Älterwerdens und strebt von selber der Ausheilung durch Verknöcherung und Verlötung der Gelenkflächen zu. Diesen Werdegang einer deformierenden Erkrankung mit allmählichem Übergang in Verknöcherung haben Untersuchungen aus dem Schmorlschen Institut einwandfrei ergeben.

Die Sacroiliacalarthrose fand sich bei Männern im Alter von 30—60 Jahren in 90%, bei Frauen in dem gleichen Alter in 33%, nach dem 60. Jahr war sie ein regelmäßiger Befund. Eine Verknöcherung war in den gleichen Altersabschnitten bei Männern vor dem 60. Jahr in 50%, bei Frauen in 6% und nach dem 60. Jahr in 82 bzw. 30% eingetreten.

Wir sind der Ansicht, daß Kreuzschmerzen wesentlich häufiger durch eine Lumbosacralarthrose als durch eine Sacroiliacalarthrose ausgelöst werden. Die Articulatio sacroiliaca ist nur eine Synchondrose, die bei vielen Menschen überhaupt keine Beweglichkeit zuläßt und infolgedessen auch keine Schmerzen hervorrufen kann. Dies ist anders bei der Articulatio sacrolumbalis und den nächsthöheren Lendenwirbelgelenken. Sie sind echte Gelenke und bilden gerade wegen des Ausmaßes ihrer Beweglichkeit bei Erkrankungen oft den Anlaß von Schmerzen.

Eine Arthrodese der Articulatio sacroiliaca hat deshalb *nur einen Sinn*, wenn eine *abnorme Gelenklockerung* vorhanden ist und wenn man auf Grund des klinischen Befundes sicher ist, daß die Schmerzen allein von der Articulatio sacroiliaca und nicht auch von der Articulatio sacrolumbalis ausgehen. Wäre dies der Fall, so wäre die Versteifungsoperation allein der Articulatio sacroiliaca wirkungslos, und man müßte, wenn man annimmt, daß sowohl die Articulatio sacroiliaca wie -lumbalis Schmerzen verursachen, beide Gelenkverbindungen versteifen. Auch dies ist empfohlen worden (ALBEE, MASSART). Man hat allerdings dabei die Erfahrung gemacht, daß die Schmerzen infolge einer Arthrose der Articulatio sacrolumbalis operativ schwerer zu beheben sind als die in der Articulatio sacroiliaca, weil nach der Versteifung der unteren Lendenwirbelgelenkverbindungen Schmerzen in den höher gelegenen auftreten können.

Eine wichtige Indikation für die Arthrodese des Iliosacralgelenkes bildet die Tuberkulose. Es wird zuerst der Herd unter antibiotischem Schutz ausgeräumt. Anschließend wird in der gleichen Sitzung die Verblockung mit einem Knochenspan (aus dem Darmbeinkamm oder aus der Knochenbank) vorgenommen.

Die bekanntesten Operationsmethoden zur Versteifung der Gelenkverbindungen am Kreuzbein sind die von SMITH-PETERSEN, ALBEE und VERRAL. Die Operation von SMITH-PETERSEN dient nur zur Versteifung der Articulatio sacroiliaca, die Operation von ALBEE kann gleichzeitig mit einer Arthrodese der Articulatio sacrolumbalis verbunden werden. Das gleiche gilt für die Operation von VERRAL. Die Operation von SMITH-PETERSEN erfreut sich einer besonderen Beliebtheit.

a) Technik der Verriegelungsarthrodese nach SMITH-PETERSEN

Bogenförmiger Schnitt entlang dem hinteren Darmbeinkamm, Freilegen des großen Ursprungsgebietes der Muskelmasse des Glutaeus maximus. Vordringen bis auf das Periost und Zurückschlagen des mächtigen Hautmuskellappens. Im medialen unteren Wundwinkel wird der Knochen gut freigelegt, und es wird in einem Ausmaß von etwa 5:2½ cm ein Fenster aus dem Knochen herausgeschlagen. Die Richtung ist schräg nach einwärts, bis man auf die Kreuzdarmbeingelenkverbindung stößt. Die Entknorpelung der Gelenkflächen wird mit einem bajonettförmigen, scharfen Löffel vorgenommen. Nach der Anfrischung der Gelenkflächen wird die anfangs herausgemeißelte Knochenplatte wieder in das Knochenfenster eingesetzt. Sie wird richtig hineingestemmt, so daß sie tiefer als ursprünglich zu liegen kommt. Zur Beschleunigung der Verknöcherung werden die Knochenränder des Fensters mit leichten Meißelschlägen eingebrochen und über die versenkte Knochenplatte eingebogen. Der Hautmuskellappen wird wieder im ganzen darübergeschlagen und zuverlässig vernäht.

Ruhigstellung. Als Verband lediglich eine feste *Bindenwicklung* um das Becken. Bettruhe für 4 Wochen, dann Aufstehen mit einem Beckengürtel.

HARRIS hat über 67 Fälle, die nach SMITH-PETERSEN operiert waren, berichtet und festgestellt, daß nach etwa 1—8 Jahren nach der Operation ⅔ der Fälle beschwerdefrei waren. Bedenkt man die Hartnäckigkeit, die oft Kreuzschmerzen gegenüber einer konservativen Behandlung haben, so ist das Ergebnis der operativen Behandlung als befriedigend zu bezeichnen. Wenn die Kreuzschmerzen auf einer *teilweisen Sacralisation* beruhen, die zu einer Lockerung des Kreuzdarmbeingelenkes und zu einer vorzeitigen Entwicklung einer schmerzhaften Arthrose geführt hat, so ist unter Umständen eine *Verriegelungsarthrodese* angezeigt. Wir wenden dabei aber nicht die Technik nach SMITH-PETERSEN an, da die Gelenkverbindung noch teilweise erhalten ist. Man bekommt bei diesen Fällen damit keinen guten Halt.

b) Eigene Technik der Arthrodese des Sacroiliacalgelenkes

Sie lehnt sich an die Technik der Verriegelungsarthrodese von SMITH-PETERSEN an.

Nachdem das Sacroiliacalgelenk freigelegt ist, wird eine Rinne von 5:2 cm aus dem Kreuz- und Darmbein herausgeschlagen, die Gelenkflächen werden angefrischt, und ein Knochenspan (autoplastischer, dem Darmbeinkamm entnommen oder aus der Knochenbank stammend) wird in die Lücke eingefügt. Er wird mit dem Vorschlagstück so fest eingeschlagen, daß er sich richtig verklemmt (s. Abb. 265).

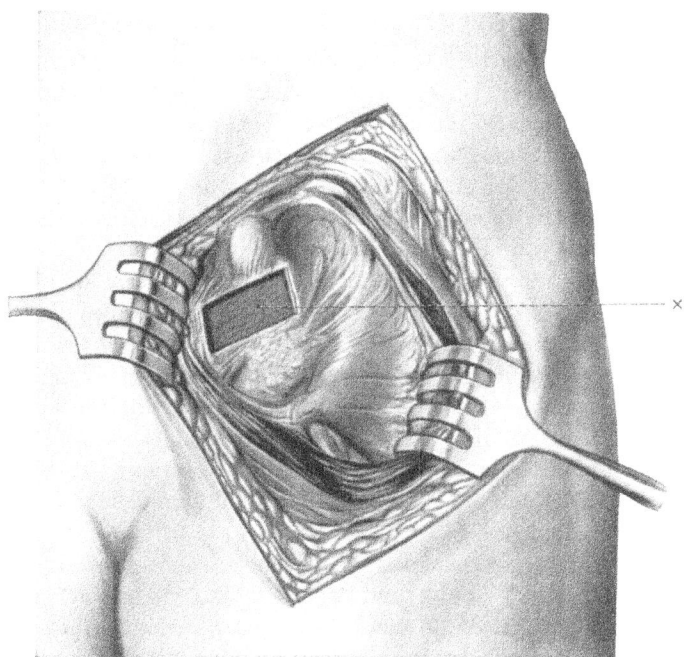

Abb. 265. Verriegelungsarthrodese des Sacroiliacalgelenkes. Ein Knochenspan (×) ist in schräger Richtung in das Gebiet des Sacroiliacalgelenkes tief eingepflanzt

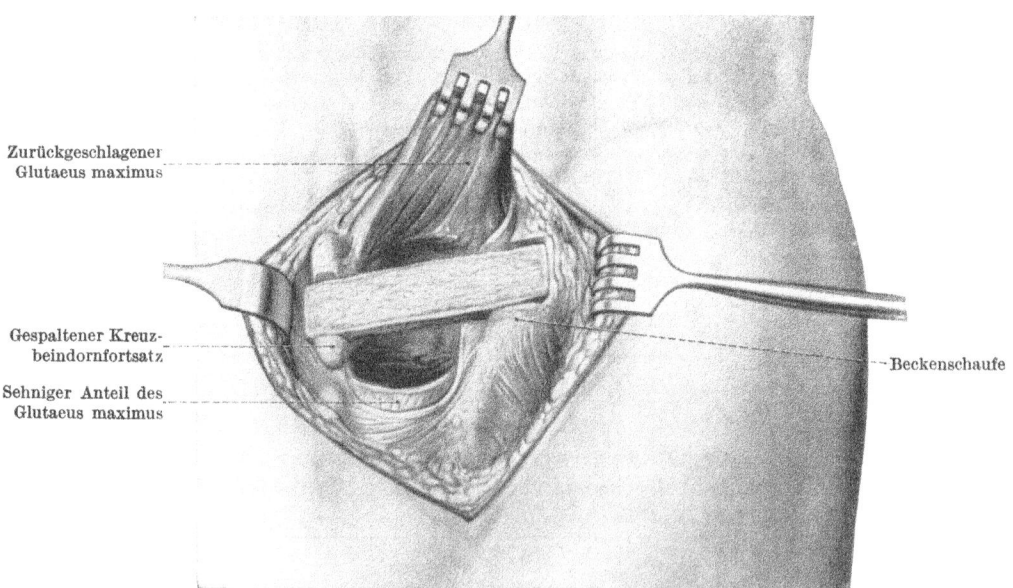

Abb. 266. Querverriegelung des Kreuzdarmbeingelenkes nach ALBEE. Der Knochenspan liegt in dem gespaltenen ersten Kreuzbeindornfortsatz und in einer Nute des Darmbeinkammes

Ruhigstellung. Es ist zweckmäßig, eine Gipsliegeschale für 4 Wochen zu geben. Anschließend wird ein kurzes Gipsmieder für 2—3 Monate gegeben, das einmal während dieser Zeit gewechselt wird. Die sorgfältige Ruhigstellung ist vor allem anzuraten, wenn die Verriegelungsarthrodese wegen einer Tuberkulose gemacht wurde.

ALBEE verwandte für die Verriegelung des Kreuzdarmbeingelenkes einen Knochenspan, der quer vom Kreuzbein zum Darmbeinkamm herübergeführt wird.

c) Technik der Verriegelungsarthrodese des Kreuzdarmbeingelenkes mit einem Knochenspan nach ALBEE (s. Abb. 266)

Schnitt. Bogenförmig über das Kreuz- und Darmbein. Freilegung des 1. Kreuzbeindornfortsatzes, der quergespalten wird. Der untere Teil wird nach unten umgebogen, der obere bleibt stehen. Von dem 1. Kreuzbeindornfortsatz wird quer zum hinteren Darmbeinkamm das Kreuzbein freigelegt. Nachdem die Weichteile mit dem Raspatorium abgeschoben sind, wird eine flache Rinne in das Kreuzbein bis zum Darmbein für die Spanaufnahme herausgehauen. An der Stelle, wo die Rinne auf das Darmbein stößt, wird aus diesem eine tiefe Nute herausgemeißelt, damit der Knochenspan einen festen Halt wie ein Sperriegel hat. Der aus der Tibia entnommene periostbedeckte Knochenspan wird in der Nute am hinteren Darmbeinkamm fest verklemmt und gleichzeitig in die flache Rinne des Kreuzbeines bis zum gespaltenen Dornfortsatz eingefügt, wo der Knochenspan seine zweite Befestigung findet. Feste Weichteilnaht zur Sicherung der Lage des Spanes.

Ruhigstellung in Gipsschale mit Oberschenkelteilen für etwa 2 Monate, dann kleines Gipsmieder für 2 Monate, anschließend Beckengürtel.

Die Operation von ALBEE hat als wesentlichen Unterschied gegenüber der Operation von SMITH-PETERSEN, daß die Verriegelung extraartikulär gemacht wurde. Das hatte seine Berechtigung, solange wir noch nicht im Besitze der Antibiotica waren.

ALBEE hat seine Operation eigentlich nur für die Versteifung *einer* Seite des Kreuzdarmbeingelenkes angegeben. Man kann aber *gleichzeitig beide Kreuzdarmbeingelenke verriegeln,* wenn man eine brückenförmige Verbindung zwischen beiden Darmbeinschaufeln quer über das Kreuzbein herstellt. — Diese Technik ist von VERRAL und PITKIN weiter ausgebaut worden.

Ein Anhänger der Technik von ALBEE war im Prinzip CAMPBELL. Er nahm nur anstatt des Tibiaspanes ein Stück aus dem Darmbeinkamm. CAMPBELL hat über 70 auf diese Weise mit Erfolg operierte Fälle bei Arthrosis deformans berichtet.

Die Querverriegelung der Kreuzdarmbeingelenke von einem Darmbeinkamm zum anderen geht von der richtigen Erwägung aus, daß mit einer einseitigen Operation in vielen Fällen nicht auszukommen ist, weil der Kreuzschmerz durch Veränderungen in *beiden* Sacroiliacalgelenken bedingt ist. Es ist deshalb besser, wenn man überhaupt wegen eines Kreuzschmerzes an einem Sacroiliacalgelenk operieren will, eine Versperrung beider Gelenke herzustellen. — Die Technik dieser Operation geht auf VERRAL zurück.

d) Technik der Querverriegelung beider Sacroiliacalgelenke nach VERRAL

Schnitt bogenförmig von einer Gesäßbacke zur anderen. Drei Querfinger breit neben dem Kreuzbein beginnend, dann steil nach oben zum hinteren Darmbeinkamm verlaufend, quer herüber zum anderen Darmbeinkamm hinziehend und dann in der gleichen Weise auf dessen Seite abwärts. Der Schnitt führt bis zur Rückenfascie. Sie wird längsgespalten, und der Dornfortsatz des 2. Sacralwirbels wird entfernt. Jetzt Freilegung der Darmbeinkämme beiderseits in der gleichen Höhe und Anlegung je eines großen horizontal liegenden Bohrloches in dem Darmbeinkamm rechts und links. Nun wird ein Tibiaspan von dem Bohrloch im hinteren Darmbeinkamm der einen Seite dicht am Kreuzbein entlang unter der Muskulatur (diese ist vorher nicht abgelöst, sondern nur „tunneliert" worden!) zum Bohrloch der anderen Seite hindurchgeschoben (s. Abb. 267).

VERRAL gibt als *Nachbehandlung* ein Gipsbett für 6 Monate und anschließend ein Beckengipskorsett an.

Der Knochenspan bei der Operation nach VERRAL gibt primär einen guten Halt, die Gefahr des Spaneinbruchs während der Umbauzeit des Knochens ist aber groß. Der Span ist in seiner Tragfähigkeit auf sich angewiesen. Er liegt wohl an seinen Enden in zwei sicheren Widerlagern, ist aber in der Mitte nur an einer schmalen Stelle lose unterstützt. Da er nur locker dem Kreuzbein anliegt, ist eine Verknöcherung des Spanes in großer Ausdehnung mit dem Kreuzbein nicht wahrscheinlich. Aus dieser Erkenntnis heraus, daß der Erfolg der Operation allein von dem Halt des eingepflanzten Spanes selbst abhängen kann, wird VERRAL die lange Nachbehandlung mit 6 Monaten Gipsschale und dann noch mit einem Korsett empfohlen haben.

Der Eingriff von VERRAL zur Beseitigung von Kreuzschmerzen ist groß, PITKIN hat sich bemüht, diesen kleiner und gefahrloser zu gestalten unter Beibehaltung des guten Prinzipes der Querverriegelung der beiden Darmbeinkämme.

PITKIN geht *fast subcutan* vor. Er beschränkt sich auf zwei kleine Schnitte jederseits neben dem hinteren Darmbeinkamm und auf einen dritten kleinen Längsschnitt über dem Kreuzbein (s. Abb. 268). Er benutzt einen Spezialbohrapparat (s. Abb. 269). Dieser hat eine Leitschiene zur sicheren Führung des Bohrers, die vorübergehend an den Darmbeinkämmen subcutan angeschraubt wird. Es ist auf diese Weise möglich, von der einen Seite aus gleich den einen Darm-

beinkamm, den zweiten Sacraldornfortsatz und den anderen Darmbeinkamm zu durchbohren.
Dann wird der aus der Tibia entnommene Knochenspan von der einen zur anderen Seite unter
leichten Hammerschlägen eingetrieben.

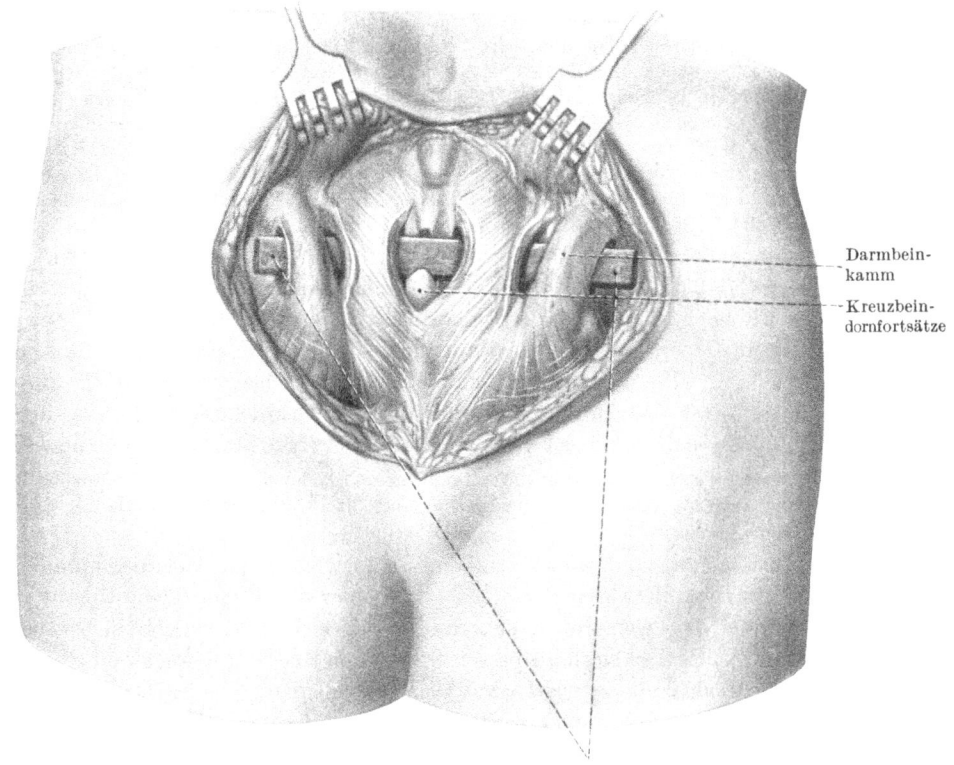

Großer Knochenspan

Abb. 267. Querverriegelung beider Sacroiliacalgelenke nach VERRAL

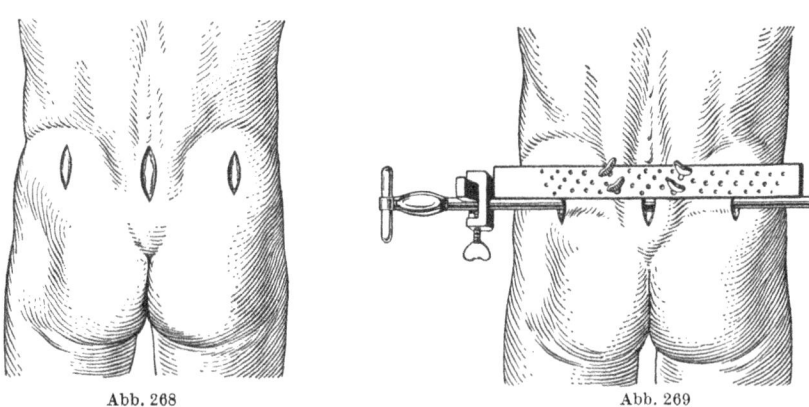

Abb. 268   Abb. 269

Abb. 268 u. 269. Technik der Kreuzdarmbeinverriegelung nach PITKIN. Abb. 268. Schnittführungen. Abb. 269. Das Spezialinstrument
zur Durchbohrung der Darmbeinkämme und zur subcutanen Führung des Knochenspanes ist aufgesetzt

    Auf eine besondere *Nachbehandlung verzichtet* PITKIN. Die Kranken stehen nach Abschluß der Wundheilung
auf. — Nach 8 Wochen soll schon Arbeitsfähigkeit vorhanden sein. 25 Fälle hat PITKIN erfolgreich operiert.
Er hält die Indikation vor allem bei Menschen mit starken Kreuzschmerzen, bei denen die konservative
Therapie versagt hat, für gegeben, zumal wenn diese schwer arbeiten müssen.
    Die Querverriegelung der Kreuzdarmbeingelenke nach PITKIN in der subcutanen Ausführung
hat etwas Bestechendes. Wir haben sie trotzdem bis heute noch nicht ausgeführt. Auffällig
sind die gegensätzlichen Auffassungen von VERRAL, der offen, und von PITKIN, der fast
gedeckt operiert, in der Frage der Nachbehandlung. VERRAL ist für eine lange, sorgfältige
Ruhigstellung, damit die Verknöcherung zuverlässig vor sich geht. PITKIN verzichtet darauf

und läßt die Kranken bald nach der Operation wieder aufstehen. PITKIN rechnet seine Operation nicht zu den Arthrodesen, ihre Aufgabe sei eine Verstärkung des gelockerten Bandapparates.

Es erhebt sich die Frage, ob der Erfolg der Operationen wegen Kreuzschmerzen tatsächlich von der festen knöchernen Versperrung der Kreuzdarmbeingelenke abhängt oder ob schon die Reaktionen allein genügen, die durch die Operation in unmittelbarer Nähe dieser Gelenke ausgelöst werden, um einen günstigen Einfluß auf die arthrotischen Veränderungen auszuüben, oder auch ob der Erfolg der Operation bei einem Teil der Kranken mit Kreuzschmerzen gar nur auf einer psychischen Wirkung beruht. Es gibt genug *seelisch gebundene Kreuzschmerzen.*

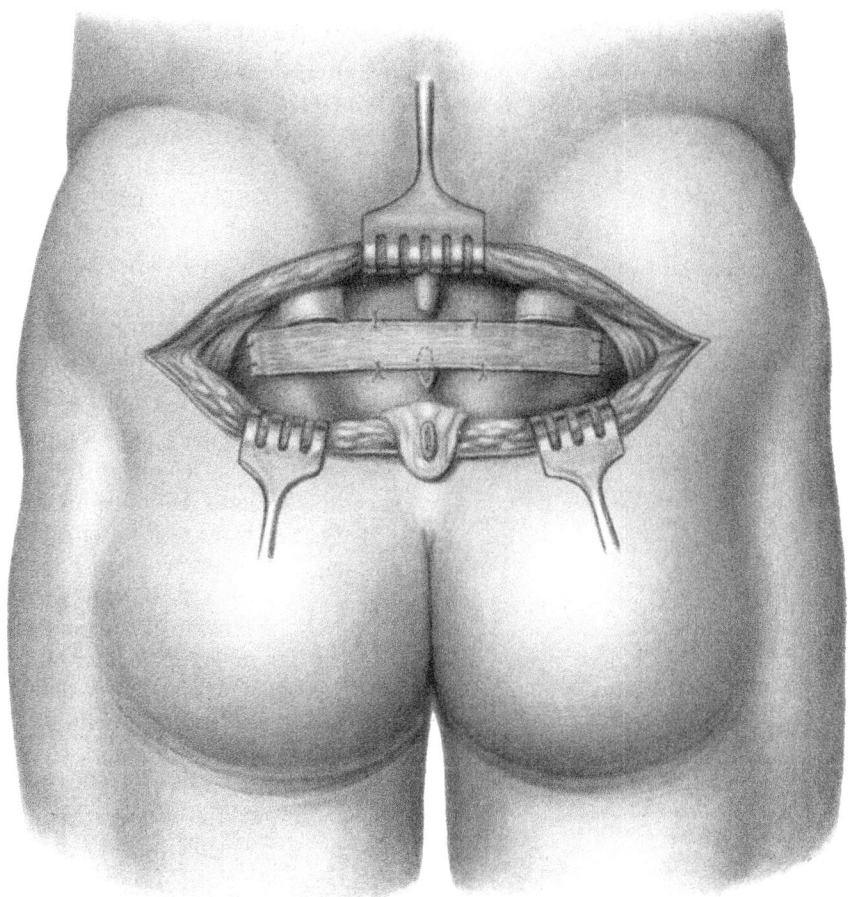

Abb. 270. Eigene Technik der Querverriegelung der beiden Kreuzdarmbeingelenke. Ein großer Knochenspan ist quer von der einen Seite der Beckenschaufel über das Kreuzbein zur anderen herübergelegt worden. Die Fixierung erfolgt mit Seidenknopfnähten subperiostal. Der 2. Kreuzbeindornfortsatz ist abgeschlagen und wird zum Schluß wieder mit den Weichteilen vernäht

Es kommt dann bei einer Operation, wie SPITZY einmal gesagt hat, weniger darauf an, wie man operiert, als in der Hauptsache, daß etwas geschieht! Dies darf nie ein Grund zur Operation sein, sondern nur eine Mahnung, daß man die Arthrodesenoperation wegen Kreuzschmerzen *für Ausnahmefälle* vorbehält.

Wenn wir eine Spanverriegelung wegen einer doppelseitigen Arthrosis deformans der Articulatio sacro-iliaca gemacht haben, so sind wir folgendermaßen vorgegangen (Abb. 270):

Technik. Großer Querschnitt über das Kreuzbein hinweg von einem Beckenkamm zum anderen. Das gesamte Gebiet, in das der Knochenspan von der Darmbeinschaufel der einen zur Darmbeinschaufel der anderen Seite über das Kreuzbein hinübergelegt wird, wird gut angefrischt. Der Knochenspan soll in einem richtigen Knochenbett liegen. Hierfür ist es nötig, den 2. Kreuzbeinwirbeldornfortsatz nach unten umzuschlagen. Er wird am Schluß der Operation über dem eingefügten Knochenspan wieder vernäht. Wenn der Knochenspan gut eingelassen ist, genügt eine Vernähung mit Seidennähten.

Ruhigstellung in einer Liegeschale für 4 Wochen, dann kurzes Gipsmieder für 3 Monate.

Die Ergebnisse in den wenigen operierten Fällen waren gut.

Obere Extremität

I. Schulter und Schultergürtel

1. Arthrotomie des Schultergelenkes

Die Schnittführung für die Arthrotomien des Schultergelenkes hängt weitgehend davon ab, aus welchem Grund das Schultergelenk eröffnet wird: zur Bekämpfung einer Eiterung, zur Entfernung von freien Gelenkkörpern, abgesprengten Knochenstücken oder Geschoßsplittern oder auch zu plastischen, wiederherstellenden Operationen.

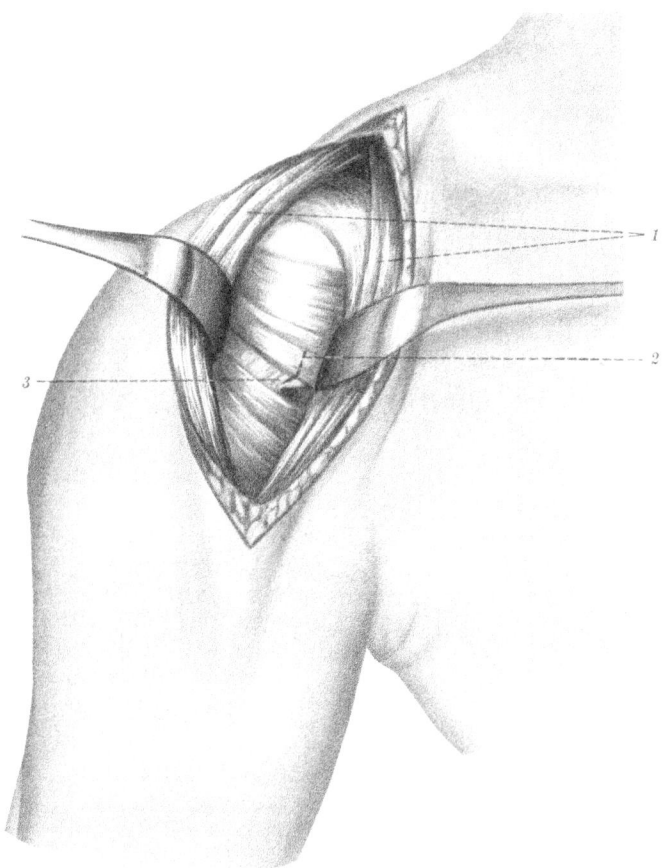

Abb. 271. Eröffnung des Schultergelenkes von vorn. *1* M. deltoideus; *2* Einkerbungslinie in der Endsehne des M. subscapularis; *3* Schultergelenkkapsel

A. Schultergelenkeröffnung bei Eiterung

Die Schnittführung ist so zu wählen, daß schnell und leicht das Gelenk eröffnet wird und daß gute Abflußbedingungen für den Eiter geschaffen werden. Hierfür ist der vordere Resektionsschnitt nach v. LANGENBECK mit Recht beliebt. Er ist leicht ausführbar und ermöglicht, wenn erforderlich, gut eine Gegenincision in der hinteren Achselfalte. Der Schnitt zur hinteren Gelenkeröffnung nach PAYR schafft besonders gute Abflußbedingungen, weil er das Gelenk am tiefsten Punkt der Kapsel eröffnet. Bei diesem Schnitt besteht aber die Gefahr, daß bei der Operation der N. axillaris oder die Vasa circumflexa, die sich um den chirurgischen Hals des Oberarms herumschlingen, unmittelbar verletzt oder später durch ein Drain arrodiert werden. Außerdem kann der hintere Muskellappen des Deltoideus sich über die Eröffnungsstelle des Gelenkes legen und den Abfluß aus dem Gelenk erschweren.

a) Eröffnung des Schultergelenkes von vorn (s. Abb. 271)

Längsschnitt vom inneren Acromionrande nach abwärts durch Haut und Fascie bis zum Deltoideus. Nach Abtasten des Verlaufes des Sulcus intertubercularis wird stumpf und parallel durch die Muskelfasern des Deltoideus hindurchgegangen. Nur wenige Muskelfasern werden zur Entspannung und Schaffung einer klaren Übersicht eingeschnitten. Während die Muskelfasern des Deltoideus mit zwei großen stumpfen Haken auseinandergehalten werden, wird die Gelenkkapsel bzw. das Ansatzgebiet der Subscapularissehne sichtbar. Der Arm wird, um eine Verletzung der langen Bicepssehne bei der Gelenkeröffnung zu vermeiden, nach außen gedreht. Die *Eröffnung des Gelenkes erfolgt unmittelbar neben der Subscapularissehne,* die eventuell in ihrem unteren Teil eingekerbt wird.

Das Anlegen einer Gegenincision in der hinteren Achselfalte geschieht von vorn. Es wird eine Kornzange von der vorderen Eröffnungsstelle des Gelenkes durch das Gelenk nach hinten unten zur hinteren Achselfalte stumpf hindurchgestoßen, und die Gegenincision wird über der Spitze der Kornzange angelegt (s. Abb. 272).

b) Eröffnung des Schultergelenkes von hinten
(s. Abb. 273)

Hautschnitt zwischen dem hinteren Rand des Deltoideus und dem Triceps. Heraufhalten des Deltoideus nach oben und teilweises Ablösen des Muskels an der Spina scapulae, bis der Infraspinatus sichtbar wird. Die Sehne des Infraspinatus wird bis zu ihrem Ansatz an der Schultergelenkkapsel verfolgt, eingeschnitten und beiseitegehalten. Wenn erforderlich, wird auch die Sehne des Teres minor quer eingeschnitten. *Das Schultergelenk wird am hinteren Rand der sichtbaren Cavitas glenoidalis bis zum chirurgischen Hals eröffnet.* Hier ist aber Vorsicht wegen der Nähe des N. axillaris und der Vasa circumflexa nötig. Diese bilden die Grenzlinie der Eröffnung

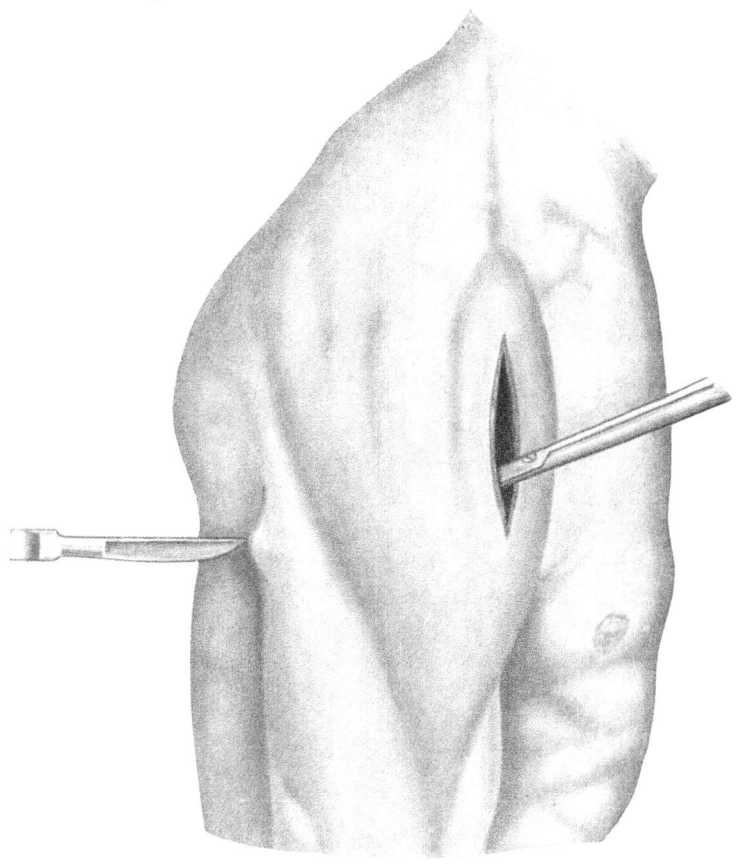

Abb. 272. Drainage des Schultergelenkes von vorn nach hinten

des Gelenkes nach peripher. Der Muskellappen des Deltoideus wird, um den Abfluß zu sichern, nach oben außen umgeschlagen und mit einigen durchgreifenden Nähten an der Haut befestigt.

Ruhigstellung. Die Lagerung des Armes auf einer Abduktionsschiene ist nur eine vorübergehende Maßnahme, die ein schlechtes Allgemeinbefinden oder Notzustände im Krieg diktieren können. Die Ruhigstellung nach einer Schultergelenkeröffnung wegen einer Schultergelenkeiterung ist der *Arm-Rumpfgipsverband.*

Die Stellung im Gipsverband ist eine Abduktion von 60⁰ bei gleichzeitiger Vorhaltestellung von 30—40⁰. Wird dies nicht berücksichtigt und der Arm in einer Abduktionsstellung von 90⁰ in der Frontalebene eingegipst, so versteift der Arm in einer so starken Abduktionsstellung, daß er nicht an den Rumpf angelegt werden kann. Es bleibt im Anschluß an die Schultereiterung die „Flügel"armbildung bestehen, die für den Gebrauch des Armes schlecht ist und erst operativ wieder beseitigt werden muß. Der Gipsverband wird vorn und hinten gut gefenstert.

Bleibt trotz breiter Eröffnung des Gelenkes *die hohe Temperatur* bestehen, und bessert sich das Allgemeinbefinden nicht, so reicht die einfache Eröffnung des Schultergelenkes nicht aus, und es muß die Humeruskopfresektion hinzugenommen werden. Diese läßt sich auf Ausnahmefälle beschränken.

Steigt die Temperatur nach anfänglichem Absinken wieder an, so ist die Ursache der erneuten Verschlechterung entweder in einer Eiterverhaltung oder in der Ausbildung einer Brustwandphlegmone zu suchen. Genügendes Aufklappen des Gipsverbandes ist erforderlich, um klare Übersicht über das Schultergelenk und seine Nachbarschaft einschließlich der Innenseite der Brust zu erhalten.

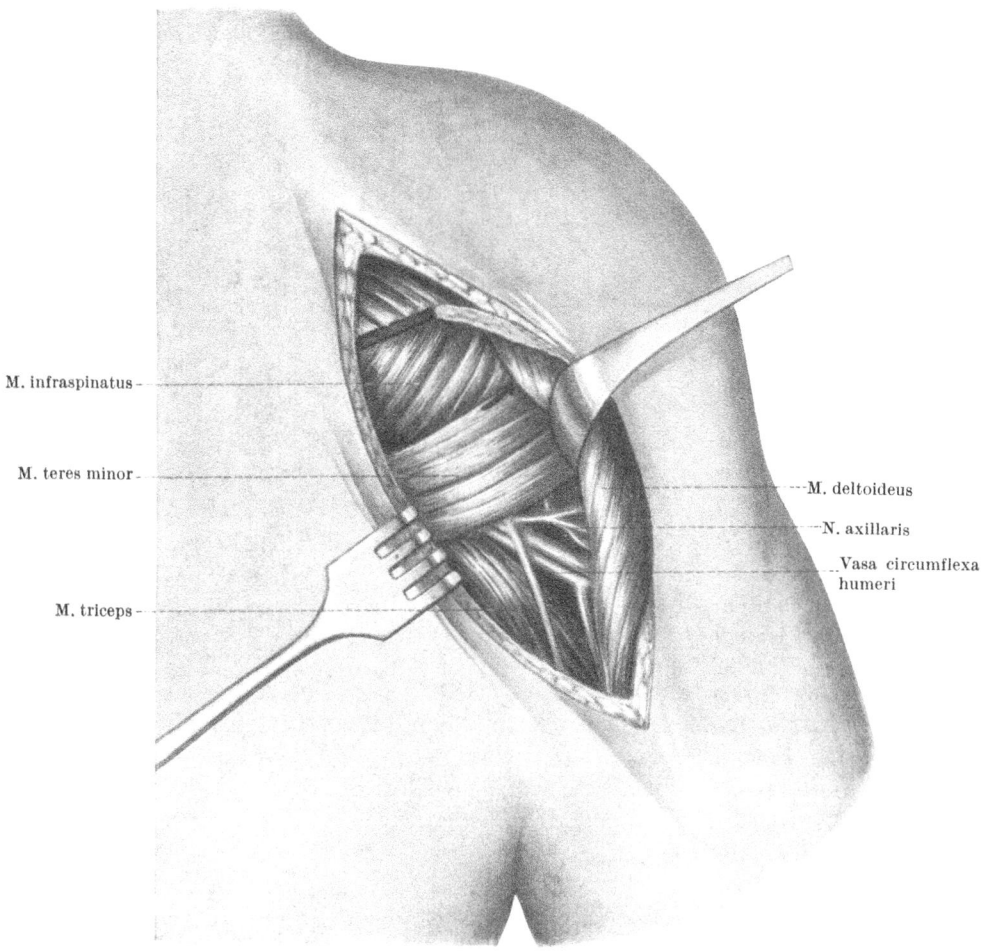

M. infraspinatus -

M. teres minor -

M. deltoideus

N. axillaris

Vasa circumflexa humeri

M. triceps -

Abb. 273. Eröffnung des Schultergelenkes von hinten. → Bester Zugangsweg zum Gelenk zwischen M. teres minor und M. infraspinatus

B. Eröffnung des Schultergelenkes zur Entfernung von freien Gelenkkörpern oder Fremdkörpern

Typische freie Gelenkkörper sind an der Schulter eine außerordentliche Seltenheit, eher handelt es sich um Knochen- und Knorpelteile, die durch eine unmittelbare Unfalleinwirkung abgesprengt sind. Die Entfernung von Geschoßsplittern ist bei Kriegsverletzungen oft erforderlich. Die beste Schnittführung ist die Eröffnung des Schultergelenkes von vorn.

a) Eröffnung des Schultergelenkes von vorn (s. Abb. 274)

Längsschnitt im Sulcus deltoideo-pectoralis unter Schonung der V. cephalica. Die Fascia pectoralis superficialis wird gespalten, und man geht stumpf zwischen dem M. deltoideus und dem M. pectoralis maior, dessen Muskelmasse mit einem großen Vierzinkerhaken (eventuell Ersatz durch einen „Automaten") nach medial zurückgehalten wird, in die Tiefe. Nach Durchtrennung der Fascia pectoralis profunda liegt der M. coracobrachialis frei. Er wird entweder beiseitegehalten oder unter dem Schutz von zwei Kocher-Sonden Z-förmig durchtrennt. Hierbei ist auf den Verlauf des N. musculocutaneus zu achten. Die Eröffnung des Gelenkes erfolgt zwischen der langen Bicepssehne und dem Ansatz der Subscapularissehne. Sie ist am leichtesten möglich, wenn man den Arm abwechselnd aus der Innen- in die Außenrotationsstellung und umgekehrt führen läßt.

Der vordere Teil des Gelenkes mit dem Humeruskopf wird allein durch einen Längsschnitt in die Gelenkkapsel gut sichtbar. Ein weiteres Gelenkgebiet wird durch das Einsetzen von

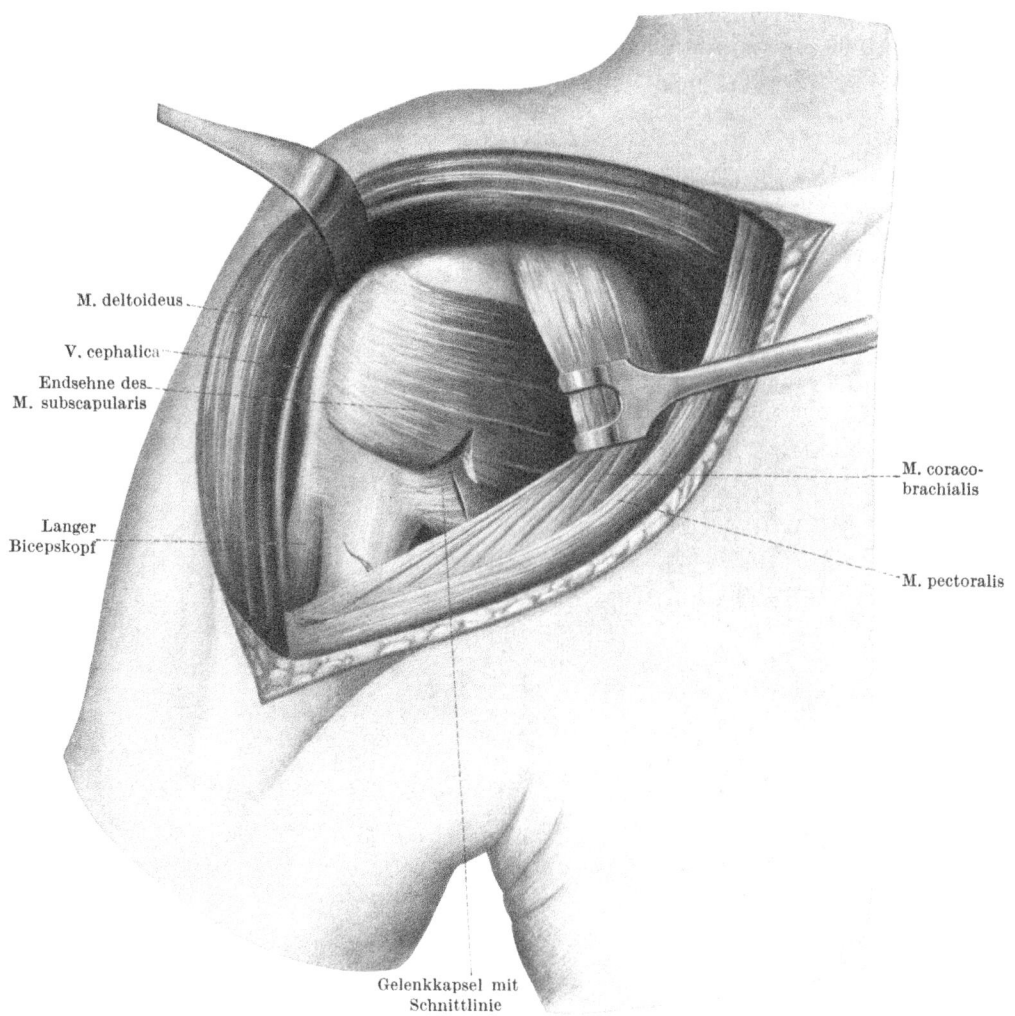

Abb. 274. Eröffnung des Schultergelenkes von vorn

stumpfen, halblangen Einzinkerhaken durch ein Anheben der Gelenkkapsel übersichtlich dargestellt. Einen Einblick in die *hintere Gelenktasche* erhält man nur, wenn der Humeruskopf nach oben einwärts herausluxiert wird. Das geschieht durch einen Druck auf den Ellenbogen von unten her.

Nach Beendigung der unmittelbaren Gelenkoperation wird der Humeruskopf wieder in die Gelenkpfanne eingestellt, und die Gelenkkapsel wird mit kräftigen Seidenknopfnähten verschlossen. Die Enden des durchtrennten M. coracobrachialis werden bei Beugestellung des Armes im Ellenbogen wieder vereinigt, den M. pectoralis läßt man in seine alte Lage zurückfallen. Eine besondere Naht erübrigt sich.

Nur in den Fällen, in denen es sicher ist, daß der zu entfernende Knochenteil oder der Fremdkörper im *hinteren Abschnitt des Gelenkes* liegt und hier wirklich gut erreichbar ist, zieht man der typischen Gelenkeröffnung nach vorn, die eine so gute Übersicht für das ganze Gelenk schafft, die Eröffnung des Gelenkes von hinten vor, die nur einen beschränkten Einblick in das Gelenk gibt.

b) Eröffnung des Schultergelenkes von hinten

Die Operation entspricht der für die Gelenkeröffnung bei Eiterungen angegebenen (s. S. 253).

Ruhigstellung. Arm-Rumpfgipsverband für 2 Wochen, um eine feste Verheilung der Schultergelenkkapsel zu gewährleisten und der Ausbildung einer postoperativen habituellen Schultergelenksluxation vorzubeugen.

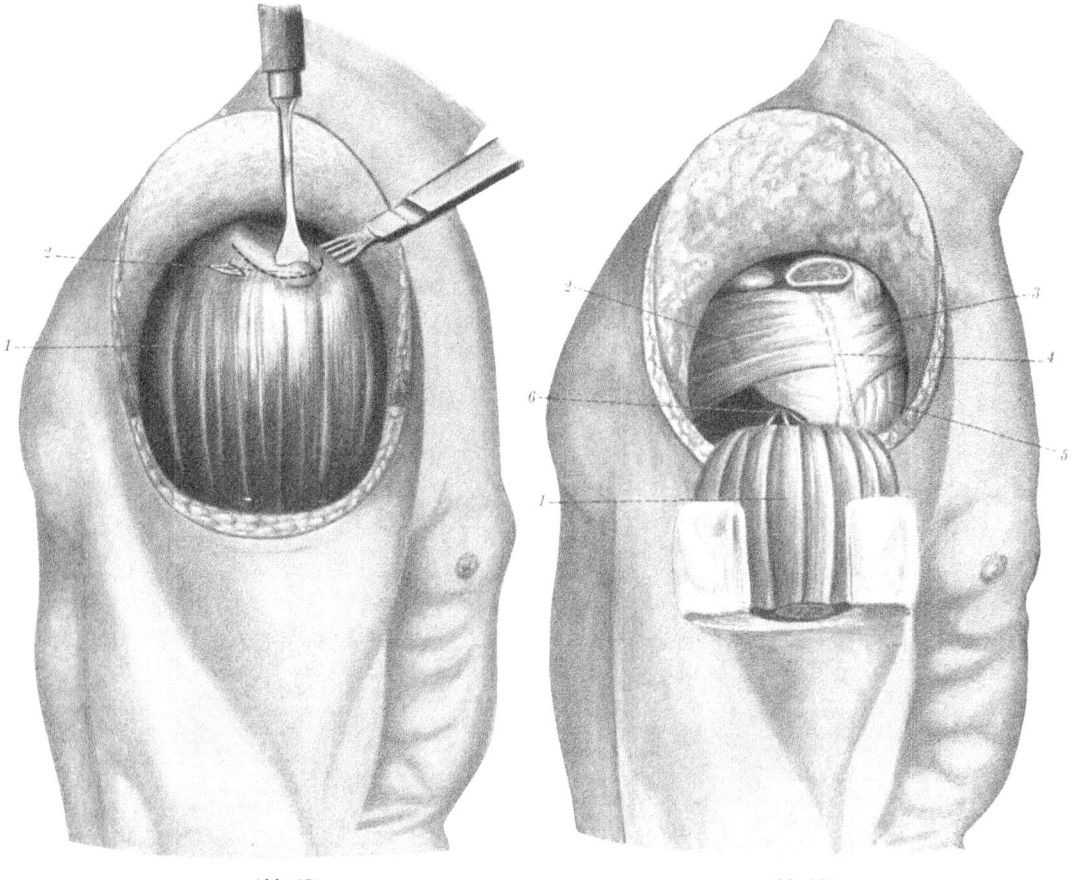

Abb. 275   Abb. 276

Abb. 275 u. 276. Eröffnung des Schultergelenkes für plastische Operationen. Abb. 275. Abtragung des Deltamuskels. *1* M. deltoideus; *2* Abtrennungslinie des Ursprunges des M. deltoideus von vorn, von der Clavicula über das Acromion herum bis zum Außenrand der Spina scapulae verlaufend. Abb. 276. Eröffnung des Gelenkes nach Herunterschlagen des M. deltoideus. *1* M. deltoideus; *2* M. infraspinatus und M. teres minor; *3* M. subscapularis; *4* Bicepssehne; *5* M. coracobrachialis; *6* Nervenäste für M. deltoideus

Nachbehandlung. Aufnahme von aktiven Bewegungsübungen 2 Wochen nach der Operation in typischer Weise.

C. Eröffnung des Schultergelenkes für plastische Operationen (s. Abb. 275 u. 276)

Großer U-förmiger Schnitt, den M. deltoideus umkreisend, von seinem hinteren bis zu seinem vorderen Ursprung. Der Hautfettlappen wird nach oben geschlagen, um das Acromion und die angrenzenden Abschnitte von der Spina scapulae und der Clavicula freizulegen.

Aufsuchen des vorderen und hinteren Randes vom M. deltoideus. Der vordere Rand ist durch den Verlauf der V. cephalica leicht zu finden. Der acromiale Ansatz des Deltamuskels wird unter dem Schutz einer 1 cm breiten Knochenspange (am besten mit einem Lexer-Meißel) abgetragen. Außerdem subperiostales Ablösen des Deltamuskels von der Clavicula und, soweit erforderlich, auch von der Spina scapulae. Der gesamte Deltamuskel wird mit einem Gazelappen umfaßt und nach unten umgeschlagen.

Das Schultergelenk liegt, zunächst allerdings noch von der Gelenkkapsel bedeckt, zu jedem Eingriff frei. Es ist nur noch nötig, die *Gelenkkapsel zu eröffnen.*

Nach Beendigung der Gelenkoperation wird der M. deltoideus wieder zurückgeschlagen. Die Wiederbefestigung der acromialen Knochenspange mit dem daranhängenden Muskelbauch geschieht durch zwei kräftige Seidennähte, die am Acromion am besten durch zwei Bohrlöcher hindurchgeführt werden. Diese werden entweder mit einem Pfriem oder mit einem dünnen Drillbohrer angelegt. Die Vernähung des M. deltoideus an seinem scapularen bzw. claviculären Ursprung erfolgt durch subperiostale oder durch die Fascie hindurchgehende Nähte.

Ruhigstellung. Im allgemeinen Armabduktionsgips, nur ausnahmsweise Abduktionsschiene.

Nachbehandlung. Nach etwa 2 Wochen ist bereits Aufnahme von Bewegungsübungen möglich.

Die Muskulatur wird durch die gewählte Schnittführung trotz der totalen Gelenkaufklappung weitgehend geschont. Der in seiner Gesamtheit abgelöste M. deltoideus erfährt keine Dauerschädigung, da er wieder an seiner alten Ansatzstelle unter physiologischer Spannung vernäht wird. Die Befestigung des Muskels ist außerdem so zuverlässig, daß nach 14 Tagen mit vorsichtigen Bewegungsübungen begonnen werden kann. Diese erstrecken sich zunächst nur auf aktive Anspannungsübungen des Muskels. Zu der gleichen Zeit können auch schon passive Stellungsänderungen des Gelenkes vorgenommen werden. Alle Bewegungen gehen in den ersten vier Wochen nach der Operation nur im Sinne einer Vermehrung der Abduktion vor sich, Adduktionsbewegungen sind während dieser Zeit verboten.

Als Schnittführung für die Eröffnung des Schultergelenkes wird in Amerika die nach CUBBINS benutzt. Der Unterschied gegenüber der in Deutschland gebräuchlichen ist, daß die Hautschnittführung nicht U-förmig ist, sondern oben am Deltoideusursprung verläuft. Sie beginnt am Sulcus deltoideo-pectoralis, umkreist das Acromion und geht nach hinten bis zum lateralen Teil der Spina scapulae. Das Wesensgleiche bei dem weiteren Vorgehen — und das erscheint uns das Entscheidende — ist, daß auch bei der Schnittführung nach CUBBINS der M. deltoideus an seinem knöchernen Ursprung von der Clavicula, dem Acromion und der Spina scapulae so weit als möglich abgelöst und im ganzen nach unten geschlagen wird. Eine freie Übersicht des Schultergelenkes wird dadurch geschaffen, ohne daß dadurch ein Teil des Deltamuskels in seiner Nervenversorgung geschädigt wird.

2. Arthrodese des Schultergelenkes

Auch bei der Schulterarthrodese unterscheidet man die intra- oder extraartikuläre Arthrodese, auch wenn diese strenggenommen nur parartikulär ist. Die *intraartikuläre* Arthrodese an der Schulter ist eine der ältesten „orthopädischen" Operationen überhaupt. Die *parartikuläre* Arthrodese hatte zunehmend an Bedeutung für die Behandlung der Schultergelenktuberkulose gewonnen, bis sie wieder seit dem Besitz der Tuberkulostatica an Bedeutung verloren hat.

A. Die intraartikuläre Arthrodese

Wenn man von einer Schulterarthrodese spricht, versteht man darunter schlechtweg die intraartikuläre Arthrodese. Wir werden diesem alten Sprachgebrauch folgen.

Die Arthrodese des Schultergelenkes nimmt unter allen Arthrodesenoperationen eine Sonderstellung ein. Es wird bei einer Deltoideuslähmung trotz der Gelenkversteifung eine neue Bewegung gewonnen, weil die aktive Bewegungsfähigkeit des Schultergürtels für die Bewegung des Armes nutzbar gemacht wird. Es wird dadurch ein Arm, der bisher ziemlich wertlos am Rumpf herabhing, wieder funktionell wertvoll. Auch wenn die Versteifung wegen starker Schmerzen in der Schulter gemacht wird, ist der Bewegungsausfall für den Patienten durchaus erträglich, weil die *kompensatorische Beweglichkeit des Schultergürtels die Versteifung weitgehend ausgleicht.* Das Ausmaß der Armbeweglichkeit, das nach der Arthrodese vorhanden ist, hängt von dem Zustand der Muskulatur des Schultergürtels sowie von der Stellung ab, die dem Arm im Schultergelenk gegeben wird. Eine Bedeutung hat weiterhin die Beweglichkeit, die das Sternoclaviculargelenk dem Schultergürtel zuläßt.

Die **Indikation** zur Schulterarthrodese war früher fast ausschließlich die *Lähmung des Deltoideus*, unabhängig davon, aus welcher Ursache sie entstanden war. Hier ist eine weitere wichtige Indikation hinzugekommen: stark *schmerzhafte Reizzustände*, die sich nach *Schultergelenkverletzungen* ausgebildet haben und die die Gebrauchsfähigkeit des Armes schwer beeinträchtigen. Die poliomyelitische Lähmung bildet allerdings auch heute noch den häufigsten Anlaß zur Operation.

Die Indikation zur Schulterarthrodese bei einer Deltoideuslähmung ist gegeben, *wenn die übrige Schultermuskulatur noch so erhalten ist, daß sie mit einer genügenden Kraft das Schulterblatt mit dem daran gekoppelten Arm bewegen kann.* Eine gute Funktion des M. trapezius ist unbedingt nötig. Wenn er durch die Poliomyelitis auch stark geschädigt ist, hat eine Schulterarthrodese keinen Sinn. Der erwartete Funktionsgewinn bleibt aus. Sodann ist eine wenigstens teilweise Funktionsfähigkeit des M. pectoralis maior erwünscht. Der Zustand der Armrotatoren, des M. serratus sowie des M. levator scapulae und der Mm. rhomboidei ist weniger wichtig.

Weiterhin ist für die Indikationsstellung von entscheidender Bedeutung die Beschaffenheit der Unterarm-, Hand- und Fingermuskulatur. *Jede Schulterarthrodese hat nur einen Zweck, wenn Hand und Finger von vornherein gebrauchsfähig sind oder wenigstens durch einen operativen Eingriff gebrauchsfähig gemacht werden können.*

Die Beschaffenheit der Ellenbogengelenkmuskulatur hat hingegen eine untergeordnete Bedeutung. Der Ausfall der aktiven Ellenbogenbeugung läßt sich entweder durch eine Operation oder durch das Anpassen einer leichten Lederhülse gut so weit überwinden, daß die Schulterarthrodese trotz der Biceps- oder auch Tricepslähmung gerechtfertigt ist. Für einzelne Fälle mit einer vollständigen Ellenbogenmuskellähmung kann es aus besonderen beruflichen Gründen angezeigt sein, gegeneinander abzuwägen, ob für den Kranken mit der ausgedehnten Armlähmung die Schulter- oder Ellenbogengelenkarthrodese vorteilhafter ist. Die Versteifung beider Gelenke ist nicht anzuraten.

Der **Zeitpunkt** der Schulterarthrodese ist frühestens 1—2 Jahre nach dem Eintritt der poliomyelitischen Lähmung. Liegt der Verdacht auf eine starke Überdehnung des Muskels, auf eine Scheinlähmung, vor, so wird der Arm für 6 Wochen in einer Abduktionsstellung eingegipst. Gleichzeitig wird aus einem Gipsfenster der M. deltoideus elektrisch behandelt. Man wartet ab, ob unter dieser Behandlung eine wesentliche Besserung des Zustandes des Muskelbefundes eintritt oder nicht. Erholt sich der Muskel zusehends, so sieht man von der Schulterversteifung ab und plant eventuell für später eine Muskelverpflanzung als Verstärkung für den teilgelähmten M. deltoideus anstatt der Arthrodese. Das früheste Alter für die Schulterarthrodese ist das 12.—14. Jahr. Ein Sichfestlegen auf ein Jahr ist nicht möglich. Das hängt von der Entwicklung der Ossifikation bei dem einzelnen Kranken ab. Es ist davor zu *warnen*, die Arthrodese *schon früher* zu machen. Angaben wie „vom 6. Jahre ab" erscheinen unverständlich. Ebenso ist ein noch längeres Zuwarten als zum 14. Jahr nicht ratsam. Die Aussichten für eine gute Verknöcherung sind in diesen Jahren bereits günstig, und Jugendliche passen sich viel leichter als Erwachsene an den veränderten Zustand nach einer Schulterversteifung an. Außerdem ist es für die Gesamtentwicklung des Armes gut, wenn er endlich aus seinem untätigen „Schlafzustand" zu einer vollen Lebenstätigkeit herangezogen wird.

Die Ansichten über die **Stellung,** die dem Arm bei der *Schulterarthrodese* gegeben werden soll, gingen lange ebenso auseinander wie die über die Operationstechnik, obwohl die Schulterarthrodese eine so alte Operation für die Behandlung von paralytischen Schultergelenken ist. Beides war eine Folge des Bestrebens, die Behandlungsresultate der Schulterarthrodese zu verbessern, die bisher keineswegs gleichmäßig gut waren. So schreibt noch FRITZ LANGE: *„Es muß eine feste knöcherne Arthrodese angestrebt werden, aber es scheint noch kein Autor 100% solcher Erfolge gehabt zu haben."*

VULPIUS rechnete mit etwa 80% guten „funktionellen" Ergebnissen. Der Begriff funktionell ist nicht gleichbedeutend mit einer knöchernen Versteifung, die allein ein Dauerresultat gibt.

Die Armstellung, die für die Arthrodese gegeben wird, ist für den späteren Gebrauch dès Armes von großer Bedeutung. Zwei Stellungen kommen in Betracht. *Die eine Stellung ist etwa 60° Abduktion, leichte Elevation nach vorn und eine mittlere Drehstellung.* Der Arm kann in dieser Stellung aktiv etwas über die Horizontale erhoben werden und legt sich bei der Adduktion bis auf etwa 20⁰ an den Rumpf an. Das ist eine unauffällige Armruhehaltung. Der Arm läßt die Hand leicht zum Munde führen. Eine Rückwärtsführung der Hand bis hinter den Kopf ist allerdings schwer möglich oder gar zum Rücken unmöglich. Eine solche Armstellung wurde mit geringen Abweichungen von ALBEE, FRITZ LANGE, STEINDLER, VULPIUS u. a. bevorzugt.

Der *Befund der Schulterblattmuskulatur* macht unter Umständen eine *leichte Abänderung* von dieser Grundstellung wünschenswert. Sind außer dem Deltoideus auch der Levator scapulae und die Rhomboidei gelähmt, so verringert man etwas die Elevation des Armes nach vorn. Ist der Serratus gelähmt, so geht man sogar mit der Elevation nach vorn fast bis zur Frontalebene zurück.

Die *andere* Stellung des Armes für die Schulterarthrodese ist die sog. „*Salutierstellung*", die von SPITZY bevorzugt wurde und von HORVÁTH näher beschrieben ist.

Der Arm erhält hierbei eine *Abduktion von* 90⁰, steht in einer leichten Elevationsstellung, wird aber *stark nach außen rotiert*. Der Vorteil dieser Stellung ist, daß der Arm bis etwa 30⁰ über die Horizontale erhoben und daß die Hand leicht hinter den Kopf geführt werden kann.

Dieses soll insbesondere für die Angehörigen des weiblichen Geschlechtes für das Haarmachen ein Gewinn sein. FRITZ LANGE hat schon hervorgehoben, daß im Zeitalter des Bubikopfes das keine Bedeutung mehr habe, weil für diese Haartoilette *eine* Hand ausreiche. Trotz der starken Außenrotationsstellung des Armes soll eine befriedigende Innenrotation möglich sein dadurch, daß der untere Teil des Schulterblattes sich bei dieser Bewegung stark vom Rumpf abhebele. Dem größeren *Gewinn an Bewegungsausmaß*, den die Salutierstellung mit sich bringt, stehen beträchtliche *Nachteile* gegenüber, vor allem in *kosmetischer Hinsicht*. Die Ruhestellung des Armes ist unschön. Sie gleicht fast der Flügelarmstellung bei der Abduktionskontraktur. Der Arm steht um 30—40⁰ winklig vom Rumpf ab, und die Linie des Schulterreliefs leidet durch die starke Verdrehung des Schulterblattes. Da die Einwärtsdrehung nur unter einer starken Verdrehung des Schulterblattes möglich ist, wird durch das starke Abstehen des unteren Schulterblattwinkels auch die Rückenlinie unschön beeinflußt. Schließlich birgt das winklige Abstehen des Armes vom Rumpf die Gefahr in sich, daß der Oberarm schon bei geringfügigen Unfällen einbricht.

Als ein Zeichen dafür, wie lange Zeit die Meinungen über die zweckmäßigste Einstellung des Armes bei der Schulterarthrodese verschieden waren, ist auch zu deuten, daß in *Amerika* im Jahre 1942 eine *Untersuchungskommission* diese Frage nachgeprüft hat. Sie empfiehlt folgende *Armstellung als die beste:*

a) Für das *männliche* Geschlecht eine Abduktion von 55⁰ bei einer Elevation nach vorn von 25⁰.

b) Für das *weibliche* Geschlecht eine Abduktion von nur 45⁰ bei einer Elevation nach vorn von 15⁰.

Man hat bei diesen Festsetzungen dem kosmetischen Moment zuungunsten des funktionellen eine höhere Bedeutung beigemessen. Es stimmt, daß bei einer verringerten Abduktionsstellung die Armhaltung schöner ist, aber sie wird nur gewonnen durch Verlust an Funktion.

Wir bevorzugen eine Armabduktionsstellung von 65⁰, eine Elevation nach vorn von 35⁰ und eine mittlere Rotationsstellung. Bei jungen Mädchen verringern wir die Abduktionsstellung um 10⁰.

a) Allgemeines zur Technik der intraartikulären Arthrodese

Die Technik der Operation weist bei den einzelnen Autoren große Unterschiede auf. Einigkeit bestand bis vor kurzem darüber, daß eine Drahtnaht für eine zuverlässige Fixierung der Knochen nötig ist. Ebenso hat sich der Vorschlag von VULPIUS und GÖRRES weitgehend durchgesetzt, daß man die Kugelform des Oberarmkopfes in eine Würfelform verwandelt und daß man dementsprechend die Schultergelenkpfanne und das Acromion zurichtet. Man erhält auf diese Weise breite Berührungsflächen der Knochen, und die Aussichten für eine knöcherne Vereinigung der Knochenenden werden besser.

Die Schnittführung für die Schulterarthrodese wurde bisher verschieden gewählt.

Vulpius und Görres haben einen bogenförmigen Schnitt unten um das Acromion herum angegeben und diesem Schnitt an den Enden noch zwei Längsschnitte hinzugefügt. Der Deltamuskel wird quer durchtrennt und mit dem Hautfettlappen nach unten geschlagen. Hass glaubt, daß im allgemeinen ein vorderer, vom Acromion abwärts verlaufender Schnitt genügt. Fritz Lange war dazu übergegangen, dem großen vorderen Längsschnitt noch einen kleinen hinteren Längsschnitt hinzuzufügen, um die Drahtnaht einwandfrei anlegen zu können. Steindler ist Anhänger eines großen bogenförmigen Schnittes, der von der Spina scapulae von hinten nach vorn bis zum Acromion verläuft. Es wird zunächst ein Hautfettlappen mit einer oberen Basis und dann ein Muskellappen aus dem mittleren Teil des gelähmten Deltoideus gebildet, der mitsamt dem abgemeißelten Acromion nach unten geschlagen wird.

Die *Anforderungen an die Schnittführung* für die Schulterarthrodese sind: 1. Der Schnitt muß eine einwandfreie Übersicht über das Schultergelenkes schaffen. Nur so sind eine restlose Entknorpelung der Gelenkflächen sowie eine einwandfreie Entfernung der gewucherten Fettbindegewebe-

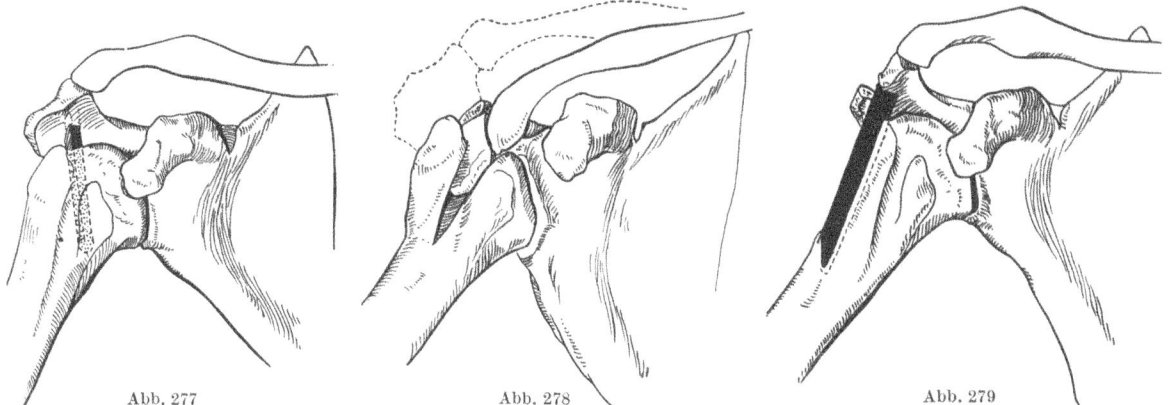

Abb. 277   Abb. 278   Abb. 279

Abb. 277—279. Verschiedene zusätzliche Verriegelungen des Schultergelenkes bei der intraartikulären Arthrodese. Abb. 277. Eintreiben eines Knochenspanes vom Acromion her in den Humeruskopf nach Albee. Abb. 278. Herunterschlagen des Acromion in einen Spalt im Tuberculum maius nach Gocht-Gill. Abb. 279. Einfügen eines Knochenspanes, der dem oberen Humerusende entnommen ist, vom Oberarmkopf zum Acromion

schicht zwischen dem Gelenkkopf und dem Acromion und eine zuverlässige Einstellung der Knochenenden durchführbar. 2. Der Schnitt soll außerhalb des Bereiches der resezierten Gelenkflächen liegen und 3. ermöglichen, daß durch eine Kapselperiostnaht die Gelenkanteile schon unabhängig von der Drahtnaht gut aneinandergehalten werden.

Diese Bedingungen erfüllt *am besten ein großer bogenförmiger Schnitt*, der vorn, unterhalb des Coracoids, beginnt, im Sulcus zwischen dem Deltoideus und Pectoralis nach abwärts zieht, den Deltoideusansatz umkreist und dann nach oben rückwärts in Richtung auf das Acromion verläuft. Auf diese Weise wird bei *Jugendlichen* ein breiter Weichteillappen zusammen mit dem Muskelrest gebildet, der nach oben geschlagen wird und der einen klaren Überblick über die Gelenkverhältnisse zuläßt. Bei *Erwachsenen* geht man nicht durch den Ansatz des Deltamuskels durch, der auch bei einer Lähmung relativ gefäßreich ist, sondern man löst, wie bei der typischen Eröffnung des Schultergelenkes, den Muskel mit einer Knochenlamelle an seinem Ursprung ab und schlägt den Muskellappen nach unten.

Die Erfahrung hat gelehrt, daß die *Verknöcherung* der resezierten Gelenkanteile manchmal *langsam* vor sich geht. Um diese anzuregen und sicherzustellen, hat Albee vorgeschlagen, daß nach der Entknorpelung der Gelenkenden ein *Knochenspan* vom Acromion aus, durch dieses hindurch in den Oberarmkopf hineingetrieben wird (s. Abb. 277). Der Knochenspan sollte gleichzeitig zur Fixierung der Gelenkanteile dienen. Auf eine Drahtnaht wurde daher verzichtet. Gocht hat das gleiche zu erreichen versucht, indem er das Tuberculum maius bis auf eine schmale periphere Knochenbrücke abmeißelt und aufklappt. Das Acromion wird dann in diesen Knochenspalt hineingestellt (s. Abb. 278). Gill ist in ähnlicher Weise vorgegangen. Das angefrischte Acromion wird in einem Knochenspalt des Oberarmkopfes eingefalzt. Eine Drahtnaht soll bei dem Verfahren überflüssig sein, und der Halt, der durch gute Kapselperiostnähte gegeben wird, soll ausreichen.

Wir haben die an und für sich bewährte Drahtfixierung des Oberarmkopfes gegen die Schultergelenkspfanne verlassen.

Das Anlegen des Bohrloches durch den Scapulahals ist nicht immer einfach. Außerdem schneidet der Draht durch den weichen Oberarmkopf leicht durch, wenn man sich bemüht, die Fixierung des Kopfes gegen die Schultergelenkspfanne recht solide zu machen. *Wir bevorzugen heute zur Fixierung des Oberarmkopfes gegen die Schultergelenkspfanne die Druckschraube nach* MAATZ (s. Abb. 285). Die Technik ist einfach. Die Fixation ist gut. Die Anwendung einer *Druckarthrodese* mit dem Doppelspannbügel halten wir an der Schulter für *überflüssig.*

Wir sind *außerdem* noch in einem Teil der Fälle, namentlich bei Erwachsenen, dazu übergegangen, einen *Knochenspan über die entknorpelten Gelenkanteile* vom Oberarmkopf zum Acromion hinüberzulegen (s. Abb. 279). Da der Halt der Gelenkanteile durch die Drahtnaht bzw. durch die Druckschraube gesichert wird, ist für die Überbrückung nur ein relativ kleiner Knochenspan nötig, dessen Aufgabe allein die *Förderung der Verknöcherung* ist. Der

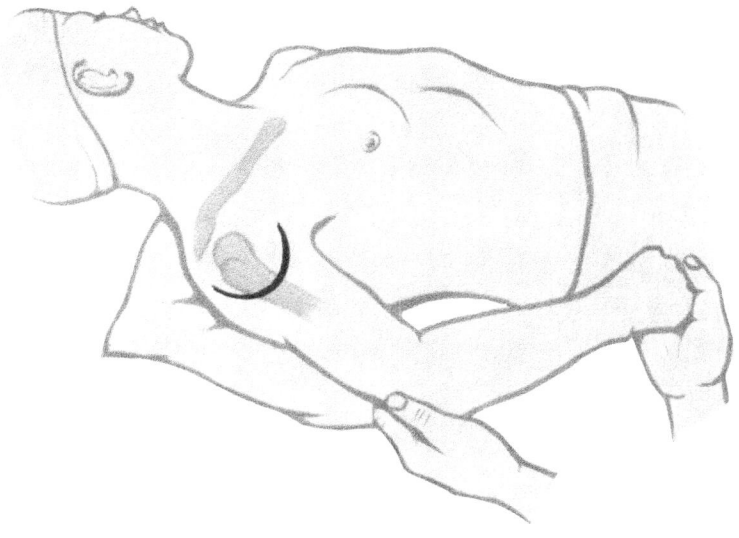

Abb. 280. Lagerung zur Schulterarthrodese

Knochenspan wird aus dem Oberarmkopf und dem oberen Teil des Oberarmschaftes gewonnen. Der Knochenspan wird herumgedreht, oben in eine spaltförmige Rinne des Acromion eingefügt und unten am Oberarmkopf in sein altes Bett eingepaßt.

Die Knochenspanüberbrückung bedeutet keine wesentliche Komplizierung der Operation. Sie ist bei den weichen Knochen in wenigen Minuten ausführbar. Der Vorteil der Verknöcherungsanregung durch den Knochenspan ist so groß, daß man ihn sich nicht entgehen lassen soll.

b) Technik der intraartikulären Schulterarthrodese

Die Technik der Schulterarthrodese gestaltet sich im einzelnen folgendermaßen:

Lagerung (s. Abb. 280). Halbe Seitenlage auf der gesunden Schulter. Die Stellung des Rumpfes wird durch Sandsäcke und durch einen Gurt, der über das Becken geht, gesichert. Die Aufgabe eines *Assistenten* ist es, sobald das Schultergelenk eröffnet ist, dem Oberarmkopf die richtige Drehung und Stellung zu geben. Die notwendigen Bewegungen werden vom Ellenbogen aus bei etwa rechtwinklig gebeugtem Unterarm vorgenommen.

Die Operation gliedert sich in mehrere Teile:

α) Gelenkeröffnung (s. Abb. 281 und 282)

Bogenförmiger Schnitt, der vorn am Processus coracoideus beginnt, in der Hautfalte zwischen Deltoideus und Pectoralis abwärts zieht und halbkreisförmig den ganzen Deltoideus umfährt. Der Schnitt wird zunächst nur durch die Haut und das Unterhautfettgewebe (vorn Schonung der V. cephalica!) bis zur Fascienschicht gemacht. Handelt es sich um Kinder mit einem schlaffen, gelähmten Muskel, so wird der Muskel an seinem Ansatz durchschnitten und der Hautmuskellappen nach oben geschlagen. Sind es Erwachsene oder wird die Arthrodese bei erhaltenem Deltoideus gemacht, so wird der Deltoideus oben an seinem Ursprung mit einer Knochenlamelle abgelöst und nach unten umgeschlagen. Hiernach liegt die Gelenkkapsel schön übersichtlich frei. Die *Gelenkkapsel* wird zuerst über der Bicepssehne eingeschnitten. Die Sehne wird freigelegt und mit einem Gazezügel zurückgehalten. Dann wird die Gelenkkapsel breit eröffnet. Jetzt wird durch einen leichten Druck, der von dem Assistenten vom Ellenbogen aus auf den Arm ausgeübt wird, der Oberarmkopf aus dem Schultergelenk herausluxiert. Die Gelenkkapsel wird bei Innendrehung des Kopfes zuerst hinten und dann, bei Außendrehung des Kopfes, vorn abgelöst.

β) Entknorpelung der Gelenkflächen (s. Abb. 283)

Für die Entknorpelung des Humeruskopfes wird bei Jugendlichen ein kräftiges Knorpelmesser benutzt. Bei Erwachsenen ist es nötig, den Meißel zu verwenden. Nachdem die Entknorpelung des Oberarmkopfes beendet ist, legt man sich das Acromion frei. Dieses ist bei einer schon länger bestehenden Schulterlähmung von einer dicken Schicht weichen, *blutreichen Bindegewebes* bedeckt, das zum Teil der Kapsel angehört, zum Teil neu gebildet ist. Dies muß gründlich entfernt werden. Die untere Fläche des Acromion wird durch einen Meißelschlag angerauht.

γ) Freilegung und Entknorpelung der Schultergelenkpfanne

Auch hier ist es wichtig, daß die Kapsel, die durch gewuchertes Bindegewebe verdickt ist und sich zwischen die Gelenkfläche und den Kopf eingeschoben hat, entfernt wird. Die Entknorpelung der Gelenkflächen wird am besten mit einem kräftigen, scharfen Löffel vorgenommen, und die Knochenfläche wird anschließend noch mit dem Meißel angefrischt.

δ) Ineinanderpassen der Knochenteile

Der Oberarmkopf wird, um ein gutes Ineinanderpassen der Gelenkflächen zu erreichen, leicht viereckig „würfelförmig" zugerichtet. Hiernach wird der Oberarmkopf in die Pfanne eingestellt, und es wird geprüft, wie weit der Abstand des Oberarmkopfes vom Acromion ist. Um den Zwischenraum zwischen dem Acromion und dem Oberarmkopf zu überbrücken, wird das Acromion bei Jugendlichen mit der Knochenfaßzange direkt oder bei Erwachsenen erst, nachdem es an seiner Basis vorsichtig schräg von oben her eingemeißelt ist, nach unten gebogen. Es wird am Schluß der Operation, wenn kein Knochenspan benutzt ist, in einen Spalt vom Humeruskopf eingefügt.

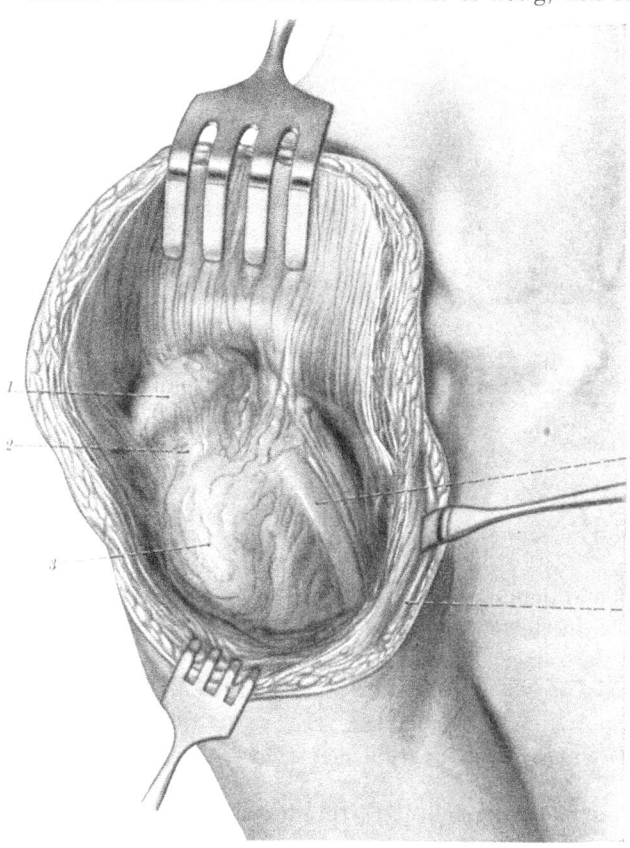

Abb. 281—283. Technik der Schulterarthrodese

Abb. 281. Schultergelenkfreilegung. *1* Acromion; *2* Bindegewebspolster zwischen Acromion und Oberarmkopf; *3* der von der Gelenkkapsel bedeckte Oberarmkopf; *4* lange Bicepssehne; *5* V. cephalica

ε) Die Befestigung der Gelenkteile durch die Drahtnaht (s. Abb. 284)

Die Drahtnaht dient zur Sicherung der Stellung der Knochenteile gegeneinander. Die Bohrlöcher werden je eines durch den Oberarmkopf und den Hals des Schulterblattes mit einem Hohlpfriem gemacht. Die Führung des Pfriemes durch das Collum scapulae hat mit großer Vorsicht zu geschehen, um Nebenverletzungen zu vermeiden. Man nimmt als Schutz entweder eine gebogene Kocher-Sonde oder seinen eigenen Zeigefinger der linken Hand, indem man sich mit dem Daumen und Mittelfinger gleichzeitig den Scapulahals fixiert. Nachdem der Hohlpfriem hindurchgeführt ist, wird der Draht in der Rinne vorgeschoben, und während die Weichteile mit einer Kocher-Sonde zurückgehalten werden, wird das freie Ende des Drahtes mit einer

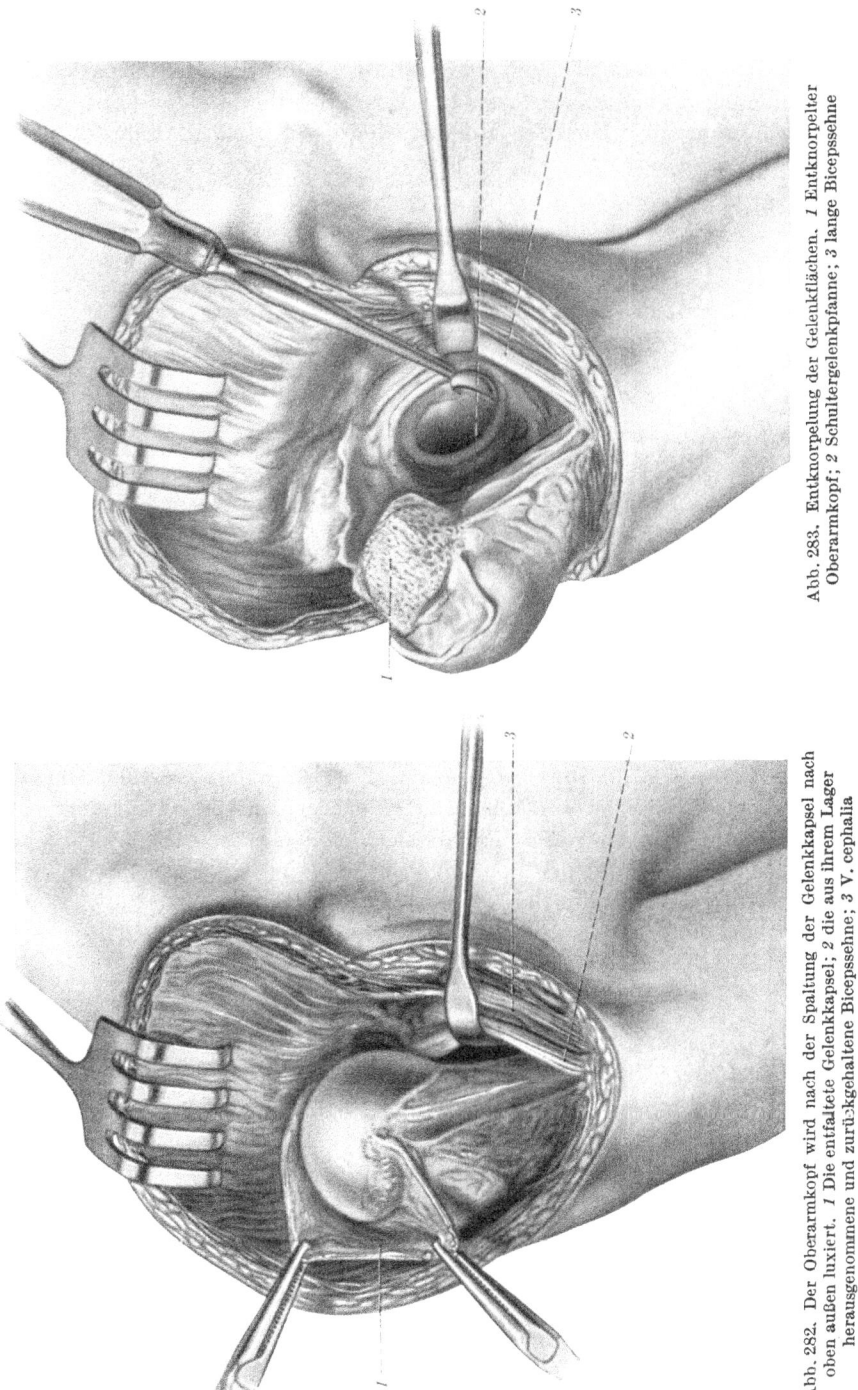

Abb. 283. Entknorpelung der Gelenkflächen. *1* Entknorpelter Oberarmkopf; *2* Schultergelenkpfanne; *3* lange Bicepssehne

Abb. 282. Der Oberarmkopf wird nach der Spaltung der Gelenkkapsel nach oben außen luxiert. *1* Die entfaltete Gelenkkapsel; *2* die aus ihrem Lager herausgenommene und zurückgehaltene Bicepssehne; *3* V. cephalia

Gefäßklemme gefaßt und nach oben herausgezogen. Der Bohrkanal geht quer durch den Oberarmkopf hindurch, und das freie Drahtende, das bereits durch den Scapulahals hindurchgezogen ist, wird von hinten nach vorn durch den Oberarmkopf hindurchgeschoben. Die *Befestigung* des Drahtes erfolgt *von oben* über den *Oberarmkopf.*

ζ) Die Befestigung der Gelenkteile durch die Druckschraube (s. Abb. 285)

Während der Arm in der vorgeschriebenen Stellung, Abduktion von 65⁰, Vorhaltestellung von 35⁰, bei mittlerer Rotation gehalten wird, wird die Druckschraube durch den Humeruskopf in die Schultergelenkspfanne eingebohrt.

Die *Technik* ist folgende: Der Oberarmkopf wird zunächst durch einen Kirschner-Draht temporär fixiert, dann wird parallel hierzu mit einem Bohrer das Bohrloch durch den Oberarmkopf bis in die Schultergelenkspfanne angelegt. Der Bohrer wird wieder entfernt, und die Druckschraube wird eingeschraubt. Hiernach Herausziehen des Kirschner-Drahtes.

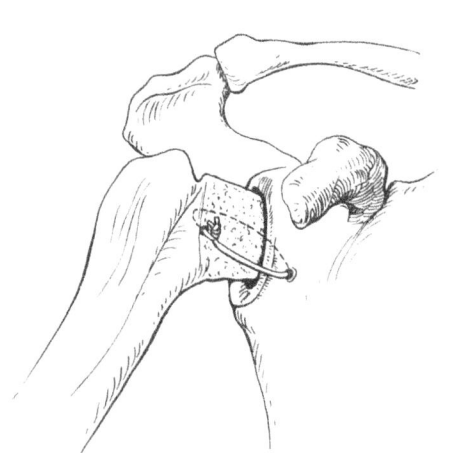

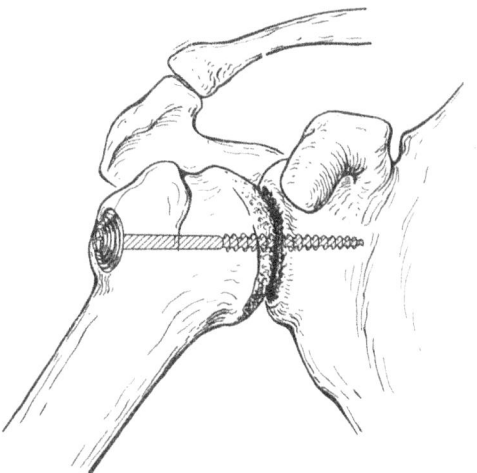

Abb. 284. Drahtbefestigung des Oberarmkopfes in der Schulter-gelenkpfanne. Zur Beachtung! Das Acromion ist noch nicht nach unten geschlagen

Abb. 285. Befestigung des Oberarmkopfes mit der Druckschraube nach MAATZ

η) Zusätzliche Knochenspanung (s. Abb. 279)

Zumal bei *Erwachsenen* ist die Überbrückung des Zwischenraumes zwischen dem Oberarmkopf und dem Acromion besonders zweckmäßig. Der Knochenspan stammt aus dem Humeruskopf und dem oberen Ende vom Oberarmschaft. Nachdem in das freie Ende des Acromion eine Rinne hineingeschlagen ist, wird der Span aus seinem Bett herausgenommen, herumgedreht und in die Rinne von Oberarmkopf und Acromion probeweise hineingepaßt. Erst wenn man sich davon überzeugt hat, daß der Span gut sitzen wird, kommt die endgültige Fixierung des Armes mit der Drahtnaht oder mit der Druckschraube an die Reihe.

ϑ) Abschluß der Operation

Drahtverknotung und Knochenspaneinbettung

Der Arm wird von jetzt an unverrückbar in der vorgeschriebenen Stellung, Abduktion von 65⁰, Vorhaltestellung von 35⁰ bei mittlerer Rotation, gehalten.

Die beiden Drahtenden werden zugedreht, der Knochenspan wird in sein Bett eingesetzt, und feste Kapselperiostnähte werden angelegt. Der eventuell abgelöste Deltoideus wird an seinen Ursprung angeheftet und die Wunde wieder verschlossen.

Ruhigstellung. Arm-Rumpfgipsverband. Die gesunde Schulter bleibt aus dem Verband frei. Der Verband wird auf der operierten Seite bis zum Becken heruntergeführt, damit der Verband einen guten Gegenhalt am Darmbeinkamm hat. Der erste Gipsverband bleibt 3—4 Wochen liegen, der zweite 6—8 Wochen. Die genaue Dauer der Gipsverbandperiode wird durch den Röntgenbefund bestimmt. Sie wird erst beendet, wenn die Verknöcherung einheitlich und die Arthrodese wirklich fest ist.

Nachbehandlung. Wenn die Operationstechnik einwandfrei war und wenn man die Fixierung im Gipsverband bis zur festen Verknöcherung durchführt, *erübrigt sich* die früher geübte Nachbehandlung mit einer Abduktionsbandage.

Die beste *Übungsbehandlung* ist der gute tägliche Gebrauch des Armes.

Die Schulterarthrodese ist einmal wegen ihrer großen praktischen Bedeutung so ausführlich besprochen worden, dann aber auch um zu zeigen, daß es gar nicht so ganz einfach ist, eine gute Arthrodese der Schulter zu machen.

Die *Ungleichheit der Operationserfolge*, über die in dem Schrifttum so oft berichtet ist und die wir auch früher selbst gesehen haben, hängt außer mit den besonderen Gelenkverhältnissen an der Schulter, auch mit der angewandten Technik zusammen. Eine breite Eröffnung des Schultergelenkes ist für eine restlose Entknorpelung der Gelenkflächen unumgänglich nötig. Das Arbeiten von einem zu kleinen Schnitt aus mit dem scharfen Löffel, um die Schultergelenkpfanne zu entknorpeln, genügt auch bei Kindern nicht und gibt den ersten Grund für einen Mißerfolg ab. Ein zweiter Grund ist, daß sich leicht eine Kapselfalte der weiten, schlaffen Kapsel zwischen dem entknorpelten Kopf und der Gelenkpfanne einschiebt. Gleichfalls können sich Weichteile zwischen die entknorpelten Flächen des Acromion und Oberarmkopfes schieben. Man ist immer wieder erstaunt, eine wie dicke Gewebeschicht bei alten paralytischen Schlottergelenken den Raum zwischen dem Acromion und dem Oberarmkopf ausfüllt. Dieses Gewebe muß restlos entfernt werden. Man erhält sonst trotz einer guten Drahtfixierung günstigenfalls eine feste Syndesmose, aber keine Ankylose. Dies sind die Fälle, bei denen sich langsam in späteren Jahren die Abduktionsstellung verringert, wenn die Drahtnaht durch Arrosion des Knochens in den Bohrkanälen locker geworden ist. Der anfängliche Erfolg der Schulterarthrodese geht damit allmählich wieder verloren. Ist das Gelenk nicht breit freigelegt, so merkt man davon nichts, und es ist eigentlich nicht zu verwundern, wenn die erhoffte Verknöcherung der Gelenkflächen ausbleibt.

Berücksichtigt man alle Gesichtspunkte bei der Indikation und der Technik der Operation, und führt man eine sorgfältige Fixierung des Armes bis zur endgültigen Verknöcherung durch, so ist *heute* die Schulterarthrodese eine *zuverlässige Operation*. Sie ist bei einer vollständigen Deltoideuslähmung *jeder Sehnenverpflanzung an Erfolgssicherheit weit überlegen und ist, von Einzelfällen abgesehen, die Operation der Wahl zur baldmöglichen Überwindung des Bewegungsausfalles, den eine Deltoideuslähmung setzt, und beseitigt mit Sicherheit schmerzhafte Reizzustände in dem Schultergelenk.* Sie führt, ganz gleich, ob die Indikation zur Operation eine Schultermuskellähmung oder eine schmerzhafte Gelenkerkrankung war, zu einer wesentlichen Hebung der Gebrauchsfähigkeit des ganzen Armes.

B. Die extra- oder parartikuläre Arthrodese

Die Zahl der Fälle, für die an der oberen Extremität eine extra- oder parartikuläre Arthrodese in Betracht kommt, ist wesentlich geringer als an der unteren, weil die Tuberkulose an den Gelenken der oberen Extremität viel seltener als an der unteren auftritt. Die Zahl der Fälle, bei denen Berichte über eine erfolgreiche operative Behandlung der Schultergelenktuberkulose auch aus dem Auslande vorliegen, ist daher gering. Es sind nur Mitteilungen von Einzelfällen oder einer Serie von einigen Fällen (WATSON-JONES, LANCE, PUTTI, ZANOLI u. a.).

Die *Indikation* zur extra- oder parartikulären Arthrodese an der Schulter ist bei der Tuberkulose aus zwei Gründen gegeben: erstens bei einer alten, in der Kindheit schon behandelten Tuberkulose, bei der nach weitgehender Zerstörung der Gelenkenden eine fibröse „Ankylose" entstanden ist und bei der der Arm funktionsuntüchtig ist, und zweitens bei einer Tuberkulose in der Adoleszenz oder beim Erwachsenen zur Abkürzung der Behandlungszeit. Der Zeitpunkt der Operation ist nach dem Abklingen der floriden Tuberkulose gekommen, also wenn die Tuberkulose in ein inaktives Stadium übergeht.

Eine Vorbehandlung mit einem Tuberculostaticum ist heute eine Selbstverständlichkeit.

Das *Alter* für die Operation ist das der Adoleszenz oder des Erwachsenen. Kinder sind von der Operation auszuschließen.

Die *extraartikuläre Arthrodese* hat auch an der Schulter *gegenüber der Resektion wesentliche Vorzüge.*

Der Eingriff ist kleiner als die Resektion, und ferner ist es bei einer fortgeschrittenen Tuberkulose mit schweren Zerstörungen zweifelhaft, ob es wirklich gelingt, alles kranke Gewebe zu entfernen. Vor allem bleibt nach einer Schultergelenkresektion leicht die knöcherne Versteifung aus. Die Verbindung wird nur fibrös, oder es bleibt gar ein Schlottergelenk zurück.

a) Technik der extraartikulären Schulterarthrodese

Für die Technik der extraartikulären Arthrodese sind verschiedene Verfahren angegeben (s. Abb. 286—291). Sie beruhen mit einer Ausnahme im Prinzip darauf, den Gelenkspalt durch

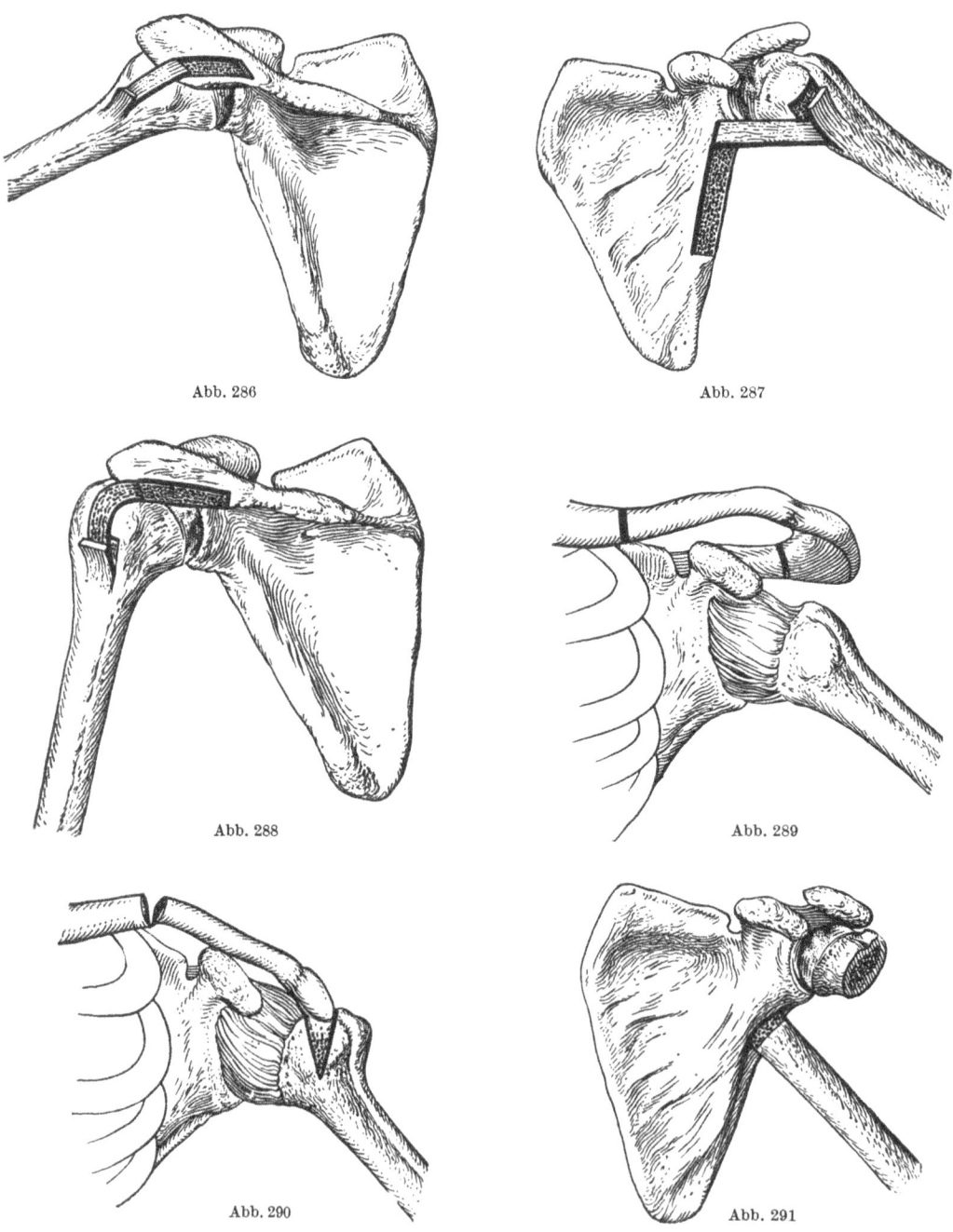

Abb. 286-291. Verschiedene Formen der extra- und pararartikulären Arthrodese. Abb. 286. Ein Knochenspan wird vom Acromion gebildet und nach unten zum Tuberculum maius heruntergeschlagen. Abb. 287. Ein Knochenspan wird dem äußeren Rand der Scapula entnommen und quer hinüber zum Humerus eingefügt (DEGA). Abb. 288. Ein dem hinteren Rand der Spina scapulae entnommener Knochenspan wird zum Oberarm hinübergelegt (PUTTI). Abb. 289 u. 290. Das Acromion wird im ganzen zusammen mit dem lateralen Teil der Clavicula nach unten herumgebogen (WATSON-JONES). Abb. 291. Der Humerusschaft wird subkapital durchtrennt und in den äußeren Rand der Scapula eingestellt (BARON)

ein Knochenstück zu überbrücken. Es stammt entweder aus der Tibia (LANCE) oder wird aus ortseigenen Knochen entnommen. Das ist möglich aus dem Humerus, dem Acromion, dem lateralen Rand der Scapula (DEGA), aus der Spina scapulae (PUTTI) oder unter Herunterklappen des gesamten acromioclaviculären Teiles in einen Knochenfalz des Humerus (WATSON-JONES). Das Vorgehen von BARON weicht völlig hiervon ab (s. Abb. 291). Es wird eine subkapitale Osteotomie gemacht, und der distale Teil des Humerusschaftes wird in ein angefrischtes Bett der Scapula unweit unterhalb der Gelenkpfanne eingestellt. Die Vorzüge der Operation von BARON sind, daß man sich sicher in einer beträchtlichen Entfernung vom Erkrankungsherd hält und daß eine gleichzeitige Adduktionskontraktur ohne weiteres mit beseitigt wird. Die Nachteile des Eingriffes sind, daß die Operation relativ kompliziert ist, daß die Schulterform eine unschöne Abknickung erhält und daß der ganze Arm unnötig verkürzt wird. Die Operation von BARON hat daher *wenig Anhänger* gefunden.

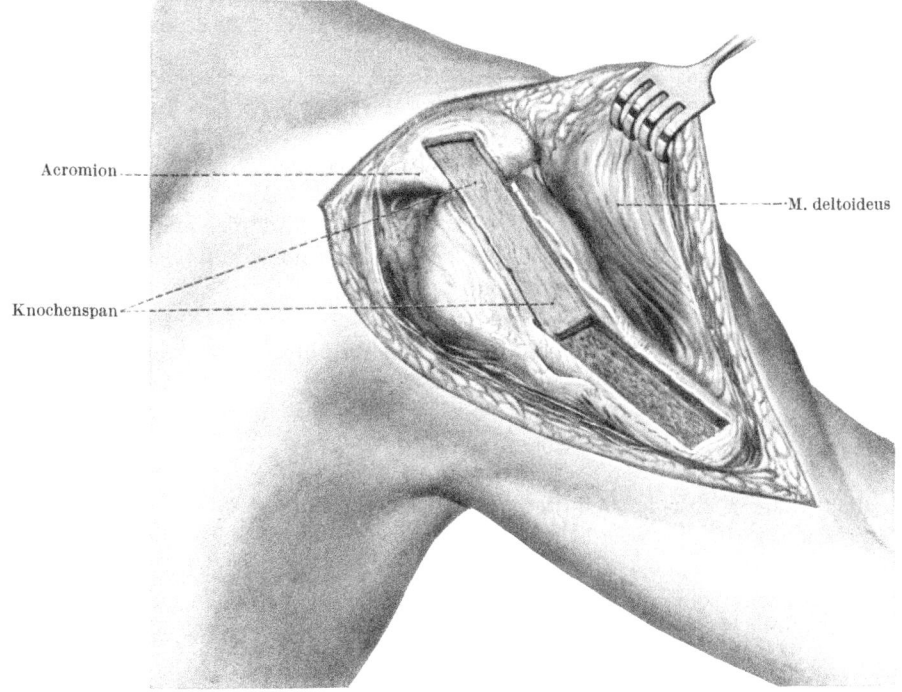

Abb. 292. Technik der parartikulären Arthrodese unter Einfügen eines Knochenspanes, der dem oberen Humerusende entnommen ist

Auch an der Schulter ist die *Verwendung eines Knochenspanes* am besten. Die Stelle, woher man ihn nimmt, wird von dem Knochenbefund abhängig gemacht. Ist der Humerus kräftig und kalkreich, so ist es unbedenklich, den Knochen gleich von ihm zu nehmen. Andernfalls wird als Entnahmestelle die Spina scapulae gewählt, oder es wird der altbewährte Tibiaspan genommen. Das Verfahren von WATSON-JONES scheint besonders für die Fälle geeignet, bei denen infolge einer beträchtlichen Knochenzerstörung an Gelenkkopf und -pfanne der Kopfrest tiefer getreten ist. Es entwickelt sich dadurch ein beträchtlicher Zwischenraum zwischen dem Humeruskopf und dem weit vorspringenden Acromion. Die Clavicula und die Spina scapulae werden etwa 5 cm von ihrem lateralen Ende entfernt eingemeißelt. Das Acromion läßt sich danach gut zur Überbrückung des Zwischenraumes hinunterbiegen, und es wird in einen hochgeklappten Knochenfalz des Humerus eingefügt.

b) Technik der parartikulären Schulterarthrodese (s. Abb. 292)
α) Mit Entnahme eines Knochenspanes aus dem Humerus

Lagerung des Kranken. Seitenlage auf der gesunden Seite.

Hinterer Bogenschnitt von dicht oberhalb des Acromion bis zum Deltoideusansatz. Der hintere freie Rand des *Deltoideus* wird aufgesucht, und der hintere Teil des Deltoideus wird an seinem oberen Ursprung abgelöst. Der Weichteillappen wird mit dem Deltoideus nach vorn um-geschlagen. Anschließend *Freilegung des Acromion und des zentralen Teiles des Humerus* bis dicht an die Gelenkkapsel, die uneröffnet bleibt. Herausmeißeln etwa eines 2 cm breiten und 7 cm langen periostbedeckten Knochenstückes aus dem oberen Humerusende und Anfertigen einer entsprechend breiten Rinne in dem Acromion. Der *Knochenspan* wird aus seinem Bett heraus-genommen, um 180⁰ herumgedreht und in den Spalt im Acromion und in das Lager im Oberarm-schaft eingesetzt und mit dem Vorschlagstück eingetrieben, so daß er richtig verklemmt sitzt. Das überschüssige Periost des Spanes wird durch Knopfnähte mit der Umgebung verbunden. Zurückschlagen des Muskelweichteillappens. Einige wenige Muskelnähte.

β) Mit Entnahme eines Spanes aus der Spina scapulae (s. Abb. 287)

Lagerung des Kranken. Seitenlage auf der gesunden Seite.

Hinterer Bogenschnitt vom mittleren Drittel der Spina scapulae abwärts entlang dem hintern Rand des Deltoideus bis zu dessen Ansatz. Nachvornschlagen des Muskelweichteillappens. Freilegen der Spina scapulae, des hinteren Teiles des Acromion und des Humeruskopfes. Bilden einer Rinne für die Aufnahme des abge-meißelten Teiles der Spina scapulae im hinteren Teil des Acromion und eines deckelförmigen Spaltes am Humerus etwa am Übergang vom Kopf zum Hals. Nach festem Hineinpassen des Knochenspans in sein Lager Zurückschlagen des Muskelweichteillappens.

Ruhigstellung. Die beste Stellung ist, sofern sich diese bei der Operation zwanglos geben läßt, Abduktion von 65⁰, Elevation nach vorn um 35⁰ und leichte Außenrotation.

Ist der Arm in einer starken, für den Gebrauch ungünstigen Adduktionsstellung fixiert, so wird gleich im Anschluß an die Arthrodese von demselben Schnitt aus noch eine V-förmige *Osteotomie des Humerusschaftes* angeschlossen.

Der erste Gipsverband bleibt 4 Wochen liegen. Die Gesamtdauer der *Gipsverbandbehandlung* ist 4—6 Monate. Es ist unbedingt nötig, die strenge Fixierung im Gipsverband beizubehalten, bis eine einheitliche Verknöcherung eingetreten ist. Wird der Gipsverband zu früh fortgelassen, so geht zumindest die für den Armgebrauch so wichtige Abduktionsstellung unter der Wir-kung der Schwere des Armes teilweise verloren.

Die parartikuläre Arthrodese der Schulter erfüllt das, was man von ihr erwartet: Schmerzen, die vor der Operation vorhanden waren, schwinden, weil die Tuberkulose einer schnellen Aus-heilung entgegengeht. Es verknöchert nicht nur das extraartikulär eingefügte Knochenstück, sondern das ganze Gelenk selber. Wird die Operation beim Erwachsenen ausgeführt, so wird durch die Operation die Behandlungszeit der Tuberkulose wesentlich abgekürzt. Der Arm wird durch die Operation wieder weitgehend gebrauchsfähig.

3. Arthroplastik

Wohl ist auch für die Arthroplastik des Schultergelenkes die Operationstechnik von LEXER und insbesondere von PAYR bis ins einzelne ausgebildet worden, aber die Schulterarthroplastik ist im Gegensatz zu der des Ellenbogengelenkes eine seltene Operation geblieben. Es ist, von Ausnahmefällen abgesehen, das Bedürfnis für sie nicht groß. Ein Patient mit einer in günstiger Gebrauchsstellung versteiften Schulter hat durch die kompensatorische Beweglichkeit im Schultergürtel einen so guten Ausgleich seiner Versteifung, daß er meist gar nicht den Wunsch nach einer weiteren Mobilisation hat. *Man darf eines nicht vergessen:* Ein Patient mit einer steifen Schulter ist schmerzfrei und fähig, schwere körperliche Arbeit ausdauernd zu ver-richten. Ob ein Patient mit einer Schulter, die durch eine Arthroplastik wieder mehr oder weniger beweglich geworden ist, schmerzfrei sein wird, ist zweifelhaft. Periarthritische Reizzustände entwickeln sich leicht, und vielfach ist eine Neigung zu einer Adduktionskontraktur vorhanden.

Das Schultergelenk ist das frei beweglichste Gelenk des menschlichen Körpers, und seine Beweglichkeit wird durch das Zusammenspiel von mehr als einem halben Dutzend Muskeln und Sehnen gewährleistet. Sie hängt außer von der Beschaffenheit des Gelenkes selber von der des Gleitgewebes ab, das die Außenseite der Gelenkkapsel sowie die Sehnen und Muskeln umgibt.

An eine *normale Wiederherstellung* dieser Verhältnisse ist durch eine Arthroplastik *nicht zu denken.* Es ist mit der künstlich geschaffenen, noch so vorbildlichen Wiederherstellung der knöchernen Gelenkformen nicht getan. Viel schwieriger ist die Wiederbildung der Gelenkmotoren, der Sehnen und Muskeln. Ihr Spiel wird bei einer noch so guten Wiederherstellung „normaler" Verhältnisse immer erschwert sein, weil das Muskel- und Sehnengleitgewebe durch die Erkrankung oder Verletzung, die zur Schulterversteifung geführt hat, weitgehend verödet ist. Da wir die Überzeugung haben, daß die meisten Patienten mit ihrer steifen Schulter besser daran sind, als wenn ihr Gelenk durch eine Arthroplastik wieder beweglich gemacht wäre, sind wir in der Operationsindikation außerordentlich zurückhaltend gewesen.

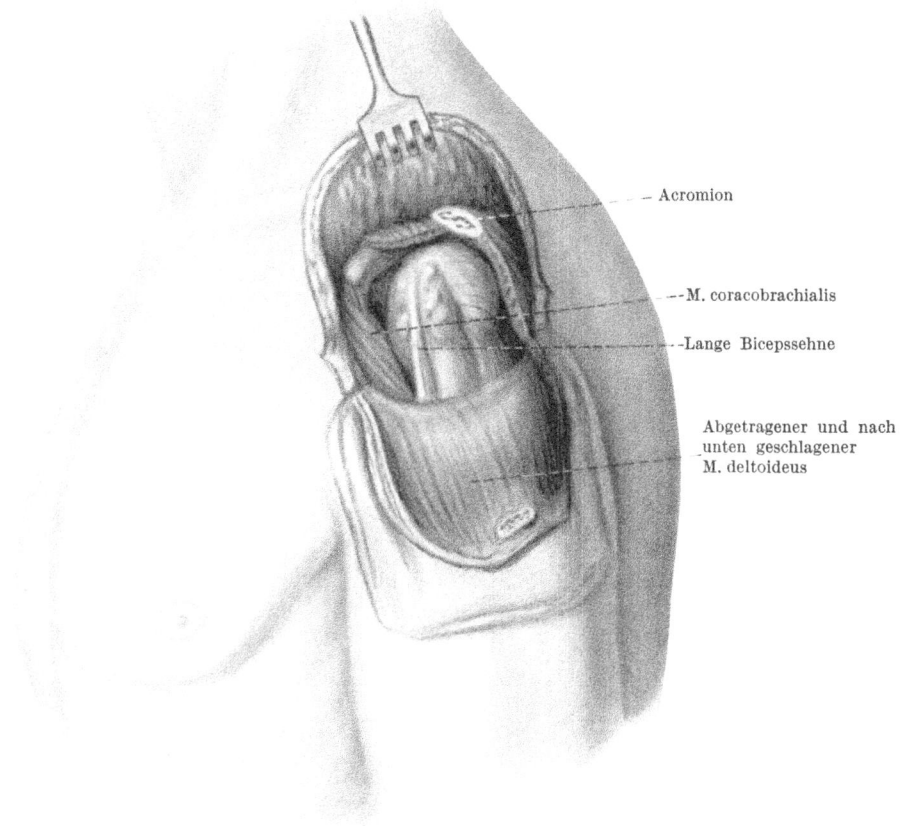

— Acromion

--M. coracobrachialis

--Lange Bicepssehne

Abgetragener und nach
unten geschlagener
M. deltoideus

Abb. 293—295. Schultergelenkarthroplastik

Abb. 293. Typische Eröffnung des Schultergelenkes

Als Interpositionsmaterial für die Schulterplastik haben wir in einzelnen Fällen früher unsere *Plexikappe* wie für die Hüftplastik verwandt. Die Anfangsergebnisse waren vielversprechend, die Dauerergebnisse befriedigten nicht.

Wenn der Humeruskopf nach einer Luxationsfraktur schwer zertrümmert oder nekrotisch war, haben wir diesen entfernt und durch eine *Endoprothese* (JUDET) ersetzt (Abb. 295). Eine befriedigende Beweglichkeit wurde erzielt. Schmerzen traten wenig auf. Es besteht bei der Schulterarthroplastik gegenüber der Hüftarthroplastik der große Unterschied: der starke, mechanische Belastungsdruck fällt weg.

An der Schulter ist sodann auch die Möglichkeit zu einer *halben freien Arthroplastik* gegeben. Es wird hierbei der fehlende Oberarmkopf durch das obere Ende der Fibula mitsamt dem Fibulaköpfchen ersetzt (s. bei Behandlung der Schlottergelenke).

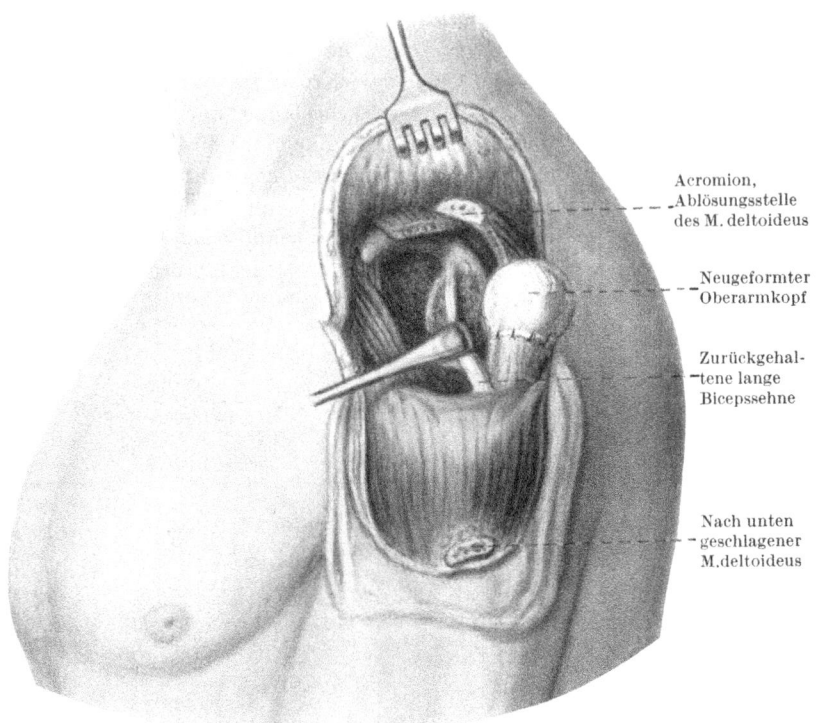

Acromion,
Ablösungsstelle
des M. deltoideus

Neugeformter
Oberarmkopf

Zurückgehal-
tene lange
Bicepssehne

Nach unten
geschlagener
M. deltoideus

Abb. 294. Der Oberarmkopf ist, während die Bicepssehne aus ihrem Bett gelöst und nach innen seitlich gehalten wird, luxiert und bereits neu geformt. Er wird mit einer Fascienhülle überkleidet

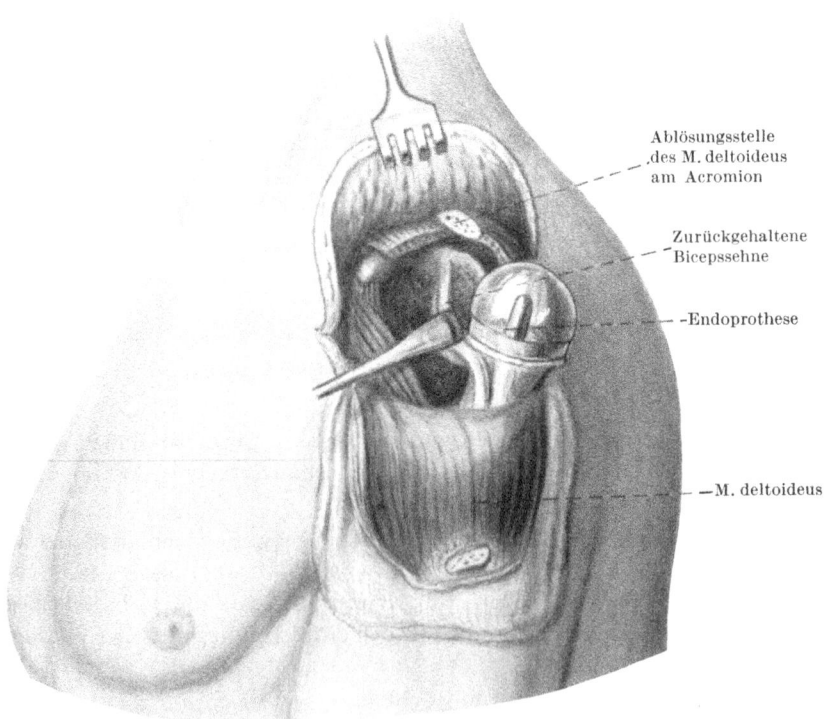

Ablösungsstelle
des M. deltoideus
am Acromion

Zurückgehaltene
Bicepssehne

Endoprothese

M. deltoideus

Abb. 295. Eine Endoprothese ist in das obere Humerusende eingelassen. Die Pfanne ist bereits neu gebildet

a) Technik der Schulterarthroplastik bei erhaltenem Oberarmkopf

Lagerung. Seitenlage.

Schnitt. U-förmiger Schnitt vom Acromion zum Coracoid. Der M. deltoideus wird mit einer Knochenspange vom Acromion abgetragen und nach unten zurückgeschlagen. Der M. subscapularis wird abgelöst, die Kapsel breit eröffnet und der Oberarmkopf wird unter möglichster Schonung der langen Bicepssehne temporär luxiert. Wenn die Bicepssehne ein Hindernis bildet, wird sie Z-förmig durchtrennt; Seidenfäden werden angeschlungen zu ihrer Wiedervereinigung. Der schwer veränderte Kopf wird verkleinert und rundlich geglättet. Als *Interpositionsmaterial* wird eine *Fascie* haubenförmig über den Kopf gestülpt (s. Abb. 294). Die Schultergelenkpfanne wird geglättet, bevor der Oberarmkopf wieder in diese eingestellt wird. Sorgfältige Wiedervereinigung der Muskeln.

Ruhigstellung im Arm-Rumpfgips für 2 Wochen.

Nachbehandlung. Arm-Abduktionsschiene für 4 Wochen. Sorgfältige Übungsbehandlung einschließlich Bewegungsbad.

b) Technik der Schulterarthroplastik bei defektem Oberarmkopf sowie bei veralteten Luxationsfrakturen (s. Abb. 295)

Schnitt. Freilegung des Gelenkes wie oben. Der luxierte Oberarmkopf wird entfernt. Das zentrale Humerusende wird geglättet. Eine *Endoprothese* (JUDET) wird in den Oberarmschaft eingesetzt. Sie muß fest in dem Humerusschaft sitzen und in ihrer Größe exakt in die Schultergelenkpfanne passen. Die Pfanne ist eventuell entsprechend der Form der Endoprothese zu runden.

Ruhigstellung im Arm-Rumpfgipsverband für 2 Wochen.

Nachbehandlung. Armabduktionsschiene. Bewegungsübungen wie oben.

4. Angeborener Schulterblatthochstand

Bei der Behandlung des angeborenen Schulterblatthochstandes ist zu berücksichtigen, daß der Schulterblatthochstand oft nur ein Begleitsymptom einer auffälligen Entwicklungsstörung des gesamten Schultergürtels und des oberen Teiles der Wirbelsäule ist. Man soll sich deshalb bei einer Operation auf das unbedingt Nötige beschränken und durch den Eingriff die Kinder nicht gefährden. Es sind in schweren Fällen durch die Operation bestenfalls gute kosmetische Besserungen, aber keinesfalls normale Verhältnisse erreichbar.

Die Operation ist die einzige Behandlung, die bei dem angeborenen Schulterblatthochstand einen Sinn hat. Der Zeitpunkt der Operation ist vom 3.—4. Lebensjahr an aufwärts. Ein Hinausschieben der Operation ist nicht ratsam, weil die Begleitskoliose sonst stärker wird. — Wenn die Operation in der frühen Kindheit versäumt war, muß sie in späteren Jahren nachgeholt werden. Der Eingriff wird dann größer, und die Ergebnisse werden bescheidener. Man muß sich auf die Abtragung des oberen Teiles des Schulterblattes mit dem großen, hakenförmigen Fortsatz beschränken. Ein Herunterziehen des Schulterblattes im ganzen ist kaum mehr möglich.

Die Operation hat mehrere Aufgaben: erstens Lösung der bindegewebigen, knorpeligen oder knöchernen Verbindung vom oberen inneren Schulterblattwinkel mit der Wirbelsäule, zweitens Abtragung des kosmetisch störenden supraspinösen Teiles des Schulterblattes mit dem meist hakenförmigen, nach vorn umgeschlagenen Fortsatz und drittens, wenn möglich, eine Tieferverlagerung des gesamten Schulterblattes.

Für diese *Verschiebung des Schulterblattes* nach unten sind verschiedene Operationsverfahren angegeben. Am bekanntesten ist das von KÖNIG, wonach die Scapula dicht neben ihrem medialen Rand durchtrennt wird (s. Abb. 296). Während der kleine mediale Teil des Schulterblattes an Ort und Stelle stehenbleibt, wird der große übrige Teil kräftig nach unten gezogen. In dieser neuen Stellung werden die beiden gegeneinander verschobenen Schulterblattstücke nach Anlegung von zwei Bohrlöchern mit zwei kräftigen Seiden- oder Drahtschlingen befestigt. Außerdem soll die Scapula noch durch einen aktiven Muskelzügel, der aus dem Latissimus dorsi stammt und am unteren Rand der Scapula angehangen wird, in ihrer neuen Stellung gesichert werden.

Ähnlich ist Wittek vorgegangen. Diese Operationen sind *dem späteren Kindesalter vorbehalten*, da sie für Kleinkinder zu eingreifend sind. Putti und Spitzy haben sich bemüht, auf einfachere Weise eine Stellungsverbesserung des Schulterblattes zu erreichen (s. Abb. 297). Putti ging so vor, daß er den unteren Schulterblattwinkel mit einem kräftigen Seidenfaden an der 7. bis 8. Rippe befestigte. Spitzy wählte als Fixierungspunkt den 11. Brustwirbeldornfortsatz. Er legte Wert darauf, die Fixierung nur temporär, etwa für $^1/_2$ Jahr, aufrechtzuerhalten, dann wurde die Seidenverbindung wieder gelöst in der Erwartung, daß das Schulterblatt jetzt durch narbige Verwachsungen ausreichend in der neuen Stellung gehalten würde. Der Vorteil des Vorgehens von Spitzy ist, daß keine wesentliche Bewegungshemmung des Schulterblattes bestehen bleibt.

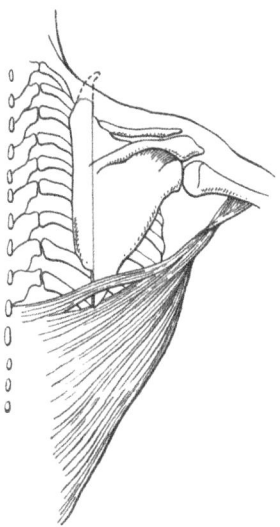

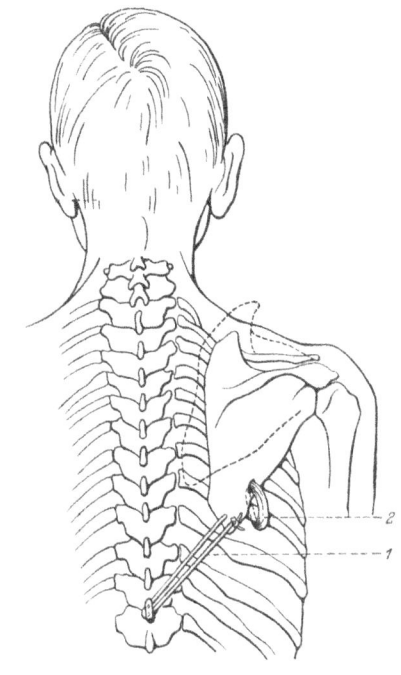

Abb. 296. Angeborener Schulterblatthochstand. Verschiebung des Schulterblattes im ganzen nach unten unter Stehenlassen einer medialen Knochenspange. Schematische Darstellung des Verfahrens von König

Abb. 297. Befestigung des heruntergeholten Schulterblattes durch ein Seiden- oder Fascienband an der 8. Rippe nach Putt (2) oder an den 11. Brustwirbeldornfortsatz nach Spitzy (1)

Technik der Operation des Schulterblatthochstandes (s. Abb. 298—300)

Lagerung in Bauchlage mit flachem Sandsack unter der zu operierenden Schulter.

α) Lösung der Verwachsung des Schulterblattes mit der Wirbelsäule und Abtragen des supraspinösen Teiles

Großer bogenförmiger Schnitt entlang dem inneren Rand des Schulterblattes. Nach Durchtrennung der Rückenfascie Eingehen auf die Spina scapulae. Von hier aus wird zuerst die Verbindung des Schulterblattes am oberen medialen Schulterblattwinkel mit der Wirbelsäule aufgesucht und gelöst, diese kann bindegewebig oder knöchern sein. Dann wird die Muskulatur oberhalb von der Spina scapulae vorsichtig mit dem Raspatorium zurückgeschoben, und der supraspinöse Teil des Schulterblattes wird freigelegt. Soweit dieser stark vorsteht, wird er abgetragen. Hierauf wird der hakenförmige, nach vorn und halswärts gerichtete Fortsatz des Schulterblattes aufgesucht und, während man sich ganz eng am Knochen hält, freipräpariert. Dieser Fortsatz, der sehr weit nach vorn reichen kann, wird mit einer Knochenschere abgetragen. Wenn man vorsichtig vorgeht, ist das Freilegen und Abtragen des hakenförmigen Fortsatzes fast ohne Blutung möglich.

β) Tieferverlagerung und Fixierung des Schulterblattes in der neuen Stellung

Wenn man nicht die Teilverschiebung des Schulterblattes nach König (s. o.) machen will, kann man auch das Schulterblatt im ganzen nach Lösung der knöchernen Verbindungen und

Verwachsungen nach unten verschieben und in der neuen Stellung mit der Rückenfascie durch Seidenknopfnähte befestigen. Erscheint einem diese Befestigung nicht genügend, so kann man nach SPITZY die Seidenbefestigung an dem 11. Brustwirbeldornfortsatz hinzunehmen.

Schnitt. Kleiner Schnitt neben dem 11. Brustwirbeldornfortsatz zu dessen Freilegung. Durch den unteren Winkel des Schulterblattes und ebenso durch den 11. Brustwirbeldornfortsatz wird je ein Bohrloch mit dem Pfriem angelegt. Eine kräftige Seidenschlinge wird zuerst mit Hilfe einer Drahtschlinge durch das Bohrloch in der Scapula gezogen, dann wird die Seide mit einer Kornzange subcutan zum 11. Brustwirbeldornfortsatz geführt und hier ebenfalls durch das Bohrloch gezogen. Die Seide wird verknüpft, während das Schulterblatt nach unten gehalten wird.

Ruhigstellung. *Arm-Rumpfgipsverband* in rechtwinkliger Abduktionsstellung des Armes für 4—6 Wochen. Anschließend Beginn mit gymnastischer Nachbehandlung.

Nachbehandlung. Sie ist äußerst wichtig. Die Übungen sind Hängen in der Halskrawatte, aktives und passives Schulterzurücknehmen und Armrotationsübungen.

Wenn das Schulterblatt mit einer Seidenschlinge temporär an dem 11. Brustwirbeldornfortsatz fixiert war, sind aktive Armelevationsübungen erst möglich, wenn diese Verbindung etwa $^1/_2$ Jahr nach der Operation wieder gelöst ist!

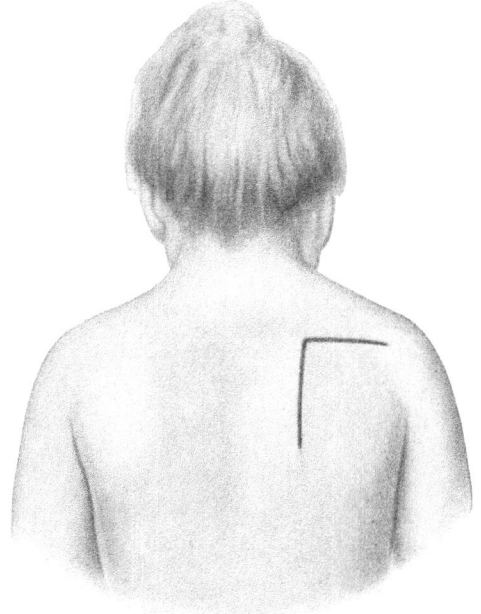

Die Operationsresultate sind in kosmetischer Hinsicht auch bei den vereinfachten Operationen in den ersten Lebensjahren durchaus befriedigend, selbst wenn sich der obere hakenförmige Fortsatz zum Teil wieder bilden sollte. Wenn dies der Fall ist, so wird er durch eine kleine Nachoperation entfernt. Die Hals-Schulterlinie läßt sich durch eine gute Nachbehandlung weiterhin verbessern.

Besonders schön werden die Ergebnisse der Operation nach KÖNIG, die von uns modifiziert

Abb. 298. Hautschnittführung zur Freilegung des Schulterblattes

wurde. Man kann sie bei älteren Kindern, etwa vom 6. Jahre ab, machen. Die Kinder, die bisher einen unschönen, kurzen, gedrungenen Hals hatten, bekommen eine unauffällige gestreckte Halsform, und das lästige Abstehen des Schulterblattes wird gleichfalls beseitigt. Das Ausmaß der Gesamtbesserung hängt natürlich davon ab, ob der Schulterblatthochstand die einzige Deformität ist oder ob gleichzeitig noch andere Mißbildungen vorliegen.

5. Schulterschlottergelenk nach Resektion

Die Verhältnisse liegen an der Schulter nach Gelenkresektionen ähnlich wie an der Hüfte. Wenn sparsam reseziert wird und wenn es gelingt, das obere Humerusende in einen gewissen Kontakt mit der Schultergelenkpfanne zu bringen, so entwickelt sich unter Umständen eine straffe nearthrotische Verbindung, die eine leidliche Armfunktion zuläßt. Für die Mehrzahl der Fälle, insbesondere bei denen mit großen Resektionen, trifft dies nicht zu. Das Eigengewicht des Armes vergrößert den Zwischenraum zwischen dem oberen Humerusende und der Gelenkpfanne ständig, und der Arm hängt willenlos pendelnd am Brustkorb herab oder wird bei schmerzhaften Zerrungszuständen am Plexus ängstlich bei gebeugtem Ellenbogen an den Rumpf angepreßt gehalten. Die orthopädischen Apparate haben nur einen Sinn, wenn sie ein richtiges Rumpfteil haben. Sie werden dadurch schwerfällig, bessern zwar die Funktion des Armes, sind aber ausgesprochen lästig beim Tragen. Der Ersatz eines orthopädischen Hilfsmittels durch eine gute Operation zur Beseitigung des Schlottergelenkes ist an der Schulter ein wirkliches Bedürfnis. — Es gibt zwei grundverschiedene Wege zur Beseitigung des Schlottergelenkes der Schulter: den der Schultergelenkverriegelung und den der halben freien Arthroplastik. Die Schultergelenkverriegelung ist das typische Operationsverfahren. Die halbe Arthroplastik ist ein Ausnahmeverfahren für den Einzelfall.

A. Schultergelenkverriegelung

Sie wird mittels eines Tibiaspanes ausgeführt, der von dem oberen Humerusende zum Acromion hinübergelegt wird. Gleichzeitig wird das obere Humerusende gegen den Pfannenrand gestemmt.

Technik der Schultergelenkverriegelung bei einem Schlottergelenk

Die Schnittführung ist meist durch die Narbenverhältnisse vorgezeichnet. Schnittlage am besten am vorderen Rand des Deltoideus im Sulcus deltoideo-pectoralis.

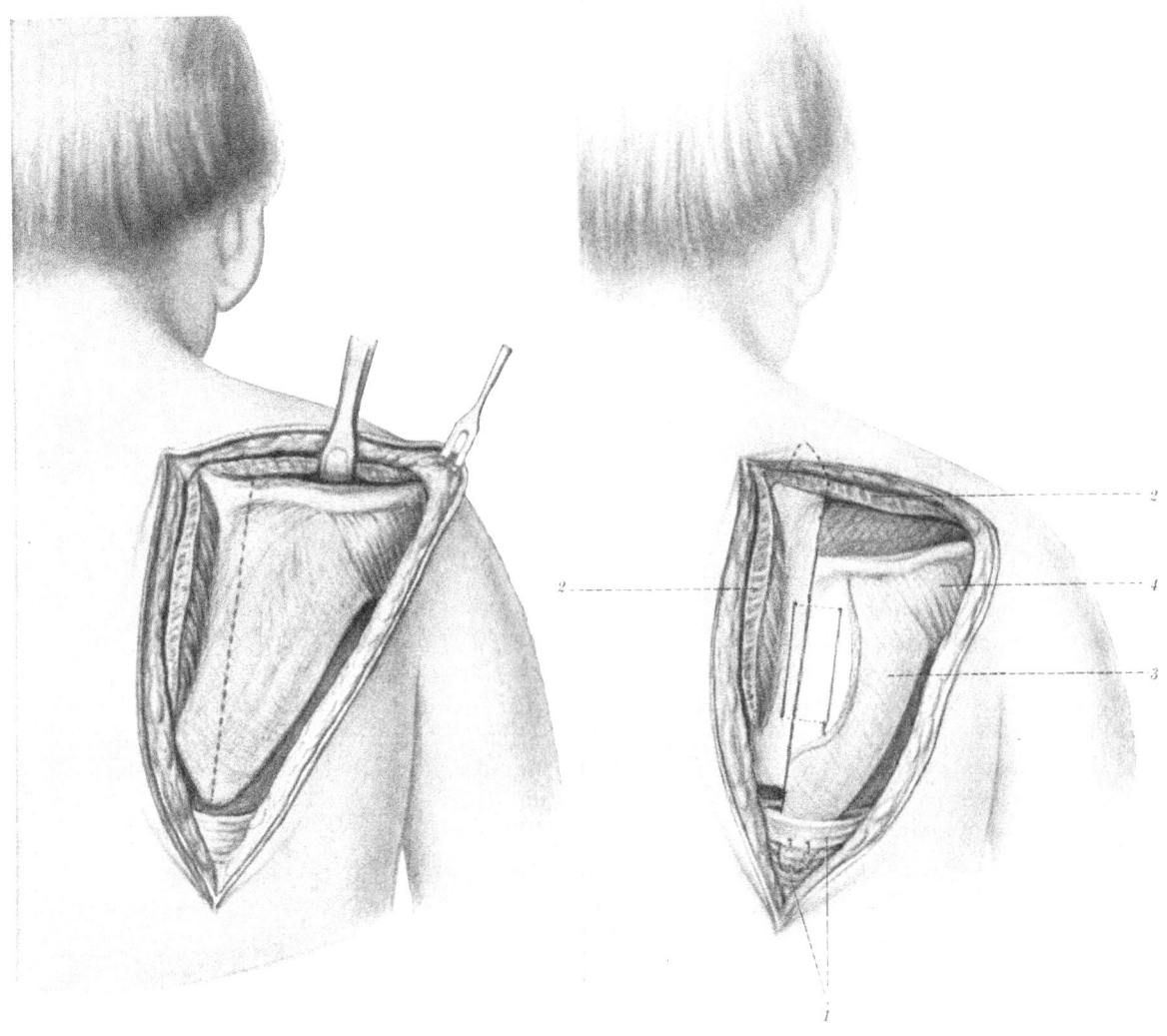

Abb. 299   Abb. 300

Abb. 299 u. 300. Operation des Schulterblatthochstandes. Abb. 299. Der M. supraspinatus wird subperiostal abgelöst, um an den hakenförmigen Fortsatz des Schulterblattes zu kommen. Die Durchtrennungslinie der Scapula ist punktiert gezeichnet. Abb. 300. Das ganze Schulterblatt ist bis auf das schmale mediale Stück, das stehengelassen wurde, nach unten verschoben. Es ist in dieser Stellung mit einer doppelten Drahtnaht befestigt und außerdem noch durch Einfügen des unteren Schulterblattwinkels in den M. latissimus dorsi in seiner Stellung gesichert. *1* M. latissimus dorsi; *2* M. trapezius; *3* M. infraspinatus; *4* M. deltoideus

α) Freilegung der Knochenenden

Der schwer geschädigte Deltamuskel wird nach außen zurückgeschlagen und das obere Humerusende freigelegt. Nachdem man erst an einer Stelle auf den Knochen gestoßen ist, arbeitet man sich von hier, gut subperiostal sich haltend, weiter vor, bis das obere Humerusende 5—10 cm frei ist. Die wichtigen Armnerven, insbesondere der N. radialis und N. musculo-cutaneus, haben meist enge Beziehungen zu dem oberen Humerusende und sind nicht selten mit diesem mehr oder weniger verwachsen (s. Abb. 301). Ihre *Lage* wird durch elektrische Untersuchung mit den Nadelelektroden geklärt. Um das obere Humerusende gut an das Acromion heranbringen zu können, sind derbschwielige Narbenmassen auszuschneiden. Das Acromion selbst wird weitgehend freigelegt.

β) Herrichten des Spanlagers

Während der Arm in der günstigen Versteifungsstellung von 60⁰ Abduktion und 30⁰ Vorhalte-stellung bei mittlerer Rotation gehalten wird, wird die beste Lage für den Span vom Humerus-ende zum Acromion mit einem Metallmaßband und gleichzeitig die Spanlänge festgestellt. Dem-entsprechend wird aus dem oberen Humerusteil eine Längsrinne und aus dem Acromion ein Spalt, in den der Span eingeklemmt wird, herausgemeißelt (s. Abb. 302). In einzelnen Fällen wird das obere Ende des transplantierten Knochenspanes direkt in den alten Pfannenboden eingefalzt (s. Abb. 303).

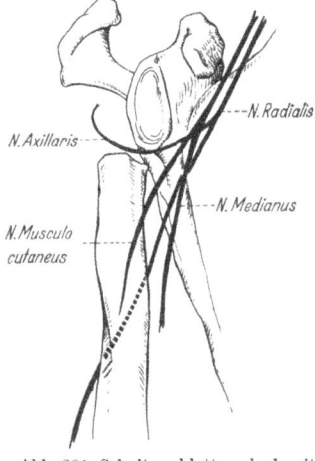

Abb. 301. Schulterschlottergelenk mit seinen Beziehungen zu den wichtigen Armnerven

γ) Spaneinpassung

Der gut mit überschüssigem Periost bedeckte Tibiaspan wird zunächst in die Rinne im Humerus eingelassen und dann in den Spalt des Acromion eingetrieben. Wenn der Span fest im Humerus verkeilt ist, ist nicht in jedem Falle eine Drahtumschlingung am peripheren Ende des Spanes nötig, am zentralen ist eine Draht-sicherung mit dem Acromion unerläßlich. Sie geschieht mit einer Drahtnaht, die durch zwei Bohrlöcher im Acromion geführt ist. Die gute Ausbreitung des überschüssigen Spanperiostes über das Acromion und auf das obere Humerusende ist zur Förderung der Verknöcherung wichtig. Das Spanperiost wird mit dem Periost der Nachbarschaft durch Knopfnähte verbunden.

B. Querverriegelung

Da die praktische Erfahrung gezeigt hat, daß der Halt und die Verbindung des Knochen-spanes in einem Teil der Fälle nicht ausreicht, ist noch die *Querverriegelung* notwendig (s. Abb. 304).

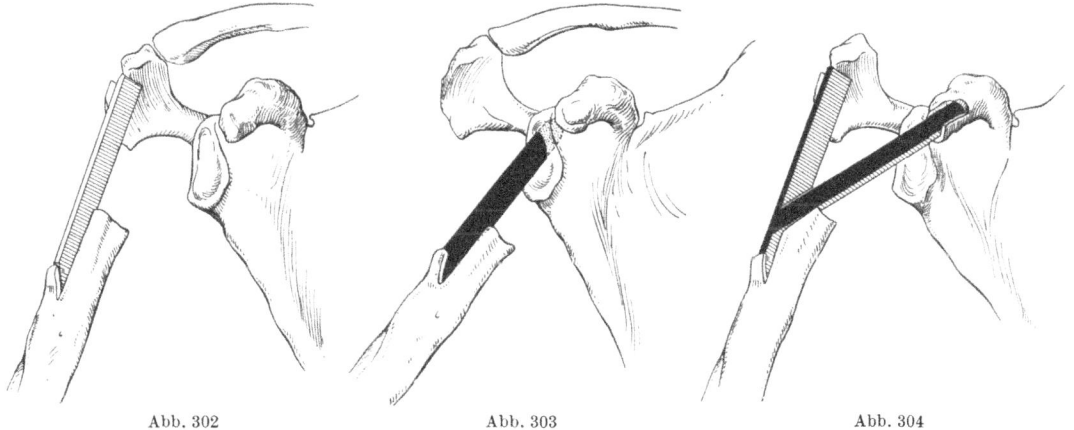

Abb. 302   Abb. 303   Abb. 304
Abb. 302 u. 303. Die Verriegelung des Schulterschlottergelenkes. Abb. 302. Durch Einfügen eines Knochenspanes vom Humerus zum Acromion. Abb. 303. Durch Einfügen eines Knochenspanes vom Humerus zur Gelenkpfanne
Abb. 304. Die Querverriegelung eines Schlottergelenkes

Es wird ein zweiter Knochenspan vom Coracoid quer herüber auf das obere Humerusende oder auch auf den eingepflanzten Knochenspan eingefügt. Die Befestigung am Processus coracoideus erfolgt in einer Kerbe, in die der Knochenspan eingelassen und mit einer Drahtnaht gesichert wird, und die am Oberarm in einer flachen, schrägverlaufenden Rinne. Eine zusätzliche Draht-naht verbessert den Halt.

Ruhigstellung. Arm-Rumpfgipsverband für 4 Monate.

Nachbehandlung. Die genaue Zeit der Gipsverbandperiode wird durch den Eintritt der festen Verknöcherung zwischen dem oberen Humerusanteil und dem Acromion bestimmt. Nach Gipsabnahme Aufnahme von Bewegungsübungen, zuerst für das Ellenbogengelenk und anschließend für den Schultergürtel.

Bei der Schulterverriegelung wegen eines Schlottergelenkes soll man bestrebt sein, den Zwischenraum, der zwischen dem oberen Humerusende und dem Acromion von dem Knochenspan überbrückt wird, möglichst klein zu halten. Je kleiner er ist, um so kürzer ist die Gipsverbandperiode und um so schneller kann der Arm für eine funktionelle Beanspruchung freigegeben werden. Ein in guter Gebrauchsstellung in der Schulter versteifter Arm bedeutet eine nur mäßige Funktionsbehinderung, weil die Schultersteife durch die Beweglichkeit im Schultergürtel kompensatorisch gut ausgleichbar ist.

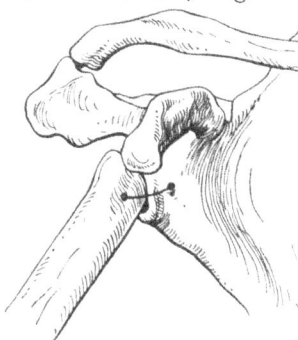

Abb. 305. Die einfache Einstellung des Oberarmendes in die alte Schultergelenkpfanne und Befestigung mit Drahtnaht oder besser mit Druckschraube

Die operative Behandlung des Schulterschlottergelenkes läßt sich in *günstig* gelegenen Fällen auch in vereinfachter Weise durchführen. Es sind die Fälle mit einem noch relativ lang erhaltenen Oberarmschaft. Hier reicht es aus, das obere Ende des Humerus in die alte Pfanne einzustellen, nachdem diese von allem Narbengewebe befreit und ausgiebig angefrischt ist (s. Abb. 305). Die Sicherung der Stellung kann durch eine Druckschraube analog wie bei der Schulterarthrodese (s. d.) erfolgen. Zusätzlich kann das Acromion noch angefrischt, heruntergebogen und in breiter Fläche auf das gleichfalls angefrischte äußere, obere Humerusende aufgelegt werden. Periost- und Weichteilnähte reichen meist zur Fixierung aus.

Auch dieses Verfahren ermöglicht, in richtig ausgewählten Fällen erfolgreich schwere Schulterschlottergelenke zu beseitigen.

THOMSEN ist bei der Behandlung der Schulterschlottergelenke in modifizierter Weise vorgegangen. Er füllt den Hohlraum, der zwischen der Gelenkpfanne und dem Acromion besteht, dadurch aus, daß er eine Knochenlamelle von der Unterseite des Acromion nach unten schlägt. Das obere freie Humerusende wird zwischen dem oberen angefrischten Pfannenpol und dem Acromion eingeklemmt. Die Fixierung erfolgt durch einen Draht, der durch ein Bohrloch in der Spina scapulae und dem Humerus hindurchgeführt wird. Die beiden Drahtenden werden über dem Acromion gekreuzt. Die Fixierung des Oberarmes am Schulterblatt ist auch hiernach gut, und THOMSEN hat über gute funktionelle Ergebnisse berichtet.

C. Halbe freie Schultergelenkplastik

Diese Form der Schultergelenkplastik erfordert absolut aseptische Verhältnisse. Ungünstige störende Narben werden deshalb durch eine Voroperation ausgeschnitten, und gleichzeitig wird das obere Humerusende angefrischt. Da man bei dieser Schultergelenkplastik, wenn es sich um Gelenkzerstörungen nach schweren Eiterungen handelt, breit in das alte Infektionsgebiet hineinkommt, ist der Zeitpunkt für diese Operation lange, mindestens $1^1/_2$ bis 2 Jahre nach Abschluß der Eiterung hinauszuschieben. Außerdem werden nur solche Fälle für die Gelenkplastik ausgewählt, bei denen der Zustand der *Schultermuskulatur* eine *kraftvolle Gelenkführung* erwarten läßt. Der Defekt des Oberarmgelenkkopfes wird durch das frei verpflanzte obere Fibulaende mit dem Fibulaköpfchen ausgeglichen. Das Fibulaköpfchen ist zur Hälfte mit Gelenkknorpel überzogen und eignet sich seiner Form nach gut für eine funktionelle Anpassung an die Schultergelenkpfanne. Der Verlust des oberen Fibulaendes mitsamt dem Köpfchen ist für die Stabilität des Beines praktisch bedeutungslos. Der Halt für den neuen Oberarmgelenkkopf wird durch eine tabaksbeutelähnliche Kapselhülle gegeben, die aus dem Rest der alten Gelenkkapsel bzw. aus dem periartikulären Bindegewebe gebildet wird. Die Interposition irgendeines besonderen Gewebes zwischen dem neuen Oberarmkopf und der alten Gelenkpfanne erübrigt sich. Der neue Kopf ist mit Gelenkknorpel bedeckt, und auf der alten Schultergelenkpfanne bleibt eine federnde Weichteilschicht liegen.

Technik der Schultergelenkplastik zur Beseitigung eines Schlottergelenkes bei Fehlen des oberen Humerusendes durch das obere Fibulastück (s. Abb. 306)

Schnitt. Längsschnitt entlang dem vorderen Deltoideusrande und Nachaußenschlagen des Muskels zur Freilegung des freien Humerusendes.

α) Herrichten des oberen Humerusendes und Entschwielung der alten Schultergelenkgegend

Eine längliche Rinne wird in der Vorderseite des Humerus gebildet. Die Rinne reicht bis in den Markraum. Ihre Breite ist so groß, daß die Fibula gerade hineinpaßt. Das derbschwielige Narbengewebe wird weitgehend ausgeschnitten. Aus der Restgelenkkapsel bzw. aus dem periartikulären Bindegewebe wird eine beutelartige Kapsel gebildet, die zentral geschlossen und peripher zur Aufnahme für das Fibulaköpfchen offen ist. Die Schultergelenkpfanne wird ganz freigelegt. Nur eine dünne Bindegewebslage läßt man darüber, weil der Knorpel entweder ganz fehlt oder schwer geschädigt ist.

β) Einpflanzen des oberen Fibulaendes als Ersatz für das fehlende obere Humerusende

Das Fibulastück wird in Zwischenräumen von etwa 1 cm mehrfach perforiert. Zwei solcher Reihen von kleinen Bohrlöchern werden an der gegenüberliegenden Seite so angelegt, daß dem Bohrloch auf der einen Seite ein Stück geschlossener Corticalis auf der Gegenseite entspricht. Die Bohrlöcher werden gemacht, um eine schnelle Revascularisierung des Fibulaspanes und damit einen schnelleren knöchernen Umbau zu erreichen.

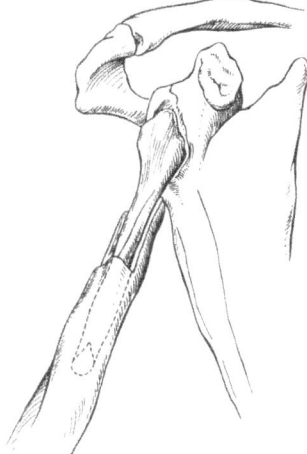

Abb. 306. Freie Schultergelenkplastik. In den Oberarmdefekt ist die Fibula mit dem Fibulaköpfchen eingesetzt worden

Das Fibulastück wird so in den Humerus eingelassen, daß die schräggestellte Gelenkfläche des Fibulaköpfchens der Schultergelenkpfanne zugewandt ist. Das Fibulastück wird entlang der Knochenrinne in den Humerus eingefügt und über die Rinne hinaus noch für einige Zentimeter in die Markhöhle eingebolzt. Zur Erhöhung der Fixierung wird das Fibulastück mit zwei Drahtnähten befestigt, die durch Bohrlöcher im Humerus hindurchgezogen sind. Zum Schluß wird das neu geschaffene Kapselgebilde wie eine Haube über den Fibulakopf, der jetzt den Humeruskopf darstellt, gestülpt und am „Gelenkhals" mit einer ringförmigen Raffnaht angebunden. Nach Zurückschlagen des Deltamuskels Wundverschluß.

Ruhigstellung. Arm-Rumpfgipsverband.

Nachbehandlung. Gesamtdauer der Gipsfixierung der Schulter etwa 4 Monate. Nach 3 Monaten Beginn mit aktiven Anspannungsübungen des Deltamuskels in dem schalenförmig aufgeschnittenen Gips.

Der plastische Ersatz des ausgefallenen oberen Humerusendes durch das obere Stück der Fibula mitsamt dem Fibulaköpfchen ist technisch einwandfrei ausführbar. Gelenkphysiologisch ist, da das Fibulaköpfchen keine Kugelform hat und außerdem nur zur Hälfte mit Gelenkknorpel bedeckt ist, allerdings nur ein teilbewegliches Schultergelenk zu erwarten, insbesondere sind die Drehbewegungen beschränkt. Die Kraftleistung, zu der das neugebildete Gelenk fähig ist, hängt außer von der Übungsenergie des Patienten auch von dem anatomischen Beschaffenheit des Deltamuskels ab. Die Dauerbewährung dieses Ersatzgelenkes kann heute schon relativ gut beurteilt werden. Wir haben einen Patienten, bei dem wir das Ergebnis der Operation über 15 Jahre verfolgen konnten.

6. Veraltete Luxationen der Clavicula

Die veralteten Luxationen der Clavicula sind im Acromio-Claviculargelenk weit häufiger als im Sterno-Claviculargelenk. Für beide Formen gilt, daß *eine Operation nur bei wesentlichen Beschwerden angezeigt ist*. Oft tritt eine so gute funktionelle Anpassung ein, daß eine Operation unnötig ist.

A. Operation der veralteten Luxation im Acromio-Claviculargelenk

Die Clavicula muß sehr zuverlässig fixiert werden, wenn die Operation von Erfolg begleitet sein soll. Es wirkt eine gewaltige Kraft auf das Gelenk mit dem langen Hebelarm des Armes ein! Die Vernähung der Gelenkenden mit *Drahtnähten* reicht nicht aus, sie halten für die Dauer oft nicht und schneiden durch oder reißen. Die Fixierung mit *Fascie* ist gut und dauerhaft, mit der Voraussetzung, daß die Fascie zuverlässig befestigt ist und daß sie vor einer Überdehnung geschützt wird, bevor sie fest verheilt ist. Das kann durch eine gewöhnliche Drahtnaht geschehen, die eventuell später wieder entfernt wird. Das ist besonders gut möglich, wenn man die Technik nach BUNNELL mit dem ,,Pull-out-wire"-Verfahren anwendet. Wir bevorzugen aber die Fixierung der Gelenkenden durch einen Kirschner-Draht, der vom Acromion her durch das Gelenk in die Clavicula eingebohrt und nach 6—8 Wochen wieder entfernt wird. Die Drahtführung ist die gleiche wie für die Behandlung der frischen Verrenkung im Acromio-Claviculargelenk.

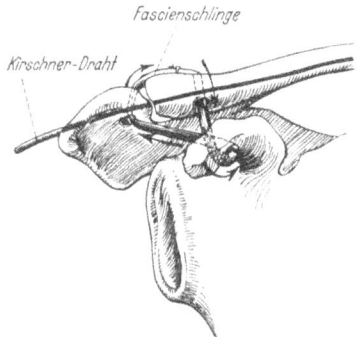

Abb. 307. Veraltete Luxation im Acromio-Claviculargelenk. Führung der Fascienschlinge nach BUNNELL. Zusätzlich ist ein Kirschner-Draht vom Acromion her in die Clavicula eingeführt worden. Der Draht wird an seinem freien Ende hakenförmig umgebogen, um ein Nachaußenwandern zu vermeiden

a) Technik der Fixierung der Gelenkenden des Acromio-Claviculargelenkes durch eine Fascienschlinge mit einer primären Drahtsicherung

Schnitt. Leicht bogenförmiger Schnitt zur Freilegung des Acromio-Claviculargelenkes.

α) Fixierung der Gelenkenden durch die Fascienschlinge

Das Periost wird an der Clavicula längsgespalten und abgeschoben. Zwei Bohrlöcher sind erforderlich: je eines geht quer durch das Acromion und das freie Ende der Clavicula. Der Fascienstreifen wird schlingenförmig zur Rekonstruktion der beiden Gelenkbänder des Schultereckgelenkes geführt.

Die *Fascienführung* ist folgende (nach BUNNELL) (s. Abb. 307): Die Fascie, an der ein Seiden- oder Catgutfaden angehangen ist, wird nach oben durch das Bohrloch in der Clavicula hindurchgeleitet, um mit einem Deschamps um den Processus coracoideus herumgeführt zu werden. Nun wird sie durch das Bohrloch im Acromion nach oben durchgezogen. Zum Schluß werden die Enden miteinander vernäht. Wir halten es für gut zur Sicherung der Stellung der luxierten Clavicula und um eine Überdehnung der Fascie zu vermeiden noch zusätzlich einen Kirschnerdraht von außen her einzuführen.

β) Temporäre Fixierung der Gelenkenden durch einen Kirschner-Draht

Der Draht wird von einer kleinen Stichincision quer durch das Acromion hindurch etwa 10 cm in die Clavicula vorgetrieben (s. Abb. 308). Das freie Ende des Drahtes wird subcutan am Acromion winkelförmig umgebogen (A.N. WITT).

Ruhigstellung. Arm-Rumpfgipsverband bei einer Armabduktion von 45° und einer Elevation nach vorn von 30° für 4 Wochen.

Nachbehandlung. Nach 6—8 Wochen Drahtentfernung. Aufnahme von leichter Gymnastik.

b) Verschraubung der Clavicula gegen den Processus coracoideus

Man muß zugeben, daß die Behandlungsresultate der Fixierung des Acromio-Claviculargelenkes nach alten Luxationen nicht immer so ideal sind, wie man es sich wünscht. Es ist daher erfreulich, wenn ein neuer Gedanke in der Behandlung dieser Verletzungsfolge auftaucht. Es ist der von B. M. BOSWORTH, der die Verschraubung des peripheren Endes der Clavicula gegen den Processus coracoideus empfohlen hat (s. Abb. 309).

Die *Technik* ist einfach. Eine Druckschraube wird durch ein Bohrloch der Clavicula, während die Clavicula gut reponiert gehalten wird, in den Processus coracoideus eingebohrt. Wichtig ist, wie das auch sonst bei der Benutzung von Schrauben am Knochen notwendig ist, daß die Schraube durch beide Corticalisteile hindurchgeht.

Dadurch, daß die Clavicula unverrückbar fest in der reponierten Stellung gehalten wird, kann der Bandapparat wieder fest verheilen, so daß es nichts mehr ausmacht, wenn sich später die Schraube lockert. Eine endgültige Festigkeit ist im Acromio-Claviculargelenk wieder eingetreten.

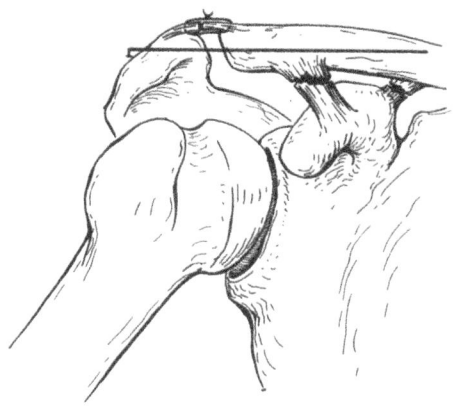
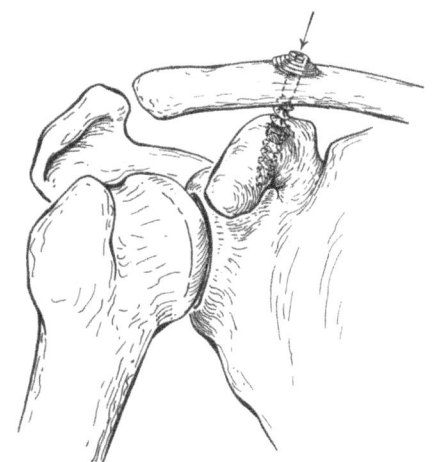

Abb. 308. Temporäre Fixierung des Schultereckgelenkes mit einem Kirschner-Draht. Ist ein Teil des Bandapparates erhalten, so kann zusätzlich eine Naht erfolgen

Abb. 309. Verschraubung des Schultereckgelenkes mit einer Druckschraube

B. M. Bosworth berichtete über Erfahrungen an Fällen, bei denen die Operation schon 6 Jahre zurücklag. Gesamtzahl der behandelten Patienten: 17. Wir erlebten Rezidive.

Ruhigstellung. Die Fixierung des Armes in einem Armtragetuch hat sich nicht bewährt. Ruhigstellung im Arm-Rumpfgips für 4 Wochen ist erforderlich.

Nachbehandlung. Anschließend vorsichtiger Beginn mit Bewegungsübungen und Wiedergebrauch des Armes.

B. Operation der veralteten Luxation im Sterno-Claviculargelenk
Technik

Schnitt. Leicht bogenförmig, zum Freilegen des Sterno-Claviculargelenkes. Anlegen von je zwei Bohrlöchern in dem freien Ende der Clavicula und im Sternum unter Schutz von Kocher-Sonden. Der Verlauf der Bohrlöcher geht von vorn nach hinten.

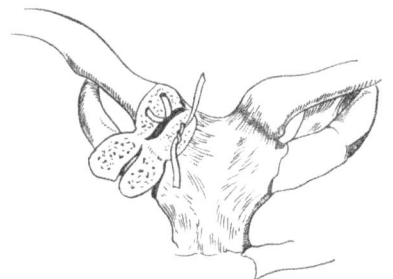

Abb. 310. Operation der veralteten Luxation im Sterno-Claviculargelenk nach Bankart. Erst nachdem eine Knochenlamelle von dem clavicularen und sternalen Anteil des Gelenkes nach unten geschlagen ist, werden zwei Bohrlöcher angelegt, durch die eine Fascienschlinge hindurchgeführt wird. Die aufgeklappten Knochenlamellen werden am Schluß der Operation wieder zurückgeschlagen

Die *Führung der Fascienschlinge* geht in der Clavicula in dem *Bohrloch 1* von vorn nach hinten und im *Bohrloch 2* von hinten nach vorn. Beide Enden des Fascienstreifens werden durch die beiden Bohrkanäle im Sternum von hinten nach vorn geführt und miteinander verknotet. Während die Clavicula gut von einem Assistenten in der reponierten Stellung gehalten wird, werden durch den Fascienknoten noch einige Fixierungsseidennähte angelegt (s. Abb. 310).

Bankart empfiehlt, an beiden Gelenkenden eine flache Periostknochenscheibe abzumeißeln, diese nach unten zu schlagen und dann erst die Bohrlöcher anzulegen. Die Fascienschlingenführung ist die gleiche wie oben. Als Abschluß wird der Periostknochenlappen wieder zurückgeklappt und vernäht. Die Modifikation von Bankart bedeutet eine vermehrte Sicherheit für eine feste Verheilung.

Ruhigstellung. Armfixierung quer über die Brust durch Bindenverband für 4 Wochen.
Nachbehandlung erübrigt sich.

7. Veraltete Schulterluxation

Die blutige Reposition einer veralteten Schulterluxation ist ein seltener Eingriff. Die Vornahme der Operation ist *zeitlich begrenzt*. Sie soll möglichst nicht später als $^1/_2$—1 Jahr nach der Verletzung vorgenommen werden. Die Widerstände durch die verkürzten Weichteile und durch die Narbenschrumpfungen sind oft so groß, daß die Operation auf außerordentliche Schwierigkeiten stößt und daß es trotz aller Bemühungen nicht gelingt, den verrenkten Oberarmkopf wieder gut in die Pfanne einzustellen. Die Operation ist ferner an ein *bestimmtes Alter* gebunden. Man soll im allgemeinen den Eingriff nur bei Jugendlichen machen und mit der Operation nach dem 40. Jahr zurückhaltend sein. Die unbedingte *Voraussetzung* für die Operation ist, daß *keine Lähmung* des Deltoideus infolge einer Schädigung des N. axillaris vorliegt. Es nützt sonst dem Patienten die operierte Schulter nichts. Es ist in solchen Fällen besser, bei starken Beschwerden das Schultergelenk durch eine Arthrodese zu versteifen.

Technik

Freilegung des Schultergelenkes mit einem *Schnitt* von vorn in typischer Weise unter Hindurchgehen zwischen dem M. pectoralis und dem M. deltoideus (s. Abb. 274).

Der *Pectoralis* ist meist so stark verkürzt, daß seine Sehne zumindest eingekerbt oder bei veralteten Fällen durchtrennt werden muß. Dies geschieht unter dem Schutz von zwei Kocher-Sonden Z-förmig, und Seidenfäden werden an die Muskelsehnenenden angehangen. Der M. coracobrachialis ist in einem Teil der Fälle gleichfalls Z-förmig zu verlängern. Man hat sich vorher über den Verlauf des *N. musculocutaneus* zu orientieren, um ihn nicht zu verletzen. Auch an die Muskelenden des M. coracobrachialis werden Seidenfäden angehangen, um hinterher wieder eine gute Vereinigung zu ermöglichen. Der *M. subscapularis* muß an seiner Kapselansatzstelle abgelöst werden. Erst hiernach ist eine gute übersichtliche Eröffnung der Gelenkkapsel möglich. Auf den Verlauf der *Bicepssehne*, die vielfach in ihrem Kanal verwachsen ist, ist gut zu achten, eventuell ist auch sie Z-förmig zu verlängern und mit Seidenzügel zu versehen.

Erst nachdem man so schrittweise präparatorisch vorgegangen ist, kann man daran gehen, das derbschwielige Narbengewebe vorsichtig, aber ausgiebig zu entfernen. Die Schultergelenkpfanne ist bei den veralteten Luxationen meist mit einer dicken Narbengewebsschicht ausgefüllt. Sie ist ganz davon zu säubern.

Nachdem man sich davon überzeugt hat, daß keine weiteren hinderlichen Narben- oder Kapselstränge mehr vorhanden sind, wird *vorsichtig* unter manueller Extension und entsprechender Rotation der *Kopf in die Pfanne eingestellt*. Die Reposition ist mit großer Vorsicht vorzunehmen

a) wegen der Gefäße und Nerven und

b) um nicht, wenn bei älteren Patienten die Luxation schon monatelang besteht, eine Fraktur des atrophischen Oberarmkopfes zu setzen.

Nach gelungener Reposition gute *Kapselnaht* und *Wiedervernähung* der *abgelösten Muskeln* in der Reihenfolge Mm. subscapularis, coracobrachialis, pectoralis.

Ruhigstellung. Arm-Rumpfgipsverband in Abduktion von 50⁰ und Elevation nach vorn von 25⁰ für 3 Wochen.

Nachbehandlung. Nach der Gipsabnahme langsame Aufnahme von gymnastischen Übungen, zuerst der Abduktion, dann der Innenrotation und zum Schluß der Außenrotation. Dauer der Nachbehandlung einige Monate.

8. Die habituelle Schulterluxation

Die habituelle Schulterluxation gehört zu den Erkrankungen, bei denen es lange an einer einheitlichen Indikationsstellung zur Operation gefehlt hat und bei denen ein auffälliges Bestreben zum Abändern von vorhandenen Operationsmethoden und zur Ausbildung von neuen Operationsmethoden bestanden hat. Das ist stets ein Zeichen dafür, daß die Behandlungsergebnisse vielfach nicht befriedigend sind. Die habituelle Schulterluxation ist zwar kein seltenes, aber immerhin auch nicht ein so häufiges Leiden, daß viele Chirurgen und Orthopäden die Gelegenheit haben, eine große Reihe von Fällen zu operieren. Die persönliche Erfahrung so mancher Operateure ist nicht groß, und es war für den einzelnen Operateur nicht leicht, auf Grund der Angaben des Schrifttums sich ein klares Bild über die Leistungsfähigkeit der verschiedenen Operationsverfahren zu machen. Einen deutlichen Schritt vorwärts bedeutete die verdienstvolle Zusammenstellung, die Anschütz im Jahre 1936 auf dem Chirurgenkongreß vortrug, ohne dabei allerdings allgemeine Zustimmung zu finden.

Er berichtete über die Operationsverfahren, die von den Chirurgen und Orthopäden bei der habituellen Schulterluxation im Bereich der nordwestdeutschen Chirurgenvereinigung angewandt wurden, und über die Behandlungsverfahren an 324 über 2 Jahre hindurch verfolgten Fällen.

Nach der *Sammelstatistik* waren von der Mehrzahl der Operateure die sog. Kapsel- und Aufhängeoperationen bevorzugt worden, bei denen der Humeruskopf durch einen Fascienzügel oder durch die Bicepssehne an das Schultergelenk fixiert wird.

Die Ergebnisse der reinen *Kapseloperationen* waren ausgesprochen *schlecht* (in den 57 Fällen 16 Rezidive), die der *Aufhängeoperationen* waren *unzuverlässig*. Es zeigte sich, daß die Fesselung des Humeruskopfes durch die Bicepssehne erfolgssicherer (Heymanowitsch, Nicola) als die durch Fascienschlingen ist. Es war gleichgültig, ob die Fascie schlingenförmig um den Humerushals herumgeführt (Kirschner) oder durch den Knochenkanal des Humerus (Löffler) hindurchgezogen wurde; *in etwa 1/3 der Fälle kam es zu Rezidiven.*

Die *Muskeloperationen*, bei denen entweder die verpflanzte Muskulatur als aktive Sicherung gegen eine Luxation benutzt wird (Verfahren Clairmont) oder bei denen die verlagerte Muskulatur lediglich als passive Hemmung dient (Verfahren von Finsterer), führten zu wechselnden Ergebnissen (in den 25 Fällen 11 Rückfälle).

Unter den Knochenoperationen fanden sich einwandfrei die zuverlässigsten Resultate. Das Verfahren von Eden mit der Einfügung eines Knochenspanes in eine Kapseltasche am unteren Pfannenrand ergab mit 49 Fällen nur 1 Rezidiv. Es war zugleich das Verfahren, das von auffällig wenig Operateuren angewandt war, das aber in der Hand von denen, die es beherrschten, gute Resultate geliefert hat. So hat Hybinette (Stockholm) 37 Fälle ohne einen Rückfall operiert!

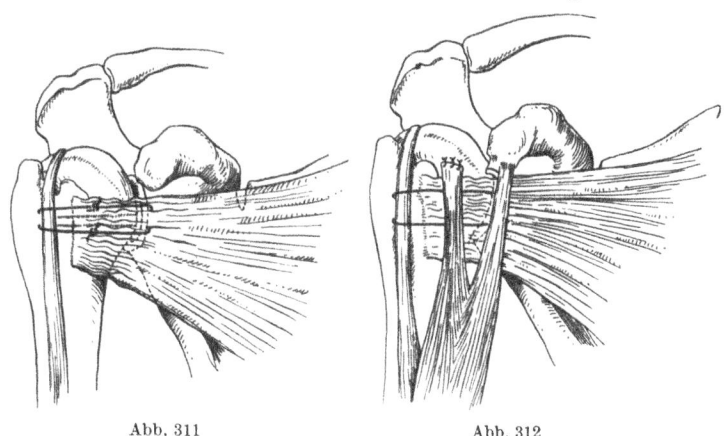

Abb. 311   Abb. 312

Abb. 311 u. 312. Operation der habituellen Schulterluxation nach Hohmann. Abb. 311. Die Fesselung des Oberarmkopfes an den Limbus glenoidalis ist durch zwei dicke Seidenfäden erfolgt. Abb. 312. Der abgespaltene Teil des M. coracobrachialis ist auf die vordere Kapsel aufgenäht

Die notwendigen Schlußfolgerungen aus dieser Zusammenstellung, daß die Knochenoperation als die Behandlungsmethode der Wahl zu betrachten sei, erfolgte zunächst noch nicht.

Die Weichteiloperationen wurden erneut für die Behandlung der habituellen Schulterluxationen empfohlen, so von Matulay die freie Sehnenverpflanzung und von Kreuter die Fesselung des Humeruskopfes durch die Bicepssehne, die durch den Oberarmkopf hindurchgeführt wird. Die Vernähung der Bicepssehne im Sulcus intertubercularis nach Rupp ist bestechend einfach, aber nicht zuverlässig (Sell). Wenn man so vorgeht, muß die Sehne richtig in einen vertieften Knochenkanal (Verfahren von H. v. Baeyer, Legal) eingelassen werden. Niessen ist ein Anhänger der Muskeltransplantationen nach Clairmont. Matti wie auch Hohmann schätzen die laterale Verlagerung des Ansatzes der Subscapularissehne als Kapselstärkung (s. Abb. 311 und 312).

Hohmann hat im übrigen noch ein eigenes Verfahren zur operativen Behandlung der habituellen Schulterluxation ausgebildet. Nachdem je ein lateraler Muskellappen vom M. coracobrachialis und dem kurzen Bicepskopf am Coracoid abgespalten und beiseitegehalten sind, wird ein *langer dicker Seidenfaden* mit dem Deschamps am vorderen Pfannenrand durch den Limbus gestochen, durch die Subscapularissehne hindurchgeführt und lateral um die lange Bicepssehne herumgeleitet. Ein zweiter kräftiger Seidenfaden wird etwa 2 Querfinger breit peripherwärts davon in der gleichen Weise befestigt. Die *Verknotung* der beiden Seidenfäden erfolgt für jeden getrennt, während der Arm von einem Assistenten in Innenrotationsstellung gehalten

wird. Dabei legt sich die Kapsel mit der Subscapularissehne in Falten. Der Oberarm wird dadurch in Innenrotationsstellung gefesselt.

Zum Schluß wird der abgelöste laterale Muskellappen noch auf die vordere Gelenkkapsel mit einigen
Seidenknopfnähten aufgesteppt.

HOHMANN erlebte unter 32 Fällen nur ein Rezidiv.

Die *Mitteilungen* über die *guten Erfolge mit der Eden-Hybinetteschen Operation* haben
sich seit der Sammelstatistik von ANSCHÜTZ vermehrt. BÖHLER, BÖHMISCH, MAURER, WUST-
MANN u. a. sind Anhänger dieses Verfahrens geworden und berichten über günstige Ergebnisse.

Eine weitere Klärung in der Frage der operativen Behandlung der habituellen Schulterluxation brachten *eigene Erfahrungen* aus einer vieljährigen Behandlungs- und Beobachtungszeit
bei einem großen Krankengut. Es finden sich unter den Operierten Sportler erster Klasse,
wie Skimeister usw., die sich erst *nach der Operation* den Meisterschaftstitel erwarben!

Die Gesamtzahl der operierten Fälle ist mehr als 350!

Das Prinzip der Operation ist *Schaffung einer Hemmung* am unteren, vorderen Pfannendach
und eine Kapselverstärkung durch eine Verlagerung des Sehnenansatzes vom Subscapularis.
Es wird nicht nur wie bei der Operation nach EDEN-HYBINETTE ein Knochenstück in die Kapseltasche eingelegt, sondern das Knochenstück wird parartikulär eingefalzt und dadurch der
freie Gelenkrand mit dem Labrum glenoidale angehoben.

Mit der *Ausbildung der kombinierten Operation der Knochenspaneinpflanzung am unteren
vorderen Pfannenrand und der Verlagerung der Subscapularissehne* hatte in *Deutschland* die
Entwicklung der Operationsverfahren für die Behandlung der habituellen Schulterluxation
ihren bisherigen Abschluß gefunden. Das geschah mit Recht, nachdem es möglich war, mit diesem
Verfahren über 95% Dauerheilungen zu erreichen.

Im *Ausland* ist gleichfalls in der Ausbildung der Operationsverfahren für die Behandlung
der habituellen Schulterluxation ein *entscheidender Schritt vorwärts getan*, und ein großes Er-
fahrungsgut an mehreren 100 Fällen konnte gesammelt werden. Die Besprechung der Behandlung der habituellen Schulterluxation bildete auf dem Kongreß der amerikanischen und britischen
Orthopädischen Gesellschaft 1947 ein Hauptthema. Es wurde klar erklärt, daß Operationen,
bei denen die Bicepssehne zur Fesselung benutzt, bei denen lediglich Muskeln verpflanzt oder bei
denen lediglich Schlingen zur Fixierung des Kopfes am Acromion gebildet wurden, nur noch ein
historisches Interesse haben.

So waren die Ergebnisse mit der Bicepsfesselung nach HEYMANOWITSCH-NICOLA, die in England jahrelang
bevorzugt angewandt war, nach den Erfahrungen bei den Angehörigen der englischen Luftwaffe so schlecht,
daß diese Operation seit 1944 ganz aufgegeben wurde. Unter 59 Fällen fanden sich 36% Rezidive. Auch WATSON-
JONES erlebte unter 18 Fällen 5 Rezidive!

Die beiden Operationen, die in den *anglo-amerikanischen* Ländern die Standardoperationen
wurden, sind die von BANKART und die von PUTTI-PLATT.

Man versteht unter der *Operation von* BANKART, die insbesondere von GALLIE und LE MESURIER
sowie von ADAMS auf Grund eigener guter Erfahrungen empfohlen wird (unter 175 Fälle
7 Rezidive bzw. unter 18 Fällen 1 Rezidiv), die Fesselung des Oberarmkopfes durch eine
Fascienschlinge an die Gelenkpfanne der Scapula. Das Prinzip ist, daß an der Abrißstelle des
Labrum glenoidale ein guter zuverlässiger Halt durch die Bildung eines neuen festen Bandes
geschaffen wird. (Näheres s. u.)

Die Operation von PUTTI-PLATT besteht aus einer Wiederfixierung des abgerissenen Labrum
glenoidale in Verbindung mit einer Kapselraffung und aus einer Kapselverstärkung durch die
abgelöste und verlagerte Subscapularissehne.

Die Operation soll in etwa der gleichen Weise nach einer Mitteilung von SCAGLIETTI schon von CODIVILLA
ausgeführt worden sein. Dieser hat diese Operation allerdings ebensowenig wie PLATT veröffentlicht. Gute
Erfahrungen mit der Operation wurden mitgeteilt von VALTANGOLI (1925) und BOICEV (1938) und von ADAMS
(1948). Die Operation wurde 1948 von OSMOND-CLARKE mit ihren technischen Einzelheiten erneut beschrieben.
PUTTI hatte 84% Heilungen, ADAMS sah unter 32 Fällen 2 Rezidive. WATSON-JONES hatte unter 51 Fällen,
die in typischer Weise nach PUTTI-PLATT operiert waren, kein Rezidiv; das eine Mal, wo lediglich die Wiederbefestigung des abgerissenen Labrum glenoidale vorgenommen wurde, ohne daß die Kapsel gedoppelt und
die Subscapularissehne verkürzt wurde, führte prompt zu einem Rezidiv.

Es wird in den verschiedenen Veröffentlichungen über die Operation nach BANKART wie nach PUTTI-PLATT hervorgehoben, daß die Patienten nach der Operation keine Schmerzen hatten, daß aber eine *Beschränkung der Außenrotation für die Dauer* bestehen bleibt.

Ihr Ausmaß ist bei der Operation von PUTTI-PLATT größer als bei der von BANKART. Dieser Bewegungsausfall soll aber in keiner Weise als störend empfunden werden.

Die Schaffung eines knöchernen Widerlagers zur Bekämpfung der Reluxation ist die typische Operation in den nordischen Ländern geblieben. HYBINETTE hatte die gleiche Operation wie EDEN angegeben. PALMER und WIDÉN gaben 1948 eine Zusammenstellung der Erfolgsergebnisse dieser Operation: unter 128 Fällen 8 Rezidive (= etwa 6%).

EYRE-BROOK (England) hat die Operation modifiziert und eine Knochenbrücke am vorderen Pfannenrand gebildet, um eine Reluxation des Humeruskopfes zu verhüten. Die Befestigung des Knochenstückes erfolgt durch U-förmige Haken. Die Erfolge waren in 12 Fällen gut, allerdings sollen hinterher leichte Schmerzen bestanden haben.

Die Antwort auf die verständliche Frage, weshalb die Ergebnisse mit den früheren, heute als veraltet und überholt angesehenen Operationen schlecht und unbefriedigend und mit den neuen Operationen so gleichmäßig gut sind, gibt der *pathologisch-anatomische Befund* der habituellen Schulterluxation. Wohl hatten schon BROCA und HARTMANN 1890 das Wesentliche des pathologischen Befundes am Schultergelenk, die Veränderung im Bereich des vorderen Labrum glenoidale, festgestellt, aber diese Arbeiten wurden bei der Ausbildung der früheren Operations-verfahren wenig beachtet. Es ist das Verdienst von BANKART, GALLIE, OS-MOND-CLARKE, ADAMS, PALMER und

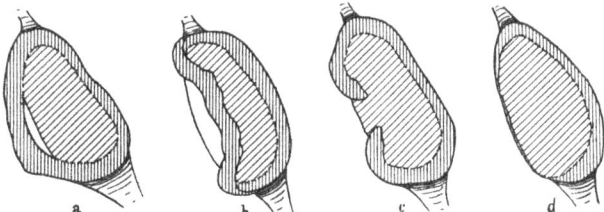

Abb. 313a—d. Die verschiedenen Formen der Veränderungen am vorderen Limbus glenoidalis nach PALMER-WIDÉN. a Die gewöhnliche Form — eine teilweise Lösung. b Das abgelöste Labrum hat sich in das Gelenk verschoben. c Das Labrum ist zerrissen und etwas zusammengerollt. d Das Labrum am vorderen Pfannenrand fehlt. Es hat sich nach rückwärts verschoben

WIDÉN u. a., die Ursachen der habituellen Luxation neu überprüft und geklärt zu haben. Das früher so oft zitierte „Loch in der Kapsel" wurde nicht gefunden!

Die habituelle Schulterluxation kann sich entwickeln nach einem schweren wie einem harmlosen Unfall. Für diese Fälle sprechen eine angeborene Flachheit der Pfanne, die sich in einem Teil der Fälle röntgenologisch nachweisen läßt, das beidseitige Auftreten der habituellen Verrenkung und das familiäre Vorkommen.

Die beiden pathologischen Befunde, die bei den Operationen der typischen, posttraumatischen habituellen Luxation sich finden, sind:

a) Eine Verletzung und Abflachung des vorderen unteren Pfannenrandes mit einem Abriß des vorderen Labrum glenoidale.

Die Veränderungen am vorderen unteren Pfannenrand können nach den Beobachtungen von PALMER und WIDÉN zu einer Teil- wie zu einer Totallösung des Labrum glenoidale führen. Es kann auch rupturieren oder selbst resorbiert werden, so daß nur noch ein abgeschliffener vorderer Pfannenrand übrigbleibt. Bilder entstehen, die den Befunden bei den Meniscusverletzungen ähneln (s. Abb. 313a—d).

b) Eine Abflachung oder ein Defekt an der Außenseite des Oberarmkopfes als Folge einer unscheinbaren Kompressionsfraktur.

Die Veränderung am Humeruskopf ist lange übersehen worden und noch weitgehend unbekannt. Das hängt damit zusammen, daß sie auf den üblichen Röntgenaufnahmen der Schulter nicht sichtbar ist. Sie wird nur erkannt auf Spezialaufnahmen, die *bei 70° Innenrotation* angefertigt werden. Die Vergleichsröntgenaufnahmen, die unter anderen ADAMS veröffentlicht hat, sind überzeugend.

Die Veränderung am unteren Pfannenrand wurde deutlich in über 80% der beobachteten Fälle festgestellt, die des Oberarmkopfes in 15—20%. Beide Veränderungen können gemeinsam vorkommen. Sie erleichtern dadurch die habituelle Luxationsentwicklung. Durch die Abflachung am vorderen Pfannenrande (s. Abb. 314a—d) rutscht auch ein normal geformter Kopf leicht aus der Pfanne heraus, und umgekehrt gleitet ein formveränderter Kopf auch leicht über einen gut erhaltenen Pfannenrand hinweg. Es ist nicht ohne weiteres verständlich, daß ein Defekt im äußeren Kopfpol eine habituelle Luxation begünstigen soll. Das hängt mit der Stellung zusammen, in der die Luxation meist auftritt: Außenrotation und Abduktion. Bei dieser Bewegung dreht sich der äußere Kopfanteil dem vorderen Pfannenrand entgegen und es kommt die Stelle des Kopfdefektes an den vorderen unteren Pfannenrand.

Die Kenntnis von diesen einwandfreien pathologisch-anatomischen Grundlagen der habituellen Schulterluxation weist sicher *den Weg für die operative Behandlung*. Ihre Aufgabe ist, ein Widerlager gegen das Herausgleiten des Humeruskopfes über den vorderen Pfannenrand zu

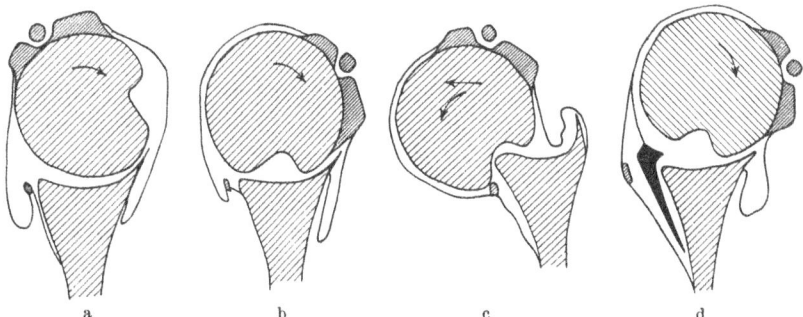

Abb. 314a—d. Mechanismus der habituellen Schulterluxation. Die Beziehungen des Kopfes zu dem Labrum glenoidale werden während der Auswärtsrotation gezeigt nach PALMER-WIDÉN. a Die Bewegung beginnt in Mittelstellung. b Die Stellung der Eindellung am Oberarmkopf hat die Frontalebene erreicht und liegt damit vor dem Labrum glenoidale. c Eine geringe weitere Drehung genügt, und der Oberarmkopf gleitet über das vermindert widerstandsfähige Labrum glenoidale. d Das Einfügen eines Knochenspanes im Vorderrand des Gelenkes gibt einen guten Schutz gegen eine Luxation

schaffen; das kann, wie OSMOND-CLARKE sich ausgedrückt hat, ein Gegenhalt durch eine feste Kapsel, durch Fascie, durch Narbengewebe oder durch Knochen sein. Von dieser Perspektive erscheint der sarkastische Ausspruch KIRSCHNERs, die Hauptsache sei, daß bei der habituellen Schulterluxation überhaupt operiert würde, in einem neuen Lichte, wenn man den kleinen, aber entscheidenden Zusatz macht: *an der richtigen Stelle!*

Die Verfahren, die in der Lage sind, ursächlich die habituelle Schulterluxation zu beseitigen, sind:

A. Die *Knochenspaneinfügung* am unteren Pfannenrand in Verbindung mit der Verlagerung der *Subscapularissehne* (eigenes Verfahren, ausgebildet in Anlehnung an die Operation nach EDEN-HYBINETTE).

B. Die *Kapseldoppelung mit Widervernähung* des abgerissenen Labrum glenoidale in Verbindung mit der Verkürzung der Subscapularissehne (Operation nach PUTTI-PLATT).

C. Die *Bildung eines neuen Fascienbandes* (Operation nach BANKART).

A. Die Operation der Knochenspaneinfügung am unteren Pfannenrande in Verbindung mit der Verlagerung der Subscapularissehne

Wir bevorzugen diese Operation, weil sie besonders wirksam die ursächlichen Momente der habituellen Schulterluxation beseitigt, die Flachheit des vorderen unteren Gelenkrandes und die ausgeweitete, oft deutlich verdünnte vordere Gelenkkapsel. Zwar ist davon bei der Besprechung der pathologischen Verhältnisse am Schultergelenk bei der habituellen Luxation in der letzten Zeit nicht mehr die Rede gewesen. Aber eine ausgeweitete Gelenkkapsel findet sich relativ oft. Die Kapsel ist auch vielfach auffällig dünn. Das ist ein Befund, der bei häufigen Luxationen ohne weiteres verständlich ist. Auch die Operation von PUTTI-PLATT nimmt hierauf ausgesprochen Rücksicht.

Der Weg zur Beseitigung der flachen Pfanne an der Schulter ist in der Orthopädie durch die Behandlung der flachen Pfanne in der Hüfte vorgezeichnet. Das Behandlungsverfahren ist die *Pfannendachplastik* durch das *Eintreiben eines Tibiaspanes.* Es wird hierdurch der flache Pfannenrand gehoben und gleichzeitig durch den vorstehenden Knochenspan ein Sperriegel gegen ein Heraustreten des Kopfes aus der Pfanne gebildet. Das Verfahren, das die Festigung des vorderen Gelenkabschnittes anstrebt, ist die Operation von EDEN-HYBINETTE.

Das Einfügen des Tibiaspanes einfach in eine Periost-Muskeltasche, ohne daß der Knochen Anschluß am Knochen findet, erscheint als nicht genügend. Ein Knochen, der nur in Weichteile eingesetzt wird, wird unter Umständen resorbiert. Es bleibt dann als Schutz für eine Reluxation nicht mehr ein knöchernes Widerlager, sondern lediglich ein derbschwieliges Gewebe von wechselnder Widerstandskraft. Die Richtigkeit dieser Auffassung lehrten uns Fälle, die von anderer Seite operiert waren und bei denen es zu einer *Reluxation* gekommen war. Das Röntgenbild und auch die Nachoperation zeigten nichts mehr von dem Knochenspan, der bei der Operation eingesetzt war. Er war völlig resorbiert worden. Diese Fälle gaben eine Rechtfertigung für das von uns gewählte Vorgehen: Der Tibiaspan wird nicht einfach in eine Muskel-Periosttasche eingebettet. *Er wird vielmehr dicht unterhalb des Pfannenrandes, nachdem dieser mit dem Meißel nach vorn oben angehoben und aufgebogen ist, eingerammt.* Auch bei dieser Pfannendachplastik muß der Span so, wie dies SPITZY für die Hüfte gefordert hat, „zimmermannsmäßig" festsitzen! Der Knochenspan bildet mit dem Knochen des Mutterbodens ein organisches Ganzes. Er bleibt am Leben, er erfährt wohl einen funktionellen Umbau, aber paßt sich hierbei den neuen funktionellen Bedingungen an. Anstatt des autoplastischen Tibiaspanes kann auch ein *nicht-*autoplastischer Knochenspan aus der Knochenbank eingesetzt werden.

Die zweite Aufgabe der operativen Behandlung der habituellen Schulterluxation ist die *Beseitigung der Kapselschäden.* Das typische Vorgehen für die Kapselverstärkung ist die *Verlagerung der breitflächigen Subscapularissehne.* Sie wird bei Beginn der Operation in Außenrotationsstellung abgelöst und am Schluß der Operation in Innenrotationsstellung fest an der Außenseite der Kapsel vernäht.

Die **Indikation** zur Operation ist streng zu stellen. Es muß wirklich eine habituelle Luxation mit häufigen spontanen Verrenkungen sein.

Die Voraussetzung zur Operation ist, daß der Betreffende sich wegen seiner steten Luxationsgefahr nicht auf seinen Arm verlassen kann. Es ist nicht richtig, mit der Operation zu warten, bis diese ein dutzendmal und mehr aufgetreten ist. Es wird dadurch nur die Abflachung am vorderen Pfannenrande immer größer.

Technik

Die Technik der Operation, wie wir sie seit vielen Jahren ausführen, ist folgende:

Lagerung in Rückenlage mit flachem Sandsack unter die zu operierende Schulter zum Anheben der Schultergelenkpfanne.

α) Freilegung des unteren Schultergelenkpfannenrandes (s. Abb. 315 und 316)

Schnitt. Längsschnitt im Sulcus deltoideo-pectoralis. Stumpfes Hindurchgehen zwischen dem M. deltoideus und M. pectoralis. Mit dem Deltamuskel wird die V. cephalica seitlich nach außen zurückgehalten. Sorgfältige Blutstillung, um gute Übersicht zu haben! Man kommt zuerst auf den *M. coracobrachialis.* Er wird mit zwei gebogenen Kocher-Sonden unterfahren. Man hat sich vor der Durchtrennung des M. coracobrachialis über die Lage des *N. musculocutaneus* zu vergewissern! Der M. coracobrachialis wird Z-förmig durchtrennt, und zwei Seidenschlingen werden an seine beiden Enden, die nach oben und nach unten zurückgeschlagen werden, angehangen. Jetzt liegt der *M. subscapularis* mit seiner Endsehne frei. Er wird auf eine große Kocher-Sonde genommen und, während der Arm stark nach außen gedreht ist, an seinem Kapselansatz durchschnitten. Ein kräftiger Seidenfaden wird an dem abgelösten Sehnenende des Subscapularis befestigt, und der Muskel wird nach medial zurückgehalten.

Man kann auch den M. coracobrachialis mit einer Knochenscheibe vom Processus coracoideus ablösen und im ganzen nach unten schlagen. Er wird am Schluß der Operation wieder zuverlässig am Coracoid befestigt.

Nun liegt die *Schultergelenkkapsel bis zum unteren Pfannenrande* übersichtlich frei. Der untere Rand des Schultergelenkes wird durch zwei lange, seitlich innen und außen eingesetzte Haken noch besonders gut dargestellt. *Das Gelenk wird im allgemeinen nicht eröffnet.* Der untere Pfannenrand wird abgetastet.

β) Einschlagen des Knochenspanes (s. Abb. 317—318)

Das Periost wird dicht unterhalb des Kapselansatzes quergespalten, ein 25 mm breiter Meißel wird $^1/_2$ cm unterhalb vom unteren Pfannenrand eingesetzt und etwa 1 cm tief eingeschlagen. Hiernach wird der untere Pfannenrand nach oben aufgebogen, so daß an der Meißeleinschlagstelle ein etwa $^1/_2$ cm breiter Spalt entsteht. In diesen wird der dem Schienbein entnommene oder aus der Knochenbank stammende Knochenspan (Größe 2,5:3,5 cm mit nach vorn sich ver-

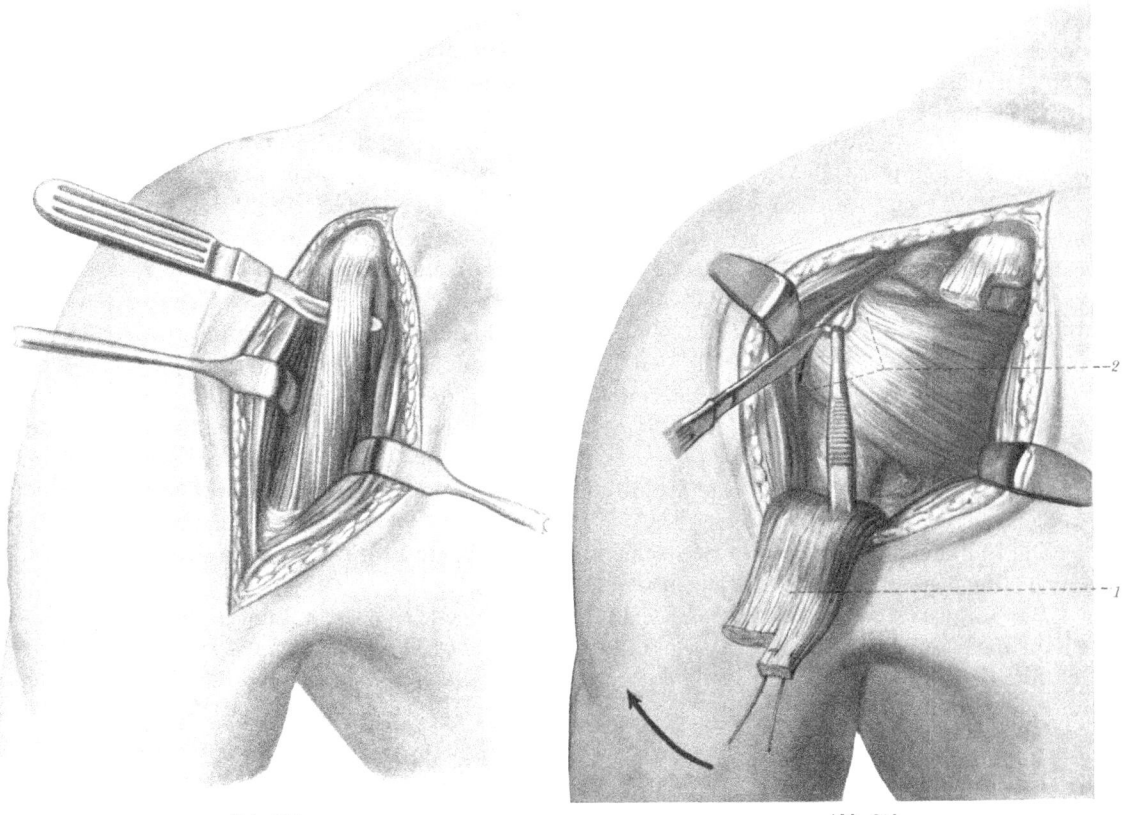

Abb. 315   Abb. 316

Abb. 315—319. Operation der habituellen Schulterluxation. Eigene Technik. Einfügen eines Knochenspanes am vorderen Pfannenrand und Verlagerung der Subscapularissehne

Abb. 315. Der M. coracobrachialis ist freigelegt und zur Z-förmigen Durchtrennung mit einer Kocher-Sonde unterfahren

Abb. 316. Der M. coracobrachialis (1) ist Z-förmig verlängert und nach unten geschlagen. Der M. subscapularis (2) wird bei Innenrotation des Oberarms von der Kapsel gelöst

jüngender Spitze) eingeschlagen. Das Periost ist, soweit der Span in den Knochen kommt, zurückgeschoben und liegt nach unten muskelwärts. Der Knochenspan wird unter Führung mit dem Zeigefinger der linken Hand in den Spalt unterhalb vom Pfannenrand eingesetzt, mit der Knochenfaßzange gehalten und mit dem Vorschlagstück mit einigen allmählich kräftiger werdenden Schlägen eingetrieben. Der Span soll etwa $1^1/_2$ cm die Schultergelenkpfanne überragen. Sobald der Knochenspan festsitzt, überzeugt man sich davon, daß der Span kein Hindernis für eine Adduktion des Armes bildet. Ist dies der Fall, so wird der Span medial leicht abgerundet.

γ) Verlagerung der Subscapularissehne (s. Abb. 319)

Die Sehne des *M. subscapularis* wird, während der Arm einwärtsrotiert gehalten wird, *nach lateral verlagert*. Die vielfach auffällig schlaffe und dünne Gelenkkapsel wird dadurch wirkungsvoll verstärkt.

Wenn die *Gelenkkapsel sehr schlaff* ist, wird sie längsgespalten. Die Lage des Labrum glenoidale wird revidiert. Eventuell wird es noch mit einigen Knopfnähten befestigt. Die Kapsel wird unter Doppelung vernäht. (Siehe Operation von PUTTI-PLATT.)

Die Vernähung des M. subscapularis erfolgt mit mehreren kräftigen Seidenknopfnähten an der Kapsel.

Zum Schluß *Wiedervereinigung* des *M. coracobrachialis* bei rechtwinkliger Ellenbogenbeugung.

Ruhigstellung. Arm-Rumpfgipsverband in Abduktion von 70⁰, Elevation nach vorn von 40⁰ und in leichter Innenrotationsstellung für 3—4 Wochen.

Nachbehandlung. Zunächst lediglich aktive Armübungen aus dem schalenförmig aufgeschnittenen Armgips. Nach einer Woche Ersatz des Gipsverbandes durch eine Abduktionsschiene, die

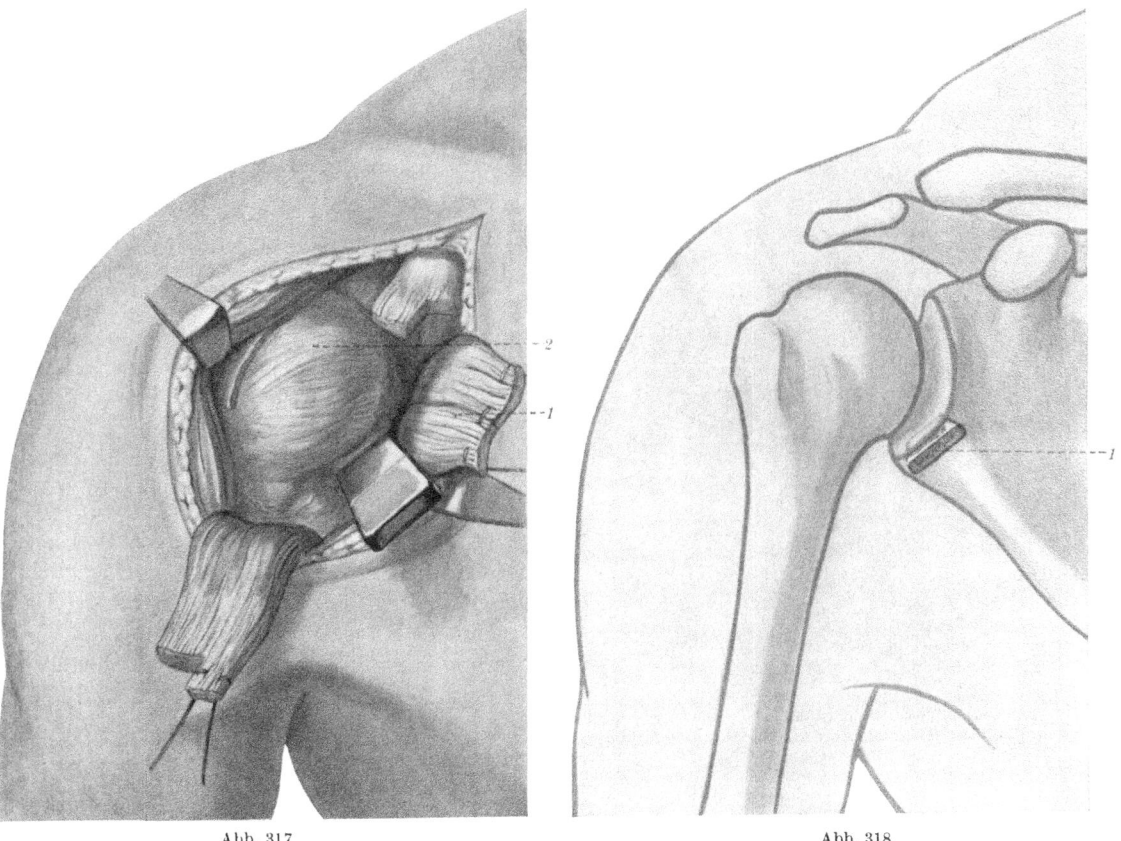

Abb. 317.   Abb. 318.

Abb. 317. Der M. subscapularis (*1*) wird nach medial gehalten, die vordere Gelenkkapsel (*2*) liegt frei. Der Knochenspan wird am vorderen, unteren Pfannenrand eingefügt

Abb. 318. Lage des Knochenspans (*1*) (schematische Darstellung)

für weitere 4 Wochen getragen wird. Alle Übungen sind nur aktiv, passive sind unnötig und schädlich. Leichte Muskelmassage ist gestattet. Die *Übungsreihenfolge* ist: aktiv Armab- und -adduzieren, Innenrotieren. Die letzte Übung ist das Außenrotieren. Dauer der krankengymnastischen Behandlung etwa 1—3 Monate.

Bei der Operation besonders *beachtenswerte Punkte* sind:

1. *Schonung des N. musculocutaneus.* Schon ein übermäßiger Hakendruck zieht eine monatelange Bicepslähmung nach sich. Man soll sich deshalb stets über den Verlauf dieses Nerven bei der Operation unterrichten.

2. An jeden *Muskel* wird, *wenn er durchschnitten* ist, ein Seidenfaden angeschlungen. Auf diese Weise ist eine einwandfreie, den Muskel am wenigsten schädigende *Wiedervernähung* möglich.

3. Der *Knochenspan* wird nicht unmittelbar unten, sondern mehr von unten vorne eingesetzt, um gleichzeitig eine Reluxation nach unten und vorn zu verhindern.

Die *Behandlungsergebnisse* mit der Doppeloperation der Spaneinpflanzung am unteren Pfannenrand und der Verlagerung der Subscapularissehne waren gleichmäßig gut. Wohl bleibt bei älteren Kranken zwischen dem 30. und 35. Jahre für eine Zeitlang eine Beschränkung der Außenrotation bestehen; diese ist aber im Vergleich zu den vorher bestandenen häufigen Luxationen das kleinere Übel, das sich im übrigen später meist ganz oder bis auf einen unbedeutenden

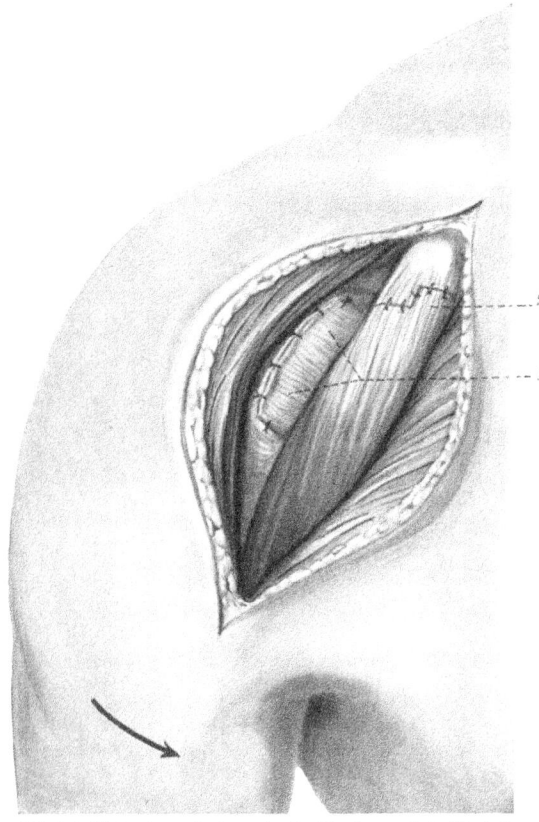

Rest verliert. Wir halten es auch in solchen Fällen für verkehrt, durch passive Übungen das Ausmaß der Drehbewegungen schnell steigern zu wollen, diese sollen sich allein wieder einspielen. Bei jugendlichen Kranken in den Zwanzigerjahren hat man mit der Mobilisation keinerlei Schwierigkeiten. In diesem Alter heißt es für den Arzt, den Kranken in den ersten Wochen bei den Bewegungsübungen nicht anzuspornen, sondern eher abzubremsen.

Die Operation hat in ihrer Anwendungsmöglichkeit, so gut sie sonst ist, eine *Einschränkung*, das ist die *altersmäßige*. Es ist bei Patienten nach dem 40. Jahre der Knochen schon relativ spröde, und die knöcherne Einheilung kann zumindest verzögert sein.

Wir bevorzugen bei älteren Patienten die Operation von PUTTI-PLATT.

Die Gesamtleistung der Schulter wird ausgezeichnet. Die Schulter wird für praktisch alle Berufszweige und Sportarten wieder tauglich. Die Patienten sind völlig schmerzfrei. Die Technik der Knochenspaneinpflanzung mit Verlagerung des M. subscapularis, einschließlich der Nachbehandlung, ist heute so weit durchgebildet, daß die Operation in der Hand des Erfahrenen ein sicherer Eingriff ist.

Abb. 319. Unter Innendrehung ist der M. subscapularis (*1*) wieder mit der Gelenkkapsel vernäht, ebenso ist der M. coracobrachialis (*2*) wieder vereinigt

B. Die Wiederbefestigung des abgerissenen Labrum glenoidale mit Kapselraffnaht und Verkürzung des M. subscapularis (Operation nach PUTTI-PLATT)

Wir folgen in der Darstellung der Operation, wie sie OSMOND-CLARKE 1948 gegeben hat.

Technik (s. Abb. 320—323)

Der Schnitt beginnt im *äußeren Drittel der Clavicula*, geht medial am Processus coracoideus vorbei und verläuft über die Schulter abwärts bis etwa zum Ansatz des M. deltoideus.

α) Freilegung des Schultergelenkes

Der Deltamuskel wird an seinem Ursprung an der Clavicula etwa zur Hälfte abgelöst und nach außen zusammen mit der V. cephalica zurückgeschlagen. Anschließend wird der Processus coracoideus freigelegt, um den Ansatz des M. coracobrachialis und des kurzen Bicepskopfes darzustellen. Der M. pectoralis maior wird an der Clavicula teilweise abgelöst, um ihn gut zurückhalten zu können. Es liegt hiernach das Gefäßnervenbündel des Armplexus frei, das leicht geschont werden kann.

Der M. coracobrachialis wird an seiner Ursprungsstelle am Processus coracoideus quer durchschnitten und nach unten und einwärts gehalten. Hiernach wird der M. subscapularis, der über die Schultergelenkkapsel hinwegzieht, sichtbar.

β) Vernähung des vorderen Labrum glenoidale mit einer Kapselraffnaht unter Verkürzung des M. subscapularis

Der M. subscapularis wird etwa 1 cm von seiner Ansatzstelle quergespalten, und die Gelenkkapsel wird gleichzeitig eröffnet. Sie wird mit dem zurückgeschlagenen M. subscapularis ent-

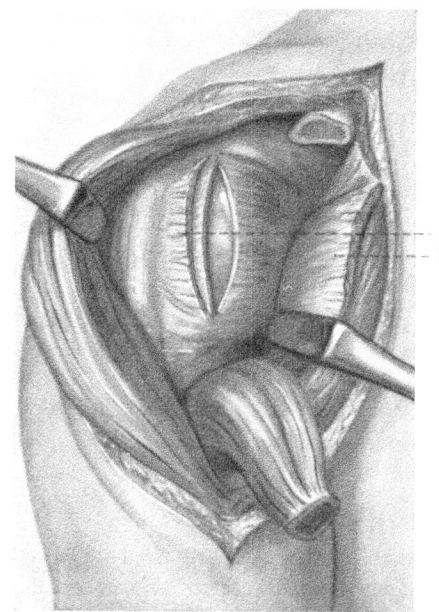

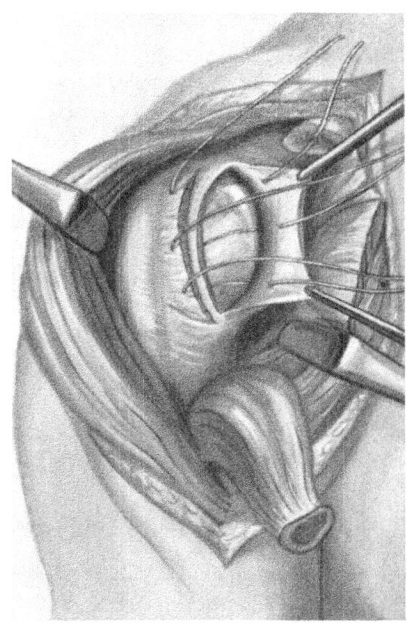

Abb. 320—323. Operation der habituellen Schulterluxation nach PUTTI-PLATT

Abb. 320. Der M. subscapularis (1) ist von seinem Einstrahlungsgebiet in die Kapsel abgelöst und nach medial umgeschlagen (2)

Abb. 321. Die Kapsel ist bereits eröffnet. Durchgreifende Nähte sind durch die Kapsel und den Muskelansatz des M. subscapularis gelegt worden, um die Kapsel durch Verdoppelung zu verstärken

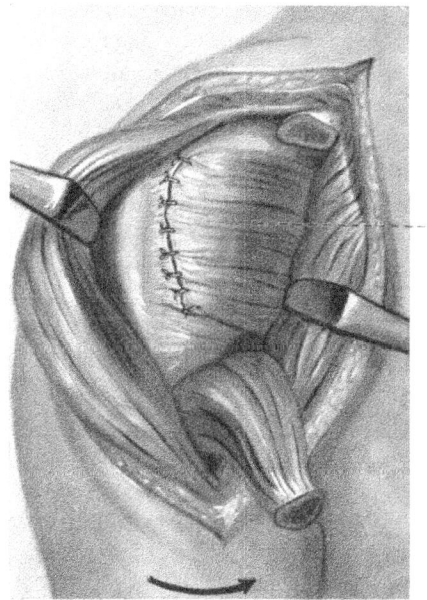

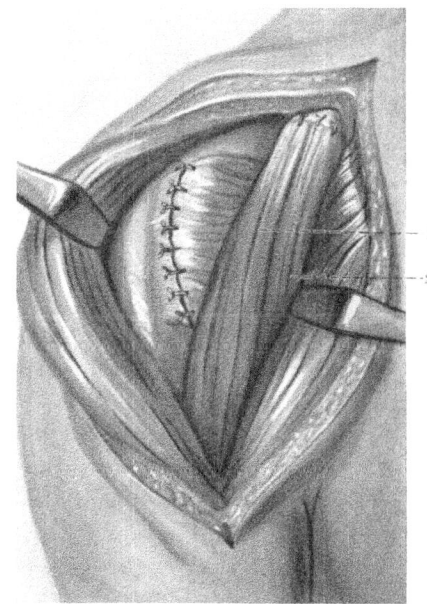

Abb. 322. Der M. subscapularis (1) ist auf die Gelenkkapsel in Einwärtsrotationsstellung vernäht worden

Abb. 323. Der M. coracobrachialis und der kurze Bicepskopf sind wieder am Coracoid vernäht. 1 kurzer Bicepskopf; 2 M. coracobrachialis

faltet und so weit aufgeklappt, daß der verletzte Rand der vorderen Gelenkpfanne mit dem abgerissenen Labrum glenoidale („BANKARTS-Lesion") dargestellt wird. Die *Vernähung* geht folgendermaßen vor sich: Die entfaltete Kapsel ist an ihrem Ende mit zwei Klammern gefaßt. Sie wird gut gespannt gehalten. 4—6 Catgutknopfnähte gehen durch die Kapsel und das Labrum glenoidale auf der einen und durch den distalen Stumpf des Labrum glenoidale auf der anderen Seite hindurch. Es wird auf diese Weise die Kapsel gleichzeitig gerafft und wieder verschlossen. Anschließend wird der abgelöste Subscapularis über die Kapsel hinweggezogen und in Innenrotationsstellung nach lateral verlagert und hier an einem neuen Ansatzpunkt mit Knopfnähten befestigt.

γ) Wiedervernähung der abgelösten Muskeln

Der M. coracobrachialis und der M. deltoideus werden an ihren Ablösungsstellen mit einigen Knopfnähten angenäht.

Ruhigstellung. Kein Gipsverband, lediglich Bandagierung des Armes mit Binden in folgender Stellung für 3—4 Wochen: Der Arm liegt quer über der Brust, und die Finger der Hand liegen auf der gegenseitigen Schulter auf.

Nachbehandlung. Nach 3—4 Wochen schrittweises Aufnehmen von Gymnastik, in den ersten 2 Wochen vorsichtig, dann in steter Steigerung.

Die *Behandlungsergebnisse* mit der Operation nach PUTTI-PLATT sind nach den Mitteilungen von ADAMS, PUTTI, WATSON-JONES u. a. *ausgesprochen gut* (s. o.). Die Erfolgssicherheit scheint aber nicht ganz so groß wie bei dem von uns geübten Verfahren zu sein. Ein kleiner *Nachteil* ist die dauernde Beschränkung der Außenrotation, die sich bei dem kombinierten Verfahren der Spaneinpflanzung mit der Verlagerung der Subscapularissehne im Laufe der Zeit verliert.

C. Die Fascienschlingenbildung nach BANKART

Die Operation nach BANKART erfreut sich im Ausland großer Beliebtheit. Die Technik der Operation ist in der heute gebräuchlichen Form eingehend von GALLIE und LE MESURIER beschrieben worden. Die Fascienfixierung ist gewählt worden, weil die Wiederherstellung eines neuen Bandes im Bereich des abgerissenen Labrum glenoidale auf Schwierigkeiten stößt.

a) Technik (s. Abb. 324—328)

Schnitt. Freilegung der Schulter von vorn in der typischen Weise. Hindurchgehen zwischen dem freien Rand des M. deltoideus und dem M. pectoralis maior. Der kurze Kopf des M. biceps und des M. coracobrachialis werden nach einwärts gehalten, um auf den M. subscapularis zu kommen, an dessen unterem Rand sich konstant die Vasa circumflexa finden. Das dünne Gleitgewebe, das den Subscapularis bedeckt, wird gespalten und der Muskel selber nach oben gehalten. Dadurch wird die Schultergelenkkapsel mit dem vorderen Limbus glenoidalis frei.

Der Hals der Schultergelenkpfanne und der Knochen am Humerus werden unmittelbar am Kapselansatz für das *Anlegen der Bohrkanäle* freigelegt. Zwei Bohrkanäle sind erforderlich, einer tangential durch den Humerus und einer durch das Collum scapulae. Dieser verläuft etwas schräg nach hinten oben. Dieser Bohrkanal wird mit einem rechtwinkligen Bohrer, wie ihn die Zahnärzte benutzen, angelegt. Das Anlegen dieses Bohrloches ist schwierig. Der Bohrer muß nach der Durchbohrung des Collum scapulae so weit durchgestoßen werden, bis er hinten auf der Rückseite der Schulter getastet wird. Über ihn wird ein *zweiter kleiner Schnitt* gemacht.

Von hier aus wird ein etwa 10 Zoll (= 25 cm) *langer Fascienstreifen*, an dem ein dicker Seidenfaden befestigt wird, in ein Loch des Bohrers eingehangen und durch den Bohrkanal nach vorn bis in das Schultergelenk hindurchgezogen. *Das hintere freie Ende des Fascienstreifens ist dick verknotet*, damit es am Bohrloch hängen bleibt und nicht hindurchschlüpft. *Die zuverlässige Befestigung des Fascienstreifens hinten am Hals der Scapula ist der springende Punkt der Operation.*

Anschließend wird die Fascienschlinge (s. Abb. 328) durch den tangentialen Bohrkanal des Humerus von innen nach außen hindurchgezogen und dann noch durch ein drittes Bohrloch am Processus coracoideus geführt, wo das andere freie Ende endgültig befestigt wird.

Ruhigstellung. Bindenverband zur Fixierung des Armes am Rumpf, der etwa nach 2 Wochen, wenn der Patient aufsteht, durch eine Armschlinge ersetzt wird.

Dauer der Ruhigstellung für 4 Wochen, dann allmählicher Übungsbeginn.

b) Modifikationen der Operation nach BANKART

Die erste Abänderung der Operation nach BANKART gab LUCKEY 1949 an. Er vernähte den lateralen Teil der gespaltenen Kapsel am Labrum glenoidale inferior mit *zwei Drahtnähten*. Sie wurden durch zwei Bohrlöcher durch das Collum scapulae hin- und zurückgeführt. — P. VIEK und B. BELL teilten eine sorgfältig ausgearbeitete und an 39 Fällen erprobte Modifikation (nur 1 Frührezidiv nach Trauma) der Operation nach BANKART 1959 mit.

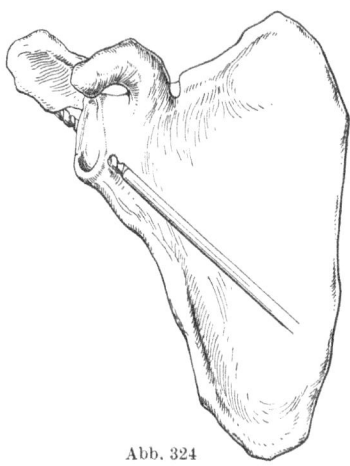

Abb. 324

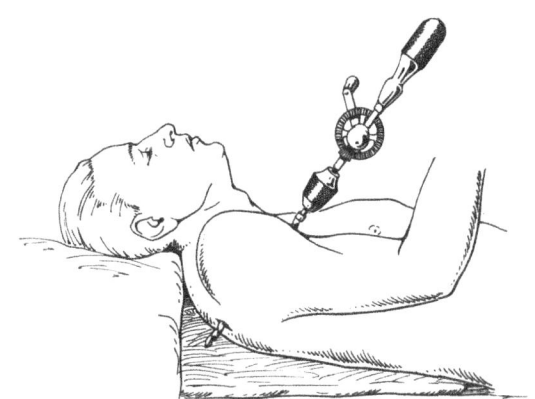

Abb. 325

Abb. 324—328. Operation nach BANKART

Abb. 324. Ein Drillbohrer ist durch den Scapulahals hindurchgeführt. Abb. 325. Die Lage des Bohrers, der von vorn bis hinten durch die Schulter hindurchgeht. Abb. 326. An den Bohrer wird ein Fascienstreifen mit einer Schlinge angehangen. Das Ende des Fascienstreifens ist verknotet. Abb. 327. Das neue Fascienband ist an der Scapula verankert. Abb. 328. Das neue Fascienband ist durch den Hals der Scapula, den Humeruskopf und die Spitze des Coracoids hindurchgezogen. Es muß jetzt noch verknüpft werden. (Darstellung nach GALLIE-LE MESURIER)

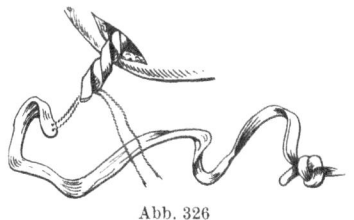

Abb. 326

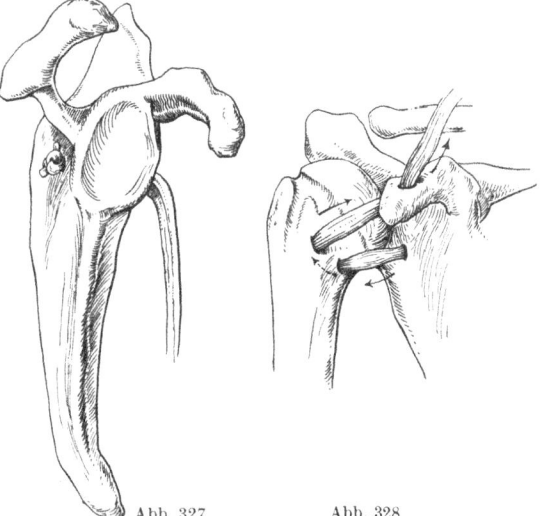

Abb. 327   Abb. 328

Technik. Zuerst wird in typischer Weise wie beim „*Bankart*" vorgegangen. Der M. subscapularis wird von der Kapsel abgelöst und die Kapsel wird zur Freilegung des Labrum glenoidale inferior gespalten. Man erhält so Einsicht in das Gelenkinnere. Der Defekt am Labrum glenoidale wurde in 80% gefunden. Der Humeruskopf wird temporär luxiert, um einen einwandfreien Überblick über die Gelenkverhältnisse zu erhalten. Der vordere Pfannenrand und der Hals des Schulterblattes werden sauber freigelegt.

Die Originalmethode nach BANKART verlangte die Führung von Bohrlöchern durch den Gelenkknorpel. Dieser bleibt bei der modifizierten Methode unangetastet. Drei Bohrkanäle werden durch das Collum scapulae von vorn nach hinten in drei leicht divergierende Richtungen angelegt, direkt nach hinten, nach aufwärts und leicht auswärts. Die Bohrkanäle kommen unterhalb der Spina scapulae heraus, perforieren den M. subscapularis und M. deltoideus und zum Schluß die Haut. *Man muß sich genügend lateral halten, um eine Verletzung des N. subscapularis und vor allem der A. transversa scapulae zu vermeiden.* Das gelockerte und verschobene Labrum infraglenoidale und die Gelenkkapsel werden mit schlingenförmigen Drahtnähten durchflochten. Die Drähte werden einmal nach hinten durch die Knochenkanäle im Collum scapulae und durch die Muskulatur zur Haut hinaus geleitet. Sie werden über kleine Knöpfe und Platten nach der Art der Pull-out-wire-Technik (BUNNELL) befestigt. Die Verknotung erfolgt während das Auge kontrolliert, daß die Lage und Spannung der Drahtschlingen zur Fixierung der Kapsel einwandfrei ist.

Die anderen freien Enden der Drähte werden nach vorn unter der Haut herausgeführt und hier über Knöpfe verknotet.

Zum *Schluß der Operation* wird der überschüssige Kapsellappen unter Doppelung vernäht, und der M. subscapularis wird an der periostalen Seite der Bicepsgrube befestigt.

Ruhigstellung. Velpeau-Verband in Innenrotation und Adduktion. Die Pull-out-wires werden nach 3 bis 4 Wochen gezogen.

Nachbehandlung. Aktiver Übungsbeginn erst nach 6 Wochen. Etwa 2 Wochen später soll eine Abduktion von etwa 90⁰ bei einer Vorwärtshaltung von 100⁰ und einer Außenrotation von 10⁰ erreicht sein.

Das Bestreben, die neue Kapselfixation bei der Operation nach BANKART abzuändern, um den Gelenkknorpel selber unangetastet zu lassen, führte zu der Ausbildung der „*Johannesburg Stapling Operation*". Man versteht darunter die Fixierung der Gelenkkapsel gegen den Pfannenrand durch U-förmige Klammern (J. M. EDELSTEIN, G. T. DU TOIT und D. ROUX). Die Operation hat etwas Bestechendes in ihrer Einfachheit. Dieser stehen leider *Nachteile* gegenüber. Die „Staples" verlieren ihren Halt und verlassen leicht zu früh ihren Platz (EYRE-BROOK). Diese Operation hat sich deshalb nicht durchgesetzt.

Die Modifikation der Operation von BANKART durch B. VIEK und B. T. BELL verdient dagegen *Beachtung.* Wir haben sie deshalb so genau beschrieben. Die Dauerresultate zur Stabilisierung der Schulter sind recht gut. Aber es bleibt ebenso wie bei der alten Methode von BANKART eine Dauerbeschränkung der Außenrotation bestehen. Diese wird mit 30⁰ angegeben. Die Patienten sollen diese Beschränkung der Außenrotation gerne in Kauf nehmen, wenn sie sich im übrigen wieder auf ihre Schulter verlassen können (WATSON-JONES, OSMOND-CLARKE).

Die Operation von BANKART ist ein Wiederaufleben der alten Fesselungsoperation in neuer Form. Ihre Behandlungserfolge sind durch die gut gelöste Art der Fixierung der Fascienschlinge wirklich gut (s. o.).

Die Technik der Operation ist nicht leicht und erfordert Erfahrung. Die Rezidivgefahr ist bei technischen Fehlern, wie auch GALLIE und LE MESURIER betonen, leicht gegeben. — Die Operation verlangt den Besitz eines „Winkelbohrers", da sonst das Durchbohren des Scapulahalses außerordentlich erschwert ist.

Wenn wir persönlich zu den beiden im Ausland so viel gebräuchlichen Operationen für die Behandlung der habituellen Schulterluxation, zu der Operation nach PUTTI-PLATT und BANKART, unsere eigene Meinung äußern dürfen, so müssen wir sagen, die Operation von PUTTI-PLATT ermöglicht gegenüber der von BANKART die physiologischere Beseitigung der pathologischen Verhältnisse. Sie sagt uns deshalb persönlich mehr zu. Jedenfalls sind beide Operationen eine erfreuliche Bereicherung für die Behandlung der habituellen Schulterluxation.

Die Zeiten, in denen die Behandlung der habituellen Schulterluxation als ein unsicheres, zweifelhaftes Unterfangen galt, sind vorüber. Auch wir sind anfänglich zögernd an die Operation herangegangen. Die guten Erfolge in zwei Jahrzehnten haben uns aber eines anderen belehrt und uns zu einem unbedingten Verfechter der Operation der habituellen Schulterluxation werden lassen.

9. Schulterkontrakturen

Es gibt zwei gegensätzliche Kontrakturen an der Schulter, die Adduktions- und Abduktionskontraktur.

Die *Adduktionskontraktur* ist seit langem bekannt und außerordentlich häufig. — Die *Abduktionskontraktur* wurde zum ersten Male in größerem Umfang während und nach dem letzten Kriege beobachtet. Sie entwickelte sich nach schweren Verletzungen und Erkrankungen im Bereich des Schultergelenkes, wenn allzu dogmatisch die Ruhigstellung in rechtwinkliger Abduktion in einem Gipsverband oder auf der Abduktionsschiene durchgeführt wurde, um die gefürchtete Adduktionskontraktur zu vermeiden. Die Schulter versteifte in dieser Stellung, in der sie ruhiggestellt war, und der Arm steht in einer starken Abduktionsstellung vom Rumpf ab. Die pathologische Stellung wirkt sich besonders störend aus, wenn die Ausgleichsbewegungen des Schultergürtels durch narbige Verwachsungen ganz oder teilweise aufgehoben sind.

Fälle mit einer Abduktionskontraktur sind von CELLARIUS aus der K. H. Bauerschen Klinik beschrieben. Sie sind sicher auch andernorts beobachtet. Wir sahen eine ganze Reihe solcher Fälle und bezeichneten diese Kontrakturstellung als „*Flügelarm*".

Die *Behandlung* der schweren Schulterkontrakturen ist operativ.

A. Operation der Adduktionskontraktur

Die *Indikation* zur Operation ist gegeben bei Kindern mit schweren Adduktionskontrakturen nach veralteten Geburtslähmungen, in späteren Jahren bei hochgradigen, harten Kontrakturen, die als Folge von Verletzungen oder Gelenkentzündungen sich entwickelt haben. Ob im einzelnen Fall operiert wird oder vorher erst der Versuch mit einer Quengel-Gipsbehandlung gerechtfertigt ist, hängt von der Härte der Kontraktur, dem Röntgenbefund und den eventuell bestehenden Narbenverhältnissen (s. u.) ab. Wenn der Röntgenbefund noch einen relativ gut erhaltenen Gelenkspalt erkennen läßt, macht man erst noch einen kurzfristigen Versuch mit einem Quengel-Gipsverband. Wenn die Kontraktur infolge einer Entzündung, insbesondere einer Tuberkulose, entstanden ist, ist die Operation schonender als der Quengel-Gipsverband und unbedingt diesem vorzuziehen.

a) Technik der ossären Korrektur (s. Abb. 329)

Lagerung. Seitenlage.

Schnitt. Er verläuft am hinteren unteren Rand des M. deltoideus. Man geht stumpf zwischen dem M. deltoideus und dem Tricepsrand auf den Knochen ein. Wenn der Deltamuskel nach vorn geschlagen ist, liegt das Periost frei. Es wird längsgespalten, und der Knochen wird unter dem Schutz der subperiostal eingeführten Hohmann-Hebel V-förmig osteotomiert. Die Spitze des „V" zeigt nach unten. Die Stelle der Osteotomie liegt etwa 1—2 Querfinger breit unterhalb des chirurgischen Halses. Sie wird im einzelnen Fall auf Grund des Röntgenbildes bestimmt und liegt bei schweren knöchernen Veränderungen des oberen Humerusendes besser etwas tiefer.

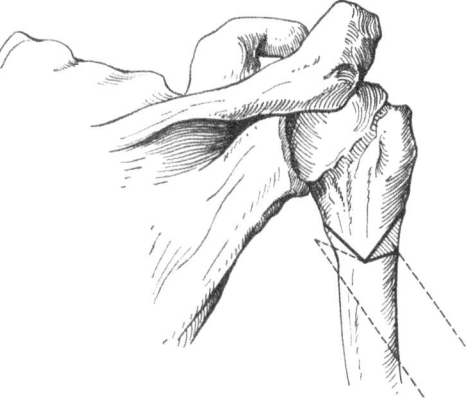

Abb. 329. Operation der Adduktionskontraktur der Schulter

Die Korrektur der Fehlstellung erfolgt, während mit dem Daumen und Zeigefinger der rechten Hand das zentrale Bruchstück nach einwärts gedrückt und der Arm selber am Ellenbogen mit der linken Hand gefaßt wird, um ihn in die entsprechende Abduktionsstellung zu überführen. Der Knochen war bei der Osteotomie nicht ganz durchmeißelt. Ein kleines Stück blieb an der gegenseitigen Corticalis erhalten und wird bei dem Ausgleich der Fehlstellung eingebrochen. Dadurch sind die Bruchenden gut ineinander verzahnt.

Ruhigstellung. Arm-Rumpfgipsverband in 65° Abduktion, bei 30° Elevation und mittlerer Rotationsstellung. Dauer der Ruhigstellung bei Jugendlichen 4 Wochen, bei Erwachsenen 6 Wochen.

Nachbehandlung. Erübrigt sich.

Dieser kleine Eingriff der *V-förmigen Osteotomie* ist zur Beseitigung einer schweren Adduktionskontraktur an der Schulter bei allen Gelenkerkrankungen unbedingt *den Weichteiloperationen vorzuziehen*. Die Durchtrennung der Muskeln in der Achselfalte ermöglicht allein keine ausreichende Kontrakturbeseitigung, das Haupthindernis liegt in der Gelenkkapsel. Man muß dann entweder das Gelenk doch noch „redressieren" oder so weit in die Tiefe vordringen, daß man die Gelenkkapsel einschneiden kann.

Im Vergleich dazu ist die Osteotomie viel einfacher. Sie ist bei *jeder schweren Adduktionskontraktur möglich*, ganz gleich, ob sich im Schultergelenk nur eine fibröse Kontraktur oder ob sich schon eine knöcherne Ankylose entwickelt hat.

Bei den hochgradigsten Kontrakturformen, bei denen der Arm fest an den Rumpf gepreßt ist, ist zu der Osteotomie eventuell noch eine zusätzliche subcutane Einkerbung der Pectoralissehne angezeigt.

b) Weichteilkorrektur bei Schwimmhautbildung

Die Adduktionskontraktur durch Schwimmhautbildung stellt eine Sonderform dar. Sie findet sich nach ausgedehnten Verletzungen, wie sie vor allem im Kriege vorkommen, aber auch nach Verbrennungen aus den verschiedensten Ursachen, so z. B. auch bei Verbrühungen von kleinen Kindern. Auch eine angeborene Schwimmhautbildung gibt es an der Schulter.

Die Indikation zur Operation ist aus zwei Gründen gegeben: wegen der Bewegungseinschränkung des Armes und wegen der Narbenulcera, die sich durch das Scheuern der Kleidung immer wieder entwickeln.

Längsschnitte sind zur Ausschneidung der Schwimmhautbildung unbedingt *zu verwerfen*. Sie führen auch in sog. leichten Fällen zu Rezidiven mit unerfreulicher Keloidnarbenbildung.

Die Schnittführung ist quer. Der Defekt, der dadurch entsteht, wird in leichten bis mittelschweren Fällen durch einen *Hautverschiebelappen* gedeckt, der meist vom Rücken her genommen wird.

Ist die Haut in der Umgebung der Schwimmhautbildung gleichfalls schwer narbig verändert, oder ist nach dem Ausschneiden der Narbenzüge der Defekt an und für sich zu groß, so ist zur Hautdeckung eine Rundstielwanderlappenplastik nötig. Wenn die Hautverhältnisse es gestatten, wird ein Rundstiellappen an der Brustwand gebildet und *direkt* auf den Defekt in der Achsel bei erhobenem Arm eingepflanzt. Wenn die Verhältnisse an der Brust schlecht sind, ist eine *Rundstielwanderlappenplastik* angezeigt. Ein Rundstiellappen von ausreichender Größe wird am Bauch gebildet, auf die Hand der gesunden Seite übertragen und von hier dann endgültig auf die Achsel überpflanzt. Die Einnähung des Hautlappens geschieht bei einem etwa 150⁰ erhobenen Arm.

B. Operation der Abduktionskontraktur

Die Operation der Abduktionskontraktur ist die V-förmige Osteotomie. Ihre *Technik* entspricht der für die Adduktionskontraktur, nur daß in umgekehrtem Sinne vorgegangen wird. So bleibt bei der Durchmeißelung eine Corticalisspange nicht auf der Innen-, sondern auf der Außenseite des Armes stehen, und der Gegenhalt am oberen Bruchstück wird bei der Stellungsänderung nicht von außen, sondern von innen, von der Achsel her gegeben.

Ruhigstellung. Arm-Rumpfgipsverband in einer gemäßigten Abduktionsstellung von 50° bei 35° Elevation. Dauer der Gipsperiode, je nach dem Alter, 4—6 Wochen.

Es wird nur die gemäßigte Abduktionsstellung von 50⁰ gegeben, weil infolge der mangelnden Ausgleichsbewegungsmöglichkeit des Schultergürtels, die in diesen Fällen besteht, sonst der Arm störend vom Rumpf abstehen würde.

10. Operationen am Plexus brachialis

A. Anatomische Vorbemerkungen

Die Plexusrevisionen werden, je nachdem, ob die Verletzung ober- oder unterhalb des Schlüsselbeines ihren Sitz hat, in die oberen und unteren eingeteilt. Der Sitz der Verletzung kann im Bereich der Primär- und Sekundärstränge oder der Faszikel liegen. Der Plexus im engeren Sinne beginnt mit der Vereinigung der Cervicalwurzeln zu den Primärsträngen und endet distalwärts im Bereich der Medianusgabel. Diesem grob anatomischen Ende des Plexus entspricht aber nicht das Ende des Austausches der einzelnen Nervenkabel von einem Nerven zum anderen. Das zeigen die oft auch weiter distalwärts vorkommenden Anastomosen der verschiedenen Nerven untereinander und ebenso auch die interfasciculären Anastomosen innerhalb der einzelnen Nervenstränge. FOERSTER bezeichnet diese als den feinsten faßbaren Ausdruck der Plexusbildung und als einen gleichsam in die Peripherie vorgeschobenen Teil des Plexus.

Es nehmen an der Plexusbildung entweder der 4. Cervicalnerv bis 1. Thorakalnerv teil, man spricht dann von dem präfixierten Typ des Plexus brachialis, oder der Plexus beginnt erst beim 5. Cervicalnerven und reicht dafür bis zum 2. Thorakalnerven. Diese Art der Plexusbildung wird als postfixierter Typ bezeichnet.

Die Zusammensetzung der Primärstränge ist im allgemeinen folgende (s. Abb. 330):

Oberer Primärstrang

Er wird gebildet von der Cervicalwurzel CV und CVI, und eventuell geht noch ein Ast von der Cervicalwurzel IV ab. Bevor sich die 5. Wurzel mit der 6. vereinigt, zweigt der N. dorsalis scapulae ab. Außerdem geht vor der Bildung des oberen Primärstranges noch der N. thoracicus longus aus der Rückseite der Wurzeln CV bis CVII hervor.

Die Stelle der Vereinigung der Wurzel CV und CVI entspricht dem Erbschen Punkt.

Mittlerer Primärstrang

Er wird lediglich aus der Wurzel CVII gebildet. Er spaltet sich nach kurzer Strecke in zwei Teile, in einen zum Fasciculus posterior und in einen zum Fasciculus lateralis.

Unterer Primärstrang

Er setzt sich aus den Wurzeln CVIII und ThI, eventuell auch von Th II zusammen.

Aus den Primärsträngen gehen die drei Hauptstämme, die Faszikel, hervor. Vor ihrer endgültigen Bildung liegt das Gebiet der *Sekundärstränge*. In diesen Abschnitten werden die Verbindungen von den Primärsträngen zu den Faszikeln hergestellt, und es gehen auch noch einzelne wichtige Nerven, wie z. B. der N. suprascapularis und N. subscapularis, ab.

Die drei Hauptstränge, der hintere, seitliche und mediale Faszikel, setzen sich folgendermaßen zusammen:

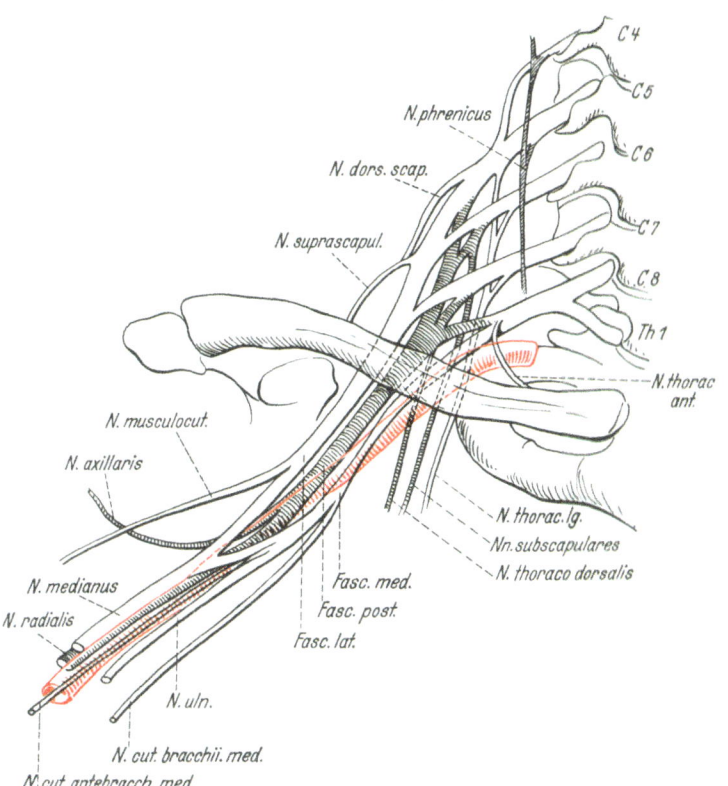

Abb. 330. Zusammensetzung des Hals- und Armplexus und die Bildung der großen Armnervenstränge

Hinterer Faszikel

Der hintere Faszikel bekommt in der Hauptsache Äste aus dem oberen und mittleren Primärstrang, aber es besteht auch eine Verbindung zum unteren Primärstrang. — Aus dem hinteren Faszikel gehen seitlich ab der N. subscapularis superior und der N. thoracodorsalis.

Lateraler Faszikel

Er wird gebildet aus zwei kräftigen Wurzeln, von denen je eine aus dem oberen und mittleren Primärstrang stammt.

Medialer Faszikel

Er wird lediglich vom unteren Primärstrang gebildet. Oberhalb seiner Entstehung wird aber ein Verbindungsstrang zum hinteren Faszikel abgegeben und an dem unteren Ende zweigt die wichtige mediale Medianuswurzel ab.

Die Bildung der großen Armnerven aus den Faszikeln verläuft im allgemeinen folgendermaßen:
Der hintere Faszikel gibt zuerst den *N. axillaris* und dann den *N. radialis* ab.

Der *N. musculocutaneus* geht aus dem lateralen Faszikel hervor, in einem Teil der Fälle oberhalb, in dem anderen unterhalb der Medianusgabel. Der *N. medianus* erhält seine

Nervenfasern aus dem lateralen und medialen Faszikel. Die beiden Wurzeln treten in der Medianusgabel zusammen.

Der *N. ulnaris* nimmt seinen Ursprung aus dem medialen Faszikel, oberhalb davon gehen aus dem medialen Faszikel ein Anteil des N. thoracalis anterior und der N. cutaneus brachii medialis sowie der N. cutaneus antebrachii medialis hervor.

Variationen in der Zusammensetzung, in dem Aufbau und in der Aufspaltung des Plexus brachialis sind nicht selten. Sie wurden im einzelnen von FOERSTER, BORCHARDT und STOFFEL näher beschrieben. Insbesondere sei auf die wechselnde Lage der Medianusgabel und auf die verschiedene Stelle der Abzweigung vom N. musculocutaneus hingewiesen. Der N. musculocutaneus kann nicht nur bald höher oder tiefer vom mittleren Primärstrang abgehen, sondern er kann seinen Ausgangspunkt auch von einem Teilstrang des oberen Primärstranges aus nehmen.

B. Klinisches Bild und Operation

Die *Ursachen der Plexusverletzungen* sind *stumpfe oder offene Gewalteinwirkungen*. Bei den Unfallverletzungen überwiegen die stumpfen, bei den Kriegsschäden die offenen.

Die Motorradunfälle spielen bei den gedeckten Verletzungen eine große Rolle.

Die Geburtslähmungen haben entweder ihren Sitz am Erbschen Punkt, d. h. an der Vereinigungsstelle von C V und C VI, oder sie haben die sog. tiefe Form der Geburtslähmung, den Typus *Klumpke*, bei dem die Wurzeln C VIII und Th I befallen sind.

Der Zeitpunkt der operativen Revision wegen einer Plexusverletzung soll relativ frühzeitig gewählt werden. Die vielfach vertretene Auffassung, daß die Revision einer Plexusverletzung wegen der Schwierigkeit der Operation möglichst lange hinausgeschoben werden soll, bis alle konservativen Maßnahmen erschöpft und aussichtslos geworden seien, ist nicht mehr vertretbar. Es wird dadurch nichts weiter gewonnen, als daß die Operation wegen der zunehmenden festen Vernarbung von Monat zu Monat schwieriger wird. Die gleichen Nervenwurzeln, die man bei der gleichen Verletzungsart bei einer Operation nach etwa 3—4 Monaten gut stumpf voneinander hätte isolieren können, müssen bei einer Operation in späteren Monaten mit Skalpell und Rinnensonde Millimeter für Millimeter aus dem narbigen Gewebe herauspräpariert werden. Die Verhältnisse werden besonders schwierig, wenn gleichzeitig schwere Verwachsungen der Wurzeln mit den großen Gefäßen bestehen oder wenn diese selbst mitverletzt waren.

Der *günstigste Zeitpunkt* zur Nervenrevision am Plexus ist etwa 3—4 Monate nach der Verletzung. Es sind zu dieser Zeit die Aussichten für die Operation und für eine Regeneration nach einer Nervennaht besonders gut. — Man hat bei der relativen Frühoperation den weiteren Vorteil, daß bei ungünstig gelegenen Verletzungsfällen auch die Frage endgültig entschieden wird, ob eine weitere konservative Behandlung einen Sinn hat (s. u.).

So gehören zu den ganz aussichtslosen Fällen die hohen Plexusverletzungen mit einem Ausriß der Wurzeln nahe der Wirbelsäule.

Die Diagnose für die *Lokalisation* einer stumpfen Verletzung des Armplexus kann große Schwierigkeiten bereiten. Der Sitz der Verletzung liegt supraclaviculär oder an den Wurzeln des Rückenmarkes. Für die chirurgische Behandlung sind nur Verletzungen zugängig, die sich im Bereich des Halses befinden. Sind die Nervenwurzeln aus dem Rückenmark am Abgang der Wurzeln, am Foramen intervertebrale, ausgerissen, so ist jede operative Behandlung erfolglos. Es ist deshalb von großem Wert, die Stelle der Wurzelverletzung möglichst genau zu fixieren. Das *Myelogramm* gibt hierfür die Möglichkeit.

Es erfolgt bei einem ausgedehnten Wurzelausriß eine Füllung der Wurzeltaschen, die sich bei Schrägaufnahmen bis außerhalb der Wirbelsäule verfolgen lassen (K. DECKER und O. WIEDEMANN). Diese Befunde werden als *traumatische Meningocelen* bezeichnet (MURPHY, HARTUNG und KIRKLIN).

Die Myelographie bei stumpfen Plexusverletzungen wird in den Fällen gemacht, bei denen der reine neurologische Befund keine Klärung über das Ausmaß der Verletzung und den Zustand der intervertebralen Wurzelabschnitte zuläßt.

Die inzwischen von uns persönlich durchgeführten Plexusoperationen sind weit über 200. Die Operationen im letzten Jahrzehnt wurden bei Patienten nach schweren Verkehrsunfällen, fast ausschließlich Motorradunfällen, ausgeführt.

Hier ist meist jeder Nahtversuch wegen der Kürze der zentralen Wurzeln zum Scheitern verurteilt.

Die Plexusoperationen sind ein äußerst mühseliger, zeitraubender Eingriff. Man muß bestrebt sein, je nach dem Sitz der Verletzung die einzelnen Nervenwurzeln, die Primär- oder Sekundärstränge sowie auch die Faszikel mit dem Übergang in die großen Nervenstränge im einzelnen gut zu isolieren und klar darzustellen. Es ist nicht nötig, einen Teil der Plexusverletzungen, bei denen z. B. die Verletzung im Bereich der Sekundärstränge vermutet wird, von der operativen Revision auszuschließen. — Man kann *an jeder Stelle* die Naht ausführen.

Man unterscheidet, je nachdem, ob der Sitz der Verletzung ober- oder unterhalb vom Schlüsselbein anzunehmen ist, die *supraclaviculäre* und die *infraclaviculäre Freilegung*.

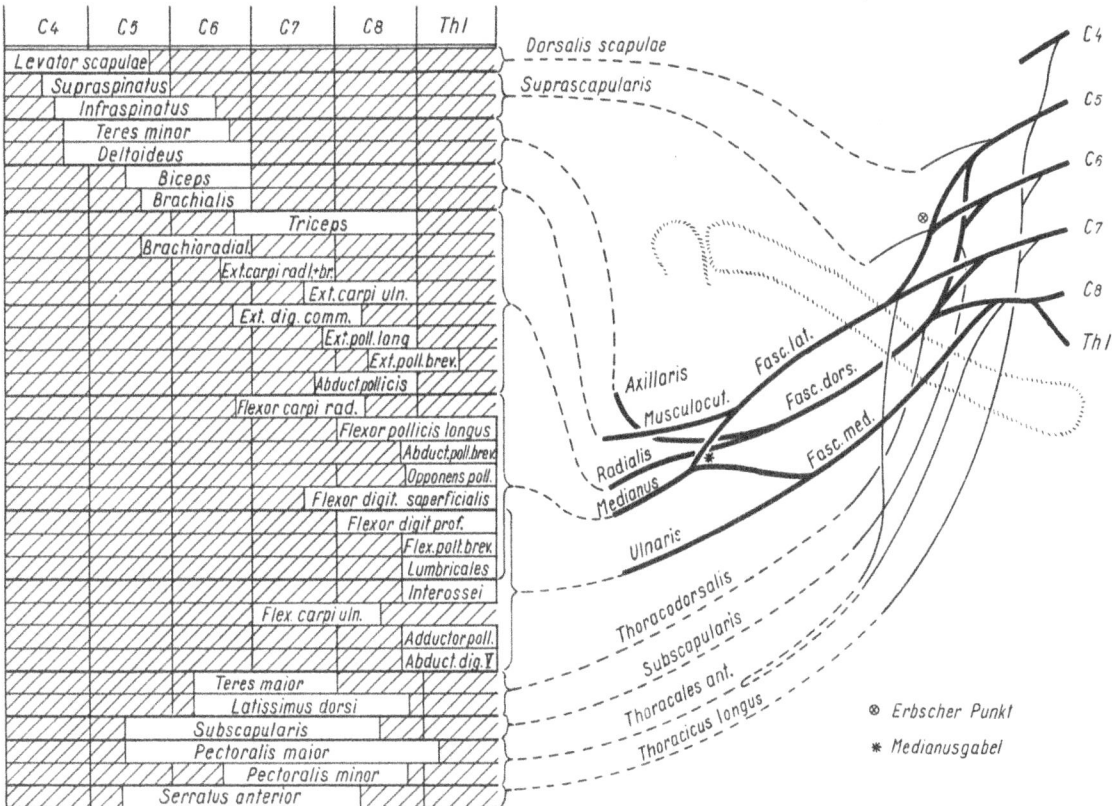

Abb. 331. Schema zur Plexusuntersuchung nach Jantzen

Schema zur Erleichterung der Untersuchung und Lokalisationsdiagnose bei Plexus-Verletzungen nach Jantzen

Zwei bekannte Schemata wurden kombiniert (s. Abb. 331). Im linken Teil wurden die Muskeln statt nach der Segmentinnervierung nach der peripheren Innervierung geordnet, damit sie sich übersichtlich an den rechten Teil anschließen, in dem der Plexus schematisiert und in die Breite gezogen dargestellt ist. Einige Muskeln wurden fortgelassen, die schwer prüfbar oder für die Diagnostik unwichtig sind.

Bei der Untersuchung wird so vorgegangen, daß die Felder der betreffenden Muskeln im linken Teil des Schemas mit Buntstift getönt werden: kräftig bei Lähmung, weniger kräftig bei starker Schwächung, nur leicht bei geringer Schwächung; die Felder normaler Muskeln bleiben ungetönt. Eine Farbkonzentration auf der Abszisse spricht für eine mehr zentral im Bereich der Primärstränge gelegene Läsion, eine Konzentration auf der Ordinate für eine mehr peripher, im Bereich der Sekundärstränge gelegene. Auch kann man die Nerven, die die ausgefallenen Muskeln normalerweise versorgen, vom linken Schemaanteil her zentralwärts verfolgen. So läßt sich feststellen, welche Stränge noch durchgängig und welche lädiert sind.

Auf diese Weise festgelegte Verletzungsstellen wurden bei zahlreichen Operationen bei uns bestätigt gefunden. Es zeigte sich dabei, daß man an Hand des Schemas die Verletzung eher zu ausgedehnt annimmt, weil die Ausfälle zum Teil durch narbige Einengung, nicht durch Durchtrennung der Nervenstränge verursacht sind. Das Bild verliert dadurch etwas an Schärfe. Ferner erwies sich die Lokalisationsdiagnose als um so schwieriger, je ausgedehnter die Verletzung war.

a) Technik der supraclaviculären Plexusrevision (s. Abb. 332—334)

Lagerung. Halbseitenlage. Ein flaches Kissen ist unter den Hals geschoben, und der Kopf ist nach der Gegenseite leicht geneigt.

Schnitt. Er verläuft schräg am Hals entlang, beginnt am Schlüsselbein etwa zwei Querfinger breit seitlich neben dem Ansatz vom Sternocleidomastoideus und zieht in Richtung zum Processus mastoideus. Er endet oben am hinteren Rand des Sternocleidomastoideus. Nach Durchtrennung des Platysma werden die einzelnen Äste der V. jugularis ext. unterbunden, und die Nn. supraclaviculares werden beiseitegeschoben. Die Fascia colli wird gespalten, und der M. omohyoideus wird schräg durchtrennt. Haltefäden werden an die freien Muskelenden zur späteren Wiedervereinigung angehangen. Die A. cervicalis superficialis und manchmal auch die A. transversa scapulae müssen unterbunden werden.

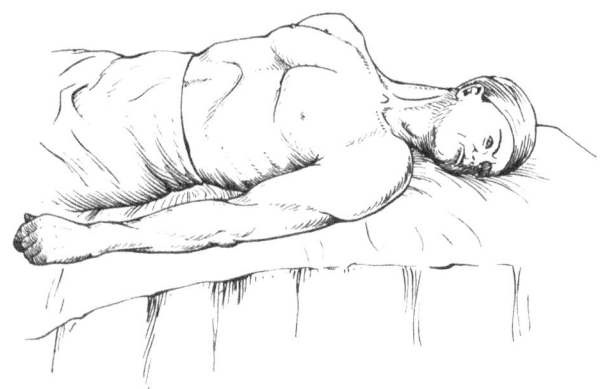

Abb. 332. Lagerung zur Halsplexusoperation

Die Cervicalwurzeln V und VI kommen in dem Zwischenraum zwischen Scalenus anterior und medius hervor. Wenn man die zuerst sichtbaren Nervenwurzeln C V und C VI nach lateral und den M. scalenus anterior nach medial verzieht, werden die Nervenwurzeln C VII und C VIII sowie Th I erkennbar.

Bei dem weiteren Verfolgen der Wurzel C V, die in den oberen Primärstrang eingeht, ist auf den Abgang des N. dorsalis scapulae und nach Bildung des oberen Primärstranges auf den des N. suprascapularis besonders zu achten. Wenn es sich herausstellt, daß das Verletzungsgebiet noch weiter nach distalwärts reicht, oder wenn die peripheren Nervenenden bis unter das Schlüsselbein zurückgeschlüpft sind, so ist die supraclaviculäre Freilegung des Plexus nicht ausreichend. Es muß die totale Freilegung des gesamten Plexus im supra- und infraclaviculären Abschnitt ausgeführt werden (s. u.).

b) Technik der infraclaviculären Plexusrevision
(s. Abb. 333 und 335)

Lagerung. Rückenlage, während ein flaches Kissen unter die Schulter und den Hals geschoben ist.

Schnittführung. Der Schnitt beginnt in der medialen Bicepsfurche und verläuft über den unteren Rand des M. pectoralis parallel zum Verlauf der V. cephalica bis zum Schlüsselbein hinauf.

Die Sehnen vom M. pectoralis maior und minor werden nahe ihrer Ansatzstelle am Knochen Z-förmig durchtrennt, und Haltefäden werden daran angeschlungen.

Die gesamte Muskelmasse des M. pectoralis wird unter Schonung der Nn. thoracici ant. nach oben einwärts umgeschlagen. Der Nervenplexus liegt, sobald die tiefe Fascienschicht unter dem Schutz der Rinnensonde durchtrennt ist, gut übersichtlich frei.

c) Technik der Revision des ganzen Plexus brachialis unter temporärer Resektion des Schlüsselbeines (s. Abb. 336)

Lagerung (wie oben).

Schnittführung. Der Schnitt beginnt in der medialen Bicepsfurche und verläuft parallel der V. cephalica über das Schlüsselbein hinauf bis in das Trigonum colli laterale. Er endet am hinteren Rand des M. sternocleidomastoideus.

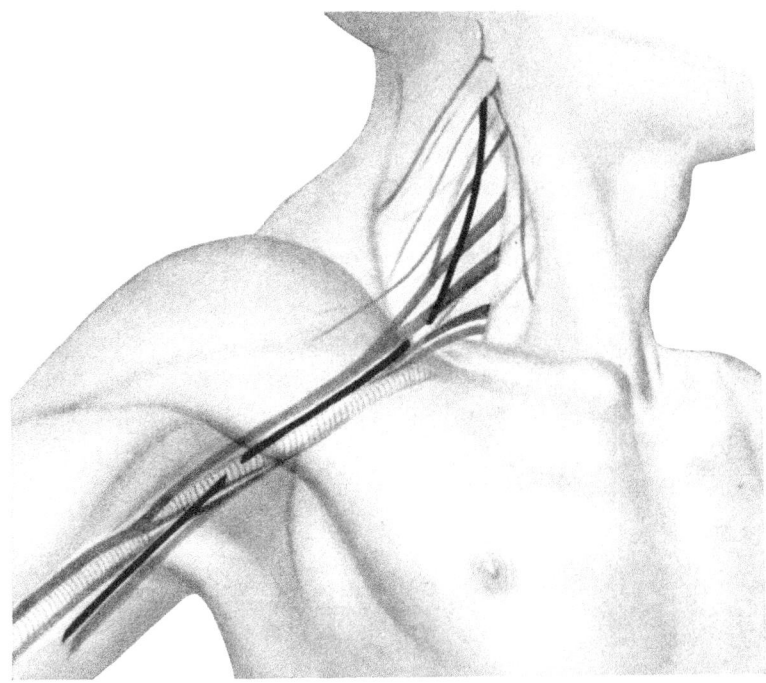

Abb. 333. Lage der Schnitte (tiefschwarz) zur supra- und infraclaviculären Plexusrevision sowie zur Freilegung der Armnerven in der Achsel

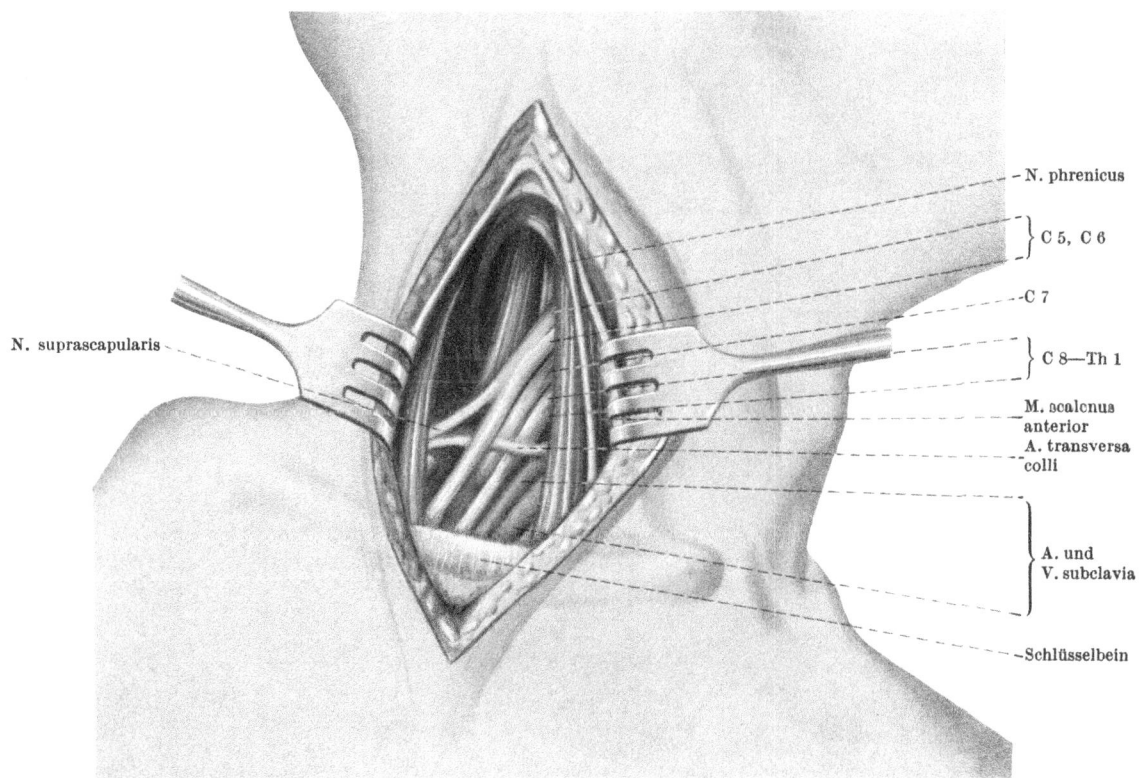

N. suprascapularis

N. phrenicus

C 5, C 6

C 7

C 8—Th 1

M. scalenus anterior
A. transversa colli

A. und
V. subclavia

Schlüsselbein

Abb. 334. Supraclaviculäre Plexusrevision

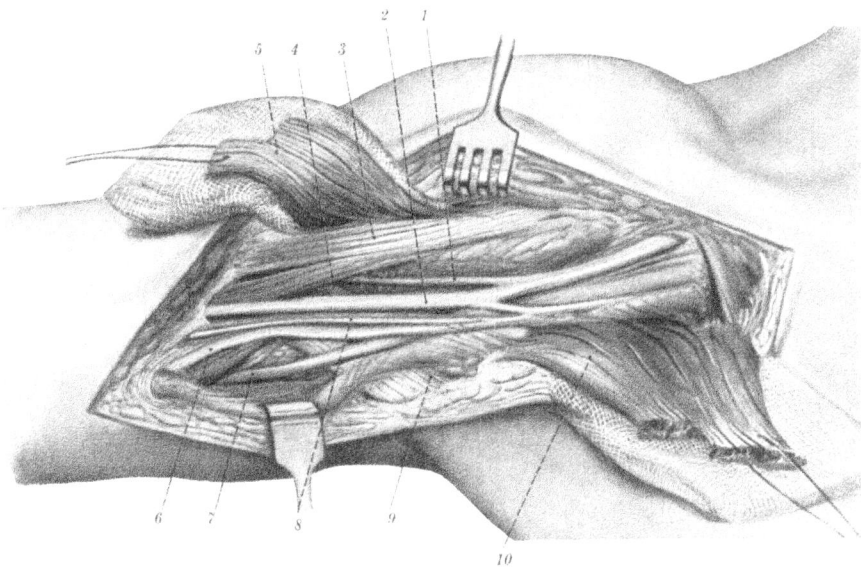

Abb. 335. Infraclaviculäre Plexusrevision. *1* N. musculocutaneus; *2* N. medianus; *3* M. coracobrachialis; *4* N. axillaris (in der Tiefe); *5* M. pectoralis (peripheres Ende); *6* N. ulnaris; *7* N. radialis; *8* N. cutaneus brachii med.; *9* Latissimus dorsi (Endsehne); *10* M. pectoralis (zentraler Anteil)

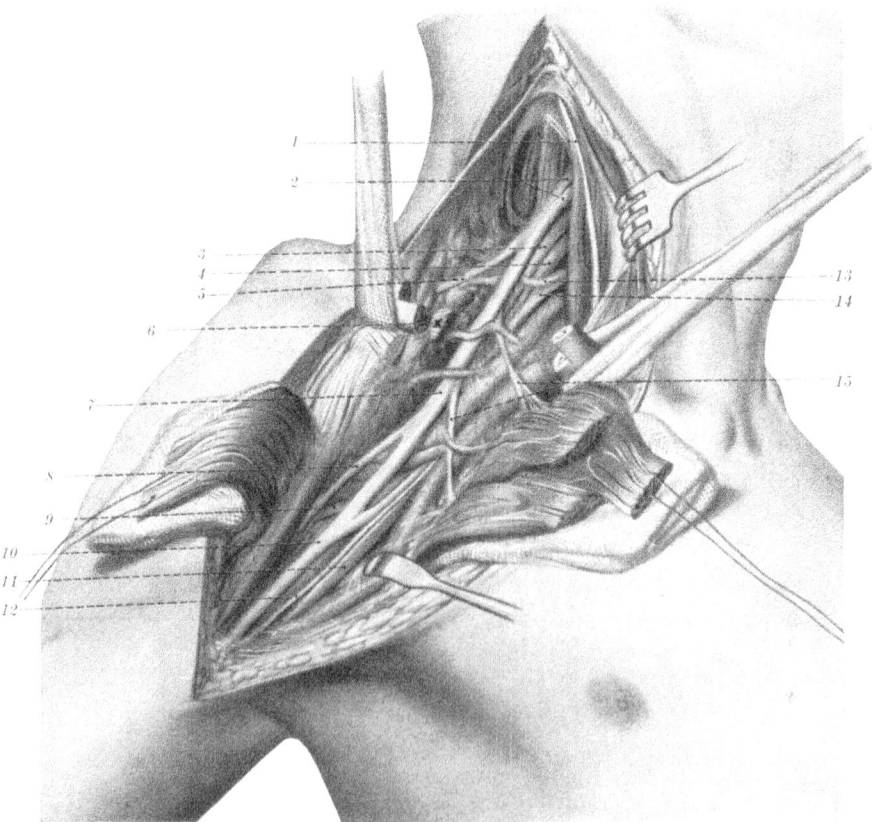

Abb. 336. Freilegung des ganzen Plexus unter temporärer Resektion des Schlüsselbeines. *1* N. phrenicus; *2* Wurzel C 5, C 6; *3* C 7; *4* C 8; *5* N. suprascapularis; *6* durchtrennter M. omohyoideus; *7* lateraler Faszikel; *8* N. musculocutaneus; *9* N. axillaris (in der Tiefe); *10* N. medianus; *11* Vasa axillares; *12* N. cutaneus antebrachii med.; *13* A. transversa colli; *14* Th 1; *15* N. thoracal. ant.

Das Periost des Schlüsselbeines wird längsgespalten, und unter dem Schutz von Kocher-Sonden wird das Schlüsselbein vorsichtig Z-förmig durchmeißelt. — Die Einführung der Kocher-Sonden muß, wenn die Gefahr der *Verwachsung der A. subclavia mit dem Schlüsselbein* besteht, außerordentlich vorsichtig geschehen. Die Arterie muß in diesen Fällen vorher stumpf oder scharf vom Schlüsselbein gelöst werden. Es ist gut, für alle Fälle eine Gazeschlinge um die A. subclavia herumzuführen, um für den Fall einer Verletzung die Arteria sofort abbinden oder abklemmen zu können. Wenn gleichzeitig ein Aneurysma besteht, ist allergrößte Vorsicht geboten.

Nachdem das Schlüsselbein durchtrennt ist, wird der äußere Anteil des Schlüsselbeines vorsichtig nach hinten und der innere Anteil vorsichtig nach medial herumgebogen, indem die Weichteile, die noch am Schlüsselbein hängen, stumpf zurückgeschoben werden. Man kann unbedenklich das Schlüsselbein an jedem Ende um 1 cm resezieren. Gazehalteschlingen werden um die beiden Schlüsselbeinenden herumgeführt, um sie leicht und gut zurückhalten zu können.

Nach dem *Zurückklappen des Schlüsselbeines* geht die weitere Freilegung des Plexus brachialis nach oben und unten in der typischen Weise langsam präparatorisch vor sich.

Nach der Beendigung der Nervenoperation wird das Schlüsselbein durch eine *Drahtnaht*, nachdem in jedes Schlüsselbeinende vorher mit dem Drillbohrer ein Loch gemacht wurde, wieder vereinigt. Alle durchtrennten Muskeln werden wieder sorgfältig vernäht.

Ruhigstellung nach der Plexusoperation. Die Ruhigstellung nach der Plexusoperation sichert ein großer Gipsverband. Wenn eine Nervennaht *oberhalb* vom Schlüsselbein gemacht war, muß der *Kopf mit in den Gips* eingeschlossen werden. Die *Entspannungsstellung* ist Kopfneigung nach der Schulter der kranken Seite. Die Armstellung ist Adduktion und leichte Elevation nach vorn.

Wenn die Nervennaht im Bereich des Schlüsselbeines oder *unterhalb* davon angelegt ist, reicht ein *Arm-Rumpfgipsverband*. Die Stellung ist Adduktion und leichte Elevation nach vorn. In einem Teil der Fälle ist es nötig, den Arm unmittelbar über der Brust zu fixieren und den Verband so anzulegen, daß die Hand auf der gegenseitigen Schulter aufliegt.

Nachbehandlung. Die Dauer der Gipsperiode ist 28 Tage. Nach Abnahme des Gipsverbandes läßt man *vorübergehend* für einige Wochen noch den Arm in einem Armtragetuch halten. Das ist aber nur in den Fällen notwendig, bei denen eine größere Dehiszenz bei der Nervennaht zu überbrücken war.

Ob bei der Plexusrevision eine Nervennaht oder eine Neurolyse erforderlich ist, hängt von dem jeweiligen Befund ab. In einem Teil der Fälle müssen alle Wurzeln oder Faszikel genäht werden, in einem anderen Teil wird an der einen Wurzel eine Nervennaht gemacht, während man an der anderen mit einer Neurolyse auskommt. — Schließlich gibt es auch günstig gelegene Fälle, bei denen allein die Neurolyse ausreichend ist.

Die *unbedingte Voraussetzung für die Neurolyse ist, daß die elektrische Erregbarkeit einwandfrei erhalten war.* (Siehe Allgemeiner Teil.)

Man soll sich bei den Plexusrevisionen nicht auf die schwierige und in ihrem Erfolg zweifelhafte innere Neurolyse einlassen. Wenn die äußere Neurolyse nicht ausreicht, soll man lieber eine gute Nervennaht ausführen.

Die Defekte, die bei einer Plexusoperation überbrückt werden müssen, können manchmal recht beträchtlich sein. Auch große Zwischenräume sind durch eine geschickte Ausnutzung der *Entspannungsstellungen* für die einzelnen Plexusanteile zu überbrücken. Die Nervennaht ist in solchen Fällen besonders schwierig, und auch die Vereinigung der Weichteile ist, weil man schwer an die Wunde herankommt, mühselig. Man muß das aber alles in Kauf nehmen, um die Nervennaht *spannungslos* auszuführen, da dies die erste Voraussetzung für den zu erhoffenden Nahterfolg bildet.

Die Aussichten der Plexusoperationen sind unseren Erfahrungen nach weit besser, als meist angenommen wird. Völlige Versager nach einer Plexusoperation sind Ausnahmen. Sie finden sich fast ausschließlich in Fällen, bei denen es zu schweren Eiterungen gekommen war oder bei denen wegen der ungünstigen anatomischen Verhältnisse keine einwandfreie Naht mehr möglich war. Eine volle Heilung ist natürlich nur in einem kleinen Prozentsatz der Fälle erreichbar, aber es ist schon außerordentlich wertvoll, wenn weitgehende Teilregenerationen erfolgen. Das trifft für die Mehrzahl der Fälle zu. Der bestehenbleibende Rest der Nervenausfälle kann später noch vielfach weitgehend durch *Ersatzoperationen* behoben werden (s. d.).

11. Irreparable Nervenlähmungen

A. Die Trapeziuslähmung

Der funktionelle Ausfall bei der Trapeziuslähmung kann teilweise dadurch ausgeglichen werden, daß eine kompensatorische Entwicklung des oberen Teiles des M. trapezius eintritt, der meist von den Halsnerven versorgt wird und nicht von der Lähmung mitbefallen ist.

In anderen Fällen ist dagegen das klinische Bild der Trapeziuslähmung außerordentlich eindrucksvoll. Der Arm kann nicht bis zur Horizontalen erhoben werden, die Schulter hängt mit dem ganzen Schultergürtel nach unten herab, und das Schulterblatt steht mit seinem mittleren Anteil weit vom Rumpf ab. Es ist unmöglich, daß die Schulter nach hinten genommen wird. Als sekundäre Folge der Trapeziuslähmung entwickeln sich durch den Druck des Schultergürtels auf den Plexus und die großen Gefäße Paraesthesien an der Hand und den Fingern und Zirkulationsstörungen. Die Haut ist bläulich verfärbt, und eine Neigung zur Handschwellung besteht.

Die Indikation zur Operation ist in solchen Fällen dringend. Sie ist unabhängig davon, ob die Accessoriuslähmung die Folge einer Verletzung oder der Restzustand einer neuritischen Erkrankung ist.

Die operative Behandlung ist auf verschiedene Weise versucht worden. Es gibt hierfür zwei verschiedene Wege, den der passiven Fixierung des Schulterblattes und den der aktiven Sicherung der Stellung des Schulterblattes durch eine Muskeltransplantation.

Die passive Befestigung des unteren Schulterblattes ist mit Seide, Draht oder Fascie (Schmieden) an eine Rippe oder an die Dornfortsätze versucht worden. Die aktive Sicherung der Stellung des Schulterblattes geschieht durch eine Muskeltransplantation unter Verwendung des M. levator scapulae und der Mm. rhomboidei. — Diese Operation wurde zuerst von Eden angegeben und von Lexer empfohlen. Wir haben sie unabhängig davon ausgebildet und sind zu folgendem typischem Vorgehen gekommen.

Technik der Operation (s. Abb. 337—339)

Lagerung. Bauchlage mit Kissen unter die Schulter.

Schnitt. Ein großer bogenförmiger Schnitt verläuft von dem Schulterblatt oben außen nach unten innen. Nach Durchtrennung der Rückenfascie und des gelähmten M. trapezius werden der M. levator scapulae und die Mm. rhomboidei sichtbar. Der M. levator scapulae wird an seinem Ansatz mit einer Kocher-Sonde unterfahren und mit einer Knochenspange vom Schulterblatt abgelöst. Seine Wiedervernähung erfolgt am Acromio-Claviculargelenk, während das Schulterblatt soweit als möglich der Mittellinie genähert ist.

α) Anheftung des M. levator scapulae

Zwei Bohrkanäle werden mit dem Pfriem durch das Acromion gemacht. Zwei kräftige Seidenfäden werden mit einer Drahtschlinge durch die Bohrkanäle hindurchgeführt und jede mit sich fest verknotet. Anschließend werden einige Seidenknopfnähte angelegt.

β) Verpflanzung der Mm. rhomboidei

Die Mm. rhomboidei werden mit ihrer ganzen Muskelmasse mit einer flach gebogenen Rinnensonde unterfahren, und es wird der gesamte Ansatz an der Scapula *mit einer Knochenspange* abgelöst. Die Ränder des Schulterblattes werden mit einer Knochenschere geglättet. Der M. infraspinatus wird subperiostal nach außen umgeschlagen. Die Wiederbefestigung der Mm. rhomboidei erfolgt mit vier kräftigen Seidenfäden, die durch vier Bohrlöcher des Schulterblattes hindurchgeführt werden.

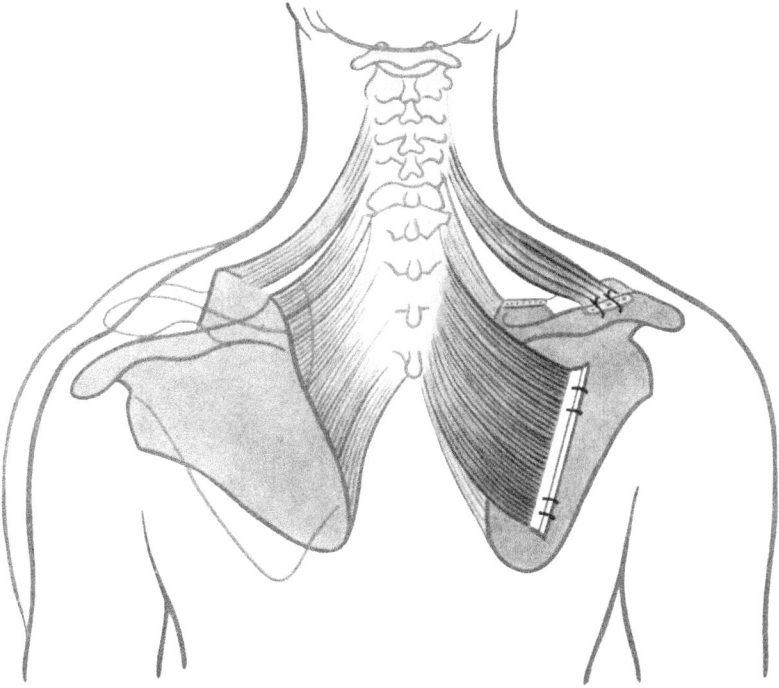

Abb. 337—339. Operation bei irreparabler Trapeziuslähmung. Die Verlagerung des M. levator scapulae und der Mm. rhomboidei mit einer Knochenspange

Abb. 337. Schematische Darstellung

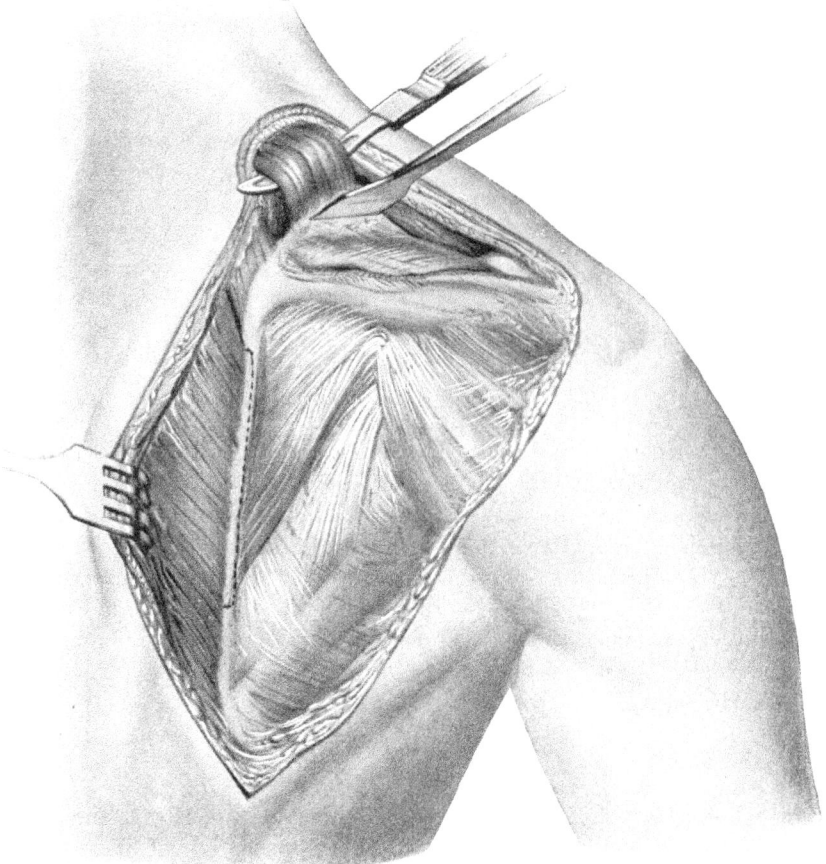

Abb. 338. Der M. levator scapulae ist mit einer Kocher-Sonde unterfahren und wird mit einem Lexer-Meißel mit einem Knochenstück abgelöst. Die Abtrennungsstelle der Mm. rhomboidei mit der Knochenspange ist punktiert

Die *Bohrlöcher* werden etwa 2—3 Querfinger breit vom medialen Rand des Schulterblattes mit einem gebogenen Pfriem angelegt. Eine Drahtschlinge wird durch jedes Bohrloch von hinten nach vorn hindurchgeschoben. Mit dieser Drahtschlinge wird je ein Seidenfaden von vorn nach hinten hindurchgeführt.

Die Verknotung der Seidenfäden erfolgt, während das Schulterblatt gut an die Wirbelsäule herangehalten wird, von oben nach unten.

Anschließend wird der *M. infraspinatus* über die Mm. rhomboidei wieder zurückgeschlagen und vernäht. Zum Schluß Wiedervernähung des gelähmten M. trapezius und der Rückenfascie.

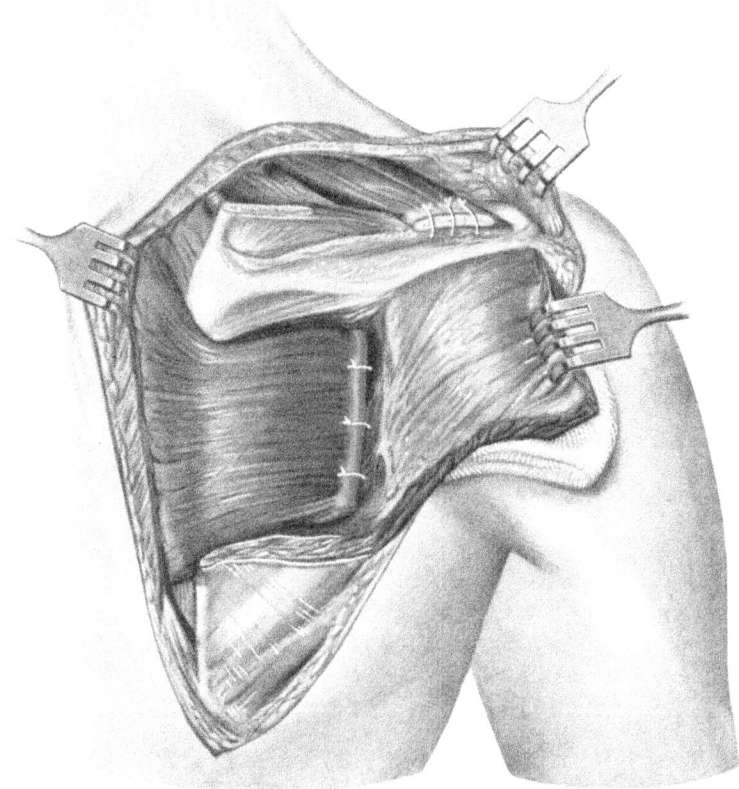

Abb. 339. Der M. levator scapulae ist in die Gegend des Acromio-Claviculargelenkes verpflanzt. Die M. rhomboidei sind unter den M. infraspinatus nach lateral verschoben und am Schulterblatt neu befestigt

Ruhigstellung. Arm-Rumpfgipsverband in rechtwinkliger Abduktionsstellung für 4 Wochen.

Nachbehandlung. Beginn mit aktiven Anspannungsübungen bereits 3 Wochen nach der Operation aus dem schalenförmig aufgeschnittenen Gips.

Nach der Gipsabnahme noch für 4 Wochen Armabduktionsschiene unter steter Steigerung der gymnastischen Behandlung. Dauer der Nachbehandlung etwa 3 Monate.

Der Erfolg der Trapeziusplastik ist ausgezeichnet. Die falsche Schulterblattstellung wird beseitigt. Der Arm kann wieder kraftvoll bis zur Senkrechten erhoben werden, und das Schulterblatt kann gut zurückgenommen werden. Die Paraesthesien und Zirkulationsstörungen, die vor der Operation bestanden haben, schwinden. — Die Erfolge sind, wie die Nachuntersuchungen gezeigt haben, Dauerresultate.

B. Serratus anterior-Lähmung

Der untere Schulterblattwinkel steht bei der M. serratus anterior-Lähmung infolge eines Ausfalls des *N. thoracicus longus* in typischer Weise flügelförmig vom Rumpf ab, und der Arm kann seitlich nur bis zur Horizontalen erhoben werden.

Die *Indikation* zur Operation ist bei Verletzungen des N. thoracicus longus wie bei Folgezuständen von isolierten Erkrankungen dieses Nerven gegeben. — Die Operation ist dagegen
kontraindiziert, wenn der Ausfall des M. serratus anterior die Begleiterscheinung einer Muskel-
oder Nervensystemerkrankung ist.

Die Verhältnisse für eine Ersatzoperation sind bei der Serratuslähmung ungünstiger als bei
der Trapeziuslähmung.

Die Kraft, die zu der Fixierung des Schulterblattes bei der Erhebung des Armes eines Erwachsenen nötig ist, ist außerordentlich groß. Sie kann allein *nicht durch einen verpflanzten
Muskel erreicht werden*, und auch die Fesselung des Schulterblattes an eine Rippe mit Seide,
Draht oder Fascie ist nicht ausreichend. Drahtschlingen reißen ebenso wie Seidenschlingen,
und die Fascienschlingen dehnen sich.

Als *Muskeltransplantation* war bei einer Serratuslähmung von Samter die Verpflanzung
des M. pectoralis maior und von Hass die des M. latissimus dorsi auf den unteren Schulterblattwinkel empfohlen worden.

Wir halten es auf Grund von unseren Erfahrungen für notwendig, daß *die aktive Fesselung
des Schulterblattes mit der passiven verbunden* wird. Der untere Schulterblattwinkel wird durch
eine Fascienschlinge an die 9. oder 10. Rippe befestigt, und außerdem wird der M. latissimus
dorsi auf den unteren Schulterblattwinkel verpflanzt. Die Fascienfixierung bedingt eine teilweise Behinderung der Beweglichkeit des Schulterblattes. Sie verhütet aber das flügelförmige
Abstehen und nimmt gleichzeitig dem verpflanzten M. latissimus dorsi einen Teil seiner Arbeit
ab. Auf diese Weise wird es möglich, daß die Kraft des M. latissimus dorsi ausreicht, den gelähmten M. serratus anterior ausreichend zu ersetzen, so daß der Arm wieder bis etwa 40—50° *über*
die Horizontale erhoben werden kann.

Technik der Operation (s. Abb. 340 und 341)

Lagerung. Bauchlage.

Schnitt. Großer, leicht bogenförmig verlaufender Schnitt, der neben dem äußeren Schulter-
blattrand beginnt und nach abwärts bis unterhalb von der Schulterblattspitze zieht.

α) Freilegung des M. latissimus dorsi

Der M. latissimus dorsi wird bis zu seinem Ansatz verfolgt. Die Endsehne des Muskels wird
mit einer gebogenen Kocher-Sonde unterfahren und nahe ihrem Ansatz bis auf einen kleinen
Rest durchtrennt. Der Muskel wird mit einer Gazekompresse umfaßt und stumpf so weit herausgelöst, daß er leicht auf den unteren Schulterblattwinkel verpflanzt werden kann.

β) Freilegung des unteren Schulterblattwinkels und der 9. und 10. Rippe

Der *M. trapezius* wird über dem unteren Schulterblattwinkel parallel zu seinem Faserverlauf
durchtrennt, und der untere Teil des *M. infraspinatus* wird subperiostal nach oben geschoben
Hiernach liegt das *untere Ende des Schulterblattes* frei, und es werden in ihm mit einem gebogenen
Pfriem zwei Bohrlöcher, eines zur Befestigung des M. latissimus dorsi und eines für die Fascienschlinge, durch die das Schulterblatt an die Rippe fixiert werden soll, angelegt.

Die *Freilegung der 9. oder 10. Rippe* erfolgt, indem der untere Rand des M. rhomboideus eingekerbt und der Erector trunci nach medial gehalten wird. Das Periost über der Rippe wird
längsgespalten und die Rippe wird mit einem kurzbogigen Raspatorium unterfahren.

γ) Befestigung des Schulterblattwinkels durch eine Fascienschlinge an einer Rippe (s. Abb. 340)

Die Fascienschlinge, die dem Oberschenkel entnommen ist oder von der Rückenfascie stammt
und an die ein Seidenhaltefaden angehangen ist, wird mit dem Deschamps um die Rippe herumgeführt. Anschließend wird das Ende der Fascienschlinge durch das Bohrloch der Scapula hindurchgezogen, und die beiden Enden der Fascienschlinge werden einfach verknotet und dann
mit Knopfnähten vernäht. Das Schulterblatt wird zur Befestigung der Fascienschlinge fest an
den Rumpf herangedrückt. Die Fascienschlinge wird so vernäht, daß von vornherein noch eine
leichte Beweglichkeit des Schulterblattes möglich ist.

δ) **Verpflanzung des M. latissimus dorsi** (s. Abb. 341)

Ein kräftiger Seidenfaden ist in typischer Weise an die Endsehne des M. latissimus dorsi angehangen. Er wird durch das Bohrloch am unteren Scapulawinkel hindurchgeführt und verknotet. Außerdem werden noch mehrere subperiostale Seidenknopfnähte zur Befestigung des Latissimus dorsi angelegt. Zum Schluß der Operation werden der M. trapezius und die Rückenfascie wieder vernäht.

Ruhigstellung. Arm-Rumpfgipsverband in Überrechtwinkelstellung („Fechterstellung") für 4 Wochen.

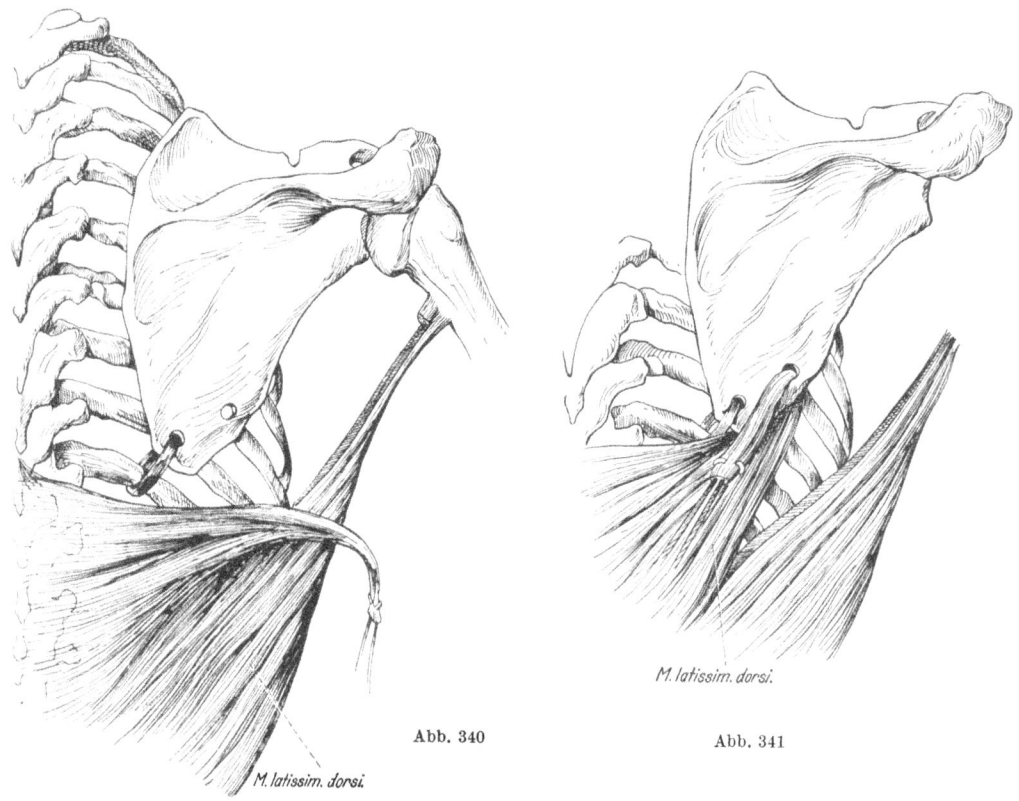

Abb. 340

Abb. 341

Abb. 340 u. 341. Irreparable Serratuslähmung. Abb. 340. Der Schulterblattwinkel ist mit einer Fascienschlinge an der Rippe befestigt. Der M. latissimus dorsi ist etwa zur Hälfte an seinem Ansatz am Oberarm abgelöst. Abb. 341. Der abgelöste Teil des M. latissimus dorsi ist durch ein Bohrloch am unteren Winkel des Schulterblattes schlingenförmig hindurchgezogen und wieder vernäht

Nachbehandlung. In den Gipsverband werden große Fenster eingeschnitten, damit bereits nach 2 Wochen mit Elektrisieren und aktiven Anspannungsübungen für den M. latissimus dorsi begonnen werden kann.

Gipsabnahme nach 4 Wochen und Tragenlassen einer Armabduktionsschiene für 2 Wochen. Dann Anpassen einer einseitigen Schulterbandage, die die Schulter nach hinten nimmt und gleichzeitig das Schulterblatt an den Rumpf fixiert. Stete Steigerung der Übungsbehandlung!

Dauer der Nachbehandlung etwa 3 Monate.

C. Die Deltoideuslähmung

Die Deltoideuslähmung ist außerordentlich häufig. Sie ist eine Folge der Poliomyelitis, von Plexusverletzungen sowie von isolierten Lähmungen des N. axillaris nach Unfällen. Ein ausgesprochenes Bedürfnis zur operativen Beseitigung der Lähmung, welche die Gesamtfunktion des Armes schwer beeinträchtigt, besteht.

Leider sind der Behandlung der Deltoideuslähmung *Grenzen* gesetzt. Es gibt keinen Muskel am Schultergürtel, der an Kraftleistung dem M. deltoideus auch nur annähernd gleichkommt.

Außerdem liegen die Verhältnisse für eine erfolgversprechende Wirkung einer Sehnen-Muskelverpflanzung an der Schulter dadurch besonders ungünstig, daß der Angriffspunkt der verpflanzten Sehne in der Nähe des Drehpunktes eines langen Hebelarmes liegt und daß jede Bewegungsleistung gegen die Schwerkraft unter gleichzeitiger Überwindung des Eigengewichtes vom Arm vollbracht werden muß.

Trotz der großen Aufgaben, die bei der Deltoideuslähmung von einer Sehnenmuskelverpflanzung verlangt werden, finden sich in der Literatur eine Anzahl von Mitteilungen über gute Erfolge bei einer Deltoideuslähmung mit einer Muskelverpflanzung, so von Bastos-Ansart, Mau, Leo Mayer, Riedel. Zahlreiche Operationsmethoden sind angegeben worden.

Fritz Lange vertrat die Auffassung, daß gegenüber den behaupteten guten Behandlungserfolgen mit einer Muskelverpflanzung wegen einer Deltoideuslähmung Kritik am Platze sei.

Er vermutet, daß in allen Fällen, bei denen der verpflanzte Muskel nur auf den M. deltoideus vernäht war, der bei einer vollständigen Lähmung papierdünn ist, überhaupt keine ausgeprägte Lähmung vorgelegen hat. Es bestand keine Paralyse, sondern nur eine teilweise Schädigung, eine Parese, mit einer starken Überdehnung des Muskels. Der scheinbar gelähmte Muskel erholt sich durch die Fixierung des Armes in einer starken Abduktionsstellung nach der Muskelverpflanzung. Der sog. Operationserfolg der Muskelverpflanzung war in Wahrheit nur die Auswirkung des wieder funktionstüchtig gewordenen M. deltoideus!

Auch Bunnell meint, daß man eine Muskelverpflanzung nur machen soll, wenn ein sehr gutes Muskelersatzmaterial vorhanden sei und wenn lediglich eine *Teillähmung* besteht. Er ist, obwohl er selbst schöne Erfolge mit der Muskeltransplantation erreicht hat, in seinem Gesamturteil ebenso zurückhaltend wie wir und zieht bei Erwachsenen die Arthrodese den Muskelverpflanzungen vor. Die Erfolge der Arthrodese seien rascher und sicherer, und das Gewicht des Armes sei zu schwer, als daß der verpflanzte Muskel später eine ordentliche Funktion aufweise.

Eine *amerikanische Untersuchungskommission* kam im Jahre 1942 zu dem Ergebnis, daß die Schulterarthrodese viel zuverlässiger als die Muskeltransplantation sei. Sie untersuchte unter anderem 43 Fälle, bei denen eine Muskeltransplantation nach L. Mayer und Ober gemacht war, und fand folgendes: *Nur 8 Fälle waren wirklich gut und waren der Arthrodese überlegen.* Bei diesen handelte es sich aber *um eine Teillähmung* des M. deltoideus.

Böhler ist ganz ablehnend gegen die Muskelverpflanzungen bei einer Deltoideuslähmung. Der drastische Ausspruch stammt von ihm, die Muskelverpflanzungserfolge seien schön zum Photographieren, die der Arthrodese aber gut zum Arbeiten!

Eine *völlige Ablehnung* einer jeden Muskelverpflanzung bei einer Deltoideuslähmung ist *nicht am Platze.* Es gibt Fälle, bei denen die Muskelverpflanzung Erfolg verspricht. Auch Fritz Lange hat in einzelnen Fällen eine Muskelverpflanzung anstatt einer Arthrodese ausgeführt. Die *Voraussetzungen* für die Vornahme einer Muskelverpflanzung bei einer Deltoideuslähmung sind:

1. die Lähmung soll nur partiell sein;

2. ein jugendliches Alter des Kranken, damit das Armgewicht nicht zu groß ist und damit noch mit einer guten Funktionssteigerung der verpflanzten Muskulatur bei zunehmendem Wachstum zu rechnen ist;

3. eine ausgezeichnete Ersatzmuskulatur.

Hieran fehlt es oft, denn bei der poliomyelitischen Lähmung des M. deltoideus sind die anderen Muskeln des Schultergürtels vielfach mehr oder weniger stark mitgeschädigt. Günstiger liegen in dieser Hinsicht die Bedingungen bei einer isolierten Deltoideuslähmung traumatischen Ursprungs. Dafür ist bei diesen Fällen wieder ungünstig, daß es in der Regel Erwachsene sind, bei denen das Eigengewicht des Armes groß ist.

Bei einer *totalen* Deltoideuslähmung ist von einer Muskeltransplantation *dringend abzuraten.* Die Ergebnisse sind unsicher und bescheiden. Anders liegen die Verhältnisse *bei einer teilweisen Deltoideuslähmung.* Hier darf man *gute Ergebnisse* erwarten. Es handelt sich nur um eine Verstärkung des geschwächten M. deltoideus. Außerdem übt die lange Fixierung des Armes in Abduktionsstellung einen günstigen Einfluß auf die Erholung des erhaltenen Restes vom M. deltoideus aus, und dann ist es nicht ausgeschlossen, daß eine teilweise Neurotisation von dem verpflanzten Muskel auf den M. deltoideus vor sich geht. Für den *Kranken* ist es gleichgültig, ob er seinen Arm allein mit der neu verpflanzten Muskulatur oder unter wesentlicher Mithilfe seines sich wieder gekräftigten M. deltoideus hebt, für ihn ist die Hauptsache, daß er wieder einen gut gebrauchsfähigen Arm hat. Der *Arzt* muß aber objektiv sein, den Erfolg der Muskelverpflanzung in solchen Fällen, bei denen sich nach der Operation die Funktion des M. deltoideus gebessert hat, kritisch zu bewerten.

Als *Ersatzmaterial* für eine Muskelverpflanzung bei einer Deltoideuslähmung stehen zur Verfügung: der M. pectoralis, der M. trapezius, der M. latissimus dorsi und der M. teres maior.

a) Historischer Rückblick über die Deltoideusplastiken

Der erste Versuch einer Deltoideusplastik reicht schon weit zurück. WINIWARTER verpflanzte 1892 den *M. pectoralis* auf den M. deltoideus, aber ohne wesentlichen Erfolg. Die Verpflanzung

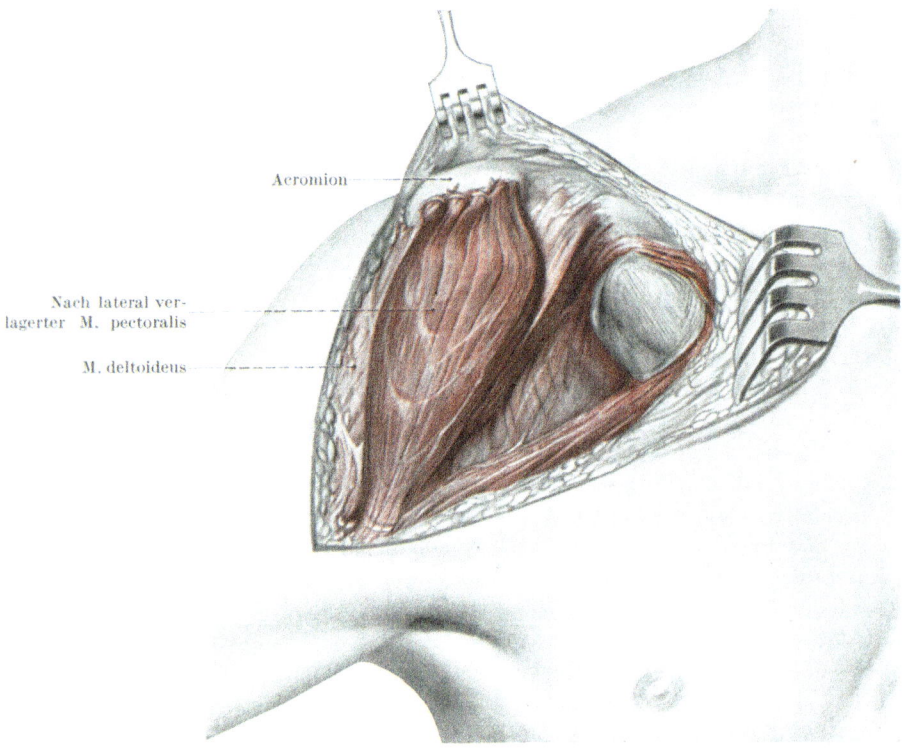

Abb. 342. M. deltoideus-Lähmung (hauptsächlich betroffen vorderer Teil). Partielle Pectoralisplastik nach HILDEBRANDT

des *M. pectoralis maior* auf den M. deltoideus ist durch HILDEBRANDT 1905 zum erstenmal mit einem befriedigenden Erfolg ausgeführt, von anderen mehrfach wiederholt und gleichzeitig in der Technik geändert worden. HILDEBRANDT verpflanzte den ganzen M. pectoralis, klappte ihn nach außen um und vernähte ihn entsprechend dem vorderen Ursprung des M. deltoideus am lateralen Drittel des Schlüsselbeines und am Acromion. Es hat sich gezeigt, daß das Herumklappen des M. pectoralis maior nicht nötig ist und daß eine einfache laterale Verschiebung des M. pectoralis ausreicht (s. Abb. 342). Außerdem sind gewichtige Bedenken gegen die Verpflanzung des ganzen M. pectoralis erhoben worden (FRITZ LANGE, LENGFELLNER). Die Ablösung und Verschiebung des sternalen Teiles des M. pectoralis maior führt leicht zu einer Zerrung und Schädigung des zugehörigen Gefäß-Nervenbündels, das relativ kurz ist. Es ist deshalb ratsam, *nur den claviculären Teil des M. pectoralis maior*, der an und für sich schon enge Beziehungen zum M. deltoideus hat, für die Plastik zu verwenden.

Auch die Heranziehung des *M. trapezius* als Ersatz für einen gelähmten Deltoideus ist alt. HOFFA machte 1901 die erste Verpflanzung des ganzen Trapezius, FRITZ LANGE übte drei Jahrzehnte lang die Methode der Verpflanzung des mittleren Teiles des M. trapezius unter Anhängen einer seidenen Sehne aus, die mit Hilfe eines Bohrloches an der Tuberositas deltoidea befestigt wird (s. Abb. 344). LEO MAYER hat 1929 wieder die Verpflanzung des ganzen M. trapezius empfohlen. Er verlängert den Muskel durch einen Fascienstreifen aus der Fascia lata und befestigt das freie Ende gleichfalls an der Tuberositas deltoidea (s. Abb. 345). Um ein glattes Gleiten der Fasciensehne zu ermöglichen, wird aus dem vorspringenden Acromion eine flache Knochenrinne herausgehauen. Die Behandlungserfolge mit dieser Operation sind trotzdem wegen der Verwachsungsgefahr ungleichmäßig (STEINDLER).

Schließlich sind noch als Ersatz für den M. deltoideus der *M. teres maior* (LENGFELLNER) und der *M. latissimus dorsi* (BASTOS-ANSART) empfohlen worden (s. Abb. 346 und 347).

Überblicken wir die verschiedenen Operationen, die für den Ausfall des gelähmten M. deltoideus in Betracht kommen, so ist zu sagen, daß *keine Operation, unabhängig davon, welcher Muskel verwandt wird, allein für einen befriedigenden Ersatz des M. deltoideus ausreicht.* Es ergibt sich zwangsläufig die Schlußfolgerung, daß, wenn man überhaupt bei einer praktisch totalen Deltoideuslähmung operieren will, eine *kombinierte Muskelverpflanzung ausführen muß.* Die Verpflanzung *eines* Muskels ist für die teilweise Deltoideuslähmung vorzubehalten.

Die *kombinierte Muskelverpflanzung* bei der Deltoideuslähmung geht auf SPITZY zurück. MAU erreichte einen schönen Erfolg durch die Verpflanzung des ganzen M. pectoralis maior und des M. trapezius bei einem Kinde mit einer völligen Deltoideuslähmung nach Poliomyelitis (Erheben des Armes bis fast zur Senkrechten war möglich). BASTOS-ANSART setzte sich für die gleichzeitige Verpflanzung des M. pectoralis maior, des M. teres maior und des M. latissimus dorsi ein. Seine operierten Fälle waren Erwachsene mit isolierten

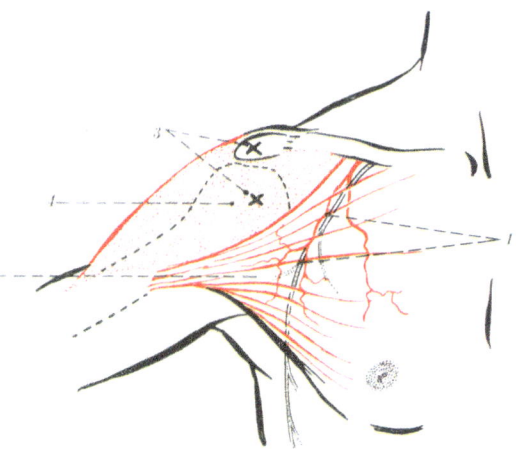

Abb. 343. Schematische Darstellung der Gefäß- und Nervenversorgung des M. pectoralis sowie dessen neuer Ansatzstelle. *1* N. thoracicus longus; *2* M. pectoralis; *3* Ansatzstellen des verlagerten M. pectoralis. Die entscheidende Vernähung findet am Acromion statt. *4* Gelähmter M. deltoideus

Deltoideusschädigungen *nach Schußverletzungen. Es waren aber nicht alles Fälle mit vollen Lähmungen. Trotzdem konnte der Arm in keinem Falle über die Horizontale erhoben werden.*

Der *teilweise* Ersatz des M. deltoideus richtet sich danach, welcher Teil des Muskels gelähmt ist. Wenn der vordere Teil des M. deltoideus ausgefallen ist, so wird der claviculäre Teil des M. pectoralis maior verpflanzt. Die stark funktionsstörende Lähmung des mittleren Teiles des M. deltoideus sucht man durch eine Verpflanzung des mittleren Teiles des M. trapezius auszugleichen, die außer bei poliomyelitischen Lähmungen auch bei Geburtslähmungen schöne Erfolge ergibt. Bei einer Lähmung nur des *hinteren* Teiles des M. deltoideus ist der funktionelle Ausfall meist unbedeutend, so daß ein operativer Eingriff sich erübrigt.

Wenn einmal die Lähmungsverteilung am M. deltoideus günstig ist — Lähmung im vorderen und mittleren Teil und gut erhaltene Muskulatur im hinteren Teil —, so läßt sich der M. deltoideus selber für einen *Kraftausgleich* verwenden. Die weniger wichtige Funktion, das Erheben des Armes nach hinten, wird zugunsten der wichtigen Funktionen des Armhebens nach vorn und nach der Seite geopfert. Um das zu erreichen, wird der hintere Teil des M. deltoideus mit einer dünnen Knochenlamelle von der Spina scapulae und dem Acromion abgelöst, möglichst weit nach innen verschoben und mit Bohrlöchern am Acromion befestigt (P. PITZEN).

b) Technik

Die Technik der Muskelverpflanzung bei einer M. deltoideus-Lähmung hängt im einzelnen davon ab, ob lediglich eine Teillähmung des Muskels vorliegt, für die die Verpflanzung *eines* Muskels genügt, oder ob es eine praktisch völlige Lähmung ist, die eine *kombinierte* Verpflanzung verlangt.

α) Die Verpflanzung des claviculären Teiles des M. pectoralis maior auf den M. deltoideus
(s. Abb. 342 und 343)

Lagerung. Rückenlage.

Schnitt. Er verläuft vom Acromion abwärts in der Hautfalte zwischen dem M. deltoideus und dem M. pectoralis maior bis zum unteren Rand der Pectoralissehne unter Schonung der V. cephalica. Der freigelegte M. pectoralis maior wird oben am Schlüsselbein im Trigonum deltoideo-pectorale mit einer großen Kocher-Sonde unterfahren. Die ersten Muskelbündel am Schlüsselbein werden scharf durchtrennt, die weitere Isolierung vom M. deltoideus läßt sich stumpf durchführen. Zwei Finger der linken Hand umgreifen sodann den unteren Teil des M. pectoralis und heben ihn von der Unterlage ab. Mit einem großen bogenförmigen Schnitt

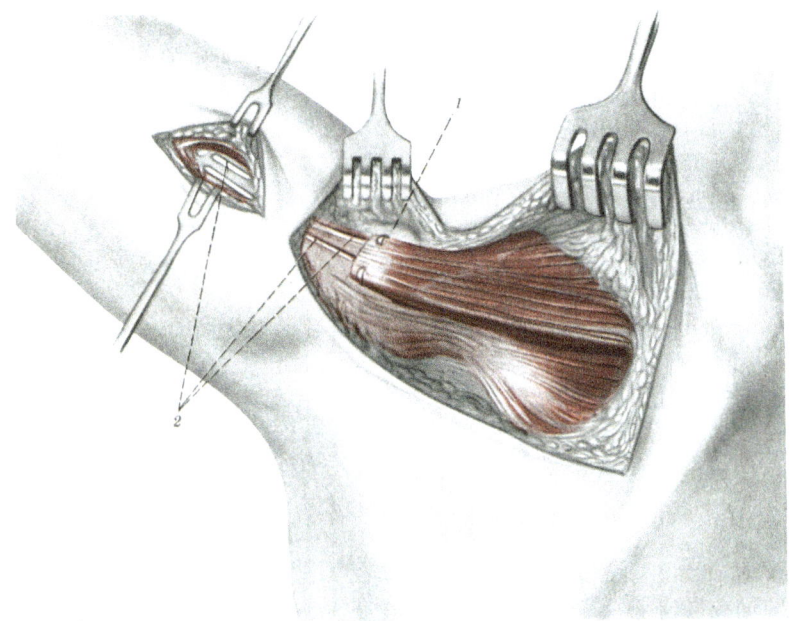

Abb. 344. M. deltoideus-Lähmung (hauptsächlich betroffen der mittlere Anteil). Trapeziusplastik unter Verlängerung des Trapezius durch Seidensehnen bis zum Oberarm nach FRITZ LANGE. *1* Acromion. Stelle der Unterfütterung mit Fett. *2* Seidensehnen, angehangen an das freie Ende des M. trapezius

wird schließlich von oben nach unten unter dem Schutz der Finger der claviculäre und costale Teil des Muskels abgetrennt. Der Muskel wird so weit isoliert, bis die *Arterie* und der *N. thoracicus longus* sichtbar werden.

Die Vernähung des abgelösten Pectoralis erfolgt *unter möglichster Verschiebung nach außen* am Acromion und an der Gelenkkapsel des Acromio-Claviculargelenkes über dem M. deltoideus mit tiefgreifenden Seidenknopfnähten.

Ruhigstellung. Rumpf-Armgipsverband in Abduktionsstellung von 90° für 4 Wochen.

Nachbehandlung. Nach 2 Wochen Beginn mit Elektrisieren durch Gipsfenster und Aufnahme von aktiven Anspannungsübungen. Nach Gipsabnahme Beginn mit intensiver gymnastischer Behandlung, während der Arm noch für weitere 2 Monate durch eine Abduktionsschiene vor einer Adduktion geschützt wird.

β) Die Verpflanzung des mittleren Teiles des M. trapezius auf den Oberarm
(s. Abb. 344 und 345)

Lagerung. Seitenlage.

Schnitt. Er beginnt oberhalb der Spina scapulae und verläuft an der Rückseite der Schulter etwa bis zum Deltoideusansatz am Oberarm. Der M. trapezius wird freigelegt, mit einer Kocher-Sonde unterfahren und etwa zu einem Drittel von der Spina scapulae und der Clavicula abgelöst. Das freie Ende des M. trapezius wird durch einen *Fascienstreifen* verlängert, der schlauchförmig über das Muskelende übergestülpt wird. Die Vernähung erfolgt mit Knopfnähten. Wenn das Acromion stark nach oben vorsteht, wird es bei weichem kindlichem Knochen mit einer Knochenfaßzange nach unten umgebogen. Geht dies nicht leicht, so wird es mit dem Meißel muldenförmig abgeflacht. An der Stelle, wo der Muskel über das Acromion hinwegläuft, wird ein *Fettlappen* interponiert.

Anschließend wird der *Humerus* freigelegt. Es geschieht dicht unterhalb vom chirurgischen Hals. Da es sich bei der Operation meist um eine Teilschädigung des M. deltoideus handelt, ist der quer zum Humerus verlaufende Endast des N. axillaris zu schonen. Der Humerus wird nach Längsspaltung des Periostes mit zwei kleinen gebogenen Kocher-Sonden unterfahren, und ein tangentiales *Bohrloch* wird angelegt. Eine Drahtschlinge wird durch dieses hindurchgeschoben, und mit ihrer Hilfe werden zwei kräftige Seidenfäden hindurchgezogen. Sie werden

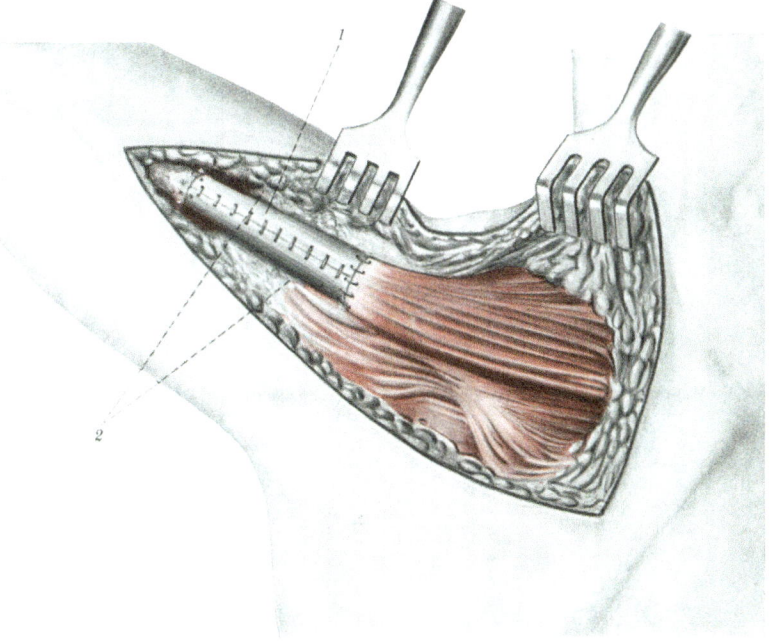

Abb. 345. M. deltoideus-Lähmung. M. trapezius-Verlängerung unter Dazwischenschaltung eines Fascienstreifens nach LEO MAYER. *1* Das freie Ende des M. trapezius ist durch ein Fascienstück, das schlauchförmig vernäht ist, verlängert worden. *2* ausgedehnte Fettunterpolsterung im Verlauf des Fascienstreifens

mit dem freien Ende des Fascienschlauches, der zur Verlängerung an dem M. trapezius als neue Sehne angehangen ist, vernäht. *Die Vernähung erfolgt in einer Armabduktionsstellung von über 100°.* Außerdem wird das Ende der Fascien„sehne" noch mit einigen Nähten an dem Periost befestigt.

Ruhigstellung. Arm Rumpfgipsverband in 100° Abduktion und leichter Vorhaltestellung für 4 Wochen.

Nachbehandlung. Nach 2 Wochen Beginn mit Elektrisieren und Anspannungsübungen im schalenförmig aufgeschnittenen Gips. Nach der Gipsabnahme Tragenlassen einer Armabduktionsschiene für weitere 2 Monate und Aufnahme von intensiver gymnastischer Nachbehandlung. Die Abduktion wird nur langsam verringert. Auch wenn tagsüber die Abduktionsschiene weggelassen ist, soll man die Schiene noch für die Nacht ein weiteres Vierteljahr tragen lassen.

Unsere guten Erfolge mit der Trapeziusverpflanzung bei teilweisen Deltoideuslähmungen führen wir mit auf die sorgfältige, lange Zeit durchgeführte Nachbehandlung zurück. Es wurde bei Jugendlichen erreicht, daß der Arm bis 160° aktiv erhoben werden konnte.

γ) Verpflanzung des M. teres maior und M. latissimus dorsi auf den M. deltoideus
(nach BASTOS-ANSART) (s. Abb. 346 und 347)

Lagerung. Seitenlage.

Schnitt. Er verläuft hinten vom Acromion nach abwärts parallel zur hinteren Achselfalte. Der Schnitt geht zunächst bis zur Fascie. Nach ihrer Durchtrennung wird der freie Rand des

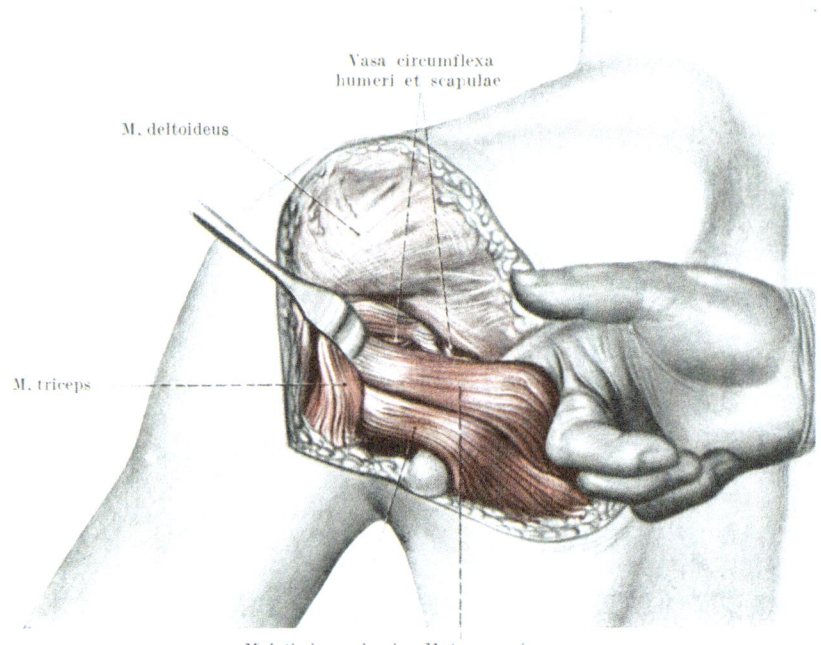

Abb. 346 u. 347. **M. deltoideus**-Lähmung (hauptsächlich betroffen hinterer Teil). Plastik aus **M. teres maior** und **M. latissimus dorsi** nach BASTOS-ANSART

Abb. 346. Freilegung des **M. teres maior** und **M. latissmus dorsi**, die nach Zurückhaltung der Tricepssehne bis nahe an ihren Ansatz verfolgt werden

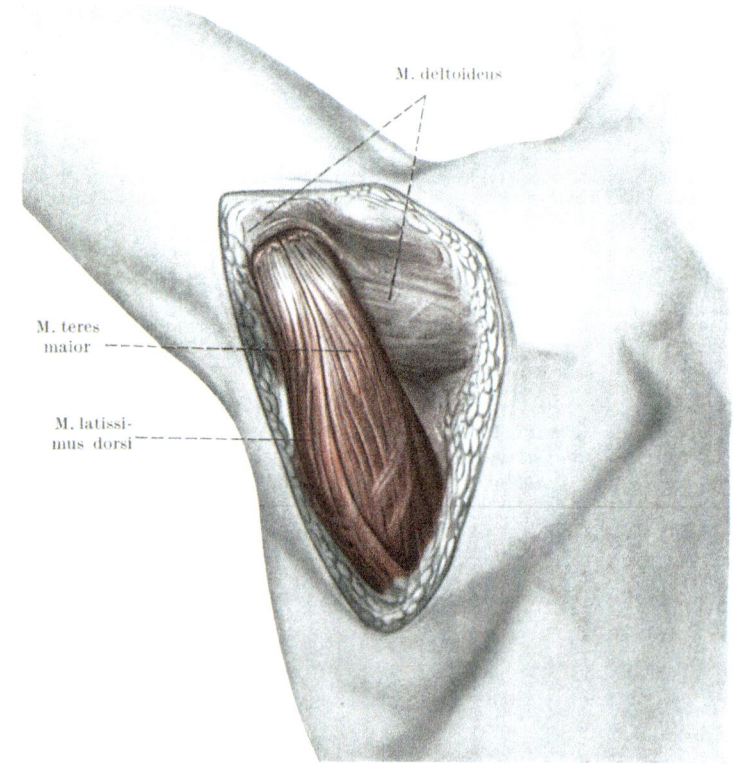

Abb. 347. Die Verpflanzung des **M. latissimus dorsi** und **M. teres maior** auf den Oberarm in die Gegend des Tuberculum maius ist durchgeführt

M. latissimus dorsi, der die hintere Achselfalte bildet, aufgesucht. Er wird *bis zur Überschneidungsstelle mit dem Triceps* verfolgt. Der hintere Rand des Muskelbauches des Triceps wird mit einem großen Haken gut nach oben vorn gehalten, wodurch die Endsehne des M. latissimus dorsi bis nahe an ihre Ansatzstelle sichtbar gemacht wird. Sie wird gemeinsam mit der *Endsehne des M. teres maior*, die gleich oberhalb des M. latissimus dorsi liegt, zuerst mit einer Kocher-Sonde und dann noch mit dem Zeigefinger der rechten Hand von oben her unterfahren. Beide Sehnen werden etwa querfingerbreit von ihrer Ansatzstelle durchtrennt und mit kräftiger *Seide* in typischer Weise durchflochten. Jetzt wird der *Arm* stark nach *außen* gedreht und leicht *erhoben*. Man geht stumpf in der Längsrichtung durch die gelähmten Muskelfasern des M. deltoideus hindurch und legt sich den Knochen in der Gegend des *Tuberculum maius* frei. Ein Bohrloch wird tangential, quer zur Achse des Oberarmknochens angelegt. Die eine Hälfte der Seidenfäden, die am M. teres maior und M. latissimus dorsi angehangen sind, wird mit einer Drahtschlinge durch das Bohrloch hindurchgeführt und dann mit der anderen Hälfte verknotet. Die Verknotung erfolgt bei nach außen gedrehtem und bis 120° erhobenem Arm. Außerdem werden der M. teres maior und der M. latissimus dorsi noch mit einigen Seidenknopfnähten im Ansatzgebiet des M. deltoideus befestigt.

Ruhigstellung. Arm-Rumpfgipsverband.
Nachbehandlung (wie oben).

Die Operation der Verpflanzung des M. teres maior und des M. latissimus dorsi erfordert ein sorgfältiges Vorgehen, um Gefäß- und Nervenverletzungen zu vermeiden. Der Teres maior und der Triceps haben enge Beziehungen zu der medialen und lateralen Achsellücke, durch die die Vasa circumflexa scapulae und die Vasa circumflexa humeri posteriores mit dem N. axillaris hindurchtreten. Man vermeidet eine Ver-

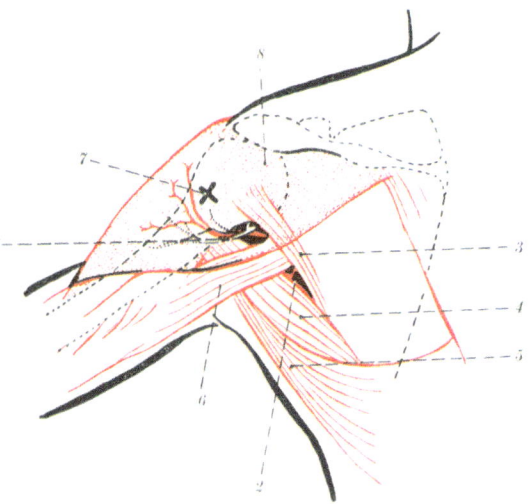

Abb. 348. Schematische Darstellung der anatomischen Verhältnisse der medialen und lateralen Achsellücke. *1* Mediale Achsellücke mit dem Durchtritt des N. axillaris und der Vasa circumflexa humeri; *2* laterale Achsellücke mit dem Durchtritt der Vasa circumflexa scapulae; *3* M. teres minor; *4* M. teres maior; *5* M. latissimus dorsi; *6* M. triceps; *7* Anheftungsstelle für die verpflanzten Mm. teres maior und latissimus dorsi; *8* Gelähmter M. deltoideus

letzung der Vasa circumflexa scapulae, wenn man sich an der medialen Achsellücke, die von den Mm. triceps, teres maior und minor gebildet wird (s. Abb. 348), eng am oberen Rand des M. teres maior hält, während gleichzeitig der lange Kopf des Triceps nach oben abgezogen wird. Um die Vasa circumflexa humeri posteriores sicher zu schonen, verzichtet man darauf, die Endsehne des M. teres maior bis dicht zum Knochen zu verfolgen. Man durchtrennt sie unter dem Schutz einer Kocher-Sonde schon dicht vorher.

Die Verpflanzung des M. latissimus dorsi und des M. teres maior ist *muskelphysiologisch nicht gut fundiert*. Die Zugrichtung der verpflanzten Muskeln und der neue Ansatzpunkt ermöglichen allein kaum eine Abduktionsbewegung des Armes. Es ist nur denkbar, daß, wenn noch ein Teil des M. deltoideus vorhanden war, die verpflanzten Muskeln die Abduktionsbewegung unterstützen, wenn sie erst durch den M. deltoideus schon eingeleitet ist. Im übrigen möchten wir noch einmal darauf hinweisen, daß der Ersatz des hinteren Teiles eines teilgelähmten M. deltoideus funktionell am wenigsten wichtig ist.

Zusammenfassend möge über die Muskeltransplantation gesagt werden:

Der Erfolg der Muskelverpflanzungen bei einer Deltoideuslähmung hängt weitgehend von der richtigen Indikation ab. Man soll von den Muskelverpflanzungen nicht zuviel erwarten und sie deshalb auch bei gutem Ersatzmaterial *nur* bei teilweisen Lähmungen vornehmen. Die Erfolge bei Jugendlichen sind besser als bei Erwachsenen. Die Anpassungsfähigkeit des verpflanzten Muskels an seine neue Aufgabe ist bei Jugendlichen größer als bei Erwachsenen, und die von der Muskelverpflanzung verlangte Leistung ist zunächst geringer, weil der Arm leichter als bei Erwachsenen ist. Ein wichtiger Punkt für den Erfolg der Muskelverpflanzung bei einer Deltoideuslähmung ist ferner, daß keinesfalls im Schultergelenk eine Kontraktur besteht, die durch die kräftigen Adductoren bedingt ist. *Die Gelenkbeweglichkeit muß vor der Operation frei sein.* Eventuell ist es erforderlich, die Pectoralissehne Z-förmig zu verlängern. Es ist nicht zu erwarten, daß z. B. ein verpflanzter M. trapezius imstande ist, eine Adduktionskontraktur zu überwinden. Der Erfolg der Operation wird durch eine sorgfältige *Nachbehandlung* erarbeitet und gesichert.

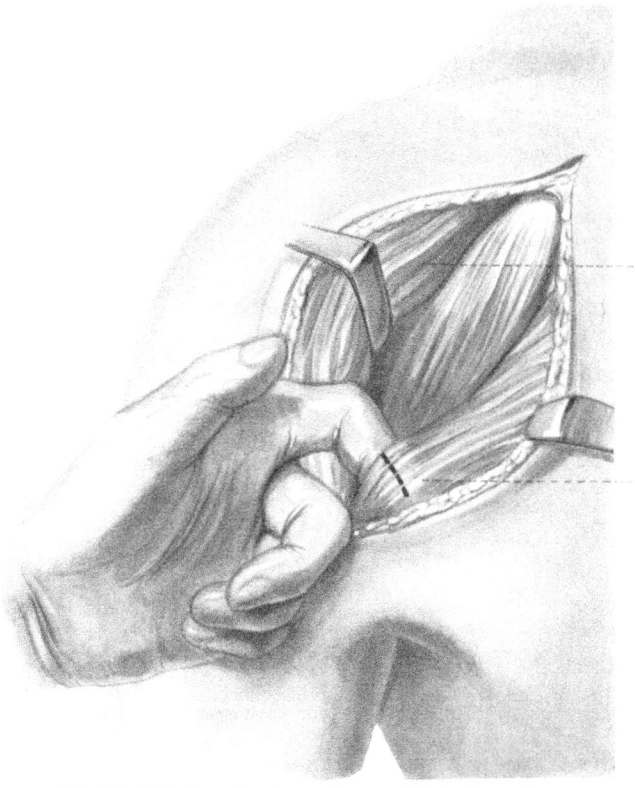

Abb. 349—351. Operation der angeborenen Schulterkontraktur
Abb. 349. Der M. deltoideus (*1*) wird nach lateral zurückgehalten, der verkürzte M. pectoralis (*2*) wird eingeschnitten

D. Schulterkontraktur nach Geburtsschädigungen

Die Behandlung der bei der Geburt entstandenen Schulterkontraktur, die auf eine Schulterdistorsion zurückgeht, ist in der frühen Kindheit konservativ (Abduktionsschiene mit Außenrotationsvorrichtung). Wenn die Kinder 4—5 Jahre alt geworden sind und die Kontraktur bis zu diesem Zeitpunkt noch nicht beseitigt ist, soll man operieren. Wenn man länger zuwartet, sind die Behandlungsergebnisse nicht mehr so gut. Die Kompensationsvorgänge sind geringer, und man kommt nicht mehr mit Weichteiloperationen aus. Rotationsosteotomien sind zur Beseitigung der Innenrotationskontraktur erforderlich.

Zwei Operationsverfahren stehen zur Kontrakturbeseitigung zur Verfügung:

a) die Muskel-Gelenkkapsel-Operation, b) die Rotationsosteotomie.

a) Operation zur Beseitigung der Adduktions- und Innenrotationskontraktur

Die Operation trägt im anglo-amerikanischen Schrifttum den Namen Fairbank-Sever-Operation. STEINDLER hat die Operation in der gleichen Weise durchgeführt. Wir haben sie schon lange gemacht, ohne die Autorennamen zu kennen. Der Gedankengang für die Operation ist so klar. Die verkürzten Muskeln (Mm. pectoralis und subscapularis) sind einzukerben bzw. zu verlagern. Die geschrumpfte Gelenkkapsel ist zu spalten.

Technik (s. Abb. 349—351)

Schnitt. Er liegt am vorderen Rand des Deltamuskels. Man geht zwischen dem Deltamuskel und dem M. pectoralis maior in die Tiefe. Der Deltamuskel wird nach lateral, der Pectoralis nach medial gehalten. Man verfolgt den großen Brustmuskel bis zu seinem sehnigen Ansatz am Humerus. Er wird hier unter dem Schutz des Zeigefingers des Operateurs zu ²/₃ eingekerbt. Ein deutliches Knirschen ist wahrnehmbar. Die Adduktionskontraktur ist weitgehend ausgleichbar. Um einen guten, übersichtlichen Zugang zum M. subscapularis und zur Schultergelenkskapsel zu erhalten, ist es meist zweckmäßig, den kurzen Kopf des M. biceps und den M. coracobrachialis am Coracoid abzulösen (mit einer Knorpelscheibe). Der M. subscapularis wird säuberlich von der Gelenkkapsel abpräpariert. Hiernach ist der Arm gut in Außenrotationsstellung zu bringen. Wenn die Außenrotation noch gehemmt ist, wird zusätzlich die Gelenkkapsel über dem Humeruskopf längsgespalten. Die Gelenkkapsel klafft bei Vermehrung der Außenrotation deutlich. Das letzte Hindernis für eine gute Außenrotation ist beseitigt. Die Gelenkkapsel bleibt unvernäht.

Die Wiedervernähung des M. subscapularis erfolgt in rechtwinkliger Abduktions- und Außenrotationsstellung medial von dem ursprünglichen Ansatzgebiet. — Wiederfixierung der abgelösten Muskeln am Coracoid bei rechtwinkliger Ellenbogenbeugung.

Ruhigstellung. Arm-Rumpfgips bei rechtwinkliger Abduktions- und Außenrotationsstellung für 4 Wochen.

Nachbehandlung. Gipsliegeschale für etwa 3 Monate in Abduktion und Außenrotation für die Nacht. Intensive aktive Übungsbehandlung.

Die Resultate dieser Operation sind ausgezeichnet.

MERLE D'AUBIGNÉ hat die Operation modifiziert. Er hat die Transplantation des M. teres maior und des M. latissimus dorsi hinzugenommen. Diese beiden Muskeln werden an ihren Ansätzen am Humerus abgelöst und mit Seidenfäden um die Hinterfläche des Humerus herumgeführt, wo sie wieder am Humerus befestigt werden. Diese Muskeln werden so zu wirkungsvollen Außenrotatoren. Wir empfehlen, diese Muskeltranslokation bei schweren Fällen zusätzlich hinzuzunehmen.

b) Die Rotationsosteotomie am Oberarm

Die sog. Geburtslähmung führt, wenn sie nicht in früher Kindheit konsequent behandelt ist, zu einer starken Innenrotationskontraktur, die insbesondere durch den Muskelzug des M. subscapularis und durch die Kapselschrumpfung bedingt ist. Die fixierte Innendrehstellung ist für den Gebrauch des ganzen Armes und der Hand selbst für die einfachen Verrichtungen des täglichen Lebens äußerst hinderlich. Ihre Beseitigung ist zur Steigerung der Gebrauchsfähigkeit des Armes dringend.

Die *Indikation* zur Rotationsosteotomie ist gegeben, wenn die konservative Behandlung zur Beseitigung der Innenrotationsstellung versagt hat oder wenn sie wegen des Alters der Kinder keine Aussicht auf Erfolg mehr bietet. Für einen Teil der Fälle kann die Osteotomie durch eine Myotomie des M. subscapularis, der sich drahtartig anspannt, vermieden werden (SPITZY) (s. o.).

Als Stelle für die Osteotomie ist von MARK ROGERS sowie SPITZY und VULPIUS die Gegend dicht unterhalb des Deltoideusansatzes angegeben worden, während FRITZ LANGE die Mitte des Oberarmes für die Osteotomie vorgeschlagen hatte. Diese Stelle hat den Vorteil,

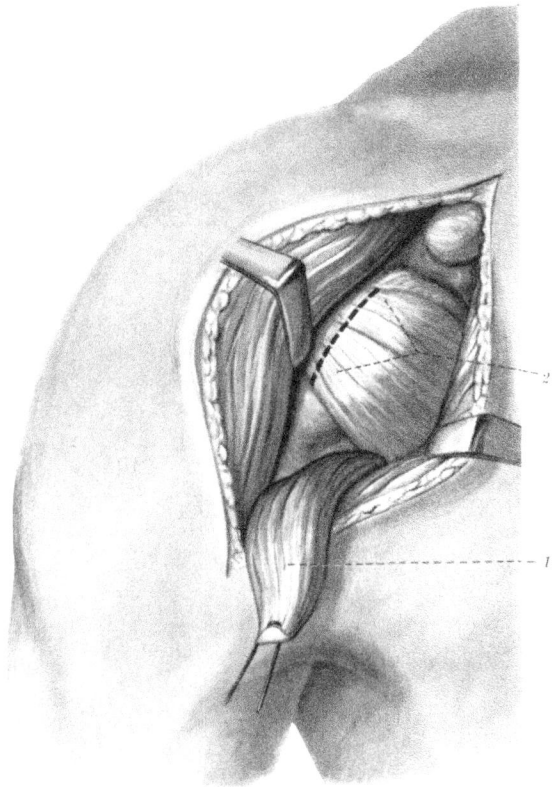

Abb. 350. Der kurze Bicepskopf und der M. coracobrachialis (*1*) sind mit einer Knorpelscheibe vom Proc. coracoideus abgelöst. Der stark verkürzte M. subscapularis (*2*) wird eingeschnitten

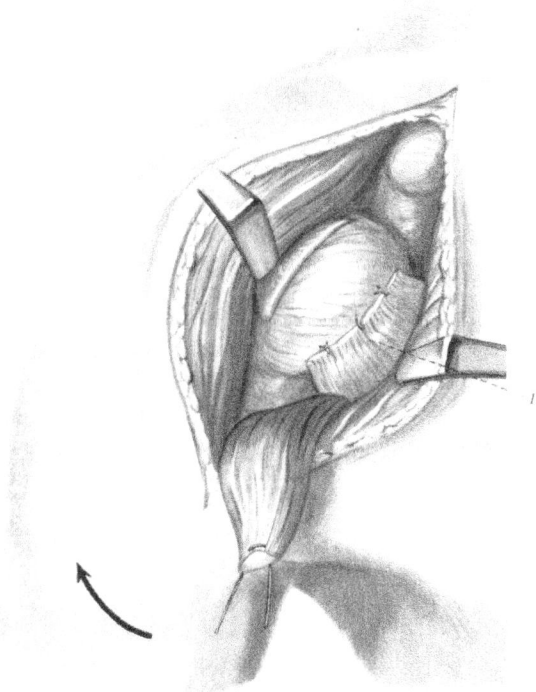

Abb. 351. Der M. subscapularis (*1*) wird bei *Außenrotation* des Armes wieder mit der Gelenkkapsel vernäht

daß man zwei etwa gleich große Fragmente erhält, die sich im Verband gut in der gewünschten Stellung halten lassen, aber den Nachteil der unmittelbaren Nähe des N. radialis. Ein grundsätzlicher Unterschied zwischen diesen beiden Osteotomiestellen besteht nicht. Es erscheint am besten, für die Osteotomie eine Stelle dicht unterhalb des Deltoideusansatzes zu wählen, dann erhält man ein genügend langes oberes Fragment und bleibt außerdem vom N. radialis entsprechend weit fort.

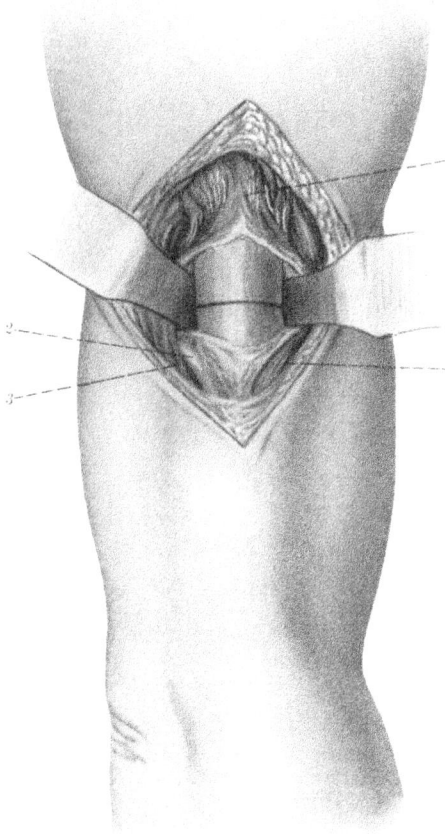

Abb. 352. Rotationsosteotomie am Oberarm. *1* M. deltoideus; *2* N.radialis; *3* lateraler Tricepskopf; *4* M.brachialis

Technik (s. Abb. 352)

Lagerung. Auf der gesunden Gegenseite in Halbseitenlage.

Schnitt. Längsschnitt an der Außenseite des Deltoideusansatz bis zur Mitte des Oberarmes. Man legt sich den hinteren Rand des M. deltoideus und distalwärts davon das Septum intermusculare, das zwischen dem lateralen Kopf des Triceps und dem M. brachialis liegt, frei. In diesem Spalt der beiden Muskeln dringt man auf den Knochen vor. Die Lage des *N. radialis* wird einwandfrei, eventuell durch elektrische Reizung, geklärt. Der Nerv wird mit einem stumpfen Haken zusammen mit dem vorderen Rand des Triceps zurückgehalten. Nach Längsspaltung des Periostes subperiostales Einführen der Knochenhebel. *Querdurchmeißelung* des *Humerus* nach Einmeißeln einer schmalen Rinne und unter *Bildung eines Zapfens am distalen Fragment.* Jede Splitterung ist bei der Meißelung zu vermeiden. Man muß besonders behutsam bei der Durchmeißelung des letzten Drittels sein. Der Knochen darf nicht einbrechen, um an der Innenseite eine Verletzung der eng anliegenden Nerven und Gefäße durch Knochensplitter zu vermeiden. Nach voller Durchmeißelung wird unter leichter Extension der Arm von innen nach außen gedreht und hierbei die Stelle bestimmt, an die jetzt der kleine Zapfen des distalen Fragments zu liegen kommt. Hier wird schnell am oberen Fragment eine Nute mit einem kleinen Meißel herausgehauen, in die der Zapfen des distalen Fragmentes eingestellt wird.

Die Fixierung der Bruchstücke geschieht zweckmäßig mit einem *Marknagel,* der von zentral vom Humeruskopf her eingeschlagen wird.

Ruhigstellung. Rumpf-Armgipsverband bei rechtwinkliger Abduktion in der Schulter und rechtwinkliger Beugestellung im Ellenbogen bei der gewählten Außendrehstellung.

Nachbehandlung. Dauer der Gipsverbandperiode 6 Wochen, dann allmählicher Beginn mit Bewegungsübungen.

II. Oberarm

1. Schlecht verheilte Oberarmbrüche

A. Schlecht verheilte Oberarmkopfbrüche

Schlecht verheilte Oberarmkopfbrüche geben gar nicht selten eine Indikation für eine Operation ab. Es handelt sich meist um jugendliche Patienten, bei denen man zur Operation rät. Bei *älteren* Patienten wird man die Indikation nicht nur von dem anatomischen Befund und dem Röntgenbild, sondern vor allem von der Schwere der funktionellen Störung abhängig machen. Man muß sich sagen, daß bei Patienten nach dem 45. Jahre auch nach einer guten Wiederherstellungsoperation des oberen Humerusendes doch ein Teilbewegungsausfall in der Schulter bestehen bleiben wird. Außerdem dauert es annähernd $^1/_2$ Jahr, bis nach der Operation wieder eine gute kraftvolle Armleistung erreicht sein wird. Diese Momente muß man gegeneinander abwägen und danach erst entscheiden, ob die Operation gerechtfertigt ist oder nicht. — Bei *Jugendlichen* ist dagegen dringend zur Operation zu raten. Die Aussichten zu einer vollen Wiederherstellung in wenigen Monaten sind sehr gut.

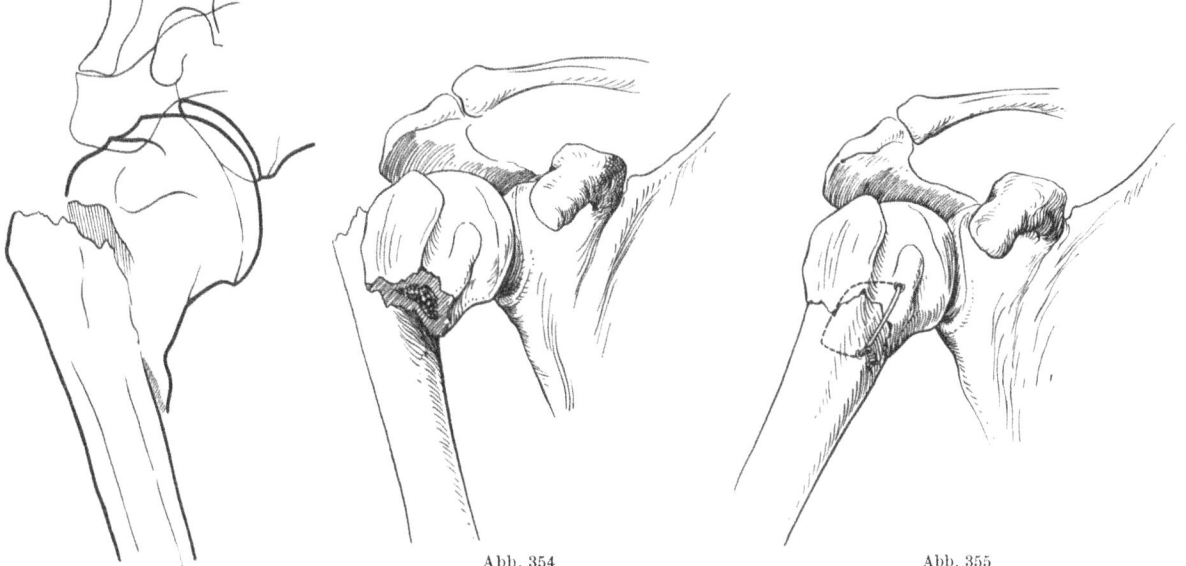

Abb. 354   Abb. 355

Abb. 353. Schlecht verheilter Oberarmkopfbruch mit typischer Achsenknickung   Abb. 354 u. 355. Mit starker Verschiebung verheilter Oberarmkopfbruch. Abb. 354. Vor der Operation. Abb. 355. Nach der Operation. Der Oberarmkopf ist reponiert. Seine Stellung ist mit einer Drahtnaht gesichert

Die *typische schlechte Stellung*, in der der Oberarmkopfbruch verheilt, ist folgende: Der Oberarmkopf steht in Subluxationsstellung nach oben vorn, und die Achse des Oberarmes ist in einem offenen Winkel nach hinten abgeknickt (s. Abb. 353).

Die Gebrauchsfähigkeit des Armes ist auch bei Jugendlichen dadurch stark eingeschränkt, und die Deformität ist oft so auffällig, daß die Patienten schon deswegen zum Arzt kommen.

Als Schnittführung soll man im allgemeinen nicht einen Längsschnitt über dem M. deltoideus wählen, auch wenn sich einem der vorstehende Oberarmkopf verlockend entgegendrängt. Eine solche Schnittführung führt zum mindesten zu einer nachhaltigen Teilschädigung des M. deltoideus, da ein Teil des Muskels in seiner Nervenversorgung ausgeschaltet wird.

Die *Schnittführung* entspricht am besten der Eröffnung des Schultergelenkes von vorn (s. Abb. 275). Es wird dann zusätzlich noch der vordere Ursprung des Deltoideus an der Clavicula und am Acromion, so weit als erforderlich, abgelöst und nach hinten zurückgeschlagen.

Technik der Oberarm-Kopfbruchreposition

Freilegung des Schultergelenkes in typischer Weise von vorn. Nach Ablösen des Deltoideusursprunges mit einer Knochenlamelle liegt, sobald der Muskel umgeschlagen ist, die Gelenkkapsel mit dem oberen Humerusende frei, und man kann leicht auf die Frakturstelle eingehen.

Die Gelenkkapsel wird in der Längsrichtung eröffnet, das Periost wird an der Frakturstelle längsgespalten, und der *Knochen* wird unter dem Schutz von subperiostal eingeführten Hohmann-Hebeln ganz durchmeißelt. Überschüssiger Callus wird abgetragen. Besonders zu achten ist auf den N. axillaris und die Vasa circumflexa humeri (s. Abb. 348)! Der *Bruch* wird *eingerichtet*, indem der Oberarmkopf wie die Kappe eines Pilzes auf den Humerusschaft aufgesetzt wird.

Die Fixierung erfolgt in dem einen Teil der Fälle durch eine *Drahtnaht*, die quer durch den Humeruskopf und den Humerusschaft hindurchgeht (s. Abb. 354 und 355). Die Bohrlöcher werden mit einem Pfriem angelegt. Die Verwendung der Druckschraube von MAATZ ist zur Fixierung des Oberarmkopfes auf den Humerusschaft verlockend. Der Nachteil ist aber, daß der große Schraubenkopf zu Reizerscheinungen führt, die Gelenkbeweglichkeit hemmt und nach der Konsolidierung der Fraktur meist eine baldige Entfernung verlangt. Wir halten deshalb die Drahtfixierung für besser.

Bevor die Kapsel verschlossen wird, erfolgt die *richtige Einstellung des Oberarmkopfes in die Gelenkpfanne*.

Nach der Kapselnaht wird der Deltoideus wieder zurückgeschlagen und mit seiner Knochenlamelle an seinem Ursprung mit subperiostalen Seidenknopfnähten befestigt.

Ruhigstellung. Arm-Rumpfgipsverband in 70° Abduktion und 40° Elevation nach vorn für 4—6 Wochen.

Nachbehandlung. Nach der Gipsabnahme Aufnahme der gymnastischen Übungen. Dauer der Nachbehandlung bei *Jugendlichen* wenige Wochen. Sie werden, sobald sie den Arm kraftvoll etwa 40° über die Horizontale erheben können, entlassen, mit der Anweisung, den Arm fest zu gebrauchen und nicht zu schonen. Die Nachuntersuchung nach etwa 1 Monat ergibt dann meist schon einen praktisch frei beweglichen und gut gebrauchsfähigen Arm. — Bei Erwachsenen und namentlich bei älteren Patienten ist dagegen eine sorgfältige Nachbehandlung von etwa 2 Monaten nötig.

B. Schlecht verheilte Oberarmschaftbrüche

Während schlecht verheilte Oberarmkopfbrüche oder Frakturen im Bereich des Ellenbogengelenkes relativ oft eine operative Korrektur verlangen, ist eine solche wegen eines in schlechter Stellung verheilten Oberarmschaftbruches nur selten angezeigt. Eine Oberarmverkürzung spielt, wenn sie nicht hochgradig ist und wenn nicht gleichzeitig noch eine Versteifung des Ellenbogengelenkes in Beugestellung besteht, praktisch keine Rolle. Auch seitliche Abknickungen müssen ,,exorbitant'' sein, bevor man zu einer Operation schreitet. Die Indikation zur Operation ist nur gegeben, wenn die Gebrauchsfähigkeit des Armes wesentlich beeinträchtigt ist oder wenn die Deformität bei jungen Mädchen und Frauen so stark ist, daß sie unangenehm auffällt.

Der Ausgleich der Fehlstellung geschieht durch eine Osteotomie, am besten im Bereich der Fraktur.

Technik

Schnitt. Er verläuft über der Frakturstelle an der Außenseite des Oberarmes. Man geht zwischen dem Biceps und Triceps auf den Knochen nach vorhergehender Freilegung des N. radialis ein. Dies kann, wenn der Nerv in den Frakturcallus eingemauert ist, schwierig sein. — Wenn man glaubt, bei der Operation auf eine Freilegung des *N. radialis* verzichten zu können, so soll man sich zumindest durch eine elektrische Untersuchung über die Lage des N. radialis orientieren. Man erspart sich auf diese Weise manche postoperative Lähmung. Der N. radialis ist außerordentlich empfindlich, schon ein Hakendruck genügt, um eine eventuell monatelang anhaltende Lähmung zu setzen.

Nach Freilegung des Knochens wird das Periost längsgespalten, und der Humerus wird unter dem Schutz der Knochenhebel zunächst stufenförmig im alten Frakturbereich durchmeißelt. Die Bruchenden werden mit der Knochenschere so hergerichtet, daß leicht die nötige Korrektur möglich ist und daß die Bruchenden sich ideal aneinanderlegen. — Die Fixierung geschieht durch zwei ringförmige *Drahtnähte*.

Ruhigstellung. Oberarmgips für 6 Wochen mit entsprechenden Röntgenkontrollen.

Nachbehandlung. Beendigung der Gipsperiode nach *absolut* fester knöcherner Vereinigung der Bruchenden. Dann Aufnahme von Nachbehandlung in typischer Weise.

2. Oberarmpseudarthrosen

Die Frage, ob für die Operation der Oberarmpseudarthrose der *Marknagel* nach KÜNTSCHER oder die Knochenspanverpflanzung zu bevorzugen ist, ist klar entschieden (s. S. 63). Der Marknagel als einzige Behandlung hat sich für die Behandlung der Oberarmpseudarthrose *nicht bewährt*. Die Marknagelung ist nur noch in ausgewählten, besonders günstig gelegenen Fällen anzuraten. Es sind darunter Oberarmpseudarthrosen zu verstehen, die erst relativ kurze Zeit bestehen und bei denen noch keine starke Atrophie entstanden ist, d. h. solche, bei denen von vornherein mit einer guten Callusbildung zu rechnen ist. Hierzu gehören vor allem Pseudarthrosen bei Patienten etwa bis zum 30. Jahr. Aber man kann auch bei diesen mit der Marknagelung Enttäuschungen erleben. Wir sind deshalb seit mehr als einem Jahrzehnt grundsätzlich dazu übergegangen, zusätzlich zu der Marknagelung noch einen kleinen „Bauklötzchenspan", der heute als „Onlay-span" (PHEMISTER) bezeichnet wird, über den Bruchspalt zu legen (s. Abb. 356).

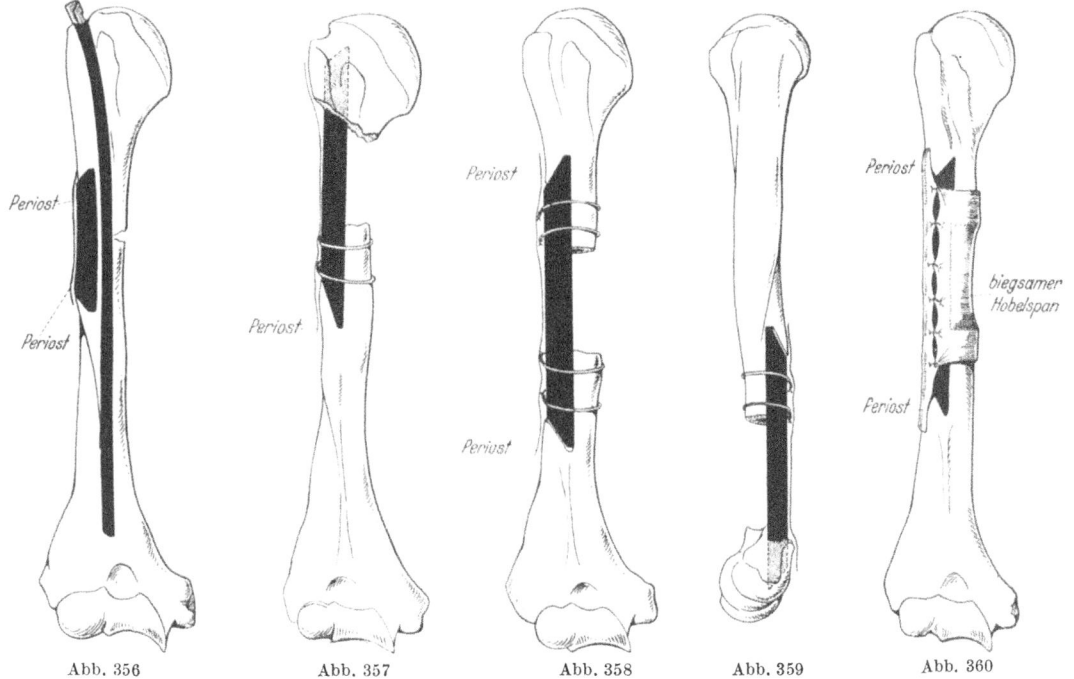

Abb. 356   Abb. 357   Abb. 358   Abb. 359   Abb. 360

Abb. 356. Oberarmpseudarthrose. Marknagelung nach KÜNTSCHER mit zusätzlicher Einfügung eines „Bauklötzchen"spanes über den Bruchspalt (Onlay-span)

Abb. 357—359. Verschiedene Formen der Spanung der Oberarmdefektpseudarthrosen. Abb. 357. Spanung im oberen Drittel; Abb. 358. Spanung in Schaftmitte; Abb. 359. Spanung im unteren Drittel

Abb. 360. Oberarmpseudarthrose in Schaftmitte. Spanung mit Knochenspan. Zusätzlich ist in die Lücke ein biegsamer Hobelspan eingefügt worden. Ebenso gut kann die Lücke auf der Gegenseite des Spanes auch mit weichem Knochen ausgefüllt werden

Die *Operation der Wahl* für die Behandlung der Oberarmpseudarthrose ist die *Knochentransplantation*, und zwar für Pseudarthrosen mit und ohne großen Defekt.

Für wenige Fälle reicht die doppelte *Drahtumschlingung* der angefrischten Bruchenden aus. Das sind Pseudarthrosen in der Schaftmitte ohne nennenswerte Verkürzung. Die Knochenenden werden bei ihnen stufenförmig angefrischt und durch zwei Drahtnähte fixiert. Weiterhin kann die Drahtnaht für Pseudarthrosen im peripheren Humerusabschnitt ausreichen, wenn es möglich ist, das zentrale Bruchstück in das Epikondylenmassiv einzubolzen unter gleichzeitiger Bildung eines festen Knochenzapfens am peripheren Bruchstück, an das das zentrale noch durch ein oder zwei Drahtnähte fixiert wird.

Drei verschiedene Formen der Oberarmpseudarthrosen sind für die Knochenspanung zu unterscheiden: die im oberen, mittleren und unteren Drittel des Oberarmes. Der Knochenspan wird bei den Pseudarthrosen im *oberen Drittel* zentral in den Humeruskopf eingebolzt und peripher in einen Falz des unteren Bruchstückes eingelassen (s. Abb. 357), bei denen in der *Mitte* des Oberarmschaftes wird der Knochenspan in typischer Weise an beiden Bruchenden eingefalzt (s. Abb. 358), und bei denen *im unteren Drittel* wird wieder das periphere Ende des Knochenspanes in das distale Bruchstück eingebolzt (s. Abb. 359), während das obere in das zentrale in einen Falz zu liegen kommt. Dort, wo der Knochenspan eingefalzt wird, erfolgt die Befestigung stets mit zwei Drahtschlingen. Ob an den Stellen, wo er eingebolzt ist, noch eine oder zwei zusätzliche Drahtnähte erforderlich sind, wird von dem jeweiligen Befund abhängig gemacht. *Der Span muß zimmermannsmäßig festsitzen.* Überschüssiges *Periost* mit daranhängender Cambiumschicht wird an den Einbettungsstellen des Spanes über diesen hinaus ausgebreitet und mit dem Periost des Mutterknochens durch Catgutnähte verbunden.

Wir haben als Knochentransplantat fast ausschließlich den *Tibiaspan* benutzt. Wir halten ihn für besser als die *Fibula.* Diese hat nur einen Vorteil, daß sie alle drei Knochenanteile: Periost, Corticalis und Mark, in einem normalen Verhältnis zueinander besitzt und die Möglichkeit zur Ausfüllung des Knochendefektes mit einem normal aufgebauten Knochen gibt. Die *Nachteile* sind die verzögerte Revascularisation und damit auch die häufig verzögerte Einheilung und Konsolidierung. Ferner besteht für lange Zeit, bis die eingepflanzte Fibula hypertrophiert ist, eine erhöhte Frakturgefahr. Der gewöhnliche *Tibiaspan erfüllt alle Anforderungen* für die Oberarmpseudarthrosenoperation. Er hat bei großen Defekten nur den Nachteil, daß es im Verlauf der ersten beiden Jahre zu Ermüdungsfrakturen des Transplantates kommen oder daß auch bei harmlosen Unfällen eine Fraktur entstehen kann. Später ist der Oberarmspan so umgebaut, daß dies nicht mehr zu befürchten ist. Der eingepflanzte Knochen wird in den Gesamtaufbau des Mutterknochens miteinbezogen, und eine Markhöhle bildet sich in dem kräftig hypertrophierten Span im Laufe der Jahre, die vom oberen zum unteren ehemaligen Bruchende hindurch verläuft.

Um diesen Entwicklungsgang zu beschleunigen, haben wir verschiedene Verfahren: Das eine ist, daß von dem größeren Bruchende ein deckelförmiges, $1/3$ des Knochens umfassendes Knochenstück, das Periost, Corticalis und Mark enthält, abgemeißelt wird. Das Stück wird in den Defekt, der zwischen den Bruchenden zu überbrücken war, auf der Rückseite des eigentlichen Knochentransplantates, eingefügt. Die Befestigung geschieht lediglich mit einigen kräftigen Catgutnähten, und das Knochenstück wird in seiner Größe von vornherein so gewählt, daß es sich gut zwischen den Knochenenden des Humerus verklemmt. Die Entnahme eines solchen Knochenstückes aus dem Humerusschaft ist leider nicht immer möglich. Die Bruchform ermöglicht es nicht, oder es ist auch nicht ratsam, weil der Knochen selber zu atrophisch und minderwertig ist.

Wir haben in diesen Fällen *andere Verfahren* gewählt. So wird ein *biegsamer Hobelspan* (s. Abb. 360) an die Rückseite des festen Spans, im Bereich der Knochenlücke, eingefügt und mit Catgutnähten befestigt, oder es wird der Zwischenraum zwischen den Bruchenden, der mit dem festen Span überbrückt wird, noch zusätzlich mit „weichem" Knochen ausgefüllt.

Das gewünschte Ziel eines schnelleren Aufbaues eines normalen Knochens bei großen Defektüberbrückungen wird durch dieses Vorgehen erreicht. Der praktische Gewinn ist, daß der Arm viel früher hohen funktionellen Beanspruchungen ausgesetzt werden kann.

Technik (s. Abb. 361—366)

Die Schnittführung für die Pseudarthrosenoperation am Oberarm wird durch den Sitz und die Form der Pseudarthrosen und außerdem oft auch durch ausgedehnte Narben vorgezeichnet und bestimmt. Man geht *grundsätzlich* an der Außenseite ein und geht zwischen den Muskelsepten muskelschonend vor. Bei den großen Defektpseudarthrosen bestehen oft gleichzeitig so schwere Muskeldefekte, daß es bei ihnen besonders leicht ist, zum Knochen vorzudringen. Der Schnitt ist auf jeden Fall so zu legen, daß die Hautwunde außerhalb des Knochenspanes verläuft und daß das gesamte Knochenoperationsgebiet gut mit Weichteilen gedeckt ist. Wenn die Narben zu ausgedehnt und ungünstig sind, ist eventuell eine *Voroperation* zur Narbenausschneidung oder selbst eine Hautlappenplastik nötig.

Besonders zu achten ist bei der Isolierung der Knochenenden im *oberen* Oberarmabschnitt auf das Gefäßnervenbündel auf der Innenseite und bei ganz hoch sitzenden Pseudarthrosen auch auf den N. axillaris, bei Pseudarthrosen in der *Schaftmitte* auf den N. radialis und bei denen im *unteren Drittel* außer auf den N. radialis auch auf den N. ulnaris.

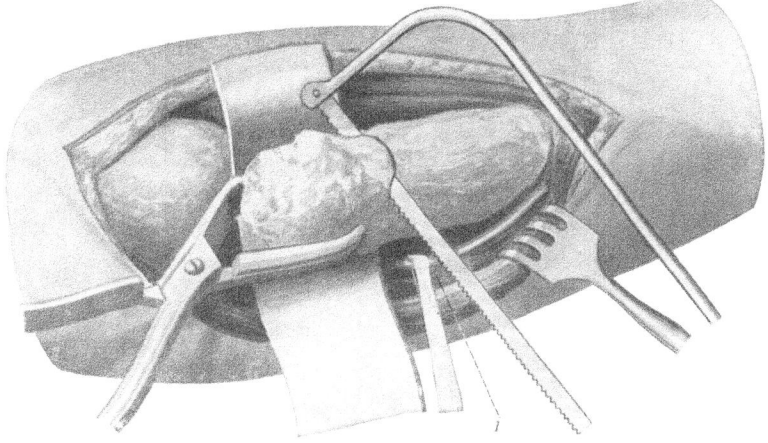

Abb. 361

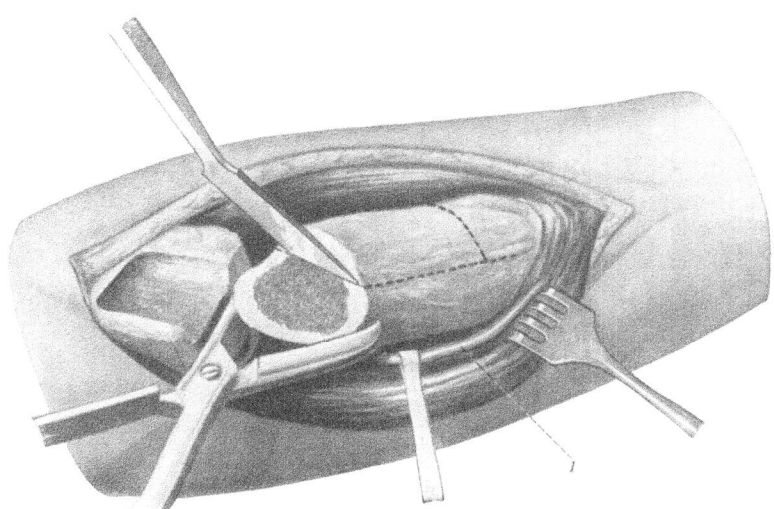

Abb. 362

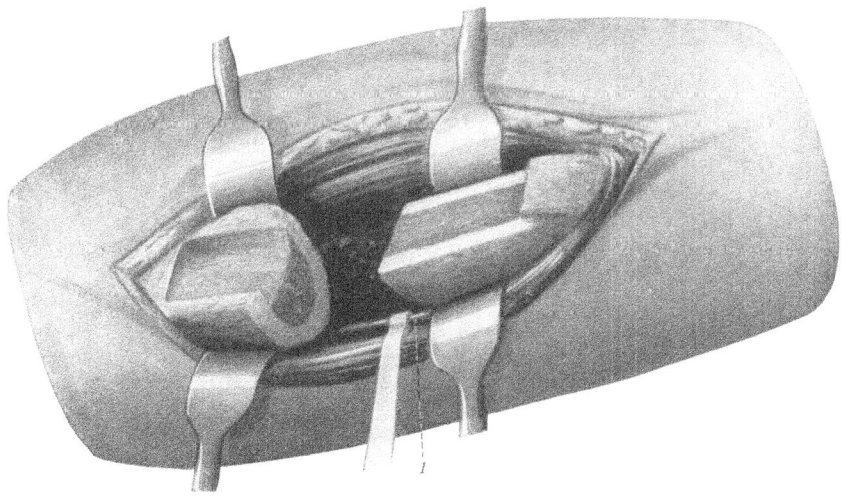

Abb. 363

Abb. 361—366. Entwicklungsgang der Operation einer Oberarmpseudarthrose. *1* N. radialis; *2* überschüssiges Periost, das mit dem Periost des Mutterknochens vernäht wird; *3* fester solider Knochenspan; *4* weicher Knochen zwischen den Bruchenden

Lange, Orthop.-chirurg. Operationslehre, 2. Aufl. 21

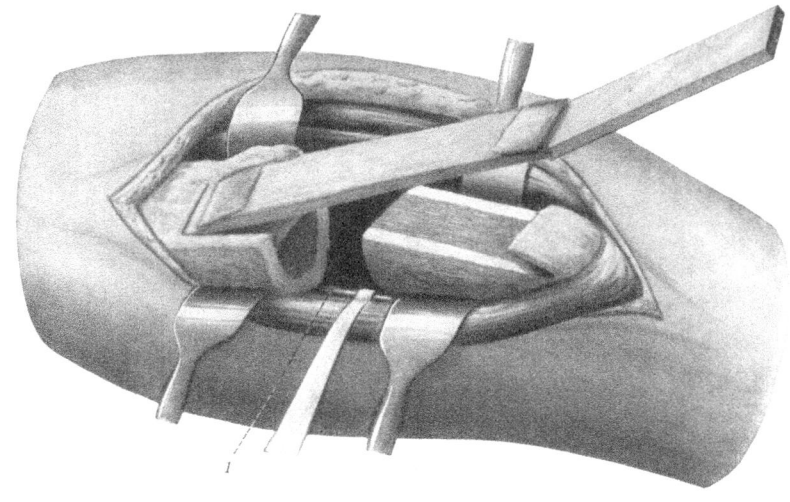

Abb. 364

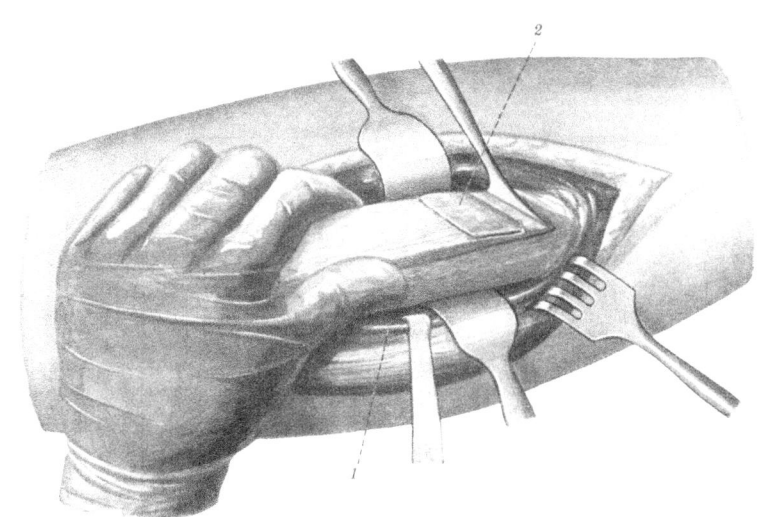

Abb. 365

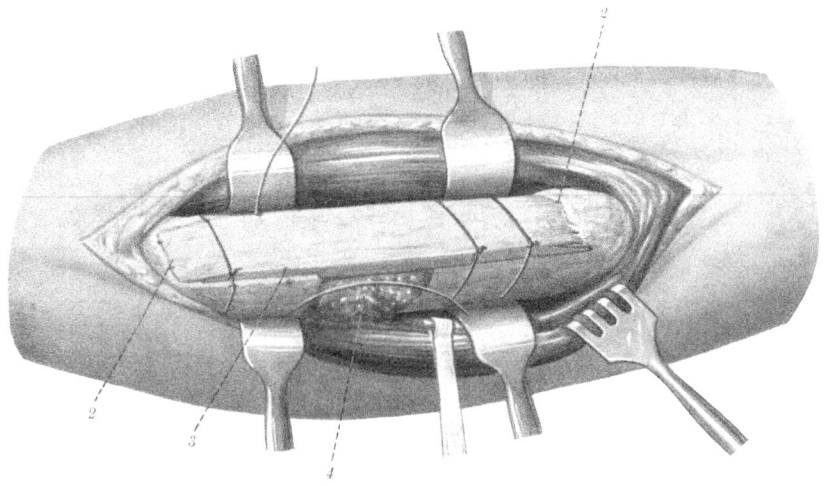

Abb. 366

Die *Bearbeitung des Knochens* hat bei der Oberarmpseudarthrose recht vorsichtig zu geschehen, um unliebsame Ein- und Abbrüche zu vermeiden. Der Lexer-Meißel wird bevorzugt, und die verschiedenen Knochenscheren werden benutzt, um sich ein recht schönes Bett für den Knochenspan zu bilden.

Bei der *Einbettung des Knochenspanes* ist besonders auf die *richtige Rotationseinstellung* des Armes zu achten. Unwichtig ist dagegen, ob der Arm 1 cm kürzer wird oder nicht. Das Entscheidende ist, daß der Knochenspan einwandfrei liegt. Wenn der Knochenspan in den Oberarmkopf eingebolzt werden soll, ist in dem Kopf eine entsprechende Nute anzulegen. Das gleiche gilt für die Einbolzung vom unteren Ende im Epikondylenmassiv. Bei der Einbolzung des Knochenspanes in den Oberarmkopf ist dieser in der richtigen Rotationsstellung gut mit einer Knochenfaßzange zu fixieren, damit er sich nicht beim Einschlagen des Knochenspanes verdrehen kann.

Bei den *suprakondylären* Oberarmpseudarthrosen kann das periphere Bruchstück in einer Beugekontrakturstellung im Ellenbogengelenk fixiert sein. In solchen Fällen ist es nötig, vor dem Einfügen des Spanes diese zu lösen, wozu eventuell eine Einschneidung der vorderen Gelenkkapsel erforderlich ist.

Ruhigstellung. Arm-Rumpfgipsverband in typischer Stellung.

Nachbehandlung. Erster Gipsverbandwechsel nach 3—4 Wochen. Gesamtdauer der Gipsverbandperiode 4 Monate, auf jeden Fall bis röntgenologisch eine einheitliche Verknöcherung der Pseudarthrose eingetreten ist.

Ferner ist es ratsam, den Patienten, die wegen einer großen Defektpseudarthrose operiert sind, vor allem, wenn sie schon voroperiert waren, eine leichte Lederarmhülse mit Ellenbogengelenk anzupassen. Diese wird als Schutz vor einem Spaneinbruch für etwa $1/2$ Jahr getragen.

Die krankengymnastische Nachbehandlung beginnt, wenn überhaupt nötig, erst nach 5 Monaten. Es handelt sich meist um die vorsichtige Mobilisierung der Schulter. Das Ellenbogengelenk läßt man sich selber einspielen.

Die *Behandlungsergebnisse* der Oberarmpseudarthrosenoperation sind heute zuverlässig. Es gelang, alle Oberarmpseudarthrosen, sofern es sich nicht um die seltene Spanausstoßung nach alten Schußverletzungen handelte, zur Heilung zu bringen, auch wenn sie noch so oft voroperiert waren.

3. Bicepssehnenrisse

Zwei Formen der Bicepssehnenrisse gibt es, den oberen und den unteren. Der funktionelle Ausfall des oberen wird meist relativ gut durch den kurzen Kopf des Biceps ausgeglichen, der des unteren durch die Wirkung des Brachioradialis; aber dieser Ausgleich ist unvollkommen, weil die Beugung mit einer starken pronatorischen Komponente verbunden ist.

A. Oberer Bicepssehnenriß

Die Indikation zu einer Operation ist selten gegeben, da die Funktionsstörung für die Dauer nur mäßig ist. Außerdem ist zu bedenken, daß die Ursache des Bicepssehnenrisses in einer Degeneration der langen Sehne selbst liegt, deren Einriß durch ein Gelegenheitstrauma erfolgt ist. Eine Sehnennaht läßt deshalb kaum einen Erfolg erwarten. Wenn man operieren will, soll man den *Eingriff* so einfach als möglich machen und lediglich den *langen Bicepskopf in seinem oberen Teil mit dem kurzen vereinigen.*

B. Unterer Bicepssehnenriß

Der untere Bicepssehnenriß ist die Folge einer echten traumatischen Einwirkung, und der Funktionsausfall kann so schwerwiegend sein, daß eine Operation durchaus angezeigt ist.

Die Technik der Operation hängt von der Stelle ab, *wo* die Bicepssehne gerissen ist, im Bereich der Sehne und des Lacertus fibrosus oder an ihrer Ansatzstelle, an der Tuberositas radii. Die Verletzung im Bereich der Sehne ist meist die Folge einer scharfen Gewalteinwirkung, die des unmittelbaren Abrisses am Knochen die einer stumpfen. Die Operation ist bei beiden Fällen verschieden.

Die Technik der Operation im *Bereich der Sehne und des Lacertus fibrosus ist einfach.*

Es erfolgt entweder eine direkte Naht, oder es wird das untere Bicepsende Z-förmig verlängert und dann die direkte Sehnennaht ausgeführt.

Die Operation des Bicepssehnenausrisses *am Knochen* ist schwieriger, da eine neue Befestigung am Knochen geschaffen werden muß.

a) Technik (s. Abb. 367a)

1. Schnitt. Freilegung des Bicepssehnenendes, das meist bis oberhalb der Ellenbeuge zurückgeschlüpft ist. Ein kräftiger Seidenfaden wird in typischer Weise direkt daran angehangen, oder es wird, wenn bei einer alten Verletzung die Verkürzung des Muskels groß ist, das untere Sehnenende erst Z-förmig verlängert und dann die Seide daran befestigt.

2. Schnitt. Freilegung der Tuberositas radii. Nach Spaltung der oberflächlichen und tiefen Fascie wird die Tuberositas radii zwischen dem Pronator teres und dem Brachioradialis freigelegt. Unter gutem Zurückhalten der Muskulatur wird ein schräges Bohrloch angelegt.

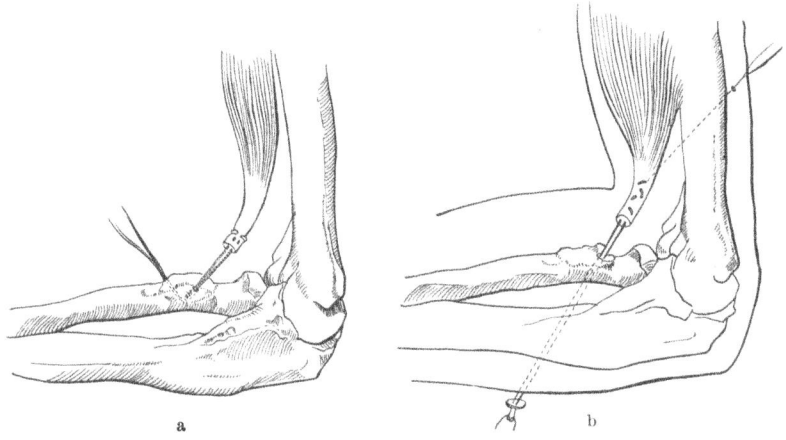

Das Bicepssehnenende wird mit einer Kornzange subcutan von oberhalb der Ellenbeuge nach unten zum Radius gezogen. Die Seide wird mit einer Drahtschlinge unschwer durch das Bohrloch im Knochen geführt. Die Verknotung und Befestigung erfolgt bei rechtwinkliger Beugestellung. Wenn möglich, wird das untere Bicepssehnenende noch mit dem Rest des alten Ansatzes mit einigen Knopfnähten vereinigt.

Abb. 367a u. b. Unterer Bicepssehnenriß. a Befestigung der Sehne mit Seide. b Die Sehne wird mittels einer Drahtnaht nach BUNNELL in einen Bohrkanal in den Radius hineingezogen und die Drahtenden werden über der Ulna unter Zwischenschaltung einer Metallscheibe verknotet. Der „Pull-out-wire" ist an der oberen Naht eingehangen und schräg durch die Haut des Oberarmes herausgeführt

Ruhigstellung. Dorsale Gipsschiene in rechtwinkliger Ellenbogenbeugung für 4 Wochen.

Nachbehandlung. Selbsttätige Übungen nach der Gipsabnahme.

b) Technik nach BUNNELL (s. Abb. 367b)

BUNNELL hat für die Operation des unteren Bicepssehnenrisses mit seiner „Pull-out-wire"-Methode eine elegante Operation angegeben.

Schnittführung. Zunächst wie oben.

Ein nichtrostender feinster Draht wird in typischer Weise (s. o.) an der Sehne befestigt und die Sehne hiermit subcutan zum Radius hindurchgezogen. Der „Pull-out"-Draht wird am Oberarm durch die Haut herausgeführt, das fixierende Drahtende kommt durch einen schrägen Bohrkanal, der durch *Radius und Ulna* geht, und wird hiernach durch die Haut zur Befestigung herausgeleitet. Der Draht wird nach 3 Wochen am oberen Ende herausgezogen, nachdem die untere Befestigung gelöst ist.

4. Epicondylitis humeri

Das Krankheitsbild der Epicondylitis humeri wurde schon relativ frühzeitig von BERNHARDT (1896) sowie von FRANKE (1910) beschrieben. Ferner fand es eine umfassende Bearbeitung von JUNGMANN (1923), aber erst HOHMANN brachte in verschiedenen Abhandlungen (1926 und 1933) eine klare Deutung des Krankheitsbildes.

Die Epicondylitis wurde von HOHMANN als eine Periostitis gedeutet. Sie sollte durch die Zugwirkung der Muskeln entstehen, die am lateralen Humerus-Epicondylus mit einer gemeinsamen Sehnenplatte entspringen. Die neuen Untersuchungen von SCHNEIDER haben ergeben, daß es eine Tendopathie ist.

Die operative Behandlung ist erst angezeigt, nachdem die konservative Behandlung mit einem Cortisonpräparat in Verbindung mit Symprocain versagt hat.

Technik (s. Abb. 368)

Die Operation ist nach HOHMANN folgende:

Vorbereitung. Die schmerzhaften Stellen werden unmittelbar vor der Operation noch einmal durch Fingerdruck abgetastet und auf der Haut mit einer Injektionsnadel bezeichnet.

Anaesthesie. Injektion einiger Kubikzentimeter 1%iger Novocainlösung unter die Haut und in das darunterliegende Gewebe sowie in die Muskelansätze bis unmittelbar zum Periost.

Schnitt. Leicht bogenförmig, etwa 5 cm groß zur Freilegung der Muskelansätze am Epicondylus lateralis. Diese werden eingekerbt und klaffen hiernach 1 cm.

Ruhigstellung und Nachbehandlung. Hand-Arm-gipsverband bei rechtwinkliger Ellenbogenbeugung und leichter Dorsalflexionsstellung von Hand und Finger für 2—3 Wochen. Dann Aufnahme von Bewegungsübungen im warmen Wasserbad.

Die Wirkung der kleinen Muskeloperation wird auch unter anderem von MAU und SCHMIEDEN als sicher bezeichnet. Die Befürchtung, daß durch

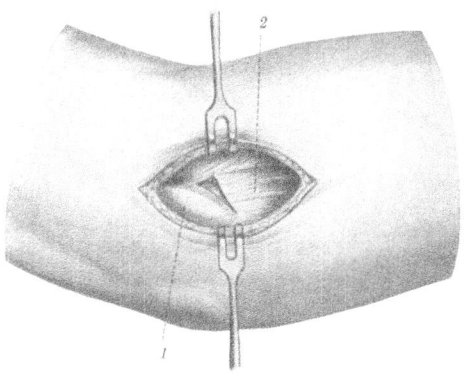

Abb. 368. Epikondylitis. Operation nach HOHMANN. *1* Epicondylus lateralis humeri; *2* Extensorengruppe, die eingekerbt wird

diese Operation die Muskulatur leidet, besteht zu Unrecht. Ihre Leistung steigt umgekehrt nach Beseitigung der Schmerzen, die vorher bestanden haben, wieder an.

5. Freilegung der Nerven am Arm
A. Freilegung des N. axillaris
(s. Abb. 335 und 336)

Lagerung. Der Arm liegt in Abduktion und Außenrotation.

Schnitt. Die Schnittführung entspricht der zur Freilegung des infraclaviculären Teiles des Armplexus (s. o.). Der M. pectoralis maior muß stets Z-förmig durchtrennt werden, damit hinterher eine gute Vernähung wieder möglich ist. Um sich das Auffinden des N. axillaris zu erleichtern, legt man sich zunächst den hinteren Faszikel frei und verfolgt von hier den Abgang des N. axillaris. Während die A. brachialis zurückgehalten wird, verfolgt man den Nerven in seinem Verlauf weiter, der mit der A. und V. circumflexa humeri durch die laterale Achsellücke tritt. Diese wird von dem Humerus und dem langen Tricepskopf einerseits und den Endsehnen des M. latissimus dorsi und M. teres minor andererseits gebildet (s. Abb. 348). — Wenn das Auffinden des N. axillaris Schwierigkeiten bereitet, kann man sich dies erleichtern, indem man den unteren Rand des M. latissimus dorsi verfolgt. Man kommt in seiner Verlängerung auf die laterale Achsellücke, wo der Nerv im allgemeinen leicht aufzufinden ist. Nachdem er durch die laterale Achsellücke hindurchgetreten ist, kommt er am Collum chirurgicum an die Rückseite des Armes.

B. Freilegung des N. musculocutaneus
(s. Abb. 369)

Lagerung. Der Arm liegt in Abduktion und Außenrotation.

Schnitt. Er verläuft im Sulcus deltoideo-pectoralis. Ob auch bei der Freilegung dieses Nerven der M. pectoralis eingeschnitten werden muß oder nicht, hängt von der Höhe des Abganges des N. musculocutaneus aus dem lateralen Faszikel und dem Sitz der Verletzung ab. — Nicht selten ist eine Anastomose zwischen dem N. musculocutaneus und dem N. medianus vorhanden. Um den N. musculocutaneus gut in seinem Verlauf überblicken zu können, werden der kurze Kopf des Biceps nach medial und der M. coracobrachialis nach lateral gehalten.

C. Freilegung des N. radialis

Lagerung. Die Lagerung des Armes und die Schnittführungen (s. Abb. 370—372) richten sich danach, an welcher Stelle der Radialis am Arm freigelegt wird.

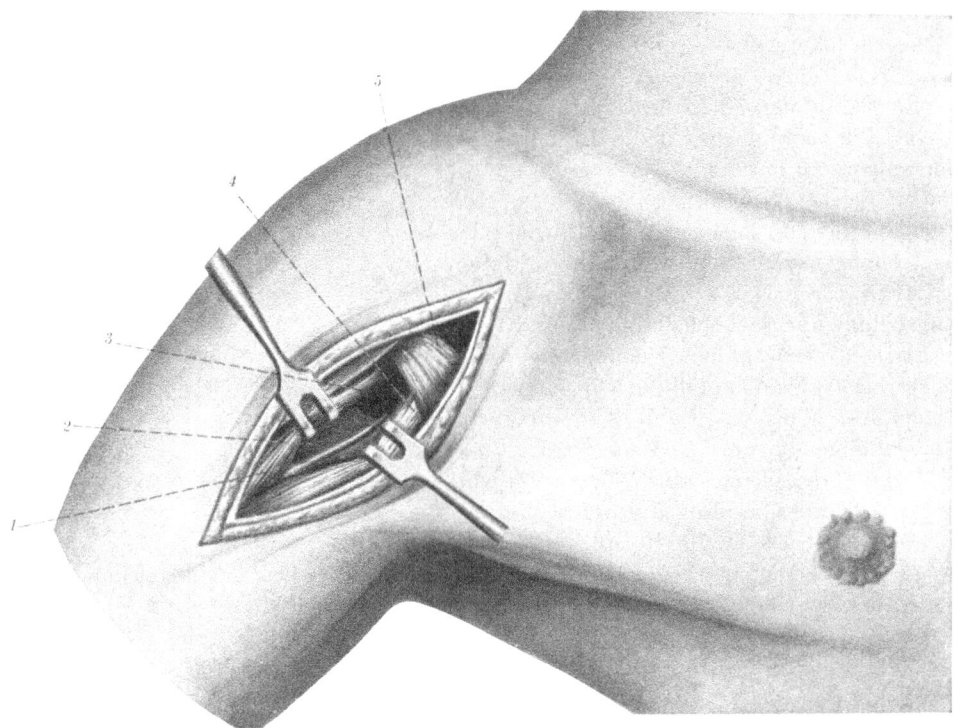

Abb. 369. Freilegung des N. musculocutaneus. *1* N. musculocutaneus; *2* M. latissimus dorsi-Sehne (in der Tiefe); *3* M. coracobrachialis; *4* kurzer Bicepskopf; *5* M. pectoralis-Sehne

a) Freilegung im obersten Abschnitt des Oberarmes (s. Abb. 373)

Lagerung. Der Arm ist erhoben und gleichzeitig nach außen gedreht.

Schnitt. Er liegt an der hinteren Achselfalte. Der Nerv liegt hinter der Arterie und überquert den Rand der Endsehne des M. latissimus dorsi. Er verläuft dann am oberen Rand des langen Tricepskopfes, um anschließend in spiralförmigem Verlauf an die Gegenseite des Oberarmes zu treten.

In einem Teil der Fälle ist es zweckmäßig, den *Schnitt hinten* anzulegen. Der Schnitt liegt am unteren Rand des M. deltoideus. Während dieser nach oben gehalten wird, ist der N. radialis am Tricepsrand relativ leicht aufzufinden.

b) Freilegung in der Mitte des Oberarmes (s. Abb. 374)

Lagerung. Der Arm ist bei leicht erhobener Stellung adduziert und einwärtsgedreht.

Schnitt. Er ist spiralförmig, entsprechend dem Verlauf des Canalis radialis am Oberarm. Wenn die Verletzung im Bereich des Canalis radialis sitzt, ist eine Z-förmige Durchtrennung des Triceps meist nötig. Der Nerv ist regelmäßig von einer Arterie begleitet, die nach Möglichkeit zu schonen ist. Wenn man den M. triceps nicht durchtrennt hat, kann es in der Tiefe aus dieser Arterie zu schwer stillbaren Blutungen kommen, während nach der Tricepsdurchtrennung das Operationsgebiet gut übersichtlich freiliegt.

Wenn der Nerv im Knochenkanal in Callusmassen eingebettet ist, ist es wichtig, daß man sich die Nervenenden gut im Gesunden freilegt und von hier aus den Nerven schrittweise aus seinen Verwachsungen löst. Das oft mühselige Herauspräparieren des Nerven aus den Callusmassen geschieht nur dann, wenn das Erhaltensein der Leitfähigkeit elektrisch erwiesen ist. Sonst wird der Nerv oberhalb und unterhalb von der Zone, wo er in den Knochen hineingeht, durchtrennt und direkt durch Naht wieder verbunden.

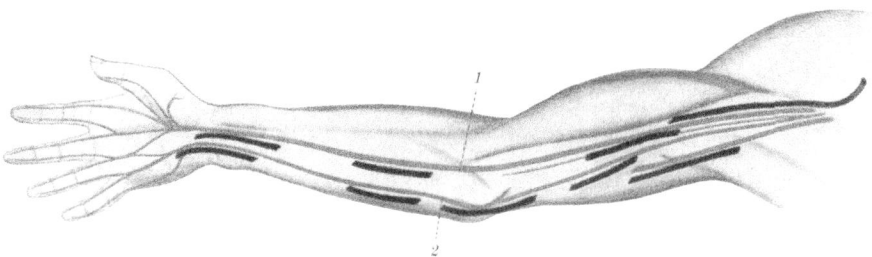

Abb. 370. Schnittführungen zur Freilegung der großen Armnerven. *1* N. medianus; *2* N. ulnaris. Der N. radialis ist bei dieser Armhaltung lediglich in der Achselhöhle erreichbar

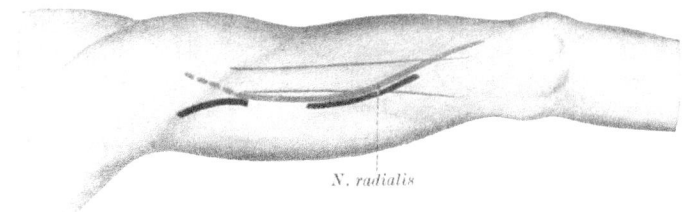

Abb. 371. Schnittführungen zur Freilegung des N. radialis von hinten oben an der Schulter und an der Außenseite des Oberarmes

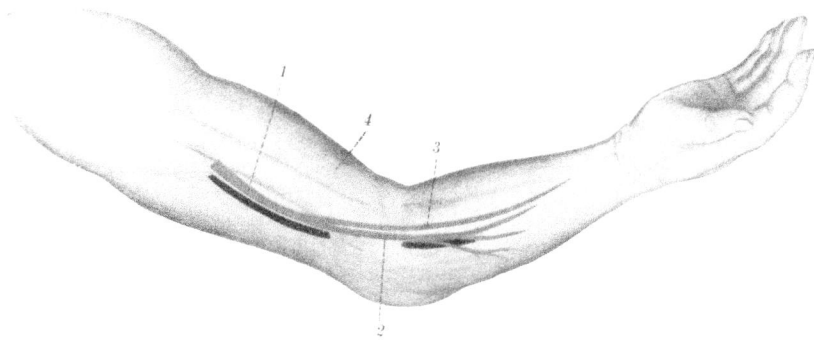

Abb. 372. Schnittführungen zur Freilegung des N. radialis in der Mitte des Oberarmes und am Ellenbogen. *1* N. radialis; *2* Ramus profundus N. radialis; *3* Ramus superficialis N. radialis; *4* M. biceps

c) Freilegung im unteren Drittel des Oberarmes und im Bereich des Ellenbogengelenkes
(s. Abb. 375)

Lagerung. Leichte Adduktion in der Schulter bei mittlerer Rotationsstellung und leichter Ellenbogenbeugung.

Schnitt. Er zieht schräg von oben hinten nach vorn unten bis dicht oberhalb vom lateralen Condylus. Der Nerv ist meistens in seinem Verlauf schon durch die Haut gut zu tasten, und man kann die Schnittführung unschwer dem Nervenverlauf anpassen. Der Nerv wird nach der Durchschneidung der Fascienschicht, die die Muskeln bedeckt, leicht aufgefunden, indem man zwischen dem M. brachioradialis und M. brachialis internus hindurchgeht. Eine gewisse Gefahr besteht in der Verwechslung mit dem *N. cutaneus brachii dorsalis*. Er liegt aber weiter vorn als der N. radialis zwischen dem M. brachialis und dem Biceps, und außerdem ist er wesentlich dünner als der N. radialis. Bei der Freilegung des N. radialis ist ängstlich darauf zu achten, daß bereits dicht oberhalb der Ellenbeuge der Ast für den M. brachioradialis abgeht und daß wenige Zentimeter unterhalb davon sich auch schon die Äste für die Mm. extensores carpi radialis longus und brevis abspalten. Der N. radialis teilt sich vor seinem Eintritt in den Schlitz des M. supinator in seinen dicken motorischen Endast, den Ramus profundus, und in den dünnen sensiblen, den Ramus superficialis. Wenn an dieser Stelle die Verletzung liegt, so kann dies schon vorher fest-

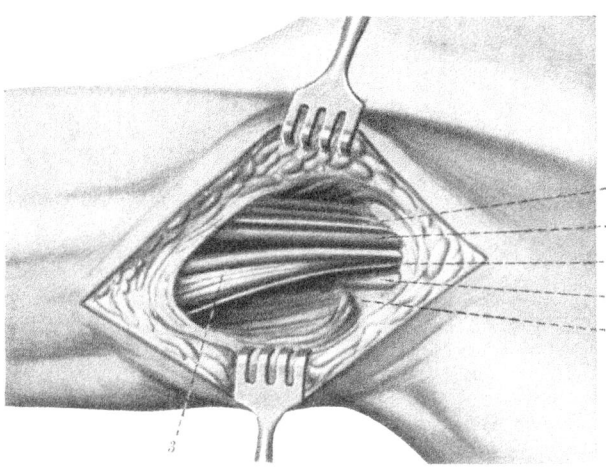

gestellt werden, denn es besteht eine *dissoziierte Radialislähmung*, d. h., die motorische Muskelfunktion ist ausgefallen, aber die Sensibilität ist erhalten. — Liegt die Verletzung des N. radialis am Übergang zum Supinatorenkanal, so wird zuerst die Fascie und dann der M. supinator längsgespalten, um gut den Nerven verfolgen zu können. Die Naht des Ramus profundus ist, auch wenn sie technisch hohe Anforderungen stellt, noch gut mit Erfolg durchführbar.

Abb. 373. Freilegung der Nervenstämme in der Achsel. *1* N. medianus, zum Teil von der Arterie verdeckt; *2* A. und V. axillaris; *3* N. ulnaris; *4* Ramus muscularis für den medialen Tricepskopf; *5* N. radialis; *6* M. latissimus dorsi-Endsehne

d) Freilegung am Unterarm
(s. Abb. 376)

Lagerung. Der Unterarm ist im Ellenbogen leicht gebeugt und stark proniert.

Schnitt. Er beginnt über dem Radiusköpfchen. Nach Spaltung der Fascie geht man zwischen den Muskelbäuchen des M. extensor carpi radialis und des M. extensor digitorum in die Tiefe. Man kommt hier auf den N. radialis an der Stelle, wo er aus dem Supinatorenkanal

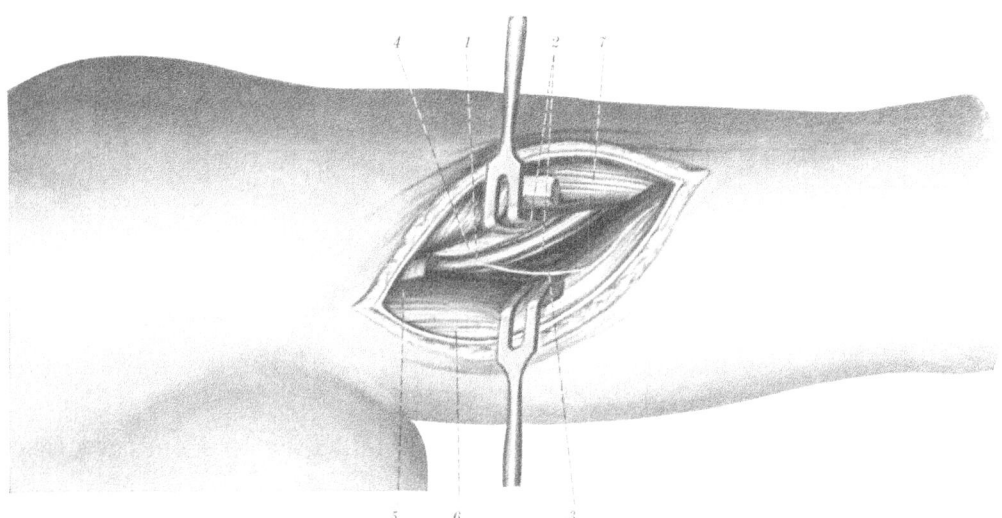

Abb. 374. Freilegung des N. radialis von hinten an der Schulter. *1* N. radialis; *2* Vasa collateralia N. radialis; *3* Muskelast zum langen Tricepskopf; *4* Humerus; *5* M. teres maior; *6* M. triceps, langer Kopf; *7* M. triceps, lateraler Kopf

heraustritt und wo er sich bereits in seine Endäste aufzweigt. Die Aussichten für eine Nervennaht sind an dieser Stelle im allgemeinen schlecht, nur ausnahmsweise läßt sich noch eine Naht machen.

D. Freilegung des N. medianus

Lagerung. Die Lagerung des Armes und die Schnittführung (s. Abb. 370) richtet sich danach, an welcher Stelle der Nerv in seinem langen Verlauf am Arm freigelegt wird.

a) Freilegung am Oberarm (s. Abb. 373, 377 und 378)

Lagerung. Außenrotation bei leichter Abduktion.

Schnitt. Er verläuft an der medialen Bicepsfurche und liegt im oberen Teil des Oberarmes oberhalb, im unteren Teil unterhalb der Arterie. Es wird zunächst die gemeinsame Fascienhülle, die den Nerven und das Gefäß umkleidet, eingeschnitten. Es wird zuerst der N. cutaneus antebrachii medialis sichtbar, der vor der Arterie liegt. Man geht, um an den N. medianus heranzukommen, im oberen Teil des Oberarmes dann etwas nach vorn, und der Nerv wird, während die Arterie etwas nach hinten gehalten wird, sichtbar. In der Mitte des Oberarmes kreuzt der N. medianus die Arterie. Er liegt im unteren Teil des Oberarmes etwas vor der Arterie.

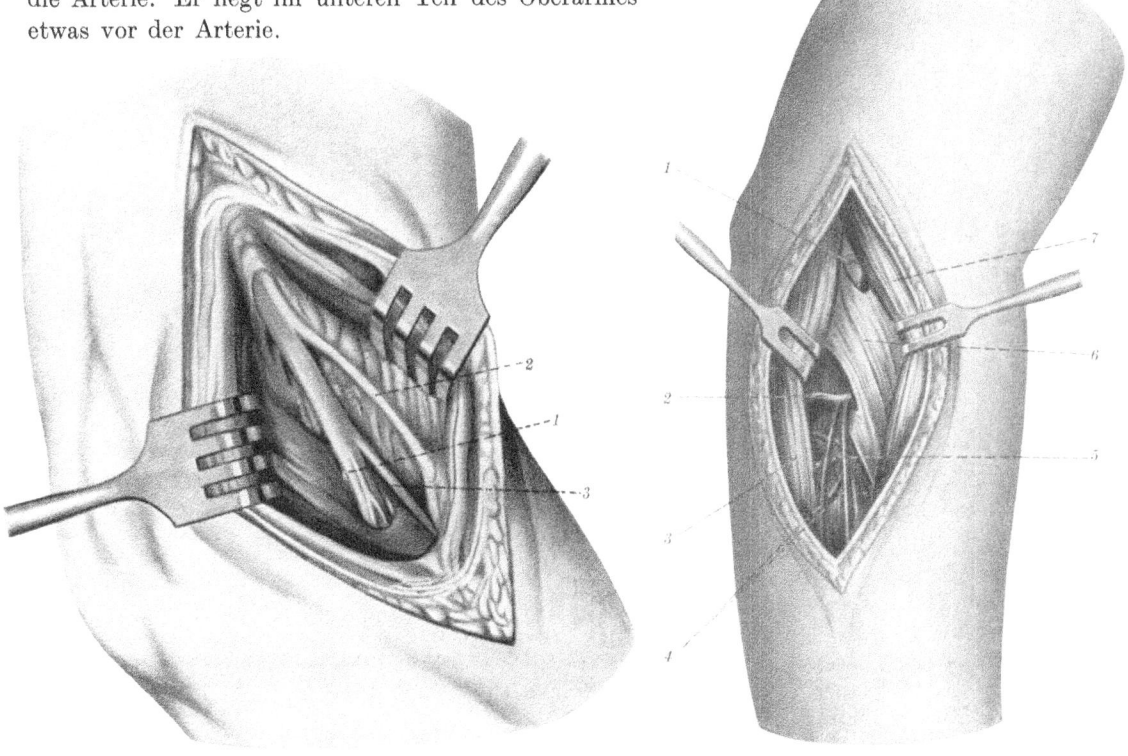

Abb. 375   Abb. 376

Abb. 375. Freilegung des N. radialis im unteren Drittel des Oberarmes. *1* Ramus profundus N. radialis; *2* Ramus superficialis N. radialis; *3* Muskelast für den M. extensor carpi radialis longus. (Er verläuft wie der Ramus superficialis N. radialis oberhalb des M. supinator)

Abb. 376. Freilegung des N. radialis dicht unterhalb des Radiusköpfchens. *1* Radiusköpfchen; *2* Ramus profundus N. radialis mit seinen Aufzweigungen für die Extensoren; *3* M. extensor digitorum comm.; *4* Rami musculares N. radialis; *5* Vasa interossea dorsalia; *6* M. supinator; *7* M. extensor carpi radialis longus

b) Freilegung in der Ellenbeuge

Lagerung. Volle Ellenbogenstreckung.

Schnitt. Er verläuft am unteren Rand der Bicepssehne. Der Lacertus fibrosus wird quer durchtrennt. Hiernach werden der N. medianus und die Arterie sichtbar. Der Medianus tritt in der Ellenbeuge in den M. pronator teres ein, während die A. radialis über dem M. pronator teres verläuft. Es ist deshalb eventuell nötig, diesen Muskel teilweise zu durchtrennen. Der N. medianus gibt bereits dicht oberhalb von der Ellenbeuge den Ast für den M. pronator teres ab. Gleichzeitig gehen auch schon die Muskeläste für die Unterarmbeuger ab.

Das Verhalten des N. medianus zum M. pronator teres ist verschieden. Er hat drei verschiedene Verlaufsformen. Er geht nach VON LANZ-WACHSMUTH in 95 % der Fälle zwischen dem Caput humeri und dem Caput ulnare des M. pronator teres durch, in den restlichen Fällen liegt er unter beiden Köpfen oder tritt durch das Caput humeri des M. pronator teres hindurch.

c) Freilegung am Unterarm

Lagerung. Bei gestrecktem Ellenbogen.

Schnitt. Er verläuft über die Mitte des Unterarmes. Der N.medianus ist in der Mitte des Unterarmes von einer Muskelschicht bedeckt. Man erreicht ihn am besten und muskel-schonendsten, wenn man den M.flexor digitorum superficialis von seinem Ursprung am Radius teilweise ablöst und zurückschlägt.

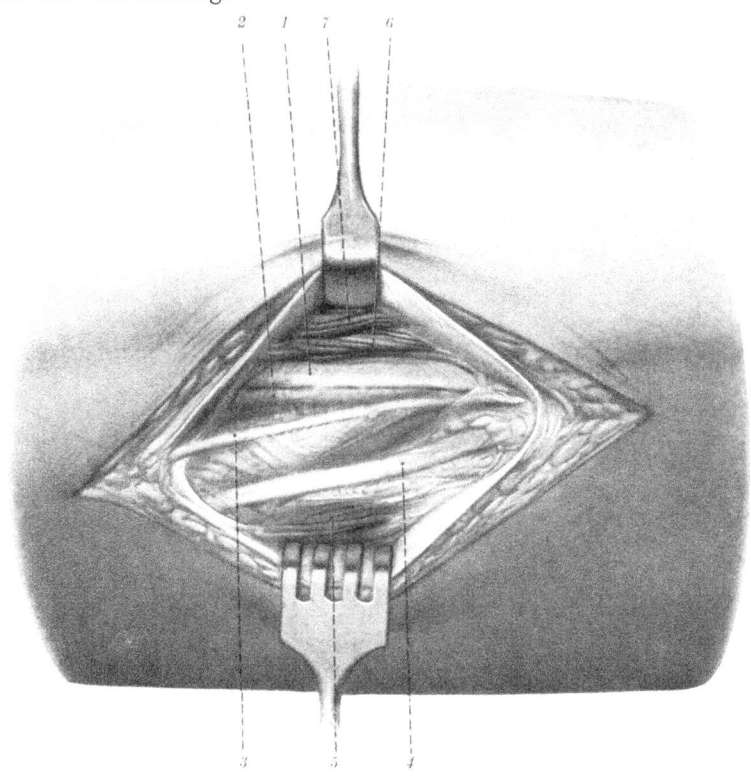

Abb. 377. Freilegung der Armnerven in der Mitte des Oberarmes. *1* N. medianus; *2* Vasa brachialia; *3* N. cutaneus antebrachii medialis; *4* N. ulnaris; *5* medialer Tricepskopf; *6* N. musculocutaneus; *7* M. coracobrachialis

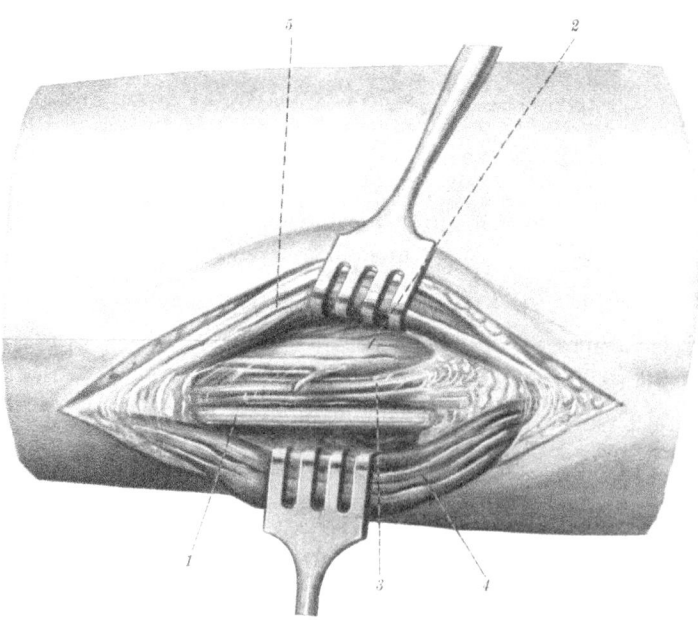

Abb. 378. Freilegung des N. medianus und N. ulnaris im unteren Drittel des Oberarmes. *1* N. ulnaris; *2* N. medianus, noch mit einer Bindegewebsschicht bedeckt; *3* N. cutaneus antebrachii medialis; *4* medialer Tricepskopf; *5* Biceps

d) Freilegung oberhalb des Handgelenkes (s. Abb. 379)

Lagerung. Leichte Überstreckung des Handgelenkes.

Schnitt. Er beginnt am Handgelenkband und verläuft radial neben der Sehne des M. palmaris longus. Der Schnitt ist zunächst nur oberflächlich zu führen, weil bereits oberhalb des Handgelenkes der Ramus palmaris des N. medianus abgeht. Nach Spaltung der Fascie wird der N. medianus zwischen der kräftigen Sehne des M. flexor carpi radialis und den Sehnen des M. flexor digitorum superficialis sichtbar. Wenn die Verletzung des Nerven weiter distalwärts liegt, ist das Handgelenkband einzuschneiden.

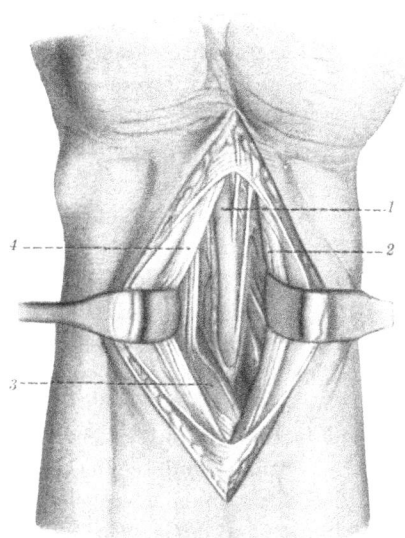
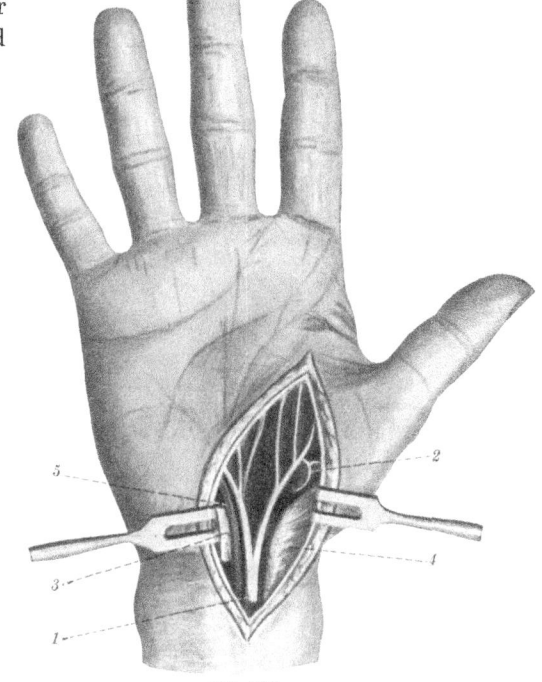

Abb. 379   Abb. 380

Abb. 379. Freilegung des N. medianus oberhalb des Handgelenkes. *1* N. medianus; *2* M. flexor carpi radialis; *3* M. flexor digitorum; *4* M. palmaris longus

Abb. 380. Freilegung des N. medianus im Bereich der Hohlhand. *1* N. medianus; *2* Ast für den M. opponens; *3* Lig. carpi transversum; *4* M. adductor pollicis und M. flexor pollicis brevis; *5* M. flexor digitorum superficialis III und IV

e) Freilegung im Bereich der Hohlhand (s. Abb. 380)

Lagerung. Handstreckung.

Schnitt. Er verläuft vom Handgelenkband in der Mitte der Hautfalte zwischen dem Daumen- und Kleinfingerballen nach distal. Das Ligamentum carpi transversum, an dem oberflächlich die kleinen Daumenmuskeln ansetzen, wird längsgespalten, und es wird der Ansatz vom M. adductor pollicis brevis zusammen mit dem oberflächlichen Kopf des M. flexor pollicis brevis zurückgeschlagen. Der wichtige Ast des N. medianus für den M. opponens liegt jetzt frei und kann unter günstigen Umständen in subtiler Technik genäht werden.

E. Freilegung des N. ulnaris

Lagerung und Schnittführung (s. Abb. 370) sind entsprechend dem Verlauf des N. ulnaris an den einzelnen Abschnitten des Armes verschieden.

a) Freilegung am Oberarm (s. Abb. 377)

Lagerung. Abduktion des Armes in der Schulter bei Außenrotation.

Schnitt. Er verläuft schräg nach hinten abwärts vom unteren Rand der medialen Bicepsfurche. Die Fascienschicht, die das Gefäßnervenbündel bedeckt, wird durchtrennt. Zuerst wird die V. brachialis mit dem begleitenden N. cutaneus antebrachii sichtbar. Die Vene bedeckt im oberen Teil des Oberarmes den N. ulnaris, der darunterliegt. Etwa am Übergang vom mittleren zum oberen Drittel verliert der Nerv seine enge Beziehung zu den Armgefäßen und verläuft in schräger Richtung auf dem Caput mediale des M. triceps zum Ellenbogen.

b) Freilegung im unteren Drittel des Oberarmes (s. Abb. 378)

Lagerung (wie oben).

Schnitt. Er verläuft schräg über dem tastbaren medialen Kopf des Triceps. Der Nerv ist während dieser Verlaufsstrecke leicht und schnell freizulegen.

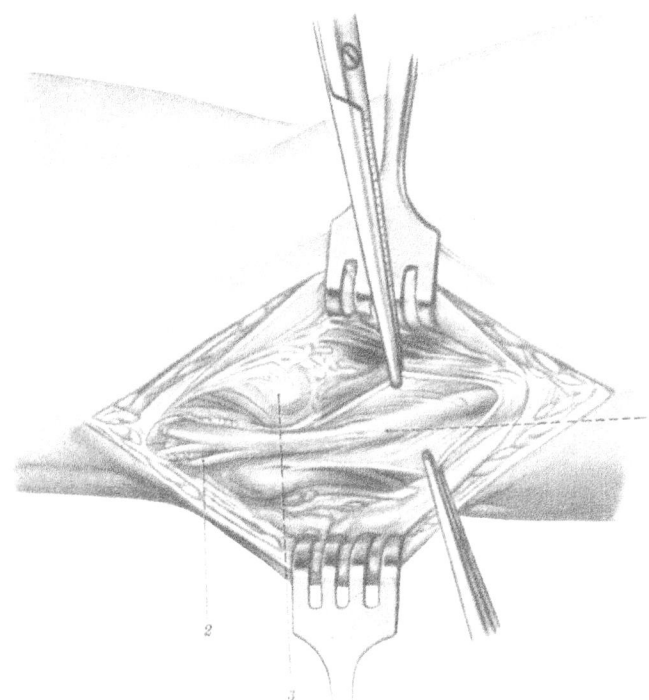

Abb. 381. Freilegung des N. ulnaris am Ellenbogen. Der Nerv ist im Sulcus N. ulnaris bereits freigelegt. Das Septum intermusculare ist mit zwei Klemmen gefaßt. Unterhalb des Sulcus N. ulnaris aber gehen bereits die ersten Muskeläste ab. *1* N. ulnaris; *2* Ast für den M. flexor carpi ulnaris; *3* medialer Epicondylus

c) Freilegung am Ellenbogen (s. Abb. 381)

Lagerung. Ellenbogenbeugung bei einwärtsrotiertem Arm.

Schnitt. Auf der Ellenbogenstreckseite über dem tastbaren N. ulnaris. Bevor man auf den Nerven selber kommt, sind das Septum intermusculare mediale oberhalb des Ellenbogens und der Sehnenbogen des M. flexor carpi ulnaris unterhalb des Ellenbogens einzuschneiden. Die Durchschneidung der Sehnenplatte erfolgt unter dem Schutz der Rinnensonde. Hiernach ist der Nerv nur noch von einer dünnen Bindegewebshülle bedeckt. Er liegt in dem Sulcus nervi ulnaris unmittelbar dem Knochen auf und wird vorsichtig mit einer Hakenpinzette aus seinem Lager herausgenommen.

d) Freilegung am Unterarm (s. Abb. 381)

Lagerung. Ellenbogenstreckung bei voller Supinationsstellung.

Schnitt. Er beginnt am unteren Rand des Kanals für den N. ulnaris. Es wird zweckmäßig der Nerv zuerst in seinem Knochenkanal freigelegt, und man geht von hier dann unter Einschneidung der Sehnenplatte und Muskelmasse des M. flexor carpi ulnaris nach distal. Es ist zu beachten, daß bereits am Ausgang des Knochenkanales der Ast für den M. flexor carpi ulnaris abgeht. Der M. flexor carpi ulnaris selber braucht nur eingeschnitten zu werden. Der Rand dieses Muskels ist der Leitweg für die Nervenfreilegung. Man hat nur noch den Muskelbauch des M. flexor digitorum gut beiseitezuhalten, um den N. ulnaris aufzufinden.

e) Freilegung in der unteren Hälfte des Unterarmes

Lagerung. Ellenbogen- und Handstreckung bei voller Supination.

Schnitt. Er wird parallel zum lateralen Rand des M. flexor carpi ulnaris angelegt, dessen Sehne gut tastbar ist. Nach Längsspaltung der Fascienschicht, die die Sehne und den Nerv gemeinsam bedecken, werden zunächst die ulnaren Gefäße zwischen der Sehne des M. flexor carpi ulnaris und des M. flexor digitorum superficialis sichtbar. Während die Gefäße etwas nach radialwärts gehalten werden, wird auch der N. ulnaris gut zugängig.

f) Freilegung im Bereich des Handgelenkes (s. Abb. 382 und 383)

Lagerung. Leichte Handstreckung bei voller Supination.

Schnitt. Radial neben der Sehne des M. flexor carpi ulnaris. Die Sehne wird bis zu ihrem Ansatz am Os pisiforme freigelegt. Es ist darauf zu achten, daß der Ramus palmaris des N. ulnaris geschont wird, der auf der Fascie verläuft. Radial der Hautnerven und der Sehne des M. flexor carpi ulnaris wird die Fascie unter dem Schutz der Rinnensonde durchtrennt. Der Nerv liegt zwischen den ulnaren Gefäßen und der Endsehne des M. flexor carpi ulnaris.

g) Freilegung im Bereich der Hand (s. Abb. 382).

Lagerung. Handstreckung bei voller Supination.

Schnitt. Er beginnt am Handgelenkband und verläuft neben dem Rand des Kleinfingerballens. Zunächst wird der M. palmaris brevis sichtbar. Er wird an seinem Ansatz von der Aponeurose abgelöst und nach außen umgeschlagen. Hiernach wird der N. ulnaris frei sichtbar. Eine Naht des Endastes des N. ulnaris ist durchaus möglich.

Entspannungsstellung bei den Nervennähten im Bereich des Armes

Die Einnahme der richtigen Entspannungsstellung ist bei einer Nervennaht von außerordentlicher Wichtigkeit. Sie ist das beste Mittel, um große Defekte auf einfache Weise zu überbrücken. Die typische Entspannungsstellung für die einzelnen Armnerven ist folgende:

Naht des	Entspannungsstellung	Naht des	Entspannungsstellung
N. axillaris	Arm wird gekreuzt über die Brust genommen. Hand liegt auf der gesunden Schulter auf.	*N. medianus* . . .	c) *Sitz der Naht am Unterarm:* Gute Ellenbogen- und Handgelenkbeugung bei Supination.
N. musculocutaneus	Leichte Adduktion und Elevation in der Schulter bei spitzwinkliger Ellenbogenbeugung.		d) *Sitz der Naht im Bereich des Handgelenkes:* Starke Handbeugung.
N. radialis	a) *Sitz der Naht am Oberarm etwa bis zur Mitte:* Adduktionsstellung des Oberarmes in der Schulter bei rechtwinklig gebeugtem Ellenbogen.	*N. ulnaris*	a) *Sitz der Naht am Oberarm:* Starke Adduktion, mäßige Elevationsstellung des Armes in der Schulter bei Ellenbogenstreckung.
	b) *Sitz der Naht in der unteren Hälfte des Oberarmes und im Bereich des Ellenbogens:* Spitzwinklige Ellenbogenbeugung bei starker Pronationsstellung des Unterarmes.		b) *Sitz der Naht im Bereich des Ellenbogengelenkes und am Unterarm bei nichtverlagertem Ulnaris:* Volle Ellenbogenstreckung und Supination. *Bei verlagertem Ulnaris:* Ellenbogenbeugung bei Supination.
N. medianus . . .	a) *Sitz der Naht am Oberarm:* Adduktions- und leichte Elevationsstellung des Armes in der Schulter bei starker Ellenbogenbeugung.		c) *Sitz der Naht am Unterarm, von der Mitte abwärts:* Ellenbogenstreckung bei starker Handgelenkbeugung.
	b) *Sitz der Naht im Bereich des Ellenbogengelenkes:* Spitzwinklig gebeugter Ellenbogen bei starker Supination des Unterarmes.		d) *Sitz der Naht im Bereich des Handgelenkes:* Handbeugung in Supination.

Ruhigstellung. Sie erfolgt nach der Naht der Armnerven stets im Gipsverband. Die Dauer der Ruhigstellung ist 28 Tage.

Nachbehandlung. Sie wird in der üblichen Weise durchgeführt (s. Allgemeiner Teil).

Wenn bei einer Nervennaht eine große Defektüberbrückung nötig war, darf die eingenommene Entspannungsstellung nur langsam wieder ausgeglichen werden, damit es nicht zu einem Ausriß an der Nahtstelle kommt. — Es ist nach Armnervennähten, bei denen eine Entspannungsstellung in Ellenbogenbeugung gegeben werden mußte, *ausnahmsweise* erlaubt, nach der Gipsabnahme den Arm einige Wochen in der Schlinge tragen zu lassen.

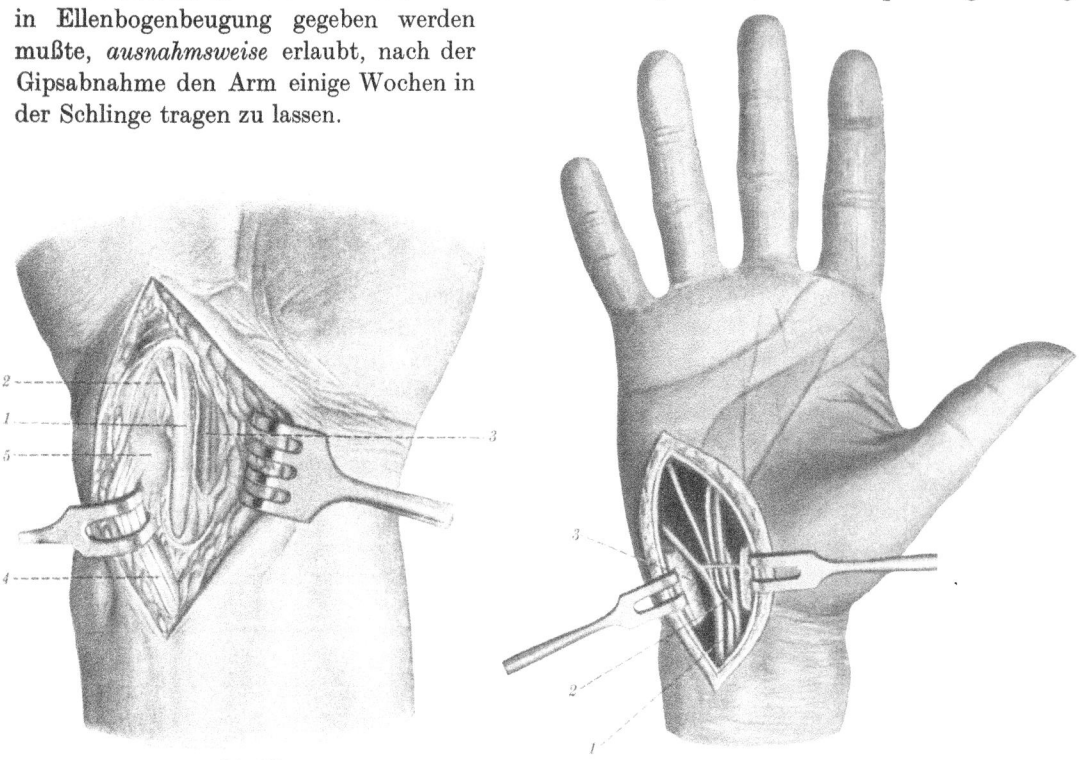

Abb. 382   Abb. 383

Abb. 382. Freilegung des N. ulnaris am Handgelenk. *1* N. ulnaris; *2* Ramus superficialis N. ulnaris; *3* A. und V. ulnaris; *4* M. flexor carpi ulnaris; *5* Os pisiforme

Abb. 383. Freilegung des N. ulnaris an der Hand. Das Ligamentum carpi transversum ist durchschnitten und zurückgeschlagen. *1* N. ulnaris; *2* A. ulnaris; *3* Ligamentum carpi transversum

6. Irreparable Nervenlähmungen

A. Tricepslähmungen

Ein Ersatz des Triceps ist bei irreparablen Nervenverletzungen wie bei alten poliomyelitischen Lähmungen erforderlich.

Die *Indikation* zur Operation ist *relativ*. Es gibt Patienten, die der Ausfall der aktiven Ellenbogenstreckung wenig stört, während andere einen großen Wert darauf legen, diese Armfunktion wiederzuerhalten.

Der Ersatzmuskel für den gelähmten Triceps ist der M. latissimus dorsi (FRITZ LANGE).

Man kommt bei einem Erwachsenen in der Regel mit der einfachen Operation der direkten Verpflanzung des M. latissimus dorsi auf den Triceps aus, während man bei den poliomyelitischen Lähmungen der Jugendlichen eventuell noch einen langen Fascienstreifen dazwischenschalten muß.

a) Direkte Verpflanzung des M. latissimus dorsi auf den Triceps

Technik der direkten Verpflanzung

Lagerung. Seitenlage.

Schnitt. Er verläuft über der hinteren Achselfalte zum Triceps. Der M. latissimus dorsi wird mit seiner Endsehne nahe dem Ansatz abgelöst. Es wird ein kräftiger Seidenfaden in typischer Weise an die Endsehne angehangen. Die Befestigung am Triceps geschieht durch einen knopflochartigen Schlitz. Die Endsehne des M. latissimus dorsi wird mit einem Seidenfaden mit einer Kornzange durch den Schlitz hindurchgeführt, und die Vernähung erfolgt, während der Arm in voller Streckstellung gehalten wird.

b) Verpflanzung des M. latissimus dorsi auf den Triceps unter Dazwischenschaltung einer Seidensehne (s. Abb. 384 und 385)

Wenn der Triceps bei einer *poliomyelitischen Lähmung* stark überdehnt ist, reicht die einfache Art der Verpflanzung des M. latissimus dorsi auf den Triceps nicht aus, und es ist eine lange Seidensehne vom M. latissimus dorsi bis zum Tricepsansatz am Olecranon dazwischenzuschalten (Fritz Lange). Man kann auch anstatt der Seidensehne einen langen, schmalen Streifen aus der Fascia lata nehmen oder auch eine frei verpflanzte Sehne.

Technik der M. latissimus dorsi-Verpflanzung unter Mitverwendung einer Seidensehne

Schnittführung und Freilegung wie oben.

An das freie Ende des M. latissimus dorsi wird ein doppelter, langer Seidenfaden in typischer Weise angehangen. Das Olecranon wird mit einem kleinen bogenförmigen Schnitt freigelegt. Eine große, lange Kornzange wird von hier subcutan bis zum oberen Schnitt hindurchgeschoben. Die Seidenfäden werden mit der Kornzange gefaßt und zum Olecranon geführt. Sie werden hier subperiostal an der Stelle des Tricepsansatzes vernäht.

Ruhigstellung. Arm-Rumpfgipsverband bei Ellenbogenstreckung in einer Elevationsstellung des Armes von 40⁰ bei etwa rechtwinkliger Abduktion.

Nachbehandlung. *Bei direkter Verpflanzung des M. latissimus dorsi auf den Triceps.* Nach 2 Wochen Beginn mit Elektrisieren und aktiven Anspannungsübungen für den M. latissimus dorsi durch ein Gipsfenster. Nach 4 Wochen Abnahme des großen Gipses und Anlegen einer Armgipsschiene bei Ellenbogenstreckung.

Dauer der Nachbehandlung etwa 2 Monate. Beginn mit Ellenbogenbeugeübungen etwa 6 Wochen nach der Operation.

Bei Verpflanzung des M. latissimus dorsi unter Dazwischenschaltung einer langen Seidensehne. Gesamtdauer der Ruhigstellung im großen Gips 6 Wochen. Nach 3 Wochen Beginn mit Elektrisieren und aktiven Anspannungsübungen durch das Gipsfenster. — Nach der Gipsabnahme Anlegen einer Armgipsschiene in Ellenbogenstreckstellung, die als Nachtschiene noch für $^1/_2$ Jahr getragen wird. *Größte Vorsicht* ist bei der Aufnahme der Ellenbogenbeugeübungen erforderlich, um eine Überdehnung und ein Ausreißen der Seidensehne zu verhüten.

Ellenbogenbeugeübungen dürfen erst 8 Wochen nach der Operation aufgenommen werden. Gesamtdauer der Nachbehandlung 3—4 Monate.

B. Bicepslähmungen

Mehrere Möglichkeiten bestehen, um eine Bicepslähmung operativ zu behandeln.

Die *Indikation* zur Operation ist gegeben bei einer irreparablen Musculocutaneuslähmung, bei den Restzuständen nach Plexusverletzungen und dann vor allem bei alten poliomyelitischen Lähmungen.

Die Operation ist ganz besonders indiziert, wenn außer dem Bicepsausfall auch gleichzeitig der M. brachialis internus und der M. brachioradialis gelähmt sind. Ein Ersatz des gelähmten Biceps ist entweder durch eine Verpflanzung des M. pectoralis maior auf den Biceps oder durch eine Verlagerung der Unterarmmuskulatur weiter nach oben über das Ellenbogengelenk hinauf erreichbar. Man wird in allen Fällen, bei denen eine Verpflanzung des M. pectoralis maior auf den Biceps möglich ist, diesen Operationsweg wählen und die Höherverlagerung der Unterarmmuskulatur nur in solchen Fällen ausführen, bei denen die M. pectoralis maior-Verlagerung nicht möglich ist.

a) Verpflanzung des M. pectoralis maior auf den Biceps
α) Ohne Dazwischenschaltung einer langen Seidensehne

Die Verpflanzung des M. pectoralis maior als Ersatzoperation für einen ausgefallenen Biceps wurde zuerst von Schultze-Berge empfohlen. Hohmann und Fritz Lange bildeten das

Verfahren zu einer zuverlässigen Technik aus. Die Operation wurde weiter empfohlen von
BOPPE und J. BÖHLER. Dieser verbindet die Bicepsplastik mit einer Schulterarthrodese, um
auf diese Weise die Zugwirkung für den verpflanzten Pectoralis günstiger zu gestalten.

Die Technik der Operation ist leicht. Gewisse Schwierigkeiten bereitet nur die Verhütung
eines Abrutschens der Pectoralissehne nach vorn, nachdem sie in den Biceps verpflanzt ist.

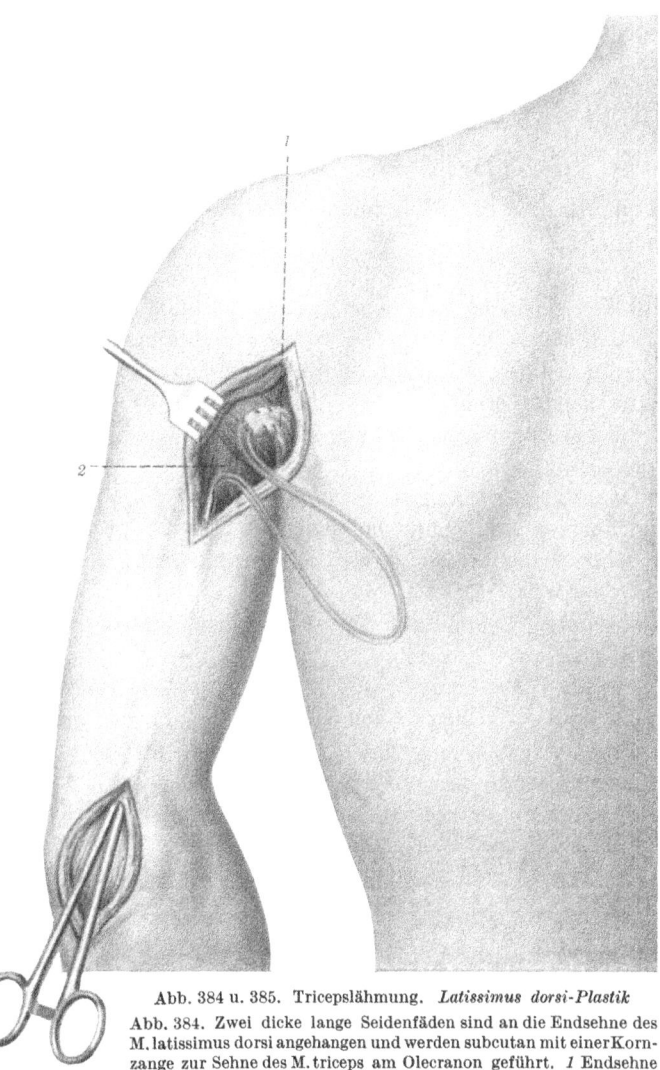

Man tut gut, nach dem Vorschlag
von FRITZ LANGE, die Sehne durch
eine Schlinge am Coracoid zu leiten.
FRITZ LANGE wählte eine Seidenschlinge, wir bevorzugen eine Fascienschlinge.

Technik (s. Abb. 386)

Schnitt. Er verläuft am vorderen
Rand der vorderen Achselfalte und
zieht noch ein Stück auf dem Oberarm abwärts. Die Endsehne des
M. pectoralis maior wird freigelegt,
mit einer Kocher-Sonde unterfahren
und abgetrennt. Ein kräftiger Seidenfaden wird in typischer Weise an
das freie Ende der Sehne angehangen.
Nachdem der Muskelbauch des Biceps
freigelegt ist, wird in ihn eine knopf-
lochartige Öffnung gemacht. Die
Kornzange wird von hinten unten
nach vorn oben hindurchgeschoben,
und mit ihrer Hilfe wird das Sehnenende des M. pectoralis in der umgekehrten Richtung durch den Schlitz
im Biceps hindurchgezogen.

*Befestigung der Pectoralissehne
an den Biceps* erfolgt in typischer
Weise. Der Ellenbogen wird bei der
Vernähung der Pectoralissehne auf
den Biceps in Rechtwinkelstellung
gehalten. *Bildung der Fascienschlinge
am Coracoid.* Ein schmaler, langer
Fascienstreifen, der der Fascia lata
des Oberschenkels entnommen ist
und an dem noch das subcutane

Abb. 384 u. 385. Tricepslähmung. *Latissimus dorsi-Plastik*
Abb. 384. Zwei dicke lange Seidenfäden sind an die Endsehne des
M. latissimus dorsi angehangen und werden subcutan mit einer Kornzange zur Sehne des M. triceps am Olecranon geführt. *1* Endsehne
des M. latissimus dorsi; *2* M. triceps

Fettgewebe haftet, wird schlingenförmig um die Pectoralissehne herumgeführt und mit einigen
kräftigen subperiostalen Nähten am Coracoid verankert. Die fettbedeckte Seite der Fascie ist
der Muskulatur zugewendet.

Ruhigstellung. Arm-Rumpfgipsverband bei Abduktion von 70^0 und Elevation von 50^0
bei spitzwinkliger Ellenbogenbeugung.

Nachbehandlung. Nach 2 Wochen Beginn mit Anspannungsübungen und Elektrisieren durch
ein Gipsfenster.

Nach 4 Wochen Gipsabnahme und Ersatz des großen Gipsverbandes durch eine dorsale Gipsschiene in rechtwinkliger Ellenbogenbeugung. Nach weiteren 4 Wochen Ersatz der Gipsschiene
durch einen elastischen Zugverband.

Dauer der Nachbehandlung 2—3 Monate.

β) Verpflanzung des M. pectoralis major zum Ersatz des Biceps
unter Dazwischenschaltung einer langen Seidensehne

Während man bei Erwachsenen und insbesondere, wenn es sich um Spätschäden bei peripheren Nervenverletzungen handelt, mit der einfachen direkten Verpflanzung des M. pectoralis auf den Biceps auskommt, ist dieses Verfahren für die Behandlung der poliomyelitischen Lähmungen bei Jugendlichen nicht ausreichend. Der Biceps ist durch das Herunterhängen des Armes so überdehnt und so lang geworden, daß er auch nach einer Raffung nicht wieder zu einer guten Funktionsübertragung taugt.

FRITZ LANGE ist in solchen Fällen so vorgegangen, daß er an das freie Ende des M. pectoralis eine lange Seidensehne subcutan bis zum Unterarm geführt hat. Er wählte als ihren Ansatzpunkt nicht den normalen des Biceps am Radius, sondern die Ulna, weil bei der Befestigung der Seide am Radius leicht der Ramus profundus N. radialis verletzt werden könnte. An der Ulna kann man dagegen unbedenklich um Handbreite nach distalwärts für den neuen Sehnenansatz gehen, so daß ein viel längerer Hebelarm als am Radius gebildet werden kann. Wir benutzen, wenn das untere Ende der Bicepssehne kräftig genug ist, diese zur Befestigung.

Technik (s. Abb. 387)

Freilegung des M. pectoralis und des Biceps wie oben. In der gleichen Weise wird die Pectoralissehne in den Biceps verpflanzt und die Fascienschlinge am Coracoid gebildet.

Ein *zweiter kleiner* **Schnitt** wird über dem Lacertus fibrosus angelegt. Von hier wird subcutan eine lange Kornzange bis zum oberen Schnitt hindurchgeschoben, und

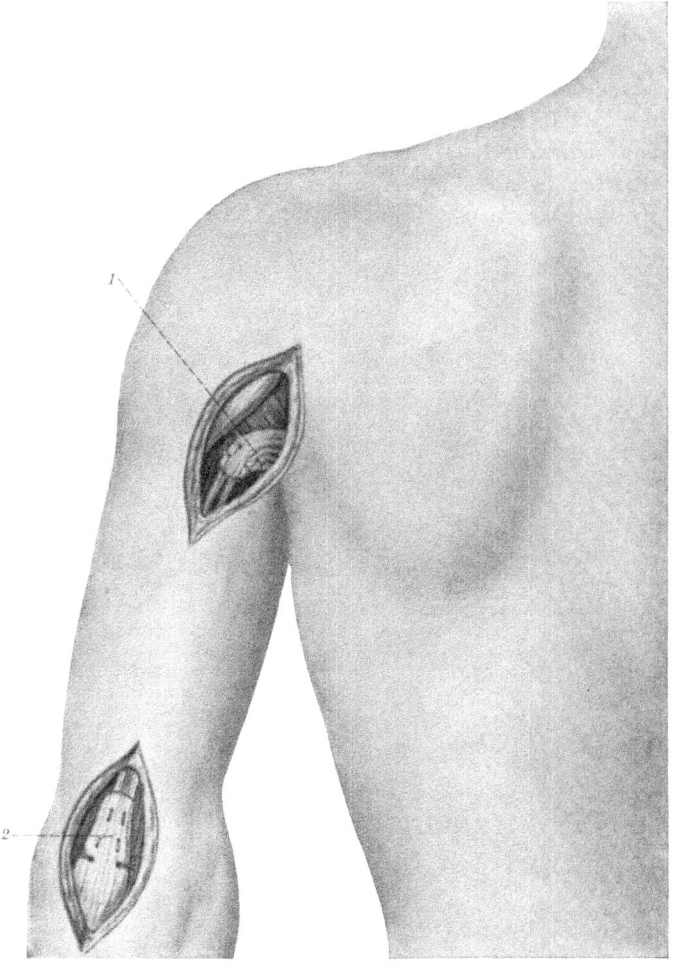

Abb. 385. Die Seidensehne ist am Ansatz des M. triceps vernäht. *1* Sehne des M. latissimus dorsi; *2* Sehne des M. triceps unmittelbar oberhalb des Olecranon

mit ihrer Hilfe werden Seidenfäden, die an das freie Ende der Pectoralissehne angehangen sind, bis zur Ellenbeuge geführt, wo sie am Lacertus fibrosus bzw. an der Ulna zuverlässig fest in typischer Weise vernäht werden. — Die Armstellung bei der Vernähung der Seidensehne ist rechtwinklige Ellenbogenbeugung.

Ruhigstellung. Arm-Rumpfgipsverband in der gleichen Stellung wie oben.

Nachbehandlung. Erst nach 4 Wochen Aufnahme von Anspannungsübungen aus einem großen Gipsfenster heraus. Nach 6 Wochen Abnahme des großen Arm-Rumpfgipsverbandes und Ersatz durch eine leichte dorsale Gipsschiene. Diese muß noch mindestens für $1/2$ Jahr, später auch noch als Nachtschiene getragen werden. — Fortsetzung der Nachbehandlung mehrere Monate.

Wenn der M. pectoralis als Ersatzmuskel gut ist und wenn eine direkte Verpflanzung des M. pectoralis auf den Biceps möglich ist, so läßt sich in kurzer Zeit eine aktive Ellenbogenbeugung erreichen. Wenn eine lange Seidensehne, ein Fascienstreifen oder eine frei transplan-

tierte Sehne dazwischengeschaltet wird, so dauert es mehrere Monate, bis eine erfolgreiche
Beugung im Ellenbogengelenk erreicht wird. Die Kraft ist natürlich in keiner Weise mit der des
normalen Biceps zu vergleichen. Aber die Patienten erhalten wieder die Fähigkeit, z.B. die
Hand zum Mund zu führen oder auch die Hand unter Ausnutzung der aktiven Ellenbogenbeugung
für leichte Arbeit sowie für die üblichen Verrichtungen des täglichen Lebens zu benutzen.

b) Die Verlagerung des Ursprunges der Unterarmmuskulatur nach zentral

Mehrere Verfahren sind für den Ersatz des Biceps unter Benutzung der Unterarmmuskulatur
angegeben worden. Das älteste ist das von Steindler, auf den der Gedanke der Ausnutzung
der Handbeuger für die Ellenbogenbeugung zurückgeht. Es wird durch diese Operation wohl
eine befriedigende aktive Ellenbogenbeuge-
fähigkeit erreicht, aber die Beugung geht in
starker Pronation vor sich.

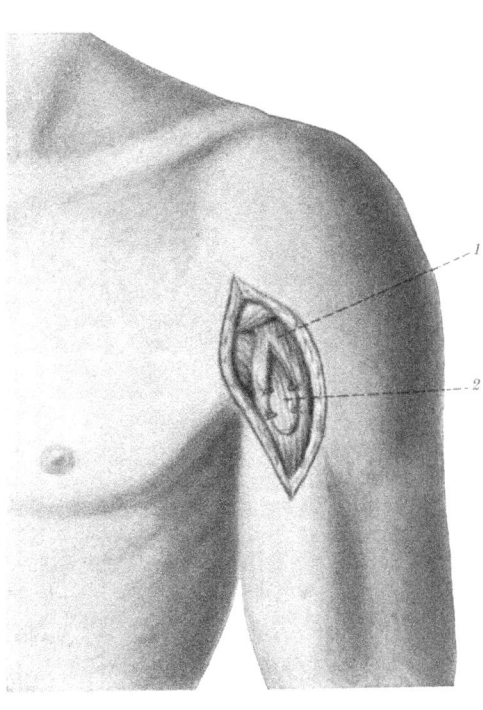

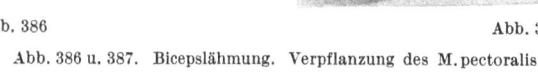

Abb. 386   Abb. 387

Abb. 386 u. 387. Bicepslähmung. Verpflanzung des M.pectoralis

Abb. 386. Direkte Verpflanzung des M.pectoralis auf den M.biceps. *1* Muskelbauch des M.biceps; *2* Sehne des M.pectoralis

Abb. 387. Verpflanzung des M.pectoralis unter Dazwischenschalten einer Seidensehne auf das periphere Ende der Sehne des M.biceps.
1 Sehne des M.pectoralis; *2* peripheres Ende der Sehne des M. biceps

Um den Effekt der Beugung noch wirkungsvoller zu gestalten und um gleichzeitig eine
gewisse Supinationskomponente in die Bewegung zu bringen, hat Bunnell vorgeschlagen, den
Ansatz der Handbeuger durch einen gedoppelten Fascienstreifen zu verlängern und außerdem
die Vernähung an der Vorderseite des Oberarmes vorzunehmen. Wir haben verschiedentlich den
Ansatz der Handstrecker abgelöst und um mehrere Zentimeter nach zentral und gleichzeitig
etwas nach vorn verlagert.

α) Technik der Verlagerung der Handbeuger nach Steindler (s. Abb. 388)

Schnitt. Über dem medialen Epicondylus zur Freilegung des Ansatzes der Flexorengruppe.
Vorher ist es nötig, sich den *N. ulnaris* in seinem Verlauf darzustellen. Es ist bei der Freilegung und der Ablösung der Flexorengruppe besonders auf den Nervenast zu achten, der bereits

im unteren Teil des Nervenkanales für den M. flexor carpi ulnaris abgeht. Die Wiedervernähung der abgelösten Flexorengruppe erfolgt am Septum intermusculare etwa 5 cm oberhalb von der ursprünglichen Ansatzstelle mit mehreren Seidenknopfnähten.

β) Die Verlagerung der Flexorengruppe unter Verlängerung durch einen doppelten Fascienstreifen nach BUNNELL (s. Abb. 390)

Schnitt. Er verläuft vor dem inneren Humerusepicondylus.

Es wird lediglich der Ursprung des M. flexor digitorum superficialis abgelöst, während der M. flexor carpi ulnaris an seinem alten Ursprung belassen wird. Ein zweiter Schnitt wird in der medialen Bicepsfurche etwa 4 Querfinger breit oberhalb des Ellenbogengelenkes angelegt und geht bis zum Humerus. — *Das freie Ende des M. flexor digitorum superficialis wird durch einen entsprechend langen doppelten Fascienstreifen verlängert.* Dieser wird subcutan zum Humerus geführt und hier nach dem „Pull-out-wire"-Verfahren befestigt. Das eine feine Drahtende wird schräg nach vorn herausgeführt, das andere wird in schräger Richtung nach hinten durch einen Knochenkanal am Humerus gezogen und dann an der Rückseite des Humerus über eine kleine Metallscheibe befestigt. (Näheres über das „Pull-out-wire"-Verfahren s. d.)

γ) Die Verlagerung der Extensorengruppe nach zentralwärts (s. Abb. 389)

Schnitt. Bogenförmiger Schnitt über dem lateralen Humerusepicondylus.

Der Ursprung der Hand- und Fingerstrecker wird freigelegt. Die *Masse der Handstrecker* wird mit einem breiten Meißel mit einer Knochenspange vom Epicondylus abgetragen. Die abgelöste Muskulatur wird nach distalwärts mobilisiert. Der Humerus wird etwa 8—10 cm oberhalb von der Ansatzstelle der Handstreckmuskulatur von der lateralen Bicepsfurche her freigelegt. Die Wiederbe-

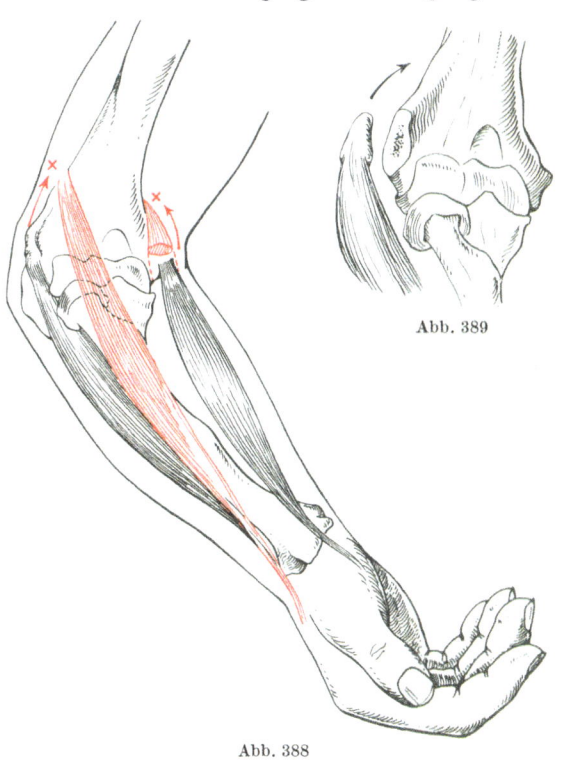

Abb. 389

Abb. 388

Abb. 388 u. 389. Bicepslähmung. Verlagerung der Handbeuger bzw. Handstrecker nach zentral. Rot = Lage der Muskelgruppen nach der Operation

festigung der abgelösten Handstreckmuskulatur erfolgt unter Dazwischenschaltung von zwei kräftigen Seidenfäden, die durch zwei tangentiale Bohrkanäle am Humerus verankert werden. Anstatt der Seidenfäden kann auch ein Fascienstreifen dazwischengeschaltet werden.

Die Befestigungsstelle liegt am Humerus nicht nur weiter zentral, sondern auch weiter nach vorn. Zur Vervollkommnung des Haltes werden noch zusätzlich einige Periostnähte angelegt. Die Vernähung erfolgt bei starker Ellenbogenbeugung.

Ruhigstellung. Arm-Handgipsverband bei überrechtwinkliger Ellenbogenbeugung.

Nachbehandlung. Nach 2 Wochen Beginn mit aktiven Anspannungsübungen und Elektrisieren durch ein Gipsfenster. Nach 4 Wochen Abnahme des Gipsverbandes und Ersatz durch eine leichte, dorsale Gipsschiene in Ellenbogenbeugung. Nach weiteren 4 Wochen Ersatz der Gipsschiene durch einen elastischen Verband.

Dauer der Nachbehandlung 2—3 Monate.

Bei allen drei Verfahren wird eine durchaus befriedigende aktive Ellenbogenbeugung erreicht.

Dem Verfahren nach STEINDLER mit der Verlagerung der Handbeuger wie dem von uns geübten Verfahren mit der Verlagerung der Handstrecker haftet der gewisse Nachteil an, daß die

Ellenbogenbeugung mit einer pronatorischen Komponente verbunden ist. Dies wirkt sich für gewisse Handbewegungen ungünstig aus. Das Verfahren von BUNNELL hat demgegenüber den Vorteil, daß auch eine Ellenbogenbeugung mit einer gewissen Supinationsbewegung verbunden werden kann.

Wenn die verpflanzte Muskulatur zu kurz und zu wenig dehnungsfähig ist, so wird eventuell eine *kurze Seidensehne oder ein Fascienstreifen* zwischen dem oberen Ende der abgelösten Muskelgruppe und der Befestigungsstelle am Oberarm dazwischengeschaltet. Das ist nötig, um eine ausreichende Hubhöhe für die Ellenbogenbeugung zu erhalten.

LEO MAYER hat exakte Nachuntersuchungen über die Behandlungsresultate nach der Steindlerschen Operation durchgeführt. Unter 22 Fällen waren 16 sehr gut oder gut. Als ausgezeichnet war ein Resultat zu bezeichnen, das in der modifizierten Form der Operation nach BUN-NELL operiert war.

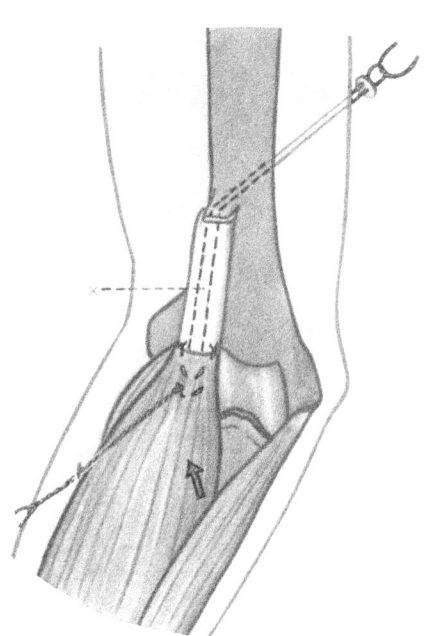

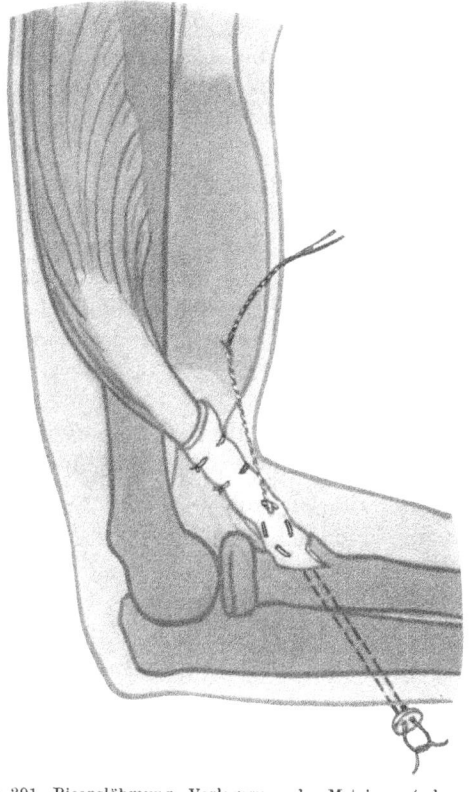

Abb. 390. Bicepslähmung. Modifikation der Operation nach STEINDLER von BUNNELL (schematische Darstellung). Die Handbeuger werden unter Dazwischenschalten eines gedoppelten Fascienstreifens (×) nach zentral an den Humerus verlagert. Die Befestigung erfolgt durch Pull-out-wire

Abb. 391. Bicepslähmung. Verlagerung des M. triceps (schematische Darstellung). Die Hälfte der Tricepssehne wird unter Dazwischenschalten eines gedoppelten Fascienstreifens mit einem Pull-out-wire zentral und peripher befestigt. Das periphere Ende wird in einen Knochenkanal des Radius eingezogen

c) Die Verlagerung der Tricepssehne als Bicepsersatz (s. Abb. 391)

Die Abspaltung etwa der Hälfte der Tricepssehne von ihrem Ansatz nach zentral und die Verwendung als Ersatz für den gelähmten Biceps ist verschiedentlich empfohlen worden. BUNNELL verlängert die abgelöste Tricepssehne mit Fascie und befestigt diese an das Tuberculum radii nach der Pull-out-wire-Technik. CARROL führt das freie Tricepssehnenende direkt zur Bicepssehne. Auch er wählt als Befestigung die Pull-out-wire-Technik.

Die Wirkung der Verpflanzung des teilweise abgespaltenen Triceps kann nur beschränkt sein, da der gleiche Muskel nicht zu einem Teil ein aktiver Strecker *und* ein aktiver Beuger sein kann. Die Wirkung der verpflanzten Sehne ist mehr passiv, bandartig. Wenn die ganze Tricepssehne abgetrennt und zum Bicepsersatz benutzt wird, erhält man wohl eine gute aktive Ellenbogenbeugung. Diese wird aber erkauft unter Verlust der aktiven Ellenbogenstreckung. — Wir halten deshalb die Tricepsverlagerung bei einer Bicepslähmung *nicht für eine gute Operation*. Wir lehnen diese aus dem gleichen Grunde ab wie die Achillessehnen-Teilabspaltung als Ersatz bei einer Fußstreckmuskellähmung.

d) Die Umwandlung (Transposition) des unteren Teiles
des Pectoralis maior zum Biceps

Diese Operation trägt den Namen „Operation nach CLARK". Sie ist außerordentlich originell und soll in der Wirkung gut sein. Sie verlangt eine sehr subtile Technik.

Technik der Operation. Wir folgen der Darstellung, wie sie MERLE D'AUBIGNÉ und SEDDON gegeben haben (s. Abb. 392—394).

Schnitt I. Großer, bogenförmiger Schnitt, der zwei Querfinger breit unterhalb des Proc. coracoideus beginnt und schräg über die Brust bis zu den letzten Rippen geht.

Schnitt II. 10 cm langer Längsschnitt am Oberarm, von der Ellenbeuge nach aufwärts ziehend.

Der untere Teil des Pectoralis maior wird bis zu den sehnigen Ansätzen in den letzten Rippen freigelegt. Es ist wichtig, diese mitzuerhalten, um eine gute Befestigung am Oberarm vornehmen zu können. Abtrennung des sehnigen Ursprunges von den Rippen und stumpfes Eingehen zwischen den Längsfasern des Brustmuskels zum Aufsuchen des Gefäßnervenbündels, das an dem unteren Teil des Pectoralis maior isoliert verläuft. Hiernach wird der Pectoralis maior bis zu seinem Ansatz am Humerus verfolgt und in einer Breite von etwa 3 cm abgelöst. Der freie Teil des Pectoralis maior hängt an dem Gefäßnervenbündel und wird vorsichtig in die neue Verlaufsrichtung hinübergedreht. Vor der eigentlichen Transplantation wird noch eine elektrische Prüfung vom Nerven her vorgenommen, um sich davon zu überzeugen, daß das isolierte Muskelstück, das den neuen Biceps bilden soll, auch wirklich gut vom Nerven innerviert wird. Ein subcutaner Tunnel wird von dem Schnitt II von der Ellenbeuge her bis oben zum Coracoid mit einer großen Kornzange gebildet. Der abgelöste Pectoralismuskelteil, an dessen beiden Enden Seidenfäden angehangen sind, wird mit der Kornzange, entsprechend der Verlaufsrichtung des Biceps von zentral nach peripher, zur Ellenbeuge hindurchgezogen. Zuerst folgt die Befestigung mit mehreren Seidenknopfnähten an den Ansätzen des Coracobrachialis. Dann folgt die Vernähung mit dem peripheren Ende des Biceps auf den Lacertus fibrosus. Die Stellung des Armes ist bei der Vernähung am Ellenbogen rechtwinkelige Beugestellung.

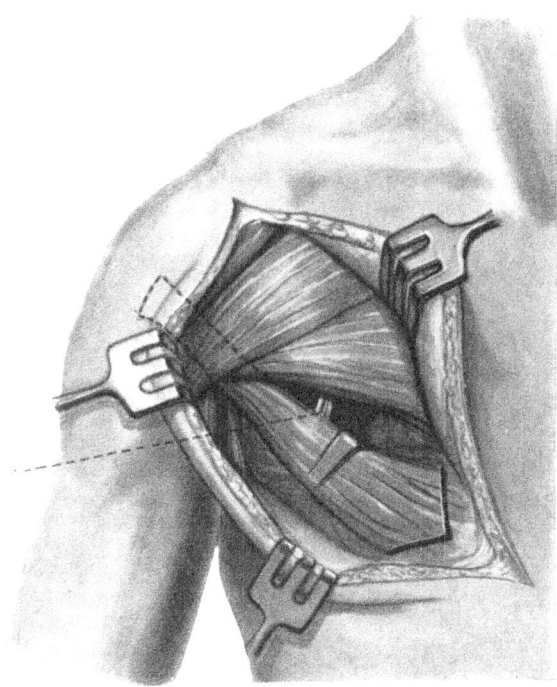

Abb. 392—394. Bicepslähmung. Operation nach CLARK

Abb. 392. Das untere Drittel des M. pectoralis wird *unter exakter Erhaltung des Gefäß-Nervenbündels* (×) vom übrigen Muskel isoliert. Zentrales und peripheres Ende werden abgelöst

Ruhigstellung in einem Stärkegazeverband oder Elastoplastverband, in dem der Arm an den Brustkorb fixiert ist. Stellung des Ellenbogens in rechtwinkeliger Beugung. Dauer der Ruhigstellung 3—4 Wochen. Aufnahme von aktiven Anspannungsübungen bereits 1 Woche nach der Operation.

Der neue, aus dem Pectoralis gebildete Biceps soll zu guten Behandlungsresultaten führen. Das Ausmaß der Beugung ist etwa normal, die Streckung ist dagegen beschränkt. Die Kraftleistung ist befriedigend. Eine aktive Ellenbogenbeugung soll bei einer Gewichtsbelastung der Hand von 2—4 kg möglich sein. MERLE D'AUBIGNÉ schätzt die Operation nach CLARK sehr.

8. Nachamputation am Arm

Die Verhältnisse für die Nachamputation am Arm liegen wesentlich anders als am Bein. Am Bein läßt sich ein einheitliches Schema aufstellen, das praktisch eine allgemeine Gültigkeit hat. Die Beinamputierten haben den gleichen Wunsch und das gleiche Ziel, mit einer Prothese möglichst gut zu gehen. Die Stumpfgestaltung wird dadurch weitgehend von den Erfordernissen des Prothesentragens bestimmt.

Am Arm sind die Wünsche der Amputierten verschieden. Der eine möchte so viel als möglich seinen Armstumpf weiterhin *ohne Prothese* benutzen. Er hat sich an diesen Zustand gewöhnt und hat in geschickter Anpassungsfähigkeit verstanden, den Armstumpf weitgehend für die

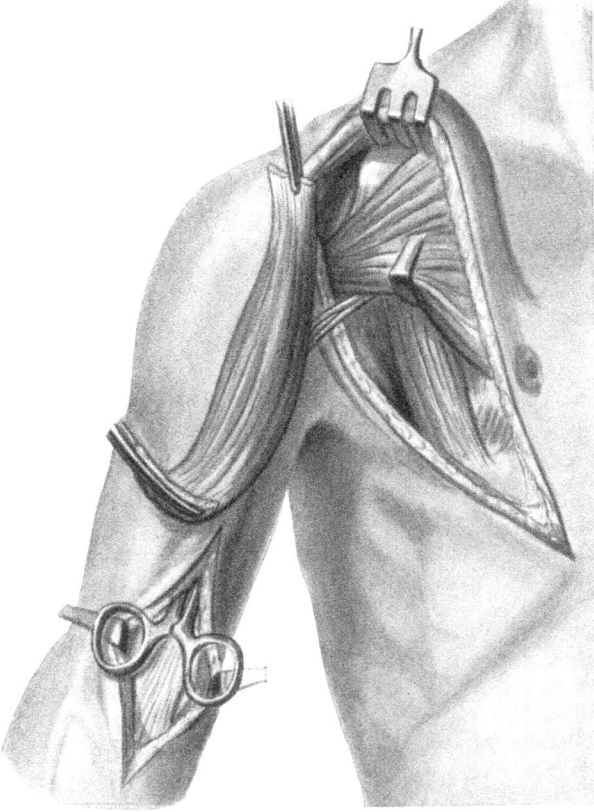

Abb. 393. Der isolierte Teil des M. pecoralis wird herausgezogen und in den
subcutanen Kanal, der von dem 2. Schnitt aus gebildet ist, gebracht

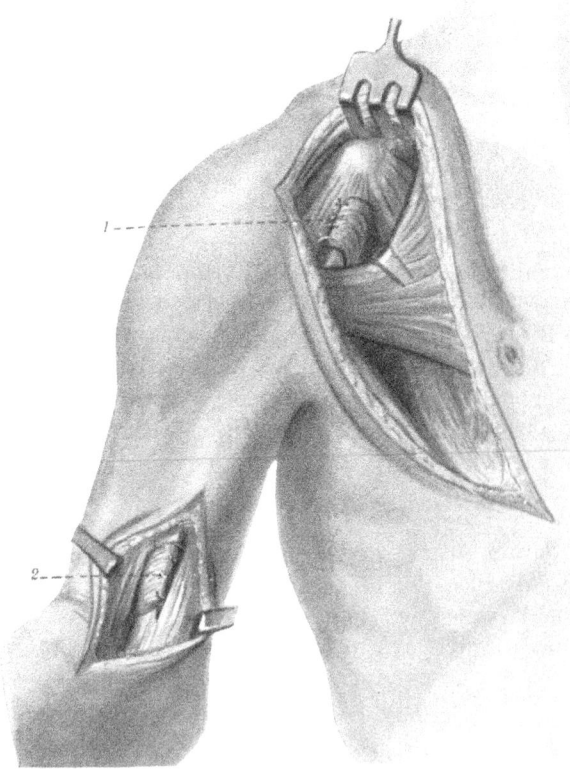

Abb. 394. Das zentrale Ende (*1*) ist am Ursprung des M. coracobrachialis,
das periphere Ende (*2*) am Lacertus fibrosus vernäht

Verrichtungen im täglichen Leben
oder für gewisse Berufsarbeiten zu
verwenden. Das gilt natürlich vor
allem für Unterarmstümpfe, aber auch
für sog. Oberarmlangstümpfe. Wenn
an den Armstümpfen dieser Patienten
eine Nachamputation nötig ist, so ist
diese so knochensparend wie möglich
auszuführen, damit der Patient auch
nach der Nachamputation weiterhin
seinen Armstumpf benutzen kann.

Für die Armamputierten, die *eine Prothese tragen*, müssen bestimmte Grundregeln eingehalten werden, damit die Prothese auch wirklich gut benutzbar ist.

Die Indikation zu einer Nachamputation am Arm ist wesentlich seltener
als am Bein gegeben. Die Anforderungen, die das Prothesentragen an
einen Armstumpf stellen, sind nicht so
hoch wie an das Bein. Es gibt so
manche Armstümpfe mit häßlichen
Narben, bei denen man, wenn es Beinstümpfe wären, dringend zu einer Nachamputation raten würde, bei denen man
sich aber am Arm zurückhaltend verhält. Maßgebend für die Nachamputation am Arm ist allein, ob Beschwerden und Schmerzen spontan oder beim
Prothesentragen vorhanden sind oder
nicht oder auch ob trophische Störungen
bestehen.

Die Aufstellung eines Amputations-
schemas von allgemeiner Gültigkeit wie
für das Bein ist für den Arm nicht
möglich. Man soll selbstverständlich
bei der Nachamputation die guten Erfahrungen, die gesammelt sind, beher-
zigen, im übrigen aber die individuellen
Bedürfnisse des Amputierten weitgehend berücksichtigen. Allgemeines
über Nachamputation siehe bei Oberschenkelnachamputation.

Die *Richtlinien* für die Nachamputation am Arm sind folgende:

A. Oberarmkurzstümpfe

Für diese gilt ganz besonders: bei
einer Nachamputation ist bei jeder
Knochenkürzung mit jedem Millimeter
zu geizen. Es kommt, wenn der Ober-
armamputierte eine Prothese tragen
will, auf die möglichste Erhaltung der
vorhandenen Stumpflänge an!

Auch die Oberarmkurzstümpfe, die keinen praktischen Wert mehr für den Gebrauch der Prothese haben, sind doch nicht als ganz wertlos zu bezeichnen. Es besteht ein großer Unterschied, ob der Oberarmkopf exartikuliert ist oder ob der Oberarmkopf mit einem kleinen Knochenstück noch erhalten ist. Diese Patienten sind kosmetisch weit besser als die Oberarmexartikulierten daran. Man soll deshalb, auch wenn die Stumpfdeckung eines kurzen Oberarmstumpfes Schwierigkeiten bereitet, nicht leichtfertig den Oberarmkopf exartikulieren, sondern lieber zusätzlich eine Hautlappenplastik ausführen. Sie ist z. B. in Form einer Verschiebelappenplastik unschwer möglich.

Die *Neromentfernung* bei Oberarmkurzstümpfen oder bei Oberarmexartikulierten gibt meist eindrucksvolle Bilder. Die Enden sämtlicher Nerven sind kolbenförmig aufgetrieben und bilden im ganzen ein knollenartiges Bündel. Aus diesem ist jedes einzelne Neurom sorgfältig herauszupräparieren, so daß ein Nerv schön neben dem anderen liegt. Bei der Abtragung des Nerven werden die Nervenenden noch leicht herausgezogen, um sie möglichst weit zentral zu durchtrennen.

B. Mittellange Oberarmstümpfe

Man geht knochensparend vor und hat das Bestreben, den Stumpf so lang wie möglich zu lassen.

C. Oberarmlangstümpfe

Ein ausgesprochener Unterschied besteht auch bei dieser Stumpfform wieder, ob der Patient eine Prothese mit einer willkürlich beweglichen Hand tragen will oder nicht. Wir stimmen in dieser Hinsicht nicht mit WATERMANN überein, der die Erhaltung des Epikondylenmassivs für die Befestigung der Prothese für wertvoll hält. Er meint, daß der Sitz der Prothese bei der vollen Erhaltung des unteren Humerusendes besonders gut sei, weil dadurch die Prothese gegen Drehbewegungen geschützt würde. Ein langer Oberarmstumpf bedeutet eine kosmetisch unschöne Versorgung und entspricht deshalb nicht den Wünschen der Amputierten.

Dieser Nachteil, den der lange Oberarmstumpf mit sich bringt, wird auch nicht durch einen wesentlichen Funktionsgewinn ausgeglichen. Wenn dagegen der Armamputierte seinen Oberarmstumpf für berufliche Tätigkeit, wie z. B. für das Festhalten des Schreibpapiers oder des Zeichenblattes, mitbenutzen will, so darf man keinesfalls auf eine Nachamputation des Oberarmlangstumpfes drängen. Sie ist in solchen Fällen nur bei starken Schmerzen angezeigt.

D. Unterarmkurzstümpfe

Der Unterarmkurzstumpf ist, wie wir das in unserer ,,*Unfallorthopädie*‘‘ eingehend behandelt haben, außerordentlich wertvoll, sofern eine aktive Beweglichkeit dieses Kurzstumpfes besteht. Er soll mit allen Mitteln bei der Nachamputation erhalten bleiben, und man soll eventuell, um ihn zu erhalten, eine Hautlappenplastik machen, wenn nicht auf andere Weise eine gute Stumpfdeckung erreichbar ist.

E. Mittellange Unterarmstümpfe

Man wird bei jeder Nachamputation sparsam vorgehen, um die Kraftleistung des Unterarmes nicht herabzusetzen und insbesondere wieder, um die aktive Drehfähigkeit des Unterarmes nicht aufzuheben. Hierzu ist es nötig, daß der Ansatz des Pronator teres erhalten bleibt. Diese Richtlinie gilt, unabhängig davon, welche Prothese getragen wird, und auch, ob eine Sauerbruch-Kanalisation angelegt wird oder nicht.

F. Unterarmlangstümpfe

Wenn ein Unterarmlangstumpf gut durchblutet ist und keine trophischen oder Sensibilitätsstörungen aufweist, so hängt der Entscheid, ob er durch eine Nachamputation gekürzt werden soll oder nicht, davon ab, ob der Patient eine Prothese tragen will oder nicht. Verzichtet er auf das Tragen einer Prothese mit einer willkürlich beweglichen Hand, und will er nur für besondere

Zwecke eine Schmuckhand haben, so darf der Unterarmstumpf nicht gekürzt werden. Er ist in dieser Form am besten zum praktischen Gebrauch heranzuziehen. Die Verhältnisse liegen anders, wenn eine willkürlich bewegliche Prothese, insbesondere die Drehprothese, angebracht werden soll. Eine Kürzung des Unterarmlangstumpfes von einigen Zentimetern ist erforderlich, damit die Handprothese gut an dem Armstumpf angebracht werden kann. Nimmt man keine Verkürzung vor, so ist der zu lange Unterarm mit der Prothesenhand kosmetisch unschön. Er fällt unangenehm auf, und die Patienten sind unbefriedigt. Der Unterarmlangstumpf darf nur geringgradig gekürzt werden, damit die Drehfähigkeit unter Erhaltung des Pronator quadratus möglichst nicht gestört wird.

Wenn trophische Störungen und Sensibilitätsstörungen am Unterarmlangstumpf bestehen, so wird die Stelle der Absetzung in erster Linie dadurch bestimmt, wie eine einwandfreie Hautdeckung mit guter Durchblutung des Unterarmstumpfes erreicht wird.

G. Handwurzelstümpfe

Die Erhaltung der Handwurzelknochen ist bei einem versteiften Handgelenk unwichtig. Sie sind für eine gute Prothesenversorgung hinderlich. Sie sind dies aber nicht, wenn der Handwurzelstumpf eine aktive Beweglichkeit aufweist. Dieser Stumpf kann für einen Amputierten, der keine Prothese trägt, außerordentlich wertvoll sein.

Die *Technik* der Nachamputationen am Arm entspricht in ihren Prinzipien denen am Bein (s. d.).

Am Unterarm ist zu beachten, daß von den paarigen Knochen *der* Knochen mehr gekürzt wird, der an der betreffenden Amputationsstelle der schwächere ist, d. h., es wird im unteren Drittel des Unterarmes die Ulna kürzer als der Radius gehalten, während am mittleren und oberen Drittel des Armes die Ulna länger als der Radius sein soll.

Die Forderungen für die Hautdeckung und den Verlauf der Narbe sind die gleichen wie bei der Nachamputation am Bein. Eine gut verschiebliche Haut soll über das Stumpfende hinweggehen, und die Narbe soll etwas außerhalb der Hauptbeanspruchungslinie liegen, d. h., man legt die Narbe am Unterarm- und ebenso am Oberarmstumpf auf die Beugeseite. Namentlich bei den Unterarmkurzstümpfen und bei den mittellangen Oberarmstümpfen ist darauf zu achten, daß diese nicht kolbenförmig gestaltet werden. Sie sind leicht seitlich abzurunden, da kolbige Auftreibungen Schwierigkeiten beim Prothesentragen bereiten.

8. Muskelkanalbildung nach SAUERBRUCH

Die Ausnützung der Muskelkraft eines amputierten Stumpfes als willkürlichen Motor für die Beweglichkeit der Prothese war ein genialer Gedanke. Das Verfahren ist an die Namen von VANGHETTI und SAUERBRUCH geknüpft, wenn auch SAUERBRUCH das Hauptverdienst an der Ausarbeitung und Propagierung des Verfahrens gehabt hat. Daher ist auch in Deutschland mit Recht der Name für die Operation gebräuchlich: „*Sauerbruch-Kanalbildung*". Das Verfahren wird im Ausland meist als „*Kineplastik*" bezeichnet.

Die Muskelkanalbildung an einem amputierten Stumpf wurde während des ersten Weltkrieges bei mehreren 100 Fällen angewandt. Der Bericht über die ersten „Spätergebnisse", im Jahre 1922 von TEN HORN veröffentlicht, war vielversprechend. Die weiteren Erfahrungen über wirkliche Spätergebnisse, die im Laufe der nächsten Jahrzehnte bei den orthopädischen Versorgungsstellen gemacht waren, gaben ein anderes Bild. Nur noch wenige Prozent der Amputierten, die eine Sauerbruch-Kanalbildung bekommen hatten, trugen ihre Sauerbruch-Prothese unter willkürlicher Ausnützung der Muskelkraft. Der Grund hierfür war, daß in den Hautkanälen sich häufig Macerationen oder offene Stellen gebildet hatten; sie zwangen, das Tragen der Prothese häufig auszusetzen. Andere Versehrte sahen den Gewinn, den sie durch die Sauerbruch-Kanalbildung bekommen hatten, als nicht so groß an, daß sie deshalb die Prothese rugen. Sie verzichteten vielfach auf jedes Tragen einer Armprothese. Dieser großen Gruppe von Armamputierten, die für die Dauer die aktive Muskelkraft, die ihnen durch die Sauerbruch-

Kanalbildung für die Benutzung ihrer Prothese geschaffen war, nicht ausnützten, steht eine *kleine Gruppe von Armamputierten gegenüber*, bei denen sich die Muskelkanalbildung *außerordentlich bewährt hat*. Nur wer solche Patienten selber gesehen und untersucht hat, kann begreifen, was diese Patienten wirklich zu leisten vermögen. Sie verrichten außerordentlich geschickt Feinarbeit; für Angehörige des weiblichen Geschlechts ist selbst Stricken wieder möglich, und ebenso sind große Kraftleistungen ausführbar. Es ist verständlich, daß diese Patienten mit der Sauerbruch-Kanalbildung sehr zufrieden sind und sich nichts anderes wünschen. Die Haut an dem gebildeten Muskelkanal ist bei diesen Patienten von einwandfreier Beschaffenheit, und keine Neigung zu Hautstörungen besteht. Wenn man sich bei den Patienten erkundigt, wie sie das erreicht haben, so ist die Antwort darauf unterschiedlich. Die einen pflegen ihren Hautkanal mit einer indifferenten Salbe, die anderen pudern ihn, und wieder andere sagen, daß sie nichts daran machen.

Obgleich die Gruppe der Armamputierten, die für die Dauer die Sauerbruch-Kanalbildung praktisch ausnützen, klein war, so beweist sie doch, daß an und für sich mit der Sauerbruch-Kanalbildung eine außerordentlich wirkungsvolle Hilfe für die Armamputierten möglich ist. *Nicht Resignation gegenüber dem Verfahren, sondern die Verpflichtung, es weiter auszubilden und zu verbessern, erwuchs.* Dementsprechend wurde die Sauerbruch-Kanalbildung auch im vergangenen Krieg an einer großen Anzahl von Patienten ausgeübt. Lebsche widmete sich dieser Aufgabe mit besonderer Liebe. Er gab auch einige kleine *Änderungen* des Verfahrens an. So legt er großen Wert darauf, daß der Kanal weiter als früher und im ganzen auch kürzer gehalten wird. Ferner pflegte er den distalen Ansatz des Muskels oder der zugehörigen Sehne zu dem Muskel, der zur Kanalbildung benützt wird, zu durchtrennen.

Die Erfolge, die Lebsche bei seinen Patienten erreicht hat, sind sehr beachtlich. Sie begeisterten auch die amerikanische Studienkommission, die im Jahre 1946 in Deutschland war. Alldredge gab auf dem amerikanischen Orthopädenkongreß 1947 einen eindrucksvollen Bericht über die „Kineplastik" und von dem, was er in Deutschland gesehen hatte. Er empfiehlt das Verfahren, das sich bis dahin in Amerika nicht einbürgern konnte, mit Nachdruck.

Die Muskelkanalbildung ist möglich für einen Unterarmstumpf, einen Oberarmstumpf und auch bei einer Oberarmexartikulation. Der Muskelkanal wird in diesen Fällen im Brustmuskel gebildet. Die *Wertigkeit der Muskelkanäle* ist bei den verschiedenen Armstümpfen unterschiedlich.

A. Lange bis mittellange Unterarmstümpfe

Die Muskelkanalbildung ist sowohl in der Beuge- wie in der Streckmuskulatur möglich. Wenn die Kanalbildung gut gelingt und das Muskelspiel gut in Gang kommt, sind die Erfolge sehr schön. Das koordinierte Zusammenspiel der Beuge- und Streckmuskulatur ermöglicht ein gewandtes, fein abgestuftes Öffnen und Schließen der Finger. Leider ist die Zahl der wirklich guten Erfolge am Unterarm relativ gering. Wir möchten dies darauf zurückführen, daß sich häufig in dem Gleitapparat der Unterarmmuskulatur beträchtliche Verwachsungen im Anschluß an die Amputation ausgebildet haben. Die Folge davon ist, daß die Wirkung der kanalisierten Muskeln auch bei einwandfreier Kanalbildung an Kraftleistung und Hubhöhe hinter den Erwartungen zurückbleibt.

B. Unterarmkurzstümpfe

Die Muskelkanalbildung bei Unterarmkurzstümpfen wird am Oberarm im *Biceps* gemacht. Es wird hierdurch erreicht, daß *unabhängig* von der aktiven Beweglichkeit des Ellenbogens eine eigene aktive Beweglichkeit der Finger geschaffen wird. Die Leistung der Muskelkanalbildung für diese Unterarmstumpfform ist gleichmäßig gut.

C. Oberarmstümpfe

Auch am Oberarmstumpf ist theoretisch eine doppelte Kanalbildung in der Beuge- wie in der Streckmuskulatur möglich. Man begnügt sich aber *praktisch meist* nur mit der Muskelkanalbildung im *Biceps*. Die Vornahme einer Muskelkanalbildung im Biceps hat zur Voraussetzung, daß der Oberarmstumpf noch so lang ist, daß eine wirkungsvolle Kraftleistung durch den Biceps zu erwarten ist. Es kann auch möglich sein, daß bei einem mittellangen Oberarmstumpf die Aussichten für die Muskelkanalbildung ungünstig sind, wenn der Biceps durch die Verletzung seiner Sehne weit nach oben hinaufgeschlüpft ist. Die praktischen Erfolge mit einer guten Muskelkanalbildung am Oberarm im Biceps sind erfreulich.

D. Oberarmkurzstümpfe bzw. Exartikulation

Die Muskelkanalbildung bei Oberarmkurzstümpfen und nach der Oberarmexartikulation wird im großen Brustmuskel gemacht. LEBSCHE hat darauf hingewiesen, daß der Muskelkanal relativ tief, d. h. dicht oberhalb von der Brustwarze, angelegt werden soll, um für die prothetische Versorgung eine gute Hubhöhe zu erreichen. Die Ergebnisse der Pectoraliskanalbildung sind recht beachtlich.

a) Indikation

Zur allgemeinen Indikation der Muskelkanalbildung hat man folgende *Gesichtspunkte* zu berücksichtigen:

1. Der Patient muß seiner gesamten Persönlichkeit nach für die Muskelkanalbildung geeignet sein.

2. Der Beruf des Amputierten soll das Tragen eines Kunstarmes mit einer aktiv willkürlich beweglichen Hand zulassen.

3. Es darf keine Neigung zur Hauterkrankung, insbesondere nicht zu Ekzemen bestehen.

Die spezielle Indikation für die Muskelkanalbildung ist bei den einzelnen Stumpfformen unterschiedlich.

Lange bis mittellange Unterarmstümpfe. Man soll mit der Muskelkanalbildung bei dieser Stumpfform zurückhaltend sein. Die Ergebnisse sind unzuverlässig. Demgegenüber ist die prothetische Versorgung auch ohne Muskelkanalbildung, insbesondere durch Anpassung der Drehprothese, recht gut möglich. Die Patienten können auch mit dieser Prothese ihre Finger öffnen und schließen. Die Muskelkanalbildung am Unterarm soll man auf solche Amputierte beschränken, die ein besonders fein abgestuftes Fingerspiel für ihren Beruf benötigen und für die es darauf ankommt, daß sie auch mit ihrer Prothese „fühlen" können. Es wird zwar immer wieder darauf hingewiesen, daß dies ein großer Vorteil des Krukenberg-Greifarmes gegenüber der Sauerbruch-Kanalbildung ist, da die Amputierten mit ihrem Greifarm ein hochdifferenziertes Gefühlsvermögen an ihrem Stumpf haben; das stimmt, aber man kann deshalb auch nicht das Umgekehrte sagen, daß Träger von Sauerbruch-Prothesen kein „Gefühl" haben. Intelligente Armamputierte mit Sauerbruch-Prothesen betonen, daß sie über ihren Muskel ein gewisses Gefühl dafür bekommen, wie sie zugreifen und welche Art von Gegenständen sie ergreifen.

Unterarmkurzstümpfe. Die übliche Versorgung des Unterarmkurzstumpfes ist die mit der Schellenprothese. Es wird hierbei die aktive Ellenbogenbeugekraft zum willkürlichen Schluß der Finger ausgenützt. Die aktive Ellenbogenbeweglichkeit wird dafür zugunsten der wichtigeren Fingerbeweglichkeit geopfert. Die meisten Amputierten nehmen das gern in Kauf und sind mit einer solchen Prothesenversorgung zufrieden. Der Vorteil der Sauerbruch-Kanalbildung bei Unterarmkurzstümpfen ist, daß die aktive Beweglichkeit der Finger unabhängig von der Bewegung im Ellenbogengelenk möglich ist. Ein solcher Armamputierter erhält *durch die Muskelkanalbildung im Biceps zusätzlich zu der erhaltenen Ellenbogenbeweglichkeit die willkürliche Fingerbeweglichkeit* in seiner Prothese. Es ist deshalb das Verfahren der Muskelkanalbildung bei Unterarmkurzstümpfen in geeigneten Fällen den Patienten dringend anzuraten.

Oberarmstümpfe. Wenn auch ein Teil der Oberarmamputierten mit einem willkürlichen Kunstarm, wie z. B. dem Hüfner-Arm, eine erstaunliche Geschicklichkeit bekommt, so ist der Ersatz für den verlorengegangenen Arm durch solche Prothesen nach wie vor etwas Kümmerliches. Die Beweglichkeit der Finger, die durch die Ausnützung der Schulterbeweglichkeit erreicht wird, hat immer etwas Gekünsteltes, Gequältes, Unnatürliches. Es ist verständlich, daß viele Amputierte mit einer solchen Prothese nicht recht fertig werden oder daß es ihnen zu umständlich ist, die Prothese zu tragen. Sie verzichten deshalb auf das Tragen einer Prothese mit willkürlich beweglichen Fingern und begnügen sich für besondere Zwecke mit einem Schmuckarm, oder sie bevorzugen einen *Arbeitsarm*. Dieser hat in Form der *Hook-Prothesen* eine erfreuliche Fortentwicklung erfahren.

Die Indikation für die Muskelkanalbildung ist durch die Hook-Prothesen wesentlich eingeschränkt worden. Diese gestatten einen so vielseitigen kraftvollen Gebrauch des Armes, daß nur wenige Amputierte unter ganz besonderen Voraussetzungen heute noch den Wunsch nach einer Muskelkanalbildung haben.

Oberarmkurzstümpfe und Oberarmexartikulationen. Die prothetische Versorgung bei einem Armamputierten mit Oberarmkurzstumpf oder bei einer Oberarmexartikulation ist ohne Muskelkanalbildung nur mit einem Schmuckarm möglich. Eine willkürlich bewegliche Hand in der Prothese hat zur Voraussetzung, daß man eine Pectoraliskanalbildung gemacht hat. *Die Sauerbruch-Kanalbildung* bildet für diese Patienten eine *absolute Indikation.* Der gleiche Patient, der sonst in der Regel auf jedes Tragen einer Prothese verzichtet, kann durch die Muskelkanalbildung im Pectoralis eine Prothese mit willkürlich beweglichen Fingern tragen. Die Kraftleistung nach Muskelkanalbildung im Pectoralis ist zwar nicht so groß wie nach einer Bicepskanalbildung, aber die Leistungsfähigkeit ist nach gut gelungener Muskelkanalbildung im allgemeinen recht beachtlich.

Wir haben auch in den vergangenen Jahren verschiedene Pectoralisplastiken bei Jugendlichen ausgeführt. Schwere Unfallverletzungen oder Starkstromverbrennungen hatten auf der einen Seite zu einem totalen Armverlust und auf der anderen Seite zu einem Teilverlust geführt. Kessler (USA) hat die „Kineplastik" mit der Pectoraliskanalbildung bei angeborenen Armdefekten (Phokomelie) mit Erfolg angewandt. Eindrucksvolle Ergebnisse wurden erzielt, die dokumentarisch im Film festgehalten sind (Rom 1960).

b) Technik

Allgemeines. Die Operationstechnik verlangt ein außerordentlich penibles, minutiöses Arbeiten. Es ist keine Operation, bei der es auf Schnelligkeit, sondern auf sauberes, exaktes Arbeiten ankommt. Größte Aufmerksamkeit ist auf die Blutstillung zu richten. Bei der Einnähung des Hautlappens ist darauf zu achten, daß nirgends eine Spannung ist und daß sich auch keine Verfärbung einstellt, die auf eine mangelnde Durchblutung hinweist. Es ist oft nötig, die eine oder andere Naht wieder aufzumachen und neu anzulegen, damit wirklich der Lappen ganz einwandfrei liegt. Wenn die Haut sehr gut verschieblich ist und wirklich überschüssige Haut vorhanden ist, kann man den Defekt, der durch die Lappenbildung entstanden ist, direkt wieder schließen. Das ist im allgemeinen aber nicht anzustreben. Es ist ein falscher Ehrgeiz, die Hautwunde möglichst weit mit eigener Haut wieder zu decken. *Das Entscheidende ist, daß keine schädigenden Störungen an den Haträndern entstehen.*

Technik der Sauerbruch-Kanalbildung (s Abb. 395—400)

Allgemeinnarkose oder Querschnittanaesthesie bei der Bildung eines Bicepskanales am Arm. Lokalanaesthesie bei der Operation an der Brust. Bevor man den eigentlichen *Hautschnitt* selbst anlegt, ritzt man mit der Spitze des Skalpells die Umgrenzung des Lappens vor. Der Lappen soll eine breite Basis haben. Der *Schnitt* geht zunächst nur durch Haut und Unterhautfettgewebe, der Lappen wird zurückpräpariert und bis zu seiner Basis zurückgeschlagen. Man legt während der *Blutstillung* in dem Wundgebiet eine feuchtwarme Gazekompresse auf den Hautlappen. Jedes kleine blutende Gefäß wird unterbunden oder umstochen. Man macht weitgehend von der Blutstillung durch Kompression Gebrauch. Anschließend erfolgt die Blutstillung am eigentlichen Hautlappen. Hiernach wird der Hautlappen an seinen Ecken mit feinen Pinzetten gefaßt, und überschüssiges Fettgewebe wird mit einer geraden Schere abgeschnitten. — Bevor die Muskelkanalbildung selber vorgenommen wird, wird das *Ende der Sehne* des dazugehörigen Muskels durch einen kleinen gesonderten Schnitt *durchtrennt.*

Muskelkanalbildung. Nachdem man den Patienten aufgefordert hat, einige Male seinen Muskel anzuspannen, setzt man zu beiden Seiten des Muskelbauches zwei Längsschnitte zur

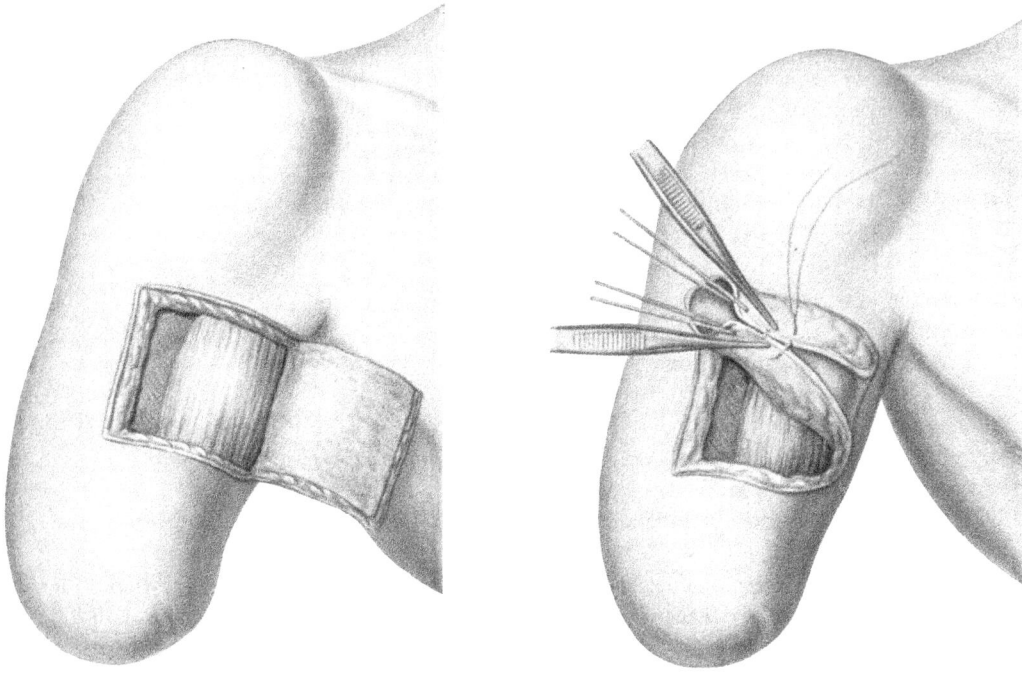

Abb. 395—400. Die Bildung eines Muskelkanals nach SAUERBRUCH

Abb. 395. Die Bildung des Hautlappens   Abb. 396. Die Umwandlung des Hautlappens in einen Hautschlauch

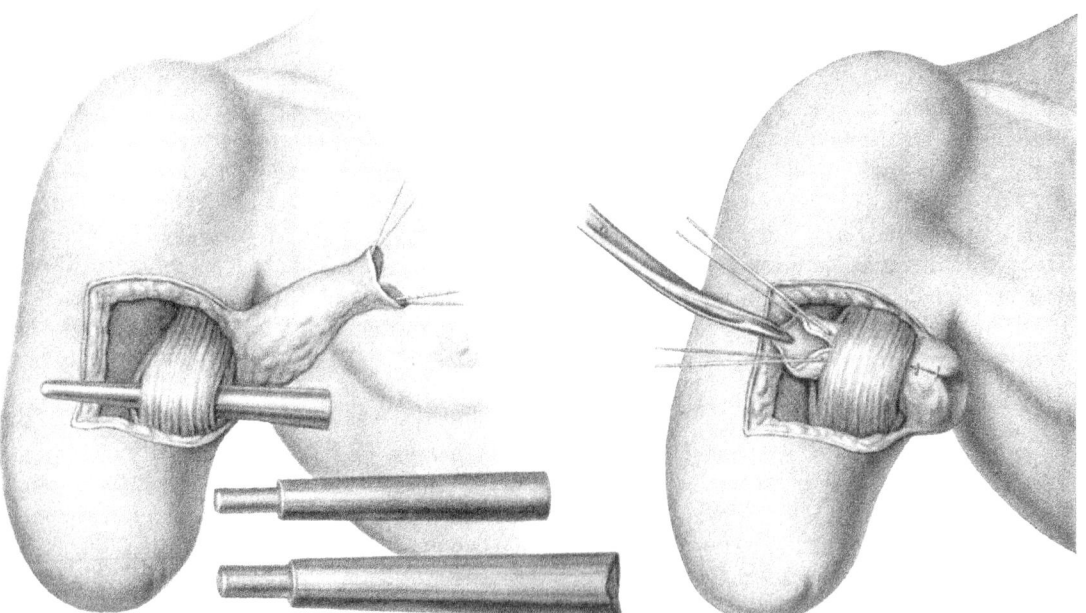

Abb. 397. Die Tunnellierung des Muskels   Abb. 398. Der Hautschlauch ist durch den Muskeltunnel
hindurchgezogen

)altung der Fascie. Es wird eine Kornzange genommen und mit ihr zunächst stumpf durch den
uskelbauch hindurchgegangen. Man legt den Muskelkanal so an, daß oberhalb davon etwa $^1/_3$
r Muskelmasse zu liegen kommt. Die kleine Öffnung, die bisher in dem Muskel angelegt ist,
rd unter Verwendung eines von SAUERBRUCH angegebenen Instrumentes erweitert. Das
nische Instrument wird, während es gut angefeuchtet ist, der Länge nach durch den Muskel

hindurchgeführt, und man läßt das dicke Ende eine Zeitlang liegen, damit der Kanal wirklich genügend groß wird. Anschließend erneut sorgfältige Blutstillung und Einlegen einer Gazerolle in den Muskelkanal, während der Hautlappen röhrenförmig vernäht wird.

Vernähung des Hautlappens. Nachdem an beiden Ecken des Hautlappens zwei Haltefäden angelegt sind, werden die Hautränder gut von einem Assistenten adaptiert, und der *Hautschlauch* wird durch Vernähung mit feinen Knopfnähten *gebildet*. Der fertige Hautschlauch wird mit einer Kornzange an seinen Haltefäden durch den Muskelkanal hindurchgezogen. Danach werden die Enden des Hautlappens wieder entfaltet und mit der entsprechenden gegenüberliegenden Haut zuerst subcutan und dann mit feinen Hautnähten vernäht. Gleichzeitig wird *der offene Hautdefekt* durch Vernähung von den Winkeln her verringert. Außerdem werden einige Situations-

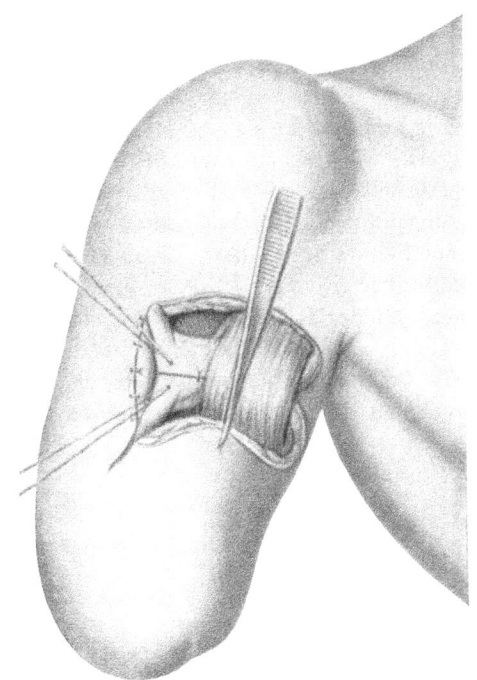
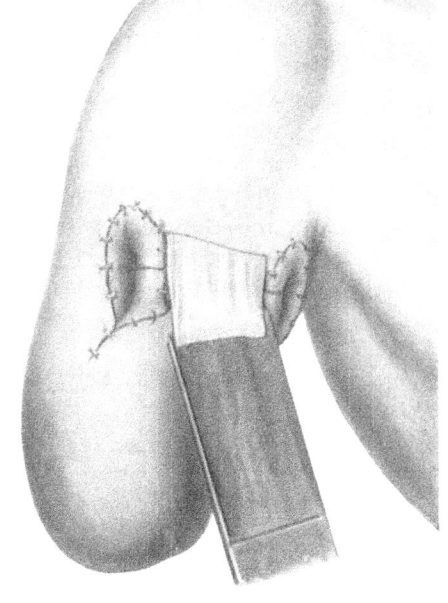

Abb. 399. Die Vernähung des Hautschlauches mit der übrigen Haut und die Verkleinerung des Hautdefektes über dem Muskel

Abb. 400. Die Kanalbildung ist vollendet. Über den verbleibenden Hautdefekt wird noch ein Thierschscher Hautlappen aufgelegt

nähte in der Mitte des oberen und unteren Hautrandes angelegt, um auch von hier aus den Hautdefekt zu verkleinern. Besonders wichtig ist, daß die *Öffnung des Hautkanales* rund herum gut vernäht ist und daß die Haut des Hautschlauches noch nach vorn übergreift.

Die restliche Defektdeckung über dem Muskel erfolgt durch einen *Thierschschen Lappen*. Man kann diesen Lappen an seinen Rändern mit Catgutnähten noch fixieren, im allgemeinen ist eine eigene Befestigung des Thierschschen Lappens nicht nötig. Dieser Lappen muß so liegen, daß er überall den Defekt gleichmäßig ausfüllt und daß keine Lücke an der Eintrittsstelle zu dem Hautkanal bestehen bleibt.

Wundverband. Der Hautlappen wird mit einer Silberfolie bedeckt, und darüber kommt ein dünner Gazeschleier. Dieser ist, da etwa $^1/_3$ der Fäden wie bei einer Hohlsaumarbeit entfernt ist, grobmaschig; er behindert dadurch in keiner Weise den Sekretabfluß und übt keinen schädigenden Druck auf den Hautlappen aus. Der Gazelappen ist so groß, daß er ringsherum etwa zwei Querfinger breit über das Operationsgebiet hinausreicht, wo er mit Mastisol an der Haut befestigt wird. Man kann auch statt des Gazeschleiers das Metalline nehmen.

Schutzverband. Der Schutzverband kommt noch über den Wundverband. Eine etwa zwei Querfinger starke Watterolle, die in Gaze eingeschlagen ist, wird z.B. bei einem Oberarmstumpf oberhalb von der Muskelkanalbildung an der Schulter ringsherum angelegt und hier mit einigen Heftpflasterstreifen befestigt. Über den ganzen Stumpf kommt eine Papprolle, die nicht

unmittelbar auf der Haut aufliegt, sondern auf den Wattering aufgesetzt wird. In der Papp-
schutzrolle ist ein genügend großes Fenster eingeschnitten, das mit weißer Gaze oder Cellophan-
papier bedeckt wird. Anstatt der Pappmanschette kann man auch einen länglichen Drahtkorb
über den Oberarmstumpf aufsetzen. Es ist auf diese Weise möglich, daß man jederzeit das
gesamte Operationsgebiet, ohne an dem Wundverband etwas zu ändern, beobachten kann.

Nachbehandlung. Der Verband bleibt in dieser Form bei glattem Heilverlauf für 10 bis
14 Tage liegen, dann erst wird der Verband vorsichtig entfernt. Die Hautnahtentfernung ist
etwa nach 2 Wochen möglich. Nach dieser Zeit wird ein entsprechend dickes Glasstäbchen in
den Muskelkanal eingesetzt. Als Glasstäbchen wird im allgemeinen ein gerades gewählt. Nach
dem Vorschlag von TIMMERMANN hat es gewisse Vorteile, ein flach gebogenes Glasstäbchen zu
nehmen, das sich besonders gut der Muskelkanalform anpaßt. Wenn man sieht, daß dies gut vertragen wird, wird schon in den nächsten Tagen mit aktiven Anspannungsübungen des Muskels
begonnen. Die gymnastische Nachbehandlung zur Übung des kanalisierten Muskels ist *außer-*
ordentlich wichtig. Die Übungen werden zunächst nur in Form von Anspannungsübungen
gemacht. Dann leistet die Krankengymnastin mit zwei Fingern, die sie auf den Stab auflegt,
der im Muskelkanal liegt, einen leichten Widerstand. Der Widerstand wird allmählich immer
mehr verstärkt. Wenn es sich gezeigt hat, daß der Muskelkanal mit seiner Haut gut widerstandsfähig ist, werden methodische Muskelkräftigungsübungen an besonderen Apparaten
ausgeführt. An dem Glasstab wird an beiden Seiten eine Schnur angehangen, die mit einem Gewicht belastet ist, und der Patient bemüht sich nun in immer größerem Umfang, seinen Muskel
zu kontrahieren. Die Belastung wird stetig entsprechend der Kraftzunahme gesteigert und
ebenso die Hubhöhe vermehrt. Mit Hilfe des kleinen Übungsapparates für die Nachbehandlung
der Sauerbruch-Kanalbildung läßt sich methodisch die Leistungsfähigkeit des Muskels außerordentlich steigern. Gewichtsleistung und Hubhöhe nehmen ständig zu. Die Dauer der Nachbehandlung ist 2—3 Monate.

Die Prothese wird erst etwa 3 Monate nach der Muskelkanalbildung angepaßt.

III. Ellenbogen

1. Ellenbogengelenkeröffnung

A. Ellenbogengelenkeröffnung bei Eiterung

Die Eröffnung des Ellenbogengelenkes bei Eiterungen ist unschwer, die Schnittführung liegt
entweder medial oder lateral oder an beiden Seiten, um das Gelenk durchzudrainieren und dem
Eiter richtigen Abfluß zu verschaffen.

a) Eröffnung des Ellenbogengelenkes von lateral (s. Abb. 401)

Längsschnitt bei mäßig gebeugtem Ellenbogen vom lateralen Humerusepicondylus bis zum
Radiusköpfchen. Der Schnitt liegt hinter dem M. brachioradialis und zwischen dem M. anconaeus
und dem Ursprung der Handstrecker. Die Gelenkkapsel ist schnell freigelegt, und sie wird mit
einem Querschnitt unter Durchtrennung des seitlichen Gelenkbandes eröffnet. Das Gelenk
kommt hierdurch gut zum Klaffen, und dem Eiter ist eine gute Abflußmöglichkeit gegeben.

b) Eröffnung des Ellenbogengelenkes von medial (s. Abb. 402)

Schnitt bei mäßig gebeugtem Ellenbogen vom medialen Epicondylus humeri nach abwärts
zur vorderen Ulnakante. Der M. pronator teres wird an seiner Ursprungsstelle am medialen
Humerusepicondylus eingeschnitten, und der M. brachialis wird zusammen mit den Gefäßen
und dem N. medianus nach lateral zurückgehalten. Die jetzt sichtbar werdende Gelenkkapsel
wird *längsgespalten.*

Ruhigstellung. Die absolute Ruhigstellung des Gelenkes ist für den Verlauf der Eiterung
von ausschlaggebender Bedeutung. Die Anwendung von Schienen in jeder Form ist ungenügend.
Das Anlegen eines Gipsverbandes ist unerläßlich. Nur in leichten Fällen reicht ein Armgips

mit gleichzeitiger Lagerung des Armes auf einer Abduktionsschiene aus. In der Regel ist der Arm-Rumpfgipsverband das richtige. Dieser wird erst durch einen Armgips ersetzt, wenn Temperaturfreiheit besteht und die Eiterung im Zurückgehen ist.

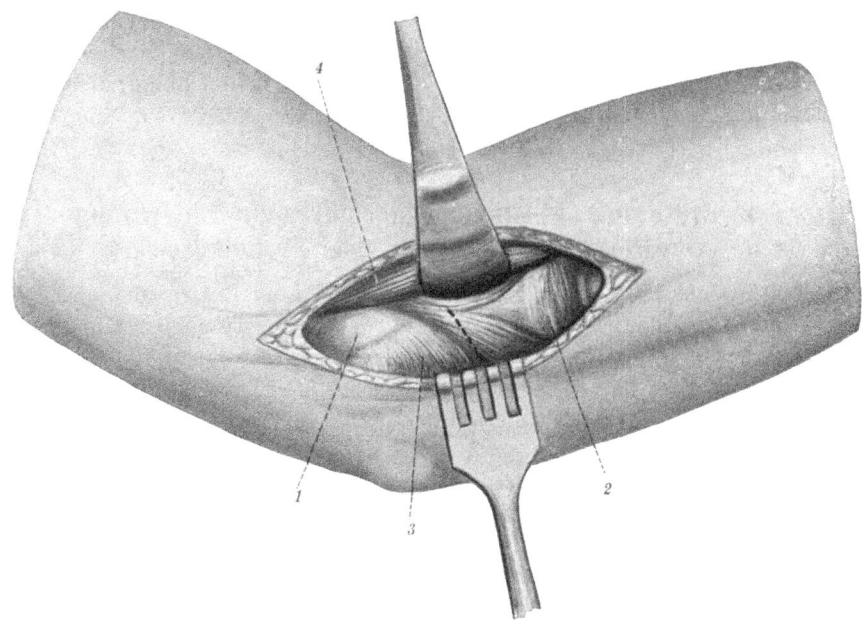

Abb. 401. Eröffnung des Ellenbogengelenkes von lateral. *1* Lateraler Epicondylus humeri; *2* Radiusköpfchen; *3* M. anconaeus; *4* Extensorengruppe

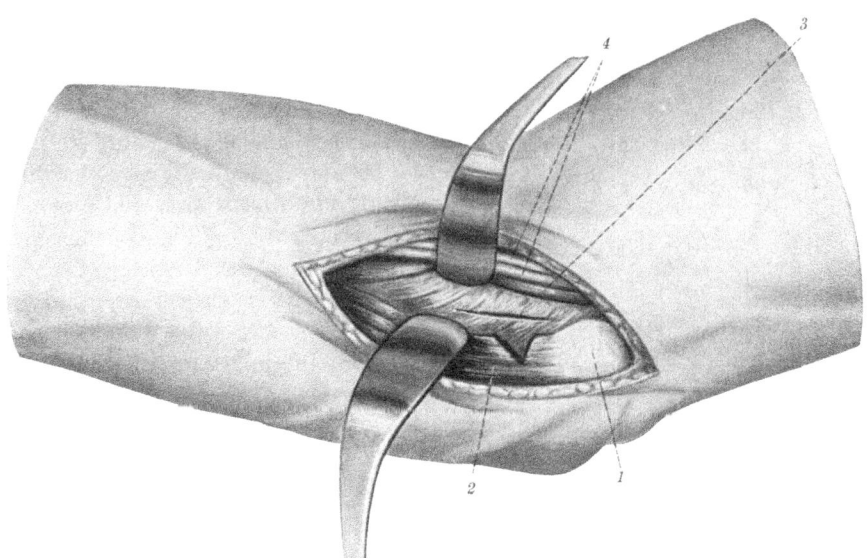

Abb. 402. Eröffnung des Ellenbogengelenkes von medial. *1* Medialer Epicondylus humeri; *2* M. pronator teres, der leicht eingekerbt wird; *3* M. brachialis internus; *4* Gefäß-Nervenbündel in der Ellenbeuge

Die *Resektion* an Ellenbogengelenken führt zu üblen, nur schwer wieder zu beseitigenden Schlottergelenken, und die Gebrauchsfähigkeit des Armes wird auch durch das Tragen von Schienenhülsenapparaten nur in einem Teil der Fälle gut, in anderen *bleibt* sie schlecht. Die Ellenbogenresektion bei Gelenkeiterungen ist im allgemeinen ein *vermeidbarer* Eingriff. Es ist nur erforderlich, daß nach der ausgiebigen Eröffnung des Ellenbogengelenkes das Gelenk selbst absolut und ununterbrochen ruhiggestellt wird. Wenn man danach handelt, kann man auf die Ellenbogengelenkresektion verzichten.

Der Ausgang der Ellenbogengelenkeiterung war vor der Zeit der antibiotischen Ära mit
Wahrscheinlichkeit die Versteifung des Gelenkes. Heute ist diese Gefahr geringer. Aber wenn
sie droht, ist von vornherein im Gipsverband die Stellung zu wählen, die einer günstigen
Gebrauchsstellung entspricht. Das ist für die meisten Fälle etwa die *Rechtwinkelstellung bei
gleichzeitiger leichter. Pronationsstellung (= Schreibhaltung)*. Einzelne Berufe, wie z. B. die
Landwirtschaft, verlangen eine Versteifung des Armes etwa in einer Streckstellung von 150°.
Wenn beide Arme betroffen sind, wird der eine Arm in leicht spitzwinkliger Beugung eingestellt,
um das Führen der Hand zum Munde zu ermöglichen, dem anderen wird eine mäßige Streckstellung gegeben.

B. Eröffnung des Ellenbogengelenkes zur Entfernung von freien Gelenkkörpern oder Fremdkörpern

Am Ellenbogengelenk ist es besonders wichtig, sich vor der Entfernung eines freien Gelenkkörpers, die hier fast so häufig wie am Knie sind, eines abgesprengten Knochenstückes oder
eines Geschoßsplitters genau über deren Lage, even-
tuell durch stereoskopische Aufnahmen, zu unterrichten. Die sorgfältige Lokalisationsbestimmung
gibt den Entscheid für die Wahl der Schnittführung
und damit für die Größe des Eingriffes ab. Die Arthrotomien werden bei richtiger Schnittauswahl in den
meisten Fällen kleine Eingriffe. Folgende Schnittführungen stehen zur Verfügung:

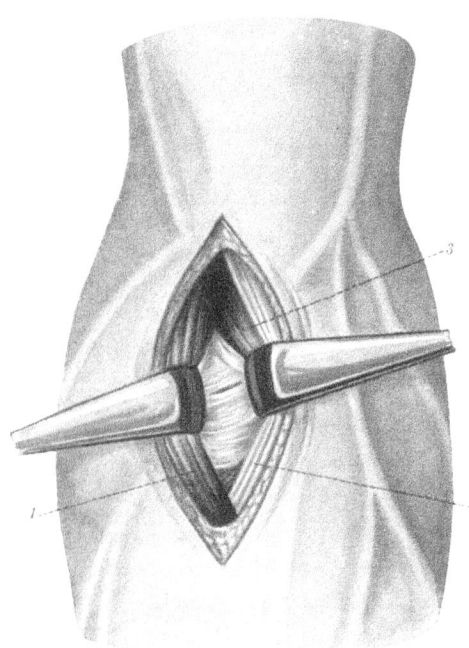

Abb. 403. Eröffnung des Ellenbogengelenkes von
vorn in der Ellenbeuge lateral. *1* M. brachioradialis;
2 M. biceps-Sehne; *3* M. brachialis internus

a) Eröffnung des Ellenbogengelenkes von medial
b) Eröffnung des Ellenbogengelenkes von lateral

Die Schnittführungen entsprechen bei der Eröffnung des Gelenkes von innen wie von außen denen,
die zur Eröffnung des Ellenbogengelenkes bei Eiterungen angegeben sind (Abb. 401, 402).

Die *Schnittführung von medial* kann nach dem
Vorschlag von MOLESWORTH und CAMPBELL zu einer
besseren Übersicht des Ellenbogengelenkes erweitert
werden, wenn man den Ursprung des M. flexor carpi
ulnaris am medialen Humerusepicondylus mit einer
kleinen Knochenscheibe ablöst und nach unten schlägt.
Diese Schnittführung eignet sich auch gut für die
Behandlung von *Frakturen am medialen Epicondylus
humeri.*

Wenn man einen guten Einblick in das Ellenbogengelenk von lateral haben will, verlängert
man zweckmäßig die *Schnittführung von lateral* nach Art des alten Kocherschen Schnittes. Die
Verlängerung geschieht bogenförmig nach oben über den lateralen Humerusepicondylus, und
der Schnitt verläuft zwischen dem vorderen Rand des M. triceps und dem hinteren des M. brachioradialis.

c) Eröffnung des Ellenbogengelenkes von vorn in der Ellenbeuge lateral (s. Abb. 403)

Hautschnitt am inneren Rand vom M. brachioradialis. Nachdem der Muskel freigelegt ist,
kurze elektrische Untersuchung zur Klärung des Verlaufes vom N. radialis. Weiteres Vordringen in die Tiefe unter Beiseitehalten der Bicepssehne am medialen Rand des M. brachialis
internus. Ein mittellanger, stumpfer Einzinkerhaken wird eingesetzt. Die Gelenkkapsel wird
sichtbar, der *hier erwartete freie Gelenkkörper* ist tastbar und liegt nach Eröffnung der Gelenkkapsel unmittelbar vor Augen und zum Entfernen bereit. Die Kapsel wird nach innen und
außen angehoben, um einen Einblick in das Gelenk und um ein Urteil über seine innere Be-

schaffenheit zu erhalten. Die Kapsel wird hiernach verschlossen. Man läßt die Muskulatur zusammenfallen. Sie legt sich so gut aneinander, daß eine Muskelnaht überflüssig ist.

Dieser *wenig bekannte Zugang* zum Ellenbogengelenk zur Entfernung von freien Gelenkkörpern, die in der Mitte des Gelenkes liegen, hat sich *außerordentlich bewährt*. Wir sind immer wieder von neuem erstaunt, wie schnell man, fast ohne ein Gefäß zu unterbinden, zur Gelenkkapsel kommt.

Das Eingehen in die Ellenbeuge *durch die Bicepssehne bzw. durch den Lacertus fibrosus*, die längsgespalten werden, während gleichzeitig die Arterie mit dem N. medianus nach medial abgehalten wird (WACHSMUTH), ergibt gleichfalls einen guten Zugang in die unmittelbare Ellenbeuge (s. Abb. 404).

d) Modifikation der Eröffnung des Ellenbogengelenkes von lateral (Abb. 405 und 406)

Längsschnitt vom Radiusköpfchen herauf zum lateralen Humerusepicondylus. Einschneiden der Fascie, die den Extensor carpi radialis und den Anconaeus umgibt. Der M. brachioradialis und der Extensor carpi radialis werden bis zu ihrem Sehnenansatz abgelöst und nach medial zurückgeschlagen. Die Gelenkkapsel über dem Radiusköpfchen wird eröffnet. Während ein Einzinkerhaken in die Vorderseite des Ellenbogengelenkes eingesetzt wird, liegt das Innere des Ellenbogengelenkes übersichtlich frei.

Achtung! Vor der Ablösung der Sehne des M. brachioradialis ist durch elektrische Untersuchung genau zu prüfen, wo der N. radialis verläuft, der sich dicht unterhalb des Ellenbogengelenkes in den Ramus profundus und Ramus superficialis aufteilt. Der Ramus profundus N. radialis tritt durch den M. supinator. Der Ramus superficialis N. radialis liegt dem M. brachioradialis an. Bei vorsichtigem Vorgehen ist eine Läsion des N. radialis leicht vermeidbar.

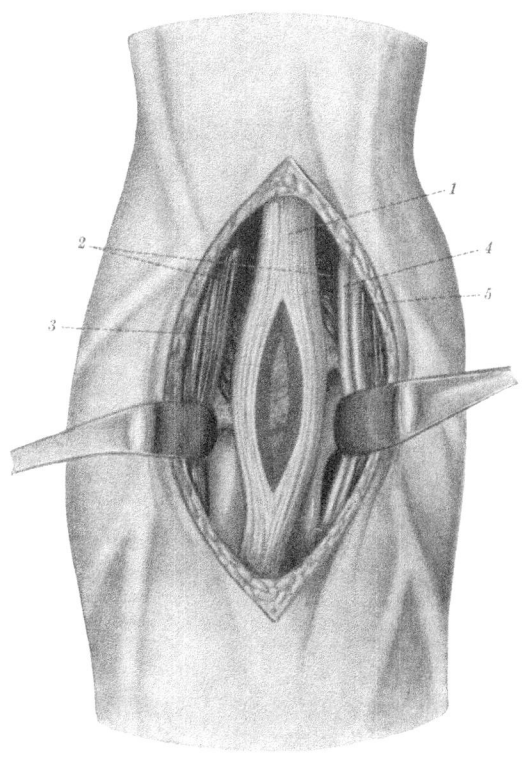

Abb. 404. Eröffnung des Ellenbogengelenkes von vorn in der Ellenbeuge nach WACHSMUTH. *1* Sehne des M. biceps; *2* M. brachialis internus; *3* M. brachio-radialis; *4* A. brachialis; *5* N. medianus

e) Eröffnung des Ellenbogengelenkes von hinten (s. Abb. 407)

Freie Gelenkkörper liegen nicht selten in der Fossa cubiti hinten am Ellenbogen. Sie sind relativ groß, rundlich und oft so abgeschliffen wie ein Stein in einer Gletschermühle. Man geht entweder unter Längsspaltung der Tricepssehne direkt auf die hintere Gelenkkapsel ein, oder man wählt besser den Weg seitlich lateral zwischen dem Triceps und dem Anconaeus.

Längsschnitt bei mäßiger Ellenbogenbeugung parallel zum lateralen Rande der Tricepssehne. Eingehen zwischen dem M. triceps und dem M. anconaeus, der flächenhaft nach außen abgeschoben und teilweise eingeschnitten wird. Die freiliegende Gelenkkapsel wird bei starker Ellenbogenbeugung eingeschnitten, und der freie Gelenkkörper wird entfernt.

Ruhigstellung nach der Gelenkeröffnung in einem Armgipsverband unter Mitnahme der Hand, aber unter Freilassen der Finger, für 1 Woche. Dann Aufnahme von selbsttätigen Bewegungsübungen. Passive Übungen sind überflüssig und meist schädlich. Massage ist verboten!

C. Eröffnung des Ellenbogengelenkes für plastische Operationen

Nur für Teilplastiken, z.B. nach Gelenkfrakturen, kommt man mit den seitlichen Schnitten zur Eröffnung des Ellenbogengelenkes aus. Sonst wird zum Aufklappen des Gelenkes meist die Schnittführung mit der temporären Abtragung der Olecranonspitze mit dem Tricepssehnenansatz gewählt.

Schnitt. Bogenförmig vom lateralen Epicondylus humeri zum medialen Epicondylus unterhalb der Olecranonspitze verlaufend. *Achtung N. ulnaris!* Sein Verlauf wird abgetastet. Die den Nerven bedeckende Fascienschicht im Sulcus nervi ulnaris wird unter dem Schutz einer Nervensonde längsgespalten. Der Nerv selber wird aus seinem Bett herausgenommen und distalwärts bis zum Abgang der Äste für den M. flexor carpi ulnaris freigelegt. Der Nerv wird mit einer

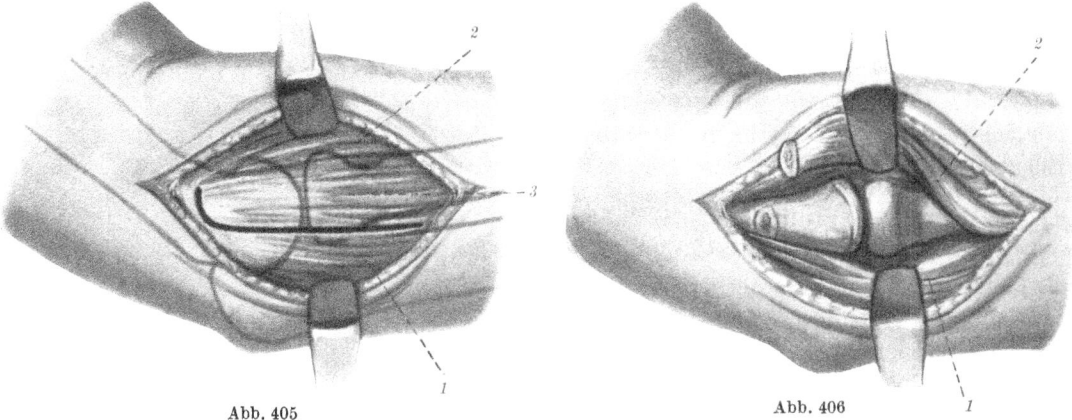

Abb. 405   Abb. 406

Abb. 405 u. 406. Eröffnung des Ellenbogengelenkes von lateral

Abb. 405. Schnittführung und Ablösung der Unterarmstreckmuskulatur. *1* M.extensor digitorum; *2* Mm. extensores carpi radialis longus et brevis; *3* M. brachioradialis

Abb. 406. Die Extensoren (*2*) sind mit einer Knochenlamelle abgelöst. Die Kapsel ist längsgespalten, das Ellenbogengelenk liegt übersichtlich frei

Gazeschlinge unterfahren und gut zurückgehalten (Verantwortung für den Nerven während der ganzen Operation hat *ein* Assistent!).

Jetzt wird die *Olecranonspitze* mit dem Tricepssehnenansatz in schräger Richtung von peripher dorsal nach zentral vorn mit einem Meißel abgetragen. Hierauf wird der bogenförmige Schnitt beiderseits entlang der Muskelsepten bis zum Knochen geführt. Der so gebildete große Haut-Fett-Muskellappen wird nach oben zurückgeschlagen.

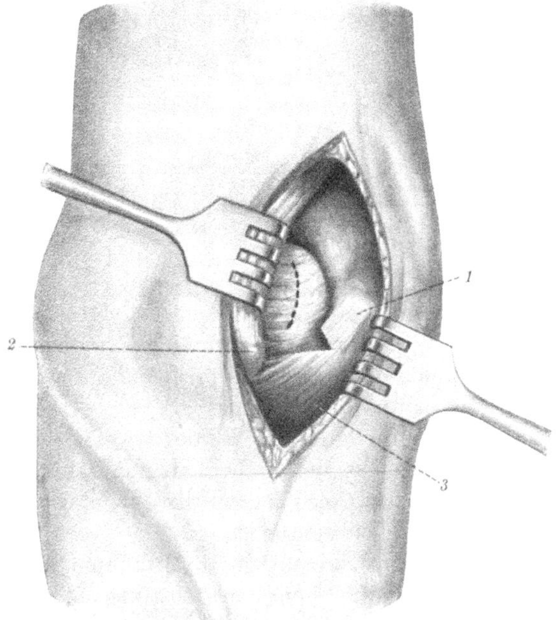

Das Gelenk ist damit von hinten breit aufgeklappt. Die Seitenbänder sind erhalten und sollen auch bei arthroplastischen Eingriffen möglichst erhalten bleiben. Wenn sie abgelöst werden müssen, so geschieht das subperiostal mit dem daranhaftenden Fascienmuskelgewebe, um eine gute Wiedervernähung zu ermöglichen. Handelt es sich um eine Ankylose, so liegt die Gegend des ehemaligen Gelenkes frei, und es muß in beiden Richtungen nach oben und unten unter rein subperiostalem Vorgehen für mehrere Zentimeter die Muskulatur vom Knochen abgeschoben werden.

Nach der Gelenkoperation wieder Anheftung des abgelösten Olecranon und auch wieder sorgfältige Vernähung der Seitenbänder an ihren Ansatzstellen, sofern sie abgelöst waren. Der gesamte Weichteillappen mit der Olecranonspitze wird zurückgeschlagen. Kleine Bohrkanäle werden durch die Olecranonspitze und das obere Ende der Ulna geführt, um das Olecranon mit einer Drahtnaht

Abb. 407. Eröffnung des Ellenbogengelenkes von hinten lateral. *1* Epicondylus humeri lateralis; *2* Sehne des M. triceps; *3* M. anconaeus (eingekerbt)

wieder an seinem alten Platz zu befestigen. Die Aneinanderlagerung der Knochenstücke ist erst wirklich gut, wenn diese noch mit mehreren subperiostalen Knopfnähten vereinigt sind. Die *Druckschraube* von MAATZ eignet sich auch gut für die Wiederbefestigung des Olecranon.

Der N. ulnaris wird, wenn möglich, wieder in sein altes Bett zurückverlagert. Ist dies wegen schwieligen Narbengewebes oder wegen einer Enge des Kanales nicht ratsam, so wird der Nerv in die Ellenbeuge verlagert. Vor einer Fettumhüllung des Nerven bei Rückverlagerung in den Knochenkanal ist zu warnen!

Ruhigstellung und Nachbehandlung. Arm-Handgipsverband bei 120⁰ Streckstellung und mittlerer Rotationsstellung für etwa 3 Wochen. Dann vorsichtige Aufnahme von aktiven Bewegungsübungen. Gelenkmassage ist am Ellenbogen *verboten!*

Eine andere Schnittführung, die sich für die Eröffnung des Ellenbogengelenkes für plastische Operationen ausgesprochen bewährt hat, ist die *Eröffnung des Gelenkes von hinten nach Z-förmiger Abtragung der Tricepssehne* (s. Abb. 423 und 424). Diese Schnittführung ist vor allem für die sog. *Arthrolyse*, d. h. die Lösung der fibrösen Ellenbogensteife, angezeigt. Der Schnitt gibt einen freien Überblick in das Gelenk in der gleichen Weise, als wenn das Olecranon temporär abgetragen wäre. Er hat aber den großen Vorteil, daß eine frühere Wiederaufnahme von Bewegungsübungen möglich ist.

Fast die gleiche Schnittführung hat Campbell für die Eröffnung des Ellenbogengelenkes bei der Operation wegen Gelenksteifen benutzt. Das Verfahren ist von van Gorder beschrieben. Der Unterschied gegenüber unserem Vorgehen besteht lediglich darin, daß die Tricepssehne nicht plastisch Z-förmig, sondern U = zungenförmig durchtrennt wird. Das „U" liegt umgekehrt und zeigt zentralwärts. Wenn zum Ausgleich einer Streckkontraktur eine Verlängerung der Tricepssehne erforderlich ist, läßt man den zungenförmigen Lappen des distalen Sehnenteiles, der am Olecranon ansetzt, peripher rutschen. Dadurch entsteht oberhalb eine Lücke. Sie wird geschlossen durch eine unmittelbare Vernähung vom medialen und lateralen Muskelanteil des Triceps. Peripherwärts geschieht wieder die Vernähung mit dem zungenförmigen Tricepssehnenlappen.

2. Arthrodese des Ellenbogens

Man unterscheidet die intra- und die extraartikuläre Arthrodese.

A. Die Anfrischungsarthrodese

Die gewöhnliche intraartikuläre Arthrodese am Ellenbogengelenk wird von allen Arthrodesen am wenigsten ausgeführt. Das hat seine guten Gründe. Ein steifer Ellenbogen, auch wenn er in der günstigen Gebrauchsstellung von etwa 90⁰ steht, ist für den Kranken lästig, und der Gewinn durch die Versteifungsoperation ist nur beschränkt.

Die *Indikation* zu Arthrodesen kann gegeben sein a) wegen Lähmungen und b) wegen schmerzhafter Reizzustände im Gelenk nach chronischen Entzündungen oder Verletzungen.

a) Arthrodese bei schlaffen Lähmungen

Fritz Lange hat auch bei völligen Ellenbogenlähmungen nie die operative Versteifung ausgeführt. Die Kranken hätten die Operation „mit Recht" abgelehnt. Eine leichte Leder- oder Celluloidhülse in Rechtwinkelstellung ersetzt bei *schlaffen Lähmungen* die Arthrodese. Die Hülse wird nur getragen, wenn der Arm zum Verrichten einer bestimmten Arbeit in der gebeugten Stellung benötigt wird, sonst lassen die Kranken den Arm lieber herunterhängen. Bei den schlaffen Lähmungen der Ellenbogenbeuger werden anstatt der Arthrodese, wenn geeignetes Ersatzmaterial vorhanden ist, Sehnenverpflanzungen oder Mukelverlagerungen bevorzugt. Es sind die Verfahren der Verpflanzung des M. pectoralis maior auf den M. biceps und die Höherverlagerung des Ansatzes der Handbeuger oder -strecker am Ellenbogen (s. d.). Wenn auch die Unterarm- und Fingermuskulatur nicht gut ist, hat natürlich die Ellenbogenarthrodese erst recht keinen Zweck. Ein weiterer Grund für die früher so seltene Ausführung der Ellenbogenarthrodese war, daß die gelenkmechanischen Verhältnisse für eine erfolgreiche knöcherne Versteifung *ungünstig* sind, wenn man lediglich eine Anfrischungsarthrodese ausführt. Die kleinen Knochenflächen von Ulna und Radius bieten keine guten Aussichten für eine feste Verknöcherung.

Ist diese aber nicht zuverlässig, so geht die bei der Operation gegebene Beugestellung allmählich wieder verloren. Das Gewicht des Unterarmes mit der frei daranhängenden Hand, mit der eventuell noch Gewichtslasten getragen werden, streckt den Arm.

b) Arthrodese bei schmerzhaften Reizzuständen

Auch die Arthrodese des Ellenbogengelenkes wegen starker Schmerzen, die als Folge von Verletzungen oder nach chronischen unspezifischen Eiterungen bestehen bleiben, ist nur ausnahmsweise angezeigt. Bei schweren knöchernen Veränderungen nach Verletzungen wird man die Arthroplastik der Arthrodese vorziehen, die am Ellenbogengelenk recht günstige Ergebnisse gibt.

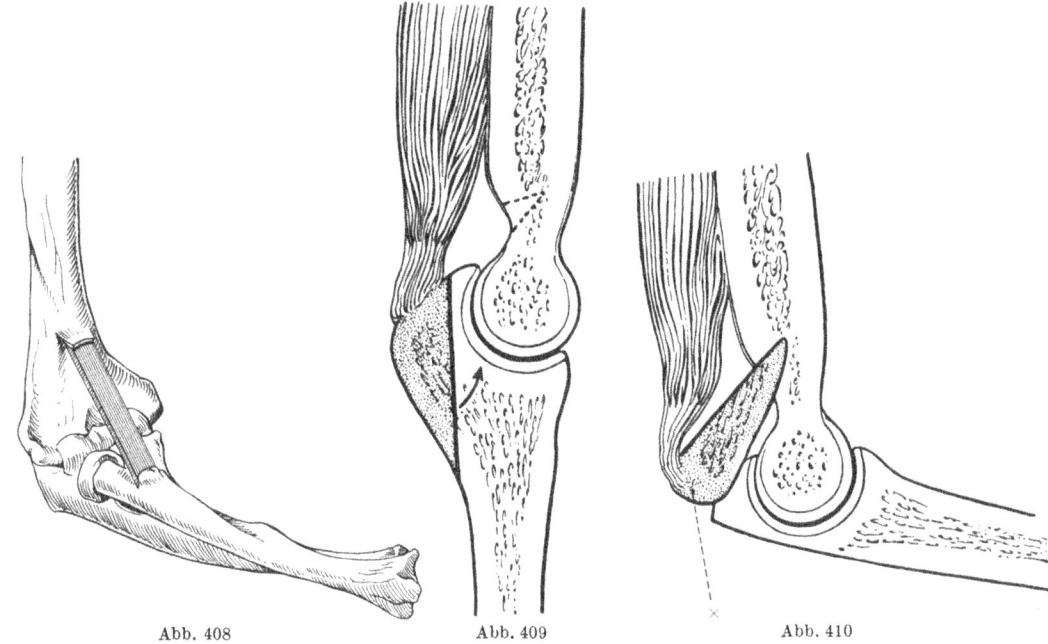

Abb. 408   Abb. 409   Abb. 410

Abb. 408. Extraartikuläre Arthrodese am Ellenbogen nach WITTEK

Abb. 409 u. 410. Technik der parartikulären Ellenbogenverriegelung nach HALLOCK Das mit dem Tricepssehnenansatz abgelöste Olecranon (×) wird um etwa 180° herumgedreht und in einen kleinen Spalt oberhalb de Ellenbogengelenkes in der Gegend der Fossa olecrani eingestellt

Technik der Anfrischungsarthrodese

Schnitt. Bogenförmig über das Olecranon zur typischen Gelenkeröffnung unter temporärer Abmeißelung der Olecranonspitze (s. d.).

Nach Freilegung des Gelenkes Einschneiden der seitlichen Bänder und Entknorpelung der Gelenkflächen von Humerus und Ulna, die des Radiusköpfchens bleibt möglichst zur Erhaltung der Drehbewegungen erhalten.

Die entknorpelten Gelenkflächen werden schräg aufgerauht und in rechtwinkliger Stellung aufeinandergepaßt. Die Tricepssehne mit der Olecranonspitze wird nur mit Seidenknopfnähten befestigt. Das genügt, da ihr keine Funktion mehr zukommt. Sicherung der Knochenenden durch Periostkapselnähte.

Ruhigstellung. Arm-Rumpfgipsverband für 4 Wochen unter Mitnahme der Hand.

Stellung des Unterarmes: leichte Pronation.

Stellung des Ellenbogens: Beugung von 90—100°.

Nachbehandlung. Der 2. Gipsverband ist ein ungepolsterter Armgips. Er bleibt liegen, bis eine völlige Verknöcherung eingetreten ist.

B. Die Verriegelungsarthrodese

Die Indikation ist die Tuberkulose des Ellenbogengelenkes beim Erwachsenen. Sie ist hier unter besonderen Umständen gegeben bei einer alten Tuberkulose aus der Kindheit, die zu einem funktionsuntüchtigen Gelenk geführt hat, oder bei einer erst im Erwachsenenalter entstandenen Tuberkulose. Hier gibt es Fälle, bei denen nach dem Abklingen der floriden Erscheinungen der Wunsch zur Abkürzung der Behandlungszeit besteht. Das ist durch eine extraartikuläre Arthrodese erreichbar. Das Vorhandensein von Fisteln bedeutet natürlich eine *Gegenindikation*.

Das älteste Verfahren für die extraartikuläre Arthrodese am Ellenbogengelenk stammt von WITTEK (1914). Es wurde allerdings nicht für die Behandlung der Tuberkulose, sondern der poliomyelitischen Ellenbogenlähmung angegeben.

Technik der Operation. Von einem Schnitt an der Außenseite des Humerus, der bis zum Radius reicht, wird ein etwa 10 cm langer Knochenspan entnommen. Dieser Knochenspan wird bei einer Ellenbogenbeugestellung von etwa 100° je in einen deckelförmigen Knochenspalt am Humerus und Radius eingelassen. Er überbrückt so das ganze Ellenbogengelenk (s. Abb. 408).

Die Operation ist völlig extraartikulär und daher, wenn man eine extraartikuläre Arthrodese für angezeigt hält, durchaus, z. B. bei der Tuberkulose, anwendbar. Es erscheint dann aber besser, einen Tibiaspan zu verwenden.

HALLOCK hat in Anlehnung an die Operation von HIBBS für die Versteifung der Hüfte eine *Verriegelungsoperation* für den Ellenbogen ausgebildet. Er bedient sich in Analogie zu der Trochanterverriegelung der *Olecranonverlagerung*. Das Olecranon wird, wie der Trochanter maior bei der Operation an der Hüfte, um 180° herumgedreht.

Technik der Ellenbogenverriegelung nach HALLOCK
(s. Abb. 409 und 410)

Schnitt. Längsschnitt über der Mitte des Olecranon zur Freilegung der Rückseite des Ellenbogens. Das Periost wird längsgespalten und mit dem Tricepssehnenansatz seitlich abgeschoben. Das Olecranon wird mit einem Stück der Ulna abgeschlagen. Am Humerus wird dicht oberhalb der Fossa olecrani ein deckelförmiger Spalt gebildet, und es wird in diesen das ulnare Ende des um 180° herumgedrehten Olecranon eingestellt. Die Fixierung an der Ulna erfolgt durch Periostknochennähte unter Wiedervereinigung der zurückgeschlagenen Periostlappen. In Einzelfällen ist noch eine Drahtnaht erforderlich.

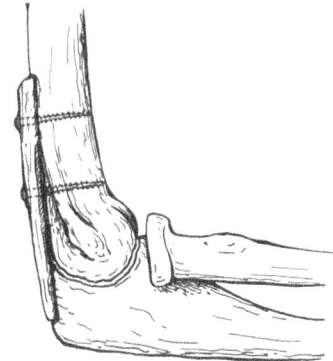

Abb. 411. Ellenbogenarthrodese nach STEINDLER

Ruhigstellung und Armgips für 4—6 Monate.

HALLOCK konnte wohl nur über 3 Fälle berichten. Es wurde aber gleichmäßig eine feste knöcherne Versteifung des Ellenbogengelenkes unter gleichzeitiger Ausheilung der Tuberkulose erreicht. Wir haben diese Technik wiederholt mit Erfolg angewandt.

Eine weitere gute Technik der Ellenbogenarthrodese stammt von STEINDLER.

Die gleiche Technik wurde auch von CAMPBELL geübt.

Technik der Ellenbogenverriegelung nach STEINDLER (s. Abb. 411). Der Ellenbogen wird mit einem seitlich-hinteren Schnitt freigelegt. Er beginnt etwa 10 cm oberhalb des Ellenbogens und zieht bis zum Olecranon. Die Tricepssehne wird an ihrer Insertionsstelle am Olecranon durchschnitten. Die Gelenkkapsel wird in ihrem hinteren Teil excidiert. Der Gelenkknorpel wird am Olecranon und an der gegenüberliegenden Trochlea vom Humerus entfernt. Die Rückseite des Humerus wird angefrischt, und ein autoplastischer, der Tibia entnommener Knochenspan wird an der Rückseite des Humerus eingefügt. Er wird in das Olecranon von oben her eingebolzt und am Humerus mit zwei Schrauben befestigt. Die Gelenkhöhle wird noch zusätzlich mit weichem Knochen aus dem Tibiakopf ausgefüllt.

3. Arthroplastik des Ellenbogengelenkes

Die Ellenbogengelenkplastik ist die häufigste Gelenkmobilisation. Schon FRITZ LANGE, LEXER, PAYR u. v. a. erreichten hiermit überzeugende Resultate. Die Aussichten dieser Plastik sind viel zuverlässiger als die an den unteren Gliedmaßen, weil das Belastungsmoment fortfällt. Die Indikation ist daher weiter als für die Gelenkplastiken am Knie oder an der Hüfte zu stellen. Die beiden wichtigsten Indikationen sind: hochgradig versteifte Ellenbogengelenke nach schweren Gelenkfrakturen und totale Ankylosen nach Gelenkeiterungen. Um einen guten Erfolg bei der Gelenkmobilisation erwarten zu können, sind eine gut erhaltene Muskulatur und eine einwandfreie Hautbeschaffenheit erforderlich. Ausgedehntes störendes Narbengewebe muß ausgeschnitten werden. In einem Teil der Fälle ist eine Hautlappenplastik vom Bauch her unerläßlich.

Die Technik der Gelenkmobilisation wird ziemlich einheitlich geübt: als Schnittführung wird im allgemeinen der halbkreisförmige Bogenschnitt von einem zum anderen Epicondylus humeri gewählt. Auch ein großer, leicht geschwungener Längsschnitt ist möglich. Er liegt seitlich medial, beginnt neben der Tricepssehne und verläuft über die Rückseite des Ellenbogengelenkes bis zur Ulna. Bei diesem Schnitt wird das Gelenk von oben her aufgeklappt, nachdem die Tricepssehne Z-förmig verlängert ist. Diese Schnittführung hat den Vorteil, daß das Olecranon nicht ab- gemeißelt zu werden braucht und man dadurch früher mit den Bewegungsübungen beginnen kann. Wir haben diese Schnittführung zuerst bei den *Arthrolysen* des Ellenbogens angewandt (s. d.), sind aber dann auch dazu übergegangen, diese bei guten Hautverhältnissen für die echte Arthroplastik zu benutzen.

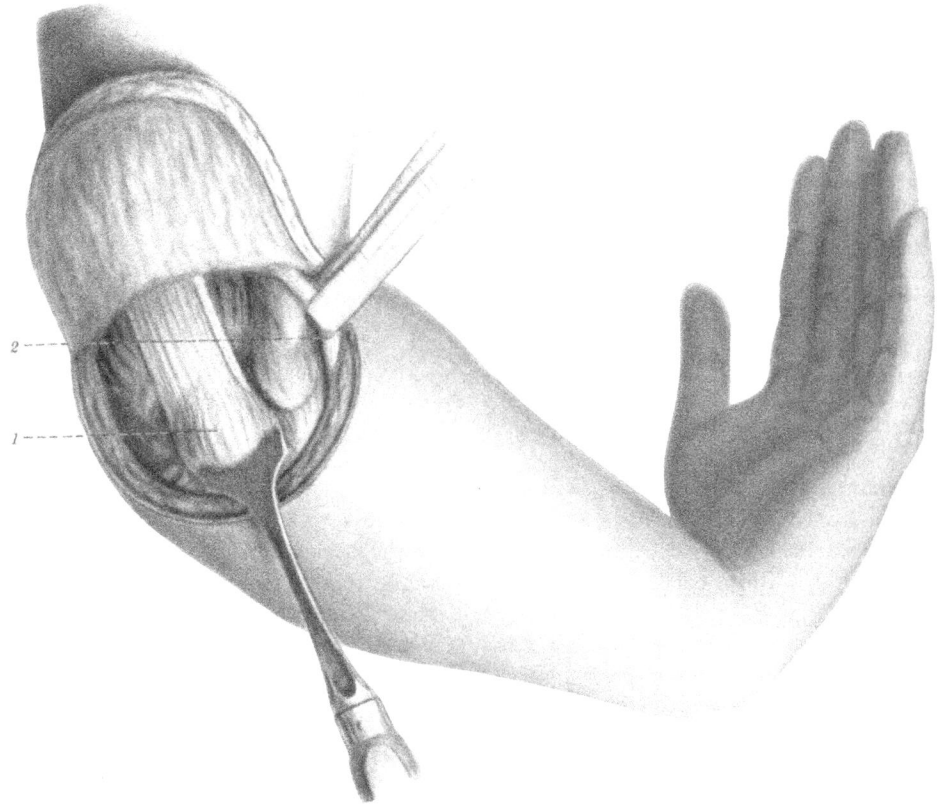

Abb. 412—414. Ellenbogenarthroplastik
Abb. 412. Der N. ulnaris ist freigelegt und wird mit einer Gazeschlinge beiseitegehalten. Die Tricepssehne wird mit ihrem Ansatz am Olecranon abgetragen. *1* Ansatzstelle der Tricepssehne am Olecranon; *2* N.ulnaris

Technik (s. Abb. 412—414)

Schnitt. Großer bogenförmiger Schnitt vom lateralen zum medialen Epicondylus, der etwa 3 Querfinger breit unterhalb der Olecranonspitze über die Ulna verläuft.

Zunächst wird der *N. ulnaris* in typischer Weise in seinem Knochenkanal freigelegt und isoliert (s. S. 369).

Danach wird die *Gelenkkapsel* beiderseits der Ulna eingeschnitten. Die Muskelansätze werden von der Ulna, wie von den Epikondylen des Humerus, mit einem scharfen Raspatorium vorsichtig nach distal und seitlich abgeschoben. Man ist ängstlich bemüht, die *Seiten- bänder* des Ellenbogengelenkes *zu erhalten*. Eine gebogene Kocher-Sonde wird zwischen die Knochenflächen und die freipräparierten Bänder eingeschoben. Zuerst wird das *Olecranon* etwa 2 Querfinger breit unterhalb seines Endes mit einem geraden Meißel *abgetragen*. Anschließend wird die Knochenmasse zwischen dem Humerus und der Ulna mit einem gebogenen Meißel durchtrennt. Das Ellenbogengelenk wird aufgeklappt und die vordere Kapsel wird frei darge- stellt. Es ist außerordentlich wichtig, daß alle Knochenteile von der Kapsel entfernt werden.

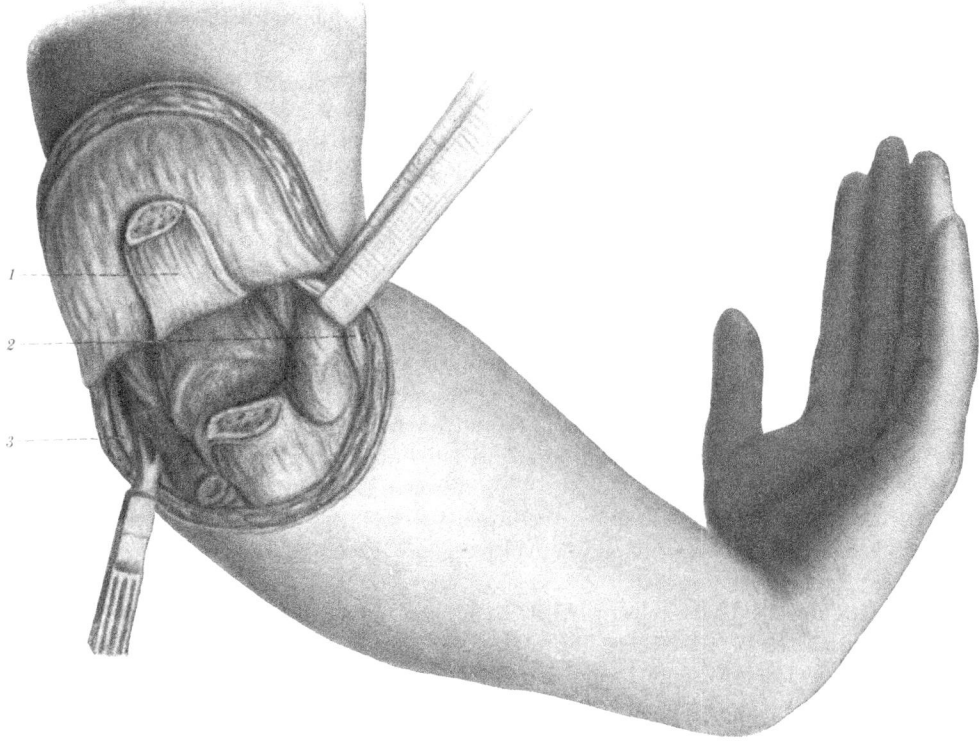

Abb. 413. Das Gelenk ist weit eröffnet. *1* Zurückgeschlagene Tricepssehne; *2* N. ulnaris; *3* das äußere Seitenband. Eine Kocher-Sonde ist zum Schutz des Bandes zwischen dem Knochen und dem Band eingeschoben worden

Wenn eine *knöcherne Verwachsung des Radius mit der Ulna* besteht, wird zuerst diese gelöst. Das Radiusköpfchen wird mit einem kleinen Hohlmeißel neu gebildet. Es wird verkleinert, und das neue Radiusköpfchen wird mit einer Rundraspel geglättet.

Danach werden die *Gelenkflächen der Ulna und des Humerus* gebildet. Namentlich die des Humerus ist gut bogenförmig zu gestalten. Sie muß ferner eine breite Hohlrinne für das Gleiten des Olecranon aufweisen.

Um den *oberen Recessus*, einschließlich der Fovea olecrani, sauber von allen Verwachsungen befreien zu können, wird das abgemeißelte Olecranon nach oben geschlagen. Dieser Teil des Ellenbogengelenkes *verdient bei*

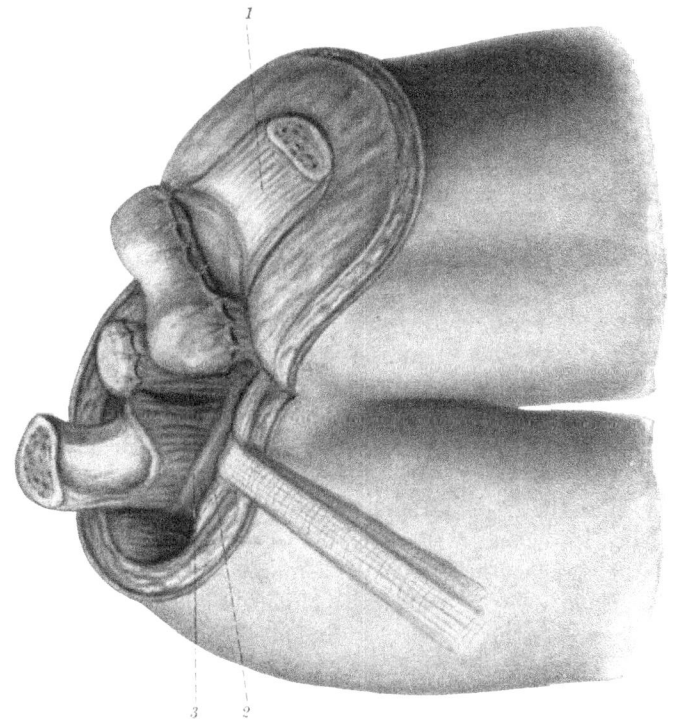

Abb. 414. Die Arthroplastik ist vollendet. Die Gelenkflächen des Humerus und des Radiusköpfchens sind mit Fascie überkleidet. *1* Zurückgeschlagene Tricepssehne; *2* N. ulnaris; *3* abgeschobenes mediales Seitenband

einer jeden Arthroplastik besondere Aufmerksamkeit. Wenn es sich herausstellt, daß die Tricepssehne stark verkürzt ist, so wird diese Z-förmig plastisch verlängert (s. auch S. 366), damit nicht der Triceps, genau wie eine stark verkürzte Quadricepssehne am Knie, ein großes Hindernis für die Beugung bildet.

Nachdem sämtliche Gelenkflächen mit dem Hohlmeißel geformt und mit der Rundraspel fein geglättet sind, erfolgt das *Überziehen der Gelenkflächen mit Fascie oder Fett*, die dem Oberschenkel entnommen sind (s. Abb. 414). Es werden hiermit im allgemeinen nur die Gelenkflächen des Humerus und Radius überkleidet. Die Befestigung am Radiusköpfchen geschieht so, daß der Fascien- oder Fettlappen über das Radiusköpfchen darübergestülpt und mit einer ringförmigen Naht am Hals des Radius fixiert wird. Der Fascien- oder Fettlappen, der auf die Humerusgelenkfläche zu liegen kommt, wird mit Catgutknopfnähten erst an den Seiten, dann vorn an der Gelenkkapsel und zum Schluß an der Rückseite vernäht.

Zum Abschluß wird das *Olecranon wieder an die Ulna durch eine Drahtnaht befestigt*. Mit dem Drillbohrer wird je ein Bohrkanal quer zur Längsachse der Ulna und des Olecranon angelegt. Die Anheftung des Olecranon erfolgt in einer Beugestellung von etwa 150°. Man muß sich vor der endgültigen Befestigung der Drahtnaht davon überzeugen, daß die Beugung ungehindert möglich ist. Wenn sie auf Schwierigkeiten stößt, ist die Tricepssehne Z-förmig zu verlängern. Die Befestigung des Olecranon geschieht außer durch die Drahtnaht noch durch *zusätzliche subperiostale Seidenknopfnähte*. Sie sind außerordentlich wichtig, weil der Halt durch die Drahtnaht in dem weichen Knochen vielfach unzuverlässig ist. Er ist besser bei der Verwendung der Druckschraube nach MAATZ.

Nach Beendigung der Gelenkplastik wird die *Kapsel* mit Catgutnähten *verschlossen* und der *N. ulnaris* in sein altes Bett *zurückverlagert*. Die Muskelansätze werden wieder vernäht, und vor der Hautnaht wird noch eine sorgfältige Subcutannaht angelegt.

Ruhigstellung. Armgipsverband in etwa 110° Beugung, in leichter Pronationsstellung, d. h. in Schreibhaltung, unter Einschluß der Hand, aber unter Freilassen der Finger.

Nachbehandlung. Dauer der Ruhigstellung im Gipsverband 3 Wochen, dann vorsichtige Aufnahme von *selbsttätigen* Bewegungsübungen, zuerst auf Beugung, dann auf Streckung.

Wenn die Mobilisierung des Ellenbogengelenkes Schwierigkeiten macht, und wenn es sich bei der Operation gezeigt hat, daß der Bandapparat ungenügend erhalten war, so wird noch ein Gipsverband, in dem Scharniergelenke angebracht sind, angelegt. Dies geschieht, um den seitlichen Bandapparat bei den ersten Bewegungsübungen vor einer Lockerung zu schützen. Die Bewegungsübungen werden in dem Gipsverband für 4 Wochen ausgeführt.

Es hat sich bewährt, nach Abnahme des Gipsverbandes den Ellenbogen auf eine Abduktionsschiene aufzulegen, an der eine bogenförmige, glattpolierte Holzplatte angebracht ist. Auf dieser lassen sich gut die ersten Bewegungsübungen machen, ohne den seitlichen Bandapparat zu gefährden.

Die *krankengymnastische Behandlung* beginnt nach etwa 4 Wochen. Alle *passiven* Übungen sind für die ersten 4 Wochen verboten, nur *aktive* Übungen sind erlaubt. Die Nachbehandlung wird durch tägliche Übungen im Wasserbad unterstützt. Wenn die Bewegungsbehandlung Schwierigkeiten bereitet, werden nach etwa 2 Monaten noch passive Beuge- oder Streckübungen mit Gewichtszug für je 20—30 min hinzugenommen. Nachts werden regelmäßig Prießnitz-Umschläge um das Gelenk gemacht. Außerdem wird für die Nacht eine hintere Gipsschiene angefertigt, in die der Arm in der entsprechenden Beugestellung ruhiggestellt wird. Die Stellung in der Gipsschiene wird durch Einlegen von Watte ständig geändert, und die Schiene muß eventuell wöchentlich erneuert werden. In einzelnen Fällen bewährt sich auch der *Quengelgipsverband*, der eine schonende Mobilisierung des Ellenbogengelenkes erlaubt.

Gesamtdauer der Nachbehandlung 3—4 Monate.

Die Ergebnisse der Ellenbogenplastiken gelten als die besten und beständigsten unter allen Gelenkplastiken. Über unsere eigenen Ergebnisse hat mein Mitarbeiter ALBERT berichtet.

4. Olecranonpseudarthrose

Die meistgebräuchliche Behandlung der Olecranonpseudarthrose ist die operative Wiedervernähung des Olecranon an der Ulna. Wenn es sich um einen veralteten Zustand handelt, ist meist die Tricepssehne verkürzt, und es ist erforderlich, die Tricepssehne zu verlängern, um eine gute Adaption des abgerissenen Knochenstückes mit seinem Mutterknochen zu erreichen und um vor allem vorzubeugen, daß nach der Operation eine starke Beschränkung der Beugung bestehen bleibt.

Technik

Bogenförmiger Schnitt an der Innenseite des Olecranon und am Oberarm neben der Tricepssehne hinaufziehend. Nach Freilegung des *N. ulnaris* Freipräparieren der Pseudarthrosenstelle. Das eingelagerte Zwischengewebe wird entfernt. Die Bruchenden werden angefrischt. Je ein Bohrkanal wird in querer Richtung durch die Olecranonspitze und durch die Ulna unterhalb von der Bruchstelle angelegt. Eine Drahtnaht wird hindurchgezogen, und die Befestigung erfolgt in einer Beugestellung von 100° (s. Abb. 415). — *Zusätzlich* wird das Olecranon noch durch *subperiostale Nähte* befestigt.

Die Verwendung der *Druckschraube* von MAATZ ist für die Behandlung der Olecranonpseudarthrose, nachdem diese gut angefrischt ist, meist erfolgreich (Abb. 416). In einem Teil der Fälle ist es gut, parallel zu der Druckschraube noch zusätzlich einen Knochenspan (der evtl. der Knochenbank entnommen ist) einzufügen.

Um nach der Operation eine gute Ellenbogenbeugefähigkeit zu erhalten, ist *erstens* darauf zu achten, daß Verwachsungen, die zwischen dem zentralen Bruchstück und der Unterlage bestehen, gelöst werden. Es muß hierbei eventuell der obere Recessus vom Narbengewebe befreit werden. *Zweitens* ist eine Z-förmige Verlängerung der Tricepssehne vorzunehmen, um eine spannungslose Befestigung des zentralen Bruchstückes am peripheren zu ermöglichen.

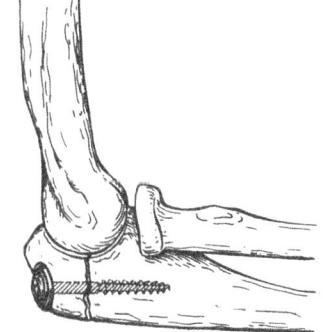

Abb. 415. Operation einer Olecranonpseudarthrose mit Drahtnaht. Um die Bruchstücke gut aneinanderzubringen, wird die Tricepssehne Z-förmig verlängert

Ruhigstellung. Armgipsverband in 150° Streckstellung.

Nachbehandlung. Gipsabnahme nach 4 Wochen, dann vorsichtiger Beginn mit Bewegungsübungen. *Verbot* von Ellenbogengelenkmassage! Einspielenlassen des Ellenbogens im Wasserbad. Wenn Schwierigkeiten bei der Nachbehandlung auftreten, passive Gewichtsübungen mit dem Dauerzug, aber nicht durch ruckartige, manuelle Bewegungen!

Die Ergebnisse der Behandlung der Olecranonpseudarthrose sind nicht immer so gut, wie man sich es wünscht. Da es manchmal recht lange dauert, bis eine feste Verknöcherung an der Pseudarthrosenstelle eintritt, ist eine lange Gipsfixierung erforderlich. Da hierdurch die Gefahr der Gelenkversteifung gegeben ist, gestaltet sich die Nachbehandlung mühevoll. Wenn man umgekehrt die Bewegungsübungen für das Ellenbogengelenk zu früh aufnimmt, bevor die Pseudarthrose verknöchert ist, bleibt die knöcherne Vereinigung der Bruchstücke überhaupt aus, der Draht reißt, und das funktionelle Ergebnis wird schlecht. Das bedeutet, daß die Pseudarthrosenoperation umsonst war.

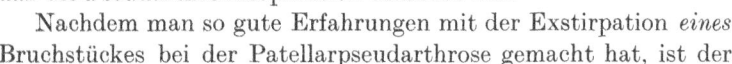

Abb. 416. Operation der Ellenbogenpseudarthrose mit Maatzscher Federschraube

Nachdem man so gute Erfahrungen mit der Exstirpation *eines* Bruchstückes bei der Patellarpseudarthrose gemacht hat, ist der Gedanke naheliegend, bei der Olecranonpseudarthrose genauso vorzugehen. Das abgerissene *Olecranonstück* wird *entfernt*, die *Tricepssehne wird plastisch verlängert und dann unmittelbar an der Ulna vernäht.* Der große Vorteil dieses Verfahrens ist, daß man schon nach 3 Wochen mit vorsichtigen Bewegungsübungen beginnen kann und daß praktisch keine Gefahr der Gelenkversteifung besteht. Ein größerer Erfahrungsbericht über die Behandlung der veralteten Olecranonpseudarthrose mit der Entfernung des abgerissenen Bruchstückes liegt von MCKEEVER vor.

Es trat nach der einfachen Operation eine wesentliche Besserung der Bewegungsfähigkeit ein, die Kraftleistung nahm zu, und die Schmerzen schwanden.

Bei jugendlichen Patienten wird man an der Operation der Olecranonpseudarthrose mit Fixierung des zentralen Bruchstückes an die Ulna festhalten. Bei *älteren* Patienten wird man aber auf diese Operation verzichten und statt dessen die Entfernung des Olecranonbruchstückes mit unmittelbarer Anheftung der Tricepssehne an die Ulna vornehmen.

5. Ellenbogenschlottergelenk

Die Indikation zur operativen Behandlung eines Ellenbogenschlottergelenkes ist, außer wegen der Halt- und Kraftlosigkeit des Armes, in einem Teil der Fälle auch wegen neuritischer Reizzustände oder wegen Schmerzen, die in der Schlottergelenkverbindung auftreten, angezeigt.

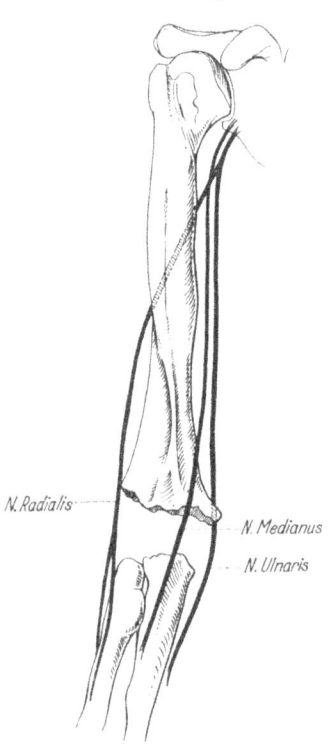

Diese können so hartnäckig sein, daß sie auch durch eine gut angepaßte orthopädische Armschiene nicht für dauernd zu beheben sind. Die schweren Ellenbogenschlottergelenke sind, sobald die Infektion lange genug zurückliegt — mindestens 1 Jahr, ein längerer Zwischenraum schadet nie —, operativ anzugehen. Die Beseitigung der Ellenbogenschlottergelenke ist bei den ungleichen „Gelenk"enden und bei den großen Zwischenräumen zwischen diesen nur ausnahmsweise durch Fascienbandplastiken möglich. Im allgemeinen ist die knöcherne Versteifung erforderlich.

A. Die Verriegelung des Ellenbogenschlottergelenkes

Die erfolgreiche Lösung der Aufgabe der Verriegelung eines Ellenbogenschlottergelenkes ist oft schwer. Die Knochenenden stehen weit voneinander ab, haben eine ungünstige Form und sind von schlechter Beschaffenheit. Der von uns verfolgte Weg zur Versteifung eines schweren Ellenbogenschlottergelenkes hat folgenden *Grundplan:* Die freien Enden der Ulna und des Humerus werden zapfenförmig in einem Winkel von etwa 110° miteinander verbolzt, und über die beiden Schenkel des Winkels wird ein Knochenspan zur Versperrung hinübergelegt. Es ist gleichgültig, ob die Ulna in den Humerus oder das Humerusende in das obere Ulnaende hineingestellt wird. Das hängt von den jeweiligen Operationsverhältnissen ab. Die Hauptsache ist, daß die Enden gut ineinanderstehen. Der Radius wird zur Verriegelung nicht mit herangezogen. Er wird freigelassen, um nach Möglichkeit eine gute Drehbeweglichkeit zu erhalten.

N.Radialis

N. Medianus

N. Ulnaris

Abb. 417. Zustand nach Ellenbogengelenkresektion: Lagebeziehungen der großen Armnerven zu den resezierten Gelenkenden. (Schematische Darstellung)

Technik (s. Abb. 418 und 419)

Unmittelbar vor der Operation Feststellung der Lage und des Verlaufes der drei Armnerven im Operationsgebiet durch percutane elektrische Reizung mit den Nadelelektroden.

Schnitt. Bogenförmiger Schnitt an der ulnaren Seite des Ellenbogengelenkes.

Freilegung der Knochenenden. Freilegung des N. ulnaris, Anschlingen des Nerven mit zwei Gazeschlingen. Schrittweise Freilegung zuerst des unteren Humerus- und dann des oberen Ulna- und Radiusendes. Man muß sich ängstlich am Knochen halten, um unliebsame Nebenverletzungen zu vermeiden (s. Abb. 417), und ausgesprochen präparatorisch arbeiten, wenn man die Narbenmassen in der Ellenbeuge zwischen den Knochenenden herausschneidet. Das untere Humerus- und obere Ulnaende werden so zugerichtet, daß sie zapfenförmig ineinandergestellt werden können. Es wird hierbei der schwächere, schmaler zulaufende Knochen in den breiteren eingestellt, das ist das eine Mal die Ulna, das andere Mal der Humerus. Nachdem diese Enden ineinandergepaßt, aber noch nicht endgültig eingestellt sind, wird der *Radius* zurecht gerichtet. Das freie Ende wird abgerundet, eventuell auch noch weiter verkürzt. Man überzeugt sich dann, daß ausreichende Drehbewegungen möglich sind.

Richten des Lagers für den Knochenriegel. Humerus und Ulna werden in einem Winkel von 110⁰ bei mäßiger Pronationsstellung so gehalten, wie sie endgültig ineinandergestellt werden sollen. Ein Metallmeßband wird in dieser Stellung quer vom Humerus zur Ulna über die Ellenbeuge gelegt, um die Größe des Spanes zu bestimmen. Hiernach wird das Spanlager im Humerus und in der Ulna gebildet.

Einpassen des Knochenspanes. Der Span muß an beiden Enden abgeschrägt sein, damit er die Kante von Humerus und Ulna nicht überschneidet. Er muß so genau in die Lager von Humerus und Ulna hineinpassen, daß er schon ohne Drahtnaht sich verklemmt und einen guten Halt hat. Zur Sicherung der Knochenenden in der richtigen Winkelstellung werden noch je zwei Drahtnähte an den Einbettungsstellen des Spanes um den Humerus und die Ulna angelegt. Es sind einfache Drahtumschlingungen, die, um ein Abrutschen zu verhüten, in kleine Knochenkerben eingefügt werden. Das überschüssige Spanperiost wird mantelförmig auf der Ulna und dem Humerus ausgebreitet und mit dem Periost dieser Knochen vernäht.

Zurückverlagerung des N. ulnaris, eventuell bei ungünstigen Narbenverhältnissen Verlagerung des Nerven in die Ellenbeuge.

Ruhigstellung. Arm-Rumpfgipsverband für 3 Monate unter Mitnahme der Hand für 6 Wochen.

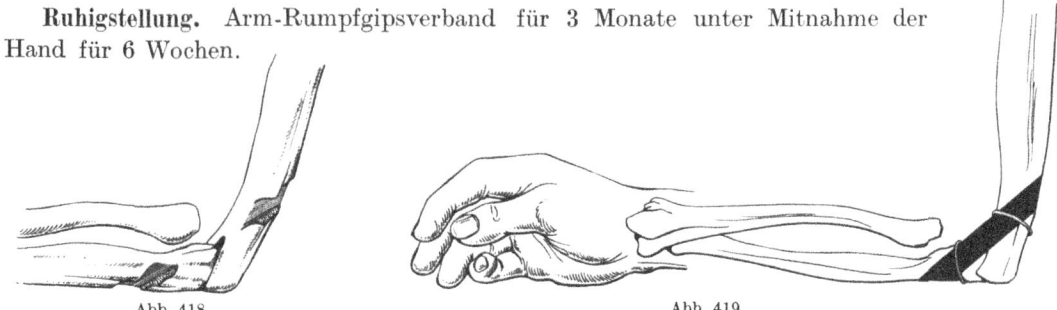

Abb. 418   Abb. 419

Abb. 418 u. 419. Verriegelung eines Ellenbogenschlottergelenkes. Abb. 418. Bildung der Lager im Humerus und in der Ulna, in die der Knochenspan eingefügt wird. Die Ulna ist in eine Nute des unteren Humerusendes eingehakt

Abb. 419. Eine Querverriegelung der Knochenenden ist erfolgt. Der Knochenspan ist mit zwei Drähten am Humerus und an der Ulna fixiert

Nachbehandlung. Ungepolsterter Armgipsverband für ein weiteres Vierteljahr, vorsichtige Bewegungsübungen in der Schulter. Die Dauer der Gipsverbandfixierung muß also in einem Teil der Fälle auf 6 Monate ausgedehnt werden. Sie ist auf jeden Fall fortzusetzen, bis die Verknöcherung des verriegelten Schlottergelenkes absolut einheitlich geworden ist.

Es gibt auch ganz ungünstig gelagerte Fälle, bei denen es infolge eines übergroßen Defektes des Humerus nicht möglich ist, mit der typischen Operation auszukommen. Der kurze Oberarmknochen verlangt, daß er selber erst noch verlängert werden muß, bevor die Verriegelung des Gelenkes ausgeführt wird. Würde man auf die vorhergehende Verlängerung des Oberarmes verzichten, so erhielte der Patient einen nur wenig benützungsfähigen Arm, da ein steifes Ellenbogengelenk bei einem zu kurzen Oberarm funktionell außerordentlich ungünstig ist.

Die funktionelle Leistungsfähigkeit des Armes mit dem quer verriegelten Ellenbogengelenk wird im Laufe der Zeit ausgezeichnet. Die Verrichtung schwerer handwerklicher wie auch landwirtschaftlicher Arbeiten ist ungehindert möglich.

B. Bandplastik zur Behandlung leichter bis mäßiger Ellenbogenschlottergelenke

Es gibt nach der Ellenbogenresektion günstig gelagerten Fälle, bei denen sich zwischen den dicht aneinandergelegenen Knochenenden eine Nearthrose entwickelt hat. Auch die Muskelfunktion des neuen Gelenkes ist gut. Es hat nur einen großen Nachteil: *Der seitliche Halt fehlt*. Sobald die Muskulatur entspannt ist, fällt der Unterarm nach unten. Man kann solchen Patienten entweder eine leichte Armschiene mit Gelenk geben, oder man festigt das Gelenk operativ. Das ist mit einer Fascienbandplastik durchaus möglich.

Technik (s. Abb. 420)

Schnittführung. Sie richtet sich nach den vorhandenen Narben- und Hautverhältnissen. Man wählt nach Möglichkeit zwei seitliche Längsschnitte.

Nach der Freilegung der Knochenenden werden tangentiale Bohrlöcher an der Innen- und Außenseite vom Humerus und von der Ulna angelegt. — Beide Fascienbänder, das laterale und das mediale, werden V-förmig gestaltet. Die Spitze des „V" liegt an der Ulna, die beiden Schenkel enden am Humerus. Die Befestigung der Fascienbänder geschieht in doppelter Weise:

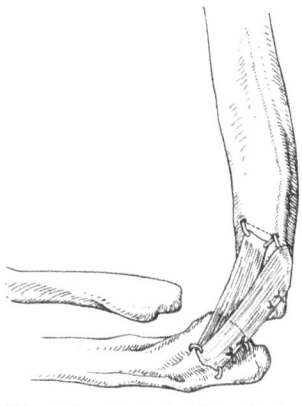

Abb. 420. Fascienbandplastik des Ellenbogengelenkes bei straffem Schlottergelenk

durch die Seidenfäden, die an die Enden der Fascienstreifen angehangen sind und die durch die Bohrlöcher in der Ulna und im Humerus hindurchgeführt werden, und durch Seidenknopfnähte, die die Fascie mit dem Periost und den Muskelansätzen verbinden. Die Vernähung geschieht in rechtwinkliger Beugestellung des Ellenbogens.

Ruhigstellung. Gepolsterter Armgipsverband unter Mitnahme der Hand für 4 Wochen.

Nachbehandlung. Ungepolsterter Hand-Armgips für 2 Monate, dann als Übergang für $^1/_2$ Jahr eine Armschiene mit aufeinandergelegtem Gelenk.

Die Fascienbandplastik ist bei richtiger Auswahl der Fälle, d. h. für solche, bei denen es sich nur um ein mäßiges Schlottergelenk handelt, und bei Patienten, die keine schwere Berufsarbeit leisten müssen, ein empfehlenswertes Behandlungsverfahren.

6. Cubitus valgus und Cubitus varus

Die beiden typischen Deformitäten am Ellenbogen sind der Cubitus valgus und varus. Man darf jedoch nicht vergessen, daß ein mäßiger Cubitus valgus bei jungen Mädchen sich nicht selten findet. Er ist als „physiologisch" bezeichnet worden und bildet sich meist bis zum Abschluß des Wachstums wieder zurück.

Die pathologischen Deformitäten des Ellenbogens sind meist *posttraumatisch* bedingt oder die Folge von Ellenbogengelenkeiterungen, die auf die Epiphyse übergegriffen haben.

Die posttraumatischen Formen des Cubitus valgus und varus sind die Folge von schlecht verheilten Frakturen, die mit einer Verletzung der Epiphysenlinie verbunden waren. Es sind die Frakturen im Bereich des medialen und lateralen Epicondylus humeri sowie auch die suprakondylären Frakturen, wenn diese bis in die Epiphysenlinie hineingegangen waren. Der Cubitus valgus entwickelt sich bei einer Wachstumsstörung im lateralen, der Cubitus varus bei einer im medialen Teil der Epiphyse.

Die Häufigkeit der schlechten Verheilung der Frakturen im Bereiche des Ellenbogengelenkes im Kindesalter ist, wie u. a. die Zusammenstellung von McDonnall und Wilson gezeigt hat, recht beträchtlich.

So waren die Behandlungsergebnisse bei Frakturen im Bereich des lateralen Epicondylus humeri in 50% und die bei den suprakondylären Frakturen in 25% schlecht. Die Gefahr der aseptischen Epiphysennekrose ist bei den Frakturen im Kindesalter wesentlich größer als meist angenommen wird (Watson-Jones).

Wenn sich der Cubitus valgus und varus auch hauptsächlich nach Ellenbogengelenkfrakturen bei Jugendlichen entwickelt, so kann er auch bei Erwachsenen als Folge eines in schlechter Stellung verheilten Ellenbogenbruches entstehen.

Die *Indikation* zu einer operativen Beseitigung eines Cubitus valgus und varus ist nur gegeben, wenn die Formabweichungen wesentliche Grade erreicht haben. Die Funktionsstörung ist für die Indikationsstellung bei den Knaben ausschlaggebend, das kosmetische Moment verdient bei jungen Mädchen zusätzlich Beachtung.

Wenn auch die Beugung und Streckung meist frei sind, so kann doch durch die seitliche Abweichung, die eine Führung des Unterarmes in einer starken Winkelstellung zur Oberarmachse bedingt, die Gebrauchsfähigkeit des Armes wesentlich beeinträchtigt werden. Bei dem Cubitus valgus ist außerdem damit zu rechnen, daß sich im Laufe der Jahre noch eine *Spätschädigung des N. ulnaris* entwickelt, die die Vornahme einer rechtzeitigen operativen Korrektur um so dringender erscheinen läßt.

Die Behandlung des Cubitus valgus oder varus ist die korrigierende Osteotomie.

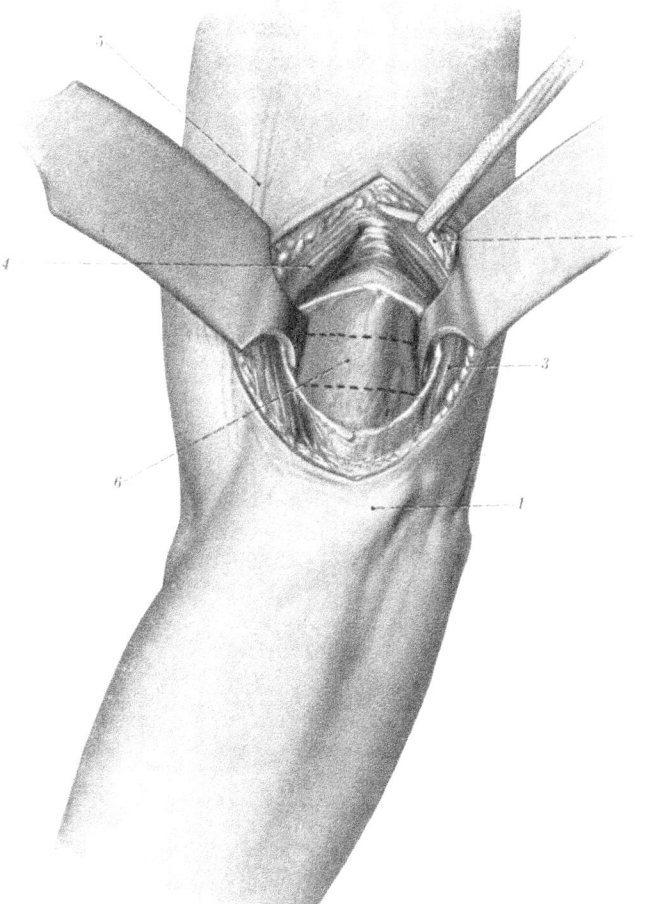

a) Technik der Osteotomie des Cubitus valgus (s. Abb. 421)

Schnitt. An der Innenseite des Oberarmes vom medialen Epicondylus humeri aufwärts. Nach Durchtrennung der Fascia brachii wird zunächst der N. ulnaris vor seinem Eintritt in den Sulcus nervi ulnaris freigelegt und mit einem Gazezügel beseitegehalten. Man geht anschließend am

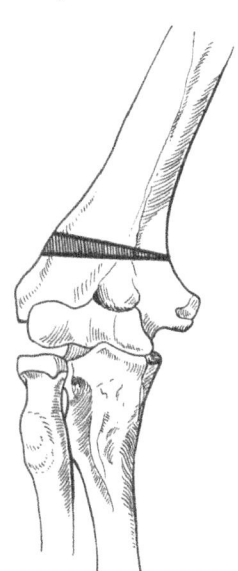

Abb. 421. Technik der Osteotomie beim Cubitus valgus. *1* Medialer Humerusepicondylus; *2* N. ulnaris; *3* M. triceps; *4* M. brachialis; *5* A. brachialis; *6* herauszunehmender Knochenkeil bei der suprakondylären Osteotomie

Abb. 422.   Suprakondyläre Osteotomie bei Cubitus varus

medialen Rand des Triceps, während der Muskelbauch nach hinten gehalten wird, auf den Knochen ein. Das Periost wird längsgespalten und ringsherum am Humerus vorsichtig mit einer gebogenen Kocher-Sonde bzw. mit einem Raspatorium abgelöst. Die *Durchmeißelung des Humerus* erfolgt dicht oberhalb der Epiphysenlinie unter dem Schutz der Knochenhebel unter Herausnahme eines Keiles mit medialer Basis. Der Knochen wird nicht ganz durchmeißelt, die laterale Corticaliswand bleibt stehen und wird bei der Korrektur des Cubitus valgus eingebrochen. Wenn ein gutes Periost vorhanden ist, reicht zur Fixierung der Bruchstücke das Anlegen von sorgfältigen Periostnähten. In anderen Fällen fixiert man die Bruchstücke durch eine percutane Drahtspickung. Die beiden Drähte werden „überkreuz" eingeführt. Entfernung der Drähte nach 2 Wochen.

Der Wundverschluß erfolgt nach der Zurückverlagerung des N. ulnaris.

b) Technik der Osteotomie des Cubitus varus (s. Abb. 422)

Schnitt. Vom lateralen Epicondylus humeri aufwärts am äußeren Rand des Muskelbauches des Triceps.

Die Operation vollzieht sich dann in der gleichen Weise wie beim Cubitus valgus, nur mit dem Unterschied, daß ein Knochenkeil mit lateraler Basis herausgenommen wird.

Ruhigstellung. Hand-Armgipsverband in Ellenbogenstreckstellung unter vollem Ausgleich der Fehlstellung. Bei Erwachsenen reicht nach einer schwierigen Stellungskorrektur der Armgipsverband nicht aus, er muß noch mit einem Thoraxgips verbunden werden.

Nachbehandlung. Dauer der Ruhigstellung im Gips 6 Wochen. Nach etwa 3 Wochen wird der Operationsgips durch einen zweiten Verband unter entsprechender Röntgenkontrolle ersetzt.

Nach Abschluß der Gipsverbandbehandlung Aufnahme von *selbsttätigen Bewegungsübungen*. *Massage* des Ellenbogengelenkes ist *verboten!*

Bei Jugendlichen mit noch nicht abgeschlossenem Knochenwachstum ist zur Verhütung eines Rezidives wegen der bestehenden Epiphysenstörung eine Nachtschiene erforderlich, die $^1/_2$ Jahr getragen wird.

7. Ellenbogenstreckkontrakturen

Die Ellenbogenstreckkontrakturen sind die Folge von intraartikulären Ellenbogengelenkverletzungen sowie von Entzündungen, die zu einer Versteifung des Gelenkes in einer ungünstigen Stellung geführt haben. Die typische Behandlung der Ellenbogenstreckkontraktur ist, sofern nicht eine Arthroplastik angezeigt ist, die *suprakondyläre Osteotomie*.

Für *Sonderfälle*, bei denen das Röntgenbild ein im ganzen gut erhaltenes Gelenk zeigt, ist die *Arthrolyse* mit Z-förmiger Verlängerung der Tricepssehne vorzuziehen. Die Verhältnisse liegen bei der Ellenbogenstreckkontraktur ähnlich wie bei der Kniestrecksteife. Der obere Gelenkkapselabschnitt im Bereiche der Fovea olecrani ist verwachsen und verödet und die Tricepssehne stark verkürzt. Auch bindegewebige Verwachsungen im Inneren des Gelenkes, vor allem an der Olecranongelenkfläche, haben sich gebildet.

a) Technik der suprakondylären Osteotomie

Schnitt. An der Außenseite des Oberarmes vom lateralen Epicondylus humeri aufwärts. Der Knochen wird nach Spaltung der Fascia brachii, während man sich am äußeren Rand des Tricepsmuskelbauches hält, freigelegt. Die *Durchmeißelung* erfolgt dicht oberhalb der Epicondylen V-förmig unter dem Schutz der subperiostal eingeführten Knochenhebel.

Der Arm wird im allgemeinen aus der starken Streckstellung, sofern nicht besondere Berufsbedürfnisse eine andere Stellung verlangen, in eine Beugestellung von etwa 100° übergeführt. Die Sicherung der Stellung der Bruchstücke erfolgt durch sorgfältige Periostnähte.

Ruhigstellung. Thorax-Armgipsverband unter Mitnahme der Hand.

Nachbehandlung. Gipsverbandwechsel nach etwa 3 Wochen.

Dauer der Ruhigstellung 6 Wochen. Eine weitere Nachbehandlung erübrigt sich.

b) Technik der Arthrolyse der Ellenbogenstreckkontraktur (s. Abb. 423—426)

Schnitt. Bogenförmig vom lateralen zum medialen Epicondylus humeri, dicht unterhalb von der Olecranonspitze vorbeigehend. Nach Durchtrennung der Fascia brachii Freilegung des N. ulnaris und ausgiebiges Freipräparieren und Nachobenschlagen des Hautfascienlappens. Es ist erforderlich, daß die Tricepssehne in einer Länge von etwa 6 cm freiliegt, damit sie gut Z-förmig verlängert werden kann. Die Durchtrennung erfolgt in der Frontalebene. Sie läßt sich aber auch V-förmig durchführen, wodurch sich eine gute Wiedervereinigungsmöglichkeit ergibt (Abb. 425 und 426). Hiernach wird das periphere Ende der Tricepssehne nach unten geschlagen, und die Verwachsungen, die sich im oberen Teil der Gelenkkapsel sowie im Bereich der Fovea olecrani gebildet haben, werden scharf durchtrennt. Der Ellenbogen wird langsam gebeugt, während noch seitlich neben dem Olecranon die Gelenkkapsel beiderseits schräg eingekerbt wird. — Es ist in einem Teil der Fälle notwendig, das Ellenbogengelenk ganz aufzuklappen, um auch die pannösen Verwachsungen im Inneren des Gelenkes zu durchtrennen.

Nur für die Fälle, bei denen schwere Arrosionen des Gelenkknorpels an der Humerusgelenkrolle und an der Gelenkfläche des Olecranon angetroffen werden, ist die *Interposition von Fascie* erforderlich.

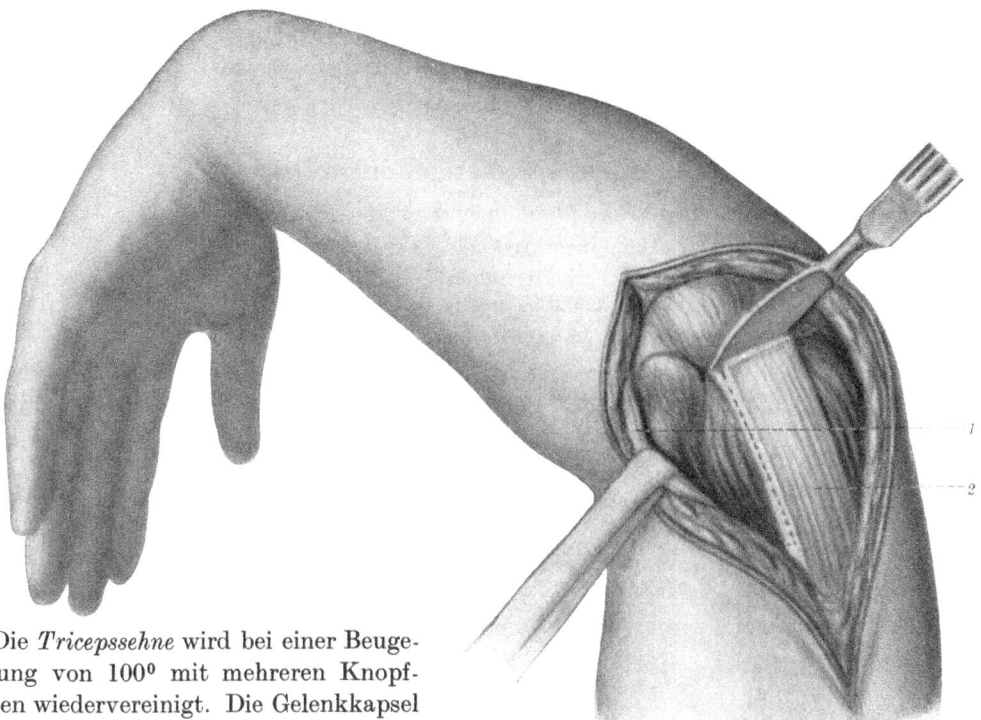

Die *Tricepssehne* wird bei einer Beugestellung von 100⁰ mit mehreren Knopfnähten wiedervereinigt. Die Gelenkkapsel
wird nur so weit vernäht, wie dies ohne
Spannung möglich ist. Es bleibt die Gelenkkapsel seitlich der Tricepssehne teilweise offen.

Ruhigstellung. Hand-Armgips in einer
Beugestellung von etwa 100⁰ bei leichter
Pronation.

Nachbehandlung. Nach 14 Tagen Gipsverbandabnahme und vorsichtiger Beginn
von Bewegungsübungen. Der Arm wird zu
diesem Zweck auf eine Abduktionsschiene,
an die ein Übungsbrett angebracht ist, aufgelegt. Die weitere Übungsbehandlung erfolgt unter Hinzunahme von Übungen im
Wasserbad und bei manuellem Widerstand
durch die Krankengymnastin.

Die *operative Lösung* einer fibrösen
Ellenbogenstrecksteife ist noch zu wenig
bekannt. Es sind im Grunde die gleichen
Verhältnisse wie bei der fibrösen Kniestrecksteife. Die Erfolgsaussichten sind
am Ellenbogen noch günstiger als am Knie,
weil das Belastungsmoment fortfällt.

Man kann die Freilegung des Ellenbogengelenkes auch anstatt mit dem bogenförmigen Schnitt mit einem *leicht geschwungenen Längsschnitt* vornehmen, der
medial liegt. Der Schnitt hat den Vorteil,
daß man besonders gut an die Tricepssehne, die zu verlängern ist, herankommt.

Abb. 423 u. 424. Arthrolyse des Ellenbogengelenkes
Abb. 423. Z-förmige Verlängerung der Tricepssehne

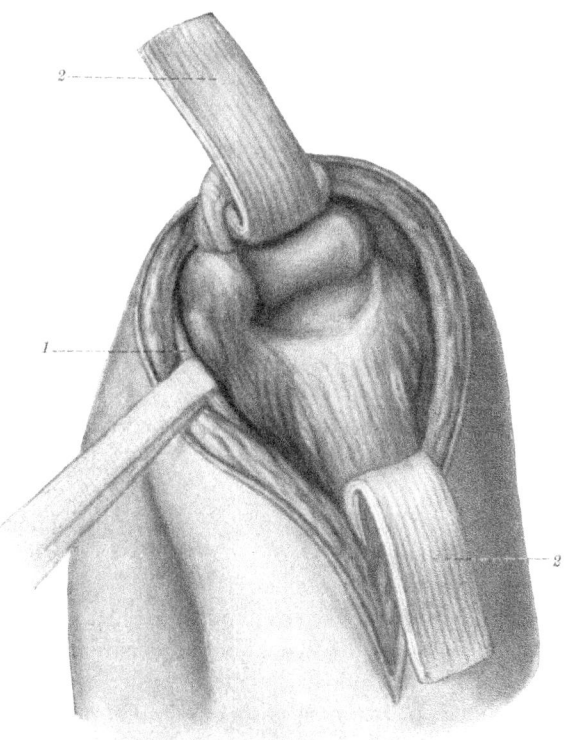

Abb. 424. Die Z-förmig gespaltene Tricepssehne ist nach oben und
unten zurückgeschlagen. Das Ellenbogengelenk wird von oben hinten
eröffnet. Die Fovea olecrani, in der so häufig die Verwachsungen sitzen,
liegt frei. *1* Triceps-Sehne; *2* N. ulnaris

Das Gelenk wird bei dieser Schnittführung von oben her aufgeklappt. Wir sind mit dieser Schnittführung, die einen guten Überblick über das Gelenkinnere und namentlich über das Verwachsungsgebiet in der Fovea olecrani gibt, recht zufrieden gewesen.

8. Ellenbogenbeugekontraktur

Für die Art der operativen Behandlung einer schweren Ellenbogenbeugekontraktur ist entscheidend, ob sie durch extra- oder intraartikuläre Veränderungen bedingt ist. Auch wenn es sich zunächst um extraartikuläre Veränderungen gehandelt hat, so sind diese bei veralteten Kontrakturen doch stets mit Veränderungen im Inneren des Gelenkes verbunden. Die Gelenkkapsel ist geschrumpft, und bindegewebige Verwachsungen haben sich im Gelenkinneren entwickelt. Man hat deshalb bei jedem operativen Eingriff zur Beseitigung einer Ellenbogenbeugekontraktur damit zu rechnen, daß das Gelenk eröffnet wird und daß man nicht mit einer Sehnenverlängerung allein auskommt. — Wenn die Veränderungen im Bereich des Gelenkes so schwer sind, daß es aussichtslos erscheint, durch eine Weichteiloperation einen ausreichenden Erfolg zu erzielen, so ist in *geeigneten* Fällen die *Arthroplastik* angezeigt, in den anderen beschränkt man sich lediglich auf eine *suprakondyläre Osteotomie*, um den Arm in eine bessere Gebrauchsstellung überzuführen.

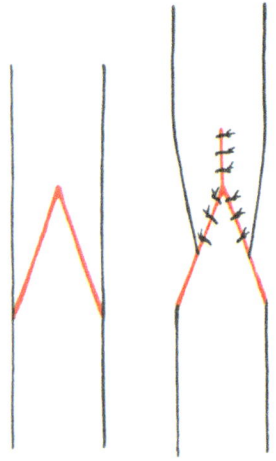

Abb. 425 u. 426. V-förmige Verlängerung der Triceps-Sehne (schematisch)

Abb. 425. Schnittführung

Abb. 426. Naht nach Verlängerung

Technik der Operation einer durch Weichteilveränderungen bedingten Ellenbogenbeugekontraktur

Schnitt. In der Ellenbeuge entlang dem medialen Rand des Biceps und Verlängerung hiervon über den Lacertus fibrosus. Nach Spaltung der Fascia brachii werden zuerst der *N. medianus* und die *A. brachialis* dicht oberhalb des Ellenbogens freigelegt und nach medial seitlich gehalten. Die oberflächlichen *Ellenbogenvenen* werden unterbunden. Der *Lacertus fibrosus* und die davon etwas lateral liegende und in die Tiefe ziehende *Bicepssehne* werden mit zwei kleinen gebogenen Kocher-Sonden unterfahren und Z-förmig durchtrennt. Der N. cutaneus antebrachii, der am lateralen Rand der Bicepssehne verläuft, ist zu schonen. Der M. brachialis internus wird einfach schräg durchschnitten.

Wenn es sich zeigt, daß die Kontraktur nach der Verlängerung der Sehnen noch nicht ausgleichbar ist, so liegt das weitere Hindernis im Gelenk, und es muß die geschrumpfte Gelenkkapsel aufgesucht und ausgiebig quergespalten werden. Auch das genügt in einem Teil der Fälle noch nicht, und die bindegewebigen Verwachsungen zwischen den Gelenkflächen sind zusätzlich zu durchtrennen.

Am Schluß der Operation Wiedervernähung der Z-förmig verlängerten Bicepssehne.

Ruhigstellung. Arm-Handgipsverband in einer mäßigen Ellenbogenstreckstellung (von etwa 150º).

Nachbehandlung. Nach 2 Wochen Gipsabnahme und Aufnahme von Bewegungsübungen in typischer Weise.

Alle passiven manuellen Bewegungen sowie *Massage* am Ellenbogengelenk sind *verboten!*

Die Bewegungseinschränkungen, die nach einer alten *intraartikulären Fraktur* entstanden sind, gehen nicht auf Weichteilhindernisse zurück, sie sind *stets* knöchern bedingt. — Wenn eine solche Beugekontraktur beseitigt werden soll, so kann die Stellungsänderung des Armes allein durch eine *V-förmige suprakondyläre Osteotomie* vorgenommen werden. Das Ausmaß der Bewegung wird nach einem solchen Eingriff nicht groß. Es findet nur eine Verschiebung der Bewegung in eine andere Richtung statt.

Wenn man nicht nur die Kontraktur ausgleichen, sondern auch gleichzeitig das Gesamtbewegungsausmaß im Ellenbogengelenk vermehren will, so reicht der einfache Eingriff der Osteotomie nicht aus; eine modellierende Operation zur Beseitigung der knöchernen Hindernisse im

Inneren des Gelenkes ist nötig. Diese Operationen werden meist größer, als man dem Röntgenbefund nach annehmen möchte. Es ist deshalb wichtig, das Ellenbogengelenk in solchen Fällen von vornherein mit einem genügend großen Schnitt übersichtlich freizulegen. Die Operation zur Beseitigung von knöchernen Hindernissen nach einer Ellenbogengelenkfraktur wird in so manchem Fall eine halbe oder selbst eine ganze *Arthroplastik!*

9. Die Verlagerung des N. ulnaris von der Streck- auf die Beugeseite des Ellenbogens

Die Verlagerung des N. ulnaris aus dem Sulcus N. ulnaris in die Ellenbeuge ist aus verschiedenen Gründen angezeigt. An erster Stelle steht die Überbrückung einer Dehiszenz bei einer Nervennaht nach einer Verletzung, dann die Beseitigung von Druckstörungen oder Einengungen des Nerven im Knochenkanal, die als sekundäre Folgen von Verletzungen entstanden sind. Besonders hervorzuheben ist die Operation wegen einer Spätschädigung des Nerven, die sich viele Jahren nach einer suprakondylären Fraktur, vor allem wenn sich diese im Kindesalter ereignet, entwickeln kann. Schließlich ist der Nerv bei verschiedenen operativen Eingriffen im Bereich des Ellenbogens, wie z. B. wegen narbiger Veränderungen, in die Ellenbeuge zu verlagern.

Technik (s. Abb. 427 und 428)

Lagerung. Leichte Beugung im Ellenbogen bei starker Einwärtsrotation des Armes in der Schulter.

Schnitt. Bogenförmig über dem Ellenbogen, entsprechend dem Verlauf des Sulcus N. ulnaris.

Der Schnitt geht zunächst bis zur Fascie, die vom Septum intermusculare mediale gebildet wird. Der Nerv wird zuerst oberhalb des medialen Epicondylus humeri, wo er am medialen Tricepsrand verläuft, aufgesucht. Nachdem man ihn mit einem Finger palpiert hat, wird eine Rinnensonde eingesetzt, und die bedeckende Fascie und die einstrahlenden Muskelfasern werden vorsichtig gespalten. Nachdem noch das dünne, den Nerven umhüllende Bindegewebe durchtrennt ist, liegt der Nerv frei an seinem oberen Eintritt in den Sulcus N. ulnaris. Er ist begleitet von der A. collateralis, die zum Ellenbogengelenk führt. Dann wird die Rinnensonde weiter peripherwärts vorgeschoben, und der Sehnenbogen, den der obere Rand des M. flexor carpi ulnaris am medialen Epicondylus bildet, wird durchtrennt. Der Muskelbauch des M. flexor carpi ulnaris wird noch leicht eingeschnitten. Hierbei ist ängstlich auf den Abgang des Nervenastes für diesen Muskel zu achten. Nachdem der Nerv im ganzen Bereich des Sulcus N. ulnaris freigelegt ist, wird er mit einer Hakenpinzette umfaßt, mit einer kleinen gebogenen Kornzange unterfahren, und ein oder zwei Gazeschlingen werden mit ihrer Hilfe um den Nerven herumgeführt.

Wenn keine entzündlichen Veränderungen oder Folgen von irgendwelchen traumatischen Einflüssen vorhanden sind, verläuft der Nerv leicht verschieblich in seiner spiegelglatten Knochenrinne und läßt sich leicht im ganzen auf die Ellenbogenbeugeseite verlagern. Anders wird dies, wenn Verwachsungen bestehen. Dann müssen diese erst vorsichtig stumpf mit dem Präpariertupfer oder zum Teil auch scharf mit einem feinen Messer gelöst werden, um eine ausreichende Beweglichkeit des Nerven für die Verlagerung in die Ellenbeuge zu erreichen.

Nach der Verlagerung in die Ellenbeuge ist nachzuprüfen, daß keine Zerrung der abgehenden Äste für den M. flexor carpi ulnaris oder gar für den M. flexor digitorum ausgeübt wird. Es besteht sonst die Gefahr der Entwicklung einer Reflexkontraktur (KLAR). Ferner hat man sich davon zu überzeugen, daß der Nerv nicht vom sehnigen Rand des M. flexor carpi ulnaris eingeschnürt wird.

Die *Befestigung des Nerven in der Ellenbeuge* geschieht durch mehrere Nähte zwischen dem subcutanen Fettgewebe und der Fascie. Diese Nähte sollen verhüten, daß der Nerv wieder in sein altes Bett zurückrutschen kann. Bei dem Anlegen der Nähte ist ein entsprechend großer Spielraum für den Nerven zu belassen, um jede Einengung zu verhüten.

Ruhigstellung. Armgipsverband in rechtwinkliger Beugestellung für 3 Wochen.

Nachbehandlung. Nach der Gipsverbandabnahme selbsttätige Übungen *ohne* besondere krankengymnastische Nachbehandlung.

Wenn vor der Operation Paraesthesien oder Paresen im N. ulnaris-Gebiet bestanden haben, nimmt man nach Abschluß der Wundheilung bereits durch ein großes Gipsfenster eine elektrisch-galvanische Behandlung auf. Sie wird nach der Gipsabnahme noch für eine Reihe von Wochen fortgesetzt.

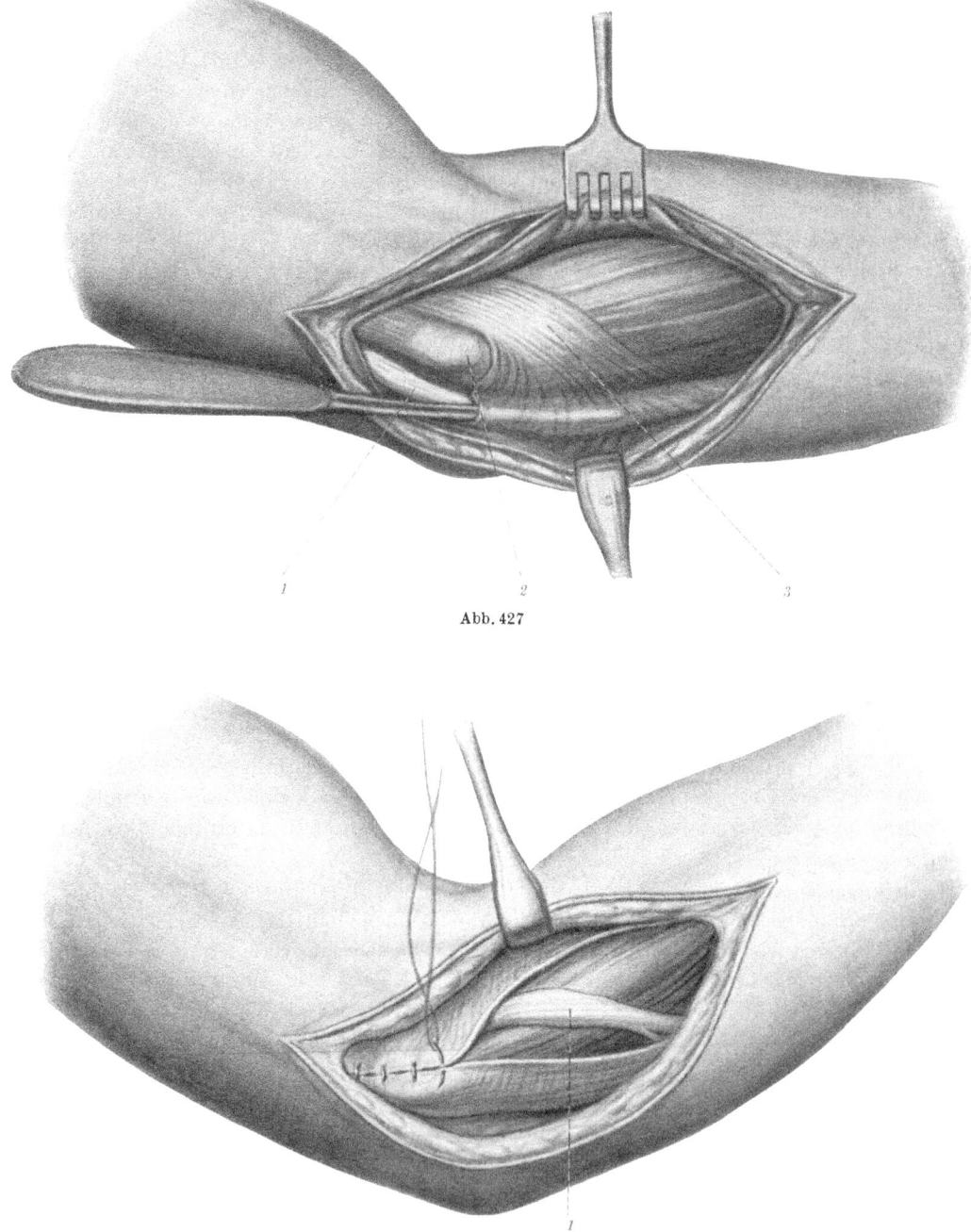

Abb. 427

Abb. 428

Abb. 427 u. 428. Verlagerung des N. ulnaris in die Ellenbeuge. Abb. 427. Die Rinnensonde ist unter das Septum intermusculare mediale eingeschoben. Unter ihrem Schutz wird der Nerv im Sulcus N. ulnaris freigelegt. *1* N. ulnaris; *2* medialer Humerusepicondylus; *3* ausstrahlende Fasern des Lacertus fibrosus. Abb. 428. Der Nerv ist in die Ellenbeuge verlagert. Seine Lage wird durch eine lose Fascien- und Subcutannaht gesichert

IV. Unterarm

1. Angeborene Mißbildungen am Unterarm

A. Die radio-ulnare Synostose

Der Sitz der Verknöcherung der beiden Unterarmknochen ist bei der radio-ulnaren Synostose häufiger am oberen als am unteren Ende. Die radio-ulnare Synostose ist nicht selten doppelseitig.

Die *Behandlung* erscheint verlockend und leicht zu sein. Es ist aber gerade das Gegenteil der Fall. Die Behandlung ist schwierig und oft enttäuschend. Auch wenn man sorgfältig die Knochen durchtrennt und bei der Operation einen guten Zwischenraum schafft, ist die Gefahr der Wiederverwachsung groß. Selbst das Erreichen einer vollen Beseitigung der störenden Pronationsstellung ist nicht leicht, auch wenn man noch einen Teil der Membrana interossea spaltet. Auch das Einlegen eines Fettlappens zwischen den gekrümmten Radius und die Ulna verhindert nicht sicher die erneute Verwachsung.

Die *Gründe der Fehlschläge* der Operation sind in der angeborenen Tendenz zur Verwachsung der beiden Unterarmknochen und in dem meist gleichzeitig bestehenden Defekt der Supinationsmuskeln des Unterarmes zu suchen.

Man hat deshalb vorgeschlagen, auf die *operative Lösung der Synostose zu verzichten* und sich mit einer *Palliativoperation* zur Beseitigung der störenden übermäßigen Pronationsstellung des Unterarmes *zu begnügen*. Der Radius wird unterhalb der Synostose unter Herausnahme einer Scheibe osteotomiert, und der Unterarm wird in einer guten Gebrauchsstellung eingestellt.

Nach der Operation ist ein besonderes Augenmerk auf die gute Durchblutung der Finger und auf die Erhaltung der Beweglichkeit insbesondere der Dorsalflexion zu richten. Allzu leicht entstehen durch die Drehung des Unterarmes *Zirkulationsstörungen*, die zu einer beträchtlichen Schwellung führen, oder auch *Nervenstörungen, vor allem im N. radialis-Gebiet*. Sind diese festgestellt, so ist sofort der *ganze Gips zu schalen*. Gehen die Schwellungen oder Nervenstörungen nicht in wenigen Stunden zurück, so ist die *Korrektur der Armstellung zu verringern*, und man gibt erst wieder nach 2 Wochen die volle Korrekturstellung.

Die *Prognose* der Nervenstörungen ist gut, wenn sie nur durch eine Zerrung der Nervenäste bei der Drehung des Unterarmes und nicht etwa durch eine direkte Verletzung bei der Operation entstanden waren und wenn sofort nach ihrer Feststellung die entsprechenden Maßnahmen ergriffen wurden (s. o.!). Außerdem wird an den Gips ein kleines Handbrettchen angewickelt, auf dem die Finger in Streckstellung ruhen. Es wird nur stundenweise zum Übenlassen der Finger abgenommen. Bei kleinen Kindern kann man es dauernd liegenlassen, weil bei ihnen keine Versteifung der Finger droht. Nach Abschluß der Wundheilung kommt noch eine elektrische Behandlung hinzu.

B. Angeborener Radiusdefekt

Die Behandlung des angeborenen Radiusdefektes ist außerordentlich langwierig. Sie soll im 1. Lebensjahr beginnen und erstreckt sich bis zum Abschluß des Wachstums. Erst dann ist die endgültige Stellung gesichert.

Mit dem Radiusdefekt ist immer eine Klumphandstellung verbunden, und die erste Aufgabe der Behandlung ist ihre Beseitigung.

Die *Behandlung* ist am Anfang eine konservative und erst später operativ. Das Behandlungsergebnis der einzelnen Etappen ist in der Zwischenzeit durch Tag- und Nachtschienen zu sichern.

Die *konservative* Behandlung dauert etwa 2—3 Jahre. Während dieser Zeit wird versucht, durch redressierende Übungen und Schienen die Klumphandstellung teilweise auszugleichen oder mindestens zu verhüten, daß sie stärker wird.

Die *1. Operation*, die etwa im 3. Jahr gemacht wird, ist eine *Weichteiloperation* und dient dazu, die Klumphandstellung durch Verlängerung der Sehnen und Einschneidung der Fascie an der Armaußenseite möglichst auszugleichen.

Bei der *Tenotomie* der Sehnen ist besonders wichtig die des Mm. flexor und extensor carpi radialis. Sie sind Z-förmig zu verlängern (s. Abb. 429). Die Hand wird in der erreichten Korrekturstellung in einem *gutgepolsterten* Gips für 4 Wochen ruhiggestellt, dann wird zur Schienen- und Übungsbehandlung übergegangen.

Wenn es nicht möglich war, die Klumphandstellung durch die Weichteiloperation ganz auszugleichen, so liegt das an der Ulna, die in solchen Fällen zu lang ist und meist einen geschwungenen Verlauf hat. Es ist als *2.Operation eine Verkürzungsosteotomie der Ulna* erforderlich (s. Abb. 429). Sie wird erst etwa 1 Jahr nach der 1. Operation gemacht, damit die Gefäße und Sehnen sich gut an die veränderte Stellung anpassen können.

Eine *gerade Einstellung der Hand in Verlängerung der Ulnaachse* muß durch die Ulnaosteotomie erreicht werden. Ist dies gelungen, so hat man einige Jahre Zeit, bis eine Knochenspantransplantation vorgenommen wird.

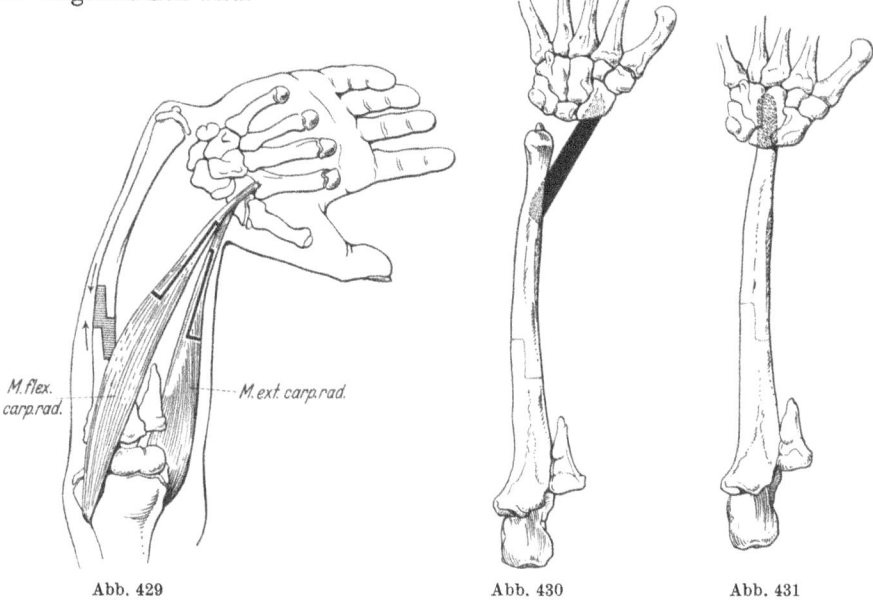

Abb. 429	Abb. 430	Abb. 431

Abb. 429—431. Behandlung des angeborenen Radiusdefektes. Abb. 429. Zur Beseitigung der Klumphandstellung wird eine Z-förmige Verlängerung der Sehnen, insbesondere der Mm. flexor und extensor carpi radialis, ausgeführt. Wenn die zu lange Ulna gleichzeitig stark verbogen ist, wird die Verkürzungsosteotomie der Ulna hinzugenommen. Abb. 430. Die geradegerichtete Ulna wird durch einen gabelförmig eingesetzten Knochenspan mit den Handwurzelknochen verbunden (Operation nach Albee). Abb. 431. Das untere resezierte Ulnaende wird in die Handwurzelknochen eingestellt (Operation nach Gocht)

Die Hand und der Arm bleiben nach der Ulnaosteotomie mindestens 2 Monate in Gips, dann werden neue Schienen angepaßt.

Die *Endaufgabe* der Behandlung ist die *stabile Fixierung der Hand an den Unterarm*. Da nur die Ulna vorhanden ist, ist dies eine schwierige Aufgabe, vor allem deshalb, weil ja immer mit den Wachstumskräften und der Gefahr des Rezidives der Klumphandstellung zu rechnen ist.

Eine ganze Reihe von *operativen Vorschlägen* sind angegeben worden, fast jeder hat sein Für und sein Wider.

Der *älteste* geht schon auf Bardenheuer zurück, der empfiehlt, das untere Ende der Ulna gabelförmig zu spalten und die Hand in die Gabellücken der Ulna einzustellen.

Albee hat das gleiche Prinzip der Gabelbildung unter *Einpflanzung eines Tibiaspanes gewählt*.

Technik der Operation nach Albee (s. Abb. 430)

Ein periostbedeckter Tibiaspan wird an seinen beiden Enden zugespitzt und in je eine Nute an der radialen Seite der Ulna und des Naviculare der Hand eingestellt. Die Metacarpalknochen sind auf diese Weise zwischen dem unteren Ende der Ulna und dem eingesetzten Knochenspan gefaßt. Die Ulna erhält dadurch die Form eines Y.

Ruhigstellung. Hand-Armgips für 4—6 Monate.

Nachbehandlung. Tag- und Nachtschiene für Jahre.

Die anfängliche Wirkung dieser Operation ist gut, aber die Gefahr der Ausbildung einer sekundären, erneuten Deformität ist dadurch gegeben, daß die Ulna weiterwächst und der Tibiaspan nicht. Man hat deshalb auch empfohlen, die *untere Ulnaepiphyse zu resezieren* und das verkürzte Längenwachstum des Unterarms in Kauf zu nehmen. Auch GOCHT vertritt bei seinem Operationsvorschlag diesen Standpunkt, während ERLACHER hiergegen Bedenken hat. GOCHT ist so vorgegangen, daß er lediglich das *untere Ulnaende mit der Epiphyse reseziert* und die *Ulna* dann direkt *in die Handwurzelknochen eingebolzt* hat (s. Abb. 431).

ENTIN hat die Operation des Radiusdefektes in folgender Weise modifiziert:

Er setzt etwa $1/3$ der Fibula (autoplastisches Transplantat) mit dem Fibulaköpfchen, das die Epiphysenlinie hat, schräg seitlich in die Ulna ein. Das Fibulaköpfchen übernimmt den radialen Anteil des Handgelenkes.

Die mitgeteilten Ergebnisse sind schön. Das Verfahren hat zwei Vorteile: Erhaltung der Handgelenksbeweglichkeit und Verhütung eines Rezidivs, weil die Fibula durch die Mitverpflanzung der Epiphysenlinie im Fibulaköpfchen mitwächst.

Ein anderer Vorschlag für die Behandlung des Radiusdefektes stammt von STRACKER: die Fixierung der Ulna zur Hand mit einem Marknagel. Die Gefahr eines Rezidives ist gebannt, solange der Nagel liegt.

Wenn man die Literatur durchsieht, findet man, daß die endgültige Operation bei dem angeborenen Radiusdefekt meist auffallend früh gemacht ist. Wir empfehlen, mit der *abschließenden Operation etwa bis zum 14. Jahre* zu warten.

Wenn die Deformität der Klumphandstellung beseitigt und die gerade Handeinstellung durch eine gute Schienenbehandlung gesichert wird, wenn auch die Finger in der Zwischenzeit gut gebraucht werden, hat man mit der *entscheidenden letzten Operation Zeit*. Man kann durch das Zuwarten nur gewinnen und hoffen, daß man bei einem späteren Operieren auch wirklich etwas Endgültiges schafft.

C. Angeborener Ulnadefekt

Der angeborene Ulnadefekt ist viel seltener als der angeborene Radiusdefekt. Die Behandlungsrichtlinien des Radiusdefektes sind auf den des Ulnadefektes in analoger Weise zu übertragen.

2. Schlecht verheilte Unterarmbrüche

Die schlecht verheilten Unterarmbrüche haben, unabhängig von dem Sitz der Fraktur, fast regelmäßig zwei gemeinsame Merkmale: die *auffällige Deformität* und die *schwer gestörte Funktion*. Ihre Art und ihr Ausmaß hängen weitgehend von dem Sitz der Fraktur und ihrer Verheilung ab.

Die *typischen* posttraumatischen *Fehlformen*, die eine operative Behandlung erfordern, sind:

A. Am oberen Unterarmabschnitt. Die winklige Abknickung nach einer Ulnafraktur, die mit einer Radiusköpfchenluxation verbunden ist.

B. In der Unterarmmitte. Die winklige Abknickung einer Unterarmschaftfraktur ohne und mit Brückencallusbildung.

C. Am unteren Ende des Unterarmes. Die schlecht verheilte Radiusfraktur.

A. Die schlecht verheilte Ulnafraktur mit Radiusköpfchenluxation

Die im Vordergrund stehende Funktionsstörung ist die Behinderung der Ellenbogenbeugung durch die Radiusköpfchenluxation. Wenn die Verletzung bei Kindern und Jugendlichen schon Jahre zurückliegt, kann sich die winklige Abknickung der Ulna schon wieder fast ausgeglichen haben, und es ist nur die Verkürzung der Ulna mit der Radiusköpfchenluxation bestehengeblieben. Die Beugebehinderung ist im Ellenbogen durch das zunehmende Wachstum des Radius stetig schlechter geworden.

Die Behandlung richtet sich danach, wie lange die Verletzung zurückliegt und wie schwer die Deformität an der Ulna ist. Ist die Verletzung schon viele Jahre her, und ist die Abknickung der Ulna unwesentlich, so wird lediglich das luxierte Radiusköpfchen reseziert (s. d.). Eine erfolgreiche Reposition ist bei dem Längenunterschied zwischen der Ulna und dem frei weitergewachsenen Radius nicht mehr möglich. Ist die Deformität der Ulna auffällig und das Mißverhältnis zwischen der Ulna- und der Radiuslänge nicht zu groß, so wird die Ulna durch eine

Osteotomie geradegerichtet, das Radiusköpfchen nach Entfernung des Narbengewebes reponiert und durch eine Fascien- oder Sehnenschlinge, die dem Palmaris longus entnommen ist, an seine alte Stelle fixiert.

Technik (s. Abb. 432—434)

a) *Osteotomie der Ulna* an der Frakturstelle in typischer Weise unter Bildung von stufenförmigen Bruchenden zum Ausgleich der Deformität und Verkürzung. Die Stellung der Bruchstücke wird mit einer Drahtnaht oder auch mit einem dünnen Marknagel gesichert. Das geschieht nach der Reposition des Radiusköpfchens, aber vor dessen Fixierung mit der Fascien- oder Sehnenschlinge an der Ulna.

b) *Reposition des Radiusköpfchens* nach Entfernung des Narbengewebes und *Fixierung* durch eine *Fascien- oder Sehnenschlinge* (s. Abb. 433).

Die Fixierung des Radiusköpfchens erfolgt unter ängstlicher *Schonung des N. radialis.* Die Fascien- oder Sehnenschlinge, an deren beiden Enden Seidenfäden angehangen sind, wird zur Fixierung des reponierten Radiusköpfchens in folgender Weise geführt. Sie umschlingt den Hals des Radiusköpfchens und wird von hier zur unteren Kante der Ulna, die mit einem kleinen Schnitt freigelegt ist, mit einer Kornzange hindurchgezogen. Das eine Ende der Schlinge liegt vor und das andere Ende hinter der Ulna. Die beiden Enden der Fascien-

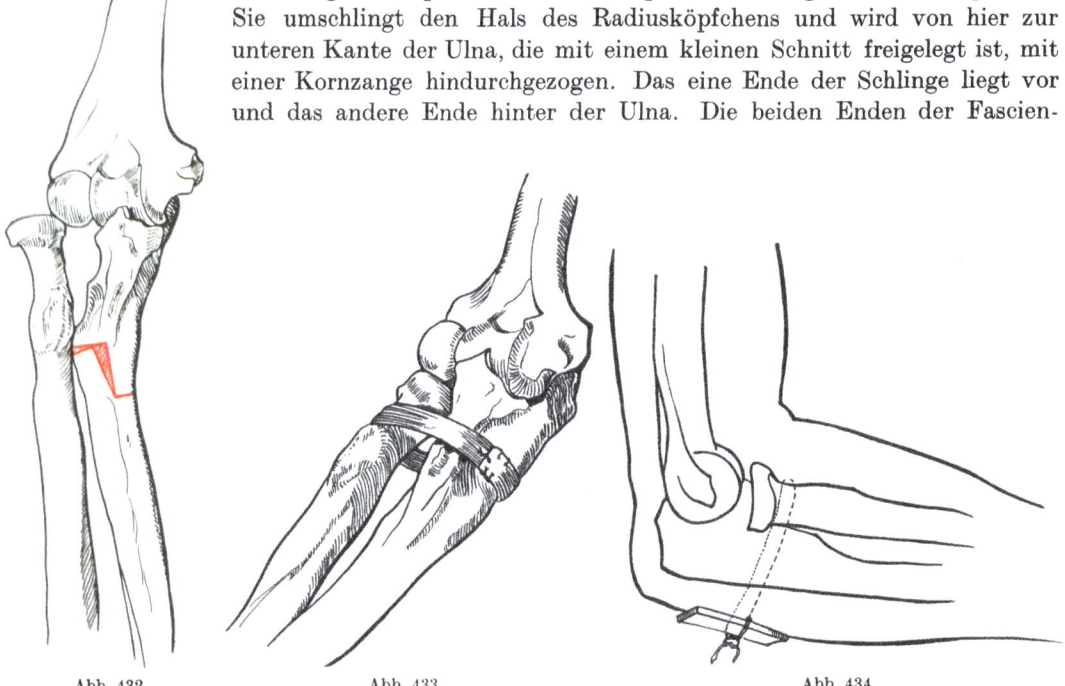

Abb. 432   Abb. 433   Abb. 434

Abb. 432—434. Behandlung einer schlecht verheilten Ulnafraktur mit gleichzeitiger Radiusköpfchenluxation. Abb. 432. Lage der stufenförmigen Osteotomie an der Ulna. Abb. 433. Nach der Osteotomie der Ulna wird das Radiusköpfchen durch eine Fascienschlinge in seinem Bett fixiert. Abb. 434. Die Fixierung des reponierten Radiusköpfchens erfolgt durch eine Seidenschlinge, die um die Ulna herum und dann durch die Haut nach außen geführt wird. (Operation nach W. MÜLLER)

oder Sehnenschlinge werden über der Ulna, während das Radiusköpfchen fest in sein Bett hineingedrückt wird, verknotet und miteinander durch Seidenknopfnähte vernäht.

Ruhigstellung. Hand-Armgips für 6 Wochen.

WALTHER MÜLLER hat für die Befestigung des wieder reponierten Radiusköpfchens die Fixierung mit einem kräftigen Seidenfaden gewählt. Die Fixierung der Seide ist folgende: Sie wird um den Hals des Radiusköpfchens herumgeschlungen und dann subcutan beidseits von der Ulna nach der Gegenseite geleitet, hier aus der Haut herausgeführt und über einem kleinen Brettchen verknotet (s. Abb. 424). *An Stelle der Seidenschlinge nimmt man heute besser einen Ausziehdraht ("Pull-out-wire" nach* BUNNELL). Der Halt ist besser, die Infektionsgefahr geringer.

HOHMANN empfiehlt statt der Seidenfixierung, die er als unzuverlässig gefunden habe, die Ringbandplastik aus dem unteren Ende der Tricepssehne, wie sie in seiner Klinik HOFFMANN-

KUHNT angegeben hat. Es wird hierbei das untere Ende der Tricepssehne abgespalten. Der gespaltene Tricepssehnenlappen wird durch den Muskelbauch des Extensor carpi radialis zum Hals des Radius geführt, um diesen herumgezogen, dann zunächst mit sich selber und schließlich noch mit der Ulna vernäht.

In den *veralteten Fällen* von Radiusköpfchenluxation läßt sich die Reposition des Radiusköpfchens nicht mehr erzwingen. Man begnügt sich in solchen Fällen entweder allein mit der Radiusköpfchenresektion, oder man verbindet die Osteotomie der Ulna mit der Resektion des Radiusköpfchens (s. Abb. 435).

B. Schlecht verheilter Unterarmschaftbruch ohne und mit Brückencallusbildung

Schwere Deformierungen finden sich hauptsächlich bei Brüchen beider Unterarmknochen. Die winklige Abknickung erreicht manchmal beachtliche Grade. Die Deformität wie die Behinderung der Drehbewegung verlangen einen operativen Eingriff. Die Drehbewegung ist in einem Teil der Fälle allein schon durch die Verschiebung und Abknickung der Bruchstücke aufgehoben, in anderen Fällen ist sie durch einen richtigen Brückencallus gesperrt. Die operative Korrektur eines schlecht verheilten Schaftbruches ist nicht ganz leicht, weil in der Regel *beide* Unterarmknochen osteotomiert werden müssen, um wirklich eine gute Unterarmform und eine einwandfreie Funktion zu erreichen. Außerdem besteht bei der Osteotomie von nur einem der beiden paarigen Knochen die Gefahr einer verzögerten Callusbildung bis zur Pseudarthrose, da der nichtkorrigierte andere Unterarmknochen als Sperrknochen eine ungünstige Wirkung auf die Knochenbruchheilung ausübt.

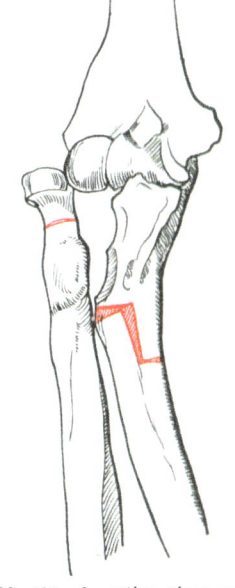

Die Osteotomie beider Unterarmknochen ist heute durch die *Marknagelung* leichter geworden. Hat man keinen entsprechenden Marknagel, so kann man sich auch so helfen, indem man zwei oder drei Kirschner-Drähte zur Fixierung der Ulna vom Olekranon in die Markhöhle einführt.

Abb. 435. Operation einer veralteten Ulnafraktur mit Radiusköpfchenluxation. Die Osteotomie der Ulna wird mit der Resektion des Radiusköpfchens verbunden

Technik

Freilegung der Frakturstelle der Ulna und des Radius.

Man hat sich vor dem Eintreiben des Marknagels, das in Ulna und Radius in typischer Weise geschieht (s. d.), davon zu überzeugen, daß nach der Geraderichtung beide Knochen gleich lang sind.

Da die Konsolidierung des Knochens nach der Marknagelung leicht verzögert ist, ist es ratsam, noch einen kleinen „Bauklötzchenspan", der gleich dem oberen Ende der Ulna entnommen wird, über den Bruchspalt anzulegen.

Ruhigstellung. Hand-Armgipsverband in Supinationsstellung.

Nachbehandlung. Die Dauer der Gipsverbandperiode wird nicht unterbrochen, bis beide Unterarmknochen einheitlich fest verknöchert sind, das dauert etwa 3—4 Monate.

Eine eigentliche Nachbehandlung erübrigt sich. Wenn eine solche durch eine Krankengymnastin vorgenommen wird, die unvernünftige Rotationsübungen macht, wird nur die Gefahr einer Refraktion heraufbeschworen. Der Arm soll sich durch den Gebrauch im täglichen Leben in Verbindung mit einer Bäderbehandlung *selber einspielen.*

C. Schlecht verheilte Radiusbrüche

Schlecht verheilte Radiusbrüche bilden die häufigste Indikation zu einer operativen Korrektur eines schlecht verheilten Unterarmbruches. Die Indikation ist, bei ausgeprägter „Bajonettstellung" und beträchtlicher seitlicher Deviation, dringend.

Eine chronische Handgelenkreizung entsteht infolge der falschen Stellung der Radius-
gelenkfläche, und die Ausbildung einer frühzeitigen Arthrosis deformans droht. Außerdem entwickelt sich an den Fingerbeugesehnen leicht eine chronische Sehnenscheidenentzündung, weil
die Sehnen über den Knochenrand des volarwärts vorstehenden Radiusbruchstückes hinweg-
laufen.

Die Operation besteht in einer bogenförmigen Osteotomie, durch die das distale Bruchstück
aus seiner falschen Stellung herausgebracht wird.

Diese Operation ist *altersmäßig* begrenzt, man soll nach dem 40. Jahre nur in Ausnahmefällen noch die operative Korrektur vornehmen.

In anderen Fällen kommt man damit aus, lediglich das volarwärts *vorstehende Knochenstück
vom Radius abzutragen.* Dieser kleine Eingriff kann in jedem Alter gemacht werden.

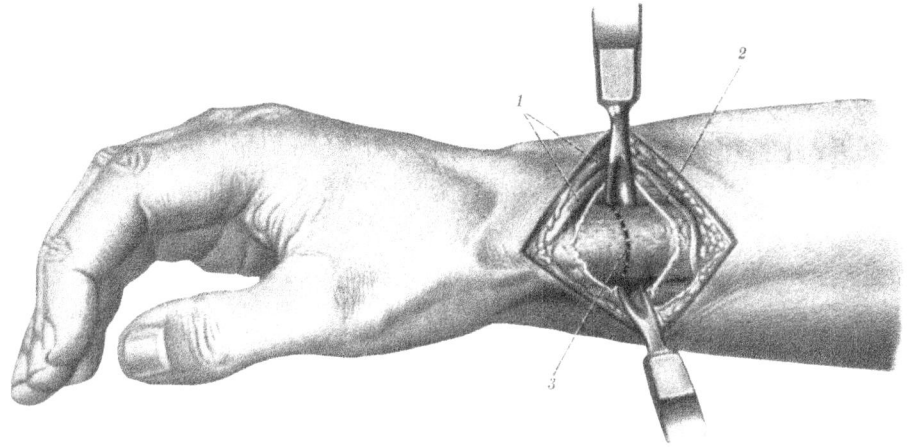

Abb. 436. Bogenförmige Osteotomie wegen eines schlecht verheilten Radiusbruches. *1* Sehne des M. extensor carpi radialis;
2 Ramus superficialis N. radialis; *3* Stelle der Osteotomie

a) Technik der Abtragung des volarwärts vorstehenden Bruchstückes vom Radius

Schnitt. Er liegt an der radialen Seite des Unterarmes zwischen der Sehne des M. flexor
carpi radialis und dem Radius. Man hält sich dicht am Knochen, um eine Verletzung der A. radialis zu vermeiden, und schiebt mit einer gebogenen Kocher-Sonde vorsichtig die Sehne des
M. flexor carpi radialis zusammen mit den Fingerbeugesehnen zurück. Ist dies geschehen,
so wird der sporn- oder gebirgskammartige Knochenvorsprung des Radius frei sichtbar. Er
wird mit einem schmalen Meißel abgetragen, und die Knochenoberfläche wird zum Schluß
mit einer kleinen Raspel geglättet.

Ruhigstellender Handgips für 2 Wochen.

Nachbehandlung. Elastoplast- oder Klebroverband. Dieser Verband wird noch angelegt,
um das Abklingen der Sehnenscheidenentzündung zu beschleunigen.

b) Technik der Osteotomie (s. Abb. 436)

Schnitt. Er liegt an der radialen Seite des Unterarmes. Man geht *zwischen der Sehne des
M. flexor carpi radialis und der des M. extensor carpi radialis* auf den Radius ein. Nach subperiostaler Einführung von gebogenen Kocher-Sonden, deren Herumführung um die Volarseite
des Knochens besonders vorsichtig geschehen muß, bogenförmige Durchmeißelung des Knochens.
Der Bogen liegt schräg von dorsal oben nach volarwärts unten. Das distale Radiusbruchstück
wird nach volar und peripher zugleich verlagert. Es wird dadurch die Fehlstellung ausgeglichen
und gleichzeitig der Radius etwas verlängert. Sicherung der Fragmentstellung durch Periostnähte bzw. durch gekreuzte Drahtspickung.

Ruhigstellung. Hand-Armgipsverband für 4 Wochen.

Nachbehandlung. Dauer der Gipsverbandperiode 6 Wochen, dann Klebroverband für
mehrere Wochen. Wenn erforderlich, in einem Teil der Fälle noch Handbäderbehandlung zur
besseren Beweglichmachung des Gelenkes. *Keine* Massage.

Die Verkürzung des Radius ist in einem Teil der Fälle so groß, daß das Ulnaende weit distal vorsteht und die Hand in eine radiale Adduktionsstellung drängt. Wenn es in solchen Fällen nicht gelingt, durch eine einfache Osteotomie die Handfehlstellung auszugleichen, kommen folgende *zwei Verfahren* in Betracht: bei älteren Patienten die Resektion des Ulnaköpfchens (s. d.), bei jüngeren Patienten das Einsetzen einer keilförmigen Knochenscheibe, die vom unteren Ende der Ulna genommen und in den Frakturspalt des Radius eingesetzt wird (nach ALBEE).

Der Radius wird quer durchmeißelt, und in dem Osteotomiespalt wird von oben her die Knochenscheibe, die durch Halbierung des unteren Ulnaendes gewonnen wird, eingeschoben (s. Abb. 437 und 438).

Die endgültige knöcherne Verheilung nach dieser Operation dauert relativ lange. Man soll sie deshalb nur bei Jugendlichen anwenden, bei denen der knöcherne Umbau eines Transplantates sicher gut vor sich geht und bei denen die Gefahr der Handgelenkversteifung durch eine verlängerte Ruhigstellung gering ist.

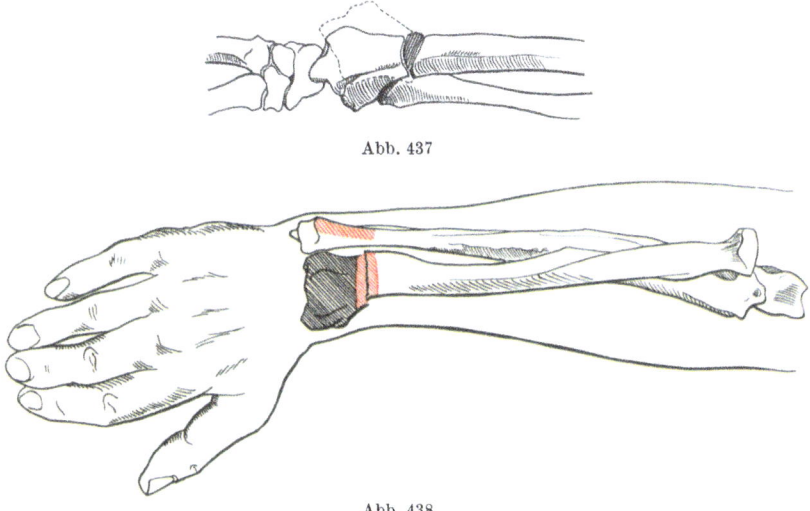

Abb. 437

Abb. 438

Abb. 437 u. 438. Operation einer schlecht verheilten Radiusfraktur nach ALBEE. Abb. 437. Aufnahme von der Seite. Einfügen eines Knochenstückes in den Bruchgelenkspalt. Abb. 438. Aufsicht von oben. Das der Ulna entnommene Knochenstück ist in den Bruchspalt im Radius eingefügt

Wir bevorzugen bei schweren Deformierungen nach Radiusfrakturen bei jüngeren Patienten die *Radiusosteotomie mit einer kleinen Verkürzungsosteotomie der Ulna*, die durch eine Drahtnaht gesichert wird. Man erreicht hierdurch restlosen Ausgleich der Deformität und relativ schnelle Wiederherstellung der vollen Gebrauchsfähigkeit der Hand.

3. Unterarmpseudarthrosen

Die Zahl der Unterarmpseudarthrosen ist außerordentlich groß. Wenn man die Pseudarthrosen beider Knochen, die der Ulna und des Radius, zusammennimmt, standen sie als *Spätschäden von Kriegsverletzungen* an erster Stelle. Aber auch bei den Unfallverletzungen sind sie leider keineswegs selten. Die Unterarmpseudarthrosen zeichnen sich dadurch gegenüber den anderen Pseudarthrosen aus, daß bei ihnen besonders häufig noch weitere Operationen zur Wiederherstellung der Gebrauchsfähigkeit des Armes einschließlich der Hand nötig sind. So sind infolge von ausgedehnten Narbenbildungen relativ oft Voroperationen, insbesondere Hautlappenplastiken, erforderlich. Diese sind in einem Teil der Fälle wegen der eigentlichen Pseudarthrosenoperation unerläßlich, während sie in anderen die Voraussetzung dafür bilden, daß als Abschluß der Gesamtbehandlung noch eine Sehnenverpflanzung ausgeführt werden kann.

Es sind daher bei den Unterarmpseudarthrosen vielfach drei Operationen nötig:

1. Hautlappentransplantation,
2. eigentliche Pseudarthrosenoperation,
3. Sehnenverpflanzung.

Die Verhältnisse nach den Unfallverletzungen liegen meist günstiger als bei den Spätschäden nach Kriegsverletzungen. Aber wenn es sich um schwere offene Verletzungen gehandelt hat, sind die Befunde doch so manches Mal annähernd gleich.

Die Schnittführung für die Pseudarthrosenoperation nach unkomplizierten Knochenbrüchen erfolgt in der üblichen Weise wie für die Freilegung der Unterarmknochen. Bei ausgedehnten Narben können diese Schnittführungen nicht beibehalten werden. Sie müssen auf die Narbenverhältnisse Rücksicht nehmen und so gewählt werden, daß die beste Hautdeckung für das Pseudarthrosengebiet erreichbar wird.

In der *Art der Pseudarthrosenoperation* besteht ein Unterschied, ob nur die Pseudarthrose *eines* Unterarmknochens oder *beider* vorliegt. Die Behandlung der Pseudarthrose eines Unterarmknochens ist, unabhängig, ob es eine des Radius oder der Ulna ist, die Knochentransplantation. Die Behandlung der *doppelten* Unterarmpseudarthrose ist folgende:

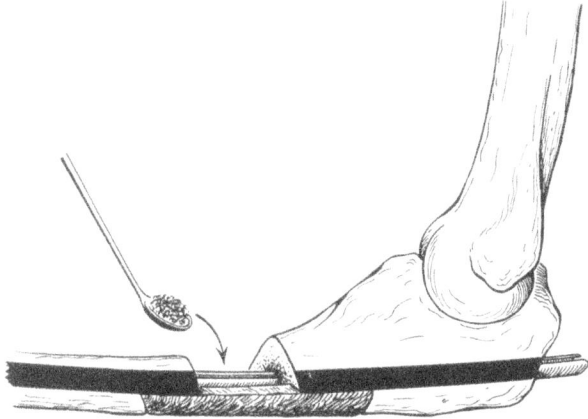

Abb. 439. Unterarmpseudarthrose. Kombinierte Osteosynthese mit Marknagel und Knochentransplantation

Die Pseudarthrose des einen Knochens wird mit der *Marknagelung* nach KÜNTSCHER behandelt, bei der anderen wird ein Knochenspan eingepflanzt, eventuell in Form der kombinierten Osteosynthese Marknagelung und Knochenspanung. Wenn der andere Unterarmknochen deform verheilt ist, ist eine Reosteotomie erforderlich, damit dieser Knochen nicht als Sperrknochen wirkt. Die Fixation der Bruchstücke erfolgt zweckmäßig durch einen Marknagel (s. bei Marknagelung S. 71 und Abb. 439).

Große Defekte verlangen eine richtige doppelte Knochenspantransplantation. Einer der beiden paarigen Knochen, die Ulna oder der Radius, werden zunächst durch eine Marknagelung in ihrer Stellung gesichert. Das erleichtert die Operation großer Defektpseudarthrosen wesentlich. Für jede gute Pseudarthrosenoperation gelten zwei wichtige Grundforderungen: daß die Größe des Knochenspanes zur Überbrückung eines Defektes genau der Größe des örtlichen Knochens angepaßt ist und daß eine peinlich genaue „Handwerksarbeit" geleistet wird. Diese Forderungen gelten in erhöhtem Maße für die Behandlung der Unterarmpseudarthrosen! Wenn der Knochenspan zu dick ist und nur auf die Knochenenden aufgelegt und nicht in diese eingelassen wird, bildet der Knochenspan allzu leicht ein Rotationshindernis. Der Span darf bei den Unterarmpseudarthrosen auch nicht einheitlich die gleiche Dicke und Stärke haben. Diese sind an dem oberen und unteren Ende verschieden und haben auf 1 mm genau der wirklichen Größe der Radius- und Ulnabruchstücke zu entsprechen. Schließlich ist darauf zu achten, daß die Spanenden nicht spitz, sondern nur leicht abgerundet sind. Übermäßig zugespitzte Spanenden, die nur aus kompakten Knochen bestehen, zeigen eine verzögerte Einheilung.

Für die Behandlung der Unterarmpseudarthrosen sind folgende Techniken hervorzuheben.

A. Radiuspseudarthrosen

Wenn eine Radiusdefektpseudarthrose schon längere Zeit besteht, entwickelt sich leicht eine *Klumphandstellung* (s. Abb. 440). Diese kann so hochgradig sein, daß ein passiver Ausgleich unmöglich ist. Die Beseitigung der Klumphandstellung ist vor der eigentlichen Operation der Radiuspseudarthrose vorzunehmen. Da die Ulna zu lang ist und da das untere Ende der Ulna weit nach distal vorsteht, ist die Ulna zu kürzen. Die *Kürzung der Ulna* ist auf zweifache Weise möglich:

1. durch eine kleine stufenförmige Verkürzungsosteotomie, etwa 5 cm oberhalb von dem Ulnaende, mit anschließender doppelter Drahtumschlingung (s. Abb. 441) oder

2. durch die Resektion des Ulnaköpfchens.

Wir bevorzugen im allgemeinen die Ulnaosteotomie und führen die Ulnaköpfchenresektion nur in den Fällen aus, bei denen durch die Ulnaosteotomie keine gute Korrektur der Klumphandstellung erreichbar ist. Wenn man das Ulnaköpfchen reseziert, ist zu empfehlen, das untere Ende der Ulna mit einer Fascien- oder Sehnenschlinge an der kräftigen Endsehne des Flexor carpi ulnaris zu befestigen, damit nicht durch die Resektion des Ulnaköpfchens der Halt des Handgelenkes wesentlich leidet (s. Abb. 450 und 451).

Bei einer Pseudarthrose des *Radiusschaftes* wird der Knochenspan an beiden Enden in die Bruchstücke in typischer Weise eingefalzt und mit je zwei Drahtnähten befestigt, nachdem die Bruchenden eventuell vorher schon durch einen Marknagel in ihrer Stellung gesichert sind.

Wenn das distale Bruchstück relativ klein ist, so wird das periphere Ende des Knochenspanes in das distale Fragment eingebolzt (siehe Abb. 442). Eine Drahtnaht ist bei guter Einbolzung des Spanes, der in seiner Größe richtig bemessen ist, unnötig. Sein zentrales Ende wird schließlich in das proximale Knochenstück in typischer Weise eingefalzt. Auch bei einer Pseudarthrose im *oberen Drittel* des Radius erfolgt die Befestigung des Knochenspanes an beiden Enden durch Einfalzen und mit doppelter Drahtnaht an beiden Bruchenden. Bei der Pseudarthrose im oberen Drittel des Radius ist gut auf die *Aufzweigung des N. radialis* zu achten, um Verletzungen der einzelnen wichtigen Muskeläste zu vermeiden (s. Abb. 443).

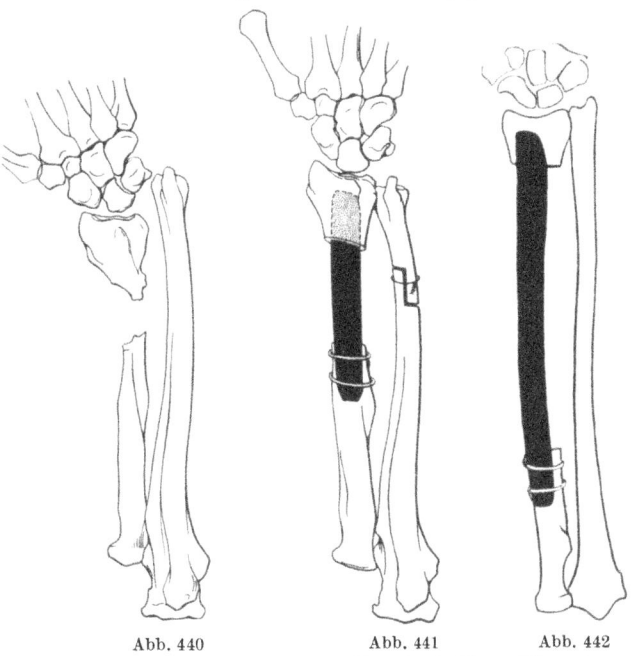

Abb. 440   Abb. 441   Abb. 442

Abb. 440 u. 441. Radiuspseudarthrose mit Klumphandstellung. Die zu lange Ulna wird durch eine stufenförmige Osteotomie gekürzt. Der Knochendefekt wird durch einen Tibiaspan überbrückt, der in das periphere Bruchende eingebolzt wird

Abb. 442. Große Radiusdefektpseudarthrose. Einbolzen eines Knochenspanes in das distale Bruchstück

B. Ulnapseudarthrosen

Die Befestigung des Knochenspanes bei einer Pseudarthrose in der *Ulnamitte* erfolgt in typischer Weise durch Einbolzen und mit Drahtbefestigung der beiden Knochenspanenden. Als gut hat sich die kombinierte Osteosynthese von Marknagel und Knochenspan erwiesen. Die Operation im *unteren Drittel* kann dadurch erschwert sein, daß das distale Bruchstück nur wenige Zentimeter lang ist. Der Knochenspan ist gut in das kurze periphere Bruchstück einzulassen. Er wird außerdem peripher mit einer Drahtschlinge befestigt. Eventuell erfolgt noch eine zusätzliche Fixierung durch zwei Kirschner-Drähte, die von peripher eingeführt werden. Auch wenn das distale Bruchstück bei großen Defektpseudarthrosen nur noch aus einem kleinen Rest besteht, soll es, wenn möglich, zur Pseudarthrosenoperation mitbenutzt werden, um die knorpeltragende Fläche des unteren Ulnaendes zu erhalten.

Die operative Beseitigung der Pseudarthrose im *oberen Drittel* kann außerordentlich schwierig sein. Das zentrale Bruchstück steht oft in einer starken Beugekontrakturstellung, die nur mühsam zu beseitigen ist (s. Abb. 444). Die Voraussetzung zu einer guten Einheilung des Knochenspanes ist, daß die Achse der Ulna gerade verläuft. Man kann nicht erwarten, daß eine schnelle gute knöcherne Einheilung des Knochenspanes erfolgt, wenn bei einer Achsenknickung die statisch-mechanischen Verhältnisse ungünstig sind. Es ist deshalb bei jeder Operation anzustreben, die Beugekontrakturstellung des zentralen Bruchstückes auszugleichen!

Für die Sicherung der Bruchstücke ist die kombinierte Osteosynthese Marknagel und Knochenspan anzuwenden. Zuerst wird der Marknagel vom Olecranon her eingeschlagen und dann der Knochenspan über die Pseudarthrose eingesetzt (s. Abb. 445).

C. Doppelte Unterarmpseudarthrosen

Die Marknagelung nach Küntscher hat die Behandlung der doppelten Unterarmpseudarthrose wesentlich vereinfacht (s. Abb. 439).

Es wird zuerst in typischer Weise die Marknagelung des *einen* Unterarmknochens, der Ulna oder des Radius, ausgeführt, und dann wird die Knochenspanung des anderen Knochens angeschlossen. Die Marknagelung wird an dem Unterarmknochen vorgenommen, bei dem kein nennenswerter Defekt vorliegt und bei dem die Knochenenden sich besonders gut aufeinanderstellen lassen (s. Abb. 446). Ist dies nicht möglich, so soll man lieber an beiden Unterarmknochen die Osteosynthese mit einem Marknagel und einem Anlegespan machen.

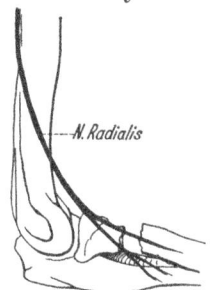

Abb. 443. Beziehungen der zentralen Radiuspseudarthrose zum Ramus profundus N. radialis und seinen Aufzweigungen

Die *doppelte* Knochenspantransplantation ist bei den Defektpseudarthrosen erforderlich, bei denen ohne diese der Unterarm zu kurz werden würde. Es ist ein ausgesprochen schwieriger Eingriff. Beide Knochenspanenden werden in typischer Weise, so wie das für die Behandlung der Pseudarthrose *eines* Unterarmknochens angegeben ist, befestigt (s. Abb. 447).

Ruhigstellung. Armgipsverband unter Mitnahme der Hand. Die Stellung ist rechtwinklige Beugung im Ellenbogen, leichte Streckung im Handgelenk und im allgemeinen leichte Pronationsstellung. Bei einer doppelten Unterarm-Pseudarthrose wird in der Voraussetzung, daß wieder eine volle Rotation erreicht wird, die Supinationsstellung gewählt.

Nachbehandlung. Dauer der Gipsfixierung 4—5 Monate mit anschließenden *selbsttätigen* Bewegungsübungen.

Wenn noch Sehnenoperationen zur Beseitigung von Muskel-Sehnendefekten erforderlich sind, so werden diese *erst nach Abschluß* der Gipsverbandperiode vorgenommen. Es wird außerdem noch eine Zwischenzeit zur Kräftigung der Muskeln und zur Hautpflege eingeschaltet, damit wirklich die Sehnenverpflanzung unter günstigen Vorbedingungen gemacht wird (s. d.).

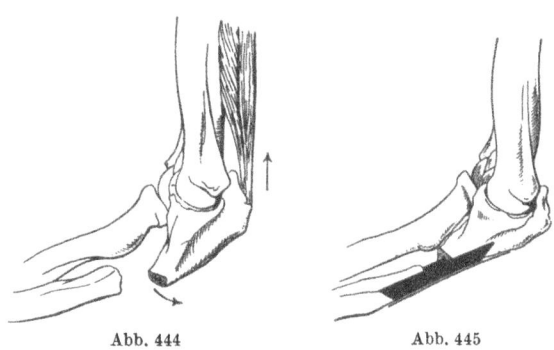

Abb. 444   Abb. 445

Abb. 444 u. 445. Ulnapseudarthrose im oberen Drittel

Abb. 444. Vor dem Einpflanzen des Knochenspanes ist es erforderlich, die oft vorhandene Beugekontrakturstellung des zentralen Bruchendes zu beseitigen und das Bruchende gut in Streckstellung einzustellen

Abb. 445. Zur Fixierung des zentralen Bruchendes muß der Knochenspan genügend weit eingebolzt werden

Die Aussichten der Behandlung der Unterarmpseudarthrosen sind heute gut. Freilich haben auch wir *verzögerte* Konsolidierungen erlebt und Nachoperationen nötig gehabt. Das war vor allem in den Fällen der Fall, bei denen eine Marknagelung nur an einem Knochen gemacht war. Wir haben die Pseudarthrose meist schnell fest bekommen, wenn wir bei liegendem Marknagel über dem schmalen Bruchspalt einen kleinen Knochenspan (*„Bauklötzchenspan"*) eingesetzt haben (s. Abb. 448)! Dieser Bauklötzchenspan entspricht dem Anlegespan (Onlay-span) von Phemister. Wir haben **grundsätzlich dieses Verfahren** angewandt. Auch Böhler schätzt dieses Verfahren.

4. Die Rotationsversteifung

Die Behinderung der Drehbewegungen am Unterarm kann ihre Ursache in einer angeborenen radio-ulnaren Synostose (s. d.), in einem Brückencallus nach Unterarmfrakturen oder in einer Versteifung im oberen oder unteren radio-ulnaren Gelenk als Folge von Verletzungen oder Entzündungen haben. Die Pronationskontraktur bei spastischen Lähmungen bildet ein Krankheitsbild für sich und verlangt ihre eigene Behandlung.

Die operative Beseitigung eines Brückencallus zur Beseitigung einer Drehversteifung erscheint dem Röntgenbild nach vielfach einfach und verlockend. Sie ist das aber keineswegs in allen Fällen.

Die Behandlungsaussichten sind recht verschieden, je nachdem, ob es ein umschriebener Brücken-callus nach gewöhnlichen Unterarmfrakturen ist oder ob es ein Brückencallus ist, der nach einer Fraktur mit einer langandauernden Eiterung entstanden ist. Diese sah man vor allem als Spät-schäden nach Kriegsverletzungen.

Die operative Entfernung eines umschriebenen Brückencallus nach einer unkomplizierten Fraktur bietet gute Aussichten für eine freie Wiederherstellung der Drehbewegungen. Es muß allerdings in einem Teil der Fälle noch eine korrigierende Osteotomie der in schlechter Stellung verheilten Unterarmknochen dazugenommen werden.

Die Operation eines Brückencallus nach einem *infizierten Unterarmbruch* ist schwierig und führt oft nicht zu dem gewünschten Ergebnis. Die Behinderung der Rotation ist keineswegs nur durch die röntgenologisch erkennbare Knochenbrücke bedingt. Es sind vielmehr daran beteiligt:
die Membrana interossea und ausgedehnte, schwielige, narbige Veränderungen. Man tut gut, vor der Operation den Patienten auf die zweifelhaften Aussichten aufmerk-sam zu machen und *nur zu versprechen*, daß z. B. eine ungünstige Supinationsver-steifung beseitigt wird. Der Arm wird in eine gute Gebrauchsstellung, das ist eine leichte Pronationsstellung, die der Schreib-haltung entspricht, eingestellt. Das wird erreicht, wenn man noch zusätzlich zu der Brückencallusentfernung eine Rotations-osteotomie ausführt. Das, was aber in solchen Fällen *nie* einem Patienten zu-gesichert werden kann, ist die Wieder-herstellung der Drehbewegungen.

Wenn die Synostose *im oberen Teil des Radius* sitzt, wird auch bei den Fällen von Brückencallusbildungen, und zwar erst recht nach infizierten Verletzungen, auf die Operation des Brückencallus in der Regel verzichtet. Man reseziert aus dem Radius unterhalb der Verletzungsstelle eine etwa 1 cm breite Knochenscheibe, rundet das obere Radiusende ab und um-kleidet es mit einem Fettlappen.

Die *Befestigung des Fettlappens* ge-schieht in folgender Weise:

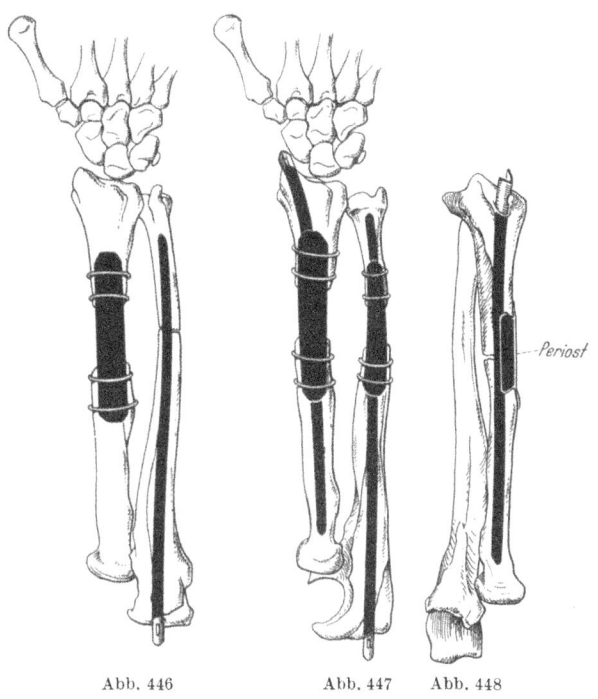

Abb. 446   Abb. 447   Abb. 448

Abb. 446. Doppelte Unterarmpseudarthrose. Marknagelung der Ulna und Knochenspanung des Radiusdefektes

Abb. 447. Doppelte Unterarmdefektpseudarthrose, behandelt mit doppelter Knochenspanung

Abb. 448. Radiuspseudarthrose, behandelt mit Marknagelung und eingesetztem Bauklötzchenspan

Etwa 1 cm vor dem Knochenende wird eine ringförmige Furche in den Knochen gemacht, und an diese wird der übergestülpte Fettlappen mit einem kräftigen Catgutfaden befestigt.

In den Fällen, in denen noch eine Sperre im unteren radio-ulnaren Gelenk vorhanden ist, wird diese durch Resektion des distalen Ulnaendes beseitigt (s. u.).

Liegt die Sperre der Rotation in einer *Versteifung des oberen radio-ulnaren Gelenkes*, so wird dies in typischer Weise mobilisiert. Das Radiusköpfchen wird unter Entfernung aller störenden sperrenden Knochenteile neu in verkleinerter Form gerundet und mit einem Fettlappen über-zogen.

In ungünstig gelegenen Fällen verzichtet man auf die Rekonstruktion des *Radiusköpfchens*. Es wird einfach *reseziert*.

Die Operation der Versteifung *des unteren radio-ulnaren Gelenkes* wird entweder allein oder in Verbindung mit einer anderen Handgelenkoperation oder schließlich auch in Verbindung mit einer Resektionsosteotomie am oberen Radiusende zur Verbesserung der Rotation angewandt. BUNNELL hatte mit der Mobilisation des unteren radio-ulnaren Gelenkes besonders gute Erfolge.

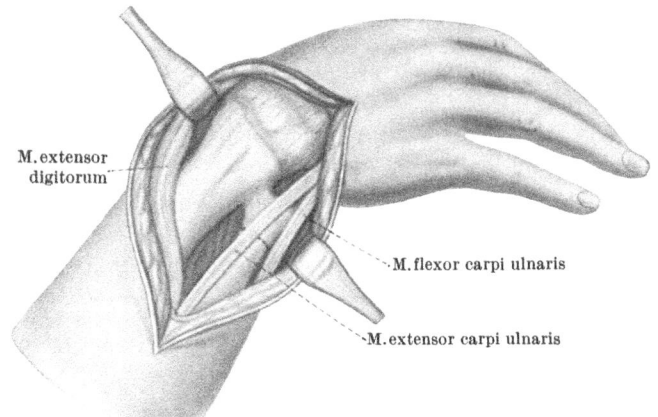

Abb. 449. Rotationsversteifung im Radio-Ulnargelenk. Der distale Anteil der Ulna wird zur Wiederherstellung der Drehfähigkeit reseziert

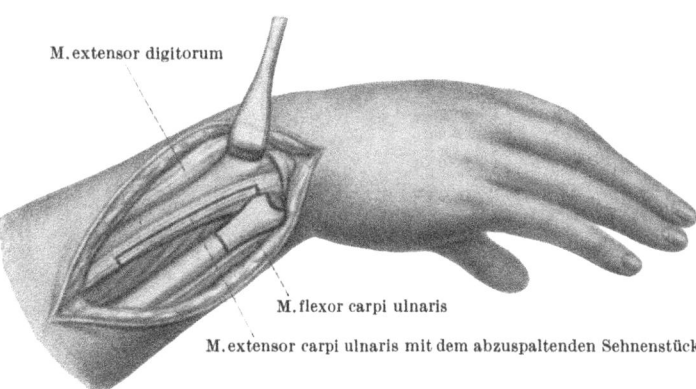

Abb. 450. Resektion des distalen Ulnaendes zur Beseitigung einer Rotationsversteifung oder auch bei einem großen Mißverhältnis der Länge zwischen Radius und Ulna

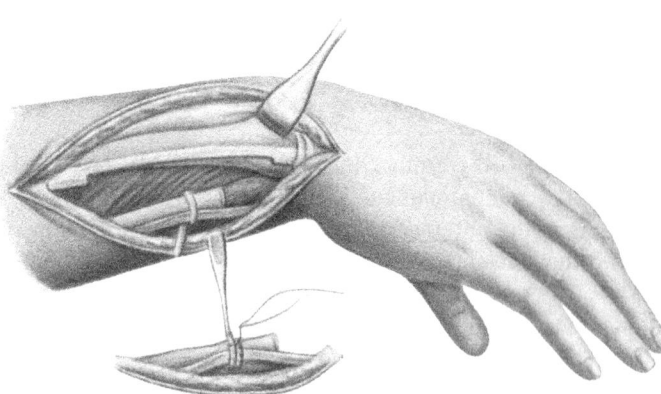

Abb. 451. Das distale Ende der Ulna ist reseziert. Die vom M. extensor carpi ulnaris gewonnene Sehnenschlinge ist um das untere Ende der Ulna und den M. flexor carpi ulnaris herumgeführt. Sie wird mit sich selber vernäht

Technik
(s. Abb. 449—451)

Schnitt. Längsschnitt. Er liegt über der Ulna und geht zum Handgelenk peripherwärts. Man geht zwischen der Sehne des Flexor und des Extensor carpi ulnaris ein, das untere Ende der Ulna mit dem Ulnaköpfchen wird auf einer Länge von $1^1/_2$ cm reseziert und gut abgerundet. Eine Sehnenschlinge, die von dem Extensor carpi ulnaris gewonnen wird, oder eine Fascienschlinge wird zuerst etwa 1 cm oberhalb des unteren Ulnaendes und dann um die Sehne des Flexor carpi ulnaris herumgeführt, verknotet und vernäht.

Ruhigstellung. Hand-Armgips für 2 Wochen.

Nachbehandlung. Am besten nur selbständige Rotationsübungen in Verbindung mit einem zunehmenden Gebrauch des Armes.

Der Erfolg der Beseitigung von Drehversteifungen des Unterarmes hängt also davon ab, daß man genau vor der Operation analysiert, was die Ursache der Versteifung ist, und daß man dann das zweckentsprechende Verfahren anwendet.

5. Rotationsosteotomie am Unterarm

Die Indikation zu der Rotationsosteotomie am Unterarm ist relativ häufig zur Beseitigung ungünstiger Supinationsstellungen gegeben. Diese finden sich nach in schlechter Stellung verheilten Unterarmbrüchen oder nach Ellenbogengelenkeiterungen, wenn der Arm anstatt in der richtigen Versteifungsstellung, der leichten Pronationsstellung, in voller Supination im Verband ruhiggestellt war.

Die Patienten haben meist den Wunsch, daß ihnen nicht allein die schlechte Stellung beseitigt wird, sondern daß sie auch eine eigene Drehfähigkeit wiedererhalten. Der Wiederbildung der freien Rotation sind aber Grenzen gesetzt (s. d.). Man muß sich vielfach mit der Beseitigung der deformen Stellung begnügen.

Technik

Schnitt. Er beginnt etwa in Höhe des Radiusköpfchens und verläuft am dorsalen Rande der Handstrecker abwärts. Der Supinator muß teilweise eingekerbt werden. Auf den Verlauf des *N. radialis* ist besonders zu achten. Die Durchmeißelung des Radius geschieht etwa fingerbreit unterhalb des Radiusköpfchens *linear*. Eventuell ist noch, um eine gute Korrektur der Fehlstellung zu erreichen, die Membrana interossea einzuschneiden.

Ruhigstellung. Hand-Armgipsverband in leichter Pronationsstellung, bei etwa rechtwinkliger Ellenbogenbeugung, für 4 Wochen.

Nachbehandlung. Keine.

6. Die ischämische Kontraktur

Das ernste Krankheitsbild der ischämischen Kontraktur wurde schon 1872 von Volkmann in klassischer Weise beschrieben. Murphy hat 1914 eine große Zusammenstellung gegeben und bereits auf die Bedeutung der Spaltung der tiefen Unterarmfascie an der Vorderseite des Ellenbogengelenkes für die Frühbehandlung der Kontraktur hingewiesen.

Die ischämische Kontraktur kann sich in jedem Alter entwickeln. Sie entsteht aber am häufigsten bei Kindern und Jugendlichen. Sie ist in den meisten Fällen bei *unvollständig reponierten, suprakondylären Ellenbogengelenkbrüchen beobachtet*, aber ebenso auch bei anderen Frakturen des Ober- wie Unterarmes. Eine große Bedeutung für die Ausbildung der ischämischen Kontraktur hat ein zu eng gewordener oder von vornherein schlecht angelegter *zirkulärer Armgipsverband*. Die gleiche Gefahr droht deshalb auch nach einem jeden operativen Eingriff am Arm, wenn eine Zirkulationsstörung eintritt, die nicht sofort behoben wird. Es ist in solchen Fällen ungenügend, nur den Gips in der Mitte der Länge nach zu spalten. Er ist vielmehr schalenförmig aufzuklappen, und jede Einschnürung in der Ellenbeuge, d. h. auch die von Zellstoff und Verbandmaterial, ist restlos zu beseitigen. Fritz Lange verlangte, daß stets ein großer Tupfer in die Ellenbeuge unmittelbar auf die Haut gelegt wurde, der nachher aus einem Gipsfenster leicht zu entfernen ist. Es wird dadurch vorsorglich ein freier Raum in der Ellenbeuge geschaffen.

Die ischämische Kontraktur kann nach Verletzungen im Bereich des Ellenbogens *auch auftreten, ohne daß ein zirkulärer Verband* angelegt war. Solche Fälle sind wiederholt beschrieben. Diese erschweren die Erklärung der Entwicklung der ischämischen Kontraktur und machen es wahrscheinlich, daß außer den örtlichen Verhältnissen auch reflektorische Vorgänge über den Sympathicus zur Entwicklung der Kontraktur beitragen können. Außerdem sind vereinzelt embolische Verschlüsse der Arterie in der Ellenbeuge an der Gabelung der Arterien nach Verletzungen mitgeteilt worden.

Die *häufigste Ursache* der ischämischen Kontraktur ist die *Zirkulationsbehinderung*, die von einem Druck der tiefen Vorderarmfascie auf die Gefäße der Ellenbeuge ausgeübt wird. Das ist am instruktivsten der Fall bei nicht völlig reponierten suprakondylären Frakturen. *Die tiefe Vorderarmfascie ist gefaltet und drängt die Arterie gegen die Spitze des oberen Fragmentes.* Eine Blutabdrosselung und gleichzeitig eine zunehmende Stauung entsteht, weil durch die Schwellung der Abfluß des venösen Blutes stetig stärker behindert wird. Durch den Druck der tiefen Fascie auf die Gefäße wird schließlich jeder Blutkreislauf unterbunden, und Gewebsnekrosen entwickeln sich. Der Puls der A. radialis ist nicht mehr tastbar, der Unterarm und die Finger sind unbeweglich. Wenn nicht rechtzeitig eingegriffen wird, entstehen schwere Kontrakturen durch ausgedehnte Muskeldegeneration. Die Nerven werden durch Narbengewebe auf einer langen Strecke komprimiert und verfallen der Atrophie und Degeneration. Die Blutzufuhr bleibt mangelhaft. Eine schwere Atrophie des gesamten Unterarmes entwickelt sich, und die Hand und Finger stellen sich in schwere Beugekontrakturstellungen ein.

Die Kenntnis dieses Entwicklungsvorganges der ischämischen Kontraktur ist für die gesamte Behandlung entscheidend.

Die *Behandlung* wird eingeteilt

a) in die Prophylaxe,

b) in die operative Frühbehandlung,

c) in die Spätbehandlung. Sie ist kombiniert konservativ und operativ.

a) Prophylaxe. Die beste Prophylaxe ist bei Frakturen eine vollkommene Reposition der Bruchstücke und eine einwandfreie Verbandtechnik. Der Verband ist schon **bei den ersten Anzeichen einer Zirkulationsstörung** am Arm, ganz gleich, aus welchem Grunde der **Gipsverband** angelegt war, **sofort schalenförmig aufzuschneiden, und zwar bis über die Ellenbeuge nach oben.** Der Verband ist gleichzeitig seitlich einzuschneiden und auseinanderzuhebeln. **Das Eröffnen des Gipsverbandes hat durch die Polsterung und auch durch den Wundverband bis zur Haut zu gehen.**

b) Frühbehandlung. Gelingt es nicht, durch einwandfreies Eröffnen des Verbandes die Zirkulation wieder zu bessern, geht im Gegenteil die Funktion der Finger in den nächsten 24 Std wieder zurück, oder werden die Finger bei zunehmender Schwellung erst bewegungsunfähig, so ist die *Frühoperation* zur Verhütung der Ausbildung des endgültigen Krankheitsbildes der ischämischen Kontraktur angezeigt.

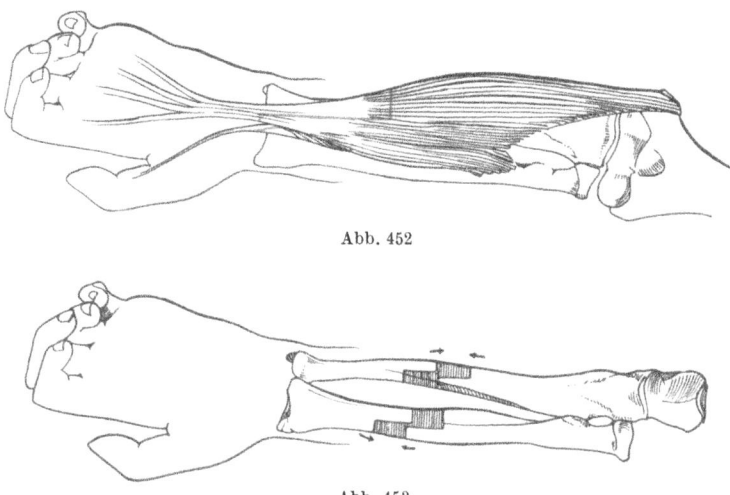

Abb. 452

Abb. 453

Abb. 452 u. 453. Ischämische Kontraktur. Beseitigung der Beugekontraktur der Finger
Abb. 452. Durch eine Z-förmige Verlängerung der Beugesehnen
Abb. 453. Durch eine stufenförmige Verkürzungsosteotomie an beiden Unterarmknochen

Die Operation besteht in der *Spaltung der tiefen Unterarmfascie in der Ellenbeuge* (Murphy). Fleming hat berichtet, daß, wenn dieser Eingriff in den ersten 48 Std gemacht wird, innerhalb 12 Std der Puls der A. radialis wiederkehrt und daß in der gleichen Zeit die Finger wieder gestreckt werden konnten.

c) Spätbehandlung. Wenn der Patient erst mit der ausgebildeten Kontraktur in Behandlung kommt—leider ist dies gewöhnlich so —, ist die Behandlung außerordentlich mühselig und langwierig.

Der Beginn der Behandlung ist stets konservativ. Krankengymnastische Maßnahmen allein haben nur in relativ leichten Fällen einen Wert. Die Schwere der Kontrakturen verlangt die Quengelgipsbehandlung. Die erste Aufgabe ist die Beseitigung der Beugekontraktur der Hand. Erst wenn sie ausgeglichen ist, kommen die Finger an die Reihe. Wenn sie annähernd gestreckt sind, wird mit der Quengelbehandlung die krankengymnastische Behandlung verbunden.

Führt vielwöchige konservative Behandlung zu keiner deutlichen Besserung, so ist die *Operation* angezeigt.

Angegeben sind hierfür Sehnenverlängerungen (s. Abb. 452), Verlagerung des Ursprungs der Muskelbäuche (v. Aberle) sowie Kürzung beider Unterarmknochen (s. Abb. 453), um dadurch die Wegstrecke der Hand- und Fingerbeuger zu verringern und so die schweren Kontrakturen auszugleichen.

Diese Eingriffe sind unseres Erachtens erst etwas Sekundäres. *Das erste* muß die Enthüllung der Muskeln von ihren einschnürenden Fascienlogen und die gründliche Ausschneidung allen Narbengewebes am Vorderarm zwischen den Sehnen und im Verlauf des N. medianus und N. ulnaris sein.

Die *Voroperation* ist von außerordentlicher Wichtigkeit. Ihre Berechtigung und Bedeutung wird jeder einsehen, der erst einmal den Befund bei der Operation an den Muskelbäuchen und im Bereich der Nerven und Gefäße mit eigenen Augen gesehen hat.

Die *Wirkung* der Operation ist eindrucksvoll. Die aus ihrer „Zwangsjacke" gelösten Muskelbäuche entfalten sich, und man beobachtet in wenigen Wochen die Besserung oder Rückkehr der einzelnen Muskelfunktionen. Die Voraussetzung hierzu ist natürlich, daß die Sehnen erhalten sind und daß eine Nervenleitung vorhanden ist. Auch die Durchblutung der Gliedmaße wird besser, und der Unterarmumfang nimmt durch die sich bessernde Muskelentwicklung zu.

Die Voroperation hat noch eine weitere Bedeutung. Sie gibt einen klaren Überblick über die Verhältnisse im Innern und über das, was erreichbar ist, und über das, was endgültig verloren ist. Das gilt für die Befunde an den Sehnen wie vor allem auch an den Nerven. So können der N. medianus und N. ulnaris auf 10 cm Länge und mehr durch den Narbendruck auf $^1/_3$ ihres Durchmessers eingeengt sein, ein Befund, der eine erfolgversprechende Nervenregeneration weitgehend ausschließt.

Nach der Voroperation erfolgt eine gründliche vielwöchige krankengymnastische Behandlung. Dann wird eine Behandlungspause von $^1/_4$ Jahr eingelegt, und erst hiernach wird auf Grund des neu erhobenen Befundes der *endgültige Operationsplan* aufgestellt:

Verkürzte Sehnen werden plastisch Z-förmig verlängert, oder es wird der zentrale Ursprung der Hand- und Fingerbeugemuskeln abgelöst und nach peripher verschoben (SCAGLIETTI). Wir ziehen diese Methode den vielfachen Tenotomien vor. *Irreparabel gelähmte Nerven* — N. medianus und eventuell auch N. ulnaris — werden mit der freien Nerventransplantation ersetzt.

Die atrophischen dünnen Abschnitte der Nerven werden ausgeschnitten, und freie Nerventransplantate aus dem N. cutaneus surae medialis werden eingesetzt. Der Versuch ist zumindest gerechtfertigt, und die Rückkehr der Sensibilität ist eher als die der Motilität zu erwarten. Das ist an den Fingern schon ein wesentlicher Gewinn.

Reichen die vorhandenen Muskelkräfte nicht aus, um die Finger und Hand gleichzeitig motorisch zu versorgen, so wird eventuell das Handgelenk durch eine Arthrodese versteift, um Muskeln für eine gute Fingerbeweglichkeit freizubekommen.

Bleibt auch nach der Nerventransplantation die wichtige Oppositionsfähigkeit des Daumens aus, so ist diese durch eine kleine *Ersatzoperation*, am besten durch die zuverlässige Bolzungsarthrodese im Carpometacarpalgelenk I, wiederherzustellen.

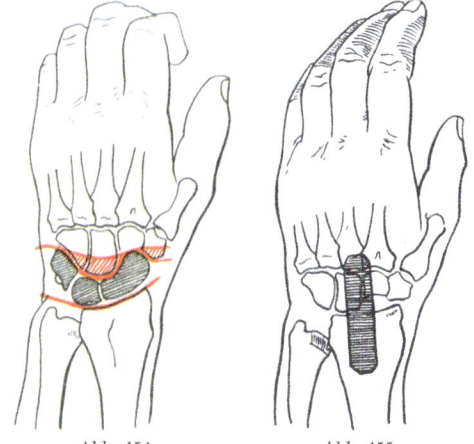

Abb. 454   Abb. 455

Abb. 454 u. 455. Beseitigung einer Handbeugekontraktur und einer Fingerbeugekontraktur bei ischämischer Kontraktur durch Resektion der proximalen Handwurzelreihe.
Abb. 454. Ausmaß der Resektion
Abb. 455. Fixierung des resezierten Gelenkes durch einen Knochenspan

Die *Verkürzungsosteotomie* der Unterarmknochen (s. Abb. 453) oder die *Resektion im Bereich der Handwurzelknochen* (s. Abb. 454) sind beliebte Eingriffe für die Behandlung der ischämischen Kontraktur. Durch sie wird aber *keine* neue Muskelfunktion geschaffen. Es wird durch sie nur die Kontraktur beseitigt. Diese Operationen sind infolgedessen nur angezeigt bei erhaltener aktiver Bewegungsfähigkeit der Finger. Wenn man die Verkürzungsosteotomie macht, sollen die Bruchstücke der beiden Unterarmknochen durch je einen Marknagel gesichert werden. Die Erfolgsaussichten sind dadurch besser geworden.

Wir ziehen die Resektion im Bereich der Handwurzelknochen der Osteotomie der Unterarmknochen vor und sichern die Stellung durch einen kleinen Knochenspan (s. Abb. 455).

Die Behandlung der ischämischen Kontraktur ist ausgesprochen mühselig und langwierig. Die Behandlungsergebnisse sind keineswegs mehr so bescheiden wie man oft hört. Sie rechtfertigen die lange Behandlung. Aus verkrüppelten Händen werden wieder befriedigend gebrauchsfähige.

7. Krukenberg-Operation — Greifarmbildung

Die Greifarmbildung nach KRUKENBERG hat im vergangenen Kriege und in den Jahren der Nachkriegszeit ihre Bewährungsprobe bestanden. Das Verfahren der Greifarmbildung, das KRUKENBERG bereits im Jahre 1917 angegeben hatte, hat sich nach dem ersten Weltkrieg nicht durchsetzen können. Es wurde aber im vergangenen Krieg durch das Verdienst von KREUZ zu einem Verfahren ausgebildet, das viele hundert hilflose Ohnhänder wieder frei von fremder Hilfe und berufsfähig machte. Die Zeit der Krukenberg-Armbildung im großen ist vorbei, aber es wird auch nach Friedensunfallverletzungen Fälle geben, bei denen eine Krukenberg-Armbildung angezeigt ist.

Das spezielle *Indikationsgebiet* für die Krukenberg-Armbildung ist der Ohnhänder. Man soll sie nur in Ausnahmefällen bei einseitig Amputierten anwenden. Man muß bei einseitig Amputierten damit rechnen, daß der bei ihnen angefertigte Greifarm nicht das gleiche hohe Funktionsergebnis wie bei einem Ohnhänder zeigt. Der Ohnhänder setzt alles daran, aus seinem Greifarm das Bestmögliche herauszuholen. Er sieht ein, seine Selbständigkeit und Berufsfähigkeit hängt von der erarbeiteten Leistungsfähigkeit seines Krukenberg-Armes ab. Der einseitig Amputierte hat meist weder das Verlangen noch die Notwendigkeit, das Bestmögliche aus seinem Krukenberg-Arm herauszuholen, weil ihm noch der gesunde Arm zur Verfügung steht. Man soll deshalb die Krukenberg-Operation bei einseitig Amputierten nur auf solche Fälle beschränken, bei denen ganz dringende Wünsche oder berufliche Bedürfnisse des Amputierten die Vornahme der Operation rechtfertigen.

So hatten wir z.B. einen jungen Studenten, der unterarmamputiert war, zu behandeln. Er war begeisterter Violinspieler gewesen und hatte den heißen Wunsch, wieder Violine spielen zu können. Er erhielt den Krukenberg-Stumpf und brachte es dahin, wieder mit dem Krukenberg-Stumpf feinfühlend den Bogen der Violine zu führen!

Zwei verschiedene Auffassungen über die Bildung des Krukenberg-Armstumpfes bestehen. Kreuz hat sich dafür eingesetzt, daß bei der Operation *keine* Muskeln unnötigerweise entfernt werden sollen. Es ist daher nötig, um eine gute Hautdeckung zu bekommen, die Ulna-Branche mit einem Bauchhautlappen zu decken.

K. H. Bauer hat sich bemüht, die Krukenberg-Armbildung zu vereinfachen. Er hat muskelphysiologisch begründet ausgeführt, daß für die Bewegung der zwei Branchen des Unterarmes keineswegs soviel Muskeln und Sehnen nötig sind wie für die feine, koordinierende Bewegung der fünffingrigen Hand mit dem Handgelenk. Er hat insbesondere darauf hingewiesen, daß alle Muskeln, die erst am Unterarm entspringen und von hier zur Hand und den Fingern ziehen, unbedenklich geopfert werden können, da ihnen, wenn kein Gelenk dazwischengeschaltet ist, jede Hebelbewegung fehlt. Denn: „Ohne Gelenk gibt es für einen Extremitätenmuskel keine aktive Motorik!"

Die Zangenöffnung wird durch den Biceps in Verbindung mit dem Brachioradialis ausgeführt; die Schließung der Greifzange geschieht durch den *Pronator teres, der unbedingt zu erhalten ist und der den wichtigsten Muskel für die Funktion des Krukenberg-Armes darstellt.*

Der Radius wird bei dem Öffnen und Schließen der Greifzange bewegt, während die Ulna festgestellt wird. Die Fixierung der Ulna geschieht durch die beiden antagonistisch wirkenden Muskeln, durch den Brachialis als Beuger und durch den Triceps als Strecker. Die Drehbewegung des Greifarmes wird durch den Pronator teres und den Supinator herbeigeführt, außerdem lernen die Patienten auch den Radius zu ad- und abduzieren.

Um die Erzielung der Bewegung sicherzustellen, ist es erforderlich, daß

1. die Muskeln, die vom Oberarm zum oberen Drittel des Unterarmes ziehen, erhalten bleiben; es sind der Biceps, der Triceps und der Brachialis; und daß

2. der Pronator teres, der Supinator und der Brachialis in ihrer Funktion ungestört erhalten bleiben.

Alle anderen Muskeln können nach K. H. Bauer geopfert werden. Der *Vorteil* des Vorgehens von K. H. Bauer ist, daß die Branchen des Greifarmes wesentlich schlanker werden, daß sie eine Haut haben, deren Sensibilität gut erhalten ist und daß die beiden Zangen des Greifarmes direkt primär mit der Haut des Unterarmes gedeckt werden können. Die Vornahme einer Bauchlappenplastik an den Unterarmstumpf erübrigt sich.

Wir haben uns selber davon überzeugt, daß die Leistungen der Krukenberg-Stümpfe, die nach dem Vorschlag von K. H. Bauer gebildet waren, ausgesprochen gut werden und daß sie im allgemeinen nicht den Leistungen der Krukenberg-Stumpfträger nachstehen, die nach dem Verfahren von Kreuz unter Erhaltung aller Muskeln operiert wurden. Wir haben aber doch darunter Patienten beobachtet, die ein erstaunlich hochdifferenziertes Muskelbewegungsspiel in ihren Greifarmen aufwiesen. Die Voraussetzung hierzu war die Erhaltung möglichst vieler Muskeln bei der Operation gewesen.

Unsere *persönliche Auffassung* geht dahin, daß man bei günstigen Hautverhältnissen das Verfahren von K. H. BAUER, mit dem auch THOMSEN gute Erfahrungen gesammelt hat, anwenden soll. Das Verfahren von KREUZ mit der Erhaltung der Muskeln und mit der Bauchhautlappenplastik möchten wir auf die Fälle beschränkt wissen, die eine besonders hochwertige Leistung des Krukenberg-Stumpfes verlangen oder bei denen die Hautverhältnisse so ungünstig sind, daß eine primäre Stumpfdeckung nicht möglich ist. Wenn man bei einer wenig verschieblichen

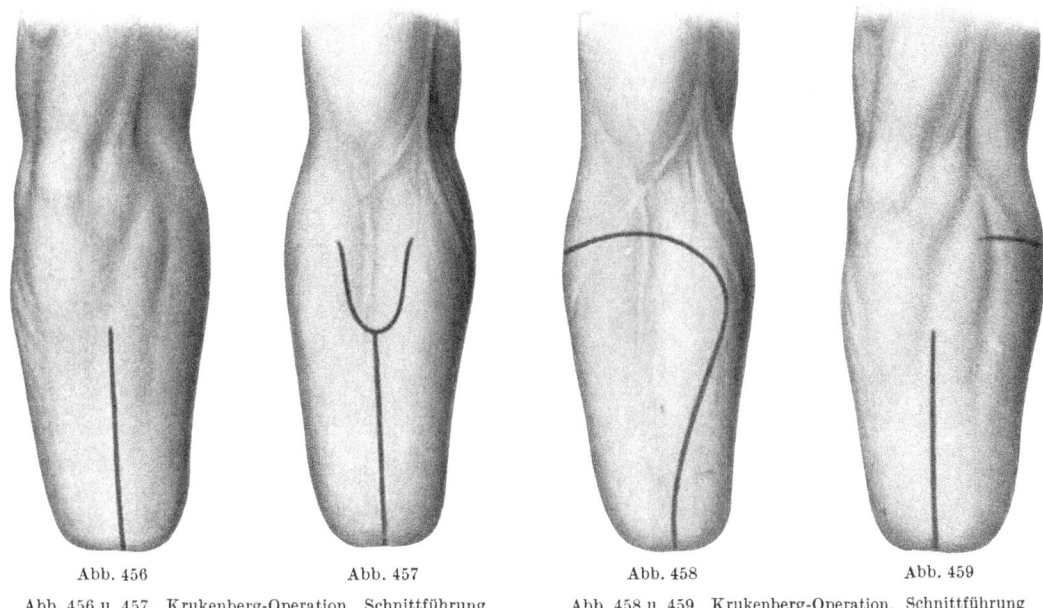

Abb. 456   Abb. 457   Abb. 458   Abb. 459

Abb. 456 u. 457. Krukenberg-Operation. Schnittführung nach K. H. BAUER   Abb. 458 u. 459. Krukenberg-Operation. Schnittführung nach KREUZ

Haut die primäre Stumpfdeckung an Radius *und* Ulna anstrebt, ist die Gefahr vorhanden, daß an den Branchen des Greifarmes Hautnekrosen entstehen, die hinterher doch noch durch eine Lappenplastik gedeckt werden müssen.

Die Schnittführung ist bei dem Vorgehen von KREUZ und K. H. BAUER verschieden. Die Schnittführung bei dem Vorgehen nach KREUZ verlangt die Bildung eines großen Schwenklappens auf der volaren Seite. (Näheres s. u.)

Die *Schnittführung bei dem Verfahren von* K. H. BAUER ist einfach (s. Abb. 456 und 457). Ein Längsschnitt wird auf der Volar- und Dorsalseite in der Mitte des Stumpfes angelegt, und es wird auf der Volarseite noch im zentralen Teil ein länglicher Lappen gebildet, der in die Commissur nach der Spaltung des Unterarmes von volar nach dorsal eingelegt wird.

Technik der Krukenberg-Operation nach KREUZ (s. Abb. 458—463)

Schnittführung. a) Auf der *Volarseite.* Der Schnitt beginnt am Stumpfende in der Mitte zwischen dem Radius und der Ulna. Er verläuft entsprechend dem Flexor carpi radialis schräg hinüber zur Ulna, biegt hier bogenförmig nach ulnarwärts aus und zieht dann quer im flachen Bogen über den ganzen Unterarm unterhalb der Ellenbeuge hinweg, um noch ein kurzes Stück bis auf die Streckseite zu gehen.

b) Auf der *Dorsalseite.* Der Schnitt beginnt am Stumpfende nahe der Ulna und verläuft leicht schräg nach oben. Er endet etwa 2 cm vor dem Schnitt, der von der Volarseite noch für ein Stück auf die Dorsalseite geführt ist.

Die Art der volaren Schnittführung ermöglicht die Bildung eines großen Schwenklappens, der nach der Spaltung des Unterarmes in die Commissur eingelegt wird und gleichzeitig zur Hautdeckung für den Radius dient.

Spaltung des Unterarmes. Sie beginnt auf der *Beugeseite* (s. Abb. 460). Die Fascie wird längsgespalten, das Endneurom des Medianus wird aufgesucht, und der Nerv wird nach zentral herausgezogen. Hiernach wird die Muskulatur in einen ulnaren und radialen Anteil geteilt. Der N. medianus wird hoch oben durchtrennt. Jetzt wird die Membrana interossea freigelegt. Die A. interossea wird mit einem Raspatorium zur Seite geschoben und möglichst geschont. Die Membrana interossea liegt nun zur Einschneidung frei.

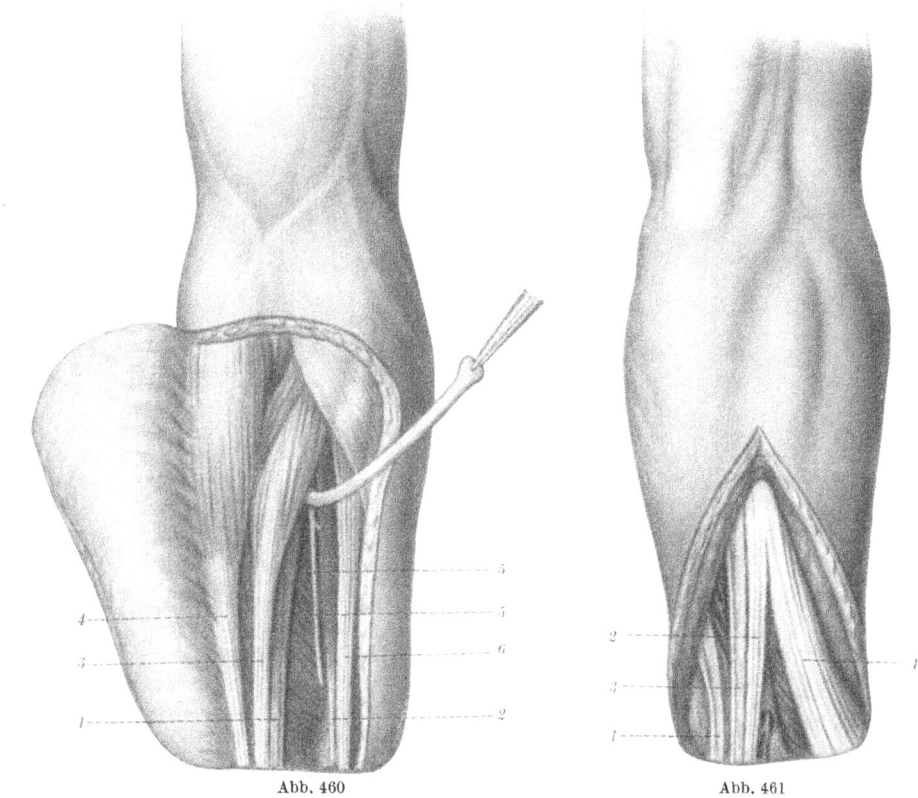

Abb. 460   Abb. 461

Abb. 460—463. Krukenberg-Operation. Technik nach Kreuz

Abb. 460. Spaltung des Unterarmes von der Beugeseite. *1* Radialer Teil des M.flexor digitorum; *2* ulnarer Teil des M.flexor digitorum; *3* M.flexor carpi radialis; *4* M.brachioradialis; *5* A.interossea; *6* M.flexor digitorum superficialis, ulnarer Teil.

Abb. 461. Spaltung des Unterarmes von der Streckseite. *1* M.extensor carpi ulnaris; *2* und *3* M.extensor digitorum, ulnarer Teil; *4* M.extensor digitorum, radialer Teil und M.extensor carpi radialis

Spaltung des Unterarmes auf der *Streckseite* (s. Abb. 461). Die Freilegung der Membrana interossea ist leicht. Man dringt, nachdem die Fascia antebrachii längsgespalten ist, durch die Fingerstreckmuskulatur, die in eine größere radiale und in eine kleinere ulnare Hälfte geteilt wird, auf die Membrana interossea vor. Die Membrana interossea wird von peripher nach zentral bis zum *Ansatz des Pronator teres* längsgespalten. Anschließend werden die Unterarmknochen manuell gespreizt. Die Muskeln vom Ulna- und Radiusstumpf werden nach sorgfältiger Blutstillung mit einigen Catgutnähten zu lockeren Muskelschläuchen verbunden.

Hautdeckung (s. Abb. 462). Der *Schwenklappen* wird von der Beugeseite her in den gespaltenen Unterarm eingeschlagen, und die wichtige Commissur zwischen den beiden Branchen, die narbenfrei bleiben muß, wird gebildet. Die Hautdeckung am Radius geschieht durch den gleichen Schwenklappen. Er wird zuerst an der Commissur mit einigen Situationsnähten befestigt, und dann erfolgt die Naht vom peripheren Stumpfende des Radius nach zentral fortschreitend.

Der Hautdefekt, der unterhalb der Ellenbeuge durch die Bildung des Schwenklappens entsteht, ist in Ellenbogenbeugestellung leicht zu schließen.

Bauchlappenplastik zur Deckung des Hautdefektes an der Ulna. Der Hautdefekt an der Ulna wird entweder durch einen einfachgestielten Bauchlappen, oder, nachdem schon vorher ein Rundstiellappen gebildet war, durch diesen gedeckt (s. Abb. 463).

Die Ruhigstellung des Unterarmes an den Bauch geschieht besser durch einen großen Arm-Rumpfgips als durch einen Elastoplastverband. Die Fixierung ist für 2—3 Wochen notwendig. Zwischen die beiden Branchen der Ulna und des Radius wird eine Spreiznadel eingesetzt, die die beiden Enden der Greifzange in einer mäßig geöffneten Stellung hält, um einen schädigenden Druck auf den Hautlappen, der die Commissur bildet, zu verhüten.

Die Spaltung des Unterarmes wird nur so weit vorgenommen, daß die Enden der Unterarmbranchen eine Öffnungsbreite von 6—8 cm haben. Die *Länge der Stümpfe* richtet sich nach der Länge des vorhandenen Unterarmstumpfes. Die Greifarme sind meist etwa 12 cm lang, manchmal aber auch bis zu 18 cm. Die Bildung eines Greifarmes an einem Unterarmstumpf ist auch bei

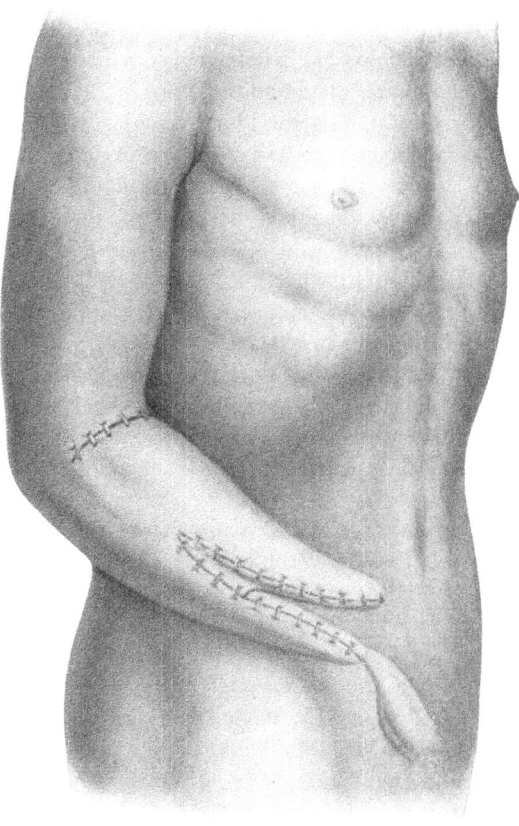

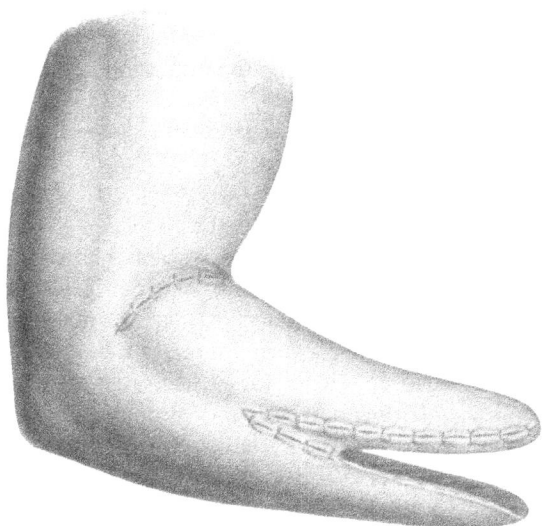

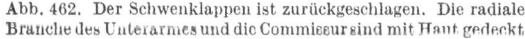

Abb. 462. Der Schwenklappen ist zurückgeschlagen. Die radiale Branche des Unterarmes und die Commissur sind mit Haut gedeckt

Abb. 463. Der verbliebene Hautdefekt an der Ulna ist durch einen Bauchhautlappen verschlossen

mäßig langen Stümpfen möglich, die, gemessen von der Olecranonspitze an, nur eine Stumpflänge von etwa 15 cm haben. Die Funktion dieser kurzen Unterarmgreifstümpfe wird meist erfreulich gut.

Die *wichtigsten Stellen für die Hautdeckung* sind die Commissur des Greifarmes und die Spitzen der Greifzange. Sie müssen unbedingt mit einer einwandfreien Haut gedeckt sein. Wenn bei langen Unterarmstümpfen die Stumpfkuppen schlecht verheilt sind, ist eventuell eine Nachamputation vorzunehmen, um eine gute Hautdeckung zu erreichen.

Von der Verheilung der Commissur hängt es weitgehend ab, wann die Nachbehandlung aufgenommen werden kann. Ebenso bestimmt die Beschaffenheit der Commissur auch wesentlich die spätere Gebrauchsfähigkeit des Greifarmes. Wenn in der Commissur störende Narbenstränge, Narbengeschwüre oder ein Intertrigo entstanden sind, so leidet darunter der Wert des Greifarmes. Es ist, wenn es zu diesen störenden Komplikationen kommt, nötig, durch Nachkorrektur diese zu beseitigen.

Die praktische Gebrauchsfähigkeit des Krukenberg-Armes hängt weiterhin von der Wiederbildung der Sensibilität in dem Bauchhautlappen ab, der zur Deckung des Ulnastumpfes benutzt wurde. Die Wiederbildung der Sensibilität in dem Bauchhautlappen dauert, wie die Untersuchungen unseres Assistenten EICKEN ergeben haben, viele Monate. Sie benötigt beim Erwachsenen $1^1/_2$—2 Jahre, bei Jugendlichen etwa $^1/_2$—$^3/_4$ Jahre. Wenn die Einheilung des Bauchhautlappens nicht primär vor sich gegangen ist, und wenn breite oder dicke Narben zwischen dem Bauchhautlappen und der Ulnahaut entstanden sind, so bilden diese ein Hindernis gegen das Einwachsen der sensiblen Nerven von der gesunden Haut in den eingepflanzten Bauchhautlappen. Es sind in solchen Fällen die Narben frühzeitig auszuschneiden.

Die *Schließung der Greifzangen* kann bei guter Muskelfunktion dadurch behindert sein, daß sich am *Radius* ein „*Knochensporn*" entwickelt, der in den Zwischenraum zwischen Radius und Ulna einragt. A. N. WITT hat auf die Bedeutung des Radiusspornes als störendes Hindernis für eine gute Schließung der Greifzange besonders hingewiesen. Er ist operativ abzutragen.

Die Nachbehandlung ist für den Erfolg der Krukenberg-Operation von entscheidendem Wert. Es ist die Greifarmbildung nur dort vorzunehmen, wo auch die Durchführung einer einwandfreien Nachbehandlung für den Krukenberg-Stumpf gesichert ist. Die Nachbehandlung wird in Verbindung von Anspannungsübungen mit elektrischer Behandlung sowie später mit Greif- und Geschicklichkeitsübungen durchgeführt.

Die funktionelle Nachbehandlung ist bei den Fällen, die nach K. H. BAUER operiert sind, wesentlich einfacher als bei denen, die nach KREUZ operiert wurden. KREUZ legt einen Wert darauf, daß jede einzelne Muskelgruppe gesondert für sich geübt, ausgebildet und für ihre neue Funktion umgewertet wird. Das Verfahren nach K. H. BAUER, bei dem die Hauptaufgabe für Öffnung und Schließung des Stumpfes dem Brachioradialis, dem Supinator und dem Pronator teres zufällt (s. o.), *vereinfacht die Nachbehandlung* außerordentlich.

Als Zeitdauer für die Nachbehandlung eines Krukenberg-Stumpfes sind mindestens 2 bis 3 Monate anzusetzen.

Die *Erfolge* der Krukenberg-Armbildung sind im allgemeinen gut. Das hat von neuem wieder die schöne Monographie von O. BOOS unter Mitarbeit von E. GOETZ gezeigt. Die Patienten, dies gilt in erster Linie für die Ohnhänder, werden unabhängig von fremder Hilfe, sie erledigen alle täglichen Verrichtungen selber, sie lernen wieder, sich allein zu rasieren, die Haare zu machen, sich allein an- und auszukleiden und auch allein ihre Notdurft zu verrichten. Der besondere Wert der Krukenberg-Operation liegt darin, daß die Patienten wieder für viele Berufe arbeitsfähig werden. Sie leisten mit ihren Greifarmen handwerkliche Arbeit und lernen auch mit staunenswerter Geschicklichkeit z. B. Schreibmaschine schreiben. Die Patienten mit den Krukenberg-Armen benötigen wohl für den Anfang besondere keilförmige Hilfsmittel, um den Löffel und die Gabel zu halten oder um den Rasierapparat zu führen. Viele Patienten lernen es aber später, ohne solche Hilfsmittel auszukommen, und viele setzen ihren Stolz darein, dies bald zu erreichen.

Wir halten es für unnötig und im allgemeinen für *unzweckmäßig*, den Patienten, bei denen eine Krukenberg-Operation gemacht ist, eine eigene „Krukenberg"-Prothese anzupassen, d. h. eine Prothese, bei der, unter Ausnützung der aktiven Beweglichkeit der Greifarme, eine Kunsthand willkürlich bewegt wird. Etwas anderes ist es, den Trägern eines Krukenberg-Stumpfes eine sog. Schmuckhand zu geben, die sie aus kosmetischen Gründen für besondere Zwecke tragen.

Der hohe Wert der Krukenberg-Operation liegt gerade darin, daß die Ohnhänder als Ersatz für ihre Handarbeit ein *gefühlsbegabtes* Greiforgan erhalten, das jeder Prothese weit überlegen ist!

V. Hand und Finger

1. Handgelenkeröffnung

A. Handgelenkeröffnung bei Eiterung

Die Eröffnung des Handgelenkes ist leicht ausführbar. Sie geschieht entweder mit einem dorsalen oder volaren Schnitt oder, wenn erforderlich, mit beiden.

a) Eröffnung des Handgelenkes von dorsal (s. Abb. 464)

Schnitt bei leicht gebeugtem Handgelenk zwischen den Sehnen des M. extensor pollicis longus und des M. extensor digitorum. Die Kapsel wird unter Beiseitehaltung der Sehnen mit einem Längsschnitt eröffnet.

Ein Durchdrainieren des Handgelenkes von der Streck- nach der Beugeseite soll möglichst vermieden werden. Es ist meist gleichbedeutend mit der Ausbildung einer Sehnenscheidenphlegmone der Beugesehnen.

Um dem Eiter nach unten Abfluß zu verschaffen, nimmt man besser die Eröffnung des Gelenkes von ulnar seitlich vor. Diese Schnittführung zur Handgelenkeröffnung von MORESTIN wird von FRANZ und J. VIDAL besonders empfohlen.

b) Eröffnung des Handgelenkes von ulnar seitlich (s. Abb. 465)

Schnitt bei Handstreckstellung zwischen den gut tastbaren Sehnen des M. flexor und M. extensor carpi ulnaris. Die Kapsel wird, während die Hand gut radialwärts adduziert wird, eröffnet.

Ruhigstellung. Sie ist für den Verlauf der Handgelenkeiterung und damit für das Schicksal der ganzen Hand oft entscheidend.

Nachbehandlung. Sobald es die Handschwellung gestattet, wird die Schienenlagerung durch einen Gipsverband oder zum mindesten durch eine volare Gipsschiene ersetzt. Das ist in den meisten Fällen

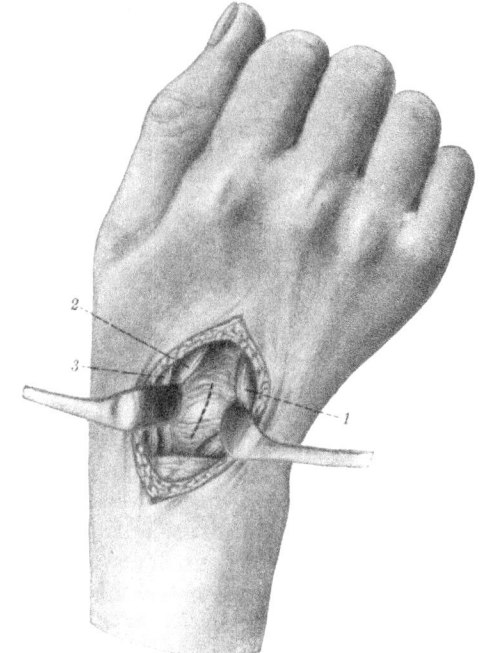

Abb. 464. Eröffnung des Handgelenkes von dorsal. *1* M. extensor digitorum; *2* M. extensor pollicis longus; *3* M. extensor carpi radialis

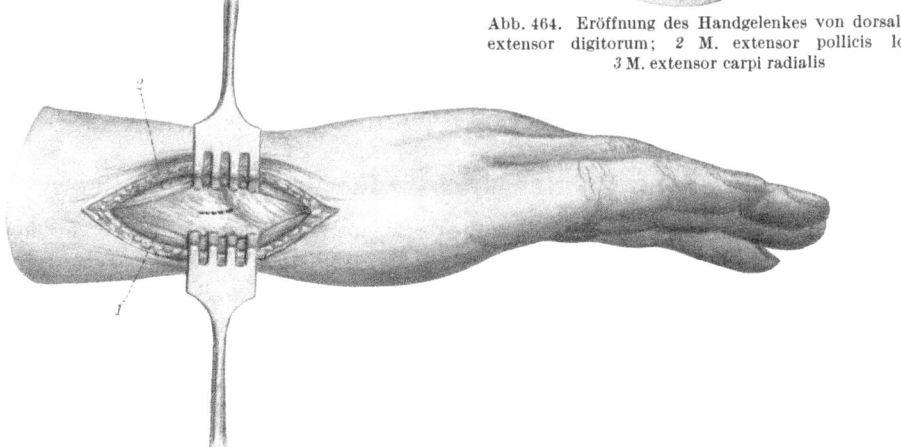

Abb. 465. Eröffnung des Handgelenkes von ulnar seitlich. *1* Sehne des M. flexor carpi ulnaris; *2* Sehne des M. extensor carpi ulnaris

sogar von Anfang an möglich. Die Gipsschiene, die nur am Tage angelegt wird, stellt die Finger mit ruhig. Der Gipsverband reicht dagegen nur bis zu den Grundgelenken, um frühzeitig die Aufnahme von Fingerbewegungen zu ermöglichen. Die Stellung der Hand im Verband ist leichte Dorsalflexion, da in dieser Stellung die Gebrauchsfähigkeit eines versteiften Handgelenkes am besten ist.

B. Eröffnung des Handgelenkes zur Entfernung von freien Gelenkkörpern, von Fremdkörpern oder von Handwurzelknochen

Freie Gelenkkörper im Handgelenk, die auf dem Boden einer Osteochondritis dissecans entstanden sind, scheint es nicht zu geben. Wenn eine Gelenkeröffnung nötig ist, so geschieht dies

zur Entfernung von Fremdkörpern, traumatisch abgesprengten Knochenstücken oder zur
Entfernung eines verletzten oder erkrankten Handwurzelknochens (Lunatum oder Naviculare).
Hiermit soll man zurückhaltend sein. Die Entfernung ist in erster Linie bei einem alt-
luxierten und nicht mehr operativ reponierbaren Os lunatum angezeigt, sofern es einen Druck
auf den N. medianus ausübt. Die Entfernung eines schwer veränderten Naviculare (bei alten
Navicularpseudarthrosen) oder eines Os lunatum (bei Lunatummmalacie) bringt nicht die erhoffte Funktionsbesserung für das gesamte Handgelenk. Das Zusammenspiel der Handwurzelknochen bleibt gestört, weil sich im Gelenk schon sekundär arthrotische Veränderungen entwickelt hatten. Außerdem leidet der Kraftschluß des Gelenkes unter dem Fehlen der beiden
wichtigen Handwurzelknochen, des Naviculare wie des Lunatum.

Günstigere Erfahrungen mit der Entfernung des Os lunatum hat BUNNELL gemacht, der diesen
Eingriff empfiehlt. — Wir ziehen bei einer schweren sekundären Arthrosis die Arthrodese vor.

a) Eröffnung des Handgelenkes von dorsal

b) Eröffnung des Handgelenkes von volar seitlich medial

Die Schnittführungen entsprechen denen der Gelenkeröffnung bei Eiterungen (s. S. 390).

c) Eröffnung des Handgelenkes von volar in der Mitte (s. Abb. 466)

Etwa 10 cm langer Längsschnitt (zweckmäßig Blutleere, aber *nur* mit der Blutdruckmanschette, um eine Nervenschädigung auszuschließen!) ulnar der Fingerbeugesehnen. Die Sehnenscheide wird nicht eröffnet. Nach Durchtrennung des Handgelenkbandes werden die Beugesehnen mit dem N. medianus radialwärts beiseitegehalten. Vorsichtig wird auf die Gelenkkapsel
eingegangen, und wenn es sich um die Entfernung eines *alt*verrenkten *Os lunatum* handelt, werden
schrittweise die Narbenstränge entfernt, bis man an das Os lunatum herankommt. Es wird
selber langsam teils mit dem Messer, teils mit dem Raspatorium aus seinen Verwachsungen
gelöst.

Ruhigstellung nach einfacher Arthrotomie des Handgelenkes für 1 Woche im Hand-Armgips
(Finger freilassen!), nach Entfernung eines altverrenkten Os lunatum für 2 Wochen. Anschließend vorsichtige Aufnahme von *Bewegungsübungen*.

C. Eröffnung des Handgelenkes für plastische Operationen

Plastische, wiederherstellende Operationen sind am Handgelenk selten angezeigt. Wenn die
Hand in einer guten Gebrauchsstellung (= leichte Dorsalflexionsstellung) versteift und dabei
schmerzfrei ist, so ist im allgemeinen die Gebrauchsfähigkeit so gut, daß von einer Operation
zur Wiederherstellung der Bewegungsfähigkeit abzusehen ist. Anders liegen die Verhältnisse,
wenn die Hand in einer ungünstigen Stellung (= Volarflexion und ulnare Abduktion) versteift
ist, wenn ausgesprochene Schmerzen bestehen oder wenn es sich um Angehörige von bestimmten
Berufen (Künstler, Ärzte, Zahnärzte usw.) handelt, die dringend ein bewegliches Handgelenk
verlangen. In solchen Fällen geht man an die plastische Wiederherstellung der Handgelenk-
beweglichkeit heran.

Schnitt. Leicht bogenförmig über der Dorsalseite des Handgelenkes ulnarwärts von den
Strecksehnen verlaufend. Die Fingerstrecksehnen werden mit der uneröffneten Sehnenscheide
nach radialwärts beiseitegehalten. Die Handgelenkkapsel liegt in breiter Ausdehnung frei
und wird bei leichter Handbeugung eröffnet (Abb. 474). Die Seitenbänder werden selbstverständlich erhalten.

Ruhigstellung. Hand-Unterarmgipsverband. Gips reicht nur bis zu den Fingergrundgelenken.
Für etwa 4 Tage Anwickeln eines leichten Brettchens zur Unterstützung der Finger, dann Frei-
geben der Finger.

Nachbehandlung. Nach 2 Wochen Beginn mit Bewegungsübungen.

2. Die Handgelenkarthrodese

Man unterscheidet auch bei der Handgelenkarthrodese zwischen der intra- und para- oder extraartikulären Arthrodese.

Die Indikation der Arthrodese des Handgelenkes

Die Arthrodese des Handgelenkes hat vermehrt an Bedeutung gewonnen. Sie ist ein operativer Eingriff, der schon ein Alter von über 60 Jahren hat.

Die erste Handgelenkarthrodese hat wegen schlaffer Handmuskellähmung v. WINIWARTER gemacht. Die Operationen in der darauffolgenden Zeit waren Einzelfälle, die man vielfach für eine Veröffentlichung wert hielt. Mitteilungen über eine größere Zahl von Handgelenkarthrodesen stammen von GODIER und STEINDLER. ROCHER erstattete 1924 einen kritischen Überblick über den Stand der Handgelenkarthrodese.

Die *Indikation* zur Handgelenkarthrodese ist gegeben:

a) bei schlaffen Lähmungen infolge einer Poliomyelitis wie nach peripheren Nervenverletzungen einschließlich der Restzustände von Plexuslähmungen;

b) bei spastischen Lähmungen;

c) bei schmerzhaften Reizzuständen infolge Ausbildung einer sekundären Arthrosis nach schweren Verletzungen;

d) bei chronischen Entzündungen einschließlich der Tuberkulose.

a) Handgelenkarthrodese bei schlaffen Lähmungen

Die poliomyelitische Handlähmung bildet einen häufigen Anlaß zur Handgelenkarthrodese, sie ist auch für einen Teil von schweren Geburtslähmungen angezeigt. Weiterhin hat sich die Handgelenkarthrodese für die Behandlung von irreparablen peripheren Nervenver-

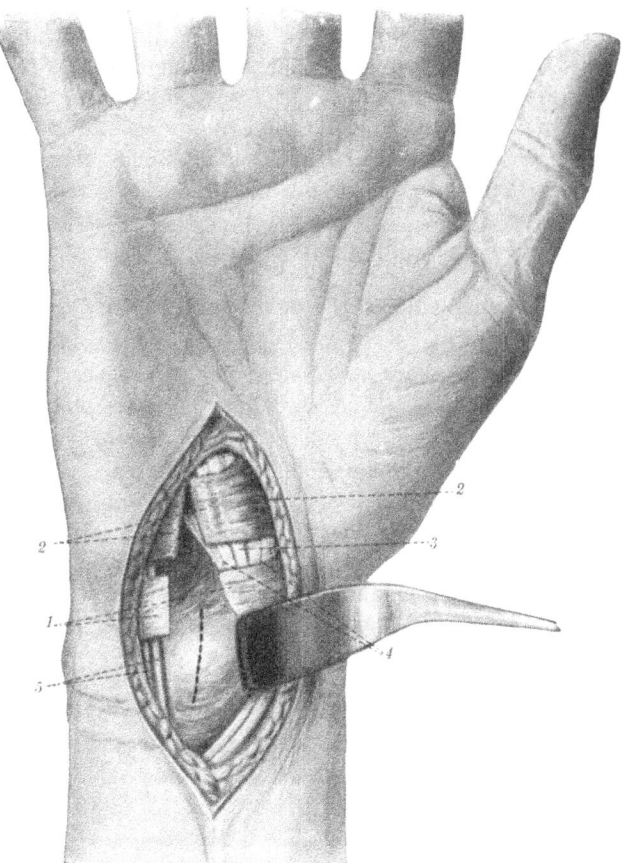

Abb. 466. Eröffnung des Handgelenkes von volar in der Mitte. *1* Ligamentum carpi volare; *2* Ligamentum carpi transversum; *3* N. medianus, liegt oberhalb der Sehnenscheide der Fingerbeuger; *4* Fingerbeugesehnen; *5* N. ulnaris u. A. ulnaris

letzungen einschließlich der Restzustände von alten Plexuslähmungen bewährt. Gemeinsam ist für diese Fälle, daß vielfach bei ihnen die Handgelenkarthrodese noch mit einer Sehnenverpflanzung für die Finger verbunden wird.

Die Indikation ist bei schlaffen Lähmungen hauptsächlich bei folgenden Muskelbefunden gegeben:

1. Poliomyelitisches Handschlottergelenk bei totaler Lähmung der Handmuskeln bei guter Funktion der Fingermuskeln.

2. Gut erhaltene Handmuskulatur bei einer Lähmung der Fingermuskulatur, häufiger der Fingerstrecker als der Fingerbeuger.

Für diese Fälle ist die Handgelenkarthrodese eine gute Operation. Sie hat eine eigene Bedeutung für die Fälle, bei denen die Handmuskulatur gut erhalten, aber die Fingermuskulatur selber schlecht ist. Die Beweglichkeit im Handgelenk wird in solchen Fällen geopfert, um Muskelmaterial für eine aktive Fingerstreckung oder auch -beugung freizubekommen. Dies ist gerechtfertigt, weil die Hand nur einen wirklichen Nutzen hat, wenn die Funktion der Finger gut ist.

SPITZY hat schon frühzeitig den Vorschlag gemacht, bei Hand- und Fingerlähmungen so vorzugehen. Wir haben seit mehr als 2 Jahrzehnten gern die Verbindungsoperation, Handgelenkarthrodese und Sehnenverpflanzung, angewandt.

b) Handgelenkarthrodese bei spastischen Lähmungen

Die Handgelenkarthrodese ist auch für die Behandlung von spastischen Lähmungen empfohlen worden. Wenn man die Handgelenkarthrodese bei spastischen Lähmungen macht, ist es erforderlich, die Bruchstücke zuverlässig gegeneinander zu fixieren. Dies kann geschehen mit zwei percutan eingeführten Drähten als Drahtspickung oder auch unter Verwendung der *Druckarthrodese*. Diese hat sich bei der Behandlung von spastischen Lähmungen recht bewährt. Wir verwenden auch hierbei lediglich den Doppelspannbügel.

Die Verwendung eines eigenen Kompressionsapparates für die Handgelenkarthrodese (von F. DUMAI angegeben) halten wir nicht für notwendig.

c) Die Handgelenkarthrodese bei schmerzhaften Reizzuständen nach schweren Verletzungen

Die Indikation der Handgelenkarthrodese zur Behandlung von schmerzhaften Reizzuständen der Hand nach schweren Verletzungen ist wichtig. Die Leistungsfähigkeit der Hand und dadurch auch die Arbeitsfähigkeit wird durch die Arthrodese wesentlich verbessert. Der Patient wird schmerzfrei und wird wieder fähig, schwere Berufsarbeit zu verrichten. Es wird von dieser Indikation für die Behandlung von schweren Unfallverletzungen zu wenig Gebrauch gemacht.

Die Handgelenkarthrodese kommt in Betracht für alte, schlecht verheilte Knochenbrüche im Bereich des Handgelenkes, einschließlich der Handwurzelknochen mit einer schmerzhaften Arthrosis deformans, sowie auch bei veralteten Handgelenkverrenkungen, die nicht mehr eingerichtet werden können. Ganz besonders ist die Arthrodese angezeigt, wenn sich schon eine fehlerhafte Handstellung, eine Flexionskontraktur ausgebildet hat, die die Hand weitgehend wertlos macht.

d) Handgelenkarthrodese bei chronischen Entzündungen

Auch nach abgelaufenen chronischen Entzündungen kann eine Handgelenkarthrodese zur Beseitigung von Schmerzen und zur Besserung der Gebrauchsfähigkeit der Hand angezeigt sein. Die Arthrodese wird allerdings bei einer alten Tuberkulose, auch wenn sie inaktiv geworden ist, besser in Form der parartikulären Arthrodese ausgeführt.

Die Frage tritt immer wieder auf: *Arthrodese oder Arthroplastik*. Sie ist dahin zu beantworten, daß die Arthrodese besser ist für alle Patienten, die eine *schwere* Arbeit leisten müssen und eine kraftvolle Hand benötigen.

Die Arthroplastik ist genügend für Patienten, die nur eine leichte Arbeit zu verrichten haben und die für ihren Beruf eine wechselnde Handstellung in Beugung und Streckung benötigen. Für Angehörige des weiblichen Geschlechtes kann aus kosmetischen Gründen die Arthroplastik gegenüber der Arthrodese ihren Vorzug haben.

Das *Alter* spielt für die Arthrodese eine große Rolle. Früher, als es sich bei der Handarthrodese hauptsächlich um die Behandlung von poliomyelitischen Lähmungen handelte, drehte es sich nur um die Festsetzung der unteren Altersgrenze, heute, wo die Arthrodese auch bei Erwachsenen nach alten Verletzungen und Gelenkentzündungen vermehrt ausgeführt wird, hat auch die *obere Altersgrenze* eine Bedeutung. Wir möchten diese *mit etwa 50 Jahren ansetzen*.

Die *untere Altersgrenze* ist viel umstritten gewesen, sie wird schon mit 6—8 oder mit 8 bis 10 Jahren (ROCHER, STEINDLER) im Schrifttum angegeben, während andere raten, bis nach dem 10. Jahr (BUNNELL) zu warten. Wir gehören zu denen, die raten, die Handgelenkarthrodese

erst nach dem 14. Lebensjahr auszuführen. Die Behandlungsresultate werden durch das Zuwarten nur besser und die Gefahr, daß durch ungleiches Wachstum wieder eine sekundäre Fehlstellung der Hand entsteht, wird mit jedem Jahr, in dem man die Arthrodese später ausführt, geringer.

Die *Handstellung*, in der die Hand bei der Arthrodese versteift wird, ist für den späteren funktionellen Wert der Gesamthand entscheidend. Es ist vorgeschlagen worden, die Hand in einer beträchtlichen Dorsalflexionsstellung von 150—140⁰ einzustellen, mit der Begründung, es sei in dieser Stellung der Kraftschluß der Finger am besten. Eine solche Stellung hat aber für viele Arbeiten und Verrichtungen ihre Nachteile. Wir bevorzugen eine *Stellung von 160⁰ Dorsalflexion bei gleichzeitig leichter ulnarer Abduktion.*

Die Technik der Handgelenkarthrodese ist im Laufe der Zeit wesentlich vervollkommnet worden. Vulpius empfahl lediglich die Entfernung des Gelenkknorpels zwischen dem Radius und der proximalen Reihe der Handwurzelknochen, dann ging man zu der richtigen Anfrischung der Gelenkflächen über, so daß die Arthrodese etwa einer sparsamen Gelenkresektion entsprach. Die Knochenflächen wurden gut aufeinandergepaßt und noch durch zwei tiefgehende Knochennähte miteinander vereinigt. Aber auch das gab, zumal bei Jugendlichen, noch keine zuverlässigen Dauerresultate. Die Ergebnisse wurden erst gleichmäßig gut, als man dazu überging, die Anfrischungsarthrodese mit einer Knochenspanung zu verbinden (Albee, Bunnell, Spitzy u. a.).

Auch wir bevorzugen seit langem die *Verbindung der Anfrischungsarthrodese mit der Spanarthrodese.* Sie gewährleistet am besten die Verknöcherung und gibt einwandfreie Dauerergebnisse.

Es ist als Nachteil der Spanarthrodese gegenüber der einfachen Anfrischungsarthrodese angeführt worden, daß bei der Verwendung eines Knochenspanes das Intercarpalgelenk mitversteift würde. Das ist im übrigen keineswegs nötig, man kann die Arthrodese in Verbindung mit einem Knochenspan auch gut so machen, daß das Intercarpalgelenk freibleibt. Im übrigen ist die *Mitversteifung dieses Gelenkes kein Nachteil.* Sie erhöht die Erfolgsaussichten der Arthrodese. Die gelenkphysiologischen Betrachtungen, daß in dem Intercarpalgelenk eine leichte Streck- und Radialabduktionsbewegung möglich sei, die den Faustschluß begünstige, halten wir nicht für stichhaltig genug, um auf die Spanarthrodese zu verzichten, die die Erfolgsaussichten der Handarthrodese ganz wesentlich verbessert. Das Entscheidende ist, daß eine wirkliche dauernde Versteifung im Handgelenk erreicht wird. Bleiben auch nur federnde Wackelbewegungen bestehen, so ist nicht nur die Gefahr gegeben, daß die Hand sich allmählich in eine für den Gebrauch ungünstige Beugestellung einstellt, es ist vielmehr damit zu rechnen, daß *Schmerzen* auftreten. Steht die Hand nach der Operation zuverlässig in einer günstigen Stellung versteift, so ist man immer wieder erstaunt, eine wie gute Leistungsfähigkeit die Patienten mit ihrer Hand bekommen.

Die *Schnittführung und Technik* der Handgelenkarthrodese hängt davon ab, ob die Beweglichkeit im Radio-Ulnargelenk erhalten ist oder nicht. Ist dies der Fall, wie das für Operationen bei Lähmungen zutrifft, so wird eine dorsale Schnittführung gewählt. Das Radio-Ulnargelenk wird in die Arthrodese nicht mit einbezogen, um die Drehbewegungen des Unterarms zu erhalten. Ist das Radio-Ulnargelenk selber schwer verändert, und sind die Pro- und Supinationsbewegungen weitgehend oder ganz aufgehoben, wie das oft nach Verletzungen oder Entzündungen der Fall ist, so liegt der Schnitt an der ulnaren Seite der Hand. Man erhält dadurch die Möglichkeit, wenn die sonstigen Voraussetzungen günstig sind, durch Resektion des unteren Endes der Ulna die Sperre der Drehbewegungen gleichzeitig bei der Arthrodesenoperation des Radio-Carpalgelenkes zu beseitigen.

Die *Einbettung des Knochenspanes* ist nicht in allen Fällen gleich. Sie geschieht bei *Erwachsenen* in einer tiefen Rinne vom Radius bis zu der vorderen Reihe der Handwurzelknochen. Bei *Jugendlichen*, bei denen die Epiphysen noch offen sind, ist die Radiusepiphyse sorgsam zu schonen. Der Knochenspan wird nur oberflächlich in eine abgehobene Periostknochenlamelle eingeschoben. Hierfür eignet sich gut der biegsame Darmbeinknochen.

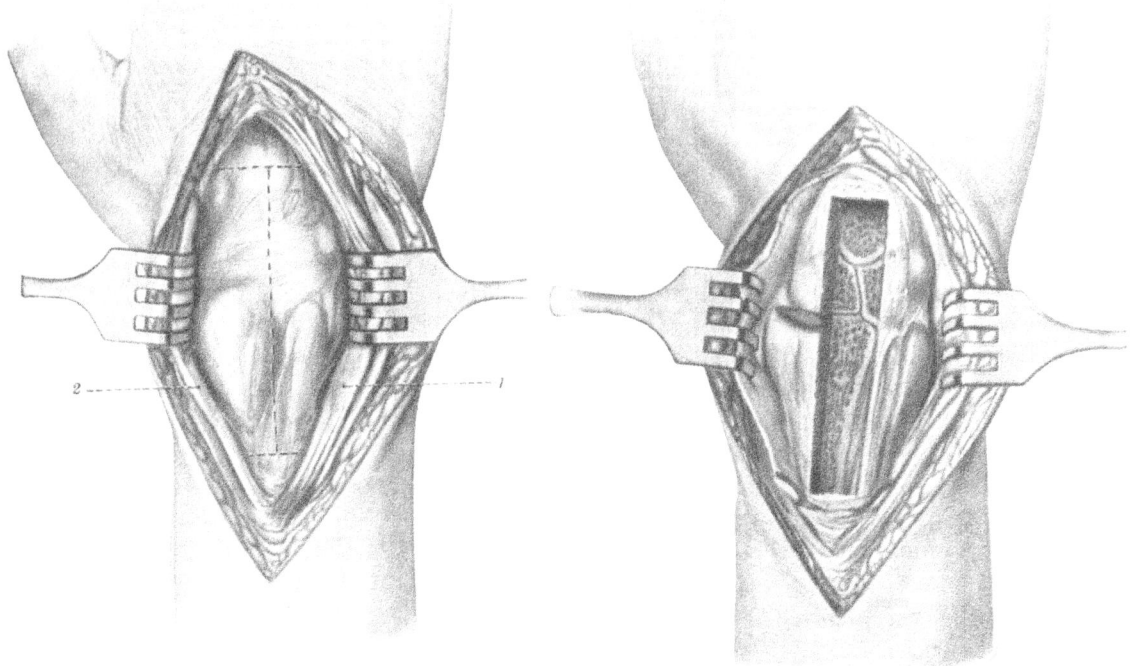

Abb. 467   Abb. 468

Abb. 467—469. Handgelenkarthrodese. Abb. 467. Die schraffierte Linie bezeichnet den türflügelförmigen Lappen, der aus dem Periost und Kapselbandapparat gebildet wird. *1* M.extensor digitorum; *2* M.extensor pollicis longus. Abb. 468. Das Knochenbett für den Knochenspan ist gebildet

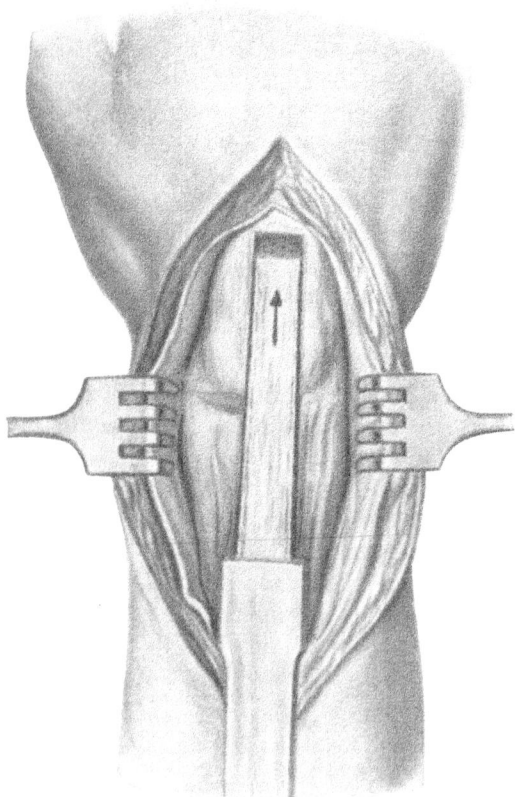

Abb. 469. Der Knochenspan wird in das Knochenbett eingetrieben

α) Technik der Handgelenkarthrodese bei erhaltenem Radio-Ulnargelenk (s. Abb. 467—469)

Operation in *Blutleere*.

Schnitt beginnt etwa 3 Querfinger breit oberhalb des Handgelenkes und verläuft in einem nach der ulnaren Seite geschwungenen Bogen, etwa bis zur Basis des ersten Mittelhandknochens. Der Hautast des N. radialis wird auf diese Weise geschont.

Man geht zwischen den Sehnen des M. extensor pollicis longus und des M. extensor digitorum auf die Gelenkkapsel ein. Die Sehnen des M. extensor digitorum werden mit der uneröffneten Sehnenscheide nach ulnar, die des M. extensor pollicis longus nach radial gehalten.

Die *Handgelenkkapsel* und der gesamte Bandapparat werden zuerst längsgespalten, und es werden oben und unten nach beiden Seiten noch quere Einschnitte gesetzt, so daß der Kapselbandapparat türflügelförmig nach beiden Seiten zurückgeschlagen werden kann. Nach vorsichtiger Einführung der Hohmann-Hebel wird die Hand leicht gebeugt und das *Gelenk aufgeklappt*. Ein keilförmiges Knochenstück wird aus dem Handwurzelknochen und dem Radius herausgenommen. Die Hand wird in eine Dorsalflexionsstellung von 160° und in eine leichte ulnare Abduktion überführt, damit das *Bett für den Knochenspan* gerichtet werden kann. Es wird bei *Erwachsenen* eine breite Rinne vom Radius bis zur distalen Reihe der Metacarpalknochen gebildet. Der periostbedeckte und an seinen beiden Enden leicht zugespitzte Knochenspan — entweder aus der Tibia

oder aus dem Darmbeinkamm entnommen — wird eingesetzt. Er wird zuerst am distalen Ende in eine flache Nute eingehakt und dann in die Rinne auf dem Radius eingefügt. Hier wird sein oberes Ende auch wieder in einen Knochenspalt eingeschoben. *Der Knochenspan muß richtig fest verklemmt sitzen.*

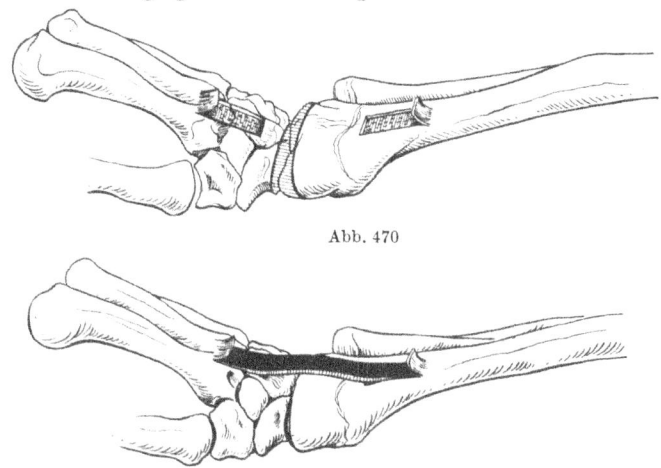

Abb. 470

Die Spaneinfügung bei *Jugendlichen* geht, um nicht die Radiusepiphyse zu schädigen, folgendermaßen vor sich (s. Abb. 470 und 471): Es wird am Radius lediglich eine oberflächliche Periostknochenlamelle abgehoben, eine flache kurze Rinne wird auf der Oberfläche der Handwurzelknochen gemacht, und eine Periostknochenlamelle wird distal in der gleichen Weise wie am Radius gebildet. Hierzwischen wird der Knochenspan eingefügt.

Abb. 471

Abb. 470 u. 471. Handgelenkarthrodese bei Jugendlichen. Abb. 470. Zur Schonung der Epiphysenlinie wird lediglich oberhalb und unterhalb eine Knochenlamelle abgehoben. Abb. 471. Ein biegsamer Span wird über das Gelenk nach Anfrischung des Handgelenkes eingefügt

Wundverschluß unter fester Wiedervernähung der Kapselperiostlappen. Hierdurch wird noch weiter der Span in seinem Lager und die Hand in ihrer Stellung gesichert. Die Strecksehnen läßt man wieder in ihre alte Lage zurückfallen, und die Wunde wird mit schichtweisen Nähten verschlossen.

Ruhigstellung. Gepolsterter Arm-Handgips in rechtwinkliger Ellenbogenbeugestellung für 4 Wochen.

Nachbehandlung. Ungepolsterter Hand Unterarmgips bis zur einheitlichen Verknöcherung des Handgelenkes. Dauer der Gipsverbandperiode mindestens 4 Monate. Bei Kindern und Jugendlichen anschließend noch eine Hand-Unterarmledermanschette für 1 Jahr.

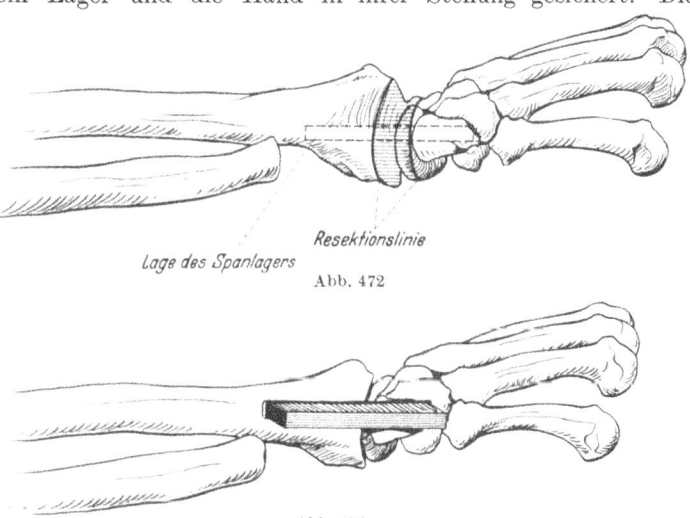

Resektionslinie

Lage des Spanlagers

Abb. 472

Abb. 473

Abb. 472 u. 473. Handgelenkarthrodese mit gleichzeitiger Wiederherstellung der Bewegung im Radio-Ulnargelenk. Abb. 472. Das distale Ende der Ulna ist reseziert. — Eine Knochenscheibe ist aus dem Handgelenk herausgenommen, und gleichzeitig ist ein kastenförmiges Lager für den Knochenspan von der Seite her im Radius gebildet worden. Abb. 473. Der Knochenspan wird von der Seite her wie eine Schublade eingefügt

β) Technik der Handgelenkarthrodese mit gleichzeitiger Wiederherstellung der Rotationsbewegungen bei einem ganz- oder teilversteiften Radio-Ulnargelenk
(s. Abb. 472 und 473)

Schnitt zur Eröffnung des Handgelenkes liegt außen über der Ulna. Man geht ein zwischen den Sehnen des M. extensor und des M. flexor carpi ulnaris, die beide an ihrem Ansatz abgelöst werden. Der dorsale Handast des *N. ulnaris* wird geschont. Das *untere Ende* der Ulna mit dem Ulnaköpfchen wird um etwa 2 cm *reseziert*.

Die Strecksehnen der Finger werden in ihrer Gesamtheit ohne Eröffnung der Sehnenscheide unterfahren und nach radialwärts zurückgehalten. Die Handgelenkkapsel wird quergespalten und der eine Teil lappenförmig nach oben und der andere nach unten umgeschlagen. Nach sorgfältiger Einführung der Hohmann-Hebel Herausmeißeln eines Keiles mit einer Basis nach oben. Überführung der Hand in leichte Dorsalflexions- und ulnare Abduktionsstellung, anschließend *Herausmeißeln eines Bettes für den Knochenspan aus dem Radius und den Handwurzelknochen* von der Seite her. Hierfür wird ein kleiner, scharf geschliffener Lexer-Meißel benutzt. *Der Knochenspan wird von der Seite her wie eine Schublade in einen Kasten eingeschoben*, und zwar in eine, die sich verklemmt. Der Span wird mit dem Vorschlagstück noch einmal in die Tiefe nachgetrieben. Gelenkkapselverschluß.

Die Sehne vom M. flexor carpi ulnaris wird wieder distal subperiostal vernäht. *Von der Sehne des M. extensor carpi ulnaris ist ein Stück abgespalten.* Es wird schlingenförmig um die Ulna und den M. flexor carpi ulnaris herumgeführt, verknotet und vernäht (BUNNELL) (s. Abb. 449 bis 451). Auf diese Weise wird einer Dislokation des unteren Ulnaendes bei den Rotationsbewegungen vorgebeugt.

Ruhigstellung und Nachbehandlung (s. o.). Bewegungsübungen für die Pro- und Supination dürfen *erst nach* Abschluß der Verknöcherung der Arthrodese aufgenommen werden.

Bei der Handgelenkarthrodese sind *folgende Punkte besonders zu beachten:*
Die Sehnenscheide des M. extensor digitorum ist zu schonen, um die spätere Gleitfähigkeit der Sehnen nicht zu gefährden. Die Sehne des M. extensor pollicis longus ist gleich nach der Durchtrennung des Handgelenkbandes aufzusuchen und beiseitezunehmen, um sie nicht im Laufe der Operation zu verletzen. Die Bildung eines doppelten türflügelförmigen Kapselperiostlappens erleichtert am Schluß der Operation die Vernähung außerordentlich und gibt eine gute Sicherung gegen eine Verschiebung des Knochenspanes. Dieser soll an und für sich unverrückbar fest in der Rinne sitzen. Der Halt des Knochenspanes ist besonders gut, wenn er etwas breiter als die Knochenrinne ist und in diese richtig hineingeklemmt worden ist.

Die *Handgelenkarthrodese* ist in der kombinierten Technik der Anfrischungs- und Spanarthrodese eine zuverlässige Operation. Sie erfordert eine peinlich saubere Technik und verlangt eine relativ lange Ruhigstellung im Gips, die Endresultate sind gut. Das gilt für die Handgelenkarthrodese wegen Schmerzen nach alten Verletzungen wie Entzündungen und wegen schlaffer Lähmungen. Hier wird durch eine gute Handarthrodese oft erst die Voraussetzung für eine erfolgreiche Sehnenverpflanzung und damit für die Wiederherstellung einer aufgehobenen Hand- und Fingerfunktion geschaffen.

3. Arthroplastik des Handgelenkes

Die Arthroplastik für das Handgelenk ist eine seltene Operation. Sie ist nur ausnahmsweise angezeigt, wenn wirklich aus beruflichen Gründen die Wiederherstellung einer guten Beweglichkeit des Handgelenkes erforderlich ist. Sonst begnügt man sich, wenn das Handgelenk in einer schlechten Gebrauchsstellung steht, dieses in eine gute überzuführen.

Als *Schnittführung* wird im allgemeinen die dorso-ulnare gewählt. BUNNELL hat einen sog. Bajonettschnitt angegeben. Er verläuft zunächst auf der ulnaren Seite des Unterarmes, geht in Höhe des Handgelenkes quer zur radialen Seite und zieht dann noch ein Stück peripherwärts. Dieser Schnitt gibt eine gute Übersicht, um gleichzeitig das untere Ende der Ulna zu entfernen und auch um die verknöcherten Gelenkenden zwischen dem Radius und den Handwurzelknochen anzufrischen.

Wir wählen im allgemeinen die dorso-ulnare Schnittführung.

Technik der Arthroplastik (s. Abb. 474 und 475)

Dorso-ulnarer Schnitt. Eingehen zwischen der Sehne des M. extensor carpi ulnaris und denen vom M. extensor digitorum auf die Kapsel. Die gemeinsame Sehnenscheide des

M. extensor digitorum wird nicht eröffnet. Sie wird mit den Sehnen nach radial zurückgehalten. Die Handgelenkkapsel wird türflügelförmig eröffnet. Je eine Kocher-Sonde wird um den ulnaren und radialen Teil des verknöcherten Handgelenkes herumgeführt.

Wenn auch eine Verknöcherung des Radio-Ulnargelenkes besteht, wird das untere Ende der Ulna abgetragen, und das freie Ende der Ulna wird mit einer Sehnenschlinge, die aus der halbierten Sehne des M. extensor carpi ulnaris gebildet ist, an den Muskelbauch des M. flexor carpi ulnaris befestigt (s. auch S. 382 und Abb. 449—451). Die Entfernung der verknöcherten Gelenkanteile muß ausgiebig erfolgen. Die Anfrischung der Knochenenden geschieht unter Bildung eines ellipsoiden Gelenkes. Im allgemeinen wird die proximale Reihe der Handwurzelknochen entfernt. Nur in Ausnahmefällen, bei schweren Zerstörungen, ist es nötig, auch noch die distale Reihe mitzuentfernen. Die seitlichen Gelenkbänder werden geschont. Die Gelenkfläche des Radius wird mit Fascie in typischer Weise überkleidet.

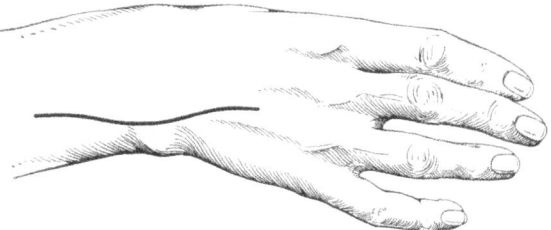

Abb. 474. Schnittführung zur Handgelenksarthroplastik

Ruhigstellung. Anlegen eines Arm-Handgipsverbandes in leichter Beugestellung des Handgelenkes. Eine leichte Extension wird mit einem halben Handschuh, der mit Mastisol an den Fingern befestigt ist, ausgeübt. Der Extensionszug wird aber nur für Stunden in Tätigkeit gesetzt.

Nachbehandlung. Dauer der Ruhigstellung 2—3 Wochen, dann vorsichtiger Beginn mit Bewegungsübungen, vor allem mit Übungen im Wasserbad. Wenn die Handbeweglichkeit nur langsam vorwärtsgeht, wird ein *Handquengelgipsverband* angelegt. In ihm wird zunächst nur auf Beugung und

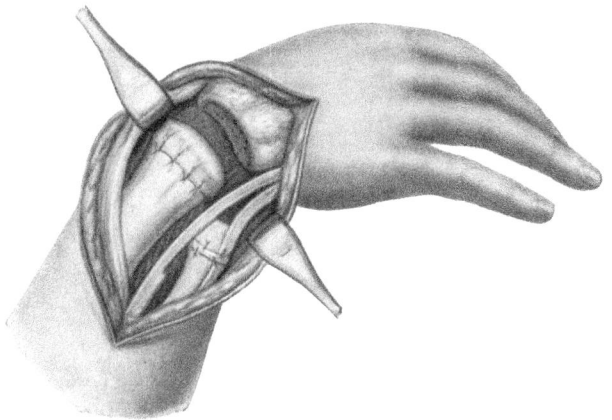

Abb. 475. Handgelenksarthroplastik. Die Gelenkfläche des Radius ist mit einer Fascie überkleidet. Das distale Ende der Ulna ist in typischer Weise reseziert und mit einer Sehnenschlinge am M. flexor carpi ulnaris befestigt

dann nur auf Streckung gequengelt. In allmählich immer kleiner werdenden Zwischenräumen wird die Hand aus der Beuge- in die Streckstellung und umgekehrt überführt.

Die Neigung zum Wiedereintritt einer bindegewebigen oder knöchernen Verlötung des Handgelenkes ist groß. Es ist deshalb wichtig, daß ein ausreichend großer Zwischenraum zwischen den neugebildeten Gelenkflächen geschaffen wird. Um trotzdem den Halt des Gelenkes zu sichern, sind die seitlichen Handgelenkbänder bei der Operation gut zu schonen.

Die Kraftleistung eines wieder beweglich gemachten Handgelenkes wird im allgemeinen gut. Das Ausmaß der erreichten Beweglichkeit entspricht etwa $1/2$—$2/3$ der eines normalen Handgelenkes.

4. Pronationskontraktur

Die spastische Pronationskontraktur der Hand setzt die Gebrauchsfähigkeit der Hand stark herab. Wohl lassen sich in vielen Fällen durch Schienen- und Übungsbehandlung ausreichende Besserungen erzielen, aber in einem Teil der Fälle ist die Kontraktur so schwer, daß eine Operation unumgänglich ist.

Mehrere Verfahren stehen zur Verfügung:

a) die offene Tenotomie des M. pronator teres, eventuell in Verbindung mit der des M. pronator quadratus;

b) die Nervenresektion nach STOFFEL;

c) die Verlagerung des Ursprunges der Medianusmuskelgruppe nach SILVERSKIÖLD-ERLACHER.

A. Die offene Tenotomie des M. pronator teres und des M. pronator quadratus

Der M. pronator teres ist bei der spastischen Pronationskontraktur stark verkürzt und derb sehnig umgewandelt. Er ist als ein harter Strang, der schräg vom Epicondylus medialis humeri zum Radius zieht, fühlbar.

a) Technik der Tenotomie des M. pronator teres (s. Abb. 476)

Schnitt. An der Volarseite des Radius. Man geht nach Spaltung der Fascie am M. brachioradialis vorbei unmittelbar auf den Knochen ein. Der M. brachioradialis wird mit der A. radialis und den Muskelbäuchen des M. extensor carpi radialis nach lateral gehalten. Die sehnige Endplatte des M. pronator teres wird mit einer Kocher-Sonde unterfahren und nahe an ihrem Ansatz am Knochen durchtrennt.

Passiver manueller Ausgleich der Pronationskontraktur. Ist dieser noch nicht möglich, so ist eventuell noch eine Tenotomie des M. pronator quadratus anzuschließen.

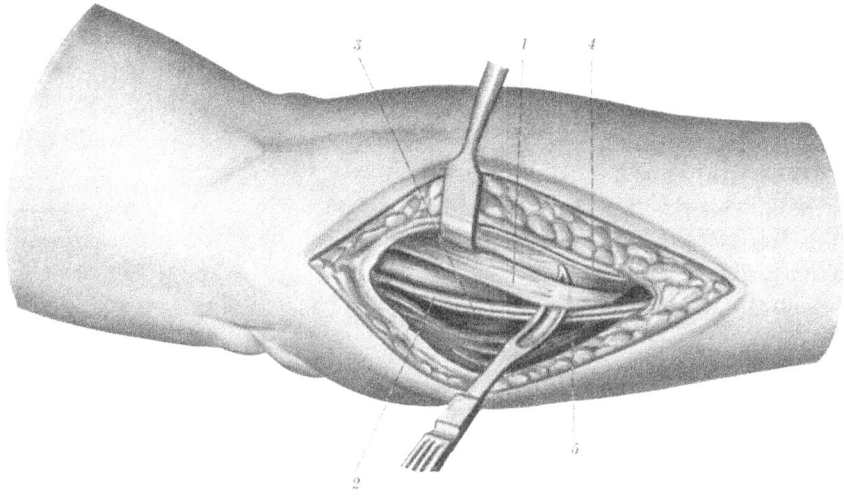

Abb. 476. Tenotomie des M. pronator teres. *1* M. pronator teres; *2* N. radialis; *3* Ramus superficialis N. radialis; *4* M. flexor carpi radialis; *5* M. brachioradialis

Ruhigstellung. Arm-Handgipsverband in Supinationsstellung der Hand und in Streckstellung des Ellenbogens für 4 Wochen.

Nachbehandlung. Hand-Armnachtschiene in voller Supinationsstellung, intensive gymnastische Behandlung in Verbindung mit Geschicklichkeitsübungen.

b) Technik der Tenotomie des M. pronator quadratus

Schnitt. Er beginnt 2 Querfinger breit oberhalb des Handgelenkes auf der Radialseite und liegt dicht neben dem Radialispuls. Man geht zuerst zwischen der A. radialis und den Sehnen des M. flexor carpi radialis und des M. flexor pollicis longus auf den M. pronator quadratus vor. Während die Flexorgruppe gut nach ulnarwärts gezogen wird, wird die Ansatzstelle des M. pronator quadratus am Radius frei sichtbar. Die Durchtrennung der hartgespannten Muskelfasern erfolgt auf einer Kocher-Sonde.

Die Ergebnisse mit der Tenotomie des M. pronator teres allein sind in so manchem Fall durchaus befriedigend. Diese kleine Operation soll man bei Kindern mit einer harten Pronationskontraktur nicht zu spät machen. Reicht dieser Eingriff für die Dauer nicht aus, so kann später, wenn die Kinder größer geworden sind, immer noch einer der anderen Eingriffe ausgeführt werden.

B. Die Nervenresektion nach STOFFEL (s. Abb. 477)

Für die Behandlung der Pronationskontraktur des Unterarms und der Hand.

Vorbereitung. Die sterile Nadelelektrode ist zur Hand, die indifferente, angefeuchtete Elektrode ist auf der Brust des Kranken befestigt. Ein Handschuh ist über die Hand lose übergezogen, damit die einzelnen Fingerbewegungen bei den Nervenreizungen gut zu verfolgen sind.

Schnitt. Er verläuft etwa 10 cm lang an der Innenseite der Ellenbeuge. Er reicht zu $^1/_3$ über die Ellenbeuge nach oben und zu $^2/_3$ nach abwärts. Der Schnitt folgt nach oben dem Sulcus medialis des Biceps. Störende Hautvenen werden unterbunden.

Der N.*medianus* wird nach Durchtrennung der Fascie sichtbar und in seinem Verlauf *bis zum M.pronator teres verfolgt*. Die großen Gefäße bleiben in der Tiefe liegen. Die Nervenbahn für den M.pronator teres zweigt entweder in der Ellenbeuge vom N.medianus oder auch schon weiter oben auf der Volarseite ab. Die Nervenbahn findet sich immer an der *radialen Seite* des Hauptstammes und hebt sich gut von der Umgebung ab. Distal hiervon, gleichfalls auf der Volarseite, gehen die Nervenäste für den M. flexor carpi radialis und für den M. palmaris longus ab. Die Nervenbahnen für den M. flexor digitorum profundus und superficialis

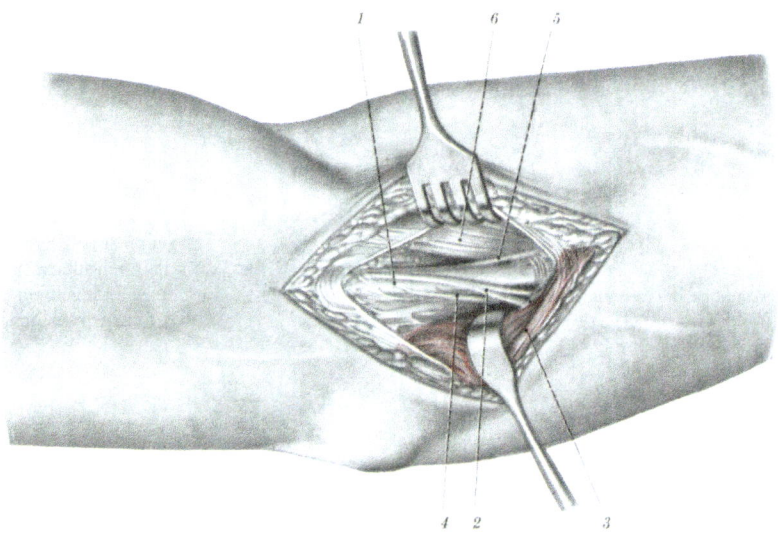

Abb. 477. Stoffelsche Operation am N.medianus zur Behandlung der Pronations- und Handbeugekontraktur. *1* N.medianus; *2* Ast für den M.pronator teres; *3* M.pronator teres; *4* Ast für den M.flexor carpi radialis; *5* Ast für Fingerbeuger; *6* M.biceps

sowie für den M. flexor pollicis und M. pronator quadratus zweigen erst weiter distal auf der Dorsalseite ab.

Die verschiedenen Nervenbahnen werden sichtbar, wenn man den M.pronator teres gut mit einem stumpfen Haken beiseitehalten läßt. Die *wichtigsten Nervenbahnen* für die typische Operation zur Beseitigung der Pronationskontraktur sind die für den M. pronator teres, den M. flexor carpi radialis und den M. palmaris longus.

Die Nervenäste werden bis zu ihrem Eintritt in die Muskulatur verfolgt und *einzeln mit der Nadelelektrode* gereizt, um sicher zu sein, daß man den richtigen Ast vor sich hat. Die *Nervenbahnen für den M.pronator teres und den M. flexor carpi radialis und M. palmaris longus* werden mit den Nervenpinzetten herausgehoben. *Diese Fasern werden vollständig* auf eine Länge von mehreren Zentimetern reseziert.

Besteht gleichzeitig eine starke *Beugekontraktur im Handgelenk*, deren Ausgleich auf Schwierigkeiten stößt, so ist auch noch der Nervenast für den M. flexor carpi ulnaris zu durchtrennen. Das geschieht von einem eigenen kleinen Schnitt unterhalb vom Epicondylus medialis. Nach der Freilegung des *N.ulnaris* findet man leicht den Ast für den M. flexor carpi ulnaris, der an der medialen Seite des Hauptstammes verläuft und mit seinen ersten Fasern schon dicht unterhalb vom Ellenbogen in den Muskel eintritt. Diese Nervenbahn wird nur zur Hälfte bis zu zwei Dritteln reseziert.

Ruhigstellung. Hand-Armgipsverband in Supinationsstellung des Unterarmes und Schreibstellung der Hand. Die Finger werden erst allmählich in den nächsten Wochen gestreckt.

Nachbehandlung (wie oben).

Lange, Orthop.-chirurg. Operationslehre, 2. Aufl.   26

C. Verlagerung des Ursprungs der Medianusmuskelgruppe

Ein ganz anderes Verfahren zur Bekämpfung der Pronations- und Handgelenkkontraktur ist die Tieferverlagerung des Ursprunges der gesamten vom Medianus versorgten Muskelgruppe, also des M. pronator teres, des M. flexor carpi ulnaris und des radialen Anteiles der oberflächlichen Fingerbeuger. Die Operation erscheint nach den Arbeiten von H. v. BAEYER und SILFVERSKIÖLD richtig fundiert und berechtigt zu sein. Sie wird insbesondere auch von ERLACHER empfohlen, dessen Operationsbeschreibung wir folgen:

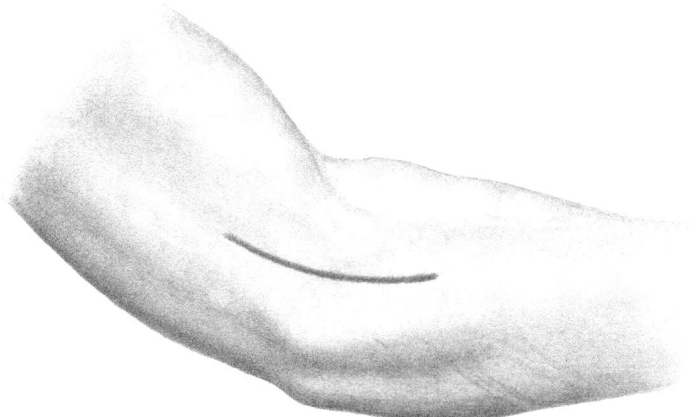

Abb. 478—480. Verlagerung des Ursprunges der Medianusmuskelgruppe am Ellenbogen
Abb. 478. Schnittführung

Technik der Operation
(s. Abb. 478—481)

Schrägschnitt vor dem medialen Epicondylus humeri nach abwärts. Unterbindung der V. basilica. Der Hautlappen wird zur Freilegung des N. ulnaris nach rückwärts freipräpariert und zurückgehalten. Der N. ulnaris wird in typischer Weise aus seinem Kanal freigelegt und mit einem Gazestreifen zurückgehalten.

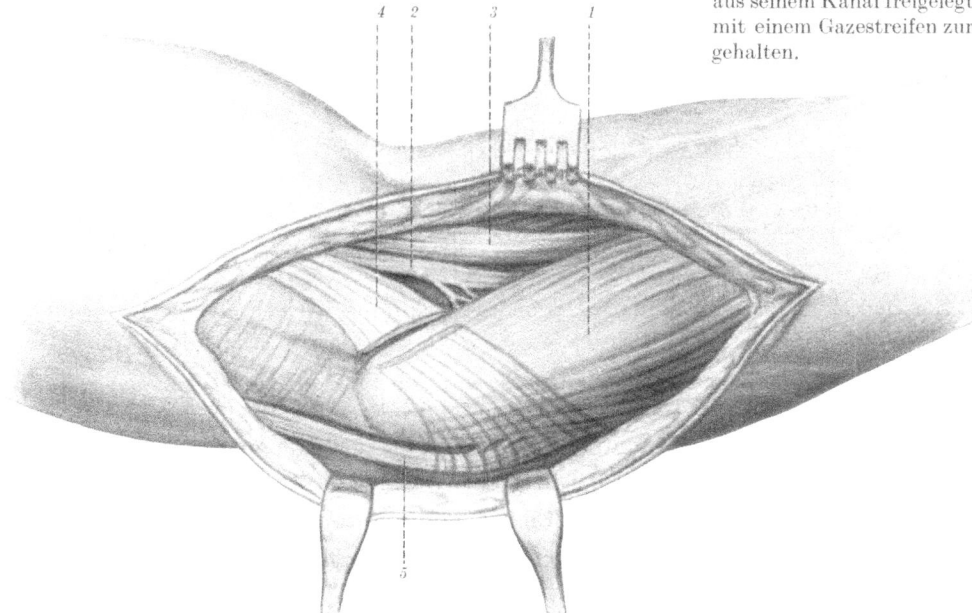

Abb. 479. Der Ursprung der Handbeugergruppe, die vom N.medianus versorgt wird, ist am Epicondylus medialis freigelegt. Der Lacertus fibrosus ist gespalten. 1 Handbeugergruppe; 2 N.medianus; 3 M.biceps-Sehne; 4 Lacertus fibrosus; 5 N.ulnaris

Eine Kocher-Sonde wird zur Ablösung der Medianusmuskelgruppe knapp hinter dem medialen Epicondylus humeri vor dem N. ulnaris unter den gemeinsamen Muskelursprung geschoben. Nachdem die Muskeln dicht am Knochen abgelöst sind, werden der Ellenbogen, die Hand und Finger gestreckt, und gleichzeitig wird der Arm aus der Pronations- in eine Supinationsstellung übergeführt. Muskelstränge, die sich in der Tiefe hindernd anspannen, werden unter dem Schutz einer Kocher-Sonde durchtrennt.

Nach vollzogener Korrektur wird die Medianusmuskelgruppe mit den darüberliegenden „Ulnarismuskel"-Ursprüngen vereinigt.

Ruhigstellung und Nachbehandlung. Die Nachbehandlung der Pronations- und Handbeugekontraktur hat einen entscheidenden Wert. Für diese Kontraktur gilt in erhöhtem Maße: Das Ergebnis muß durch eine lange Nachtschienenbehandlung gesichert und der funktionelle Erfolg durch eine mühselige, fleißige Übungsbehandlung erarbeitet werden.

5. Madelungsche Handdeformität

Die Madelungsche Handdeformität entsteht auf einer *angeborenen* Grundlage und beruht auf einer Wachstumsstörung am unteren Radiusende. Der Radius bleibt etwas an Länge zurück

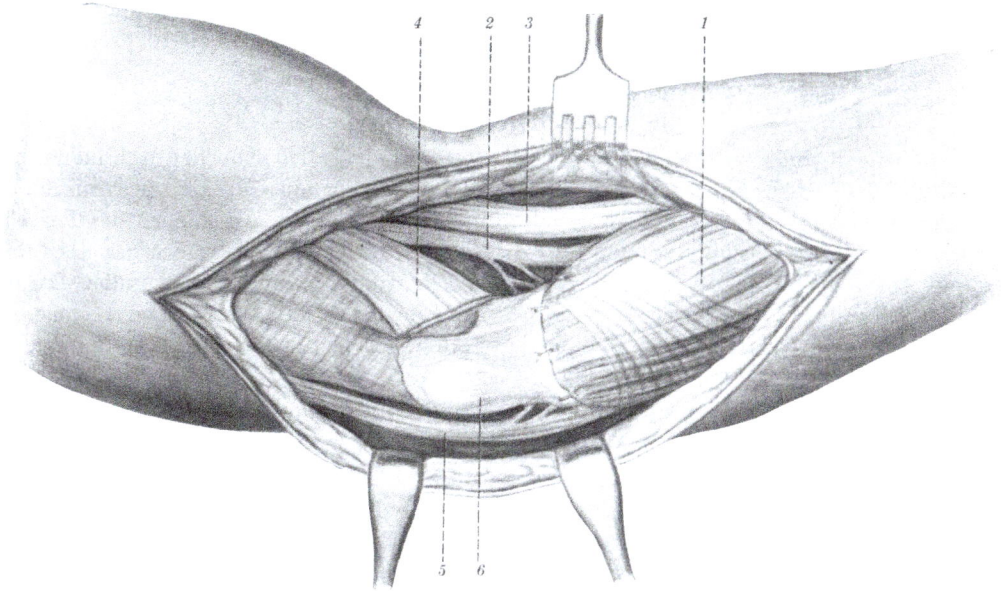

Abb. 480. Die Handbeugergruppe ist um 3 Querfinger breit nach distal über das Ellenbogengelenk verlagert worden. *1* Handbeugergruppe; *2* N. medianus; *3* M. biceps-Sehne; *4* gespaltener Lacertus fibrosus; *5* N. ulnaris; *6* Gelenkkapselbandapparat des Ellenbogens

und verbiegt sich gleichzeitig nach volar- und ulnarwärts. Außerdem kommt es zu einer Lockerung der Bandverbindung zwischen der Ulna und dem Radius sowie zwischen der Ulna und der Hand. Die Ulna ist dadurch gegenüber dem Radius abnorm verschieblich. Man spricht auch von einer Subluxation der Hand. Das Krankheitsbild entwikkelt sich meist erst voll in den Jahren der Pubertät.

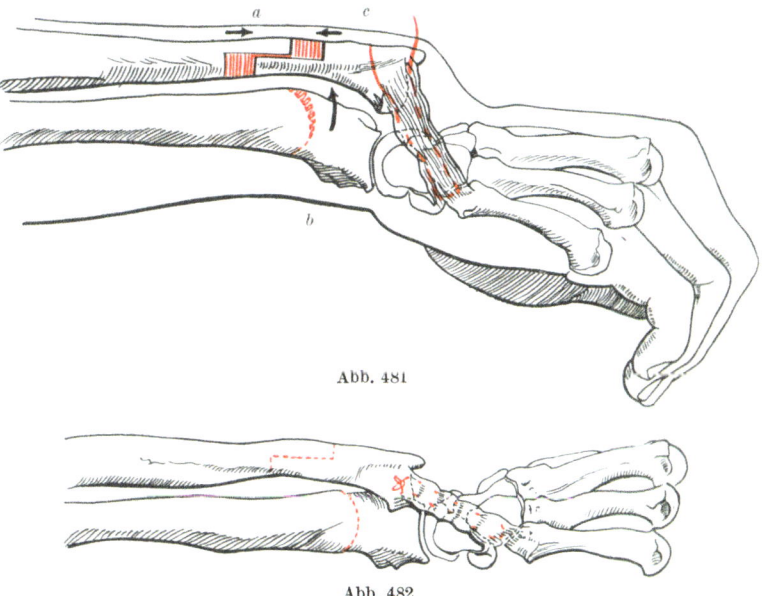

Abb. 481

Abb. 482

Abb. 481 u. 482. Madelungsche Handdeformität. Abb. 481. Schematische Darstellung der notwendigen operativen Eingriffe. *a* Verkürzungsosteotomie der Ulna, *b* bogenförmige Osteotomie des Radius und *c* Raffung des zu langen ulnaren Handgelenkbandes. Abb. 482. Die Operation ist vollzogen. Die Ulna ist verkürzt, der Radius osteotomiert, und das zu lange ulnare Handgelenkband ist gerafft

Neben der angeborenen bedingten Deformität, die von MADELUNG 1878 beschrieben wurde, gibt es auch eine erworbene posttraumatische nach schlecht verheilten Radiusfrakturen. Bei Jugendlichen ist hiermit meist auch eine Epiphysenstörung verbunden. Die erworbene ist einseitig, während die kongenitale meist doppelseitig ist.

Die *Behandlung* der Madelungschen Deformität ist, sobald sie eine nachhaltige Funktionsstörung hervorruft, die Operation.

26*

Bei jungen Mädchen spielen auch kosmetische Gesichtspunkte eine Rolle. Die *Operation* besteht *aus zwei Teilen* (s. Abb. 481 und 482):

a) aus der Aufrichtungsosteotomie am Radius,

b) aus der Verkürzungsosteotomie der Ulna unter gleichzeitiger Raffung des ulnaren Handbandes.

Technik

a) Osteotomie des Radius

Schnitt. Er liegt über dem Außenrand des Radius. Man legt den Knochen frei, indem man zwischen der Sehne des M. extensor pollicis longus und den Sehnen des M. extensor carpi radialis unter Schonung des Hautastes des N. radialis hindurchgeht. Nach Abschieben des Periostes wird der Knochen bogenförmig durchmeißelt. Hiernach wird das distale Bruchstück nach oben und außen verschoben. Es ist bei einer starken Wachsstumsstörung auf der Außenseite des Radius ein keilförmiges Knochenstück wegzunehmen, um das distale Bruchstück so einstellen zu können, daß die Gelenkfläche wieder „gerade" steht. Sicherung der Bruchstellung durch feste Periostnähte.

b) Verkürzungsosteotomie der Ulna und Bandraffung

Die Osteotomie wird in typischer Weise von einem kleinen Schnitt am unteren Ende der Ulna stufenförmig ausgeführt. Die Osteotomie wird *vor* der endgültigen Stellungskorrektur des Radius gemacht. Die Drahtnaht wird dagegen erst *nach* vollzogener Korrektur angelegt. Zum Schluß wird das ulnare Handband durch eine kräftige Seidennaht gerafft und die Seide unter Zug mit dem verkürzten Band am Periost dicht oberhalb des Processus styloideus befestigt (s. Abb. 482).

Ruhigstellung. Hand-Armgipsverband.

Handstellung: leichte Dorsalflexion und ulnare Abduktion. Rotationsstellung: volle Supination. *Ellenbogen:* etwa rechtwinklige Beugung.

Nachbehandlung. Nach 3 Wochen Ersatz des großen Gipsverbandes durch einen ungepolsterten Hand-Unterarmgips in der gleichen Stellung für weitere 5 Wochen. Anschließend Klebroverband. Eine genügend lange Gipsruhigstellung von 8 Wochen ist erforderlich, bis die beiden Osteotomien einwandfrei verheilt sind und bis eine genügende Festigung des gerafften ulnaren Handbandes eingetreten ist.

6. Die Behandlung veralteter Kahnbeinbrüche und Kahnbeinpseudarthrosen

So einfach die Behandlung frischer Kahnbeinbrüche mit der ununterbrochenen Ruhigstellung ist, so schwierig kann die Behandlung der veralteten, nicht konsolidierten Brüche wie der echten Pseudarthrosen werden.

Zwei Operationsverfahren sind für die Operation der Navicularpseudarthrose empfehlenswert:

a. Die Anfrischung der Bruchenden und die Ausfüllung des höhlenartigen Zwischenraumes mit Spongiosa

Als Operation für die Navicularpseudarthrose hat sich die Kombination: Einfügung eines kleinen Knochenspanes in Verbindung mit weichem Knochen in das Naviculare recht bewährt (MATTI, RUSSE u. a.).

Technik (s. Abb. 483)

Allgemeinnarkose. Blutleere.

Schnitt. Längsschnitt auf der Beugeseite des Handgelenkes, radial neben der Sehne des M. flexor carpi-radialis.

Zurückhalten der Beugesehnen nach ulnar, Längsspaltung der Handgelenkskapsel. Der Pseudarthrosenspalt des Naviculare wird bei Dorsalflexion des Handgelenkes besonders gut sichtbar. Er verläuft etwa in schräger Richtung (in einem Winkel von 30°) zur Spitze des Processus styloideus radii.

Die Pseudarthrose wird mit einem kleinen Hohlmeißel reseziert. Es wird unter möglichster Erhaltung der Knorpelfläche in beiden Bruchstücken eine Höhle geschaffen; in diese Höhle wird ein kleiner Knochenspan eingefügt. Der Rest der Höhle wird lückenlos mit Spongiosastückchen ausgefüllt, die „Höhle ist plombiert".

Wiedervernähung der Kapsel und der Handgelenksbänder.

Öffnen der Blutleere vor Wundverschluß.

Ruhigstellung. Ungepolsterter Gipsverband unter Mitnahme des Daumengrundgliedes für 4 Wochen, dann Erneuerung des Gipsverbandes.

Die Zeitdauer des Gipsverbandes wird durch den Fortschritt der Verknöcherung bestimmt. Erforderliche Zeit im allgemeinen etwa 4 Monate.

Der weiche Knochen für die Knochenplombe wird entweder vom Darmbeinkamm oder auch aus dem zentralen Ende der Ulna entnommen. Die volare Schnittführung wird gewählt, um die Gefäße, die von dorsal her in das Naviculare eintreten, zu schonen.

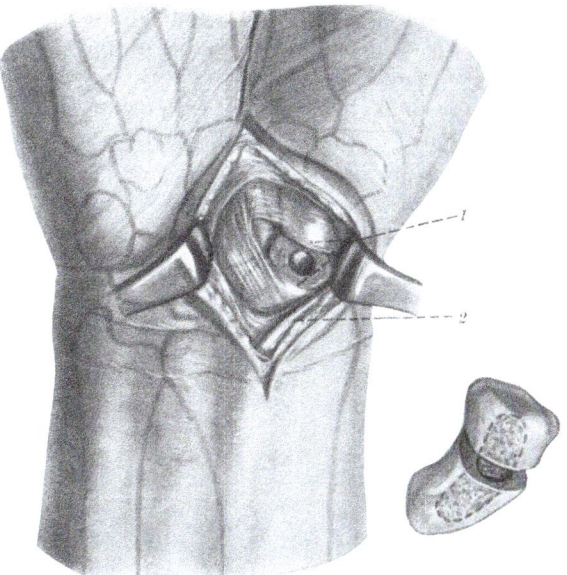

Abb. 483. Operation der Navicularpseudarthrose. Die Bruchenden des freigelegten Naviculare sind angefrischt. Das Bett für die Einfügung des Spanes und des weichen Knochens ist angelegt. *1* Naviculare; *2* M.flexor carpi radialis

b) Operation nach BARNARD und STUBBINS

Ein neues Moment ist für die Behandlung der Navicularpseudarthrose durch den Vorschlag gebracht worden, den Processus styloideus radii abzumeißeln und damit die Pseudarthrose zu spanen (BARNARD und STUBBINS). Die Voraussetzung zu einem solchen Vorgehen ist natürlich, daß noch keine schweren sekundären deformierenden Veränderungen im Handgelenk entstanden sind, sonst kommt man mit der Operation zu spät.

Der Gedanke zu der *neuen* operativen Behandlung ging von der Überlegung aus, daß das periphere Bruchstück des Naviculare durch

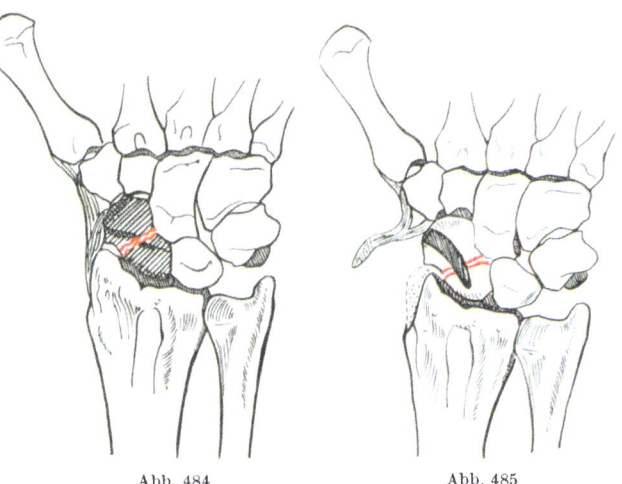

Abb. 484   Abb. 485

Abb. 484 u. 485. Operation der Navicularpseudarthrose nach BARNARD und STUBBINS. Abb. 484. Schematische Darstellung der pathologischen Verhältnisse. Abb. 485. Das radiale Handgelenkband ist an seinem zentralen Ansatz abgelöst. Ein Knochenspan, der dem unteren Ende des Radius entnommen ist, wird in das Naviculare eingefügt

den Bandzug dauernd einer scherenden, schiebenden Wirkung gegenüber dem zentralen ausgesetzt ist, das seinerseits fest durch ein Band mit dem Lunatum verbunden ist. Wenn diese schädigende Bandzugwirkung ausgeschaltet ist, müßten die Heilungsaussichten auch für eine Pseudarthrose besser werden. Das ergaben die Beobachtungen von BARNARD und STUBBINS (s. Abb. 484 u. 485).

Technik der Operation

Der Processus styloideus radii wird mit einem etwa 1½ cm langen Knochenstück abgemeißelt und von seiner Bandverbindung gelöst. Nachdem das Naviculare in typischer Weise freigelegt ist, und nachdem seine

Bruchflächen angefrischt sind, wird das kleine Knochenstück gleich zu einer Knochenspaneinpflanzung benützt. Man kann zusätzlich noch etwas ,,weichen" Spongiosaknochen hinzufügen.

Ruhigstellung (wie oben).

Die kleine Operation zur Behandlung der Navicularpseudarthrose unter Abtragung des Processus styloideus radii ist gut, wenn ihr natürlich auch Grenzen gesetzt sind. So bilden eine schwere Arthrosis deformans oder beträchtliche Größenunterschiede der beiden Bruchstücke eine Kontraindikation. In solchen Fällen ist der Zeitpunkt für eine wiederherstellende Operation vorbei. Man ist gezwungen, entweder das kleine Bruchstück zu entfernen oder die Arthrodese des Handgelenkes zu machen.

7. Exstirpation des altverrenkten Lunatum

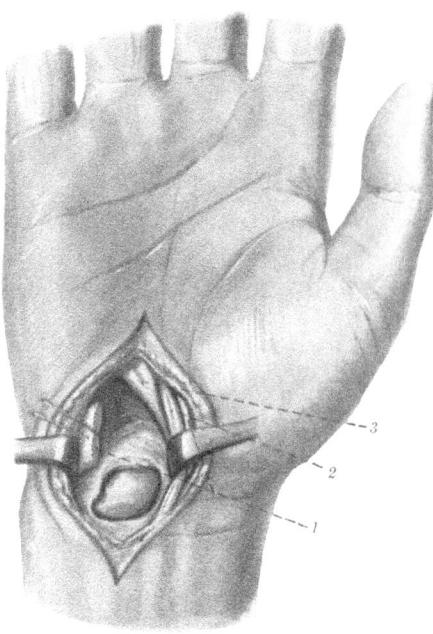

Abb. 486. Operation des nach volar verrenkten Os lunatum. Das Lig.carpi transversum ist durchtrennt und zurückgeschlagen. Das Lunatum liegt nach Eröffnung der Kapsel vor den Handwurzelknochen. *1* Lig. carpi transversum; *2* N.medianus; *3* Flexoren

Die Behandlung der frischen Lunatumluxation ist die unblutige Einrichtung. Auch wenn die Verrenkung 10—14 Tage zurückliegt, kann man noch den Versuch der Einrenkung machen. Diese muß offen durchgeführt werden unter Verwendung des Schraubenzugapparates. BÖHLER gibt an, auch noch bei Verrenkungen, die 1—12 Monate alt waren, die operative Einrenkung des verrenkten Mondbeines mit Erfolg durchgeführt zu haben. Wir sind nicht so glücklich gewesen. Uns ist es nach einem längeren Zeitraum als 3 Wochen nicht mehr gelungen.

Wir glauben, daß man die Einrenkung, die auch ein weitgehendes Einschneiden des Kapselbandapparates verlangt, später nicht mehr erzwingen soll. Wir fürchten, daß die operative Schädigung, die bei erzwungenen Mondbeineinrenkungen entsteht, größer als deren Nutzen ist. Wir halten in solchen Fällen die Lunatumexstirpation für besser. Die *Indikation* ist gegeben, wenn durch das verlagerte Mondbein Paraesthesien am N. medianus entstanden sind oder wenn sich eine chronische Sehnenscheidenentzündung an den Fingerbeugern entwickelt hat.

Technik der operativen Entfernung des verrenkten Mondbeines (Abb. 486)

Vorbereitung. Unbedingt Blutleere mit Blutdruckmanschette.

Schnitt. Er liegt in der Hohlhand. Er erreicht zunächst die Palmaraponeurose, in die der Palmaris longus ausstrahlt. Sie wird mit einer Rinnensonde längsgespalten. Dann wird das Ligamentum carpi transversum mit der Kocher-Sonde unterfahren und gleichfalls durchschnitten. Hiernach wird zuerst der N. medianus sichtbar, der auf der Sehnenscheide der Fingerbeuger aufliegt. Diese werden mit der uneröffneten Sehnenscheide daumenwärts zurückgehalten und mit einem stumpfen Raspatorium noch von der Gelenkkapsel weiter abgeschoben. Jetzt ist die Stelle der Lage des verrenkten Mondbeines schon deutlich sichtbar, und es ist auch fühlbar. Die Kapsel wird darüber gespalten und das Mondbein entfernt.

8. Sehnenverletzungen

Die Handchirurgie hat im letzten Jahrzehnt einen großen Aufschwung genommen. Dem Standardwerk von BUNNELL folgten die Bücher von ISELIN, MOBERG, B. K. RANK und A. R. WAKEFIELD, HAINZL und zuletzt das von SCHINK. Zahlreiche Arbeiten wurden veröffentlicht, die sich der Behandlung der frischen wie der veralteten Handverletzungen widmeten (J. BÖHLER, JAMES, PULVERTAFT, A. N. WITT u. a.). Die Schlüsselstellung nimmt die Behandlung der Sehnenverletzungen ein. Das gilt vor allem für die der Beugesehnen. Die Behandlungsergebnisse waren bisher vielfach unbefriedigend. Sie müssen verbessert werden. Die Beugesehnennaht ist keineswegs nur ein technisches Problem, sie ist ebenso ein biologisches. Die Regenerations- und Degenerationsvorgänge an der Sehne nach einer Sehnennaht verlangen gute Beachtung.

Um die Behandlungsergebnisse der Handverletzungen zu verbessern, wurden in verschiedenen Ländern, z. B. auch in Schweden, *Handzentren* geschaffen. Das geschah in der Erkenntnis der großen Bedeutung, die eine Handverletzung für einen schaffenden Menschen hat. Von einer guten oder schlechten Wiederherstellung hängt seine Arbeitskraft, seine Verdienstmöglichkeit und damit auch das Wohlergehen seiner Familie ab. Jede Sehnenverletzung an der Hand kann nicht ernst genug genommen werden!

Nahtmaterial. Der rostfreie Stahldraht (stainless wire) ist für die Sehnennähte an Hand und Fingern gegenüber der Seide zu bevorzugen. Die Drahtnahttechnik verlangt Erfahrung! Das gilt für die frischen wie für die veralteten Verletzungen.

Frische Verletzungen. *Zeitpunkt* der Sehnennaht.

Die Auffassung galt bisher, daß die Ergebnisse der primären Sehnennähte besser als die der sekundären seien. Das heißt, es sollte möglichst die primäre Sehnennaht gleich bei der Wundversorgung gemacht werden. Heute wird zum Teil die Ansicht vertreten, so von J. Böhler, Streli u. a., man sollte die Sehnennaht nicht bei der frischen Wundversorgung machen. Die verletzten Nerven sollten wohl primär, die verletzten Sehnen aber erst sekundär genäht werden.

Man darf das nicht verallgemeinern. Die erste Voraussetzung für eine erfolgreiche Sehnen- und Nervennaht ist, daß die Wundheilung ungestört vor sich geht. Ist dies mit Wahrscheinlichkeit zu erwarten, so wird man Sehnen *und* Nerven primär gemeinsam nähen. Das trifft vor allem für glatte Schnittwunden zu. Bei verschmutzten Wunden, nach Verkehrs- und Betriebsunfällen, wird man lieber warten, und zwar für die Sehnen- *und* Nervennaht. Für die sekundäre Sehnennaht in solchen Fällen spricht auch, daß es schwierig sein kann, die richtigen zusammengehörigen Sehnen- und Nervenenden zu erkennen und zu vernähen. Wir haben bei Nachoperationen wiederholt festgestellt, daß ein Nervenende mit einem Sehnenende und ein Sehnenende mit einem Nervenende vernäht war! Man soll deshalb hinterher keine schweren Vorwürfe gegen den Erstoperateur erheben, sondern eingestehen, daß die Orientierung bei der Versorgung einer schweren, frischen Verletzung Schwierigkeiten bereiten kann und daß es klüger ist, mit den Nerven- und Sehnennähten zu warten. Wenn die Sehnen- und Nervennähte einige Wochen nach der Wundheilung gemacht werden, sind die topographischen Verhältnisse klarer, die Bedingungen für die Drahtausziehnahttechnik günstiger und damit auch die Aussichten für die Nahterfolge gut.

A. Strecksehnenverletzungen

Die Naht der langen Strecksehnen an der Hand und den Fingern bietet mit einer Ausnahme, nämlich dem Abriß der Strecksehne am Endglied, nichts Abweichendes gegenüber der gewöhnlichen, typischen, sorgfältigen Sehnennaht an anderer Stelle.

Eine *Seiden*naht an den Strecksehnen ist außerhalb der Sehnenscheiden an Finger, Hand und Unterarm auch heute noch durchaus *vertretbar*.

Ebenso wie zahllose andere Operateure haben auch wir in vielen Fällen bei den Strecksehnennähten mit Seide beste Erfolge gehabt. Das lehren auch heute noch die alten Statistiken. Man muß nicht alles gute Alte einem Neuen zuliebe aufgeben.

Bunnell bevorzugt auch für die Strecksehnennaht, und zwar für die primäre wie für die sekundäre, eine *einfache achterförmige Naht* mit dem rostfreien Stahldraht. Die tiefer liegende Schlinge adaptiert die Sehnenenden und die darüberliegende das Unterhautfettgewebe mit der Haut. Eine solche Naht kann natürlich nicht die Sehnenenden so zuverlässig fixieren, daß sie „belastungsfähig" sind. Sie dient nur für die „Adaption der Sehnenenden", während Finger und Hand durch eine leicht gebogene volare Schiene ruhiggestellt werden.

Eine *Sonderstellung* nimmt die *Verletzung der Strecksehne* nahe ihres Ansatzes an der Endphalange ein, die sog. subcutane Sehnenruptur. Man kann den *frischen* Strecksehnenabriß durch eine **konservative** Behandlung heilen.

Behandlungsschema. Volare Gips- oder Aluminiumschiene für die Finger mit Überstreckung des Endgliedes (in Form eines aufgebogenen Ski). Ununterbrochene Ruhigstellung von 4 bis 6 Wochen.

Jede primär auf diese Weise sofort behandelte Endsehnenruptur dürfte so zur Heilung kommen.

Die primäre Behandlung wird verspätet begonnen oder auch vielfach zu leicht genommen. Die notwendige ununterbrochene Ruhigstellung wird nicht eingehalten und nur in Etappen durchgeführt. Die Endergebnisse sind dann schlecht.

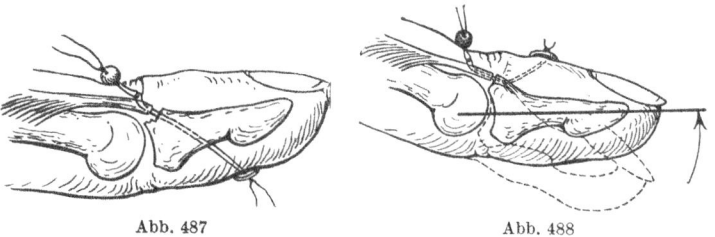

Abb. 487   Abb. 488

Abb. 487. Strecksehnenverletzung. Naht mit Pull-out-wire bei Ausriß am Knochen
Abb. 488. Strecksehnenverletzung. Naht mit Pull-out-wire und temporärer Fixation mit Kirschner-Draht bei vorhandenem Sehnenstumpf

Die Behandlung der *veralteten* Fälle ist deshalb **operativ** (s. Abb. 487 und 488). Sie geschieht mit der Sehnennaht nach BUNNELL durch Fixierung am Knochen, wenn kein Sehnenstumpf mehr vorhanden ist, oder am distalen Sehnenstumpf, wenn ein solcher besteht. Die Schnittführung ist hakenförmig. Sie verläuft quer über die Dorsalseite des Mittelgelenkes und zieht an der Außenseite zum Endgelenk (ISELIN), oder es ist ein distalwärts gestielter Lappenschnitt, der zurückgeschlagen wird (GEORG).

Ruhigstellung für 4 Wochen durch Drahtspickung von den Fingerkuppen durch das Endglied in das Endgelenk in Überstreckstellung. Diese „temporäre Arthrodese" ist den Schienenverbänden in ihrer Einfachheit und Zuverlässigkeit überlegen.

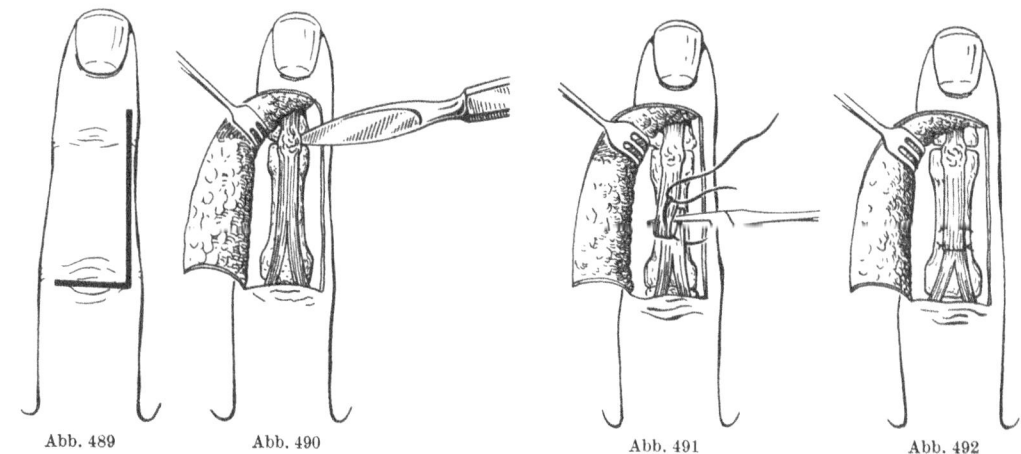

Abb. 489   Abb. 490   Abb. 491   Abb. 492

Abb. 489—492. Alte Strecksehnenverletzung. Fältelung des schlechten Sehnenregenerates nach PULVERTAFT. Abb. 489. Schnittführung. Abb. 490. Lösung der narbigen Verwachsung mit dem Knochen. Abb. 491. Technik der Fältelung. Abb. 492. Fältelung beendet

Ist die *Sehne* infolge der Verheilung mit einem schlechten *Ersatzregenerat zu lang,* so wird sie *gefältelt* (PULVERTAFT).

α) Technik der Operation nach PULVERTAFT

Die Sehne wird zuerst mit einem scharfen Messer mit ihrem Narbengewebe vom Knochen gelöst, dann wird sie mit einer anatomischen Pinzette gefaßt, durch eine Fältelung verkürzt und mit 4 Einzelknopfnähten in dieser Länge vernäht (s. Abb. 489—492).

Schwierigkeiten für die Rekonstruktion auch einer anfänglich einfachen Strecksehnenverletzung ergaben sich, wenn das *zentrale Sehnenende zurückgeschlüpft und unter Belassen eines beträchtlichen Defektes proximalwärts vom Endgelenk verwachsen ist.*

Für die Behandlung stehen zur Verfügung:

a) Die Distalverschiebung der zentralen, am Unterarm plastisch verlängerten Sehne. Die Naht am peripheren Sehnenstumpf geschieht dann End zu End.

b) Die freie Sehnentransplantation zur Überbrückung des Defektes.

Man hilft sich in solchen Fällen mit der von ISELIN angegebenen Operationsmethode. Sie gilt als gut.

β) Technik der Operation nach ISELIN

Freilegen des Sehnenendes mit dem Hakenschnitt. Anhängen eines frei verpflanzten Sehnenstückes, z.B. vom Palmaris longus, an das zentrale Sehnenende oberhalb der Verwachsungsstelle über der Mittelphalange. Es wird überkreuz geführt, und die freien Enden werden mit zwei „Pull-out-wire" an der Endphalange befestigt.

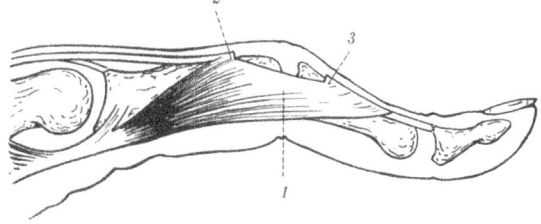

Abb. 493. Strecksehnenriß in Höhe des Mittelgelenkes. Überstreckung des Endgliedes durch Verlagerung des M. lumbricalis (1)! 2 proximale und 3 distale Rißstelle der Strecksehne

Wieder eine andere Technik verlangt die *Strecksehnenruptur* am *1. Interphalangealgelenk*. Die Stellung der Finger ist nach einer solchen Verletzung: Beugekontraktur im 1. Interphalangealgelenk und Überstreckstellung im Endgelenk. Das hängt mit der nach der Strecksehnenruptur bedingten Verlagerung der Mm. lumbricales-Endsehnen zusammen. Sie rutschen nach der Strecksehnenruptur von der Fingerrückenseite seitlich ab und werden dadurch für das 1. Interphalangealgelenk zum Beuger, während die Streckwirkung für das Endglied erhalten bleibt. Sie wird sogar zu einer Überstreckung (s. Abb. 493).

γ) Technik der Operation nach FOWLER (s. Abb. 494 und 495)

Eine frei verpflanzte Sehne wird mit ihrem einen Ende an dem M. lumbricalis der einen Seite des Fingers mit feinen Seidenknopfnähten vernäht, schräg über den Fingerrücken und das 1. Interphalangealgelenk bis zum peripheren Sehnenstumpf der Strecksehne geführt, hier schlingenförmig hindurchgezogen und dann zur Gegenseite des Fingers zur Befestigung an den andersseitigen M. lumbricalis hingeleitet.

Ruhigstellung. Für 2 Wochen in einem Gipsverband, dann vorsichtige Aufnahme von Bewegungsübungen. — Eine Ausdehnung der Gipsfixierung auf 4 Wochen bringt die Gefahr einer Fingerversteifung mit sich, die nur wieder schwer zu beheben ist.

Die Ergebnisse auch dieser Operation werden als gut bezeichnet (BUNNELL, ISELIN).

δ) Abriß der Daumenstrecksehne (Extensor pollicis longus)

Die Verletzungsstelle der Sehne kann bei einer offenen Verletzung an jeder Stelle des Verlaufes der Sehne liegen. Bei einer stumpfen, gedeckten Verletzung ist der Sitz typisch: die Austrittsstelle der Sehne aus dem Knochenkanal am Radius. Die Sehne wird durchgescheuert (z. B. „Trommlerlähmung" oder Berufskrankheit bei Polierern oder auch — als Spätfolge — nach Radiusfrakturen). Eine direkte Naht der Sehne ist an dieser Stelle nicht möglich. Die Therapie besteht in einer kleinen Sehnentransplantation. Es wird entweder ein Stück der Sehne des Palmaris longus frei verpflanzt, oder es wird, was einfacher ist, direkt der distale Sehnenstumpf des Extensor pollicis longus nach Art einer aufsteigenden Sehnenverpflanzung mit der Sehne des Extensor indicis verbunden. Die tendinöse Befestigung geschieht nach der „Durchschlupftechnik" (s. S. 37).

B. Beugesehnenverletzungen

Die operative Behandlung der Beugesehnenverletzungen an Hand und Fingern gehört auch heute noch zu den schwierigsten Aufgaben der Wiederherstellungschirurgie der Hand.

Die erste Aufgabe für die Behandlung ist die exakte klinische und muskeldynamische Klärung: *Wo ist die Stelle der Verletzung der Beugesehnen?* und ferner: Sind an der Verletzung nur die Sehnen des Flexor digitorum superficialis betroffen oder auch die des Flexor digitorum profundus? Die rein klinische Diagnose besagt: eine Beugung im Grundgelenk ist bei der Verletzung einer oder beider Beugesehnen stets möglich; die im Mittel- und Endgelenk ist unmöglich. Eine isolierte Verletzung des tiefen Fingerbeugers bedingt eine Überstreckung im Endglied. Die zweite wichtige Aufgabe ist: *die Wahl des Zeitpunktes der Operation.* Die Sehnennaht ist bei

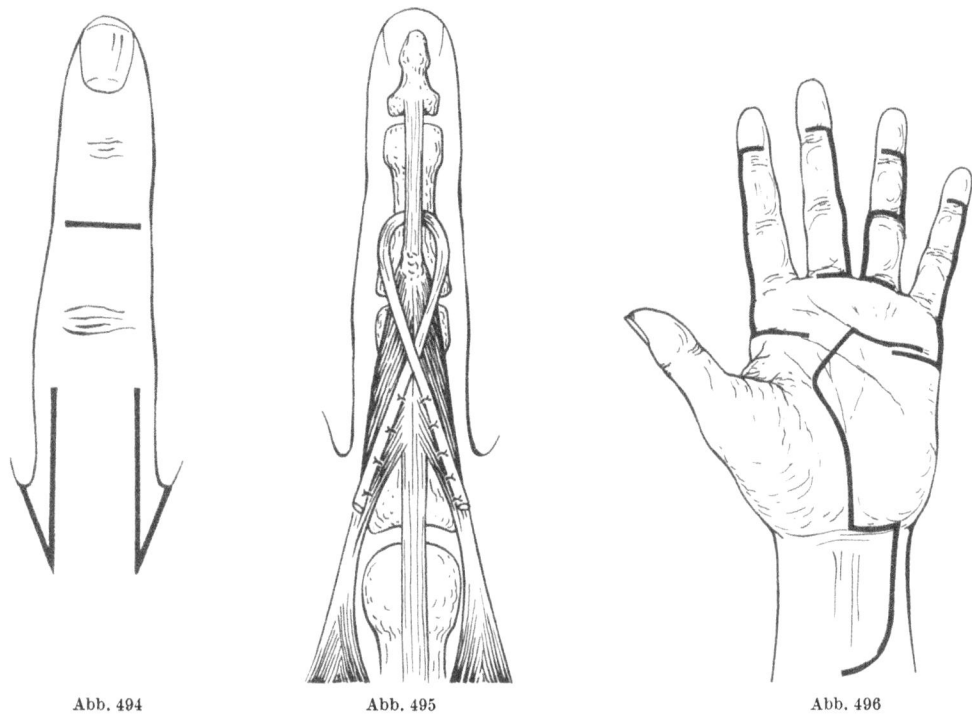

Abb. 494   Abb. 495   Abb. 496

Abb. 494 u. 495. Alte Strecksehnenverletzung. Operation nach FOWLER

Abb. 494. Schnittführung. Abb. 495. Eine freiverpflanzte Sehne wird an der Lumbricalissehne der einen Seite befestigt, unter der Strecksehne schlingenförmig hindurchgezogen und am M. lumbricalis der Gegenseite vernäht

Abb. 496. Typische Schnittführungen in der Hohlhand

einfachen, unkomplizierten Verletzungen (z. B. bei Schnittwunden) die *primäre* Sehnennaht, und bei schmierigen, zerfetzten Wunden mit einer ausgesprochenen Infektionsgefahr tritt die *sekundäre* Sehnennaht an die Stelle der primären Sehnennaht (s. S. 407). Das muß geschehen, um die Infektionsgefahr auszuschalten, denn jede Infektion führt wegen der großen Verwachsungsgefahren mit Wahrscheinlichkeit zu einem Mißlingen der Sehnennaht.

Der Erfolg der Fingerbeugesehnennähte hängt weitgehend von der Stelle ab, an der die Sehnennaht gemacht wird. Wir haben in dem letzten Jahrzehnt umlernen müssen. Das Gebiet von dem distalen Ansatz der Profundussehnen an den Fingerendgliedern bis zum Verlauf der queren Hohlhandfalte wird heute als „kritische Zone" oder auch noch drastischer als „*Niemandsland*" bezeichnet (BUNNELL). Das heißt, es ist *das Gebiet, in dem keine Sehnennaht gemacht werden darf!* Diese Auffassung ist im wesentlichen richtig, und weitgehend zu beachten.

ISELIN hat sich neuerdings (1960) gegen die dogmatische Einstellung von BUNNELL gewandt, daß jede primäre Sehnennaht zu verwerfen sei und daß statt dessen die routinemäßige Sehnentransplantation anzuwenden sei. ISELIN hält die primäre Sehnennaht für erlaubt, d. h. auch im Niemandsland. Sie wird aber nicht sofort, sondern in sog. „*Dringlichkeit mit aufgeschobener Operation*" ausgeführt. Die lokale und auch allgemeine Vorbereitung für die Operation dauert etliche Tage, damit die primäre Sehnennaht unter günstigen Bedingungen gemacht wird.

Technik der primären Sehnennaht nach Iselin

Es ist eine sog. „*blockierte Sehnennaht*". Die beiden Sehnenenden werden durch zwei percutane Nadeln ober- und unterhalb der Verletzungsstelle fixiert. Die Sehnenenden werden auf diese Weise schonend aneinandergehalten. Die eigentliche Sehnennaht ist eine einfache Knopfnaht.

Iselin hält für ältere Verletzungen nach wie vor die freie Sehnentransplantation für unumgänglich nötig. Die degenerativen Veränderungen, die sich inzwischen an der Sehne seit der Verletzung entwickelt hätten, würden jeden Nahterfolg verhindern.

Schnittführung. Bunnell bevorzugt im allgemeinen die Schnittführung, die den queren Hohlhandfalten entspricht. Wenn eine Verlängerung des Schnittes bis zu den Fingern erforderlich ist, so wird dieser in der Längsrichtung gemacht (Medio-lateral-Schnitt). Es gibt hierfür zwei Möglichkeiten. Der Schnitt kann mehr volar oder mehr dorsal angelegt werden. Die dorsal gelegene Schnittführung ist zu bevorzugen. Eine Verletzung des Gefäßnervenbündels ist auf diese Weise zu umgehen.

Alle Sehnenverletzungen lassen sich mit diesen beiden von Bunnell angegebenen Schnittführungen nicht beherrschen. Es ist damit zu rechnen, daß die Fingerbeugesehnen in der Hohlhand zurückgerutscht sind. Die distalen Sehnenenden sind mit Schnittführungen freizulegen, die den physiologischen Hautfalten entsprechen. Iselin, Moberg u. a. haben für die Freilegung der zurückgeschlüpften Fingerbeugesehnen typische Schnittführungen angegeben (s. Abb. 496).

Nahtmaterial. Wir glauben sagen zu dürfen, daß das Pull-out-wire-Verfahren von Bunnell sich inzwischen weitgehend durchgesetzt hat. Es gibt bei den Beugesehnennähten, im Vergleich zu den Sehnennähten mit Seide, bessere Ergebnisse.

a) Fingerbeugesehnennähte ohne Defekt

α) Im distalen Teil des Fingers

Wenn die tiefe Fingerbeugesehne nahe ihres Ansatzpunktes durchschnitten ist, wird der periphere Sehnenstumpf entfernt und der zentrale reinseriert. Die Naht wird nach der Technik von Bunnell mit dem Pull-out-wire ausgeführt.

Liegt die Sehnenverletzung der tiefen Beugesehnen etwas mehr proximal, und ist die Funktion des Flexor digitorum superficialis einwandfrei, so kann man eventuell auf die Naht des Flexor digitorum profundus verzichten und sich mit der *Tenodese* dieser Sehne, die das Endglied in einer Beugestellung von 160—150° fixiert, begnügen (Moberg).

β) Verletzung im Bereich des „Niemandslandes" am Finger und in der Hohlhand bis zur queren Hohlhandfalte (Abb. 497)

Der seit Bunnell, Moberg u. a. lehrmäßig vertretene Grundsatz: jede Sehnennaht sei im Niemandsland verboten, es müßte statt dessen stets die freie Sehnentransplantation gemacht werden, damit eine Naht außerhalb von dem kritischen Gebiet möglich sei, scheint wieder zu wanken (s. o. auch Iselin). Der Grund, weshalb die Nahterfolge im Bereich der Sehnenscheiden so schlecht sind, ist nicht nur in dem Nachgeben der Naht, sondern vor allem in der ausgedehnten narbigen Verwachsung zu suchen. Es kommt in dem engen Kanalgebiet leicht zu Einschnürungen der Sehnen. Diese schwellen an und führen zur ischämischen Nekrose. Die Folge davon ist eine ausgedehnte narbige Verwachsung.

Wenn in dem Gebiet des „Niemandslandes" nur die Sehne vom Flexor digitorum superficialis verletzt ist und die Sehne des Flexor digitorum profundus gut erhalten ist, so begnügt man sich, die verletzte Sehne des oberflächlichen Fingerbeugers herauszuschneiden, damit sie kein Bewegungshindernis für die gut funktionstüchtige des tiefen Fingerbeugers bildet.

Wir selbst haben uns nicht gescheut, *bei primären Sehnennähten bei sauberen Nahtverhältnissen nach wie vor die Sehnennaht im Niemandsland anzulegen!* Mancher sehr gute Erfolg wurde erzielt. Wenn der Nahterfolg unbefriedigend war, konnte später die sekundäre Sehnennaht mit einer freien Sehnentransplantation angeschlossen werden.

γ) Die Naht der Sehnenverletzung in der Vola manus

Die Sehnenenden sind zentralwärts meist zurückgeschlüpft und müssen von einem kleinen Längsschnitt aus aufgesucht werden, um subcutan zur Verletzungsstelle hingeleitet zu werden. Die peripheren Sehnenenden sind meist am Ursprung der Mm. lumbricales verwachsen und müssen hier gelöst werden. Die direkte Sehnennaht in der Vola manus führt etwa in der gleichen Weise zu gutem Ergebnis mit der Seidennahttechnik wie mit der Pull-out-wire-Technik. MOBERG bevorzugt sogar die Seidennahttechnik. Bei den Nähten in der Vola manus ist es völlig aus-reichend, nur *eine* Sehne von jedem Finger zu nähen, und zwar, wenn möglich, die des tiefen Fingerbeugers. Auf eine Naht des oberflächlichen Kleinfingerbeugers kann man auf jeden Fall verzichten, da er ganz schwach entwickelt ist.

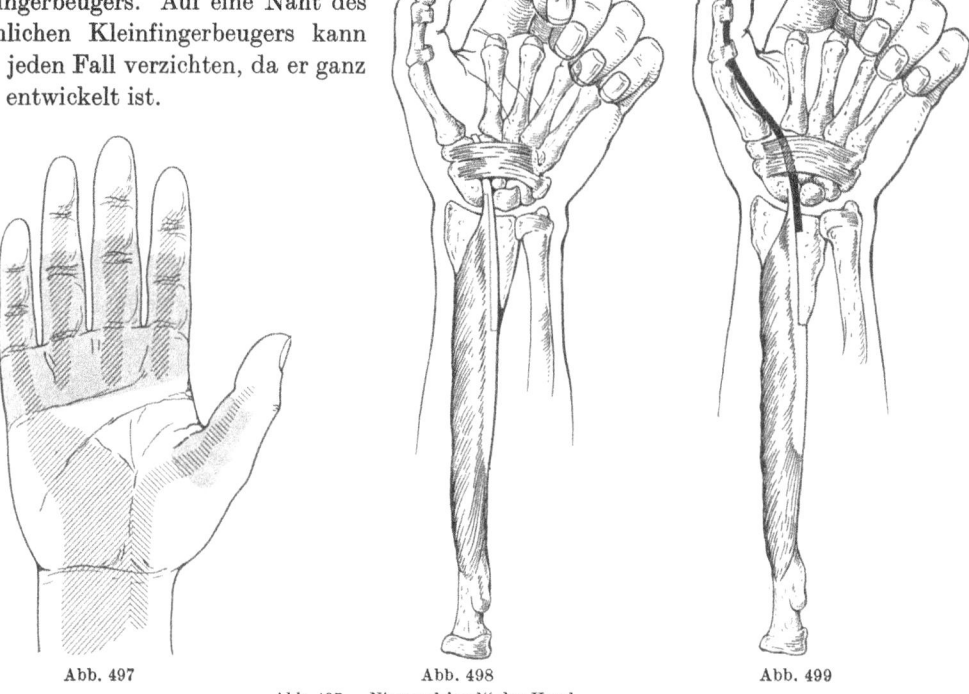

Abb. 497   Abb. 498   Abb. 499

Abb. 497. „Niemandsland" der Hand

Abb. 498 u. 499. Überbrückung eines Defektes des langen Daumenstreckers. Abb. 498. Vor der Operation. Abb. 499. Die Daumen-strecksehne ist zentral verlängert

δ) Naht im Bereich des Handgelenkes

Um an die Verletzungsstelle heranzukommen, ist das Ligamentum carpi volare und trans-versum zu durchschneiden. Die Handgelenksbänder werden nach der Sehnennaht nicht wieder vereinigt, um schädigende Einschnürungen auf die Sehnen auszuschalten. Man kommt in der Regel mit der Naht der tiefen Fingerbeuger aus, und man soll sich mit einer Mindestzahl von Nähten, die für die Wiederherstellung einer guten Fingerfunktion erforderlich sind, begnügen.

ε) Naht oberhalb des Handgelenksbandes am Unterarm

Die Prognose der Sehnennähte ist in diesem Bereich ausgesprochen gut. Man soll sich trotz-dem aber auch hier eine weise Beschränkung in der Zahl der Nähte auferlegen und nur die tiefen Fingerbeugesehnen nähen.

ζ) Beugesehnennaht am Daumen

Das Prinzip für die Sehnennaht des M. flexor pollicis longus ist das gleiche wie für die anderen Finger. Nur soll noch einmal darauf hingewiesen werden, daß auch nach den Erfahrungen von Mo-BERG die Reinsertion einer durchschnittenen Sehne am Daumen besonders gut möglich ist, indem man diese oberhalb des Handgelenksbandes Z-förmig verlängert. Diese plastische Verlänge-rung der Sehne mit Distalverschiebung des peripheren Endes hat sich uns auch für die anderen Finger bewährt (s. Abb. 498 und 499).

b) Fingerbeugesehnenverletzungen mit Defekt

Es gibt hierfür zwei erfolgversprechende Verfahren: die plastische, zentrale Verlängerung mit der Verschiebung des peripheren Sehnenteiles nach distalwärts und die freie Sehnenverpflanzung.

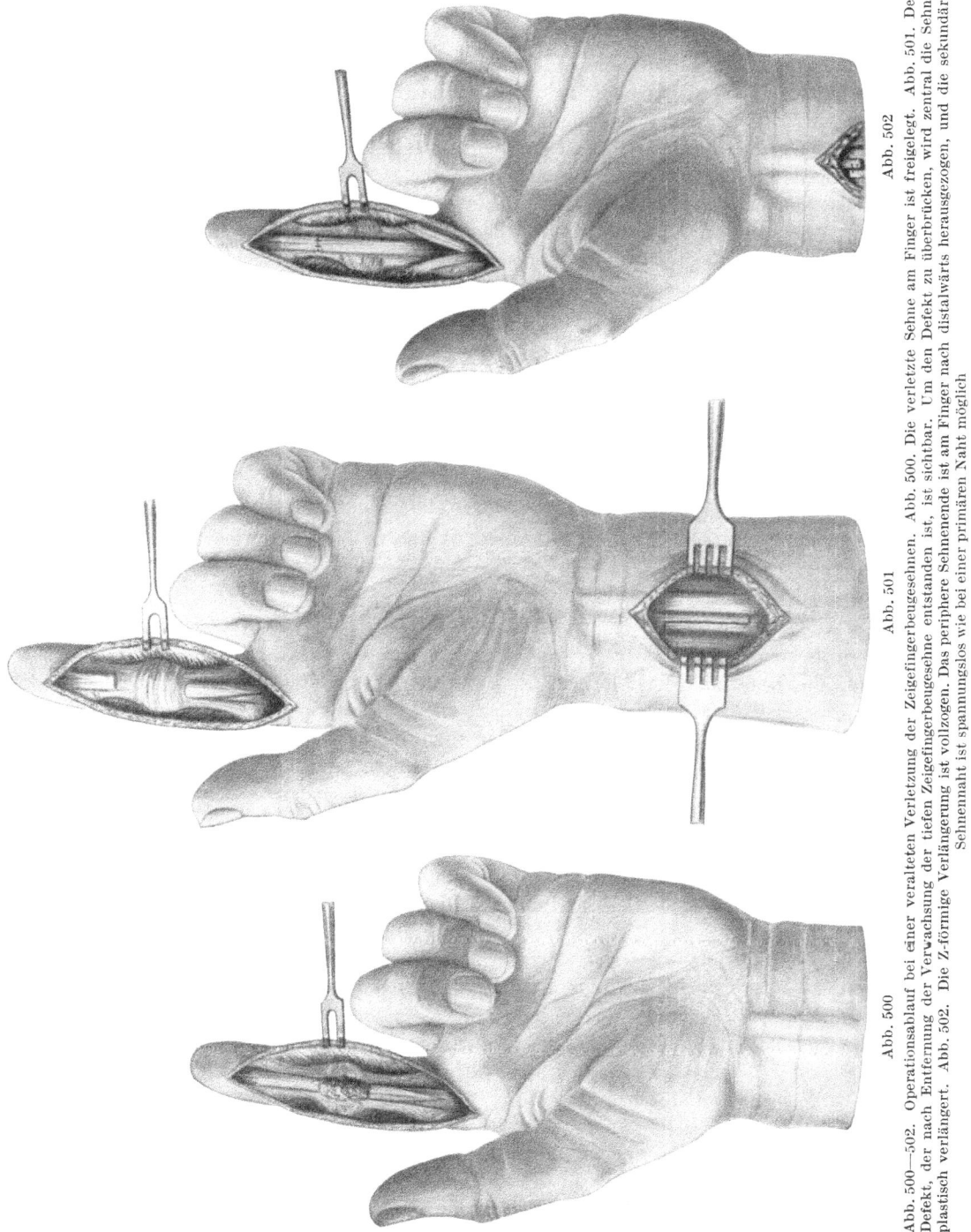

Abb. 500—502. Operationsablauf bei einer veralteten Verletzung der Zeigefingerbeugesehnen. Abb. 500. Die verletzte Sehne am Finger ist freigelegt. Abb. 501. Der Defekt, der nach Entfernung der Verwachsung der tiefen Zeigefingerbeugesehne entstanden ist, ist sichtbar. Um den Defekt zu überbrücken, wird zentral die Sehne plastisch verlängert. Abb. 502. Die Z-förmige Verlängerung ist vollzogen. Das periphere Sehnenende ist am Finger nach distalwärts herausgezogen, und die sekundäre Sehnennaht ist spannungslos wie bei einer primären Naht möglich

Das Verfahren zur Überwindung eines Beugesehnendefektes mit künstlichen Sehnen aus Seide (FRITZ LANGE) oder Catgut (GLUCK) ist überholt. Die künstlichen Seidensehnen haben nur noch ein Anwendungsgebiet für bestimmte Aufgaben bei der Behandlung von poliomyelitischen Lähmungen.

Die freie Fascientransplantation (KIRSCHNER): Zur Überbrückung von Sehnendefekten ist die Fascientransplantation nicht mehr angezeigt. Sie hat ihr Anwendungsgebiet behalten für den Ersatz von Bandverletzungen, z. B. am Knie, oder auch zur Überbrückung eines großen Kniestrecksehnendefektes.

α) Die plastische zentrale Sehnenverlängerung mit distaler Verschiebung des peripheren Teiles

Dieses Verfahren wurde von uns ausgebildet. Auch ISELIN läßt dieses Verfahren für bestimmte Sehnenverletzungen — insbesondere für die des Flexor pollicis longus — gelten. Dieses Verfahren hat gegenüber der freien Sehnenverpflanzung den Vorzug, daß nur eine Verschiebung einer Sehne in ihrem alten Bett stattfindet und daß dadurch die physiologische Gleitbahn gut erhalten bleibt (s. Abb. 498—502). Defektüberbrückungen von 4—5 cm sind leicht möglich.

Es wird nach der distalen Sehnenverschiebung *zuerst die periphere Naht gemacht*. Die beiden Sehnenenden können spannungslos wie bei einer primären Sehnennaht miteinander vereinigt werden. Anschließend wird die Sehne zentral genäht. Da diese Naht am Unterarm, oberhalb des Handgelenkes, liegt, ist die Gefahr einer Verwachsung ganz gering. Wir haben früher die periphere Naht mit Seide gemacht. Heute bevorzugen wir auch für diese Naht die Nahttechnik nach BUNNELL mit dem Pull-out-wire. Die zentrale Sehnennaht wird nach wie vor mit einigen Seidenknopfnähten ausgeführt. Wir können auf Grund einer mehr als 15jährigen Erfahrung mit dieser Methode sagen: „Das Verfahren hat sich bewährt." Erfahrung und Einarbeitung sind selbstverständlich erforderlich.

Ruhigstellung im Gipsverband für 2 Wochen nach der Operation, dann Aufnahme der Bewegungsübungen aktiv und anschließend im Wasserbad.

β) Die Defektüberbrückung durch freie Sehnentransplantation

Dieses Operationsverfahren hat im vergangenen Jahrzehnt außerordentlich an Bedeutung gewonnen (s. u.).

C. Die freie Sehnentransplantation

Die freie Sehnentransplantation ist *das Verfahren* zur Überbrückung von großen Sehnendefekten an der Hand und den Fingern. Es ist in der gleichen Weise für einen Sehnenersatz der Fingerstrecker wie der Fingerbeuger anwendbar. Die Erfolge bei einem plastischen Ersatz der Fingerstrecksehnen sind besonders gut, aber auch die der Beugesehnen sind überraschend. Schwere Folgezustände nach Sehnenscheiden- und Handphlegmonen, deren Behandlung noch fast überall für aussichtslos gehalten wird, sind dadurch aussichtsreich zu behandeln. Wenn auch kein normales Bewegungsausmaß erreicht wird, so führt doch die Behandlung zu einem ausgesprochenen praktischen Nutzeffekt.

Folgende Gesichtspunkte sind für die *Indikation* zu beachten. Sie sollen hier noch einmal besonders hervorgehoben werden. Die *Voraussetzungen* zu einem Erfolg einer freien Sehnentransplantation sind:

1. Wenn eine Eiterung bestanden hatte, ist ein genügend langer Zwischenraum von dem Abklingen der Eiterung bis zur Vornahme der Wiederherstellungsoperation abzuwarten. Wir halten trotz Penicillin an der Zeitspanne von etwa $1/2$—1 Jahr fest. Die Zwischenzeit wird mit einer Übungsbehandlung und, soweit möglich, durch einen Mitgebrauch der Hand überbrückt.

2. Gute Hautverhältnisse mit gutem Unterhautfettgewebe. Wenn dieses fehlt, ist vorher eine Hautlappentransplantation durchzuführen.

3. Erhaltensein der Sensibilität der Finger. Es ist zwecklos, an einem völlig gefühllosen Finger eine Sehnentransplantation zu machen. Es hat der Sehnenoperation eine Naht der Fingernerven voranzugehen. Die Sehnenoperation darf erst entsprechend später gemacht werden, wenn bereits die Sensibilität in Regeneration ist.

4. Gut bewegliche Fingergelenke. Kontrakturen sind vor der Sehnenoperation zu beseitigen. Die beste freie Sehnentransplantation ist erfolglos, wenn die Finger weitgehend versteift sind.

5. Die Operationspläne sind so einfach als möglich zu gestalten. So wird bei dem Verlust von beiden Beugesehnen eines Fingers im allgemeinen nur die tiefe plastisch ersetzt (s. o.).

6. Die Operation ist nur bei Patienten anzuraten, die selbst den dringenden Wunsch dazu haben. Bei Patienten, die ablehnend gegen eine Operation eingestellt sind und die eine entsprechende Mitarbeit bei der Nachbehandlung vermissen lassen, bleibt die Operation erfolglos.

Das *Alter* der Patienten übt verständlicherweise einen Einfluß auf die Erfolgsaussichten der Sehnenoperation aus. Man soll bei Kindern nicht zu früh operieren (nicht vor dem 6. Jahr), damit man mit einer Mitarbeit der Kinder bei den aktiven Übungen rechnen kann. Die Ergebnisse bei Jugendlichen sind besonders gut, die nach dem 50. Jahre werden schlechter, weil in den Sehnen sich bereits degenerative Veränderungen in wechselnder Stärke ausgebildet haben. Gut erhaltene Sehnenscheiden sind für die Gleitfunktion nicht unerläßliche Vorbedingung. Das beweisen die Erfahrungen bei tuberkulösen Sehnenscheidenentzündungen. Die Funktion der Finger wird auch nach Exstirpation der Sehnenscheiden erstaunlich gut.

Eine umstrittene Frage ist, ob bei der freien Sehnentransplantation das *Paratenon mit verpflanzt* werden soll *oder nicht.* Die Erfahrungen von MOBERG, STRELI u.a. weisen darauf hin, daß das mitverpflanzte Paratenon leicht Anlaß zu derben, narbigen Verwachsungen gibt. Es ist deshalb ratsam, die Sehne *ohne* das Paratenon zu verpflanzen.

Als *Material für die freie Sehnentransplantation* stehen mehrere Sehnen zur Verfügung: die des verletzten Finger oder die des 4. Finger, die Sehne des M. palmaris longus (sofern dieser vorhanden ist), die Sehnen des Extensor digitorum longus der Zehen II—IV. Sie sind gut geeignet für die freie Sehnentransplantation. Diese können unbedenklich genommen werden, weil die Zehen II—IV noch einen ausreichend kräftigen kurzen Zehenstrecker haben.

Das Ausmaß der freien Sehnentransplantation

Das distale Ende reicht bis zur Insertion des tiefen Fingerbeugers an der Endphalange und proximalwärts bis in die Vola manus zum Ursprungsgebiet der Mm. lumbricales. Die Bestimmung der Länge des Transplantates verlangt gute Erfahrung. Der Handarbeiter legt großen Wert auf kräftigen Finger- und Faustschluß und nimmt in Kauf, wenn dafür die Finger nicht ganz gestreckt werden können. Eine Dame legt dagegen mehr Wert auf eine volle Fingerstreckung, und eine leicht verminderte Faustschlußfähigkeit stört sie nicht. Das kosmetisch-ästhetische Moment spielt hier eine Rolle. Bei der Bestimmung der Länge des Transplantates hat man weiter davon auszugehen, daß normalerweise die Beugehaltung der Hand beim Zugreifen unterschiedlich ist. Die stärkste Beugehaltung hat der kleine Finger, die geringste der Zeigefinger.

Die Ruhigstellung erfolgt in einem Gipsverband, der auf der volaren Seite freien Überblick auf die Finger und Hand zuläßt.

Zeitpunkt der Aufnahme der Nachbehandlung. Die Meinungen über die Dauer der Ruhigstellung gehen auseinander. BUNNELL ist für die Fixierung von 3 Wochen. Erst soll die Sehnennaht verheilt sein, bevor systematisch die Fingerbewegungen aufgenommen werden. PULVERTAFT empfiehlt, nach wenigen Tagen mit vorsichtigen Anspannungsübungen zu beginnen. MOBERG bevorzugt meist wieder eine Ruhigstellung von 2—3 Wochen. Er vertritt aber ebenso wie wir die Auffassung, daß in Wirklichkeit der Unterschied mit dem zeitlichen Beginn der Aufnahme der ersten Bewegungs- und Anspannungsübungen nicht groß ist. Die Ruhigstellung im Gipsverband ist meist doch beschränkt und läßt nach wenigen Tagen bereits die ersten geringfügigen Anspannungen der Muskeln zu.

Die Operation der freien Sehnentransplantation an der Hand verlangt eine große Erfahrung auf diesem Gebiet der Wiederherstellungschirurgie. Das zeigt am besten die Entwicklung in Amerika, wo es eine eigene Gesellschaft für Handchirurgie gibt. Die freie Sehnentransplantation ist in einem Teil der Fälle noch mit einer freien Nerventransplantation zu verbinden. Ihr Ziel ist die Wiederherstellung der aufgehobenen Fingersensibilität. Diese Forderung geht von der richtigen Überlegung aus, *daß der gute Gebrauch der Finger außer von der Wiederherstellung der Motorik auch von der des Gefühlsvermögens abhängt.*

Beispiele von Operationsplänen

Die Möglichkeiten, die sich für die freie Sehnentransplantation bieten, sollen an einigen typischen Beispielen gezeigt werden.

Defekt der Fingerbeugesehnen an einem der Finger II—V (s. Abb. 503)

Zwei Möglichkeiten für die Defektbeseitigung bestehen:

a) Der große Defekt der Beugesehne von einem der Finger *II—V* wird durch eine freie Sehnenverpflanzung aus dem zentralen Anteil der Sehne des oberflächlichen Fingerbeugers überbrückt. Es erfolgt lediglich eine Überbrückung der Sehne des *tiefen* Fingerbeugers.

b) Die Sehne des M. palmaris longus wird in den Defekt der tiefen Fingerbeugesehne eingesetzt.

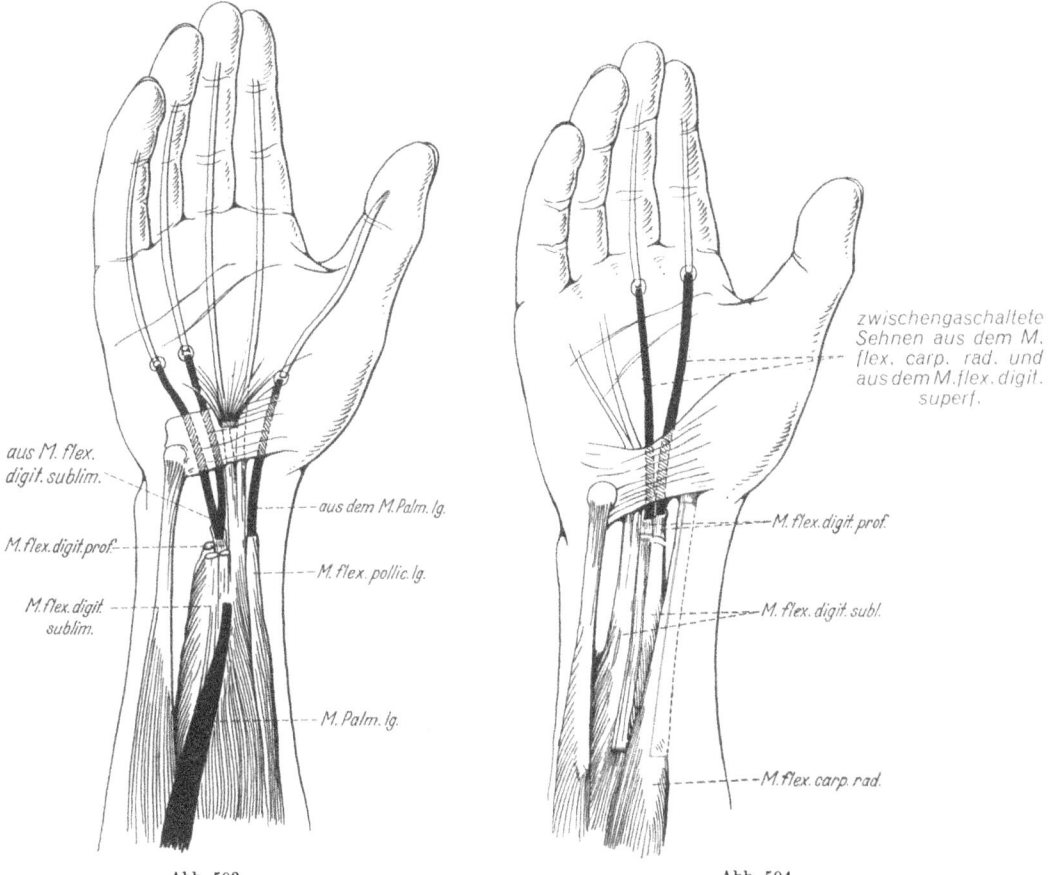

Abb. 503.					Abb. 504.

Abb. 503. Freie Sehnentransplantation zur Überbrückung von großen Defekten der Fingerbeugesehnen. a) Der Defekt der Sehne des M.flexor pollicis longus ist mit einem Stück der Sehne des M.palmaris longus, b) der der Fingerbeugesehnen IV—V durch die Verwendung der Sehnen des M.flexor digitorum superficialis überbrückt worden

Abb. 504. Freie Sehnentransplantation zur Überbrückung großer Defekte der Fingerbeugesehnen. a) Überbrückung eines Defektes der Sehne des tiefen Zeigefingerbeugers. Benutzt ist ein Teil des Flexor carpi radialis. b) Der Defekt der tiefen Fingerbeugesehne III ist ersetzt worden aus einer Sehne vom M.flexor digitorum superficialis

Defekt der langen Beugesehne des Daumens (s. Abb. 503)

Die Sehne des M. palmaris longus wird zur freien Sehnentransplantation zur Überbrückung eines Defektes im M. flexor pollicis longus benützt.

Wenn dieser fehlt, wird statt dessen ein entsprechendes Sehnenstück der Länge nach von der Sehne des M. flexor carpi radialis abgespalten, dessen Ansatz aber erhalten bleibt.

Defekt an den Beugesehnen von 2 oder 3 Fingern einschließlich des Zeigefingers (s. Abb. 503 und 504)

Es ist wichtig, daß der Zeigefinger eine Eigenversorgung erhält. Die Sehne des M. palmaris longus wird in der Lücke des tiefen Zeigefingerbeugers eingesetzt.

Der Defekt in dem einen oder in den anderen Fingern wird durch die freie Transplantation des zentralen Anteiles der Sehnen von den oberflächlichen Fingerbeugern überbrückt. Wenn der Sehnenverlust zwei benachbarte Finger betrifft, so erfolgt die Defektüberbrückung V-förmig. Die Spitze des V zeigt nach zentral und entspricht der Befestigungsstelle des Transplantates am zentralen Sehnenende. Die beiden Schenkel gehen nach peripher, und jeder überbrückt einen Sehnendefekt.

Defekt der Beugesehnen der Finger II—V einschließlich des Daumens (s. Abb. 503 und 504)

Der Defekt in der Sehne des M.flexor pollicis longus wird mit einem Sehnenstück aus dem M.palmaris longus ausgefüllt.

Die Lücken in den Beugesehnen II—V werden etwa folgendermaßen versorgt: die Funktion des tiefen *Zeigefingerbeugers* wird wiederhergestellt durch die Dazwischenschaltung eines entsprechenden Sehnenstückes, das aus dem M.flexor carpi radialis stammt.

Die Defekte der übrigen tiefen Fingerbeuger werden mit Sehnenteilen überbrückt, die von den oberflächlichen Finger-

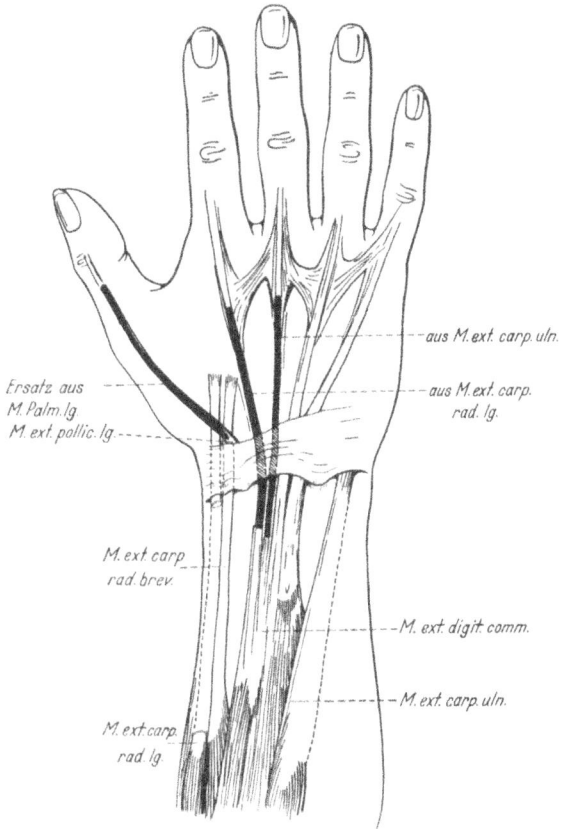

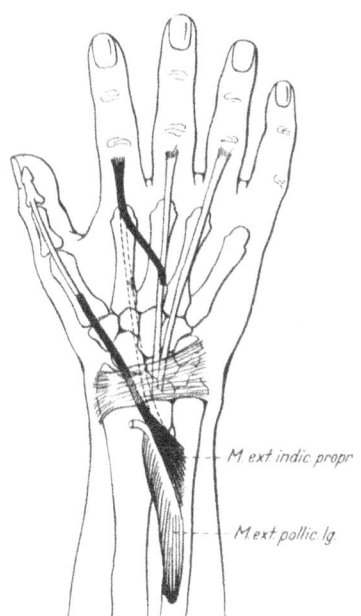

Abb. 505. Überbrückung eines großen Defektes der Sehne des M. extensor pollicis longus. Der M.extensor indicis proprius ist durchtrennt, und das zentrale Ende ist zur Überbrückung des Defektes benutzt worden. Das periphere Sehnenende des M. extensor indicis proprius wird an die Strecksehne III angehangen

Abb. 506. Freie Sehnentransplantation zum Ersatz des Defektes der Strecksehne des Daumens und der Strecksehnen des 2. und 3. Fingers. a) Der Defekt in der Sehne des M. extensor pollicis longus ist mit einem Sehnenstück aus dem M. palmaris longus überbrückt worden. b) Die Sehnendefekte der Strecksehnen II und III werden durch frei transplantierte Sehnen ersetzt

beugern gewonnen werden. Die Beugesehnen IV und V werden der Einfachheit halber V-förmig versorgt.

Defekt der langen Daumenstrecksehne (s. Abb. 505 und 506)

Ein großer Sehnendefekt des M.extensor pollicis longus kann auf zweierlei verschiedene Weise ausgeglichen werden. Man nimmt entweder die Sehne des *M.extensor pollicis longus* oder die des *M. extensor indicis.* Wenn dies geschieht, muß das periphere Sehnenende des Zeigefingerstreckers noch an dem 3. Fingerstrecker angehangen werden. Man geht dabei in der gleichen Weise vor, wie wenn der M. extensor indicis proprius zu einer tendinösen Sehnenverpflanzung benutzt wäre (s. d.).

Wenn der Defekt an der Sehne des M.extensor pollicis longus klein ist, dann ist eine kleine Operation zum Ausgleich des Sehnenschadens genügend. Es wird lediglich die Sehne des M. extensor pollicis longus zentral des Handgelenkbandes durchtrennt und das freie Ende des peripheren Sehnenstumpfes wird schlitzförmig wie bei einer tendinösen Sehnenverpflanzung in die Sehne des M.extensor indicis proprius eingefügt und vernäht.

Defekt an einer oder an mehreren Strecksehnen der Finger III—V (s. Abb. 506)

Wenn nur der Strecksehnendefekt eines Fingers auszugleichen ist, wird die Sehne des *M.palmaris longus*, sofern diese vorhanden ist, verwandt.

Wenn die Defekte die Strecksehnen *von zwei oder mehr Fingern* betreffen, so wird außer der Sehne des *M.palmarus longus* noch die Sehne des *M.extensor carpi radialis longus* genommen. Sie ist ein ergiebiges Überbrückungsmaterial. Die Sehne ist lang und kräftig. Sie kann der Länge nach gespalten oder auch in zwei Stücke für die freie Sehnentransplantation aufgeteilt werden.

Die Ruhigstellung nach einer jeden freien Sehnentransplantation ist eine Gipsschiene. Es ist bei einer Defektüberbrückung der Strecksehne eine volare und bei einer der Fingerbeuger eine dorsale, die den oder die betreffenden Finger in Beugestellung hält. Man wählt nur eine Gipsschienenfixierung, damit jeder Druck auf die frei verpflanzte Sehne vermieden wird und damit bereits nach etwa 6 Tagen mit den Anspannungsübungen begonnen werden kann.

D. Die Sehnenverpflanzung

Die Anwendung der Sehnenverpflanzung für die Behandlung von großen Sehnendefekten ist ein Ausweg. Er ist nur in einer beschränkten Zahl von Fällen einzuschlagen. Die *Indikation* dazu ist gegeben bei großen Sehnendefekten am Unterarm oberhalb des Handgelenkbandes, sowohl bei denen auf der Volar- wie auf der Dorsalseite. Die Ergebnisse der Sehnenverpflanzungen sind bei solchen Befunden so günstig, daß man sich eine freie Sehnentransplantation meist ersparen kann. Ja, die Sehnenverpflanzung kann auch in ihrem Erfolg besser als die freie Sehnenverpflanzung sein, wenn außer den Sehnenschäden noch schwere Schäden an den zugehörigen Muskeln vorliegen, die keine gute Funktion mehr erwarten lassen.

Die Sehnenverpflanzungen, die für die Behandlung der Sehnen- und Muskeldefekte am Unterarm in Betracht kommen, entsprechen denen für die Behandlung der Lähmung dieser Muskelgruppen.

Wenn nur die Fingerstreckmuskulatur große Defekte aufweist, so wird ein Handstrecker, z. B. der M. extensor carpi radialis longus, auf die Fingerstreckmuskulatur verpflanzt. Wenn dagegen die Fingerstreck- *und* Handstreckmuskulatur ausgefallen sind, muß die neue motorische Kraft von den Handbeugern zugeführt werden.

Bei einer schweren Schädigung der Fingerbeuge- oder auch der Fingerbeuge- *und* Handbeugemuskulatur wird sinngemäß vorgegangen, und ein oder zwei Handstrecker werden auf die Beugeseite verpflanzt (siehe die *Operationspläne* für die Behandlung der Hand- und Fingerlähmungen).

Die Aussichten der Sehnenverpflanzung für die Behandlung der direkten Sehnen- oder Muskelausfälle am Unterarm sind ausgesprochen günstig, da meist ein gutes Ersatzmaterial für die Sehnenverpflanzung zur Verfügung steht.

9. Handlähmungen

Das wichtigste, aber nicht einzige Behandlungsverfahren für die Handlähmungen ist die *Sehnenverpflanzung*. Ihre Wirkung und Erfolgsmöglichkeit wird durch die Arthrodese unterstützt. Man erhält gerade durch die Verbindung dieser beiden scheinbar sich ausschließenden Behandlungsverfahren beachtliche Erfolge. Das Anwendungsgebiet der Sehnenverpflanzung an der Hand ist in dem letzten Jahrzehnt wesentlich erweitert worden. Während sich früher das Hauptinteresse bei der Sehnenverpflanzung der unteren Gliedmaße und insbesondere dem Fuß zugewandt hatte, ist es jetzt vermehrt der Hand zugekehrt, zumal am Fuß die Knochen- und Gelenkoperationen in den Vordergrund getreten sind und die Sehnenverpflanzungen im allgemeinen nur als zusätzliche Operationen gemacht werden. Die

Erfolge, die heute an der Hand mit den Sehnenverpflanzungen erreicht werden, sind zuverlässig und erfreulich. Sie sind so, wie man sich wohl ursprünglich die Erfolge der Sehnenverpflanzungen am Fuß gewünscht haben dürfte.

Die Erfahrungen, die man mit den Sehnenverpflanzungen am Fuß gesammelt hatte, gaben eine wertvolle Grundlage für den Ausbau der Sehnenverpflanzung an der Hand.

Die Sehnenverpflanzung an der Hand wurde ursprünglich nur bei den *schlaffen polio-myelitischen Lähmungen* angewandt. Sie wurde frühzeitig auf die Behandlung der *irreparablen Lähmungen der peripheren Nervenverletzungen* übertragen. Das beweist die Ausbildung der Perthesschen Operation. Ein fruchtbares Arbeitsfeld ergab sich hier, und der systematische Ausbau der Ersatzoperationen im vergangenen Jahrzehnt brachte einen wesentlichen Fortschritt für die Behandlung der irreparablen Nervenlähmungen der oberen Gliedmaße einschließlich der alten Plexuslähmungen.

Die Behandlung der *spastischen Handlähmungen* mit Sehnenverpflanzungen bleibt auf ausgewählte Fälle beschränkt.

Die Sehnenverpflanzungen an der Hand verlangen eine besondere Sorgfalt. Die beste Übersicht und das schonendste Vorgehen ist möglich, wenn man in *Blutleere* operiert. Die Blutleere am Arm wird mit der Blutdruckmanschette angelegt. Ein Hg-Druck von 250—300 mm ist für eine einwandfreie Blutleere erforderlich.

Die *Technik* der tendinösen Sehnenverpflanzung mit der Befestigung der verpflanzten Sehnen nach der Durchschlupftechnik (s. d.) wird an der Hand gegenüber der periostalen Sehnenverpflanzung bevorzugt. Ebenso wie die Verbindung der Sehnenverpflanzung mit der Arthrodese am Fuß eine erhöhte Erfolgssicherheit bedeutet hat, ist das auch an der Hand der Fall.

Ein grundlegender Unterschied besteht aber doch in dem Verhältnis der Arthrodese zur Sehnenverpflanzung zwischen dem Vorgehen am Fuß und dem an der Hand.

Die Arthrodese am *Fuß* ist das Entscheidende, sie stellt die Stabilität des Fußes wieder her, und die Sehnenverpflanzung bedeutet nur etwas Zusätzliches. Es ist gut, wenn zu dem in fester Stellung fixierten Fuß noch eine eigene aktive Bewegungsfähigkeit hinzukommt. Die Leistung des Fußes kann auch ohne die Wirkung der Sehnenverpflanzung durchaus gut sein. — Das ist *an der Hand*, von Ausnahmen abgesehen, anders. Die Arthrodese an der Hand oder an den einzelnen Fingergelenken hat eine untergeordnete Bedeutung. Sie gibt wohl eine wertvolle Voraussetzung für die Leistungssteigerung der Hand ab, *aber* der funktionelle Wert der Hand hängt ausschlaggebend von der erfolgreichen Sehnenverpflanzung ab.

Die *Anaesthesie* ist im allgemeinen die Allgemeinnarkose, die Leitungsanaesthesie wird nur noch selten angewandt.

Die *exakte Blutstillung* ist, um Verwachsungen der verpflanzten Sehnen zu vermeiden, von großer Wichtigkeit. Die Blutleere wird zu diesem Zweck *vor* dem Wundverschluß entfernt.

Die *Operationspläne*, die für die Behandlung der Handlähmungen aufgestellt werden, richten sich im einzelnen nach dem vorliegenden Befund und sind wegen der mannigfachen Indikationen für eine Ersatzoperation recht verschieden. Die *Grundlage* für einen jeden Operationsplan für die Behandlung einer Handlähmung bilden muskel- und gelenkphysiologische Erwägungen.

Eine aktive Beweglichkeit im Handgelenk nützt nichts, wenn die Fingerfunktion schlecht ist. Die Handbeweglichkeit wird deshalb zugunsten der Fingerbeweglichkeit teilweise oder ganz geopfert. Das geschieht durch eine Tenodese oder durch eine Arthrodese. Die Muskelkräfte, die dadurch frei werden, werden auf die Fingermuskeln verpflanzt.

Die Bewegungen, die an den Fingern wiederzuschaffen sind, entsprechen in ihrer Reihenfolge der Wichtigkeit für den Handgebrauch

1. Die Opposition. Sie entscheidet weitgehend über den Wert oder Unwert einer Hand. Wenn die Oppositionsfähigkeit nicht durch aktive Muskelkraft erreichbar ist, wird der *Daumen* z.B. durch eine Arthrodese im Carpometacarpalgelenk I in Oppositionsstellung fixiert. Umgekehrt kann auch der *Zeigefinger*, wenn für seine aktive Funktion die Muskeln fehlen, durch eine Teilversteifung so eingestellt werden, daß er als Gegenhalt für die Oppositionsbewegung des Daumens dient.

2. Das Schließen der Hand. Diese Bewegung ermöglicht den Faustschluß, das Halten, Fassen, Heben und Tragen der verschiedensten Gegenstände. Sie verlangt die Wiederbildung einer aktiven Fingerbeugefähigkeit. Je kraftvoller und vollkommener sie wird, um so wertvoller wird die Hand. Wenn nur eine aktive Fingerbeugung wiedergebildet werden kann, erfolgt die Öffnung der Hand durch ein passives Zurückfedern der Finger in leichte Streckstellung, sobald die Fingerbeugemuskeln entspannt werden.

Die Umgestaltung der Finger bei einer Totallähmung in „Haken", bei denen die Finger II—V in Beugestellung in ihren Gelenken versteift werden, ist ein kümmerlicher Ausweg für die Behandlung einer schwer gelähmten Hand. Sie bekommt nur den Wert einer „Arbeitsklaue", vergleichbar mit einer Arbeitsprothese, an der leichte Gegenstände angehangen und getragen werden können.

3. Das aktive Öffnen der Hand. Diese Bewegung erhöht den Gebrauchswert der Hand wesentlich und soll natürlich, wenn irgend möglich, wiederhergestellt werden.

4. Die aktive isolierte Abspreizung und Streckung des Daumens. Die Wiederbildung dieser Eigenbewegung des Daumens ist außerordentlich wichtig. Ein besonderer Wert ist darauf zu legen, daß diese Bewegung isoliert, d. h. unabhängig von der Streckbewegung der anderen Finger, möglich ist. Das ist z. B. für die Behandlung der irreparablen Radialislähmung zu beachten. Man muß bei ihr eine Eigenversorgung des Daumenstreckmuskels durch eine gesonderte Sehnentransplantation vornehmen.

5. Die aktive An- und Abspreizbewegung des 2. und 5. Fingers. Die funktionelle Leistungsfähigkeit der Hand hängt nicht von diesen Fingereinzelbewegungen ab! Ihre Wiederbildung ist nur in ausgewählten Fällen indiziert, bei denen spezielle berufliche Anforderungen diese Bewegungen verlangen. Bei Damen, die hohe Ansprüche an die Schönheit ihrer Hand stellen, kann die kosmetische Indikation der Anlaß für diese Wiederherstellungsoperation an der Hand sein.

6. Die Wiederbildung des Handgewölbes. Es ist erfreulich, wenn wirklich erreicht wird, daß der gesamte Daumenballen zum Kleinfingerballen hin bewegt werden kann. Es entsteht dadurch das Handgewölbe wieder. Die vorher schwer gelähmte Hand wird dadurch in ihrem Aussehen und ihren Bewegungsmöglichkeiten noch vollkommener. Für den funktionellen Wert der Hand ist das von untergeordneter Bedeutung.

Diese Richtlinien haben für die Behandlung aller Lähmungszustände an der Hand Gültigkeit.

Die Operationspläne, die im einzelnen für die Behandlung der Handlähmungen erforderlich sind, *weichen* beträchtlich *voneinander ab.*

Die Handlähmungen, um deren Behandlung es sich meist handelt, sind folgende drei große Gruppen:

A. Die Lähmungen bei irreparablen peripheren Nervenverletzungen einschließlich der Restzustände nach Plexusverletzungen.

B. Die Lähmungen infolge einer Poliomyelitis.

C. Die spastischen Lähmungen.

A. Die Lähmungen bei irreversiblen peripheren Nervenverletzungen einschließlich alter Plexusverletzungen

Die Behandlung dieser Lähmungsgruppe ist ein außerordentlich großes Arbeitsgebiet.

Es ist so groß, weil als Folge der Spätschäden der Kriegsverletzungen so viele Fälle zu behandeln waren, außerdem kommen ständig neue Fälle nach schweren Unfallverletzungen, insbesondere nach Verkehrsunfällen, hinzu.

a) Radialislähmung

Die irreparable Radialislähmung bildet eine der häufigsten Anlässe zu Sehnenverpflanzungen an der Hand. Der Ausfall der Hand- und Fingerstrecker ist für den Gebrauch der Hand so wichtig, daß ihr Ersatz verständlicherweise schon frühzeitig in Angriff genommen wurde.

Die typische Ersatzoperation für die Radialislähmung geht auf PERTHES zurück. Das Prinzip der Perthesschen Operation ist, daß das Handgelenk durch eine Tenodese in einer leichten Streckstellung fixiert wird, damit die Handbeugemuskeln als Ersatz für die wichtigen Fingerstrecker, einschließlich des Daumens, frei werden.

Solange es eine Ersatzoperation für die irreparable Radialislähmung gibt, ist die Ansicht darüber verschieden gewesen, ob man *lediglich eine Sehnenverpflanzung* machen *oder die Sehnenverpflanzung mit einer Tenodese verbinden* soll.

Schon FRANKE begnügte sich allein mit der Verpflanzung der Mm. flexor carpi radialis und ulnaris auf die Fingerstrecker ohne Tenodese, auch HOHMANN und STOFFEL glaubten auf die Feststellung des Handgelenkes durch die Tenodese verzichten zu können. Sie verpflanzten den M. flexor carpi radialis auf die beiden Handstrecker, um auch wieder eine aktive Handstreckung zu erreichen, und benutzten lediglich den M. flexor carpi ulnaris für die Verpflanzung auf die Fingerstrecker. Auch GAUGELE, RIEDEL, SPITZY und SUDECK bevorzugten die Sehnenverpflanzung allein ohne Tenodese.

Für das Verfahren der Sehnenverpflanzung allein ohne Tenodese setzte sich vor allem wieder K. H. BAUER ein. Er propagierte die ,,Ein-Sehnenplastik". Er ersetzte den M. extensor digitorum communis durch den M. flexor carpi ulnaris und erreichte hiermit schöne Erfolge. — Wenn es erforderlich war, wurde eventuell in einer zweiten Sitzung noch der M. flexor carpi radialis auf die Daumenmuskulatur verpflanzt, um eine eigene kraftvolle Abspreizung und Streckung des Daumens zu ermöglichen.

Die Sehnenverpflanzung ohne Tenodese trägt die Gefahr in sich, daß entweder schon frühzeitig eine *Überdehnung des verpflanzten Muskels* eintritt, wenn dieser nicht schon von vornherein außerordentlich kräftig ist, oder daß sich eine anfänglich gute funktionelle Wirkung unter dem Einfluß einer starken beruflichen Beanspruchung wieder verliert. Die Folge hiervon ist ein Kraftverlust und eine Herabsetzung der Gebrauchsfähigkeit der Hand.

Wir *persönlich* haben die Überzeugung, daß der ,,*Voll-Perthes*" dem ,,*Teil-Perthes*" für die Dauer überlegen ist. Wir glauben vor allem, daß der ,,Voll-Perthes" für die Angehörigen schwerer und schwerster Berufe, wie Landwirte, Maurer, Gärtner, Müller und Schmiede, zu bevorzugen ist.

Die Nachuntersuchungen, die A. N. WITT bei uns an einem Material von über 260 Radialis-Ersatzoperationen angestellt hat, haben diese Auffassung eindeutig bestätigt. Es findet sich unter unserem Material die gleiche Zahl von klassischen Perthes-Plastiken wie von einfachen Strecksehnenplastiken.

A. N. WITT kommt zu der Schlußfolgerung, *daß die Gesamterfolge des klassischen Perthes bei der kritischen Bewertung die besseren sind.* Er fand weiter, daß die Überdehnungsgefahr für die verpflanzten Muskeln nicht nur eine theoretische Erörterung, sondern für den arbeitenden Menschen ein großes Gefahrenmoment bedeutet. Hat sich erst einmal eine Überdehnung der verpflanzten Muskeln gebildet, so ist die funktionelle Leistung unbefriedigend. Es mußte von uns in zahlreichen Fällen bei Kranken, bei denen lediglich eine Sehnenverpflanzung gemacht war, als Nachoperation noch eine Tenodese ausgeführt werden.

Es darf nicht heißen, entweder nur Sehnenplastik oder nur Sehnenverpflanzung mit Tenodese. Es muß vielmehr für jeden einzelnen Patienten das Verfahren gewählt werden, mit dem auf Grund des vorliegenden Befundes und seiner beruflichen Bedürfnisse ihm am besten gedient ist.

Die typische Perthessche Operation, wie der ,,Teil-Perthes", einschließlich der Ein-Sehnenplastik haben ihre ganz *bestimmte Indikation.*

Der *typische Perthes* ist bei allen Fällen irreparabler, totaler Radialislähmungen angezeigt, bei denen das Ellenbogengelenk frei beweglich ist und bei denen der Beruf eine große Kraftleistung für das Handgelenk verlangt.

Der ,,*Teil-Perthes*" bzw. allein die Strecksehnenplastik ist in folgenden Fällen vorzuziehen:

a) Bei einer *irreparablen Lähmung lediglich des Ramus profundus des N. radialis* reicht eine Sehnenverpflanzung allein aus. Ein Handstrecker ist meist erhalten, und die Vornahme einer Tenodese ist überflüssig.

b) Wenn das *Ellenbogengelenk versteift* ist, ist dem Patienten mit einer Fixierung des Handgelenkes in einer Streckstellung nicht gedient. Er benötigt zum Zugreifen unbedingt die Handbeugestellung. Aus diesem Grunde ist bei solchen Verhältnissen die Sehnenverpflanzung ohne Tenodese vorzuziehen.

c) Wenn eine *Berufsarbeit* die Handbeugung verlangt, ist auf die Tenodese zu verzichten. Die Sehnenverpflanzung allein reicht aus.

Für die *allgemeine Technik* noch einige Bemerkungen:

Man hat vorgeschlagen, als *Schnittführung* zwei lange Schnitte auf der volaren Seite zu machen oder sogar vier kleine. Es liegt hierbei je einer an der radialen und ulnaren Seite des Unterarmes unmittelbar oberhalb des Handgelenkes und ebenso je einer etwa 10—15 cm oberhalb davon. — Wir sind *stets* mit *einem* volaren und *einem* dorsalen Schnitt ausgekommen.

Man hat ferner vorgeschlagen, die zu verpflanzenden Beugesehnen nicht außen subcutan um die Unterarmknochen, sondern durch das Spatium interosseum zu führen. Wir lehnen dies ab, weil die Verwachsungsgefahr dadurch zu groß wird.

Es ist von untergeordneter Bedeutung, ob man die gelähmten Fingerstrecksehnen an ihrer Vernähungsstelle mit den kraftspendenden Muskeln abtrennt oder ob man die transplantierten Muskeln in die gelähmten einpflanzt. Wir halten die Durchschneidung für unnötig. Für den operativen Erfolg ist vielmehr entscheidend, daß die Vernähung der Sehnen zuverlässig und in der richtigen Spannung erfolgt.

LINDEMANN hat die überkreuzte Verpflanzung der Unterarmbeuger empfohlen. Die Zugrichtung soll hierdurch besonders gut werden. Uns erscheint bei diesem Vorgehen ungünstig, daß der kräftige M. flexor carpi ulnaris für die Versorgung der Daumenmuskulatur benutzt wird und daß zum Ersatz für den M. extensor digitorum communis lediglich der M. flexor carpi radialis herangezogen wird.

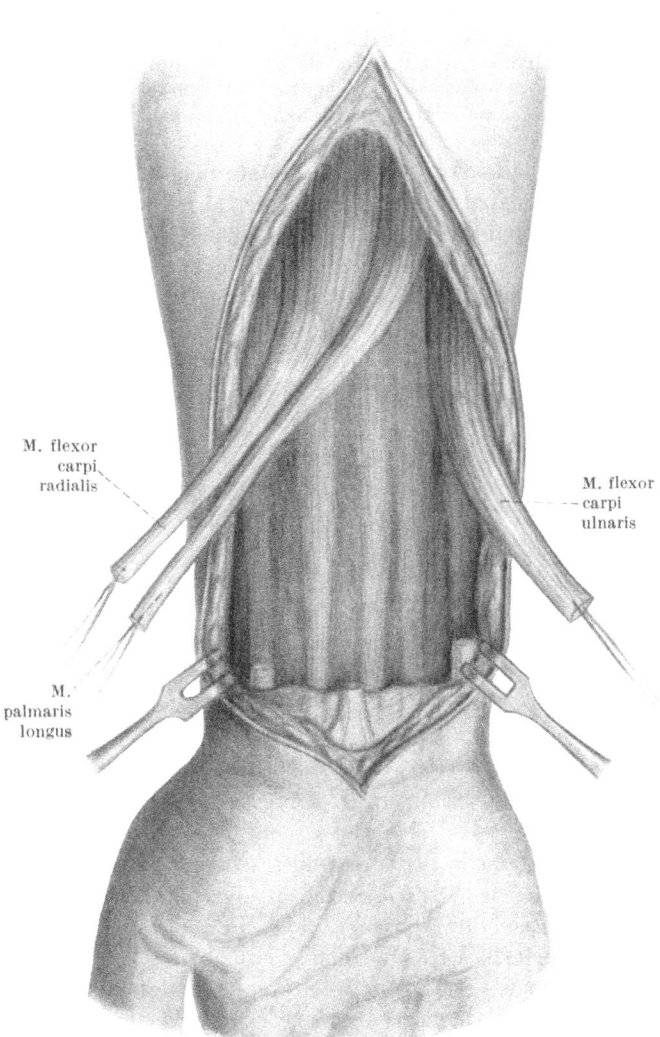

M. flexor carpi radialis

M. flexor carpi ulnaris

M. palmaris longus

Abb. 507—509. Radialisersatzoperation nach PERTHES. Abb. 507. Die Handbeuger sind mit einem langen Schnitt freigelegt worden und an ihren Ansatzstellen abgelöst

α) Die typische Technik der Perthesschen Operation (s. Abb. 507—509)

Schnitt I. Er liegt in der Mitte der Volarseite des Unterarmes, und zwar leicht ulnarwärts.

Schnitt II. Er liegt auf der Handrückenseite des Unterarmes, und zwar etwas radialwärts.

1. Akt: Freilegung der kraftspendenden Unterarmbeuger

Die Sehnen des M. flexor carpi radialis, des M. palmaris longus und des M. extensor carpi ulnaris werden dicht oberhalb des Handgelenkes abgetrennt. Die Muskeln werden mit einer Gazekompresse gefaßt und nach zentral bis zur Mitte des Unterarmes stumpf isoliert. Ein Seidenfaden ist an jeder einzelnen Sehne in typischer Weise angehangen.

2. Akt: Ausführung der Tenodese

Nachdem die Handstrecker nach Spaltung der Fascien freigelegt sind, sucht man sich die *Sehne des M.extensor carpi radialis longus* auf. Sie wird proximal durchschnitten. Ein Seiden-

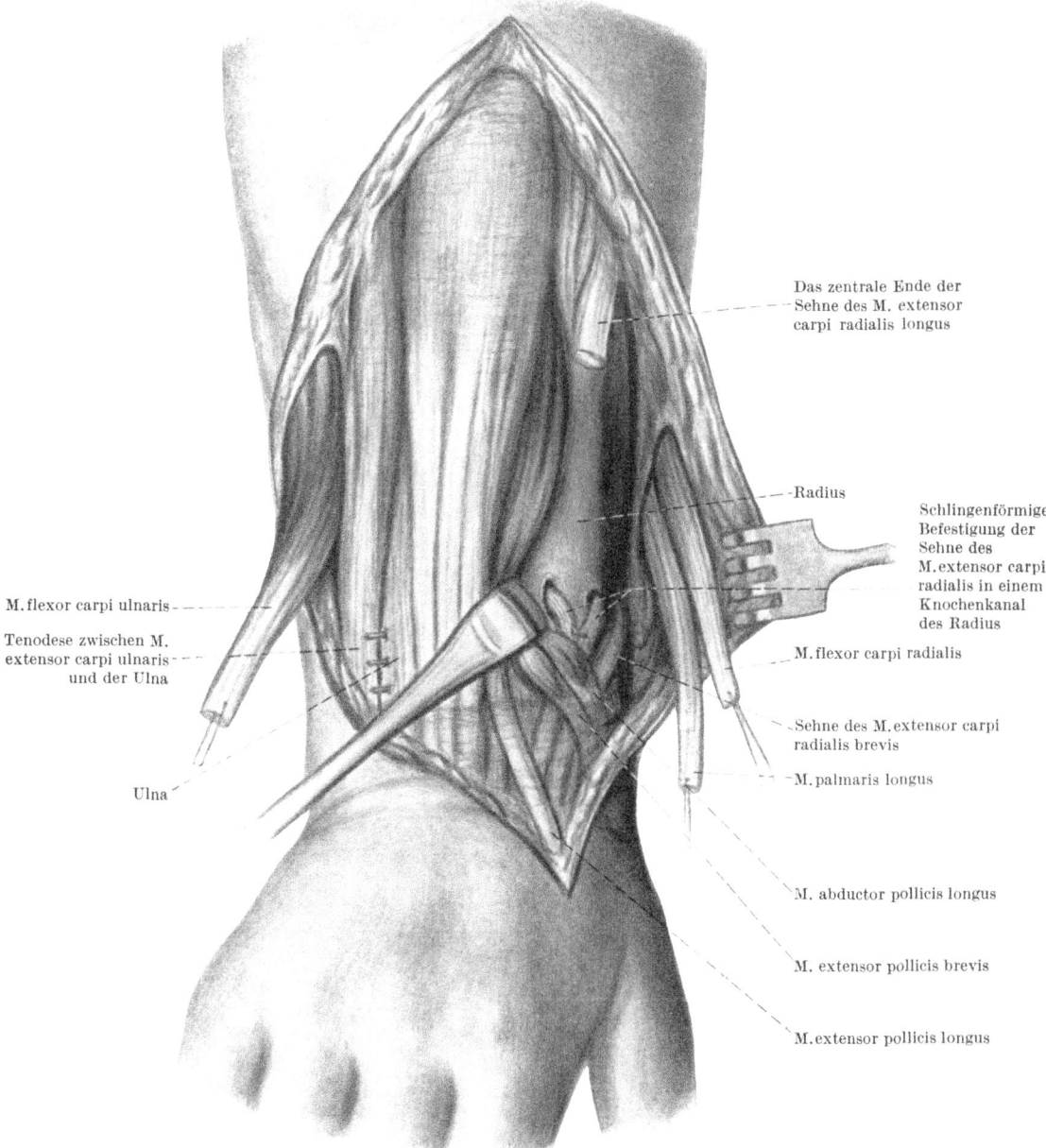

Das zentrale Ende der Sehne des M. extensor carpi radialis longus

Radius

Schlingenförmige Befestigung der Sehne des M.extensor carpi radialis in einem Knochenkanal des Radius

M.flexor carpi radialis

Sehne des M.extensor carpi radialis brevis

M.palmaris longus

M. abductor pollicis longus

M. extensor pollicis brevis

M.extensor pollicis longus

M.flexor carpi ulnaris

Tenodese zwischen M. extensor carpi ulnaris und der Ulna

Ulna

Abb. 508. Die Beugesehnen sind spiralförmig auf der ulnaren und radialen Seite des Unterarmes von der Beuge- auf die Streckseite herübergeführt worden. Es ist bereits die Tenodese an der Ulna und am Radius vollzogen. Die Tenodese an der Ulna wird lediglich durch eine feste Vernähung der Sehne des M.flexor carpi ulnaris mit dem Periost gemacht. Die Tenodese am Radius geschieht durch eine schlingenförmige Führung der abgetrennten Sehne des M.extensor carpi radialis longus durch einen Knochenkanal im Radius. Die Sehne des M.extensor carpi radialis brevis wird dann noch mit dieser Sehne vernäht

faden wird an das freie Sehnenende angehangen, und die Sehne wird schlingenförmig durch einen Bohrkanal am Radius hindurchgezogen. Die Sehne wird mit sich selber vernäht, und außerdem erfolgt noch eine Vernähung mit der Sehne des M. extensor carpi radialis brevis mit einigen Knopfnähten. An der ulnaren Seite des Handgelenkes wird lediglich die Sehne des *M.extensor carpi ulnaris,* während sie mit einer Kocher-Sonde fest nach oben angezogen wird, subperiostal an der Ulna vernäht.

Die Tenodese wird in einer Handstreckstellung von 160⁰ angelegt.

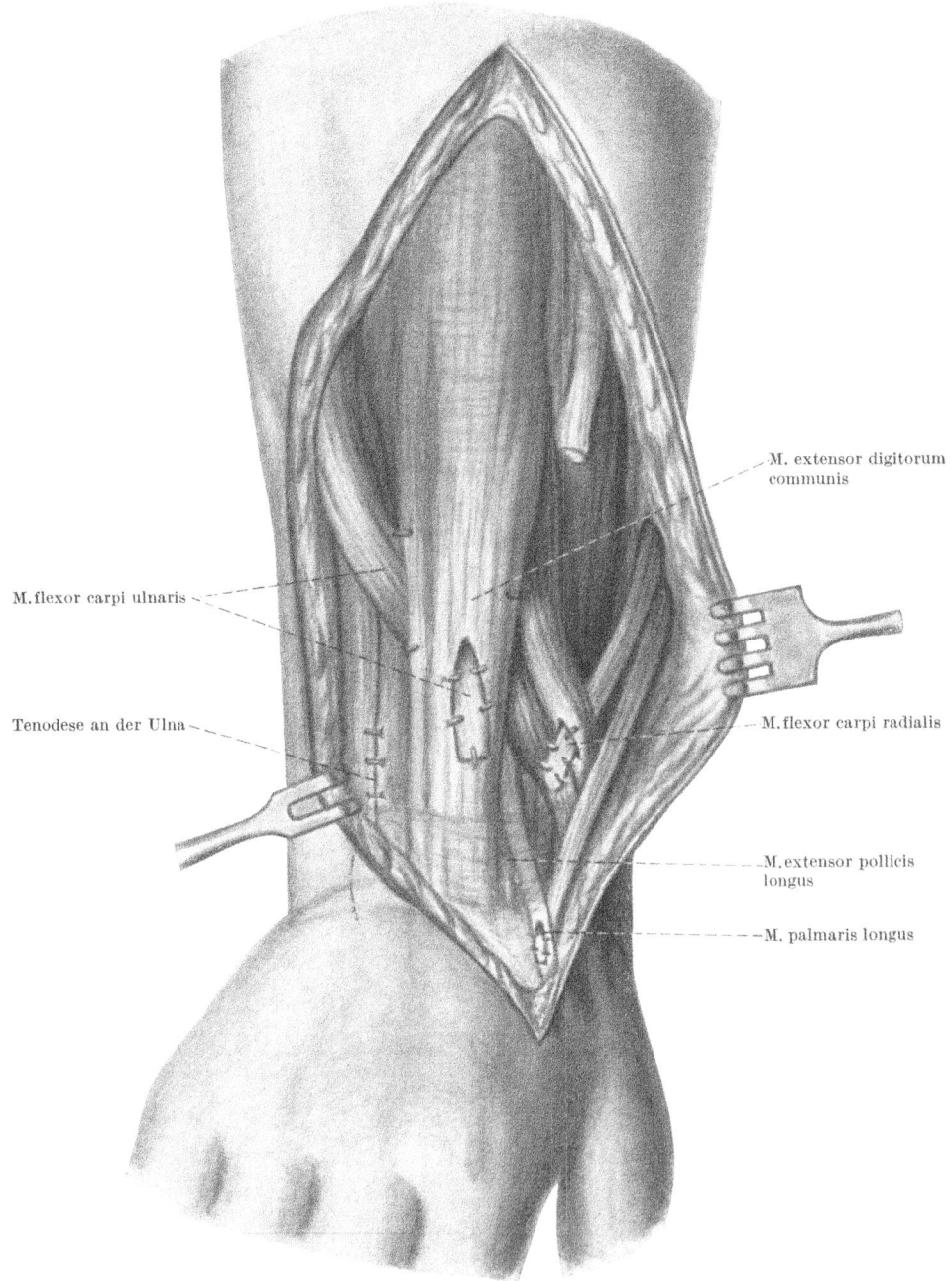

Abb. 509. Die Sehnenverpflanzung ist vollendet. Die Sehne des M.flexor carpi ulnaris ist durch einen Schlitz mit den Sehnen des M.extensor digitorum vernäht. Die Sehne des M.flexor carpi radialis ist gemeinsam mit den Sehnen des M.abductor pollicis brevis und M.extensor pollicis brevis verbunden. Die Sehne des M. palmaris longus ist peripher des Handgelenkbandes mit der des M.extensor pollicis longus vereinigt

3. Akt: Die Verpflanzung und Vernähung der Handbeuger auf die Fingerstrecker

Man hat sich für die Verpflanzung die Sehnen des M.extensor digitorum communis in der gemeinsamen Fascienloge und die Sehne des M.extensor pollicis longus peripher des Handgelenkbandes freigelegt. Die Sehnen werden mit einer Kocher-Sonde unterfahren. Ebenso sind der M. abductor pollicis longus und der M. extensor pollicis brevis in ihrem Verlauf auf der Handrückenseite freigelegt.

Die kraftspendenden Beugemuskeln werden von der Unterarmbeugeseite schräg subcutan mit einer langen Kornzange um die Unterarmknochen herumgeführt, der M. flexor carpi radialis und der M. palmaris longus um den Radius und der M. flexor carpi ulnaris um die Ulna.

Die Verteilung und Befestigung auf die Fingerstrecksehnen geschieht in folgender Weise: Der M. flexor carpi radialis dient als Ersatz für den M. abductor pollicis longus und den M. extensor pollicis brevis, der M. palmaris longus für den M. extensor pollicis longus und der kräftige M. flexor carpi ulnaris für den M. extensor digitorum communis.

Die Vernähung des M. flexor carpi radialis und des M. flexor carpi ulnaris erfolgt zentral von dem Handgelenkband, die des M. palmaris longus auf den M. extensor pollicis longus peripher davon. Die Sehnen werden für ihre Befestigung durch einen knopflochartigen Schlitz in den Sehnen des M. extensor digitorum communis und des M. extensor pollicis longus hindurchgeführt. Bei der Doppelversorgung der Sehnen des M. abductor pollicis longus und des M. extensor pollicis brevis durch die *eine Sehne* des M. flexor carpi radialis wird diese Sehne lediglich

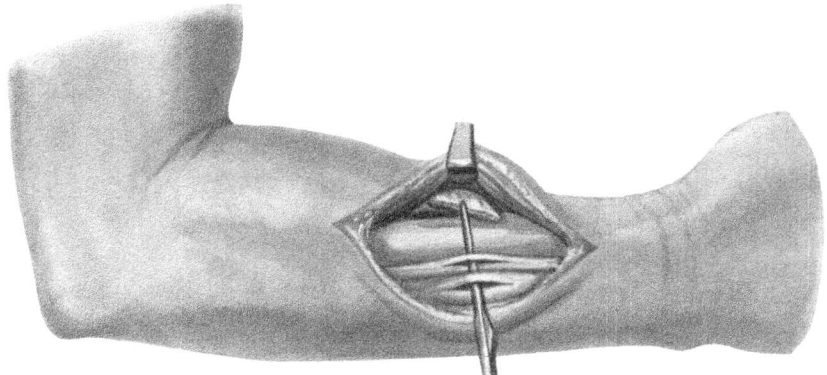

Abb. 510. Zusätzliche Transplantation des M. pronator teres auf die Sehnen des M. extensor carpi radialis longus und brevis nach MERLE D'AUBIGNÉ

durch einen Schlitz des M. abductor pollicis longus hindurchgeführt. Die Sehne des M. extensor pollicis brevis wird seitlich angehangen. Die Befestigung der verpflanzten Sehnen erfolgt so, daß der M. extensor digitorum communis sowie der M. abductor pollicis longus *mantelartig* die verpflanzten Sehnen umhüllen. Es ist bei der Verpflanzung darauf zu achten, daß die Verlaufsrichtung der verlagerten Muskeln gut schräg um den Unterarmknochen herumgeht, damit man eine wirklich gute Zugrichtung erhält.

Die *Befestigung* der Sehnen geschieht in voller Streckstellung der Finger, vor allem in den Grundgelenken unter mäßiger Spannung.

Eine *Sonderversorgung* des M. extensor pollicis longus durch den M. palmaris longus ist natürlich nur in den Fällen möglich, in denen ein M. palmaris longus angelegt ist. Wenn dieser fehlt (in etwa 5—8 %), so wird die Sehne des M. extensor pollicis longus gemeinsam mit den Sehnen des M. extensor digitorum communis mit der Endsehne des verpflanzten M. flexor carpi ulnaris vereinigt.

Ruhigstellung. Arm-Gipsverband bei rechtwinklig gebeugtem Ellenbogengelenk, Handüberstreckstellung und volle Streckstellung der Finger II—V bei gleichzeitiger Abspreizstellung des Daumens.

Der Gipsverband wird auf dem Handrücken und Unterarm „geschalt", und es werden entsprechend dem Verlauf der verpflanzten Sehnen lange Gipsfenster herausgeschnitten, um einen schädigenden Druck auf die verpflanzten Muskeln zu vermeiden.

Nachbehandlung. Aufnahme von aktiven Anspannungsübungen und von Elektrisieren durch die Gipsfenster 7 Tage nach der Operation. Nach 2 Wochen wird der Operationsgips durch eine volare Unterarm-Hand-Fingerschiene ersetzt. Die Hand wird für die ersten 4 Wochen nach der Operation nur für die Übungen aus dem Gips herausgenommen. Mit Beugeübungen für die Finger wird bei älteren Patienten nach 4 Wochen, bei jüngeren nach 6 Wochen begonnen. Gesamtdauer der Nachbehandlung 10—12 Wochen.

Eine Armgipsschiene in Hand- und Fingerstreckstellung wird noch für ein weiteres halbes Jahr für die Nacht gegeben.

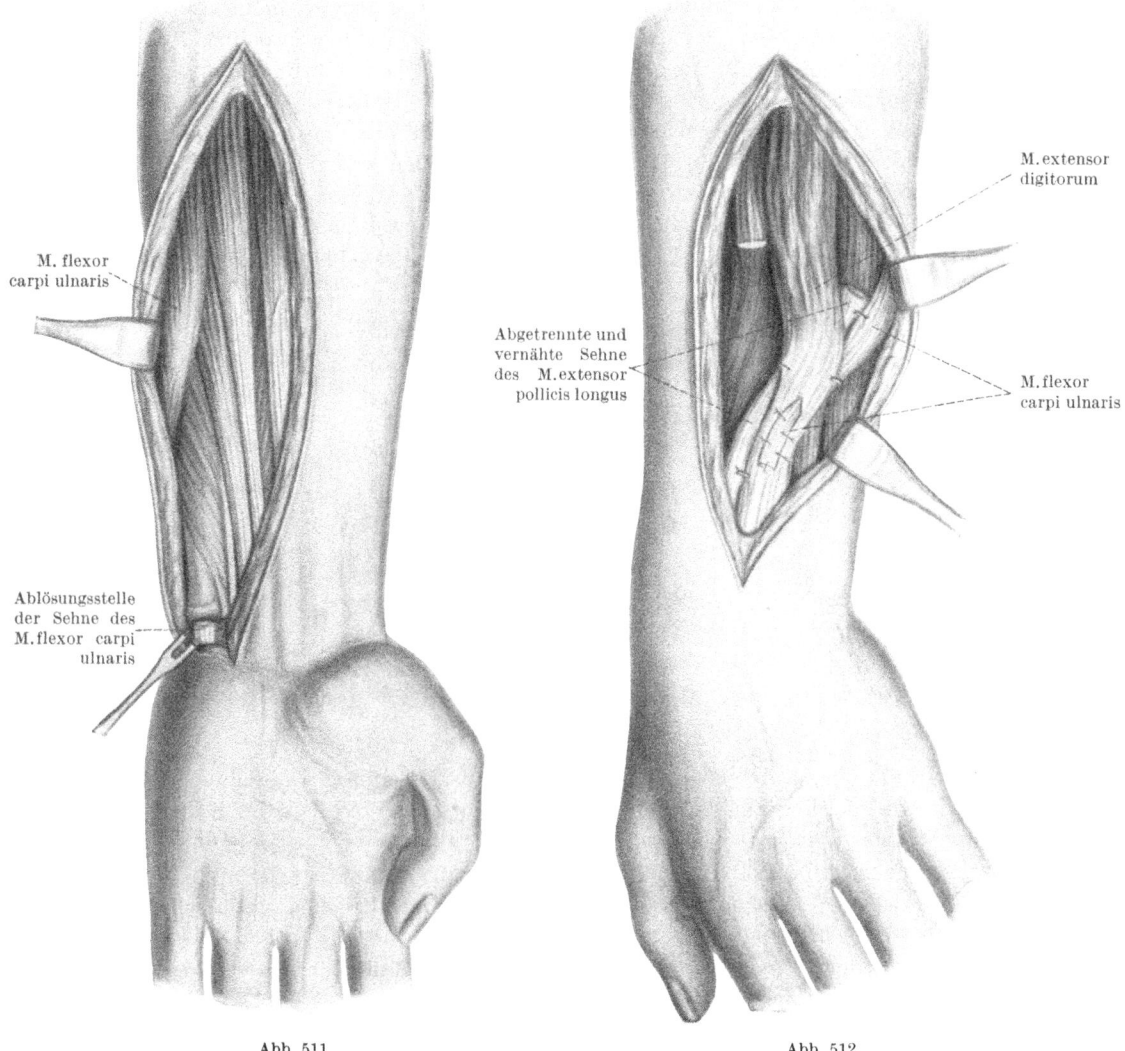

M. flexor
carpi ulnaris

Ablösungsstelle
der Sehne des
M. flexor carpi
ulnaris

M. extensor
digitorum

Abgetrennte und
vernähte Sehne
des M. extensor
pollicis longus

M. flexor
carpi ulnaris

Abb. 511   Abb. 512

Abb. 511 u. 512. Einfache Strecksehnenplastik. Abb. 511. Der M. flexor carpi ulnaris ist an seinem Ansatzpunkt abgelöst und spiralförmig um den Unterarm auf die Streckseite herumgeführt. Abb. 512. Die einfache Strecksehnenplastik ist bereits beendet. Die Sehne des M. flexor carpi ulnaris ist schlitzförmig durch die Sehnen des M. extensor digitorum communis hindurchgeführt. Die Sehne vom M. extensor pollicis longus ist abgetrennt und an der Unterseite mit dem M. flexor carpi ulnaris vernäht

Eine Modifikation der Perthesschen Operation wurde von MERLE D'AUBIGNÉ vorgenommen (s. Abb. 510). Er löst den M. pronator teres an seinem Ansatz am Radius ab und benutzt ihn zum Ersatz des M. extensor carpi radialis brevis und longus. Die Befestigung des M. pronator erfolgt nach der Durchschlupf-Technik. Als Vorteil dieser Operation wird angegeben, daß die Kraftleistung für die Handstreckung noch vermehrt werden solle. Wir selbst haben bei unserem Krankengut auch ohne die zusätzliche Verpflanzung vom M. pronator teres ausgezeichnete Behandlungsresultate gehabt, halten aber die Modifikation von MERLE D'AUBIGNÉ für beachtenswert.

β) Technik der einfachen Strecksehnenplastik (s. Abb. 511 und 512)

Schnitt I auf der Unterarmbeugeseite ulnarwärts. Freilegung des M. flexor carpi ulnaris in typischer Weise und Abtragung des M. flexor carpi ulnaris nahe an seiner Ansatzstelle.

Schnitt II auf der Unterarmstreckseite. Nach der Freilegung der Fingerstrecker wird der M. flexor carpi ulnaris mit einer Kornzange spiralförmig um den Unterarmknochen herumgeführt. Die Befestigung des freien Endes vom M. flexor carpi ulnaris geschieht knopflochförmig zwischen den Sehnen des M. extensor digitorum communis. Die Sehne des M. extensor pollicis longus wird zentral abgetrennt und auf der Unterseite des M. flexor carpi ulnaris zusätzlich vernäht.

Die *Ergebnisse* der Radialisersatzoperation sind, wie die einstimmigen Urteile in der Literatur heute zeigen und wie insbesondere die Zusammenstellung unseres eigenen großen Materials durch A. N. WITT erwiesen hat, eindeutig gut. Sie sind so gut, daß eine weitere Begründung nicht mehr erforderlich ist. Die sorgfältigen Nachuntersuchungen von H. MAYR (1959) haben ergeben, daß es *Dauerresultate* sind.

b) Die Medianuslähmung

Die Bedeutung der irreparablen Medianuslähmung ist für den praktischen Gebrauch der Hand keineswegs geringer als die der Radialislähmung. Der Ausfall der durch den N. medianus versorgten Fingermuskeln und insbesondere der Daumenmuskulatur ist für den Gebrauch der Hand außerordentlich störend. Der Verlust der Greiffähigkeit zwischen dem Daumen und dem Zeigefinger ist ein so schwerer Funktionsausfall, daß er dringend durch eine Operation behoben werden soll.

Vorschläge für die Beseitigung der Opponenslähmung sind schon frühzeitig gemacht worden, so von SPITZY die Arthrodese des Daumengrundgelenkes in Oppositionsstellung mit gleichzeitiger Verpflanzung des M. flexor carpi ulnaris auf den M. flexor digitorum superficialis und von FOERSTER die Vernähung des M. flexor pollicis longus sowie des M. flexor digitorum profundus II und III mit den entsprechenden Fingerbeugern IV und V zu einer gemeinsamen Sehnenplatte.

HOHMANN sah gute Erfolge bei der Verpflanzung des M. palmaris longus auf den M. flexor pollicis longus. HUBER hat eine mehrfache Sehnenverpflanzung angegeben, eine Vernähung des M. abductor pollicis longus mit der tiefen Beugesehne des Zeigefingers, eine Verpflanzung des M. flexor carpi ulnaris auf den M. flexor digitorum superficialis sowie eine Eigenversorgung des M. opponens durch den M. adductor digiti V.

Eine gute kleine Operation ist die von STEINDLER. Die Endsehne des M. flexor pollicis longus wird gespalten, und der abgetrennte Sehnenteil wird subcutan auf die dorsale Seite des Daumengrundgliedes verlagert.

BUNNELL hat sogar verschiedene Sehnenoperationen zur Wiederherstellung der Greiffähigkeit des Daumens angegeben, die gegenüber der von STEINDLER den Vorteil haben, daß eine Opposition möglich ist, ohne daß diese mit einer anderen Bewegung des Daumens verbunden ist.

Um den Daumen bei einer Opponenslähmung in Oppositionsstellung zu fixieren, hat FOERSTER 1930 das Verfahren der intermetacarpalen Knochenspanung empfohlen.

Es wird hierfür das Metacarpale I in richtiger, gut gewählter Rotationsstellung des Daumens zum Zeigefinger durch einen Knochenspan zum 2. Metacarpale in Abspreizstellung fixiert. Der Knochenspan wird nur scheinbar zwischen den beiden Metacarpalknochen einfach verklemmt. Er wird in Wirklichkeit in präziser Kleinarbeit in je einer Rinne der beiden Metacarpalknochen eingelassen und mit dünnen Drahtnähten, die durch zwei Bohrlöcher an den beiden Enden des Knochenspanes hindurchgehen, befestigt. Der Knochenspan kann der Ulna oder auch der Tibia entnommen werden.

Wir haben über das Verfahren schon 1931 berichtet, es aber nur selten angewandt, da die Bolzungsarthrodese des Carpometacarpalgelenkes I so gute Resultate ergibt. Das Verfahren von FOERSTER hat den Nachteil, daß bei alten poliomyelitischen Lähmungen, wenn das 1. Carpometacarpalgelenk schlottrig geworden ist, noch zusätzlich zu der intermetacarpalen Spanung dieses Gelenk zu arthrodisieren ist.

Die verschiedenen Operationen für die Behandlung der irreparablen Medianuslähmung sind bisher meist in einer beschränkten Zahl von Fällen ausgeführt worden. Wir hatten die Möglichkeit, an einem *großen Material* von über 100 Fällen die Medianusersatzoperation anzuwenden.

Das Verfahren, das sich bei uns ausgesprochen bewährt hat, ist die *Bolzungsarthrodese am 1. Carpometacarpalgelenk und die Koppelung der tiefen Beugesehnen von II und III an die entsprechenden Beugesehnen von IV und V.*

Diese Operation ist eine sichere Operation, die die Greiffähigkeit der Hand für feine wie grobe Arbeitsleistungen wiederherstellt.

Die Indikation dieser Operation ist bei irreparablen Medianuslähmungen einschließlich der Restzustände von Plexusverletzungen wie bei entsprechenden Lähmungen nach einer alten Poliomyelitis gegeben.

Man hat bei der irreparablen Medianuslähmung zwei Formen zu unterscheiden, die *teilweise* und die *vollständige.*

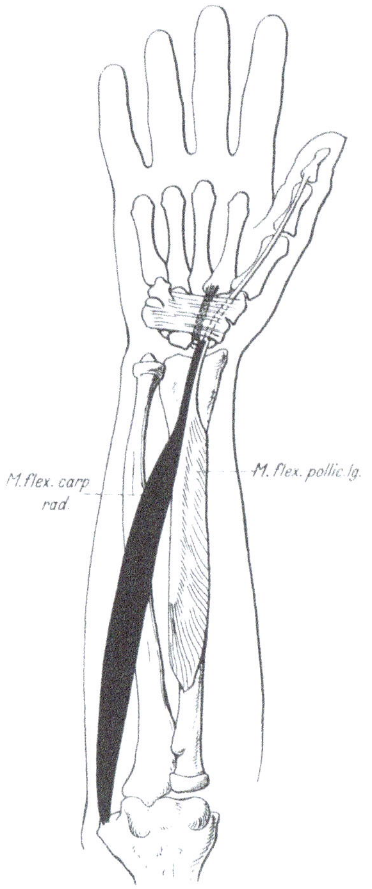

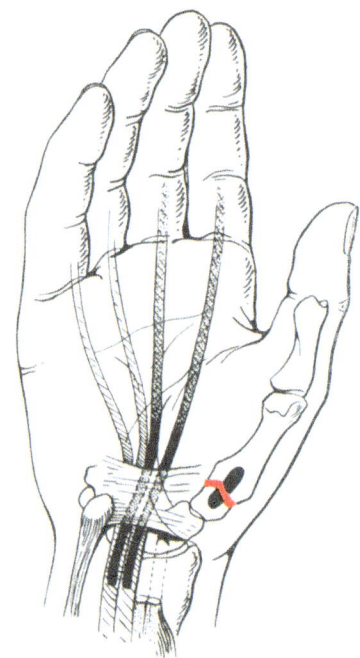

Abb. 513. Atypische Operation bei einem Ausfall des M.flexor pollicis longus und gleichzeitiger Opponens-Lähmung. Die Sehne des M.flexor carpi radialis wurde mit der des M.flexor pollicis longus vereinigt und zusätzlich die Arthrodese im Carpometacarpalgelenk I ausgeführt

Abb. 514. Typische Medianusersatzoperation. 1. Bolzungsarthrodese im Carpometacarpalgelenk I. 2. Koppelung der tiefen Fingerbeugesehnen von II und III mit denen von IV und V

Bei der *teilweisen Lähmung,* wenn lediglich der M. opponens ausgefallen ist und wenn der M. flexor pollicis longus erhalten ist, ist die Sehnenabspaltung und Verlagerung des M. flexor pollicis longus nach STEINDLER angezeigt.

Wenn außer dem M. opponens auch der M. flexor pollicis longus ausgefallen ist, so ist die beste Operation die Bolzungsarthrodese im 1. Carpometacarpalgelenk.

Wir sind in einem *Sonderfall* auf Wunsch des Patienten auch einmal in folgender Weise vorgegangen (s. Abb. 513).

Bei gleichzeitigem Ausfall des M. opponens und des M. flexor pollicis longus wurde in der ersten Sitzung der M. flexor carpi radialis auf den gelähmten M. flexor pollicis longus verpflanzt und in einer zweiten Sitzung dann die Abspaltung und Verlagerung der Endsehne des M. flexor pollicis longus nach STEINDLER mit gutem Erfolg angeschlossen.

Bei der *vollständigen irreparablen Medianuslähmung* wird in typischer Weise die Arthrodese des Carpometacarpalgelenkes I mit der Sehnenkoppelung von M.flexor digitorum profundus II und III mit IV und V verbunden.

IVAR ALVIK hat kürzlich gleichfalls über die guten Erfolgsaussichten der Behandlung der Opponenslähmung durch die Arthrodese im Carpometacarpalgelenk I berichtet.

α) Technik der Operation der Bolzungsarthrodese und Sehnenkoppelung (s. Abb. 514—516)

1. Akt: Bolzungsarthrodese des 1. Carpometacarpalgelenkes (s. Abb. 515)

Sie wird in typischer Weise von einem *Schnitt* von der *Volarseite* zur Freilegung des Carpometacarpalgelenkes I ausgeführt. Nach Spaltung der Gelenkkapsel und Anfrischung der Gelenkenden wird ein kleiner Knochenstift zur Fixierung der Knochenenden eingebolzt. Der Knochenstift wird entweder dem oberen Ende der Ulna oder der Knochenbank entnommen. (Näheres siehe bei Arthrodese des 1. Carpometacarpalgelenkes.) Es wird eventuell noch zusätzlich eine temporäre, percutan gekreuzte Drahtspickung durchgeführt.

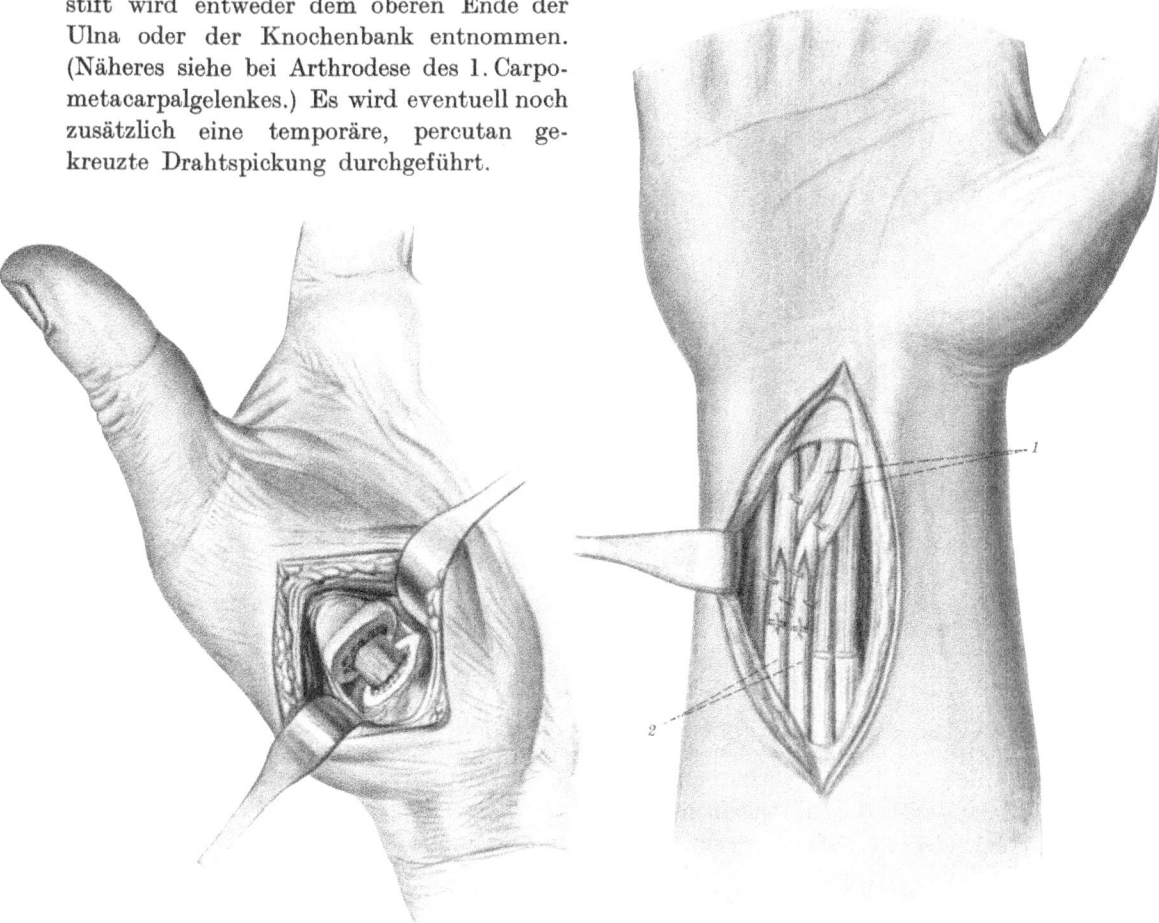

Abb. 515   Abb. 516

Abb. 515 u. 516. Operationsgang der typischen Medianusersatzoperation

Abb. 515. Die Bolzungsarthrodese im Carpometacarpalgelenk I

Abb. 516. Die Koppelung der tiefen Fingerbeugesehnen II und III mit IV und V. *1* Fingerbeugesehnen II—III; *2* Fingerbeugesehnen IV—V

Es ist zu beachten, daß der *Daumen* bei der Einstellung des Knochenbolzens in das Metacarpale I und in den gegenüberliegenden Handwurzelknochen, das Multangulum maius, *in eine gute Oppositionsstellung* zum Zeigefinger eingestellt wird. Der Daumen ist hierbei etwas in seiner Längsachse nach außen herumzudrehen.

2. Akt: Sehnenkoppelung (s. Abb. 516)

Die tiefen Fingerbeugesehnen werden oberhalb vom Handgelenk freigelegt und mit einer Kocher-Sonde unterfahren. Ein Venenhaken wird unter die Sehnen vom M. flexor digitorum profundus II und III eingesetzt, um die Sehnen gut in der richtigen Spannung für die Vernähung halten zu können. Anschließend werden diese Sehnen mit denen vom M. flexor digitorum profundus IV und V mit mehreren Knopfnähten fest vernäht.

Man kann ebenso gut die Sehnen des M. flexor digitorum profundus II und III abtrennen und durch einen knopflochartigen Schlitz der Sehnen IV und V führen und dann in typischer Weise befestigen.

Ruhigstellung. Handgips unter Mitnahme des Daumens und der Finger. Der Daumen steht in guter Oppositionsstellung, und der Zeigefinger wird so weit gebeugt, daß die Fingerkuppe des Zeigefingers die Daumenkuppe berührt, auch die übrigen Finger stehen in entsprechender Beugestellung.

Nachbehandlung. Nach 1 Woche werden Anspannungsübungen für die verpflanzten Sehnen aufgenommen, und nach 2 Wochen wird der Fingerteil des Handgipses entfernt, damit außer den Beugeübungen auch leichte Streckübungen ausgeführt werden können.

Nach 3 Wochen wird der Operationsgips durch einen kleinen Hand-Daumengips ersetzt. Die Finger werden am Tag frei bewegt, für die Nacht aber in einem elastischen Verband für weitere 4 Wochen in Beugestellung gehalten. Eine weitere Nachbehandlung der Finger erübrigt sich. Der Handgips bleibt wegen der Arthrodese im 1. Carpometacarpalgelenk 3—4 Monate liegen.

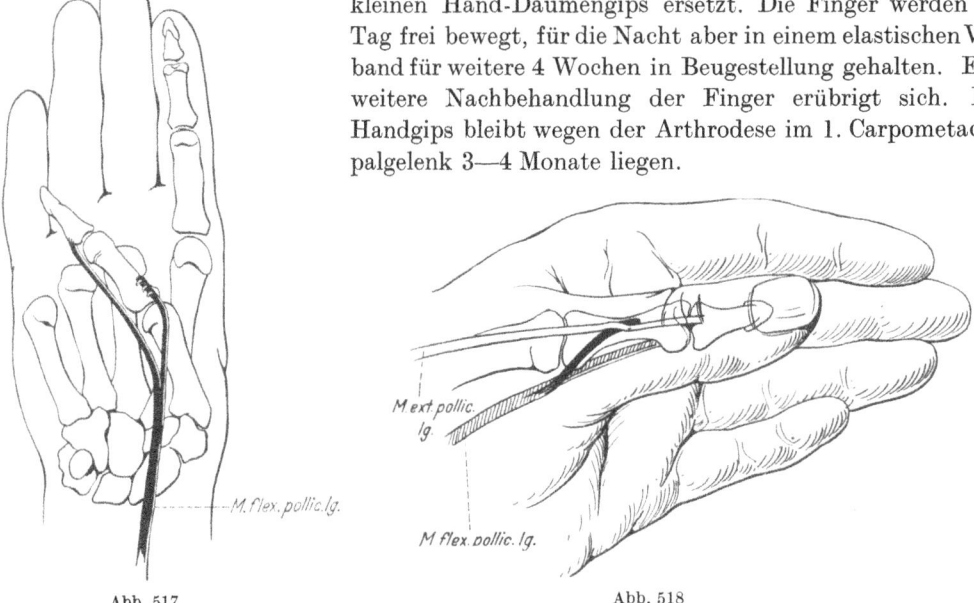

Abb. 517   Abb. 518

Abb. 517 u. 518. Die Ersatzoperation nach STEINDLER bei isolierter Opponenslähmung. Es wird der radiale Teil des M. flexor pollicis longus abgespalten und subcutan auf die Dorsalseite der Grundphalange geführt und hier befestigt

β) Technik der Verlagerung des abgespaltenen Teiles der Sehne des M. flexor pollicis longus auf die Dorsalseite des Daumengrundgliedes nach STEINDLER (s. Abb. 517 und 518)

Schnitt I. Er verläuft auf der volaren Seite des Daumens. Die Sehnenscheide des M. flexor pollicis longus wird eröffnet. Die Sehne wird halbiert, und der radiale Teil der Sehne wird abgespalten.

Schnitt II. Er liegt auf der Dorsalseite des Daumens über dem Daumengrundgelenk. Die Basis der 1. Daumenphalange wird freigelegt. Der abgespaltene Teil der Sehne des M. flexor pollicis longus wird schräg subcutan mit einer kleinen Kornzange nach dorsal geführt. Die Sehne wird subperiostal in Oppositionsstellung des Daumens vernäht.

Ruhigstellung. Hand-Daumengipsverband in Oppositionsstellung des Daumens.

Nachbehandlung. Nach 4 Tagen Beginn mit aktiven Anspannungsübungen, nach 8 Tagen Aufnahme von vermehrten aktiven Übungen, nach 2 Wochen Abnahme des geschlossenen Gipsverbandes und Ersatz durch eine dorsale Daumen-Handschiene, die insbesondere für die Nacht den Daumen in Oppositionsstellung hält.

γ) Die Operationen zur Behandlung der Opponenslähmung nach BUNNELL

BUNNELL hat verschiedene Operationsverfahren für die Behandlung der irreparablen Opponenslähmung angegeben.

Die Verfahren beruhen darauf, daß ein guter Muskel mit seiner Sehne als Motor für die Kraftübertragung benutzt wird und daß schließlich noch ein schlingenartiges Band gebildet wird, um die richtige Zugrichtung für die Kraftleistung zu erhalten. Als *Motorkraft* können verwendet werden der M. flexor digitorum superficialis des Ringfingers sowie der M. palmaris longus und der M. flexor carpi ulnaris.

Als *Sehne* wird entweder die des M. extensor pollicis brevis genommen, die einen günstigen Verlauf hat, oder es wird ein freies Sehnenstück des M. palmaris longus transplantiert.

Das *schlingenförmige Band* am Os pisiforme wird entweder durch eine Sehnenschlinge, die vom M. palmaris longus oder auch von der kräftigen Endsehne des M. flexor carpi ulnaris stammt, gebildet. Wenn man die Sehne des M. flexor digitorum superficialis IV nimmt, erübrigt sich eine eigene Schlingenbildung, weil die Endsehne direkt um den M. flexor carpi ulnaris herumgeführt werden kann.

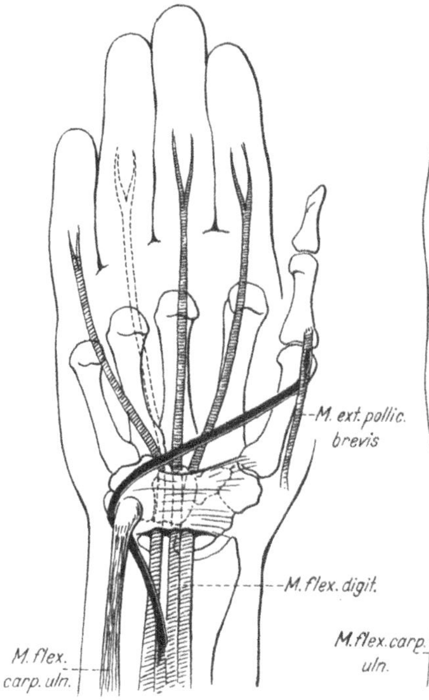

Abb. 519 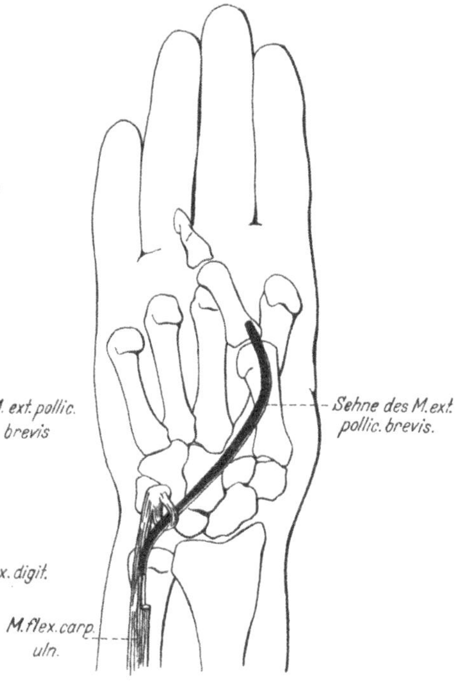   Abb. 520 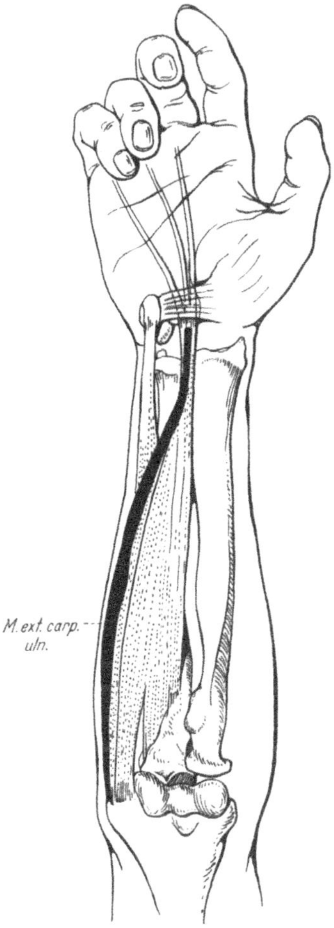   Abb. 521

Abb. 519. Operation zur Behandlung der isolierten Opponenslähmung nach BUNNELL. Die Sehne des M. flexor digitorum superficialis IV wird am Fingergrundgelenk abgelöst, zentral herausgezogen, schlingenförmig um das untere Ende der Sehne des M. flexor carpi ulnaris am Os pisiforme herumgeführt und dann mit der Sehne des M. extensor pollicis brevis vereinigt

Abb. 520. Behandlung der isolierten Opponenslähmung nach BUNNELL. Die Sehne des M. extensor pollicis brevis wird zentral des Handgelenkbandes durchtrennt, durch eine Schlinge am Os pisiforme hindurchgeführt und mit der Sehne des M. flexor carpi ulnaris vereinigt. Die Schlinge am Os pisiforme wird aus einem schmalen Sehnenstück gebildet, das aus dem unteren Ende des M. flexor carpi ulnaris gewonnen wird

Abb. 521. Operation bei Ausfall der Finger- und Unterarm-Handbeuger bei Ulnarislähmung. Zur Wiederherstellung der aktiven Fingerbeugung wird der M. extensor carpi ulnaris von der Streck- auf die Beugeseite geführt und mit den tiefen Fingerbeugesehnen III—V verbunden. Ebensogut kann auch noch eine Verbindung mit der tiefen Zeigefingerbeugesehne hinzugenommen werden

Folgende Operationsmöglichkeiten ergeben sich:

1. Verpflanzung des M. flexor digitorum superficialis IV auf den M. extensor pollicis brevis
(s. Abb. 519)

Der M. flexor digitorum superficialis IV wird an seinem Ansatz am Ringfinger mit einem Schnitt abgelöst. Er wird von einem Längsschnitt oberhalb vom Handgelenk aus seiner Sehnenscheide herausgezogen, um die Sehne des M. flexor carpi ulnaris herumgeführt und sodann subcutan, nachdem ein dritter kleiner Schnitt über der Sehne des M. extensor pollicis brevis angelegt ist, zu diesem hingeführt, wo er in typischer Weise vernäht wird.

2. Verpflanzung des M.palmaris longus auf die Sehne des M.extensor pollicis brevis

Der M. palmaris longus wird von einem Längsschnitt oberhalb des Handgelenkes freigelegt, die Endsehne wird abgelöst, ein etwa 2 cm langes Sehnenstück wird abgeschnitten und benutzt, um ein schlingenförmiges Band am Os pisiforme zu bilden. Dann braucht lediglich noch die Sehne des M.palmaris longus mit dem zentralen Ende des M. extensor pollicis brevis vernäht zu werden. Die Vernähungsstelle liegt etwas oberhalb von der Bandschlinge am Os pisiforme.

Es ist auch möglich, auf die Schlingenbildung am Os pisiforme zu verzichten und die Sehne des M. palmaris longus ringförmig um die Sehne des M. flexor carpi ulnaris herumzuführen, bevor sie mit der des M. extensor pollicis brevis vereinigt wird.

3. Verpflanzung des M.flexor carpi ulnaris auf die Sehne vom M.extensor pollicis brevis
(s. Abb. 520)

Von einem Schnitt oberhalb des Handgelenksbandes wird die Sehne des M. flexor carpi ulnaris freigelegt. Ein etwa 2 cm langes Stück wird von der halbierten Sehne abgespalten und zur Schlingenbildung am Os pisiforme benutzt. Die Sehne des M. extensor pollicis brevis wird durch diese Schlinge hindurch geführt und in typischer Weise mit der Endsehne des M. flexor carpi ulnaris vernäht.

4. Verpflanzung der Sehne des M.palmaris longus unter Dazwischenschaltung einer frei transplantierten Sehne auf die Basis der Grundphalange des Daumens

An den M. palmaris longus wird noch ein Sehnenstück, das entweder von einer Sehne an der Hand, die z. B. nach einem Fingerverlust überflüssig geworden ist, entnommen ist oder das vom M. peronaeus tertius stammt, angehangen. Außerdem ist eine bandartige Sehnenschlinge am Os pisiforme gebildet. Die Opposition geschieht durch den M.palmaris longus, der durch die frei verpflanzte Sehne seinen neuen Ansatz an der Basis der Grundphalange des Daumens hat.

Diese verschiedenen Operationen haben in der Meisterhand von BUNNELL zu guten Erfolgen geführt.

Wir selber vertreten die Auffassung, daß man die Wiederherstellung der Oppositionsstellung des Daumens *so einfach wie möglich* machen soll, und bevorzugen bei einer Teillähmung die Operation nach STEINDLER oder die Bolzungsarthrodese des Carpometacarpalgelenkes I und bei einer Totallähmung die Bolzungsarthrodese in Verbindung mit der Sehnenkoppelung der tiefen Fingerbeuger.

c) Ulnarislähmung

Die Aufgabe der Behandlung der irreparablen Ulnarislähmung ist, wenn es sich um einen Ersatz der langen Fingermuskeln handelt, nicht schwieriger als bei den anderen Armnervenlähmungen.

Die Schwierigkeiten wachsen aber außerordentlich, wenn es sich um einen plastischen Ersatz der gelähmten kleinen Fingermuskulatur handelt. Viele Versuche waren für ihren Ersatz unternommen worden, aber es gab lange keine erfolgreiche Operation hierfür.

α) Ersatzoperation für die langen Fingerbeugemuskeln (s. Abb. 521)

Der Ersatz des M. flexor digitorum superficialis und profundus geschieht entweder durch den M. flexor carpi radialis oder durch den M. extensor carpi ulnaris. Er wird genauso spiralförmig um den Unterarm von der Streckseite auf die Beugeseite herumgeführt, wie bei der Radialisersatzoperation der M. flexor carpi ulnaris von der Beugeseite auf die Streckseite verlagert wird.

Da in der Regel nur ein Ersatzmuskel für den gemeinsamen Ersatz der oberflächlichen und tiefen Fingerbeuger zur Verfügung steht, wird der kraftspendende Muskel mit den *tiefen Fingerbeugern* vernäht. Es wird hierdurch in einfacher Weise die bestmögliche Fingerbeugung bis zum Faustschluß erreicht.

Die Technik der Operation der Verpflanzung eines Handstreckers auf die tiefen Fingerbeuger bietet nichts Besonderes und ist einfach. Sie ist im einzelnen folgende:

Technik des Ersatzes der Fingerbeugemuskeln

Schnitt I. Er verläuft am ulnaren Rand des Unterarmes. Der M. extensor carpi ulnaris wird bis zu seinem Ansatz freigelegt, hier durchtrennt und etwa zur Hälfte nach oben stumpf mobilisiert.

Schnitt II. Er verläuft etwa in der Mitte des Unterarmes, vom Handgelenkband nach aufwärts. Nach Spaltung der Fascie werden die Sehnen der tiefen Fingerbeuger mit einer Kocher-Sonde unterfahren und herausgehoben, während die der oberflächlichen Fingerbeuger ulnar beiseitegehalten werden.

Die *Führung* der Sehne des M. extensor carpi ulnaris um die Ulna herum geschieht in typischer Weise. Es wird eine lange Kornzange von der Unterarmbeugeseite in schräger Richtung auf die Streckseite subcutan hindurchgeschoben. Der Seidenfaden, der an die Endsehne des Extensor carpi ulnaris angehangen ist, wird mit der Kornzange gefaßt und die Sehne zur Unterarmbeugeseite geführt.

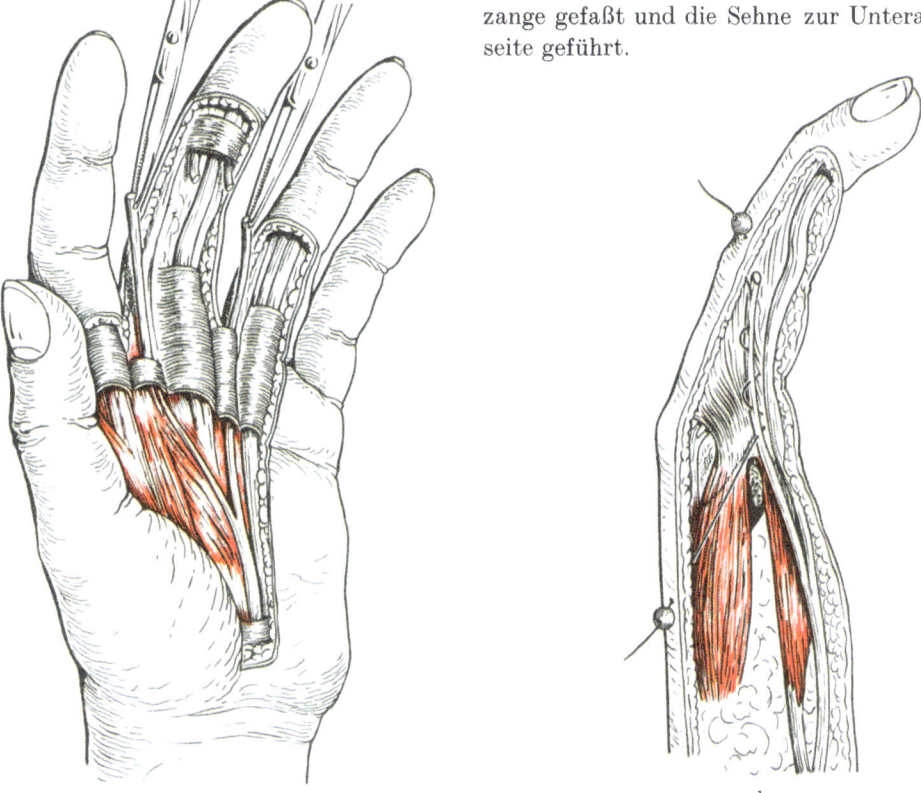

a   b

Abb. 522a u. b. Verlagerung des Flexor digitorum superficialis auf die Fingerstrecker. (Nach BUNNELL)

Die *Vernähung* der Sehne erfolgt in typischer Weise durch einen knopflochartigen Schnitt mit sämtlichen Sehnen des M. flexor digitorum profundus. Diese werden jede für sich mantelförmig um die Endsehne des M. extensor carpi ulnaris vernäht.

Ruhigstellung. Hand-Armgips in voller Fingerbeugung für 8 Tage. Ein langes, großes Gipsfenster wird in den Verband eingeschnitten, damit kein schädigender Druck auf den Muskelbauch des verpflanzten Muskels ausgeübt wird.

Nachbehandlung. Aufnahme von aktiven Anspannungsübungen und Elektrisieren etwa 1 Woche nach der Operation. — Die Nachbehandlung geschieht im einzelnen nach den gleichen Richtlinien *wie bei der Radialisersatzoperation*, nur daß in umgekehrtem Sinne vorgegangen wird.

Die Finger müssen für etwa 4 Wochen vor jeder stärkeren Streckung geschützt werden, und es wird für die Nachbehandlung entweder eine dorsale Gipsschiene in Fingerbeugung gegeben, oder es wird lediglich für die Nacht ein elastischer Verband angelegt, der die Finger in Faustschlußstellung hält.

Die Kraftleistung, die durch diese Operation erreicht wird, ist erstaunlich.

β) Ersatzoperation für die kleinen Fingermuskeln

Die Beseitigung der Krallenhandstellung, die als Folgezustand einer irreparablen Ulnarislähmung entsteht, ist relativ oft angezeigt. Ihre Indikation ist vor allem gegeben, wenn die langen Fingerbeugemuskeln erhalten und lediglich die kleinen Fingerbeugemuskeln ausgefallen sind.

Der Ausfall der Interossei macht das Fingeran- und -abspreizen unmöglich, der Ausfall der Lumbricales das Strecken der Fingermittel- und -endglieder. — Die Krallenhandstellung kommt dadurch zustande, daß nach dem Ausfall der Lumbricales die erhaltene Strecksehne das Fingergrundgelenk in Überstreckstellung zieht; denn die Kraftwirkung des M. flexor digitorum superficialis reicht bei einer Lähmung der Lumbricales nicht aus, um das Grundglied zu beugen. Die Beugestellung in den Fingerendgliedern entsteht durch die Zugwirkung des M. flexor digitorum profundus.

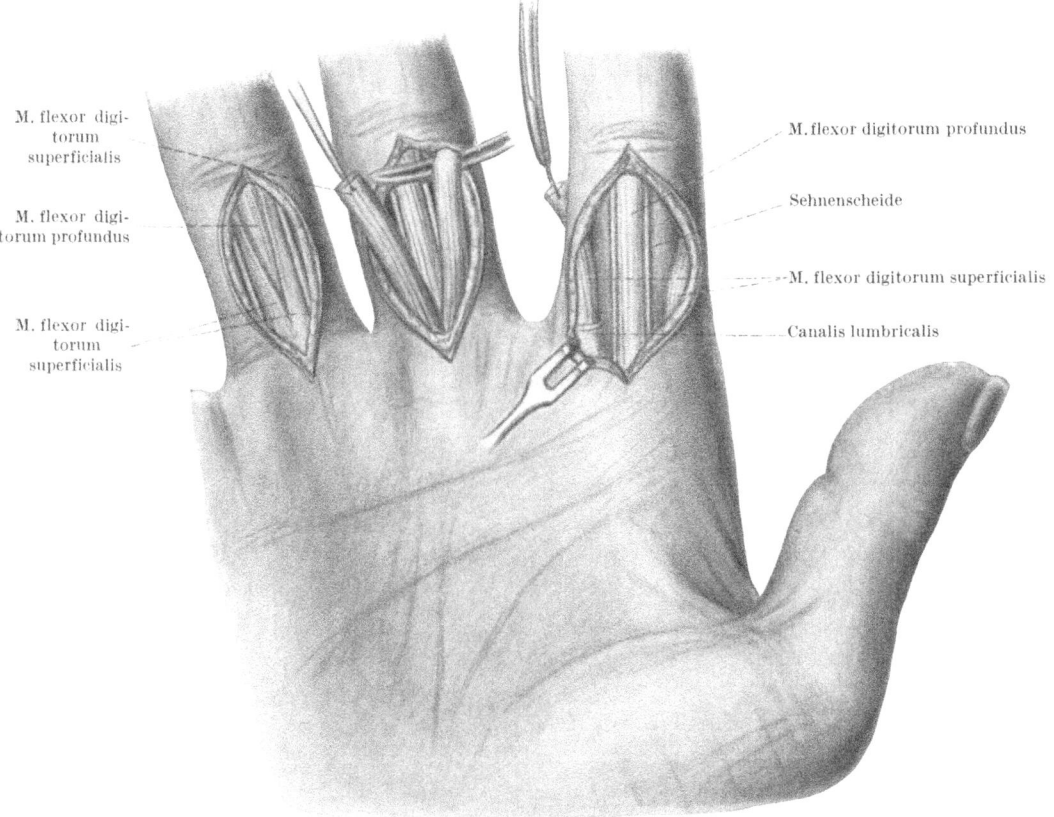

Abb. 523 u. 524. Ersatzoperation der irreparablen Ulnarislähmung (bei Krallenhandstellung) nach Bunnell

Abb. 523. Die beiden Schenkel der Sehnen des M. flexor digitorum superficialis werden abgelöst und von der Volar- zur Dorsalseite der Grundphalange geführt. Hier werden diese mit der Streckaponeurose vereinigt. Zur Beachtung: Die Führung der Sehnen erfolgt durch die Canales lumbricales. 4. Finger: Freilegung der Beugesehnen. 3. Finger: Der M. flexor digitorum superficialis ist an seinem Ansatz abgelöst. Zeigefinger: Die abgelösten Schenkel des M. flexor digitorum superficialis sind durch die Canales lumbricales nach der Dorsalseite geführt

Die *Aufgaben* der Operation sind, die Überstreckstellung im Grundglied zu beseitigen, die aktive Beugefähigkeit im Grundgelenk wiederherzustellen und vor allem eine aktive Streckung der Endglieder wieder zu erreichen.

Auch Lexer hat sich bemüht, die Krallenhandstellung operativ zu beseitigen. Er ging folgendermaßen vor:

Zwei schmale Fascienstreifen wurden an der Handbeugeseite an die mediale und laterale Seite des M. flexor digitorum superficialis angehangen und von hier subcutan zur Streckseite des Fingergrundgliedes und zur Streckaponeurose geführt. Es sollte bei der Anspannung des oberflächlichen Fingerbeugers gleichzeitig eine Mitbeugung des Grundgliedes und eine gewisse Streckung der Fingerendglieder erreicht werden.

Die Einpflanzung von Fascienstreifen an den Fingern führt leicht zu Verwachsungen und stellt damit den theoretisch möglichen Operationserfolg in Frage.

Nussbaum machte auf Grund von Leichenversuchen folgenden Vorschlag:

Die beiden Sehnenschenkel des M. flexor digitorum superficialis sollten an ihrem Ansatz abgelöst und an den Seiten der Finger entlang zur Streckaponeurose geführt werden. Dieser

Operationsvorschlag war gut. BUNNELL legte seiner Operation das gleiche Prinzip zugrunde und bildete es zu einer guten Methode für die Behandlung der gelähmten kleinen Fingermuskulatur aus. MARQUARDT hat inzwischen das gleiche Operationsverfahren bekanntgegeben.

γ) Technik der Ersatzoperation der kleinen Fingermuskulatur zur Beseitigung der Krallenhandstellung (s. Abb. 523 und 524)

Schnitt I. Er verläuft in der Hohlhand vom Grundgelenk des Fingers, der operiert wird, zentralwärts. Die Sehnenscheide wird gespalten, und die beiden Schenkel der M. flexor digitorum superficialis-Sehne werden bis zu ihrem Ansatz freigelegt, abgelöst und mit feinen Seidenfäden verlängert.

Schnitt II und III. Sie liegen beide an den Seiten des Fingergrundgliedes nahe dem Fingerrücken und gehen etwa bis zum 1. Fingerzwischengelenk.

Die seitlichen Ausstrahlungen der Streckaponeurose werden peinlich freigelegt. Es ist ängstlich darauf zu achten, daß eine Verletzung der Fingerarterien und der Fingerhautnerven vermieden wird.

Die beiden Schenkel der M. flexor digitorum superficialis-Sehne werden mit einer feinen Kornzange durch die Lumbricaliskanäle vorsichtig zur Streckseite der Finger geführt.

Die *Vernähung* erfolgt in folgender Stellung der Finger: Die Finger sind im Grundgelenk um 45° gebeugt, im Mittelgelenk und im Endgelenk annähernd gestreckt. Die Vernähung erfolgt mit wenigen feinen Seidenknopfnähten.

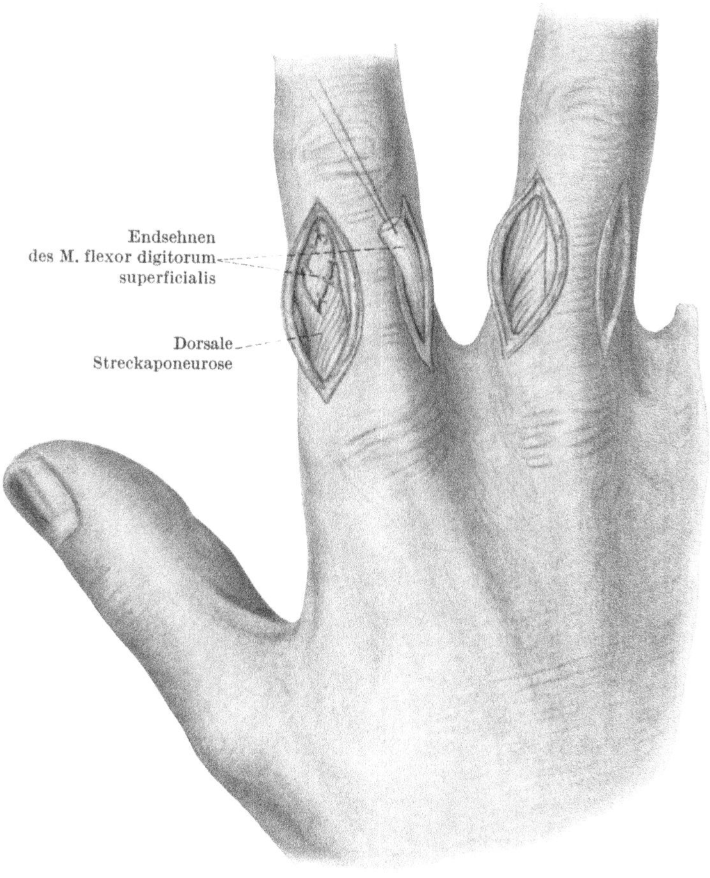

Ruhigstellung. Unterarm-Handgipsverband. Der Verband besteht auf der dorsalen

Abb. 524. Die Verpflanzung der Schenkel des M. flexor digitorum superficialis auf die Dorsalseite der Fingergrundphalange wird ausgeführt. 3. Finger: Lage der Schnitte zur Freilegung der Streckaponeurose. Zeigefinger: Auf der ulnaren Seite ist der Schenkel der Sehne des M. flexor digitorum superficialis erst subcutan zur Dorsalseite hingeführt worden. Auf der radialen Seite ist bereits der freie Schenkel der Sehne des M. flexor digitorum superficialis mit der Streckaponeurose vernäht

Seite von den Grundgliedern ab nur aus einer dorsalen Gipslongette, die die Finger in der vorgeschriebenen Stellung hält.

Nachbehandlung. Aufnahme der aktiven Anspannungsübungen nach 2 Wochen. Nach 3 Wochen Abnahme des Gipsverbandes und Ersatz durch einen Filzbänderverband. Er bezweckt vor allem einen Schutz dagegen, daß die Fingergrundglieder in die alte Überstreckstellung zurückkommen können.

Die Ersatzoperation zur Beseitigung der Krallenhandstellung ist wohl eine kleine Operation, aber sie verlangt eine außerordentlich penible Technik und sie ist, da meist 4 Finger zu operieren sind, zeitraubend.

Blutleere ist für diese Operation unerläßlich.

Lange, Orthop.-chirurg. Operationslehre, 2. Aufl.   28a

Wir sind mit den Ergebnissen der Bunnellschen Operation zur Beseitigung der Krallenhand-stellung recht zufrieden. Das geht auch aus der Veröffentlichung von A. N. WITT hervor. Es ist schon bei der Operation eindrucksvoll, wie gut sich die Krallenhandstellung mit diesem Ver-fahren beseitigen läßt. Die funktionelle Gebrauchsfähigkeit der Hand wird durch diese Operation wesentlich verbessert.

Die Voraussetzung zur Ausführung der Operation ist, daß *keine* Kontrakturen an den Fingern vorhanden sind. Wenn diese ausgeprägt sind, müssen sie zuerst beseitigt werden. Handelt es sich um eine schwere Beugekontraktur des 5. Fingers im Mittelgelenk, so ist es am besten, für diesen Finger auf eine wiederherstellende Ersatzoperation zu verzichten und den störenden Finger abzutragen. Wenn der *5. Finger* noch *frei beweglich* ist, so wird auch an ihm die Er-satzoperation ausgeführt, aber mit einer kleinen Modifikation. — Die Endsehne des M. flexor digitorum superficialis V ist meist zu dünn, als daß sich eine Verpflanzung der zweiteiligen Sehne lohnt. Man verpflanzt deshalb die Sehne im ganzen auf die Streckaponeurose.

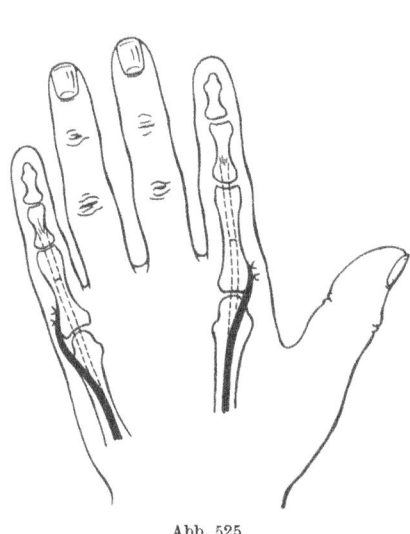

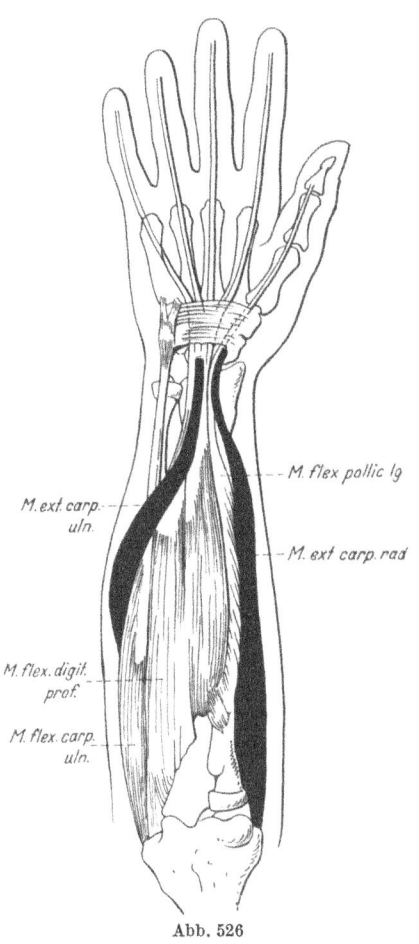

M. ext. carp. uln.

M. flex. pollic. lg

M. ext. carp. rad.

M. flex. digit. prof.

M. flex. carp. uln.

Abb. 525.   Abb. 526.

Abb. 525. Lähmung der Interossei. Ersatz der ulnaren Abduktion des 5. Fingers und der radialen Abduktion des 2. Fingers durch Extensoren

Abb. 526. Lähmung der Finger- und Handbeuger. Der M. extensor carpi ulnaris wird auf die tiefen Fingerbeuger II—V und der M. ex-tensor carpi radialis auf den M. flexor pollicis longus verpflanzt. Beide Muskeln werden spiralförmig um den Unterarm seitlich von der Streck- zur Beugeseite herumgeführt

Bei der irreparablen Ulnarislähmung sind außer den Lumbricales auch die *Interossei* aus-gefallen. Ihr Ersatz ist meist nicht dringend und wird nur ausnahmsweise notwendig sein, wenn es wirklich aus beruflichen Gründen darauf ankommt, die aktive radiale Adduktion des Zeigefingers und die ulnare Abduktion des Kleinfingers wiederherzustellen. Als Ersatzmuskeln werden die Sehnen des M. extensor indicis proprius und digiti V verwendet. Sie werden seitlich an dem Tuberculum der Grundphalange angenäht (s. Abb. 525).

d) Kombinierte Ulnaris- und Medianuslähmung

Die Behandlung der kombinierten Ulnaris- und Medianuslähmung galt lange Zeit als praktisch aussichtslos. Die Beseitigung dieser schweren Lähmungszustände war aber um so dringender, weil dadurch jede praktische Gebrauchsfähigkeit der Hand aufgehoben war.

Die gut erhaltenen Hand- und Fingerstreckmuskeln nützen dem Patienten nichts, weil jede aktive Fingerbeugung ausgefallen ist. Lediglich eine gewisse Fingerbeugung kann man in solchen Fällen feststellen, die durch eine Relaxationsbewegung nach Entspannung der vorher kontrahiert gewesenen Fingerstreckmuskeln entsteht. Eine solche Bewegung hat aber für den praktischen Gebrauch der Hand keinen Wert. — Die Operation zur Behandlung der kombinierten Ulnaris- und Medianuslähmung ist einfach, wenn als Ersatz die *Handbeuger* erhalten sind.

Die Operation ist folgende:

Der M. flexor digitorum profundus wird durch den M. flexor carpi ulnaris und der M. flexor pollicis longus durch den M. flexor carpi radialis ersetzt. Gleichzeitig wird, um die Opposition wiederherzustellen, die Bolzungsarthrodese im 1. Carpometacarpalgelenk ausgeführt.

Die Verpflanzung der Handbeugesehnen auf die Fingerbeugesehnen erfolgt in typischer Weise unter Hindurchführung durch einen knopflochartigen Schlitz.

Wenn die *Handbeuger gelähmt* sind, wird als Ersatz für die ausgefallenen Fingerbeuger die Streckmuskulatur herangezogen unter Verwendung des M. extensor carpi ulnaris und des M. extensor carpi radialis brevis (s. Abb. 526).

Die Operation ist folgende:

Der M. extensor carpi ulnaris wird auf den M. flexor digitorum profundus und der M. extensor carpi radialis brevis auf den M. flexor pollicis longus verpflanzt und in typischer Weise vernäht. Die Handstrecker werden in schräger Richtung beiderseits um die Unterarmknochen herumgeführt und dann an den Beugesehnen befestigt.

Angeschlossen wird noch die Bolzungsarthrodese im Carpometacarpalgelenk I.

Die *Ergebnisse* der Verpflanzung der Handstrecker auf die Handbeuger sind ebenso gut wie die der Handbeuger auf die Handstrecker bei der Radialislähmung. Man sieht daraus, daß an der Hand ohne weiteres die Handbeuger für die Fingerstrecker und die Handstrecker für die Fingerbeuger benutzt werden können.

Die Ergebnisse der kombinierten Operation der Sehnenverpflanzung mit der Arthrodese im Carpometacarpalgelenk I sind recht erfreulich. Es wird eine gute, kraftvolle, aktive Fingerbeugung in Verbindung mit der Oppositionsfähigkeit des Daumens wiedergeschaffen.

e) Restzustände nach Plexuslähmungen an der Hand

Wenn auch die Ergebnisse nach den großen Plexusoperationen im ganzen eindrucksvoll waren, so daß in einer stattlichen Zahl eine praktisch erfolgreiche Regeneration sich einstellte (s. d.), so blieben bei einem Teil der Fälle doch noch Restlähmungen, vor allem an den Hand- und Fingermuskeln, bestehen.

Ihre Behandlung erfolgt im einzelnen nach den gleichen Richtlinien wie die Behandlung der isolierten Radialis-, Medianus- oder Ulnarislähmung. Die operativen Aussichten sind aber im allgemeinen nicht so gut wie bei den isolierten Lähmungen, weil vielfach durch die lange Dauer des Bestehens der Lähmungen in Verbindung mit den Zirkulationsstörungen sich ausgedehnte Verwachsungen im Sehnengleitapparat entwickelt haben. Man kann sich davon bei jeder Operation überzeugen. Es ist daher nicht verwunderlich, daß oft nur Teilerfolge nach diesen Ersatzoperationen erreicht werden. Außerdem hat man oft nicht ein so gutes Ersatzmaterial wie bei den isolierten Lähmungen zur Verfügung.

Trotzdem soll man aber nicht auf die Vornahme der Ersatzoperation verzichten, sondern diese nach entsprechender Vorbereitung in methodischer Weise ausführen. Auch die Wiedergewinnung einer Bewegung mit mäßiger Kraftleistung der Finger ist für diese Patienten außerordentlich bedeutungsvoll. Sie können dadurch wenigstens wieder ihre Hand für allgemeine Verrichtungen im täglichen Leben sowie für leichte Berufsarbeit benutzen.

Die *Operationspläne* bauen sich nach den gleichen Grundsätzen auf, wie sie für die Behandlung der isolierten Lähmungen gelten. Da die Sehnen oft stark verwachsen sind und da das Ersatzmaterial oft minderwertig ist, muß man in vermehrtem Umfange die Arthrodese anwenden. Insbesondere gilt dies für die Arthrodese des Handgelenkes (s. d.). Wenn das Handgelenk durch eine Arthrodese in der richtigen Stellung zuverlässig festgestellt ist, können alle vorhandenen Unterarmmuskeln für den Ersatz der ausgefallenen Fingermuskeln herangezogen werden.

Reichen diese Muskeln auch hierzu nicht vollständig aus, so müssen selbst noch Arthrodesen an einzelnen Fingern gemacht werden, um dadurch den praktischen Wert der Hand zu heben (s. d.).

B. Handlähmungen infolge einer Poliomyelitis

Ein großer Unterschied besteht in der Behandlung der poliomyelitischen Handlähmungen gegenüber der von irreparablen Nervenverletzungen.

Die Lähmungen entsprechen in ihrem Ausbreitungsgebiet nicht dem der einzelnen peripheren Nerven. Wenn auch gewisse typische Bilder ständig wiederkehren, so sind die poliomyelitischen Lähmungszustände an der Hand außerordentlich variabel, je nach dem Ausbreitungsgebiet und der Schwere der Schäden, die die Poliomyelitis im Rückenmark gesetzt hatte.

Wenn die Erkrankung sich in früher Kindheit abgespielt hat, entwickeln sich bei schweren Lähmungen bis zu dem Zeitpunkt, zu dem eine Operation möglich ist, oft beträchtliche Wachstumsstörungen am ganzen Arm und an der Hand. Das Muskelersatzmaterial, das für die gelähmten Muskeln zur Verfügung steht, ist daher oft nur mäßig, und die Sehnen der gelähmten Muskeln sind vielfach so dünn, daß sie nicht zur Kraftübertragung zu verwenden sind.

Auch wenn die Lähmung erst in späteren Jahren, also erst etwa 1—2 Jahre vor der Vornahme der Operation, eingetreten war, ist die Güte der Ersatzmuskeln meist in keiner Weise mit der bei den irreparablen Nervenverletzungen zu vergleichen. Die Muskeln, die als Kraftspender für die gelähmten Muskeln in Betracht kommen, sind oft selbst teilgeschädigt. Es ist deshalb nicht zu erwarten, daß man bei den poliomyelitischen Handlähmungen so gleichmäßig funktionell gute und hochwertige Behandlungserfolge wie bei den Lähmungen nach alten Nervenverletzungen erreicht. Trotzdem soll man vermehrt, als dies meist geschieht, die operative Behandlung der poliomyelitischen Handlähmungen aufnehmen. Es ist der einzige Weg, um aus den vielfach unbrauchbaren, verkrüppelten oder zum mindesten leistungsbehinderten Händen eine funktionelle Steigerung herauszuholen. Die Wiederherstellung der wichtigsten Fingerfunktionen ist im allgemeinen durchaus möglich, nur ist die Kraftleistung oft bescheiden.

Wenn die Muskulatur, die als Ersatz für die gelähmte benutzt wird, nur mäßig kräftig ist, darf man ihr nur beschränkte Aufgaben zumuten und muß vermehrt von der Verbindungsoperation Arthrodese-Sehnenverpflanzung Gebrauch machen.

Die *Operationspläne* für die Behandlung der poliomyelitischen Handlähmungen sind wohl recht mannigfach, aber gewisse wiederholen sich. Das zeigt, daß auch bei der Behandlung dieser Form der Handlähmungen eine *gewisse Typisierung* bei voller Berücksichtigung der im einzelnen vorliegenden Verhältnisse durchaus möglich ist.

a) Lähmung nur eines Muskels bei wechselnder Beschaffenheit der anderen Muskeln

α) Lähmung des M. opponens

So gut die Sehnenverlagerung nach STEINDLER bei einem erhaltenen M. flexor pollicis longus an und für sich ist, so ist diese Operation bei einer Poliomyelitis doch nur beschränkt ausführbar. Sie führt nicht zu dem gewünschten Ziel, wenn sich bereits ein Schlottergelenk im Carpometacarpalgelenk I oder im Daumengrundgelenk ausgebildet hat. Aus diesem gleichen Grunde ist auch die Bolzungsarthrodese im Carpometacarpalgelenk I in einem Teil der Fälle *nicht* ausreichend, und es muß noch die Arthrodese im Daumengrundgelenk hinzugenommen werden (s. d.).

β) Lähmung des M. flexor pollicis longus

Der gelähmte M. flexor pollicis longus wird entweder durch den M. flexor carpi radialis oder durch den M. palmaris longus ersetzt.

Die *Technik* ist außerordentlich einfach. Von einem Längsschnitt oberhalb des Handgelenkes werden die Sehne des M. flexor carpi radialis bzw. die Sehnen des M. flexor pollicis longus und M. palmaris longus freigelegt. Die Endsehne des M. palmaris longus wird dicht oberhalb des Handgelenkbandes abgelöst und durch einen knopflochartigen Schlitz auf die Sehne des M. flexor pollicis longus in typischer Weise verpflanzt.

Nur wenn der M. palmaris longus nicht vorhanden ist, wird die Sehne des M. flexor carpi radialis genommen.

γ) Lähmung der Zeigefingerbeuger

Die Wiederherstellung der ausgefallenen Zeigefingerbeugung ist leicht durch eine Koppelung des tiefen Zeigefingerbeugers mit der Sehne des M. flexor digitorum profundus III möglich (s. d.).

δ) Lähmung des M. extensor pollicis longus

Der Ausfall des M. extensor pollicis longus wirkt oft schwerwiegender als der des M. flexor pollicis longus. Sein Ersatz ist in doppelter Weise möglich:

1. Durch eine ascendierende Sehnenverpflanzung (s. Abb. 527)

Es wird hierbei die Sehne des M. extensor pollicis longus oberhalb des Handgelenkbandes an die des M. extensor indicis angehangen. Die Sehne wird zweckmäßig durchtrennt und dann das periphere Sehnenende in typischer Weise mit der Sehne des M. extensor indicis vereinigt.

2. Durch eine descendierende Sehnenverpflanzung (s. Abb. 71)

Als Ersatz wird die Sehne des M. extensor indicis benutzt. Diese wird in der Mitte auf dem Handrücken durchtrennt, oberhalb des Handgelenkbandes aus der Sehnenscheide herausgezogen, um dann durch die Sehnenscheide des M. extensor pollicis longus bis etwa zur Mitte vom Metacarpale I geführt zu werden. Hier erfolgt die Befestigung der End-sehne des M. extensor indicis proprius in typischer Weise an der des M. extensor pollicis longus.

Zum Schluß der Operation ist noch das periphere Ende der Sehne vom M. extensor indicis proprius auf dem Hand-rücken mit der Sehne vom M. extensor digitorum III zu verbinden.

b) Lähmung mehrerer Muskeln oder von ganzen Muskelgruppen

α) Lähmung der Fingerstrecker einschließlich des Daumens

Bei der poliomyelitischen Fingerstreckmuskellähmung ist in der Regel ein Ersatz der gelähmten Fingerstreck-muskeln durch die erhaltenen Handstreckmuskeln nicht ausreichend. Die Kraft der Ersatzmuskeln ist meist so herabgesetzt, daß nach der Operation keine ausreichende Feststellung des Handgelenkes bei der aktiven Muskel-anspannung eintritt. Es ist deshalb die Sehnenverpflanzung mit der Handgelenkarthrodese zu verbinden.

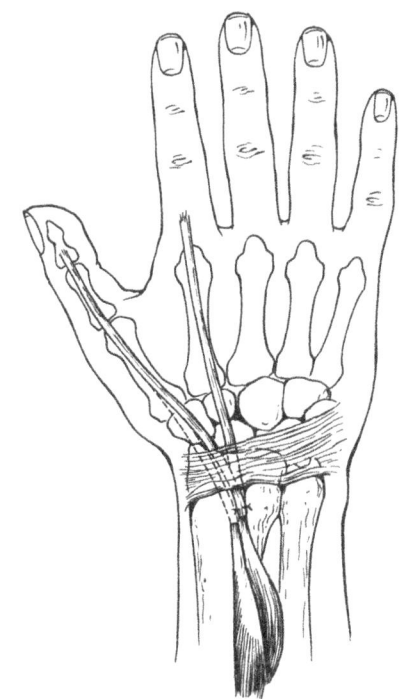

Abb. 527. Lähmung des M. extensor pollicis longus. Das periphere Ende der durchtrennten Sehne des M. extensor pollicis longus wird zentral vom Handgelenkband mit der Sehne des M. extensor indicis proprius vereinigt

Technik

1. Operation. Handgelenkarthrodese in typischer Weise.
2. Operation. Sehnenverpflanzung.

Diese wird erst durchgeführt, nachdem die Verband-periode für die Handgelenkarthrodese abgeschlossen ist.

Der Ersatz der gelähmten Fingerstreckmuskeln erfolgt (s. Abb. 528):

1. durch den M. extensor carpi radialis für den M. extensor digitorum;
2. durch den M. extensor carpi ulnaris für den M. extensor pollicis longus, eventuell wird der M. extensor carpi radialis noch zur Verstärkung des M. abductor pollicis longus verwandt.

Da gleichzeitig meist auch eine Schwächung der langen Fingerbeuger vorhanden ist, kann man bei einer weiteren Operation den M. flexor carpi ulnaris als Verstärker für den M. flexor digitorum verwenden (s. Abb. 529).

Man erkennt an diesem Beispiel gut den großen Unterschied in der Behandlung der irreparablen Lähmung nach peripheren Nervenverletzungen gegenüber der bei den poliomyelitischen

Lähmungen. Der Ersatz der Fingerstreckmuskulatur bei erhaltener Handstreckmuskulatur ist denkbar einfach. Eine einfache tendinöse Sehnenverpflanzung genügt, während bei der poliomyelitischen Lähmung wegen der gleichzeitigen Schwächung der langen Hand- und Fingermuskeln oft nicht *eine*, sondern zwei Operationen und eventuell sogar noch eine kleine dritte Operation erforderlich sind.

β) Lähmung der gesamten Hand- und Fingerstrecker

Bei der irreparablen Radialislähmung nach Verletzungen wird in jedem einzelnen Fall individuell entschieden, ob die Strecksehnenplastik allein oder mit der Tenodese für die beruflichen Anforderungen des Patienten das beste ist.

Bei einer Lähmung der gesamten Hand- und Fingerstreckmuskeln infolge einer Poliomyelitis darf es keine Meinungsverschiedenheit darüber geben, ob eine Feststellung des Handgelenkes neben der Sehnenverpflanzung nötig ist oder nicht. Man hat bei den poliomyelitischen Lähmungen nur einen guten Dauererfolg, wenn man die Sehnenverpflanzung mit der Handgelenkarthrodese verbindet. Es reicht die Tenodese vielfach nicht aus, die Arthrodese ist unbedingt zu bevorzugen.

Die Vornahme des Ersatzes der gelähmten Hand- und Fingerstreckmuskeln erfolgt in der gleichen Weise wie bei der irreparablen Radialislähmung (s. d.). Es werden also der M. flexor carpi ulnaris auf den M. extensor digitorum communis, der M. flexor carpi radialis auf den M. abductor pollicis longus und den M. extensor pollicis brevis sowie der M. palmaris longus (sofern er vorhanden ist) gesondert auf den M. extensor pollicis longus verpflanzt (s. Abb. 530).

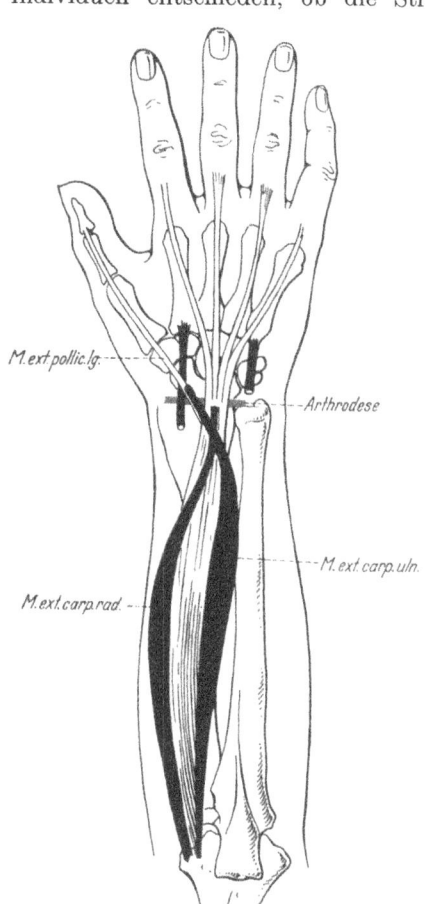

Abb. 528. Lähmung der Finger- und Handstreckmuskeln. 1. Arthrodese des Handgelenkes (rot). 2. Sehnenverpflanzung. Verpflanzung der Mm. extensores carpi radialis brevis und longus auf die Sehnen des M. extensor digitorum communis und Verpflanzung des M. extensor carpi ulnaris auf die Sehne des M. extensor pollicis longus

γ) Lähmung der Fingerbeuger einschließlich des Daumens

Wenn bei einer Lähmung der Fingerbeuger die Handstreckmuskulatur gut ist, kann die Beweglichkeit im Handgelenk erhalten bleiben, und man kann auf die Arthrodese verzichten. Wenn die Handstreckmuskulatur stark geschwächt ist, muß ebenso wie bei der Lähmung der Hand- und Fingerstrecker die Verbindungsoperation Arthrodese-Sehnenverpflanzung gemacht werden.

Im allgemeinen ist als Ersatz die *Sehnenverpflanzung* ausreichend. Es wird der M. flexor carpi ulnaris auf den M. flexor digitorum profundus und der M. palmaris longus auf den M. flexor pollicis longus verpflanzt (s. Abb. 531).

Durch die Wiederherstellung der aktiven Beugefähigkeit im Mittel- und Endglied wird meist das Zufassen und Halten von Gegenständen bereits so gebessert, daß eine eigene Versorgung des M. flexor digitorum superficialis sich erübrigt.

Für *Ausnahmefälle* werden der M. flexor digitorum profundus und superficialis gesondert versorgt:

Der M. flexor carpi ulnaris wird auf den M. flexor digitorum profundus, der M. flexor carpi radialis wird auf den M. flexor digitorum superficialis und der M. palmaris longus auf den M. flexor pollicis longus verpflanzt.

δ) Lähmung der Hand- und Fingerbeuger

Nur wenn die Fingerstrecker sehr kräftig sind, ist es möglich, bei einer Lähmung der Hand- und Fingerbeuger auf die Arthrodese im Handgelenk zu verzichten. Es werden dann die Handstrecker als Ersatz für die Fingerbeuger benutzt.

Die *Technik* ist folgende:

Der M. extensor carpi ulnaris wird auf den M. flexor digitorum profundus und der M. extensor carpi radialis auf den M. flexor pollicis longus verpflanzt.

In anderen Fällen muß man sich lediglich mit einer Verpflanzung des M. extensor carpi radialis auf den M. flexor digitorum profundus in Verbindung mit einer Arthrodese des Handgelenkes begnügen (s. Abb. 531).

Der Schnitt liegt oberhalb des Handgelenkes. Die Verpflanzung erfolgt tendinös in typischer Weise.

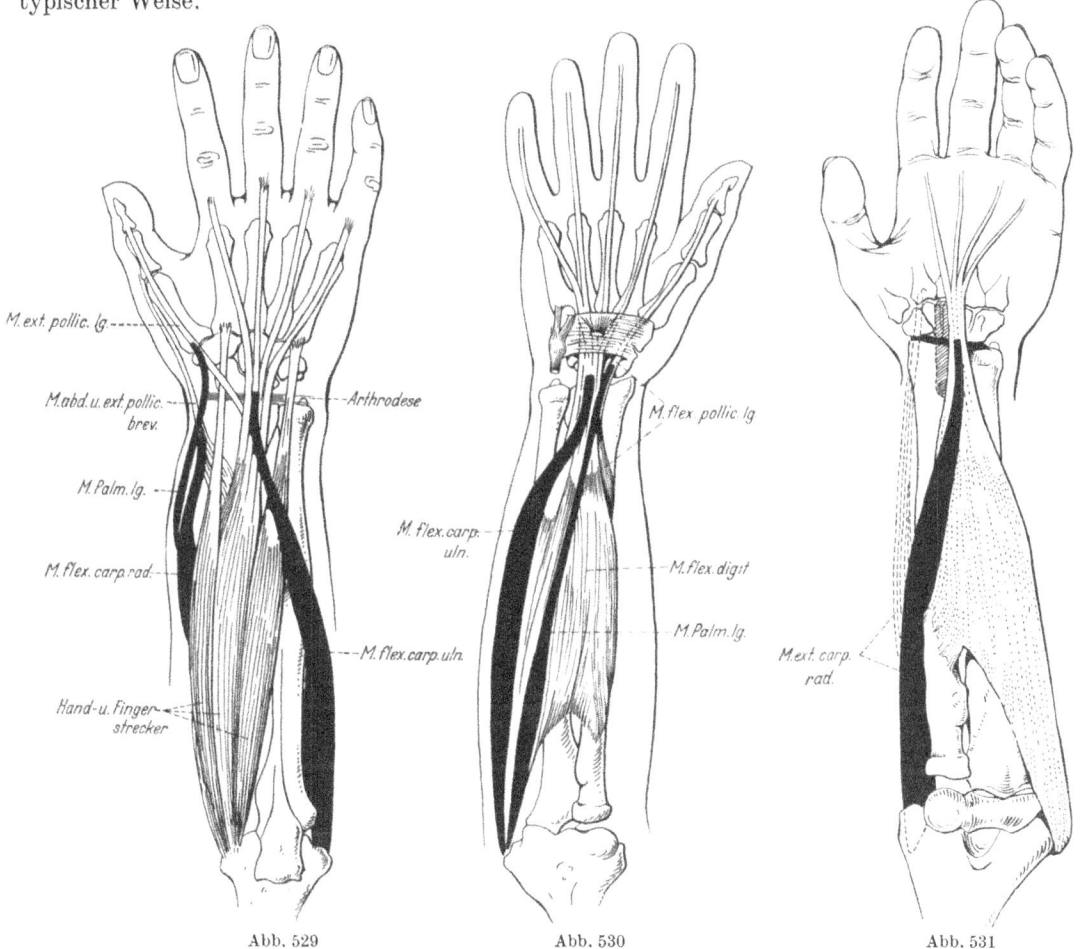

Abb. 529   Abb. 530   Abb. 531

Abb. 529. Lähmung der Hand- und Fingerstreckmuskeln. 1. Handgelenkarthrodese. 2. Sehnenverpflanzung. Verpflanzung des M. flexor carpi ulnaris auf den M. extensor digitorum und des M. flexor carpi radialis auf die Mm. abductor und extensor pollicis brevis und des M. palmaris longus auf den M. extensor pollicis longus

Abb. 530. Lähmung der Fingerbeuger einschließlich der des Daumens. Verpflanzung des M. flexor carpi ulnaris auf den M. flexor digitorum profundus und des M. palmaris longus auf den M. flexor pollicis longus

Abb. 531. Lähmung der Hand- und Fingerbeuger. 1. Arthrodese. 2. Sehnenverpflanzung. Verpflanzung des M. extensor carpi radialis auf den M. flexor digitorum profundus

Bei der kombinierten Operation Arthrodese-Sehnenverpflanzung wird in der 1. Sitzung die Handarthrodese gemacht, und in der 2. Sitzung werden die Handbeuger (s. o.) auf den M. flexor digitorum profundus bzw. auf den M. flexor pollicis longus verpflanzt.

ε) Lähmung der Fingerbeuger und Fingerstrecker

Es ist ein seltener Lähmungsbefund, weil meist ein Teil der Handbeuger oder Handstrecker noch mit ausgefallen ist. Eine Funktionsbesserung der Hand ist bei der Lähmung der Fingerbeuger und -strecker nur durch eine kombinierte Operation Arthrodese + Sehnenverpflanzung möglich. In der ersten Sitzung wird die Handgelenkarthrodese und in zwei weiteren werden die Sehnenverpflanzungen gemacht.

Technik

1. Operation. Die Handstrecker werden auf die Fingerstrecker verpflanzt. Wenn beide Handstrecker vorhanden sind, werden die Mm. extensores carpi radialis longus und brevis als Ersatz für den M. extensor digitorum communis und der M. extensor carpi ulnaris für den M. extensor pollicis longus benutzt.

2. Operation. Die Handbeuger werden auf die Fingerbeuger verpflanzt, und zwar der kräftige M. flexor carpi ulnaris auf den M. flexor digitorum profundus und der M. flexor carpi radialis auf den M. flexor pollicis longus.

Wenn die Handstrecker zu schwach sind, um die gesamten gelähmten Fingerstreckmuskeln zu ersetzen, müssen, um wenigstens eine gewisse Gebrauchsfähigkeit der Hand zu erreichen, noch Arthrodesen an den Fingern hinzugenommen werden, wie z. B. eine Totalarthrodese des Daumens oder auch eine Arthrodese des 2. oder eventuell auch des 3. Fingers unter Versteifung dieser Finger in leichter Beugestellung. (Näheres siehe bei Arthrodese der Finger.)

Zahlreiche Möglichkeiten der Lähmungsvariationen sind angenommen und zahlreiche allmählich typisch gewordene Ersatzoperationen sind angegeben worden. Alle Lähmungskombinationen sind damit nicht erschöpft. Es dürfte aber möglich sein, daß auf Grund der angegebenen Beispiele die Operationspläne für ähnliche Lähmungsverhältnisse übertragen und angepaßt werden können.

Um gute Erfolge bei den schweren poliomyelitischen Lähmungen zu erreichen, ist es wichtig, *grundsätzlich* die Arthrodesenoperation am Handgelenk oder an einem der Finger nicht gleichzeitig mit einer Sehnenverpflanzung vorzunehmen. Jede Arthrodese verlangt eine vielwöchige Ruhigstellung, das bedeutet eine große Verwachsungsgefahr für die verpflanzten Sehnen. Die kombinierten Operationen sollen deshalb stets *zweizeitig* gemacht werden. Der Zeitverlust, der hierdurch entsteht, wird weitgehend wieder durch die besseren Funktionsergebnisse ausgeglichen.

Die Nachbehandlung beginnt nach den Sehnenverpflanzungen an der Hand in der Regel 1 Woche nach der Operation. Die ersten Übungen sind Anspannungsübungen im Verband. Nach 2 Wochen ist der geschlossene Gipsverband durch eine Gipsschiene zu ersetzen, und es werden zunehmend gymnastische Übungen in Verbindung mit Elektrisieren aufgenommen.

Da die Überdehnungsgefahr bei den poliomyelitischen Lähmungen wegen der häufigen Schwäche der Ersatzmuskeln und wegen der Zartheit der verpflanzten Sehnen wesentlich größer als nach den Operationen bei den peripheren Nervenverletzungen ist, sind die entsprechenden Vorsichtsmaßnahmen zu ergreifen. So ist *ängstlich* darauf zu achten, daß beim Verbandwechsel nicht die verpflanzten Sehnen z.B. durch ein Herunterhängenlassen der Hand und Finger nach einer Strecksehnenplastik überdehnt werden. Außerdem ist für mindestens $^1/_2$ Jahr eine Nachtschiene und bei einem Ersatz der Streckmuskulatur für die gleiche Zeit auch eine Tagschiene zu tragen.

Um die funktionelle Leistungsfähigkeit der verpflanzten Muskeln schnell zu steigern und den praktischen Gebrauch der Hand zunehmend zu heben, sind die Patienten frühzeitig zu einfachen Arbeiten heranzuziehen. Hierfür sind gut geeignet für Frauen Handarbeiten sowie einfache Arbeiten im Haushalt und in der Küche und für Angehörige des männlichen Geschlechtes Bastel- oder kunstgewerbliche Arbeiten.

Wenn dies alles berücksichtigt wird, so lassen sich auch bei schweren poliomyelitischen Handlähmungen beachtliche Steigerungen der Leistungsfähigkeit der Hand erreichen. Es sollte jedenfalls vor der Berufswahl unbedingt erst die Operation der Handlähmungen durchgeführt sein. Der Patient sieht dann, was er mit seiner Hand nach der Operation wieder alles machen kann, und es eröffnen sich für ihn eventuell ganz andere Berufsaussichten.

C. Spastische Handlähmungen

Die Behandlung der spastischen Handlähmungen mit einer Sehnenverpflanzung verlangt eine weise Zurückhaltung. Sie wird sich auf Ausnahmefälle beschränken. Die Operation soll nicht vor dem 14. Lebensjahr ausgeführt werden. Man soll sie nur bei solchen Jugendlichen machen, deren Intelligenz eine intensive Mitarbeit erwarten läßt.

Die Voraussetzung für eine Sehnenverpflanzung bei einer spastischen Lähmung ist, daß jede *Kontraktur* restlos beseitigt ist. Das gilt in gleicher Weise für die Pronationskontraktur wie für die so häufige Handbeugekontraktur. Ihr Ausgleich geschieht vor der Sehnenverpflanzung entweder durch eine Z-förmige Verlängerung der Sehnen oder auch durch eine Schwächung der motorischen Nerven (Stoffelsche Operation; s. d.).

Die *Operationspläne* sind bei den spastischen Handlähmungen so einfach als möglich zu gestalten. Je einfacher diese sind, um so eher führen sie zum Ziel! Praktisch kommen nur wenige Sehnenverpflanzungen in Betracht. Es sind folgende:

a) Lähmung der Fingerbeuger

Der M. flexor carpi ulnaris wird in typischer Weise auf den M. flexor digitorum profundus verpflanzt.

b) Lähmung der Fingerstrecker

Der M. flexor carpi ulnaris wird auf den M. extensor digitorum communis verpflanzt, eventuell ist außerdem noch der M. flexor carpi radialis als Ersatz für den M. extensor pollicis longus heranzuziehen.

c) Ulnare Abduktionskontraktur

Um das Übergewicht des ulnaren Handstreckers auszuschalten, wird der M. extensor carpi ulnaris Z-förmig verlängert, und gleichzeitig wird der M. extensor carpi radialis schräg zum Ansatz des M. flexor carpi ulnaris geführt.

Ein guter Ausgleich der Kontraktur ist dadurch erreichbar.

Wir haben mit diesen Operationen in einer Anzahl von Fällen so gute Erfolge erzielt, wie wir es ursprünglich nicht für möglich gehalten haben. Besonders aussichtsreich ist die Wiederherstellung der aktiven Fingerstreckung durch den M. flexor carpi ulnaris, wenn vorher die Handbeugekontraktur gut beseitigt war. Die gleiche Hand, die vorher ein Jahrzehnt lang oder länger völlig wertlos war, wurde wieder für viele Verrichtungen des täglichen Lebens und auch für leichte Berufsarbeit gebrauchsfähig.

Eine völlige Ablehnung einer jeden Sehnenverpflanzung bei einer spastischen Handlähmung ist also keineswegs mehr gerechtfertigt.

Auch gegenüber der *Handgelenksarthrodese* ist eine völlig ablehnende Haltung heute nicht mehr richtig. Die Arthrodese führt auch bei einem Spastiker, wenn die Fixierung der resezierten Gelenkenden in Form der *Druckarthrodese* mit dem Doppelspannbügel durchgeführt wird, zum Erfolg.

Die *Ruhigstellung* ist exakt einzuhalten bis zur endgültigen Verknöcherung.

Die *Nachbehandlung* nach einer jeden Sehnenverpflanzung bei einer spastischen Handlähmung verlangt große Sorgfalt. Der Satz, daß das Ergebnis der Sehnenverpflanzung erarbeitet werden muß, hat für die Sehnenverpflanzung bei spastischen Lähmungen erhöhte Bedeutung.

10. Angeborene Hand- und Fingermißbildungen

Allgemeine Behandlungsrichtlinien

Der Grundsatz der Früh- oder Frühestbehandlung, der für viele andere angeborene Fehlbildungen vertreten wird, hat für die Fehlbildungen der Hand und Finger keine Gültigkeit. *Entscheidend für die Behandlung in den ersten Lebensjahren* sind nicht kosmetische Erwägungen, sondern die *Funktion*. Ist ein Kleinkind trotz einer Hand- oder Fingermißbildung geschickt, greift es zu und benützt seine erhaltenen Restfinger gut, soll man mit der Operation zurückhalten und diese auf später verschieben. Die Behandlungsresultate werden dadurch nur besser. Der *Zeitpunkt der Operation* ist *vor* dem Schulbeginn, um die Kinder nicht unnötigen Verhöhnungen durch Kameraden auszusetzen. Das ist der Zeitpunkt, zu dem das Kosmetische neben dem Funktionellen an Bedeutung gewinnt.

Anders liegen die Verhältnisse, wenn die *Verkrüppelungen* der Hand und Finger so schwer sind, daß ein richtiger *Gebrauch* unmöglich ist und daß dadurch die Gefahr einer weiteren Verschlechterung besteht. Das trifft z. B. für bestimmte Fälle von Syndaktylie und von amniotischen Verwachsungen zu. In solchen Fällen wird zur Verbesserung der Funktion schon in den ersten Lebensjahren operiert. Die verkümmerten Finger sollen sich unter dem Einfluß der Funktion vermehrt entwickeln. Die *Frühoperation* wird gemacht auch in der Voraussicht, daß später wahrscheinlich noch einmal zu operieren ist.

Man muß bei der Behandlung der angeborenen Hand- und Fingermißbildungen sich bemühen, das Beste herauszuholen, wenn das Ergebnis auch manchmal bescheiden bleibt. Da, wo nichts ist, ist eben nichts! Ein Ersatz ist nur schwer zu schaffen, und er ist im Vergleich mit dem Wunderwerk der gesunden Hand und Finger stets nur ein kümmerlicher Behelf.

Die beiden *Operationsindikationen* sind *funktionelle* und *kosmetische* Gesichtspunkte. Beide müssen gegeneinander abgewogen und in Einklang gebracht werden.

Die wichtigste *Funktion* ist auch bei teilweise verkümmerten Händen die Erhaltung oder Wiederbildung der Opposition, um ein richtiges Greifen und Halten zu ermöglichen. Die zweite Funktion ist die aktive Fingerbeugung zum Faustschluß und zum groben Halten von Gegenständen und die dritte erst die aktive Fingerstreckung. So muß z. B., wenn nur zwei Finger vorhanden sind, der eine durch eine Drehosteotomie so umgestellt werden, daß eine Opposition möglich wird.

Die *kosmetischen Gesichtspunkte* für die Behandlung sind den funktionellen unterzuordnen. So darf nicht gezögert werden, aus funktionellen Gründen einen Finger zu opfern, wenn dadurch die Leistungsfähigkeit von anderen Fingern und damit der ganzen Hand gehoben wird. Die kosmetischen Gesichtspunkte kommen zu ihrem Recht, wenn man bei einer Spalthand den übergroßen Zwischenraum beseitigt oder wenn man umgekehrt bei seehundflossenähnlichen Verwachsungen der Finger diese in einzelne Finger aufspaltet. Hiermit ist zugleich auch der Funktion gedient. Wieviel Finger man aus so einem Handgebilde herauslöst, hängt von dem anatomischen Befund an den Knochen und Gelenken sowie von der Beschaffenheit der Sehnen und der Gefäß- und Nervenverhältnisse ab. Sie bestimmen die mögliche Funktion und die damit mögliche Fingerzahl unter Zurückstellung des Wunsches des Kranken, eine möglichst normale Fingerzahl zu erhalten.

A. Spalthände

Die Spalthände sind eine ausgesprochen erbliche, meist doppelseitig vorkommende Mißbildung, bei der oft die gleiche Deformität auch an den Füßen besteht. — Die Hand hat meist nur zwei Finger, und ein großer Spaltraum ist zwischen ihnen.

Die *Behandlung* hat zwei Aufgaben zu erfüllen:

Die *kosmetischen* Wünsche werden befriedigt durch eine Verkleinerung des Zwischenraumes der Finger. Um das fertigzubringen, sind die Reste von Metacarpalknochen, deren zugehörige Finger fehlen, zu entfernen. Man beschränkt sich bei der *ersten* Operation darauf und läßt erst die Wunde gut verheilen.

Die Verbesserung der *Funktion* wird durch einen zweiten Eingriff erreicht. Ein Finger wird an der Basis seines Metacarpale osteotomiert und so herumgedreht, daß er zu den anderen Fingern in eine gute Oppositionsstellung kommt. Eventuell ist noch das Metacarpale etwas zu kürzen, um ein besseres Zugreifen des „Zeigefingers" zum „Daumen" zu ermöglichen.

Ruhigstellung. Nach der 1. Operation Binden- oder Pflasterverband für 4 Wochen, nach der 2. Operation kleiner Modellgipsverband, der die Finger in der richtigen Greifstellung für 6 Wochen hält.

Wenn infolge von Sehnen- und Muskeldefekten keine aktive Opposition möglich ist, ist eventuell noch eine 3. Operation, und zwar eine Sehnenplastik erforderlich.

B. Flossenhände

Jede äußere Differenzierung der Hand fehlt bei dieser Mißbildung. Das Röntgenbild zeigt wohl, daß die Finger mit ihren Knochen und Gelenken mehr oder weniger angelegt sind. Die

Hand gleicht aber äußerlich einer Flosse, auch wenn manchmal ein Daumen gesondert ausgebildet ist. Diese Deformität ist eine Abart der Syndaktylie.

Die operative Behandlung ist schwierig. Die unschöne „Tatze" läßt sich nur selten in brauchbare und kosmetisch unauffällige Finger umwandeln. Das hängt mit den knöchernen Fehlbildungen und der oft ungenügenden Anlage der Sehnen, Gefäße und Nerven zusammen. Diese sind vielfach aplastisch. Man soll deshalb in der Voraussage des Operationserfolges zurückhaltend sein und die Fingertrennung nur in Etappen vornehmen.

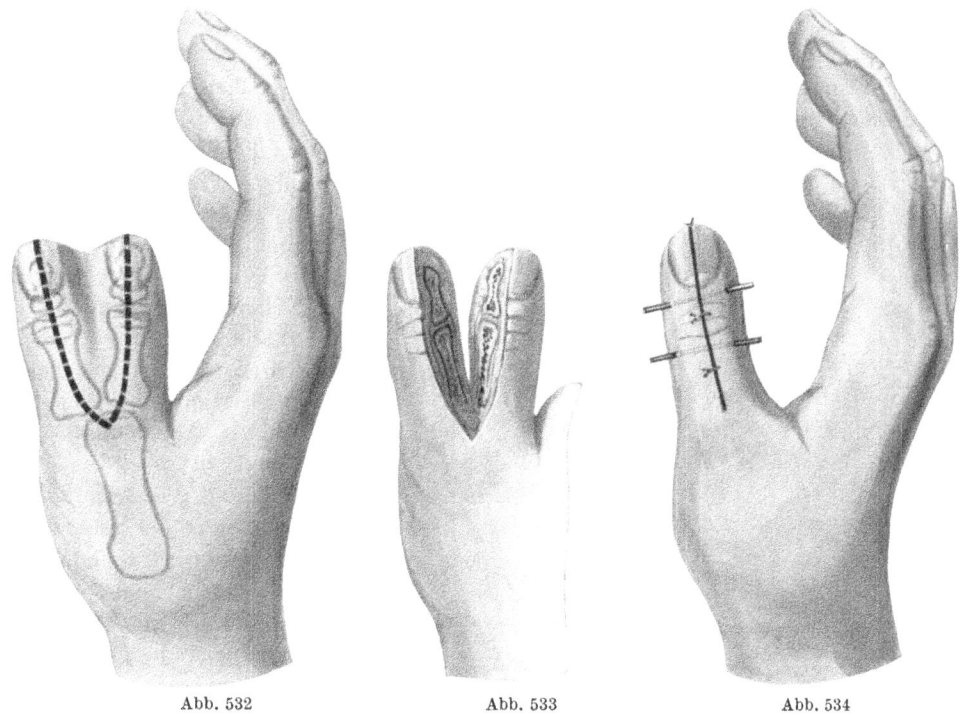

Abb. 532   Abb. 533   Abb. 534
Abb. 532—534. Operation des Doppeldaumens nach Iselin
Abb. 532. Schnittführung. Die beiden Daumen werden halbiert
Abb. 533. Die Weichteile sind durchtrennt, die Phalangen angefrischt
Abb. 534. Die Knochenteile sind aufeinander eingestellt und mit 2 Kirschner-Drähten fixiert

C. Polydaktylie

Meist ist bei der Polydaktylie nur ein Finger mehr vorhanden, es gibt aber auch Fälle, wo an beiden Händen bis 15 Finger ausgebildet sind.

Eine Behandlung ist, bei nur einem überzähligen Finger nicht immer nötig und auch nicht immer erwünscht. Der überzählige Finger gilt als *Familieneigentümlichkeit*.

Ob bei einer Polydaktylie operiert wird oder nicht, hängt einmal von den persönlichen Wünschen des Patienten ab. Das Vorgehen bei der Operation wird in gleicher Weise durch kosmetische wie funktionelle Gesichtspunkte bestimmt. Die Funktionsprüfung der Finger in Verbindung mit dem Röntgenbefund schafft Klarheit darüber, welcher Finger am besten zu erhalten und welcher am zweckmäßigsten zu entfernen ist.

Es besteht für die Operation ein wesentlicher Unterschied, ob es ein einfacher eventuell rudimentärer *überzähliger* Finger oder ein Doppelfinger ist. Das gilt für den Kleinfinger wie für den Daumen. Der überzählige Finger ist ein unwichtiges Anhängsel, das leicht zu entfernen ist.

Anders liegen die Verhältnisse bei dem sog. *Doppeldaumen*. Bei dem echten Doppeldaumen haben beide Daumen *eine* gemeinsame Knorpelfuge. Es ist in diesem Fall äußerlich nicht zu entscheiden, wie weit jeder von den beiden für sich eine eigene Sehne und eine eigene Gefäßnervenversorgung hat. Iselin hat auch für diese Fälle eine klare Behandlungsrichtlinie angegeben. Er hält es für verkehrt, einen der beiden Daumen abzutragen. Es wird vielmehr aus den zwei Daumen *ein Daumen* gebildet.

Technik (s. Abb. 532—534). Winkelförmiger Hautschnitt, dorsal beginnend, nach volar vordringend zur Halbierung der beiden Daumen. Die beiden voneinander getrennten Daumen werden nach Exstirpation der dazwischenliegenden Weichteile und nach halbseitiger Anfrischung der Phalangen miteinander vereinigt. Der neue Daumen steht etwa in der normalen Achse. Die Fixierung der beiden einander zugekehrten Daumen geschieht durch zwei quer durch die Knochen geführte Kirschner-Drähte.

Bei sorgfältiger Operationstechnik sind die Behandlungsergebnisse gut.

D. Klinodaktylie

Sie ist die winkelige Abknickung eines Fingers. Sie betrifft vor allem das Endglied. Sie ist ein typisches *angeborenes* Krankheitsbild. Sie kann aber auch eine *Verletzungsfolge* sein. Dann ist verständlicherweise der Sitz der winkeligen Fingerabweichung auch am 1. Interphalangeal- oder am Phalango-Metacarpalgelenk möglich.

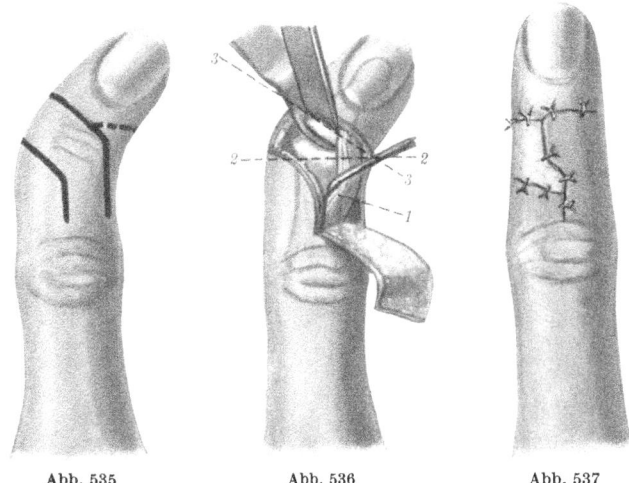

Abb. 535   Abb. 536   Abb. 537

Abb. 535—537. Klinodaktylie. Operation nach Iselin

Abb. 535. Schnittführung

Abb. 536. Der Hautlappen ist nach zentral umgeschlagen, die Extensorensehne (*1*) wird beiseitegehalten. Im Bereich des Endgelenkes erfolgt nun die keilförmige Osteotomie. (Osteotomie-Ebenen: *2* und *3*)

Abb. 537. Die Hautnaht ist erfolgt; eventuell Drahtspickung zur exakten Fixierung

Als beste Operation erscheint das Verfahren von Iselin. Er bildet einen „Fahnen"-Lappen und fixiert den korrigierten Finger nach der Gelenkresektion mit einem Kirschner-Draht (s. Abb. 535—537).

Technik. Winkelförmige Hautlappenbildung. Freilegung der Strecksehne, die nach der konkaven Seite zurückgehalten wird, und Einsetzen kleiner Knochenhebel zur Resektionsosteotomie an der Basis der Endphalange und an dem Köpfchen der Mittelphalange. Nach der keilförmigen Osteotomie werden die resezierten Knochenteile exakt aufeinandergestellt und durch eine temporäre Drahtspickung von der Fingerkuppe her fixiert.

Der Hautschluß geschieht durch die Hautlappenverschiebung bei gleichzeitiger Deckung des entstandenen Defektes durch einen kleinen Dermatomlappen.

E. Syndaktylie

Zwei angeborene Formen der Syndaktylie gibt es, eine vererbbare und eine nichtvererbbare. Bei der *vererbbaren* liegen die beiden verwachsenen Finger in einer Ebene parallel nebeneinander, und die Verwachsung beginnt an der Basis der Finger und geht wechselnd weit peripherwärts.

Bei der im allgemeinen als *nichtvererbbar* angesehenen Form der Syndaktylie, die durch Verwachsungen mit dem Amnion entsteht, sind die Finger vielfach an den Enden zusammengewachsen, und ein kleines Loch findet sich an der Basis der Finger. Die Finger sind oft schwer verkrümmt oder verstümmelt. Die Operation dieser Syndaktylieform soll im 1., 2. Jahr gemacht werden. Eine relative Frühoperation ist nötig, um die Finger vor weitgehender Verkrüppelung zu schützen und um den Resten der Finger die Möglichkeit zu einer freien Entfaltung unter dem Einfluß der Funktion zu geben.

Das Vorgehen bei der Operation im einzelnen hängt von dem vorliegenden Befund ab. Das funktionell Mögliche ist mit dem kosmetisch Erwünschten in Einklang zu bringen. Je mehr die Grundform und die normale Grundzahl der Finger erhalten ist, um so bessere Ergebnisse lassen sich erzielen, und der Eingriff wird dadurch um so typischer.

Relativ gut erhaltene, verwachsene Finger werden gespalten, verkümmerte Stummel werden abgetragen, und amniotische Schnürfurchen werden, wenn es sich wegen der sonstigen Beschaffenheit der Finger lohnt, ausgeschnitten. Geschieht dies nicht, so wird die kolbenförmige, unförmige Auftreibung und Verdickung des Fingers, distal des Schnürringes, stetig größer.

Die *Operation* bei der *vererbbaren* Form der Syndaktylie ist typisch. Verschiedene, aber nicht gleichartige Operationsverfahren gibt es. Das Verfahren der Bildung eines dorsalen Läppchens (ZELLER) (s. Abb. 538—541), das in die Basis der gespaltenen Finger eingeschlagen wird, ist alt. Weiterhin ist beliebt, die Methode der Spaltung der Finger mit Bildung von zwei Schwenklappen anzuwenden, wobei der eine auf der dorsalen und der andere auf der volaren Seite gebildet wird. Der dorsale Lappen wird um den größeren und der volare um den kleineren der beiden Finger geschlagen. In der ausländischen Literatur geht das Verfahren unter dem Namen von DIDOT (s. Abb. 542).

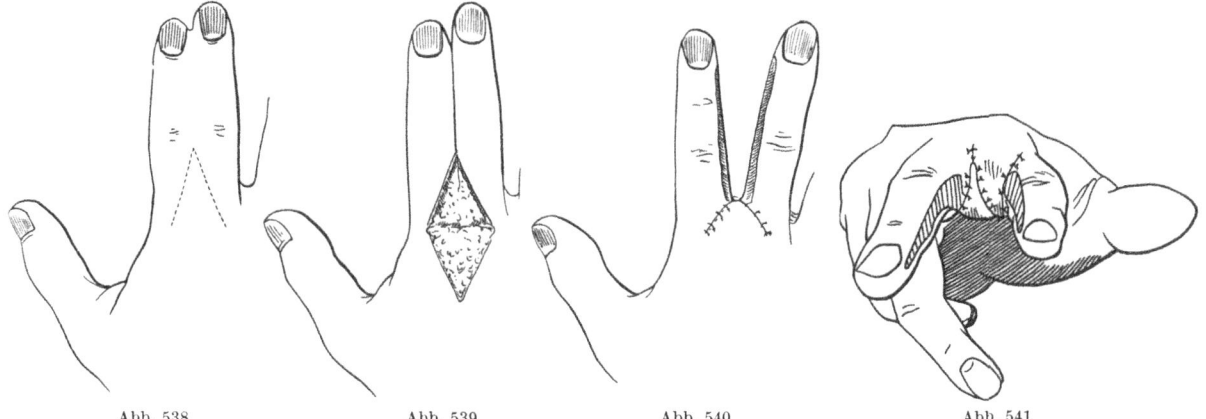

Abb. 538.   Abb. 539.   Abb. 540.   Abb. 541.

Abb. 538—541. Syndaktylie. Abb. 538—540. Bildung des dorsalen Zellerschen Läppchens. Abb. 541. Nach der Fingerspaltung und der Bildung der Zellerschen Läppchen ist das offene Wundgebiet an der Innenseite der Finger mit Thierschschen Läppchen zu decken

Die Methode der *Schwenklappenbildung* hat sich außerordentlich bewährt bei der Behandlung der *erworbenen Syndaktylie* nach Verletzungen oder Verbrennungen bei *Erwachsenen,* ebenso auch bei der sog. Phalangisation eines Metacarpalhandstumpfes. Die *Ergebnisse bei der angeborenen* Syndaktylie sind dagegen oft *enttäuschend.* Es besteht ein großer Unterschied zwischen der ausgewachsenen Hand des Erwachsenen und der wachsenden des Kindes.

BUNNELL warnt vor der Methode nach DIDOT. Sie führe aus folgenden zwei Gründen zu Mißerfolgen: Teilweise Nekrosen entstehen leicht in einem der beiden Schwenklappen, weil die Haut zur Deckung beider Finger nicht ausreiche und weil die Vernähung unter zu starker Spannung gemacht würde. Eine Narbe entwickele sich an der Längsseite der Finger, durch deren Zugwirkung die Finger an ihrem Ende verdreht würden. Gleichzeitig würden die Finger krumm. Das wird noch gefördert durch den Narbenzug, während gleichzeitig von zentral her die Finger wieder verwachsen. Die Fingerzwischenräume haben nach der Spaltung die Form eines V gehabt, erhalten aber im Laufe der Zeit die eines U (s. Abb. 543).

Diese plastische Schilderung der Entwicklung von Rezidiven und typischen Fingerdeformierungen nach Behandlung der kindlichen Syndaktylie mit Schwenklappen können wir auf Grund eigener Beobachtungen nur bestätigen.

Das *Entscheidende für die erfolgreiche Behandlung der Syndaktylie* ist und bleibt die einwandfreie Versorgung der Basis der Finger mit einer guten Hautdeckung. Das Prinzip des alten Zellerschen Läppchens ist das richtige. BUNNELL hat auch die Technik der Syndaktylieoperation bis ins einzelne gut durchgebildet. Seine Anschauung und seine Technik deckt sich weitgehend mit der von uns geübten.

Technik der Operation

Vorbereitung. Anfertigung einer kleinen sterilisierbaren Hand- und Fingerschiene, die die Finger in Abspreizstellung hält (s. Abb. 544).

Als erstes **Schnittführung** zur Bildung eines dorsalen und, wenn die Hautverhältnisse günstig sind, auch eines volaren Läppchens. Anschließend werden die Finger mit einem Längsschnitt voneinander getrennt (s. Abb. 545—547)..

Versorgung der Basis der Spaltung. Die Spaltung der Finger muß genügend tief gehen, und man vertieft noch nachträglich den Spalt an der Basis. Das dorsale und volare Läppchen werden in den Spalt lose eingeschlagen und Seite an Seite mit feinsten Nähten miteinander vernäht.

Versorgung der Finger. Eine auch nur teilweise *Vernähung* der Finger an der Längsseite ist *schlecht* und zu unterlassen. Dadurch entstehen nur störende, die Finger unter dem Einfluß des Wachstums

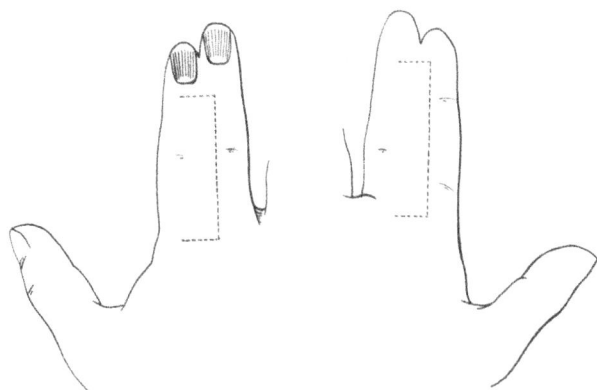 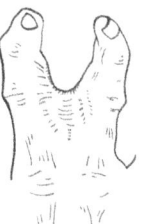

Abb. 542. Syndaktylie. Behandlung mit Schwenklappenbildung (Schnittführung nach DIDOT)

Abb. 543. Häufige Folge hiervon: Rezidiv und Narbenkontraktur

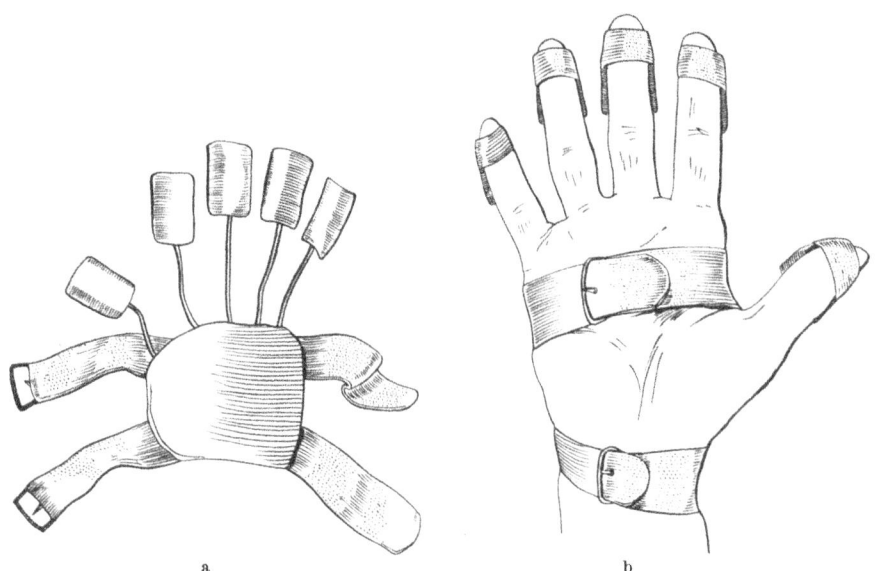

a   b

Abb. 544a u. b. Sterilisierbare Handschiene für die Behandlung der Syndaktylie

verkrümmende Narbenzüge. Das gleiche tritt ein, wenn man die Wunden an den Längsseiten der Finger einfach offen und selber zugranulieren läßt.

Man vermeidet dies alles, wenn die *offenen Wundflächen mit Thierschschen Hautläppchen* gedeckt werden (s. Abb. 541). Die Hand und die gut gespreizt gehaltenen Finger werden vor dem Aufsetzen der Hautläppchen auf die vorbereitete Fingerschiene gelagert (s. Abb. 544). Hiernach ist das Auflegen der Hautläppchen leicht ohne Gefahr der Verschiebung möglich. Die Läppchen an den Fingern werden mit vaselingetränkter Gaze bedeckt. Wenn bei der Operation die Entfernung eines verkümmerten Fingers notwendig ist, kommt man mit einer türflügelförmigen Lappenbildung ohne zusätzliche Thierschsche Hauttransplantation aus (s. Abb. 548—551).

Ruhigstellung. Die einfache Lagerung der Hand und Finger genügt bei Kleinkindern nicht. Es kommt entweder über die Schiene noch eine große Pappmanschette, die am Unterarm befestigt wird und in die ein aufklappbares Fenster geschnitten wird, um sich jederzeit über die Zirkulationsverhältnisse an den Fingern zu orientieren, oder es werden Hand und Schiene in einem gut gepolsterten Armgips eingeschlossen. Ein Cellophanfenster wird in dem Gips angebracht, und auf diese Weise ist eine stete Kontrolle der Finger möglich.

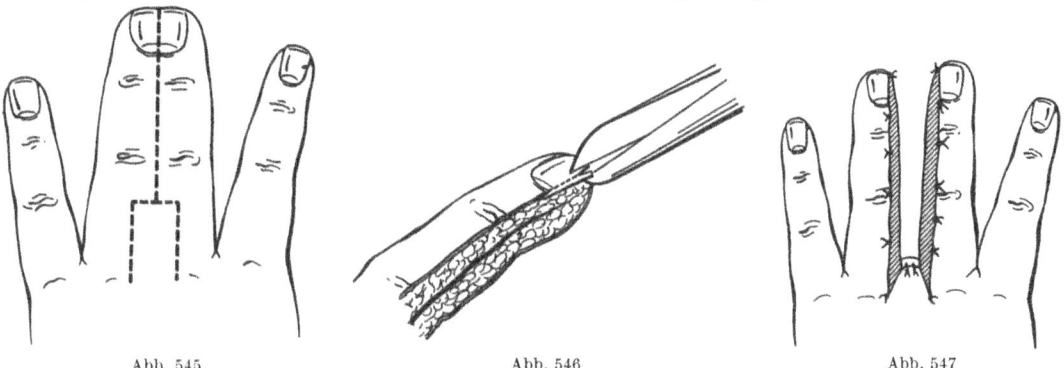

Abb. 545   Abb. 546   Abb. 547
Abb. 545—547. Operation der Syndaktylie
Abb. 545. Hautschnitt zur Spaltung des Doppelfingers und Bildung des Zellerschen Läppchens
Abb. 546. Der Finger ist gespalten. Der Nagelfalz wird abgetragen
Abb. 547. Das Zellersche Läppchen ist an der Basis vernäht, die Wunden an den Längsseiten sind mit Thiersch-Lappen gedeckt

Nachbehandlung. Verbanddauer etwa 2 Wochen, dann Ersatz des Doppelverbandes lediglich durch eine *Hand-Fingerschiene*. Diese wird ununterbrochen bei Tag und Nacht getragen. Eine Versteifungsgefahr der Finger besteht bei kleinen Kindern nicht. Die Dauer der strengen Schienenbehandlung ist etwa $1/4$ Jahr, dann wird die Schiene für ein weiteres Vierteljahr noch nachts getragen.

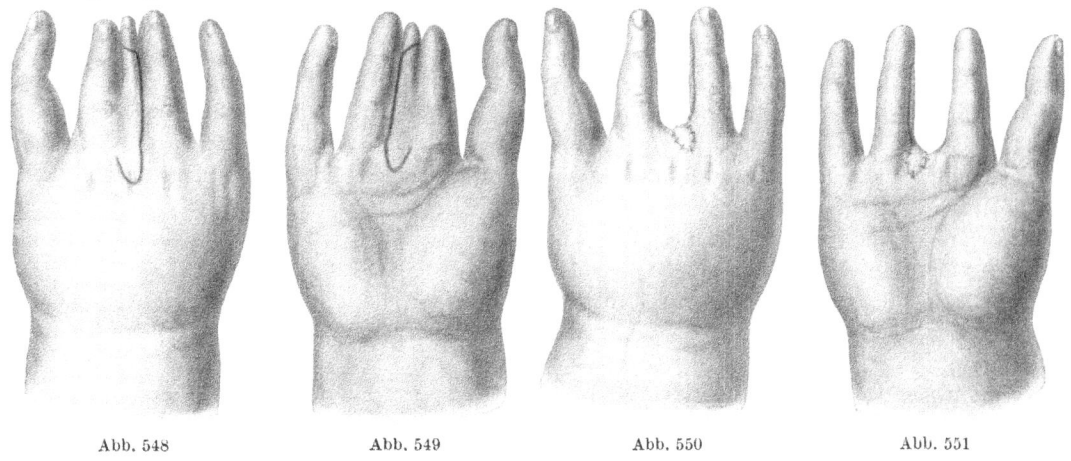

Abb. 548   Abb. 549   Abb. 550   Abb. 551
Abb. 548—551. Syndaktylie
Abb. 548 u. 549. Schnittführung zur Entfernung eines verkümmerten Fingers
Abb. 550 u. 551. Zustand der Finger nach der Operation. Die Basis und die Längsseite der Finger konnten durch je einen türflügelförmigen Lappen und je einen Schwenklappen geschlossen werden

Die Behandlung der Rezidivsyndaktylie. Sie geschieht im Prinzip in der gleichen Weise wie die Erstbehandlung. Es ist unter allen Umständen die Basis der wieder gespaltenen Finger mit einer guten Hautdeckung zu versehen. Der verhängnisvolle Narbenzug an der Längsseite der Finger wird in *schweren* Rezidivfällen ganz ausgeschnitten und eine Hautläppchendeckung des offenen Wundgebietes wird vorgenommen; in *leichten* Fällen ist ein zickzackförmiges Einschneiden der Hautnarben zur Beseitigung der Fingerkontrakturen ausreichend.

F. Amniotische Einschnürungen

Die amniotischen Schnürfurchen können am ganzen Arm abwärts bis zu dem letzten Fingerglied ihren Sitz haben. Ihre nachteilige Wirkung auf den Lymphabfluß ist im allgemeinen um so stärker, je weiter zentral sie sitzen. Eine frühzeitige Ausschneidung der Einschnürungen zur Beseitigung des Hindernisses des Lymphabflusses ist etwa von der 2. Hälfte des 1. Jahres ab anzuraten.

Die *einfache Ausschneidung* der Hautnarbe ist *nicht ausreichend*. Die Einschnürung geht tiefer bis auf die Fascie z. B. und kann auf der Innenseite des Oberarmes auch den großen Gefäßnervenstrang wechselnd stark einengen. Es ist präparatorisch vorzugehen und alles Narbengewebe bis in die Tiefe auszuschneiden. Man tut gut, die Operation *zweizeitig* auszuführen (Abb. 552—554). Es wird zuerst der eine Halbring der Einschnürung und dann der andere entfernt. Um zu verhüten, daß nach der Vernähung wieder eine neue ringförmige Narbe entsteht, verzichtet man auf die Naht der Fascie, ja man schneidet sie noch längs in beiden Richtungen ein, damit jeder Druck der Fascie auf die Tiefe aufhört. Auch das *subcutane Fettgewebe*, das am Arm reichlich vorhanden ist, wird nicht zirkulär vernäht. Es werden an beiden Seiten Lappen gebildet, die

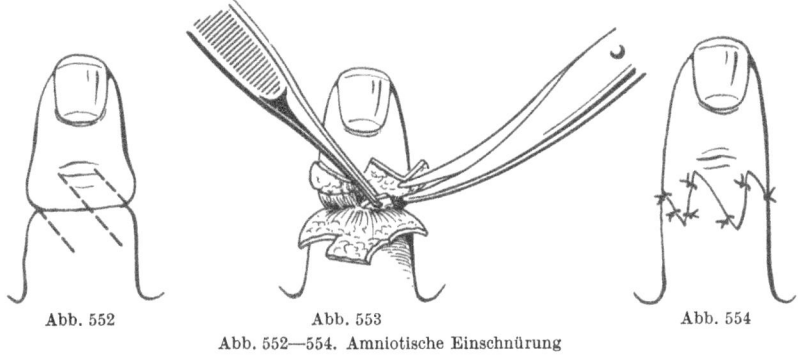

Abb. 552.   Abb. 553.   Abb. 554.
Abb. 552—554. Amniotische Einschnürung
Abb. 552. Schnittführung
Abb. 553. Haut, Subcutangewebe und Fascie sind durchtrennt. Die Fascie wird noch zusätzlich längsgespalten
Abb. 554. Die oberflächliche zickzackförmige Hautnaht ist angelegt. (Nach ISELIN)

gegeneinander nach oben und unten abwechselnd verschoben werden, damit kein einheitlicher Narbenzug wieder entstehen kann. Dadurch, daß breite Berührungsflächen des Unterhautfettgewebes in wechselnder Höhe geschaffen werden, ist zu hoffen, daß sich der Abfluß der Lymphe günstig entwickelt. Die Hautnaht wird nur mit oberflächlichen Nähten angelegt. Wenn es die Hautverhältnisse gestatten und wenn genügend Haut vorhanden ist, wird die Hautwunde *zickzackförmig* gestaltet, und die Vernähung der Haut geschieht unter abwechselnder Verschiebung der Hautzipfel gegeneinander.

Bei einem solchen Vorgehen ist alles getan, um der Wiederbildung eines einheitlichen Schnürringes durch die Narbenbildung vorzubeugen und um den Lymphabfluß nach Möglichkeit zu verbessern.

Eine *Nachbehandlung* mit entstauenden gymnastischen Übungen, die bei Kleinkindern in spielerischer Form zu gestalten sind, hat das Erreichen eines günstigen Operationsresultates zu unterstützen.

11. Arthrodesen an der Mittelhand und an den Fingern

A. Arthrodese im 1. Carpometacarpalgelenk

Die Arthrodese im 1. Carpometacarpalgelenk hat als häufigste Indikation die Opponenslähmung zur Wiederherstellung der Opposition. Eine weitere wichtige Indikation ist eine stark schmerzhafte Arthrosis deformans für solche Patienten, die aus beruflichen Gründen wieder schmerzfrei werden müssen. Die Arthrodese wird in Form einer Bolzungsarthrodese ausgeführt.

Technik

Schnitt bei einer Opponenslähmung auf der Volarseite, bei einer schmerzhaften deformierenden Gelenkerkrankung auf der Dorsalseite, weil bei erhaltenem Opponens dieser Zugang zum Gelenk günstiger ist.

a) Volare Schnittführung

Der **Schnitt** geht durch den *gelähmten* Opponens bis zur Gelenkkapsel, die quer gespalten wird. Je ein Lappen wird nach oben und unten umgeschlagen, und die Kapsel wird mit dem Periost zurückgeschoben. Zwei kleine gebogene Kocher-Sonden werden an beiden Seiten um das Gelenk herumgeführt. Der Knorpelbelag wird mit einem kleinen Knochenkeil, dessen Basis volarwärts liegt, am 1. Metacarpale und am Multangulum maius abgetragen. Mit einem längs-oval geformten scharfen Löffel wird je ein Loch in das 1. Metacarpale und in das Multangulum maius gemacht.

Ein kleiner zugespitzter *Knochenbolzen*, der von der Ulnakante oder aus der Knochenbank stammt, wird zuerst in das Metacarpale mit einer kleinen Knochenfaßzange wie ein Stiftzahn so weit eingesetzt, bis er noch um etwa 1 cm die Knochenfläche überragt. Dann wird das Metacarpale mit dem Daumen so weit herumgedreht, bis dieser in einer guten Oppositionsstellung zur Zeigefingerkuppe steht. In dieser richtig ausprobierten Stellung wird der Knochenbolzen, der aus dem Metacarpale vorsteht, in das Multangulum maius eingestellt. Die Knochenfläche des Metacarpale wird so fest auf den Handwurzelknochen eingepaßt, daß kein Spalt bestehen bleibt.

Bei einer Neigung zur *Adduktionskontraktur* des Daumens wird diese durch eine subcutane Einkerbung des Adductor pollicis mit dem Tenotom beseitigt, damit der Daumen ungehindert in eine volle Oppositionsstellung gebracht werden kann.

Eine zusätzliche Stellungssicherung erfolgt durch einige Kapselperiostnähte nur ausnahmsweise durch eine percutane temporäre Drahtspickung.

b) Dorsale Schnittführung (s. Abb. 555)

Sie wird gewählt bei einer gut entwickelten Daumenballenmuskulatur. Der Zugang zum Carpometacarpalgelenk I ist unter diesen Verhältnissen schonender als der von volar her.

Der **Schnitt** verläuft im distalen Teil der Fovea radialis, der „Tabatière", zwischen den Sehnen des M. extensor pollicis longus und des M. extensor pollicis brevis bzw. des M. abductor pollicis longus. Der Ast der A. radialis, der Ramus volaris superficialis, verläuft im allgemeinen weiter proximal und ist leicht zu schonen. Die Kapsel mit dem Bandapparat des 1. Carpometacarpalgelenkes wird quergespalten, und zwei türflügelförmige Lappen werden peripher und zentral gebildet.

Das Gelenk liegt hiernach gut frei. Die Anfrischung der Gelenkenden und das Einsetzen des Knochenbolzens geschieht analog der der volaren Schnittführung (s. o.).

Ruhigstellung. Leicht gepolsterter Daumen-Hand-Unterarmgips. Das Grundglied des Daumens ist mit ruhiggestellt. Das Endglied bleibt frei. Die Stellung des Daumens im Gips ist eine gute Oppositionsstellung, so daß schon im Verbande Daumen und Zeigefingerkuppe aktiv aufeinandergestellt werden können. Der Verband muß so weit ausgeschnitten sein, daß die *Beugung der Finger II—V* in den Grundgelenken völlig *ungehindert ist*.

Nachbehandlung. Nach 10—14 Tagen Anlegen eines ungepolsterten, gut anmodellierten Daumen-Handgipsverbandes, der nur etwa 10 cm auf den Unterarm heraufreicht. *Dauer der Gipsverbandperiode 3 Monate.*

Die kleine Bolzungsarthrodese im 1. Carpometacarpalgelenk hat sich ebenso zur Wiederherstellung der Opposition bei alten poliomyelitischen Lähmungen wie bei irreparablen Medianuslähmungen ausgezeichnet bewährt. Sie konkurriert erfolgreich mit der Sehnenverpflanzung nach STEINDLER, selbst in solchen Fällen, bei denen der M. flexor pollicis longus gut erhalten ist. Wir führen auch diese Operation gern aus, aber die Bolzungsarthrodese ist besonders erfolgssicher. Sie ermöglicht außerdem auch in den Fällen, wo keine Sehnentransplantation zur Wiederherstellung der Opposition ausführbar ist, wie bei den kombinierten Medianus- und Ulnarislähmungen oder bei den Restzuständen nach Plexuslähmungen, eine gute Wiederherstellung der Oppositionsfähigkeit. Die wiedergeschaffene Greiffähigkeit ermöglicht das Verrichten feiner

Arbeiten wie Handarbeiten und Schreiben. Bei gut erhaltener Muskulatur der anderen Finger ist auch eine wirkungsvolle Kraftleistung für den groben Fingerschluß vorhanden, und schwere Berufsarbeit kann verrichtet werden.

B. Die Arthrodese des Daumengrundgelenkes

Die Arthrodese des Daumengrundgelenkes ist angezeigt bei Schlottergelenken infolge poliomyelitischer Lähmungen, wie nach schweren Bandverletzungen und auch bei einer schweren schmerzhaften Arthrosis deformans. Die Arthrodese des Daumengrundgelenkes ist eventuell bei poliomyelitischen Lähmungen noch zusätzlich zu der Arthrodese des 1. Carpometacarpal-gelenkes hinzuzunehmen, wenn wegen der Halt-losigkeit im Daumengrundgelenk sonst keine gute Greiffähigkeit des Daumens erreichbar ist (s. Abb. 556).

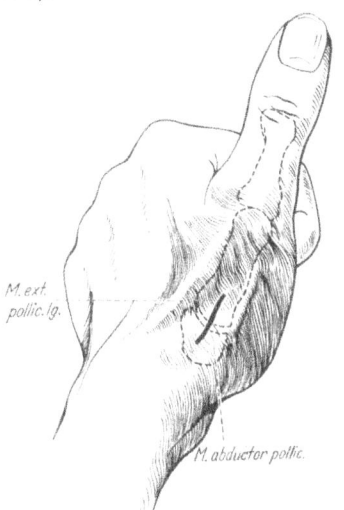

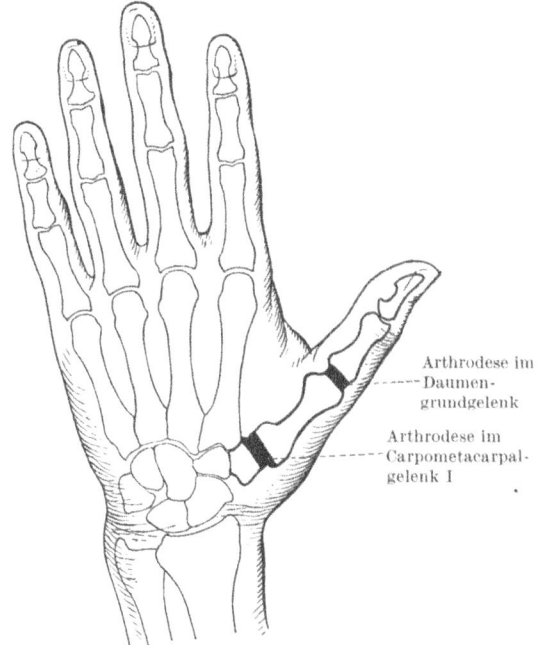

Abb. 555. Dorsale Schnittführung zur Arthrodese im Carpo-metacarpalgelenk I

Abb. 556. Arthrodese des Daumengrundgelenkes und des Carpometacarpalgelenkes I

Technik

Längsschnitt an der Außenseite über dem Daumengrundgelenk. Nach Längsspaltung der Gelenkkapsel Bildung von zwei türflügelförmigen Kapselbandlappen, die eine dorsale und eine volare Basis haben. Unter dem Schutz von zwei kleinen Kocher-Sonden, die dorsal vorsichtig unter die Strecksehne und volarwärts vor der Beugesehne herumgeführt werden, Abtragung des Gelenkknorpels. Anschließend wird ein kleiner *Knochenbolzen* in analoger Weise wie bei der Arthrodese des 1. Carpometacarpalgelenkes (s. o.) in die Knochenenden der Grundphalange und des 1. Metacarpale eingefügt. Die Stellung des Gelenkes bei der Verbolzung ist annähernde Streckstellung.

Ruhigstellung und Nachbehandlung. Sie ist die gleiche wie bei der Arthrodese des 1. Carpo-metacarpalgelenkes. Es ist nur erforderlich, daß das Endglied des Daumens für 4 Wochen im Gips mit ruhiggestellt wird.

Die Daumengrundgelenkarthrodese bedingt, wenn die Beweglichkeit in den benachbarten Gelenken, in dem 1. Carpometacarpalgelenk und in dem Daumenzwischengelenk, erhalten ist, keinen praktisch spürbaren Funktionsausfall für den Patienten. Sie wird dagegen durch die Wiederherstellung des festen Haltes vom Daumen oder durch die völlige Schmerzbeseitigung als ein ausgesprochener Gewinn empfunden. Wenn die Arthrodese bei einer schweren poliomyeliti-schen Handlähmung in Verbindung mit der Arthrodese im 1. Carpometacarpalgelenk aus-geführt war, sind die Patienten dankbar, daß sie endlich wieder eine Greiffähigkeit erhalten haben.

C. Die vollständige Arthrodesierung aller Daumengelenke einschließlich des 1. Carpometacarpalgelenkes nach Spitzy

Für verzweifelte Fälle der poliomyelitischen Lähmungen, bei denen die gesamte Daumenmuskulatur gelähmt ist, aber bei denen die Muskeln für eine aktive Beweglichkeit wenigstens des 2. und 3. Fingers leidlich gut sind, hat Spitzy das Verfahren der vollständigen Versteifung des Daumens in allen Gelenken des ersten Strahles vom Daumenzwischengelenk bis zum Carpometacarpalgelenk vorgeschlagen.

Technik

Mit kleinen seitlichen Schnitten werden das 1. Carpometacarpalgelenk, das Daumengrundgelenk und das Interphalangealgelenk eröffnet und entknorpelt. Der Daumen wird in die gewünschte Oppositionsstellung eingestellt, und eine lange Nadel (s. Abb. 557—559) bzw. ein Kirschner-Draht wird von der Daumenkuppe durch die Längsachse des Daumens bis zum Multangulum maius eingetrieben. Auf die Nadel kommt ein Korkschutz.

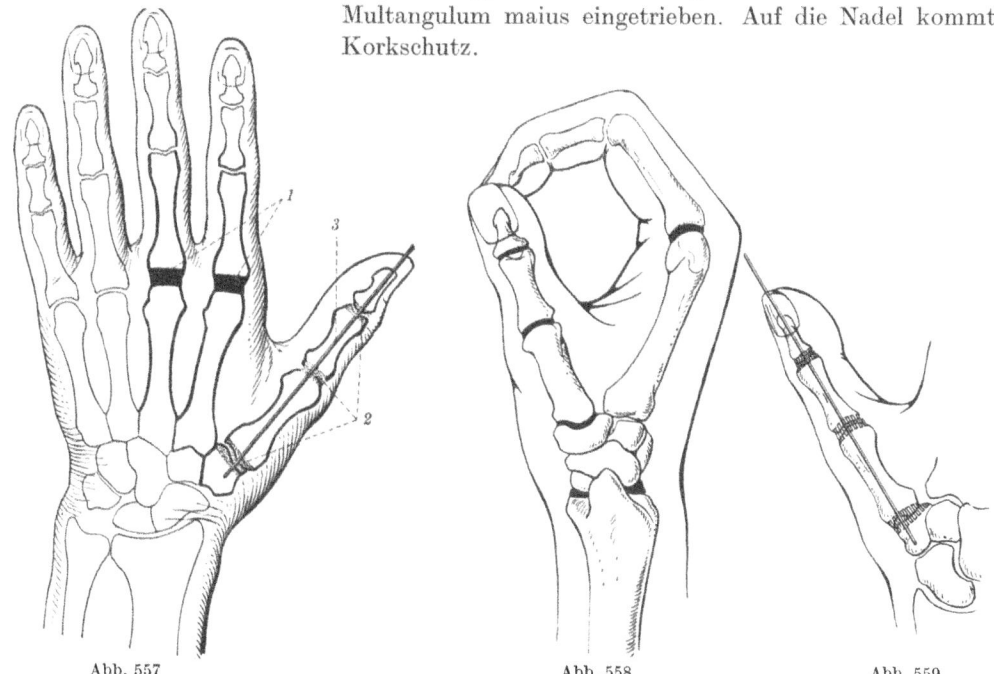

Abb. 557.   Abb. 558.   Abb. 559.

Abb. 557. Verschiedene Möglichkeiten der Arthrodesen an den Finger- und Mittelhandgelenken. *1* Arthrodese der Fingergrundgelenke des 2.—3. Fingers; *2* Totale Arthrodese des Daumens und des Carpometacarpalgelenkes; *3* Sicherung der Stellung durch einen Kirschner-Draht
Abb. 558 u. 559. Die verschiedenen Möglichkeiten der Arthrodesen der Hand-, Mittelhand- und Fingergelenke

Ruhigstellung. Leicht gepolsterter Daumen-Handgips für 4 Wochen.

Nachbehandlung. Beim Verbandwechsel Nadelentfernung und zweiter ungepolsterter Gips für weitere 2 Monate.

Spitzy gelang es durch diese Operation, bei völliger Daumenmuskellähmung die Greiffähigkeit wiederherzustellen. Das Verfahren ist in seiner Originalität und Einfachheit für besonders gelagerte Fälle empfehlenswert.

D. Arthrodese an den Gelenken des 2.—5. Fingers

Die Verfahren zur Arthrodesierung eines oder mehrerer Gelenke der Finger II—V dürften bisher selten angewandt sein, sie verdienen aber Beachtung, um eventuell doch noch Kranken mit einer schweren Handlähmung zu helfen.

Spitzy hat empfohlen, für den Fall, daß bei einer *poliomyelitischen* Lähmung die Daumenmuskulatur einschließlich des Opponens gut erhalten ist, während die Muskulatur für den 2. und 3. Finger gelähmt ist, umgekehrt wie bei der Opponenslähmung vorzugehen. Es werden nicht die

Gelenke am Daumen, sondern am *2. und 3. Finger arthrodesiert*. Der 2. und 3. Finger werden in eine leichte Beugestellung eingestellt, so daß die Opposition des Daumens wieder wirksam wird (s. Abb. 557 und 559).

Technik

Von kleinen seitlichen **Schnitten** werden die Grundgelenke und eventuell auch die ersten Interphalangealgelenke vom 2. und 3. Finger eröffnet und entknorpelt. Die Wiederherstellung der Greiffähigkeit wird wieder erreicht.

Ruhigstellung. In einem Modellgipsverband für etwa 3 Monate.

A. Lorenz hat die Arthrodese der Grundgelenke vom 2.—5. Finger für die Behandlung einer *schweren Krallenhandstellung* bei einer irreparablen *Ulnarislähmung* angegeben. Man wird im allgemeinen die Operation nach Bunnell für die Beseitigung der Krallenhandstellung bevorzugen, aber es gibt auch Fälle, bei denen der Flexor digitorum superficialis so schlecht ist, daß er nicht für eine Ersatzoperation der ausgefallenen Lumbricales verwertbar ist. Man wird in solchen Fällen auf den alten Vorschlag von A. Lorenz zurückgreifen und die Arthrodesierung der Fingergrundgelenke in einer leichten Beugestellung ausführen.

Die Arthrodese des Grundgelenkes des 2. und 3. Fingers wird praktisch meist ausreichen. Es kann ebensogut auch die Arthrodese des 2.—5. Fingers gemacht werden.

Für die *Technik* der Arthrodese an mehreren Fingergelenken ist zu beachten, 1. daß die Gelenkenden schräg angefrischt werden müssen, unter Herausnahme eines kleinen Keiles mit volarer Basis, damit die Knochenflächen sich in leichter Beugestellung gut berühren, und 2. daß man die Stellung der Knochenenden zweckmäßig durch einen kleinen Drahtstift sichert.

Es gelingt durch die Arthrodesierung der Grundgelenke, auch in scheinbar aussichtslosen Fällen nach der Beseitigung der lästigen Überstreckstellung in den Fingergrundgelenken die Leistungsfähigkeit der Hand zu verbessern.

12. Arthroplastik der Fingergelenke

A. Arthroplastik der Fingergrundgelenke

Die Arthroplastik eines Fingergrundgelenkes ist aussichtsreich. Wir halten sie vor allem bei Versteifungen des Zeigefingergrundgelenkes bei Jugendlichen für angezeigt, um eine gute Greif- und Oppositionsfähigkeit wiederherzustellen.

Technik

Schnitt. Längsschnitt verläuft auf dem Handrücken, seitlich neben der Strecksehne. Die Kapsel wird längsgespalten und lappenförmig nach außen umgeschlagen. Eine Kocher-Sonde wird zwischen den erhaltenen Seitenbändern und den Knochen eingesetzt. Gleichzeitig wird sorgfältig auf den Schutz der Strecksehne geachtet. Die Gelenkflächen werden mit einem Meißel neu geformt, insbesondere muß das Köpfchen des zugehörigen Metacarpalknochens schön gerundet sein. Die Form der Gelenkflächen ist so zu gestalten, daß ungehindert eine Beugung im Grundgelenk bis etwa zum rechten Winkel möglich ist.

Hernach wird das Köpfchen des Metacarpalknochens mit einem Fascienüberzug versehen. Die Fascie wird mit einigen Knopfnähten am Periost befestigt.

Die Ruhigstellung. Gipsverband in einer leichten Beugestellung von 160^0 unter Extension durch die Fingerkuppe.

Nachbehandlung. Nach 10—14 Tagen vorsichtiger Beginn mit Bewegungsübungen im Wasserbad in Verbindung mit einfachen manuellen Übungen.

B. Arthroplastik der Fingerzwischengelenke

Die Arthroplastik des 1. Fingerinterphalangealgelenkes ist, wenn diese sich auch praktisch bewährt hat, nur auf Ausnahmefälle zu beschränken. Es ist eine diffizile Plastik, aber sie kann zu erfreulichen Ergebnissen führen.

Technik

Schnitt. Zwei Längsschnitte werden an jeder Seite des Gelenkes angelegt. Die Kapsel wird gespalten. Der seitliche Bandapparat wird möglichst erhalten. Die Durchtrennung des Knochens erfolgt unter dem Schutz der Kocher-Sonden mit kleinen Hohlmeißeln. Das Köpfchen des Grundgliedes wird mit einem Fascien- oder Fettlappen überzogen.

Ruhigstellung. Auf volarer Gipsschiene für 10 Tage mit Extension durch die Fingerkuppe.

Nachbehandlung. Erste Übungen im Wasserbad, anschließend manuelle Übungen durch die Krankengymnastin. Für die Nacht wird der Finger in einer wechselnd starken Beugestellung auf eine kleine Fingerschiene gelagert.

13. Die Metacarpalpseudarthrose

Die Indikation zur Operation der Metacarpalpseudarthrose ist gegeben, wenn diese eine wesentliche Funktionsstörung der Hand bedingt.

Die Art der Operation hängt davon ab, ob eine deutliche Verkürzung des Metacarpalknochens besteht oder nicht. Fehlt eine solche, so kann die Fixierung der angefrischten Knochenenden mit einem Kirschner-Draht (s. Abb. 560) oder mit einem Miniaturmarknagel geschehen. Wenn

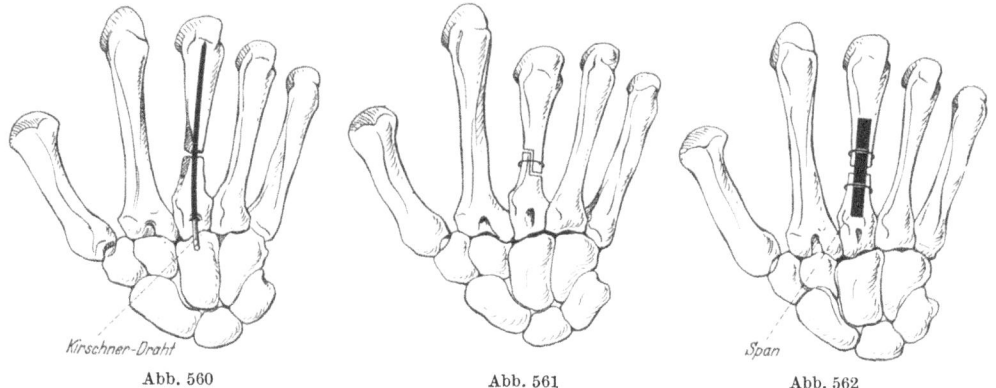

Kirschner-Draht

Span

Abb. 560   Abb. 561   Abb. 562

Abb. 560—562. Behandlungsverfahren der Metacarpalpseudarthrose. Abb. 560. Mit Kirschner-Draht. Abb. 561. Durch stufenförmige Anfrischung und einfache Drahtnaht. Abb. 562. Durch eine kleine Knochenspanung mit einem „Streichholz"span

die Bruchenden eine schräge Form haben, ist auch eine einfache Drahtnaht nach stufenförmiger Anfrischung der Bruchenden aussichtsreich (s. Abb. 561). Die Behandlung der Metacarpalpseudarthrose mit einem Defekt sowie bei ausgesprochener Verkürzung der Bruchenden ist die *Knochenspanung* mit einem „Streichholz"span (s. Abb. 562). Er wird in zwei Längsrinnen der Metacarpalbruchstücke eingelassen und mit dünnen Drahtnähten befestigt. Die Wiederherstellung der gleichen Länge der Metacarpalknochen ist für die Gebrauchsfähigkeit der Hand bedeutungsvoll.

14. Die Phalangealpseudarthrose

Die operative Behandlung einer Pseudarthrose an einem Fingerknochen ist im allgemeinen nur angezeigt, wenn die Funktion der Sehnen erhalten ist und wenn keine schweren Versteifungen der Fingergelenke vorliegen. Außerdem muß es ein funktionswichtiger „unersetzlicher" Finger sein. Trifft dies nicht zu, so verzichtet man auf die Pseudarthrosenoperation und opfert den Finger.

Die beste Behandlung ist die mit einer *Knochenbolzung.* Ein Bohrloch wird im Innern des zentralen und peripheren Bruchstückes angelegt, ein kleiner „Streichholz"knochenspan wird zur Hälfte in das eine Bohrloch eingesetzt, und das andere Bruchstück wird darübergestülpt.

Zur *Ruhigstellung* wird lediglich eine volare Cellonaschiene gegeben. Die Dauer der Fixierung wird von dem Zeitpunkt des Eintrittes der Knochenfestigung bestimmt.

15. Versteifung der Fingergrundgelenke

Die typische Versteifung der Fingergrundgelenke ist die in Streckstellung. Sie wird als Fingerstreckkontraktur bezeichnet. Sie findet sich allzu oft als sekundäre, meist vermeidbare Begleiterscheinung nach Sehnen- oder Knochenverletzungen an der Hand wie am ganzen Arm oder als Folge von Eiterungen an Hand oder Fingern. Die Versteifungen entwickeln sich auch schnell nach peripheren Armnervenverletzungen. Die Fingerversteifung wird durch eine Sudeck-

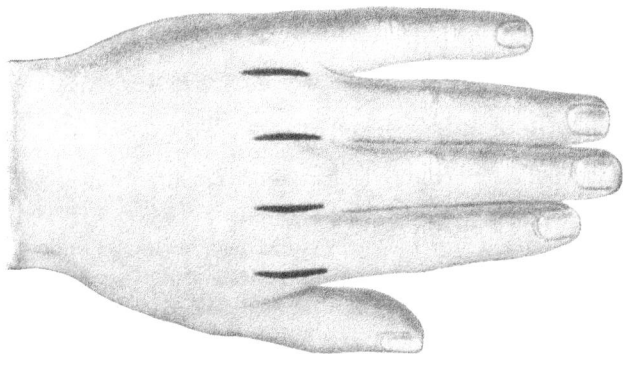

sche Atrophie gefördert, und ihre Behandlung ist beim Vorliegen dieser Erkrankung hartnäckig.

Wohl ist die Behandlung einer jeden Fingerstreckkontraktur zunächst konservativ (Übungsbehandlung durch eine Krankengymnastin, Quengelgipsverband, durchblutungsfördernde Mittel wie Acetylcholin oder Padutin, Wärmebehandlung usw.), aber dieser Behandlung sind, namentlich in veralteten Fällen, Grenzen gesetzt.

Abb. 563

Es bedeutet für die Behandlung der Versteifung der Fingergrundgelenke einen erfreulichen Fortschritt, daß wir heute in der seitlichen Kapselexcision ein erfolgversprechendes Operationsverfahren besitzen. Die *seitliche ovale Fensterung des Kapselbandapparates*, die auch von BUNNELL bevorzugt wird, ist besser als die dorsale Kapselexcision. Diese ermöglicht an und für sich

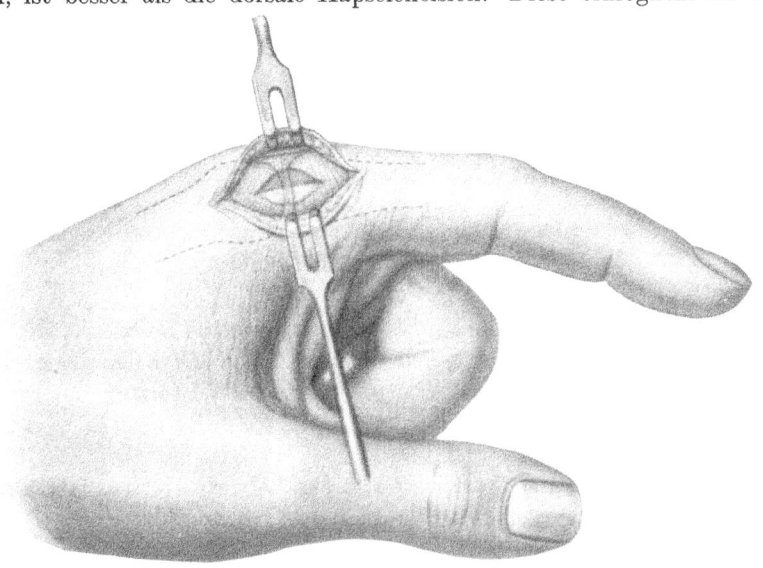

Abb. 564

Abb. 563 u. 564. Behandlung der Versteifung der Fingergrundgelenke in Streckstellung
Abb. 563. Lage der Schnitte. Abb. 564. Das Fingergrundgelenk ist von der Seite her freigelegt, und ein ovales Fenster ist in die Kapsel eingeschnitten worden

schon gut die Beseitigung einer Fingerversteifung, aber es entstehen danach leicht dorsale Subluxationsstellungen oder auch erneute Verwachsungen der Strecksehne an der Operationsstelle. Beides fällt bei der seitlichen Fensterung fort. Man muß hierbei nur gut auf den Verlauf der Mm. lumbricales achten, um sie nicht zu verletzen.

Technik der seitlichen ovalen Kapselfensterung (s. Abb. 563 und 564)

Blutleere ist grundsätzlich anzuwenden.

Schnitte. Der erste Schnitt liegt am Zeigefinger an der radialen Seite in der Höhe des Grundgelenkes seitlich. Außerdem ist ein zweiter Schnitt zwischen dem 2. und 3. Finger anzulegen. Von diesem wird gleichzeitig die Kapselfensterung der ulnaren Seite des Zeigefingers und der radialen Seite des Mittelfingers durchgeführt. Weiterhin sind noch Schnitte erforderlich zwischen dem 3. und 4. und dem 4. und 5. Finger. Von je einem Schnitt aus wird gleichzeitig die Gelenkkapselausschneidung an der ulnaren Seite des einen und an der radialen Seite des anderen Fingers vorgenommen. Bei einer starken Kontraktur im Kleinfinger ist eventuell noch zusätzlich ein Schnitt an der Außenseite des Kleinfingergrundgelenkes anzulegen.

Von den einzelnen Schnitten werden sorgfältig die seitlichen Kapselpartien freigelegt. Man überzeugt sich durch leichte Bewegungen in den Fingergrundgelenken von der Lage des Gelenkspaltes sowie von dem Verlauf der Mm. lumbricales. Aus der Kapsel wird ein *ovales, ellipsoides Fenster* herausgeschnitten. Schon nach der Herausschneidung eines Kapselfensters ist die gesperrte Beweglichkeit deutlich gebessert. Ein voller Ausgleich der Versteifung ist aber erst nach beidseitiger Kapselausschneidung erreichbar.

Vor Wundverschluß Abnahme der Blutleere und sorgfältige Blutstillung. Nachblutungen können den ganzen Erfolg der kleinen Operation in Frage stellen! Die Kapsel bleibt selbstverständlich offen. Lediglich eine lose Subcutan- und Hautnaht wird gemacht.

Ruhigstellung. Dorsale Gipsschiene mit zur Faust geschlossenen Fingern. Die Fingerendglieder sind zur Überprüfung der Zirkulation freigelassen.

Nachbehandlung. Nach 4 Tagen im Verband Beginn mit aktiven Anspannungsübungen. Nach einer Woche stundenweises Abnehmen der Gipsschiene und Aufnahme von krankengymnastischen Übungen.

Erst nach etwa 4 Wochen Weglassen der Schiene für den Tag und Anleitung zum möglichst freien Gebrauch der Finger. Für die Nacht wird die Schiene noch für etwa 3 Monate getragen.

Die Zahl der bei uns mit diesem Verfahren behandelten Fingergrundgelenkversteifungen ist beträchtlich. Die Erfolge sind durchschnittlich gut. Andere operative Eingriffe als die ovale seitliche Kapselfensterung sind nur bei schweren knöchernen Veränderungen der Gelenkenden angezeigt. In solchen Fällen geht man wie bei einer Ankylose vor. Man reseziert das Metacarpalköpfchen, formt das freie Ende des Metacarpale neu und überkleidet es wie bei einer Arthroplastik mit einem kleinen Fascien- oder Fettlappen.

16. Die Dupuytrensche Fingerkontraktur

Wenn auch die Ursache des Krankheitsbildes der Dupuytrenschen Fingerkontraktur noch in keiner Weise geklärt ist, so besteht doch weitgehende Einstimmigkeit über die beste Behandlung dieser Erkrankung. Die Auffassung der beiden Chirurgen, die besonders reiche Erfahrung bei der Behandlung dieser Erkrankung gesammelt und die sich mit besonderer Hingabe dieser Behandlung gewidmet haben, LEXER und BUNNELL, ist die gleiche: Ein gründliches Ausschneiden von allem krankhaft veränderten Gewebe der Palmaraponeurose ist unbedingt erforderlich. Durch kleine Eingriffe, wie subcutane Einkerbungen oder partielle Ausschneidungen, lassen sich nur vorübergehende Besserungen, aber nie Heilungen erzielen. Die Palliativoperationen sind gelegentlich für die Behandlung der Dupuytrenschen Kontraktur bei alten Leuten gerechtfertigt, sonst ist die gründliche Exstirpation der Palmaraponeurose angezeigt.

LEXER eilte seiner Zeit einen Schritt voraus. Er forderte für die *schweren* Fälle von Dupuytren mit Recht nicht nur die Entfernung der Palmaraponeurose, sondern auch eine ausgiebige Entfernung der Haut in dem erkrankten Gebiet. Die histologischen Untersuchungen von JANSSEN hatten ergeben, daß ebenso wie die Palmaraponeurose auch die Haut krankhaft verändert ist.

Die Operation der Dupuytrenschen Kontraktur verlangt ein außerordentlich sorgfältiges präparatorisches Vorgehen. Blutleere ist unerläßlich. Die Schnittführung hängt im einzelnen Fall von der Ausdehnung der Veränderungen ab; sie wird im allgemeinen so gewählt, daß sie zentral am Kleinfingerballen beginnt und diesen bogenförmig umkreist. Sie biegt peripher etwa in Höhe der Grundgelenke in querer Richtung ulnarwärts um. Längsincisionen zum Ausschneiden der verhärteten Stränge der Haut führen nur zu störenden Narbenkontrakturen!

Die Exstirpation der Palmaraponeurose hat so vollständig zu geschehen, daß die Sehnenscheiden für die langen Fingerbeuger sowie der Verlauf der Gefäße und Nerven und der kleinen

Fingermuskeln wie bei einem anatomischen Präparat dargestellt sind. Es gibt 8 Bögen, je 4 für die langen Fingerbeuger- und je 4 für die kleinen Lumbricaliskanäle. Wenn es sich um veraltete Kontrakturen handelt, kann die Streckung der Finger auch nach Entfernung der gesamten Palmaraponeurose noch auf Schwierigkeiten stoßen. Die strangförmigen Veränderungen haben von der Hohlhand auf die Beugeseite der Finger übergegriffen, und schwere sekundäre Gelenkkontrakturen in dem ersten Fingerzwischengelenk sind entstanden. Die derben Stränge auf der Beugeseite eines solchen Fingers werden von einem seitlichen Schnitt, der auf den Querschnitt in der Hohlhand aufgesetzt ist, entfernt.

Gut ist auch ein *Z-förmiger Schnitt* an den Fingern. Der zentrale Schenkel des Z liegt in der Beugefalte des Fingeransatzes, der periphere, der in umgekehrter Richtung verläuft, über dem 1. Fingerzwischengelenk oder noch distal davon. Die Z-förmige Schnittführung erleichtert die Vernähung des Hautdefektes nach der Fingerstreckung. Wenn die Fingerstreckung auf Schwierigkeiten stößt, ist eventuell noch eine Einschneidung der stark verkürzten vorderen Gelenkkapsel erforderlich. In hochgradigsten Fällen, bei spitzwinkligen Kontrakturen, ist eventuell sogar die Absetzung des Fingers in dem Fingerzwischengelenk notwendig. Man wird sich hierzu am ehesten am kleinen Finger entschließen.

Besondere Sorgfalt ist bei der Exstirpation der Palmaraponeurose auf den Verlauf der *Fingerhautnerven* zu nehmen. Nur die Operation in Blutleere gibt ein so übersichtliches Bild, daß die Hautnerven sicher geschont werden können. Leider zeigen die Angaben der Patienten nach den Operationen allzu oft, daß sie an ihren Fingern *Gefühlsstörungen* haben. Das gilt es zu vermeiden, da der Wert oder Unwert einer Hand weitgehend durch ein gutes oder gestörtes Gefühlsvermögen bestimmt wird!

Es ist von entscheidender Bedeutung für den Wiedereintritt einer guten Fingerbeweglichkeit, daß eine *schnelle Wundheilung* erfolgt, und ebenso ist es wichtig, daß keine Narbenkontrakturen entstehen, durch die die Finger wieder in eine Beugekontrakturstellung gezogen würden. Wenn die Wundheilung sich Monat um Monat hinauszieht und eine Ruhigstellung des Fingers über viele Wochen hin erfordert, so kann es außerordentlich lange dauern, bis die steif gewordenen Finger wieder beweglich werden. Es besteht sogar die Gefahr, daß die Finger überhaupt steif bleiben.

Ein *primärer Hautverschluß* nach Entfernung der pathologisch veränderten Haut ist in der Regel *nicht möglich*. Die Hautdeckung durch eine Lappenplastik ist daher nicht zu umgehen. Für mittelschwere Fälle reicht die *Verschiebeplastik* aus. Sie wurde von v. SEEMEN angegeben und hat sich außerordentlich bewährt. Es wird auf der dorsalen Seite ein zentral gestielter Lappen am ulnaren Handrand gebildet, der gleichzeitig den erhaltenen Teil der Haut auf der Beugeseite des Kleinfingerballens mit umfaßt. Dieser Lappen wird in den Defekt der Hohlhand hineingeschwenkt, und ein guter Verschluß der Haut ist möglich. Wenn der sekundäre Defekt, der auf dem Rücken entsteht, nicht primär vernäht werden kann, so wird er durch einen Thierschschen Lappen gedeckt. Für schwere Defekte ist eine *Bauchhautlappenplastik nötig*. Sie wird entweder in Form eines einfachgestielten Lappens oder eines sog. Rundstiellappens ausgeführt. Dieser wird schon mehrere Wochen vor der eigentlichen Operation der Dupuytrenschen Fingerkontraktur angelegt und ist außerdem schon vor dieser Operation auf die ulnare Handseite vernäht.

Technik der Operation (s. Abb. 565—568)

Blutleere mit Blutdruckmanschette; Lagerung der Hand flach ausgebreitet auf dem Handrücken auf dem kleinen Handspezialoperationstisch; wenn möglich Spreizung der Finger. In die Fingerkuppen sind entweder Tuchklemmen eingesetzt, oder es sind Seidenfäden durch die Fingerkuppen hindurchgezogen, an denen die Finger gut in leicht abgespreizter und gestreckter Stellung gehalten werden können.

Schnittführung. Entsprechend dem Verlauf des Kleinfingerballens in Richtung auf den 5. oder 4. Finger in Höhe der Grundglieder in querer Richtung abbiegend, so daß die Form eines umgekehrten römischen L herauskommt. Die gesamte veränderte Haut wird ausgeschnitten, nur wirklich gut beschaffene Haut bleibt erhalten. Die Palmaraponeurose wird von zentral nach peripher in allen ihren einzelnen Strängen herauspräpariert. Der Ansatz der Sehne des Palmaris longus wird quer durchschnitten. Es ist bei der Herauspräparierung der Palmaraponeurose gut darauf zu achten, daß auch die Ausstrahlungen der Palmaraponeurose, die in die Tiefe zwischen die Kanäle der langen Fingerbeuger und der der kleinen Lumbricales gehen, sowie die, die zu den Ligamenta transversa ziehen, entfernt werden. Ängstlich ist jede Verletzung der Hautnerven zu vermeiden, damit nicht hinterher an einem der 5 Finger Gefühlsstörungen entstehen.

Nach Beendigung des Herauspräparierens der Palmaraponeurose Öffnen der Blutleere und Komprimieren des Wundgebietes für einige Minuten mit feuchter, heißer Gazekompresse, anschließend sorgfältige Blutstillung.

Die unmittelbare *Hautdeckung* wird nur so weit vorgenommen, wie dies *spannungslos* möglich ist. Bei einem *mittelgroßen Defekt* wird im Bereich des Kleinfingerballens und des ulnaren Teiles

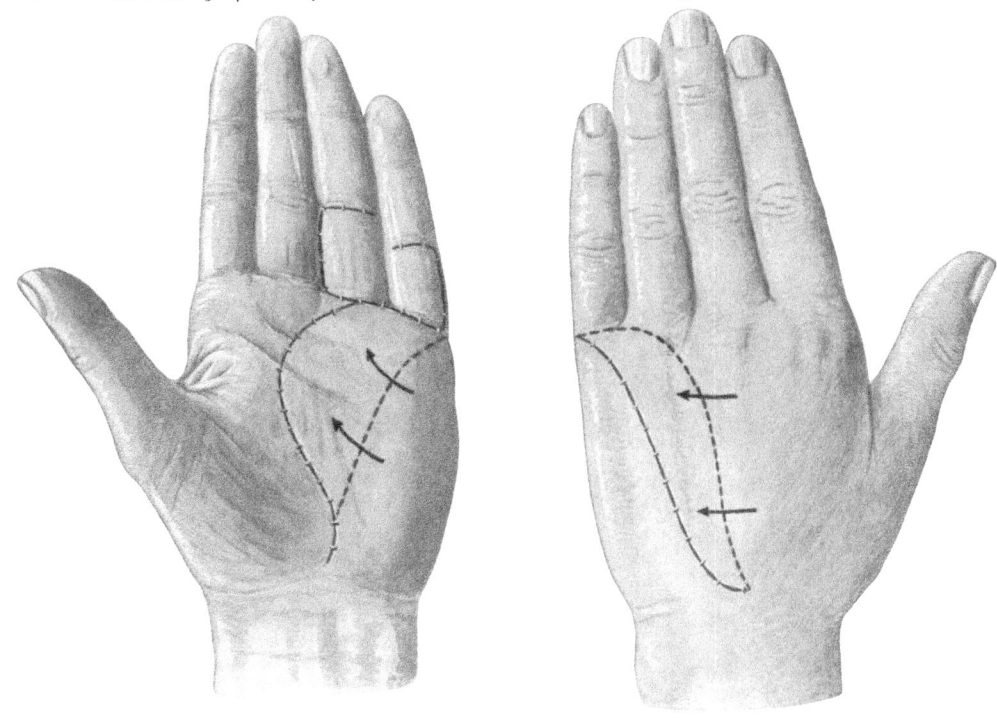

Abb. 565   Abb. 566

Abb. 565 u. 566. Dupuytrensche Fingerkontraktur. Schnittführung. Der Defekt, der in der Hohlhand nach Entfernung der erkrankten Haut entsteht, wird durch eine Lappenverschiebung von der dorsalen Seite her wieder verschlossen (VON SEEMEN)

des Handrückens ein zentral gestielter Hautlappen (nach v. SEEMEN) gebildet (s. Abb. 566), der auf der Beugeseite nach medial verschoben wird. Der sekundäre Defekt, der auf dem Handrücken entsteht, läßt sich meist direkt schließen. Wenn dies nicht möglich ist, wird eine Hautdeckung durch einen Thierschschen Lappen ausgeführt.

Bei einem *großen Hautdefekt* ist eine Bauchlappentransplantation zur Deckung des Defektes erforderlich (s. Abb. 568). (Näheres s. o. und daselbst.) Wenn starke Beugekontrakturen in den Fingerzwischengelenken bestanden haben, ist es notwendig, diese eventuell durch Incision des volaren Anteiles der geschrumpften Gelenkkapsel zu beseitigen.

Ruhigstellung. Die Hand wird vor der Hautlappenplastik mit den Fingern in annähernd gestreckter Stellung auf einer Schiene aufgebunden, die sterilisiert ist. Wenn man keine sterilisierbare Schiene besitzt, muß eventuell hinterher ein Gipsverband angelegt werden. Es werden natürlich nur die Finger auf der Schiene fixiert, die eine wesentliche Beugekontraktur gehabt hatten.

Nachbehandlung. Die *Ruhigstellung* auf der Schiene wird für *1 Woche* durchgeführt, dann Beginn der Bewegungsübungen für die Fingerend- und -mittelglieder. Die Fingergrundgelenke und die Hand werden erst nach 2—3 Wochen von der Schiene heruntergenommen. Die übrige

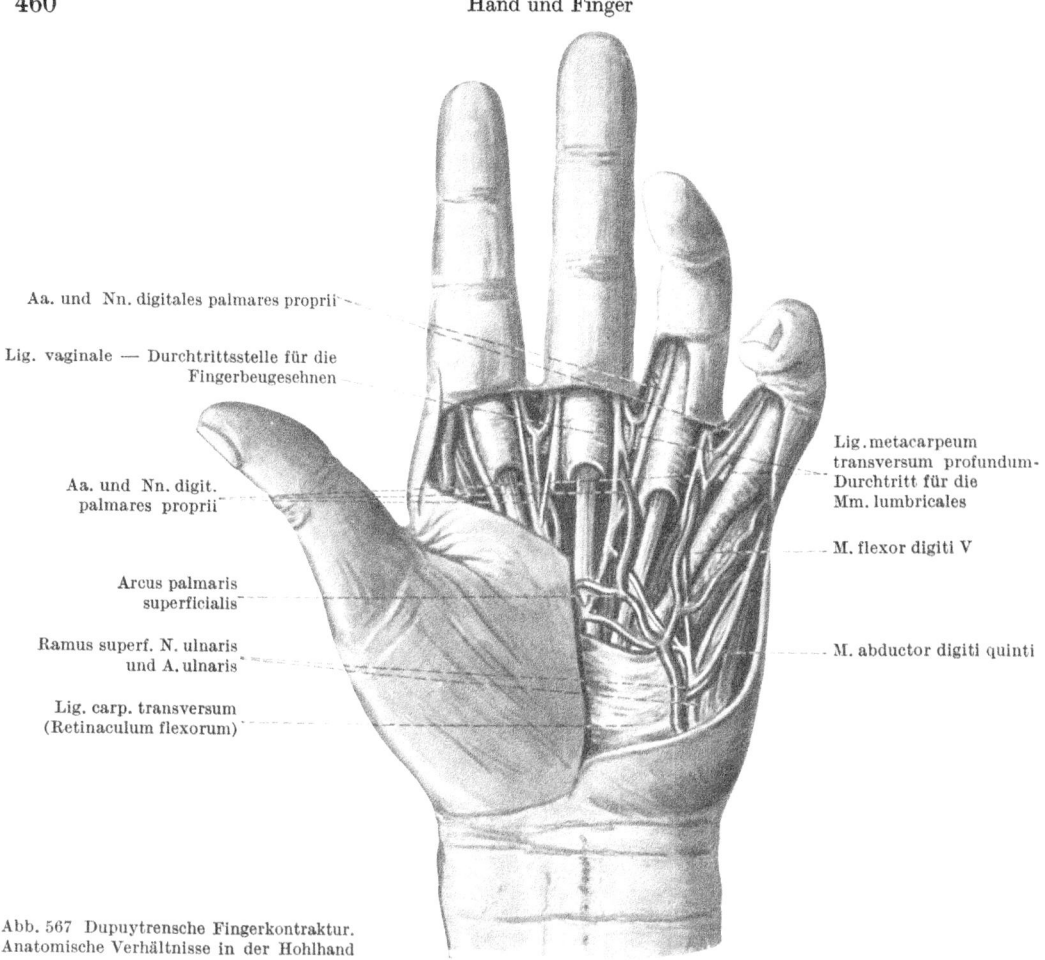

Aa. und Nn. digitales palmares proprii

Lig. vaginale — Durchtrittsstelle für die
Fingerbeugesehnen

Aa. und Nn. digit.
palmares proprii

Arcus palmaris
superficialis

Ramus superf. N. ulnaris
und A. ulnaris

Lig. carp. transversum
(Retinaculum flexorum)

Lig. metacarpeum
transversum profundum-
Durchtritt für die
Mm. lumbricales

M. flexor digiti V

M. abductor digiti quinti

Abb. 567 Dupuytrensche Fingerkontraktur.
Anatomische Verhältnisse in der Hohlhand

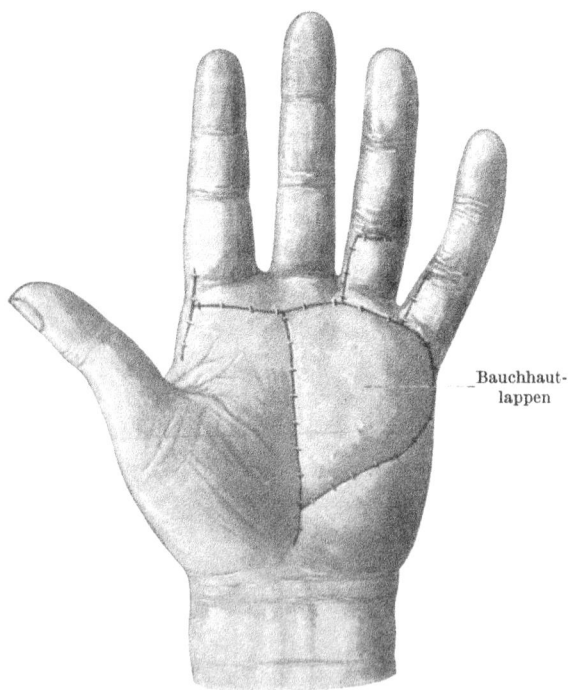

Bauchhaut-
lappen

Abb. 568. Deckung eines bei der Operation der Dupuytrenschen
Kontraktur entstandenen großen Hautdefektes in der Hohlhand durch
einen Bauchhautlappen

Nachbehandlung besteht in vorsichtigen
Fingerübungen in Verbindung mit allmählichem Gebrauch der Finger vor allem für
einfache praktische Verrichtungen des täglichen Lebens.

Für *leichte bis mittelschwere* Fälle
kann auch die Operation in *vereinfachter
Form* ausgeführt werden (WENZL). Es
wird entsprechend der kräftigen Haut-
querfalte in Höhe der Fingergrundgelenke
(Linea mensalis) ein Querschnitt angelegt,
der an der ulnaren Handseite beginnt.
Der Schnitt darf natürlich nur bis zur
Palmaraponeurose gehen, um Verletzungen
der Hautnerven für die Finger auszuschließen. Die Haut wird finger- und
handgelenkwärts zurückpräpariert, um die
krankhaften Veränderungen der Palmaraponeurose auszuschneiden.

Zur *Kontrakturbeseitigung der Finger*
wird ein gesonderter, Z-förmiger Schnitt
über dem Fingergrundgelenk angelegt.

Die querverlaufende Wunde an der Hohlhand läßt sich *in Handbeugung und leichter Finger-beugung* leicht verschließen. Nach einer Woche werden die Finger ganz allmählich wieder gestreckt.

Die *quere Schnittführung* gibt *in mittelschweren Fällen gute Resultate*. Die Narben sind, wie wir auch auf Grund eigener Erfahrungen sagen können, linear strichförmig, und die Funktion der Finger stellt sich schnell wieder her. Die Schnittführung dürfte auf Mc Indoe zurückgehen und wurde in der letzten Zeit vor allem von Skoog wieder empfohlen.

Für die Hautnaht hat sich die Naht mit feinstem rostfreiem Draht (Knopfnähte!) bewährt.

Die *Erfolge* der Behandlung der Dupuytrenschen Kontraktur sind, wenn man wirklich alles krankhafte Gewebe der Palmaraponeurose zusammen mit der krankhaft veränderten Haut entfernt hat, für die Dauer gut. Sie werden es besonders dann, wenn auch durch die Schnitt-führung von vornherein dafür gesorgt ist, daß keine sekundären Narbenkontrakturen entstehen. Man beugt dem vor, indem man Längsschnitte zum Ausschneiden der Schwielenstränge vermeidet und peripher in der Hohlhand einen Querschnitt anlegt. Die Behandlungsresultate werden vor allem gut, wenn man nicht erst wartet, bis schwerste Kontrakturen entstanden sind. Man kennt den Schicksalsweg der Patienten mit den Dupuytrenschen Finger-kontrakturen. Man weiß, daß die Aussichten der konservativen Be-handlung für die Dauer doch ungenügend sind. Man soll sich deshalb *rechtzeitig* zur Operation der Dupuytrenschen Fingerkon-traktur entschließen!

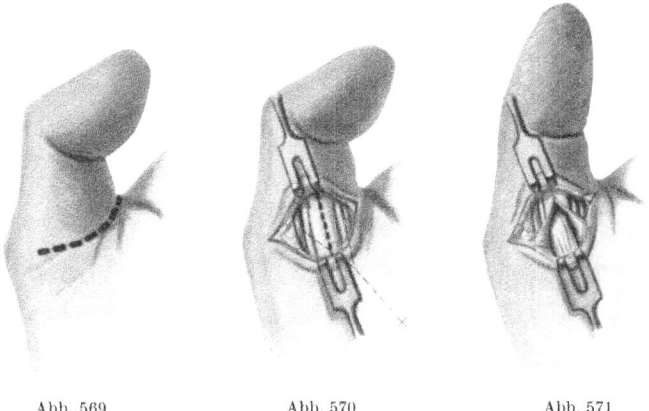

17. Der schnellende Finger

Der schnellende Finger kann angeboren oder erworben sein. Bei Kindern ist meist der Daumen befallen, bei Erwachsenen geht die Sperrung der Bewegungs-unfähigkeit des Fingers meist auf einen entzündlichen Vorgang zurück.

Abb. 569   Abb. 570   Abb. 571

Abb. 569—571. Schnellender Finger (Tendovaginitis stenosans)

Abb. 569. Schnittführung

Abb. 570. Freilegung des Sehnenscheide. A. und N. volares (×) sind zu schonen

Abb. 571. Die Sehnenscheide ist gefenstert, das Schnappen beseitigt

Wenn durch konservative Behandlung das Schnellen nicht zurückgeht, ist die Operation er-forderlich. Die Aufgabe der Operation ist die Lösung der Beugesehne aus der Verengerungsstelle des Fingerkanales.

Technik der Operation (s. Abb. 569—571). Blutleere. Lokalanaesthesie. Volarer **Querschnitt** über dem Fingergrundgelenk. Freilegung der Beugesehne unter sorgfältiger Zurückhaltung der volaren Nerven und Gefäße. Der Verdickungsknoten, der eine Sperre für die Bewegung der Sehne bildet, wird sichtbar. Das Ligamentum vaginale wird eingeschnitten und der volare Anteil reseziert. Die Sehne gleitet wieder frei, das Schnappen ist beseitigt. Subcutannaht und Haut-naht.

Ruhigstellung auf Fingerschiene für 4 Tage.

18. Behandlung des Daumenverlustes

Die operative Behandlung eines Daumenverlustes ist wegen der großen Funktionsstörung, die der Daumenverlust für die Hand bedeutet, dringend angezeigt. Eine Reihe von Operations-verfahren, die keineswegs gleichwertig sind und die auch nicht die gleiche Indikation haben, sind dafür angegeben worden.

Es sind die Phalangisation des 1. Metacarpale, die Verpflanzung der Großzehe auf den Daumenstumpf nach Nicoladoni, die Bildung eines neuen Daumens aus einer Bauchhautrolle unter Einfügung eines „Daumen"knochens aus dem Schienbein, der Rippe oder dem Darmbeinkamm (LANGENSKIÖLD) oder auch die Umwandlung des Zeigefingers in einen Daumen.

Die verschiedenen Verfahren sind in den vergangenen Jahren, wie wir das in unserer „Unfallorthopädie" ausführlich behandelt haben, so zahlreich angewandt worden, daß sich dadurch die typischen Verfahren herauskristallisiert haben (v. ABERLE-HORSTENEGG, HILGENFELDT u. a.). Auch ihre Indikation konnte im einzelnen festgelegt werden.

A. Die Phalangisation (HOHMANN, KLAPP)

Das Verfahren ist schon im ersten Weltkrieg von HOHMANN und KLAPP angewandt worden, im zweiten hat es eine weite Verbreitung gefunden. KREUZ hat unter anderen auf Kongressen über schöne Erfolge berichtet. Die Phalangisation, die auch als Metacarpolysis bezeichnet wird, ist eine Palliativoperation. Es ist ein kleiner Eingriff mit einer guten funktionellen Wirkung. Das Metacarpale I wird abgespalten und funktionell, nicht aber anatomisch zu einem Daumen umgewandelt.

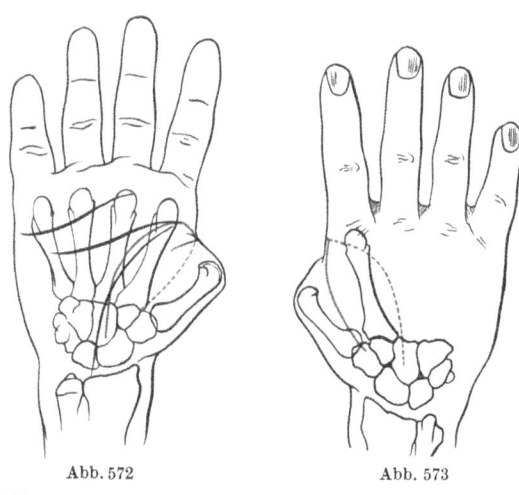

Abb. 572   Abb. 573

Abb. 572 u. 573. Phalangisation. Bildung eines volaren und dorsalen Schwenklappens zur Deckung des abgespaltenen 1. Metacarpale

Technik (s. Abb. 572 und 573)

Schnittführung. Ein dorsaler und ein volarer Schwenklappen werden gebildet. Der *dorsale* Schnitt beginnt an der Basis des Metacarpale I, verläuft peripherwärts bis zum Ende des Metacarpale und biegt dann bogenförmig zum Zeigefinger ein. Der *volare* Schnitt beginnt in der Hohlhand am Ansatz des Daumenballens und geht bis zum Zeigefingeransatz, um dann zur Metacarpalstumpfkuppe einzubiegen. Der dorsale Lappen dient zur Deckung des 2., der volare zur Deckung des 1. Metacarpale, das als Daumen fungieren soll. Man nimmt den volaren Lappen zur Daumenhautbildung, weil er aus der widerstandsfähigeren Haut stammt.

Die Spaltung durch die kleine Daumenmuskulatur wird zu ²/₃ ausgeführt.

Die Vernähung der beiden Schwenklappen erfolgt spannungslos, um jede Nekrosengefahr auszuschließen. Wenn die Haut zu knapp und unnachgiebig ist, bleibt ein Teildefekt der Haut bestehen. Die Hautlücke wird durch einen Dermatomlappen gedeckt.

Wenn schwere *narbige* Hautveränderungen vorhanden sind, ist ein direkter Hautverschluß überhaupt unmöglich, und es muß in den neugeschaffenen Raum zwischen dem 1. und 2. Metacarpale ein Bauchhautlappen eingepflanzt werden.

B. Die Bildung eines neuen Daumens aus einer Bauchhautrolle unter Einfügen eines Knochenstückes

Dieses Verfahren sollte im allgemeinen nur angewandt werden, wenn noch das Metacarpale I oder selbst ein Stück der Grundphalange erhalten ist. Wenn das Metacarpale I fehlt, ist die Umwandlung des Zeigefingers in einen Daumen vorzuziehen (s. u.). Die Aufstockung des Daumens aus einer Bauchhautrolle, in die ein Knochenstück eingesetzt wird, ist eine Operation, die für Patienten jüngeren Alters vorbehalten ist. Das Verfahren ist zeitraubend und für *Ausnahmefälle* vorbehalten. Es wird zunächst die Bauchhautrolle am besten in Form eines Rundstiellappens gebildet, dann wird diese an dem Metacarpalstumpf angenäht und in einer weiteren Sitzung gelöst. Erst nach einer Zwischenzeit von mehreren Wochen wird das Knochenstück für den Daumen eingesetzt.

Es ist für die Ernährung der neuen Daumenhaut sehr wichtig, daß die verpflanzte Bauchhautrolle breitbasig am Metacarpalstumpf angenäht wird und daß die Vernähung ringsherum mit wirklich gesunder, gut durchbluteter Haut erfolgt. Ferner soll man nicht den Ehrgeiz haben, dem neuen Daumen die Länge eines normalen Daumens zu geben. Die Ernährung der verpflanzten Bauchhautrolle reicht dafür nicht aus. Teilnekrosen entstehen am freien Ende, oder unangenehme Durchblutungsstörungen bilden sich im Winter, die die Gebrauchsfähigkeit des neuen Daumens beeinträchtigen. Außerdem ist mit einer Sensibilisierung nur bei „kurzen" Daumen zu rechnen. Bleibt diese aus, so ist auch ein kosmetisch schöner Ersatzdaumen für die Funktion nur hinderlich.

Das *Knochenstück* wird entweder aus dem Schienbein oder dem Darmbeinkamm genommen. Die Rippe ist zu weich. Sie hat sich nicht bewährt. Wir haben schleichende Frakturen oder auch Resorptionsvorgänge beobachtet. Das Knochenstück muß etwa 1 cm kürzer als die Hautrolle sein, da sich sonst über dem Knochenende an der Hautkuppe eine Drucknekrose von innen bildet.

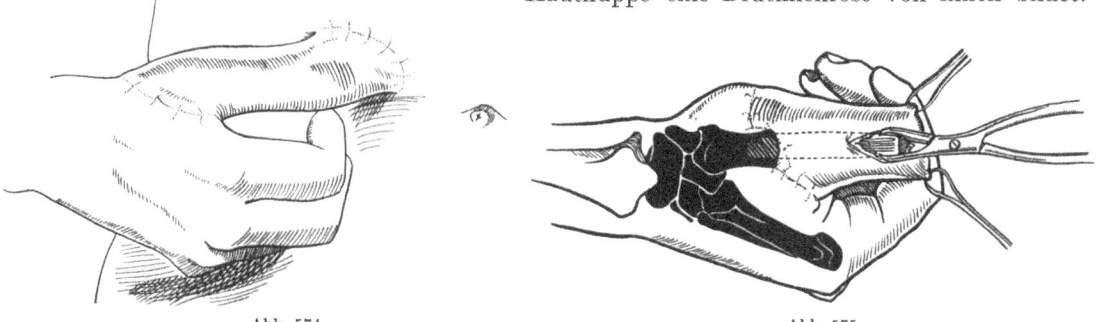

Abb. 574   Abb. 575

Abb. 574 u. 575. Bildung eines neuen Daumens aus einer Bauchhautrolle unter Einfügen eines Knochenstückes. Abb. 574. Die Bauchhautrolle ist gebildet. Abb. 575. Die Bauchhautrolle ist abgetrennt. Ein längliches Knochenstück wird in die Hautrolle in den Rest des Metacarpale I eingefügt

Die Bildung eines solchen neuen Daumens ist schwierig, ihre glückliche Vollendung bedeutet aber für den Patienten einen großen Gewinn.

Technik der künstlichen Daumenbildung (s. Abb. 574 und 575)

1. Bildung eines Rundstiellappens am Bauch.

2. Vernähung des Rundstiellappens auf den Metacarpalstumpf.

Die Hautkuppe des Metacarpalstumpfes wird ausgiebig ausgeschnitten, auf jeden Fall so weit, bis eine gut durchblutete Haut zur Vereinigung mit dem Hautlappen zur Verfügung steht. Die Vernähung der Bauchhautrolle mit der Haut des Metacarpale erfolgt breitbasig.

Fixierung der Hand an den Bauch für 3 Wochen.

3. Abtrennung des Rundstiellappens vom Bauch und Vernähung der Hautkuppe für den neuen Daumen.

Mehrwöchige *Behandlungspause*, bis die Durchblutung der Haut für den neuen Daumen ganz einwandfrei ist.

4. Einsetzen des Knochenstückes in die Hautrolle.

Ein kleiner Querschnitt wird auf der dorsalen Seite der „Daumenkuppe" gemacht. Die Enden der Hautrolle werden mit zwei Hakenpinzetten gefaßt und leicht gespannt. Ein kleiner Kanal wird im Inneren der Hautrolle mit einer schmalen Kornzange bis zum Metacarpalknochen gebildet. Die Kuppe des Metacarpalknochens wird mit einem kleinen Meißel quer eröffnet, und eine Nute wird in dem Knochen gebildet. Anschließend wird ein Instrument, das einem verlängerten Nasenspekulum entspricht, in die Hautkuppe bis zum Knochen eingesetzt. Es wird gespreizt, und das Knochenstück wird durch den so gebildeten Kanal in das Metacarpale eingesetzt. Das Knochenstück wird so tief in das Metacarpale eingepaßt, daß es von selber einen wirklich festen Halt hat.

Verschluß der Daumenkuppe mit einigen losen Nähten.

Ruhigstellung. Daumen-Hand-Unterarmgips für 6 Wochen. Anschließend Daumen-Handgips für weitere 2 Monate. Die Ruhigstellung wird erst beendet, wenn klinisch und röntgenologisch der Daumenknochen mit dem Metacarpale I absolut fest verknöchert ist.

C. Die Bildung eines Zeigefingerdaumens

Wenn der Daumen einschließlich des 1. Metacarpalknochens vollständig fehlt, ist das beste operative Verfahren zum plastischen Ersatz des verlorengegangenen 1. Strahles die Umwandlung des Zeigefingers in einen Daumen. Wir haben dieses Verfahren mehrfach und schon frühzeitig mit bestem Erfolg angewandt (GABRIEL). Es ist aber im Prinzip, wie so oft in der Chirurgie, bei der Operationstechnik nichts Neues. Schon PERTHES hat den Zeigefinger mit dem zugehörigen Metacarpale als Ersatz für den ganzen ersten Strahl, also für den Daumen mit dem zugehörigen Mittelhandknochen, benützt.

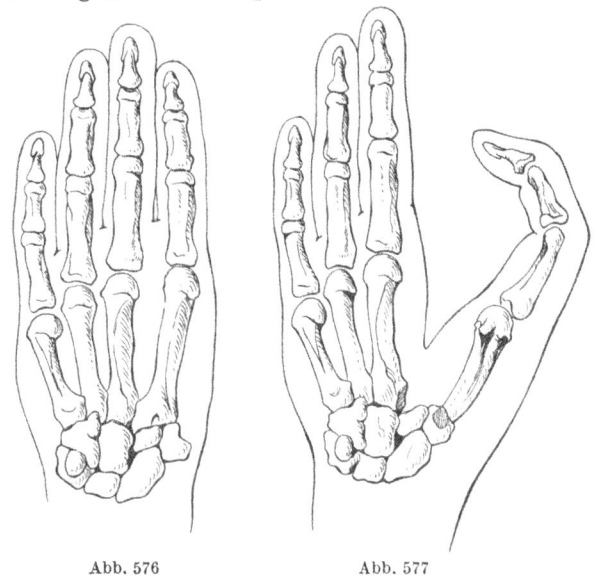

Alle anderen plastischen Verfahren ermöglichen nur die Aufstockung eines steifen Widerlagers in einem Handwurzelknochen, gegen den die anderen Finger die Opposition ausführen. Der Zeigefingerdaumen leistet funktionell wesentlich mehr. Er ist kraftvoll aktiv beweglich und gestattet eine selbständige Greif- wie Abspreiz- und Streckbewegung des Daumens. Ferner unterscheidet sich der Zeigefinger-Daumen in einem wesentlichen Punkt von allen „aufgestockten": Er hat ein einwandfreies Gefühl und ist nicht der Gefahr von trophischen Störungen ausgesetzt.

Abb. 576　　　　　　　　　Abb. 577

Abb. 576 u. 577. Bildung eines Zeigefingerdaumens. Schematische Darstellung

Technik der Umwandlung des Zeigefingers in einen Daumen (s. Abb. 576—581)

Blutleere.

Schnittführung. Dorsale und volare Lappenbildung mit einer breiten, zentralen Basis. Der Schnitt verläuft volarwärts schräg nach der ulnaren Seite bis zum Anfang des Kleinfingerballens.

α) Freilegung des 2. Metacarpalzwischenraumes und Abspaltung des Zeigefingers mit dem zugehörigen Metacarpale

Man geht unter Erhaltung der Beuge- und Strecksehnen sowie der Fingerarterien und Fingernerven auf den Zwischenraum zwischen dem 2. und 3. Metacarpalknochen ein. Man legt sich zuerst den Mittelhandknochenzwischenraum auf der Volarseite frei. Hierbei ist insbesondere die A. digitalis volaris communis zu schonen, die an der volaren Seite des 2. Mittelhandknochens verläuft. Es wird nur der Ast, der am Fingeransatz für die radiale Seite des 3. Fingers abgeht, unterbunden. Die Arterie verläuft mit den Hautnerven unterhalb der Palmaraponeurose und tritt erst distalwärts von den Fasciculi transversi mehr zur Oberfläche (s. Abb. 578). Die Spaltung der Palmaraponeurose geschieht von peripher nach zentral. Dann liegen die Gefäße mit den Hautnerven und der Beugesehnenscheide, die uneröffnet bleibt, frei. Die M. lumbricales sind längszuspalten, und der Rest des Ansatzes vom M. adductor pollicis ist einzuschneiden. Hiernach werden die Mm. interossei, die zwischen dem 2. und 3. Mittelhandknochen verlaufen, sichtbar. Man geht zwischen ihren beiden länglichen Muskelbäuchen hindurch.

Anschließend geht man auf der *Dorsalseite* auf den Mittelhandknochen vor. Auch hier werden nach Möglichkeit die Arterie und der Hautnerv erhalten. Die *Strecksehne für den 2. Finger* wird zentralwärts verfolgt und nahe dem Handgelenkband *durchtrennt*. Ein Seidenfaden wird

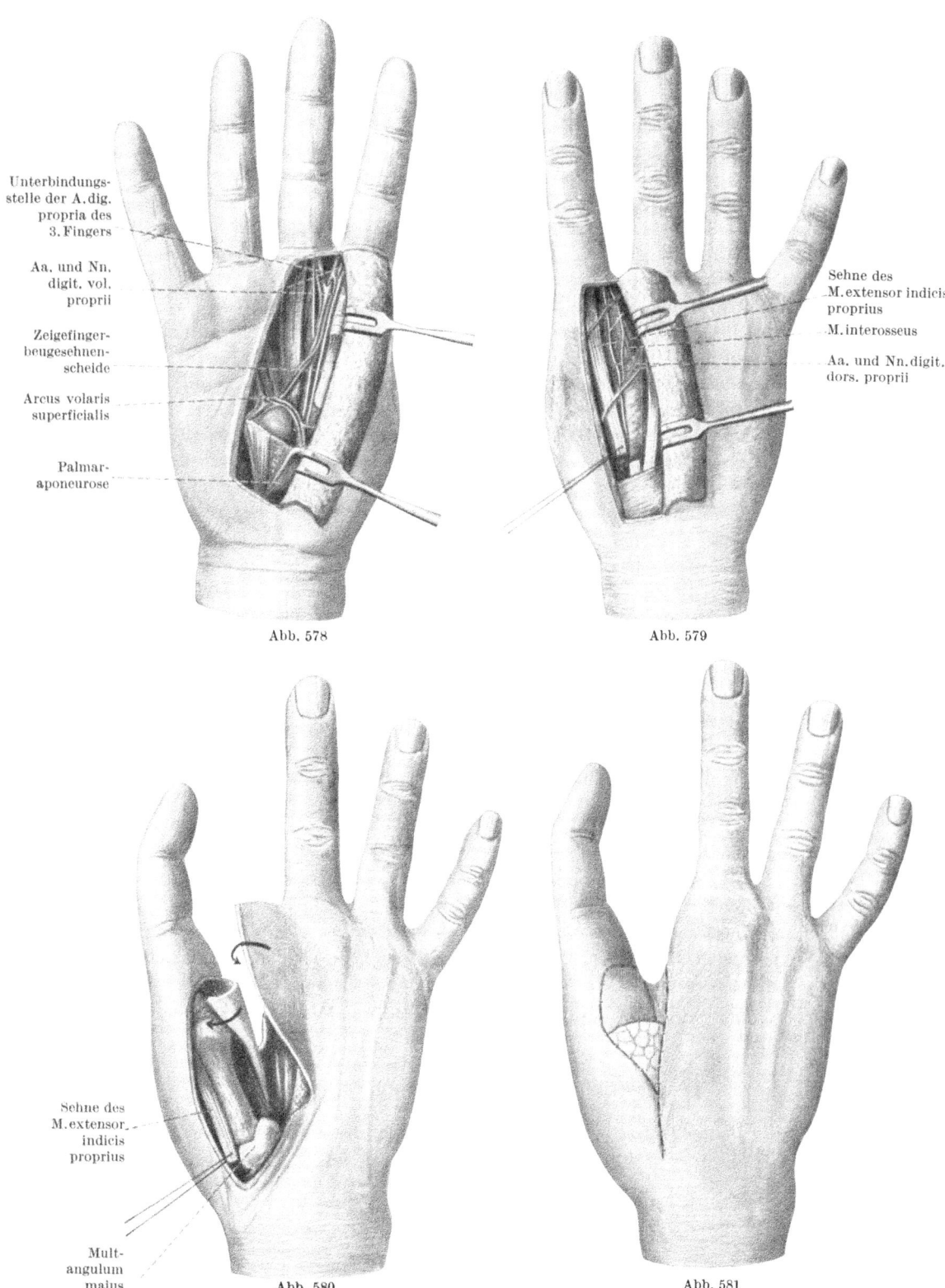

Unterbindungs-
stelle der A. dig.
propria des
3. Fingers

Aa. und Nn.
digit. vol.
proprii

Zeigefinger-
beugesehnen-
scheide

Arcus volaris
superficialis

Palmar-
aponeurose

Abb. 578

Sehne des
M. extensor indicis
proprius

M. interosseus

Aa. und Nn. digit.
dors. proprii

Abb. 579

Sehne des
M. extensor
indicis
proprius

Mult-
angulum
maius

Abb. 580

Abb. 581

Abb. 578—581. Operationsgang der Bildung eines Zeigefingerdaumens. Abb. 578. Volare Schnittführung mit Bildung eines türflügelförmigen Lappens. Abb. 579. Dorsale Schnittführung unter gleichzeitiger Bildung eines türflügelförmigen Lappens. Abb. 580. Der Zeigefinger ist an die Stelle des ehemaligen 1. Mittelhandknochens versetzt worden. Der Mittelhandknochen II ist gekürzt. Die Pfeilrichtungen an den Hautlappen geben die Deckungsmöglichkeiten der Wunddefekte an. Abb. 581. Die Bildung des Zeigefingerdaumens ist beendet. Der große Hautdefekt war bis auf einen kleinen Rest, der durch Reverdin-Läppchen gedeckt wurde, direkt geschlossen worden

an das periphere Sehnenende angehangen. Das *2. Metacarpale wird aus seiner Gelenkverbindung gelöst*, und die restlichen Verbindungen zwischen dem 2. und 3. Metacarpale werden durchschnitten.

β) Verlagerung und Umstellung des Zeigefingers mit seinem zugehörigen Metacarpale

Der Zeigefinger wird mit dem Metacarpale abgespreizt und in Oppositionsstellung zum Mittelfinger gebracht, der jetzt die Aufgabe als Zeigefinger zu übernehmen hat. Das Multangulum maius wird freigelegt. Hiernach wird festgestellt, wieweit das 2. Metacarpale für eine gute Opposition zum Mittelfinger gekürzt werden muß. Das entsprechende Knochenstück wird mit einer Knochenschere abgetragen. Das zentrale Ende des Metacarpalknochens wird leicht keilförmig zugespitzt und in eine Nute des Multangulum maius eingestellt. Die richtige Stellung des Zeigefingerdaumens wird noch einmal nachgeprüft, und hernach erfolgt die Fixierung durch eine dünne Drahtnaht oder durch zwei gekreuzte Kirschner-Drähte. Sie werden nach 3 bis 4 Wochen herausgezogen.

Die Umstellung des Zeigefingers zum Daumen wird *unter voller Erhaltung der Beugesehnen* ausgeführt. Die *Strecksehne* muß jedoch durchtrennt werden und erhält *eine neue zentrale Verbindung*. Sie wird entweder hergestellt durch eine Vereinigung mit dem erhaltenen zentralen Teil der Sehne des Extensor pollicis longus oder, wenn diese nicht verwendbar ist, mit der Sehne des Extensor carpi radialis longus. Die Vernähung erfolgt in typischer Weise.

Hautdeckung. Die Hautlappen werden in ihrem zentralen Teil auf der volaren wie dorsalen Seite nur so weit, als dies spannungslos möglich ist, vernäht. Der Rest des Hautdefektes wird mit einem Dermatomlappen oder bei schwer narbig veränderter Haut, die ausgiebig exstirpiert werden muß, mit einem Lappen aus der Bauchhaut gedeckt.

Ruhigstellung. Wenn die Hautdeckung mit einem Dermatomlappen möglich war, wird sofort ein Gipsschienenverband angelegt, der den Zeigefingerdaumen in der richtigen Stellung hält. Wenn bei einem *großen Defekt* eine *Bauchlappenplastik* erforderlich ist, so wird zunächst eine radiale Gipslongette für den Zeigefingerdaumen angelegt, die oberhalb des Handgelenkes an einem kleinen zirkulären Gips befestigt ist. Nach der Ablösung des Bauchhautlappens nach etwa 2—3 Wochen wird der endgültige Gipsverband angefertigt.

Die Ruhigstellung des neuen Daumens geschieht für etwa 2 Monate im Gips. Der Gips umschließt aber nur das Metacarpale, der eigentliche „Daumen" bleibt für Bewegungsübungen frei.

Das Verfahren der Bildung eines Zeigefingerdaumens ist so genau beschrieben worden, weil es sich *außerordentlich bewährt* hat. Der kosmetische Ersatz ist befriedigend. Das Entscheidende ist aber die gute Funktion des Zeigefingerdaumens, der den schweren Verlust des Daumens einschließlich des 1. Metacarpale praktisch voll ausgleicht. Eine gute aktive Funktion des Daumens ist vorhanden, das Gefühl ist erhalten, und der neue Daumen ist in gleicher Weise für feine wie grobe, schwere Arbeit verwendbar. So kann alle landwirtschaftliche Arbeit mit einem solchen Daumen geleistet werden. Die Hand hat durch die Bildung des neuen Daumens wieder ihren wahren Wert als Hand erhalten.

D. Die Bildung eines Mittelfingerdaumens

Als plastischer Daumenersatz kommt außer der Bildung des Zeigefingerdaumens die Mittelfingerdaumenbildung in Betracht. Sie wurde in erster Linie von O. HILGENFELDT ausgebildet.

Technik
Blutleere (s. Abb. 582—585)
Operation auf der Handbeugeseite

Schnittführung. Zwei Längsschnitte von den beiden Interdigitalfalten des Mittelfingers bis zur queren Handfalte. Vorsichtig präparierend wird von den beiden Längsschnitten in die Tiefe gegangen. Die Hautbahn soll möglichst schmal, an ihrer Basis breiter werdend, sein. *Die volaren Arterien und Nerven müssen geschont werden.* Die Medianusäste, die zum 2. und 4. Finger führen, sind dicker als die zwischen ihnen verlaufenden Aa. digitales vol. communes. Sie werden sorgfältig freigelegt und bis zu ihrer Gabelungsstelle an der Fingerzwischenfalte verfolgt. Der Ast, der an den Gabelungsstellen zum 4. Finger und zum Zeigefinger führt, wird unterbunden, während die beiden Äste, die den Mittelfinger versorgen, erhalten bleiben. Von dem Längsschnitt, der zwischen dem Mittel- und Zeigefinger liegt, wird ein leicht bogenförmiger, querverlaufender Schnitt angelegt, um den Daumen- oder Metacarpalstumpf freizulegen und ihn auszuschneiden. Während der Hautlappen daumenwärts zurückgeschlagen wird, wird der Sehnenstumpf des Flexor pollicis longus, der zwischen der oberflächlichen und tiefen Daumenballenmuskulatur liegt, aufgesucht. Es ist wichtig, diese Sehne wirklich aufzufinden, damit die Operation einzeitig durchgeführt werden kann. Eventuell ist es erforderlich, oberhalb des Handgelenkbandes die Sehne des Flexor pollicis longus aufzusuchen und sie dann peripherwärts mit einer Knopfsonde zu verfolgen, um so ihr peripheres Ende zu finden.

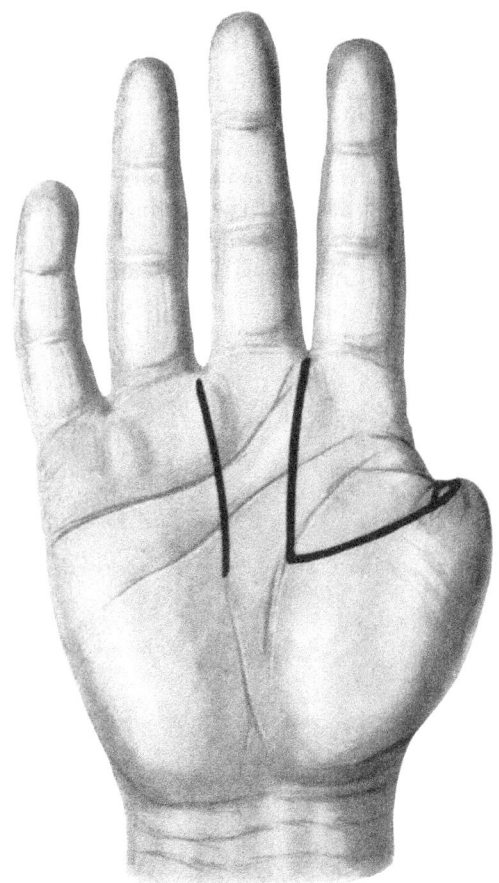

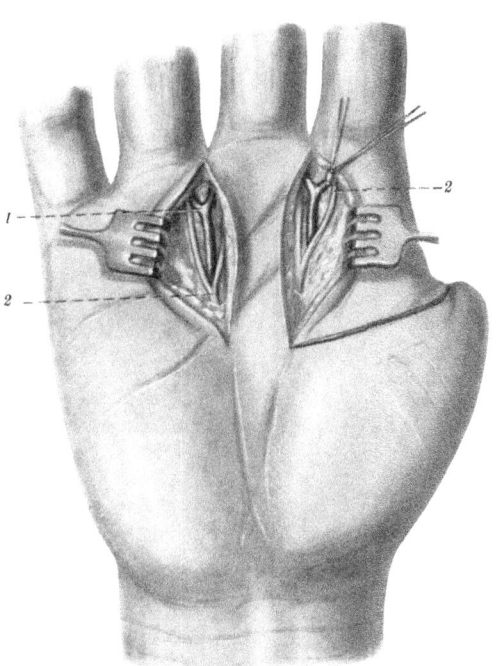

Abb. 582   Abb. 583

Abb. 582—585. Bildung eines Mittelfingerdaumens nach HILGENFELDT

Abb. 582. Schnittführung für die Auswechslung des Mittelfingers zum Daumen

Abb. 583. Der Hautschnitt in der Vola manus ist durchgeführt, die Arterien und Nerven (1, 2) sind dargestellt. Sie werden bis zur Gabelungsstelle verfolgt. Der Arterienast zum 2. Finger ist unterbunden

Operation auf der Handstreckseite

Leicht bogenförmiger Querschnitt nahe dem 1. Zwischenfingergelenk über dem Mittelfinger. Bildung eines Lappens entsprechend der Fingerbreite, der zentralwärts zurückgeschlagen wird. Aufsuchen der Strecksehne, die durchtrennt wird. Die Arterien und Nerven können in der Mitte des Grundgliedes unbedenklich durchtrennt werden. Dieser Hautlappen dient zur Deckung des Defektes über dem 3. Metacarpalknochen. Exartikulation des Fingers im Grundgelenk. Um eine Verletzung der Sehne des tiefen Fingerbeugers zu verhüten, wird eine Hohlsonde um das Gelenk eingeschoben und dann erst die Gelenkkapsel durchtrennt. Der Mittelfinger hängt jetzt nur noch an der Beugesehne und dem vorher gebildeten Hautlappen, in dem die volaren Nerven und Gefäße verlaufen. Wenn die ausgeschnittene Hautbahn noch nicht lang genug ist, muß der Stiel noch weiter zentral verlängert werden.

Da der ganze Mittelfinger als Daumenersatz zu lang ist, muß ein entsprechendes Stück des Grundgliedes resexiert werden. Die Durchtrennung der Grundphalange nimmt man entweder mit einer kleinen Knochensäge oder mit der Lüerschen Zange vor.

Wenn das ganze Metacarpale mit dem Metacarpalköpfchen erhalten ist, resexiert man dieses. *Das Mittelgelenk des 3. Fingers soll das Metacarpal-Phalangealgelenk des neuen Daumens werden.* Die Incinanderfügung der resezierten Grundphalange bzw. das Einstellen der Grundphalange in das Metacarpale geschieht durch einen Knochenbolzen, der in den Markraum eingefügt wird.

Den Schluß der Operation bildet die *Vernähung der Sehnen*. Die Sehne des M. flexor pollicis longus wird mit der Sehne des M. flexor profundus des Mittelfingers verbunden, und auf der Streckseite werden die Sehnen des M. extensor pollicis longus und brevis mit der Strecksehne des Mittelfingers verbunden. — Entfernung der Blutleere. Sorgfältige Blutstillung. Subcutane Hautnaht.

Die Untersuchungen und praktischen Erfahrungen von HILGENFELDT haben ergeben, daß am Mittelfinger die arterielle und nervöse Versorgung gesichert ist, wenn lediglich die volaren Arterien und Nerven erhalten bleiben. Die Sehnennähte haben wir früher mit feinster Seide gemacht. Man kann diese ebenso gut mit der Drahtausziehtechnik (Pull-out wire) ausführen. Es ist wichtig, daß der Mittelfinger in das Metacarpale so eingestellt wird, daß er in guter Oppositionsstellung zum Zeigefinger steht. Nur so ist eine gute Funktion

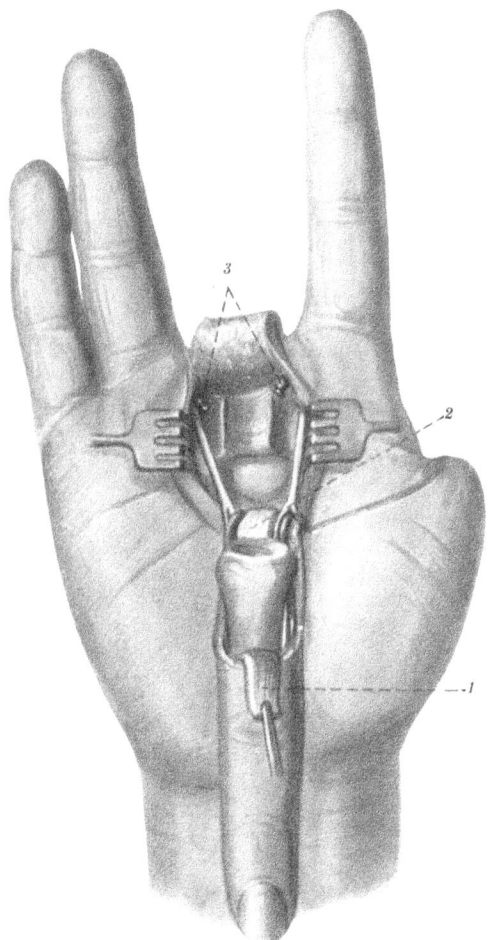

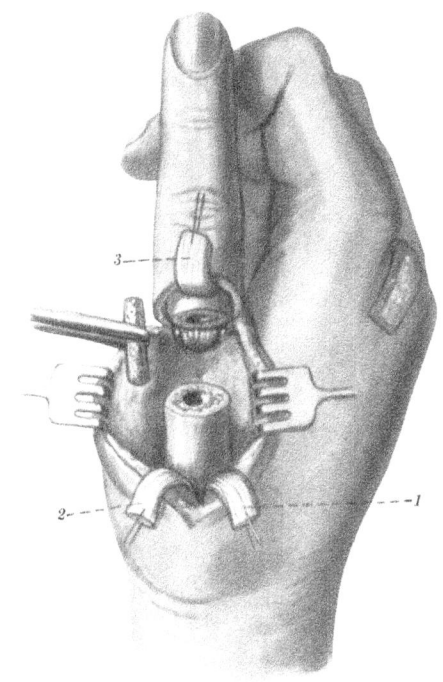

Abb. 584   Abb. 585

Abb. 584. Nach dorsaler Hautlappenbildung ist die Strecksehne durchtrennt, der Finger ist unter exakter Erhaltung der Arterien und Nerven im Grundgelenk exartikuliert. Die tiefe Beugesehne (2) ist erhalten. 3 Unterbindung der Arterienäste zum 2. und 4. Finger

Abb. 585. Der Mittelfinger ist mit seinem Arterien-Nervenstiel auf den Daumen überführt. Ein Teil des Grundgliedes ist reseziert, ebenso das Metacarpalköpfchen. Ein Knochenbolzen wird in den Markraum eingeführt. Es müssen noch die Sehnen der Mm. extensores pollicis longus (1) und brevis (2) mit der Strecksehne des Mittelfingers (3) verbunden werden

zu erwarten. Der Mittelfingerdaumen hat gegenüber dem Zeigefingerdaumen den Vorteil, daß er äußerlich als der breiteste Finger am ehesten einem Daumen gleicht. Wir selber lieben mehr den Zeigefingerdaumen.

19. Operative Verschmälerung der Hand nach Fingerverlust (Adelmannsche Operation)

Wenn einer der Finger II—IV abgesetzt ist, entsteht eine häßliche Lücke an der Stelle des Fingerverlustes. Um diese auszugleichen und zu schließen, kann das Metacarpalköpfchen mit einem anschließenden Stück des Metacarpalknochens entfernt werden. Die Operation ist unter anderem auch von ADELMANN empfohlen worden und wird vielfach als *Adelmannsche Operation* bezeichnet.

Bei einem Verlust des 5. Fingers muß, wenn man durch eine Handverschmälerung den Fingerverlust decken will, das Metacarpale V bis zu seiner Basis ausgelöst werden.

Die Operationen zur Verschmälerung der Hand nach Fingerverlusten sind kosmetische Eingriffe. Die Leistungsfähigkeit der Hand wird dadurch nicht gehoben. Im Gegenteil, die grobe Kraft der Hand leidet darunter. Die Operationen sind deshalb im allgemeinen bei *Schwerarbeitern kontraindiziert.*

Wenn einmal eine Verkürzung eines Metacarpalköpfchens bei einem Angehörigen eines schweren Berufes gemacht wird, muß eine *besondere Indikation* gegeben sein, dazu gehört z. B. Überempfindlichkeit an dem vorstehenden Metacarpalköpfchen. Die Indikation ist in diesen Fällen durch die Schmerzen gegeben, und die Operation dient zur Verbesserung der Gebrauchsfähigkeit der Hand.

a) Technik der Handverschmälerung nach Verlust eines der Finger II—IV (s. Abb. 586)

Schnitt. Er verläuft in Form einer schräg von dem Handrücken zentral zur Handfläche peripher liegenden Schleife. Die von dem Schnitt umgrenzte Haut fällt fort. Man geht unmittelbar auf den *Mittelhandknochen* ein. Er wird etwa am Übergang vom mittleren zum zentralen Drittel mit zwei kleinen gebogenen Kocher-Sonden unterfahren und *durchtrennt.* Dies erfolgt entweder mit einer geeigneten Knochenschere oder mit einigen Meißelschlägen. Das freie Ende des Metacarpalknochens wird mit einem kleinen Lüer und einer Rundraspel gut geglättet. Um einen guten *Verschluß der Lücke* zu erreichen, werden zunächst einige tiefgreifende Weichteilnähte angelegt. Nachdem diese Nahtschicht beendet ist, werden die Hautwundränder nochmals mit einer geraden Schere zurechtgeschnitten. Eine peinlich saubere Subcutan- und Hautnaht schließt sich an.

Verband. Für die 1. Woche Bindenverband, dann nach Abschluß der Wundheilung für einige Wochen zirkulärer Handelastoplastverband, um die Schrumpfung der Weichteile in den Lücken zu beschleunigen und die feste Verheilung zu sichern.

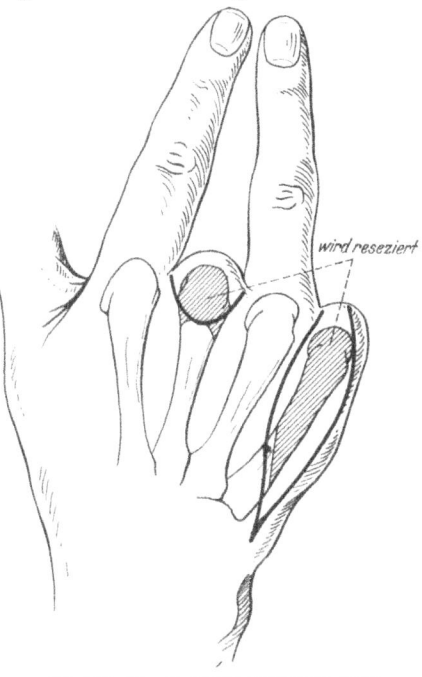

Abb. 586. Verschmälerung der Hand nach Fingerverlusten (ADELMANN)

b) Technik der Handverschmälerung nach Verlust des 5. Fingers (s. Abb. 586)

Die Operation ist im Prinzip die gleiche wie bei dem Verlust der Finger II—IV. Einige Besonderheiten sind wegen der randständigen Lage zu erwähnen.

Die Schnittführung ist langgezogener als für die Kürzung an einem anderen Metacarpalknochen anzulegen. *Die Entfernung des Metacarpalköpfchens* mit etwa $^1/_2$ oder $^2/_3$ des zugehörigen Metacarpalschaftes reicht nicht aus. Man löst entweder das ganze Metacarpale aus, oder wenn man die Basis stehenläßt, ist diese seitlich abzuflachen. Die Weichteile sind ausreichend zu verkleinern, damit kein wulstiger Lappen bestehen bleibt. Das gleiche gilt für die Haut, damit sich diese faltenlos aneinanderlegt.

Da die Eingriffe zur Verschmälerung der Hand kosmetische Operationen sind, sind sie auch so auszuführen, daß die Hand hinterher wirklich schöner als zuvor ist!

20. Operative Behandlung der Narbenkontrakturen und Hautdefekte an Hand und Fingern

Außerordentlich groß ist die Zahl der Fälle, bei denen infolge von schweren narbigen Veränderungen die Gebrauchsfähigkeit einzelner Finger oder der ganzen Hand stark herabgesetzt ist. Das kann bis zur völligen Gebrauchsunfähigkeit der Hand gehen.

Die operativen Behandlungsverfahren sind verschieden, je nachdem ob es sich um umschriebene Narbenkontrakturen und Hautdefekte oder um ausgedehnte handelt. Bei den *umschriebenen* kommt man meist mit besonderen Schnittführungen zur Ausschneidung der Narbe aus, während man bei den *ausgedehnten* narbigen Veränderungen die Hautlappenplastiken benötigt. Die Funktionsstörung durch die Narbenkontraktur ist je nach ihrem Sitz unterschiedlich. Das ist auch wieder bei der Behandlung zu berücksichtigen.

Als *Behandlungsverfahren* werden angewendet die Z- oder zickzackförmige Ausschneidung, die Deckung des Hautdefektes durch Dermatomlappen und schließlich die gestielte Hautlappentransplantation.

A. Die Z-förmige Ausschneidung der Narbe (s. Abb. 587)

Einfach derbe Narbenzüge, die sich am Handrücken oder auch in dem Zwischenraum zwischen dem Daumen und dem Zeigefinger ausgebildet haben, lassen sich gut durch einfache Ausschneidung der Narbe mit Z-förmiger Gestaltung des Schnittes primär wieder vernähen. Wenn die Narbe auf dem Handrücken sitzt und mit den Strecksehnen verwachsen war, wird durch die Operation die Beugefähigkeit der betroffenen Finger wiederhergestellt. Wenn durch den Narbenzug in der Hautfalte zwischen dem Daumen und dem Zeigefinger eine Adduktionskontraktur entstanden war, so wird diese ausgeglichen und die Bewegungsfähigkeit des Daumens wieder frei. Auch an der *Beugeseite der Finger* lassen sich die Beugekontrakturen, die durch harte in der Längsrichtung der Finger liegende Narben bedingt sind, oft lediglich durch ein Ausschneiden der Narbe und durch eine zickzackförmige Umgestaltung des Schnittes erfolgreich beseitigen.

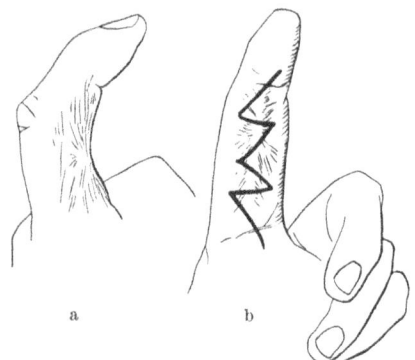

Abb. 587a u. b. a Narbenkontraktur am Finger. b Zickzackförmige Schnittführung zum Ausgleich einer Narbenkontraktur

B. Die Schwenklappenbildung

Die Schwenklappenbildung ist in erster Linie bei einer Narbenkontraktur des Daumens angezeigt. Sie wird angewandt, wenn der Narbenstrang zwischen dem Daumen und Zeigefinger zu derb und zu ausgedehnt ist, als daß die Haut durch seine Ausschneidung wieder zu einem guten Schluß gebracht werden könnte.

Die Technik der Schwenklappenbildung (s. Abb. 572 und 573)

Schnitt I. Auf der volaren Seite. Er beginnt am Ansatz des Daumenballens und zieht in Richtung auf den Zeigefinger.

Schnitt II. Auf der dorsalen Seite. Er beginnt leicht bogenförmig in Höhe des Carpometacarpalgelenkes I an der dem Zeigefinger zugewandten Seite und zieht an dem Metacarpale entlang bis zum Daumengrundglied. Der dorsale und volare Schnitt werden sodann in der Hautfalte zwischen dem Daumen und Zeigefinger durch einen Querschnitt miteinander verbunden, und beide Hautlappen werden sorgfältig abpräpariert; der volare wird um den Daumen und der dorsale um den Zeigefinger umgeschlagen.

Es ist die gleiche Schnittführung, die auch bei der *Phalangisation* gewählt wird (s. d.). Der Unterschied besteht nur darin, daß bei der Narbenkontraktur lediglich alles Narbengewebe ausgeschnitten und die Daumenballenmuskulatur so weit wie möglich erhalten wird, während bei einer Phalangisation die Daumenballenmuskulatur zum Anlegen der Spaltung teilweise eingeschnitten werden muß.

Wenn das ganze Gebiet des Daumenballens bei einer Adduktionskontraktur schwer narbig verändert ist, steht für eine Schwenklappenbildung nicht genügend Haut zur Verfügung, und es muß nach der Ausschneidung des Narbengewebes eine Hautstiellappenplastik, am besten vom Bauch her, gemacht werden (s. Abb. 588).

C. Die einfach- oder doppeltgestielte Hautlappentransplantation

Die gestielte Hautlappentransplantation ist oft zur Deckung von großen Defekten auf der Handrücken- oder Handbeugeseite erforderlich. Die Lappenbildung kann in Form des einfach- oder doppeltgestielten Lappens gemacht werden, unter den die Hand muffartig hineingeschoben wird. Ebensogut kann auch ein Rundstiellappen verwandt werden; seine Anwendung ist zwar zeitraubend, gibt aber besonders schöne Resultate. (Näheres siehe bei Hautlappentransplantationen.)

a) Die Mufflappenplastik

Die Mufflappenplastik, „italienische Methode" von TAGLIACOZZO, aber auch besonders von E. PAYR angegeben, ist von E. MARCER neuerdings wieder als ein Verfahren mit einer hohen Erfolgssicherheit bezeichnet worden. *Wir selbst wenden es selten an* (die Begründung hierfür siehe bei Hauttransplantation).

Man geht bei der *Mufflappenplastik* unterschiedlich vor, je nachdem, ob ein Hautdefekt auf dem Handrücken oder der Hohlhand zu decken ist.

Wenn es sich um die Deckung eines Hautdefektes auf dem *Handrücken* handelt, wird die Hand bei rechtwinkliger Beugung des Ellenbogens auf der Gegenseite des Unterbauches unter einen doppeltgestielten Lappen eingeschoben (s. Abb. 589).

Bei einem Hautlappendefekt der Hohlhand wird der im Ellenbogengelenk rechtwinklig gebeugte Arm quer über den Rücken ge-

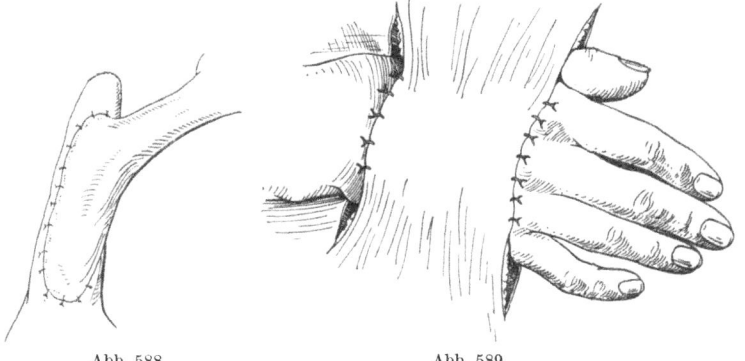

Abb. 588   Abb. 589

Abb. 588. Deckung eines Hautdefektes an der Fingerbeugeseite durch einen gestielten Lappen
Abb. 589. Deckung eines großen Hautdefektes am Handrücken durch einen doppeltgestielten Lappen am Bauch

legt, und die Hand wird auf der Gegenseite des Rückens auch wieder durch einen doppeltgestielten Lappen hindurchgeführt (s. Abb. 590 und 591).

Wenn ein großer Defekt auf dem Handrücken einschließlich der Finger vorliegt, so kann die ganze Hand bis zu den Fingerspitzen in die Bauchhaut wie in eine Tasche eingenäht werden. Man erreicht auf diese Weise, daß mit einem Male der Hautdefekt am Handrücken und an den Fingern gedeckt wird (s. Abb. 161). Nachdem der Hautlappen gut auf der Hand und den Fingern eingeheilt ist, wird in einer weiteren Sitzung die Spaltung der Haut an den Fingern vorgenommen, um wieder die Fingerzwischenräume zu bilden.

BUNNELL hat schließlich noch zur Deckung eines Defektes in der Hohlhand die Hautlappentransplantation vom gesunden Unterarm bei rechtwinklig gebeugten und gegeneinander verschränkten Armen angegeben (s. S. 141 und Abb. 160).

Diese verschiedenen Verfahren bleiben für Sonderfälle vorbehalten, man wird im allgemeinen mit einem einfachgestielten Lappen oder noch besser mit einem Rundstiellappen auskommen.

b) Die Rundstiellappenplastik

Sie ist auch für die Deckung von Hautdefekten an der Hand — wobei es gleichgültig ist, ob es sich um Defekte der Hohlhand, des Handrückens oder der Finger handelt — besonders wertvoll. Der Hautlappen hat zur Zeit seiner Verpflanzung bereits seine endgültige Form. Es ist nicht mehr mit wesentlichen Schrumpfungsvorgängen zu rechnen, und feine strichförmige Narben entstehen an der Stelle der Vernähung des Hautlappens mit der Handhaut. Dies ist nicht nur kosmetisch wichtig, es werden dadurch auch gute Voraussetzungen für die spätere Funktion gegeben.

Die Beseitigung von Narbenkontrakturen sowie die Deckung von Hautdefekten an der Hand und an den Fingern sind vielfach nur *vorbereitende Operationen*. Häufig sind durch die schweren Kontrakturen und die ausgedehnten Hautdefekte die Finger weitgehend versteift, oder auch die Sehnen sind ausgefallen. Die Beseitigung der Versteifung der Fingergrundgelenke geschieht am besten durch die bilaterale seitliche ovale Excision aus der Kapsel der Grundgelenke. Die Sehnendefekte werden entweder durch eine Sehnenverlängerung oder durch eine freie Sehnenverpflanzung ausgeglichen.

Die Behandlung derartig schwer verstümmelter Hände ist daher langwierig. Sie erstreckt sich über mehrere Monate und macht mehrere Eingriffe in größeren Zwischenräumen erforderlich.

Die 1. Aufgabe ist die Schaffung einer guten Hautdeckung, die 2. Aufgabe die Beseitigung der Fingerversteifung und erst die 3. Aufgabe die Wiederbildung einer aktiven Fingerfunktion durch die Sehnenoperation.

D. Die Deckung von Fingerkuppendefekten

Die Behandlung der Fingerbeerendefekte oder der narbigen Veränderungen an der Fingerbeere ist eine dringende Aufgabe. Der Finger ist gegen jede Berührung schmerzempfindlich. Die Hand wird hierdurch in ihrer Gebrauchsfähigkeit eingeschränkt. Verschiedene Behandlungsmethoden des Fingerbeerendefektes sind angegeben. Erfolgversprechend sind nur die, bei denen ein *Vollhautlappen* genommen wird. Die Deckung der Defekte mit Reverdin- oder Corachan-Läppchen (ERLER) ist als überholt anzusehen. Sie sollen deshalb nur noch in Ausnahme-

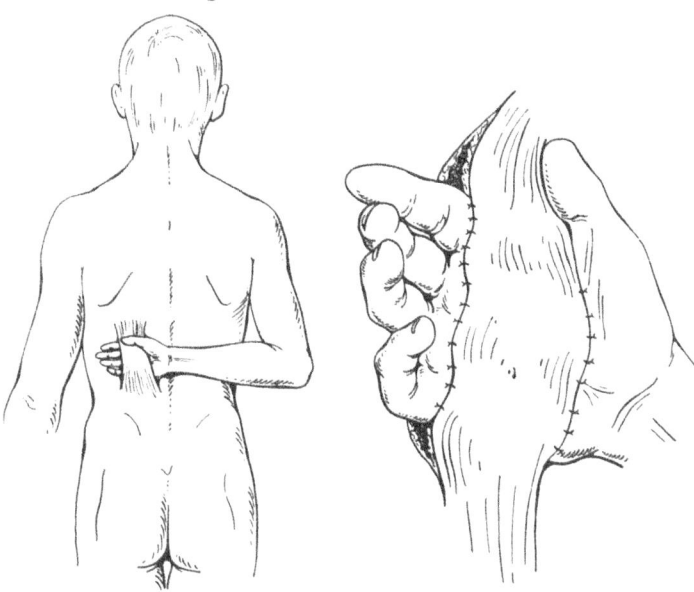

Abb. 590. Deckung eines großen Hohlhanddefektes durch einen doppeltgestielten Lappen am Rücken

Abb. 591. Vernähung des doppeltgestielten Lappens an der Hohlhand

fällen verwandt werden. Als Entnahmestelle eines gestielten Lappens für die Wiederherstellung der Fingerkuppe wurde die Hohlhand vorgeschlagen. Auch diese Methode ist nur bedingt gut. Die Fixierung des Fingers in Beugestellung führt bei älteren Patienten leicht zu Versteifungen der Finger.

Das *beste Verfahren* für die Wiederherstellung der Fingerkuppe ist die Bildung eines *heterodigitalen* Lappens (Cross-Finger) von einem benachbarten Finger (ISELIN). Man benutzt für die Wiederherstellung der Daumenkuppe zweckmäßig den Mittelfinger, für die des 2.—4. Fingers den ulnarwärts gelegenen Finger. Die Wiederbildung der Kuppe des 5. Fingers kann man durch eine Vernähung des 5. Fingers in der Hohlhand vertreten, weil dieser Finger an und für sich schon in Ruhestellung eine Neigung zur Beugung hat.

a) Deckung eines Daumenkuppendefektes mit einem hetero-digitalen Lappen (ISELIN)
(s. Abb. 592—594)

Die Narbe am Daumenendglied wird sauber rechteckig ausgeschnitten. Auf der Dorsalseite des Mittelfingers wird im Bereich der Mittelphalange ein radialwärts gestielter Hautlappen gebildet. Dieser wird in den Fingerdefekt in Beugestellung von Daumen und Mittelfinger eingenäht. Ein kleiner Zwischenraum zwischen dem Mittelfinger und der Daumenkuppe bleibt bei der Lappenbildung bestehen. Der Hautdefekt am Mittelfinger wird mit einem Thierschschen Lappen bedeckt. Dieser reicht bis auf den freien, nicht angenähten Teil des Stiellappens. Es ist damit das gesamte Operationsgebiet „sauber". Die Befestigung des Hautlappens geschieht mit Seidenknopfnähten. Die Lagerung des Fingers ist auf einer kleinen Aluminiumschiene.

Die Durchtrennung des Lappenstieles wird nach 2—3 Wochen vorgenommen, bei jungen Patienten früher als bei älteren.

Nach etwa weiteren 10 Tagen ist noch eine kleine Nachkorrektur des Lappens zur Adaption der Wundränder erforderlich.

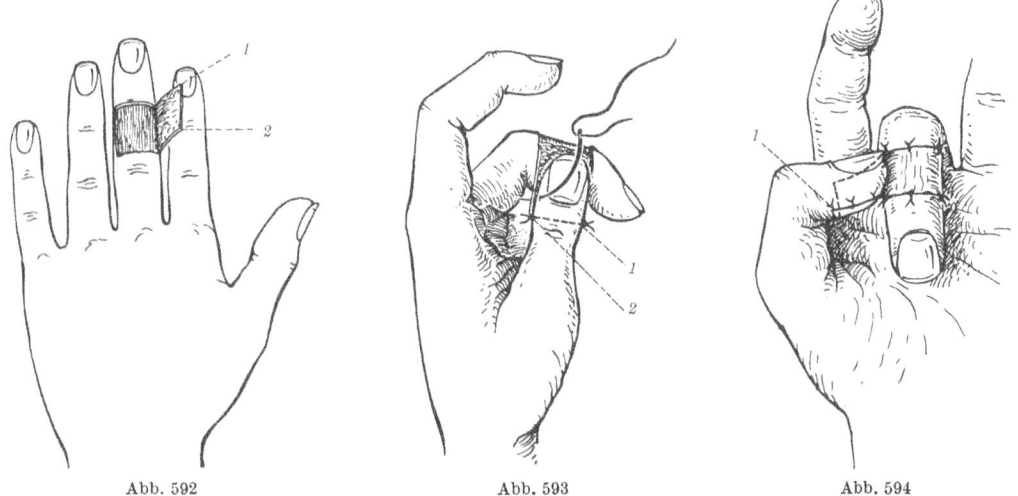

Abb. 592   Abb. 593   Abb. 594

Abb. 592—594. Deckung eines Fingerkuppendefektes mit einem hetero-digitalen Lappen (nach ISELIN). — *1* und *2* Lappenecken, die zuerst am Daumen fixiert werden

Abb. 592. Der Lappen ist auf der Streckseite des Mittelfingers gebildet. Stiel auf der radialen Seite

Abb. 593. Der Lappen ist auf den Fingerkuppendefekt genäht

Abb. 594. Defekt an der Daumenkuppe gedeckt. Wunde am Mittelfinger mit Thiersch-Lappen versorgt

b) Deckung eines Fingerkuppendefektes mit einem gestielten Lappen

Die Operation der Deckung eines Fingerkuppendefektes mit einem gestielten Lappen erfordert bei der Kleinheit der Verhältnisse eine minutiöse Technik, um zum Abschluß ein gutes kosmetisches Ergebnis zu haben. Das Verfahren, das für viele Fälle von Fingerkuppendefekten bei *Jugendlichen* ausreicht, ist die *Bildung eines gestielten Lappens von der Hohlhand* zu der Fingerkuppe.

α) Die Technik der Deckung eines Fingerkuppendefektes mit einem gestielten Lappen aus der Hohlhand (s. Abb. 595 und 596)

Bei einem Fingerkuppendefekt *an den Fingern II—IV* wird bei gut verschieblicher Haut ein peripher gestielter Lappen in der Hohlhand oberhalb des Daumenballens gebildet. Die Entnahmestelle des Lappens wird primär vernäht, und das freie Ende des Lappens wird an der Fingerkuppe mit feinen Seidenknopfnähten befestigt.

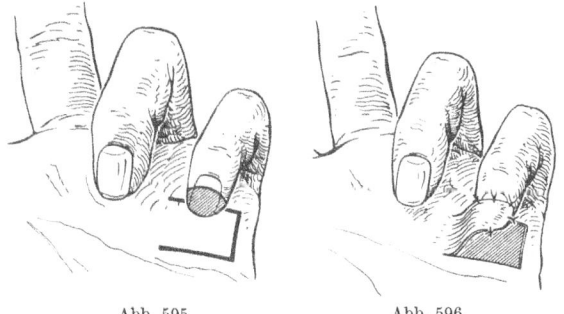

Abb. 595   Abb. 596

Abb. 595 u. 596. Deckung des Fingerkuppendefektes mit gestieltem Hohlhandlappen (Nach ISELIN)

Abb. 595. Lage des Hautschnittes zur Lappenbildung

Abb. 596. Der Defekt ist gedeckt

Deckung der Kuppe des 5. Fingers unter Bildung eines volaren Lappens aus der Hohlhand.
Ein radialwärts gestielter Hautlappen wird rechteckig gebildet. Er wird auf die Fingerkuppe des 5. Fingers in Beugestellung vernäht. Die Entnahmestelle des Hautlappens wird mit einem Thierschschen Lappen bedeckt. Zur Ruhigstellung des Fingers genügt ein Elastoplastverband. Die Durchtrennung des Stieles des Hautlappens erfolgt ebenso wie bei der Wiederherstellung

der Daumenkuppe. Eine kleine Nachoperation zur Operation der Hauträner ist vielfach später erforderlich.

Bei einem Defekt an der *Daumenkuppe* wird der Daumen quer über die Hohlhand eingeschlagen, und es wird ein zentral gestielter Lappen über dem Kleinfingerballen gebildet. Die Entnahmestelle des Lappens wird primär verschlossen. Der Lappen wird gleich in etwas schräger Richtung angelegt und dann an der Daumenkuppe mit feinen Seidenknopfnähten vernäht.

Ruhigstellung. Die Fixierung des betreffenden Fingers geschieht am besten durch einen kleinen Gipsverband, der den Finger mit der dorsalen Gipslongette in der richtigen Stellung hält. Der Gipsverband ist in der Hohlhand weit offen, so daß jederzeit ein freier Überblick über die Stelle der Lappenplastik möglich ist. Die Lösung des Lappens geschieht nach 2—3 Wochen.

Schöne Erfolge sind mit der Verwendung eines kleinen gestielten Lappens von den benachbarten Fingern (s. Abb. 593 und 594) bzw. aus der Hohlhand für die Deckung von Daumenkuppendefekten erreichbar (Abb. 597 und 598).

Nur in den Fällen, in denen sich kein gestielter Lappen für die Deckung eines Fingerkuppendefektes auf diese Weise bilden läßt, benützt man einen *Bauchhautlappen*. Das heißt also *ausnahmsweise*. Ein einfachgestielter Lappen gibt nur ein bescheidenes kosmetisches Ergebnis. Der Lappen muß, um wirklich eine gute Fingerkuppe wiederbilden zu können, eine besondere

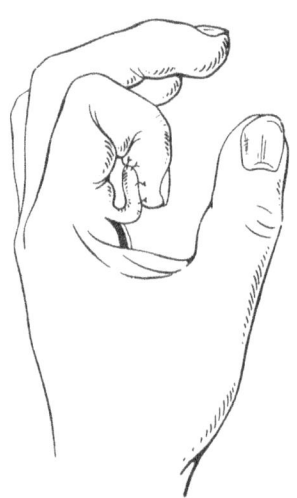

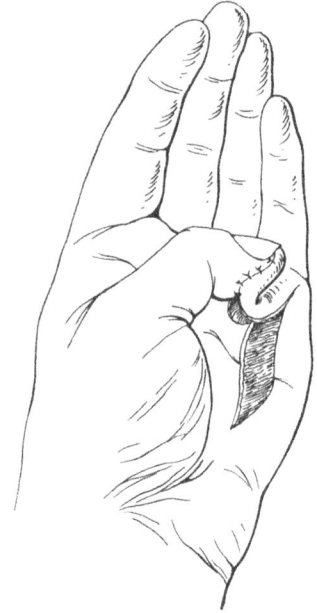

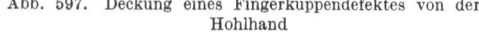

Abb. 597. Deckung eines Fingerkuppendefektes von der Hohlhand

Abb. 598. Deckung eines Daumenkuppendefektes durch einen kleinen gestielten Lappen vom Kleinfingerballen

Form haben. Das Verfahren ist von BUNNELL ausgebildet und als „Pedicle in one" bezeichnet worden.

β) Technik der Deckung eines Fingerkuppendefektes durch einen Bauchlappen nach BUNNELL (s. Abb. 599)

Auf der Bauchhaut werden zwei parallele Schnitte, entsprechend der Größe des Fingerkuppendefektes, der zu verschließen ist, gebildet. Der Lappen wird durch einen Querschnitt in einen größeren, der das Fingerendglied zu decken hat, und in einen kleineren Lappenanteil, der die eigentliche Fingerkuppe verschließt, unterteilt. Die beiden Lappen werden nebeneinander aufgestellt. Der Lappenanteil, der auf das Fingerendglied zu liegen kommt, überragt in entsprechender Größe den Lappen, der die eigentliche Fingerkuppe vom Nagelbett her gedeckt hat. Die seitlichen Ränder des Lappens werden mit Seidenknopfnähten vernäht, und das Endglied des Fingers wird auf den Doppellappen aufgelegt, ein *Primärverschluß* ist ringsherum möglich.

Die *Lösung des Lappens* erfolgt nach etwa 3 Wochen. Der Lappenstiel wird durchschnitten, und eine feine primäre Naht etwas oberhalb der Fingerkuppe wird angelegt.

21. Nachamputation an den Fingern

Die Frage nach der günstigsten Stelle für die Nachamputation der Finger ist nicht einheitlich zu beantworten. Sie ist an den einzelnen Fingergliedern verschieden. Auch hier wurden wieder unterschiedliche Meinungen vertreten. So wurde z. B. die Basis der Fingerend- und -mittelglieder von zur Verth als wertvoll bezeichnet. Krömer schließt sich dieser Auffassung in seinem bekannten Buch „Die verletzte Hand" nicht an. Wir glauben, daß die Aufstellung einer einheitlichen *Richtlinie* für die Fingernachamputation durchaus möglich ist, wenn man sich sagt: *Jeder aktiv bewegliche Fingerstumpf, der schmerzfrei und mit guter Haut gedeckt ist, ist wertvoll.* Individuelle Abweichungen sind hiervon möglich. Die Berücksichtigung von kosmetischen Momenten ist vor allem bei Angehörigen des weiblichen Geschlechtes von Wichtigkeit.

Die *Beurteilung der Fingernachamputation an den einzelnen Fingergliedern* ergibt sich daher von selber.

A. Fingerendglieder

a) Fingerkuppenverluste

Wenn lediglich die Fingerkuppe verlorengegangen ist und wenn der umschriebene Defekt von einer empfindlichen, dünnen oder auch verhornten Haut eingenommen ist, so sieht man möglichst von einer Fingerkürzung ab. Man schneidet den empfindlichen Hautbezirk aus und nimmt eine Lappendeckung vor (s. oben).

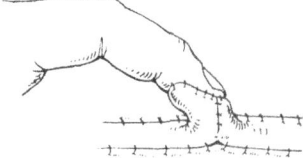

Abb. 599. Deckung eines Fingerkuppendefektes durch einen Bauchlappen nach Bunnel

Wenn das Narbengebiet bis zum Knochen geht und sich auch ein ganzes Stück auf die Beugeseite erstreckt, ist die Gebrauchsfähigkeit nicht nur des einen Fingers, sondern oft der ganzen Hand wesentlich gestört. Es ist deshalb zu entscheiden, ob es nicht einfacher und rationeller ist, das Fingerendglied zu kürzen.

b) Teilverluste des Endgliedes

Die Erhaltung des Fingerendgliedes hat nur einen Sinn, wenn es gut beweglich und schmerzfrei ist. Damit ist schon klargestellt, daß die Ansicht von zur Verth, daß die *Basis* des Fingerendgliedes wegen des Ansatzes der Fingerbeuge- und -strecksehnen möglichst zu erhalten ist, keine allgemeine Gültigkeit hat. Der Rest des Fingerendgliedes stellt sich meist in eine Beugestellung ein und versteift, so daß es störend wirkt. Es ist daher der Auffassung der *Böhler-Schule* beizustimmen, ein solches Endglied abzusetzen. Der Ansatz der Fingersehnen ist durch die Beugekontrakturentwicklung praktisch wirkungslos geworden, und ein solcher Fingerteil ist nur hinderlich.

Wenn an einem Fingerendglied ein Stumpf von $1/2$ cm und mehr vorhanden ist, so wird man ihn bei guter Beweglichkeit erhalten, bei schlechter abtragen. Wenn der Fingerstumpf als Rest des Endgliedes nur noch eine Knochenschale von wenigen Millimetern darstellt, muß dieser regelmäßig entfernt werden, auch bei anfänglich guter Beweglichkeit, weil er in kurzer Zeit doch versteift und den Gebrauch des Fingers schwer beeinträchtigt.

B. Mittelglied

Die Verhältnisse am Mittelglied sind entsprechend denen des Endgliedes. Eine bewegliche Mittelgliedbasis wird erhalten, eine versteifte wird abgetragen. Eine „Knochenschale" als Rest der Fingerbasis wird stets baldmöglichst entfernt.

C. Grundglied

Die Erhaltung des Grundgliedes, auch eines Teiles von ihm, ist für jede Arbeitshand von großer Bedeutung. Die Sehnen des M. flexor digitorum superficialis und des M. extensor digitorum erhalten das Grundglied beweglich, während die Versteifung des Grundgliedes *eines* Fingers

leicht zu einer Funktionsbeeinträchtigung auch der anderen führt. Das erhaltene Fingergrund-
glied erhöht den Kraftschluß der Hand! KRÖMER betont, daß auch ein kleiner Rest des
Grundgliedes nicht unnötig geopfert werden soll. Als Voraussetzung für die Erhaltung des Grundgliedes oder eines Teiles von ihm ist selbstverständlich, daß der Fingerstumpf frei beweglich ist.
Steht der Fingerstumpf in einer Beugestellung, so ist er zu exartikulieren.

Die Stumpfdeckung bei der Fingernachamputation hat das gleiche Ziel wie die Nachamputation an den großen Gliedmaßenabschnitten. Ein schmerzfreier Stumpf ist zu bilden,
der keine Knochenkanten hat, der gut abgerundet ist und der von einer gut verschieblichen
Haut bedeckt ist. Die Narbe liegt außerhalb der Hauptbeanspruchung des Stumpfes, d. h.
bei einem Fingerstumpf auf der Fingerrückenseite. Die Schnittführung ist so zu wählen, daß
keine seitlichen „Bürzel" bestehen bleiben.

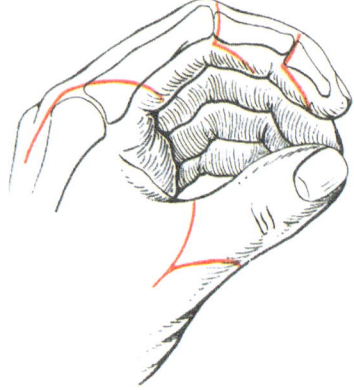

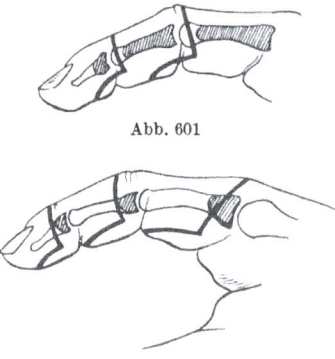

Abb. 601

Abb. 602

Abb. 600. Schnittführung für ganze oder teilweise Absetzung der
Finger. Die längsovale Schnittführung an den Fingergrundgelenken ist schlecht. *1* Gut sind die Schnittführungen mit einem
Doppelschnitt oder *2* mit einem halbringförmigen dorsalen und
einem lappenförmigen volaren

Abb. 601 u. 602. Schnittführung für Fingernachamputationen
nach KRÖMER

Abb. 601. Schnittführungen, wenn der größtmögliche Teil des
Fingergliedes erhalten werden kann

Abb. 602. Schnittführungen, wenn nur ein kleiner Teil einer
Fingerphalange zu. erhalten ist

Technik

Die Technik der Fingernachamputation hat im einzelnen folgendes zu berücksichtigen:

Bei der *Fingerexartikulation* in einem *Fingerzwischengelenk* ist das Köpfchen zu kürzen,
damit Knochenlänge + Weichteilstumpfdeckung *höchstens der normalen Fingergliedlänge* entspricht. Der Stumpf kann etwas kürzer als die normale Fingerphalange sein, darf aber *nie länger*
sein. Die seitlichen Teile des Köpfchens der Fingerphalange werden leicht abgeflacht, damit die
Fingerstümpfe nicht kolbenförmig enden.

Bei der Fingerexartikulation im Grundgelenk wird in der Regel das Metacarpalköpfchen erhalten. Es ist für den Gebrauch der Arbeitshand wichtig (s. oben).

Längsovale Schnitte sind für die Finger nach Amputationen und Exartikulationen auch
heute noch beliebt (s. Abb. 600).

Weit besser sind die Schnittführungen (s. Abb. 601 u. 602), die aus einem „Doppelschnitt"
bestehen, aus einem halbringförmigen dorsalen und einem lappenförmigen volaren. Der volare
Lappen ist etwa 1,5—2,5 cm lang. Die *Richtung* des dorsalen halbringförmigen Schnittes, der
zu etwa $^2/_3$ den Finger umkreist, ist am distalen Teil des Fingerendgliedes und am proximalen
Teil des Fingergrundgliedes leicht schräg von zentral dorsal nach peripher volar, an den übrigen
Stellen ist er umgekehrt geneigt, von peripher dorsal nach zentral volar. Wenn man sich an
diese Schnittführungen hält, die auch von KRÖMER empfohlen werden, erhält man gute Fingerstümpfe ohne „Bürzel" und mit einwandfreier Hautdeckung. Die sensiblen Nerven werden genauso wie die Nerven bei einer Nachamputation an den großen Gliedmaßen erst etwas herausgezogen
und dann durchtrennt.

Untere Extremität

I. Hüfte

1. Hüftgelenkeröffnung

A. Hüftgelenkeröffnung bei Eiterung

Man hat sich lange gescheut, bei Eiterungen das Hüftgelenk von hinten zu eröffnen. Der Eingriff ist nicht so groß wie sein Ruf, seine Wirkung auf den Verlauf der Eiterung ist meist ausgezeichnet.

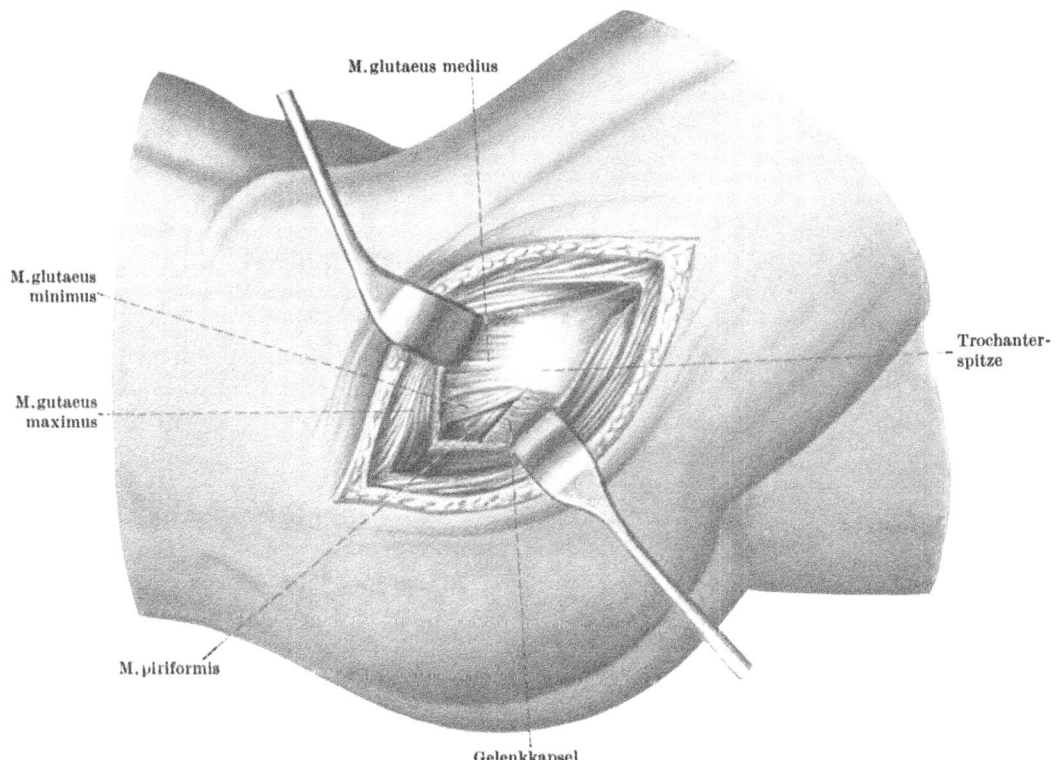

M.glutaeus medius

M.glutaeus minimus

M.gutaeus maximus

Trochanterspitze

M. piriformis

Gelenkkapsel

Abb. 603. Freilegung des Hüftgelenkes von hinten

Man kann sich allerdings nur in einem Teil der Fälle auf die reine Gelenkeröffnung beschränken, in vielen Fällen ist die Teilresektion des Hüftkopfes und die Abmeißelung des hinteren Pfannenrandes hinzuzunehmen, damit der Eiter günstigen Abfluß hat. In solchen Fällen wird die Hüftgelenkeröffnung mit der Teilresektion oft zu einem lebensrettenden Eingriff. Die Eröffnung des Hüftgelenkes von hinten ist meist kein großer Eingriff, weil die Kranken oder Verletzten infolge des herabgesetzten Allgemeinzustandes eine starke Atrophie der Hüftmuskulatur haben. Man kommt infolgedessen schnell durch die Muskulatur bis zum Hüftgelenk. Bei einer gut ausgebildeten, kräftigen Hüftmuskulatur kann dagegen die Eröffnung des Hüftgelenkes von hinten, wie dies bei frischen Eiterungen nötig sein kann, schon mit Schwierigkeiten verbunden sein. Als Schnittführung hat sich die von PAYR vielfach bewährt, auch wenn es nicht immer

nötig ist, sich so genau an die einzelnen Muskeln zu halten. Man muß nur die richtige Haupt-
richtung haben und bestrebt sein, bei der Eiterung auf dem kürzesten Wege zur Gelenkkapsel
vorzustoßen.

a) Eröffnung des Hüftgelenkes von hinten (s. Abb. 603)

Großer Schrägschnitt vom Trochanter maior nach hinten oben, entsprechend dem Faserverlauf des M. glutaeus maximus. Stumpfes Hindurchgehen durch den M. glutaeus maximus.
Während dessen Fasern gut auseinandergehalten werden, wird der hintere Rand des M. glutaeus
medius sichtbar. Dieser wird nach vorn verzogen. Die Muskeln, die jetzt ins Gesichtsfeld
kommen, sind der M. glutaeus minimus und der M. piriformis. Wenn möglich, geht man stumpf
zwischen beiden Muskeln hindurch; wenn dies nicht möglich ist, werden sie eingekerbt. Hiernach
liegt die hintere Hüftgelenkkapsel zur Eröffnung übersichtlich frei. Nur das Einlegen eines
dicken Drainrohres bei breiter Eröffnung des Gelenkes hat einen Sinn. Ein dünnes Drainrohr
wird von den Muskelmassen der Glutäen
zusammengedrückt, und der Eiterabfluß ist behindert. Um die Gefahr der
Verlegung des Eiterabflußweges durch
die Hüftmuskulatur zu bannen, sind
bei kräftig entwickelter Muskulatur der
hintere Rand vom M. glutaeus medius
einzuschneiden und ebenso auch ein
Teil der Muskelfasern des M. glutaeus
maximus einzukerben.

Von dem gleichen Schnitt aus kann,
wenn erforderlich, der hintere Pfannenrand, wie dies schon KÖNIG empfohlen
hat, mit einem Meißelschlag abgeschlagen und außerdem ein schmales Stück
des Hüftkopfes abgetragen oder auch
ein abgebrochener oder abgesprengter
Hüftkopfteil entfernt werden.

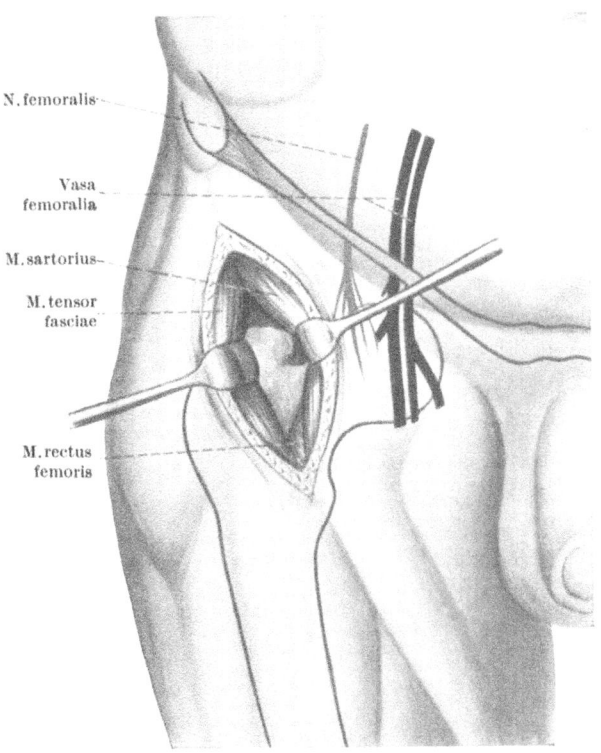

Die *Eröffnung des Hüftgelenkes von
vorn*, die früher meist üblich war, tritt
gegenüber der Gelenkeröffnung von
hinten an Bedeutung zurück. Die Abflußbedingungen sind bei der hinteren
Eröffnung des Gelenkes weit besser. Die
Eröffnung von vorn wird hauptsächlich

Abb. 604. Eröffnung des Hüftgelenkes von vorn

in Form der Gegeneröffnung zu der hinteren in solchen Fällen hinzugenommen, bei denen das
Gelenk durchdrainiert werden muß. Das ist aber nur für wenige Fälle, insbesondere bei solchen
notwendig, bei denen sich schon eine Infiltration oder ein Absceß vorn in der Leistenbeuge entwickelt hat.

b) Eröffnung des Hüftgelenkes von vorn (s. Abb. 604)

Schnitt von der Spina iliaca ant. sup. abwärts, Eingehen zwischen dem M. tensor fasciae
und dem M. sartorius, der nach medial zurückgehalten wird. Das gleiche geschieht mit
dem M. rectus femoris. Man geht mit dem 2. und 3. Finger ganz in die Tiefe und tastet
sich den lateralen Teil des Hüftkopfes ab, nachdem man sich vorher von der Lage des Pulses
der A. femoralis unterrichtet hat. Der vordere äußere Teil der Gelenkkapsel wird, während
zwei mittellange stumpfe Einzinkerhaken eingesetzt sind, freigelegt. Die Gelenkkapsel wird
über dem Hüftkopf eingeschnitten, und ein dickes Drainrohr wird eingelegt, an dessen oberem
Ende eine Sicherheitsnadel befestigt ist, um das Hineinrutschen des Gummirohres in die Tiefe
zu vermeiden.

Wenn das Gelenk durchdrainiert werden soll, wird von oben her eine Kornzange zu der hinteren Gelenkeröffnung durchgestoßen und ein Gummirohr von hinten nach vorn durchgezogen.

Ruhigstellung. Nach der operativen Eröffnung des Hüftgelenkes wegen einer schweren Eiterung gibt es nur einen richtigen Verband: den großen Becken-Beingipsverband unter Mitnahme des gesunden Oberschenkels. Nur gute Gelenkeröffnungen *und* gute Sorge für richtigen Eiterabfluß in Verbindung mit dem ruhigstellenden Gipsverband bieten die Gewähr dafür, daß die schwere, vielfach lebensbedrohende Gelenkeiterung überwunden wird. Das Anlegen eines Extensionsstreckverbandes ist nicht ausreichend und bedeutet eine Verkennung der guten Wirkung der absoluten Ruhigstellung für eine Hüftgelenkeiterung. Der Gipsverband wird gepolstert, ausreichend gefenstert, und die Gipsfenster werden sorgfältig an den Wunden abgedichtet, um eine Eiterbeschmutzung des gesamten Beckenverbandes zu verhüten. Die Erfahrungen im letzten Kriege haben die Bedeutung der absoluten Ruhigstellung bei den schweren Eiterungen nach Hüftgelenkschüssen erneut erwiesen und haben vor allem gelehrt, daß die Technik dieses großen Gipsverbandes kein Hindernis für seine verbreitete Anwendung ist und daß nach dem Eingipsen die Pflege der Schwerkranken außerordentlich erleichtert wird.

B. Eröffnung des Hüftgelenkes zur Entfernung von freien Gelenkkörpern oder Fremdkörpern

Die Eröffnung des Hüftgelenkes ist angezeigt zur Entfernung von freien Gelenkkörpern, die sich ausnahmsweise im Anschluß an eine echte Osteochondritis dissecans entwickelt haben, die aber häufiger eine sekundäre Folge von Kopfdeformierungen nach einem Malum coxae juvenile oder von alten angeborenen Hüftverrenkungen sind. Die Entfernung von Geschoßsplittern aus dem Hüftgelenk ist immer wieder einmal notwendig.

Der vordere Schnitt zur Gelenkeröffnung kommt nur für die Fälle in Betracht, bei denen mit Sicherheit durch stereoskopische Aufnahmen erwiesen ist, daß der zu entfernende Knochen- oder Fremdkörperteil im vorderen Gelenkabschnitt sitzt. Die Eröffnung von vorn gestattet nur einen beschränkten Einblick in das Gelenk. Es ist deshalb die Gelenkeröffnung von hinten mit dem großen Schnitt von Lexer-Murphy unter temporärer Abtragung des Trochanter maior weit besser.

a) Eröffnung des Hüftgelenkes von vorn

Schnittführung wie bei der Arthrotomie wegen einer Gelenkeiterung (s. Abb. 604).

Ruhigstellung des Hüftgelenkes für 2 Wochen in einem einseitigen Becken-Beingipsverband, dann Aufnahme von Bewegungsübungen.

b) Eröffnung des Hüftgelenkes von seitlich (s. Abb. 605)

Die Schnittführung nach Smith-Petersen gestattet eine ausgezeichnete, muskelschonende Freilegung des Hüftgelenkes. Sie gibt von seitlich her einen guten Einblick in das Hüftgelenk. Auch eine temporäre Hüftkopfluxation ist, wenn erforderlich, unschwer auszuführen. (Näheres siehe unter Hüftgelenkeröffnung bei plastischen Operationen.)

c) Eröffnung des Hüftgelenkes von hinten mit dem Schnitt nach Lexer-Murphy

Die Schnittführung entspricht der für die Hüftgelenkplastik (s. S. 581 und Abb. 739). Die Abmeißelung des Trochanter maior erfolgt breit, flächenhaft mit den gesamten Ansätzen der kleinen Gluäen. Die Grenze der kleinen Gluäen ist sorgfältig aufzusuchen, um jede unnötige Schädigung der so wichtigen Muskeln zu vermeiden. Um einen freien Überblick über das gesamte Gelenk, Hüftkopf wie Gelenkpfanne zu erhalten, ist es in einem Teil der Fälle unerläßlich, z. B. für Geschoßsplitterentfernungen aus dem Pfannenboden oder bei erst teilweise gelösten osteochondritischen Erweichungsherden des Hüftkopfpoles, den Hüftkopf zu luxieren. Der Hüftkopf wird nach der Entfernung des freien Gelenkkörpers oder des Fremdkörpers wieder reponiert, die Kapsel gut verschlossen, und der Trochanter maior wird mit einer Drahtnaht oder einer Schraube an seiner Ansatzstelle befestigt. Zusätzlich werden noch mehrere gut sitzende periostale Seidenknopfnähte angelegt.

Ruhigstellung und Nachbehandlung. Ruhigstellung in einem Becken-Beingipsverband unter Mitnahme des gesunden Oberschenkels für 3 Wochen, dann Gipsabnahme und Aufnahme von aktiven Bewegungsübungen im Liegen unter Ausschaltung der Belastung. Täglich für 2 Std Extensionszug. Erst nach *6 Wochen* allmähliche Aufnahme der Belastung unter Fortsetzung der aktiven Übungsbehandlung.

Wenn durch die Entfernung eines größeren osteochondritischen Knochenherdes ein größerer Defekt im Gelenkknorpel gesetzt wurde, muß man unbedingt mit der Belastung des Beines zurückhaltend sein, sonst ist die Ausbildung einer sekundär deformierenden Arthrosis deformans unausbleiblich.

C. Eröffnung des Hüftgelenkes für plastische Operationen

Eine übersichtliche Freilegung des Hüftgelenkes ist außer für die Arthroplastik für die Pfannendachplastiken angezeigt. Die sorgfältige Schonung der Gesamtmuskelmasse der kleinen Glutäen ist für die *Schnittführung* bei den plastischen Operationen der Hüfte außerordentlich wichtig. Es kommt bei dem Hüftgelenk wie bei kaum einem anderen Gelenk sinnfällig zum Ausdruck, daß *Gelenk und Muskelfunktion* eine untrennbare Einheit bilden, und daß es bedeutungsvoll ist, wenn ein Teil dieser zusammenhängenden Funktion gestört ist. Eine postoperative Muskelschwäche am Knie bedingt eine Herabsetzung der Ausdauer im Gehen und eine vorzeitige Ermüdung. Der Patient findet sich am Anfang mit diesem Zustand ab. Er erwartet mit Recht, daß es durch Übung bald besser werden wird. Die Schwächung der Hüftspreizmuskulatur bedingt die auffällige Gangstörung des *Hinkens*. Die beste wiedergeschaffene knöcherne Grundform des Hüftgelenkes hilft darüber nicht hinweg, wenn die kleinen Glutäen insuffizient geworden sind. Bleibt dieser Zustand dauernd, so ist das für den Arzt wie für den Kranken in gleicher Weise unbefriedigend.

Es gibt zwei gute Schnittführungen für die Eröffnung des Hüftgelenkes, den Winkelschnitt zur Eröffnung des Gelenkes von vorn seitlich, der sich an die Namen von SMITH-PETERSEN, SPRENGEL und PUTTI knüpft, und den großen Bogenschnitt zur Eröffnung des Gelenkes von hinten nach LEXER-MURPHY. Der vordere Schnitt, der für die einzelnen Operationen eine leichte Modifikation verlangt, wird angewandt für die Pfannendachplastik, für die blutige Einrenkung der angeborenen Hüftverrenkung sowie für bestimmte Fälle von Arthroplastik (s. d.). Der hintere wird gleichfalls für die Hüftgelenkplastik sowie für alle Eingriffe, die eine gute freie Übersicht über das gesamte Gelenkinnere oder seine Umgebung verlangen, benutzt.

a) Freilegung des Hüftgelenkes von vorn seitlich (s. Abb. 605; s. auch Abb. 743 und 744)

Schnitt. Er beginnt im vorderen Drittel des Darmbeinkammes, verläuft dicht neben diesem bis zur Spina iliaca anterior superior und biegt dann in einem Winkel nach abwärts, um auf den Oberschenkel, dicht lateral neben den Spinamuskeln, noch etwa 15 cm nach peripher zu ziehen.

Der Schnitt geht zunächst bis zur Fascie, die säuberlich freipräpariert wird. Die Grenze zwischen dem M. tensor faciae und dem vorderen Rand des M. glutaeus medius wird dargestellt. Darüber wird die Fascie längsgespalten bis zur Spina iliaca anterior superior. Dann geht der Schnitt weiter dicht unterhalb am Rande des vorderen Darmbeinkammes, um den *M. glutaeus medius* an seinem Ursprung einzuschneiden. Dieser Schnitt geht durch das Periost bis auf den Knochen. Danach ist es leicht möglich, den vorderen Teil des M. glutaeus medius mit dem Periost subperiostal mit einem scharfen Raspatorium vom Darmbeinkamm abzuschieben. Das geschieht nur so weit, wie es *unbedingt* nötig ist. Man geht stumpf präparatorisch zwischen dem M. tensor fasciae und dem vorderen Rand des M. glutaeus medius in die Tiefe. Die quer verlaufenden Gefäße, die hier angetroffen werden, werden unterbunden. Während die gesamten *Spinamuskeln* gut *nach medial* und der *M. glutaeus medius nach lateral* und *hinten* zurückgehalten werden, gelangt man auf den äußeren Teil der Hüftgelenkkapsel und den oberen Pfannenrand.

Ob die Kapsel eingeschnitten und eröffnet wird oder nicht, richtet sich nach der Art der Operation.

Das gleiche gilt für die *Durchtrennung der Spinamuskeln*. Besser als die unmittelbare subperiostale Ablösung der Spinamuskeln an ihrem knöchernen Ursprung ist ihre Z-förmige Durchtrennung. Diese wird nur in den Fällen ausgeführt, bei denen sonst kein guter Zugang und Überblick für das Hüftgelenk zu gewinnen ist. Wir sind mit der Durchtrennung der Spinamuskeln *zurückhaltend geworden*. Auch CHAPCHAL und SMITH-PETERSEN haben die totale Durchtrennung des M.rectus femoris bei der Hüftarthroplastik (s. d.) wieder aufgegeben und schneiden ihn nur noch teilweise ein unter Erhaltung der Verbindung des übrigen Muskels.

Der Zugang, der durch die vordere Schnittführung zur Eröffnung des Hüftgelenkes gewonnen wird, ist ausgezeichnet. Er ist muskelphysiologisch und muskelschonend.

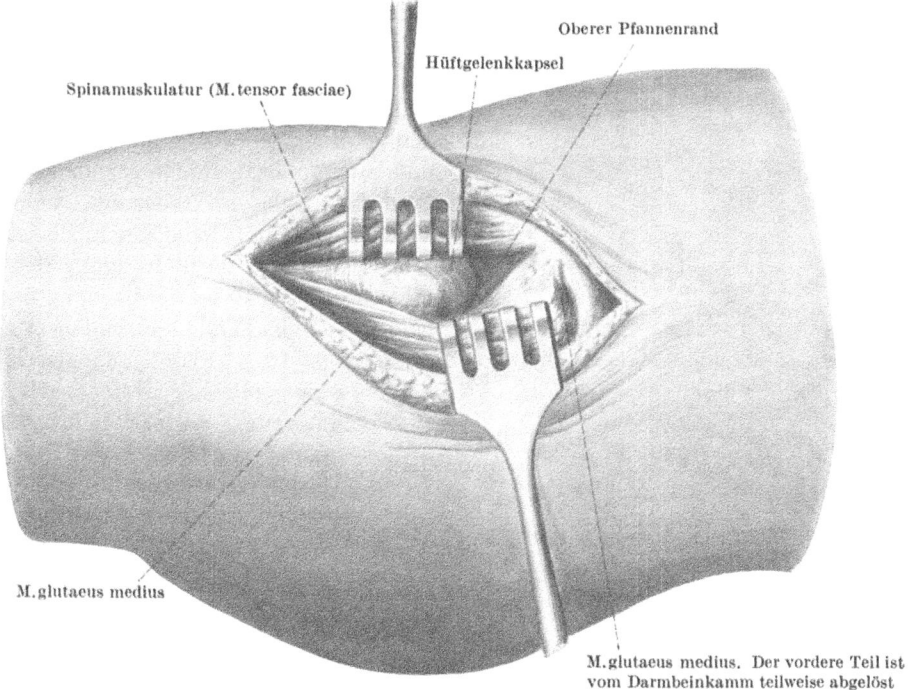

Abb. 605. Freilegung des Hüftgelenkes von vorn seitlich

b) Freilegung des Hüftgelenkes von hinten seitlich mit dem großen bogenförmigen Schnitt
(s. Abb. 739 und 740)

Schnitt. In *Seitenlage* großer, zügiger Schnitt, beginnend dicht unterhalb der Spina iliaca anterior superior über den Trochanter major nach hinten oben gehend. Auf diesen Schnitt wird in einem Teil der Fälle noch ein Längsschnitt aufgesetzt, der von der Trochanterspitze nach abwärts zieht. Der Schnitt geht zunächst bis zur Fascie, in welche die hinteren Muskelfasern des Glutaeus maximus einstrahlen. Vorn seitlich geht der Tensor fasciae in den Maissiatschen Streifen über. Die Fascie wird sauber dargestellt und gespalten. Die vordere Begrenzung des Muskelbauches des M.glutaeus medius gegen den M.tensor fasciae wird bestimmt, und der *Trochanter maior* wird mit je einer Kocher-Sonde von vorn und hinten unterfahren. Hierbei hat man sich davon zu überzeugen, daß das *gesamte Ansatzgebiet der kleinen Glutäen* erfaßt ist. Jetzt wird der Trochanter maior mit einem breiten Meißel von hinten nach vorn oben abgeschlagen, und die ganze Muskelmasse der kleinen Glutäen wird zusammen mit dem Muskelbauch des M.tensor fasciae, der distal durchtrennt ist, nach oben zurückgeschlagen.

Schon liegen die kleinen Hüftmuskeln, die geschont werden, und die *hintere Gelenkkapsel* frei. Sie wird eingeschnitten, und ihre freien Ränder werden mit einigen Gefäßklemmen gefaßt. Während die Kapsel gut auseinander gehalten wird, läßt man am Bein Drehbewegungen ausführen, um sich über die Lage des Hüftkopfes zu vergewissern. Bestehen derbe Verwachsungen, so werden diese scharf gelöst, ist eine knöcherne Verlötung vorhanden, so wird sie mit dem Meißel beseitigt (s. bei Arthroplastik).

Ist es nötig, in das Innere der Gelenkpfanne hineinzukommen, so wird der *Hüftkopf* nach Durchtrennung der kleinen Hüftmuskeln und des Ligamentum teres *luxiert*. Das ganze Hüftgelenk ist jetzt zu jedem Eingriff in vorbildlicher Weise zugängig.

Nach der Gelenkoperation wird der Hüftkopf reponiert, die Gelenkkapsel sorgfältig verschlossen, und die kleinen Hüftmuskeln werden vernäht. Der große Weichteilmuskellappen mit dem daraufliegenden Trochanter maior wird zurückgeschlagen, und der *Trochanter maior* wird wieder *zuverlässig* an seiner alten Ansatzstelle *befestigt*.

Die Befestigung erfolgt bei Jugendlichen meist nur mit kräftigen, subperiostalen Seidenknopfnähten, bei Erwachsenen durch eine Drahtnaht oder durch eine Schraube in Verbindung mit Seidenknopfnähten, um eine recht gute Aufeinanderpassung zu erreichen.

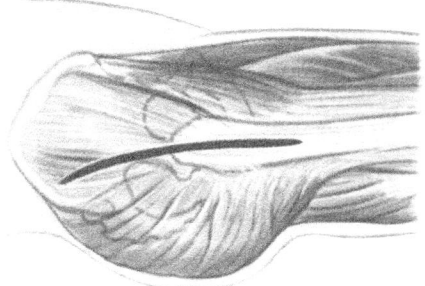

Abb. 606—609. Eröffnung des Hüftgelenkes nach GIBSON
Abb. 606. Schnittführung

Die Führung der *Drahtnaht* ist folgende: Je ein Bohrkanal wird quer durch die obere Trochanterspitze und durch den Femurschaft dicht unterhalb der Abtrennungsstelle des Trochanter geführt. Der obere Bohrkanal wird mit einem Pfriem, der untere mit einem Bohrer angelegt. Die Befestigung des Drahtes erfolgt unter mäßiger Abduktionsstellung des Beines.

In einem Teil der Fälle, vor allem auch nach Arthroplastiken (s. d.), ist es nötig, daß der *Trochanter maior unterhalb seiner ursprünglichen Ansatzstelle verankert* wird (s. bei Trochanterversetzung Abb. 679—682), um den kleinen Glutäen bessere Arbeitsbedingungen zu verschaffen.

Nach wenigen Muskelnähten sorgfältige Fasciennaht.

Ruhigstellung. Becken-Beingipsverband unter Mitnahme des gesunden Oberschenkels, eventuell unter gleichzeitiger Extension auf der operierten Seite.

Die Nachbehandlung wird durch die Art der Operation bestimmt.

c) Eröffnung des Hüftgelenkes von hinten lateral (Abb. 606—609)

Die alte Schnittführung zur Eröffnung des Hüftgelenkes von hinten lateral

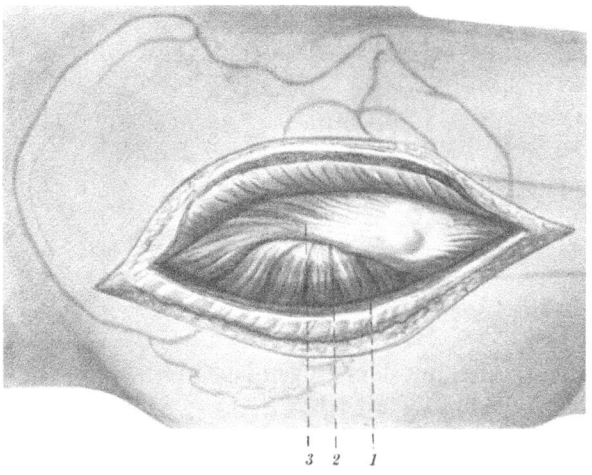

Abb. 607. Der M. glutaeus maximus ist an seinem vorderen Rand durchtrennt. Die kleinen Glutäen und die kleinen Hüftrotatoren sind sichtbar. *1* Durchtrennter Glutaeus max.; *2* kleine Glutäen; *3* kleine Rotatoren

nach LANGENBECK-KOCHER ist von GIBSON „neu entdeckt" (J. S. SPEED) und etwas modifiziert worden. Es ist eine gute Schnittführung, die unter Schonung der Muskeln die Gelenkeröffnung gestattet.

Technik. Lagerung ist auf der gesunden Seite in Seitenlage.

Schnitt. Er beginnt zwei Querfinger breit unterhalb vom hinteren Darmbeinkamm und geht leicht bogenförmig nach vorne. Er geht abwärts über den großen Trochanter und verläuft am Oberschenkel noch etwa 10 cm. Der Hautlappen wird von der Fascie nach vorne umgeschlagen. Der M. glutaeus maximus wird in seinem Ausstrahlungsgebiet an der Fascia lata durchschnitten. Dadurch ist die Blutung ganz gering. Die Muskeln, die am Trochanter maior ansetzen, werden frei sichtbar. Der hintere untere Rand der kleinen Glutäen wird eingeschnitten, und die Sehne des M. piriformis wird abgelöst. Um eine gute Wiedervereinigung zu ermöglichen, werden Reste der Sehnen am Trochanter maior stehengelassen. Die kleinen Glutäen, die von dem N. glutaeus inferior innerviert werden, werden nach vorne gehalten. Die Außenrotatoren werden nur soweit es erforderlich ist eingeschnitten. Die Kapsel wird breit eröffnet. Nach der Eröffnung der Kapsel wird der Hüftkopf durch Überführung des Beines in Beugung und Außenrotation bei gleichzeitiger Kniebeugung temporär luxiert.

Es kann jetzt *jede Hüftoperation, eine Arthroplastik wie auch eine intraartikuläre Arthrodese, angeschlossen werden.* Wenn der Trochanter maior mit seinen Muskelansätzen selbst abgetrennt war, wird er am Schluß der Operation wieder durch eine Drahtnaht oder eine Druckschraube (s. u.) befestigt.

Ruhigstellung und Nachbehandlung wie oben.

2. Die blutige Einrenkung der angeborenen Hüftverrenkung

Die blutige Einrenkung der angeborenen Hüftverrenkung wird immer einem beschränkten Kreis von Operateuren vorbehalten bleiben, die auf diesem Gebiet besondere Erfahrungen gesammelt haben.

Die operative Einrenkung der angeborenen Hüftverrenkung ist mit den Namen HOFFA und LORENZ eng verknüpft, wenn auch vorher schon von anderen in Einzelfällen derartige Eingriffe vorgenommen wurden (so von BRADFORD, KIRMISSON, PAGGI). Nachdem HOFFA die blutige Einrenkung für die damalige Zeit zu einer beachtlichen Höhe entwickelt hatte, wurde sie durch das Verfahren der unblutigen Einrenkung wieder in den Hintergrund gedrängt, und die blutige Einrenkung blieb nur noch für eine Anzahl von besonders gelagerten Fällen übrig. Es waren die Fälle, bei denen die unblutige Einrenkung infolge eines Repositionshindernisses nicht gelungen oder bei denen das Alter für die unblutige Einrenkung überschritten war. *Die Zahl der blutigen Einrenkungen* von

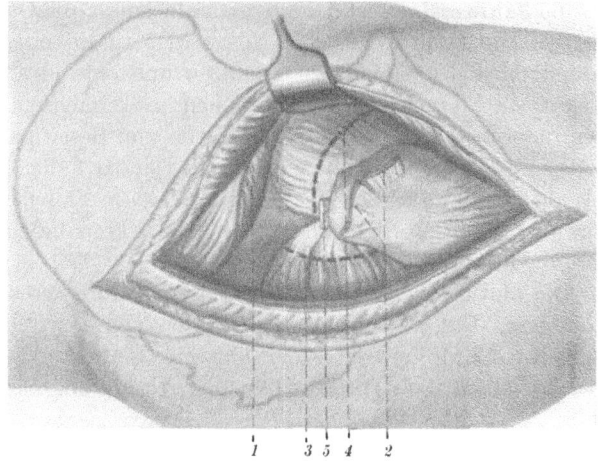

Abb. 608. Die kleinen Glutäen (*1, 2*) sind abgelöst und nach oben geschlagen. Die Durchtrennungsstelle der kleinen Rotatoren ist eingezeichnet (*3*). Querspaltung der Gelenkkapsel (*4*). M.piriformis (*5*)

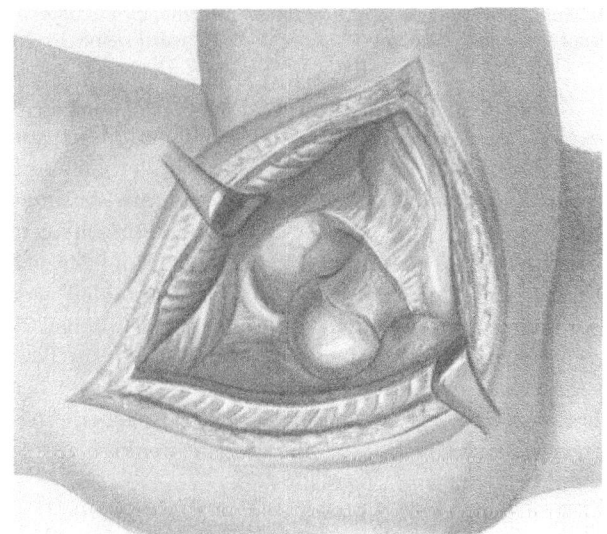

Abb. 609. Der Hüftkopf ist aus der Pfanne luxiert und für die Arthroplastik gut zugängig

überalterten Fällen ist im Laufe der Jahrzehnte *immer geringer geworden,* aber es wird stets eine bestimmte Prozentzahl von Hüftverrenkungen geben, bei denen man zur blutigen Einrenkung greifen muß. Dies betrifft vor allem Kleinkinder.

LEVEUF hat noch einmal die blutige Einrenkung bei allen „wahren" Luxationen konsequent ausgeführt und ihre vermehrte Anwendung zur Verbesserung der Behandlungsresultate bei der angeborenen Hüftverrenkung empfohlen (s. u.).

Die Methode der blutigen Einrenkung wurde in den vergangenen Jahrzehnten fortentwickelt, in erster Linie von DEUTSCHLÄNDER und PUTTI. — Aber ein großer Unterschied besteht in den behandelten Fällen von DEUTSCHLÄNDER und PUTTI. PUTTI operierte die meisten Fälle, weil die unblutige Einrenkung erfolglos geblieben war. Die jungen Jahrgänge, 3. und 4. Jahr, stellen einen beträchtlichen Anteil der Fälle. Veraltete Hüftverrenkungen, bei denen die Behandlung erst nach dem 10. Jahr durchgeführt wurde, fanden sich unter 94 operierten Hüften nur 15mal, der älteste Kranke war 21 Jahre. Das Krankenmaterial von DEUTSCHLÄNDER sieht wesentlich anders aus: Vom 18. Jahr ab, also fast von dem Zeitpunkt, von dem PUTTI überhaupt nicht mehr operiert hat, hat DEUTSCHLÄNDER 28 Hüftverrenkungen blutig eingerenkt, und die älteste Kranke war 65 Jahre alt! Es ist daher verständlich, daß die Operationstechnik und auch das Operationsziel bei DEUTSCHLÄNDER und PUTTI weit auseinandergehen. PUTTI hat sich bemüht, das Verfahren möglichst einfach zu gestalten und eine ideale Kopfeinstellung zu erreichen. Bei der operativen Einrenkung der Luxationen im Erwachsenenalter in dem Krankengut von DEUTSCHLÄNDER waren dagegen Voroperationen zur Beseitigung der Weichteilhindernisse erforderlich, und es ließ sich trotzdem nur bei einem Teil der Fälle (etwa $1/_3$) eine „konzentrische" Einstellung des Kopfes bewerkstelligen. Bei den anderen Fällen wurde eine exzentrische Einstellung oder gar nur „Transpositionen" erreicht. Es waren bescheidene Ergebnisse, die wenig zur Nachahmung ermunterten.

Die blutige Einrenkung der veralteten Hüftverrenkung im *Erwachsenenalter* hat nur wenig Anhänger. Das war schon zu Lebzeiten von DEUTSCHLÄNDER so und ist auch bis heute so geblieben. Ein Verfechter der blutigen Einrenkung auch noch außerhalb des Kindesalters war vor allem ZAHRADNIČEK. Nur die Ausbildung *besonderer Operationsverfahren* gestattete die Durchführung solcher Eingriffe.

DEUTSCHLÄNDER legte einen großen Wert auf ein schonendes Vorgehen bei der Einrenkung. Er war zu einem zweizeitigen Operieren übergegangen. Da die großen Weichteilwiderstände weder durch einen Extensionszug vor der Operation noch bei der Operation zu überwinden waren, wurden sie durch eine Voroperation beseitigt. Sie setzte sich aus folgenden Eingriffen zusammen: der offenen Tenotomie der Tubermuskeln, der Abmeißelung des Trochanter maior mit dem Ansatz der kleinen Gluäen und der subcutanen Tenotomie der Adductoren. Anschließend wurde eine Drahtextension durch die Femurkondylen angelegt. Zwei bis drei Wochen später kam die *zweite* Operation, die eigentliche blutige Einrenkung.

ZAHRADNIČEK ging einen anderen Weg zur Ausschaltung der Weichteilhindernisse. Er hielt bei den hochstehenden Luxationen die Verkürzung der Weichteile für kaum überwindbar, insbesondere wegen der starken Verkürzung der Gefäße und Nerven. Er hat deshalb die *Knochenverkürzung durch Herausnahme* eines mehrere Zentimeter großen Stückes *aus der Femurdiaphyse* dicht unterhalb vom Trochanter minor vorgeschlagen. Die Verkürzung des Femurschaftes zur Erleichterung der Hüfteinrenkung war an und für sich nichts Neues. Sie war schon vorher von CAMERA, LÖFFLER und OMBRÉDANNE empfohlen worden. ZAHRADNIČEK hat aber als erster das Verfahren konsequent bei einer beträchtlichen Anzahl von Fällen angewandt.

Die Erfahrungen haben gezeigt, daß bei einem Teil der Fälle die blutige Einrenkung nach der Femurschaftverkürzung spielend gelingt, während bei anderen Fällen, zumal bei Erwachsenen, die Reposition, wie aus den eigenen Operationsberichten von ZAHRADNIČEK hervorgeht, doch recht schwierig ist. Um die Stellung des eingerenkten Hüftkopfes zu sichern, wird eventuell noch eine Pfannendachplastik angeschlossen.

DEUTSCHLÄNDER hält bei seinem Vorgehen die blutige Einrenkung für einen Eingriff, dessen Gefahren nicht größer als bei jedem anderen großen chirurgischen Eingriff seien. ZAHRADNIČEK spricht dagegen von der großen, schweren Operation. Beide Autoren waren von dem Wert ihres Eingriffes überzeugt und glaubten, daß jede alte Hüftverrenkung durch ihr Verfahren eingerenkt werden könnte.

DEUTSCHLÄNDER war mit seinen Operationsergebnissen zufrieden, da die schwere Funktionsstörung beim Gehen und die damit verbundene Schmerzhaftigkeit zu beseitigen sei. Auch der kosmetische Erfolg sei befriedigend, die häßliche Lendenlordose sei regelmäßig geschwunden, die Beinverkürzung falle fort, nur die Gelenkbeweglichkeit sei beschränkt. Eine relativ gute Gelenkbeweglichkeit sah DEUTSCHLÄNDER in seinen Fällen nur bei denen mit exzentrischer, aber nicht mit konzentrischer Kopfeinstellung!

Die Behandlungsergebnisse von ZAHRADNIČEK waren, auch nach den veröffentlichten Röntgenbildern zu urteilen, erstaunlich gut. Beobachtungen über vieljährige Bewährung der Hüftgelenke fehlen allerdings noch. *Aber eine auffallende Tatsache steht schon fest. Die Gefahr der sekundären Kopfdeformierung*, die man sonst so oft nach der blutigen Einrenkung bei alten Luxationen sieht, ist *nach der Femurschaftverkürzung äußerst gering.* Die Ursache hierfür ist in dem Fortfall des starken Weichteildruckes nach der Knochenresektion zu suchen, der sonst den Kopf mit großer Kraft in die Pfanne preßt. Das Verfahren der Femurresektion wurde von LEVEUF übernommen.

Trotz der Mitteilungen von DEUTSCHLÄNDER und ZAHRADNIČEK lehnen wir die blutige Einrenkung der Hüftverrenkung beim Erwachsenen ab, und wir halten den Eingriff auch in der Adolescenz nur ausnahmsweise für berechtigt. Es fehlen bei der blutigen Hüfteinrenkung in diesen Jahren die Voraussetzungen für das Erzielen gleichmäßig guter Dauerresultate. Die anatomischen Verhältnisse in der ganzen Hüftregion sind durch das jahrzehntelange Bestehen der Hüftverrenkung zu schwer verändert, als daß allein mit dem Einstellen des Hüftkopfes in die Gelenkpfanne die schwere Störung wieder zu beheben wäre. Gelenkkopf und -pfanne passen infolge der schweren Formveränderung des ganzen oberen Femurendes nicht ineinander, und die gesamte Hüftmuskulatur ist schwer verändert. Es ist nach der blutigen Einrenkung beim Erwachsenen nur mit einer mäßigen Hüftfunktion zu rechnen. Das Anpassungs- und Umbildungsvermögen des Jugendlichen fehlt. Es ist deshalb besser, bei der Behandlung von alten erwachsenen Hüftverrenkungen, wenn eine operative Behandlung angezeigt ist, sich mit den Palliativoperationen der ,,Gabelung'', der subtrochanteren Osteotomie oder der knöchernen Hüftkopfabstützung zu begnügen (s. d.). *Die Indikation zur blutigen Einrenkung ist auf das Kindesalter zu beschränken und nur ausnahmsweise auf Jugendliche im 2. Jahrzehnt auszudehnen.* — Das Zahlenverhältnis zeigt am besten das Krankengut von PUTTI, der vom 10. Jahre ab die veralteten Luxationen rechnet. Vier Fünftel der Fälle sind im 1. Jahrzehnt und ein Fünftel im 2. Jahrzehnt operiert worden. Das Zahlenmaterial von PUTTI gibt auch einen guten Aufschluß über die Häufigkeit der blutigen Reposition.

Sie wurde bei etwa 3000 Luxationen aus einer Beobachtungszeit von etwa 30 Jahren bis 1930 in etwa 3% angewandt. Nach der Zusammenfassung von SCAGLIETTI, die als Referat für den nicht abgehaltenen 3. internationalen Orthopädenkongreß bestimmt war, hat sich die Zahl der im Institut Rizzoli bis 1938 behandelten Luxationen auf fast 5000 erhöht. Das Zahlenverhältnis der blutig eingerenkten Hüften war etwa gleich geblieben. Es waren noch nicht 4% aller behandelten Fälle.

Eine andere Auffassung wird von LEVEUF vertreten. Sie macht es nötig, auf die Anschauung von LEVEUF näher einzugehen. *Er unterscheidet zwischen den wahren Luxationen und den Subluxationen.* Bei den ,,wahren'' *Luxationen* finde man immer eine Interposition von Weichteilen zwischen dem Hüftkopf und der Pfanne. Die Gelenkkapsel sei sanduhrähnlich verengt, die Pfanne sei in der Tiefe mit der Kapsel ausgefüllt, der knorplige Pfannenrand oder Limbus sei durch den Kopf in das Gelenk eingeschlagen, und meist sei auch ein sehr großes Ligamentum teres vorhanden. Diese Befunde seien durch die Operationen wie durch die Arthrographie festgelegt. Sie sollen Hindernisse für die unblutige Einrenkung auch schon im frühen Kindesalter bilden. Wenn sie entfernt seien, sei die Einrenkung leicht möglich.

Bei den *Subluxationen* gäbe es keine Weichteilinterpositionen. Der wichtigste Befund sei die Veränderung am Limbus, der gegen den Darmbeinknochen zu abgeflacht sei. Diese Fälle sollen sich daher leicht unblutig einrenken lassen.

Auf Grund dieser Anschauungen hat LEVEUF seit dem Jahre 1941 zahlreiche Hüftverrenkungen blutig eingerenkt.

Die Zahl wurde erstaunlich groß. Es waren in den Jahren 1941—1947 318, bei denen die Arthrographie eine Interposition vermuten ließ.

Sie unterteilten sich folgendermaßen:

In 119 Fällen wurde die primäre blutige Einrenkung gemacht, in 96 Fällen war die Einrenkung mit einer Verkürzung des Femurschaftes verbunden, und in 103 Fällen war sekundär die blutige Einrenkung ausgeführt worden, nachdem im Anschluß an die unblutige Behandlung eine Reluxation aufgetreten war.

Die von LEVEUF operierten Hüften betrafen hauptsächlich Kleinkinder. Drei waren 1 Jahr alt, und das jüngste war 10 Monate! Die Mehrzahl der Kinder war im Alter zwischen 3 und 10 Jahren.

Es gibt für die blutige Einrenkung *drei Indikationen:*

Die 1. Indikation ist im Kleinkindesalter gegeben, wenn die unblutige Einrenkung sich als unmöglich erweist. Der Grund hierfür ist meist eine Weichteil-Kapselinterposition, die die Einstellung des Hüftkopfes in die Pfanne verhindert. Es sind nur wenige Prozent der Fälle, bei denen dies zutrifft. Bei dem Riesenmaterial des Institutes Rizzoli waren es im Laufe der Jahrzehnte 2,37%, bei denen aus diesem Grunde zur blutigen Einrenkung geschritten wurde.

Die 2. Indikation bilden die Fälle, bei denen nach der unblutigen Einrenkung eine Reluxation eintritt, die auf Grund der besonderen Verhältnisse in einem Teil der Fälle eine blutige Einrenkung verlangt. Die Zahl ist außerordentlich gering (nach SCAGLIETTI 0,66%).

Die 3. Indikation liefern alte hochstehende Luxationen im späteren Kindesalter oder bei Jugendlichen, bei denen es auch nach vorbereitender Extensionsbehandlung nicht mehr möglich war, die unblutige Einrenkung zu erzielen oder es von vornherein ausgeschlossen erscheint. Das Jahr, in dem der einzelne Operateur für die unblutige Einrenkung die Grenze zieht, ist verschieden.

SCHEDE betont, daß es ihm mittels Schraubenzug auf dem Extensionstisch nach dem Verfahren von FRITZ LANGE bis zum 10. Jahre in jedem Fall gelungen sei, die Hüften unblutig einzurenken. P. PITZEN hat besonders gute Erfolge in der Behandlung veralteter Luxationen mit der Zinkleim-Gipsextensions-Vorbehandlung gehabt.

Bei einer *doppelseitigen* Luxation ist die blutige Einrenkung ein besonders schwerer Entschluß. Man darf die 2. Operation erst vornehmen, wenn man ein Urteil über das Bewegungsausmaß der zuerst operierten Hüfte hat. Mit *einer* teilweise steifen Hüfte findet sich ein Kranker, wenn er dadurch eine bessere Gehfähigkeit bekommen hat, ab. Eine doppelseitige Hüftversteifung ist ein trauriges Schicksal, zumal nach einem operativen Eingriff, durch den ein „wenig leistungsfähiger Hinker" zu einem „leistungsunfähigen Krüppel" gemacht wird (GOCHT, DEBRUNNER).

Über die **Behandlungsresultate** der blutigen Einrenkung auf Grund einer großen Zahl nachuntersuchter Fälle macht SCAGLIETTI Mitteilung.

Einwandfreie anatomische und funktionelle Resultate fanden sich in 26% der Fälle, ganz gute anatomische Resultate, die aber trotzdem eine überraschend gute Funktion hatten, in 41%, und in 34% war schließlich das anatomische Resultat „unvollständig". Die Funktion sei aber trotzdem zufriedenstellend, jedenfalls besser gewesen, als man nach dem anatomischen Befunde hätte erwarten sollen.

Für die Beurteilung dieser Angaben von SCAGLIETTI ist zu berücksichtigen, daß sie auch die Fälle der Jahre 1899—1915 enthalten. In diesem Zeitraum war die Operationstechnik eine andere, und SCAGLIETTI weist ausdrücklich darauf hin, daß die *Operationsergebnisse* in den letzten beiden Jahrzehnten *wesentlich besser* geworden seien. Es sind bei der blutigen Einrenkung nur in einer begrenzten Zahl von Fällen solche Ergebnisse wie bei der unblutigen Einrenkung zu erzielen. Der alte Erfahrungssatz von HOFFA, der sich auf die blutige Einrenkung von über 250 Hüften gründete, darf nicht vergessen werden. Er lautete, daß *es auch bei der bestgelungenen Operation nicht gelingt, absolut normale Verhältnisse wiederherzustellen.* Das obere Femurende ist auch bei einer frühzeitigen Operation schon deformiert und weicht in seiner Gestalt und Richtung von dem normalen oberen Femurende beträchtlich ab. Die Richtigkeit dieser Auffassung von HOFFA wird jeder bestätigen, der selbst über Erfahrungen in der blutigen Einrenkung verfügt. Man ist immer wieder über die Schwere der Formabweichung des oberen Femurendes, kleiner Kopf, plumper, kurzer Schenkelhals, starke Anteversion und Antetorsion, Trochanterhochstand usw., überrascht. Die Pfanne ist dementsprechend mehr oder weniger schwer verändert. Eine ausgesprochene Inkongruenz zwischen dem Kopf und der Pfanne besteht. Man kann nach der blutigen Reposition nur hoffen, daß sich der Hüftkopf und die Gelenkpfanne unter dem Einfluß der Funktion aneinander anpassen und möglichst gut ineinander einspielen. Es ist natürlich, daß die anatomischen und funktionellen Behandlungsresultate *bei kleinen Kindern* besser sind als *bei den älteren Fällen*. Bei jüngeren Kindern ist eine freie Gelenkbeweglichkeit und ein Gang ohne Hinken zu erwarten, bei älteren Kindern ist nach der blutigen Einrenkung die Gelenkbeweglichkeit meist beschränkt, in erster Linie die Beugung und Abduktion, und auch das Bein ist infolge der Formabweichung des oberen Femurendes kürzer. Die Gesamthaltung des Körpers wird auch in schweren Fällen durch die Beseitigung der häßlichen Lordose gut, und der Gang wird meist unauffällig.

LEVEUF hat bei der blutigen Einrenkung im frühen Kindesalter gute Resultate erzielt. Er teilt die Fälle ein: in sehr gute Resultate mit normalem Ausmaß der Funktion, in gute Resultate mit einer Beugung und Abduktion um etwa 40°, in mäßige Resultate mit teilweiser Gelenkversteifung und in schlechte Resultate mit Mißerfolg oder Ankylose.

Unter den 116 Fällen der primären offenen blutigen Einrenkung waren 95 bzw. 81,9% gute oder sehr gute Behandlungserfolge gewesen. Die Steifheit der Hüfte, die sich in einem Teil der Fälle postoperativ entwickelt hatte, ging nur langsam zurück. — Das günstigste Alter für die blutige Reposition sei die Zeit zwischen dem 2. und 3. Lebensjahr.

Unter 96 Fällen, bei denen eine offene blutige Einrenkung mit gleichzeitiger Verkürzung des Femurschaftes vorgenommen wurde, war in 77% das Resultat gut. Die schlechten Resultate waren durch Ankylose, Coxa vara oder durch Kopfnekrosen bedingt. Auch für diese Gruppe wird betont, daß die wirklich guten Resultate nur bei jungen Patienten erreicht wurden. Wegen der Gefahr der Kopfnekrose und Hüftversteifung solle die blutige doppelseitige Operation nur bei Kindern unter 6 Jahren gemacht werden.

Die Behandlungsergebnisse waren bei den Fällen mit der sekundären blutigen Reposition nach einer erfolglosen unblutigen Einrenkung noch in 80% „fair". Gute oder sehr gute Resultate waren nur in etwa 50% erreicht. Die schlechten Resultate waren durch Reluxationen, durch verbleibende Subluxationen sowie durch schwere Kopfdeformierungen bedingt.

Die blutige Einrenkung ist *keine ungefährliche* Operation. So gab HOFFA unter 250 Fällen 6 Todesfälle an, in der Serie der letzten hundert sei aber kein Todesfall aufgetreten. Auch DEUTSCHLÄNDER erlebte unter einem viel kleineren Material einen Todesfall und 2 Infektionen. PUTTI hatte allerdings unter 94 Fällen in 30 Jahren keinen einzigen Todesfall.

Auch LEVEUF erlebte in den ersten Jahren der blutigen Behandlung der Hüftverrenkungen 5 Todesfälle. Er gibt aber ausdrücklich an, in den letzten 6 Jahren keinen Patienten bei der blutigen Einrenkung mehr verloren zu haben.

Die alten von HOFFA, DEUTSCHLÄNDER, PUTTI u. a. gemachten Zahlenangaben über Todesfälle bei der blutigen Operation der angeborenen Hüftverrenkung haben heute keine Gültigkeit mehr. Die Gefahr bei der Operation ist durch die modernen Narkosen, die in Verbindung mit gleichzeitiger Serum- oder Bluttransfusion ausgeführt werden, viel geringer geworden.

Der *Schock* ist nach wie vor die Hauptgefahr. Dieser spielt aber nur bei der blutigen Einrenkung der *älteren* Kinder mit hochstehenden Luxationen eine Rolle, bei denen in Narkose eine starke Extension ausgeübt werden muß. Die verkürzten Weichteile müssen weitgehend durchtrennt, die Kapsel muß erweitert, die Pfanne vertieft werden, und das Ligamentum iliofemorale (BERTINI) ist zu durchschneiden. Die eigentliche Einrenkung macht so manches Mal viel Mühe. Diese erspart man sich, wenn man vorher die Resektionsosteotomie (s. u.) gemacht hat.

Bei *Kleinkindern*, bei denen die offene Reposition nötig ist, wenn die gedeckte erfolglos war oder nicht erfolgreich blieb, ist die *offene Reposition ein relativ kleiner Eingriff*. Die Verwachsungen zwischen Kopf und Pfanne bzw. der Gelenkkapsel mit dem Hüftkopf werden gelöst. Der Eingriff läuft schnell ab, der Blutverlust ist gering, und eine gute Hüftkopfeinstellung geht im allgemeinen mühelos vor sich.

Die Technik der Operation, wie sie heute geübt wird, fußt auf der Ausbildung der Methode von HOFFA und LORENZ. Die größte Vollkommenheit hat sie in dem wohldurchdachten und vielfach erprobten Vorgehen von PUTTI gefunden, dem wir in den letzten 25 Jahren im wesentlichen gefolgt sind. PUTTI hat die alten Schnittführungen von HOFFA, LORENZ, LUDLOFF verlassen und einen Schnitt gewählt, der dem Sprengelschen Schnitt entspricht. — Der Schnitt gleicht weitgehend der bekannten Schnittführung von SMITH-PETERSEN zur Eröffnung des Hüftgelenkes von vorn.

Die Ausbildung des Schnittes hat ihre eigene lehrreiche *Geschichte*. Als SMITH-PETERSEN 1916 als Assistent bei ABBOTT eine blutige Hüfteinrenkung mitmachte, war er stark beeindruckt durch die blutige Operation bei der damals geübten Art des Vorgehens unter Eröffnung des Gelenkes mit dem Kocherschen Schnitt.

Er studierte daraufhin an der Leiche die anatomischen Zugangswege zur Hüfte, bei denen es möglich war, die große Hüftspreizmuskulatur subperiostal vom Darmbein abzulösen, und fand den vorderen als besonders günstig. Er fand mit seinem Vorschlag der neuen Schnittführung zunächst keine Anerkennung, bis er BRACKETT seine Schnittführung demonstrieren konnte. Dieser erkannte sofort die wertvolle Verbesserung, die der Schnitt nach SMITH-PETERSEN für viele Hüftoperationen bedeutete, und teilte auf dem nächsten amerikanischen Orthopädenkongreß den Schnitt von SMITH-PETERSEN mit. Auch ALBEE wandte daraufhin den „supraartikulär-subperiostalen" Zugang zum Gelenk an und bevorzugte ihn auf Grund seiner guten Erfahrungen gegenüber den anderen Schnittführungen.

Die *Erkennung des Repositionshindernisses* ist eine wichtige, aber keineswegs immer leichte Aufgabe. Sie verlangt Erfahrung. Die Hindernisse liegen nicht in den Skelet-, sondern in den Weichteilverhältnissen. Man sucht schon vor der Operation durch eine *Arthrographie* die Verhältnisse zu klären. Diese ist bei kleinen Kindern meist recht aufschlußreich. Sind die Weichteilhindernisse beseitigt, so läßt sich meist auch ein schwer verändertes oberes Femurende relativ leicht in die Pfanne einstellen. Ob der Halt des Kopfes gut ist oder nicht, ist eine andere Frage.

Bei *alten hochstehenden Luxationen* ist die erste Aufgabe die Beseitigung der Muskelverkürzungen. Man sucht diese durch eine *vorbereitende Drahtextension* zu beseitigen. Bewährt
hat sich auch die *Extension* mit dem Zinkleim-Gipsverband nach P. PITZEN.

Das Bein liegt hierbei, um Reibungswiderstände möglichst auszuschalten, auf einem Schleifbrett, und
zwischen dem Brett und dem Gips sind noch zwei runde Holzstäbe dazwischengeschaltet, auf denen der Gips
leicht gleitet.

Bei der Operation wird von Anfang an zur weiteren Dehnung der Muskeln ein starker
Extensionszug in Tätigkeit gesetzt. So umfangreiche *Tenotomien* wie DEUTSCHLÄNDER haben
wir nicht benötigt, weil wir nicht so alte Fälle blutig eingerenkt haben. Das 14. Jahr bildete
bei einseitigen Luxationen die obere Grenze. Die Adductorentenotomie wird gleich zu Beginn
der Operation ausgeführt. Die *Spinamuskeln* einschließlich des M. rectus femoris werden Z-förmig
verlängert, um am Schluß der Operation wieder lose vernäht zu werden. Besondere Beachtung
verdient die *Iliopsoassehne*. Sie bildet in vielen Fällen ein ernstes Repositionshindernis und verschließt unüberwindbar den Kapselschlauch (*Knopflochmechanismus* nach DEUTSCHLÄNDER).
Die Iliopsoassehne wird schräg durchschnitten, eine spätere Wiedervernähung erübrigt sich.

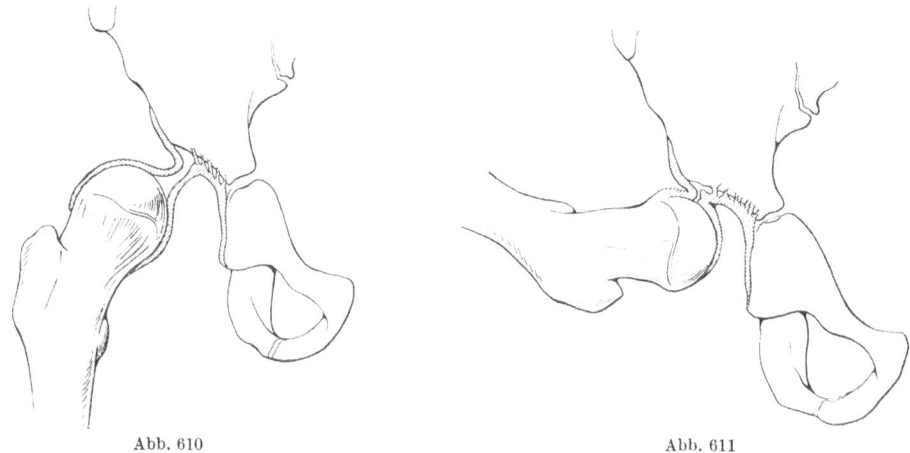

Abb. 610   Abb. 611

Abb. 610 u. 611. Hoher Kapselansatz am Hüftkopf und Verwachsungen der Hüftgelenkkapsel mit der Pfanne bilden eine Falte,
die ein Repositionshindernis des Hüftkopfes bilden

Auch die kleinen *pelvifemoralen* Muskeln müssen eventuell durchtrennt und die kleinen Glutäen
am Trochanteransatz schräg eingekerbt werden. — SCHEDE hat auf die Bedeutung des Ligamentum ilio-femorale (Lig. Bertini) als Repositionshindernis besonders hingewiesen.

Bei der blutigen Einrenkung im *frühen Kindesalter* spielen die Muskelverkürzungen keine
Rolle. Das Repositionshindernis ist in diesen Fällen eine *Kapselinterposition* (s. Abb. 610 und 611).
Diese hat, wie DEUTSCHLÄNDER und PUTTI gezeigt haben, zwei Gründe. Die untere Kapsel setzt
entweder nicht am Schenkelhals, sondern abnorm weit vorn am Kopfrande an, oder die Kapsel ist
mit dem Pfannenboden verwachsen. Eine Kapselfalte schiebt sich in beiden Fällen zwischen den
Hüftkopf und den Pfannenrand und verhindert eine tiefe Kopfeinstellung. Beim abnormen
Kapselansatz am Hüftkopf ist die Kapsel am unteren Kopfrand abzulösen, und bei der Verwachsung der Kapsel mit dem Pfannenrand sind die Verwachsungen von innen her nach Erweiterung des Kapselschlauches zu beseitigen. Hiernach ist die Einrichtung leicht möglich.
Ausnahmsweise kann auch einmal ein hypertrophisches Ligamentum teres der Grund des Miß-
lingens der unblutigen Reposition sein.

Der *Kapselisthmus* als Hindernis für die Reposition gewinnt nach PUTTI erst vom 4., 5. Jahre
an Bedeutung. Die Verengung der Kapsel kommt zustande durch die Verlängerung des Kapselschlauches, durch den Druck der Kapsel gegen den Pfannenring und durch die Abschnürung
der straffgespannten Iliopsoassehne. Der Isthmus kann noch weiter durch das *Ligamentum teres*
verengert werden, das mit der Innenwand der Kapsel verwächst. Die Erweiterung der Kapsel
geschieht durch einen besonderen Kapselspreizer, der schon von CODIVILLA angegeben und von
PUTTI modifiziert wurde. Wir besitzen hierfür unser eigenes Instrument (s. S. 9).

Der Pfannenboden wird von den verwachsenen Kapselteilen sowie von dem Bindegewebspolster, dem Pulvinar, gesäubert. Der Raum der Pfanne wird, wenn erforderlich, durch eine Aushöhlung des oberen Pfannenteiles mit dem scharfen Löffel oder mit der Kugelfräse vergrößert. Das kann schon bei 2—3jährigen Kindern der Fall sein.

Wir haben auch bei der offenen Reposition immer von neuem erkannt, daß die Beseitigung der Antetorsion eine große Bedeutung für die Erhaltung des Operationsergebnisses hat. Der Hüftkopf wird bei der offenen Reposition in Innenrotation und Abduktion in die Pfanne eingestellt, und eine *Rotationsosteotomie wird nach etwa 6 Wochen* angeschlossen.

Diese 2. Operation ist bei älteren Kindern, bei denen wegen einer hochstehenden Luxation eine Verkürzungsosteotomie gemacht war, überflüssig. Es wird gleichzeitig bei der Resektionsosteotomie die Antetorsion beseitigt.

A. Technik der blutigen Einrenkung der Hüftluxation

Die Technik im einzelnen ist verschieden, ob es sich um die offene Reposition bei einem Kleinkinde handelt, bei dem es nicht möglich war, eine gute Kopfeinstellung zu erreichen, oder bei einem älteren Kinde mit einer hochstehenden Luxation.

a) Beim Kleinkinde (s. Abb. 612—616)

Lagerung auf einem Extensionsoperationstisch.

Schnittführung. Vorn am Oberschenkel, 10 cm unterhalb der Spina iliaca anterior superior beginnend, zu dieser nach aufwärts ziehend und am Darmbeinkamm umbiegend. Die Fascie wird sauber freigelegt und eingeschnitten. Der Zwischenraum zwischen dem Tensor fasciae und den kleinen Glutäen wird mit einem Präpariertupfer stumpf dargestellt. Die kleinen Glutäen werden in ihrem vorderen Drittel am Darmbeinkamm eingeschnitten und subperiostal abgeschoben, jedenfalls so weit, daß der obere Pfannenrand und der Hüftkopf gut

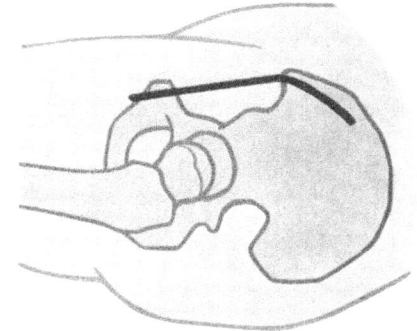

Abb. 612—616. Offene Repositon der Hüftverrenkung bei Kleinkindern
Abb. 612. Schnittführung schematisch

sichtbar werden. Dieses ist leicht erreichbar, während die kleinen Glutäen mit einem großen Haken nach hinten unten zurückgehalten werden. Das Fettgewebe von der Kapsel wird mit einem Präpariertupfer stumpf abgeschoben, die Gelenkkapsel wird eingeschnitten und temporär mit Gefäßklemmen gefaßt. Das Fenster in der Kapsel wird so groß gestaltet, daß der Hüftkopf durch Adduktion und Außenrotation vom Bein her durch den Assistenten aus der Kapsel herausluxiert werden kann. Der pathologische Gelenkbefund wird klar sichtbar, das Verhalten des Ansatzes der Gelenkkapsel am Schenkelhals oder Kopfrand. Die Verwachsung kann fächerförmig, segelartig sein. Der Limbus ist meist umgeschlagen und die obere Kapsel mit dem Pfannendach verwachsen. Saubere, freie Verhältnisse für die Einstellung des Hüftkopfes werden geschaffen. Der Pulvinar wird entfernt und der Pfannenraum mit dem scharfen Löffel erweitert. Wenn dies alles folgerichtig geschehen ist, gleitet der Hüftkopf auf Fingerdruck in die Pfanne. Er ist damit nicht mehr sichtbar.

Röntgenbild zur Sicherung der guten Kopfeinstellung. Gelenkkapsel- und Muskelwiedervernähung am Darmbeinkamm. Schichtweiser Nahtverschluß.

Ruhigstellung. Becken-Beingips in Abduktion von 140—150⁰ und starker Innenrotationsstellung (das Röntgenbild bestimmt die Stellung im einzelnen) unter Mitnahme des gegenseitigen Oberschenkels.

Weitere Behandlung. Meist Rotationsosteotomie nach 6 Wochen. Dann Aufnahme von Bewegungsübungen.

b) Bei älteren Kindern mit hochstehenden Luxationen (s. Abb. 617—621)

Vorbehandlung. Bei allen hochstehenden Luxationen vorbereitende Extension für mindestens 2—3 Wochen unter regelmäßiger Röntgenkontrolle über den Fortschritt der Extensionswirkung.

Lagerung auf einem Extensionsoperationstisch. Ein Extensionszug an beiden Beinen und ein Gegenzug oder Gegenhalt am Arcus pubis beiderseits. Der Extensionszug am Bein der Operationsseite wird während der Operation kräftig angezogen, der der Gegenseite dient als Gegenhalt

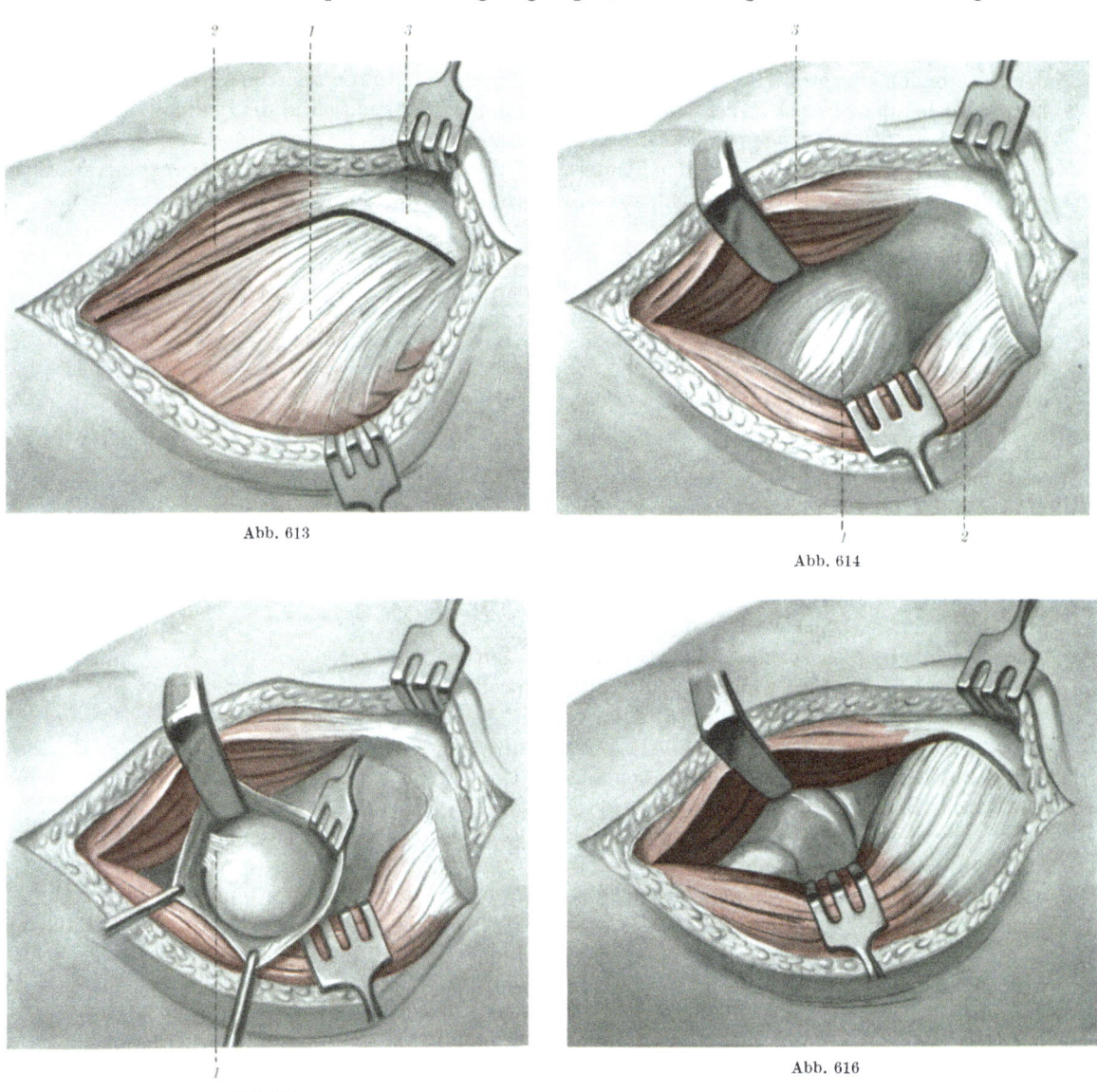

Abb. 613

Abb. 614

Abb. 615

Abb. 616

Abb. 613. Die kleinen Glutäen (*1*) werden von der Spina iliaca superior subperiostal abgelöst und von den Spinamuskeln (*2*) getrennt. Darmbeinkamm (*3*)

Abb. 614. Die Hüftgelenkkapsel (*1*) mit dem durchscheinenden Kopf ist sichtbar. Die kleinen Glutäen (*2*) und die Spinamuskeln (*3*) werden zurückgehalten

Abb. 615. Die Gelenkkapsel ist eröffnet. Deutlich ist eine segelförmige, flächenartige Verwachsung der Gelenkkapsel mit dem Hüftkopf erkennbar (*1*). Sie stellt ein Repositionshindernis dar

Abb. 616. Der Hüftkopf ist reponiert. Man sieht nur noch den freien äußeren Rand der Kopfkappe

und wird nur so viel angespannt, daß das Becken in der gleichen Lage bleibt und sich nicht verdreht.

Schnitt. Am vorderen Rande des Darmbeinkammes entlang bis zur Spina iliaca anterior superior, hier nach unten umbiegend und auf der Vorderseite des Oberschenkels nach abwärts ziehend.

α) Freilegung der Gelenkkapsel (s. Abb. 618)

Nach Durchtrennung der derben Fascia lata Aufsuchen des Muskelzwischenraumes zwischen dem vorderen Rand des M. glutaeus medius und den Spinamuskeln. Sobald man in diesen Spalt stumpf vordringt, wird die Gelenkkapsel sichtbar. Um bei den hochstehenden Luxationen ein übersichtliches Operationsgebiet zu erhalten, sind die Muskeln von ihren Ansätzen abzulösen oder Z-förmig zu durchtrennen. Die kleinen Glutäen werden im vorderen Drittel vom Darmbeinkamm subperiostal abgelöst, der M. tensor fasciae wird meist, der M. sartorius selten Z-förmig durchschnitten, und ihre Enden, an die Seidenfäden angeschlungen sind, werden nach oben und unten umgeschlagen. In manchen Fällen ist auch noch eine Z-förmige Durchschneidung des M. rectus femoris nötig. Die kleinen Glutäen werden zusammen mit dem Hautlappen mit einem großen Muskelhaken nach hinten oben gehalten. Ist dies geschehen, so ist auch bei hochstehenden Luxationen die *Gelenkkapsel mit dem Hüftkopf* gut zugänglich.

β) Die Eröffnung der Gelenkkapsel und die Beseitigung der Repositionshindernisse (s. Abb. 619 und 620)

Die Gelenkkapsel wird mit einer chirurgischen Pinzette gefaßt und breit eröffnet. Die verkürzten Weichteile werden, soweit sie im Operationsgebiet liegen, durchschnitten. Man beginnt mit der *Durchtrennung der verkürzten Muskeln*, die am Schenkelhals ansetzen, und löst die derben Kapselstränge ab, vor allem auch die, die am hinteren unteren Rande des Schenkelhalses ansetzen. Dies geschieht schrittweise unter dem Schutz des eingeführten Zeigefingers der linken Hand oder auf einer Kocher-Sonde. Auch eine Einkerbung der kleinen Glutäen oberhalb vom Trochanter maior ist manchmal nicht zu umgehen. Ist das obere Femurende gut freigemacht, so wendet man sich dem *vorderen Operationsfeld* zu. Unter dem Schutz der Kocher-Sonde werden der M. rectus femoris und eventuell noch der M. iliopsoas Z-förmig verlängert. Hiernach wird ein langer stumpfer Muskelhaken in den Kapselschlauch eingesetzt. In den *Kapselisthmus* wird der Kapselspreizer eingeführt, und der Kapselschlauch wird stumpf erweitert. Jetzt gelangt man leicht bis zur Gelenkpfanne. Die Gelenkpfanne wird deutlich sichtbar, indem der eingesetzte stumpfe lange Haken gut angehoben wird. Sind in der Tiefe noch derbe Verwachsungen und Bindegewebslagen vorhanden, so werden diese schrittweise mit einer langen Kocher-Klemme gefaßt und mit der Schere entfernt. Der Pfannenraum ist oft mit einem scharfen Löffel zu vergrößern.

γ) Die Einrenkung des Hüftkopfes (s. Abb. 621)

Die Einrenkung bildet den wichtigsten Akt der Operation. Wie dieser vor sich geht, ist von den besonderen Verhältnissen des Einzelfalles abhängig. Zunächst setzt man die Extension vermehrt in Tätigkeit und sieht zu, wie weit der Kopf heruntertritt. In einem Teil der Fälle rutscht der Hüftkopf glatt in die Pfanne, während man in dem Augenblick, wo der Hüftkopf bis zur Pfannenhöhe heruntergezogen ist, das Bein in Abduktion überführt und einen Druck von hinten auf den Trochanter ausübt. Die Extension wird jetzt fortgelassen und das Bein in Innenrotation gedreht.

In anderen Fällen tritt der Hüftkopf bis zum oberen Pfannenrande und bleibt hier stehen. In solchen Fällen wird der Pfannenlöffel hinter dem Hüftkopf am oberen Pfannenrand eingesetzt, und der Hüftkopf wird unter Überführung des Beines in Abduktion in die Pfanne hineingehebelt.

Je nachdem, in welcher Stellung der Halt des Hüftkopfes besser ist, wird die Lorenz- oder Lange-Stellung gegeben, aber **extreme Stellungen werden vermieden.** Am Schluß der Operation überzeugt man sich noch von der *Beschaffenheit des oberen Pfannendaches.* Ist dies schlecht, so schließt man in der Voraussetzung, daß die Operation nicht zu eingreifend und die Reposition leicht war, schnell noch die *Pfannendachplastik*, unter diesen Verhältnissen am besten nach der Technik von LANCE, an. In anderen Fällen wird die Pfannendachplastik in einer 2. Sitzung ausgeführt.

In den Fällen, bei denen eine starke *Antetorsion* vorhanden ist, wird der Hüftkopf in Innenrotationsstellung in die Pfanne eingestellt, und es wird in einer 2. Sitzung, nach etwa 6 Wochen, noch eine Rotationsosteotomie angeschlossen.

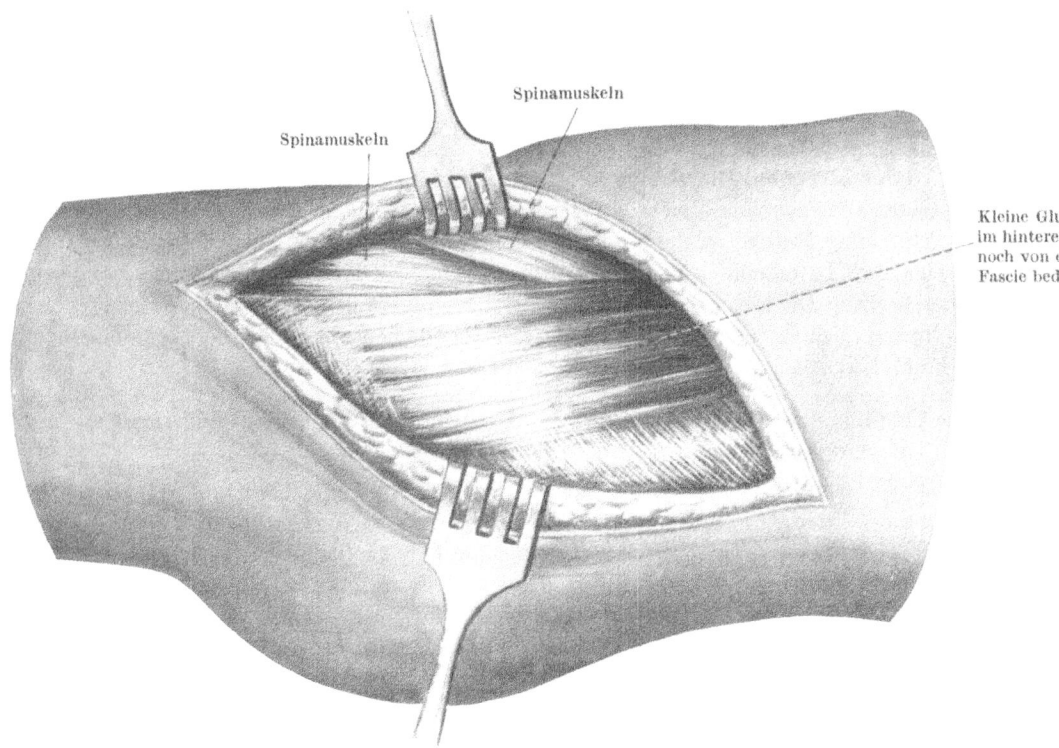

Spinamuskeln   Spinamuskeln

Kleine Glutäen,
im hinteren Teil
noch von der
Fascie bedeckt

Abb. 617—621. Blutige Einrenkung einer angeborenen Hüftgelenkverrenkung

Abb. 617. Schnittführung und Freilegung der Muskulatur

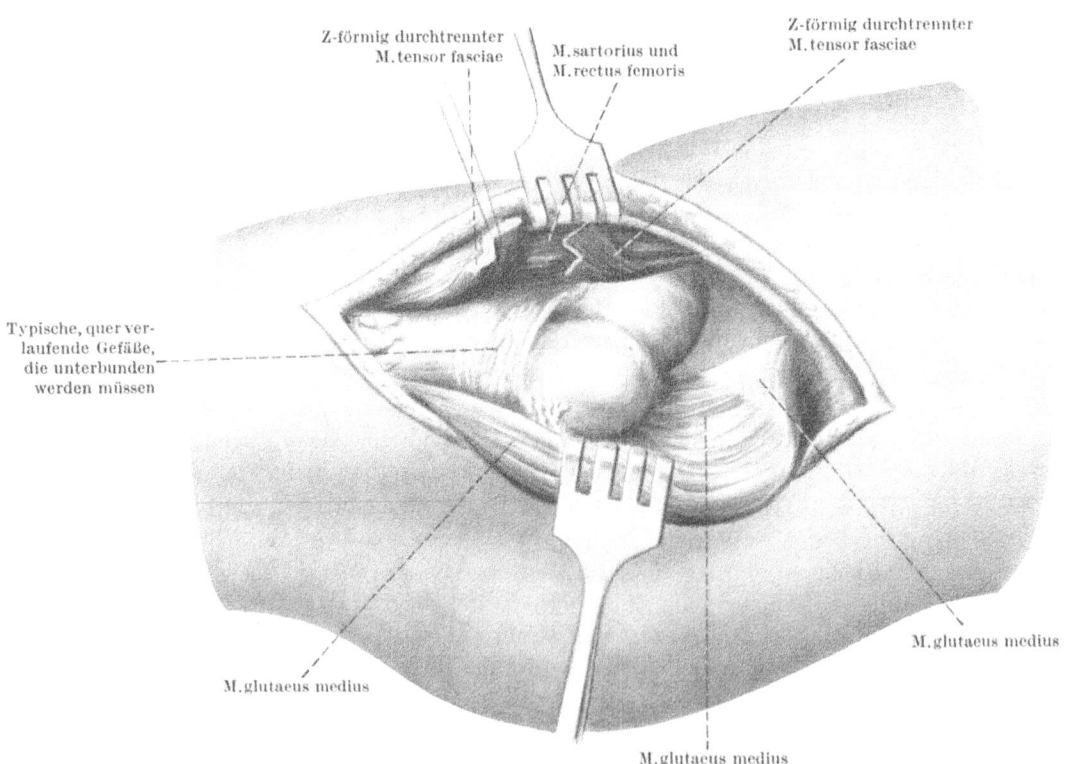

Z-förmig durchtrennter   M.sartorius und   Z-förmig durchtrennter
M.tensor fasciae   M.rectus femoris   M.tensor fasciae

Typische, quer ver-
laufende Gefäße,
die unterbunden
werden müssen

M.glutaeus medius

M.glutaeus medius

M.glutaeus medius

Abb. 618. Der M.glutaeus medius ist in seinem vorderen Teil vom Darmbeinkamm abgelöst. Die Gelenkkapsel liegt bereits frei.
Der M.tensor fasciae ist Z-förmig durchtrennt, und Seidenfäden sind an ihn angeschlungen

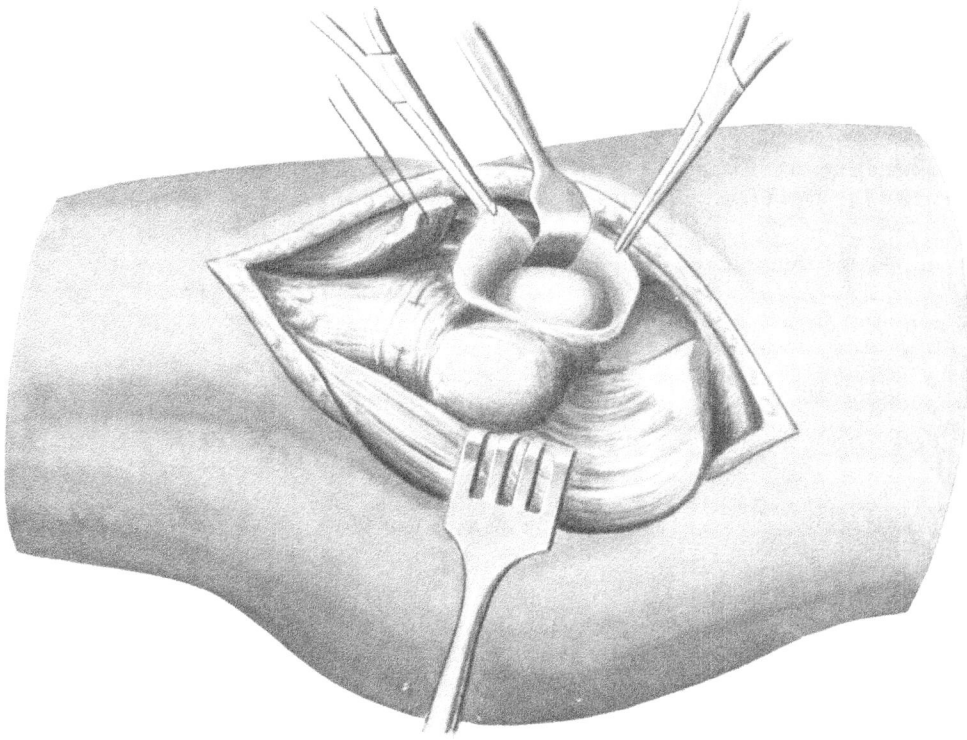

Abb. 619. Die Gelenkkapsel ist eröffnet und mit zwei kräftigen Klemmen gefaßt. Ein langer Einzinkerhaken wird in die Gelenkkapsel eingesetzt, um einen Einblick in die Hüftgelenkpfanne zu bekommen

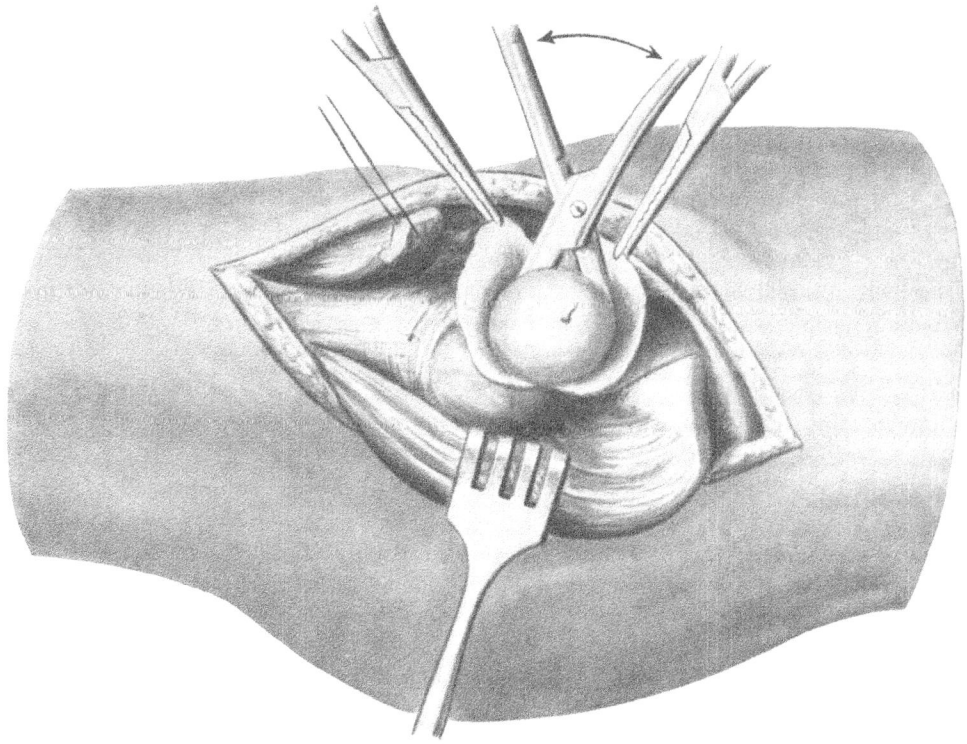

Abb. 620. Der Kapselspreizer ist eingesetzt, um die verengte Stelle des Isthmus zu erweitern

Die *Kapsel* wird nur teilweise mit wenigen Knopfnähten verschlossen, die Muskeln werden sorgfältig wieder vereinigt, die abgelösten kleinen Glutäen werden mit tiefgreifenden Nähten am Darmbeinkamm befestigt. Die Spinamuskeln werden nur lose vernäht, um der Entstehung einer Beugekontraktur vorzubeugen. Ein Z-förmig durchschnittener Iliopsoas bleibt unvernäht.

Ruhigstellung. Becken-Beingipsverband unter Mitnahme des *Oberschenkels der Gegenseite.*

Nachbehandlung. Die Dauer der Gipsverbandperiode hängt von dem Alter der eingerenkten Luxation ab. Der Gipsverband bleibt bei kleinen Kindern bis zum 5. Jahr für etwa 2 Monate mit einem einmaligen Verbandwechsel nach 4 Wochen. Bei älteren Kindern bis zum 14. Jahr genügt eine Gipsverbandzeit von etwa 6 Wochen.

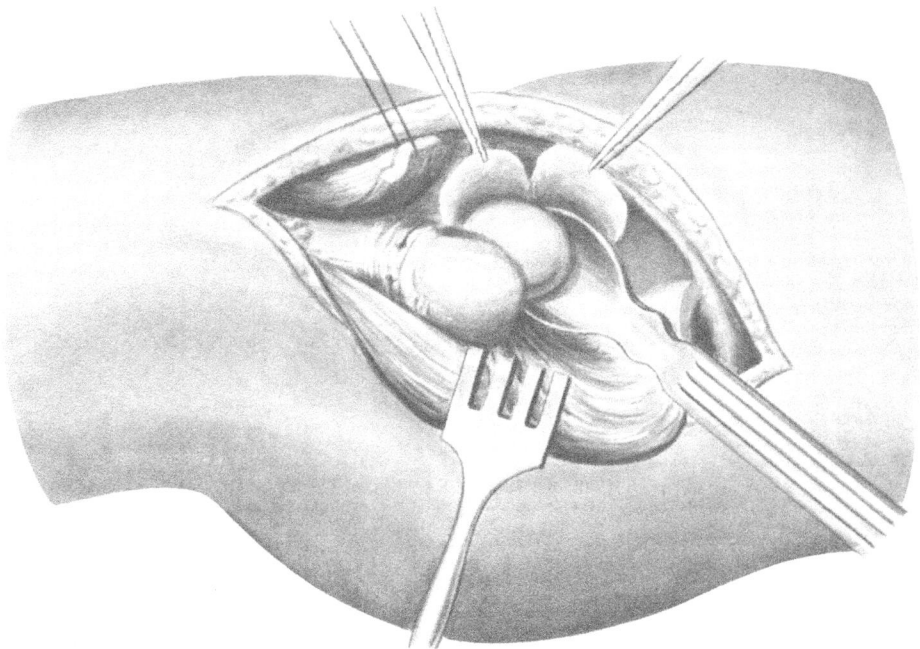

Abb. 621. Der Zugang zur Hüftgelenkpfanne ist frei. Der Hüftkopf wird über den „Kochlöffel" reponiert

Die *Beinstellung* nach der blutigen Einrenkung ist in der Mehrzahl der Fälle die Lange-Stellung. Ist der Halt in dieser Stellung ungenügend, so wird das Bein im 1. Verband in der Lorenz-Stellung eingegipst. Diese Stellung wird bei Kindern für 4—6 Wochen beibehalten. Dann wird das Bein allmählich in die Lange-Stellung überführt. So sind wir früher vorgegangen. **Heute geben wir grundsätzlich die Lange-Stellung** und fixieren, falls der Halt des Hüftkopfes in der Pfanne nicht gut sein sollte, diesen mit einem Kirschner-Draht von der Außenseite des Femur her gegen den Pfannengrund.

Die weitere Nachbehandlung gestaltet sich bei *kleinen Kindern* einfach. Die Versteifungsgefahr ist in diesem Alter gering. Die Nachbehandlung bei den Kindern bis zum 5. Jahr ist ähnlich *wie nach der unblutigen* Einrenkung (gymnastische Übungen, Nachtapparat mit Extension, Laufrad). Bei *älteren Kindern* ist die Versteifungsgefahr groß, wenn keine Verkürzungs-osteotomie gemacht war. Die Beweglichkeit entwickelt sich nach der Verkürzungsosteotomie erstaunlich gut und schnell. Das beste Mittel gegen eine Versteifung ist die *Dauerextension* und ein Hinausschieben der Belastung des Gelenkes. Die Extension wird nur stundenweise unterbrochen während der Zeit der gymnastischen Übungen, die zum Teil im Wasserbad vorgenommen werden. Die Benutzung von *Stockstützen* als Ersatz für den entlastenden orthopädischen Apparat hat sich bewährt. Ein Schutz des Gelenkes vor einer zu starken Belastung ist gewährleistet, und der Nachteil des Apparates, der eine relativ schnelle Verringerung der Abduktion verlangt, wird vermieden.

Wenn die Reposition des Hüftkopfes trotz der vorausgegangenen Extension und der Muskeldurchschneidungen Schwierigkeiten macht, so soll man sich zur *Resektionsosteotomie* entschließen. Wir gehen bei älteren Kindern prinzipiell so vor.

Die blutige Reposition ist bei Kleinkindern in den vergangenen Jahren wieder ein Eingriff geworden, der häufiger angewandt wird, wenn durch die unblutige Reposition keine einwandfreie Hüftkopfeinstellung erreicht war. Die Erfolge sind gut.

Die Zahl der blutigen Repositionen bei älteren Kindern mit hochstehenden Hüftköpfen wird weiter zurückgehen, weil die Kinder vermehrt rechtzeitig als Kleinkinder behandelt werden. Wenn die Hüftverrenkung bei alten, hochstehenden Luxationen gleichzeitig mit der Resektionsosteotomie des Femur verbunden wird, ist mit guten Resultaten zu rechnen.

B. Verkürzungsosteotomie bei der offenen Reposition
(s. Abb. 622 und 623)

Technik. Das Femur wird von außen her 5—10 cm unterhalb vom Trochanter maior freigelegt, der M. vastus medialis wird an seinem zentralen Ansatz abgelöst und gut nach peripher umgeschlagen. Ein 2—4 cm großes Knochenstück wird unter dem Schutz der subperiostal eingeführten Hohmann-Hebel resezient. Man benutzt zuerst die Kreissäge und dann feine Meißel. Das zentrale Knochenende wird mit dem Lambotte gefaßt und in die Pfanne eingestellt. Es wird gleichzeitig die Antetorsion ausgeglichen. Wenn man sich von der Möglichkeit der guten Hüftkopfeinstellung (siehe Röntgenbild) überzeugt hat, wird der Hüftkopf noch einmal luxiert, um ungehindert einen *Marknagel* von mittlerer Länge von der Grube des Trochanter her in das Femur einzuschlagen. Wenn die Marknagelspitze aus dem Bruchende heraustritt, wird der *Hüftkopf endgültig reponiert.* Die beiden Bruchenden werden mit zwei Knochenfaßzangen aufeinandergestellt, und der Marknagel wird ganz eingeschlagen. Eventuell ist eine zusätzliche Drahtnaht nötig, um die Rotationsstellung der Osteotomie

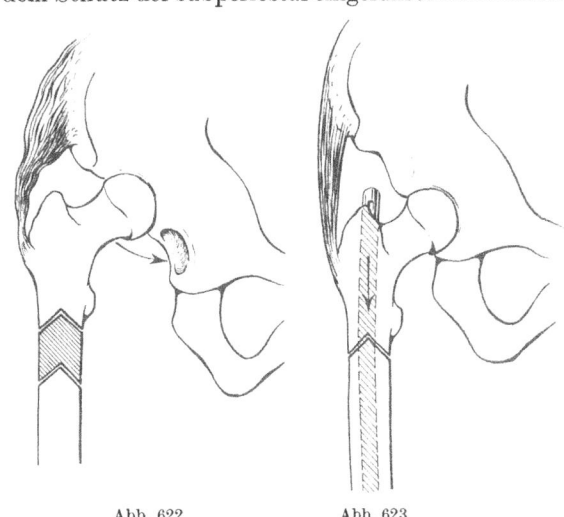

Abb. 622   Abb. 623
Abb. 622 u. 623. Verkürzungsosteotomie bei offener Reposition
(schematisch)

exakt zu sichern. Außerdem wird zusätzlich der Hüftkopf mit einem Kirschner-Draht gegen die Pfanne temporär (für 2 Wochen) fixiert. Das Bein steht in mittlerer Rotations- und Abduktionsstellung. Die genaue Einstellung wird durch das *Röntgenbild* bestimmt.

Ruhigstellung. Becken-Beingips unter Mitnahme des Oberschenkels der Gegenseite. *Gipswechsel* nach 3 Wochen. Ruhigstellung 6—8 Wochen, bis die Stelle der Verkürzungsosteotomie fest verknöchert ist.

Weiterbehandlung. Übungsbehandlung einschließlich Bewegungstherapie im Wasser. Aufstehen nach 10—12 Wochen.

3. Pfannendachplastik

Die Pfannendachplastik ist aus der Behandlung der angeborenen Hüftverrenkung nicht mehr fortzudenken. Es wird immer, auch bei allen Fortschritten der unblutigen Behandlung, einschließlich der Frühbehandlung, Fälle geben, bei denen die Entwicklung des oberen Pfannenrandes ausbleibt und bei denen man ein künstliches Pfannendach als Schutz gegen eine Reluxation bilden muß.

Der Gedanke zur Herstellung eines künstlichen Pfannendaches war naheliegend und einleuchtend. Es ist daher nicht verwunderlich, daß die ersten Operationsversuche in dieser Hin-

sicht schon erstaunlich früh aufgenommen wurden. Man ging dabei so vor, daß ein Knochen-
first gegen das Höhertreten des Kopfes am oberen Pfannendach angenagelt wurde (KÖNIG
1891, LEXER 1905).

Die methodische Ausbildung der Pfannendachplastik zu dem Verfahren, wie wir es heute
verstehen, geschah aber erst fast 2 Jahrzehnte später und ist unlösbar mit den Namen von
SPITZY und LANCE verbunden. Die beiden Verfahren der Pfannendachplastik werden deshalb
auch heute nach SPITZY und LANCE bezeichnet. Man darf darüber nur nicht die Namen von
ALBEE, FAIRBANK, R. JONES vergessen, die auf diesem Gebiet schon relativ früh wertvolle
Pionierarbeit geleistet haben.

Etwa zu der gleichen Zeit, als SPITZY mit seiner ersten Veröffentlichung in Deutschland
die Aufmerksamkeit auf die Pfannendachplastik lenkte, wurde schon auf einem amerikanischen
Orthopädenkongreß von verschiedenen Autoren über die Erfahrungen mit diesem Verfahren
berichtet, so von DICKSON, GILL, WALLACE u. a.

Die Aufgabe der Pfannendachplastik ist nach SCHEDE die „Retention" einer erfolgten
Reposition. Damit ist die *allgemeine Indikation* zur Pfannendachplastik schon klar. Sie ist
gegeben, wenn infolge einer mangelnden Ausbildung des oberen Pfannendaches die Gefahr
besteht, daß eine gute Hüftkopfeinstellung in der Pfanne wieder verlorengeht oder wenn schon
eine Verschlechterung der Hüftkopfeinstellung eingetreten ist.

Die 1. Indikation. Die *Operation* bei der 1. Indikation, abgeflachtes Pfannendach bei guter
Kopfeinstellung, bedeutet eine *prophylaktische* Maßnahme. Diese Indikation ist heute durchaus
anerkannt, weil man weiß, daß im Laufe der Jahre eine Stellungsverschlechterung des Hüftkopfes so gut wie sicher eintritt, wenn eine gute Pfannendachbildung ausbleibt. Die Aussichten
der Operation sind bei diesen Fällen besonders günstig. Es ist daher unklug, mit der Pfannendachplastik zu warten, bis erst eine Verschlechterung der Hüftkopfeinstellung eingetreten ist.
Nur ist es nicht immer leicht, die Eltern von der Notwendigkeit des Eingriffes bei ihren Kindern
zu überzeugen, solange die Kinder gut und ausdauernd gehen.

Die 2. Indikation für die Pfannendachplastik, flaches Pfannendach bei schon eingetretener
Verschlechterung der Hüftkopfeinstellung, ist eine *absolute*. Der Gang der Kinder ist schlechter
geworden. Die Eltern sind meist gern mit der Vornahme der Operation einverstanden, weil
sie einsehen, daß etwas getan werden muß, um eine weitere Verschlechterung des Befundes
an der Hüfte zu verhüten.

Die *Indikation* zur Pfannendachplastik ist im Laufe der Jahre *erweitert* worden. Man hat sie
bei Jugendlichen mit Subluxationen sowie bei Erwachsenen mit alten angeborenen Hüftverrenkungen angewandt, wenn starke Schmerzen im Hüftgelenk bestanden. Schließlich wurde
die Pfannendachplastik in ihrer Indikation noch weiter ausgedehnt. Die Operation wurde
auch in abgeänderter Form auf alte luxierte Hüften übertragen, um eine knöcherne Abstützung
für den verrenkten Hüftkopf zu schaffen. Das Ziel war, dem Hüftkopf in der pathologischen
Stellung einen knöchernen Halt gegen ein weiteres Aufwärtsgleiten zu geben.

Das *Alter* für die Pfannendachplastik hatte SCHEDE ursprünglich bei Kindern vom 7. Jahre
ab angegeben. SCHEDE meinte, daß es möglich sei, in den früheren Jahren durch konservative
Behandlung doch noch die Bildung eines Pfannendaches zu erreichen. Die Gedankengänge
zur Vornahme einer prophylaktischen Pfannendachplastik führten aber dazu, die Operation
schon früher auszuführen. So hielten GILL und MCCARROLL die Pfannendachplastik schon bei
Kindern vom 2. Lebensjahr ab für gerechtfertigt. Wir selber sind der Auffassung, daß man
die Pfannendachplastik **im allgemeinen erst vom 3.—4. Lebensjahr ab** machen soll. Der genaue
Zeitpunkt wird bestimmt durch den röntgenologischen Befund am oberen Pfannendach. Ist
dieses sklerosiert, so ist die Indikation zur Pfannendachplastik gegeben.

HAUBERG, GÜNTZ, STRACKER sind Anhänger der *Frühpfannendachplastik*. Ein flaches
Pfannendach gibt schon die Berechtigung zur Operation, die durch das percutane Einschlagen
eines Cialitknochenspanes oder Elfenbeinstiftes so klein als möglich gestaltet wird. Die Pfannendachbildung soll hierdurch angeregt werden.

Eine *obere Altersgrenze* für die Pfannendachplastik gibt es theoretisch nicht, wohl aber praktisch. GILL führte die Pfannendachplastik bei Patienten bis zum 40. Lebensjahre aus, und auch

SCHEDE operierte mit Erfolg Erwachsene bis zum 35. Lebensjahre. Wir selbst wenden die Pfannendachplastik nach dem 25. Lebensjahre nur ausnahmsweise an. Die Veränderungen am Gelenkknorpel sind bei Erwachsenen bereits so ausgedehnt, daß allein durch die Pfannendachplastik nicht die erwartete funktionelle Besserung erreicht werden kann. Die Adduktions-Varisierungsosteotomie hat sich als wesentlich besser erwiesen (s. d.).

Die spezielle Indikation zur Pfannendachplastik ist daher in den einzelnen Lebensabschnitten verschieden. Die Indikation in der frühen Kindheit vom 4. Lebensjahre ab ist besonders wichtig. Es sind die Fälle, wo der Hüftkopf noch einwandfrei in der Pfanne steht, bei denen aber die Ausbildung eines knöchernen Pfannendaches ausgeblieben ist.

Wenn nach der unblutigen Einrichtung bereits 3 Jahre vergangen sind, ohne daß sich ein Pfannendach entwickelt hat, so ist nicht mehr mit einem weiteren Wachstum zu rechnen. Sobald sich am Pfannenrand eine sklerotische Zone gebildet hat (FABER), ist es unwahrscheinlich, daß noch eine normale Pfannendachbildung eintreten wird. Die Folge davon ist, daß die gute Kopfeinstellung im Laufe der Jahre, spätestens in der Zeit der Pubertät, verlorengeht. Dieser Verlauf ist so häufig beobachtet worden, daß der Entwicklungsgang klar vorauszusehen ist. Der vorausschauende Arzt nimmt deshalb in solchen Fällen eine Pfannendachplastik als prophylaktische Maßnahme vor.

Die Indikation beim *älteren Kinde* ist in der Regel eine zwingende Maßnahme. Das Röntgenbild zeigt schon ein teilweises Hinausgleiten des Hüftkopfes aus der Pfanne. Die Pfannendachplastik ist das einzige Mittel, das gegen eine weitere Verschlechterung hilft oder das nach einer erneuten Einrenkung des Hüftkopfes den Kopf wieder in seiner Stellung zu sichern vermag, sofern nicht eine Antetorsion vorliegt und deren Beseitigung wichtiger als die Pfannendachplastik ist.

Das gleiche gilt für die Pfannendachplastik in der *Adoleszenz*. Die Indikation ist gegeben wegen der Verschlechterung der Hüftkopfeinstellung infolge einer ungenügenden Ausbildung des oberen Pfannendaches. Vielfach ist nicht nur der Gang schlechter geworden, auch Schmerzen haben sich schon eingestellt. Für diese Fälle wird man heute die *Adduktionsosteotomie vorziehen.*

Voraussetzung für einen vollen funktionellen Erfolg der Pfannendachplastik ist, daß der Hüftkopf einwandfrei in der Pfanne steht.

Die Indikation bei *jungen Erwachsenen* in den Zwanzigerjahren bilden die Schmerzen. Die Aussichten ihrer Beseitigung sind durch die Pfannendachplastik nur gut, wenn der Kopf in der Pfanne steht (SCHEDE) und wenn der Gelenkspalt im ganzen gut erhalten ist, d. h. wenn sich noch keine wesentlichen deformierenden Veränderungen gebildet haben. Wenn der Kopf schon die Pfanne verlassen hat, so kann lediglich eine Besserung der Beschwerden durch eine pfannendachähnliche Operation erreicht werden, indem eine knöcherne Abstützung des Hüftkopfes an der pathologischen Stelle am Darmbein vorgenommen wird. Zusätzlich kann in diesen Fällen noch eine subtrochantere Osteotomie erforderlich werden.

GROVES, LOWMANN u. a. haben vorgeschlagen, in solchen Fällen zuerst eine künstliche Pfanne am Becken zu bilden und darüber noch ein künstliches Pfannendach zu setzen. Es ist aber anzunehmen, daß bei einem solchen Vorgehen die Versteifungsgefahr groß ist und daß damit der funktionelle Erfolg zweifelhaft wird.

Man hat auch geraten, bei alten Hüftverrenkungen diese zuerst blutig einzurenken (z. B. PHEMISTER und COMPERE u. a.) und dann erst die Pfannendachplastik anzuschließen. Bei Erwachsenen lehnen wir ein solches Vorgehen ab, wir wenden es nur in Ausnahmefällen bei Jugendlichen an.

Die Pfannendachplastik ist außer bei der angeborenen Hüftverrenkung auch für die *paralytische* Hüftluxation empfohlen worden. Dies geschah schon frühzeitig von ALBEE und R. JONES und später von PONSETI. Auch unserer Erfahrung nach ist die Pfannendachplastik die beste Operation für ein paralytisches Schlottergelenk. Sie wird bei einer starken Coxa valga noch mit einer Varisierungsosteotomie verbunden.

Zwei Formen werden bei der Pfannendachplastik unterschieden (s. Abb. 624—627), die von SPITZY und die von LANCE. Das Prinzip der Pfannendachplastik nach SPITZY ist, daß ein Knochenspan oberhalb vom Pfannendach fest eingeschlagen wird, um dadurch das Höhertreten des Hüftkopfes zu verhindern. Der Span wird entweder aus dem Schienbein oder dem

Darmbeinkamm entnommen. Das Prinzip der Pfannendachplastik nach LANCE ist folgendes: Das obere Pfannendach wird im ganzen nach unten herumgebogen. Einzelne Knochenstückchen, die dem Darmbeinkamm entnommen sind, werden übereinander in den entstandenen Knochenspalt eingesetzt, oder es wird auch *ein* entsprechend großes keilförmiges Knochenstück eingefügt. In Amerika trägt die Pfannendachplastik den Namen ,,Shelf Operation''.

Man hat für die Pfannendachplastik auch eine *subcutane* Methode ausgebildet. Sie geht auf NOWOTNY aus der Spitzyschen Klinik zurück. Er gab sie an, um bei kleinen Kindern den Eingriff möglichst ungefährlich zu gestalten. G. A. BERGMANN aus der Schedeschen Klinik bildete sie weiter aus und will sie umgekehrt bei Erwachsenen angewandt wissen, um den Eingriff möglichst klein zu machen und um den Patienten den Gipsverband zu ersparen.

Wir gehen auf die Technik der subcutanen Pfannendachplastik und auf das hierzu benötigte Instrumentarium nicht ein, weil wir diese Form der Pfannendachplastik *ablehnen*. Man kann

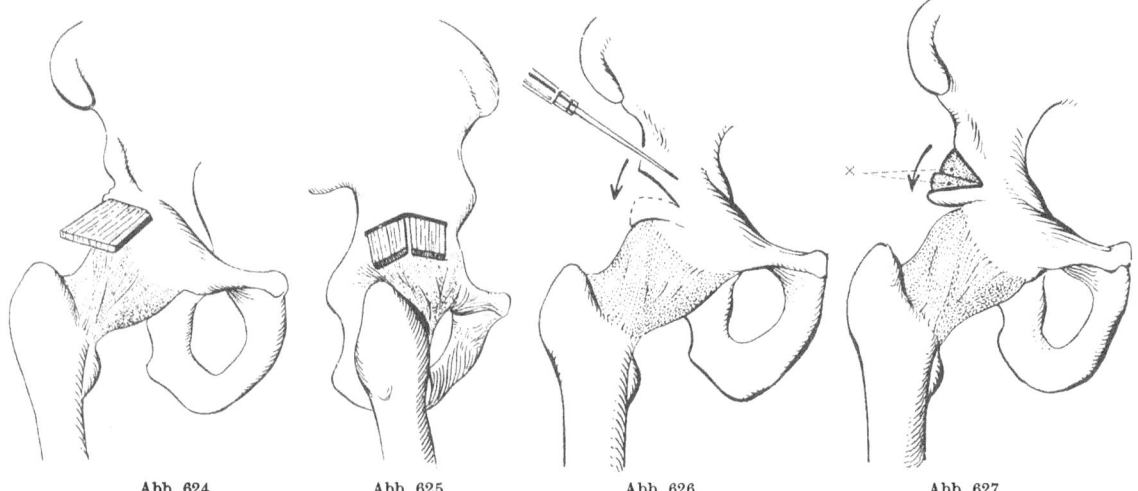

| Abb. 624 | Abb. 625 | Abb. 626 | Abb. 627 |

Abb. 624 u. 625. Pfannendachplastik nach SPITZY durch Einschlagen eines Knochenspanes oberhalb vom Pfannendach. Abb. 624. Mit einem Knochenspan. Abb. 625. Mit zwei Knochenspänen

Abb. 626 u. 627. Pfannendachplastik nach LANCE. Abb. 626. Der obere Pfannenrand wird eingemeißelt und nach unten umgebogen. Abb. 627. × In den Spalt, der durch das Herunterbiegen des oberen Pfannenrandes entstanden ist, werden kleine Knochenkeile (am besten dem Darmbeinkamm entnommen) eingesetzt

wohl subcutan in der entsprechenden Höhe am Becken einen Knochenspan einschlagen, aber der auf diese Weise eingeschlagene Knochenspan entspricht nicht dem, was wir heute unter einer Pfannendachplastik verstehen.

Die beiden Verfahren von SPITZY und LANCE haben einen wechselnd großen Anhängerkreis gefunden. Das Prinzip der Pfannendachplastik nach SPITZY ist weiter verbreitet als das von LANCE. Anhänger dieses Verfahrens waren z. B. HACKENBROCH, SCHEDE und WIEMERS.

Wie die letzte Veröffentlichung aus der Klinik SCHEDEs zeigt, war auch er in größerem Umfange als früher zu der Pfannendachplastik nach SPITZY übergegangen. G. A. BERGMANN gibt als Grund hierfür an, daß das Herunterschlagen der Knochenspange oberhalb des Pfannendachrandes bei älteren Patienten nicht so gut als bei jüngeren möglich sei, weil wegen der Sprödigkeit des Knochens die Gefahr des Splitterns bestehe; eine Gefahr, der man durch Anwendung eines Knochenspans entgeht.

Wir halten den Unterschied in der Technik der Pfannendachplastik nach SPITZY und LANCE nicht für grundsätzlich. Wir gehen so vor, daß wir in jedem Falle das Pfannendach herunterbiegen und daß wir in den so entstandenen Spalt ein entsprechend großes Knochenstück einsetzen, dessen Aufgabe eine doppelte ist: das obere Pfannendach nach unten zu halten und gleichzeitig das äußere Pfannendach zu verlängern. Ob hierzu ein Knochenspan, der dem Schienbein entnommen ist, oder gleich aus dem Darmbeinkamm benutzt wird, hängt von den gegebenen Verhältnissen ab. Die Ergebnisse mit Knochenbankspänen sind nicht so zuverlässig wie die mit den autoplastischen Spänen. Die gleiche Beobachtung machte NIEDERECKER.

McCarroll hat für die „vordere" Luxation, die von ihm als „dislocation of the primary anterior type" bezeichnet wird und die häufiger sein soll als meist angenommen wird, das Einschlagen eines Knochenspanes nicht seitlich oben, sondern medial vorn vorgeschlagen. Es soll auf diese Weise durch die Bildung einer vorderen Stütze (= „Buttress Operation") das Höhertreten des Kopfes vermieden werden, was durch die übliche Form der Pfannendachplastik nicht möglich wäre. Die Technik dieser Pfannendachplastik ist mit Schwierigkeiten verbunden, und die bisher mitgeteilten Behandlungserfolge sind nicht ganz überzeugend.

Zwei *wichtige* Punkte für die *Technik* der Pfannendachplastik sind:

1. Die genaue Stelle, an der der Knochenspan eingeschlagen wird.

2. Die Richtung, die dem Knochenspan beim Einschlagen gegeben wird.

Die *Einschlagstelle* für den Knochenspan liegt oberhalb des Pfannenrandes stets extraartikulär. Die Bestimmung dieser Stelle ist nicht immer ganz einfach. Das hängt damit zusammen, daß sich zwischen dem oberen Kopfpol und dem schräg nach oben fliehenden Pfannendach in einem Teil der Fälle ein Fettgewebe zwischen der Gelenkkapsel und dem Knochen eingelagert hat. In diesen Fällen kann der Span, wenn man nicht genau präparatorisch vorgeht, zu hoch eingeschlagen werden. Wenn der Pfannenrand beim Kinde noch überwiegend knorpelig ist, ist es umgekehrt leicht möglich, daß der Span zu tief eingetrieben wird und in dem Knorpel keinen festen Halt bekommt. Die Einschlagstelle des Knochenspanes liegt im Kindesalter etwa $^1/_2$ cm oberhalb des knorpeligen Anteiles des Pfannendaches, das nach unten heruntergebogen wird, bei älteren Patienten $^1/_2$—1 cm oberhalb des knöchernen Pfannenrandes, der gleichfalls entsprechend nach unten gebogen wird.

Die *Einschlagrichtung* des Knochenspanes hat Spitzy schräg von seitlich unten nach medial oben angegeben. G. A. Bergmann hat sich dagegengewandt und aus mechanischen Erwägungen geglaubt, ein horizontales Einschlagen des Spanes vorschlagen zu müssen. Er meint, daß bei einer horizontalen Lage die Belastung des Spanes geringer sei und daß dadurch die Gefahr der Fraktur oder Pseudarthrosenbildung verhütet werden könne (s. u.). Spitzy hatte aber gerade aus mechanischen Erwägungen heraus die schräge Einschlagrichtung empfohlen und ihre Wirkung mit dem Einschlagen eines Bilderhakens verglichen, der bei richtiger Befestigung sich unter mechanischen Beanspruchung von selbst weiter verklemme.

Die Pfannendachplastik soll eigentlich nur bei *guter Hüftkopfeinstellung* ausgeführt werden. Nur dann ist auch mit einem wirklich guten physiologischen und funktionellen Resultat zu rechnen. Die logische Schlußfolgerung daraus ist: **wenn der Hüftkopf keine gute Pfanneneinstellung hat, muß er vor der Pfannendachplastik erst tiefer in die Pfanne eingestellt werden.** Wenn es sich um eine Subluxation handelt, wird durch einen vorbereitenden Streckzug der Kopf tiefer herabgeholt. Wenn der Hüftkopf außerhalb der Pfanne steht, muß er, sofern dies wegen des Alters technisch möglich und zweckmäßig ist, operativ eingerenkt werden.

Die tiefere Einstellung des Hüftkopfes bei einer *Subluxation* hat auch ihr „Aber". Der Hüftkopf ist, auch wenn eine langdauernde Streckzugbehandlung vorausging und auch wenn das Bein im Gipsverband durch eine Drahtextension extendiert war, für die Dauer *nicht* in der guten Einstellung zu halten. Der Hüftkopf tritt im Laufe der späteren Monate doch wieder höher, stemmt sich gegen das neugebildete Pfannendach an und führt auf diese Weise zu Versteifungen (s. u.). Es ist deshalb die *Adduktionsosteotomie vorzuziehen*.

Die *Schnittführung* für die Pfannendachplastik ist verschieden angegeben worden: Schrägschnitt von der Spina iliaca anterior superior abwärts, Winkelschnitt nach Sprengel am Darmbeinkamm entlang bis zur Spina iliaca anterior superior und dann abwärts, eine quere Schnittführung (P. Pitzen) oder auch eine bogenförmige um den Trochanter (Lexer).

Wir selbst wenden grundsätzlich den Winkelschnitt an, der einen schnellen Zugang zum oberen Pfannenrand ermöglicht, eine gute Übersicht gibt und der eine Schonung der Muskulatur gewährleistet.

Der bogenförmige Schnitt nach Lexer mit der temporären Abmeißelung des Trochanter maior kommt nur für die veralteten Hüftluxationen in Betracht, bei denen eine knöcherne Abstützung des Hüftkopfes in Verbindung mit einer Tieferverlagerung des Trochanter maior oder auch mit einer subtrochanteren Osteotomie gemacht wird (s. u.).

Technik der typischen Pfannendachplastik
(s. Abb. 628—630)

Lagerung. Auf dem Extensionstisch in Rückenlage. Ein leichter Streckzug wird an beiden Beinen ausgeübt. Wenn bis zur Operation noch keine einwandfreie Hüftkopfeinstellung erreicht war, so wird diese jetzt vorgenommen und die Hüftkopfeinstellung durch eine Röntgenaufnahme kontrolliert.

Schnitt. Parallel dem vorderen Drittel des Darmbeinkammes bis zur Spina iliaca anterior superior, hier nach abwärts abbiegend. Die Fascie wird sorgfältig freigelegt, um die Grenze des vorderen Randes des M. glutaeus medius gegen den M. tensor fasciae aufzufinden. An dieser Stelle wird die Fascie längsgespalten und stumpf auf den Hüftkopf eingegangen. Die *kleinen Glutäen* werden in ihrem vorderen Anteil am Darmbeinkamm eingeschnitten und *subperiostal* nur so weit abgelöst und nach hinten zurückgeschlagen, bis der obere Pfannenrand gut sichtbar ist. Das geschieht mit einem breiten Raspatorium.

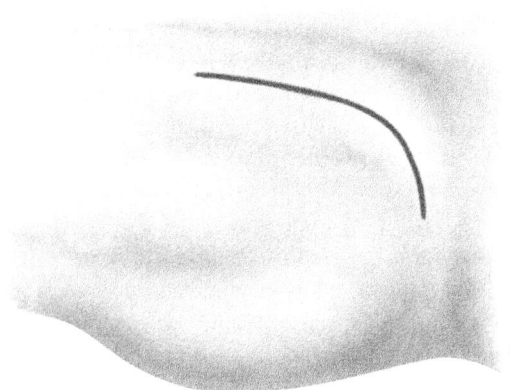

Abb. 628. Typische Schnittführung für die Pfannendachplastik

Eine *Ablösung des M. tensor fasciae oder gar des M. rectus femoris* ist in der Regel unnötig. Die *Stelle des oberen Pfannenrandes* wird abgetastet. Der Ursprung des M. rectus femoris an der Spina iliaca anterior inferior ist ein wertvoller Orientierungspunkt. Das Periost wird 1 cm oberhalb des Pfannenrandes eingeschnitten und mit dem Raspatorium bogenförmig nach oben und hinten abgeschoben.

Ein *Hohlmeißel*, dessen Breite der Hüftkopfoberfläche entspricht, wird in einer leicht schrägen Richtung von unten nach oben etwa $^1/_2$—1 cm oberhalb vom Pfannenrand eingeschlagen. Wenn die Corticalis der Darmbeinschaufel durchtrennt ist, wird der obere Pfannenrand langsam, aber wirkungsvoll nach unten umgebogen. In die Lücke, die so in dem Knochen entsteht, wird entweder ein Knochenspan aus der Tibia oder aus dem Darmbeinkamm eingesetzt. — In einem Teil der Fälle wird nicht *ein* Knochenspan, sondern werden *zwei* genommen, die nebeneinander dachgiebelförmig oberhalb des Pfannendaches eingefügt werden und deren Periost miteinander verbunden wird.

Das *Einschlagen* des Knochenspanes geht folgendermaßen vor sich: Der Knochenspan wird mit einer Knochenfaßzange in schräger Richtung von unten nach oben gehalten und mit einem Vorschlagstück „zimmermannsmäßig" fest eingeschlagen. Das überschüssige Periost des Spanes wird über dem freien Ende des Knochenspanes lose mit 2 Knopfnähten mit der Gelenkkapsel verbunden.

Zum *Schluß* der Operation wird die Muskelmasse der kleinen Glutäen wieder zurückgeschlagen und am Darmbeinkamm mit mehreren tiefgreifenden Nähten befestigt. Die Muskulatur legt sich von selbst wieder an ihre alte Stelle. Weitere Muskelnähte sind überflüssig. Schichtweiser Wundverschluß.

Ruhigstellung. Becken-Beingips unter Mitnahme des gesunden Oberschenkels. Bei den Fällen, die noch eine Stellungsverbesserung des Hüftkopfes verlangt haben, wird eventuell eine suprakondyläre Drahtextension angelegt. Der im Drahtspannbügel befestigte Draht wird mit eingegipst. Bis der Gips fest ist, muß eine Extension einwirken. Außerdem ist am Tuber ischii ein Gegenhalt am Gips anzubringen.

Nachbehandlung.

Dauer der Ruhigstellung 6—8 Wochen, dann für die Nacht Gipsliegeschale mit Extension und gleichzeitig Aufnahme von Bewegungsübungen unter besonderer Betonung von aktiver Hüftüberstreckung und aktivem Hüftspreizen. Das Aufstehen ist erst nach etwa 12 Wochen erlaubt. Eine Voraussetzung dafür ist, daß in Seitenlage das Bein kraftvoll abduziert werden kann. Das Aufstehen geschieht bei kleinen Kindern für die ersten Wochen unter Benutzung des Laufrades, für größere Kinder und Jugendliche unter Benutzung von Stockstützen.

Die Ergebnisse der Pfannendachplastik waren in der ersten Zeit nicht so gut, wie man erwartet hatte. Es wird in den Frühstatistiken von KOCHS und WIEMERS die Zahl der Mißerfolge und mäßigen Erfolge mit etwa 50% angegeben. Die Veröffentlichung von KOCHS hat einen besonderen Wert dadurch gehabt, daß sie offen auf die technischen Fehler einging, insbesondere

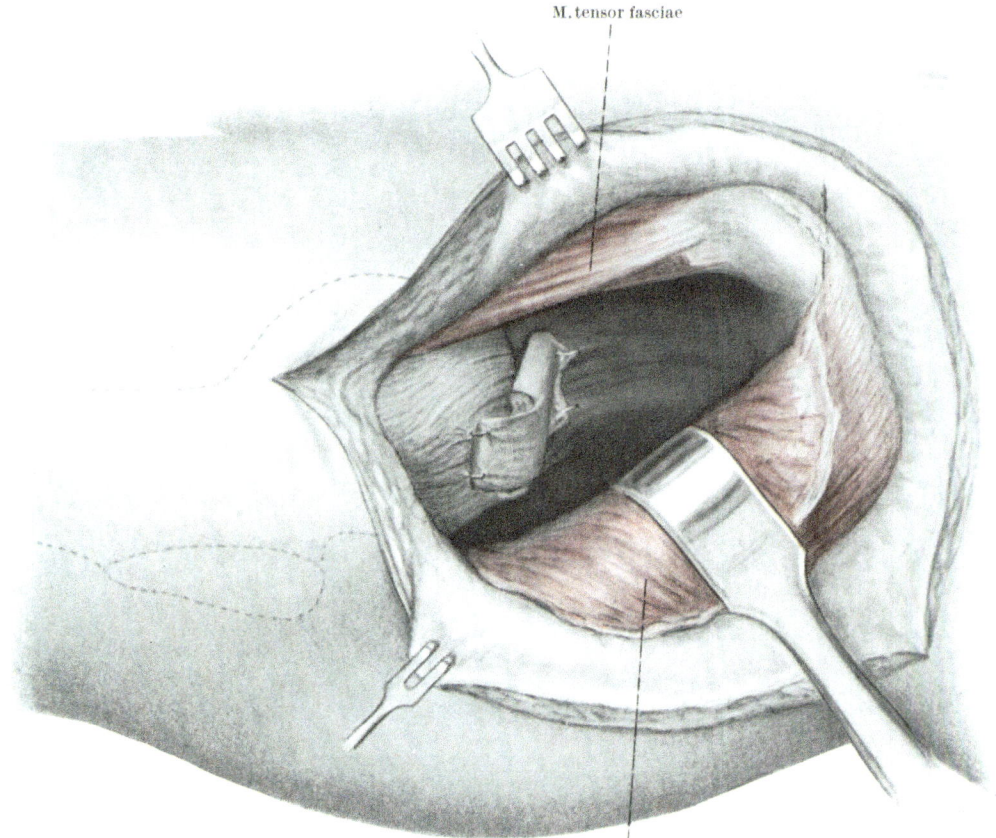

M. tensor fasciae

Zurückgeschlagener und teilweise abgelöster M. glutaeus medius

Abb. 629. Pfannendachplastik. Ein Knochenspan aus dem Schienbein ist oberhalb des Pfannendaches eingesetzt. Das Periost des Knochenspanes kann mit dem Periost der Darmbeinschaufel und lose mit der Gelenkkapsel vernäht werden

auch die Frage des zu tiefen Einsetzens des Spanes berücksichtigt. KOCHS sah z. B., daß in 12 Fällen der Span resorbiert wurde.

Die Angaben über die Operationserfolge der Pfannendachplastik aus der Schedeschen Klinik sind wesentlich besser.

So berichtete MEISS über 76 Pfannendachplastiken, die in den Jahren 1929—1939 ausgeführt waren und von denen 44 klinisch und röntgenologisch nachuntersucht wurden. Die Angaben über die übrigen Fälle stützen sich auf sorgfältige Aufzeichnungen und Röntgennachuntersuchungen. Das Ergebnis war in etwa 63% sehr gut oder gut, in 26% mäßig, schlecht in 6,5% und mißglückt in 4%. Es ist bei diesen Angaben zu berücksichtigen, daß Patienten vom 6. bis etwa zum 35. Jahre operiert waren. Die besten Ergebnisse waren bei der Altersgruppe von 6—10 Jahren. Es waren 75% gut oder sehr gut. Aber auch unter den Patienten, die zwischen dem 21. und 35. Jahre operiert waren, fanden sich noch einige sehr gute Ergebnisse. Diese Fälle beweisen, daß bei vorsichtiger Indikationsstellung bei flachen Pfannen mit beginnendem Gleiten des Hüftkopfes und starken Beschwerden durch die Pfannendachplastik auch noch im 3. Lebensjahrzehnt beachtliche Erfolge erzielt werden können.

Ponseti veröffentlichte 1946 einen Bericht über die Nachuntersuchungen von 68 Pfannendachplastiken. Erreicht wurde eine Verbesserung der Stabilität des Hüftgelenkes. Ein weiteres Gleiten des Kopfes nach oben wurde verhindert. Aber in den meisten Fällen wurde durch die Pfannendachplastik nicht das Hinken beseitigt, das Trendelenburgsche Phänomen blieb positiv. Ein Gang ohne Hinken wurde nur in etwa 18% der Fälle beobachtet, bei denen die Pfannendachplastik bei einwandfreier Einstellung des Hüftkopfes in der Pfanne angewandt war.

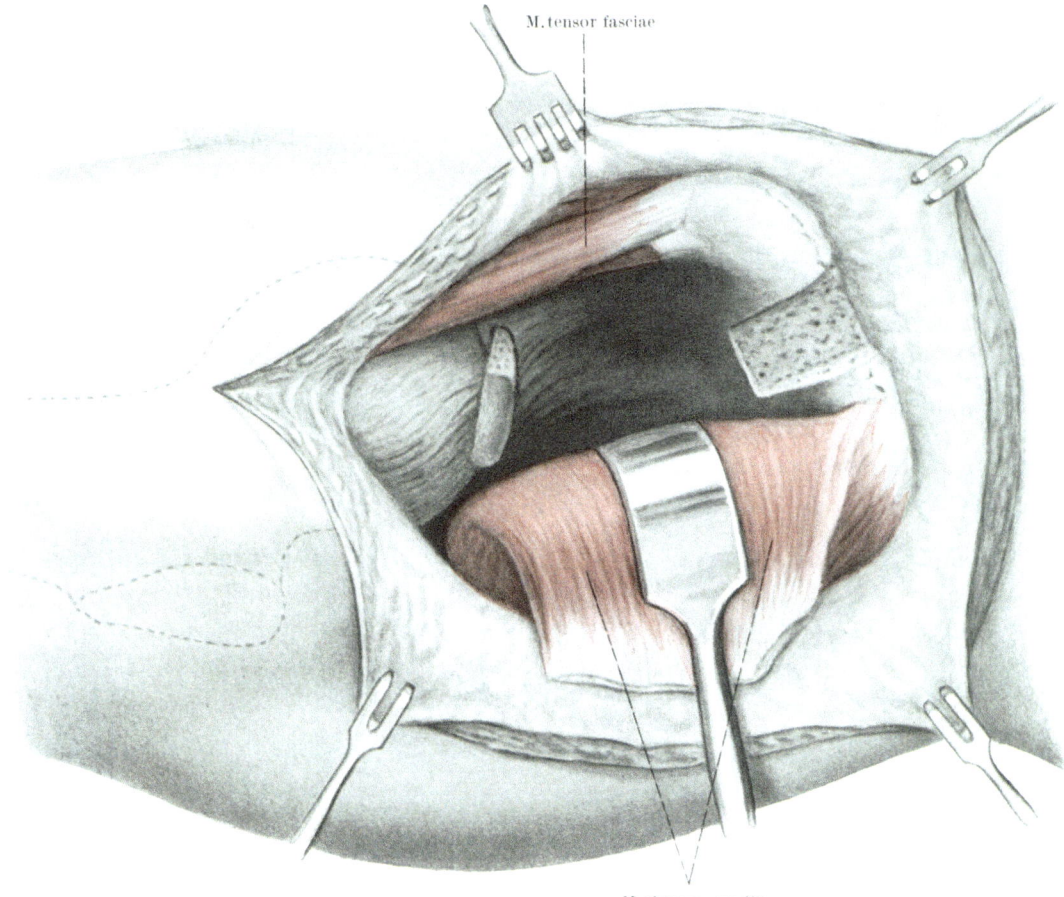

Abb. 630. Pfannendachplastik unter Verwendung eines Knochenspanes aus dem Darmbeinkamm

Zahlenmäßige Angaben über unser eigenes Krankengut können wir nicht machen, da die Unterlagen aus den früheren Jahren vernichtet sind. Einen Überblick über unsere Behandlungsergebnisse gab Viernstein auf dem Münchener Orthopädenkongreß 1949.

Die *Ergebnisse* der Pfannendachplastik können durch folgende Vorkommnisse *ungünstig beeinflußt* werden:

a) Durch Einschlagen eines Spanes an der falschen Stelle.
b) Durch eine Resorption des Spanes.
c) Durch die Ausbildung von Pseudarthrosen oder Frakturen im Span.
d) Durch die Entwicklung von Versteifungen.

a) Einschlagen des Spanes an falscher Stelle

Der Span wird *eher zu hoch als zu tief* eingeschlagen. Wenn man Zweifel hat, ob die Einschlagstelle richtig gewählt ist, ist es zweckmäßig, vor dem Einfügen des Knochenspanes bei liegendem Meißel eine Röntgenaufnahme zu machen, um sich über die genaue Lage der Einschlagstelle zu unterrichten. Wenn der Span zu hoch eingeschlagen ist, ist die Pfannendachplastik im allgemeinen wirkungslos. Nur wenn vorher noch das Pfannendach gut heruntergebogen ist, kann eine gewisse günstige Wirkung für die knöcherne Abstützung des Kopfes am oberen Pfannenrand erwartet werden. Zu hoch eingeschlagene Späne verfallen im Laufe der Jahre der Atrophie und werden von Jahr zu Jahr kleiner. Wenn der Knochenspan *zu tief* eingefügt wird, besteht die Gefahr, daß durch Anpressen des Hüftkopfes an den Knochenspan sich eine Gelenkversteifung entwickelt und außerdem, daß der obere Teil des Hüftkopfpols durch den schädigenden Druck des Knochenspanes deformiert wird. In anderen Fällen bilden sich in den zu tief eingesetzten Spänen leicht Pseudarthrosen, oder sie verfallen selbst der Resorption.

Bei *älteren* Kindern, bei denen sich eine Subluxationsstellung entwickelt hat und bei denen die Pfanne weit nach oben ausgezogen ist, haben wir es aufgegeben, den Span nach verbesserter Kopfeinstellung etwa in Höhe des normalen Pfannenrandes einzuschlagen. Er wird am Rand der nach oben ausgeweiteten Pfanne befestigt. Der Hüftkopf ist in solchen Fällen meist doch nicht in der tiefen Einstellung zu halten. Er gleitet, sobald die Extensionswirkung im Verband aufhört, unter dem Muskelzug nach oben, stemmt sich gegen den Knochenspan an, und eine Gelenkversteifung entsteht. Es ist deshalb besser, sich von vornherein zu bescheiden. Physiologische Gelenkverhältnisse sind in solchen Fällen nicht mehr herstellbar. Man begnügt sich, den Hüftkopf durch das künstliche Pfannendach am Ort seiner Einstellung so gut als möglich abzustützen, oder man führt, was wir heute für das bessere halten, eine Adduktionsosteotomie aus.

b) Spanresorption

Die Frage der *Spanresorption* hat G. A. BERGMANN in einer ausführlichen Arbeit behandelt. Er meint, daß die Spanresorption vor allem entstehe, wenn es nicht zu einem funktionellen Wechselspiel zwischen dem Span und dem Hüftkopf komme. Die Gefahr der Spanresorption sei gegeben, wenn der Span zu tief intraartikulär eingeschlagen sei, ebenso auch, wenn er zu hoch sitze, so daß der Hüftkopf nicht mit ihm in Fühlung komme, oder auch wenn er zu schwach war, um dem Hüftkopf einen nennenswerten Halt zu geben.

Wir haben die Resorption eines eingepflanzten Knochenspanes bei den von uns operierten Fällen unter dem großen Material in den vergangenen Jahrzehnten nur zweimal gesehen. Das eine Mal war der Span zu tief im Bereich des knorpeligen Anteiles des oberen Pfannenrandes eingeschlagen, so daß er keine feste Verbindung mit dem Knochen einging, und das andere Mal war der Span zu hoch eingefügt worden. Unseres Erachtens ist die Spanresorption bei richtiger Technik durchaus vermeidbar, und es ist praktisch nicht damit zu rechnen.

c) Pseudarthrosen nach der Spanplastik

Das gleiche gilt für die *Pseudarthrosenbildung* nach der Spanplastik. Wir sahen sie auch nur einmal, in dem gleichen Fall, bei dem der Span zu tief eingeschlagen war. Man hat als Ursache für die Pseudarthrosenbildung vielfach die Einwirkung der Gelenksynovia auf den Span verantwortlich gemacht. — G. A. BERGMANN wendet sich gegen diese einseitige Auffassung. Er tut dies mit der richtigen Begründung, daß Pseudarthrosen auch bei extraartikulär eingefügten Spänen beobachtet sind.

Es entwickeln sich in den Spänen zunächst Veränderungen im Sinne der Looserschen Umbauzonen. In einem Teil der Fälle entstehen richtige Pseudarthrosen und Frakturen mit einer Abknickung oder Verschiebung der Bruchstücke. — Schon seit den Untersuchungen von W. MÜLLER ist bekannt, daß die Looserschen Umbauzonen sich vor allem an den Stellen von starker Zugbeanspruchung entwickeln. Da diese bei einer Pfannendachplastik vor allem auf die Basis des Spanes einwirken, wo auch meist die Pseudarthrosen beobachtet werden, so sind die Umbauzonen im Knochenspan mit ihren Folgen in erster Linie auf mechanische Einwirkungen zurückzuführen.

G. A. BERGMANN glaubt, daß die Gefahr der Pseudarthrosenbildung herabgesetzt würde, wenn der Span nicht in schräger, sondern in horizontaler Richtung eingeschlagen wird. Er suchte dies durch mechanische Überlegungen zu begründen, indem er annimmt, daß der schwächste Punkt an der Wurzel des Spanes im oberen Pfannendach gelegen ist. Wenn man lediglich nur den Knochenspan schräg einschlägt, stimmt die Auffassung von G. A. BERGMANN. Wenn man aber so vorgeht, wie wir dies tun, so trifft dies nicht zu. Wenn vor dem Einschlagen des Spanes das obere Pfannendach in Verbindung mit dem angrenzenden Teil des Darmbeines nach unten umgebogen wird, entsteht kein toter Winkel zwischen dem Span und dem Darmbein. Der Raum wird vielmehr durch das heruntergebogene Pfannendach ausgefüllt. Die Richtigkeit dieser Auffassung beweisen die Erfahrungen, daß wir bei diesem Vorgehen niemals eine Pseudarthrose oder Umbauzone im Knochenspan beobachtet haben.

d) Entwicklung von Versteifungen

Eine *Versteifungsgefahr* ist bei Kindern und Jugendlichen nach einer Pfannendachplastik nur gegeben, wenn der Span nicht richtig, d. h. zu tief eingeschlagen war. Bei Erwachsenen dagegen ist die Neigung zur Gelenkversteifung wesentlich größer. Man muß, um sie zu vermeiden, einen besonderen Wert auf die sorgfältige Durchführung der Nachbehandlung legen. Hierauf hat SCHEDE, der über große Erfahrungen mit der Pfannendachplastik bei Erwachsenen verfügt, besonders hingewiesen.

Die Frage nach der Bildung einer *Arthrosis deformans* nach einer Pfannendachplastik ist wiederholt aufgeworfen worden. Ihre Entwicklung ist an dem neugebildeten Pfannendach, wenn der Span richtig eingeschlagen war, unwahrscheinlich. Der Span hat 1. keinen Knorpelbelag, der eine Conditio sine qua non für eine jede Arthrosis deformans ist, und 2. liegt er extraartikulär vom Hüftkopf durch die Gelenkkapsel geschützt. Die Ausbildung einer Arthrosis deformans in der alten Gelenkpfanne selber und am Hüftkopf ist natürlich möglich. Aber die Gefahr ist nach einer gut gelungenen Pfannendachplastik herabgesetzt, weil die statisch-mechanischen Verhältnisse am Gelenk verbessert sind. Die übermäßige funktionelle Beanspruchung, der das Hüftgelenk ohne die Pfannendachplastik ausgesetzt gewesen wäre, wird durch die Vergrößerung des Pfannendaches verringert und die Druckbeanspruchung besser verteilt. Die Pfannendachplastik bildet deshalb sogar eine *vorbeugende Maßnahme gegen einen vorzeitigen Verbrauch des Hüftgelenkes* und gegen die vorzeitige Ausbildung einer Arthrosis deformans.

Anforderungen an ein gutes Behandlungsergebnis

Man verlangt von einem *guten Ergebnis der Pfannendachplastik*, daß der Gang normal, die Hüftbeweglichkeit praktisch frei und daß das Röntgenbild eine gute Abstützung des einwandfrei in der Pfanne stehenden Kopfes zeigt. Ein solches Ergebnis nach der Pfannendachplastik ist nur nach Frühoperationen zu erwarten. *Die einwandfreie Einstellung des Hüftkopfes vor der Pfannendachplastik ist die Voraussetzung für ein gutes funktionelles Ergebnis.* Wenn die Hüftkopfeinstellung Abweichungen zeigt, kann man nur mit bescheidenen Ergebnissen rechnen. Die Pfannendachplastik kann auch unter diesen Verhältnissen einen Sinn haben, indem sie eine weitere Stellungsverschlechterung des Hüftkopfes verhindert. Wir ziehen heute in solchen Fällen meist die Adduktionsosteotomie vor (s. d.).

e) Zusätzliche Operationen zur Pfannendachplastik

Häufig ist schon bei älteren Kindern, insbesondere bei Jugendlichen, das obere Femurende so verbildet, daß es unmöglich ist, allein durch die Pfannendachplastik normale gelenkphysiologische Verhältnisse zu schaffen. Es bleibt trotz einer operativ gut gelungenen Pfannendachbildung der Gang nachgebend oder gar hinkend, weil z. B. durch einen leichten Trochanterhochstand die Insuffizienz der kleinen Glutäen nicht beseitigt ist. Man hat deshalb vorgeschlagen, um die Ergebnisse der Pfannendachplastik zu verbessern, *zusätzliche Operationen* bei der Pfannendachplastik anzuwenden.

α) *Die Tieferverlagerung des Trochanter maior.*

β) *Die subtrochantere Osteotomie.*

Wir selber haben frühzeitig diese beiden Operationen als zusätzlichen Eingriff aufgenommen. Inzwischen ist der Wert der subtrochanteren Osteotomie durch die Ausführungen von H. WATERMANN begründet und die Bedeutung der Tieferverlagerung des Trochanter maior, um einen guten Gelenkschluß herbeizuführen, durch STORCK hervorgehoben worden.

α) Tieferverlagerung des Trochanter maior

Die *Tieferverlagerung des Trochanter maior* ist ein guter Eingriff. Er ist in den Fällen indiziert, bei denen durch die Pfannendachplastik allein keine Beseitigung des Hinkens erreicht ist oder bei denen auf Grund des Röntgenbefundes mit Wahrscheinlichkeit die Operation der Pfannendachplastik allein das Hinken nicht beheben wird.

Die *Technik* der Trochanterversetzung entspricht der auch sonst üblichen Tieferverlagerung des Trochanter maior (s. d.).

β) Die subtrochantere Osteotomie

Die *Indikation* zur subtrochanteren Osteotomie in Verbindung mit der Pfannendachplastik ist nur bei *veralteten Fällen* mit einer starken Steilstellung des Schenkelhalses gegeben. Die mechanisch-funktionelle Begründung für diese Osteotomie gab in erster Linie PAUWELS. Bei der subtrochanteren Osteotomie kann gleichzeitig der *Vastus lateralis* auf die kleinen Glutäen verlagert werden (s. S. 539).

Nachbehandlung der Pfannendachplastik

Die Nachbehandlung hat die allergrößte Bedeutung. Sie ist verschieden je nach dem Alter, in welchem die Operation vorgenommen wurde.

Bei *jüngeren Kindern*, bei denen die Pfannendachplastik eine prophylaktische Maßnahme ist, ist die Nachbehandlung am einfachsten. Nach einer technisch einwandfreien Pfannendachplastik besteht keine Versteifungsgefahr. Unsere Beobachtungen stimmen hierin mit denen von SPITZY überein.

Die *Dauer* der Gipsverbandperiode in einer mäßigen Abduktion von 150⁰ ist 6 Wochen. Dann wird mit gymnastischen Übungen begonnen. Eine Gipsliegeschale (Becken-Oberschenkelteil) in Abspreizung von 150⁰ wird gleichzeitig gegeben, und ein Streckzug wird nachts angelegt. Die *Belastung* wird erst 12 Wochen nach der Operation erlaubt, eventuell wird noch ein Laufrad als Übergang gegeben.

Bei *älteren Kindern*, bei denen der Hüftkopf erst wieder nach einer entsprechenden Vorbehandlung oder gar nach einer Voroperation richtig in die Pfanne eingestellt wurde, ist ein *großer Wert auf die Extension* während der Nachbehandlung zu legen, sonst übt der höhertretende Kopf sicher einen schädigenden Druck auf den Span aus. Eine Druckatrophie am Knochenspan entwickelt sich, oder die Knorpelfläche des Hüftkopfes wird geschädigt. Die Folge davon ist in beiden Fällen die Entwicklung einer Hüftversteifung. Die *Dauer* der Gipsverbandperiode ist gleichfalls 6 Wochen; im Gipsverband ist eine Drahtextension angelegt. Nach Beendigung der Gipsverbandperiode wird Tag und Nacht, abgesehen von der Zeit der Übungsbehandlung, die Extension fortgesetzt. SCHEDE hat sogar die zeitweise Anwendung der Staufferschen Hängelage zur Bekämpfung der Gelenkversteifungen empfohlen. Die Aufnahme der Belastung wird hinausgeschoben, und zum Gehen werden Stockstützen benutzt.

Bei den *Erwachsenen* gestaltet sich die Nachbehandlung in der gleichen Weise wie bei den älteren Kindern und den Jugendlichen. Eine Abkürzung der Gipsverbandzeit unter 6—8 Wochen halten wir nicht für richtig, weil diese Zeit zu kurz ist, bis eine feste knöcherne Verwachsung des Spanes am Pfannendach eingetreten ist.

Mit der Belastung muß man recht zurückhaltend sein und die Benutzung der Stockstützen für ¹/₂ Jahr verlangen.

Die Technik der Pfannendachplastik ist, grob gesehen, einfach; aber wenn man all die Feinheiten berücksichtigt, die die Indikation, die Operation und die Nachbehandlung verlangen, so erkennt man den großen Unterschied, der zwischen Pfannendachplastik und „Pfannendachplastik" besteht. Es ist daher nicht zu verwundern, daß die Ansichten über die funktionellen Ergebnisse dieser Operation außerordentlich verschieden sind. Der Grund ist keineswegs allein in der Methode der Pfannendachplastik zu suchen, sondern vor allem in den Fehlern, die bei der Indikationsstellung, bei der Operation oder bei der Nachbehandlung gemacht werden. Die Pfannendachplastik ist *eine der wichtigsten Operationen für die Behandlung der gefährdeten eingerenkten Hüftverrenkungen*. Die Erfolge sind gut. Man betrachtet als Arzt staunend auf Röntgenbildern, wie der ursprünglich gerade Knochenspan unter dem Einfluß der Funktion seine „Balkenform" verliert, wie er sich im Verlauf von wenigen Monaten rundet und unter Fortsetzung des schon vorhandenen Pfannendaches eine schöne Kuppelform annimmt. Das, was der Arzt handwerksmäßig am Knochen schafft, bildet die Natur zu einem dauerhaften, tragfesten Gebilde um, das den Namen „Pfannendach" mit Recht verdient.

4. Die Destruktionsluxation nach Säuglingsosteomyelitis

Das charakteristische Bild ist: Das obere Femurende ist schwerstens verändert. Der Hüftkopf fehlt ganz oder ist nur teilweise erhalten, der Schenkelhalsrest steht außer- und oberhalb der Pfanne. Die Neigung zum steten Höhertreten ist groß. Die Beinverkürzung nimmt dadurch zu, und die Hüftstabilität nimmt ab. Man hat sich lange gescheut, die Destruktionsluxation operativ anzugehen, im Hinblick auf die in frühester Kindheit durchgemachte schwere Eiterung, die zu schweren, ausgedehnten narbigen Verwachsungen geführt hat.

Wir sind seit über einem Jahrzehnt folgendermaßen vorgegangen (s. Abb. 631 und 632):

Voroperation. Z-förmige Verlängerung der kleinen Glutäen mit anschließender Extension für 4—6 Wochen, bei Kindern bis zu 8 Jahren mit einem Zinkleimgips, bei älteren Kindern mit Drahtextension suprakondylär 2 cm oberhalb der Epiphysenlinie. Es gelingt meist, das obere Femurende herunterzuziehen und der Pfanne zu nähern.

Hauptoperation. Offene Reposition des oberen Femurendes nach Ausräumen der derben Schwielen aus der Hüftgelenkspfanne. Ebenso wird das obere Femurende weitgehend aus dem umgebenden Narbengewebe gelöst. Die Pfanne wird mit dem scharfen Löffel vertieft und das obere Femurende unter Extension in die Pfanne eingestellt. Röntgenaufnahme.

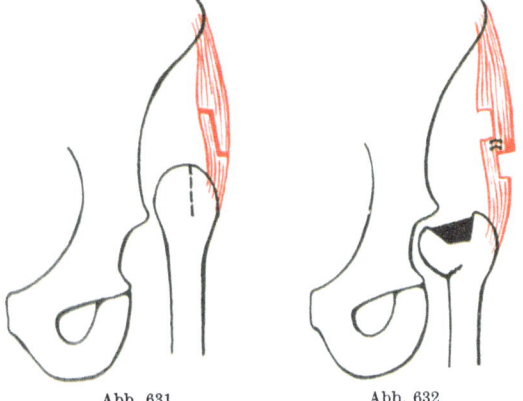

Erneute Luxation, um das obere Femurende zu vergrößern. Es wird hierzu der Schenkelhals nahe am Trochantermassiv von oben her eingemeißelt, eine untere Brücke bleibt stehen, und das Schenkelhalsende wird klappenförmig aufgebogen. In den so entstandenen Zwischenraum werden ein oder zwei Knochenkeile, die dem Darmbeinkamm entnommen sind, eingefügt. Die erreichbare Vergrößerung von 1,5—2 cm ist für die Erhöhung der Stabilität des oberen Femurendes in der Pfanne von großer Bedeutung.

Einführen eines Kirschner-Drahtes bis zum Hüftkopfrest. Wiederreponieren des oberen Femurendes in die Pfanne. Einführen des Drahtes in den Pfannenboden. Eventuell wird die Drahtfixierung mit 2 Drähten gemacht. Ihre Aufgabe ist, das obere Femurende in der Pfanne zu halten und zusätzlich die Spaltbildung im Schenkelhals aufrechtzuerhalten. Schichtweiser Wundverschluß.

Abb. 631   Abb. 632
Abb. 631 u. 632. Operation bei Destruktionsluxation (schematisch)
Abb. 631. Darstellung der notwendigen Eingriffe
Abb. 632. Die kleinen Glutäen sind Z-förmig verlängert (1. Sitzung), das proximale Femurende eingemeißelt und in die Pfanne eingestellt (2. Sitzung)

Ruhigstellung. Becken-Beingips unter Mitnahme des gesunden Oberschenkels für 8 Wochen. Drahtentfernung nach 3—4 Wochen.

Nachbehandlung. Bewegungsübungen ohne Belastung für 4 Wochen. Aufstehen mit 2 Stockstützen nach etwa 12 Wochen.

Bei einem Teil der Kinder ist noch eine zusätzliche *Pfannendachplastik* erforderlich. Sie ist eine Nachoperation und wird erst etwa 2 Monate nach der Reposition vorgenommen. Man muß bei der Destruktionsluxation mit längeren Zeiten rechnen als bei der angeborenen Hüftverrenkung! Über gute Ergebnisse mit der Pfannendachplastik bei alten Destruktionsluxationen hat GILL berichtet.

Die Nachbehandlung der operierten Hüfte ist bei Kindern bis zum 8.—10. Jahr ein Apparat, für ältere Kinder Stockstützen.

Die *Behandlungsergebnisse* sind erfreulich. Das obere Femurende gestaltet sich hüftkopfähnlich um, Hüftkopf und Pfanne passen sich aneinander an. Die funktionellen Ergebnisse werden von Jahr zu Jahr besser. Die Gangart wird erfreulich gut und bleibt es. A. N. WITT hat die gleichen guten Beobachtungen gemacht.

5. Die Antetorsion

Die pathologische Antetorsion ist eine der Hauptursachen, die die Behandlungsresultate bei der angeborenen Hüftverrenkung trüben. — Die Bedeutung der Antetorsion für die Behandlung der angeborenen Hüftverrenkung ist frühzeitig erkannt worden. So hatte FRITZ LANGE gerade im Hinblick auf das häufige Bestehen einer vermehrten Antetorsion anstatt der Lorenzschen Primärstellung in starker rechtwinkliger Abduktion und Außenrotation die Abduktionsstellung bei Hüftstreckstellung und Innenrotation angegeben. Er nahm an, daß hierdurch eine günstige Beeinflussung der Antetorsion möglich sei. Es zeigte sich jedoch, daß die Antetorsion allein durch unblutige Maßnahmen meist nicht zu beheben war und daß eine operative Korrektur der Antetorsion, um den Kopf in der Pfanne zu halten, notwendig ist.

Auf die Wichtigkeit ihrer Beseitigung durch operative Maßnahmen (Rotationsosteotomie) hat frühzeitig BRANDES hingewiesen. Auch wir haben auf dem Orthopädenkongreß 1929 mit Nachdruck die große Bedeutung der Antetorsion für die Verschlechterung der Behandlungsergebnisse der angeborenen Hüftverrenkung hervorgehoben.

Das Interesse an der Antetorsionsfrage ist stets wach geblieben, aber es hat in den letzten 15 Jahren wieder vermehrte Beachtung gefunden. Das zeigen unter anderem die Arbeiten von MCCARROLL, GILL u. a. und insbesondere die Ausführungen von ROHLEDERER auf den deutschen Orthopädenkongressen 1947 und 1949.

ROHLEDERER kommt zu dem wichtigen Schluß, daß die pathologische Antetorsion eine ventrale Kopfeinstellung in der Pfanne bedinge, und die Folge davon sei, daß ein formativer Reiz auf die Pfannendachbildung ausbleibe. Durch das Fehlen dieses Reizes auf das Pfannendach komme es zu der mangelnden Apposition am oberen Pfannendach, und die Folge sei die abgeflachte Pfanne. — Er vertritt die Auffassung, daß für die Behandlung der Hüftverrenkung mit einer pathologischen Antetorsion die Lorenzsche Primärstellung besonders ungünstig sei und setzt sich wieder für die Stellung von FRITZ LANGE ein. Sie ermögliche durch die Innenrotation eine gute Einstellung des Hüftkopfes in der Pfanne, verlange aber, um den Kopf in der Pfanne zu halten, anschließend die Torsionsplastik (s. u.).

Es ist heute als erwiesen anzusehen, daß die pathologische Antetorsion bei der angeborenen Hüftverrenkung, wenn sie einen starken Grad aufweist, **einer operativen Behandlung bedarf.** Die *operativen Verfahren*, die hierfür in Betracht kommen, sind heute als festgelegt anzusehen.

Bis zu der Veröffentlichung der Arbeit von ROHLEDERER wurde für die operative Behandlung der Antetorsion fast ausschließlich die suprakondyläre Rotationsosteotomie angewandt. Es läßt sich hierdurch wohl die Antetorsionsstellung beseitigen, aber bei einem Teil der Fälle dreht sich nach der Rotationsosteotomie der Hüftkopf, wenn die Hüftgelenkkapsel schlaff ist, wieder aus der Pfanne in seine alte Stellung heraus. Die Kinder haben dann eine übertriebene Außenrotationsstellung an ihren Beinen, ohne daß die Hüftkopfeinstellung gut wäre.

ROHLEDERER bildete, um dies zu vermeiden, die *Psoasplastik* aus. Es wird hierbei, nachdem eine gute Hüftkopfeinstellung in Innenrotationsstellung erreicht ist, der Iliopsoas an seinem Ansatz abgelöst und subtrochanter an der Außenseite des Oberschenkels befestigt. Die Aufgabe der Psoasplastik ist es, den Hüftkopf aktiv in der Innenrotationsstellung zu fixieren. In einer 2. Sitzung ist dann noch die suprakondyläre Rotationsosteotomie erforderlich, um die Innenrotation des distalen Beinabschnittes zu beseitigen.

BERNBECK aus der Hohmannschen Klinik hat, angeregt durch die Untersuchungen von ROHLEDERER, einen anderen Weg zur operativen Beseitigung der pathologischen Antetorsion vorgeschlagen. Er empfiehlt eine *pertrochantere Osteotomie*. Bei ihr muß genau vorher der Winkelgrad, der ausgeglichen werden soll, bestimmt sein. Der Vorteil dieser Operation wird als ein doppelter bezeichnet. Es sei 1. möglich, die fehlerhafte Antetorsion zu beseitigen, um gleichzeitig damit auch eine eventuell vorhandene Steilstellung des Schenkelhalses zu verringern, und 2., im Gegensatz zu dem Vorschlag von ROHLEDERER, durch *eine* Operation anstatt durch *zwei* sich die pathologische Antetorsion auszugleichen.

MÜLLER-Zürich hat sich eingehend mit der Frage der Rotationsosteotomie zur Beseitigung der Antetorsion der angeborenen Hüftverrenkung befaßt. Er hat die mathematische Berechnung der Antetorsion und der notwendigen Korrektur auf die Spitze getrieben und das Ischio-Variometer zur Berechnung angegeben.

Drei Verfahren stehen für die Behandlung der pathologischen Antetorsion zur Verfügung:

a) Die suprakondyläre Rotationsosteotomie.

b) Die Psoasplastik.

c) Die pertrochantere Osteotomie.

Die Voraussetzung zur Vornahme einer Operation wegen einer pathologischen Antetorsion ist, daß durch die Innenrotationsstellung eine *einwandfreie* Hüftkopfeinstellung in der Pfanne erreicht ist.

a) Technik der suprakondylären Rotationsosteotomie (s. Abb. 633 und 634)

Schnitt an der Außenseite des Oberschenkels. Nach Freilegung des Knochens Befestigen von zwei Schanzschen Knochenschrauben oder -nägeln oberhalb und unterhalb der vorgesehenen Osteotomiestelle, Durchmeißeln des Femur unter dem Schutz von Knochenhebeln linear.

Nachdem der Knochen vollständig durchmeißelt ist, wird das zentrale Bruchstück mit dem Knochennagel fest fixiert und das distale Bruchstück so weit nach außen gedreht, bis die Kniescheibe nach vorn zeigt.

Nach sorgfältiger Periostnaht Wundverschluß. Die beiden Knochennägel werden durch

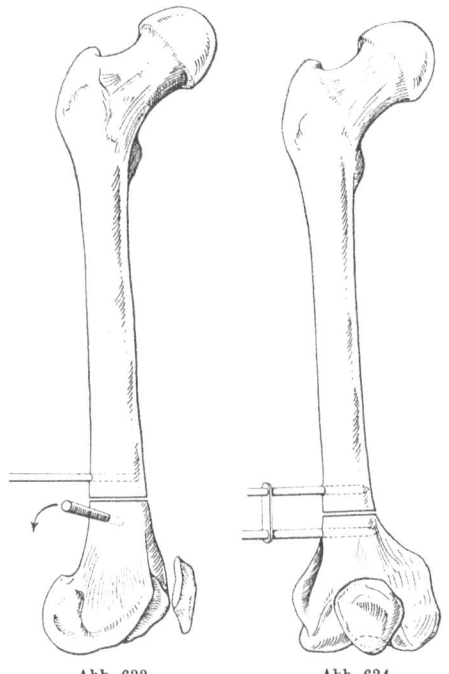

Abb. 633   Abb. 634
Abb. 633 u. 634. Suprakondyläre Rotationsosteotomie
am Knie

einen Metallstab in ihrer Stellung gegeneinander fixiert. Zur Fixierung hat sich besonders gut das Gerät nach THENNHOW bewährt.

Ruhigstellung. Becken-Beingipsverband unter Mitnahme des gesunden Oberschenkels, der an der Hüfte besonders gut anmodelliert ist.

Nachbehandlung. Nach 3 Wochen Entfernung der Nägel und erneuter Gipsverband für weitere 3 Wochen, dann Aufnahme der Übungsbehandlung.

Die suprakondyläre Rotationsosteotomie ist unter anderem noch von ERLACHER beibehalten worden. Wir wenden sie seit langem nicht mehr an.

b) Psoasplastik nach ROHLEDERER

In der 1. Sitzung wird die *Psoasverlagerung* und nach etwa 4 Wochen in einer 2. Sitzung die *Rotationsosteotomie* ausgeführt.

α) Psoasplastik (s. Abb. 635—637)

Längsschnitt am medialen Rand des M. sartorius.

Um leicht an den Trochanter minor heranzukommen, liegt das Bein zunächst in Außenrotationsstellung. Man geht am medialen Rand des Sartorius stumpf in die Tiefe. Nachdem der *Psoasansatz* am Trochanter minor freigelegt ist, wird dieser unter dem Schutz einer Kocher-Sonde mit einer kleinen Knorpelknochenscheibe abgelöst. Das Bein wird anschließend in maximale Innenrotationsstellung überführt, und die *vordere Hüftgelenkkapsel* wird mit einigen kräftigen Seidennähten *gerafft*.

Zweiter Längsschnitt an der Außenseite des Oberschenkels. Dieser wird in typischer Weise unterhalb des Trochanter maior freigelegt. Mit einer Kornzange wird die *Iliopsoassehne*, an der Seidenfäden angehangen sind, unter dem M. sartorius und M. rectus femoris hindurch *zur lateralen Seite des Femur geführt* und hier unter leichter Spannung subperiostal vernäht.

Ruhigstellung. Becken-Beingipsverband in maximaler Innenrotation und mittlerer Abduktion.

Nachbehandlung. Nach 4 Wochen schalenförmiges Aufschneiden des Gipses und Aufnahme von Innenrotationsübungen in leichter Abduktion.

β) Suprakondyläre Rotationsosteotomie

Technik (s. o.).

Die Psoasplastik nach ROHLEDERER, die stets noch als 2. Operation eine suprakondyläre Rotationsosteotomie verlangt, haben wir seit mehreren Jahren nicht mehr ausgeführt.

c) Pertrochantere Schrägosteotomie nach BERNBECK

BERNBECK hat im Anschluß an die Veröffentlichung von ROHLEDERER ein Verfahren angegeben, mit dem es möglich ist, mit *einer* Operation die Antetorsion wirksam zu bekämpfen:

mit der pertrochanteren Schrägosteotomie. Die Osteotomie verläuft von lateral unten nach medial oben, dadurch bleibt der Trochanter minor mit dem Iliopsoasansatz am distalen Bruchstück, und der Iliopsoas erhält wieder eine einwärtskreiselnde Wirkung.

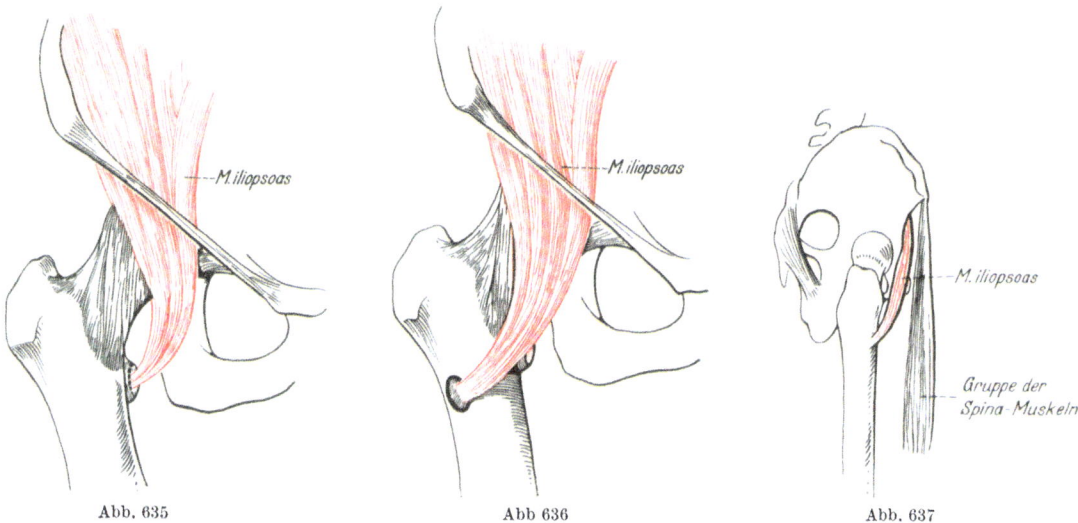

Abb. 635   Abb 636   Abb. 637

Abb. 635 u. 636. M.iliopsoas-Verlagerung nach ROHLEDERER. (Von vorn gesehen)
Abb. 637. M.iliopsoas-Verlagerung nach ROHLEDERER. (Von hinten seitlich gesehen.) Der M.iliopsoas wird unter den Spinamuskeln hindurch zur Außenseite des Femur geführt und hier zuverlässig befestigt

Technik (s. Abb. 638 und 639)

Schnitt an der Außenseite des Oberschenkels zur Freilegung des Trochantermassivs in typischer Weise. Nach subperiostaler Einführung der Hohmann-Hebel, von denen der mediale zwischen dem Ansatz vom Collum femoris und dem Trochanter minor liegt, wird der Knochen

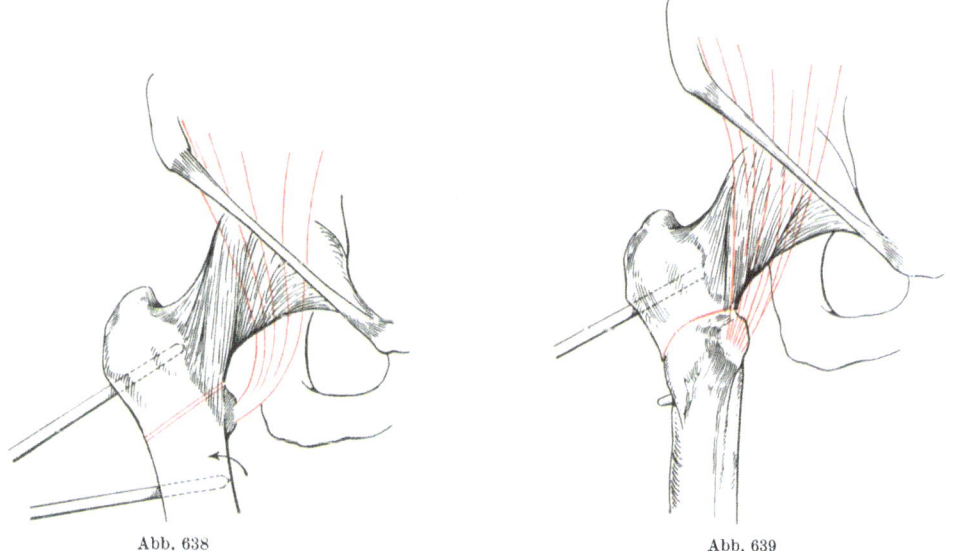

Abb. 638   Abb. 639

Abb. 638 u. 639. Die intertrochantere Schrägosteotomie nach BERNBECK zur Behandlung der Antetorsion. Abb. 638. Vor der Osteotomie. Abb. 639. Nach der Osteotomie. Durch die Osteotomie wird der M.iliopsoas wieder zu einem Einwärtskreisler des Hüftgelenkes

linear von lateral unten nach medial oben bis auf eine kleine mediale Brücke durchmeißelt. Die Richtung der Meißellinie ist vorher an den Röntgenaufnahmen winkelmäßig bestimmt worden und entspricht dem Winkel, der erforderlich ist, um die bestehende Antetorsion sowie eventuell auch eine zu starke Coxa valga-Stellung auszugleichen. Es ist zweckmäßig, vor der

Durchmeißelung bereits die Schanzsche Schraube in dem distalen Bruchstück ganz zu befestigen und für die des proximalen wenigstens das Bohrloch anzulegen. Die periphere Schraube wird bei Rotationsstellung (Kniescheibe nach vorn) in der Frontalebene eingeführt, die zentrale kommt in die Richtung des Schenkelhalses zu liegen.

Wenn der Knochen bis auf eine mediale Corticalislücke durchmeißelt ist, wird die zentrale Schraube in Innenrotationsstellung eingeschraubt. Nach völliger Durchmeißelung des Knochens wird das obere Bruchstück mit der Schraube zuverlässig in Innenrotationsstellung gehalten, während das untere nach außen gedreht und parallel zur Durchmeißelungsfläche verschoben wird. Das Bein wird so weit nach außen gedreht, bis die beiden Knochenschrauben sich berühren. Sie werden miteinander fixiert und mit eingegipst.

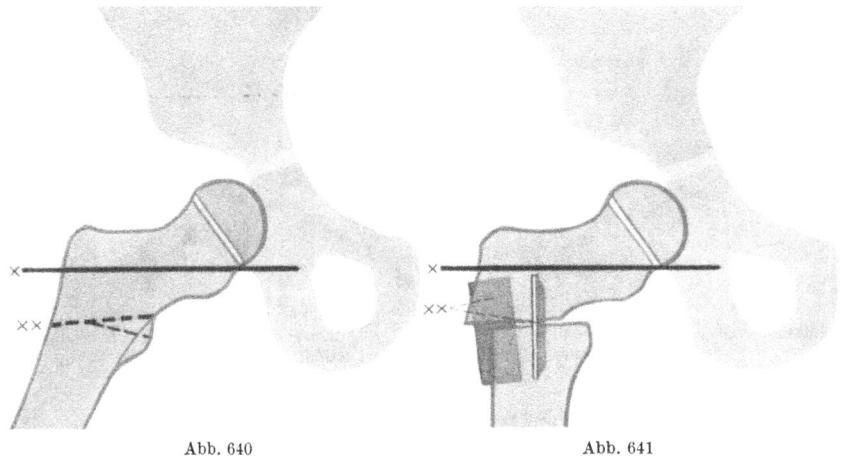

Abb. 640   Abb. 641

Abb. 640 u. 641. Rotationsosteotomie (schematisch). Einstellung des Hüftkopfes in Abduktions- und Innenrotationsstellung.
Abb. 640. Das obere Bruchstück ist durch einen Kirschner-Draht (×) gegen das Becken fixiert. Die Osteotomielinie ist eingezeichnet.
Abb. 641. Die Osteotomie ist durchgeführt. Das periphere Bruchstück ist um etwa $^1/_3$ der Schaftbreite nach medial verschoben.
Die Bruchstücke werden gegeneinander durch zwei senkrecht aufeinanderstehende Cialitknochenspänchen (× ×) fixiert

d) Rotationsosteotomie — eigene Technik (s. Abb. 640—644)

Wir haben uns selbst um die Fortentwicklung der Rotationsosteotomie bemüht. Das Problem für die Rotationsosteotomie, um diese zu einer erfolgssicheren und risikolosen Operation zu machen, liegt nicht in der mathematischen Berechnung und Winkelbestimmung, sondern in der zuverlässigen, einfachen, dauernden Fixation der Bruchstücke nach der Korrektur der Antetorsion. Hier hat es bisher gefehlt. Die Fixation mit den verschiedenen Schrauben, die percutan von außen her in den Knochen befestigt wurden, war ungenügend. Der primäre Halt ist mit diesen Schrauben gut, aber diese sind im Vergleich zu den weichen, kindlichen Knochen zu plump. Die Schrauben lockern sich; die Folge davon ist, daß der Halt der Fixation nachläßt; leichte Bewegungen entstehen. Diese übertragen sich auf die Haut. Die Einstichstellen der Schrauben an der Haut werden erweitert, oder kleine Nekrosen um die Schrauben entstehen. Die Folge davon ist, daß leicht Hautkeime entlang dem Wundkanal der Schrauben in die Tiefe gelangen und zu schleichenden Infektionen führen. *Wir lehnen infolgedessen die percutane Fixierung der Rotationsosteotomie mit plumpen Schrauben ab.* Wir haben im vergangenen Jahrzehnt eine ganze Reihe schleichender Infektionen erlebt. Wohl gelang es stets, eine Infektion des Hüftgelenkes zu verhüten, aber wochen- und monatelange Eiterungen traten in einzelnen Fällen trotz aller Vorsichtsmaßnahmen auf. Das muß den kleinen Kindern bei einer prophylaktischen Operation erspart werden!

Um von der percutanen Fixation der Osteotomie mit groben Schrauben wegzukommen, hatten wir unseren Oberarzt VIERNSTEIN veranlaßt, ein Instrumentarium für eine Fixation auszuarbeiten. Das Instrument ergibt eine gute Stellung und Sicherung der Bruchstücke. Aber das Fixationsgerät ist relativ plump, und es verlangt vor allem eine zweite Operation zur Wiederentfernung der Schrauben. Es wird, zumal bei doppelseitigen Rotationsosteotomien, den Kindern und den Eltern ein Zuviel für eine prophylaktische Behandlung zugemutet.

Das Fixationsgerät von VIERNSTEIN soll für Operationen bei älteren Kindern, bei denen es eventuell belassen werden kann, vorbehalten bleiben.

Eine Technik wurde von uns ausgearbeitet, die auf jede plumpe interne wie percutane Fixierung der Bruchenden verzichtet. Sie verlangt nur ein ruhiges, exaktes Arbeiten des Operateurs am kindlichen Knochen und ein gutes Zusammenspiel mit einer eingearbeiteten Operationsbesatzung.

Technik. Der Hüftkopf wird zu Beginn der Operation in Abduktion und Innenrotation in die Pfanne eingestellt. Der Hüftkopf steht in der Pfanneneingangsebene. — *Röntgenkontrolle.* — **Schnitt** an der Außenseite des Oberschenkels, querfingerbreit vor dem Trochanter maior, nach abwärts ziehend. Nach Freilegung des Femurschaftes wird ein Kirschnerdraht querfingerbreit unterhalb des Trochanters maior durch den Schenkelhals bis in das Becken gebohrt. Er dient zur Fixierung des Hüftkopfes. Einschlagen des Richtungsmeißels zur Festlegung der Meißelebene. — *Röntgenkontrolle.* — Bei guter Stellung wird eine schräge intertrochantere Osteotomie gemacht; ein kleiner Knochenkeil mit einer medialen und hinteren Basis wird entfernt. Die Größe des wegzunehmenden Knochenstückes wird nach Errechnung des Antetorsionswinkels auf Grund von Röntgenpausen im voraus bestimmt, aber endgültig erst bei der Operation festgelegt.

Während die Hand des einen Assistenten mit dem Kirschner-Draht den Hüftkopf fixiert, bringt der zweite Assistent das Bein aus der Innenrotations- in eine mittlere Rotationsstellung und aus der starken Abduktionsstellung etwa in Mittelstellung zwischen Ad- und Abduktion. — *Röntgenkontrolle.* — Bei einwandfreier Stellung Einsägen von zwei Nuten in das zentrale und periphere Bruchstück über dem Osteotomiespalt mit einer elektrischen Kreissäge. Die eine Nute liegt vorne, die andere liegt seitlich. In diese Nuten wird je ein Knochenspan aus der Knochenbank (Cialit) eingetrieben. Seine Größe ist 1:3 cm, Dicke etwa $^1/_2$ mm; er ist messerscharf und gleicht mehr einem Elfenbein- als einem Knochenspan. Vor dem Einfügen der Knochenstücke ist das distale Bruchstück etwa um 1 cm nach medial zu verschieben. — *Röntgenkontrolle.*

Ruhigstellung. Gut anmodellierter Gipsverband in unveränderter Stellung als Becken-Beingips. — Entfernung des Kirschner-Drahtes nach etwa 3 Wochen bei liegendem Gips.

Wenn die Röntgenkontrolle eine gute Stellung zeigt, bleibt der gleiche Gips für 6—8 Wochen liegen. Wenn noch eine geringe Nachkorrektur erforderlich ist, wird diese 10—14 Tage nach der Operation unter Anlegen eines neuen Gipsverbandes vorgenommen.

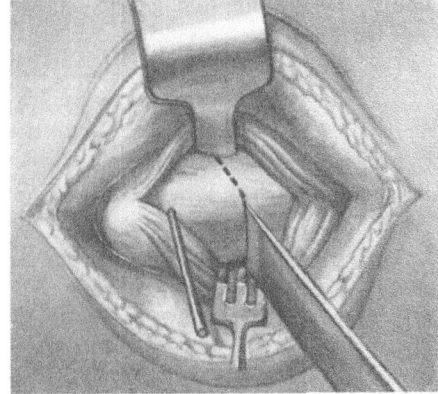

Abb. 642—644. Rotationsosteotomie

Abb. 642. Das Femur ist dicht unterhalb des Trochanter maior freigelegt, das proximale Fragment durch einen Kirschner-Draht fixiert, der Meißel zur Schrägosteotomie angesetzt

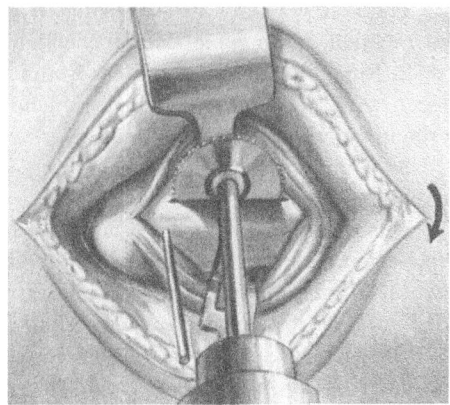

Abb. 643. Nach Osteotomie und Überführung des Beines in mittlere Rotationsstellung werden Nuten für die Knochenspäne vorbereitet

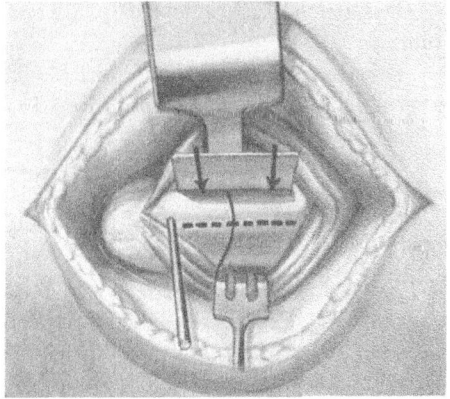

Abb. 644. Der vordere Knochenspan ist eingesetzt, er muß noch mit dem Hammer eingeschlagen werden. Die Lage des zweiten Knochenspanes ist angezeichnet (---)

Nachbehandlung. Nach Gipsabnahme Anpassung einer Liegeschale in Abduktion von 160°
bei mittlerer Rotation und leichter Hüftbeugung für die Nacht. Aufnahme von Gehübungen
nach 9—10 Wochen in einem kleinen Gehwagen.

Der Eingriff der Rotationsosteotomie ist durch diese Art der Technik klein geworden. Da
bei der Fixierung die Verwendung eines jeden großen metallischen Fremdkörpers vermieden wird,
ist das Vorgehen biologisch. Die zwei kleinen Knochenstückchen, die zur Fixierung der Bruchstücke eingesetzt werden, regen die Verknöcherung an der Osteotomiestelle an. Diese ist im
allgemeinen nach 6 Wochen fest. Die Spänchen sind bald nicht mehr auf dem Röntgenbild
erkennbar.

Es ist aus statisch-mechanischen und muskeldynamischen Gründen außerordentlich wichtig,
daß das periphere Bruchstück *medial* verschoben wird. *Die Medialverschiebung ist bisher das
beste Mittel, daß keine Wiederaufrichtung des Schenkelhalses, d. h. kein Rezidiv der Antetorsion,
eintritt.*

Die altersmäßige obere Begrenzung der Operation ist das 6.—8. Jahr. Die Fixierungsspäne
sind in diesem Alter etwa doppelt so lang wie bei den 3—4jährigen Kindern.

Wir können heute die Frage, ob die Rotationsosteotomie sich bewähren wird oder nicht, klar
beantworten. Nachuntersuchungen an 347 Hüften (GLOGOWSKI) haben den Wert, die Grenzen
und die Fehlerquellen der Rotationsosteotomie gelehrt.

1. Es ist bei etwa 30% mit einer Wiederaufrichtung des Schenkelhalses zu einer Antetorsion
zu rechnen, wenn *keine* Medialverschiebung gemacht ist.

2. Eine gute Entwicklung des Pfannendaches nach einer Rotationsosteotomie ist zu erwarten,
wenn zum Zeitpunkt der Operation noch keine wesentliche Sklerose am oberen Pfannendach
erkennbar war.

3. Wenn es zu einer Wiederbildung der Antetorsion kam, war auch der Ausbau des Pfannendaches gehemmt.

Die Rotationsosteotomie ist *frühzeitig im 3.—4. Jahr* zu machen, wenn nicht mehr mit einer
spontanen Rückbildung der Antetorsion zu rechnen ist. Bestehenlassen der Antetorsion bedeutet Hemmung des Wachstums des oberen Pfannendaches mit der Gefahr der Entwicklung
der Subluxation und Verschlechterung der Behandlungsergebnisse.

Die kleinen Späne genügen bei Kleinkindern zur Fixierung der Bruchstücke. Ihre Festigkeit
ist ausreichend, weil sie auf Hochkant über die Bruchstelle eingesetzt sind. Die Ergebnisse sind
gleichmäßig gut. Die Technik ist unschwer zu erlernen. Sie verlangt nur Geduld und minutiöses
Arbeiten. Wir sind überzeugt, daß die Rotationsosteotomie in dieser Form beitragen wird, die
Dauerergebnisse der Behandlung der angeborenen Hüftverrenkung zu verbessern.

Das gleiche Fixationsprinzip läßt sich selbstverständlich auch bei anderen Osteotomien durchführen.

Die Rotationsosteotomie darf als eine wertvolle Präventivoperation bezeichnet werden, die
aber eine äußerst exakte, minutiöse Technik verlangt.

6. Operation nach COLONNA

Die Operation von COLONNA findet eine unterschiedliche Beurteilung. E. COMPERE hat die
gleiche Auffassung wie wir, daß sie nur für eine kleine Zahl von Fällen geeignet sei. FRANCILLON
mißt dieser Operation einen hohen Wert bei.

COLONNA gab seine „arthroplastische" Operation für die Behandlung der veralteten angeborenen Hüftverrenkung im Jahre 1932 an. Das Alter für die Operation war ursprünglich begrenzt, nach unten auf 3 Jahre, nach oben auf 10 bei einseitigen, auf 8 Jahre bei doppelseitigen
Hüftverrenkungen. Inzwischen ist empfohlen worden, die Operation nach COLONNA auch bei
Erwachsenen zu machen.

Prinzip der Operation (s. Abb. 645—647)

Freilegung des Hüftgelenkes von seitlich vorn (nach SMITH-PETERSEN). Der Trochanter maior wird temporär mit dem Ansatz der kleinen Glutäen abgelöst. Die Hüftkapsel wird dargestellt, und es wird aus ihr ein peri-

pher am Femurhals gestielter Lappen gebildet. Der Lappen wird am oberen Pfannendach abgelöst, die Hüftpfanne wird vertieft und verbreitert, der Hüftkopf, soweit erforderlich, gerundet und mit der Kapselhaube überzogen. Am Schluß der Operation wird der Trochanter maior wieder befestigt (mit doppelter Drahtnaht oder Druckschraube).

Unsere Stellungnahme zur Operation von COLONNA ist folgende: Wenn man bei einem kleinen Kind etwa im Alter von 3—5 Jahren eine offene Reposition des Hüftkopfes vornimmt, ist die Operation von COLONNA unnötig. Man kann die Reposition auch ohne Dazwischenschaltung der Hüftgelenkkapsel mit gutem Erfolg verantworten. Wenn man ein Kind von 5 Jahren und älter mit einer hochstehenden Hüftluxation hat, halten wir die Operation von COLONNA nicht für gut. Es ist wesentlich besser, vorher die Resektionsosteotomie (s. d.) auszuführen und dann den Hüftkopf in die Pfanne einzustellen. Die Fixation der Bruchenden erfolgt durch einen kleinen Marknagel. Durch diesen Eingriff wird mit *einer* Operation erreicht, daß der zu starke Zug der verkürzten Muskeln, der vielfach die Ursache von Hüftkopfdeformierungen ist, ausgeschaltet wird, und fernerhin, daß durch die Osteotomie gleichzeitig die pathologische Antetorsion des Schenkelhalses und Hüftkopfes beseitigt wird. Diese haben die veralteten Hüftverrenkungen regelmäßig.

Wir haben bisher die Operation nach COLONNA nicht für nötig gefunden. Man soll die Operation aber kennen. Es gibt sicher Fälle, für die sie ihr Gutes hat.

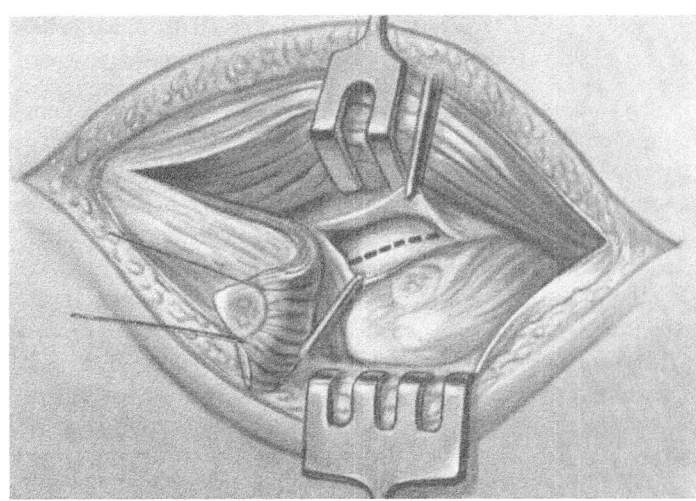

Abb. 645—647. Operation nach COLONNA
Abb. 645. Die kleinen Glutäen sind mit einer Knochenscheibe abgetragen. Der Trochanter maior ist erhalten

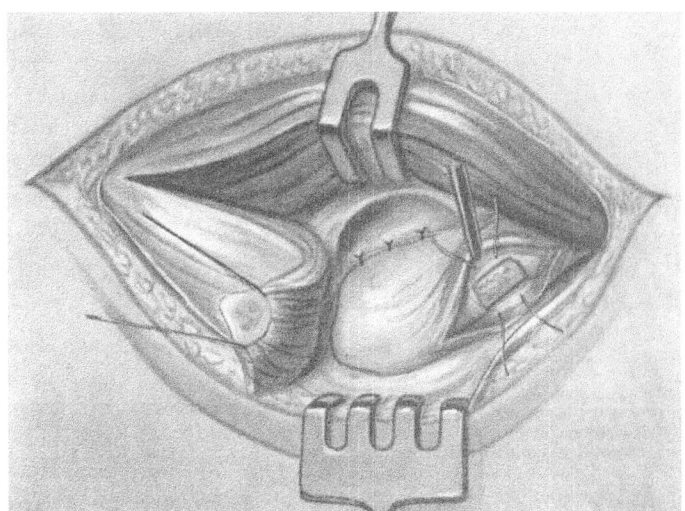

Abb. 646. Der Trochanter maior ist in die Pfanne eingestellt und mit der Kapsel überzogen

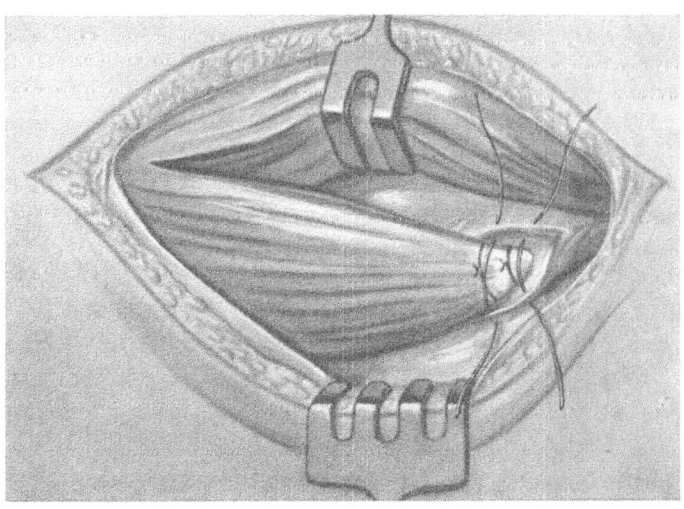

Abb. 647. Neue Befestigung der kleinen Glutäen am Femur

7. Operationen bei veralteten angeborenen unbehandelten Hüftverrenkungen

Die operative Behandlung der veralteten angeborenen Hüftverrenkungen hat in den vergangenen Jahrzehnten manchen Wandel erfahren. Zuerst begnügte man sich mit der einfachen subtrochanteren Osteotomie, um eine schwere Adduktions- und Beugekontraktur zu beseitigen. Dann kam die Ära der Gabelungsoperationen, zuerst in der Form der Gabelung nach H. v. Baeyer und Lorenz und anschließend die Abstützungsoperation in Form der tiefen subtrochanteren Osteotomie nach Schanz.

Damit war die Serie der Operationen noch nicht abgeschlossen. Es kam die Übertragung der Pfannendachplastik an der normalen Gelenkstelle auf die pathologische, und es wurde die Operation der knöchernen Hüftkopfabstützung am Becken in Verbindung mit einer subtrochanteren Osteotomie ausgebildet. Schließlich kommt für gewisse Formen der veralteten unbehandelten Hüftverrenkungen auch die Arthrodese in Form der Verriegelungsarthrodese oder bei doppelseitigen Erkrankungen mit schweren Versteifungen die Arthroplastik in der Form der „Mould arthroplastic" mit Dazwischenschaltung einer Vitalliumkappe oder dem Einsetzen einer Endoprothese in Betracht. Diese Entwicklung zeigt: Der menschliche Geist ruht nicht. Verfahren sind genug ausgebildet worden und werden weiter ausgebildet werden. Es gilt den Wert der verschiedenen Verfahren gegeneinander abzuwägen und sie in kritischer Indikation anzuwenden. Geschieht dies nicht, so ist die Vielzahl der Operationsmöglichkeiten kein Fortschritt gegenüber der Zeit, wo nur eine Operation, die einfache subtrochantere Osteotomie, mit einer ganz beschränkten Indikation, aber mit einer doch oft erstaunlich guten Wirkung zur Verfügung stand.

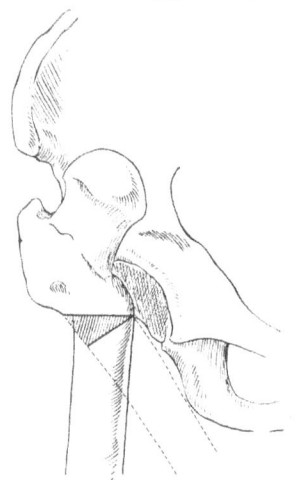

Abb. 648. Alte unbehandelte angeborene Hüftverrenkung mit starker Adduktionskontraktur. Subtrochantere Osteotomie unter Herausnahme eines Knochenkeiles mit lateraler Basis

A. Die einfache subtrochantere Osteotomie

Die Anwendung der subtrochanteren Osteotomie für die Behandlung der alten angeborenen Hüftverrenkung geht schon auf Kirmisson (1884) zurück. Der Anlaß zur Operation war die Beseitigung der Adduktionskontraktur. Ein eifriger Anhänger dieser Operation war Froelich-Nancy, der diese Operation seit 1902 regelmäßig ausgeführt hat und einen grundsätzlichen Unterschied dieser Operation gegenüber der Lorenzschen Gabelung nicht anerkennen wollte.

Die keilförmige, bogenförmige oder V-förmige subtrochantere Osteotomie (s. Abb. 648) ist noch immer eine gute Methode zur Beseitigung von schweren Hüftadduktions- und Beugestellungen, vor allem in solchen Fällen, bei denen sich dicht oberhalb der alten Pfanne eine Sekundärpfanne entwickelt hat und bei denen es zur Ausbildung von erst mäßigen deformierenden Veränderungen gekommen ist.

Die *Technik* deckt sich mit der der gewöhnlichen subtrochanteren Osteotomie (s. d.).

Die *Wirkung* der Operation ist bei richtig ausgewählten Fällen gut. Die Weiterentwicklung der Arthrosis deformans wird auf Jahre abgebremst, und die Patienten sind bei erhaltener Gelenkbeweglichkeit meist zufrieden. Der gute Zustand bleibt, sofern sich nicht von selber eine weitgehende Versteifung in dem Gelenk entwickelt, nicht für die Dauer gut, und es ist in einem Teil der Fälle in späteren Jahren eventuell eine Arthrodese erforderlich.

B. Die Gabelung (Bifurkation) nach H. v. Baeyer-Lorenz

Die subtrochanteren Osteotomien, ausgeführt als Gabelung nach H. v. Baeyer-Lorenz oder als tiefe Osteotomie nach Schanz, haben im Laufe der Jahrzehnte wechselnde Beachtung gefunden, aber bis heute ihre Berechtigung behalten.

Die beiden Schöpfer der Gabelungsoperation hatten verschiedene Auffassungen über die Art und Weise, wie die Operation sich auswirkt und zu einem Erfolg führt. H. v. Baeyer sah den

Hauptwert in der Vermehrung der Spannung der kleinen Gluäen, Lorenz in der Verbesserung der knöchernen Abstützung am Becken durch das gegen die Pfanne eingestellte untere Bruchstück bei winkelförmiger Stellung der Bruchenden.

Auch Schanz strebte durch seine tiefe subtrochantere Osteotomie eine bessere Abstützung des Beckens durch das *große obere Fragment* an. Bei der Schanzschen Operation kommt es mehr zu einer flächenhaften Anlehnung des oberen Bruchstückes gegen das Becken, während bei der Gabelung zumindest theoretisch von Lorenz eine umschriebene wirkungsvolle Unterstützung am Becken geplant war. Der Name „Gabelung" versinnbildlicht nur das formale Geschehen bei der Operation. Das Wesen der Operation ist die operative Entlastung des Hüftgelenkes durch die vermehrte knöcherne Abstützung am Becken, in dem das distale Fragment „absichtlich und zielbewußt" nach einwärts disloziert wird. Gleichzeitig werden durch die Verdrehung des oberen Bruchstückes die pelvitrochanteren Muskeln in eine vermehrte Spannung versetzt.

Die erste Gabelungsosteotomie wurde von Lorenz nicht wegen einer alten angeborenen Hüftverrenkung, sondern wegen des Folgezustandes einer Schußfraktur ausgeführt (1916). Die Veröffentlichungen von Lorenz und H. v. Baeyer erfolgten kurz hintereinander 1918 und 1919. Schanz teilte sein Operationsverfahren 1922 mit.

Eine große Literatur ist um die Gabelungsosteotomie entstanden. Die Operation wurde nach ihrer Veröffentlichung von der Mehrzahl der Orthopäden in großem Umfang aufgenommen. Fritz Lange gehörte zu denen, die in der Ausführung der Gabelungsosteotomie von Anfang an zurückhaltend waren und dies auch geblieben sind. Er hat die Gabelung nur bei Einzelfällen angewandt. In der Lorenzschen Klinik waren dagegen schon in wenigen Jahren über 100 Fälle operiert, die sich bis zum Jahre 1934 auf über 200 vermehrt hatten. Die Begeisterung über die Behandlungsresultate mit der Gabelung hat sich inzwischen gelegt. Hass teilte 1928 noch mit, daß die Nachuntersuchungen in 80% günstige und darunter in 50% besonders gute Resultate ergeben hätten. Im Jahre 1937 gibt Hass zu, daß die Spätresultate nach der Lorenzschen Gabelung den in sie gesetzten Erwartungen nicht immer entsprochen hätten und daß einer Reihe von sehr guten Erfolgen eine erhebliche Anzahl von Mißerfolgen gegenüberstünden. Die Kranken hätten Schmerzen beim Gehen oder eine beträchtliche Gelenkversteifung. Camnitz hat die Gabelung wegen seiner ungünstigen Erfahrungen (Unsicherheit der knöchernen Vereinigung und bei einseitiger starker Verkürzung) zugunsten der tiefen Osteotomie nach Schanz verlassen. Die schärfste Kritik an der Gabelungsosteotomie nach H. v. Baeyer-Lorenz wurde von Lance geübt. Er lehnt die Operation ab, weil nach der Operation das Gehen oft nicht schmerzfrei sei, weil häufig Gelenkversteifungen aufträten und weil der Gang infolge der starken Abduktionsstellung oft unschön sei.

Trotz dieser negativen Beurteilungen ist die H. v. Baeyer-Lorenzsche Operation keineswegs zu verwerfen. Sie hat bei *richtiger Indikation* und *bei einwandfreier Technik* ihr bestimmtes Anwendungsgebiet behalten. Sie soll nur bei ausgewählten Fällen ausgeführt werden und ist früher, rückwirkend betrachtet, zuviel gemacht worden. Das war verständlich. Die Operation schien nach den ersten Mitteilungen in der Literatur endlich ein wirksames Mittel zu sein, um den unglücklichen Menschen mit veralteten angeborenen Hüftverrenkungen zu helfen. Bei einem Teil der Fälle ist dies erreicht worden. Eine teilweise Versteifung des Hüftgelenkes ist bei einseitig Operierten nicht schwerwiegend, wenn als Ausgleich dafür die Gehfähigkeit wesentlich besser und der Gang schöner geworden ist. Die Zunahme der Verkürzung ist bei einer einseitigen Luxation ungünstiger zu beurteilen als bei einer doppelseitigen, bei der sie belanglos ist. Es ist vorgeschlagen worden, zum Ausgleich der Verkürzung hinterher noch eine Verlängerungsosteotomie am Oberschenkel anzuschließen (Loeffler) oder an der gesunden Seite den Oberschenkel entsprechend zu verkürzen (Hackenbroch).

Eine unliebsame Überraschung nach den Gabelungen war, daß man bei den nach Jahren durchgeführten Nachuntersuchungen vielfach fand, daß das obere Ende des distalen Bruchstückes, das gegen den Pfannenboden zur Abstützung eingestellt war, sich abgebaut hatte und daß außerdem der Winkel an der Bifurkationsstelle sich gestreckt hatte. Das heißt, daß das Ergebnis der Gabelung wieder verlorengegangen war und daß sich ein Befund ähnlich wie

nach einer gewöhnlichen subtrochanteren Osteotomie bot. War die funktionelle Leistungsfähigkeit der Hüfte gut oder zufriedenstellend geblieben, so hatte ein solcher Befund nur ein
wissenschaftliches Interesse, bestanden aber gleichzeitig Schmerzen mit einer schlechten Gehfähigkeit, so war es klar, daß die Gabelung versagt hatte. Man hat sich bemüht, *auf Grund
der Erfahrungen die Operation abzuändern. Auf diese Weise ist aus der Gabelung mit der ursprünglichen Einstellung der oberen Zacke eine mehr vom distalen Bruchstück gegen den Pfannenboden
intertrochantere Osteotomie mit Einstellung des Trochanter minor gegen die Pfanne geworden.*
Dies Verfahren ist von HASS, KEYL, KREUZ und STORCK empfohlen.

Der *Trochanter minor* ist für die *Abstützung recht geeignet.* Er wird bei einem Teil der alten
Luxationen schon von Natur aus zur Abstützung herangezogen. Man sieht auf solchen Röntgenbildern, wie der Trochanter minor, der gegenüber der ursprünglichen Pfanne steht, gelenkflächen-
ähnlich umgestaltet ist. Zwischen ihm und der Pfanne ist als Schutz ein doppeltes Inter-

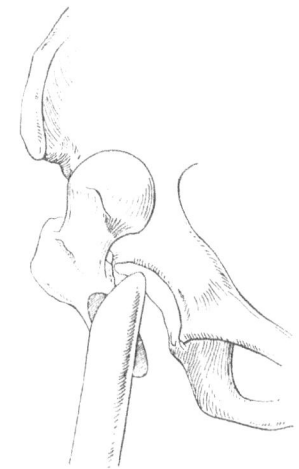

Abb. 649. Alte angeborene Hüftver-
renkung. Behandlung mit Baeyer-
Lorenzscher Gabelung. Schematische
Darstellung

positionsmaterial vorhanden, die Iliopsoassehne und die Gelenkkapsel. Die Verwendung des Trochanter minor hat den weiteren
Vorteil, daß bei der Operation nicht eine so starke Abduktionsstellung wie bei der ursprünglichen Gabelung gegeben wird, die
sich unschön auf den Gang auswirkt und ein schon vorhandenes
X-Bein stark in Erscheinung treten läßt. Durch die Abänderung
der H. v. Baeyer-Lorenzschen Operation unter Benützung des
Trochanter minor als Abstützung am Pfannenboden ist die Gabelung in ihrer ursprünglichen Form nicht überflüssig geworden.
Grenzen sind der Ausführung der *Operation unter Heranziehung des
Trochanter minor gesetzt.* Die Modifikation der Gabelung ist nur
in den Fällen anwendbar, bei denen der Trochanter minor etwa
in der Höhe der ursprünglichen Pfanne steht. Bei den hochstehenden iliacalen Formen trifft dies nicht zu, für diese kommt
weiterhin nur die typische Gabelung oder die tiefe subtrochantere
Osteotomie nach SCHANZ in Betracht.

Die *Indikation* für die „Gabelung" ist streng zu stellen. Man
kann sich leichter zur Operation entschließen, wenn die anatomischen Verhältnisse ein Einstellen des Trochanter minor gegen die
Pfanne gestatten. Die Bedenken, die man sonst gegen die Gabelung zu erwägen hat (Gelenkversteifung, Zunahme der Beinverkürzung, zu starke Abduktionsstellung), sind hierbei wesentlich
geringer. Der Entschluß ist außerdem bei einer einseitigen Luxation leichter als bei einer doppelseitigen in der Voraussetzung, daß die gegenseitige Hüfte völlig in Ordnung ist. Die Indikation
wird *gerechtfertigt bei starken Schmerzen mit einer geringen Gehfähigkeit. Eine schlechte Gangart
darf nicht den Ausschlag zur Operation geben.* Die Gabelung wird am besten nicht vor dem 15. Jahr
ausgeführt. Sie ist auch keineswegs bei allen alten unreponierten Luxationen mit Beschwerden
richtig am Platze. Sie ist *in erster Linie* für die hinteren Luxationen geeignet, bei denen die Hüftköpfe ohne Gegenhalt an der Beckenschaufel stehen. *Nicht geeignet* sind die alten Luxationen,
die oberhalb der alten Pfanne in einer neuen Pfanne stehen und einen ganz guten Halt gefunden
haben. Das gleiche gilt für die veralteten Subluxationen. Die statischen Verhältnisse werden
für diese Luxationen durch die Gabelung nur verschlechtert. Der Hüftkopf wird von seinem
Gegenlager abgedrängt, und außerdem ist gerade bei diesen Fällen die Versteifungsgefahr besonders groß. Bei der Gabelung wird der Drehpunkt von dem Hüftkopf an die Gabelungsstelle
verlagert. Ist der Hüftkopf hinten an der Beckenschaufel gut beweglich, so hat dies nicht viel
zu besagen. Steht aber der Hüftkopf in einer Sekundärpfanne mit nur wenig freiem Spielraum,
so muß durch die Gabelung die Gelenkbeweglichkeit schwer leiden und das Gelenk steif werden.
Für diese Fälle ist, wenn z. B. wegen schlechter statischer Verhältnisse (Adduktionskontraktur!)
eine Operation erforderlich ist, die keilförmige *subtrochantere Osteotomie* in Höhe des Trochanter
minor weit besser als die Gabelung (s. Abb. 648).

Die *Technik* der Gabelungsosteotomie ist nicht ganz einfach. Die einfache quere Durchmeißelung, die ursprünglich LORENZ angegeben hatte, ist wegen der Neigung zu ungenügender

Verknöcherung verlassen worden. Es wird dafür die schräge Durchmeißelung, und zwar am besten schräg frontal von vorn oben nach hinten unten, angewandt (Technik nach Hass) (s. Abb. 649). Die Hauptschwierigkeit bei der Gabelung liegt in dem richtigen *Bemessen des Winkelgrades*, der für eine gute Abstützung am Becken erforderlich ist. Ist der Winkel zu klein, so bleibt die erhoffte Operationswirkung aus. Wird der Winkel zu groß gewählt, so ist die Abduktionsstellung des Beines für das Gehen zu stark, als daß sie beim Gehen durch Beckensenkung ausgeglichen werden kann. Der Gang wird schwerfällig, breitbeinig, und das Bein ist unter Umständen noch einmal zur Verringerung der Abduktion zu osteotomieren. Eine starke Abduktionsstellung übt außerdem auf die gegenseitige Hüfte eine ungünstige Wirkung aus. Der

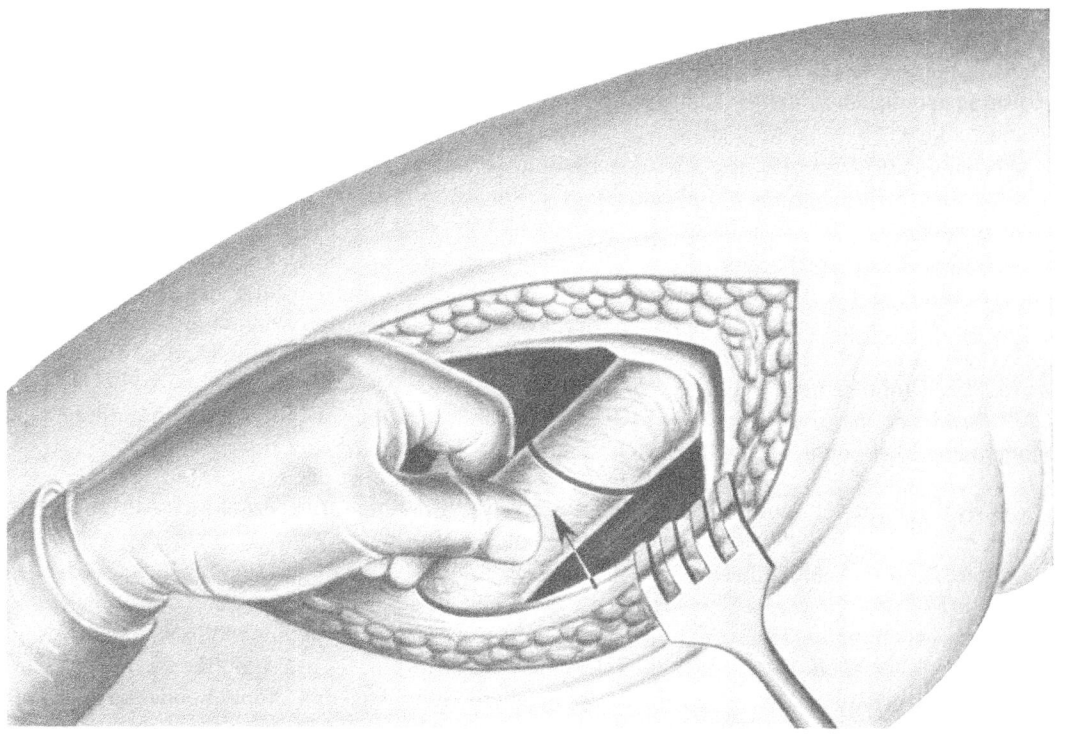

Abb. 650. Alte angeborene Hüftverrenkung. Operation mit der Gabelung. Die Osteotomie ist vollzogen. Das distale Bruchstück wird durch einen Daumendruck gegen den Pfannenboden hin verschoben

Hüftkopf wird durch die Beckendrehung nach außen abgedrängt. Dieser Vorgang kann für eine alte Luxationshüfte eine verhängnisvolle Wirkung haben. Die Hüfte, die bisher ganz gut ihre Dienste geleistet hat, versagt als bisher gute Seite bei einem Kranken nach der Operation der schlechten Seite! *Das Ausmaß des Winkelgrades bei der Gabelung ist für jeden einzelnen Fall den besonderen Verhältnissen anzupassen.* Wie Alb. Lorenz schreibt, lassen sich dafür keine absoluten Regeln aufstellen! Es erscheint ratsam, sich im allgemeinen mit einer gemäßigten Abduktionsstellung von 30—40° zu begnügen und nicht die extreme Abduktion von 60° zu geben.

Weniger schwierig als die Berechnung des nach außen offenen Winkels ist der nach hinten offene. Er ist durch den Ausgleich der Beugekontrakturstellung bis annähernd zur Streckstellung gegeben.

a) Technik der typischen Gabelung nach H. v. Baeyer-Lorenz (s. Abb. 650)

Lagerung. Bei einseitiger Operation auf der Gegenseite unter Abstützung des Beines durch Sandsäcke, bei doppelseitiger Operation Rückenlage auf einem schmalen Beckenbänkchen, das die Hüften seitlich überstehen läßt. Die Lagerung ist am leichtesten auf einem Operationsextensionstisch.

Schnitt. Vom Trochanter maior abwärts. Nach Freilegung des Knochens in typischer Weise subperiostale Einführung der Hohmann-Hebel unterhalb des Trochanter minor. *Die Höhe der Osteotomiestelle ist vorher auf dem Röntgenbild bestimmt worden.* Die Durchmeißelung erfolgt in frontaler Richtung von vorn oben nach hinten unten. Die Mitte der Durchmeißelungsfläche soll etwa der Mitte vom ursprünglichen Pfannenboden gegenüberliegen.

Nach der völligen Durchmeißelung kommt der *wichtige Akt der Einstellung des oberen Endes des peripheren Bruchstückes gegen die Pfanne.* Es wird zu diesem Zweck mit der einen Hand das Bein abduziert, während mit der anderen Hand durch Daumendruck das periphere Bruchstück gegen die Pfanne gedrängt wird. Man überzeugt sich durch ein Nachfühlen mit dem Zeigefinger von der richtigen Einstellung. Das Bein ist gleichzeitig aus der Beuge- in annähernde Streckstellung übergeführt worden.

Röntgenaufnahme auf dem Operationstisch vor Anlegen des Gipsverbandes!

Ruhigstellung und Nachbehandlung. Becken-Beingipsverband unter Mitnahme des gesunden Oberschenkels.

Bei einseitigen Operationen Abduktionsstellung von 140⁰, bei doppelseitigen von 150⁰ bei annähernder Streckstellung unter unbedingter Vermeidung der Überstreckung. Das Knie ist leicht gebeugt.

Gipswechsel nach 4 Wochen. Nach 8 Wochen Ersatz des großen Beckengipsverbandes durch eine Gipshose und Aufnahme von Kniebewegungsübungen. Bei einseitig operierter Hüfte ist schon ein Beginn mit Aufstehen möglich, die doppelseitig Operierten können erst nach dem Abschluß der Gipsverbandbehandlung richtig gehen, vorher sind lediglich u. U. Stehübungen im begrenzten Umfange möglich.

Gesamtdauer der Gipsverbandzeit 3 Monate, dann sorgfältige Übungsnachbehandlung. Sie dauert zumal bei doppelseitig Operierten noch etwa weitere 2 Monate.

b) Technik der modifizierten Gabelung unter Einstellen des Trochanter minor gegen den Pfannenboden (s. Abb. 651 u. 652)

Lagerung und Schnittführung wie bei der typischen Gabelung. *Die Osteotomiestelle liegt dicht oberhalb des Trochanter minor.* Die Durchmeißelungsrichtung ist quer von außen nach innen, eventuell unter Herausnahme eines kleinen Knochenkeiles mit äußerer Basis. Nach völliger Durchmeißelung wird mit dem Daumen ein kräftiger Druck auf das obere Ende des peripheren Bruchstückes ausgeübt und dieses möglichst fest gegen den Pfannenboden angedrängt, während das Bein in eine mäßige Abduktions- und Streckstellung übergeführt wird. Wenn der Halt nicht gut erscheint, kann man diesen durch Bildung eines Knochenzapfens von der äußeren Corticalis des unteren Bruchstückes, der dann in eine Nute am oberen Bruchstück eingestellt wird, verbessern. Nach Wundverschluß *Röntgenbild* auf dem Operationstisch und *Gipsverband* wie bei der typischen Gabelung.

Die Gabelungs-Osteotomie ist nicht frei von **Komplikationen,** die das Behandlungsergebnis trüben oder zunichte machen. Die Gefahren sind bei der typischen Gabelung größer als bei der modifizierten. Die Furcht vor einer *Gefäßverletzung* durch das lange, schräg zulaufende obere Ende des peripheren Bruchstückes ist unbegründet. Man muß sich nur daran halten, daß eine leichte Beugestellung und keinesfalls eine Überstreckstellung gegeben wird. Das gleiche gilt, um ein *Abrutschen des unteren Fragmentes* nach vorn innen gegen den Schambeinast zu vermeiden. Tritt dies ein, so sind lang anhaltende Schmerzen beim Gehen die Folge, die durch den Druck des vorspringenden Knochenendes auf das Periost ausgelöst werden. Die früher beobachteten *verzögerten Konsolidierungen* sind durch die schräge Osteotomie zu umgehen.

Ob nach der Operation später eine *Wiederaufrichtung des Gabelungswinkels* eintritt oder nicht, ist nicht im voraus zu bestimmen. Man hat nur in einem Teil der Fälle damit zu rechnen. Die Häufigkeit der unliebsamen Streckung kann beträchtlich sein. So sah CAMITZ sie unter 30 Fällen 16mal. Als Schutz hierfür gibt es nur das Vermeiden einer zu frühen Belastung. Hierauf ist vor allem bei Jugendlichen zu achten, bei denen die ausgleichende Wachstumsenergie größer als beim Erwachsenen ist.

Die *Gehbehinderung*, die sich nach der Gabelung infolge einer zu starken Abduktion einstellen kann, ist sehr störend. Sie ist dadurch zu vermeiden, daß von vornherein der Abduktionswinkel unter Berücksichtigung der Ausgleichsmöglichkeit durch Beckensenkung richtig bemessen wird. In hochgradigen Fällen ist eine korrigierende Osteotomie unvermeidlich, in vielen Fällen ist ein vorhandenes *X-Bein*, das durch die Hüftabduktionsstellung vermehrt in Erscheinung tritt, operativ etwa 4 Wochen nach der Gabelungsoperation zu *beseitigen*.

Die Ausnützung der Beckensenkung ist bei einseitigen Operationen wichtig für den Ausgleich der Verkürzung, die durch die Gabelung gesetzt wird. Die *Versteifungsgefahr* ist nicht unbedeutend. Sie ist aber in ihrer praktischen Auswirkung bei einseitigen Operationen nicht groß, während sie bei doppelseitigen Operationen das Behandlungsergebnis schwer beeinträchtigt.

Die mäßige Verkürzung und leichte Versteifung ist bei einseitigen Operationen, wenn die Operation sonst erfolgreich war, in Kauf zu nehmen. Diese beiden Operationsfolgen werden wieder reichlich ausgeglichen, wenn die Körperhaltung im ganzen durch die Beseitigung der häßlichen Lordose besser, wenn die Gangart schöner und insbesondere die Ausdauer im Gehen größer geworden ist.

Die Gabelungsosteotomie in ihrer typischen und modifizierten Form gehört auch heute noch zum Rüstzeug der Behandlung von alten, schwer gehbehinderten Hüftluxationen. Wohl haben sich nicht die großen Hoffnungen für die Dauer erfüllt, die man anfänglich

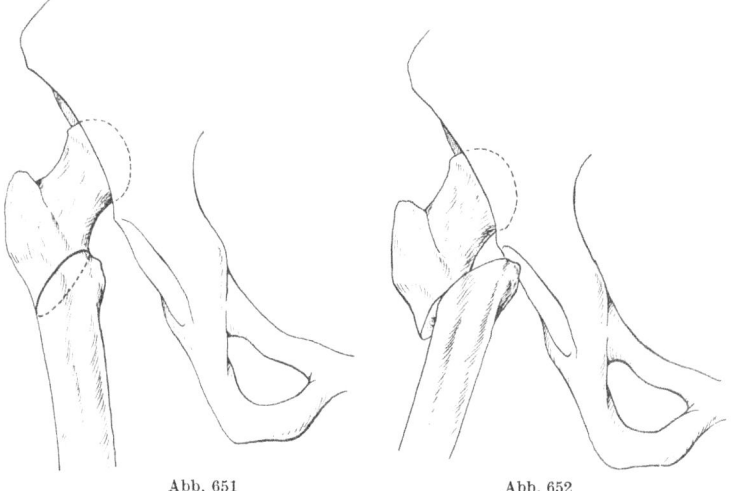

Abb. 651   Abb. 652

Abb. 651 u. 652. Alte angeborene Hüftverrenkung. Modifizierte Form der Gabelung.
Abb. 651. Stelle der Osteotomie. Abb. 652. Der Trochanter minor wird nach der
Osteotomie gegen den Pfannenboden eingestellt

auf die H. v. Baeyer-Lorenzsche Operation gesetzt hatte, sie ist aber eine Operation von bleibendem Wert, wenn auch ihre Indikation stark eingeschränkt ist. Sie bedeutet in der Mehrzahl der Fälle für die Unglücklichen mit schweren alten Luxationen eine wirkliche Hilfe. Man hat gelernt einzusehen, daß die Operations- und Verbandtechnik nicht leicht ist und eine reiche Erfahrung verlangt. Viele Versager der Operation fallen nicht der Methode, sondern den Fehlern der Technik zur Last!

C. Die tiefe subtrochantere Osteotomie nach Schanz

Während Lorenz von der Schanzschen Operation nicht viel gehalten hat, weil die Osteotomie zu „tief" und die Abstützung zu flächenhaft sei, hat diese Osteotomie doch viele Anhänger gefunden (Camitz, Gaenslen, Mommsen u. a.). Das Prinzip der Operation ist das gleiche wie bei der Gabelung, daß das Becken beim Stehen besser unterstützt wird. Es wird theoretisch erreicht durch das obere Fragment, das sich flächenhaft gegen den unteren Beckenrand anstemmt. Der Grad der Wirkung ist unterschiedlich, da er außer von der vorgenommenen Winkelbildung von der Masse der Weichteile abhängt, die zwischen dem Femurschaft und der Beckenwand liegen. Je dicker die Zwischenschicht ist, um so zweifelhafter wird die Abstützwirkung. Größere *Erfolgsberichte* über die Schanzsche Operation liegen vor allem aus der Brandesschen Klinik von Dahs und Schwarz vor.

Bei einseitigen Luxationen ergaben die Nachuntersuchungen in 85% gute Ergebnisse, bei den doppelseitigen waren beide Seiten gut in nur 22%, Besserungen wurden im ganzen erreicht in etwa 75%.

Über die Erfahrungen unserer Klinik berichtete EGGER auf dem Münchener Orthopädenkongreß 1949. Die Schanzsche Osteotomie wurde auch weiterhin bei uns mit durchaus zufrieden-
stellenden Ergebnissen angewandt.

Für die *Technik* wird als bemerkenswert angegeben, daß die Bruchstücke so eingestellt
werden sollen, daß außer der Abwinkelung nach außen auch eine Knickung nach vorn am Femur
eintritt. Diese kommt allein schon durch die Überführung des Beines aus der Beuge- in die
Streckstellung zustande und ist insofern wichtig, weil sie eine zweite „Verklemmung" des
Beckens gegen den Oberschenkel herbeiführt. Besonders schwierig ist die Bestimmung dieses
Winkels bei doppelseitigen Luxationen bei der Operation der ersten Seite, weil das Becken
durch die Lordose noch verdreht ist. Um dies unsichere Moment zu verringern, ist vorgeschlagen,
die Gegenseite bei der Operation der ersten Seite in rechtwinkliger Beugestellung bei völlig
ausgeglichener Lordose einzugipsen und die andere Seite erst in einer zweiten Sitzung zu operieren. Ausdrücklich gewarnt wird sodann vor einem zu hohen Osteotomieren bei der Schanzschen Operation. Die Wirkung der Beckenabstützung bleibe aus, die Gelenkbeweglichkeit
werde durch die zu hohe Abknickung nach vorn eingeschränkt, und nicht selten würden sich
Schmerzen einstellen.

Die *allgemeine Indikation* der Schanzschen Osteotomie deckt sich mit der für die Gabelung.
Als Vorteile werden dieser Operation gegenüber der Gabelung nachgerühmt, daß die Versteifungsgefahr geringer und die Verkürzung kleiner seien. SCHANZ spricht sogar von einer funktionellen
Verlängerung, die durch die Überführung des Beines in Abduktion bei Ausschaltung des Trendelenburgschen Phänomens zustande komme. Die Gefahr der Gelenkversteifung ist herabgesetzt, weil die Osteotomie in einer größeren Entfernung vom Gelenk als bei der Gabelung
stattfindet. Trotzdem ist entgegen der Annahme von SCHANZ fast regelmäßig wenigstens
mit einer Beschränkung der Beugung und Adduktion zu rechnen (GAENSLEN). Ein gewisser
Nachteil der Schanzschen Osteotomie ist, daß ein schon vorher vorhandenes X-Bein infolge
des tiefen Sitzes der Winkelbildung bei der Osteotomie noch auffälliger als nach der H. v. Baeyer-
Lorenzschen Gabelung in Erscheinung tritt und oft durch eine suprakondyläre Osteotomie
beseitigt werden muß.

Die *Technik* der Operation hält sich an das von SCHANZ angegebene Verfahren unter Verwendung der Knochenschrauben, die mit eingegipst werden. Die entscheidenden Punkte sind
die richtige *Bestimmung der Stelle für die Osteotomie und des Grades für den nach außen offenen
Knickungswinkel.* Beides wird vorher auf Grund einer Röntgenaufnahme festgestellt, die in
möglichster Adduktionsstellung des Beines angefertigt wird. Der Ort der Osteotomie liegt
gegenüber dem unteren Beckenrande, und die Stellung für das untere Fragment entspricht der
Parallele, die zur Körperachsenlinie an der Innenseite der Osteotomiestelle gezogen wird.

Technik der Schanzschen Operation (s. Abb. 653 und 654)

Lagerung. Rückenlage auf dem Extensionsoperationstisch. Großer **Längsschnitt**, etwa
5 cm unterhalb der Trochanterspitze abwärts gehend. Nach Durchtrennung der Fascia lata
stumpfes Hindurchgehen durch die Muskulatur (M. vastus externus). Freilegung des Knochens
in einer Ausdehnung von etwa 5 cm. Nach Längsspaltung des Periostes subperiostales Einführen
der Knochenhebel. Die Schanzschen Knochenschrauben werden schon vor der Durchmeißelung
von außen her oberhalb und unterhalb der geplanten Osteotomiestelle befestigt. Um sich
das Einbohren der Knochenschrauben zu erleichtern und um ein „Springen" der Knochen zu
verhüten, wird mit einer kleinen elektrischen Kugelfräse der Knochen vorgebohrt. Wichtig ist,
daß der Durchmesser der Kugelfräse etwas kleiner als der der Knochenschraube ist! Erst hiernach *einfache quere Osteotomie* unter Erhaltung einer schmalen medialen Corticalisbrücke. Nun
kommt der *wichtige Akt* der Überführung des Beines in die Abduktionsstellung unter Einstellung
der Bruchenden in den vorher errechneten Winkelgrad. Die Bruchstücke sind mit Hilfe der
Knochenschrauben leicht in der gewählten Stellung zu halten.

Ruhigstellung. Becken-Beingipsverband unter Mitnahme des Oberschenkels der gesunden Seite und unter
Miteingipsen der Knochenschrauben. Die Knochenschrauben bleiben etwa 3 Wochen liegen.

Nachbehandlung wie bei der „Gabelung" (s. o.).

Die Schanzsche subtrochantere Osteotomie ist eine von den wenigen Operationen, bei denen es zweckmäßig ist, die percutane Fixierung mit den Schanzschen Schrauben in ihrer modifizierten Form (Gerät nach THENNOW) beizubehalten. Es ist hiermit am besten die Fixierung der Bruchstücke in der gewünschten Stellung gewährleistet. Die Schrauben werden nach 3 Wochen entfernt.

Nachdem man erfahren hat, daß bei der Gabelung das obere Ende des distalen Bruchstückes, das gegen die Pfanne eingestellt wird, doch meist resorbiert wird und daß die starke winklige Abknickung der Bruchenden sich wieder spontan verringert und teilweise ausgleicht, ist der Unterschied in den beiden Osteotomieformen „Gabelung" und „tiefe" subtrochantere Osteotomie nicht mehr als so groß anzusehen. Beide Osteotomiearten ermöglichen für einen Teil der Fälle gute Resultate, und nach einer jeden der beiden Osteotomien „kann" der Gang frei von Hinken und damit das Trendelenburgsche Phänomen negativ werden. Wir haben seit vielen Jahren die tiefe Schanzsche Osteotomie der Gabelung vorgezogen und sind damit gut gefahren.

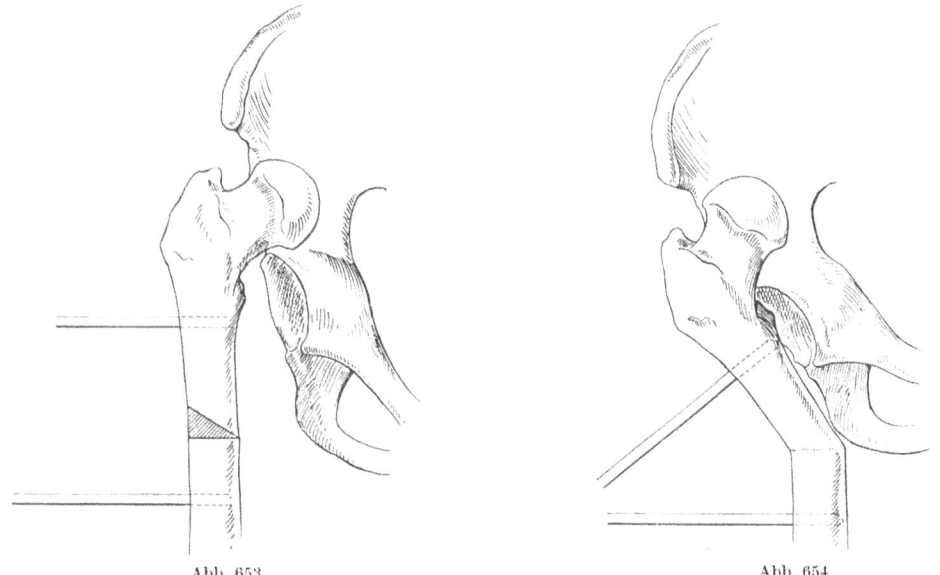

Abb. 653   Abb. 654
Abb. 653 u. 654. Alte hochstehende angeborene Hüftverrenkung. Behandlung mit der tiefen Osteotomie nach SCHANZ

D. Die knöcherne Abstützung des Hüftkopfes an pathologischer Stelle

Der Gedanke lag nahe, das Prinzip der Pfannendachplastik an physiologischer, normaler Stelle auch auf die Abstützung des Hüftkopfes bei luxierten Hüften an pathologischer Stelle zu übertragen. Wir nahmen diese Operation schon vor über 25 Jahren auf. Sie kommt natürlich nur in ausgewählten Fällen bei Jugendlichen etwa bis Anfang der Zwanzigerjahre in Betracht. Auch sollen es nur einseitige Hüfterkrankungen sein. Wir sahen als besonders geeignet die Fälle an, bei denen sich oberhalb der normalen Pfanne eine relativ gute neue Sekundärpfanne an der Darmbeinschaufel gebildet hat. Der Hüftkopf hat dadurch einen gewissen Halt bekommen, aber das Gangbild und Ausdauer im Gehen sind schlecht. Man kann diese Fälle auch mit der tiefen Schanzschen subtrochanteren Osteotomie behandeln. Dies ist aber nur ein palliatives Vorgehen. Man kann unter den gegebenen pathologischen Verhältnissen eine Wiederherstellungsoperation ausführen und gelenkmechanisch und muskelphysiologisch wieder rekonstruieren, soweit dies möglich ist. Eine solche Operation hat folgende *Aufgaben:*

Der Halt des Hüftkopfes in der Sekundärpfanne wird verbessert durch die knöcherne, pfannendachplastikähnliche Abstützung.

Die statischen Verhältnisse werden günstig beeinflußt durch eine einfache keil- oder V-förmige subtrochantere Osteotomie.

Die funktionelle Leistung der Hüftmuskeln, der kleinen Glutäen, wird erhöht durch eine Verpflanzung des Ursprunges des M. vastus externus auf die kleinen Glutäen.

Technik der Operation

Schnitt I parallel zum vorderen Drittel des Darmbeinkammes, dann vorn an der Spina iliaca anterior superior nach abwärts umbiegend. Die Gegend oberhalb des Hüftkopfes ist schnell freigelegt, indem man zwischen dem vorderen Rand des M. glutaeus medius und dem M. tensor fasciae in die Tiefe geht und indem man noch den vorderen Teil der kleinen Glutäen von der Darmbeinschaufel subperiostal ablöst. Die Darmbeinschaufel wird in einem bogenförmigen Bezirk dicht oberhalb des Hüftkopfes freigelegt. Ein großer Hohlmeißel wird in schräger Richtung von unten nach oben angesetzt, um einen entsprechenden Spalt für den einzusetzenden Knochenspan anzulegen. Entweder werden zwei Tibiaspäne dachgiebelförmig nebeneinander eingesetzt und durch ihr Periost miteinander verbunden, oder es wird nur ein breites, gebogenes Knochenstück aus dem oberen Darmbeinkamm eingefügt. Das Knochenstück wird fest eingerammt.

Nach Zurückschlagen der kleinen Glutäen und ihrer sorgfältigen Wiederanheftung am Darmbeinkamm erfolgt der Wundverschluß.

Schnitt II. Längsschnitt von der Trochanterspitze abwärts. Nach Durchtrennung der Fascia lata wird der M. vastus externus an seinem Ursprung abgelöst und nach unten umgeschlagen (Näheres s. S. 538), und die keil- öder V-förmige *Osteotomie* wird dicht unterhalb des Trochanter minor in typischer Weise ausgeführt. Es wird lediglich eine Abduktionsstellung von 15—20° gegeben, und es ist ängstlich darauf zu achten, daß bei der Überführung des Beines in Abduktion keine Stellungsänderung des zentralen Bruchstückes eintritt. *Es muß unter allen Umständen vermieden werden, daß der Kopf an dem Becken aus seinem Pfannenlager herausgehebelt wird;* eventuell Stellungssicherung der Bruchstücke durch Schanzsche Knochenschrauben. Wenn der *Schenkelhals abnorm steil* ist, wird das *obere Bruchstück sogar adduziert*, um den Schenkelhalswinkel zu verringern. Hierzu ist eine Fixierung durch Knochenschrauben unerläßlich.

Zum Schluß der Operation *Verpflanzung des M. vastus externus* auf die kleinen Glutäen unter Vernähung mit mehreren Knopfnähten.

Ruhigstellung. Becken-Beingipsverband unter Mitnahme des gesunden Oberschenkels.

Nachbehandlung. Dauer der Gipsverbandbehandlung 8 Wochen, dann Aufnahme der Bewegungsübungen.

Die Operation kann einzeitig, aber eventuell auch zweizeitig in einem Zwischenraum von 4 Wochen gemacht werden.

Wir haben diese kombinierte Operation nur in ausgewählten Fällen angewandt, aber in diesen Fällen eine Schönheit des Ganges bei guter Beweglichkeit der Hüfte erreicht, wie dies auch nach einer gut gelungenen Schanzschen Operation kaum der Fall sein dürfte. Wir wissen, daß das Verfahren kompliziert ist. Es soll daher nur für *Sonderfälle* vorbehalten bleiben, aber die guten funktionellen Erfolge rechtfertigen die Anwendung.

E. Die Arthrodese

Auch bei einer unbehandelten angeborenen Hüftverrenkung kann sich, wenn der Kopf in der Nähe der alten Pfanne stehengeblieben ist, eine so schwere schmerzhafte, deformierende Gelenkerkrankung entwickeln, daß eine *Verriegelungsarthrodese* angezeigt ist. Die Befunde sind ähnlich wie bei der Subluxation oder wie bei den Zuständen nach mit mangelhaftem Erfolg eingerenkten Hüften. Deshalb ist als Behandlung auch das gleiche Verfahren wie für diese Fälle angezeigt. Die Versteifungsoperation soll im allgemeinen nur gemacht werden, wenn die andere Hüfte gut beweglich ist und wenn keine Versteifung im Kreuz besteht.

F. Die Arthroplastik

Auch bei unbehandelten Hüftverrenkungen gibt es schwere doppelseitige Versteifungen. In diesen Fällen wäre eine gute Arthroplastik wünschenswert. Die Behandlungsergebnisse haben sich aber als bescheiden erwiesen.

Das große Kapitel der Behandlung der veralteten, bisher unbehandelten angeborenen Hüft-verrenkungen verlangt noch einmal eine *übersichtliche* **Zusammenfassung** *der Indikation der verschiedenen Operationen* unter besonderer Berücksichtigung des jeweiligen Befundes.

1. Starke Adduktionskontraktur bei relativ gut erhaltener Beweglichkeit bei einer Luxation, bei der der Hüftkopf oberhalb der alten Pfanne eine neue Gelenkverbindung gefunden hat: *einfache subtrochantere Osteotomie.*

2. Alte hochstehende Luxation mit guter Beweglichkeit des Hüftkopfes hinten an der Darm-beinschaufel:

a) wenn der Trochanter minor in Höhe des Pfannenbodens steht — *modifizierte Gabelung;*

b) wenn der Trochanter minor nicht in Höhe des Pfannenbodens steht — bei *einseitiger* Hüftverrenkung: typische Gabelung nach H. v. Baeyer-Lorenz oder die tiefe subtrochantere Osteotomie nach Schanz (wir ziehen diese jetzt vor); bei *doppelseitiger* Hüftverrenkung: tiefe subtrochantere Osteotomie nach Schanz.

Begründung. Geringere Versteifungsgefahr als bei der typischen Gabelung, besseres Gehen wegen der geringeren Abduktionsstellung.

3. Einseitig hochstehende Luxation mit deutlicher Nearthrose, aber mangelndem Halt, bei Jugendlichen:

Pfannendachplastikähnliche knöcherne Abstützung des Hüftkopfes am Becken, meist in Ver-bindung mit einer subtrochanteren Osteotomie und einer Vastus externus-Verlagerung auf die kleinen Glutäen.

4. Einseitige, stark schmerzhafte Hüftverrenkung mit neuer Pfannenbildung (Überleitung zur Subluxation) bei guter Beschaffenheit der anderen Hüfte: *Verriegelungsarthrodese.*

5. Doppelseitige, schmerzhafte, hochgradig versteifte Hüftverrenkung (Überleitung zur Sub-luxation): wenigstens auf einer Seite *Arthroplastik.*

Wir wissen, daß wir in mancher Hinsicht von der gebräuchlichen Auffassung der Behandlung der veralteten angeborenen unbehandelten Hüftverrenkung abweichen. Wir sind aber auch der Überzeugung, daß eine Verbesserung der Gesamtresultate nur möglich ist, wenn man die verschiedenen Formenbilder, die die alte Hüftverrenkung bietet, voneinander abgrenzt und wenn man für jede von diesen die für sie geeignete Operation wählt.

8. Operation bei der Legg-Calvé-Perthesschen Erkrankung

Die konservative Behandlung der Perthesschen Erkrankung wird von vielen Autoren be-vorzugt. So sind Anhänger der *konservativen* Behandlung in Europa Exner, Francillon, Hackenbroch, Imhäuser, in Amerika Coff, Herdon und Heyman, Pike, Sherman, Wans-brough u. a.

Es ist kein Zweifel, daß bei konsequent durchgeführter konservativer Behandlung der Perthes zu „heilen" ist. Ein langsamer Wiederaufbau des Kopfes erfolgt. Da diese konservative Behand-lung sich über 3—5 Jahre hinzieht, bestand der verständliche Wunsch, die Behandlungszeit durch ein *operatives Vorgehen* abzukürzen. Die Wege, die hierzu versucht wurden, sind: die *Knochenspanung* (Springer), die *Bohrung* (Beck) und die *Nagelung* (P. Pitzen).

Seghini und Studnicki haben über erfolgreiche Behandlungen mit der Knochenspanung berichtet. Die Nagelung wurde mehrfach aufgenommen, so von Hauberg und Matthias, von Gardemin und Popp. Wir selbst haben an unserer Klinik vergleichsweise nebeneinander die Knochenspanung, die Knochenbohrung und die Nagelung durchführen lassen. H. Bette hat die Fälle kritisch gesichtet und darüber berichtet.

Es wurden 48 Hüften bei 45 Patienten operiert, 8 Nagelungen, 13 Spanungen und 27 Boh-rungen. Die Zahl ist inzwischen weiter angestiegen. Der *Sinn der Operation* ist, die *Regeneration des Hüftkopfes anzuregen.* Wenn der Zweck der Operation erreicht wird, müßte eine Abkürzung der Behandlungszeit eintreten. Diesen positiven Gewinn ergaben die Nachuntersuchungen von H. Bette.

Die durchschnittliche Behandlungsdauer der konservativ behandelten Fälle war 31,9 Monate, die der operativ behandelten Fälle war 18,5 Monate. Sie ist wahrscheinlich weiter herabsetzbar.

Es war also durch die Operation eine *Abkürzung der Behandlungsdauer* um fast $1^{1}/_{2}$ Jahre erreicht. Die Form des Wiederaufbaus des Hüftkopfes blieb durch die Operation unbeeinflußbar. Sie ist von dem Ausmaß des Prozesses abhängig, der sich am Hüftkopf und Schenkelhals abspielt. Fälle von Perthes, die schon bei Beginn der Behandlung eine Mitbeteiligung des Schenkelhalses zeigen, sind für die Operation ungeeignet.

Wir bevorzugen die Bohrung. Die Knochenspanung hat den Nachteil, daß es zu einem vorzeitigen Verschluß der Epiphysenfuge und damit zu einer Verkürzung des Schenkelhalses kommt. Sie wirkt wie eine Epiphysiodese. Bei der Nagelung ist dies ein selteneres Vorkommnis. Am günstigsten sind die Verhältnisse in dieser Beziehung bei der Bohrung. Das Wachstum wird dadurch, daß die kleinen Bohrkanäle durch die Epiphyse hindurchgehen, nicht gestört.

Technik der Bohrung

Schnitt an der Außenseite des Oberschenkels zur Freilegung des Femur dicht unterhalb des Trochanter maior. Einführen eines Kirschner-Drahtes oder eines dünnen, genügend langen Bohrers in Richtung auf den Hüftkopf durch die Epiphysenfuge hindurch. Röntgenkontrolle. Anschließend Einführen von drei oder vier weiteren Kirschner-Drähten.

Ruhigstellung. Becken-Beingipsverband für 6—8 Wochen oder auch Gipsliegeschale mit Gamaschenextension. Der gesunde Oberschenkel ist im Gips mit eingeschlossen.

Nachbehandlung. Entlastender Apparat und Übungsbehandlung. Die Entlastung muß fortgesetzt werden, bis der Hüftkopf vollständig aufgebaut ist.

9. Operationen bei Coxa vara

Die operative Behandlung der Coxa vara ist erstaunlich frühzeitig in Angriff genommen worden. Schon 1881 gab Fiorani die Osteotomie für die Coxa vara an, die sodann zuerst von Keetly in Amerika und von Kraske in Deutschland ausgeführt wurde. Der Angriffspunkt für die Osteotomie war bei den ersten Operationen der Schenkelhals, ja Whitman hatte schon vorgeschlagen, die abgerutschte Kopfkappe wieder blutig aufzurichten. Von den ersten Osteotomievorschlägen bis zu den heute gebräuchlichen Operationsverfahren für die Coxa vara war ein langer Weg. Die Schwierigkeiten, die zu überwinden waren, zeigt die große Zahl der angegebenen Operationsverfahren; so konnte P. Pitzen auf dem Orthopädenkongreß 1929 nicht weniger als 22 Operationsvorschläge und Osteotomieformen für die Coxa vara zusammenstellen, deren Zahl sich inzwischen weiter vermehrt hat.

Die Hauptaufgabe der Coxa vara-Behandlung bei Kindern ist die *Beseitigung des Hinkens*. Die Kinder werden meistens wegen des auffälligen Ganges, nicht aber wegen der Schmerzen zum Arzt gebracht. Bei den Coxa vara-Formen in der Adoleszenz ist beides vorhanden, schlechter Gang und Schmerzen beim Gehen. Gleichzeitig ist die Gelenkbeweglichkeit stark eingeschränkt. Das *Gesamtziel der Coxa vara-Behandlung* ist daher: Schaffung eines normalen Ganges mit guter funktioneller Leistungsfähigkeit bei einem möglichst frei beweglichen Gelenk. Die Aussichten sind um so besser, je vollkommener es gelingt, die anatomischen Verhältnisse des oberen Femurendes wiederherzustellen. Das ist bei den Coxa vara-Formen gut möglich, bei denen die Veränderung hauptsächlich auf den Schenkelhals beschränkt ist. Es wird aber sehr schwierig, wenn, wie bei der Coxa vara epiphysarea, die Kopfkappe selbst in ihrer Lage und Form verändert ist.

Wir verdanken Pauwels grundlegende Untersuchungen über die *statisch dynamischen Verhältnisse* bei der Coxa vara und über das Zustandekommen des positiven Trendelenburgschen Zeichens. Die Sicherung des Beckens gegen ein Herabsinken nach der Gegenseite beim Stehen auf einem Bein wird durch die Kraft des Drehmomentes gewährleistet. Sie setzt sich aus zwei Komponenten zusammen: der Leistung der kleinen Gluträen und der Länge des Hebelarmes für das Drehmoment, der von der Hüftgelenkachse bis zur Ansatzstelle der Gluträen am Trochanter reicht. Ist die Muskelleistung herabgesetzt, so kann trotzdem die Kraft des Drehmomentes ausreichend für einen Gang ohne Hinken sein, wenn der Hebelarm entsprechend länger geworden ist. Dies trifft zu bei einem abnorm langen Schenkelhals oder bei einer Verbreiterung des

Trochanter maior nach außen. Man sieht dies bei manchen Formen der Coxa vara, bei denen trotz der Schenkelhalswinkelverringerung und trotz eines Trochanterhochstandes der Trendelenburg fast negativ ist. Die relative Insuffizienz, die der Trochanterhochstand für die kleinen Glutäen bedingt, wird durch die Längenzunahme des Hebelarmes, der zweiten ausschlaggebenden Komponente für das Drehmoment, weitgehend ausgeglichen. Die Verhältnisse liegen umgekehrt bei einem kleinen Hebelarm. Es kommt bei den Fällen mit einem kurzen, plumpen Schenkelhals alles darauf an, die Arbeitsbedingungen für die kleinen Glutäen möglichst günstig zu gestalten. Hierzu dient die Vermehrung der Spannung durch die Tieferlagerung ihres Ansatzes am Trochanter.

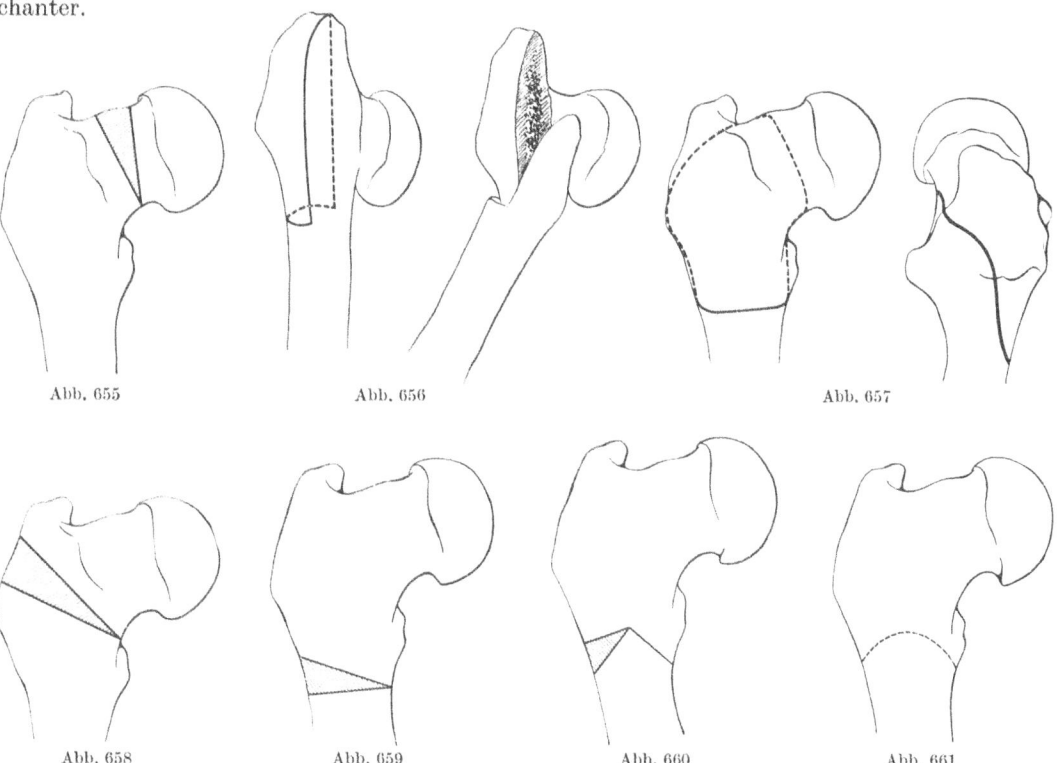

Abb. 655   Abb. 656   Abb. 657

Abb. 658   Abb. 659   Abb. 660   Abb. 661

Abb. 655—661. Verschiedene alte Osteotomieformen für die Behandlung der Coxa vara. Abb. 655. Keilförmige Osteotomie im Schenkelhals. Abb. 656 u. 657. Schrägosteotomie im Trochantermassiv. Die Stellungskorrektur wird bei dieser Osteotomieform erst durch einen Extensionsverband erreicht. Abb. 658. Pertrochantere keilförmige Osteotomie. Abb. 659—661. Typische Formen der subtrochanteren Osteotomie. Abb. 659. Keilförmige subtrochantere Osteotomie. Abb. 660. V-förmige Osteotomie (nach FRITZ LANGE). Abb. 661. Bogenförmige Osteotomie (nach ALBEE)

Erfolgversprechend für die Coxa vara-Behandlung sind daher nur die Eingriffe, bei denen die Kraft des Drehmomentes wiederhergestellt wird. Weil die Schenkelhalsform selbst operativ schwer angreifbar ist und nur in Sonderfällen operativ angegangen werden soll, muß um so mehr Wert auf die Wiederaufrichtung des Schenkelhalswinkels mit der Wiederherstellung günstiger Spannungsverhältnisse für die kleinen Glutäen gelegt werden.

Die Technik für die *Osteotomie* ist in den vergangenen Jahrzehnten vielfach abgeändert worden in dem Bestreben, die Behandlungsresultate besser und gleichmäßiger zu gestalten. Mit fast jeder der vielen Osteotomieformen läßt sich in einem Teil der Fälle, sofern die Coxa vara nicht zu schwer ist oder sofern die Bruchstücke sich nicht verschoben hatten, ein gutes Behandlungsresultat erzielen. So konnte P. PITZEN mitteilen, daß „fast alle" befragten Operateure nach der Osteotomie mit der Form des oberen Femurendes und mit der Funktion zufrieden waren. P. PITZEN schreibt im übrigen selbst, daß die Behandlungsresultate „selbstverständlich" je nach dem Grad der Deformität mehr oder weniger gut waren.

Die *Angriffspunkte* für die Beseitigung einer Coxa vara sind der *Schenkelhals* bzw. unterhalb davon, subtrochanter. Die Osteotomien im Schenkelhals (s. Abb. 655) waren in den vergangenen Jahrzehnten in Deutschland fast ganz aufgegeben worden. Lediglich LEXER hat sie noch weiter empfohlen und die Stellungssicherung der Bruchstücke durch einen kleinen Knochenbolzen herbeigeführt. Man hat die Osteotomie im Schenkelhals vermieden, weil man die verzögerte Callusbildung gefürchtet hat. Außerdem hat man wohl mit der Gefahr des Auftretens einer Ernährungsstörung des Hüftkopfes gerechnet.

Neuerdings ist die Osteotomie im Schenkelhals von BADGLEY empfohlen worden. Eine normale anatomische Herstellung des oberen Femurendes wird hierdurch angestrebt, und die funktionellen Ergebnisse werden als gut bezeichnet. In 68% der Fälle sei eine gute Funktion der Hüfte vorhanden gewesen, ein Teil der Fälle ist bis zu 12 Jahren beobachtet worden. Eine aseptische Nekrose des Kopfes nach der Operation war ein seltenes Ereignis, in 4% der Fälle. Auch P. D. WILSON hat für die Behandlung der veralteten Coxa vara epiphysarea die Operation im Schenkelhals angegeben. Wir hatten auch für ausgewählte Fälle von schweren veralteten Fällen von Coxa vara epiphysarea die Rekonstruktion des oberen Femurendes durch eine Osteotomie im Schenkelhals dicht unterhalb der abgerutschten Kopfkappe aufgenommen. Die Fixierung der Bruchstücke wird durch einen Dreikantlamellennagel erzielt (s. u.). Wir finden aber doch, daß die *Versteifungsgefahr im Hüftgelenk relativ groß ist* und *haben diese Operation wieder aufgegeben*.

Die *pertrochantere Osteotomie* dient bei veralteten Fällen von Coxa vara epiphysarea mit Kopfdeformierung zur Wiederherstellung der Kongruenz der Gelenkflächen von Hüftkopf und -pfanne. Es ist die *neue* Operation nach IMHÄUSER (s. u.).

Die *subtrochanteren* Osteotomien sind die gebräuchlichsten Behandlungsverfahren für die Coxa vara und werden es für die Vielzahl der Fälle auch bleiben.

Unter den *subtrochanteren* Osteotomien lassen sich zwei Gruppen unterscheiden. Bei der *1. Gruppe* wird die Osteotomie schräg durch das Trochantermassiv oder dicht unterhalb davon angelegt (s. Abb. 656 und 657) und die Aufrichtung des Schenkelhalses durch eine Extension angestrebt, die eventuell noch nach der Operation im Gipsverband unter Verwendung eines Teleskopgipses fortgesetzt wird (ERLACHER). Es sind die Osteotomien von SPITZY, HOFFA und H. v. BAEYER. Eine Zwischenstellung nehmen die pertrochanteren Osteotomien ein (s. Abb. 658), bei denen ein Keil mit lateraler Basis aus dem Trochantermassiv entfernt wird. Bei der *2. Gruppe* der Osteotomien wird quer subtrochanter durchmeißelt. Ein Knochenstück von wechselnder Form wird herausgenommen, oder die Osteotomie wird bogenförmig gestaltet (s. Abb. 659—661). Die Aufrichtung des Schenkelhalses wird durch eine geeignete Einstellung der Bruchstücke angestrebt. Hierher gehören die alten Osteotomien von HOFFA, FRITZ LANGE, BRACKETT und die von PAUWELS und uns.

Die *Anforderungen, die von einer guten subtrochanteren Osteotomie erfüllt werden müssen*, sind die einwandfreie Aufrichtung des Schenkelhalses und die zuverlässige Einstellung der Bruchstücke ohne Drahtnaht, ohne Knochenbolzen und ohne Extension. Die erste Forderung nach einer guten Aufrichtung bei der Operation gewährleistet die Mehrzahl der angegebenen Osteotomien. Der zweiten Forderung nach der Sicherung der Bruchstücke ohne Drahtnaht und ohne nachfolgende Extension entsprechen die verschiedenen Osteotomieformen nur wechselnd; so manche der Osteotomien versagt in diesem Punkte. Eine Drahtnaht wäre zur Sicherung der Bruchstücke an und für sich erforderlich, aber diese ist bei dem weichen Knochen der Coxa vara nicht oder nur schwer möglich. Die gewünschte Stellung der Bruchstücke bleibt nicht erhalten, und es muß, um noch ein gutes Resultat zu erzielen, eine umständliche Extension im Gipsverband hinzugenommen werden.

Wir besitzen eigene Erfahrungen über die alten Osteotomien von BRACKETT, HOFFA, SPITZY und FRITZ LANGE. Ein Vorteil der V-förmigen subtrochanteren Osteotomie von FRITZ LANGE ist, daß das Bein danach länger wird. Es lassen sich mit ihr schöne Resultate erzielen, aber ohne Knochennaht oder Bolzung ist der Halt der Knochen oft ungenügend. Aus diesem Grunde bildeten wir vor 25 Jahren die *subtrochantere Osteotomie mit der Lateralverschiebung des peripheren Bruchstückes* aus. Wir haben die Operation seitdem in einer großen Zahl auch von schweren Fällen mit gleichmäßig gutem Erfolg ausgeführt. Ein einziges Mal hatten sich die Bruchstücke infolge besonderer äußerer Umstände verschoben. Dieser vermeidbar gewesene Zwischenfall hat sich durch eine Extension bei dem Verbandwechsel wieder ausgleichen lassen. Fürchtet man in einem Fall bei der Operation, daß der Halt der Bruchstücke durch den Knochenzapfen, der gebildet wird, nicht ausreichend ist, so kann man die Stellung der Bruchstücke dadurch sichern, daß das zentrale Bruchstück mit einem Kirschner-Draht gegen die Gelenkpfanne fixiert wird (s. auch S. 531). Der Draht wird nach 3 Wochen entfernt.

PAUWELS legt einen großen Wert auf die mediale Abstützung des Schenkelhalses, namentlich auf Grund von theoretischen Erwägungen, und verschiebt zu diesem Zweck nach einer keilförmigen subtrochanteren Osteotomie das untere Bruchstück in der umgekehrten Weise wie wir, nicht lateral, sondern nach medial oben. PAUWELS hält den Knochen des Schenkelhalses für wenig tragfähig und für verstärkungsbedürftig. Es sei auch nach einer erfolgreichen Aufrichtungs-osteotomie die Gefahr der sekundären Verbiegung des Schenkelhalses vorhanden.

Man entgeht nach unseren Beobachtungen dieser Gefahr, wenn man zur Nachbehandlung der Osteotomie den Kindern einen entlastenden Apparat gibt. Er wird etwa für 1 Jahr getragen, bis der Knochen eine einheitliche Struktur aufweist und das Stadium der Knochenweichheit überwunden ist.

Als zweite Operation außer der Osteotomie steht zur Behandlung der Coxa vara die *Verlagerung des Trochanter maior* nach FRITZ LANGE und LEXER zur Verfügung (s. Abb. 679—682). Durch die Operation wird der Spannungszustand der kleinen Glutäen vermehrt, die Arbeitsbedingungen dieser Muskeln werden besser, und der hinkende Gang wird günstig beeinflußt. Eine volle Beseitigung des Hinkens ist durch diese Operation allein nicht erreichbar. Eine Besserung der Beweglichkeit in der Hüfte tritt nur in den Fällen ein, bei denen der Trochanter maior so weit nach oben verlagert ist, daß er am Becken als Abduktionshindernis anstößt. Weil die Operation nur eine begrenzte Wirkung hat, wird sie besser in Verbindung mit der Osteotomie als zusätzliche Operation angewandt.

Einen eigenartigen Weg hat BRANDES für die Behandlung der Coxa vara eingeschlagen. Er geht von der Ansicht aus, daß der kräftige Zug der am Trochanter maior ansetzenden Muskeln sich fördernd auf die Coxa vara-Bildung auswirkt. BRANDES glaubt deshalb, daß nach der Ausschaltung dieses Muskelzuges der Schenkelhalswinkel sich allmählich wieder aufrichtet. Ein Erfolg der operativen Ablösung der am Trochanter maior ansetzenden Muskeln sei erst in Jahren zu erwarten. Die Nachuntersuchung von so operierten Fällen hat ergeben, daß bei einem Teil der Fälle sich der Schenkelhals tatsächlich gestreckt hat. Dies ist eine theoretisch interessante Feststellung. Die Operation dürfte aber wenig Nachahmer gefunden haben. Richtig ist die Beobachtung von BRANDES, daß die kleinen Glutäen bei der Coxa vara stark verkürzt sind. Will man den Trochanter erfolgreich tiefer verlagern, so erleichtert man sich dies, wenn man die kleinen Glutäen durch seitliche Einkerbungen verlängert. Wir haben uns inzwischen bei einer Anzahl von Patienten von der guten Wirkung der einfachen Operation nach BRANDES überzeugt.

Eine Sonderstellung nimmt die Behandlung der *veralteten Fälle der angeborenen Coxa vara* ein, die die sog. Hirtenstabform zeigen und bei denen es eventuell zur Ausbildung einer echten Pseudarthrose gekommen ist. FRITZ LANGE hat in solchen Fällen die subtrochantere Osteotomie mit einer Bolzung des Schenkelhalses durch einen Knochenspan verbunden. Wir sind ähnlich vorgegangen. Wir haben z. B. in einem Falle von hochgradiger Coxa vara mit Pseudarthrosenbildung zuerst eine vorbereitende Drahtextension ausgeführt, dann die offene Schenkelhalsoperation in Verbindung mit einer Knochenbolzung und einer subtrochanteren Osteotomie angeschlossen. Um eine zu starke Druckbeanspruchung des Knochenspanes auszuschließen, wurde nach der Operation noch eine vielwöchige Drahtextension im Gipsverband angelegt.

P. PITZEN ging in einem Falle folgendermaßen vor:

Nach vorbereitender Zinkleimextension zum Ausgleich der Verschiebung wurde gleichzeitig mit der subtrochanteren Osteotomie ein Nagel in das zentrale Bruchstück eingeschlagen, um den Schenkelhals möglichst gut aufzurichten. Um eine weitere Besserung der Schenkelhalsform zu erreichen, wurde eine zweite Osteotomie wieder in Verbindung mit einer Nagelung des zentralen Femurendes ausgeführt. Die Operation liegt viele Jahre zurück. Die Schenkelhalspseudarthrose ist restlos beseitigt und der Schenkelhals erstaunlich gut aufgerichtet. (Persönliche Mitteilung.)

Indikation für die Coxa vara-Operation. Sie ist abhängig von dem Alter des Kranken und von der Form der Coxa vara. Es ist ratsam für die Indikation, zwischen der Coxa vara des Kindesalters und der Adoleszenz zu unterscheiden. Die Coxa vara im **Kindesalter** ist für die Behandlung weit günstiger als die Coxa vara in der Adoleszenz. Die Form der Coxa vara im Kindesalter gestattet eine schöne Aufrichtung des Schenkelhalswinkels. Außerdem ist bei ihnen nicht in der gleichen Weise wie bei den Coxa vara-Fällen in der Adoleszenz mit einer Gelenkversteifung zu rechnen. Die untere Altersgrenze für die *Osteotomie im Kindesalter* ist das 4. Jahr. Der typische Eingriff ist die subtrochantere Osteotomie mit der Lateralverschiebung des peripheren Bruchstückes. Dieser Eingriff ist auch vollkommen ausreichend für die schweren Fälle von Coxa vara, die dicht lateral von der Epiphysenlinie die *pseudarthrosenähnliche Aufhellungszone* haben. Diese ist kein Beweis für eine angeborene Ursache der Coxa vara. Sie ist lediglich eine Folge der schon bestandenen Coxa vara-Verbiegung, bei der auf den Schenkelhals, der abnorm weich ist, abscherende Kräfte einwirken. Die Druckkraftlinie überträgt sich nicht mehr entlang der Schenkelhalsachse auf den Femurschaft, sie trifft vielmehr schräg oder selbst senkrecht von oben auf die Schenkelhalsachse und geht an dem Femurschaft innen vorbei. Man kann in Fällen, bei denen keine richtige Behandlung durchgeführt wird, die Entstehung der pseudarthrosenähnlichen Aufhellungszone auf den Röntgenbildern direkt verfolgen. Die einzig zweckentsprechende Behandlung ist die *Umlagerung der Umbauzone durch die subtrochantere Osteotomie,* so daß sie aus der senkrechten Stellung in eine mehr horizontale kommt. Die abscherenden Kräfte fallen dadurch fort, und die Druckkraft wirkt wieder in Richtung der Schenkelhalsachse. Das osteoide Gewebe an den Umbauzonen bildet sich zurück, und der Schenkelhals verknöchert in wenigen Monaten. Eine Pseudarthrosenoperation, Bolzung mit einem Knochenspan oder Nagel, ist überflüssig. Die Änderung der statisch-dynamischen Verhältnisse genügt zur sicheren Beseitigung der Umbauzonen, wie die Beobachtungen von PAUWELS, H. WALTER und uns mehrfach gezeigt haben. Für die Fälle, bei denen die Trochanterspitze stark nach oben ausgezogen ist, kann man eventuell noch die Trochanterverlagerung nach distal hinzunehmen, um eine schönere Form des oberen Femurendes und günstigere Arbeitsbedingungen für die kleinen Glutäen zu erhalten.

Die Coxa vara in der **Adoleszenz** hängt vielfach mit einem Abrutschen der Kopfkappe nach unten zusammen, die entweder langsam oder unter dem Einfluß eines geringfügigen Unfalles plötzlich vor sich geht.

Die Behandlung der Coxa vara epiphysarea richtet sich nach dem Zeitpunkt, zu dem der Patient in Behandlung kommt, und nach dem Grade des Abrutschens der Kopfkappe. Wenn es sich um eine frische Kopfkappenlösung handelt, die im Anschluß an einen Unfall entstanden ist und erst wenige Tage alt ist, so wird zunächst der Versuch der unblutigen Aufrichtung der Kopfkappe gemacht. Es ist vielfach bezweifelt worden, wie z. B. von MAU, daß es möglich sei, eine abgerutschte Kopfkappe wieder unblutig aufzurichten. P. PITZEN hat durch Röntgenaufnahmen, die in der Lauensteinschen Stellung angefertigt waren, den Beweis erbracht, daß dies tatsächlich möglich ist. Die unblutige Wiederaufrichtung der Kopfkappe wurde ferner von KEY und WILSON empfohlen, und über gute Resultate wurde von A. S. JAHSS berichtet. Auch wir verfügen über zahlreiche Beobachtungen von gut wiederaufgerichteten Kopfkappen. Die unblutige Hüftkopfkappenaufrichtung verlangt eine lange Gipsfixierung von mindestens 6 Wochen und auch hinterher noch einen Schutz des Hüftgelenkes gegen Belastung für einige Monate, bis eine zuverlässige Verheilung der Kopfkappe und eine Kräftigung des Schenkelhalses eingetreten ist. Diese lange Zeit der orthopädischen Nachbehandlung läßt sich wesentlich abkürzen, wenn man eine operative Fixierung der abgerutschten Kopfkappe durch einen *Schenkelhalsnagel* (BREITENFELDER, P. PITZEN) oder durch einen *Knochenspan* vornimmt. Die Nagelung des abrutschenden Hüftkopfes ist nur angezeigt, solange noch keine ausgesprochene Verschiebung des Hüftkopfes nach hinten eingetreten ist. Ist erst eine ausgesprochene Retroversion entstanden, so ist es technisch nicht möglich, von außen her mit einem Schenkelhalsnagel den Hüftkopf zu erreichen. Für diese Fälle ist die Knochenspanbolzung angezeigt. Der Knochenspan wird vom Schenkelhals her nach Anlegen eines kleinen Knochenkanals in die Hüftkopfkappe eingeschlagen (s. d.).

Um die Behandlungsresultate der *frisch abgerutschten Hüftkopfkappen* zu verbessern und um die Behandlungszeit abzukürzen, wurde von A. Klein u. Mitarb. und P. H. Martin die *Fixierung der Hüftkopfkappe durch einen Schenkelhalsnagel* empfohlen und schon seit einer Reihe von Jahren ausgeführt. Chapchal hat über seine ersten günstigen Erfahrungen mit der Nagelung der Coxa vara epiphysarea bereits 1943 berichtet.

Das gleiche Verfahren wurde von Breitenfelder mitgeteilt. Er will die Nagelung des Hüftkopfes auch auf solche Fälle ausgedehnt wissen, bei denen es lediglich zu einer Epiphysenlockerung, aber noch nicht zu einem vollen Abrutschen des Hüftkopfes gekommen ist. Wenn der Hüftkopf abgerutscht ist, soll diese Behandlung auch bei den Fällen angewandt werden, bei denen noch leicht eine Reposition des Hüftkopfes möglich ist. Der Vorteil der Nagelung der wiederaufgerichteten Hüftkopfkappe wird in einer wesentlichen Abkürzung der Behandlungszeit gesehen. Auf das Anlegen eines Gipsverbandes nach der Operation wird verzichtet und ein Aufstehen bereits nach 3 Wochen erlaubt (ein Zeitraum, der uns allerdings zu kurz erscheint).

Wenn es sich um veraltete Fälle von abgerutschten Kopfkappen handelt, bei denen eine unblutige Aufrichtung nicht mehr möglich ist, hat P. H. Martin die *operative Aufrichtung in Verbindung mit einer Osteotomie am Schenkelhals und anschließender Fixierung der Bruchstücke durch einen Schenkelhalsnagel* empfohlen. Der Zeitpunkt für die Rekonstruktion des oberen Femurendes mit der Wiederaufrichtung der Hüftkopfkappe darf nicht zu früh gewählt werden. Man soll damit warten, bis die Erweichungsvorgänge bei der Coxa vara abgeschlossen sind und bis sich wieder eine gute Verknöcherung ausgebildet hat. Operiert man zu früh, so ist die Gefahr der Ausbildung von Gelenkversteifungen gegeben. Die pertrochantere Umstellungsosteotomie nach Imhäuser bildet z. Z. den besten Weg, um die Inkongruenz von Hüftkopf und -pfanne zu beseitigen und beide wieder zu einer funktionellen Einheit zu bringen. Die operative Rekonstruktion des oberen Femurendes bei einer veralteten Coxa vara ist außerordentlich verlockend. Sie bietet, wenn sie erfolgreich ist, den besten Schutz gegen die spätere Ausbildung einer Arthrosis deformans, die man sonst bei einer Coxa vara epiphysarea als Spätschaden regelmäßig sieht. Wir möchten ausdrücklich betonen, daß dieses Verfahren in der Ausbildung begriffen ist, daß erst noch vermehrt Erfahrungen gesammelt werden müssen und daß dieses Verfahren für schwere Fälle vorbehalten bleiben soll.

Das typische Verfahren auch für die Fälle der Coxa vara in der Adoleszenz ist die subtrochantere Osteotomie. Diese Auffassung wurde auch auf dem amerikanischen Orthopädenkongreß 1947 unter anderem von de Smith und Wagner vertreten.

Fürmaier aus der früheren Hohmannschen Klinik nahm einen sehr zurückhaltenden Standpunkt in der Frage der Operation der Coxa vara adolescentium ein. Er fand bei seinen Nachuntersuchungen, daß die Spätergebnisse der konservativ behandelten Fälle besser als die der operierten gewesen sein sollen. Wir haben in den vergangenen Jahrzehnten immer einen anderen Standpunkt in der Behandlung der Coxa vara vertreten. Die Erfahrungen dieses langen Zeitabschnittes gaben eine Bekräftigung unseres Standpunktes, nicht tatenlos zuzusehen, sondern bei frischen wie bei veralteten Fällen von Coxa vara zu handeln.

Die typischen Operationsverfahren für die Behandlung der Coxa vara sind heute.

a) Für frische Fälle.

α) Die Nagelung der Hüftkopfkappe mit einem Schenkelhalsnagel.

β) Die Fixierung der Hüftkopfkappe durch einen Knochenspan.

b) Für veraltete Fälle.

α) Die subtrochantere Osteotomie mit der Lateralverschiebung des peripheren Bruchstückes. Diese Operation ist vor allem im Kindesalter angezeigt, aber auch noch bei einem Teil der Fälle in der Adoleszenz anwendbar.

β) Technik der keilförmigen subtrochanteren Osteotomie. Diese Operation ist für mittelschwere Fälle der Coxa vara adolescentium gut geeignet.

γ) Die Verlagerung des Trochanter maior unter gleichzeitiger Verpflanzung des M. vastus lateralis auf die kleinen Glutäen. Diese Operation kann allein bei der Coxa vara ausgeführt werden. Sie wird oft mit einer subtrochanteren Osteotomie verbunden.

δ) Die pertrochantere Umstellungsosteotomie nach Imhäuser.

a) Frische Fälle

α) Technik der Kopfkappenfixierung durch einen Schenkelhalsnagel

Lagerung auf einem Extensionstisch.

Längsschnitt an der Außenseite des Oberschenkels unterhalb des Trochanter maior. Direktes Eingehen auf den Femur. Einführen eines Richtungsdrahtes durch den Schenkelhals bis in den Hüftkopf. Genaues Abmessen der Länge des Drahtes. *Röntgenkontrolle.* Über dem Führungsdraht wird der Schenkelhalsnagel bis in die Hüftkopfkappe eingeschlagen.

Ruhigstellung im Becken-Beingips unter Mitnahme des gesunden Oberschenkels für 2 Wochen. Anschließend Übungsbehandlung. Aufstehen nach 6 Wochen mit Stockstütze.

β) Technik der Knochenspanbolzung der Hüftkopfkappe (s. Abb. 662—664)

Lagerung auf dem Extensionstisch.

Schnitt an der Außenseite des Oberschenkelknochens in der Mitte zwischen der Spina iliaca anterior superior und dem Trochanter maior. Präparatorisches Vorgehen auf den Schenkelhals. Vorsichtiges Eröffnen der Hüftgelenkkapsel und Abschieben der Kapsel nach medial. Einsetzen von zwei kleinen Hohmann-Hebeln um den Schenkelhals. Mit einem kleinen Hohlmeißel Anlegen einer Knochenrinne in Richtung auf den Hüftkopf. Manuelles Einführen einer *Richtungssonde* bis zur Kopfkappe. Man spürt deutlich den Widerstand, wenn die Spitze der Sonde die Epiphysenlinie erreicht hat, und wie dieser wieder nachläßt, wenn man durch die Epiphysenlinie hindurch ist. *Röntgenkontrolle* unter genauem Abmessen der Länge der eingeführten Führungssonde. Bei guter Lage der Führungssonde Erweiterung des Knochenkanals mit Meißel oder Bohrer zu einer Größe von etwa 1 cm. Hiernach *Einschlagen des Knochenspanes* (aus der Knochenbank). Der Knochenspan wird so weit eingetrieben, daß er etwa 1 cm die Hüftkopfepiphyse überschreitet. Wenn die *Röntgenaufnahme* einwandfreie Lage gezeigt hat, Abschneiden des überstehenden Knochenspanes. Schichtweiser *Wundverschluß*.

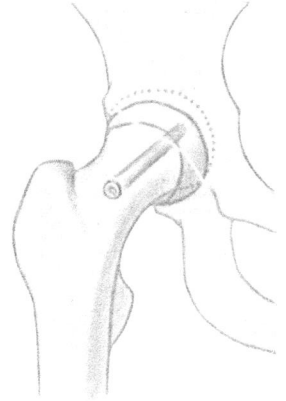

Abb. 662—664. Frische Coxa vara epiphysarea. Bolzung vom Schenkelhals her

Abb. 662. Schematische Darstellung der Lage des Knochenspanes

Ruhigstellung im Becken-Beingipsverband unter Mitnahme des gesunden Oberschenkels für 6 Wochen.

Nachbehandlung. Aufnahme von Bewegungsübungen, wenn das Röntgenbild eine zunehmende Verknöcherung der Epiphyse gezeigt hat. Nach 8—10 Wochen Beginn mit Aufstehen unter dem Schutz von Stockstützen.

Der Vorteil der Knochenspanbolzung gegenüber der Fixierung mit dem Dreilamellennagel ist, daß den Kindern und Jugendlichen die zweite Operation zur Entfernung des Nagels erspart wird. Wir halten außerdem den Eingriff der knöchernen „Epiphysiodese" für biologischer als die Verriegelung der Epiphyse mit einem Metallnagel.

b) Veraltete Fälle

α) Die Technik der subtrochanteren Osteotomie mit der Lateralverschiebung des peripheren Bruchstückes (s. Abb. 665—668)

Lagerung. Rückenlage auf dem Extensionstisch.

Schnitt. Bogenförmig an der Außenseite des Oberschenkels vom Trochanter maior abwärts verlaufend. Nach Spaltung der Oberschenkelfascie Freilegung und Ablösung des Ursprunges des M. vastus externus. Er wird nach dem Anschlingen eines Seidenfadens nach unten umgeschlagen. Der Knochen liegt jetzt übersichtlich zur Osteotomie frei. Nach Längsspaltung des Periostes Einführen einer Kocher-Sonde zum Aufsuchen der Abgangsstelle des Schenkelhalses am Trochanter minor. An dieser Stelle wird der eine Hohmann-Hebel eingelegt, der andere wird von außen hinten herumgeführt. Die *Durchmeißelung* geschieht mit schmalen scharfen Meißeln mit vorsichtigen Schlägen, um jedes Splittern und Springen des Knochens zu vermeiden. Zuerst wird der Knochen linear bis auf die innere Corticalis, die noch stehengelassen wird, durchtrennt. Dann wird unterhalb der Durchmeißelungsfläche medial ein trapezförmiges Knochenstück herausgenommen, während lateral die Corticaliswand erhalten bleibt. Anschließend wird außen, dicht oberhalb der linearen Durchtrennungsfläche des Knochens, eine Nute in schräger Richtung herausgehauen, in die nachher die laterale Corticaliswand des peripheren Bruchstückes

eingestellt wird. Erst nachdem dies alles fertig ist, wird der Knochen an der lineären Meißelfläche innen ganz durchtrennt.

Hiernach erfolgt die *Schenkelhalsaufrichtung* und die *Verschiebung des peripheren Bruchstückes nach lateral* (s. Abb. 668). Zwei Langenbeck-Knochenhaken werden eingesetzt. Der eine faßt das zentrale Bruchstück von oben und zieht es kräftig nach unten, wodurch der Schenkelhals aufgerichtet wird. Der zweite Knochenhaken kommt in das periphere Bruchstück. Damit wird das Bein, an dem ein Assistent leicht zieht, in die Abduktionsstellung übergeführt, und zwar so weit, bis das obere freie äußere Corticalisende des peripheren Bruchstückes sich in die Nute des zentralen einfügt. Das *Knochenende* ist so *fest zu verhaken*, daß jede Nahtsicherung überflüssig wird. Ist der Knochen sehr weich, so daß der Halt zweifelhaft erscheint, so kann man noch das zentrale Bruchstück durch einen Kirschner-Draht gegen die Pfanne fixieren.

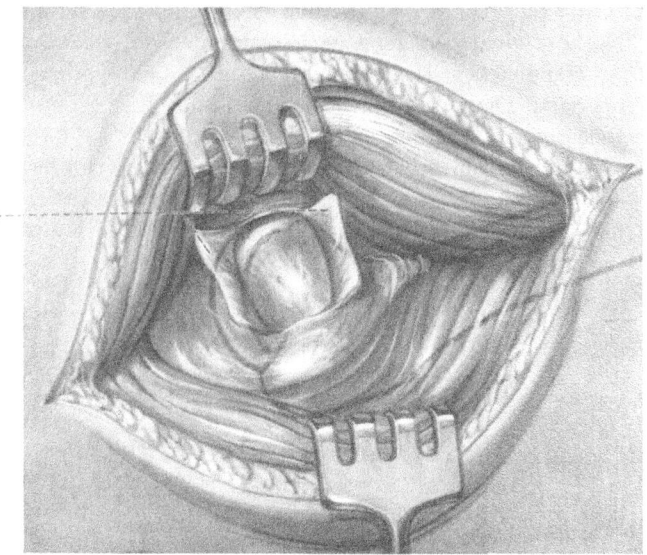

Abb. 663. Der Schenkelhals ist durch fensterförmige Eröffnung der Gelenkkapsel (*1*) bis zur Epiphyse dargestellt

Nach der Periostnaht Zurückschlagen des Vastus externus, der mit einigen Seidenknopfnähten auf den unteren Teil der kleinen Glutäen vernäht wird (s. Abb. 682).

Röntgenkontrolle vor Anlegen des Gipsverbandes, um sich über die erreichte Schenkelhalsaufrichtung zu uberzeugen! Von dem Grad der erreichten Schenkelhalsaufrichtung hängt es ab, ob die gewählte Abduk-

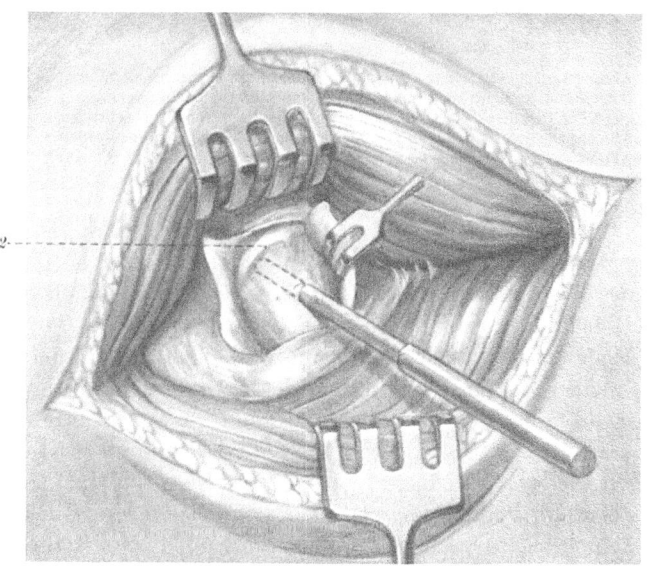

Abb. 664. Der Knochenspan wird in den vorher angelegten Kanal eingefügt. Er wird durch die Epiphysenfuge (*2*) bis in den Kopf vorgetrieben

tion des Beines beibehalten, verringert oder vermehrt werden muß. Ist die Schenkelhalsaufrichtung nicht genügend, so läßt sich diese leicht durch die Vermehrung der Abduktion erreichen.

Ruhigstellung. Becken-Beingipsverband unter Mitnahme des gesunden Oberschenkels.

Nachbehandlung. Bei dem Gipsverbandwechsel nach 3 Wochen erfolgt eine Röntgenkontrolle über die Stellung der Bruchstücke. Von dem Ergebnis der Röntgenuntersuchung hängt es ab, ob eventuell noch eine weitere Vermehrung der Abduktion im Gipsverband erforderlich ist oder nicht, um auf diese Weise noch eine stärkere Aufrichtung des Schenkelhalswinkels zu erreichen. Gesamtdauer der Gipsperiode 6—8 Wochen; anschließend Nachbehandlung unter besonderer

Berücksichtigung der Hüftüberstreckungs- und der Hüftabduktionsübungen. Aufstehen wird erst nach $^1/_4$ Jahr erlaubt. Im Kindesalter wird zur Nachbehandlung ein entlastender Apparat gegeben; in der Adoleszenz beschränkt man sich heute auf die Verwendung von Stockstützen.

Besteht vor der Operation eine starke Verkürzung der Adductoren, und gibt diese in der Narkose nicht genügend nach, so werden die *Adductoren subcutan tenotomiert.*

Handelt es sich um eine doppelseitige Coxa vara, so wird die zweite Hüfte nach 4—6 Wochen operiert. Die Operation beider Seiten in einer Sitzung bedeutet für die Kinder eine zu starke Belastung.

Das Meißeln bei der Coxa vara-Operation erfordert ein *minutiöses* Arbeiten. Dies bedeutet eine gewisse Schwierigkeit. Sie wird aber reichlich wieder ausgeglichen durch die Leichtigkeit, mit der bei dieser Operation die Bruchstücke sich zuverlässig fest ohne die Gefahr des Abrutschens ineinanderstellen lassen. Diesen großen Vorzug unserer Operation, die außerdem den Schenkelhals gut aufrichtet, kann am besten der beurteilen, der viele Coxa vara-Fälle mit anderen Osteotomieformen operiert und hierbei mehrmals die schwierige, mühselige Einstellung der Bruchstücke erlebt hat. Hat man sich erst in die Operationstechnik eingearbeitet, so geht das Umstellen der Bruchstücke mit der Verlagerung des peripheren Endes nach lateral unter Verhakung in die Nute des zentralen leicht und exakt vor sich.

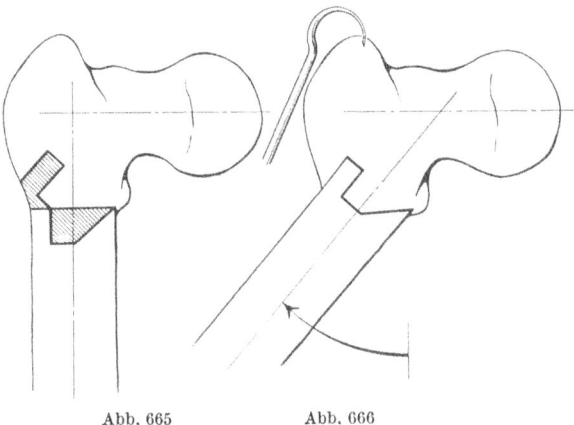

Abb. 665   Abb. 666

Abb. 665 u. 666. Veraltete Coxa vara. Eigene Form der subtrochanteren Osteotomie unter Herausnahme eines trapezförmigen Knochenstückes aus dem distalen Bruchstück und Bildung einer Nute im zentralen Abb 665. Schraffiert sind die Teile des Knochens, welche entfernt werden Abb 666. Die Osteotomie ist vollzogen. Das distale Bruchstück ist nach lateral verschoben, und das obere äußere Ende ist in die Nute des zentralen eingestellt

β) Technik der keilförmigen subtrochanteren Osteotomie für die Coxa vara adolescentium (s. Abb. 660)

Lagerung. Rückenlage auf dem Extensionstisch.

Längsschnitt. Vom Trochanter abwärts. Freilegung des Knochens unter Herabschlagen des Vastus externus (s. o.) in typischer Weise. Nach subperiostaler Einführung der Hohmann-Hebel *Durchmeißelung* des Knochens in Höhe des Trochanter minor unter Herausnahme eines Keiles mit lateraler Basis. Die mediale Knochenwand wird nicht ganz durchmeißelt, sondern nachher bei der Überführung des Beines in Abduktion eingebrochen. Vor der Korrektur wird in das zentrale Bruchstück ein Langenbeck-Haken von oben eingesetzt und an ihm ein mäßig kräftiger Zug nach unten ausgeübt. Hierdurch wird der Schenkelhals aufgerichtet. Das Bein wird so stark abduziert, bis die Bruchstücke sich fest ineinander verkeilt haben. Bei einer guten Einstellung überragt das zentrale Knochenstück, weil es breiter ist, das periphere seitlich. Stellen sich die Knochenstücke nicht von selber gut ein, so legt man auf der Durchmeißelungsfläche des zentralen Endes eine Vertiefung für das periphere an.

Nach der Periostnaht Vernähung des Vastus externus auf den unteren Teil der kleinen Gluäen und Weichteilnaht in typischer Weise.

Ruhigstellung und Nachbehandlung (wie oben).

Es ist gut, wenn man sich vor der Operation an Hand einer *Röntgenpause* die Größe des Knochenkeiles bestimmt, der entfernt werden muß, um eine gute Schenkelhalsaufrichtung zu erzielen.

γ) Technik der Abwärtsverlagerung des Trochanter maior (s. Abb. 669 und 670)

Lagerung. Wenn die Versetzung des Trochanter maior als alleinige Operation ausgeführt wird, halbe Seitenlage; wenn sie in Verbindung mit einer subtrochanteren Osteotomie vorgenommen wird, Rückenlage.

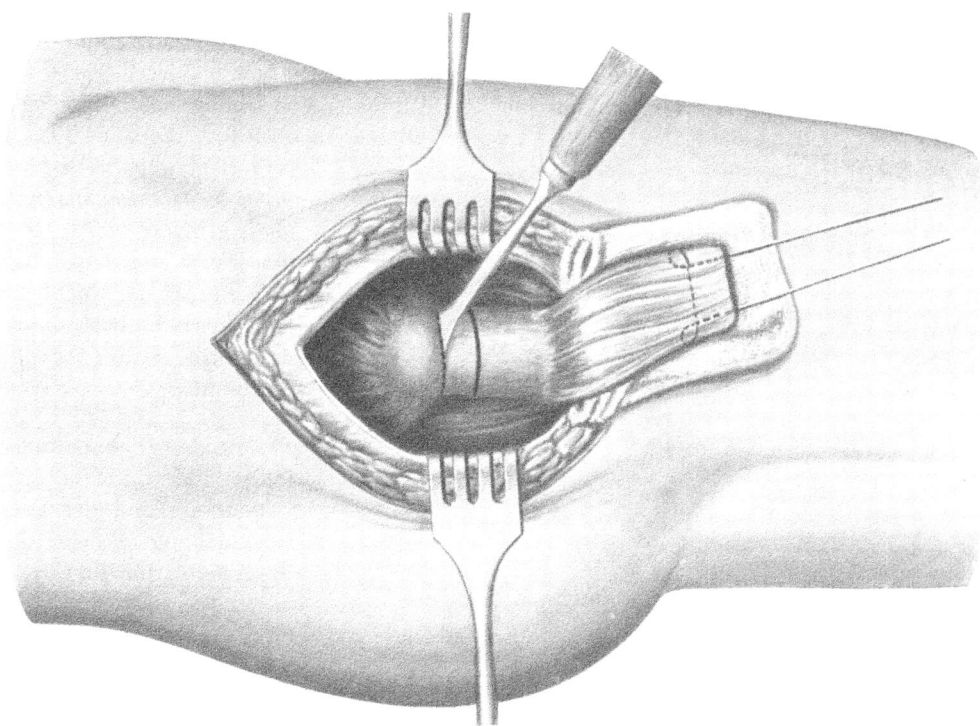

Abb. 667 u. 668. Eigene Form der subtrochanteren Osteotomie

Abb. 667. Der M.vastus lateralis ist an seinem Ursprung abgelöst, und Seidenfäden sind an sein freies Ende angehangen. Schwarz: die Stelle der Osteotomie. Punktierte Linie: Stelle für die Bildung der Nute, in die das obere Ende des peripheren Bruchstückes eingesetzt werden soll. Die Nute bildet man zweckmäßig schon vor der Osteotomie

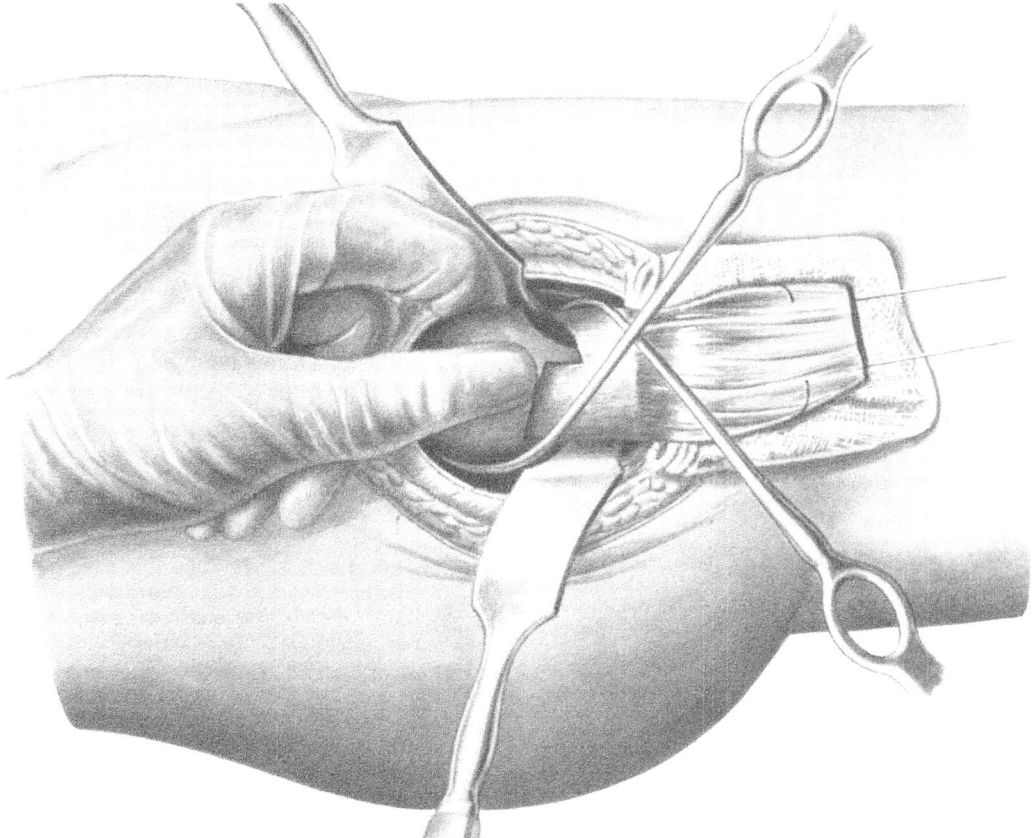

Abb. 668. Die Osteotomie ist vollzogen. Das distale Bruchstück ist mit Hilfe des Einzinkerhakens nach lateral verschoben. Gleichzeitig wird das zentrale Bruchstück durch das Einsetzen eines zweiten Knochenhakens oben im Trochanter nach unten gezogen, um hierdurch den Schenkelhalswinkel gut aufzurichten. Durch Daumendruck auf das obere Bruchstück wird dafür gesorgt, daß bei der Verschiebung des distalen Bruchstückes von medial nach lateral keine Stellungsänderung in dem aufgerichteten Schenkelhals eintritt

Technik der Trochanterversetzung (s. S. 537).

Ruhigstellung und Nachbehandlung. Wenn lediglich der Trochanter maior verlagert wurde, Becken-Beingipsverband für 4 Wochen, anschließend Aufnahme von Übungsbehandlung (s. auch S. 539). Wenn die Trochanterverlagerung *in Verbindung mit einer subtrochanteren Osteotomie* gemacht wurde, so wird die Dauer der Gipsfixierung und die Art der Nachbehandlung durch die Richtlinien für die subtrochantere Osteotomie bestimmt.

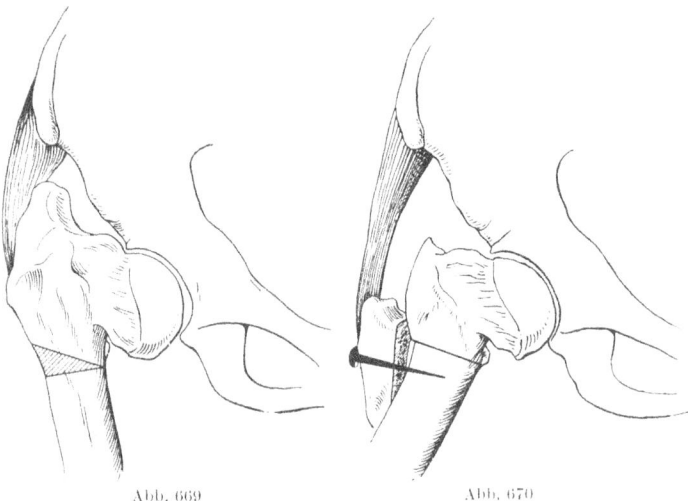

Abb. 669 u. 670. Trochanterversetzung bei einer schweren Coxa vara in Verbindung mit einer subtrochanteren Osteotomie

Osteotomien bei einem Teil der Fälle in der Adoleszenz, eventuell noch in Verbindung mit dem Tiefersetzen des Trochanter maior, sind die meisten Fälle, einschließlich der schweren Coxa vara-Fälle, erfolgreich zu behandeln.

Mit den Behandlungsverfahren der subtrochanteren Osteotomie und der Lateralverschiebung des peripheren Fragmentes für die Coxa vara in der Kindheit und für viele Coxa vara-Fälle in der Adoleszenz sowie der einfachen keilförmigen subtrochanteren

Ein gesondertes Vorgehen verlangen lediglich die schwersten Fälle der angeborenen Coxa vara, die sog. Hirtenstab-Coxa vara ohne und mit Pseudarthrosenbildung und die veralteten Formen der Coxa vara epiphysarea mit einer schwer veränderten Kopf- und Schenkelhalsform.

Die Rekonstruktion des Schenkelhalses mit der Wiederaufrichtung der Kopfkappe und anschließender Schenkelhalsnagelung (s. Abb. 671—674)

Lagerung. Rückenlage auf dem Extensionstisch.

Schnitt I. Freilegung des Hüftgelenkes mit dem Schnitt nach SMITH-PETERSEN. Die Gelenkkapsel wird von der Linea intertrochanterica aus mit einem Längsschnitt bis zur Stelle der Kopfkappenverschiebung gespalten; von hier aus wird noch ein Querschnitt nach oben und unten aufgesetzt. Das Periost wird zurückgeschlagen; eine Kocher-Sonde wird oben und unten an der Osteotomiestelle herumgeführt, und ein scheibenförmiges Knochenstück, das zentral breiter ist als peripher, wird am oberen Ende des Schenkelhalses herausgenommen. Anschließend wird die Kopfkappe auf den Schenkelhals aufgesetzt. Es ist zu beachten, daß die Periostverbindung zwischen dem Schenkelhals und dem Hüftkopf *nicht* gelöst wird!

Nachdem der Hüftkopf gut auf den Schenkelhals aufgesetzt worden ist, Vornahme der Hüftkopfkappenfixierung.

Abb. 671—674. Die Rekonstruktion des Schenkelhalses mit der Wiederaufrichtung der Kopfkappe unter anschließender Schenkelhalsnagelung (nach P. H. MARTIN)

Schnitt II. Er wird an der Außenseite des Oberschenkels dicht unterhalb des Trochanter maior angelegt. Ein Führungsdraht wird wie zu einer Schenkelhalsnagelung eingeführt. Obwohl die Einführung des Führungsdrahtes unter der Kontrolle des Auges erfolgt, sollen noch zwei Röntgenaufnahmen in verschiedenen Ebenen, genau wie bei der Schenkelhalsnagelung, gemacht werden.

Nachdem man sich von der einwandfreien Stellung des Hüftkopfes und der guten Lage des Richtungsdrahtes überzeugt hat, wird in typischer Weise der Dreikantlamellennagel eingeschlagen. Da die alte Bruchlinie an der Stelle der Verschiebung der Kopfkappe vielfach sehr sklerotisch ist, ist es erforderlich, in den Kopf für das Eintreiben des Knochennagels eine Öffnung zu machen. Es schiebt sonst der Schenkelhalsnagel den Hüftkopf vor sich her, anstatt in ihn einzudringen. Zum Abschluß der Operation Vernähung des lappenförmig zurückgeschlagenen Periostes am Schenkelhals.

Ruhigstellung im doppelten Becken-Beingipsverband für 6 Wochen.

Nachbehandlung. Nach Abschluß der Gipsverbandperiode vorsichtige Aufnahme der Bewegungsübungen. Der Zeitpunkt der Belastung wird von dem Befund der Verknöcherung des Hüftkopfes mit dem Schenkelhals bestimmt.

Diese Operation wurde im amerikanischen Schrifttum empfohlen. Wir hatten sie aufgenommen, haben sie aber inzwischen wieder verlassen. Wir hatten neben sehr guten auch einzelne ganz schlechte Ergebnisse. Eine schwere Hüftkopfnekrose mit einer schmerzhaften Gelenkkontraktur entwickelte sich.

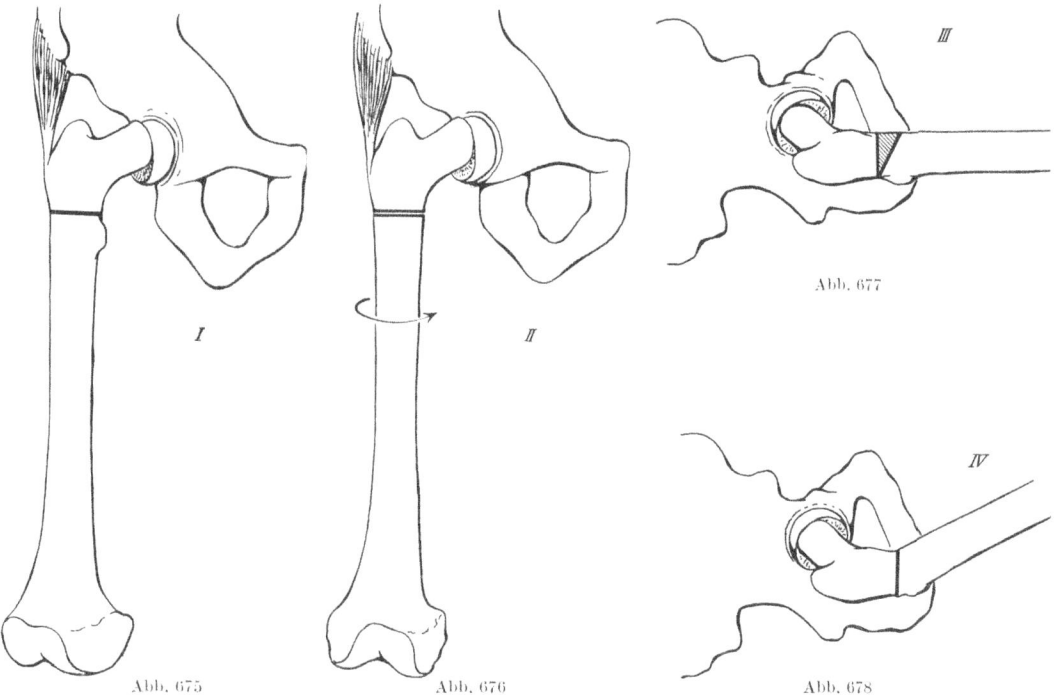

Abb. 675—678. Pertrochantere Umstellungsosteotomie nach IMHÄUSER (schematisch). Abb. 675. Intertrochantere Osteotomie. Abb. 676. Innendrehung des Femur zum Ausgleich der Rotationsfehlstellung. Abb. 677. Keilentnahme mit der Basis nach vorne und außen zur Aufrichtung des Schenkelhalses. Abb. 678. Die Korrektur der Fehlstellung in beiden Ebenen ist durchgeführt

δ) Die pertrochantere Umstellungsosteotomie nach IMHÄUSER (Abb. 675—678)

Die Behandlung der Hüftdeformierung nach einer Epiphysiolysis capitis stieß bisher auf große Schwierigkeiten. Die Wiederherstellung kongruenter Gelenkverhältnisse erschien kaum möglich. Sie wird durch die neue Form der intertrochanteren Aufrichtungsosteotomie von IMHÄUSER erreicht. Die Technik der Operation ist nicht leicht, die Wirkung überzeugend.

Technik. *Schnitt* an der Außenseite des Oberschenkels vom Trochanter maior abwärts. Die Fascia lata wird längsgespalten, der obere Teil des M. vastus lateralis durchtrennt, das Femur mit zwei Knochenhebeln umfahren. Die Osteotomieebene verläuft intertrochanter vom unteren Rand des Trochanter maior zum oberen Rand des Trochanter minor. Während das zentrale Bruchstück temporär durch eine Schanzsche Schraube fixiert wird, wird das periphere Bruchstück mit dem ganzen Bein so weit nach innen gedreht, bis die Kniescheibe, die vorher stark außenrotiert lag, nach vorn sieht. Anschließend wird ein Keil aus diesem Fragment mit einer Basis nach vorn und außen abgetragen.

Das Bein wird in eine Abduktionsstellung von 150⁰ und in eine Flexionsstellung von 140⁰ gebracht. Die Fragmente werden in dieser Stellung mit zwei Drahtnähten oder mit einem Knochenfixierungsgerät wie dem von VIERNSTEIN gesichert. — Schichtweiser Wundverschluß.

Ruhigstellung. Becken-Beingips, auf der operierten Seite in 160° Beugung bei 150° Abduktion, auf der Gegenseite Hüftstreckstellung unter Mitnahme des gesunden Oberschenkels. *Dauer* der Ruhigstellung 6 Wochen, dann Aufnahme von Bewegungsübungen, vor allem auch im Wasserbad. Aufstehen ist mit Stockstützen nach 3 Monaten erlaubt.

Der Gedankengang der Operation ist schwierig zu verstehen. Man muß sich nur vergegenwärtigen, daß, wenn das Bein nach der Konsolidierung der Osteotomie in die normale Streck- und mittlere Abduktionsstellung zurückgebracht wird, die Kongruenz der Gelenkflächen von Hüftkopf und Pfanne wiederhergestellt wird. Es wird durch diese Operation der Entstehung einer vorzeitigen Arthrosis deformans, mit der man sonst bei der schweren Hüftdeformierung hätte rechnen müssen, weitgehend vorgebeugt.

Kritische Stellungnahme zu den Ergebnissen der Coxa vara-Operation

Die *Behandlungsergebnisse* der Operation der Coxa vara *im Kindesalter* sind bei einwandfreier Technik und sorgfältiger Nachbehandlung in der Regel gut. Annähernd normale Schenkelhalsformen werden erreicht, die Gelenkbeweglichkeit ist frei und die Muskelleistung so gut, daß der Gang frei von jedem Hinken ist.

Die *Behandlungsergebnisse* der Coxa vara-Operationen *in der Adoleszenz* sind nicht so gleichmäßig. Sie werden in erster Linie durch die Deformierung des Hüftkopfes getrübt. Die Hüftgelenke haben eine Neigung zur Versteifung, und es ist die Gefahr vorhanden, daß nach der Operation diese für eine Zeit noch zunimmt. Um gute Behandlungsergebnisse bei der Coxa vara in der Adoleszenz zu haben, wird noch einmal ausdrücklich darauf hingewiesen, daß der Zeitpunkt für die Operation, abgesehen von den Fällen mit frisch abgerutschten Kopfkappen, erst gekommen ist, wenn die Epiphysenlinie konsolidiert ist. Das gilt auch für die Operation nach IMHÄUSER. Sie ist eine *Spätoperation.* Sie ist erst nach einer festen Verknöcherung der abgerutschten Kopfkappe angezeigt. Es verschiebt sich sonst bei den Manipulationen während der Operation die Hüftkappe noch stärker. Wenn man dies berücksichtigt, hat man endgültige Knochenformen vor sich und braucht nicht mehr das Auftreten von sekundären Formveränderungen zu befürchten. Man kann dann auch bei den Fällen der Coxa vara in der Adoleszenz mit durchaus befriedigenden Behandlungsresultaten rechnen.

10. Die Tieferverlagerung des Trochanter maior

Der normale Gang, frei von Nachgeben und Hinken, ist davon abhängig, daß die gelenkphysiologischen Verhältnisse an der Hüfte ungestört sind. Eine wichtige Ursache des Hüfthinkens ist die Insuffizienz der kleinen Glutäen bei Trochanterhochstand. Er findet sich bei verschiedenen Krankheitsbildern, als Folge von Verletzungen, bei der Coxa vara, bei alten Hüftverrenkungen und auch bei in Coxa vara-Stellung verheilten Schenkelhalsfrakturen. Durch den Trochanterhochstand werden der Ursprung und Ansatzpunkt der kleinen Glutäen einander genähert. Die physiologische Spannung der Muskeln geht verloren, sie werden insuffizient, das Trendelenburgsche Phänomen wird positiv.

Um die Gangart zu verbessern und das Hinken möglichst zu beseitigen, war schon von FRITZ LANGE und LEXER die Tiefersetzung des Trochanter maior empfohlen worden. Ihre gute Wirkung hat STORCK muskelmechanisch begründet. Die Tiefersetzung des Trochanter maior ist nur in einem kleinen Teil der Fälle als einzige Operation ausreichend. Meist wird sie zusammen mit anderen Eingriffen, wie der subtrochanteren Osteotomie, oder auch als zusätzliche Operation bei der Pfannendachplastik (s. d.) angewandt.

Die *Technik* der Tieferverlagerung des Trochanter maior ist an und für sich einfach. Schon jeder Operateur wird aber erlebt haben, daß nach der Operation, bei der der Trochanter maior tiefer versetzt schien, nicht wie beabsichtigt der ganze Trochanter, sondern nur ein Stück des Trochantermassivs nach abwärts verlagert war. Die funktionelle Wirkung wird trotzdem gut, wenn mit dem Trochanterstück die Muskelmasse der kleinen Glutäen nach distal versetzt war. Das Röntgenbild weist aber einen Schönheitsfehler auf, der nicht vorhanden sein sollte. Man muß deshalb bei der Trochanterverlagerung sich davon vergewissern, daß auch wirklich der *ganze Trochanter* und *nicht nur ein Teil* von ihm abgemeißelt wird. STORCK hat vorgeschlagen, für die Abtragung des Trochanter maior die Giglische Drahtsäge zu benutzen. Sie wird von hinten her um den Trochanter nach vorn herumgeführt und dann an den Ansatz des Schenkelhalses zum Femurschaft angelegt. Auf diese Weise läßt sich das ganze Trochantermassiv gut abtragen. Wir bevorzugen nach wie vor einen breiten Meißel.

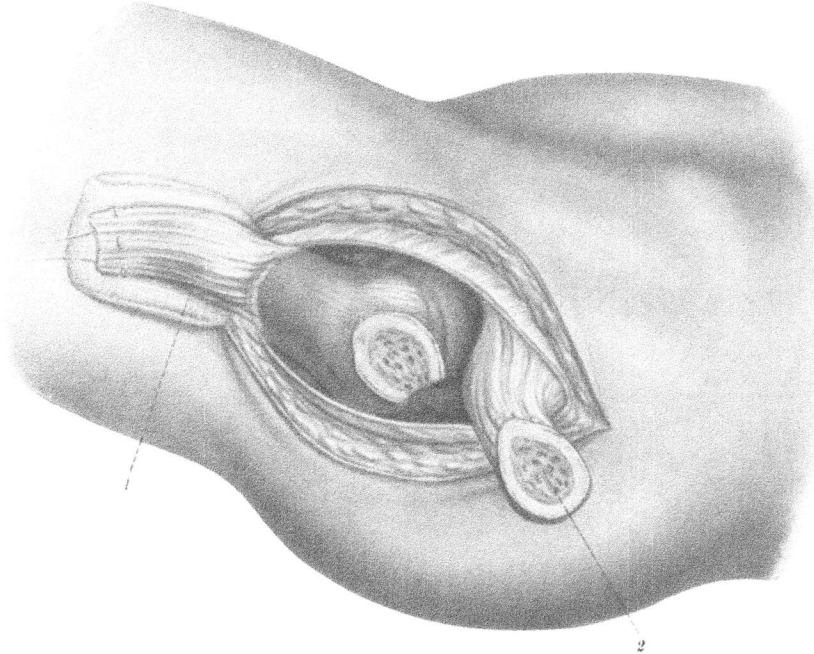

Abb. 679—682. Operation der Trochanterverlagerung

Abb. 679. Der M. vastus lateralis ist an seinem Ursprung abgelöst und nach distal umgeschlagen. Die kleinen Glutäen sind mit der Trochanterspitze abgelöst. *1* Nach distal umgeschlagener M. vastus lateralis; *2* abgeschlagener Trochanter mit den kleinen Glutäen

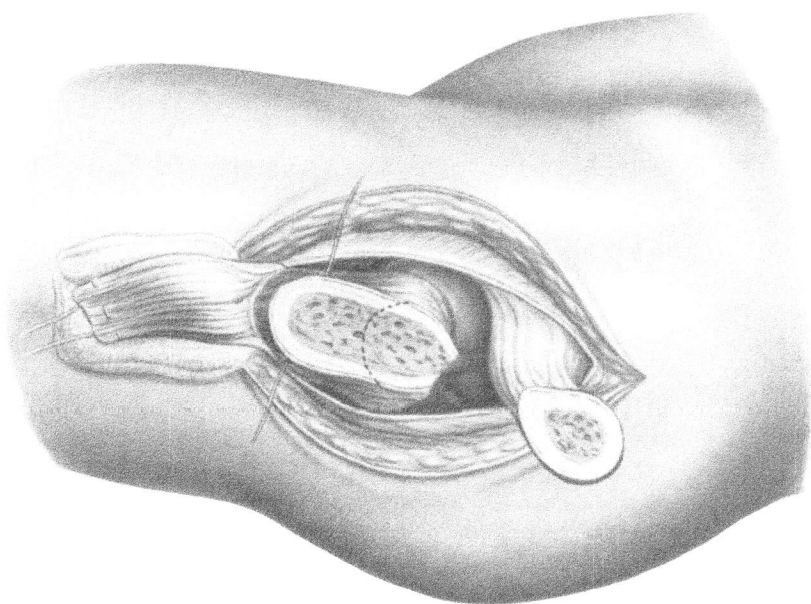

Abb. 680. Unterhalb der Trochanterspitze ist der Femurknochen angerauht worden. Hier wird der abgeschlagene Trochanter maior erneut befestigt. Eine Drahtnaht ist bereits tangential durch den Femurschaft geführt

Technik der Trochanterverlagerung (s. Abb. 679—682)

Lagerung auf dem Extensionstisch. Die Hüfte ist frei zugängig.

Längsschnitt über dem Trochanter maior. Nach Spaltung der Oberschenkelfascie Freilegung des Ursprunges des M. vastus externus, der mit einer Kocher-Sonde umfahren, an seinem

Ursprung abgelöst und dann mit einer Gazekompresse mit der Hand gefaßt wird, um nach distalwärts zurückgeschlagen zu werden. An das freie Muskelende wird ein dicker Seidenfaden in typischer Weise angehangen.

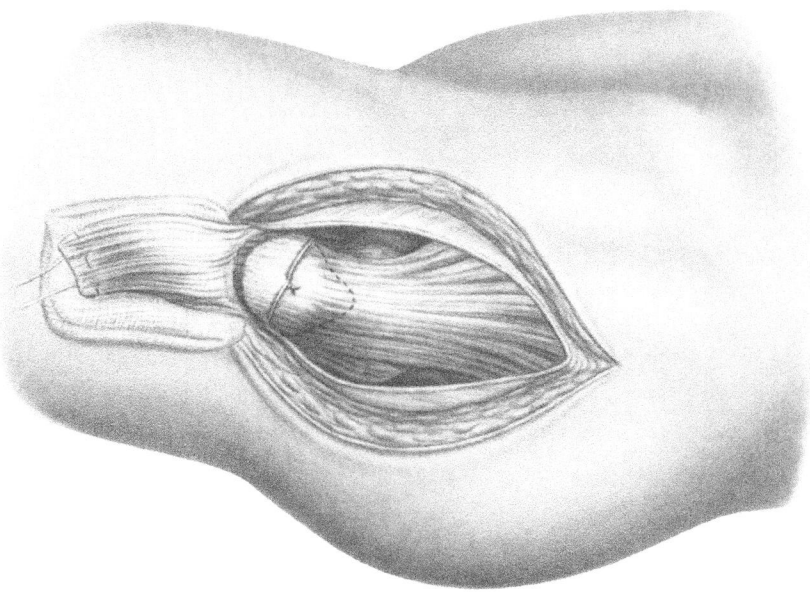

Abb. 681. Der Trochanter ist nach distal verlagert und mit einer Drahtnaht befestigt

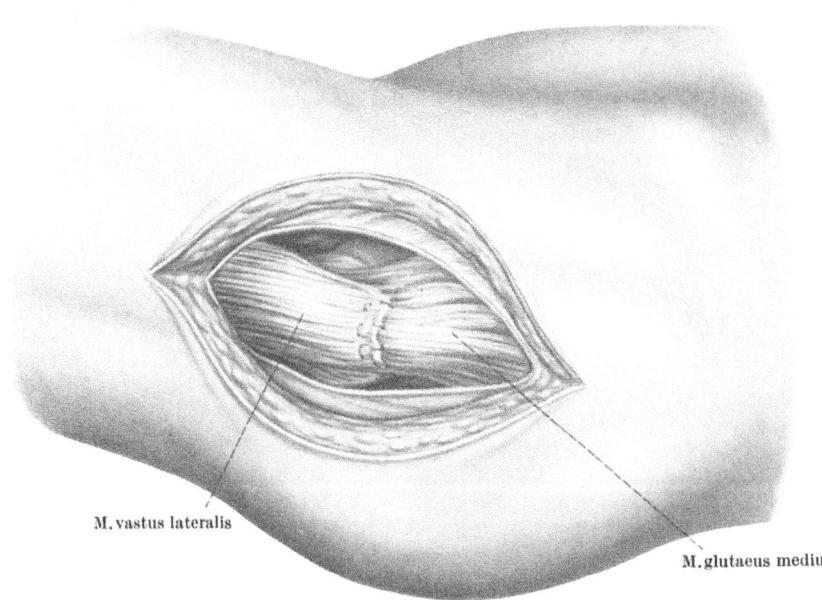

M. vastus lateralis

M. glutaeus medius

Abb. 682. Der abgelöste M. vastus lateralis ist nach oben auf die kleinen Glutäen verlagert und vernäht

Das *Trochantermassiv* wird an seinem Übergang zum Femurschaft und Schenkelhals mit dem Raspatorium freigelegt. Vorn und hinten wird nach Abtastung mit dem Zeigefinger eine gebogene Kocher-Sonde herumgeführt, und der Trochanter maior wird mit dem Ansatz der kleinen Glutäen breitflächig abgeschlagen.

Die *Wiederbefestigung* des Trochanter maior geschieht entweder mit einem Knochennagel, durch eine Drahtnaht oder durch die Druckschraube von MAATZ. Die Stelle des neuen Ansatzes des Trochanter wird mit einem flachen Meißel am Oberschenkelschaft angefrischt. Wenn zur Befestigung eine Drahtnaht gewählt wird, wird der eine Draht durch den Bohrkanal, der dicht unterhalb der Trochanterspitze verläuft, durchgeführt. Der zweite Bohrkanal am Femurschaft geht senkrecht zur Oberschenkelachse und liegt tangential. — Nachdem das eine Drahtende durch den Trochanter und das andere durch den Femurschaft hindurchgezogen ist, wird das Bein in eine Abduktion von mindestens 150° übergeführt. In dieser Stellung wird der Trochanter, der mit der Knochenfaßzange nach peripher gezogen wird, an seinem neuen Platz am Femurschaft befestigt.

Um den Trochanter gut um 2—3 Querfinger breit tieferverlagern zu können, sind bei veralteten Fällen die kleinen Gluäten seitlich Z-förmig einzukerben. Wenn der Trochanter übermäßig groß ist, wird er etwas verkleinert, damit er gut auf seine neue Ansatzstelle paßt. Nach Befestigung des Trochanter durch die Drahtnaht, einen Knochennagel oder durch eine Druckschraube werden noch einige subperiostale Nähte angelegt.

Zum Schluß der Operation wird der M. vastus externus auf die kleinen Gluäten verlagert und mit einigen Seidenknopfnähten in typischer Weise befestigt.

Ruhigstellung. Becken-Beingips in Abduktion für 4 Wochen.

Nachbehandlung. Aufnahme der Bewegungsübungen zuerst in Rücken-, dann in Seitenlage. Das Aufstehen ist erlaubt, wenn das Röntgenbild eine gute Verknöcherung des verlagerten Trochanter maior zeigt und wenn in Seitenlage das Bein kraftvoll bis 150° abduziert werden kann. Dauer der Nachbehandlung erst stationär, dann ambulant einige Monate.

Wenn die Trochanterversetzung *mit der subtrochanteren Osteotomie* verbunden wird, so ist die Operation technisch nicht ganz einfach. Es ist wichtig, daß der Bohrkanal am Femur zur Wiederbefestigung des Trochanter maior schon vor der subtrochanteren Osteotomie angelegt wird und daß ebenso auch die Stelle am Femurschaft, wo der Trochanter maior hinversetzt wird, schon vorher angefrischt wird. Wenn man so vorgeht, ist keine Gefahr vorhanden, daß bei der Trochanterversetzung eine Stellungsänderung der Osteotomie eintritt.

Die *funktionelle Wirkung* der Tiefersetzung des Trochanter maior ist im allgemeinen gut. Dadurch, daß die normalen Spannungsverhältnisse der kleinen Gluäten wiederhergestellt werden, wird eine wesentliche Besserung der Gangart erreicht. Wenn auch der Gang nicht in jedem Fall frei von Hinken wird, so wird er doch fast unauffällig; ein Behandlungsergebnis, das besonders für junge Mädchen wertvoll ist.

11. Die schnappende Hüfte

Die schnappende Hüfte entsteht entweder auf konstitutioneller Grundlage bei Bindegewebsschwächlingen, sie ist dann oft doppelseitig, oder auf traumatischer Grundlage, dann ist sie einseitig.

Das Schnappen an und für sich ist keine Indikation zur Operation. *Die Indikation* ist erst beim Auftreten von Schmerzen oder bei Gehbehinderung infolge vorzeitiger Ermüdung gegeben. Man kann bei Kindern und Jugendlichen mit der Operation zurückhaltend sein. Wenn eine Kräftigung des gesamten Körpers eintritt, erfolgt manchmal auch eine Straffung des Tensor fasciae mit dem Tractus iliotibialis, so daß sich das Schnappen, sofern es noch keinen hohen Grad erreicht hat, spontan wieder verliert. In allen ausgeprägten Fällen ist eine Beseitigung der schnappenden Hüfte, die durch ein Hin- und Hergleiten des Tractus iliotibialis über dem Trochanter maior charakterisiert ist, nur durch Operation möglich.

Für die Technik der Operation sind folgende *pathologisch-anatomischen Befunde* wichtig. Der Tractus iliotibialis hat keine einheitliche Verbindung mit der Fascia lata. Die Fascienhülle, die die Hüftgegend bedeckt, ist zu weit, und ein Schleimbeutel hat sich oft zwischen dem schnappenden Streifen und dem Trochanter maior ausgebildet. Er begünstigt und unterhält das Gleiten, er kann sich entzünden. Ist das der Fall, so ist das der Anlaß zum plötzlichen Auftreten von Schmerzen.

Die Aufgaben der Operation sind außer der einwandfreien Befestigung des schnappenden Streifens ein Herausschneiden des überflüssigen Fasciengewebes und die Entfernung des Schleimbeutels mit dem Gleitgewebe, das sich zwischen der Fascie und dem Trochanter maior gebildet hat.

THOMSEN hat einmal unter besonderen äußeren Verhältnissen zu einer Palliativoperation der schnappenden Hüfte gegriffen. Er hat lediglich den schnappenden Strang *subcutan tenotomiert* und damit ausgeschaltet. Es trat tatsächlich Beschwerdefreiheit ein. Bei älteren Patienten käme das Verfahren in Betracht. Das Prinzip der Operation entspricht dem alten Vorschlag von VÖLKER, die Ausstrahlungen des Glutaeus maximus offen zu durchschneiden.

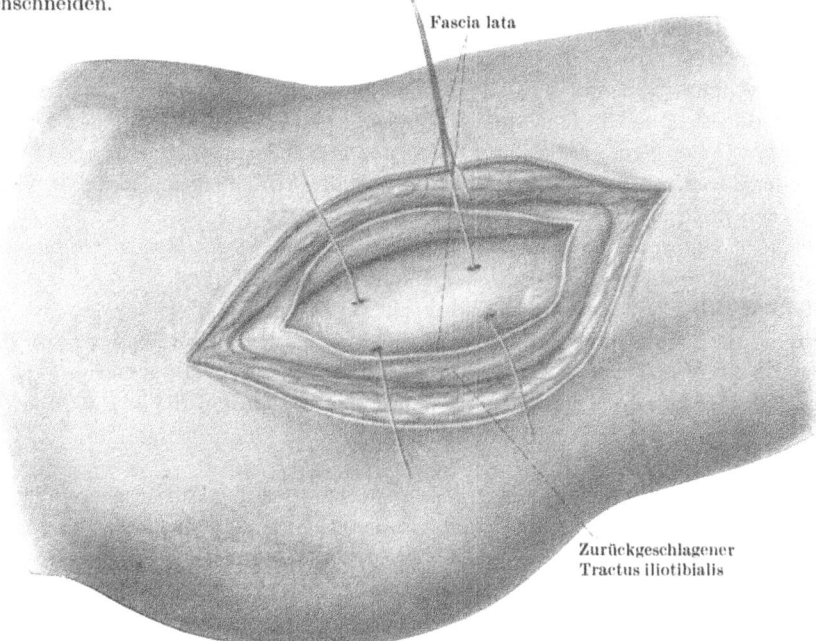

Abb. 683 u. 684. Operation der schnappenden Hüfte

Abb. 683. Die Trochantergegend ist freigelegt, und zwei Drahtschlingen sind durch zwei tangential geführte Bohrlöcher hindurchgeführt, um hier mit Seidenfäden die Fascia lata bzw. den Tractus iliotibialis zu befestigen

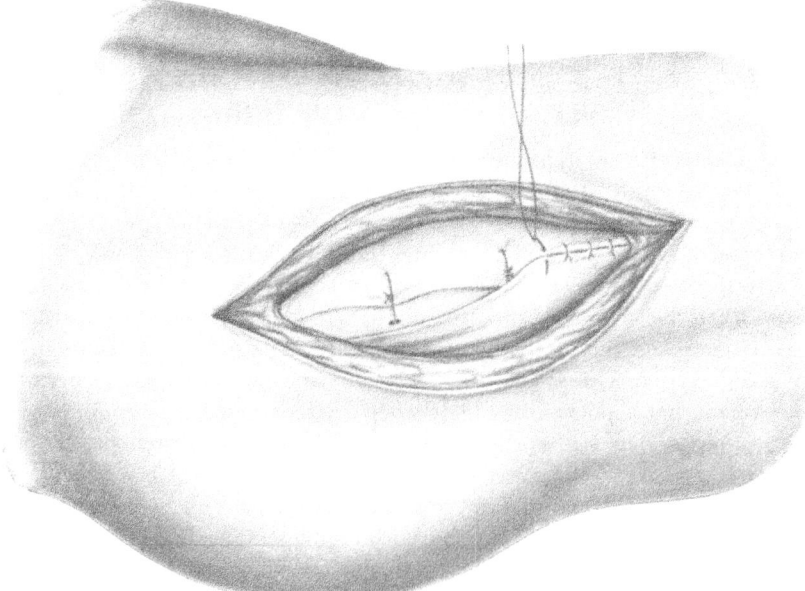

Abb. 684. Die Fascia lata und der Tractus iliotibialis sind fest am Knochen vernäht. Außerdem wird die Fascie mit einer doppelten Naht noch verkürzt

Sonst muß bei der Operation unter *Berücksichtigung der pathologischen Veränderungen* vorgegangen werden.

PAYR hat vorgeschlagen, den Tractus iliotibialis längszuspalten, die Fascienränder quer einzukerben, nach vorn und hinten umzuschlagen und mit dem Periost des Trochanter einfach zu vernähen. Eine feste periostale Vernähung des Tractus iliotibialis ist auf diese Weise nur bei gutem Periost möglich, d. h. hauptsächlich bei Jugendlichen. FRITZ LANGE hat, um die Befestigung zuverlässiger zu gestalten, die Fixierung der Fascie am Knochen mit kräftigen Seidenfäden, die durch Bohrlöcher am Trochanter maior geführt werden, empfohlen. Wir haben im allgemeinen dieses Verfahren angewandt.

Technik der Operation (s. Abb. 683 und 684)

Schnitt leicht bogenförmig hinter dem Trochanter maior. Freilegung des vorderen Teiles des Tractus iliotibialis. Während dieser nach hinten gehalten wird, Freilegung der Trochantergegend. Zuerst werden der Schleimbeutel und das umgebende Gleitgewebe entfernt, dann werden 3—4 Bohrlöcher in tangentialer Richtung von vorn oben nach hinten unten angelegt. Durch diese werden kräftige Seidenfäden mit Hilfe von Drahtschlingen hindurchgezogen. Während *der Tractus iliotibialis in Abduktions- und Streckstellung des Beines in der Hüfte gut nach vorn gehalten wird, erfolgt die Befestigung des Fascienstreifens durch breit fassende Nähte mit den Seidenfäden*, die durch die Bohrlöcher im Knochen verankert werden. Jetzt erst erkennt man, wieviel überflüssige Fascie vorhanden ist. Sie wird herausgeschnitten, und der Tractus iliotibialis wird mit der Fascie mit mehreren Seidenknopfnähten gedoppelt verbunden.

Ruhigstellung und Nachbehandlung. Gipshose für 4 Wochen, dann 1 Monat aktive gymnastische Nachbehandlung.

Wir wissen, daß die Gipsverbandfixierung nach der Operation nicht allgemein durchgeführt wird. Wir haben daran festgehalten und haben in allen operierten Fällen einwandfreie Dauerresultate gehabt. Die guten Resultate wurden noch bei Männern nach dem 30. Jahr erreicht, die nach schweren Unfällen hochgradige schnappende Hüften mit starken Funktionsstörungen bekommen hatten. Wird auf eine genügend lange Fixierung nach der Operation verzichtet, so dehnt sich die Fascie wieder, anstatt zu schrumpfen und zu vernarben, und ein Rezidiv droht. Davor schützt neben einer sorgfältigen Operationstechnik am besten die Ruhigstellung im Gipsverband nach der Operation.

12. Operationen bei Arthrosis deformans der Hüfte außer Arthrodese und Arthroplastik

Die operative Behandlung der Arthrosis deformans der Hüfte hatte im vergangenen Jahrzehnt erneut einen Wandel erfahren; wir hoffen, zum dauerhaft Guten. Vorher hieß es im wesentlichen für die Operationsplanung *Arthroplastik oder Arthrodese*. Inzwischen sind die Operationen hinzugekommen, die durch die Änderung der muskeldynamischen und statisch mechanischen Bedingungen an der Hüfte eine Verbesserung der Funktion anstreben. PAUWELS war einer der Pioniere auf diesem Gebiet. Das Ziel wird auf verschiedene Weise erreicht.

A. Die Cystenexcochleation im Hüftkopf mit anschließender Wiederauffüllung des Defektes mit gesundem Knochen. Transposition des Trochanter maior in Innenrotation des Beines nach hinten oben (modifizierte Operation nach CAMERA).

B. Temporäre Hängehüfte nach C. Voss.

C. Osteotomie: a) Adduktionsosteotomie (PAUWELS); b) Abduktionsosteotomie (MCMURRAY).

D. Resektions- und Angulationsosteotomie nach MILCH.

A. Rekonstruktion des Hüftkopfes und Trochanterversetzung

Diese Operation ist von CAMERA als „biologische Arthroplastik" bezeichnet worden. Dieser Name war wenig glücklich gewählt, denn es ist keine plastische Operation im Gelenk. Man operiert außerhalb des Gelenkes. Es soll mit dem Namen nur zum Ausdruck gebracht werden, daß das Ziel der Behandlung eine Verbesserung der Gelenkbeweglichkeit ist. Die Operation führt zu einer Veränderung der statisch-mechanischen Verhältnisse. Das geschieht durch die Innenrotation des Hüftkopfes. Eine Verschiebung der Gelenkflächen des Hüftkopfes und der Hüftgelenkspfanne gegeneinander erfolgt. Die Knorpelflächen am oberen Kopfpol und Pfannendach, die am stärksten abgenutzt und arrodiert waren, werden voneinander entfernt. Es sind nicht mehr zwei kranke Flächen übereinander, eine relativ gesunde steht einer krankhaft veränderten nach der Rotation gegenüber. Die Wiederfixierung des abgelösten Trochanter maior nach hinten sichert die neue Stellung. Um den muskeldynamischen Dauerdruck auf das Gelenk herabzusetzen, wird der *Trochanter maior* nicht tiefer versetzt, wie man das früher gemacht hat, in dem Glauben, daß die erhöhte Spannung des Muskels zu einer besseren Funktion führt. Der Trochanter maior wird vielmehr *nach oben verschoben* zur Verringerung der Muskeldruckspannung. Das halten wir für sehr wichtig. Um eine ausreichende Abduktion zu erhalten, ist die *Adductorentenotomie* nötig. Die *Auffüllung* des *Hüftkopfes nach Entleerung des Inhaltes der Trümmercysten mit gesundem Knochen* soll den strukturellen Wiederaufbau des Hüftkopfes beschleunigen.

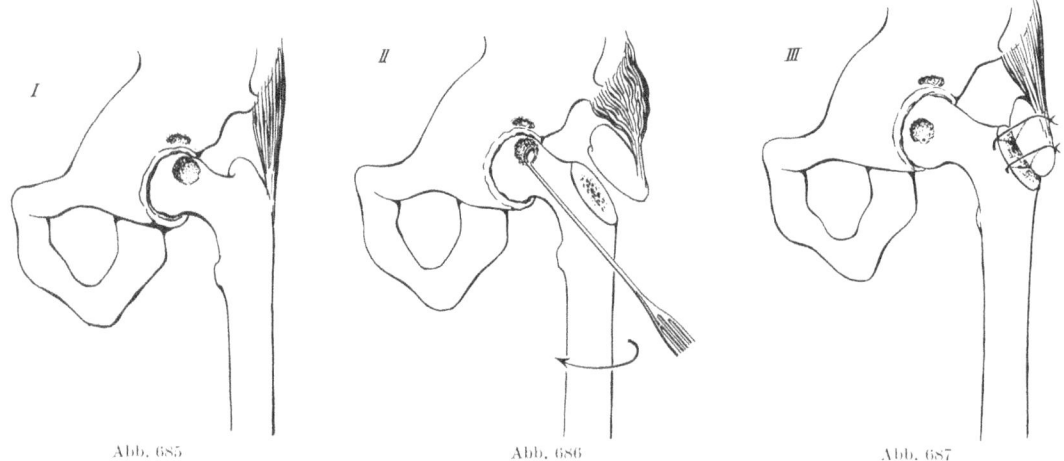

Abb. 685—687. Cystenexcochleation bei Coxarthrose nach CAMERA
Abb. 685. Große arthrotische Trümmercyste bei Coxarthrose
Abb. 686. Der Trochanter maior ist abgemeißelt, die Trümmercyste wird ausgeräumt und mit Spongiosa aufgefüllt. Jetzt Innenrotation des Oberschenkels!
Abb. 687. Der Trochanter wird, nach dorsal und zentral verlagert, wieder befestigt

Indikation. Es sind für diese Operation vor allem die Fälle mit einer eindeutigen Cystenbildung im Hüftkopf und mit umschriebener Gelenkspaltverschmälerung geeignet. Es ist eine Operation für das mittlere Alter, etwa von 40—60 Jahren, und für die mittleren Schweregrade der Arthrosis deformans.

Technik der Operation (s. Abb. 685—687).

Lagerung. Rückenlage auf einem Extensionstisch.

1. Subcutane Tenotomie der Adductoren.

2. **Schnitt** bogenförmig um den Trochanter maior. Nach Längsspaltung der Fascia lata Eingehen auf den Trochanter maior, Umfahren des Trochanter maior von oben und unten her mit je einer Kocher-Sonde. Abmeißeln des Trochanter maior mit einem breiten Meißel. Der Trochanter maior wird mit einer Knochenfaßzange zurückgeschlagen, und alle verkürzten Muskelfasern, die eine freie Beweglichkeit des Trochanter verhindern, werden durchschnitten. Zurückschieben des oberen Endes des M. vastus lateralis. Einführen eines Richtungsdrahtes (Kirschner-Draht) in den Femurkopf. Das freie Ende des Drahtes muß in der Trümmercyste liegen. — *Röntgenkontrolle.* — Eventuelle Korrektur der Drahtlage durch Einbohren eines zweiten Drahtes. Bei guter Lage Aufsetzen des Kronenbohrers über den Richtungsdraht. *Exakte Abmessung der Bohrlänge*, damit der Kopf des Kronenbohrers nicht durch den Hüftkopf in das Gelenk geht. *Röntgenkontrolle* über die Lage des Kronenbohrers. Nachdem der Kronenbohrer zusammen mit dem Richtungsdraht wieder entfernt ist, wird ein langer, scharfer Löffel durch den Schenkelhals bis in den Hüftkopf eingeführt. Zuerst wird ein scharfer Löffel mit einem geraden, nachher mit einem gebogenen Ende genommen, um gut kreisförmig die Trümmercyste auszuräumen. Wiederauffüllung des Hüftkopfes mit weichem Knochen aus dem Trochantermassiv und dem Knochen-

mehl, das während des Anlegens des Bohrkanals mit dem Kronenbohrer aus dem Bohrloch herausquillt. Der eingebrachte weiche Knochen wird in den Hüftkopf mit dem „Stopfer" behutsam eingedrückt.

Wiederbefestigung des Trochanter maior mit einer Druckschraube oder mit zwei Drahtschlingen in Abduktion und Innenrotation *hinter der Ablösungsstelle und etwa 2 cm oberhalb davon.* Schichtweiser Wundverschluß.

Ruhigstellung. Becken-Beingips für etwa 3 Wochen.

Nachbehandlung. Zuerst Bewegungsübungen im Bett für Abduktion und Flexion in Verbindung mit Rollenzugbewegungen, während das Bein in einer Schlinge aufgehangen ist. Anschließend krankengymnastische Übungen und Bewegungstherapie im Wasser. Aufstehen nach 6 Wochen mit zwei Stockstützen. Tragenlassen der zwei Stockstützen für 3 Monate, dann Übergehen zu einer Stockstütze. Sie wird allmählich durch einen einfachen Stock ersetzt.

Es tritt nach der Operation innerhalb von einem $^3/_4$—1 Jahr eine weitgehende, zum Teil vollständige Rekonstruktion des Hüftkopfes ein. Die Cyste ist geschwunden, der Hüftkopf durch neue Knochentrabekel aufgebaut. Der stark verschmälerte und am oberen Hüftkopfpol unsichtbar gewesene Gelenkspalt ist wieder deutlich sichtbar, 2 mm breit und mehr. Die Gelenkbeweglichkeit ist dadurch überraschend gut. Die funktionelle Leistung ist recht gut, der Gang oft ohne Hinken. Die Operation ist keine „allgemeine" Operation für die Arthrosis deformans der Hüfte. Eine solche gibt es nicht. *Diese Operation verlangt die richtige Auswahl der Patienten.* Dann sind die Ergebnisse überzeugend. Für wie lange ? Wir sagen dem Patienten, etwa für das nächste Jahrzehnt.

B. Operation der Hängehüfte nach C. Voss

Die Arthrosis deformans der Hüfte führt zu Dauerkontrakturen bestimmter Muskelgruppen. Diese Muskeln zeigen einen ausgesprochenen Hypertonus. Die Dauerspannung der Muskulatur übt einen starken muskeldynamischen Druck auf das Hüftgelenk aus. Der Preßdruck führt zu einer fortschreitenden Schädigung des Gelenkknorpels. Es ist deshalb eine wichtige Aufgabe, diese Überbeanspruchung des erkrankten Gelenkes zu mindern oder auszuschalten. Dieses Prinzip lag der alten konservativen Behandlung, der Massage des Hypertonus von A. MÜLLER und der Muskelhärtenmassage von F. LANGE, zugrunde. Es konnten unter der Wirkung dieser Behandlung Besserung der Gelenkbeweglichkeit und Nachlassen der Schmerzen bis zur Schmerzfreiheit in einer beträchtlichen Zahl von Fällen erreicht werden, aber die Wirkung war nur temporär. Man hat operativ versucht, die Muskeldruckwirkung durch eine weitgehende Entnervung zu erreichen (TAVERNIER). Es war mit dieser Operation gleichzeitig eine Denervierung der Gelenkkapsel verbunden. Die Ergebnisse waren im allgemeinen für die Dauer enttäuschend. C. Voss hatte den klugen Gedanken, die Muskeldruckwirkung durch entsprechende Tenotomien der vor allem kontrakten Muskeln auszuschalten. Er schlug eine Ausschaltung folgender Muskeln vor:

1. Ablösung des Trochanter maior mit Spaltung der Fascia lata (Maissiatscher Streifen),
2. subcutane Tenotomie der Adductoren.

Er prägte für seine Operation den Namen temporäre Hängehüfte. C. Voss überblickt bereits über 400 operierte Coxarthrosen. Die Resultate seien in einem sehr hohen Prozentsatz gut.

KÜNTSCHER hat auf dem internationalen Kongreß in Rom (International College of Surgeons, 1960) eindrucksvoll über seine günstigen Erfahrungen mit der Operation der Hängehüfte an 300 Patienten berichtet.

NYAKAS empfiehlt gleichfalls die Operation, möchte aber anstatt der Adductorentenotomie die hochgelegene Resektion des N. obturatorius (Seligsche Operation) vorschlagen. Es würde hiermit auch der wichtigste sensible Nerv des Hüftgelenkes ausgeschaltet.

G. CORDIER, F. LAYANI, J. ROESER, J. PAQUET und H. GARNIER lieferten wertvolle Beiträge (1959) über die periartikuläre Muskelhypertonie bei Coxarthrosen und über die Bedeutung der Spaltung der periartikulären Muskeln nach Voss. Diese Autoren haben eine Modifikation der Voßschen Operation angegeben. Sie führten die Spaltung der Adductorenansätze offen aus und haben die Ablösung des Iliopsoas sowie die Tenotomie des M. rectus femoris hinzugefügt. Dies ist übrigens auch von KÜNTSCHER empfohlen worden. Es wird außerdem darauf hingewiesen, daß es sehr wichtig sei, den abgelösten Trochanter maior mit einigen Nähten an der Fascia lata zu befestigen, um ein zu hohes Heraufsteigen des Trochanters zu vermeiden.

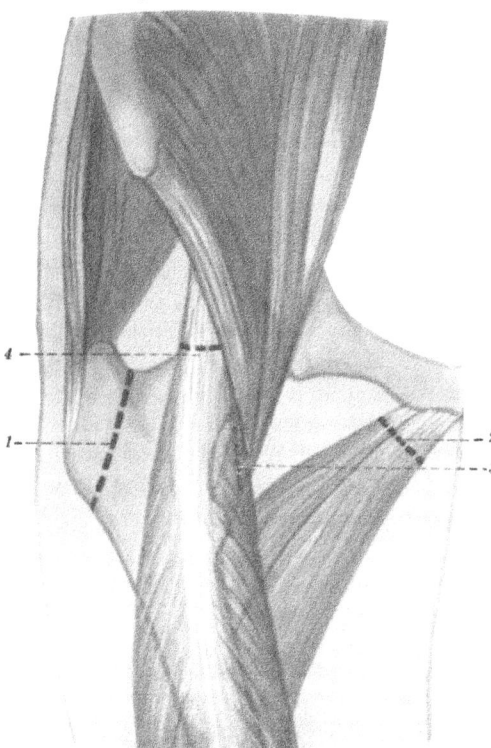

Abb. 688—692. Temporäre Hängehüfte nach Voss
Abb. 688. Darstellung der zu durchtrennenden Muskeln. *1* Ablösung der kleinen Glutäen am Trochanter; *2* Durchtrennung der Adduktoren nahe ihrem Ansatz; *3* Ablösung des Iliopsoas am Trochanter minor; *4* Einkerbung des M. rectus femoris

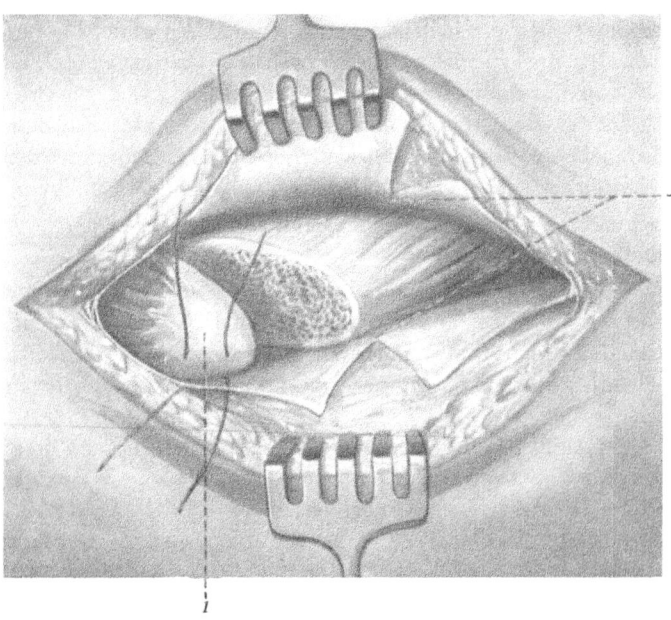

Abb. 689. Ablösung der kleinen Glutäen am Trochanter maior. Der Trochanter (*1*) wird mit zwei Knopfnähten an der Fascia lata befestigt, um ein zu starkes Nachobentreten zu verhüten. Die Fascia lata ist nach vorne und hinten eingeschnitten (*2*)

PAUWELS hat in seinem großangelegten Referat auf dem Deutschen Orthopädenkongreß 1960 gleichfalls den Wert der Operation nach C. Voss anerkannt, wenn er auch mit Recht nach wie vor die Adduktionsosteotomie für den wirkungsvolleren Eingriff hält. Nachdem wir uns persönlich davon überzeugt hatten, daß es nach der Operation der Hängehüfte zu einer Wiederbildung des Gelenkspaltes kommt, haben wir diese Operation aufgenommen. Es liegen überzeugende Berichte vor, daß sich nach der Ausschaltung der Muskeldauerspannung der Gelenkspalt teilweise wiederbildet und damit eine Teilregeneration des Gelenkknorpels anzunehmen ist. Nur auf diese Weise sind auch die guten Ergebnisse zu verstehen.

Indikation. Da es ein relativ kleiner Eingriff ist, ist die Operation auch gerade bei älteren und alten Patienten vertretbar. Man wird sich für eine operative Behandlung von doppelseitigen schweren Arthrosen leichter entschließen, wenn man nur die Operation einer Hängehüfte ausführt als wenn man zwei große Operationen — Arthrodese und Hüftplastik — nacheinander vornimmt. Wenn der Allgemeinzustand gut ist, soll man bei Patienten in den Fünfzigerjahren die Adduktionsosteotomie gegenüber der Hängehüfte bevorzugen, weil die Umstellung der statisch-mechanischen Verhältnisse nach dieser Osteotomie wirkungsvoller ist als nach der Muskeloperation. Wir haben die Technik der modifizierten Form von KÜNTSCHER und CORDIER bevorzugt. Die Gründe waren folgende. Die klinische Untersuchung ergibt, daß es bei der Coxarthrose typische Schmerzpunkte gibt: den Ansatz der Adductoren, den Iliopsoas-Schmerzpunkt, den Trochanter-Schmerzpunkt mit dem Ansatzgebiet der kleinen Glutäen und den Schmerzpunkt unterhalb der Spina iliaca anterior superior im Ursprungsgebiet des M. rectus femoris.

Wenn die kräftige Zugwirkung des Iliopsoas nicht ausgeschaltet wird, ist die Gefahr der Entstehung einer Beugekontraktur gegeben.

Technik (s. Abb. 688—692).

Lagerung. Rückenlage auf dem Extensionstisch.

1. **Schnitt** an der Außenseite des Oberschenkels. Längsspaltung der Fascia lata. Mit einem Scherenschlag wird die Fascia lata zusätzlich nach vorn und hinten 5 cm quer gespalten. Der Trochanter maior wird freigelegt, mit einer Kocher-Sonde umfahren und mit einem etwa 4 cm breiten Meißel abgetragen. Der Trochanter wird mit einer Knochenfaßzange gepackt, nach oben außen herumgedreht. Die sich anspannenden, verkürzten Fasern der kleinen Glutäen werden durchtrennt, bis der Trochanter maior frei beweglich ist. Der Trochanter maior wird etwa 1¹/₂ cm oberhalb seiner Ansatzstelle mit 2—3 Knopfnähten an der Fascia lata fixiert. Es geschieht, um zu verhüten, daß der Trochanter zu weit nach oben wandert. Geschieht dies, so bleibt der Gang hinkend.

2. **Querschnitt** zwei Querfinger breit unterhalb des Schambeines. Unterfahren der Adductoren mit einer Kocher-Sonde, quere Durchtrennung der Adductoren.

3. Überführung des Beines in Abduktion, Außenrotation und leichte Beugung. Der Trochanter minor wird durch diese Bewegung dem tastenden Finger des Operateurs entgegengedrängt. Ist er abgetastet, so werden zwei lange, genügend breite Einzinkerhaken nach oben und lateral eingesetzt. Die Iliopsoassehne mit ihren sehnigglänzenden Fasern wird sichtbar. Sie wird unter dem Schutz einer Kocher-Sonde schräg gespalten.

4. Kleiner **Längsschnitt** unterhalb der Spina iliaca anterior superior. Stumpfes Freilegen der Spinamuskeln. Der M. sartorius wird nach medial, der M. tensor fasciae nach lateral gehalten, schon ist der M. rectus femoris sichtbar. Er wird unter dem Schutz einer Kocher-Sonde quer gespalten. Subcutan- und Hautnähte.

Ruhigstellung. Guter Kompressionsverband mit Idealbinde an Becken und Hüfte. Lagerung zwischen Sandsäcken. Anlegen einer Gamaschenextension mit 2—3 kg.

Nachbehandlung. Nach 4—5 Tagen Beginne mit vorsichtigen aktiven Anspannungsübungen. Nach 7 Tagen werden vom Patienten mit dem Rollenzug vorsichtige Hüftbeuge- und Abduktionsübungen gemacht. Das Bein liegt hierzu in einer Schlinge. Die Nachbehandlung durch die Krankengymnastin beginnt am 14. Tag. Aufnahme von Bewegungsübungen im Wasserbad bzw. Schwimmbecken, sobald die Wunden *absolut zuverlässig*

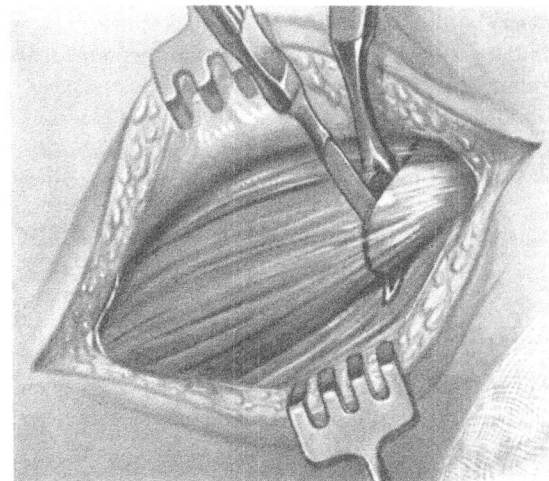

Abb. 690. Offene Durchtrennung der Adduktoren

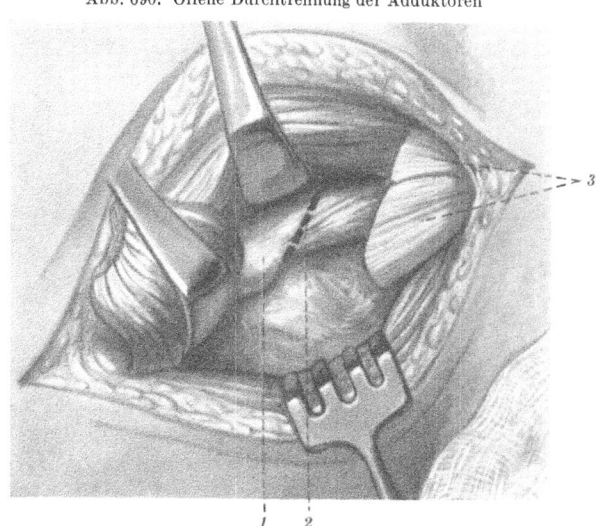

Abb. 691. Das Bein ist in Beugung, Abduktion und Außenrotation gebracht. Hierdurch wird der Trochanter minor (*1*) gut zugängig. Der Ansatz des Iliopsoas (*2*) wird schräg durchschnitten; *3* Stümpfe der Adduktoren

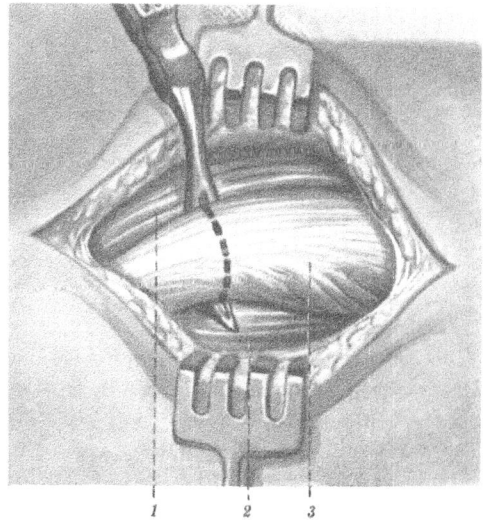

Abb. 692. Durchtrennung des M. rectus femoris. *1* Sartorius; *2* Tensor fasciae; *3* Rectus

verheilt sind. Aufstehen mit Stockstützen nach 4—6 Wochen. Die Übungsbehandlung soll mindestens 6—8 Wochen fortgeführt werden. Stockstützen soll man bei doppelseitigen Operationen etwa 4—6 Monate benutzen lassen, bei einseitigen nur etwa 3 Monate. *Die teilweise Entlastung des Hüftgelenkes durch das Benützen der Stockstützen ist unbedingt erforderlich, um dem Gelenk Zeit zur Knorpelregeneration zu lassen.*

Wir sind bisher mit den Ergebnissen der Hängehüfte zufrieden.

C. Die Osteotomien. Adduktionsosteotomie nach PAUWELS, Abduktionsosteotomie nach McMURRAY, Resektions- und Angulationsosteotomie nach MILCH

a) Adduktionsosteotomie (s. Abb. 693—696)

Sie wurde von PAUWELS vor 25 Jahren angegeben. Es wurde damit eine neue Gedankenrichtung für die Behandlung der Arthrosis deformans eingeleitet. PAUWELS hat die Wirkung der Varisierungsosteotomie überzeugend begründet. Die ungünstigen Druckfaktoren muskeldynamischer und mechanisch-statischer Art, die verschlimmernd auf eine Arthrosis im Hüftgelenk einwirken, werden verringert oder ausgeschaltet. Die Varisierung des Schenkelhalses führt durch die Verlängerung des Muskelhebelarmes zu einer Druckminderung des Muskeldruckes auf das Gelenk und zu einer besseren Hüftkopfeinstellung im Gelenk. Die Kongruenz der Gelenkflächen wird verbessert, der Belastungsdruck des Gelenks wird auf eine breitere Fläche verlagert.

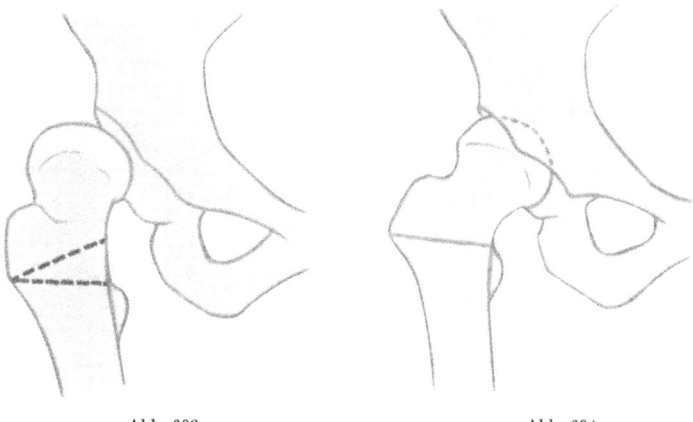

Abb. 693   Abb. 694
Abb. 693—696. Adduktionsosteotomie
Abb. 693 u. 694. Schematische Darstellung der medialen Keilentnahme

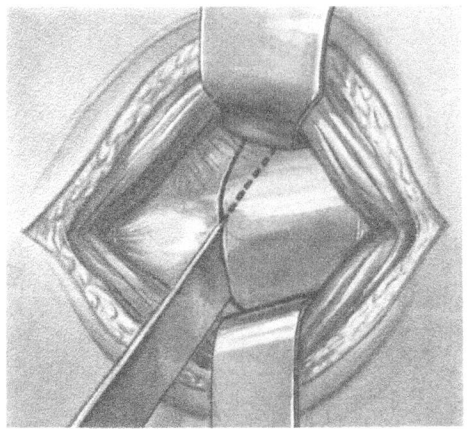 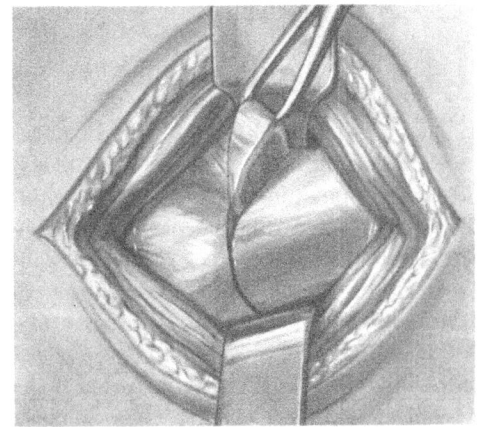

4Abb. 695   Abb. 696
Abb. 695. Das Femur ist oberhalb des Trochanter minor osteotomiert. Der Meißel ist zur Keilentnahme angesetzt
Abb. 696. Der Keil wird entfernt

Die *Indikation* zur Adduktionsosteotomie ist für die Fälle mit einer Coxa valga des Schenkelhalses gegeben. Das sind in erster Linie Krankheitsbilder, die auf eine Hüftdysplasie, eine angeborene Hüftsubluxation bzw. auf eine Coxa valga luxans zurückgehen. Die Operation ist ferner bei den enchondralen Dysostosen mit Osteochondritis dissecans angezeigt (FRANCILLON, LAPRAS).

Alter für die Operation. Sie ist bis zum 6. Jahrzehnt gerechtfertigt.

Technik. *Vorbereitung.* Anfertigen von Pausen der Röntgenbilder zur Bestimmung der Größe des zu entfernenden Knochenkeiles.

Lagerung auf einem Extensionstisch mit guter Unterstützung des Oberschenkels.

Schnitt. Großer Längsschnitt vom Trochanter maior abwärts. Nach Spaltung der Fascia lata stumpfes Vorgehen auf das Femur. *Durchmeißeln des Femur intertrochanter* unter dem Schutz der subperiostal eingeführten Hohmann-Hebel. Zuerst Einschlagen eines kleinen Richtungsmeißels. — *Röntgenkontrolle.* — Anschließend erst vollständiges Durchmeißeln des Femurschaftes dicht oberhalb vom Trochanter minor unter Herausnahme eines kleinen Keiles mit einer medialen Basis (etwa $1^1/_2$—2 cm). Temporäres Einführen einer Schanzschen Schraube zur Varisierung des Schenkelhalses und Medialverschiebung des Femurschaftes um etwa $^1/_2$—$^1/_3$ der Schaftbreite. Fixierung der Fragmente mit der Lambotteschen Knochenfaßzange. — *Röntgenkontrolle.* — Bei guter Stellung Fixierung der Bruchstücke durch einen langen Dreikantnagel von der Fovea intertrochanterica her, nachdem vorher ein Kirschner-Richtungsdraht eingebohrt war. Die Fixierung kann auch mit einem modifizierten Gerät wie für die Schenkelhalsnagelung mit Schenkelhalsnagel, Lasche und Verschraubung erfolgen. Auch das Gerät nach VIERNSTEIN ist brauchbar. Entfernung der Schanzschen Schraube. — *Abschlußröntgenkontrolle.* — Schichtweiser Wundverschluß.

Ruhigstellung. Becken-Beingips unter Mitnahme des gesunden Oberschenkels für 6—8 Wochen.

Nachbehandlung. Bei Neigung zu *verzögerter Knochenbildung* noch einmal Gipshose für weitere 4 Wochen. In der Zwischenzeit schon Aufnahme von Kniebewegungsübungen. — *Im allgemeinen* nach Abnahme des Becken-Beingipsverbandes sofortige Aufnahme der krankengymnastischen Behandlung und anschließend von Bewegungsübungen im Wasserbad. Aufstehen mit zwei Stockstützen nach 8—10 Wochen. Allmähliches Fortlassen der Stockstützen nach 3 Monaten.

Die *Ergebnisse* der Adduktionsosteotomie sind *gut bis sehr*

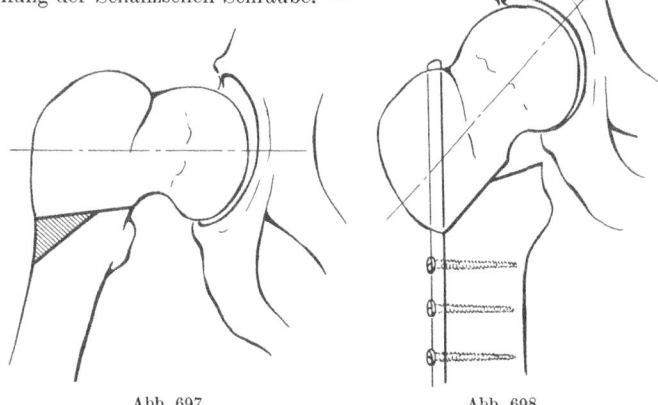

Abb. 697 · Abb. 698

Abb. 697 u. 698. Abduktionsosteotomie nach McMurray (schematische Darstellung)
Abb. 697. Stellung vor der Operation. Der zu entnehmende Keil ist eingezeichnet
Abb. 698. Die Osteotomie und Keilentnahme ist durchgeführt, die Fragmente sind mit einer Metallplatte fixiert

gut. Die günstigen Erfahrungen von PAUWELS dürften wohl von allen Operateuren, die sich ernsthaft mit der Technik der Adduktionsosteotomie und ihrem Aufgabenkreis vertraut gemacht haben, bestätigt werden. Eine erstaunliche Rekonstruktion des Gelenkes ist feststellbar. Der Gelenkspalt bildet sich wieder. Cysten schwinden. Die Gelenkbeweglichkeit wird gut. Die Gehfähigkeit ist ausdauernd und schmerzfrei. Es sind Behandlungsergebnisse *auf lange Sicht. Röntgenbilderserien* von mehr als $1^1/_2$ Jahrzehnten sind von PAUWELS veröffentlicht. Diese Operation bedeutet, wie auch FRANCILLON hervorgehoben hat, einen wesentlichen Fortschritt für die Behandlung der Arthrosis deformans der Hüfte.

b) Abduktionsosteotomie (Abb. 697 und 698)

Die Valgisierungs-Abduktionsosteotomie ist das Gegenstück zur Varisierungs-Adduktionsosteotomie nach PAUWELS. Ihr Anwendungsgebiet dürfte noch größer als das für die Varisierungsoperation sein. Diese ist an den Befund einer Coxa valga-Stellung, die meist mit einer Hüftdysplasie oder Hüftluxation zusammenhängt, gebunden. Die Ursache der Coxarthrose, bei der der deformierte Hüftkopf eine Coxa vara-Stellung hat, ist mannigfach: alte, angeborene Hüftluxationen, Spätfolgen von Coxa vara mit und ohne Epiphysenlösung, alter Perthes, enchondrale Dysostosen usw.

Die *Indikation* zur Operation bilden starke Schmerzen. Eine genügende Beweglichkeit muß im Hüftgelenk noch vorhanden sein, die nach der Osteotomie die Abduktion des proximalen Fragmentes erlaubt. McFARLAND hält die Operation indiziert für Patienten der mittleren bis älteren Jahre. FRANCILLON ist darüber hinausgegangen, in einzelnen Fällen bis über das 70. Jahr.

Technik. *Schnitt.* Er liegt an der Außenseite des Oberschenkels zur Freilegung des oberen Femurschaftes und des Trochanter maior. Unter dem Schutz der subperiostal eingeführten Hohmann-Hebel *Schrägosteotomie*

35*

von unten außen nach oben innen. Sie beginnt außen etwa 2 cm unterhalb der queren Linea trochanterica und endet innen dicht oberhalb des Trochanter minor am Schenkelhalsansatz. Nach Einschlagen eines kleinen Richtungsmeißels *Röntgenkontrolle.* Das distale Bruchstück wird nach der Schrägosteotomie um die halbe Schaftbreite nach *medial und oben* verschoben. Die Osteotomieebene soll einen Winkel von 130⁰ mit der Längsachse des Femurschaftes bilden.

Die *Fixierung* der Fragmente erfolgt mit einer Platte mit Schrauben (nach BLOUNT oder BOSWORTH). Schichtweiser Wundverschluß.

Ruhigstellung. Becken-Beingips unter Mitnahme des Oberschenkels der Gegenseite in ,,neutraler'' Mittelstellung zwischen Ab- und Adduktion.

Nachbehandlung. Übungsbeginn nach 4 Wochen. MCMURRAY erlaubt das Aufstehen mit 2 Krücken nach etwa 2—3 Monaten. FRANCILLON glaubt, daß die Befestigung mit der Schraubenplatte nach BOSWORTH so gut sei, daß bereits nach 3$\frac{1}{2}$—4 Wochen das Aufstehen erlaubt sei. Er hält das Frühaufstehen wegen des beträchtlichen Alters der Patienten für wichtig. Wir selber beginnen nach 4 Wochen mit Übungen, lassen die Patienten bald in das Wasserbad, halten aber mit dem Aufstehen bis etwa 2 Monate nach der Operation zurück. Schonung und Entlastung ist für etwa 4—6 Monate erforderlich; zuerst werden zwei Stockstützen, dann anschließend noch eine benutzt.

Die *Ergebnisse* der Abduktionsosteotomie sind günstig.

MCMURRAY bezeichnet sie als ausgezeichnet hinsichtlich der Schmerzbeseitigung, und mehr als 50% von der Beweglichkeit bleibe erhalten. MCFARLAND sah bei 300 Fällen keinen wirklich unzufriedenen Patienten; einzelne hätten noch etwas Schmerzen behalten. Die Nachuntersuchungen hätten ergeben, daß das Gehen nicht ,,perfekt'', aber relativ gut sei, meist ohne Schmerz. Arbeitsfähigkeit sei im allgemeinen erhalten. FRANCILLON brachte den letzten Bericht. Die Gesamtzahl der operierten Fälle war 232; nachuntersucht wurden die ersten hundert Fälle. Die Ergebnisse (nach WEBER): 52,1% waren vom Ergebnis begeistert, 36,2% waren wesentlich gebessert (schmerzfrei außer bei Witterungswechsel), Mißerfolge 11,7%.

Diese werden auf Fehler der Operationstechnik zurückgeführt. So entstanden z.B. Pseudarthrosen. Als nicht geeignet für die Operation erwiesen sich die Fälle von Protrusio acetabuli und alter chronischer Polyarthritis.

Die Operation wird auch von PAUWELS empfohlen. Wir haben sie inzwischen aufgenommen.

C. Resektions- und Angulationsosteotomie nach MILCH (s. Abb. 699—702)

MILCH berichtete über diese Osteotomie bereits 1943, nachdem er die Operation fast 10 Jahre erprobt hatte.

BATCHELOR empfahl die Operation mit der Excision des Femurkopfes bei Ankylose und Osteoarthritis. GRUCA sprach über diese Operation auf dem Kongreß der SICOT 1946. HACKENBROCH hat sich gleichfalls mit dieser Operation befaßt. Der weitere Ausbau der Operation erfolgte durch CHARRY-Paris. Er gab einen ausführlichen Bericht 1960 in Rom.

Die Operation hat zwei Aufgaben:

1. die Schmerzen im Hüftgelenk zu beseitigen, das geschieht durch die Resektion von Hüftkopf und Schenkelhals; und

2. die Stabilität in der Hüfte wiederherzustellen, dazu dient die Winkel- (Angulations-) Osteotomie. Ein langer Entwicklungsgang war nötig, bis das Ziel für gleichmäßig gute Behandlungsergebnisse erreicht war (MILCH). Die Bestimmung des ,,Postosteotomie-Winkels'' hat eine entscheidende Bedeutung. Von seiner richtigen Wahl hängt es ab, ob wirklich eine gute Unterstützung des osteotomierten Femur gegen das Becken gewährleistet wird oder nicht. Dieser Inklinationswinkel wird an Hand einer guten Beckenübersichtsaufnahme bestimmt. Diese muß symmetrisch angefertigt sein. Verdrehungen des Beckens bedingen Fehlerquellen bei der Messung. Kontrakturen erschweren die Messung.

Die Abb. 699 erläutert die Messung des Inklinationswinkels. Eine quere Linie ist zwischen zwei homologen Punkten der a.p.-Aufnahme des Beckens gezogen. Ein Lot wird von dem Schnittpunkt der queren und schrägen Linie zu der queren gefällt. Die schräge Linie ist das Maß der Inklination der äußeren Beckenbegrenzung.

Die Höhe der Osteotomie ist durch die quere Linie bestimmt. Von dem Punkt, wo die quere Linie die mediale Corticalis des Femur schneidet, wird eine Linie abwärts an der medialen Seite vom Femur und eine weitere aufwärts als Tangente zum Hüftkopf bzw. zu dem am meisten nach medial vorspringenden Teil des oberen Femurendes gezogen. *Der nach einwärts offene Winkel, der von diesen zwei Linien gebildet wird, ist der ,,Postosteotomie-Winkel''.*

Die Fixierung geschieht mit einer Platte, die aus zwei Teilen besteht, aus einem Flügel, der in das proximale Fragment kommt, und aus einer Platte mit Schrauben für die Fixierung des distalen Fragmentes.

Das Bein wird nach der Osteotomie in Abduktion fixiert. Es ist bei *einseitig Operierten mit einer Verkürzung von 3 cm* zu rechnen. Wenn kein kompensatorischer Ausgleich von der Gegenseite möglich ist, ist diese durch eine Schuherhöhung auszugleichen.

Technik. Schnitt seitlich außen. Er ist von McMurray als ilio-femorale Incision nach Watson-Jones bezeichnet. Er geht von der Spina iliaca ant. sup. leicht bogenförmig abwärts zur Außenseite des Oberschenkels. Die Schnittführung entspricht der unseren für die Hüftarthrodese (s. Abb. 713). Man geht nach der Spaltung der Fascia lata stumpf zwischen den kleinen Glutäen und dem M. tensor fasciae in die Tiefe. Das Arbeiten mit einem Präpariertupfer erleichtert die Trennung der Muskelgruppen. Die Trochanterspitze mit der Hüftgelenkkapsel wird freigelegt. Die Gefäße, die quer zum M. vastus lateralis hinüberziehen, werden doppelt unterbunden. Die Hüftgelenkskapsel wird vom Pfannendach abgelöst und lappenförmig nach unten

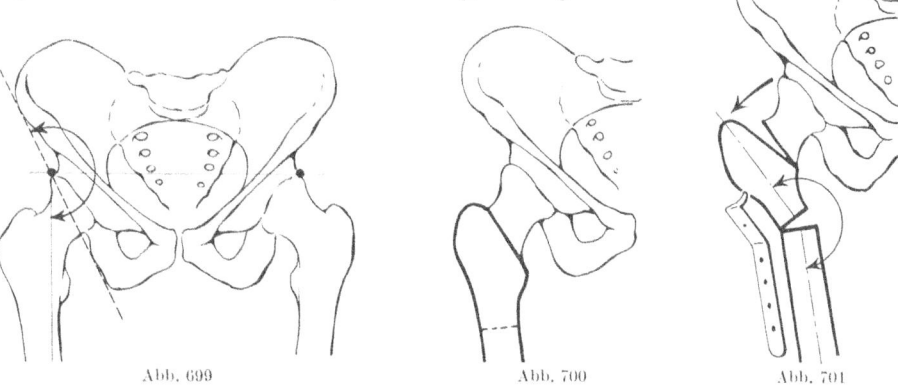

Abb. 699—702. Resektions- und Angulationsosteotomie nach Milch

Abb. 699. Bestimmung des Inklinationswinkels und der Osteotomien

Abb. 700. Die vorzunehmende Osteotomie ist eingezeichnet

Abb. 701 Der Schenkelhals ist reseziert. Die Osteotomie entsprechend den vorher bestimmten Werten eingestellt. Sie wird mit einer Metallplatte fixiert

zurückgeschlagen. Der Schenkelhals wird an seiner Basis mit zwei Knochenhebeln unterfahren und durchmeißelt. Der Hüftkopf wird zusammen mit dem Schenkelhals reseziert. Man erleichtert sich diesen Vorgang, indem man den Hüftkopf durch eine Außenrotations- und Flexionsbewegung aus der Pfanne luxiert. Der gestielte Gelenkkapsellappen wird über den Stumpf des oberen Femurendes hinübergeschlagen und vernäht.

Es ist wichtig, daß die Resektion des oberen Femurendes *ohne* Verletzung der Sehne des Iliopsoas durchgeführt wird. *Alle osteoarthrotischen Randwucherungen sind abzutragen.* Das Bett für die Fixationsplatte wird sodann an beiden Fragmenten vorbereitet. Der „Flügel" wird zuerst im zentralen Teil eingetrieben. *Erst jetzt wird die Schrägosteotomie in Form einer Bohrosteotomie vorgenommen.* Nachdem die vorher errechnete Winkelstellung in beiden Fragmenten gegeben ist und diese durch Röntgenkontrolle nach-

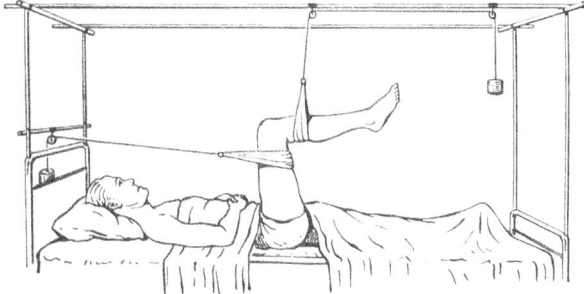

Abb. 702. Postoperative Lagerung des Patienten

geprüft ist, erfolgt die Fixierung der Platten mit Schrauben im peripheren Fragment. Schichtweiser Wundverschluß. Einlegen eines gefensterten Gummidrains für 48 Std. Druckkompressionsverband um das Hüftgelenk.

Lagerung. Rechtwinkelige Beugung von 90⁰ in Hüfte und Knie. Extension mit Schlinge am Oberschenkel mit 10—14 Pfund und am Unterschenkel mit 5 Pfund (s. Abb. 702).

Nachbehandlung. Sie ist von großer Bedeutung. Die Muskeln sind nach der Resektion zu lang geworden. Sie müssen sich erst allmählich den veränderten Verhältnissen anpassen. Aus diesem Grunde ist die Rechtwinkelflexion für die Lagerung gewählt. Diese Lagerung wird für 3—4 Wochen beibehalten. Nach dieser Zeit müssen Maßnahmen ergriffen werden, um die Neigung zu einer Beugekontraktur zu verhindern (Extension, aktives Hüftüberstrecken).

Aufstehen wird mit zwei Krücken schon nach 4 Wochen erlaubt, da Milch von der Zuverlässigkeit der Knochenfixierung überzeugt ist. Belastung erst nach 8 Wochen. Weiterhin sorgfältige krankengymnastische Nachbehandlung.

Ergebnisse. Milch gibt die Behandlungsergebnisse folgendermaßen an:

Vollständige Schmerzbeseitigung in 67%, eine wesentliche Besserung in 25% und eine genügende Beweglichkeit in mehr als 50% wurde erhalten.

Wir müssen hierzu sagen, wenn man die Resultate der Resektions- und Angulationsoperation mit denen der Adduktions- bzw. Abduktionsosteotomie vergleicht, so erkennt man, daß diese wesentlich besser sind.

Als *Komplikationen* werden angegeben:

a) Veränderung des gewählten Abstützungswinkels infolge mangelnden Haltes des Flügelanteiles im oberen Fragment. Die Ursache sei meist eine Osteoporose. Die *Gefahr der Pseudarthrose* bestehe.

b) Plattenbruch.

c) Ausbleiben der Konsolidierung. Sie verlangt eine Knochenspanimplantation.

d) Eine zu starke Winkelbildung verlangt eine Nachoperation zur Verringerung des Winkelgrades, um die relativ vermehrte Beinlänge zu verringern.

e) Infektion sei die übelste Komplikation. Sie verlangt die Plattenentfernung.

Funktionelle Ergebnisse. Der Gang bleibt in einer wechselnden Stärke hinkend. MILCH bezeichnet selbst dies als einen Nachteil seiner Operation. Er wird aber durch die relative Schmerzfreiheit wieder ausgeglichen. Wir haben die Resektions-Angulationsosteotomie nach MILCH so ausführlich besprochen, nachdem wir auf dem Internationalen Kongreß in Rom 1960 den Vortrag und Film von CHARRY-Paris gehört und gesehen haben. Es ist eine Operation, die man nur ernstlich in Erwägung ziehen soll, wenn bei Patienten im mittleren Lebensalter eine schwere Arthrosis deformans besteht, die sonst keine andere Möglichkeit als die Arthrodese zuläßt.

13. Hüftarthrodese

Alle Arthrodesenformen sind an der Hüfte möglich, die intraartikulären wie die par- und extraartikulären. Die Arthrodese kann als Anfrischungs-, als Verriegelungs- oder Bolzungsarthrodese gemacht werden. Die Bedeutung und der Wert der einzelnen Arthrodesenformen sind recht unterschiedlich. So ist die Anfrischungsarthrodese, die die ursprüngliche Form der Hüftarthrodese darstellt, heute weitgehend durch die Verriegelungsarthrodese ersetzt worden. Wenn man sie anwendet, wird man sich nicht den Vorteil entgehen lassen, noch zusätzlich eine Verriegelung mit einem Knochenspan oder einem Nagel dazuzunehmen.

A. Intraartikuläre Arthrodese

Strenggenommen ist jede Arthrodese als intraartikulär zu bezeichnen, bei der das Gelenk eröffnet wird. Aber es besteht in Wirklichkeit doch ein großer Unterschied, ob das Gelenk, wie das für die Anfrischungsarthrodese erforderlich ist, breit aufgeklappt wird und wobei außerdem der Hüftkopf temporär luxiert werden muß, oder ob wie bei der Verriegelungsarthrodese, das Gelenk lediglich an einer schmalen Stelle am oberen Hüftkopfpol aufgemacht wird.

a) Anfrischungsarthrodese

Die intraartikuläre Anfrischungsarthrodese hat durch die Ausbildung der Verriegelungsarthrodesen an Bedeutung verloren.

Die früheren Indikationen für die intraartikuläre Arthrodese waren eine schwere poliomyelitische Beinlähmung und eine stark schmerzhafte, vorzeitig deformierende Hüfterkrankung, die bei Patienten in jüngeren Jahren jeder konservativen Behandlung getrotzt hatte.

Die Frage der *Indikation* zur intraartikulären Arthrodese bei einer schweren *poliomyelitischen* Hüftmuskellähmung war stets verschieden beantwortet worden. Die eine Gruppe der Orthopäden hat diese Operation abgelehnt (z.B. R. JONES, FRITZ LANGE), während andere damit nur zurückhaltend waren (z.B. H. v. BAEYER, HAGLUND, WHITMAN). Das geschah aus der Erwägung heraus, daß die Kranken mit schweren Beinlähmungen doch den größten Teil des Tages sitzend verbringen und daß gerade das Sitzen durch die Arthrodese erschwert wird. Außerdem ist den Kranken oft doch nicht so viel geholfen, daß sie ganz ohne Apparat gehen können. Wollte man dies erreichen, so müßten Knie und Fuß auch noch versteift werden, d. h., es wird das Bein in einen starren Stecken verwandelt. FRITZ LANGE vertrat deshalb die Auffassung, daß man Operationen von derartig einschneidender Bedeutung für den Kranken, wie die

Hüft- und Kniearthrodese, erst in einem Alter ausführen dürfe, wenn die Kranken selbst über sich bestimmen dürfen, d.h. mit 21 Jahren. Auch nach dem Urteil von HOHMANN hat sich die Hüftarthrodese bei schweren Lähmungszuständen mit Recht nicht einbürgern können.

Eine andere Gruppe von Orthopäden hat den Wert der Hüftarthrodese bei Poliomyelitis höher eingeschätzt und hielt die Nachteile der Operation nicht für so groß, um die Operation zu verwerfen. Es waren unter anderen BIESALSKI, STOFFEL, VULPIUS. Auch GOCHT und A. LORENZ erkannten die Berechtigung der Hüftarthrodese an.

Nach GOCHT und DEBRUNNER ist die Indikation für die Arthrodese gegeben, wenn bei einer vollständigen oder fast vollständigen Hüftlähmung jeder Halt im Gelenk fehlt oder wenn schon eine paralytische Luxation entstanden ist. ALB. LORENZ will die Arthrodese auf die Fälle von Hüftschlottergelenken begrenzt wissen, bei denen wegen Schmerzen und Hinken das Gehen unmöglich ist. Es ist selbstverständlich, daß man, wenn man überhaupt eine Hüft- arthrodese bei schweren Beinlähmungen für angezeigt hält, diese bei doppelseitigen Lähmungen stets nur *einseitig* anwendet.

Das *Alter* zur Hüftarthrodese darf nicht zu früh angesetzt werden. Die Verknöcherung bleibt sonst aus, und eine schwere Adduktions- und Beugekontraktur entwickelt sich hinterher. Ist dies der Fall, so sind die Gelähmten schlechter daran als vorher. Früher wurden die Arthro- desen schon im 9.—10. Jahr (VULPIUS) oder vom 11.—13. Jahr (STOFFEL) ausgeführt. Wenn man ausnahmsweise glaubt, bei einem Gelähmten unter besonderen Verhältnissen, z.B. bei einem hochgradigen einseitigen Hüftschlottergelenk, zur Erfüllung von besonderen Berufs- wünschen ohne die Hüftarthrodese nicht auskommen zu können, so würden wir bis zum *16. Jahre* warten. Wenn man eine solche Operation vornimmt, soll sie auch zum Erfolge führen und nicht, wie das bei den Arthrodesen in jüngeren Jahren der Fall ist, ein zweifelhafter Eingriff sein, der nicht nur monate-, sondern selbst jahrelange Nachbehandlung (BIESALSKI) wegen des Kampfes gegen die Kontraktur verlangt, wenn die knöcherne Vereinigung ausbleibt!

Wenn wir einmal eine Arthrodese bei einer Hüftlähmung zu machen hätten, würden wir uns nicht mit der alten Anfrischungsarthrodese, wie sie von GOCHT, LORENZ, VULPIUS u. a. geübt wurde, begnügen. Diese Art der Operation bringt es mit sich, daß auch bei bester Technik und sorgfältigster Nachbehandlung, wie aus den Berichten in der Literatur (STEINDLER, STOFFEL) hervorgeht, Fehlschläge der Operation nicht zu vermeiden sind: Die knöcherne Vereinigung bleibt aus, und schmerzhafte Kontrakturen entstehen. Die Operation wird wesentlich erfolgs- sicherer, sobald man die einfache Anfrischung der Gelenkenden mit einer Knochenspanverriege- lung verbindet. Der Eingriff der Hüftarthrodese ist bei einer Hüftlähmung nicht so groß als in anderen Fällen, weil man wegen der fehlenden dicken Muskelschicht leicht an das Gelenk herankommt.

Wir glauben, daß heute auch von den Anhängern der Hüftarthrodese bei schwerer Hüft- muskellähmung die Indikation weiter eingeengt sein dürfte. Man findet als Indikationsgrund immer wieder die *paralytische* Luxation angegeben. Diese ist keine absolute Indikation für eine Arthrodese. Sie kann mit einer Pfannendachplastik, bei der zwei Knochenspäne, einer von vorn und einer von hinten, dachgiebelförmig angebracht werden, erfolgreich behandelt werden.

Die *zweite Indikation* für die Anfrischungsarthrodese waren stark schmerzhafte *deformierende Veränderungen* im Hüftgelenk, entweder bei einer primären vorzeitigen Arthrosis deformans oder bei einer sekundären, die z.B. nach einer unblutig eingerenkten Hüftverrenkung, bei einer angeborenen Subluxation oder auch nach schweren Gelenkverletzungen entstanden war. Nur Kranke der mittleren Jahre bei sonst gutem Allgemeinbefinden kamen bei der Größe des Eingriffes für diese Operation in Betracht.

Die alte Anfrischungsarthrodese verlangte eine viele Monate lange Ruhigstellung im Gips und eventuell sogar noch eine Apparatnachbehandlung, bis die einheitliche Verknöcherung der Gelenkenden und damit eine völlige Schmerzfreiheit eintrat. Die Zeit wird wesentlich ab- gekürzt, wenn die Anfrischungsarthrodese mit einer Verriegelung mit einem Knochenspan und einem Dreikantlamellennagel verbunden wird.

Der funktionelle Erfolg nach der Hüftarthrodese hängt davon ab, daß die richtige Stellung gegeben wird. Die günstigste Stellung ist eine leichte Abduktion von 170—175° und eine

Beugestellung von 160—150⁰. Bei einer stärkeren Abduktionsstellung wird der Gang unschön („Seemannsgang"), und bei einer zu geringen Hüftbeugestellung ist das Sitzen erschwert.

Technik der gewöhnlichen Anfrischungsarthrodese (s. Abb. 703)

Lagerung. Seitenlage.

Schnitt. Bogenförmig zur Freilegung der Hüfte unter temporärer Abmeißelung der Trochanterspitze. Sie wird mit den daranhängenden kleinen Glutäen nach oben zurückgeschlagen. Die Spinamuskeln werden Z-förmig verlängert, und der M. rectus femoris wird mit einem langen stumpfen Einzinkerhaken zurückgehalten.

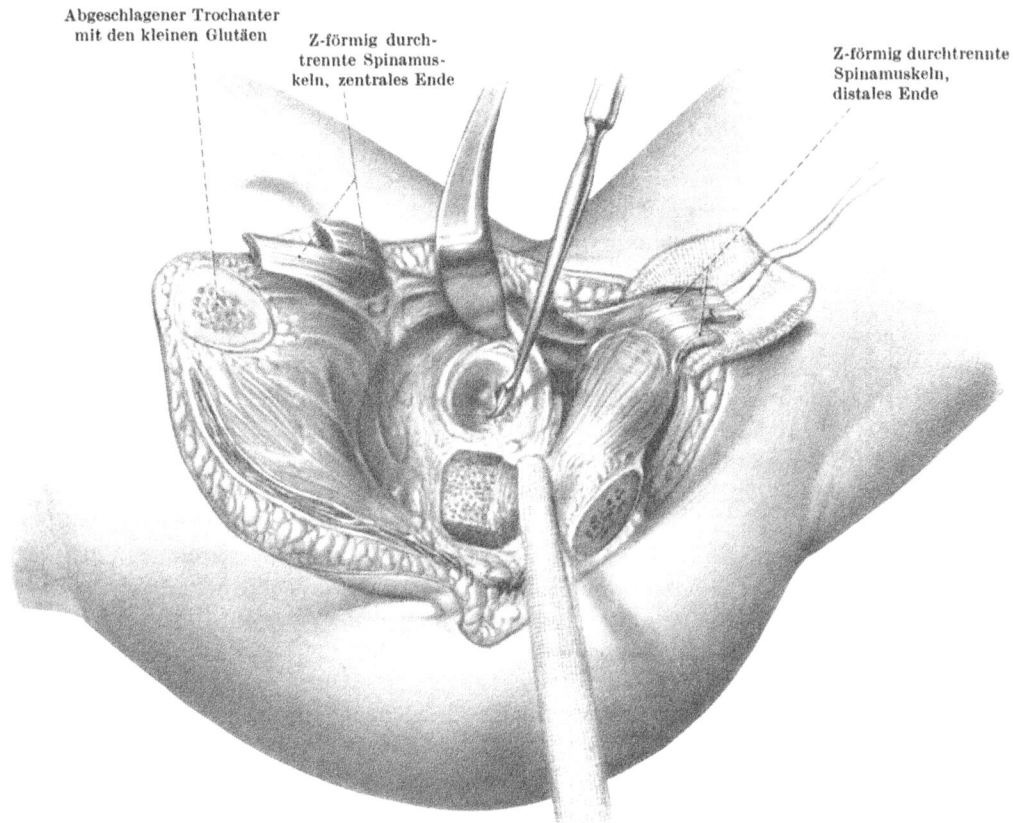

Abb. 703. Technik der gewöhnlichen Anfrischungsarthrodese der Hüfte. Der Hüftkopf ist würfelförmig angefrischt. Die Pfanne wird noch entknorpelt

Die Gelenkkapsel wird breit eröffnet, und der Hüftkopf wird luxiert. Er wird würfelförmig angefrischt, und die gleiche Form wird der Pfanne bei der Entknorpelung gegeben.

Reposition und feste Ineinanderstauchung der zurechtgerichteten Flächen von Hüftkopf und Pfanne. Sicherung der Stellung durch Kapselnaht.

Zurückschlagen und Wiedervereinigen der abgelösten bzw. durchtrennten Muskelteile einschließlich des abgeschlagenen Trochanter maior.

Ruhigstellung. Becken-Beingipsverband unter Mitnahme des gesunden Oberschenkels für 4 Wochen.

Nachbehandlung. Beim Gipsverbandwechsel wird der gleiche große Becken-Beingipsverband noch einmal für 6—8 Wochen angelegt. Dann Gipshose — *bis die Arthrodese klinisch und röntgenologisch fest ist.* Zeitdauer 5—8 Monate und länger!

Technik der Anfrischungsarthrodese in Verbindung mit einer Verriegelung mit einem Knochenspan oder einem Dreikantlamellennagel (s. Abb. 704 und 705)

Freilegung des Hüftgelenkes mit dem Schnitt von LEXER-MURPHY oder SMITH-PETERSEN in typischer Weise.

Lagerung. Sie ist bei der Eröffnung des Gelenkes von hinten Seitenlage, bei der von der Seite Rückenlage. Nach Eröffnung des Gelenkes Luxation des Hüftkopfes. Hüftkopf und -pfanne werden vollständig entknorpelt und dann wieder ineinandergestellt.

Zwei Möglichkeiten der *Verriegelung* sind gegeben:

α) Mit einem kräftigen Knochenspan

Während das Bein in der richtigen Stellung gehalten wird (leichte Abduktion, 160—150° Beugung und leichte Außenrotation), wird vom Trochanter maior am Schenkelhals entlang und durch den Hüftkopf zum oberen Pfannendach eine Nute herausgeschlagen. Ein solider Knochen-

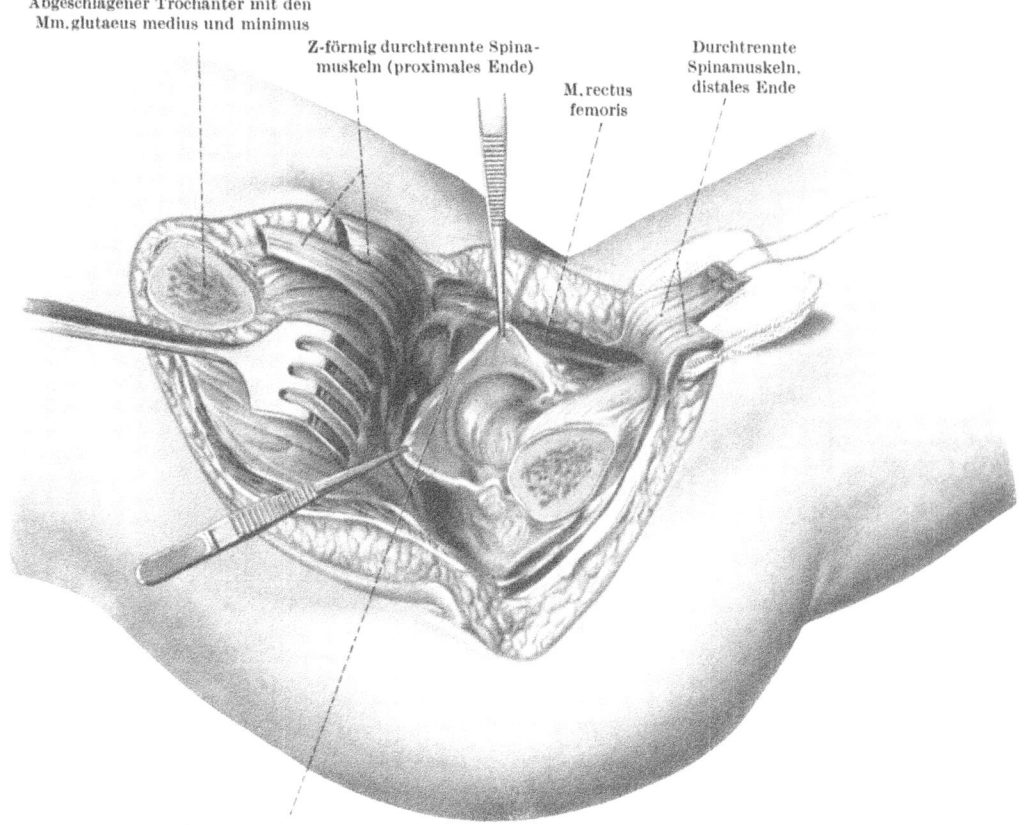

Abgeschlagener Trochanter mit den Mm. glutaeus medius und minimus

Z-förmig durchtrennte Spina-muskeln (proximales Ende)

M. rectus femoris

Durchtrennte Spinamuskeln, distales Ende

Entfaltete Hüftgelenkkapsel

Abb. 704 u. 705. Anfrischungsarthrodese der Hüfte in Verbindung mit einer Knochenspanverriegelung
Abb. 704. Nach Eröffnung der Kapsel ist das Gelenk bereits freigelegt

span, der genau in die Rinne paßt, wird eingesetzt. Er wird entweder der Darmbeinschaufel oder gleich dem oberen Femurende entnommen. Der Knochenspan muß so fest sein, daß er der Hüfte einen guten primären Halt gibt.

β) Mit einem Dreikantlamellennagel und einer Knochenplombierung am oberen Pfannenrand

Ein Dreikantlamellennagel wird von außen her in typischer Weise nach vorheriger Einführung eines Richtungsdrahtes durch das obere Femurende so tief in das Becken eingeschlagen, bis der Nagel einen absolut festen Halt hat.

Zusätzlich wird, um die Verknöcherung anzuregen, ein Quadrant des äußeren Kopfpoles herausgeschlagen, an der gegenüberliegenden Stelle wird im Pfannendach ein entsprechendes Loch angebracht, und in dieses wird das herumgedrehte Kopfstück eingesetzt. Es wird mit einem Vorschlagstück noch fester eingefügt, bis es den äußeren Gelenkabschnitt völlig ausfüllt.

Ruhigstellung. Becken-Beingipsverband unter Mitnahme des Oberschenkels der Gegenseite.

Nachbehandlung. Gesamtdauer der Ruhigstellung im Liegegips etwa 3 Monate. Sie ist bei den weichen Knochen eines Poliomyelitikers wesentlich länger einzuhalten, als wenn die Arthrodese bei einer Arthrosis deformans gemacht wäre. Es ist noch anschließend eine Gipshose erforderlich.

b) Die Verriegelungsarthrodese

Die Verriegelungsarthrodese an der Hüfte hat in den vergangenen Jahrzehnten wesentlich an Bedeutung gewonnen.

Ihr *Indikationsgebiet* ist, ganz allgemein gesprochen, die Beseitigung von Schmerzen in der Hüfte zur Wiederherstellung einer ausdauernden, schmerzfreien Geh- und Stehfähigkeit.

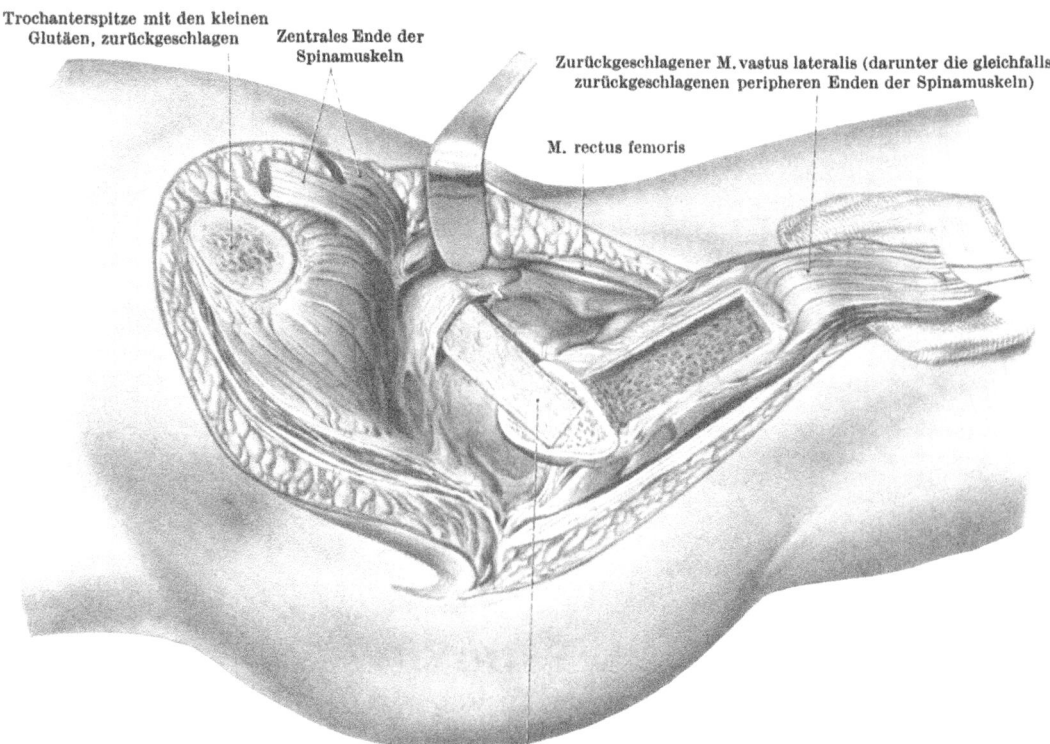

Abb. 705. Ein Knochenspan ist aus dem Femurschaft entnommen und vom Trochanter in eine Rinne entlang des Schenkelhalses und Hüftkopfes bis in die Gegend des oberen Pfannenrandes eingefügt

Die Operation wurde in verschiedenen Ländern der Welt aufgenommen und ausgebildet. In dem einen Land früher, in dem anderen später — so waren Wegbereiter für diese Operation in England WATSON-JONES, in Holland CHAPCHAL, VAN NEES und in Italien PUTTI sowie SCAGLIETTI.

Wir selber sind seit langen Jahren Anhänger der Verriegelungsarthrodese und haben uns bemüht, diese zu einer „*Standardoperation*" auszubilden (s. Abb. 706—711).

Die funktionellen Erfolge der ersten Hüftarthrodesen, die wir vor über 25 Jahren bei Patienten in mittleren Jahren ausführten, die den dringenden Wunsch hatten, von ihrem großen orthopädischen Apparat befreit zu werden, und bei denen alle konservative Behandlung ergebnislos gewesen war, waren in den Einzelfällen ausgesprochen gut. Das Bedürfnis bestand daher, diese Operation so auszubauen, daß sie für einen großen Kreis von Patienten auch in älteren Lebensjahren zu verantworten war.

Wir gingen seinerzeit von der Anfrischungsarthrodese aus, die mit einer Verriegelungsarthrodese mit einem Knochenspan verbunden wurde. Das war ein großer Eingriff. Eine monatelange Gipsfixierung war erforderlich, und dann mußte noch etwa für $^1/_4$ Jahr eine Gipshose getragen werden. Um den Eingriff kleiner zu gestalten, war der nächste Schritt, daß wir

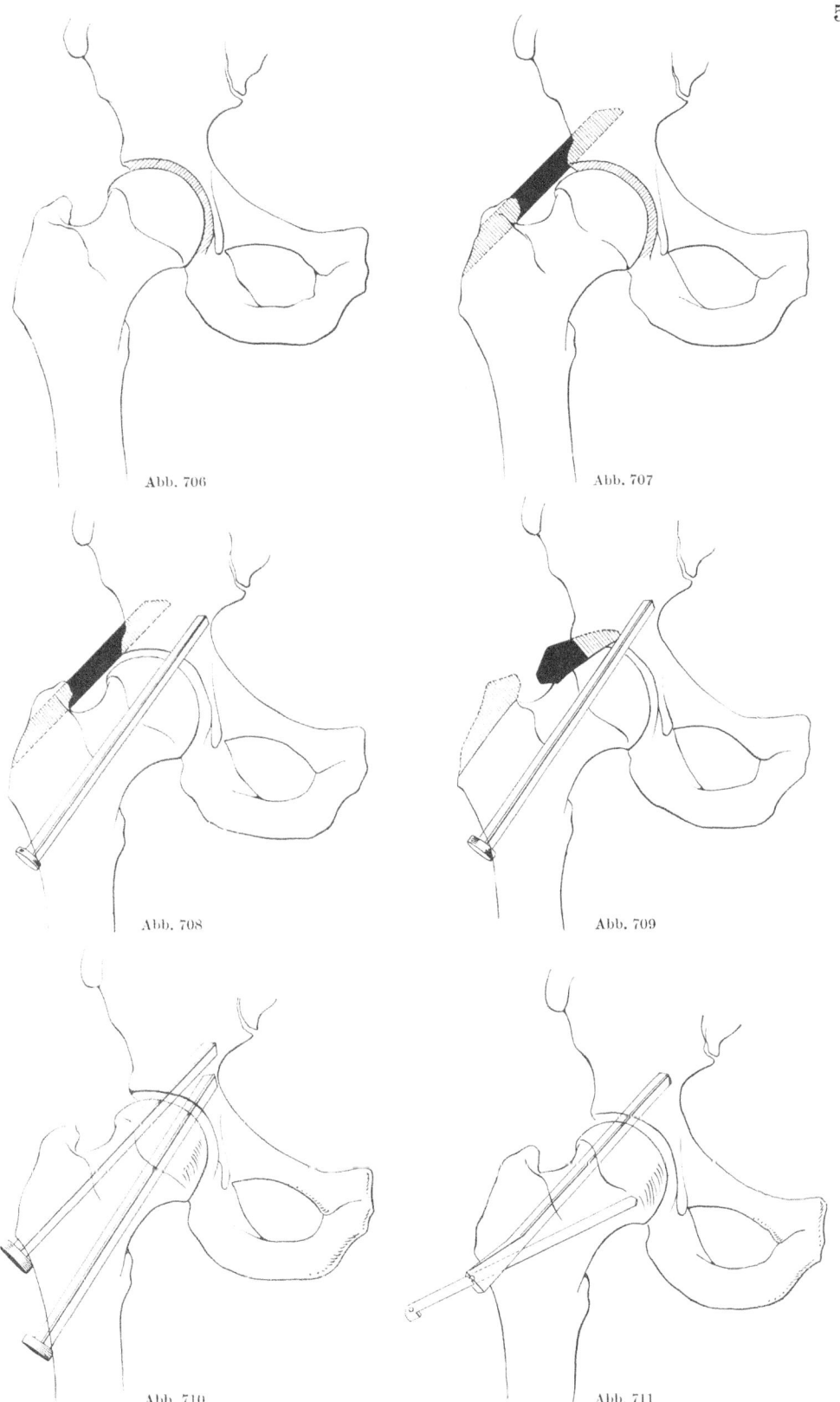

Abb. 706

Abb. 707

Abb. 708

Abb. 709

Abb. 710

Abb. 711

Abb. 706—711. Entwicklungsgang der Hüftgelenkarthrodese. Abb. 706. Einfache, gewöhnliche Anfrischungsarthrodese. Abb. 707. Zu der Anfrischungsarthrodese kam die Verriegelung mit einem Knochenspan hinzu. Abb. 708. Die Verriegelung wurde lediglich mit einem Knochenspan parartikulär gemacht. Zur Erhöhung des primären Haltes wurde ein Schenkelhalsnagel eingetrieben. Abb. 709. Auf die Verwendung eines großen Knochenstückes wurde verzichtet. Der primäre Halt wird durch den Dreikantlamellennagel gegeben. Die endgültige Verknöcherung wird durch ein Knochenstück, das dem Trochanter oder dem oberen Quadranten des Hüftkopfes entnommen ist, herbeigeführt. Abb. 710. Doppelverriegelung mit zwei Nägeln (verwendbar nur, wenn noch eine geringe Beweglichkeit in der Hüfte vorhanden ist). Abb. 711. Verriegelung des Hüftgelenkes mit dem Wittschen Doppelnagel

lediglich den äußeren Teil des Kopfpoles mit dem gegenüberliegenden Anteil der Hüftpfanne anfrischten, also das Gebiet, in dem der Knochenspan eingefügt wurde. Der große Gewinn war, daß die gesamte Anfrischung der Gelenkenden, die eine temporäre Luxation des Hüftkopfes erforderte, wegfiel. Der Nachteil blieb aber bestehen, daß ein großer, kräftiger Knochenspan genommen werden mußte, um das Gelenk zuverlässig zu fixieren. Weiterhin mußte noch die lange Gipsruhigstellung beibehalten werden.

Um auch diese abzukürzen und um die Verwendung eines gesondert genommenen Knochenspanes zu vermeiden, gingen wir zu der *Doppelverriegelung* über.

Der primäre Halt wurde dem Hüftgelenk durch einen Dreikantlamellennagel gegeben. Um eine endgültige, dauernde Verknöcherung zu erreichen, wurde zusätzlich die Verriegelung mit einem Knochenstück hinzugenommen. Hierzu war kein großer Knochenspan mehr nötig. Es

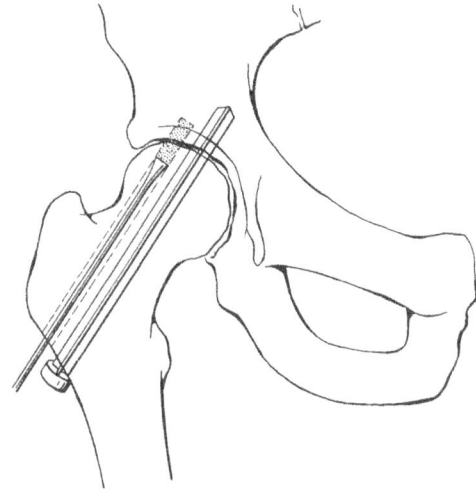

Abb. 712. Hüftarthrodese mit Dreilamellennagel und „Innen"-Verblockung. In einen oder zwei Bohrkanäle wird weicher Knochen eingepreßt

genügte ein relativ kleines Knochenstück. Es wird je nach der Lage der Verhältnisse entweder dem Trochantermassiv entnommen, oder es wird lediglich der äußere Quadrant des Hüftkopfes herausgeschlagen, entknorpelt, herumgedreht und über den alten Gelenkspalt in ein gegenüberliegendes Loch am Pfannendach eingesetzt.

P. PITZEN hat vorgeschlagen, an dem Übergang vom Hüftkopf zum Becken lediglich eine Plombierung mit weichem Knochen (MATTI) vorzunehmen. Er sah hiervon eine gute schnelle Verknöcherung. Es ist im Prinzip das gleiche Vorgehen wie unseres.

Das Verfahren der Doppelverriegelung der Hüfte mit einem Dreikantlamellennagel und der Plombierung des Gelenkes durch ein kleines Knochenstück ist das *Normalverfahren* für alle Hüftverriegelungen, mit Ausnahme der „alten" Patienten, geworden. Der Eingriff war so klein geworden, daß er den meisten Patienten in den mittleren und älteren Jahren zumutbar war. Die Hoffnung, auf einen großen Gipsverband verzichten und sich nur mit einer Fixierung in einer Gipshose begnügen zu können, war trügerisch. Die *Fixierung in einem typischen Becken-Beingips* unter Mitnahme des gesunden Oberschenkels erwies sich auch bei diesem Vorgehen als *absolut nötig*, nur die Zeitdauer konnte von 3—4 Monaten Liegezeit auf etwa 6 bis 8 Wochen, d. h. auf etwa die Hälfte, herabgesetzt werden.

Um den Eingriff der Arthrodese so klein als möglich und doch möglichst zuverlässig zu machen, haben wir noch die Kombination der Dreilamellennagel-Fixierung mit der *Innen-Verblockung* ausgebildet.

Das *Prinzip* ist: Es werden mit einem dünnen Bohrer ein oder zwei Bohrkanäle bis zum Gelenkspalt angelegt. — *Röntgenkontrolle*. — Der Gelenkknorpel wird im Bereich der Bohrkanäle zerstört. Weicher Knochen, entnommen vom Trochanter, wird durch die Bohrkanäle in den Bereich des Gelenkspaltes mit einem Stopfer hineingebracht und festgedrückt (s. Abb. 712).

Die Verknöcherung der Gelenkenden wird hierdurch angeregt. Das Verfahren ist nur geeignet für Fälle mit einer geringen Gelenkbeweglichkeit.

Das Bestreben war, den Segen der Hüftarthrodese, die zu einer vollen Schmerzfreiheit führte, auch alten Patienten mit einer Arthrosis deformans, denen der Lebensabend durch diese Erkrankung verbittert wurde, zugute kommen zu lassen. Das wurde erreicht durch die Ausbildung der *Doppelverriegelung mit einer doppelten Nagelung.*

A. N. WITT machte den Vorschlag, die zweifachen Nägel durch *einen Doppelnagel* zu ersetzen.

Die Konstruktion war so gewählt, daß nur für einen Nagel ein Führungsdraht benötigt wurde und daß der andere Nagel zwangsläufig in der vorgeschriebenen Richtung seinen Weg fand. Das wird dadurch erreicht, daß der zweite Nagel durch einen Führungsschlitz am äußeren freien Ende des eingeschlagenen Nagels eingelassen ist (s. Abb. 711).

Durch die Verwendung der Doppelnägel wird eine so gute Fixierung erreicht, daß jeder Gipsverband überflüssig sein sollte. Entweder ist die Doppelnagelung einwandfrei gemacht, dann ist ein absolut sicherer Halt dem Hüftgelenk gegeben, und jeder zusätzliche Verband erübrigt sich, oder die Nagelung war technisch nicht gut, dann wird dieser Fehler durch keine zusätzliche Gipsfixierung wieder ausgeglichen. Die *Fehlerquelle* bei der *Doppelnagelung* liegt bei einem Teil der Fälle darin, daß bei osteoporotischem Knochen die Nägel sich leicht lockern und daß Resorptionszonen um die Nägel entstehen. Die erwartete sekundäre Verlötung des Gelenkes bleibt aus.

Die **Indikation** zu der Hüftverriegelung ist bei *jeder einseitigen Arthrosis deformans* gegeben, unabhängig von ihrer Ätiologie, also ebenso bei der „primären idiopathischen, konstitutionellen" Arthrosis deformans ohne und mit Überlagerung durch eine Infektarthritis, wie bei einer sekundären Arthrosis deformans infolge einer angeborenen Dysplasie des Hüftgelenkes, bei einer Subluxation oder bei den Folgezuständen einer alten angeborenen, in der Kindheit behandelten Hüftverrenkung. Schließlich ist die Hüftverriegelung genau so gerechtfertigt bei den Schmerzen, die infolge einer sekundären Arthrosis deformans nach alten Hüftgelenkverletzungen entstehen, wie bei alten Pfannenbodenbrüchen oder bei den aseptischen Kopfnekrosen nach Schenkelhalsfrakturen und auch nach der Abduktionsosteotomie nach McMurray, wenn diese zu einem schlechten Ergebnis geführt hat (Watson-Jones).

Das **Alter** spielt für die Vornahme der Hüftarthrodese keine wesentliche Rolle. Das Entscheidende ist, was der Patient will und welche Berufsanforderungen an ihn gestellt werden. Die untere Grenze der Arthrodese möchten wir in den Zwanzigerjahren ansetzen, die obere etwa mit dem 70. Jahr.

Wir haben eine ganze Reihe von Patienten in der zweiten Hälfte der Sechzigerjahre operiert, die den Eingriff gut überstanden haben. Der Eingriff ist heute so klein geworden, daß man ihn auch ohne weiteres bei älteren und alten Patienten vornehmen kann.

Eine besondere Rolle für die Indikation spielt das *Geschlecht*. Bei jungen Mädchen und Frauen soll man mit der Arthrodese zurückhaltend sein und hierzu nur raten, wenn die Patientinnen den Nachteil, den die Arthrodese für sie bedeutet, voll ausgeglichen sehen durch die erhöhte funktionelle Leistung im Gehen und Stehen.

Eine absolute Voraussetzung für die Vornahme einer Hüftversteifung wegen einer Arthrosis deformans ist, daß es sich um eine *einseitige* Erkrankung handelt. Bei einer doppelseitigen Erkrankung muß zumindest auf der eine Seite der Versuch einer Arthroplastik gemacht werden (s. d.). Außerdem mußt die Beweglichkeit im Kreuz gut sein!

Technik der Hüftverriegelung

α) Hüftverriegelung mit Knochenspan und Nagel (s. Abb. 713—717)

Material. Als Knochennagel zur Fixierung werden die Dreikantlamellennägel (Smith-Petersen oder Böhler, in Sonderfällen der Arthrodesennagel nach Küntscher) benutzt.

Vorbereitung. Wenn eine Adduktionskontraktur besteht, wird diese nach subcutaner Tenotomie der Adductoren ausgeglichen.

Lagerung. Auf einem Extensionstisch in leichter Hüftbeugung, geringer Außenrotation und 170° Abduktion. Der Fuß ruht in dem Extensionsgestell lose, ohne daß der Zug in Tätigkeit gesetzt ist. Knie und Hüfte werden durch einen besonderen, unter das Knie gestellten Tisch in der vorschriftsmäßigen Beugestellung gehalten. Das Abdecken erfolgt erst, nachdem man sich von der einwandfreien Stellung in der Hüfte überzeugt hat.

Hiernach neue Röntgenaufnahmen.

Schnitt an der Außenseite des Oberschenkels, gut handbreit unterhalb des Trochanter beginnend und dann mit einem leicht S-förmigen Schwung nach vorn in Richtung der Spina iliaca superior anterior umbiegend.

I. Freilegung des oberen Femurschaftes und der Gegend des oberen Pfannendaches

Nach Durchschneidung der Fascia lata wird zügig die Muskulatur bis auf den Knochen an der Außenseite des Femur hinauf bis zur Trochanterspitze freigelegt. Nach vorn wird präparatorisch vorgegangen. Nach Einschneidung der Fascia lata wird der vordere Rand des Glutaeus medius aufgesucht und der Übergang zum Tensor fasciae festgestellt. Dieser wird an seinem Übergang vom muskulären zum sehnigen Teil eingeschnitten. Nachdem die kleinen Glutäen an ihrer Ansatzstelle an der Trochanterspitze abgelöst sind, wird der Hautmuskellappen, der den Tensor fasciae und die kleinen Gluäen enthält, nach hinten oben geschlagen. *Schon liegt der Schenkelhals bis zum oberen Pfannendach frei.* Diese Freilegung ist in wenigen Minuten und meist ohne nennenswerte Blutung durchführbar.

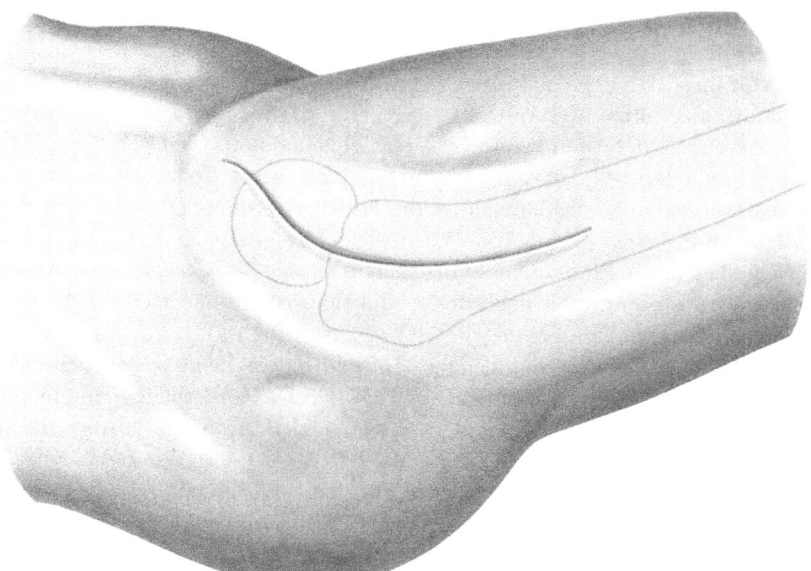

Abb. 713—717. Operationsgang der Verriegelungsarthrodese der Hüfte mit einem Knochenblock und einem Dreikantlamellennagel
Abb. 713. Schnittführung

II. Einführen des Richtungsdrahtes

Jetzt wird ein Richtungsdraht, eventuell unter Mitverwendung des Meßinstrumentes nach HERTEL, das auf die querverlaufende Crista trochanterica aufgesetzt wird, eingeführt. *Röntgenkontrolle.*

Im allgemeinen genügt *ein* Röntgenbild, da man sich leicht ohne weiteres bei der übersichtlichen Freilegung darüber orientieren kann, ob der Richtungsdraht auch wirklich vom Schenkelhals in den Hüftkopf eindringt. In zweifelhaften Fällen wird selbstverständlich noch eine axiale Aufnahme angefertigt.

Die *Richtungslinie* für den Richtungsdraht ist folgende: Sie geht durch das untere Drittel des Schenkelhalses hindurch und zieht in Richtung der Umbiegungsstelle der Linea terminalis des kleinen Beckens. Diese entspricht der Stelle des größten Querdurchmessers des Beckens, des Diameter transversa.

III. Herrichten des Bettes für die Knochenplombierung

Während das Röntgenbild im Schnellentwickler entwickelt wird, wird das *Hüftgelenk* am oberen äußeren Pfannenrand *eröffnet.* Die Gelenkkapsel, die meist stark verdickt ist, wird in einer Ausdehnung von zwei Querfingern breit excidiert. Der obere Hüftkopfpol ist hiernach frei sichtbar. Man überzeugt sich von der genauen Lage des Hüftgelenkspaltes noch einmal durch eine kleine Drehbewegung, die vom Knie aus getätigt wird. Der obere Pfannenrand wird besonders gut dargestellt, der Gelenkkapselansatz entfernt, die Weichteile werden mit einem scharfen Raspatorium um 2 cm zurückgeschoben und dann mit einem entsprechenden Haken gut zurückgehalten. Eine Knochenrinne wird vom Hüftkopf herüber in die gegenüberliegende Stelle des Beckens gebildet. Gleichzeitig wird das *Knochenstück*, das über das Gelenk eingesetzt werden soll, entweder aus dem Hüftkopf oder vom Trochanter entnommen.

IV. Ausführung der Verriegelung

Nachdem man sich von der einwandfreien Lage des Richtungsdrahtes überzeugt oder dessen Lage verbessert hat, wird ein *Dreikantlamellennagel* tief in das Becken eingeschlagen. Erneute Röntgenkontrolle vor dem endgültigen Einschlagen des Nagels. Während die Aufnahme ent-

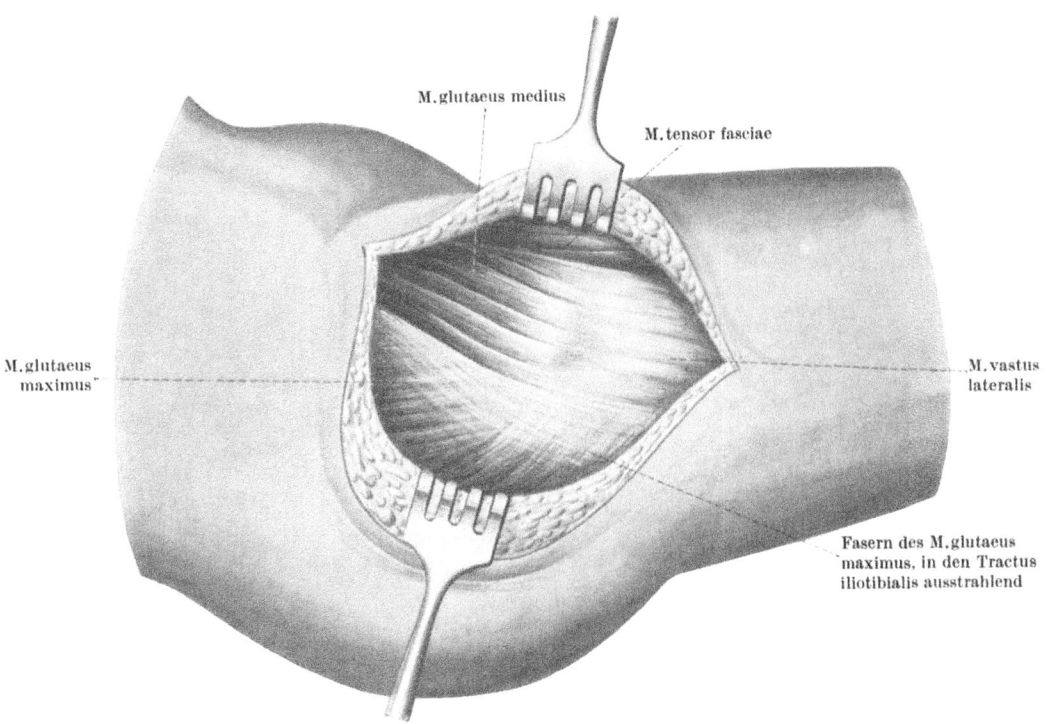

Abb. 714. Die Muskulatur ist freigelegt, zum Teil noch von der Fascia lata bedeckt

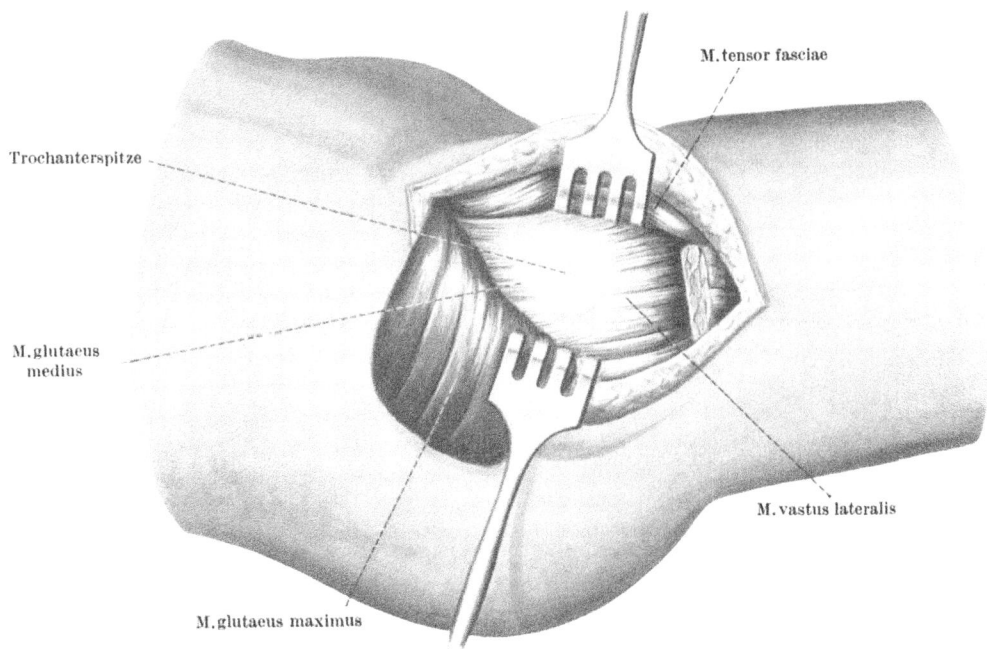

Abb. 715. Der M.glutaeus maximus ist mit der Fascia lata durchtrennt und nach hinten zurückgeschlagen. Die Trochanterspitze liegt frei, und die Muskelansätze sind gut zu verfolgen

wickelt wird, wird das Knochenstück in die Nute vom Hüftkopf hinüber zum Becken eingefügt. Das *Knochenstück* wird mit dem Vorschlagstück fest eingeschlagen.

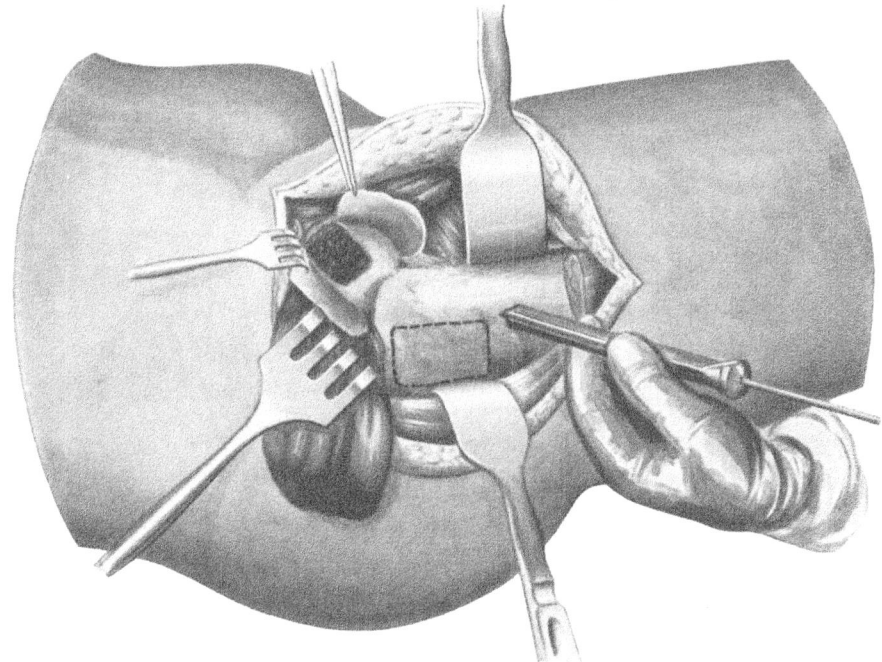

Abb. 716. Das Hüftgelenk ist freigelegt. Eine Nute im Hüftkopf hinüber zum Pfannendach ist gebildet. Die Stelle, aus der der Knochen vom Trochanter genommen werden soll, ist gestrichelt gezeichnet. Der Dreikantlamellennagel ist nach der Voreinführung des Richtungsdrahtes zum Einschlagen angesetzt

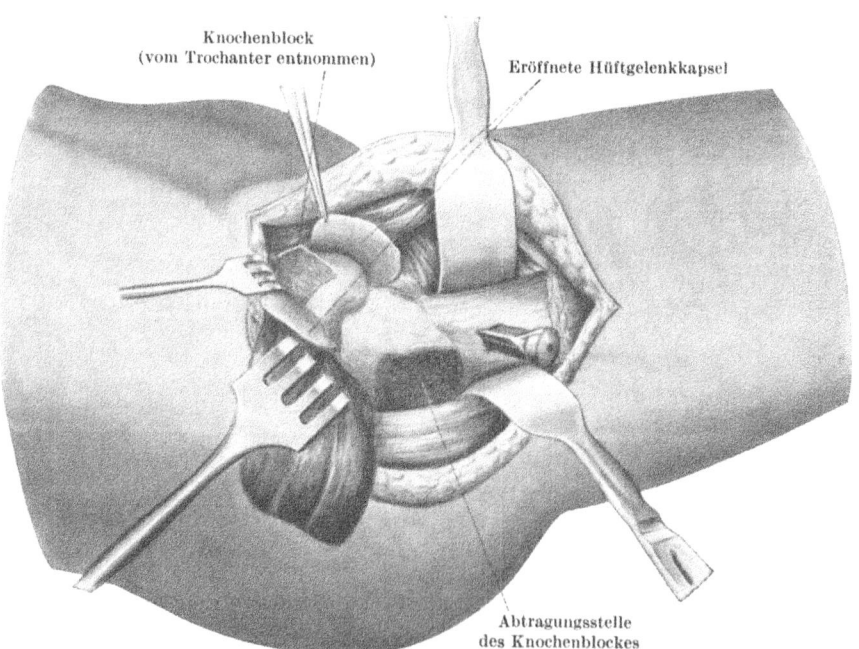

Abb. 717. Die Verriegelungsarthrodese ist praktisch vollendet. Der Dreikantlamellennagel ist bis auf einen kleinen Rest eingeschlagen. Der Knochenblock liegt in der Nute vom Hüftkopf zum Pfannendach

Auf Grund des Röntgenbildes endgültiges Einschlagen des Dreikantlamellennagels und Schlußröntgenaufnahme. Zurückschlagen der Weichteile und schichtweiser Wundverschluß.

Ruhigstellung. Becken-Beingips unter Mitnahme des gesunden Oberschenkels.

Nachbehandlung. Nach 6 Wochen Gipshose, Aufstehen. Dauer des Tragens der Gipshose 3—4 Monate.

β) Operation der kombinierten Hüftverriegelung mit Nagelung und innerer Verblockung

Es waren zwei Gründe, diese Operation auszubilden. Es hatte sich gezeigt, daß auch bei Hüftgelenken, die nur noch eine geringe Beweglichkeit hatten, die Gefahr bestand, daß nach einer einfachen Fixierung des Hüftgelenkes mit einem Nagel die Dauerergebnisse nicht gut waren. Es bildeten sich Resorptionszonen um den Nagel und die erhoffte knöcherne Versteifung des Gelenkes blieb aus. Außerdem bestand der Wunsch, für alte Patienten eine möglichst einfache Operation zu haben. Wir haben deshalb das Verfahren der inneren Verblockung in Verbindung mit der Nagelung ausgebildet. Auch KÜNTSCHER hat ein solches Verfahren angegeben.

I. Operation der kombinierten Hüftkopfverriegelung mit Schenkelhalsnagelung und innerer Verblockung

Schnitt. Wie bei der Schenkelhalsnagelung. Es wird zunächst in typischer Weise die Verriegelung des Hüftgelenkes mit dem Schenkelhalsnagel vorgenommen. Anschließend wird parallel zu dem Schenkelhalsnagel in einer Entfernung von 1—1,5 cm — meist medial davon — mit einem dicken Bohrer ein Bohrkanal bis zum Gelenkspalt angelegt. Die Länge wird vorher genau ausgemessen. Wenn der Bohrer genügend tief eingeführt ist, *Röntgenkontrollaufnahme*. Hiernach noch weiteres Vorbohren um 1 cm. Der Bohrer wird entfernt und aus dem Trochantermassiv wird weicher Knochen in den Bereich des Gelenkspaltes eingefügt. Er wird mit dem „Stampfer" fest hineingestoßen (Abb. 712).

Ruhigstellung. Da es ein Gelenk mit nur geringer Beweglichkeit war, kann, wenn der Knochennagel gut sitzt, auf eine Gipsfixierung verzichtet werden.

Nachbehandlung. Aufstehen ist nach Abschluß der Wundheilung nach 2 Wochen erlaubt. Die Erfolge sind überzeugend.

II. Arthrodese mit der kombinierten Schenkelhalsnagelung und gleichzeitiger intraarticulärer Anfrischung nach KÜNTSCHER (Abb. 718—721)

Schnitt. Großer Längsschnitt an der Außenseite des Oberschenkels von der Trochanterspitze nach abwärts ziehend. Nach Freilegung des Knochens werden die Knochenhebel um den Femurschaft herumgeführt. Die Stelle für die Einfügung des großen Nagels nach KÜNTSCHER liegt etwa 5 cm tiefer als die für den gewöhnlichen Schenkelhalsnagel. Ein Bohrloch wird mit dem Kronenbohrer angelegt. Dieses wird mit einem kleinen Hohlmeißel und Lüer so weit erweitert, daß der Küntscher-Nagel gut eingetrieben werden kann.

Es wird das Spezialinstrument von KÜNTSCHER (Abb. 721), mit dem die Gelenkflächen des Hüftgelenkes partiell zerstört werden sollen, vorgeschoben. Dieses Instrument hat eine Zentimetereinteilung, so daß man sich genau orientieren kann, wie weit das Instrument im Schenkelhals liegt und wann es den Gelenkspalt erreicht. Wenn man glaubt, daß der Gelenkspalt erreicht ist, *Röntgenkontrolle*. Ist die Lage richtig, werden durch Drehbewegungen am äußeren Griff des Instrumentes die sichelförmigen Messer am anderen Ende des Instrumentes in Tätigkeit gesetzt und es wird in einem Umkreis von etwa 1,5—2 cm der Gelenkknorpel zerstört. Nachdem dies geschehen ist, wird das Instrument zurückgezogen. Der große Küntscher-Nagel wird eingeschlagen.

Ruhigstellung. Fixierung mit einem Gipsverband erübrigt sich.

Nachbehandlung. Aufstehen nach Abschluß der Wundheilung ist möglich.

Wenn wir die beiden Verfahren innere Verblockung mit Einfügung kleiner Knochenteilchen, so wie wir es ausgebildet haben, mit dem Verfahren von KÜNTSCHER gegenüberstellen, so ist folgendes zu bemerken:

Es wird durch den großen Küntscher-Nagel ein besonders guter Halt gegeben, aber weil die Einschlagstelle des Küntscher-Nagels im Bereich des Femurschaftes liegt, ist die nicht unbeträchtliche Gefahr einer Fraktur an dieser Stelle gegeben. Wir haben diese erlebt schon in den ersten zwei Wochen nach der Operation aber auch später, als die Patienten, glücklich über die schmerzfreie Gehfähigkeit, nach Hause gegangen waren. Wir glauben, man soll deshalb das Verfahren von KÜNTSCHER nur dort anwenden, wo es sich um kräftige, massive Knochen handelt, bei denen die Gefahr der Fraktur des Femurschaftes unwahrscheinlich ist.

γ) Hüftverriegelung durch Doppelnagelung

Vorbereitung und Lagerung (s. o.).

Schnitt nur an der Außenseite des Oberschenkels, von der Trochanterspitze nach abwärts ziehend. *Nur die Außenseite des Oberschenkelschaftes wird freigelegt.* Das eingestellte Richtungs-meßinstrument nach HERTEL wird auf die querverlaufende Crista trochanterica aufgesetzt, der Führungsdraht wird eingeführt, die Röntgenkontrolle wird gemacht. Nach der Röntgen-aufnahme wird *der erste Nagel eingeschlagen*, und anschließend wird der zweite Richtungsdraht eingeführt. Nachdem man sich über dessen Lage durch ein neues Röntgenbild überzeugt hat, erfolgt das *Einschlagen des zweiten Nagels*.

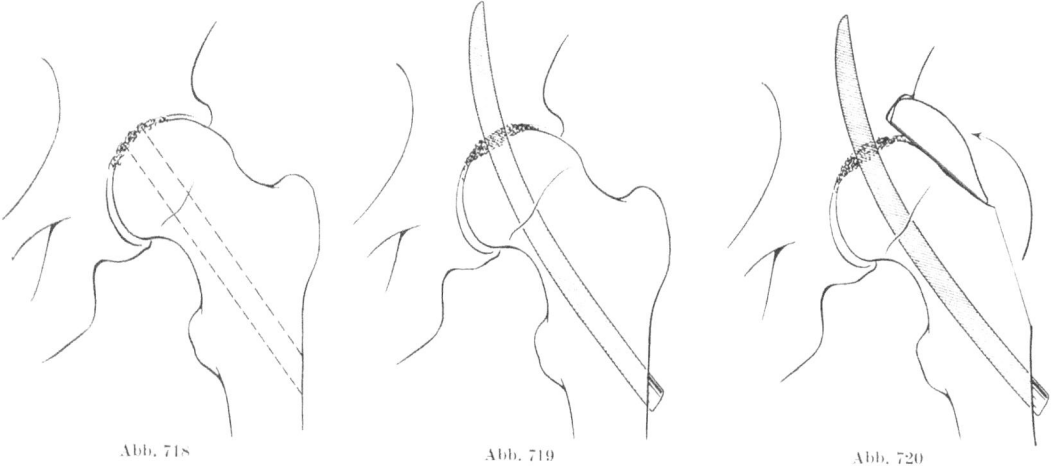

Abb. 718—721. Hüftarthrodese mit intraarticulärer Anfrischung nach KÜNTSCHER
Abb. 718. Das Lager für den Nagel und gleichzeitig zur Aufbohrung der Gelenkfläche ist angelegt
Abb. 719. Der große gebogene Nagel ist eingeschlagen
Abb. 720. Der Trochanter maior wird über den Gelenkspalt gelegt

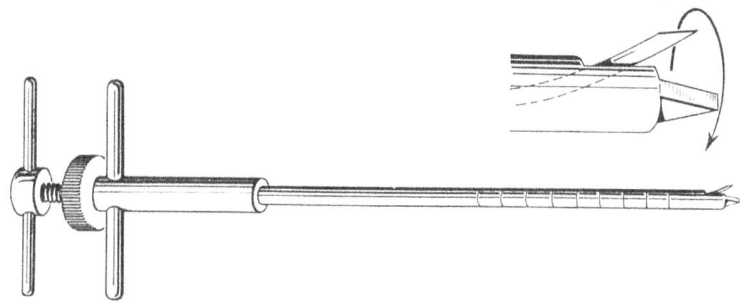

Abb. 721. Spezialinstrument nach KÜNTSCHER zur intraartikulären Aufbohrung der Gelenkfläche

Die *Lage* der Nägel muß folgende sein: Der untere Nagel geht entlang dem unteren Rand des Schenkelhalses, der obere entlang dem oberen. — Die Richtung des unteren Nagels ist, wenn möglich, auf die Umbiegungsstelle der Linea terminalis des kleinen Beckens zu. Ob die beiden Nägel parallel zueinander oder in einer leichten Winkelstellung eingeschlagen werden, hängt von der Form des Schenkelhalses und des Beckens ab.

Wenn man den Doppelnagel nach A. N. WITT zur Verfügung hat, ist es lediglich nötig, den oberen Führungsdraht einzuführen und sich über seine Lage zu orientieren. Nachdem der obere Nagel einen einwandfreien Sitz hat, wird durch den Führungsschlitz am äußeren Teil dieses Nagels der zweite Nagel in der vorgezeichneten Winkelstellung eingeschlagen.

Ruhigstellung. Lediglich Lagerung des Oberschenkels auf Sandsäcken in leichter Hüftbeugung, ein Gipsverband ist überflüssig.

Nachbehandlung. Nach Abschluß der Wundheilung, d. h. nach etwa 2—3 Wochen, ist das Aufstehen ohne jeden Gipsverband erlaubt.

Wir haben eine Zeitlang, als wir nicht in genügendem Ausmaße Dreikantnägel zur Verfügung hatten, den *Becker*-Nagel benutzt. Er hat für die Dauer nicht befriedigt. Er weicht beim Einschlagen über dem Führungsdraht leicht von seiner Richtung ab. Wenn der Knochen recht sklerotisch ist, wie z. B. am Pfannenboden, gibt er nach. Er verbiegt sich und dringt nicht so tief in das Becken ein, wie es wünschenswert wäre. — Außerdem haben wir bei späteren Nachuntersuchungen beobachtet, daß die Nägel sich noch nachträglich verbogen haben.

Es ist deshalb außerordentlich wichtig, daß man für die Hüftverriegelung gut gearbeitete Dreikantlamellennägel zur Verfügung hat. Wir verwenden die Nägel nach SMITH-PETERSEN wie nach BÖHLER. Damit eine wirklich solide Fixierung des Hüftgelenkes erfolgt, benötigt man Nägel mit einer Länge von 13—15 cm!

Eine *Adduktionskontraktur* in der Hüfte muß, um eine schnelle Verknöcherung der Arthrodese zu erreichen, unbedingt beseitigt sein. Dies geschieht:

a) *vor* Beginn der Arthrodesenoperation durch eine *subcutane Tenotomie* mit vorsichtigem Überführen des Beines in eine Abduktion von 170°;

b) *während* der Arthrodesenoperation durch *Abschlagen von Randwulstbildungen* am Hüftkopf, die die Abduktion des Beines verhindert haben,

c) *nach* der Arthrodesenoperation, bei der das Bein in der Hüfte in Adduktionsstellung belassen war. Nach Beendigung der eigentlichen Arthrodesenoperation wird schnell eine *subtrochantere Osteotomie* (zweckmäßig in Form einer Bohrosteotomie) angeschlossen (s. Abb. 90).

Als Dauer der Gipsfixierung sind wir im allgemeinen mit 4 Monaten ausgekommen. Es gibt aber auch Fälle, bei denen die Verknöcherung langsam fortschreitet, so daß die Fixierung auf 6 Monate ausgedehnt werden muß.

Komplikationen

Thrombose. Sie ist die relativ häufigste Komplikation. Sie tritt meist am gesunden Bein auf und geht von einer Unterschenkelvenenthrombose aus. Hochsitzende Beckenvenenthrombosen sind sehr selten.

Es ist gut, bei gefährdet erscheinenden Patienten am Bein der gesunden Seite einen Zinkleimverband anzulegen. Es ist ferner darauf zu achten, daß der untere hintere Rand des Oberschenkelgipses nicht zu eng ist, damit er keine stauende Wirkung ausübt. Da das nur bei einer „Gipshose", aber nicht bei einem ganzen Gipsbein möglich ist, haben wir es wieder aufgegeben, nach einer Hüftarthrodese nur eine Gipshose anzulegen.

Pneumonie. Sie ist eine seltene, aber gut zu beherrschende Komplikation.

Infektion. Es waren mit einer Ausnahme sämtliche Infektionen blande. Das Endresultat wurde hierdurch nicht beeinträchtigt.

Todesfälle. Die vereinzelten Todesfälle gehen fast ausschließlich auf Embolien zurück. Es ist kaum noch mit einem Versagen des Kreislaufes oder des Herzens bei der modernen Schock- und internistischen Behandlung zu rechnen. In den letzten 5 Jahren haben wir einen solchen Todesfall erlebt.

WATSON-JONES hatte bei 120 kombinierten Hüftarthrodesen bei Coxarthrosen keinen Todesfall erlebt, bei 14 Fällen, bei denen allein die kleine Operation der Hüftnagelung gemacht war, einen und bei der großen Operation der offenen Reduktion von alten traumatischen Hüftluxationen mit anschließender Arthrodese von 7 Patienten zwei verloren.

Ergebnisse

Unsere Einstellung zur Hüftarthrodese und deren hohe Bewertung wird nicht allgemein vertreten. Eine gleiche Auffassung wie wir nimmt auch A. N. WITT ein. Es soll deshalb, da auch im ausländischen Schrifttum die Zuverlässigkeit der Hüftarthrodesen so verschieden beurteilt wird, auf diese Frage noch besonders eingegangen werden.

STINCHFIELD und CAVALLARO berichten über 117 Patienten, bei denen eine „Hüftarthrodese" gemacht war. Die Zahl der Mißerfolge war 23%. Es ist bei dieser Statistik zu bedenken, daß die Patienten von verschiedenen Chirurgen nach uneinheitlichen Methoden operiert waren. Diese Statistik fand nach der Auffassung von WATSON-JONES eine falsche Auslegung, und so kam CHARNLEY 1953 zu der Behauptung von 43% Mißerfolgen, und APLEY sagte 1955, auf zwei Hüftarthrodesen käme ein Mißerfolg.

Wenn dieses zuträfe, dürfte man nicht in großer Zahl Hüftarthrodesen ausführen. WATSON-JONES und ROBINSON haben das Verdienst, in dieser Frage im anglo-amerikanischen Schrifttum

Klarheit geschaffen zu haben. Sie haben eine exakte, saubere Statistik von 120 nachuntersuchten Patienten vorgelegt, bei denen die Operation bis 20 Jahre, im Durchschnitt 12 Jahre, zurücklag. Voller Erfolg, d.h. knöcherne Ankylose, wurde in 94% erreicht, ein Ausbleiben der Verknöcherung in 6% festgestellt. Kein Todesfall trat ein.

WATSON-JONES hat beobachtet, daß die Nagelfixierung allein für eine zuverlässige Hüftarthrodese nicht ausreicht. Das entspricht auch unserer Erfahrung. Er bildete ein kombiniertes Operationsverfahren aus, das im Prinzip unserem entspricht.

Technik. Eröffnung des Hüftgelenkes von vorn mit dem Schnitt nach SMITH-PETERSEN. Intraartikuläre Arthrodese mit temporärer Luxation des Hüftkopfes. Nach Entknorpelung von Pfanne und Kopf Wiedereinstellung des Hüftkopfes in die Gelenkpfanne in leichter Beugung und bei genauer Adaption der Beinlänge.

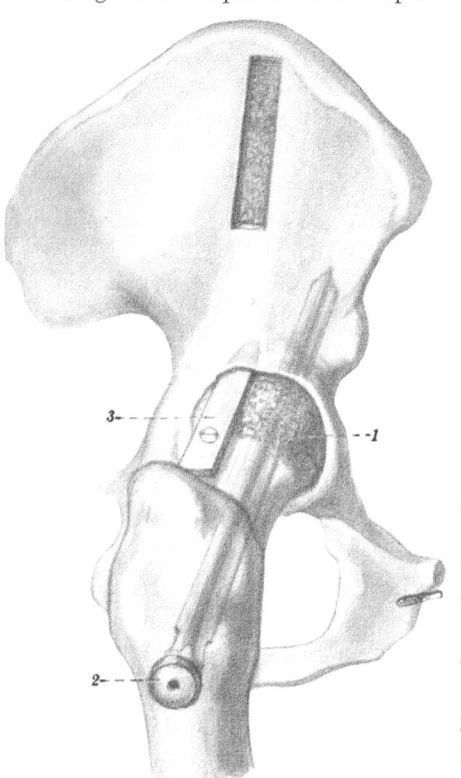

Einschlagen eines Dreilamellennagels über einen Kirschner-Richtungsdraht. Einsetzen eines Knochenspanes (dem Darmbein entnommen) vom Schenkelhals her in eine Nute im oberen Pfannendach, Verschraubung des Knochenspanes (siehe Abb. 722).

NILS LINDSTRÖM bestätigt die guten Ergebnisse mit der kombinierten Operation nach WATSON-JONES (1957) an 41 selbst operierten Fällen. Knöcherne Ankylose mit vollem Operationserfolg in 95%, Schmerzfreiheit in 97%. Ein Todesfall infolge Krebs.

Wir überblicken an Hüftarthrodesen eine Zahl von 700 Fällen.

Die Zahl der knöchernen Konsolidierungen war bei den ersten 500 Fällen über 90%. Diese hohe Prozentzahl wurde erst durch Nachoperationen erreicht. WATSON-JONES hat recht mit seiner Behauptung: *Es kommt nicht nur auf die Operationsmethode, sondern auch auf den Operateur an.* Die Zahl der Reoperationen war bei uns früher klein. Sie wurde bedauerlicherweise durch die Vielzahl der Operateure größer und ist durch entsprechende Gegenmaßnahmen wieder im Absinken.

Für den Eintritt einer guten ossären Ankylose ist eine *exakte Ruhigstellung* von großer Bedeutung.

WATSON-JONES erhebt die Forderung der Fixierung für 4 Monate. Der erste Gips ist ein Becken-Beinliegegips unter Mitnahme des Oberschenkels der Gegenseite. Der zweite Gips, nach etwa 4 Wochen angelegt, ist eine Gipshose, mit der die Patienten entlassungsfähig sind. Wir stimmen mit WATSON-JONES überein, daß eine Gipsfixierung von mindestens 4 Monaten erforderlich ist. *Jeder Versuch, die Fixationszeit herabzusetzen, führt zu einer Verzögerung der*

Abb. 722. Kombinierte Hüftarthrodese nach WATSON-JONES. Der Hüftkopf ist entknorpelt (*1*) (er war temporär luxiert). Ein Knochennagel ist von außen her in das Becken eingetrieben (*2*). Ein Knochenspan aus der Darmbeinschaufel ist über den Schenkelhals zum Hüftkopf und zum Becken eingesetzt (*3*)

Konsolidierung und zu einer Verschlechterung der Behandlungsergebnisse. Wir führen sogar die Liegegipsbehandlung für 6 Wochen durch. Der Hüftknochen ist bei alten Patienten oft relativ weich, die Stabilisierung, die durch die Nagelfixierung gegeben wird, ist dadurch nur relativ. Eine wirkliche Festigkeit tritt nur nach endgültiger Verknöcherung ein.

Es ist interessant, daß LINDSTRÖM auf jede Gipsfixierung nach der Operation von WATSON-JONES verzichtet. Er legt die Patienten nur exakt zwischen Sandsäcke. Er hatte etwa den gleichen Prozentsatz der Verknöcherungen wie WATSON-JONES. Wir glauben, daß eine solche Behandlung möglich ist bei einem relativ kleinen Operationsgut (in 8 Jahren 41 Fälle), wo der Operateur ständig selbst die Lagerung mehrmals täglich überprüft. LINDSTRÖM erlaubt schon *nach 6 Wochen das Aufstehen ohne Gipsverband.* Wir möchten das nicht zur Nachahmung empfehlen.

Die konsequente, ausreichend lange durchgeführte Gipsfixierung ist in einer großen Klinik unerläßlich. Sie sichert die zuverlässigen Behandlungsergebnisse.

Kniebeweglichkeit. Das Wiedererlangen einer guten Kniebeweglichkeit nach einer Hüftarthrodese ist außerordentlich wichtig. Nur so sind die Patienten in der Lage, sich selbst von hinten her ihren Schuh und Strumpf an- und auszuziehen. Sobald der große Liegegips entfernt ist, beginnt die intensive, systematische Behandlung für das Knie. Wenn die Fixierung im Bein-gips ausnahmsweise über 6 Wochen ausgedehnt werden muß, werden im Gips Gelenke ange-bracht, um Kniebewegungen und Muskelpflege zu ermöglichen. Kniebeugung über den rechten Winkel wird in mehr als 90% erreicht (s. auch bei WATSON-JONES). Wenn das Kreuz gleich-zeitig eine kompensatorische Beweglichkeit gestattet, ist selbständiges Strumpfanziehen leicht möglich.

Kreuzschmerzen. Sie sind nach einer Hüftarthrodese, bei der die Versteifung in einer richtigen Stellung gemacht war, selten und bleiben in geringen Grenzen. Nur wenige unserer vielen Pa-tienten haben darüber geklagt. Wenn Kreuzschmerzen nach der Hüftversteifung auftreten, so sind die Gründe hierfür: Das Kreuz war schon vor der Operation weitgehend steif, eine Regio lumbalis fixa, bestand. In anderen Fällen war eine zu starke Abduktion in der versteiften Hüfte gewählt worden. Dies war zum Teil bewußt geschehen, um eine beträchtliche Beinverkürzung auszugleichen. Das wirkt sich aber durch die Schrägstellung des Beckens ungünstig auf das Kreuz aus, und zwar auf beide Gelenke, die Articulatio sacro-iliaca und die Articulatio lumbo-sacralis. **Das Bein soll in der Hüfte in einer neutralen Stellung eingestellt werden** — Mittel-stellung zwischen Ad- und Abduktion. Ebenso wirkt sich auch eine zu starke Flexionsstellung ungünstig auf das Kreuz aus.

Auch J. J. HERBERT hält die kombinierte Hüftarthrodese mit Nagel und Knochenverblockung nach vorher-gehender Entknorpelung der Gelenkflächen für die *beste* Technik der Hüftarthrodese (1960). Er empfiehlt als *Stellung:* Flexion von 16⁰ und eine geringe Adduktion von etwa 5⁰ bei leichter Außenrotation. *Abduktion bedeute eine Begünstigung der Entwicklung von Kreuzschmerzen.*

Hüftschmerzen an der Gegenseite. Sie treten vor allem auf, wenn eine zu starke Abduktion bei der Arthrodese gegeben wird. Die relative Beinverlängerung führt zu einer Beckensenkung der Gegenseite mit einer Adduktionsstellung der Hüfte. Der obere Pfannenpol wird vermehrt belastet. Die Ausbildung einer vorzeitigen Arthrosis deformans infolge der Verschlechterung der statischen Belastungsbedingungen an dem gesunden Hüftgelenk ist zu befürchten. Auch FÜRMAIER wies auf diese Vorgänge hin.

Kreuzschmerzen wie Hüftschmerzen der Gegenseite nach einer Hüftarthrodese sind bei richtiger Auswahl der Hüfteinstellung weitgehend zu vermeiden.

Funktionelle Leistungsfähigkeit. Sie ist für die Dauer so gut wie bei keiner anderen Hüft-operation, die wegen einer schmerzhaften Arthrosis deformans gemacht wird. Der Gang bei jungen Mädchen und Frauen ist unauffällig, ohne Hinken, ohne Stock. Tanzen ist unbehindert möglich, und schwere Arbeit kann verrichtet werden. Viele Sportarten einschließlich Klettern im Gebirge und Hochgebirge sind bis in das Alter hinein möglich.

Ein gutes Beispiel für die große funktionelle Leistung, die ein Patient mit einer „Hüftversteifung" wieder erhält, ist einer meiner vor nahezu 25 Jahren operierten Patienten. Es hat ihm keine Schwierigkeiten gemacht, Dreitausender zu besteigen. Er war selbst auf dem Großglockner. Vorher trug er einen großen Schienenhülsenapparat und hatte Selbstmordgedanken.

Wir glauben, mehr ist bei der Behandlung einer stark schmerzhaften Hüfte, die nur noch ein geringes Gehen meist mit Stock ermöglichte, nicht zu verlangen. So manche temporäre Hänge-hüfte wird vielleicht nach temporärem Wohlbefinden später doch für eine Hüftarthrodese reif werden!

B. Modifikation der typischen Hüftarthrodese

a) Operation nach CHARNLEY

Prinzip der Operation. Nach temporärer Luxation des Hüftkopfes wird aus dem Acetabulum, und zwar durch den ganzen Beckenboden, ein Knochenzylinder herausgebohrt. Der Hüftkopf wird, nachdem er zylin-drisch abgefräst ist und in seiner Größe dem im Pfannenboden vorgebohrten Knochenkanal entspricht, in diesen eingestellt. *Eine künstliche zentrale Luxation wird geschaffen.* Der Trochanter maior stößt nach der Tiefeinstellung des Hüftkopfes an den oberen Pfannenrand.

Um die Hüfte vor einer Reluxation zu schützen, wird ein Steinmann-Nagel für „einige Tage" eingeschlagen. *Ruhigstellung.* Gipshose für 6 Wochen.

WATSON-JONES lehnt mit Recht diese Arthrodese ab. Sie ist unnötig kompliziert. Die Er-gebnisse sind schlecht.

Nach L. HUSSENSTEIN 50% stabile Ankylosen, 35% „fibröse" Ankylosen mit 15⁰ Beweglichkeit — von einer Arthrodese verlangt man eineVerknöcherung und nicht eine Beweglichkeit von 15⁰! — und 15% schlechte Ergebnisse mit Stockbenutzung.

Wir haben das Operationsverfahren nur aufgeführt und besprochen, um davor zu warnen.

b) Die Druck-Abspreizarthrodese

Die Druck-Abspreizarthrodese geht auf JOSTES u. ABBOTT (1926) zurück. ABBOTT und LUCAS berichteten summarisch über ihre Ergebnisse 1954. KIRKALDY-WILLIS und MBUTHIA (1952) brachten genau gegliederte Angaben. LINDEMANN und H. MAU teilten 1956 und 1960 ihre Erfahrungen über die Druckarthrodese mit.

Prinzip der Operation. Nach temporärer Luxation des Hüftkopfes werden der Schenkelhals und Hüftkopf zusammen mit der Gelenkkapsel reseziert. Die Gelenkpfanne wird entknorpelt und das Trochantermassiv angefrischt unter Anpassung an die Pfannenverhältnisse. Das coxale Femurende wird in starker Abduktion (von etwa 50⁰) bei leichter Beugung in die Pfanne eingestellt. *Der kräftige Muskelzug* der Adductoren soll die entknorpelten Knochenflächen am oberen Femurende und der Pfanne fest aufeinanderdrücken. Daher der Name Druckarthrodese. *Die Kompression bei dieser sog. Druckarthrodese besorgt also lediglich der Muskelzug* und nicht wie bei der echten Druckarthrodese eine Metallschraubenkraft mit doppeltem Spannbügel.

Eine zweite Operation ist nach 6—8 Wochen erforderlich. Ihre Aufgabe ist, durch eine Adduktionsosteotomie die übertriebene Abduktionsstellung wieder zu beseitigen.

Ruhigstellung. Becken-Beingips unter Mitnahme des Oberschenkels der Gegenseite nach beiden Operationen.

Sekundäre Stellungskorrektur der Abduktionsstellung ist noch einmal erforderlich. Es soll schwer möglich sein, infolge der Weichteilverkürzung sofort bei der Zweitoperation diese vollständig auszugleichen. Die Stellungskorrektur wird durch eine ein- bis zweimalige Gipskeilung vorgenommen.

Die Druck-Abspreizarthrodese war ursprünglich zur Behandlung alter Coxitiden vor allem bei Kindern und Jugendlichen angegeben. Später wurde die Indikation von ABBOTT ausgedehnt auf die Operation der Schenkelhalsplastik mit Endoprothesen, die einen Mißerfolg ergeben hatten, und auf die Operation der Hüftkopfnekrose und Schenkelhalspseudarthrose.

LINDEMANN und H. MAU unterscheiden bei ihrem Erfahrungsbericht zwei Behandlungsgruppen, die bei der tuberkulösen Coxitis und die aus anderer Indikation. Es liegt bisher erst der Bericht über die zweite Behandlungsgruppe vor. Die Indikation war gegeben nach Hüftkopfnekrosen, Schenkelhalspseudarthrosen, bei fehlgeschlagenen Hüftplastiken und vereinzelt auch bei schweren Coxarthrosen. Die Zahl der Fälle war 25. Die Nachuntersuchungen dieser Gruppe ergaben 9 Mißerfolge. Die Arthrodese war entweder selbst nicht fest, oder die Arthrodese und die Osteotomie waren nicht fest, oder es war an der Osteotomiestelle allein eine Pseudarthrose entstanden.

H. MAU glaubt, die Resultate seien *verbesserungsfähig*

a) durch eine gute, breite Spongiosaanfrischung am unteren und oberen Femurende;

b) durch eine bogenförmige Osteotomie statt einer linearen oder keilförmigen mit dorsalem Zugang zum Femur anstatt von lateral durch das alte Narbengewebe (wir glauben es gerne, daß man bei dem lateralen Vorgehen bei einer in Abduktionsstellung stehenden Hüfte in großer Tiefe operieren muß und daß dies schwierig ist);

c) durch ein früheres Umstellen zur Verringerung der Abduktionsstellung im Gips, anstatt nach Wochen nach Tagen, um die Gefahr der Pseudarthrosenbildung zu verringern.

Die Nachteile der Druck-Abspreizarthrodese sind die große Belastung durch die Komplikationen, die Größe des Eingriffes, das zweimalige Operieren, das Entstehen von beträchtlichen zusätzlichen Verkürzungen von etwa 4 cm sowie die lange Liegezeit in dem großen Becken-Beingipsverband für etwa 4 Monate mit der Gefahr der Knieversteifung, die dadurch heraufbeschworen wird. „Es war in keinem Fall das Gelenk wieder frei beweglich" (H. MAU). Wir möchten hier zum Vergleich die Kniebeweglichkeit nach den kombinierten Arthrodesen (siehe WATSON-JONES) anführen. In über 90% wird eine Kniebeweglichkeit von über 90⁰ erreicht.

Wir haben auch diese Operation besprochen, um die Schwierigkeiten dieser Methode klar vor Augen zu führen. Ihre Ergebnisse bleiben weit hinter denen der typischen kombinierten Arthrodese mit Fixierung durch einen Schenkelhalsnagel und Einfügung eines Knochenblockes zurück. Es kann auch bei dieser Arthrodese einmal Schwierigkeiten der Verknöcherung geben, auch kann einmal eine Nachoperation erforderlich sein. Aber diese Komplikationen sind verschwindend gering gegenüber denen der Druck-Abspreizarthrodese. Wir haben bei über 700 Hüftarthrodesen es niemals notwendig gehabt, diesen komplizierten Weg der Druck-Abspreizarthrodese einzuschlagen.

C. Extraartikuläre Arthrodese

Die Operation der extraartikulären Arthrodese bei der Coxitis tuberculosa ist bereits 45 Jahre alt. ALBEE führte 1915 die erste extraartikuläre Arthrodese sogar bei einer frischen Coxitis mit bleibendem Erfolg aus, und MARAGLIANO berichtete 1919 über vier operierte Fälle. BARON, HASS und KAPPIS teilten in den Jahren 1921 und 1922 ihre Operationsvorschläge für die extraartikuläre Hüftarthrodese mit. Die Operationsmethoden wurden im Ausland, namentlich in Amerika und Frankreich, vervollkommnet, und reiche Erfahrungen wurden gesammelt, während es in Deutschland um die Operation lange still blieb. So gab HIBBS schon 1928 seinen ersten Erfahrungsbericht über 150 operierte Fälle. Die Zahl der Veröffentlichungen im Ausland über die extraartikuläre Arthrodese der Hüfte, die in Amerika als „Fusion-Operation" bezeichnet wird, wurde groß (ALBEE, BUFNOIR, MATTHIEU u. WILMOTH, SORRELL u. DELAHAYE). Aus allen diesen Arbeiten geht hervor, daß durch die extraartikuläre Arthrodese bei der tuberkulösen Coxitis in der übergroßen Mehrzahl der Fälle (über 80%) eine knöcherne Verriegelung des Gelenkes und eine röntgenologische Ausheilung der Tuberkulose unter Ausbildung einer intraartikulären Verknöcherung erreicht wird. Die Dauer der Verknöcherung wird mit $3^1/_2$—18 Monaten und im Durchschnitt mit etwa 5 Monaten angegeben. Die röntgenologische Ausheilung der Tuberkulose darf allerdings nicht der anatomischen gleichgesetzt werden!

Wir durften bei der Knochen- und Gelenktuberkulose, solange es noch keine Antibiotica gab, nur von einer *klinischen* Heilung sprechen. Darunter ist völlige Beschwerdefreiheit, röntgenologisch einheitliche Knochenstruktur mit gutem Kalksalzgehalt und normale Blutsenkungsgeschwindigkeit zu verstehen. Diese wird durch die extraartikuläre Arthrodese bei der tuberkulösen Coxitis auch bei alten Fällen in einer erstaunlich großen Prozentzahl erreicht. Die Heilung tritt in Fällen ein, bei denen trotz vieljähriger konservativer Behandlung dieses Ziel nicht erreicht war. Es steht fest, daß durch die extraartikuläre Arthrodese die Behandlungsresultate der tuberkulösen Coxitis wesentlich verbessert wurden.

Die gesamte Behandlung der tuberkulösen Coxitis hat für jedes Lebensalter durch den Besitz der Antibiotica und Tuberkulostatica eine weitgehende Änderung erfahren. Wenn pararartikuläre tuberkulöse Herde im Pfannendach oder Schenkelhals röntgenologisch nachweisbar sind, werden diese auch bei Kindern operativ entfernt. Die Gefahr des Übergreifens der Infektion von einem ossären Herd auf das Gelenk wird dadurch weitgehend gebannt. Die primäre synoviale Form der Hüftgelenkstuberkulose verlangt intraartikuläre Injektionen von Tuberkulostatica.

Die Zahl der Fälle, die nach einer schweren tuberkulösen Coxitis für eine extraartikuläre Arthrodese heranstehen, wird eingeengt. Die scharfe Scheidung extra-, para- oder intraartikuläre Arthrodese hat an Bedeutung verloren. Man geht heute sogar bewußt in das Gelenk hinein, um einen tuberkulösen Herd auszuräumen. Man erwartet hiernach Erhaltung der Gelenksbeweglichkeit. In anderen Fällen schließt man sofort an die Herdausräumung, wenn die Gelenkszerstörungen schon fortgeschritten sind, die Arthrodese an.

Man soll bei Kindern mit der Arthrodese bei einer alten, schweren Coxitis zurückhaltend sein. Die Aussichten der Verknöcherung sind wenig günstig.

Die Angabe von SORREL ist sehr lehrreich, daß er unter den Kranken des Hospitals von Berc sur la Mère in den Jahren 1920—1930 unter 990 Fällen von kindlicher Coxitis nur 9mal und in den nächsten 3 Jahren auch nur 4mal operiert habe. Der Zeitpunkt war in jedem Fall das Endstadium der Coxitis.

Die Aussichten der Arthrodesenoperation in der *Adoleszenz* sind ausgesprochen gut. Man sollte, wenn mit der Erhaltung einer guten Gelenksbeweglichkeit nicht zu rechnen ist, nach Versagen der konservativen Behandlung bald die Operation vornehmen.

Die Arthrodese bei einer alten Coxitis des *Erwachsenen* wird noch immer eine häufige Indikation sein. Die Gründe hierfür sind: Es sind vielfach alte, bis in die Kindheit oder Adoleszenz zurückreichende Coxitiden. Sie waren nur temporär zur Ruhe gekommen und führten wiederholt zu Rezidiven. Ferner sind die Aussichten der auch modernen konservativen Behandlung für die tuberkulöse Coxitis beim Erwachsenen oft bescheiden. Man darf die Zahl der Dauer-ergebnisse dieser Behandlung nicht überschätzen!

Man war *früher* in der *Kontraindikation* strenger als heute. Als solche galten Abscesse, Fisteln, ein tuberkulöser Herd an einem anderen Gelenk oder an der Wirbelsäule oder auch eine tuberkulöse Erkrankung des Urogenitalsystems. — *Heute,* wo antibiotisch und tuberkulostatisch behandelt wird, eröffnet man Abscesse und räumt sie aus und sucht die Fisteln durch Entfernung tuberkulöser Sequester zum Schluß zu bringen. Wenn diese Vorbehandlung erfolgreich war, ist die Arthrodesenoperation mit guter Prognose vertretbar.

Die Arthrodese an der Hüfte war technisch gut rein *extraartikulär* ohne Eröffnung des Ge-lenkes möglich (s. Abb. 723 und 724). Man hat gute Erfolge damit erzielt. Man legt heute auf ein extraartikuläres Arbeiten keinen großen Wert mehr. Man operiert meist parartikulär und scheut sich selbst nicht, intraartikulär einzugreifen.

Für die *Technik* der *extraartikulären* Arthrodese sind eine ganze Reihe von Operationen angegeben worden. Sie beruhen im Prinzip auf zwei Operationsverfahren, auf der knöchernen Abstützung durch ein oder zwei kräftige Knochenspäne vom Trochanter maior zur Darmbeinschaufel (ALBEE, KAPPIS) (siehe Abb. 725) oder der Verschiebung des abge-meißelten Trochanter maior zum Becken oberhalb des oberen Pfannenrandes (HASS, HIBBS) (s. Abb. 726 und 727). Diese Ver-fahren sind im einzelnen modifiziert worden.

ALBEE und KAPPIS nahmen ein oder zwei Kno-chenspäne aus der Tibia, auch SORREL verwandte vielfach diese Methode. Die Tibiaspäne hatten den Nachteil, daß es gerade Knochenstreben waren, die der Gefahr eines Einbruches ausgesetzt sind und eine lange Zeit der Ruhigstellung verlangen, bis eine solide Verknöcherung eingetreten ist. Um dem ab-zuhelfen, schlugen MATTHIEU und WILMOTH vor, ein entsprechend großes Stück aus der Darmbein-schaufel herauszunehmen und zum Trochanter maior

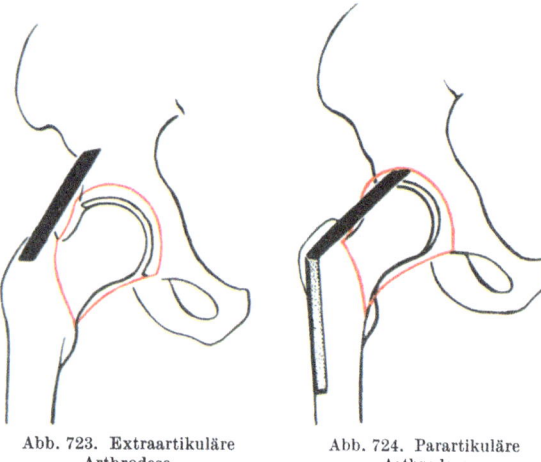

Abb. 723. Extraartikuläre   Abb. 724. Parartikuläre
Arthrodese   Arthrodese

herunterzuklappen (s. Abb. 728). Dieses Verfahren hat SORREL abgeändert. Er stemmt das Knochenstück am Trochanter maior nicht einfach in eine Rinne ein, sondern bringt es nach dem Abschlagen des Trochanter maior in eine breite doppelte Berührung mit dem Femur, indem der Trochanter maior noch über die Knochenlamelle aus dem Becken befestigt wird. GIRARD empfahl schließlich, den vorderen Teil des Darmbeinkammes mit der Spina iliaca anterior superior leicht bogenförmig abzumeißeln und dieses kräftige, von Natur aus schon gebogene Knochenstück in eine Doppelzwinge, die aus dem Knochen der Darmbeinschaufel und dem Tro-chanter maior gebildet wird, einzuzwängen.

HASS hatte ursprünglich die einfache Verschiebung des Trochanter maior bis zu einer Knochenkerbe oberhalb vom Pfannenrand angegeben. HIBBS benützte von jeher auch den Trochanter maior als Knochenbrücke, nahm aber gleichzeitig ein Knochenstück aus dem Femur-schaft mit, drehte das Ganze um 180° herum und fügte das untere Ende in das obere Pfannen-dach der Beckenschaufel ein.

Mit allen Verfahren sind dem Schrifttum nach gute Erfolge zu erzielen. Trotzdem sind die verschiedenen Methoden nicht gleichwertig. **Die Aussichten der Verknöcherung sind am zuverlässigsten, wenn ein ortseigener Knochen für die Verriegelung benützt wird** und wenn dieser Knochen unter Überbrückung einer möglichst kurzen Wegstrecke, vom Trochanter zur Becken-schaufel dicht oberhalb des oberen Pfannendaches, eingefügt wird. Außerdem ist der Eingriff bei diesem Verfahren am kleinsten. Diesen Anforderungen entsprechen in erster Linie die Operationsmethoden von HASS und HIBBS. Die einfache Operation von HASS ist vor allem für die Fälle von extraartikulärer Arthrodese angezeigt, bei denen der Zwischenraum zwischen dem Trochanter maior und dem oberen Pfannenrand nicht groß ist. Wenn die Entfernung weiter ist, so ist die Operation von HIBBS vorzuziehen, da man bei ihr ein beliebig großes Knochenstück zur Überbrückung zur Verfügung hat. Diese Operation kann man je nach der Wahl der Be-festigungsstelle am Becken ganz extraartikulär oder auch teilweise intraartikulär ausführen.

Man läßt *am Trochanter den Ansatz der kleinen Glutäen daran*. Die Gefäßversorgung bleibt teilweise erhalten, die Revascularisation geht relativ schnell vor sich und damit auch die gewünschte Verknöcherung.

Die Entnahme großer Knochenstücke aus der *Darmbeinschaufel* nach MATTHIEU u. WILMOTH sowie SORREL ist ein großer Eingriff, die Entnahme eines Stückes aus dem vorderen *Darmbeinkamm* nach GIRARD, das eine schnelle feste Verknöcherung verspricht, ist geringfügiger.

Die Verwendung eines *Tibiaspanes* hat für bestimmte Fälle auch wieder ihren Vorteil, weil man sich bei der ganzen Operation in einer beträchtlichen Entfernung vom erkrankten Gelenk einschließlich der Gelenkkapsel hält. SORREL bevorzugt diese Operationsmethode bei den Fällen von Coxitis bei Erwachsenen, bei denen die Entzündung noch im Gange ist. — Der Tibiaspan ist vor allem in den Fällen zu benutzen, bei denen der Knochen im Bereich des Hüftgelenkes relativ atrophisch ist. Ein kräftiger Tibiaspan gibt eine gute Stabilität und bietet gute Aussichten für eine feste Verknöcherung.

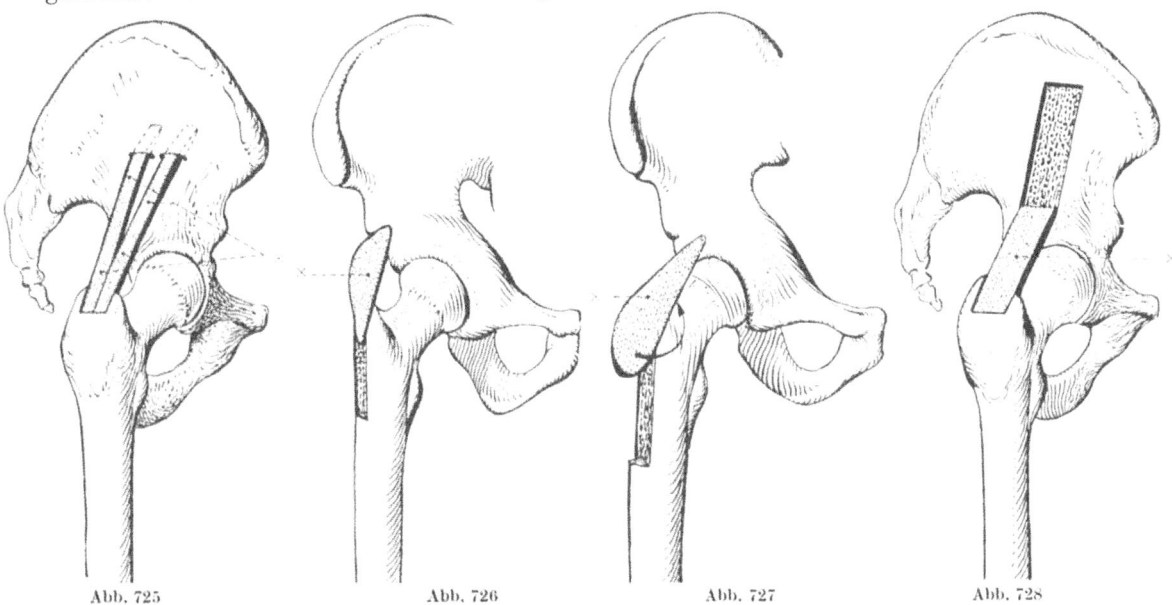

Abb. 725   Abb. 726   Abb. 727   Abb. 728

Abb. 725—728. Verschiedene Formen der extraartikulären Hüftarthrodese
Abb. 725. Nach ALBEE und KAPPIS (× Tibiaspäne). Abb. 726. Nach HASS (× einfach verschobener Trochanter maior).
Abb. 727. Nach HIBBS (× um 180° herumgedrehter Trochanter maior). Abb. 728. Nach MATTHIEU und WILMOTH (× aus der Darmbeinschaufel nach unten geschlagener Knochenspan)

Eine *neue Form der extraartikulären Arthrodese*, die von der bisher geübten vollständig abweicht, wurde 1941 von BRITTAIN angegeben. Die Versteifung des Gelenkes wird nicht oberhalb, sondern unterhalb der Hüfte vorgenommen. Sie wird im Gegensatz zur ilio-femoralen als **Ischio-femorale Arthrodese** bezeichnet.

Die Technik dieser Arthrodese ist schwierig. Der Vorteil ist, daß man sich ziemlich weit außerhalb eines tuberkulösen Krankheitsherdes an der Hüfte halten kann. BRITTAIN hat die Technik folgendermaßen angegeben:

Es wird zunächst ein *Führungsdraht* von der Außenseite des Oberschenkels etwa in Höhe des Trochanter minor schräg zum Os ischii geführt. Um sich über die Lage des Drahtes genau unterrichten und um leicht eine Korrektur vornehmen zu können, werden auf der Haut in Abständen von 1 cm Klipse angebracht.

Nachdem die Lage des Richtungsdrahtes einwandfrei ist, wird eine *schräge subtrochantere Osteotomie* im Bereich des Trochanter minor ausgeführt, und es wird von hier aus an dem Richtungsdraht entlang ein Meißel in Richtung auf das Os ischii eingeführt.

Nachdem man sich durch eine erneute Röntgenkontrolle über die richtige Lage des Meißels orientiert hat, wird an diesem Meißel entlang ein zweiter Spezialmeißel eingeführt. Dieser Meißel ist spekulumartig und ist durch eine Schraubenvorrichtung zu erweitern, so daß relativ leicht eine entsprechend große Öffnung am Os ischii gemacht werden kann. Nachdem der erste gewöhnliche Meißel, der als „männlicher" Meißel bezeichnet wird, herausgezogen ist, wird längs dem „weiblichen" Spezialmeißel ein *Tibiaknochenspan durch den Femurschaft hindurch in die Nute zum Os ischii* eingefügt. Während dieser Zeit wird das Trochantermassiv leicht nach oben gehalten.

Zum Abschluß der Operation wird das distale Fragment mit dem Femurschaft nach medial verschoben. Auf diese Weise wird eine gute Verklemmung und Abstützung des Knochenspanes erreicht.

Erfahrungen mit der ischio-femoralen Arthrodese nach BRITTAIN liegen durch die Mitteilungen von KNIGHT und BLUM, FREIBERG, LANGSTON u.a. vor.

BRITTAIN hat 1948 über eine Erfolgsserie von 95 behandelten Patienten berichtet, bei denen eine knöcherne Vereinigung in 80% erreicht war.

Wie die Mitteilungen in der amerikanischen Literatur von VAN GORDER und in der englischen von FOLEY im Jahre 1949 zeigen, geht der Gedanke der ischio-femoralen Arthrodese auf TRUMBLE zurück, der diese Operation bereits 1932 veröffentlicht hat.

Ein wesentlicher *Unterschied* besteht zwischen dem Vorgehen von BRITTAIN und TRUMBLE. Während BRITTAIN von der Seite her auf das Os ischii eingeht, hat TRUMBLE den *Zu-*

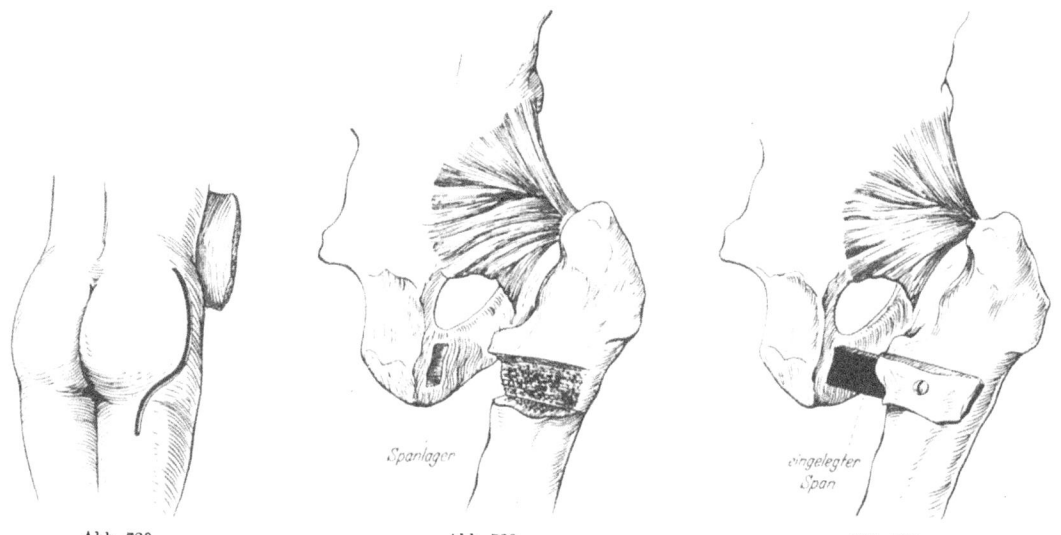

Abb. 729   Abb. 730   Abb. 731

Abb. 729—731. Technik der ischio-femoralen Arthrodese nach TRUMBLE und VAN GORDER. Abb. 729. Schnittführung (die Operation wird in Bauchlage durchgeführt). Abb. 730. Der Span kommt in eine Querrinne des Femurschaftes zu liegen und reicht hinüber bis zum Tuber ischii, wo er in einer Kerbe versenkt wird. Abb. 731. Der Span ist in sein Lager eingefügt. Er wird zusätzlich durch das abgehobene Knochenstück mit einer Schraube befestigt

gang von hinten gewählt. Das hat den Vorteil, daß das Operationsgebiet gut übersichtlich freiliegt und daß, da ein Arbeiten im Dunkeln vermieden wird, auch nicht mit dem Auftreten von schwer stillbaren Blutungen zu rechnen ist. Die Methode von TRUMBLE ist durch VAN GORDER weiter verbessert worden. Er legt den Knochenspan nicht hinter, sondern vor den N. ischiadicus. Das wird erreicht, indem bei der Operation der abgelöste M. glutaeus maximus mit dem N. ischiadicus nach medial zurückgehalten wird.

Die Operation der ischio-femoralen Arthrodese mit dem Zugang von hinten erscheint uns praktisch so wichtig, daß wir auf die von VAN GORDER ausgebildete *Technik* noch näher eingehen wollen (s. Abb. 729—731). Das gleiche Vorgehen gab WEIL an.

Lagerung in Bauchlage in einer bereits vor der Operation angefertigten Becken-Beingipsliegeschale. Der hintere Deckel des Gipses kommt am Schluß der Operation darauf, und beide Gipshälften werden zu einem Ganzen verbunden.

Schnitt. Es ist ein *großer Bogenschnitt*, der den Außenrand des Gesäßes umkreist. Der *sehnige Ansatz des M. glutaeus maximus am Knochen wird aufgesucht* und etwa zwei Querfinger breit oberhalb durchtrennt, um hinterher den Muskel wieder gut vernähen zu können. Es ist vorsichtig vorzugehen, um nicht den oberflächlich verlaufenden N. cutaneus femoris posterior zu verletzen. Der abgelöste M. glutaeus maximus wird mit der Haut als großer Hautmuskellappen nach medial umgeschlagen. Der jetzt freiliegende N. ischiadicus wird gleichfalls gut nach medial gehalten.

Die *Tuberositas ossis ischii* wird aufgesucht, und das Os ischii wird freigelegt. Eine tiefe Nute bis in die Spongiosa des Sitzbeines wird angefertigt. Man bestimmt mit einem Maßband die Länge und Lage des periostbedeckten Knochenspanes, der aus der Tibia entnommen wird, herüber bis zum Femurschaft. Auch hier wird die Corticaliswand deckelförmig über dem Lager für den Knochenspan aufgebogen. *Der Knochenspan wird von der Seite her durch die Rinne im Femurschaft quer hinüber zur Nute im Os ischii eingeschlagen* (s. Abb. 731). Die Fixierung des Spanes am Femur geschieht durch eine Schraube, mit der gleichzeitig wieder der abgetragene Corticalisdeckel befestigt wird.

Zum Schluß wird der N. ischiadicus zurückverlagert und der große *Hautmuskellappen zur Vernähung zurückgeschlagen.*

Wenn eine starke Adduktionskontraktur in der Hüfte besteht, wird sie unschwer durch eine *subtrochantere Osteotomie ausgeglichen.*

Die Indikation zur ischio-femoralen Arthrodese ist vor allem bei *den* Fällen von Tuberkulose gegeben, bei denen die Pfanne weit nach oben ausgeweitet ist. Die Ergebnisse mit der ischio-femoralen Arthrodese sind gut. Eine erstaunlich feste Verbindung bildet sich, und die Wahl des Angriffspunktes der Arthrodese unterhalb des Hüftgelenkes ist, statisch-mechanisch gesehen, günstig. Wir sind mit den Ergebnissen der ischio-femoralen Arthrodese zufrieden, nur muß man *Geduld* haben, bis eine solide Verknöcherung eingetreten ist.

Zur Beachtung. Späne aus der Knochenbank haben sich für die parartikuläre Arthrodese nicht und noch weniger für die extraartikuläre Hüftarthrodese bewährt. Sie kommen in ein schlechtes Ersatzlager, sie verfallen leicht der Resorption oder werden als „aseptische" Fremdkörper ausgestoßen.

a) Technik der extraartikulären Arthrodese unter Einpflanzung eines Tibiaspanes
(s. Abb. 732 und 733)

Lagerung des Kranken in Rückenlage.

Schnitt. Leicht bogenförmig vom Trochanter maior schräg nach vorn bis dicht unterhalb der Spina iliaca anterior superior. Nach Längsspaltung der Fascie wird der vordere Rand der kleinen Glutäen und der Tensor fasciae aufgesucht. Dieser wird peripher an seinem Übergang zur Fascie durchschnitten. Der Ansatz der kleinen Glutäen am Trochanter maior wird abgelöst, und der Hautmuskellappen wird nach oben geschlagen.

Die Darmbeinschaufel wird etwa 2—3 Querfinger breit oberhalb des oberen Ansatzes der Hüftgelenkkapsel freigelegt. Ein Knochendeckel, der der Breite des einzusetzenden Knochenspanes entspricht, wird durch schräges Einmeißeln der Darmbeinschaufel gebildet. Anschließend wird eine Rinne aus dem Trochanter maior zur Aufnahme des Knochenspanes herausgehauen. Man überzeugt sich durch probeweises Einpassen eines Meißels, daß die Lage der Rinne im Trochantermassiv genau mit der Nute in der Darmbeinschaufel übereinstimmt.

Wenn man genügend Assistenz hat, ist inzwischen schon ein kräftiger *Knochenspan aus der Tibia* herausgenommen, sonst wird das Operationsgebiet an der Hüfte zugedeckt, und der Operateur entnimmt selbst den Tibiaspan, der an seinem einen Ende zugeschrägt ist.

Der *Knochenspan* wird zuerst oben an der Darmbeinschaufel und dann in seine Rinne am Trochanter eingepaßt. Die Enden des Spanes werden möglichst fest im Knochen verankert. Das untere Ende am Trochanter wird zusätzlich durch eine Drahtnaht oder eine Schraube gesichert.

Ruhigstellung. Becken-Beingipsverband unter Miteinschluß des Oberschenkels der gesunden Seite.

Nachbehandlung. Nach etwa 4—6 Wochen Gipsverbandwechsel. Dauer der Gipsverbandperiode etwa 3 Monate. Anschließend Gipshose für weitere 3 Monate, auf jeden Fall so lange, bis der Knochenspan gut knöchern an seinen beiden Enden eingeheilt ist.

Um der Gefahr der Spanresorption oder -fraktur zu entgehen, wie diese z. B. von DELA-HAYE u. DUPUIS sowie KAPPIS einige Male beobachtet wurde, ist der Span recht kräftig zu wählen. Um die Knochenbildung am Span anzuregen, hat CAMPBELL empfohlen, die kleinen Knochenstückchen, die bei der Bildung der Aufnahmestellen für den Span am Becken und am Trochanter gewonnen werden, entlang dem Span zu verteilen. Die überbrückende Knochenspange nimmt von sich aus durch Eigenwachstum an Größenumfang zu. Der beste Schutz gegen einen Spaneinbruch und gegen eine Spanresorption ist die genügend lange sorgfältige Fixierung im Gipsverband.

b) Technik der extraartikulären Arthrodese mit einem Knochenspan
aus dem oberen Femurende (s. Abb. 734 und 735)

Schnitt. Bogenförmig unter Ablösung der Trochanterspitze mit dem Ansatz der kleinen Glutäen.

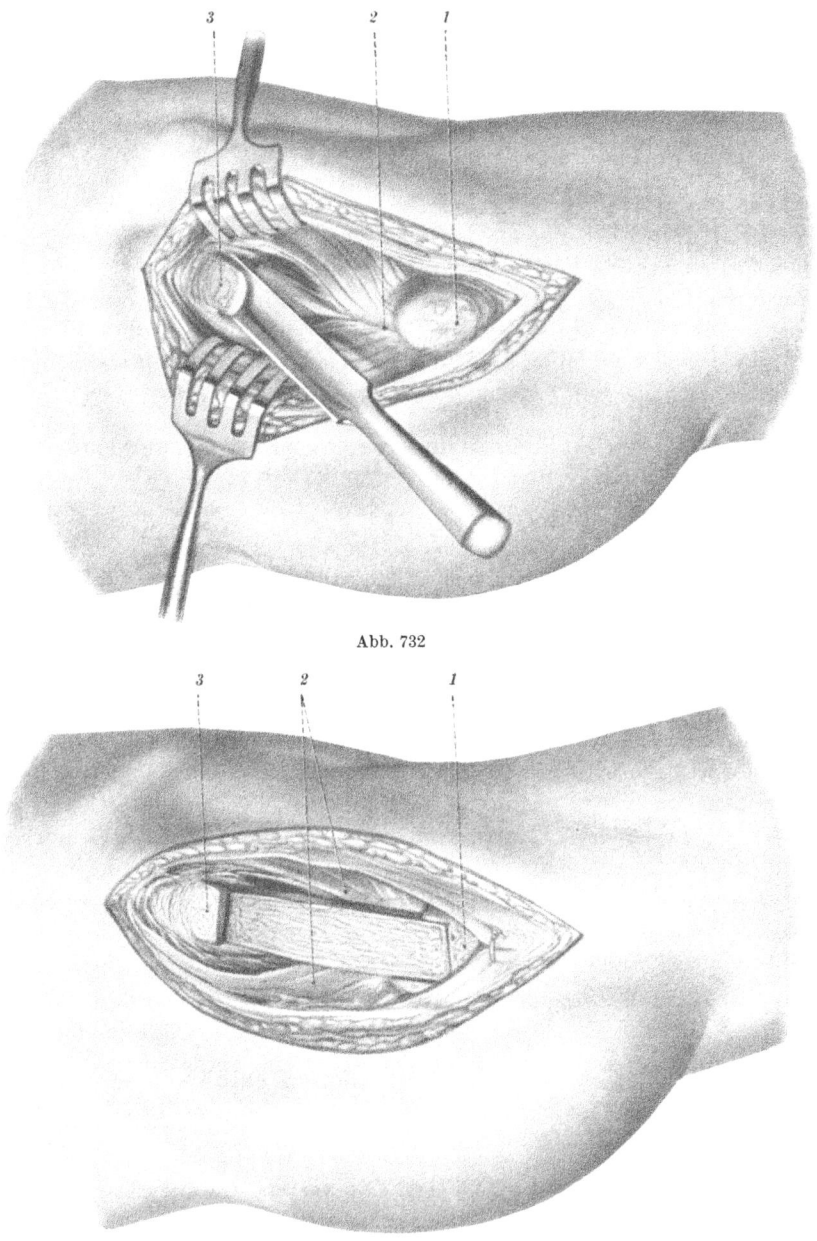

Abb. 732

Abb. 733

Abb. 732 u. 733. Extraartikuläre Hüftarthrodese unter Einpflanzung eines Knochenspanes, der vom Trochanter durch einen Schlitz in der Glutäalmuskulatur zum Darmbeinkamm geführt wird. *1* Trochanterspitze; *2* Glutäalmuskulatur; *3* angehobener Knochendeckel von der Darmbeinschaufel

Der Hautmuskellappen wird so weit zurückgeschlagen, bis die Gelenkkapsel in ihrer ganzen Ausdehnung bis zum hinteren oberen Pfannenrand freiliegt. Hier wird die Muskulatur zusätzlich mit einem scharfen Raspatorium zurückgeschoben.

Eine flache Knochenrinne wird vom Trochanter maior herüber zum oberen Pfannenrand gebildet, wo eine Nute für die Einfügung des Knochenspanes, der dem oberen Femurende entnommen ist, angelegt wird. Wenn der Knochenspan gut in sein Bett eingepaßt ist, genügt eine Fixierung

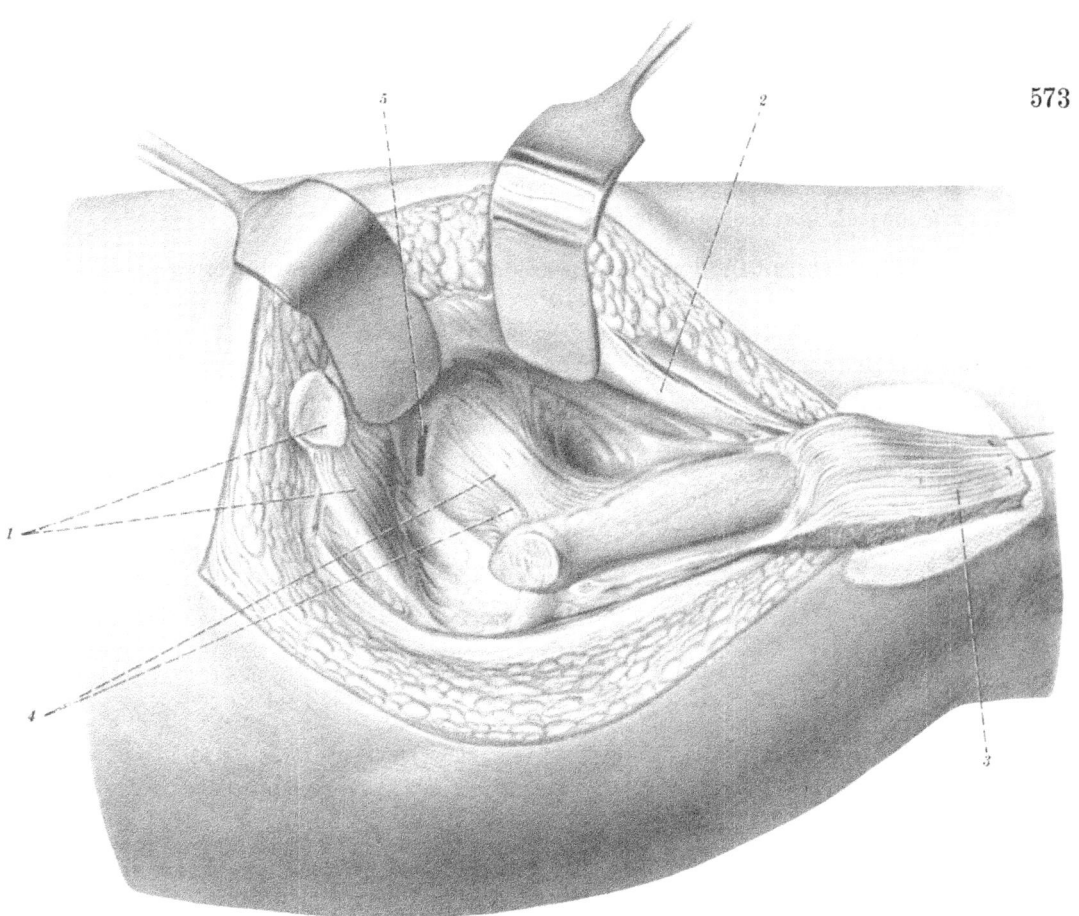

Abb. 734 u. 735. Technik der extraartikulären Hüftarthrodese mit einem Knochenspan, der dem oberen Femurende entnommen ist. Abb. 734. *1* Abgelöste Trochanterspitze mit den kleinen Glutäen; *2* Fascia lata; *3* zurückgeschlagener M.vastus lateralis; *4* Hüft-gelenkkapsel; *5* Einschlagstelle für den Knochenspan oberhalb des Pfannendachs

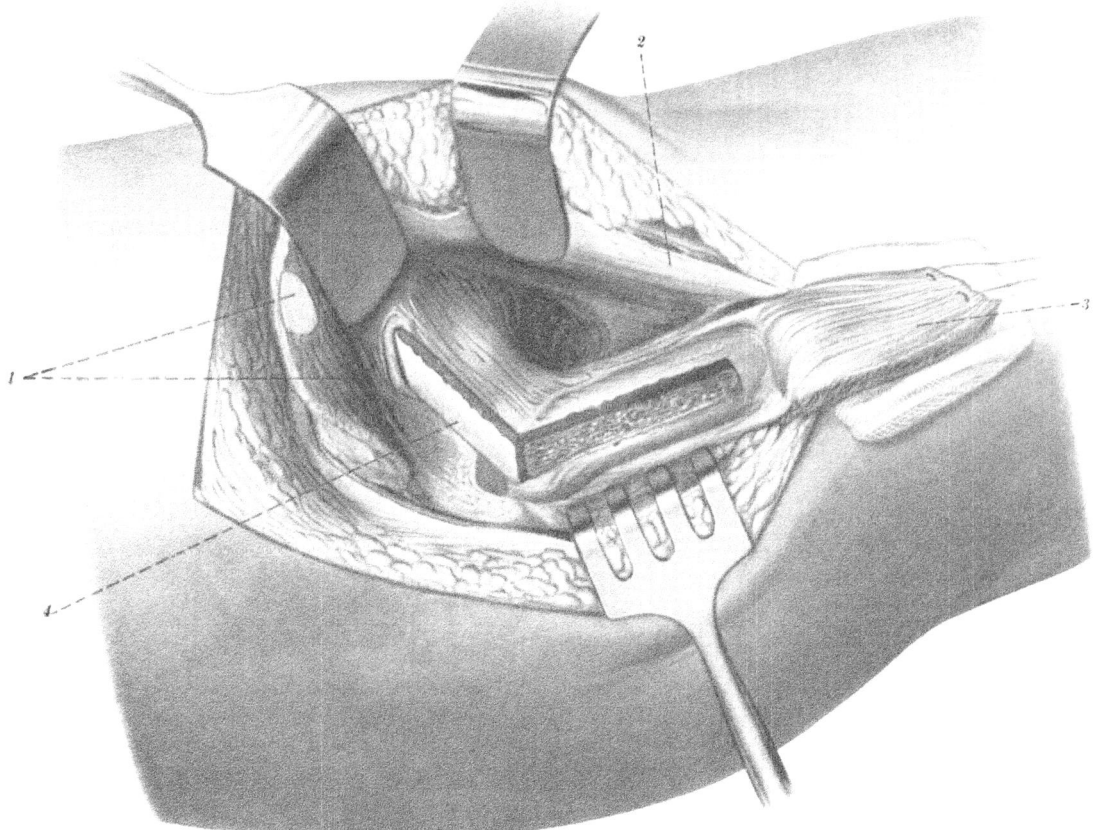

Abb. 735. *1* Abgelöste Trochanterspitze mit den kleinen Glutäen; *2* Fascia lata; *3* zurückgeschlagener M.vastus lateralis; *4* in sein Bett eingefügter Knochenspan

mit kräftigen periostalen Nähten, in anderen Fällen wird man zusätzlich den Knochenspan durch eine Drahtnaht im Trochantermassiv fixieren.

Ruhigstellung und Nachbehandlung wie oben.

c) Technik der extraartikulären Arthrodese mit Trochanterverschiebung nach HASS
(s. Abb. 736)

Lagerung des Kranken in Seitenlage auf der gesunden Seite.

Schnitt 15—20 cm lang über dem Trochanter maior mit nach hinten leicht konvexem Bogen.

Die Operation geht folgendermaßen vor sich: Der Trochanter maior wird mit einem Resektionsmesser zuerst umschnitten und dann mit einem scharfen breiten Meißel abgetragen. Der Ansatz der kleinen Glutäen bleibt erhalten, der Vastus lateralis wird zurückgeschlagen. Wenn

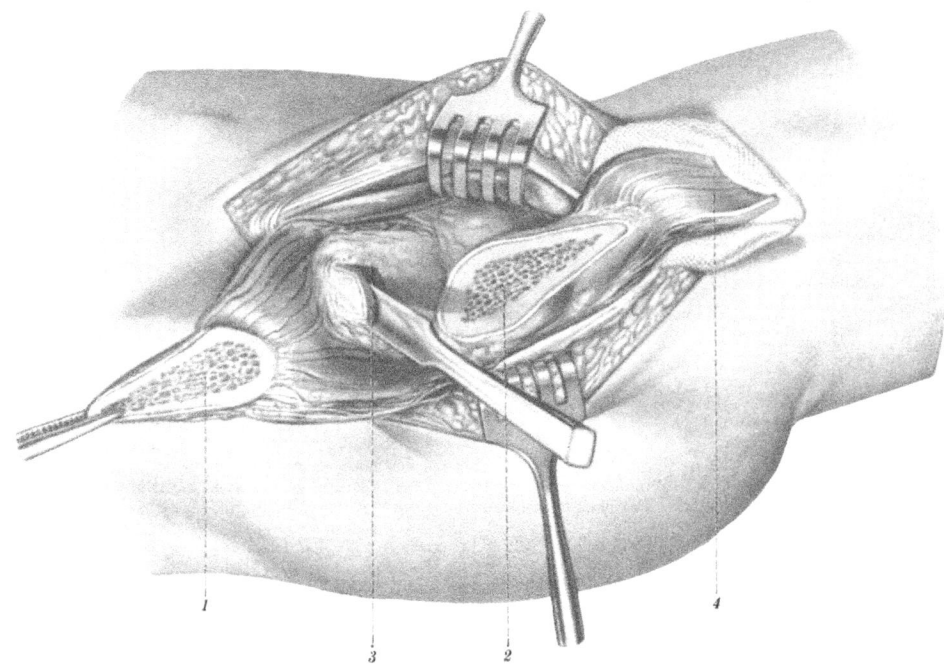

Abb. 736. Extraartikuläre Hüftarthrodese nach HASS. *1* Abgeschlagene Trochanterspitze; *2* Stelle der Ablösung des Trochanter, die noch zusätzlich angefrischt wird; *3* Herrichten der Nute im oberen Pfannendach unter Abhebung eines Knochendeckels; *4* zurückgeschlagener M. vastus lateralis

der Trochanter maior dem Darmbein nahegerückt ist, so genügt es, allein diesen abzumeißeln. Ist dies nicht der Fall, so wird der *Trochanter zusammen mit einem Stück aus dem oberen Femurschaft* abgetragen. Hiernach wird der Trochanter zusammen mit dem Knochenstück des Femur und der an ihm hängenden Muskulatur so weit nach oben umgeschlagen, bis die Darmbeinwand oberhalb des oberen Pfannenrandes gut zugänglich ist.

Das Aufnahmebett für das obere Ende des Trochanter maior wird gebildet, indem oberhalb *des oberen Pfannenrandes ein Periostknochenlappen herausgemeißelt* und nach oben abgehoben wird. *In dieses knöcherne Widerlager wird das obere Trochanterende fest eingeschoben,* während das untere Ende des Trochanter bzw. das aus dem Femurschaft stammende Knochenstück in enge Berührung mit der Abmeißelungsstelle des Trochanter kommt. Der Trochanter wird in seiner neuen Lage durch mehrere kräftige Seidennähte befestigt. Erscheint diese Befestigung nicht ausreichend, so wird das untere Knochenende gegen den Femur mit einer einfachen Drahtnaht verankert bzw. verschraubt.

Ruhigstellung. Becken-Beingipsverband unter Mitnahme des Oberschenkels der gesunden Seite für 4 Wochen.

Nachbehandlung. Langer bis zu den Rippen reichender einseitiger Becken-Beingipsverband für weitere 2 Monate. In diesem Gipsverband ist nach HASS das Gehen erlaubt. — Wir geben auch als zweiten Verband einen Becken-Beingipsverband unter Mitnahme des gesunden Oberschenkels und lassen die Patienten erst 2—3 Monate nach der Operation mit einer Gipshose aufstehen.

Die *Erfolge* mit dieser Operation werden als ausgezeichnet bezeichnet. Der Eingriff ist nicht eingreifend und kann jedem Kranken, bei dem an und für sich eine extraartikuläre Arthrodese indiziert erscheint, ohne weiteres zugemutet werden.

Es ist bei der Operation zur Vermeidung von *Komplikationen* darauf zu achten, daß man sich wirklich extraartikulär hält und die Eröffnung eines parartikulären tuberkulösen Abscesses vermeidet. Der wunde Punkt namentlich bei der ursprünglichen Operationsmethode von HASS ist, daß, wenn der Trochanter maior sehr atrophisch ist, die Bedingungen für die Verknöcherung des Sperriegels am oberen Ende ungünstig sind. Die Gefahr der Pseudarthrosenbildung an dieser Stelle besteht. Um ihr zu entgehen, hat HASS die Trochanterplastik dahin abgeändert, daß noch ein periostbedecktes Knochenstück aus dem Femurschaft am Trochanter zur Verlängerung hinzugenommen wird. Dadurch ist der Unterschied der Operation von HASS gegenüber der von HIBBS noch geringer geworden.

d) Technik der parartikulären Arthrodese durch Trochanterverlagerung nach HIBBS
(s. Abb. 737 und 738)

Lagerung des Kranken in Seitenlage.

Längsschnitt über dem Trochanter maior, oben beginnend dicht unterhalb und hinter der Spina iliaca anterior superior und nach abwärts bis 10 cm unterhalb des Trochanter reichend.

Nach Längsspaltung der Fascie *Freilegung des Trochanter maior, der zusammen mit einem Stück aus dem Femurschaft abgemeißelt und mit der Muskulatur nach oben umgeschlagen wird.* Der Tensor fasciae wird nach vorn abgeschoben, die kleinen Glutäen werden nach hinten gehalten, so daß die Gelenkkapsel gut zugänglich ist. Nach ihrer Eröffnung wird *der obere äußere Teil des Schenkelhalses und Hüftkopfes* sichtbar. Von ihm wird die äußere Corticaliswand bis zur Hüftkopfkalotte abgetragen. Sodann wird am oberen Pfannenrand ein Knochenstück mit schräg gerichteten Meißelschlägen deckelförmig angehoben.

Jetzt kommt der *entscheidende Akt* der Operation. Der Trochanter maior wird um 180° gedreht, und das untere aus dem Femurschaft stammende Knochenstück wird in den Knochenspalt am oberen Pfannenrande fest eingefügt und mit leichten Schlägen unter Zwischenschaltung des Vorschlagstückes fest in das Becken eingerammt. Das den Gelenkspalt überbrückende Knochenstück liegt in breiter inniger Berührung dem angefrischten Schenkelhals und der Entnahmestelle am Trochanter auf. Befestigung des Knochenriegels durch kräftige Seidenknopfnähte oder eventuell auch durch eine zusätzliche Drahtnaht. Weichteilnaht.

Ruhigstellung und Nachbehandlung. Wie bei der extraartikulären Arthrodese nach HASS.

Der *Vorteil* der Operation nach HIBBS gegenüber der von HASS ist, daß die Berührungsfläche des transplantierten Knochens ausgedehnter als bei der Operation von HASS ist. *Wir fassen es heute nicht mehr als bedeutungsvoll auf, daß aus der extraartikulären eine parartikuläre Arthrodese geworden ist.*

Besteht in der *Hüfte* eine *starke Fehlstellung* (Adduktions- und Beugekontraktur), so wird diese im Anschluß an die Arthrodesenoperation durch eine subtrochantere Osteotomie ausgeglichen. Das ist nicht schwierig und schnell möglich.

Die *Behandlungsergebnisse* mit der extra- und parartikulären Hüftarthrodese sind in der gesamten Weltliteratur als gut bezeichnet worden. Behandlungserfolge in 80—90% wurden erreicht. Es sollen nur die Namen von HASS, HENDERSON, HIBBS, MATTHIEU sowie SORREL genannt werden.

14. Arthroplastik der Hüfte

Die Arthroplastik der Hüfte ist die Arthroplastik, die in den vergangenen Jahrzehnten dem größten Wechsel unterworfen war. Wer heute an eine Arthroplastik der Hüfte als Operateur herangeht, muß die historische Entwicklung der Arthroplastik und die verschiedenen Beurteilungen der einzelnen Operationsmethoden kennen. Sie schwanken vom großen Optimismus bis zum negativistischen Pessimismus. Weder mit der einen noch mit der anderen Einstellung ist das Richtige getroffen. Wir selbst haben uns stets bemüht, eine mittlere Linie einzuhalten.

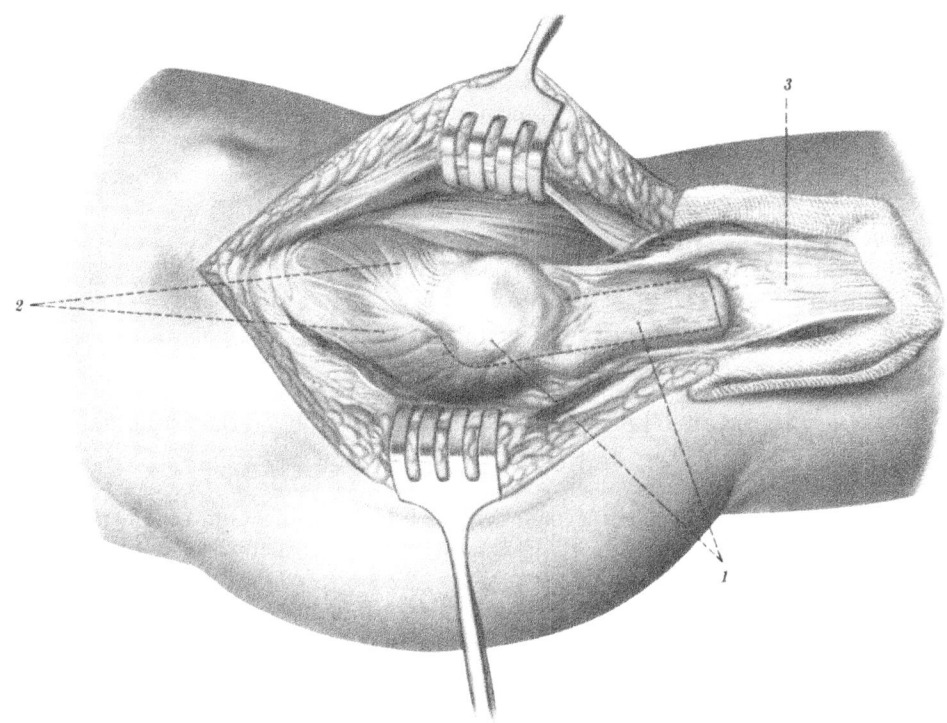

Abb. 737 u. 738. Technik der parartikulären Arthrodese durch Trochanterverlagerung nach HIBBS

Abb. 737. Das Operationsgebiet ist freigelegt. Der Trochanter und das obere Ende des Femur, aus dem der Knochenspan herausgenommen wird, ist umrissen. *1* Trochanter mit zusätzlich zu entfernendem Knochenstück des Femur; *2* M.glutaeus medius; *3* zurückgeschlagener M. vastus lateralis

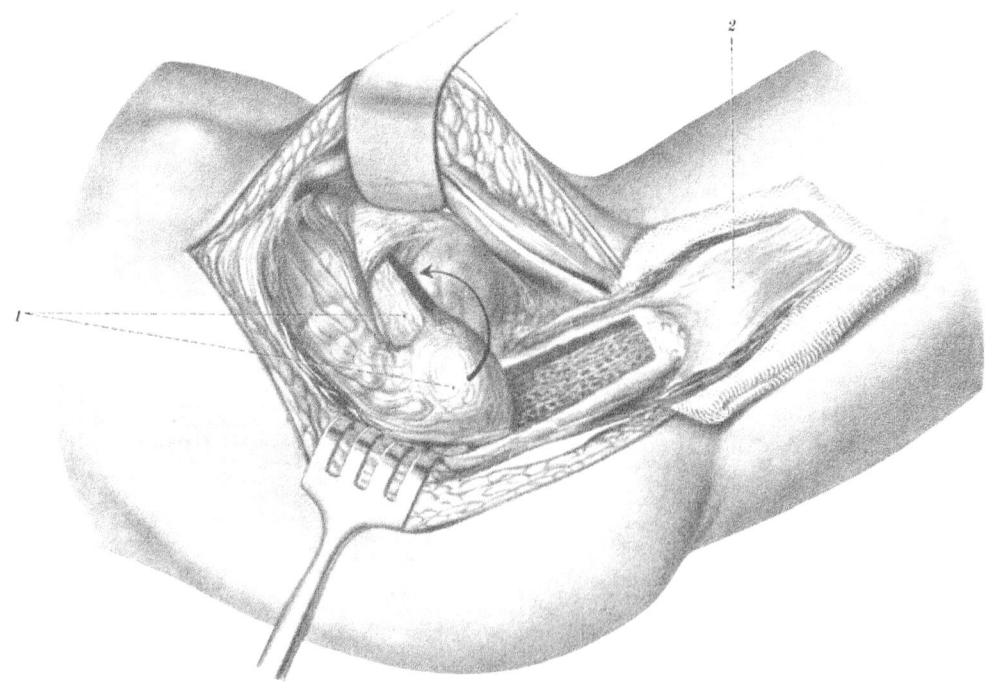

Abb. 738. Der Trochanter ist mit dem daranhängenden Knochenstück aus dem oberen Femurende um 180° gedreht und in die Nute am oberen Pfannendach eingesetzt. *1* Herumgedrehter Trochanter; *2* herabgeschlagener M.vastus lateralis

Man muß das Gute, das an Erfahrungen über die Arthroplastik gesammelt wurde, anerkennen, und man darf sich nicht scheuen, offen die Enttäuschungen hinsichtlich der Dauerergebnisse zu bekennen.

A. Entwicklung der Hüftarthroplastik

Der Wunsch, ein steifes Gelenk wieder beweglich zu machen, ist alt. Die Versuche hierzu reichen schon etwa 100 Jahre zurück. Es handelte sich dabei allerdings noch nicht um die Neubildung von Gelenken, sondern man setzte bei Ankylosen durch eine Osteotomie *außerhalb* des Hüftgelenkes eine künstliche Pseudarthrose. Eine lange Zeitspanne verging, bis man zu den Operationen schritt, die *intraartikulär* ausgeführt wurden und die schon den Namen von Gelenkmobilisationen verdienten.

OLLIER und HELFERICH (1893) dürften die ersten gewesen sein, die die Gelenkplastiken mit Interpositionen von Weichteilen aus der Nachbarschaft ausführten. HELFERICH benutzte für die Mobilisierung des Kiefergelenkes einen Muskellappen aus dem M. temporalis. Die Namen von ESMARCH, TEXTOR und VERNEUIL sind mit den frühen Bemühungen für die arthroplastische Operation eng verbunden.

Die Erfahrungen von LEXER, E. PAYR, PUTTI u. a. bewiesen, daß man mit der Interposition von Fett und Fascie gerade an der Hüfte gute Erfolge erzielen konnte. Auch wir können das auf Grund von eigenen Beobachtungen bestätigen. Die *Ergebnisse* waren ungleichmäßig. In dem einen Teil der Fälle wurden die Gelenke durch eine zunehmende Verknöcherung wieder steif, und in einem anderen Teil der Fälle verfielen die Gelenkenden einer weitgehenden Resorption. So wird an der Hüfte der vorher schön gebildete Hüftkopf kleiner, und schließlich steht nur noch ein Schenkelhalsrest in der Pfanne. Eine gute, vorher vorhandene Stabilität des Gelenkes leidet darunter. Auch das beobachteten wir. Das war der Anlaß, neue Operationsverfahren auszubilden und zu erproben. Ein steiniger Weg wurde beschritten, der noch nicht zum erfolgreichen Ende geführt hat.

B. Die verschiedenen Arten der Interposition für die Arthroplastik und ihre Ergebnisse

a) Arthroplastik mit autoplastischem Interpositionsmaterial Fascie, Fett und Haut
(Technik s. S. 581 u. f.)

Der *Fascienlappen* kann gestielt und ungestielt verwandt werden. Die gestielte Lappenplastik geht auf MURPHY zurück. Der gestielte Fascienlappen hat vielfach enttäuscht. Der Stiel führt leicht zu bindegewebigen narbigen Verwachsungen in der Umgebung des Gelenkes. E. PAYR hat den ungestielten, freiverpflanzten Fascienlappen bevorzugt.

E. LEXER benutzte den freiverpflanzten *Fettlappen*. Er hat in seiner „Wiederherstellungschirurgie" über die Ergebnisse von 400 Arthroplastiken an verschiedenen Gelenken berichtet.

Die gute Eignung des Fettlappens als Interpositionsmaterial wurde u. a. durch Untersuchungen von E. REHN nachgewiesen. Das Fettgewebe wird unter dem Einfluß der Belastung metaplastisch umgebaut, und der Innenraum wird mit einem endothelartigen Überzug ausgekleidet.

BÜRKLE DE LA CAMP berichtete auf dem Deutschen Chirurgen-Kongreß 1949 über die Erfahrungen an den von ihm operierten Fälle von Hüftgelenksplastiken. Es waren 76. Davon waren 40 gut, 31 befriedigend und 5 ungenügend. Er vertritt die Auffassung, daß der vielerorts geäußerte Pessimismus nach seinen Erfahrungen nicht gerechtfertigt sei. Besonders wichtig seien die Spätergebnisse, die bei ihm jetzt 10—15 Jahre zurückliegen würden.

Die *Endresultate der Fascienplastik* der Klinik von CAMPBELL, wurden von SPEED und KNIGHT in 225 Fällen überprüft. Die Behandlungsergebnisse wurden getrübt durch fortschreitende Atrophie und Osteoporose, auch wenn systematische Übungen gemacht und die Gewichtsbelastung nur langsam aufgenommen wurde. Bei anderen Fällen entwickelte sich eine gute knöcherne Form mit Widerstandsfähigkeit des Kopfes, die für Jahre anhielt. Bei einer dritten Gruppe entwickelte sich eine fortschreitende Hüftkopfnekrose infolge mangelnder Gefäßversorgung. Die Hüftarthroplastiken, die mit Fascien gemacht waren, bewährten sich im allgemeinen für ein Jahrzehnt, dann traten vermehrt Schmerzen auf infolge der Entwicklung von degenerativen Prozessen.

Die Verwendung der *Haut* als Interpositionsmaterial für eine Arthroplastik soll auf GLUCK (1902) zurückgehen.

Er verwandte einen gestielten Hautlappen für die Wiedermobilisierung des Kiefergelenkes. Mit der Frage der Verwendung der Haut als Interpositionsmaterial befaßten sich eingehend R. REHN, LEZIUS und im letzten Jahrzehnt C. PAIS-Genua. Ausführliche Mitteilungen über die Ergebnisse in seiner Klinik stammen von M. DE BENEDETTI. Auch KALLIO-Finnland bedient sich der Haut als Interpositionsmaterial.

Wir selber waren bisher in der Verwendung der Haut als Interpositionsmaterial zurückhaltend.

b) Arthroplastik mit alloplastischem Interpositionsmaterial

Es ist das Verdienst von SMITH-PETERSEN gewesen, systematisch verschiedene Fremdkörper auf ihre Eignung als Interpositionsmaterial ausprobiert zu haben. Er begann hiermit schon 1923 und kam im Jahre 1938 zu der Muldenplastik mit Vitallium (VENABLE u. STUCK). Es schien ihm das ideale Material zu sein.

Das *Prinzip* der *Muldenplastik* ist folgendes: Die Vitalliumkappe füllt wie eine Schale die Hüftgelenkpfanne aus, und der Hüftkopf bewegt sich in ihr. Zum Teil findet auch eine Bewegung des Hüftkopfes mit der Kappe statt. Das ist durch Röntgenaufnahmen nachgewiesen. Die Bewegung des verkleinerten Hüftkopfes gegen die feste Vitalliummulde hat eine wichtige funktionelle Wirkung. Es bildet sich auf der Oberfläche des Hüftkopfes ein *Knorpelüberzug*. Im allgemeinen ist dieser nur ein fibröser Knorpel. SMITH-PETERSEN ist es gelungen, durch eindrucksvolle histologische Bilder belegen zu können, daß sich unter Umständen auch *hyaliner* Knorpel bildet.

Hiermit ist der beste Schutz gegen einen weiteren Verschleiß gegeben. Bei einem Teil der Fälle ist das allerdings kein Dauerzustand, sondern es wird der Hüftkopf stetig kleiner und das Gelenk haltlos.

Für die Vitalliumkappenplastik wird die Schnittführung nach SMITH-PETERSEN gewählt. Der Trochanter maior wird temporär abgetragen mit dem Ansatz der kleinen Gluäen und nachher bei der Wiederbefestigung tiefer versetzt, um eine Verlängerung des Schenkelhalses zu erreichen. Die Pfanne und der Kopf werden mit besonderen Fräsen gebildet.

Die *Nachbehandlung* ist außerordentlich wichtig. *Eine Belastung wird nur ganz allmählich erlaubt.*

Die Form der Mulde ist inzwischen leicht abgeändert worden, so daß sie besser als die alte Form auf dem Femurkopf aufsitzen soll. Die Gefahr der Resorption soll verringert, die Bewegung zwischen dem Hüftkopf und der Schale vermindert und die zwischen der Schale und der Pfanne vermehrt sein.

c) Arthroplastik mit prothetischem Ersatz

Weil die Ergebnisse der Hüftarthroplastik mit der Vitalliumkappe oft nicht befriedigten und vor allem so häufig Nachoperationen notwendig machten, wurde der Vorschlag von R. und J. JUDET, den Hüftkopf zu resezieren und durch eine Prothese zu ersetzen, freudig aufgenommen. JUDET verwandte als Ersatzmaterial für den Hüftkopf das Ossacril (Plexiglas). Die Form der Prothese war die eines Pilzes. Die Prothese wurde nach der Resektion des Hüftkopfes mit ihrem Stiel auf die Oberfläche des Schenkelhalses aufgesetzt und in diesem befestigt.

Um das Ergebnis der Endoprothesenplastik zu verbessern, hat JUDET die Form seiner Prothese abgeändert. Sie hat einen „schiefen" Kopf bekommen.

Die Beobachtungen bei Nachoperationen sowie die Untersuchungen von Hüftgelenken von Patienten, die an interkurrenten Krankheiten gestorben sind, ergaben, daß nach Endoprothesenplastiken *hochwertige Gelenkneubildungen* entstehen können (s. SPERLING). Sie erreichen allerdings nicht die Vollkommenheit natürlicher Gelenke.

Das Kapselregenerat ist mit einer Synovialis ausgestattet und die Gelenkpfanne mit Faserknorpel ausgefüllt. Die Prothesenauflagefläche am Schenkelhals erhält einen Bindegewebsüberzug mit synovialer Oberflächendifferenzierung.

Wenn es infolge einer *mechanischen Überbelastung* an den neugebildeten Gelenkabschnitten zu entzündlichen oder degenerativen Veränderungen kommt, wird die Funktionstüchtigkeit dieser Gewebe herabgesetzt. Überbelastung am Schenkelhals führt zu einer Zerstörung des Bindegewebsüberzuges an der Prothesenauflagestelle. Das Knochengewebe wird bloßgelegt. Es wird teilweise resorbiert, und der gute Halt der Prothese läßt nach.

Wenn die Prothese keinen guten Sitz in der Gelenkpfanne hat, kommt es zur Entwicklung von Schlifffurchen an Gelenkpfanne und Prothesenkopf. Mikroskopisch feine Teilchen werden abgeschliffen und sind im histologischen Bild nachweisbar.

Die guten bis sehr guten Ergebnisse schwanken nach den verschiedenen Statistiken (CHAPCHAL, GUILLEMINET, R. u. J. JUDET, MERLE D'AUBIGNÉ) zwischen 40 und 53%, die schlechten zwischen 38 und 11%. Für die Sicherung eines guten Resultates ist es bedeutungsvoll, daß der *Einstellwinkel der Endoprothese* sich nicht im Laufe der Jahre verändert. CHAPCHAL hat deshalb eine vermehrte Steilstellung bei dem Einsetzen der Prothese in den Schenkelhals empfohlen. Die Einwirkung der Schwerkraft wird dadurch verringert. Das entspricht auch unseren eigenen Erfahrungen.

Wenn der Stiel der Endoprothese nicht durch die Corticalis der Gegenseite des Femurschaftes hindurchgeführt wird, kommt es zu einem *Wackelkontakt*. Der Halt der Prothese leidet. Schmerzhafte Reizzustände im Gelenk treten auf. Das Hüftgelenk kann auch mit einem vermehrten osteoarthrotischen Reiz auf das Einsetzen der Endoprothese antworten. Randwucherungen bilden sich, die die Hüftkopfprothese einengen und die Funktion stark herabsetzen. Wir haben die Beobachtung gemacht, daß die Endoprothesenplastiken, welche die ersten 2—3 Jahre gut überstehen und bei denen es nicht zu Umbauprozessen an der Pfanne kommt, im allgemeinen auch gut bleiben.

Das *letzte Entwicklungsstadium* in der Hüftarthroplastik mit prothetischem Ersatz ist der Übergang von den pilzförmigen Endoprothesen zu den *großen Endoprothesen*, die den ganzen Schenkelhals mitersetzen und ihre *Befestigung in der Markhöhle* erhalten. Solche Modelle sind von GOSSET, MERLE D'AUBIGNÉ und auch von uns und RETTIG angegeben worden.

In Amerika war man zuerst dazu übergegangen, die große Spezialendoprothese aus Vitallium herzustellen, weil schon bei den kleinen Endoprothesen aus Plexi wiederholt Brüche der Stiele beobachtet waren. Es gibt verschiedene Modelle, so von MC BRIDE, MOORE, THOMPSON u.a. Wir halten die Form der Prothese von MOORE für besonders glücklich gewählt. Sie sitzt gut im Femurschaft und wird zusätzlich knöchern eingebaut, weil sie keinen geschlossenen, sondern einen teilweise offenen Stiel hat.

Einen Querschnitt, aber keine Klärung über die *Ergebnisse* der Hüftendoprothesenplastiken hat der Schlußbericht des Komitees der Amerikanischen Untersuchungskommission ergeben (1959). Es ist eine große Sammelstatistik mit allen Vor- und Nachteilen.

Der Statistik liegt ein Material von über 10 000 Hüftarthroplastiken mit Endoprothesen zugrunde, operiert von über 450 Mitgliedern der Amerikanischen Orthopädischen Akademie.

Die Nachuntersuchungen erfolgten in 1—120 Monaten, waren also außerordentlich ungleichmäßig. Das Alter der Patienten schwankte zwischen 2 und 107 Jahren! Die meisten Operateure bevorzugten die Endoprothese nach JUDET. Relativ oft wurden auch die großen Endoprothesen Modell THOMPSON und MOORE angewandt.

Man ist dazu übergegangen, die kurze Endoprothese nach JUDET weniger zu verwenden als die großen Spezialprothesen mit ihrer Befestigung in der Markhöhle. Die Nylonprothesen hat man ganz aufgegeben.

Recht instruktiv ist die *Indikation*. Als häufigste Indikation gilt die *frische subkapitale Schenkelhalsfraktur* bei Patienten von 60—70 Jahren, dann die aseptischen Hüftkopfnekrosen und die Pseudarthrosen nach Schenkelhalsfrakturen. Die Operationshäufigkeit bei der Arthrosis deformans tritt hiergegen zurück. Bei rheumatischen Arthritiden wurden sie nur noch selten angewandt.

Es wird ausdrücklich betont, daß die frische subkapitale Schenkelhalsfraktur des Alters eine fast allgemein anerkannte Indikation geworden sei.

Als *Gegenindikation* gelten alte Entzündungen, insbesondere auch die Tuberkulose, die Osteoporose und frische Schenkelhalsfrakturen unter 60 Jahren.

Die funktionellen *Resultate* sind schwer miteinander vergleichbar. 32% der Patienten gingen ohne Stock, 28% ohne Hilfe, und 20% benutzten eine oder zwei Krücken oder einen Stock. 10% sollen einen Rollstuhl benutzen und 8% bettlägerig sein.

Eine solche Statistik hat, wenn man auch das hohe Alter der operierten Patienten bedenkt, nur wenig Wert. Das ist auch in der Diskussion auf dem Kongreß der Amerikanischen Akademie von D. C. MCKEEVER klar zum Ausdruck gebracht worden.

Aus der Statistik ist nur soviel eindeutig zu erkennen, daß die Arthroplastik mit Endoprothese in einer erschreckend großen Zahl bei äußerst verschiedenen Indikationen gemacht war und daß die *Zahl der wirklich guten Ergebnisse als auf jeden Fall zu niedrig anzusehen ist,* als daß diese Plastik noch in größerem Umfange angewandt werden darf. Es ist deshalb wichtig, die Endoprothesenplastik in ihrer Indikation stark einzuschränken.

Wir selber verwenden noch die Endoprothesenplastik in Auswahl bei alten Hüftkopfnekrosen, ganz selten bei frischen Schenkelhalsfrakturen, in strengster Auswahl bei Arthrosis deformans bzw. Hüftankylose. Die Arthroplastik bei den schmerzhaften Hüftversteifungen nach alten angeborenen Luxationen haben wir fast ganz aufgegeben.

Die Ergebnisse der Arthroplastik sind vor allem in den Fällen gut, bei denen keine neue Gelenkpfanne gebildet zu werden braucht. Das trifft bei der Hüftkopfnekrose nach Schenkelhalsfraktur zu. Deshalb sind hier die Behandlungsergebnisse besonders befriedigend. Man soll die Hüftarthroplastik mit den Endoprothesen nicht resignierend ganz aufgeben, sondern sich bemühen, sie zu verbessern.

C. Indikation der Hüftarthroplastik

Man soll in der Indikation zur Hüftarthroplastik nach wie vor zurückhaltend sein. Man darf nicht den guten alten Erfahrungssatz über der Begeisterung für die Arthroplastik vergessen, *daß ein in einer guten Gebrauchsstellung versteiftes, schmerzfreies Gelenk eine größere funktionelle Leistungsfähigkeit als ein teilbewegliches oder auch als ein wieder voll beweglich gemachtes Gelenk hat.*

Es ist in jedem einzelnen Fall zu erwägen: *Womit ist dem Patienten für seine persönlichen Verhältnisse und seinen Beruf mehr gedient, mit einer Arthrodese oder mit einer Arthroplastik?* Die Vorteile der Arthroplastik sind in vieler Hinsicht einleuchtend: leichtes Anziehen von Strumpf und Schuh, bequemes Sitzen und der psychische Gewinn der freien Beweglichkeit, namentlich für Frauen der jungen und mittleren Jahre. Es muß dagegen in Kauf genommen werden eine beschränkte Gehfähigkeit und das Benutzen eines Stockes, wenn die Stabilität in der Hüfte nicht vollkommen und die Leistungsfähigkeit der Hüftmuskulatur herabgesetzt ist. Viele Patientinnen sind damit einverstanden und wünschen sich, zumal wenn sie in einer guten sozialen Lage sind (Autobesitzer), die bewegliche Hüfte. Andere dagegen legen den Hauptwert auf ein stundenlanges schmerzfreies Gehen und Stehen, vor allem aus Berufsgründen. Sie sind gerne bereit, die leichten Unbequemlichkeiten der Hüftversteifung dagegen einzutauschen, denn der Gang ist bei einer in richtiger Stellung versteiften Hüfte auch für Frauen unauffällig.

Anders liegen die Verhältnisse, wenn die *Hüfte in einer ungünstigen Stellung versteift ist.* Dann ist eine solche Stellung außerordentlich störend und hindernd.

Die *Indikation* für die Hüftarthroplastik hat folgende Gesichtspunkte zu berücksichtigen.

Sie ist bei *einer* in einer guten Stellung stehenden total versteiften Hüfte bei einem gut beweglichen Kniegelenk nur ausnahmsweise anzuerkennen, wenn triftige Gründe beruflicher Art oder auch Wünsche von Frauen entscheidend mitsprechen.

Wenn ein Hüftgelenk schmerzhaft versteift und noch teilweise beweglich ist, wird man bei einer *einseitigen* Erkrankung bei älteren Patienten die Arthrodese vorschlagen und bei jüngeren, insbesondere wieder bei Frauen, die Arthroplastik wählen.

Die Indikation zur Operation der Wiederbeweglichmachung der Hüfte wird *dringend,* wenn die Hüfte *und* das Knie gleichzeitig versteift sind und wenn die Aussichten zur Wiederbeweglichmachung des Kniegelenkes schlechter als die der Hüfte sind. Steife Hüfte und steifes Knie zugleich bedingen eine derartige große Beeinträchtigung, daß die operative Wiederbeweglichmachung gerechtfertigt ist.

Wenn *beide* Hüften schmerzhaft versteift sind und die Beine nur noch wenige Zentimeter im Knie auseinander genommen werden können, wie man das bei alten angeborenen Hüftverrenkungen, bei vorzeitiger Arthrosis deformans oder auch nach rheumatischen Gelenkerkrankungen sieht, so sind dies Befunde, die die Mobilisierung wenigstens eines Gelenkes unerläßlich verlangen. Es ist eine auch wieder besonders für jüngere Frauen wichtige Indikation.

Bei *knöchern doppelseitig versteiften* Hüften nach septischen Erkrankungen wird man es von den Bedürfnissen, die der Einzelne an das Leben stellt und die der Beruf des Einzelnen verlangt, abhängig machen, ob man eine Seite wieder mobilisiert oder nicht.

Die Mobilisierung von versteiften Hüften, die im Verlauf eines Strümpell-Pierre-Marie, der besonderen Verlaufsform der Spondylarthrosis ankylopoetica, aufgetreten sind, wird man nur in ausgewählten abgelaufenen Fällen in Angriff nehmen. Sie kann, wie wir das selbst sagen können, zu eindrucksvollen Erfolgen führen.

Eine *besondere Indikation* für die Hüftarthroplastik bildet die Wiederbeweglichmachung *von in schlechter Stellung versteiften Oberschenkelkurzstümpfen*. Amputierte, die solche Stümpfe haben, können zum Teil nicht sitzen, und zum Teil können sie wegen der ungünstigen Stumpfstellung keine Prothese vertragen. — Früher hat man bei solchen Fällen die Exartikulation des Oberschenkels empfohlen. Wir sind dazu übergegangen, die Stümpfe mit Erfolg zu mobilisieren (siehe die Arbeit von WISSEL). Die Aussichten für eine gute Funktion des Hüftgelenkes bei den Amputierten sind so gut, weil die Belastung des neugebildeten Hüftgelenkes beim Prothesentragen wegfällt. Das Körpergewicht wird von der Prothese am Tuber ischii abgefangen. Die Arthroplastik bei versteiften Oberschenkelkurzstümpfen ist zu empfehlen. Der gleiche Standpunkt wird von H. WATERMANN vertreten.

D. Technik der Operation der Hüftarthroplastik

Für die Arthroplastik der Hüfte stehen drei verschiedene *Schnittführungen* zur Verfügung: der große bogenförmige Schnitt mit temporärer Abmeißelung des Trochanter maior nach LEXER-MURPHY, die Schnittführung nach SMITH-PETERSEN und GIBSON. — Alle drei Schnitte sind gut und ermöglichen einen schnellen, übersichtlichen Zugang zum Hüftgelenk.

Wir wenden den Schnitt von LEXER-MURPHY an, wenn es sich um *total versteifte* Hüften handelt. Man kann bei diesem Schnitt besonders schön die Trennung der knöchern miteinander verbundenen Gelenkenden vornehmen. Außerdem ist dieser Schnitt recht gut bei ausgesprochen „tiefen" Pfannen. Der Schnitt von LEXER-MURPHY hat ferner den Vorteil, daß er ohne weiteres die Möglichkeit gibt, am Schluß der Operation den Trochanter maior mit den Ansätzen der kleinen Glutäen nach unten zu versetzen. Die Arbeitsbedingungen für die Hüftspreizmuskulatur werden hierdurch verbessert, d.h. die Aussichten, daß nach der Operation der Gang frei von Hinken ist, werden größer.

Bei *teilversteiften Hüften*, also gerade bei Zuständen nach alten Hüftverrenkungen, ziehen wir die Schnitte nach SMITH-PETERSEN oder GIBSON vor. — Die Hüftpfanne ist im ganzen schon etwas mehr lateral als physiologischerweise angelegt, und der Hüftkopf steht auch meist nicht tief in der Pfanne darin. Die Schnittführung nach SMITH-PETERSEN erlaubt in leichter Weise, das Hüftgelenk von der Seite freizulegen. Allerdings kann die Luxation des schwer deformierten Hüftkopfes bei der Gelenkeröffnung Schwierigkeiten bereiten, und es ist nach dem Vorschlag von SMITH-PETERSEN der Hüftkopf in situ zu verkleinern.

a) Technik der Arthroplastik bei der totalen Ankylose mit Eröffnung des Hüftgelenkes nach LEXER-MURPHY (s. Abb. 739—742)

α) Freilegung des Hüftgelenkes

Lagerung. Seitenlage.

Großer Bogenschnitt. Er beginnt vorn unter der Spina iliaca anterior superior, umkreist den Trochanter maior und steigt nach hinten wieder bogenförmig am Gesäß auf. Auf diesen Bogenschnitt wird, wenn ein Fascien- oder Fettlappen entnommen werden soll, ein Längsschnitt aufgesetzt.

Nach Durchtrennung der Oberschenkelfascie wird der *Trochanter maior* mit einem breiten Meißel zusammen mit den Ansätzen der kleinen Glutäen abgeschlagen. *Nach vorn wird der M. tensor fasciae freigelegt* und der vordere Rand dieses Muskels stumpf gelöst. Gleichzeitig wird der Übergang des M. tensor fasciae zum Tractus iliotibialis durchtrennt. Der M. tensor fasciae wird am vorderen und nicht am hinteren Rand aufgesucht, um die Äste des N. glutaeus superior nicht zu verletzen. In der gleichen Weise wird der Schnitt *nach hinten*, entsprechend dem Faserverlauf des M. glutaeus maximus, vertieft.

Anschließend wird der ganze Hautmuskellappen, der die kleine Glutäen, einen Teil des M. glutaeus maximus und den M. tensor fasciae enthält, nach oben zurückgeschlagen, wo er mit einer großen Tuchklemme an der Haut befestigt wird. Um das zu erreichen, wird der Trochanter maior mit den Muskelansätzen mit

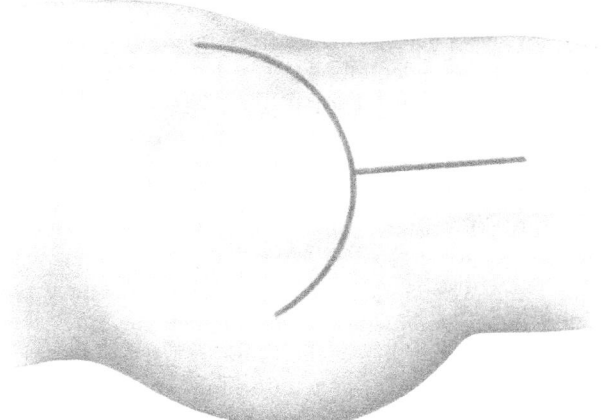

Abb. 739—742. Hüftarthroplastik mit Schnittführung nach LEXER-MURPHY
Abb. 739. Schnittführung

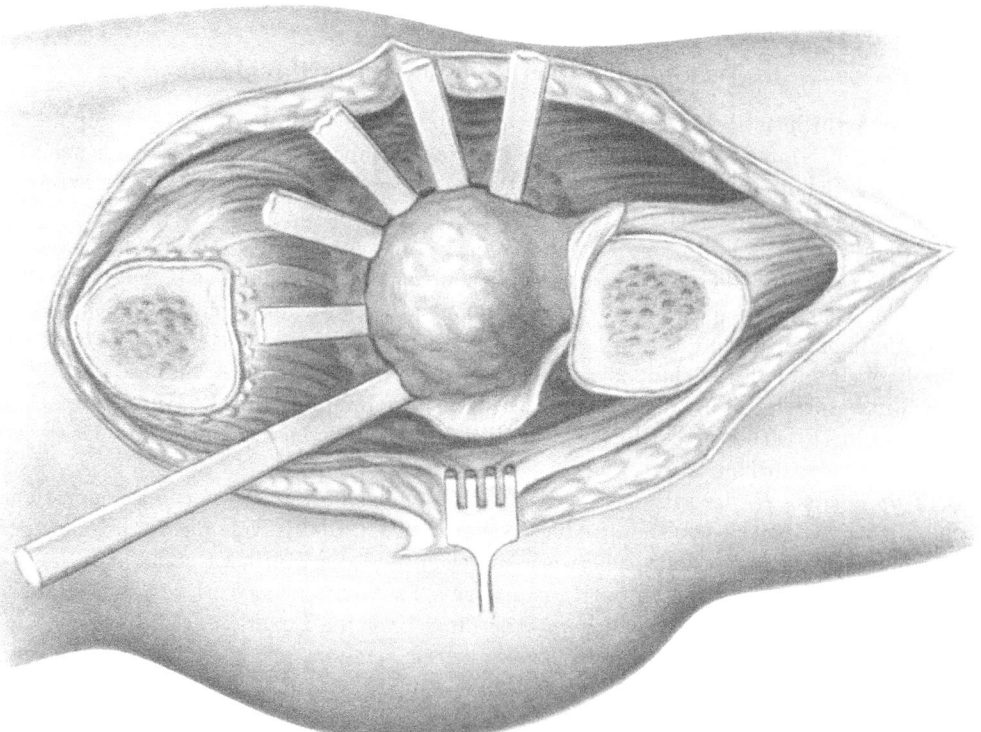

Abb. 740. Die Trochanterspitze ist mit einem breiten Meißel abgetragen, und der große Hautmuskellappen ist nach oben umgeschlagen. Zur Lösung der Kopfverknöcherung werden mehrere kleine Meißel entsprechend der Kopfform eingeschlagen

einer großen Kompresse gefaßt. Gleichzeitig werden schrittweise die Verwachsungen gelöst, die sich zwischen den kleinen Glutäen und der Gelenkkapsel gebildet haben.

Jetzt liegen bereits *die hintere Gelenkkapsel und die kleinen Hüftmuskeln frei*. In einem Teil der Fälle können sie erhalten werden, in anderen Fällen müssen sie durchtrennt werden, um einen guten Zugang zum Gelenk zu bekommen. Die Gelenkkapsel wird längsgespalten und in

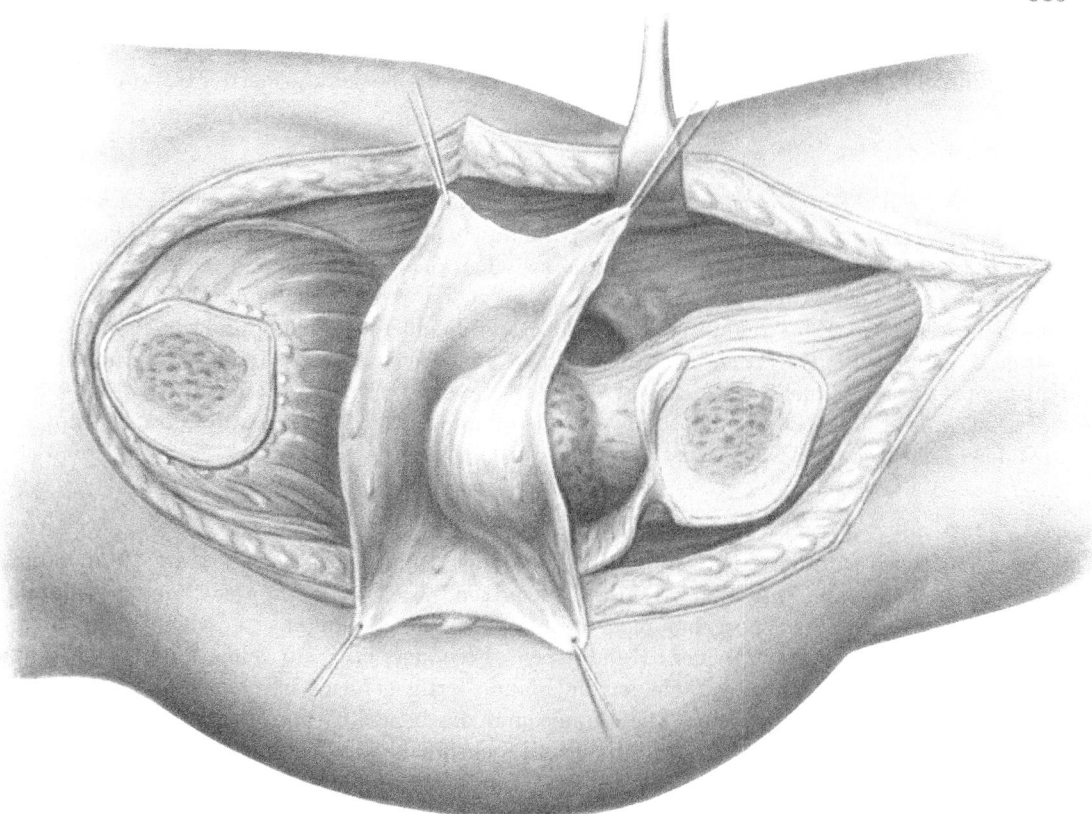

Abb. 741. Die Kopfform und Pfanne sind neu gebildet. Über den Hüftkopf wird ein Fascienlappen ausgebreitet

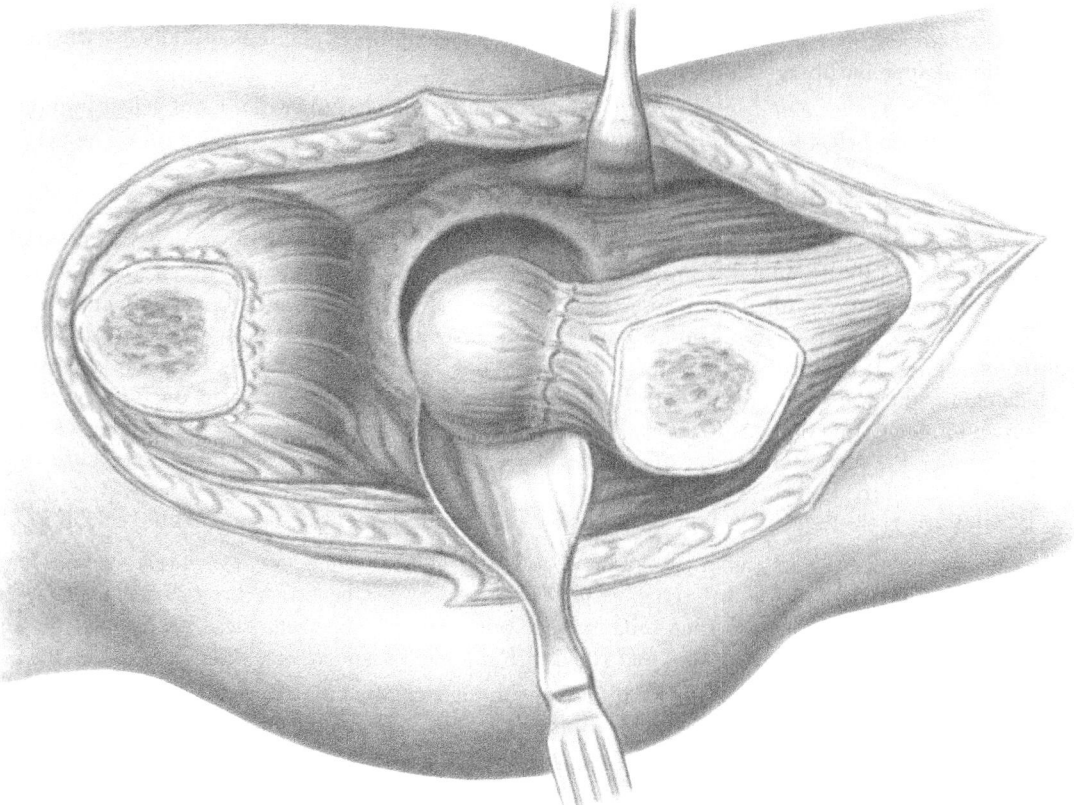

Abb. 742. Der Hüftkopf, der etwa um ein Drittel kleiner als die Pfanne ist, ist mit einem Fascienlappen überkleidet. Er wird mit dem Pfannenlöffel wieder reponiert

zwei Teilen von ihrem oberen Ansatz am Becken und ihrem unteren am Schenkelhals abgetragen. Daraufhin sind der Schenkelhals und der mit der Hüftpfanne verknöcherte Hüftkopf frei zugänglich.

β) Lösung des verknöcherten Hüftkopfes

Die Grenze des Hüftkopfes zur Hüftpfanne wird nach guter Freilegung des Knochens mit dem Raspatorium auf Grund des örtlichen Befundes im Vergleich zum Röntgenbild bestimmt. Mehrere kleine Meißel werden in dieser Linie zwischen dem Hüftkopf und der ursprünglichen Pfanne eingeschlagen (Abb. 740). Die Meißel sitzen zuerst oberflächlich und werden allmählich tiefer eingeschlagen. Zum Schluß wird ein großer Hohlmeißel genommen und mit ihm die endgültige Trennung des Hüftkopfes von der Pfanne vollzogen. Alle gewaltsamen Lösungen des Hüftkopfes durch manuelle Bewegungen sind zu vermeiden. Der Hüftkopf muß, wenn er gut gelöst ist, ganz von selbst aus der Pfanne herauskommen. Nach der Luxation des Hüftkopfes wird der übrige Teil der Gelenkkapsel entfernt.

γ) Bildung des neuen Hüftkopfes und der Gelenkpfanne

Der Hüftkopf wird mit dem Hohlmeißel und der Rundraspel neu geformt. Man kann hierzu zweckmäßig eine elektrische Hohlfräse benutzen. Die Vertiefung der Pfanne wird mit einer großen Kugelfräse vorgenommen. Die glättende Reinigung geschieht mit dem scharfen Löffel und einer kleinen Rundraspel. Besonders ist auf eine gute Gestaltung der Pfannenränder zu achten. Nachdem die Pfanne fertig geformt ist, werden sorgfältig alle kleinen Knochenteilchen entfernt. Die Pfanne und die benachbarten Weichteile werden mit einer Janetschen Spritze abgespritzt, um das Knochenmehl, das beim Ausfräsen der Pfanne entstanden ist, zu entfernen, damit es nicht die Grundlage für spätere Verknöcherungen abgibt.

Der neugebildete Hüftkopf muß etwa um ein Drittel kleiner sein als die Hüftpfanne, und ein Zwischenraum von etwa Fingerbreite soll zwischen dem Hüftkopf und dem Pfannengrund bestehen.

Als *Interpositionsmaterial* wird ein Fett- oder Fascienlappen genommen, oder es wird eine Vitalliumkappe darübergestülpt.

Der *Fascien-* oder *Fettlappen* wird weit ausgespannt, zunächst über den Kopf gelegt und dann rund um diesen befestigt (s. Abb. 741 und 742).

δ) Reposition des Hüftkopfes und Prüfung der Beweglichkeit

Zum *Schluß* wird der Hüftkopf wieder reponiert. Man läßt ihn über den Pfannenlöffel (s. Abb. 742) in die Pfanne gleiten. Jetzt kommt die *wichtige Prüfung* der freien Beweglichkeit des Hüftkopfes, die in allen Richtungen vorgenommen wird. Die Beugung muß leicht bis zum rechten Winkel und die Abduktion bis 150⁰ gehen. Es ist von großer Bedeutung, daß die Hüftüberstreckung leicht und gut möglich ist. Trifft dies nicht zu, so bildet sich leicht eine Hüftbeugekontraktur aus, und der Gang wird schwerfällig, hüpfend. Ist das nicht der Fall, so ist der Hüftkopf noch einmal zu reluxieren. Der Pfannengrund ist weiter zu vertiefen oder ein vorspringender Pfannenrandteil, der ein Hindernis für eine gute Bewegung bildet, ist abzuflachen.

ε) Wiederbefestigung des Trochanter maior mit den Glutäalansätzen und Wundverschluß

Wenn das obere Femurende ausgesprochen kurz ist, und wenn der Trochanter maior hoch steht, wird der Trochanter mit seinen Muskelansätzen zwei Querfinger breit tiefer, als sein ursprünglicher Sitz war, am Femur mit einem Knochennagel befestigt. Das geschieht, um den kleinen Glutäen eine bessere Spannung für ihre Funktion zu geben.

Der Wundverschluß erfolgt unter loser Vernähung der Muskulatur und Fascie schichtweise. Das Einlegen eines Drains ist bei guter Blutstillung im allgemeinen unnötig.

Ruhigstellung. Becken-Beingipsverband für etwa 3 Wochen.

Nachbehandlung (s. u.).

b) Technik der Arthroplastik bei Teilversteifungen mit Eröffnung des Gelenkes von vorn nach Smith-Petersen (s. Abb. 743—746)

α) Freilegung des Hüftgelenkes

Lagerung. Rückenlage.

Schnittführung. Der Schnitt beginnt im vorderen Drittel des Darmbeinkammes, verläuft bis zur Spina iliaca anterior superior und biegt dann nach unten ab.

Er geht zunächst nur bis zu der Oberschenkelfascie, die gut dargestellt wird. Dann geht man zwischen dem M. tensor fasciae und dem M. sartorius in die Tiefe. Der M. tensor fasciae wird, wenn erforderlich, Z-förmig durchschnitten, und die kleinen Gluträen werden subperiostal vom Darmbeinkamm nur soweit als nötig abgelöst und mit einem scharfen Raspatorium zurückgeschoben. Auf der Medialseite werden der M. sartorius nach einwärts gehalten und der M. rectus femoris freigelegt, eingekerbt und seitlich zurückgehalten, ohne daß er ganz durchschnitten wird. Auch die Muskelfasern des M. iliopsoas, der über die vordere Gelenkkapsel ver-läuft, sind nach medial seit-lich abzuschieben. Der vor-dere und seitliche Abschnitt der Gelenkkapsel liegt hier-mit übersichtlich frei.

Smith-Petersen emp-fahl, sich stets von dem Verlauf des *N. femoralis* zu überzeugen, um ihn nicht zu verletzen.

β) Luxation des Hüftkopfes

Die Gelenkkapsel wird längsgespalten und in zwei Lappen vom oberen Pfan-nenrandansatz abgelöst und bis zu ihrem Ansatz am Schenkelhals abgetragen.

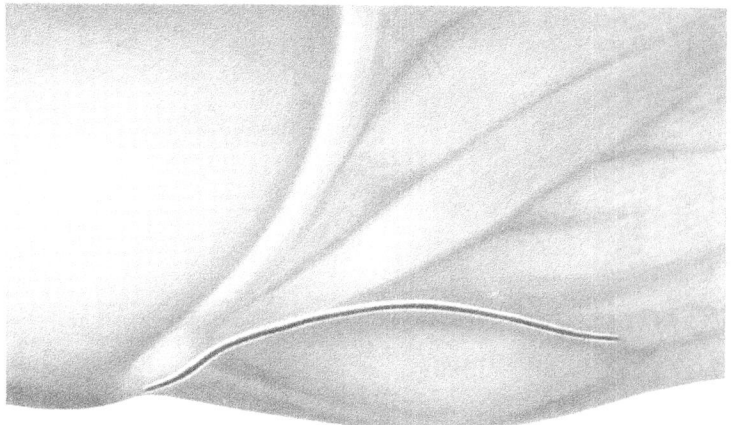

Abb. 743—746. Technik der Arthroplastik mit Eröffnung des Hüftgelenkes von vorn seitlich nach Smith-Petersen
Abb. 743. Schnittführung nach Smith-Petersen

Die vorspringenden deformierenden Randwucherungen an der Pfanne werden mit einem Hohl-meißel abgetragen. Dann wird das Bein in Adduktions- und Außenrotationsstellung gebracht, um den Hüftkopf leicht luxieren zu können. Wenn dies Schwierigkeiten bereitet, ist der Hüft-kopf noch in seiner Lage in der Pfanne zu verkleinern.

γ) Bildung des neuen Hüftkopfes und der Gelenkpfanne

Nach der Luxation des Hüftkopfes wird zunächst die Neubildung des Hüftkopfes in typischer Weise vorgenommen (s. o.).

Anschließend wird die Gelenkpfanne entsprechend vergrößert und vertieft, die Randwuche-rungen am hinteren Pfannenrand werden abgetragen und die Gelenkkapsel wird möglichst vollständig entfernt.

Das weitere Vorgehen hängt von der Form der Pfanne ab. Wenn die Pfanne relativ gut er-halten ist, reicht eine Glättung der Pfannenränder aus, und die Pfanne ist nicht wesentlich zu vertiefen. Ist eine typische Luxationspfanne mit doppeltem Pfannenboden vorhanden, so ist dieser mit dem Hohlmeißel zu entfernen, und die ganze Pfanne ist mit der Kugelfräse gut zu vertiefen, damit der Kopf einen sicheren Halt erhält. Ist es eine ausgesprochen flache Pfanne bei Patienten jüngeren Alters, so wird auch die Pfanne im ganzen vertieft, aber es ist eventuell noch erforderlich, um den Pfannenraum für den Hüftkopf genügend groß zu gestalten, ein Knochenstück als First am oberen Pfannendach einzufügen. Dieses Knochenstück wird dem Darmbeinkamm entnommen.

Der Pfannengrund und die Weichteile werden sorgfältig von allen kleinen und kleinsten Knochenteilen gereinigt (s. o.).

Der *Hüftkopf* wird mit einer *Vitalliumkappe* überkleidet.

δ) Reposition des Hüftkopfes und Prüfung der Beweglichkeit

Die Reposition des Hüftkopfes gelingt mit dem Pfannenlöffel mühelos. Nach der richtigen
Einstellung des Hüftkopfes in die Pfanne überzeugt man sich, ob eine gute Bewegung des Hüft-

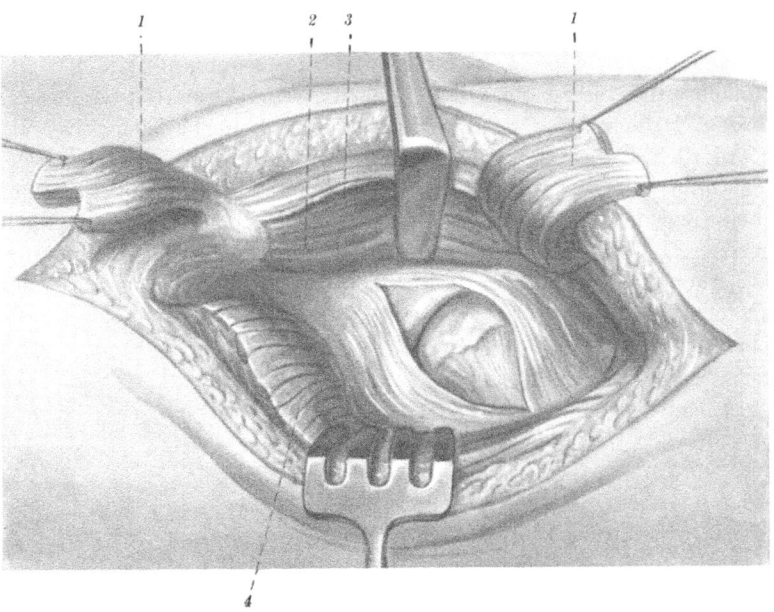

Abb. 744. Eröffnung der Gelenkkapsel durch Längsschnitt; der Hüftkopf ist sichtbar. *1* Spinamuskulatur; *2* M.sartorius; *3* M.rectus
femoris; *4* zurückgeschlagene kleine Glutäen

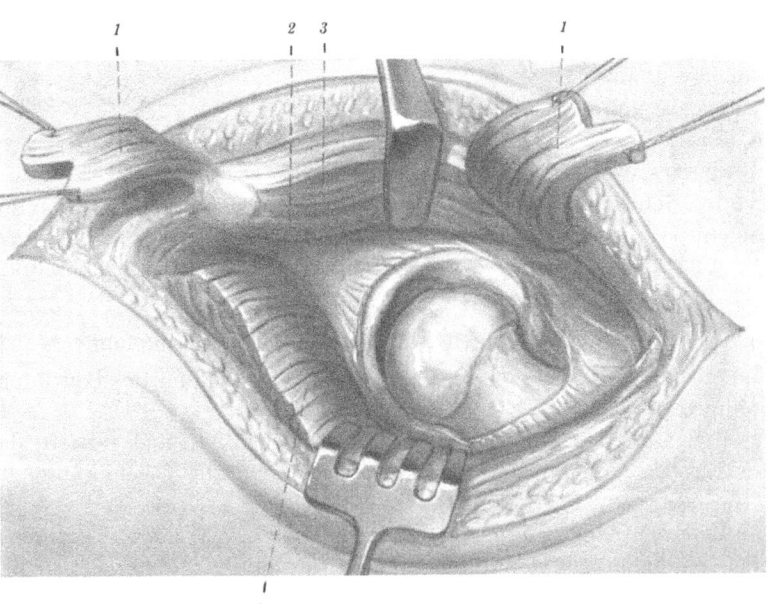

Abb. 745. Die Hüftgelenkkapsel ist vollständig abgetragen, der Hüftkopf bereits teilweise aus der Pfanne luxiert. *1* Spinamuskulatur;
2 M.sartorius; *3* M.rectus femoris; *4* zurückgeschlagene kleine Glutäen

kopfes, insbesondere im Sinne der Abduktion und Beugung, möglich ist. Ist das nicht der Fall,
so ist die Pfanne weiter zu vertiefen, oder ein vorspringender Pfannenrand ist noch abzuflachen.

ε) Wiedervernähung der Muskulatur und Wundverschluß

Zum *Abschluß der Operation* wird die Muskulatur zurückgeschlagen. Die kleinen Glutäen
werden sorgfältig am Darmbeinkamm vernäht. Die durchtrennt gewesenen Spinamuskeln

werden nur lose wieder vereinigt. Auf eine *gute Blutstillung* ist vor dem schichtweisen Wundverschluß ängstlich zu achten. Das Einlegen eines Drains ist überflüssig.

Ruhigstellung. Becken-Beingipsverband für 3 Wochen.

Nachbehandlung (s. u.).

c) Eröffnung des Hüftgelenkes nach GIBSON für die Arthroplastik (s. Abb. 606—609)

Die alte Schnittführung zur Eröffnung des Hüftgelenkes von hinten lateral nach LANGEN-BECK-KOCHER ist von GIBSON „neu entdeckt" (J. S. SPEED) und leicht modifiziert worden. Es ist eine gute Schnittführung, die unter Schonung der Muskeln die Gelenkeröffnung gestattet.

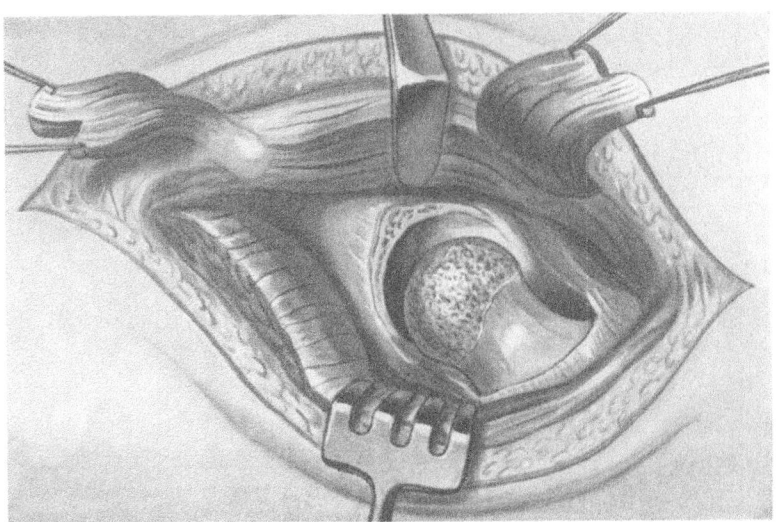

Abb. 746. Der Hüftkopf ist entknorpelt. Es besteht jetzt die Möglichkeit den Hüftkopf mit einem geeigneten Interpositionsmaterial (Fascie oder Fettlappen) zu überkleiden. Außerdem kann der Hüftkopf auch abgetragen werden, damit eine Endoprothese auf den Schenkelhals aufgesetzt wird

Technik

Lagerung. Seitenlage.

Schnitt. Er beginnt zwei Querfinger breit unterhalb des hinteren Darmbeinkammes und geht leicht bogenförmig nach vorne. Er geht abwärts über den großen Trochanter und verläuft am Oberschenkel noch etwa 10 cm. Der Hautlappen wird von der Fascie nach vorne umgeschlagen. *Der M. glutaeus maximus wird in seinem Einstrahlungsgebiet in die Fascia lata durchschnitten.* Dadurch ist die Blutung ganz gering. Die Muskeln, die am Trochanter maior ansetzen, werden frei sichtbar. Der hintere untere Rand der kleinen Glutäen wird eingeschnitten, und die Sehne des M. piriformis wird abgelöst. Um eine gute Wiedervereinigung zu ermöglichen, werden Reste der Sehnen am Trochanter maior stehengelassen. Die kleinen Glutäen, die von dem N. glutaeus caudalis innerviert werden, werden nach vorne genommen. Die kleinen Außenrotatoren werden nur eingeschnitten, wenn es notwendig ist. Die *Kapsel* wird breit eröffnet. Nach der Eröffnung der Kapsel wird das Hüftgelenk durch Überführung des Beines in Beugung und Außenrotation luxiert bei gleichzeitiger Kniebeugung.

d) Technik der Hüftarthroplastik mit prothetischem Ersatz

Drei Schnittführungen sind möglich:

1. von vorne (SMITH-PETERSEN);
2. von der Seite (LEXER, MURPHY);
3. von seitlich hinten (GIBSON).

α) Stielendoprothese (JUDET) (s. Abb. 747—752)

Vorbereitung für das Einsetzen der Endoprothese nach Eröffnung des Gelenkes. Es hängt von den jeweiligen Verhältnissen ab, ob der Hüftkopf in situ reseziert wird oder ob man die Resektion erst nach der temporären Luxation des Gelenkes vornimmt. Die Entfernung des Hüftkopfes geschieht entweder mit einer Säge oder mit einem Meißel. Bevor die Endoprothese eingesetzt wird, wird die Pfanne, soweit erforderlich, geglättet. Alle Randwucherungen werden abgetragen. Man überzeugt sich auch vor dem Einsetzen der Prothese, daß die Prothese in der Pfanne gut beweglich ist. Man vergrößert eventuell den Pfannengrund mit einer großen Fräse.

Einsetzen der Endoprothese. Nachdem der Schenkelhalsrest mit der Kopffräse geglättet ist, wird in der Mitte des Schenkelhalses ein Bohrkanal in schräger Richtung bis zur gegenüberliegenden Corticalis des Femurschaftes angelegt. Eine Röntgenkontrolle mit einem eingelegten Metallstab wird gemacht, um sich von der einwandfreien Lage des Kanals, der den Stift der Endo-

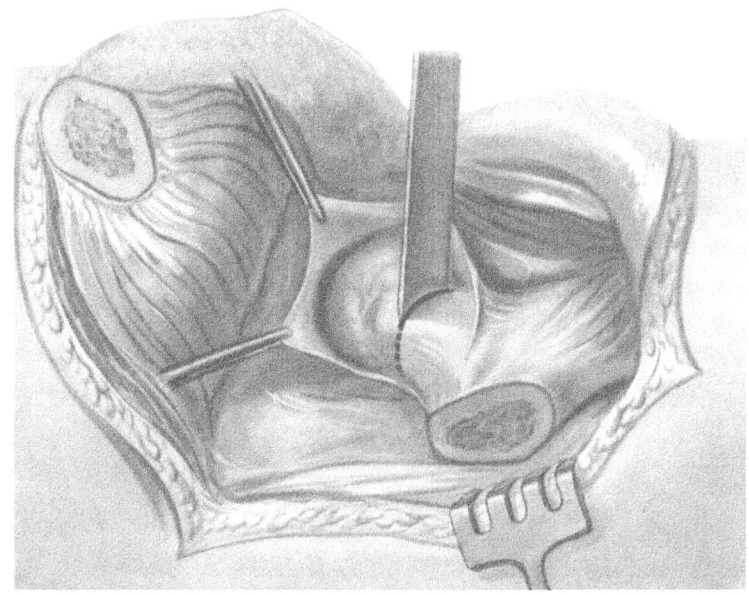

Abb. 747—752. Hüftarthroplastik mit prothetischem Ersatz
Abb. 747. Die kleinen Glutäen sind mit dem Trochanter maior abgelöst und zurückgeschlagen. Die Kapsel ist eröffnet. Der Meißel ist zur Abtragung des Hüftkopfes angesetzt

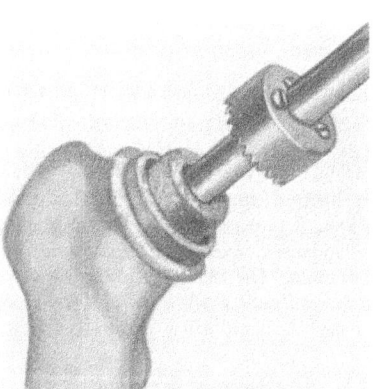

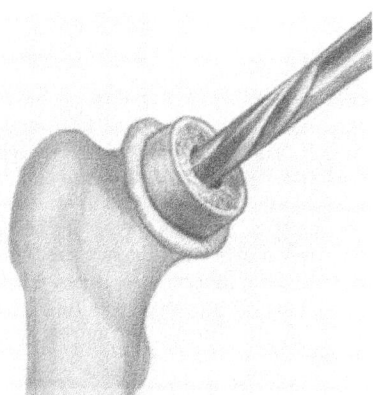

Abb. 748. Die Auflagefläche für die Endoprothese wird mit der Kopffräse hergestellt

Abb. 749. Anlegen des Bohrkanals durch den Schenkelhalsrest für das Einfügen der Endoprothese

prothese aufnehmen soll, zu überzeugen. Einführen des Stiftes der Endoprothese in den Kanal. Auflegen einer Gazekompresse zwischen den Kopf der Endoprothese und dem Vorschlagstück. Das Einschlagen der Prothese erfolgt mit sanften Hammerschlägen. Man muß sich gut davon überzeugen, daß der Rand der Prothese gleichmäßig auf dem Schenkelhals aufliegt. Je besser der Kontakt ist, mit um so größerer Wahrscheinlichkeit kann man mit gutem Dauersitz und gutem Ergebnis rechnen.

Reposition des Hüftkopfes. Überprüfung der Beweglichkeit. Es ist besonders wichtig, darauf zu achten, daß eine gute *Hüftüberstreckung* vorhanden ist. Diese ist viel wichtiger als eine übergroße Beugung. Wenn eine Neigung zur Beugekontraktur infolge mangelnder Streckfähigkeit nach der Operation besteht, ist der Gang unschön „hüpfend".

Ruhigstellung im Gipsverband für 2—3 Wochen, je nach der gewählten Schnittführung. Die Lagerung lediglich mit Extension darf nur gewählt werden, wenn keine Gefahr der Luxation zu befürchten ist, d. h. wenn der Hüftkopf wirklich in einer gut geformten Pfanne sitzt. **Nachbehandlung** s. u.

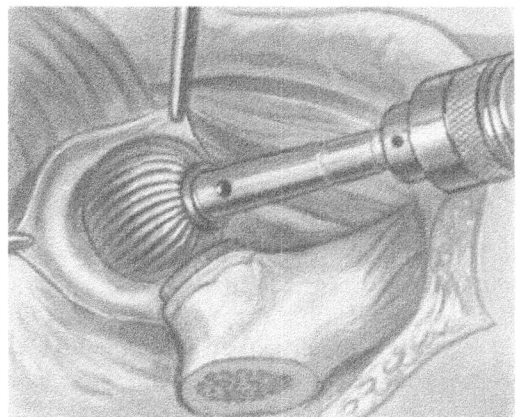

Abb. 750. Vertiefen der Gelenkpfanne mit der Kugelfräse

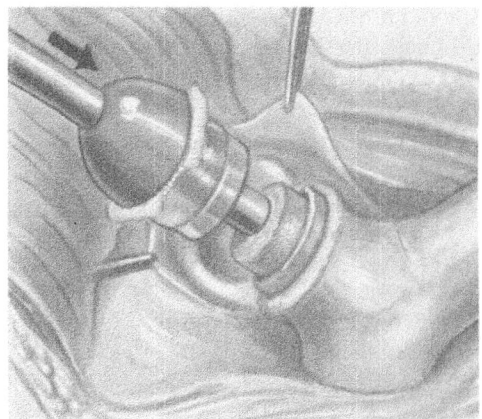

Abb. 751. Die Endoprothese ist in das obere Femurende eingesetzt und wird mit dem Vorschlagstück eingeschlagen

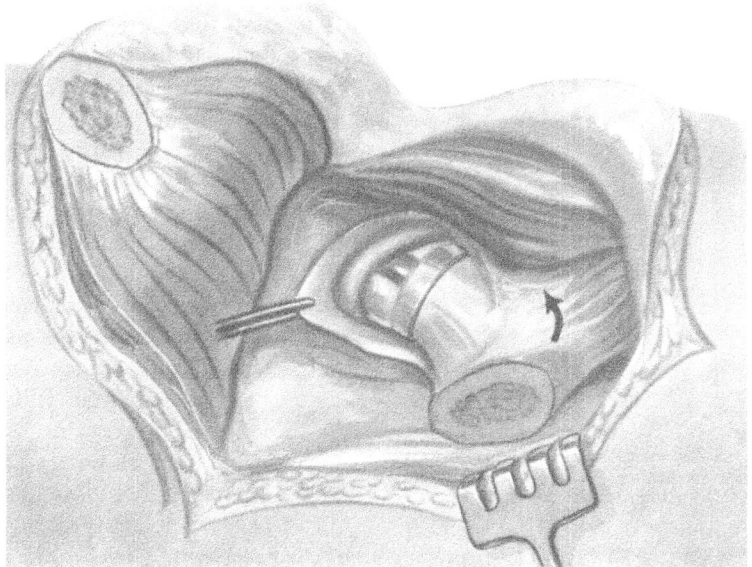

Abb. 752. Der Hüftkopf ist reponiert, die Beweglichkeit des Gelenkes wird geprüft

β) Spezialendoprothese

Schnittführung s. o.

Der Hüftkopf wird temporär luxiert. Der Schenkelhals wird nahe seiner Basis unter Erhaltung des Trochanter maior und oberhalb des Trochanter minor abgetragen. Die richtige Paßform der Spezialendoprothese aus Plexi oder aus Vitallium wird *exakt* geprüft. Es wird die Prothese genommen, die ein leichtes Gelenkspiel erwarten läßt und die ohne Pressung im Gelenk sitzt. Besteht eine solche, so ist ein entsprechendes Stück vom Schenkelhals bzw. Trochantermassiv zu entfernen.

Die Endoprothese aus *Plexiglas*, entwickelt auf unsere Veranlassung von RETTIG, hergestellt von der Firma Kleuser, Wuppertal-Ronsdorf, verlangt eine Fixierung mit zwei Drähten am Trochantermassiv (s. Abb. 753). In der Prothese sind zwei Bohrlöcher, durch die der Draht hindurchgeführt wird. Die zusätzliche Drahtbefestigung ist erforderlich, um die Rotation zu sichern.

Die *Vitalliumprothesen* Modell McBride, Moore, Thompson sind einfach zu installieren. Es wird mit der Bohrraspel, die in ihrer Form dem Stiel der Endoprothese entspricht, ein freier Raum im Femurschaft geschaffen. Hiernach wird die Prothese zu etwa $^2/_3$ eingeschlagen, in die Lücke des Prothesenstieles wird Spongiosaknochen eingesetzt. Er soll eine verknöchernde Verlötung der Prothese schaffen, damit diese nicht später bei Beanspruchungen sich lockert. Nach dem Einfügen der Spongiosa wird die Prothese endgültig eingeschlagen.

Ruhigstellung (s. o.) und **Nachbehandlung** s. u.

E. Nachbehandlung für die Hüftarthroplastik

Die Nachbehandlung einer Hüftarthroplastik ist von außerordentlicher Wichtigkeit. Der Operationserfolg kann von ihrer richtigen Leitung abhängen. Setzt sie zu spät ein, so ist die Gefahr von Verwachsungen groß, die das Bewegungsausmaß der Hüfte schwer beeinträchtigen. Wird sie zu früh und zu intensiv durch eine Krankengymnastin aufgenommen, so besteht die Gefahr der Luxation des Hüftkopfes. Eine verständnisvolle Leitung der **Nachbehandlung** ist deshalb unerläßlich. **Sie folgt dem Leitsatz, daß das Gelenk sich selbst einspielen soll und daß die Übungstherapie sich jeweils den vorliegenden Verhältnissen anzupassen hat.**

Da die Hüftarthroplastik vielfach bei älteren Patienten gemacht wird, ist schon in den ersten Tagen mit der *Bettgymnastik* zu beginnen, zuerst Atemübungen und dann selbsttätiges Sichaufziehen am Bettgalgen. Die *Gipsverbandabnahme* erfolgt nach etwa 3 Wochen. Die Übungen werden am besten vom Patienten mit Hilfe eines *doppelten Rollenzuges* gemacht. Es sind einmal Hüftbeuge- und- streck- und dann Hüftabduktions- und -adduktionsübungen;

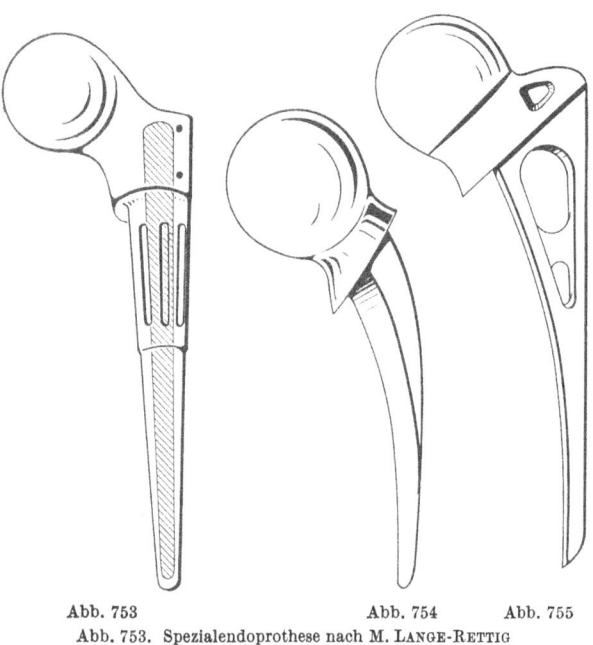

Abb. 753   Abb. 754   Abb. 755
Abb. 753. Spezialendoprothese nach M. Lange-Rettig
Abb. 754. Vitalliumendoprothese nach McBride
Abb. 755 Vitalliumendoprothese nach Moore

aber auch die Rotationsübungen, insbesondere das aktive Einwärtsrotieren, sind nicht zu vergessen. Gleichzeitig wird mit einem weiteren Rollenzug Kniestrecken und -beugen geübt. Um die Übungen zu erleichtern und um möglichst jeden Reibungswiderstand auszuschalten, wird in das Bett ein großes, halbkreisförmiges, glattgehobeltes *Übungsbrett* gelegt. An den Fuß kommt eine rollschuhähnliche Übungssandale, an deren Rückseite an der Aufliegefläche auf dem Übungsbrett eine leicht bewegliche Kugel angebracht ist. Das Bein rollt so leicht schon bei geringen Muskelimpulsen in die gewünschten Richtungen.

Aktive Widerstandsübungen durch die Krankengymnastin werden erst 2 Wochen später, gleichzeitig mit Übungen im Wasserbad aufgenommen. *Aufstehen* wird 6—8 Wochen nach der Operation mit Stockstützen erlaubt. Diese sollen noch für etwa $^1/_2$ Jahr benützt werden.

Die *Dauer* der stationären Übungsbehandlung ist 2—3 Monate. Eine frühere Entlassung ist nur gerechtfertigt, wenn eine einwandfreie ambulante Nachbehandlung gesichert ist. Das Gelenk benötigt, um sich richtig einzuspielen, einen Zeitraum von $^1/_2$—1 Jahr. Die Belastung des Hüftgelenkes soll allmählich erfolgen. Man muß dem Gelenk zum funktionellen Umbau Zeit lassen!

F. Ergebnisse mit der Muldenarthroplastik

Die erste große Veröffentlichung von Smith-Petersen umfaßte 500 Fälle, darunter 80 doppelseitig operierte, in 10 Jahren. Smith-Petersen gibt selber zu, daß nach der Operation der Muldenplastik meist ein Hinken vorhanden sei und ein Stock benutzt werde.

Das große Krankengut setzt sich im einzelnen folgendermaßen zusammen:

Malum coxae senile. Bei 90 Hüftgelenken wurden Arthroplastiken gemacht. Die Resultate sollen besser als die der Arthrodese gewesen sein. Die Beweglichkeit sei so groß geworden, daß die Patienten fähig geworden seien, sich die Schuhe und Strümpfe anzuziehen. Ein *Hinken* sei *meist vorhanden* gewesen, aber *Schmerzfreiheit* hätte bestanden, und die Patienten hätten wieder aktiv am Leben teilgenommen.

Rheumatische Infektarthritis. Bei 175 Hüftgelenken wurde die Arthroplastik gemacht. Die Resultate seien ermutigend gewesen. Das Ausmaß der Beweglichkeit sei aber nicht so groß gewesen, wie bei den Fällen mit der Arthrosis deformans, und nur selten hätten sich die Patienten wieder ihre Schuhe und Strümpfe anziehen können. Schmerzfreiheit sei im allgemeinen erreicht worden.

Zustand nach alten Schenkelhalsfrakturen. 50 Fälle wurden operiert, teils wegen Pseudarthrosen oder Kopfnekrosen. Die Resultate seien sehr beachtlich und im Vergleich zu den Fällen mit der Arthrosis deformans noch günstiger.

Alte septische Hüftversteifungen. 32 Hüften wurden operiert. Die Behandlungsresultate werden beeinträchtigt durch die Gefahr des Wiederaufflackerns der Sepsis. Das war in etwa 30% der Fälle der Fall. Bei den anderen seien die Behandlungserfolge gut gewesen.

Alte angeborene Hüftgelenkverrenkungen. Bei 50 Hüften wurde die Operation meist im Alter von 13—16 Jahren ausgeführt. Die Resultate seien meist ausreichend gewesen. Das Trendelenburgsche Zeichen sei bei guter Stabilität der Hüfte deutlich verringert worden.

Außer den angeführten Erkrankungen wurde die Hüftarthroplastik in den restlichen Fällen aus verschiedenen anderen Ursachen durchgeführt.

Smith-Petersen berichtet, daß im Laufe der Jahre bei 53 Patienten *Nachoperationen* nötig gewesen seien. Sie waren bedingt durch Fehler bei der früheren Behandlung und gerechtfertigt durch Verbesserung des Behandlungsverfahrens.

So hatte früher Smith-Petersen die Rectussehne durchschnitten und wieder vernäht. In einem Teil der Fälle trat eine Verkalkung des zentralen Stumpfendes ein, wodurch die Beugefähigkeit behindert wurde. — Ein weiterer Anlaß für eine Nachoperation war, daß ursprünglich die Pfanne nicht weit genug angelegt war.

Die *Zahl der Komplikationen* war auffällig gering. Embolien wurden beobachtet, aber keine tödlichen. In vereinzelten Fällen wurden Venenligaturen ausgeführt. — Die Zahl der Infektionen waren 20 Fälle. Es wird mit Recht erwartet, daß seit den Fortschritten der Chemotherapie unter Anwendung von Penicillin die Zahl der postoperativen Gelenkinfektionen weiter herabgesetzt werden kann. Besonders wichtig ist, daß bei nahezu 500 Arthroplastiken kein einziger postoperativer Todesfall beobachtet wurde!

Weitere Erfolgsberichte an einem großen Krankengut liegen von Bickel und Babb sowie W. A. Law vor.

Bickel und Babb verfügen über ein Material von 255 und W. A. Law über ein solches von 182 Fällen. Die Ergebnisse sind ähnlich denen von Smith-Petersen. Es wurden bei den Arthrosen verschiedener Ursachen über 50% gute oder sehr gute Resultate erzielt. Wesentlich schlechter waren die Behandlungserfolge bei den rheumatischen Arthritiden, bei denen nur etwa 25% gute Erfolge erreichbar waren.

Bei der Durchsicht des amerikanischen Schrifttums fällt die *relativ große Zahl der Nachoperationen* auf, die als „Revisionen" bezeichnet werden. Sie war am größten unter dem Krankengut von W. A. Law (unter 182 Fällen 46mal), während sie Smith-Petersen unter 500 Fällen nur bei 53 vorzunehmen hatte. Hepp hat sich der mühevollen verdienstvollen Aufgabe unterzogen, das gesamte, ihm in der amerikanischen Literatur erreichbare Krankengut einmal zusammenzustellen. Er kommt hierbei bei nahezu 1000 Fällen auf die nicht kleine Zahl von 133 Nachoperationen, d. h. gleich 14%!

Die *Gründe für die Nachoperationen* waren Zustände nach Infektionen, Knochenwucherungen und narbige Verwachsungen sowie Luxationen oder Subluxationen des Hüftkopfes, die eine neue, bessere Hüftkopfeinstellung in die Pfanne verlangten.

Es gibt nach wie vor Anhänger der Muldenplastik nach Smith-Petersen. Auch J. S. Speed und R. A. Knight befürworten sie in der letzten Auflage von Campbells „Orthopädischer Operationslehre" (1956). Compere berichtete über gute Dauerergebnisse (1960). Bürkle de la Camp lehnt dagegen die Vitallium-Muldenplastik ganz ab (1958). Wir selbst haben uns nach wie vor nicht entschließen können, die Vitallium-Muldenplastik aufzunehmen. Wir haben auch unsere eigene Kappenplastik mit der Plexikappe wieder aufgegeben. Die Zahl der guten Dauerergebnisse war zu gering.

Die Weiterentwicklung der Hüftarthroplastik lehrt, daß sich mit ihr erfreuliche Erfolge erzielen lassen, aber sie verlangt auch, daß an ihrem Ausbau weitergearbeitet wird. Sie ist eine Operation, die für die nächste Zeit am besten auf die Kliniken beschränkt bleibt, die in der Arthroplastik eine besondere Erfahrung haben.

15. Behandlung der Schenkelhalsfraktur und -pseudarthrosen

A. Behandlung der Schenkelhalsfrakturen

Eine Operationslehre ist kein Lehrbuch der Frakturenbehandlung. Und doch ist es unbedingt nötig, die Behandlung einer Fraktur, die des Schenkelhalses, in eine Operationslehre aufzunehmen. Die Behandlung der Schenkelhalsfraktur ist heute vorwiegend operativ, und die Behandlungsgrundsätze der Schenkelhalsfrakturen bilden in wichtigen Punkten die Richtlinie für die Behandlung der Schenkelhalspseudarthrosen.

a) Historischer Rückblick

Die Behandlung der Schenkelhalsfraktur hat in den vergangenen Jahrzehnten einschneidende Wandlungen durchgemacht, und ihr *historischer Rückblick* gibt ein lehrreiches Spiegelbild der Entwicklung der Medizin überhaupt.

Die Behandlung der Schenkelhalsfraktur war wenigstens in Deutschland bis vor etwa 25 Jahren vorwiegend *konservativ*, und zwar konservativ in dem Sinn gleich abwartend und sich abfindend mit der Tatsache, daß beim medialen intrakapsulären Schenkelhalsbruch vielfach keine Heilung eintrat und eine Pseudarthrose entstand. Die beherrschende Behandlung war der Streckzug mit Heftpflaster, Zinkleim oder Drahtextension. Noch im Jahre 1932 war MAGNUS ein Anhänger dieser Behandlung. Man sah die Ursache der schlechten Behandlungsergebnisse in den ungünstigen anatomischen Verhältnissen beim medialen Schenkelhalsbruch, in der ungenügenden Blutversorgung des zentralen Bruchstückes nach dem Ausfall der wichtigen Kapselgefäße und in dem Fehlen des Periostes im Bereich der intrakapsulär gelegenen Bruchstellen. Man hatte bei dieser Beurteilung nur übersehen, daß für die Behandlung die richtige Einrichtung des Knochenbruches mit anschließender zuverlässiger Ruhigstellung entscheidend ist. Beides blieb bei der Streckzugbehandlung des Schenkelhalsbruches unberücksichtigt und erklärt die hohe Zahl der ausbleibenden knöchernen Heilungen.

Das richtig erkannt zu haben, war der große Verdienst von WHITMAN, der schon im Jahre 1902 die Forderung der exakten Einrichtung des Schenkelhalsbruches mit anschließender Ruhigstellung in einem großen Gipsverband aufgestellt hat. Die gleichen Grundsätze für die Behandlung der Schenkelhalsbrüche forderten frühzeitig FRITZ LANGE und A. LORENZ. Die Behandlung des Schenkelhalsbruches nach WHITMAN fand wegen der technischen Schwierigkeiten nur eine bescheidene Zahl von Anhängern.

Die Erfahrungen mit diesem Verfahren zeigen folgende Mitteilungen: OSGOOD, CAMPBELL und ORR stellten zweimal Untersuchungen an über die Ergebnisse der Behandlung der Schenkelhalsfrakturen nach dem Verfahren von WHITMAN. Sie berichteten im Jahre 1928 über 201 Fälle, die über 60 Jahre alt waren, und 1930 über 262 Fälle, die jünger als 60 Jahre waren. — Bei der 1. Gruppe der Patienten, die über 60 Jahre alt waren, war eine Heilung nur in 30% erreicht, und die primäre Mortalität war 28%. — Bei der 2. Gruppe, den jüngeren Patienten, war eine knöcherne Heilung in 52% eingetreten, und die Mortalität war nur 9%.

LÖFBERG teilte die Behandlungsergebnisse von 164 medialen Schenkelhalsbrüchen mit. Die Sterblichkeit betrug 6%. Ein gutes Ergebnis wurde in 57%, ein ziemlich gutes in 18% und in 25% ein schlechtes erreicht.

BÖHLER hat seine Behandlungsresultate durch STÖHR 1936 mitteilen lassen, und er gibt selbst im Jahre 1943 an, daß von 25 Überlebenden 17, d. h. 68%, knöchern verheilt sind.

Das Behandlungsverfahren, Einrichtung des Bruches mit anschließender Ruhigstellung in dem großen Abduktionsgips bei Innenrotation des Beines, ermöglichte in der Mehrzahl der Fälle das Eintreten einer festen, knöchernen Konsolidierung des Bruches, wenn auch die Mortalität bei dem hohen Alter recht beträchtlich war. Es war hierdurch aber der Beweis erbracht, daß bei einer folgerichtigen Behandlung der mediale Schenkelhalsbruch knöchern verheilt und daß die ungünstigen anatomischen Verhältnisse, mäßige Blutversorgung und Fehlen des Periostes kein absoluter Hinderungsgrund hierfür waren.

Trotzdem sollte ein erneuter völliger Umschwung in der Behandlung der Schenkelhals-fraktur kommen. Das war der Übergang zur *operativen Behandlung mit der Nagelung* nach SMITH-PETERSEN (1925).

Viel früher waren schon mehrfach Versuche und Vorschläge für eine operative Behandlung der Schenkel-halsbrüche gemacht worden. Sie gehen zurück bis auf VON LANGENBECK (1858), KÖNIG (1875) und NICOLAYSEN (1897) u. a. Der Schenkelhalsbruch war geschraubt, genagelt und mit autoplastischem (ALBEE) oder alloplasti-schem Material (Elfenbein) gebolzt worden. Die Ergebnisse waren, von Einzelfällen abgesehen, wie z. B. den von FRITZ LANGE mitgeteilten, bescheiden oder schlecht und ermutigten nicht zur Nachahmung. Viele Chir-urgen, so z. B. HOWE (1877), KOCHER (1896) und dann vor allem LEXER, forderten deshalb die Resektion des abgebrochenen Hüftkopfes unter Einstellung des Schenkelhalsstumpfes in die Hüftpfanne.

Das Problem der Nagelung des Schenkelhalsbruches wurde von SMITH-PETERSEN von der technischen Seite her gelöst unter Angabe eines besonders geformten Nagels, des Dreikant-lamellennagels, der, ohne den Knochen schwer zu schädigen, absolut fest im Knochen saß. Dieser Nagel gab der Fraktur eine vorher für unmöglich gehaltene Festigkeit. SMITH-PETERSEN führte die Nagelung noch unter Freilegung der Bruchstücke aus. Es war nur ein kleiner, nahe-liegender, aber entscheidender Schritt bis zur „gedeckten" Nagelung. Der große intraartikuläre Eingriff wurde dadurch zu einem kleinen extraartikulären, der auch alten, schwächlichen Leuten zugemutet werden konnte.

Das wurde ermöglicht durch den Vorschlag von JERUSALEM und SVEN JOHANNSSON, den Nagel zentral zu durchbohren. Es wurde zuerst ein Richtungs- und Führungsdraht in den Schenkelhals und -kopf eingeführt und über diesen, nachdem man sich durch Röntgenaufnahmen von der einwandfreien Lage des Drahtes überzeugt hatte, der Nagel eingeschlagen.

Die *Technik* des Verfahrens wurde durch FELSENREICH vervollkommnet, der die Forderung zum Arbeiten mit zwei Röntgenapparaten aufstellte, um Röntgenaufnahmen in zwei verschie-denen Richtungen, insbesondere auch in der so wichtigen axialen Ebene, anfertigen zu können.

FELSENREICH und SVEN JOHANNSSON verbesserten den Nagel durch Verbreiterung der Lamellen. PUTTI gab einen Nagel an, der nach dem Prinzip eines Korkziehers im Innern eine Schraubvorrichtung hat, mit deren Hilfe es möglich ist, den Hüftkopf nach dem Einschlagen des Nagels rückwärts fest auf den Schenkel-hals aufzupressen.

Viel Gedankenarbeit ist verwandt worden, um mittels *Richtungsinstrumenten* von vorn-herein eine einwandfreie Führung des Richtungsdrahtes sicherzustellen. Die bekanntesten *Richtungsinstrumente* sind die von VALLS und FELSENREICH.

JESCHKE gab noch ein *Drahtnetz* an, das über dem Femurkopf an der Haut befestigt wird und das das Ein-führen des Richtungsinstrumentes in den Femurkopf erleichtern sollte. Die Verwendung eines Richtungsinstru-mentes bedeutet eine wesentliche Erleichterung für die Führung des ersten Richtungsdrahtes, aber seine Be-nutzung ist keine absolute Notwendigkeit. Man kann auch ohne ein Richtungsinstrument auskommen. Das zeigen die Veröffentlichungen von BÖHLER, VOGELER u. a.

Der erfahrene Operateur, der auf Grund des Tastbefundes und des Röntgenbildes sich plastisch die Verhältnisse am oberen Femurende vorzustellen vermag, kann auch ohne Richtungsinstrument seinen Richtungsdraht einführen und kann, wenn noch eine Nachkorrektur nötig ist, auf Grund der röntgenologisch bestimmten Lage des ersten Drahtes unschwer die Führung des zweiten Drahtes richtig vornehmen.

Ein einfaches Meßinstrument wurde auf meine Veranlassung von meinem früheren Oberarzt HERTEL ausgebildet (s. Abb. 756). Der Anlaß zur Ausarbeitung des Instrumentes waren die *Hüftverriegelungen*, für die es auch in erster Linie gedacht war, aber es ist auch für die Schenkelhalsnagelung verwendbar.

Es wird als Meßlinie die „Crista" an der Außenfläche des Trochanter maior, die eine Trennungslinie des Trochanter maior zum Femurschaft bildet und die gleichzeitig der oberen Begrenzungslinie am Ursprung des Vastus externus entspricht, benutzt. Diese Linie ist auf jedem guten Röntgenbild in der Regel gut sichtbar und am freigelegten Knochen stets deutlich tastbar. Die Linie gibt den *festen Punkt* für die Messung. Es wird von hier aus bestimmt, in welcher Entfernung unterhalb davon die richtige Einschlagstelle des Nagels ist. Dann wird auf Grund des Röntgenbildes festgestellt, wie der Nagel liegen muß.

Das kleine Instrument entspricht einem Winkelmesser. Es wird auf dem Femur seitlich aufgesetzt, und es kommt der eine „Stachel" genau auf die „Crista" und der andere auf den Femurschaft. Der errechnete Winkel ist schon vorher eingestellt. Die Einhaltung der Richtung ist dadurch gesichert, daß der Führungsdraht durch zwei Leitösen eingeschoben wird.

Das Winkelmeßinstrument hat sich *bewährt*. Wenn die Crista auf dem Röntgenbild einwand-frei erkennbar ist, ist es zuverlässig; wenn die Crista schwer bestimmbar ist, können kleine

Abweichungen von der errechneten und gewünschten Drahtlage vorkommen. Sie sind leicht bei dem Einbohren eines zweiten Drahtes auszugleichen. Der *Nachteil* auch dieses Meßinstrumentes ist, daß eine zuverlässige Bestimmung der Drahtführung nur in der Frontalebene möglich ist und daß es versagt für die ebenso wichtige, aber viel schwierigere Drahtführung in der axialen Richtung.

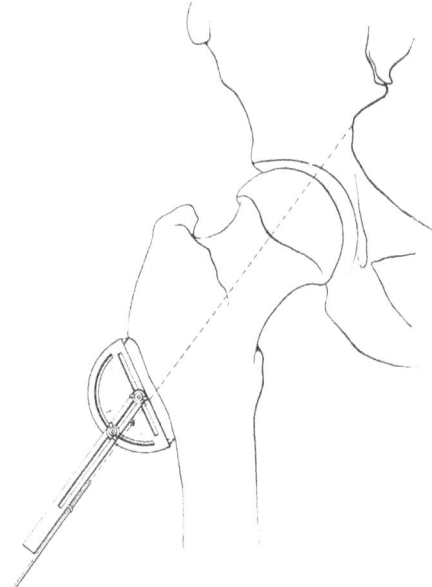

A. N. WITT hat auf unsere Veranlassung ein Richtungsinstrument konstruiert, das, von außen betrachtet, die Form der Brause einer Gießkanne hat (Abb. 757 u. 758). Auf diese Weise war es möglich, Richtungskorrekturen des eingeführten Drahtes in zwei Ebenen vorzunehmen. Die zahlreichen Löcher ermöglichen dies gut.

Wir wenden seit Jahren überhaupt kein Richtungsgerät mehr an. Es wird ein Richtungsdraht eingebohrt, dann Röntgenkontrollaufnahmen in beiden Ebenen gemacht. Wenn der Draht nicht richtig liegen sollte, wird noch ein weiterer vor dem Einschlagen des Nagels eingetrieben.

b) Indikation

Die *Indikation* zur Schenkelhalsnagelung ist gegeben bei allen medialen, intrakapsulären Schenkelhalsbrüchen (Adduktionsbrüchen), sofern nicht eine Gegenanzeige zur Operation besteht. Von den *lateralen, extrakapsulären Schenkelhalsbrüchen (Abduktionsbrüche)* werden die operiert, bei denen ein besonderer Grund vorhanden ist. Das sind die Fälle, bei denen es aus ärztlichen Gründen indiziert ist, die Zeit des Bett-

Abb. 756. Richtungsinstrument zur Bestimmung der Lage des Führungsdrahtes im Hüftkopf, insbesondere für Hüftarthrodesen nach HERTEL

liegens abzukürzen, oder bei denen aus sozialen Gründen der stationäre Krankenhausaufenthalt (Frage der Kostendeckung, Berufswiederaufnahme) auf ein Mindestmaß zu beschränken ist.

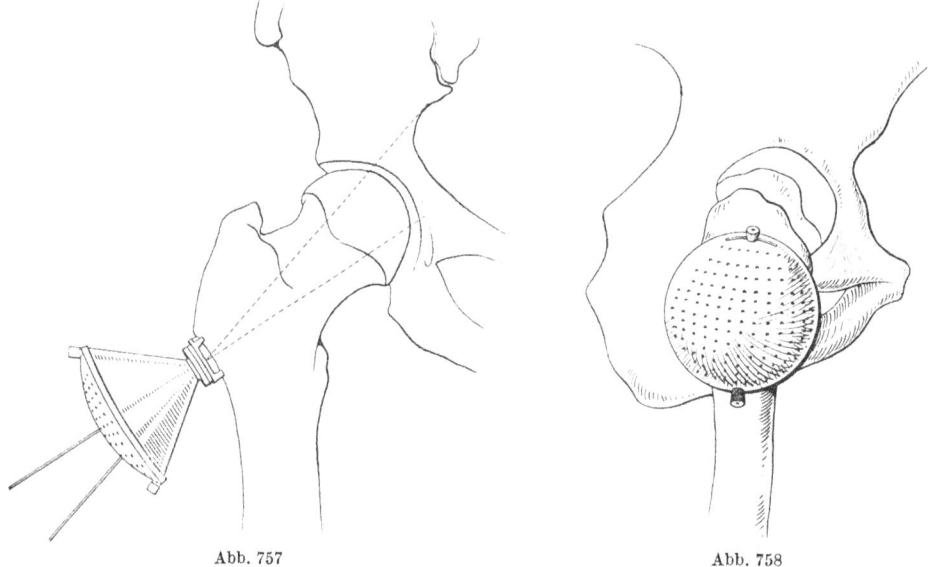

Abb. 757   Abb. 758

Abb. 757 u. 758. Richtungsinstrument für die Schenkelhalsnagelung nach A. N. WITT. Abb. 757. Die „Gießkannenbrause" ist von der Seite aufgesetzt, und zwei Führungsdrähte sind eingeführt. Abb. 758. Betrachtung in der Aufsicht. Man sieht die zahlreichen Löcher der „Gießkannenbrause". Der Abstand eines jeden Loches ist 5°. Auf diese Weise ist leicht eine genaue Bestimmung für die zu wählende Drahtrichtung möglich

Es ist eine alte Erfahrungstatsache, daß die lateralen Schenkelhalsbrüche auch ohne Nagelung, ganz gleich, was für eine Behandlung man wählt, gut knöchern verheilen, sofern man nicht gewaltsam die knöcherne Verkeilung der Bruchstücke gelöst hat. Eine Nagelung wäre deshalb an und

für sich nicht dringend. Die lateralen Schenkelhalsbrüche können daher auch mit einem Streckverband unter gleichzeitiger Lagerung des Unterschenkels auf einer Braunschen Schiene und
anschließend mit einem Abduktionsgipsverband erfolgreich behandelt werden. Es besteht aber
bei alten Leuten während der langen Liegezeit eine erhebliche Gefahr der Entwicklung einer
Bronchopneumonie, Thrombose und Embolie. *Die Nagelung ist deshalb zur Abkürzung der Behandlung vorzuziehen.*

Die *Kontraindikationen* zur Nagelung der *medialen* Schenkelhalsbrüche (Adduktionsbrüche)
werden gebildet durch schlechtes Allgemeinbefinden bei hohem Alter (dekrepider Zustand),
durch gleichzeitig andere schwere Verletzungen (wie z. B. schwere Schädelbrüche oder schwere

innere Verletzungen) oder durch
schwere Erkrankungen, bei denen
eine operative Behandlung des Schenkelhalsbruches im Hinblick auf die
bestehende Erkrankung sinnlos oder
aussichtslos wäre (z. B. bei pathologischen Frakturen infolge von Tumormetastasen, bei einer Tuberkulose
usw.).

Der *Zeitpunkt* zur Operation der
frischen Schenkelhalsbrüche wird
vielfach erst 3 bis 4 Tage nach dem
Unfall angegeben. Die Ersteinrich-
tung des Schenkelhalsbruches wird
baldmöglichst nach dem Unfall in
örtlicher Betäubung vorgenommen,
und der Patient wird hiernach mit
einem Streckzug auf der Braunschen
Schiene in das Bett gelegt. Die Stelle
der Extension ist der Tibiakopf in
der Höhe der Tuberositas tibiae.

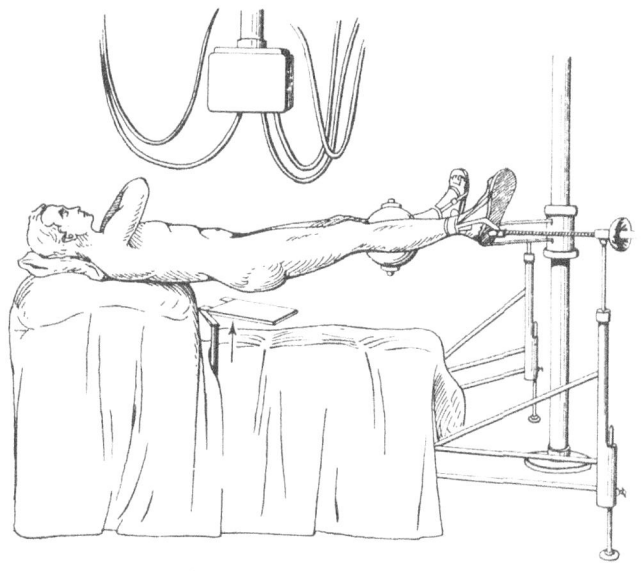

Abb. 759—763. Schenkelhalsnagelung
Abb. 759. Lagerung auf dem Extensionstisch für die Schenkelhalsnagelung

Die Nagelung des Schenkelhalsbruches soll erst erlaubt sein, sobald der Kranke sich von dem
Unfall erholt hat und sobald das Hämatom an der Verletzungsstelle im Abklingen ist.

Wir vertreten eine andere Auffassung. Die Operation bei einer *frischen* Schenkelhalsfraktur ist
unumgänglich nötig. Es hat deshalb keinen Sinn, eine solche tagelang hinauszuschieben; es ist
eine unnütz verlorene Zeit. Es wird nur abgewartet, bis die Patienten einen eventuellen Schock-
zustand überwunden haben. Eine kurzfristige Vorbehandlung zur Stützung des Herzens und
Kreislaufes ist bei einem Teil der alten Patienten erforderlich.

Auch für die *veralteten* Schenkelhalsbrüche, bei denen nicht rechtzeitig eine Operation durchgeführt war, soll man keine Zeit mit wochenlanger Extension verlieren. Die Einrichtung der
Bruchstücke geschieht am besten in Narkose auf dem Extensionstisch. Gelingt diese nicht, so
muß die Bruchstelle freigelegt werden. Diese Vergrößerung des Eingriffes wäre auch durch eine
vorbereitende Extensionsbehandlung nicht zu vermeiden gewesen.

Die gute Einrichtung der Bruchstücke ist für die Nagelung unerläßlich. Sie bildet die Voraus-
setzung für eine technisch gute Nagelung und für eine schnelle Verknöcherung nach der Operation!
Bleiben die Bruchstücke in schlechter Stellung neben- oder hintereinander stehen, so wird die
Nagelung unnötig schwer oder unmöglich. Die Verknöcherung der Bruchstücke verzögert sich,
weil sich zwischen die Bruchstücke, wie pathologisch-anatomische Präparate gezeigt haben
(BÖHLER), Kapselfalten einschlagen.

c) Die Technik der Schenkelhalsnagelung (s. Abb. 759—763)

Vorbereitung. Lagerung des Kranken auf einem *Extensionstisch.*

Das Becken liegt auf einer Beckenstütze, und die Hüftgegend ist frei zugängig. Die Beine
sind beiderseits in den Hüften 150° abgespreizt und die Füße in leichter Innendrehstellung an

38*

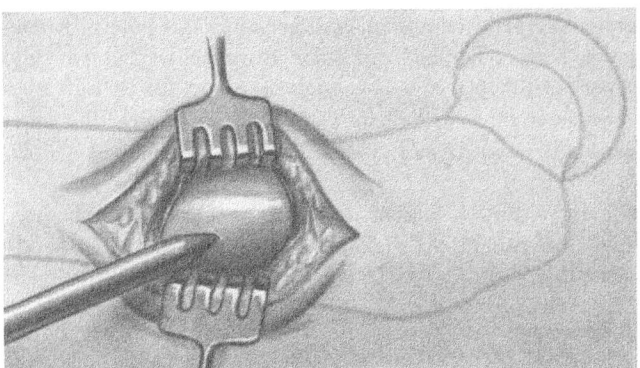

Abb. 760. Der Körner ist angesetzt, um das Loch für die Einführung des
Führungsdrahtes zu machen

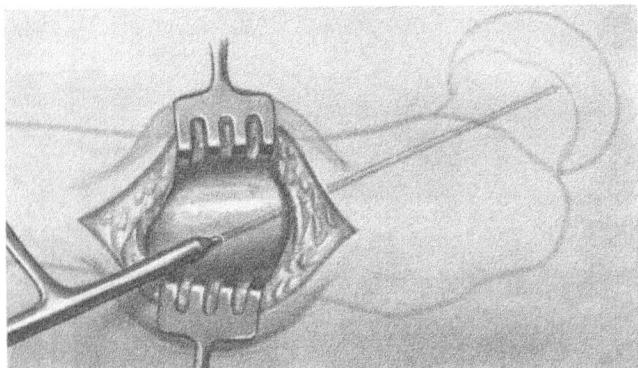

Abb. 761. Der Draht ist mit einem Führungsstück in den Knochen eingebohrt

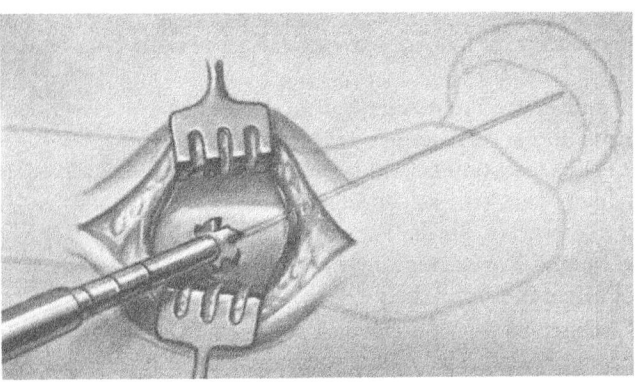

Abb. 762. Der Kronenbohrer ist angesetzt. Er eröffnet das Loch für den
Schenkelhalsnagel

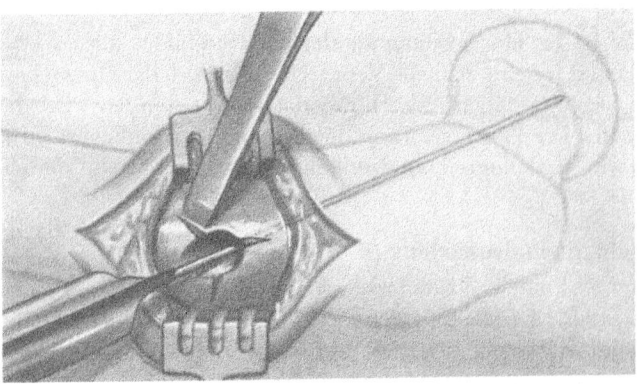

Abb. 763. Der Schenkelhalsnagel ist über die Drahtspitze eingeführt

den Fußhaltern des Extensions-
tisches befestigt. Der Gegenhalt für
die Extension wird oben beiderseits
am Arcus pubis durch zwei an der
Beckenstütze angebrachte abnehm-
bare Stahlstifte gegeben. Eine Holz-
schublade ist unter der Beckenstütze
für das Einführen der Röntgenkassette angebracht.

Zwei Röntgenapparate sind aufgestellt. Der eine dient für die Aufnahmen von oben, der andere für
die axiale Aufnahme von der Innenseite her. Ein zeitsparender *Schnellentwickler* ist angesetzt.

α) Allgemeinnarkose
oder örtliche Betäubung

Örtliche Betäubung. Eine halbe
Stunde vor der Operation wird im
Bett eine SEE-Injektion gegeben. Die
Novocaininjektion wird auf dem Extensionstisch vorgenommen. *Ausführung
der Lokalanaesthesie:* Einstechen einer
8—10 cm langen Nadel von vorn in das
Gelenk zur Injektion von 20 cm³ einer
2%igen Novocainlösung. Die Injektions-
stelle liegt einen Querfinger breit seitlich
außen neben dem Puls der A. femoralis
unterhalb des Leistenbandes. Man sticht
die Nadel ein, bis sie auf den Hüftkopf
aufstößt, danach zieht man sie zu der
Injektion wieder einige Millimeter zurück. Außerdem wird das Operationsgebiet an der Außenseite der Hüfte hand-
flächengroß rautenförmig umspritzt, und
es wird noch eine 10 cm lange Nadel einmal vorn und einmal hinten am Schenkelhals dem Trochanter entlang eingestochen. Bei dem langsamen Einführen
der Nadel am Knochen entlang werden
gleichzeitig 20—30 cm³ ½%iges Novocain
injiziert.

*Vor Beginn der Operation Anfer-
tigen von zwei Röntgenaufnahmen* in
den beiden verschiedenen Ebenen
zur Feststellung der Knochenbruch-
einstellung. Wir haben heute eine
Operationslampe, in der die Röntgenröhre gleich mit einmontiert ist.
Ist die Stellung der Fraktur noch
nicht genau, so wird diese durch Vermehrung der Extension, eventuell
auch durch Vergrößerung der Abduktion und durch Vermehrung der
Innenrotation nachkorrigiert und
durch erneute Röntgenaufnahmen
nachgeprüft. **Die eigentliche Operation wird erst begonnen nach ein-**

wandfreier Einrichtung der Bruchstücke. Die Röntgenbilder werden gut sichtbar für den Operateur an einem Lichtkasten aufgehangen.

Schnitt. An der Außenseite vom Trochanter maior abwärts, 10—20 cm lang, je nach der Dicke des Fettgewebspolsters. Die Fascia lata wird durchtrennt, und der M. vastus lateralis wird in seinem Ursprungsgebiet unmittelbar am Trochanter längsgespalten. Hiernach liegt der Knochen für die Nagelung frei.

β) Bestimmung der Einschlagstelle des Nagels

Die Einschlagstelle ohne Benützung eines Meßinstrumentes wird auf Grund des Röntgenbildes und unter Abtastung des oberen Femurendes und des Hüftgelenkes festgestellt. Man sucht sich vorn in der Leistenbeuge den Hüftkopf auf, läßt diesen durch einen Assistenten mit einer Sonde markieren und bestimmt hiernach die Stelle für das Einführen des Führungsdrahtes von der Außenseite des Oberschenkels her.

Die Länge des Führungsdrahtes ist vorher abgemessen, ebenso ist die Wegstrecke von der Außenseite des Femurschaftes bis zur Hüftkopfmitte am Röntgenbild bestimmt. Hierbei ist zu berücksichtigen, daß der Knochen auf dem Röntgenbild vergrößert dargestellt ist und daß $1—1^1/_2$ cm in Abzug gebracht werden müssen. Man hat ein metallenes Maßband beim Einbohren des Drahtes bei der Hand, um sich jederzeit leicht darüber unterrichten zu können, wie weit der Draht schon in den Schenkelhals eingedrungen ist.

γ) Anfertigung von Röntgenaufnahmen in den beiden verschiedenen Ebenen zur Überprüfung der Drahtlage

Ist die Lage des ersten Drahtes noch nicht ideal, so wird ein zweiter Draht eingeführt, dessen Lage durch erneute Röntgenaufnahmen nachkontrolliert wird. Sollte der zweite Draht auch noch nicht die gewünschte Lage haben, so wird noch ein dritter Draht genommen, dessen Sitz selbstverständlich wieder röntgenologisch geprüft wird.

Die Auffassungen darüber, ob der Nagel in der oberen oder unteren Hälfte der Kopfkappe eingeschlagen werden soll, sind verschieden. Man wird im allgemeinen bestrebt sein, ihn etwas unterhalb der Mittellinie einzutreiben.

δ) Einschlagen des Nagels

Nach dem Sicherstellen der einwandfreien Lage des Drahtes wird der *Nagel eingeschlagen.* Eine kleine dreieckige Kerbe wird mit einem schmalen Meißel an der Einschlagstelle des Nagels aus der Corticalis des Femurs herausgehauen, damit der Nagel sich nicht um den Draht beim Einschlagen verklemmt.

Schon vor dem Beginn der Operation wird dem Patienten, wenn diese in örtlicher Betäubung gemacht wird, Watte in die Ohren gesteckt. Ist dies versäumt, so muß dies spätestens vor dem ersten Hammerschlag geschehen.

Die Nagellänge ist auf Grund der Länge des eingeführten Führungsdrahtes und seiner Lage im Röntgenbild bestimmt. Der Nagel wird über den Draht aufgesetzt und genau in der Drahtachse gehalten, um ein Verklemmen des Drahtes in dem Nagelkanal zu verhüten. Nachdem der Nagel bis auf 2 cm eingeschlagen ist, werden zwei *Röntgenaufnahmen* angefertigt. Erst nach Besichtigung dieser Aufnahmen wird der Nagel endgültig eingetrieben. Das Einschlagen des Nagels über den Draht geschieht durch Aufsetzen eines zentral durchbohrten Vorschlagstückes. Der Richtungsdraht wird schon vor dem völligen Einschlagen des Nagels mit einer Flachzange entfernt.

Zum Schluß werden die Bruchstücke durch einige kräftige Schläge mit einem breiten Vorschlagstück ineinander verkeilt, eventuell muß der Nagel dann noch etwas nachgeschlagen werden. *Sobald der Nagel liegt, wird der Extensionszug entfernt.* Die Lage des Beines auf dem Extensionstisch bleibt unverändert. Wundverschluß.

Ruhigstellung. Im allgemeinen wird auf jeden fixierenden Verband verzichtet. Der Kranke wird, während das operierte Bein durch Sandsäcke gestützt ist, in ein Bett mit flacher Matratze (eventuell Querbrett unter die Matratze, wenn das Bett selber zu nachgiebig ist!) gelegt. BÖHLER bevorzugt die bewährte Lagerung auf der Braunschen Schiene unter Aufhängen des Vorfußes.

Nur in *Ausnahmefällen* wird eine *Gipshose* oder gar ein großer Becken-Beingipsverband angelegt. Es sind die Fälle mit einem auffällig kleinen zentralen Bruchstück oder die Fälle verspäteter Nagelung, bei denen das zentrale Bruchstück schon recht kalkarm ist, also nur *atypisch gelagerte* Fälle, bei denen der Nagel auf Grund der pathologisch-anatomischen Verhältnisse auch bei bester Nageltechnik nicht den sicheren Halt wie sonst geben kann. Die Gipsfixierung muß aufrechterhalten bleiben, bis das Röntgenbild die Anbahnung der Verknöcherung erkennen läßt.

Nachbehandlung. Beginn mit *Bewegungsübungen* im Bett bei typischen Schenkelhalsnagelungen nach 6—8 Tagen. Sie bestehen in vorsichtigen Kniebewegungen und eifrigen Fußübungen. Auch vorsichtiges Aufsitzen im Bett ist gestattet. Gleichfalls werden aktive Anspannungsübungen für die Oberschenkelmuskulatur aufgenommen. Das gesunde Bein wird vom ersten Tage an bewegt. „*Spaziergänge*" im Bett bei alten Leuten zur Thromboseverhütung und frühzeitiges Aufnehmen einer *Atemgymnastik* zum Vorbeugen einer Lungenkomplikation! Ebenso nach 1 Woche Aufnahme der allgemeinen Bettgymnastik. *Aufstehen* etwa 3—4 Wochen nach der Operation nach Anlegen eines Unterschenkelzinkleimverbandes, im Gehwagen für die ersten Versuche. BÖHLER läßt schon nach 2 Wochen aufstehen. Anfangs Benützen von zwei Stockstützen, dann Übergang zu einfachen Stöcken.

Röntgenkontrollaufnahmen. Die erste wird vor dem Beginn des Aufstehens, die zweite etwa 1 Woche später, die anderen werden in Zwischenräumen zunächst von Wochen, dann von Monaten angefertigt. Die feste Verknöcherung tritt meist nach 4—6 Monaten ein, manchmal dauert sie jedoch 9 Monate und länger (BÖHLER).

Nagelentfernung. Die Nagelentfernung ist nicht in jedem Fall unbedingt erforderlich. Die Beobachtungen haben ergeben, daß ein Nagel ein Jahrzehnt und länger ohne irgendwelche Beschwerden zu machen oder Störungen am Knochen hervorzurufen, liegenbleiben kann. Demgegenüber stehen die Feststellungen, daß in anderen, nicht wenigen Fällen der Nagel für die Dauer doch zu Schädigungen des Knochens führt, daß die Festigkeit des Hüftkopfes leidet und daß dadurch die Gefahr der Ausbildung einer sekundären Kopfnekrose gegeben ist. Als Vorzeichen dieser drohenden Gefahr stellen sich nach vorangegangener monate- oder jahrelanger Beschwerdefreiheit Schmerzen ein, die Gehfähigkeit wird schlechter, und die Bewegungsfähigkeit im Hüftgelenk wird eingeschränkt. Die einzige richtige Behandlung von solchen Zuständen ist die Nagelentfernung und nicht etwa Massage, Heißluft und Kurzwelle zur Behandlung der Gelenkreizung!

Der *Grund der Verschlechterung* ist, daß durch den Fremdkörperreiz des Metalls der Knochen arrodiert wird. Das ist vor allem der Fall, wenn das verwandte Material nicht einwandfrei rostfrei war und der Nagel durch „Verrostung" angefressen und schadhaft wurde. Die Schädigung des Hüftkopfes kann so groß werden, daß der Hüftkopf zusammenbricht. Die Folge davon ist eine schwere Arthrosis deformans. Wenn man diese Entwicklung kennt, ist es gut, sich als *Richtlinie* zu nehmen, *den Nagel zu entfernen, sobald der Knochen absolut fest ist*, d.h. etwa $^3/_4$—1 Jahr nach der Operation. Der Nagel ist dann überflüssig, er hat seine Aufgabe erfüllt und kann unbedenklich entfernt werden. Man setzt den Knochen auf diese Weise nicht erst der Möglichkeit einer vermeidbaren Spätschädigung aus. Man hat vorgeschlagen, mit der Nagelentfernung zu warten, bis die ersten Beschwerden sich einstellen oder bis das Röntgenbild die ersten sicheren Zeichen einer Störung des Knochens durch den Nagel, wie Aufhellungs- oder Verdichtungszonen neben dem Nagel, erkennen läßt. Man kann sich danach richten, wenn man sicher ist, daß die Patienten in Beobachtung bleiben. In allen Fällen, wo man nicht die Gewähr einer zuverlässigen Röntgenkontrolle hat, soll man deshalb lieber daran festhalten, den Nagel nach der sicheren Verknöcherung des Schenkelhalsbruches zu entfernen. Die Nagelentfernung hat, auch wenn sie erst nach dem Auftreten von Späterscheinungen im Knochen oder Gelenk vorgenommen wird, auf diese einen günstigen Einfluß. Die Aufhellungszonen im Hüftkopf bilden sich zurück, die Gelenkreizung schwindet, das Gelenk wird frei beweglich, und der Hartspann der Muskulatur löst sich. Das tritt aber alles nur ein, wenn die Nagelentfernung *rechtzeitig*, d.h. vor einem Zusammenbruch des Hüftkopfes, gemacht wird. Wenn schon eine Formveränderung des Hüftkopfes eingetreten ist, kann als Wirkung der Nagelentfernung höchstens erwartet werden, daß die Deformierung bei entsprechendem Schutz des Hüftgelenkes vor Belastung (zuerst Bettruhe mit Streckzug und anschließend für schwere Fälle sogar entlastender Schienenhülsenapparat) nicht weiter fortschreitet. Für irreparable Fälle ist sogar Operation — Arthrodese oder Arthroplastik mit einer Endoprothese angezeigt.

d) Technik der Nagelentfernung

Lagerung. Seitenlage.

Schnitt. 10 cm lang, etwa 3 Querfinger breit hinter dem 1. Operationsschnitt (Einschlagen des Nagels erfolgt bei Beineinwärtsdrehung!). Ein kleiner Schleimbeutel sitzt oft über der Nagelkuppe. Die Nagelkuppe ist von einer derben Fremdkörperkapsel bedeckt. Sie wird eingeschnitten; ihr Inhalt ist eine helle, gelbliche, seröse Flüssigkeit; wenn der Nagel stark angerostet ist, ist sie von brauner Farbe. Die Wandung der Fremdkörperkapsel ist wechselnd stark schwarzbraun verfärbt (Eisenpigment).

Die Nagelentfernung ist meist leicht mit der Knochenfaßzange möglich. Der Nagel sitzt bei veralteten Fällen sogar ganz lose. In Einzelfällen und bei einer relativ frühen Nagelentfernung sitzt der Nagel erstaunlich fest, und er wird am besten mit dem Nagelzuginstrument entfernt. Der Nagelkanal im Knochen wird mit dem scharfen Löffel zur Entfernung des Fremdkörpergewebes sorgfältig ausgekratzt.

Die *Entfernung* des Böhler-Nagels kann, wenn er gut und tief eingeschlagen war, Schwierigkeiten bereiten. Er ist vom Knochen ummauert. Dafür kann er sich auch nicht verschieben. Der Nagel kann in solchen Fällen erst gezogen werden, wenn um den Kopf des Böhler-Nagels bis zum Ansatz des Dreilamellenteiles der Knochen aufgemeißelt ist.

Eine besondere *Nachbehandlung* ist, abgesehen von den Fällen mit schweren sekundären Hüftkopfstörungen (s. o.), überflüssig. *Aufstehen* ist nach etwa 1 Woche möglich.

e) Komplikationen bei und nach der Schenkelhalsnagelung

Die *Hüftkopfnekrose* ist ein *Spätschaden*, der sich noch nicht verhüten läßt. Man beugt ihm vor durch eine schonende exakte Brucheinrichtung, durch die zusätzliche Anbohrung des Schenkelhalses parallel zum Schenkelhalsnagel unter Einbringen von weichem Knochen in den Kanal (das Verfahren wird auch von DUBOIS geübt) und rechtzeitiger Nagelentfernung. Die Hüftkopfnekrose ist ein ernster Spätschaden, der nach den Berichten in der Weltliteratur in 15—30% auftritt.

Die *Schenkelhalspseudarthrose*, die vor der Zeit der Behandlung der Schenkelhalsfraktur mit der Nagelung so häufig war, ist bei guter Nagelung bis auf Ausnahmefälle (z. B. zu kleines mediales Bruchstück) vermeidbar.

Die Fehler bei der Schenkelhalsnagelung beginnen oft schon mit der Vorbereitung, wie der Benützung von nur einem anstatt von zwei Röntgenapparaten, die falsche Aufstellung der Röntgenapparate, die ungenügende Einrichtung des Schenkelhalsbruches vor der Nagelung usw. Weitere typische Fehler bei der Nagelung sind die ungenügende Freilegung des Operationsgebietes, die Verwendung eines zu dünnen Führungsdrahtes, der sich beim Einschlagen des Nagels verklemmt und vor dem Nagel hergetrieben wird, das Versäumen der Abmessung der Länge des Führungsdrahtes und der steten Nachkontrolle seiner richtigen Lage während des Einführens des Drahtes. Auch bei der Nagelung selber können noch Fehler gemacht werden, wie das Wählen einer ungenügenden Richtung für den Nagel, so daß der Nagel falsch liegt und die Bruchstücke ungenügend fixiert werden. Die Richtung kann so schlecht sein, daß der Nagel seitlich aus dem Schenkelhals herauskommt; wenn die Nagellänge nicht richtig bestimmt wird (Nichtbeachtung der Vergrößerung des Knochenbildes bei der Röntgenaufnahme s. S. 597), Eindringen des Nagels in das Hüftgelenk oder selbst bis in das Becken.

Diese Zwischenfälle sind sämtlich vermeidbar, haben nichts mit dem Wert des Verfahrens der Schenkelhalsnagelung zu tun. Sie sind lediglich Fehler der Technik. Diese so oft zu beobachtenden Fehler der Schenkelhalsnagelung sind nur Beweise für die Richtigkeit der Forderung: Die Schenkelhalsnagelung darf nur in solchen Kliniken und Krankenhausabteilungen vorgenommen werden, bei denen Einrichtung und Arzt die Gewähr für eine einwandfreie Technik der Nagelung bieten. Fehlen diese und ist aus äußeren Gründen nicht die Verlegung des Kranken in eine geeignete Krankenabteilung möglich, so ist es besser, auf die Nagelung zu verzichten und sich mit einem anderen Verfahren wie mit der Gipsverbandbehandlung oder selbst der Streckzugbehandlung zu begnügen.

Die Zwischenfälle, die *nach* der Operation auftreten, wie Verschiebung des Nagels aus seiner ursprünglichen guten Lage bei einem abnorm weichen Knochen oder das Verlorengehen der anfänglich guten Brucheinstellung, sind vermeidbar, wenn man in solchen Fällen einen fixierenden Gipsverband anlegt, mit der Belastung zurückhält und das Aufstehen nur mit dem Schutz einer gut anmodellierten Gipshose erlaubt.

Die *Spätschäden*, Kopfmalacie mit Kopfkappenzusammenbruch und seinen Folgen sind durch die rechtzeitige Nagelentfernung zu verhüten. Wenn schon irreparable Schäden am Hüftgelenk (schwere Arthrosis deformans) aufgetreten sind, ist eine Operation, um Schmerzfreiheit zu erreichen, nicht zu vermeiden (s. o.).

Die Zwischenfälle bei und nach der Operation sowie eventuell auftretende Spätschäden sind daher in keiner Weise imstande, den Wert der Schenkelhalsnagelung irgendwie herabzusetzen, sie dienen nur dazu, die Schwierigkeit der operativen Schenkelhalsbruchbehandlung richtig einzuschätzen und die Verantwortung zu steigern.

B. Die operative Behandlung der Schenkelhalspseudarthrosen

Die Heilung einer ausgebildeten Schenkelhalspseudarthrose ist *niemals* durch eine konservative Behandlung, auch nicht durch das jahrelange Tragen eines Schienenhülsenapparates, sondern allein durch die Operation erreichbar. Mehrere Verfahren sind für die operative Behandlung der Schenkelhalspseudarthrosen angegeben worden:

1. Die Entfernung des Hüftkopfes und Einstellung des Schenkelhalsrestes in die Hüftpfanne (König, Whitman, Anschütz u. a.).

2. Das gleiche Verfahren in Verbindung mit einer Gelenkplastik (Lexer).

3. Die subtrochantere Osteotomie a) als Aufrichtungs- (Pauwels; s. Abb. 764 u. 765), b) als Abstützungsosteotomie (Lorenz, Putti; s. Abb. 766—767).

4. Die extraartikuläre Nagelung mit dem Dreikantnagel.

5. Die extraartikuläre Bolzung mit einem Tibiaspan bzw. in Verbindung mit einer Schenkelhalsnagelung.

Der Wert dieser Verfahren ist sehr unterschiedlich. So kann man bei Ergebnissen, die nach einer *Hüftkopfentfernung* erreicht werden, ganz gleichgültig, ob gleichzeitig der Versuch einer Gelenkplastik unternommen war oder nicht, keinesfalls von einer Heilung der Schenkelhalspseudarthrose sprechen. Diese Operationen waren Sackgassen auf dem Weg der Behandlung der Schenkelhalspseudarthrosen, in die man geraten war, befangen von der Vorstellung, daß die Schenkelhalspseudarthrosen doch nicht knöchern zu heilen seien.

Pauwels brachte den Beweis, daß die Schenkelhalspseudarthrose in erster Linie ein pathologisch-physiologisch statisches Problem darstellt. Die ungünstigen statischen Verhältnisse nach einem Schenkelhalsbruch mit der Steilstellung der Bruchflächen begünstigen die Pseudarthrosenbildung und unterhalten sie. Es wirken auf den Bruchspalt anstatt der die Bruchheilung fördernden Zug- und Druckkräfte nur Schub- und Scherkräfte ein, welche die Bruchheilung verhindern. Werden sie ausgeschaltet, so verschwindet und heilt die Pseudarthrose, ohne daß an der Pseudarthrose selbst etwas gemacht wird. Das wird durch die Umlagerung des Bruchspaltes aus der Senkrechten in die Waagrechte mittels der subtrochanteren Aufrichtungsosteotomie erreicht. Es war eine große Überraschung, *daß allein durch die Veränderung der statischen Verhältnisse, die bis dahin praktisch als unheilbar geltende Schenkelhalspseudarthrose geheilt werden konnte.*

Böhler geht auf Grund seiner Erfahrungen so weit zu sagen, die Schenkelhalspseudarthrose sei keine „bösartige", sondern eine „gutartige" Pseudarthrose.

Das Verfahren der *Hüftkopfentfernung mit Einstellung des Schenkelhalsrestes in die Pfanne* ist auch heute noch für Sonderfälle vertretbar. Für die Technik ist zu beachten, daß das obere

Femurende gut abgerundet wird. Der Schenkelhals wird verlängert, indem der Trochanter maior mit den kleinen Gluthäen tiefergesetzt wird. Seine Wiederbefestigung erfolgt mit der Druckschraube von MAATZ. Für die *Ruhigstellung* im Becken-Beingips unter Mitnahme des gesunden Oberschenkels genügt eine Zeit von etwa 4 Wochen, dann Aufnahme von intensiven Bewegungsübungen unter besonderer Pflege der Hüftspreizmuskulatur.

Die Ergebnisse sind durchaus befriedigend. Sie hängen vor allem auch von der Konsequenz der Nachbehandlung ab. Die Gelenksbeweglichkeit wird gut. Gehen im Zimmer ist ohne Stock möglich, für die Straße wird aber meist ein Stock benötigt. Die Patienten sind weitgehend schmerzfrei.

Die Behandlung der Schenkelhalspseudarthrosen mit der *Aufrichtungsosteotomie* führte zu zuverlässigen Ergebnissen. Diese wurden weiter verbessert durch die Aufnahme der *Nagelung mit dem Dreikantnagel*. Es ist hiermit bei der richtigen Auswahl der Fälle und bei der richtigen Operationstechnik fast jede Schenkelhalspseudarthrose zu heilen. Die Behandlung der Bolzung *der Schenkelhalspseudarthrose* mit einem Tibiaspan scheint daher überflüssig geworden zu sein. Das trifft auch nicht zu. Ähnlich wie die Marknagelung nach KÜNTSCHER die Tibiaspantransplantation für die Behandlung der Pseudarthrosen der langen Röhrenknochen nicht hat verdrängen können, so gilt das auch für die Schenkelhalspseudarthrosen, nur daß die Zahl der Schenkelhalspseudarthrosen, für die die Bolzung mit dem Tibiaspan nötig ist, gering geworden ist. Es waren unter anderen die Fälle der Defektpseudarthrosen, insbesondere nach Schußverletzungen, bei denen zwischen den Bruchflächen ein großer Spalt klaffte. Diese Fälle sind nur zu heilen durch die Bolzung mit einem auf Hochkant beanspruchten Tibiaspan in Verbindung mit der subtrochanteren Osteotomie.

Jedes der drei Behandlungsverfahren der Schenkelhalspseudarthrose, die Aufrichtungsosteotomie, die Nagelung mit dem Lamellennagel und die Bolzung mit dem Tibiaspan, hat sein bestimmtes Anwendungsgebiet.

Die *Indikation* ist:

1. Für die subtrochantere *Aufrichtungsosteotomie* eine straffe Pseudarthrose mit beträchtlicher Coxa vara-Stellung der Bruchstücke.

Die Pseudarthrose wird durch die Osteotomie geheilt, und das funktionelle Endergebnis wird besser als durch die Nagelung, weil durch die Aufrichtungsosteotomie die ungünstige Coxa vara-Stellung ausgeglichen wird. Es werden dadurch bessere Voraussetzungen für gute funktionelle Leistungen geschaffen. Da nach der Osteotomie ein großer Gipsverband für 2—3 Monate erforderlich ist, soll man die Operation im allgemeinen auf Kranke mittleren Alters, etwa bis zum 45. Jahre, beschränken. Für ältere Kranke ist das Wesentliche, daß die Pseudarthrose überhaupt beseitigt wird, und weniger wichtig, ob noch ein leichtes Hüfthinken zurückbleibt oder nicht.

Der Gewinn der Pseudarthrosenbeseitigung ist an und für sich gegenüber den oft vorher trostlosen Zuständen schon für Kranke und Arzt groß und befriedigend genug.

2. *Für die extraartikuläre Nagelung.* Sie ist das Verfahren der Wahl für alle Schenkelhalspseudarthrosen, mit Ausnahme der Defektpseudarthrosen.

Die Voraussetzungen zur Operation sind ein ausreichender Allgemeinzustand und die Möglichkeit der guten Brucheinrichtung durch einen Dauerstreckzug, wenn die Bruchstücke stark verschoben sind. Die Operation wird aussichtslos, wenn bei alten Pseudarthrosen der Hüftkopf nekrotisch (röntgenologisch = starke Kalksalzverschattung), hochgradig atrophisch ist (röntgenologisch = kaum noch ein erkennbares Schattenbild des Hüftkopfes) oder zu klein ist (Mindestgröße etwa 1,5 cm Kopfkalottenhöhendurchmesser). Ein weiterer Fortschritt in der Behandlung der veralteten Schenkelhalspseudarthrosen bildet die Doppelnagelung nach K.H.BAUER. Er und GEISSENDÖRFER teilten überzeugende Resultate mit.

3. *Für die extraartikuläre Bolzung mit einem Tibiaspan, eventuell in Verbindung mit einer subtrochanteren Osteotomie*, Defektpseudarthrosen bei Kranken jüngerer Jahre, etwa bis zum 40. Jahre.

Defektpseudarthrosen müssen auch für die Nagelung eventuell kombiniert intra- und extraartikulär operiert werden, d.h., es werden durch einen vorderen Schnitt zuerst der Pseudarthrosenspalt freigelegt und das pseudarthrotische Gewebe zwischen den Bruchflächen entfernt. Erst hiernach wird von einem zweiten seitlichen Schnitt aus in der üblichen Weise die Pseudarthrose „genagelt".

Wenn bei alten Defektpseudarthrosen, namentlich nach Schußverletzungen, nur noch ein Schenkelhalsrest vorhanden ist, wenden wir heute grundsätzlich die Bolzung mit dem Tibiaspan an. Wir tun dies, weil wir Fälle beobachtet haben, bei denen nach der Nagelung die Pseudarthrose trotz einwandfreier Lage des Nagels nicht knöchern überbrückt wurde, bei denen aber nach einer zusätzlichen Knochenspanbolzung eine schnelle Verknöcherung des Pseudarthrosenspaltes eingetreten ist.

Die Technik der operativen Behandlung der Schenkelhalspseudarthrosen

a) Die subtrochantere Aufrichtungsosteotomie (s. Abb. 764 und 765)

Lagerung. Rückenlage auf einem Extensionstisch.

Längsschnitt von der Trochanterspitze abwärts. Nach Längsspaltung der Fascia lata Freilegung des Ursprunges des M. vastus lateralis. Er wird abgelöst, ein Seidenfaden wird darangehangen, und der Muskel wird nach unten zurückgeschlagen. Jetzt liegen das Trochantergebiet und das obere Femurende übersichtlich frei. Nach Längsspaltung und Abschieben des Periostes mit der Kocher-Sonde Einführung der Knochenhebel.

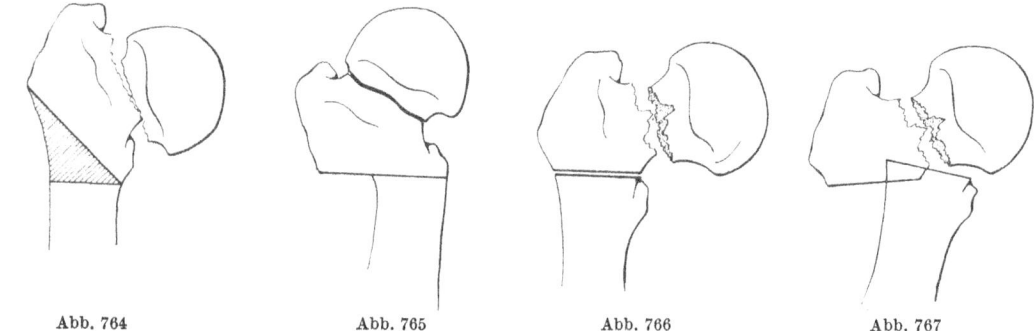

Abb. 764   Abb. 765   Abb. 766   Abb. 767
Abb. 764 u. 765. Aufrichtungsosteotomie nach Pauwels für die   Abb. 766 u. 767. Unterstützungsosteotomie nach Lorenz-Putti
Behandlung der Schenkelhalspseudarthrose   für die Behandlung der Schenkelhalspseudarthrose

Die Stelle der Osteotomie liegt dicht unterhalb des Trochanter minor. Vor der Durchmeißelung Einschlagen eines kräftigen Knochennagels vom Trochanter maior in den Schenkelhals. Die Osteotomie wird keil- oder V-förmig gemacht. Der Grad der Abduktion des peripheren Bruchstückes, der für eine gute Schenkelhalsaufrichtung nötig ist, wird schon vor der Operation bestimmt. Bevor das Bein abduziert wird, wird das zentrale Bruchstück mit Hilfe des eingeschlagenen Nagels aufgerichtet. Nach vollzogener Umstellung der Bruchstücke Röntgenaufnahme.

Zum Schluß Zurückverlagerung des Vastus lateralis unter Vernähung auf den unteren Teil der kleinen Glutäen.

Ruhigstellung. Becken-Beingipsverband unter Mitnahme des gesunden Oberschenkels für 8 Wochen. Im Gipsverband erneute Röntgenkontrolle.

Nachbehandlung. Nach 3 Wochen Gipsverbandwechsel, Röntgenkontrolle und zweiter großer Becken-Beingipsverband. Nach 8 Wochen Gipshose und Beginn mit Bewegungsübungen des Knies. *Aufstehen* etwa 8 bis 10 Wochen nach der Operation nach Anlegen eines Zinkleim- oder Elastoplastverbandes am Unterschenkel. Die Gipshose wird beibehalten, bis die Pseudarthrose verknöchert ist. Zeitdauer 3—6 Monate. Anschließend aktive Gymnastik für die Hüftmuskulatur.

Wir verbinden mit der Aufrichtungsosteotomie gleichzeitig eine Verpflanzung des Vastus lateralis auf die kleinen Glutäen. Das bedeutet keine Komplikation der Operation und ist in wenigen Minuten geschehen. Die Kraftleistung der geschwächten kleinen Glutäen wird durch den kräftigen Vastus lateralis wesentlich verstärkt, und die Aussichten, daß nach der Operation der Gang frei von jedem Hinken ist, werden noch verbessert.

b) Die subtrochantere Abstützungsosteotomie (s. Abb. 766 und 767)

Ein wesentlicher *Unterschied besteht zwischen der subtrochanteren Abstützungsosteotomie*, wie sie Putti u. a. ausgeführt haben, gegenüber der *Aufrichtungs- und Umstellungsosteotomie* nach

PAUWELS. Bei der Abstützungsosteotomie wird lediglich das untere Fragment nach medial geschoben, um auf diese Weise die Pseudarthrosenstelle abzufangen und zu untermauern (s. Abb. 767), bei der Umstellungsosteotomie wird dagegen der Bruchspalt aus der Senkrechten in die Waagerechte umgelagert, wodurch günstige Bedingungen für die Verknöcherung geschaffen werden (s. Abb. 765).

c) Technik der extraartikulären Nagelung von Schenkelhalspseudarthrosen

Das Vorgehen bei der Operation entspricht dem bei der Schenkelhalsfraktur. Der Grundsatz, daß vor der Nagelung der Bruch gut eingerichtet sein muß, gilt auch für die Schenkelhalspseudarthrosen. Das periphere Bruchstück wird vor der Operation durch einen Drahtstreckzug, der oberhalb des Knies angreift, heruntergezogen. BÖHLER hat dies noch bei einer Pseudarthrose, die schon 22 Jahre bestanden hat, verwirklicht. Das Anlegen einer Gipshose ist nach der Operation ratsam. Aufstehen ist erst nach 6—8 Wochen erlaubt. BÖHLER macht neuerdings in der Nachbehandlung der genagelten frischen, veralteten oder auch mit Pseudarthrose verheilten Frakturen keinen wesentlichen Unterschied. Er hat auch das Anlegen einer Gipshose aufgegeben und läßt bereits 2—3 Wochen nach

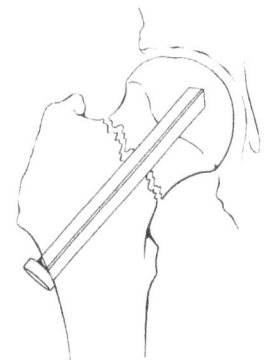 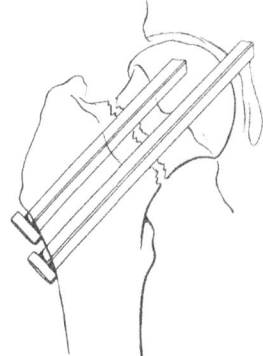

Abb. 768. Nagelung einer Schenkelhalspseudarthrose. Typische Lage des Nagels

Abb. 769. Doppelnagelung nach K. H. BAUER. Der untere Nagel ist bis in das Becken vorgetrieben

der Nagelung der Pseudarthrose mit dem Aufstehen beginnen. *Wir sind jedoch bei jeder Schenkelhalspseudarthrose mit dem Aufstehen zurückhaltender.* Auch wenn der Nagel gut sitzt, sind doch die Voraussetzungen für das Erhaltenbleiben der guten Stellung bei einer echten Pseudarthrose, d.h. bei einer Fraktur, die mindestens 6 Monate zurückliegt, wesentlich ungünstiger als bei einer frischen oder selbst einer veralteten Fraktur.

Das zentrale Bruchstück ist vermehrt kalksalzarm, und die Verknöcherungsvorgänge kommen bei den Pseudarthrosen mit dem dazwischengelagerten Bindegewebe und dem abgeschlossenen Knochendeckel zwischen den Bruchflächen viel später in Gang als bei den frischen oder veralteten Frakturen.

Die *Zeitdauer* der Verknöcherung der Pseudarthrose nach der Nagelung hat als untere Grenze 4—6 Monate und als durchschnittliche Heilungsdauer 9—12 Monate. Es gibt auch Fälle, bei denen die Verknöcherung noch langsamer vor sich geht.

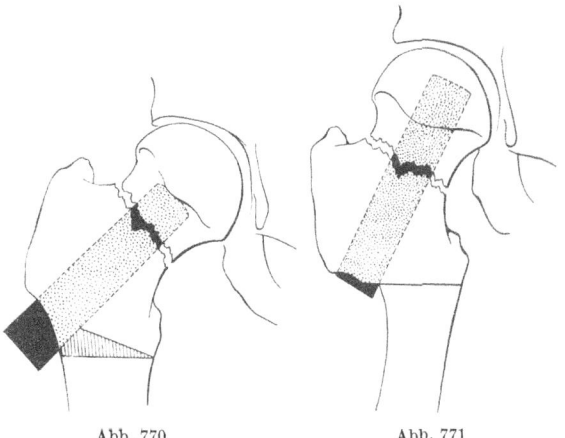

Abb. 770   Abb. 771

Abb. 770 u. 771. Behandlung einer Schenkelhalspseudarthrose durch Knochenspanbolzung in Verbindung mit der subtrochanteren Umlagerungsosteotomie

Die *Doppelnagelung* der Pseudarthrosen bietet in der Technik der Nagelung nichts Besonderes. Die *Lage des Nagels* bei der *einfachen Nagelung* ist im unteren Quadranten des Kopfpoles, etwas unterhalb der Mittellinie, um ein Abhebeln der Kopfkalotte mit einer Erweiterung des distalen Teiles des Bruchspaltes zu vermeiden (s. Abb. 768). Bei der *Doppelnagelung* liegt der eine Nagel im unteren und der andere im oberen Teil des Kopfes, die Nägel gehen nahe an den Seitenwänden des Schenkelhalses vorbei. Es wird zuerst der Führungsdraht für den unteren Nagel eingeführt, dann wird dieser eingeschlagen und anschließend der obere. Das geschieht am besten auch wieder mit Hilfe eines Führungsdrahtes. Um sich das zu erleichtern,

wird der zweite Draht eingeführt, bevor der erste entfernt ist, damit man diesen als Richtungs-
maßstab benützen kann.

K. H. BAUER hat vorgeschlagen, in den Fällen, in denen die Kopfkappe recht kalksalzarm
ist und nur mangelnden Halt für die Nägel erwarten läßt, den unteren Nagel über den Kopfpol durch den Gelenkspalt hindurch bis in den Pfannenboden einzutreiben (s. Abb. 769). Die
Fixierung wird hierdurch wesentlich besser, und es tritt auch in scheinbar recht ungünstig
gelagerten Fällen noch eine Verknöcherung der Pseudarthrose ein. Das kann lange dauern,
eventuell 1—2 Jahre. Da nur ein Nagel im Pfannenboden sitzt, ist das Gelenk für diese Zeit
keineswegs ganz steif. Es ist wohl am Anfang fixiert, alsbald wird es jedoch durch die Ausbildung einer Arrosionszone um das Nagelende im Pfannenboden wieder teilbeweglich, in erster
Linie im Sinne der Beugung. Das Verfahren von K. H. BAUER hat sich auch bei uns bewährt.

Der Zeitpunkt der *Entfernung* des Doppelnagels wird durch den Eintritt der Verknöcherung
der Pseudarthrose bestimmt.

d) Technik der Bolzung einer Schenkelhalsfraktur und -pseudarthrose mit einem Tibiaspan in Verbindung mit der subtrochanteren Osteotomie (s. Abb. 770 und 771)

Vorbereitung. Einwandfreie Brucheinrichtung, eventuell durch vorhergehenden Streckzug.

Lagerung. Auf dem Extensionstisch in Rückenlage.

Schnitt. Bogenförmig, von der Trochanterspitze abwärts. Freilegen des Überganges vom
Trochantermassiv zum Femurschaft unter Herabschlagen des Vastus lateralis-Ansatzes (s. o.).
Einführen eines Richtungsdrahtes durch den Schenkelhals in die Hüftkopfkappe, Röntgenkontrolle (im übrigen Vorgehen wie bei der Richtungsbestimmung für die Nagelung, s. S. 594).
Bei einwandfreier Lage des Richtungsdrahtes Heraushauen eines Kanals aus dem Schenkelhals
für die Aufnahme eines Knochenspanes. Die Größe des Kanales ist etwa 2—2,5 cm und
verjüngt sich nach vorn zum Schenkelkopf. Bei liegendem Meißel zwei Röntgenkontrollaufnahmen, dann Einschlagen des dem Schienbein der Gegenseite entnommenen periostlosen
kräftigen Knochenspanes mit dem Vorschlagstück. Bevor der Span ganz hineingetrieben wird,
noch einmal zwei Röntgenkontrollaufnahmen.

Wenn der Schenkelhalswinkel eine schwere Coxa vara ergibt, oder wenn der Pseudarthrosenspalt ausgesprochen senkrecht steht, wird noch eine *vereinfachte Aufrichtungsosteotomie angeschlossen*. Nach der keilförmigen Osteotomie wird das zentrale Bruchstück am Trochanter
mit einem Knochenhaken gefaßt und nach unten herumgedreht, während gleichzeitig das Bein
abduziert wird.

Zurückverlagerung des Vastus lateralis unter Vernähung auf die kleinen Gluläen.

Ruhigstellung und Nachbehandlung. Doppelseitiger Becken-Beingipsverband für 8 Wochen, dann Bein-
gipsverband mit hohem Beckenteil für die Seite der operierten Schenkelhalspseudarthrose für 1—2 Monate.
Am Bein der Gegenseite Aufnahme von Bewegungsübungen. Anschließend Beckengipshose und gleichzeitiger
Beginn mit Bewegungsübungen für das Knie. Mindestdauer des Tragens der Gipshose $^1/_4$ Jahr. Ein genauer
Zeitpunkt läßt sich vorher nicht festlegen, er wird allein durch den Röntgenbefund bestimmt.

Die Verknöcherung wird bei Hinzunahme der subtrochanteren Osteotomie beschleunigt,
und außerdem wird die Gefahr eines Spanbruches durch die Verbesserung der statischen Belastungsbedingungen herabgesetzt.

Aufstehen ist erst 4 Monate nach der Operation erlaubt.

Die Operation der Schenkelhalspseudarthrosen mit der Knochenspanbolzung und der gleichzeitigen subtrochanteren Osteotomie ist ein schwieriger Eingriff, und die Nachbehandlung,
insbesondere die Gipsverbandperiode, währt lange, aber sie ist dafür ein gutes Verfahren, um
auch bei veralteten Pseudarthrosen eine Heilung zu erreichen.

16. Hüftschlottergelenke nach Resektion

Die Behandlung der haltlosen, belastungsunfähigen Hüfte nach einer Hüftkopfresektion,
bei der eventuell gleichzeitig der Schenkelhals entfernt wurde, ist keine leichte Aufgabe. Sie
wird um so schwieriger, je mehr das obere Femurende mit dem Schenkelhalsrest aus der Pfanne

herausgetreten ist. Die Anpassung eines großen entlastenden Schienenhülsenapparates ist etwas Unbefriedigendes. Es ist ein Behelf, bedeutet aber keine Lösung des Problems. Das kann nur durch eine Operation, die eine feste, dauernde Verbindung zwischen dem oberen Femurende und dem Becken herstellt, erreicht werden. Dabei muß der Eingriff relativ klein gehalten werden, insbesondere muß man vermeiden, breit in das alte Infektionsgebiet des Hüftgelenkes hineinzukommen. Diese Vorbedingungen sind erfüllt, wenn man pertrochanter einen Dreikantnagel zum Becken einschlägt und vom Trochanter maior aus einen Knochenspan zum Becken hinübertreibt. Der Nagel sichert die primäre Fixation, der Knochenspan die dauernde knöcherne Verbindung zwischen dem oberen Femurende und dem Becken. Die Operation läßt sich unmöglich ganz im „Sauberen" machen. Man wartet deshalb mit ihr genügend lange. Sie ist eine ausgesprochene *Spätoperation*, die erst verantwortet werden kann, wenn der klinische, der röntgenologische Befund und der Blutbefund unbedenklich sind.

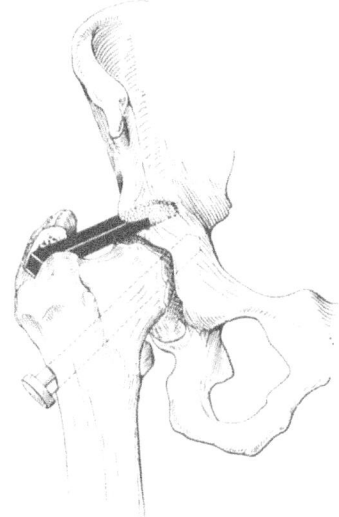

Wenn ausgedehnte Narben vorhanden oder auf Sequester verdächtige Stellen röntgenologisch erkennbar sind, ist zuerst eine Voroperation zur Schaffung möglichst sauberer Wundverhältnisse angezeigt. Sie ist zugleich eine Testoperation. Heilt sie glatt, so wird die Hauptoperation wahrscheinlich auch gut ablaufen. Tritt schon bei dieser Operation eine Wundstörung ein, so ist es gut, daß dies nur bei der Voroperation der Fall war, und es wird eine weitere Zwischenpause von 1 Jahr bis zur Hauptoperation eingeschaltet.

Technik der Doppelverriegelung eines Hüftschlottergelenkes (s. Abb. 772)

Vorbereitung. Lagerung auf einem Extensionstisch. Alles ist so vorbereitet, daß einwandfreie Röntgenaufnahmen vom Operationsgebiet angefertigt werden können! Im Zweifelsfalle wird vor dem sterilen Abdecken eine Röntgenaufnahme gemacht, um sich zu überzeugen, daß bei der gewählten Lagerung die Röntgenplatte wirklich so weit unter das Becken geschoben werden kann, daß das obere Femurende und das Becken gut auf der Aufnahme sichtbar sind.

Abb. 772. Doppelverriegelung eines Hüftschlottergelenkes mit Knochenspan und Dreikantlamellennagel

Der Extensionszug wird nur mit geringer Kraft in Tätigkeit gesetzt und das obere Femurende nur so weit herabgezogen, wie dies leicht möglich ist. Eine starke mechanische Reizung muß in dem alten Infektionsgebiet vermieden werden. Außerdem ist ein nur mit Gewalt heruntergezogener Schenkelhalsrest nachher doch nicht in der Stellung zu halten.

Schnittführung. Sie wechselt, ist abhängig von der Stellung des oberen Femurendes und von den Narbenverhältnissen. Der Schnitt wird so angelegt, daß das obere Femurende bis etwa handbreit von der Trochanterspitze nach abwärts freiliegt und daß gleichzeitig die obere Berührungsstelle des Schenkelhalsrestes mit dem Becken gut zugängig ist.

α) Bestimmung der Stelle der Nagelführung

Auf dem Röntgenbild wird die Stelle festgestellt, an der sich Schenkelhalsrest und Pfannendach bzw. Darmbeinschaufel am meisten nähern oder gar berühren. Dann werden die günstigsten mechanischen Bedingungen für einen guten Halt des Nagels bestimmt. Er muß schräg von unten nach oben durch die schmalste Berührungsstelle von Schenkelhalsrest und Beckenknochen hindurch.

β) Einschlagen des Nagels

Bevor der Nagel eingeschlagen wird, wird ein *Richtungsdraht*, wie bei einer Schenkelhalsnagelung, eingeführt. Nachdem man sich von seiner einwandfreien Lage auf dem Röntgenbild überzeugt hat, wird der Dreikantlamellennagel von der Außenseite des Femurschaftes unterhalb des Trochanter maior fest in das Becken eingeschlagen.

γ) Eintreiben des Knochenspanes

Schon bevor die Fixierung mit dem Nagel gemacht wurde, wird das Bett für den Tibiaspan hergerichtet. Es wird durch den oberen Teil der Trochanterspitze eine schräge Knochenrinne entlang dem oberen Schenkelhalsrest zum Becken gebildet. Eine Nute wird in das Becken gehauen und der Beckenknochen nach oben aufgehebelt, damit der Knochenspan sich nachher im Becken gut verklemmt. Die Länge des Spanes entspricht der Entfernung von der Trochanterspitze bis zum Becken plus 2—3 cm, die in das Becken hineinkommen. Die Breite ist von der Stärke des Trochantermassivs abhängig. Es soll an beiden Seiten des Spanes noch ein genügend fester Rand am Trochanter stehenbleiben, damit der Span auch ohne Draht-

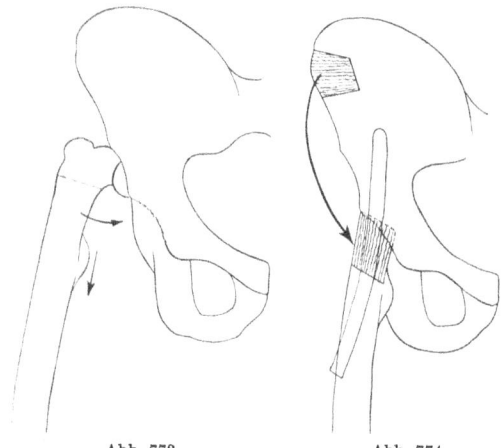

Abb. 773　　　　　　　　　Abb. 774

Abb. 773 u. 774. Behandlung eines Hüftschlottergelenkes, bei dem lediglich noch der Femurschaft erhalten ist. Die Stabilität in der Hüfte wird dadurch wiederhergestellt, daß das obere Femurende mit einem gebogenen Marknagel in dem Becken fixiert wird. Der freie Zwischenraum zwischen dem Pfannendach und dem oberen Femurende wird durch Corticalislamellen und weichen Knochen, die dem Darmbeinkamm entnommen sind, ausgefüllt

naht durch gute Verkeilung einen festen Halt bekommt.

Der vorn keilförmig zugespitzte Knochenspan wird vom Trochanter her parartikulär, am oberen Schenkelhalsrande entlang in das Becken eingeschlagen. Das Stück des Spanes, das in das Becken kommt, ist periostlos. Das überschüssige Periost wird an der Oberfläche der Darmbeinschaufel nach oben umgeschlagen und ausgebreitet. Das Periost des Spanes im Bereich des Trochanter wird mit mehreren Catgutknopfnähten mit dem Periost des oberen Femurendes verbunden.

Vor dem Wundverschluß Röntgenkontrollaufnahme über Lage von Nagel und Span.

Ruhigstellung. Becken-Beingipsverband unter Mitnahme des gesunden Oberschenkels für 2—3 Monate.

Nachbehandlung. Nach 3 Monaten Becken-Oberschenkelgipshose für $^1/_4$ Jahr und Aufnahme von Kniebewegungsübungen.

Die *Doppelverriegelung* ist die typische Operation der Behandlung des Hüftschlottergelenkes. Die Operation ist um so leichter, je mehr Knochen des Schenkelhalses erhalten war, und sie wird um so schwieriger, je ausgedehnter die Hüftresektion war. Sie bietet die größte Schwierigkeit, wenn auch das gesamte Trochantermassiv bei der Resektion mitentfernt war und das obere Ende nur vom Femurschaft gebildet wird. Der Halt, der in dem oft weichen Femurschaft für den Knochenspan wie für den Knochennagel gegeben werden kann, ist manchmal ungenügend; so gut die Operationsresultate der Behandlung des Hüftschlottergelenkes in den anderen Fällen sind, so bescheiden muß man in diesen Fällen mit den Behandlungsergebnissen sein. Man muß froh sein, wenn es gelingt, den Patienten wenigstens eine „straffe" Verbindung zwischen dem Femurschaft und dem Becken zu schaffen, die ihm eine befriedigende Standfestigkeit seines Beines wiedergibt.

Um auch in solchen Fällen weiterzukommen, ist das operative Vorgehen für die Behandlung der Hüftschlottergelenke zu *modifizieren*.

Wir sind in den Fällen, in denen lediglich noch ein verkürztes oberes Femurende vorhanden war, so vorgegangen, daß wir anstatt der Doppelverriegelung eine Knochenlängsabstützung vom Femurschaft zur Pfanne gebildet haben. Es wurde zuerst durch Drahtextension das Femurende möglichst weit nach peripher gezogen, und dann wurde zwischen dem oberen Femurende und dem oberen Pfannendach ein über 10 cm langer fester Knochenspan eingesetzt. Diese Operation verlangt eine große mechanische Beanspruchung des Knochenspanes. Auch ein kräftiger Span ist dieser Aufgabe nur gewachsen, wenn die Muskulatur durch eine Längsextension gut vorgedehnt ist.

In einem anderen Fall haben wir lediglich den Femurschaft in die alte Pfanne eingestellt, deren Grund von Narbengewebe gesäubert wurde, und das Pfannendach angefrischt. Die Fixierung wurde durch einen gebogenen Marknagel erzielt (s. Abb. 773 und 774), der vom Femurschaft in das Becken eingetrieben wurde. Der Zwischenraum vom oberen Femurschaft bis zum Pfannendach (etwa 3 cm) wurde mit Corticalislamellen und weichem Knochen aus dem Darmbeinkamm ausgefüllt.

Diese Beispiele zeigen, man soll nicht fest an einem Operationsschema hängen. Man soll vielmehr in gegebenen Fällen es abwandeln, um weiterzukommen.

Die *Doppelverriegelung* ist die typische Operation für die Behandlung des Hüftschlottergelenkes. Ihre Ergebnisse sind gut. Das Gelenk wird knöchern fest und das Bein ohne Apparatstütze wieder trag- und belastungsfähig. Um nicht nur ein gutes Stehen und Gehen, sondern auch trotz der steifen Hüfte ein beschwerdefreies Sitzen zu ermöglichen, wird das Hüftgelenk in einer leichten Beugestellung von 160—150° verriegelt. Wegen der meist beträchtlichen Beinverkürzung ist das Tragen eines orthopädischen Schuhes unerläßlich.

17. Die subcutane Tenotomie an der Hüfte

Die alten, ehrwürdigen subcutanen Tenotomien an der Hüfte haben ihre volle Berechtigung behalten. Insbesondere gilt das für die Adductorentenotomie. Auch für die Tenotomie der Spinamuskeln ist in einem Teil der Fälle ein subcutanes Vorgehen ausreichend.

A. Subcutane Tenotomie der Spinamuskeln

Die Indikation zur subcutanen Tenotomie der Spinamuskeln ist bei spastischen Lähmungen gegeben, aber nur selten bei poliomyelitischen Lähmungen, bei denen die offene Tenotomie bevorzugt wird.

Technik der subcutanen Tenotomie (s. Abb. 775)

Auf den Oberschenkel wird oberhalb des Knies durch den Assistenten ein leichter, korrigierender Druck ausgeübt, so daß sich die Spinamuskeln deutlich anspannen. Man um-

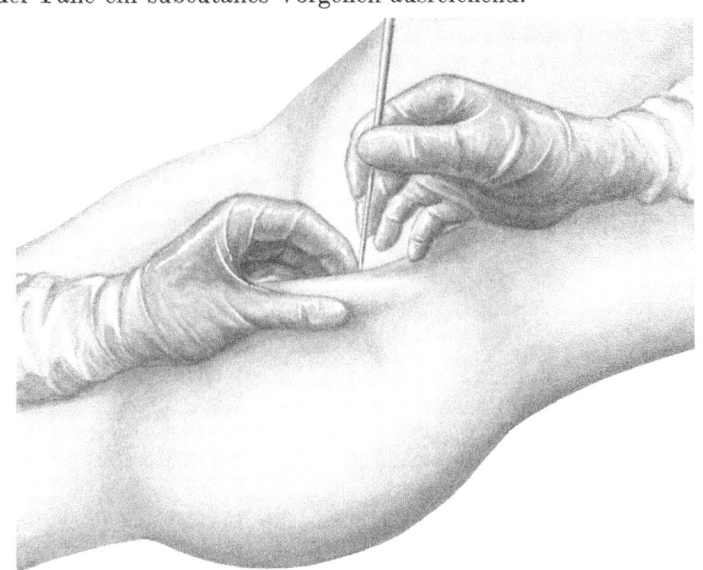

Abb. 775. Subcutane Tenotomie der Spinamuskeln bei Hüftbeugekontraktur

faßt mit dem Daumen und Zeigefinger der linken Hand die Spinamuskeln dicht unterhalb ihres Ursprungs, setzt sodann das Tenotom von innen her an, und während der Stiel des Tenotoms nach unten gesenkt wird, werden die Muskeln durchtrennt. — Nach der Durchschneidung der verkürzten Muskeln ist meist mit einem deutlich vernehmbaren Ruck eine Hüftstreckung möglich.

Verband. Lediglich Tupferdruckverband, um einer Nachblutung vorzubeugen.
Ruhigstellung. Entweder korrigierender Gipsverband für 3—4 Wochen oder auch nur Lagerung.
Nachbehandlung. Hängt von der Grundkrankheit ab.

B. Subcutane Tenotomie der Adductoren

Diese Tenotomie ist neben der subcutanen Tenotomie der Achillessehne die meistgeübte Form der subcutanen Tenotomie. Der Eingriff hat in fast allen Fällen eine prompte Wirkung, auch hinsichtlich der Dauer. Wenn wirklich ein Rezidiv eintritt, ist es eine Kleinigkeit, die subcutane Tenotomie zu wiederholen.

Die *Indikation* zur subcutanen Tenotomie ist in erster Linie bei spastischen Lähmungen, dann aber auch bei Adduktionskontrakturen infolge von Erkrankungen des Hüftgelenkes gegeben Hier wurde die Operation früher vielfach als Voroperation für ein gewaltsames Redressement der Hüfte ausgeführt. Diese Eingriffe sind in der modernen Orthopädie aufgegeben, und die subcutane Tenotomie wird eventuell als zusätzlicher Eingriff für eine Osteotomie oder auch für eine offene Gelenkoperation gemacht.

Technik der subcutanen Adductorentenotomie (s. Abb. 776)

Während von einem Assistenten das Bein in leichter Abspreizstellung gehalten wird, wird mit dem Zeigefinger und dem Daumen der linken Hand die Adductorenmasse unmittelbar an ihrem Ursprung am Schambein gefaßt. Das Tenotom wird von lateral her um die Adductoren eingestochen. Sie werden, während das freie Ende des Tonotoms gesenkt wird, schichtweise durchschnitten.

Wenn man so vorgeht, ist eine unliebsame Nebenverletzung ausgeschlossen. *Die Spitze des Tenotoms ist der Haut und nicht etwa den Gefäßen und Nerven zugekehrt!* Die Tenotomie wird so ausgiebig gemacht, bis eine gute Abduktion möglich ist. — Als Wundverband *muß* ein Druckverband angelegt werden, weil es leicht zu Nachblutungen, wenn auch harmloser Art, kommen kann.

Ruhigstellung. Im allgemeinen doppelseitiger Becken-Beingipsverband für 4 Wochen.

Nachbehandlung. Sie richtet sich nach der Art der Erkrankung.

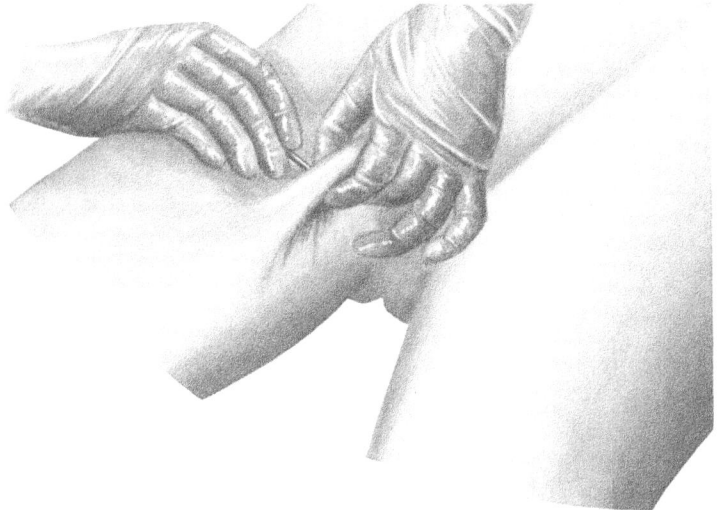

Abb. 776. Subcutane Tenotomie der Adductoren bei Adduktionskontraktur

18. Hüftbeugekontraktur

Die operative Behandlung der Hüftbeugekontraktur richtet sich in erster Linie danach, ob diese durch Weichteil-, Gelenk- oder Knochenveränderungen bedingt ist. Außerdem besteht ein Unterschied in der Behandlung, ob es eine Beuge-*Adduktions*- oder Beuge-*Abduktions*kontraktur ist.

A. Beuge-Adduktionskontraktur

Die Beuge-Adduktionskontraktur ist wesentlich häufiger als die Beuge-Abduktionskontraktur, abgesehen von der Sonderform der poliomyelitischen Tensor fasciae-Kontraktur und der Oberschenkelstumpfkontraktur.

a) Weichteilkontraktur

Wenn die Hüftbeugekontraktur im wesentlichen durch eine Verkürzung der Hüftbeuger ohne eine nennenswerte Beteiligung der Gelenkkapsel bedingt ist, genügen zu ihrer Beseitigung die einfachen Eingriffe der Tenotomie (s. d.).

Die Tenotomie wird entweder subcutan oder auch offen gemacht. Die Durchtrennung der Spinamuskeln erfolgt bei der *subcutanen* Tenotomie meist quer, bei der offenen vielfach Z-förmig oder schräg.

Die subcutane Tenotomie reicht in den Fällen aus, bei denen eine Verkürzung der Spinamuskeln im Vordergrund steht. Bei einer schweren Kontraktur ist regelmäßig auch der M. rectus femoris stark verkürzt. Um auch ihn zu durchtrennen, ist die *offene* Tenotomie erforderlich.

Das gleiche gilt natürlich auch, wenn mit einer Verkürzung der Iliopsoassehne gerechnet werden muß. — Nach einer Beseitigung der Muskelhindernisse läßt sich auch eine leichte bis mittelschwere Gelenkkontraktur ohne weiteres passiv ausgleichen.

Die Ruhigstellung nach der Beseitigung einer Hüftbeugekontraktur durch eine Tenotomie geschieht in der Regel durch einen Becken-Beingipsverband. Nur wenn es sich um eine spastische

Kontraktur bei Erwachsenen, wie z.B. nach Querschnittsverletzungen, handelt, soll man auf den Gips verzichten und sich lediglich auf eine entsprechende Lagerung beschränken. Die Erwachsenen mit spastischen Lähmungen vertragen erfahrungsgemäß einen Gips schlecht.

b) Arthrogene oder knöcherne Kontraktur

Wenn die Hüftbeuge-Adduktionskontraktur ihre Ursache in schweren Gelenkveränderungen hat, so ist es schonender, die Kontraktur durch eine Osteotomie zu beseitigen. Wenn die Kontraktur knöchern bedingt ist, kommt als Eingriff nur die *subtrochantere Osteotomie* in Betracht.

Es sind verschiedene *Formen* für die subtrochantere Osteotomie angegeben worden (siehe Abb. 655—661): die bogenförmige nach ALBEE und BRACKETT, die V-förmige in der Frontalebene nach FRITZ LANGE, oder auch die einfache keilförmige. Es ist vorgeschlagen worden, vor der Osteotomie die Osteotomiestelle mehrfach vorzubohren (BRACKETT, KIRSCHNER, PERTHES) und dann erst den Knochen zu durchmeißeln. Das hat den Vorteil, daß sich nach der Osteotomie die Bruchflächen gut ineinander verhaken und sich nicht mehr verschieben können. Die Bohrosteotomie hat nur ein begrenztes Anwendungsgebiet für relativ leichte Beugekontrakturen, bei denen kein Knochenstück herauszunehmen ist, um die Fehlstellung auszugleichen.

Wir selbst bevorzugen die *bogenförmige Osteotomie mit Herausnahme einer Knochenscheibe aus der lateralen und hinteren Corticaliswand.*

Technik (s. Abb. 777—780)

Schnitt an der Außenseite des Oberschenkels, der von der Trochanterspitze abwärts zieht.

Nach Durchtrennung der Fascia lata geht man in der Längsrichtung des M. vastus lateralis unmittelbar bis auf den Knochen hindurch. Nach Spaltung des Periostes werden die Knochenhebel subperiostal eingeführt. Man überzeugt sich vor der Osteotomie davon, daß die Knochenhebel auch wirklich subperiostal liegen und daß der obere Knochenhebel im Bereich des Trochanter minor liegt. Die Osteotomie wird am besten *bogenförmig* gemacht unter Herausnahme eines scheibenförmigen Knochenstückes auf der Außen- und Rückseite. Der Knochen wird nicht ganz durchmeißelt. Eine Corticalisbrücke bleibt auf der medialen Seite stehen. Diese wird bei Vornahme der Korrektur eingebrochen.

Wenn es darauf ankommt, den M. vastus lateralis zu schonen und auch noch, z.B. wegen eines leicht hinkenden Ganges, die Leistung der kleinen Glutäen zu verstärken, wird der M. vastus lateralis bei der Freilegung des Femur zur Osteotomie an seinem Ursprung abgelöst und nach distalwärts umgeschlagen. Ein kräftiger Seidenfaden wird darangehangen, und nach Beendigung der Osteotomie wird das obere Ende des M. vastus lateralis direkt auf die kleinen Glutäen vernäht.

Wenn die *Adductoren* stark verkürzt sind, werden diese subcutan tenotomiert, um ihren starken Zug auf das distale Bruchende auszuschalten.

Nach sorgfältiger Periostnaht schichtweiser Wundverschluß.

Ruhigstellung. Becken-Beingipsverband unter Mitnahme des gesunden Oberschenkels.

Im Hinblick auf die vorliegende Hüftversteifung wird die Kontraktur nicht voll ausgeglichen. Das Bein wird in einer Hüftbeugestellung von 160° eingegipst, um den Patienten das Sitzen zu erleichtern. Nur eine leichte Abduktion von etwa 170° wird gegeben. Wenn das Bein in einer starken Abduktionsstellung eingestellt ist, wird hinterher die Körperhaltung und insbesondere der Gang durch die Abspreizstellung des Beines unschön. Als Rotationsstellung wird eine leichte Außendrehstellung gewählt.

Nachbehandlung. Gipsverbandwechsel nach 3 Wochen unter genauer klinischer und röntgenologischer Überprüfung der Beinform, der Hüftstellung, des erreichten Ausgleiches der Lendenlordose und der Stellung der Bruchstücke.

Wenn es sich zeigt, daß nach dem Ausgleich einer Hüftbeuge- und Adduktionskontraktur ein vorher schon vorhandenes *X-Bein* stärker in Erscheinung tritt, so wird eine *suprakondyläre Osteotomie* zur Beseitigung des X-Beines vorgesehen. Sie kann 4—5 Wochen nach der subtrochanteren Osteotomie ausgeführt werden.

Die *Gesamtdauer der Gipsfixierung* ist im Becken-Beinliegegips 6—8 Wochen. Anschließend wird noch eine Gipshose bei Erwachsenen für 4 Wochen, bei Kindern und Jugendlichen für ¹/₄ Jahr gegeben.

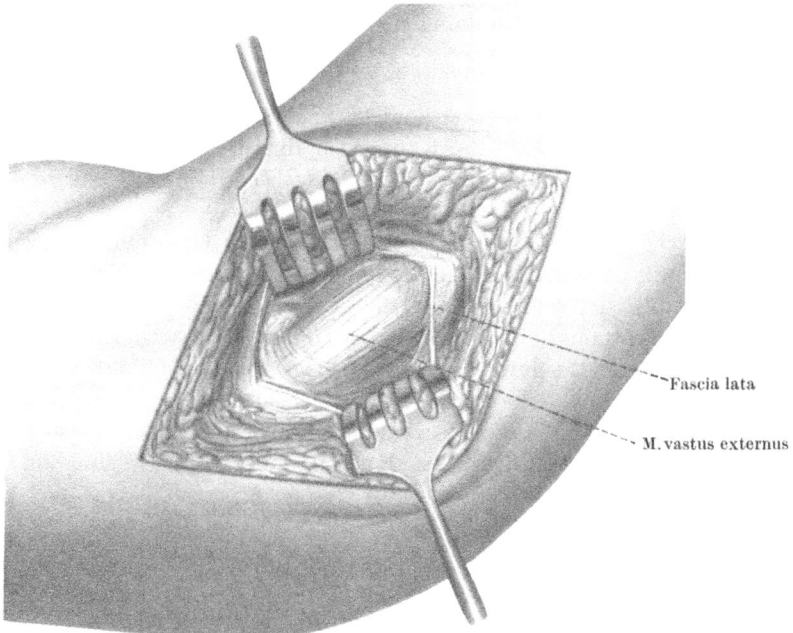

Fascia lata

M. vastus externus

Abb. 777 u. 778. Typische subtrochantere Osteotomie. Abb. 777. Freilegung bis zum M. vastus externus

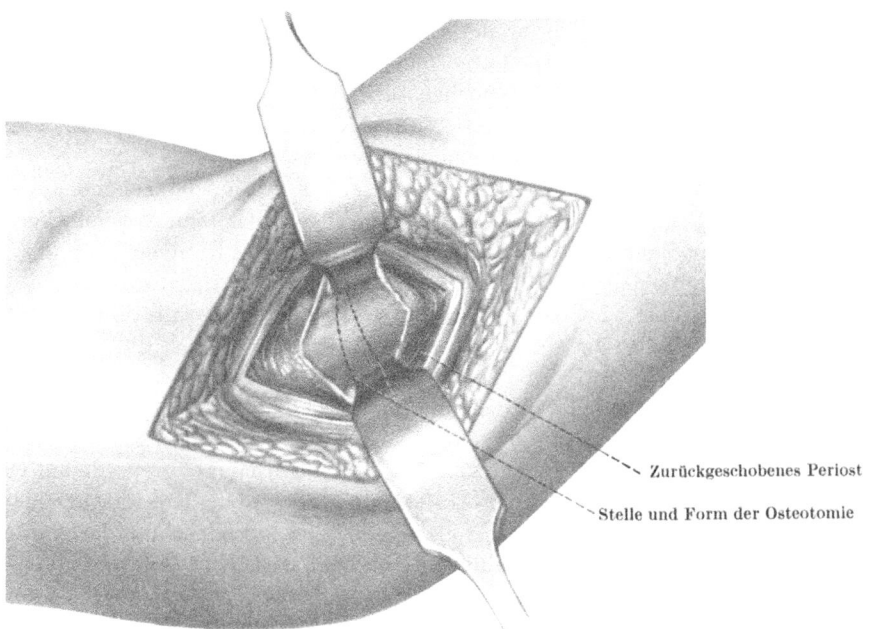

Zurückgeschobenes Periost

Stelle und Form der Osteotomie

Abb. 778. Der Knochen ist für die subtrochantere Osteotomie bereits freigelegt. Die Knochenhebel sind subperiostal eingeführt

Wenn keine Ankylose in der Hüfte, sondern nur eine Kontraktur unter teilweiser Erhaltung des Gelenkspaltes besteht (wie das z.B. oft bei der alten Coxitis zutrifft), so muß bei Kindern zur Nachbehandlung noch ein Becken-Beinapparat als Schutz gegen ein Rezidiv gegeben werden.

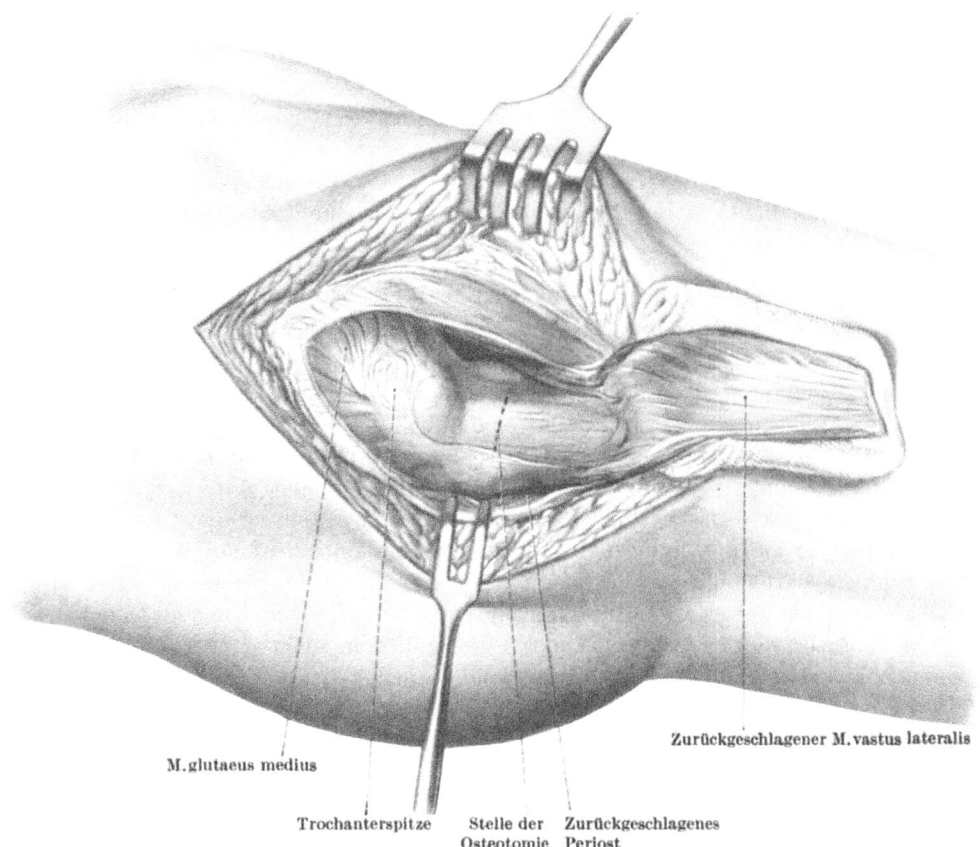

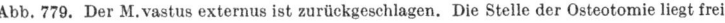

Zurückgeschlagener M. vastus lateralis

M. glutaeus medius

Trochanterspitze   Stelle der   Zurückgeschlagenes
                     Osteotomie   Periost

Abb. 779 u. 780. Subtrochantere Osteotomie unter Schonung des M. vastus externus und Vernähung des M. vastus externus auf die
kleinen Glutäen

Abb. 779. Der M. vastus externus ist zurückgeschlagen. Die Stelle der Osteotomie liegt frei

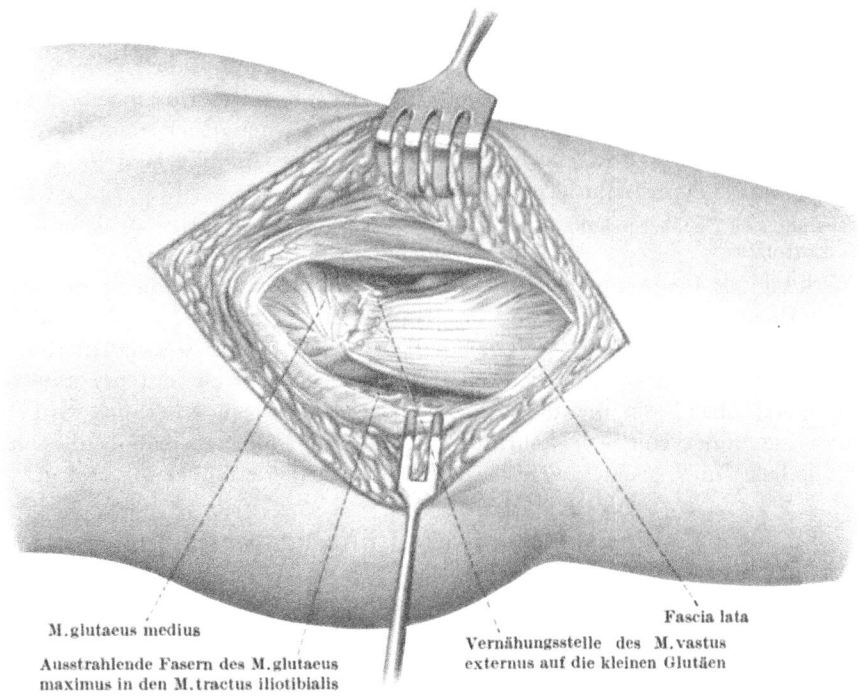

Fascia lata

M. glutaeus medius

Vernähungsstelle des M. vastus
externus auf die kleinen Glutäen

Ausstrahlende Fasern des M. glutaeus
maximus in den M. tractus iliotibialis

Abb. 780. Der M. vastus lateralis ist nach Vollendung der Osteotomie auf die kleinen Glutäen vernäht worden

39*

B. Beuge-Abduktionskontraktur

a) Weichteilkontraktur

Die Hüftbeuge- und gleichzeitige Abduktionskontraktur ist typisch für die Poliomyelitis. Sie bietet das Bild der *Tensor fasciae-Kontraktur* (s. d.).

Weiterhin findet sie sich bei *Oberschenkelkurzstümpfen*. In diesen Fällen ist die Kontraktur im Gegensatz zu der poliomyelitischen Kontraktur oft noch durch eine starke Mitbeteiligung des Gelenkes gekennzeichnet.

b) Arthrogen oder knöchern bedingte Kontraktur

Die Verbindung der Beugekontraktur mit einer starken Abduktionsstellung findet sich vor allem nach schweren Gelenkeiterungen, wenn während der Behandlung zu lange Zeit das Bein in Abduktionsstellung fixiert war, um die gefürchtete Adduktionskontraktur zu vermeiden. Schneller als der Arzt erwartet hatte, kommt es in einem Teil der Fälle zu einer Versteifung des Beines in der Abduktionsstellung und ein unblutiger Ausgleich ist nicht mehr möglich.

Weiterhin findet sich die Abduktionskontraktur auf der einen Seite bei doppelseitigen septischen Coxitiden. Das typische Bild, das diese Patienten bieten, ist die Entwicklung einer Adduktionskontraktur auf der einen und einer Abduktionskontraktur auf der anderen Seite. Auf dieses typische Verhalten hat SCHILLER aus unserer Klinik hingewiesen.

Die Behandlung der Beuge-Abduktionskontraktur ist die *subtrochantere Osteotomie*.

Die *Technik* ist bei hochgradigen Abduktionskontrakturen nicht ganz so einfach wie bei den Adduktionskontrakturen. Die Osteotomie muß, zumal wenn es sich um Erwachsene mit einer guten Muskulatur und einem reichlichen Fettpolster handelt, in einer beträchtlichen Tiefe vorgenommen werden. Außerdem wird die Osteotomie dadurch schwieriger, daß der Knochenteil, der aus dem Femurschaft herausgenommen wird, nicht auf der zugewandten lateralen, sondern auf der entgegengesetzten medialen Seite liegt.

Technik der subtrochanteren Osteotomie

Großer Längsschnitt an der Außenseite des Oberschenkels. Längsspaltung und zusätzliches Quereinschneiden der Fascia lata. Übersichtliches Freilegen des Femurschaftes unter Zurückhalten des M. vastus lateralis, durch den man in der Längsrichtung hindurchgegangen ist. Nachdem die Knochenhebel nach der Spaltung des Periostes subperiostal eingeführt sind, ist der vordere Knochenhebel gut nach medial umzulegen, damit die *Vorderfläche des Femurschaftes bis zu ihrem medialen Rand* sichtbar wird. Bogenförmiges Durchmeißeln des Knochens unter Herausnahme einer Knochenscheibe auf der Medial- und Rückseite. Die laterale Corticaliswand bleibt erhalten! Sie wird beim Ausgleich der Abduktionsstellung eingebrochen.

Nach sorgfältiger Periostnaht schichtweiser Wundverschluß.

Ruhigstellung und Nachbehandlung siehe oben, wie bei der subtrochanteren Osteotomie für die Beuge-Adduktionskontraktur.

Die Wirkung der Beseitigung der Hüftbeugekontraktur ist, gleichgültig ob es eine Adduktions- oder Abduktionskontraktur war, für den Patienten gleich wertvoll. Die Haltung des ganzen Körpers wird eine andere. Die hochgradige, kompensatorische Lendenlordose schwindet. Das Gesäß, das vorher so auffällig beim Stehen und Gehen nach hinten herausstand, erhält wieder eine unauffällige Form, und die störende fehlerhafte Beckenverdrehung wird ausgeglichen.

Die Beseitigung der Hüftbeugekontraktur ist einer der ältesten orthopädischen operativen Eingriffe, die heute noch genau so dankbar wie in den früheren Jahrzehnten sind.

C. Die poliomyelitische Hüftbeugekontraktur

Die alte Auffassung von DOLLINGER, daß die Behandlung der poliomyelitischen Hüftbeugekontraktur in schweren Fällen unnütz sei, ist längst überholt. Es ist heute Allgemeingut der Orthopäden geworden, daß die Beseitigung der poliomyelitischen Hüftbeugekontraktur eine wichtige Voraussetzung ist, um schwere und schwerste Fälle von Kinderlähmung wieder zum Gehen zu bringen. Das Besondere bei der poliomyelitischen Hüftbeugekontraktur ist, daß sie nicht nur eine Beuge-, sondern gleichzeitig auch eine Abduktionskontraktur ist. Das hat zur Folge, daß sie sich in Abduktions- und Außenrotationsstellung des Beines weitgehend ausgleicht und daß *der wirkliche Grad der Hüftbeugekontraktur nur bei einer Untersuchung in Hüftbeuge- und Adduktionsstellung erkennbar ist.*

Die Behandlung hat darauf Rücksicht zu nehmen, daß außer der Verkürzung der eigentlichen Hüftbeuger auch eine solche der Hüftabduktionsmuskeln, der kleinen Glutäen, in Verbindung mit der Oberschenkelfascie besteht.

Die *alten Behandlungsverfahren* für die Beseitigung der poliomyelitischen Hüftbeugekontraktur, die unblutigen Redressements und die subcutane Tenotomie, sind längst verlassen; auch die subtrochantere Osteotomie, die wohl einen guten Ausgleich der Beugekontraktur ermöglichte, die aber zu schweren Coxa vara-Bildungen geführt hat, ist wieder aufgegeben worden. Die *Behandlung* einer schweren poliomyelitischen Hüftbeugekontraktur ist *heute* wohl allgemein die *offene Tenotomie;* Form und Ausführung variieren allerdings.

So beschränkt sich Hohmann auf die schräge Durchschneidung der Spinamuskeln und legt mit Recht besonderen Wert auf die Durchtrennung des M. rectus femoris. Andere Autoren machen die Tenotomie Z-förmig.

Fritz Lange bildete das Verfahren der subperiostalen Ablösung der Spinamuskeln unter plastischer Wiedervereinigung der abgelösten Sehnen mit ihrer Ansatzstelle aus. Wir berichteten schon 1926 über die erste Serie von etwa 50 auf diese Weise mit Erfolg behandelten Fällen. Das Verfahren hatte zum Vorbild die Methode von Soutter, der 1914 die subperiostale Ablösung der Spinamuskeln empfahl und vorschlug, diese von der Spina iliaca anterior superior hinunter zur Spina iliaca anterior inferior zu verlagern. Das Verfahren hatte Erfolg, wenn die Verkürzung der Muskeln nicht zu groß war. Schon Soutter gab an, daß es wichtig sei, *auch die seitlichen verkürzten Muskeln und Fascienstränge* einzuschneiden.

Technik der Operation der poliomyelitischen Hüftbeugekontraktur
(Tensor fasciae-Kontraktur) (s. Abb. 781—784)

Die Operation besteht aus 2 Teilen:

1. aus der Ablösung der Spinamuskeln und ihrer Wiedervernähung,

2. aus der Einkerbung der verkürzten Muskeln und Fascienstränge an der lateralen Seite der Hüfte.

Beides geschieht von einem gemeinsamen Schnitt aus.

Schnitt. Von der Spina iliaca anterior abwärts, Länge etwa 10 cm; nach Spaltung der Oberschenkelfascie Freipräparieren der *Spinamuskeln*, des M. tensor fasciae und des M. sartorius bis zu ihrem Ursprung an der Spina iliaca anterior superior. Sie werden mit einer Kocher-Sonde unterfahren, und die Ansatzstelle dieser Muskeln mit einem Knorpelknochenstück wird bei Kindern und Jugendlichen mit dem Knochenmesser, bei Erwachsenen mit einem Meißelschlag abgetragen. Hierdurch ist in schweren Fällen ein Teil, aber nicht die gesamte Beugekomponente ausgleichbar. Ein weiteres Hindernis für die Streckung bildet der M. rectus femoris, der von der Spina iliaca anterior inferior entspringt. Er wird unter dem Schutz einer Kocher-Sonde schräg durchschnitten.

Nur in Ausnahmefällen ist auch noch eine Freilegung des *Iliopsoas* und eine schräge Durchschneidung dieses Muskels erforderlich.

Durch das operative Vorgehen ist bisher erst die Beugekomponente der Kontraktur, aber noch nicht die Abduktionskomponente beseitigt.

Um das zu erreichen, ist noch die *Einkerbung der verkürzten Muskeln und Fascienstränge an der Außenseite der Hüfte* erforderlich. Man geht hierzu mit dem Zeigefinger der linken Hand von der Wunde aus an die Außenseite der Hüfte vor; man stellt den verkürzten Muskelanteil der kleinen Glutäen und der Fascia lata fest und kerbt diese mit einem Tenotom so weit ein, bis sich die Abduktionskontraktur gut ausgleichen läßt.

Zum Abschluß der Operation werden die abgelösten *Spinamuskeln* durch einen mittelkräftigen Seidenfaden wieder mit der *Spina iliaca superior* unter Belassung eines Zwischenraums von einigen Zentimetern *verbunden.* Die Seide wird zuerst in typischer Weise unterhalb

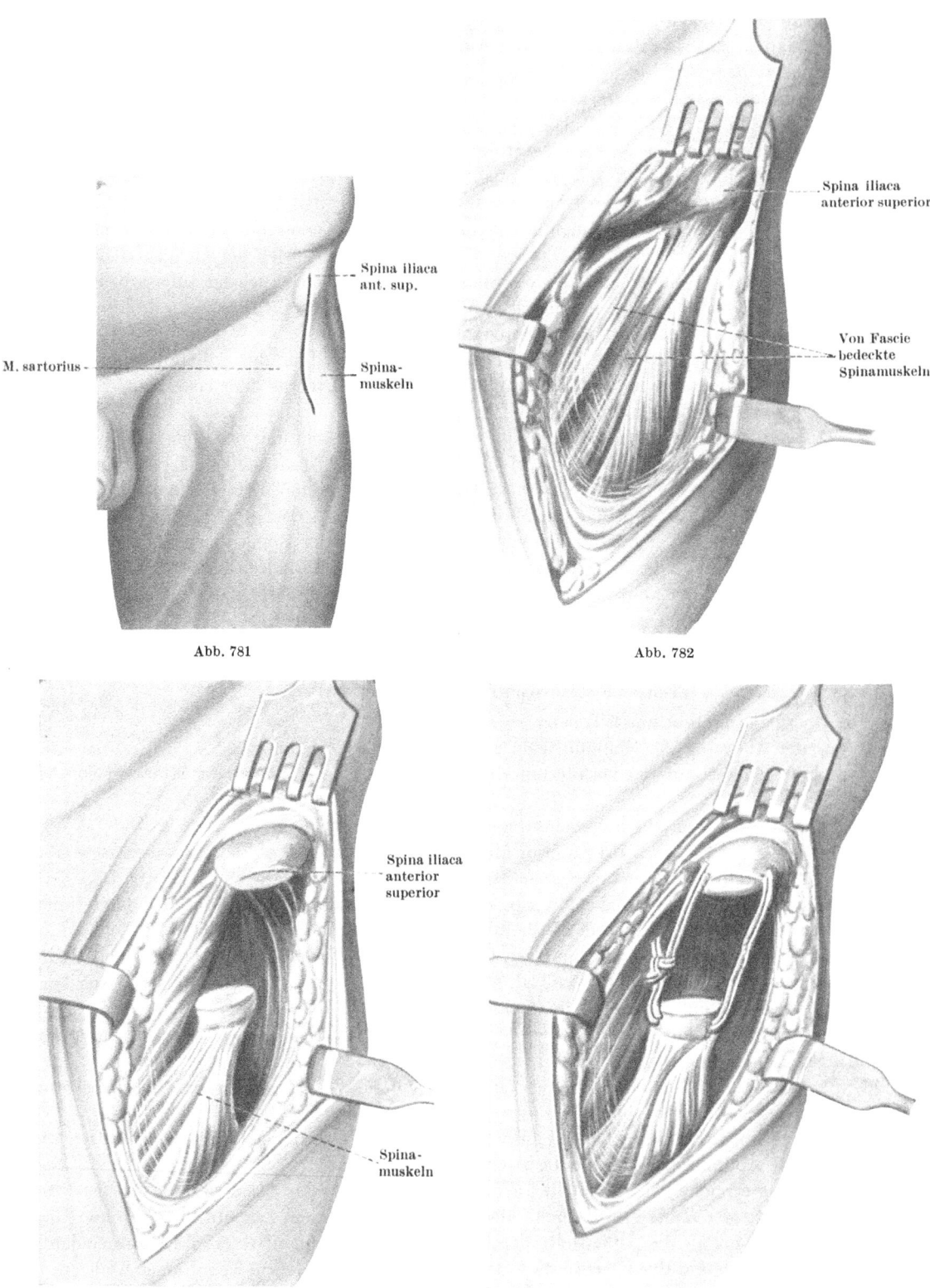

Abb. 781   Abb. 782

Abb. 783   Abb. 784

Abb. 781—784. Behandlung der poliomyelitischen Hüftbeuge-(Tensor fasciae-)Kontraktur

Abb. 781. Schnittführung. Abb. 782. Freilegung der Spinamuskeln. Abb. 783. Die Spinamuskeln sind mit einem Knochenstück an ihrem Ursprung abgelöst worden. Abb. 784. Die abgelösten Spinamuskeln sind durch einen mittelkräftigen Seidenfaden wieder mit der Spina iliaca anterior lose verbunden

des Knorpelknochenstückes, das an den Sehnenenden hängt, befestigt und dann subperiostal durch die Spina iliaca anterior superior geführt. Die Verknotung erfolgt fast spannungslos.

Wundverschluß mit loser Naht der Fascie und exakter Naht des Unterhautfettgewebes.

Ruhigstellung. Zweizeitiger Becken-Beingipsverband. Das Becken und das Bein werden zuerst gesondert eingegipst; das Bein wird hierbei in leichter Hüftbeugestellung gehalten. Wenn der Gips starr ist, wird das Becken unter Ausgleich der Lordose fixiert und hiernach durch Überführen des Beines in annähernde Hüftstreckstellung die Beugekontraktur ausgeglichen. Die beiden Gipsanteile werden jetzt unter Mitbenutzung von Longetten miteinander verbunden.

Der Gipsverband für die Tensor fasciae-Kontraktur wird am besten auf einem Operationstisch wie dem Lange-Tisch angelegt, der eine besonders gute Fixierung des Beckens und dadurch einen guten Ausgleich der Beugekontraktur ermöglicht. (Näheres über die Verbandstechnik siehe im Allgemeinen Teil, S. 155.)

Nachbehandlung. Gipsverbandwechsel nach 2 Wochen, dann noch einmal einen Gipsverband für weitere 4 Wochen; Übungsbehandlung: aktiv und passiv Hüftüberstrecken und außerdem auch Aufnehmen von aktiven Hüftbeugeübungen. Diese Übungen sind wichtig, damit die Patienten in der Lage sind, ihr gelähmtes Bein, das vielfach noch in einen Apparat eingeschlossen ist, beim Gehen durch aktive Hüftbeugung vorwärtszubringen.

Wenn es sich um Patienten mit mehrfachen Deformitäten infolge der Poliomyelitis handelt und wenn außer der Hüftbeugekontraktur auch noch eine Kniebeugekontraktur besteht, so ist die *Beseitigung der Hüftbeugekontraktur* die *erste Operation*. Der gleichzeitige Ausgleich einer Hüft- und Kniebeugekontraktur ist wegen der Gefahren, die hiermit verbunden sind, nicht erlaubt.

Die poliomyelitische Hüftbeugekontraktur darf in schweren Fällen nicht im ersten Verband vollständig ausgeglichen werden. Man läßt im ersten Verband bewußt eine leichte bis mäßige Kontraktur bestehen und korrigiert sie erst im zweiten Gipsverband endgültig. Man muß so vorgehen, um sich nicht der Gefahr der Ausbildung schwerer Zirkulationsstörungen auszusetzen. So beschrieb LOVETT eine solche, die zu einer hochgradigen Ernährungsstörung fast des ganzen Unterschenkels geführt hatte. Die weitere Gefahr, die bei einem zu brüsken Ausgleich der Hüftbeugekontraktur droht, ist das Auftreten von Krampfanfällen nach der Operation. Auch sie vermeidet man durch das schonende zweizeitige Vorgehen bei dem Ausgleich der Hüftbeugekontraktur.

19. Hüftmuskellähmungen

Die Lähmung der Hüftmuskeln kann die Hüftbeuge-, die Hüftstreck- und die Hüftspreizmuskulatur betreffen. Die Lähmung jeder dieser Muskelgruppen ist außerordentlich wichtig, und eine gute operative Beseitigung jedes einzelnen dieser Lähmungszustände wäre sehr wertvoll. Bisher sind aber die Operationsvorschläge und -ergebnisse noch nicht über bescheidene Erfolge hinausgekommen. Es sind Probleme, die noch nicht als gelöst gelten können, das gilt insbesondere für den Ersatz des Glutaeus maximus.

A. Operation bei der Hüftbeugemuskellähmung

Ein operativer Ersatz der Hüftbeuger ist vor allem bei doppelseitigen Beinlähmungen wünschenswert, wenn die Patienten nicht in der Lage sind, ihre Beine zum Gehen vom Boden abzuheben. Wenn auch nur eine schwache Beugekraft in den Spinamuskeln erhalten ist, so ist sie für die Patienten schon außerordentlich wertvoll.

Als Ersatz für die ausgefallenen Hüftbeuger ist die Bauchmuskelplastik aus dem M. obliquus abdominis externus unter Dazwischenschalten eines Fascienstreifens von SAMTER empfohlen worden. Vielfach sind nun leider auch in den Fällen, in denen eine Hüftbeugemuskelplastik dringend wünschenswert wäre, die Bauchmuskeln gleichzeitig geschwächt oder gar gelähmt. Es steht daher der M. obliquus abdominis externus nur in einer beschränkten Anzahl von Fällen bei Hüftbeugemuskellähmung als Ersatzmaterial zur Verfügung.

Die Hüftbeugemuskelplastik aus der Bauchmuskulatur nach Samter (s. Abb. 785 und 786)

Schnitt I. Großer Schrägschnitt oberhalb des Leistenbandes zur Freilegung der Aponeurose des M. obliquus abdominis externus und zur Ablösung des Ansatzes am Darmbeinkamm.

Der Muskel wird nicht einfach quer durchschnitten, sondern ein möglichst langer, gestielter Lappen wird gebildet. Hierzu ist es nötig, den Muskel auch noch subperiostal teilweise vom Darmbein abzuschieben.

Schnitt II. Längsschnitt unterhalb des Leistenbandes, dicht lateral neben der A. femoralis. In typischer Weise wird die Iliopsoassehne, während die Gefäße nach medial gehalten werden, freigelegt. Diese wird mit einer Kocher-Sonde unterfahren und aus der Tiefe herausgehoben.

Die Verbindung zwischen dem *sehnen*artigen freien Ende des M. obliquus abdominis externus und der Psoassehne wird durch einen doppelten *Fascienstrang* hergestellt. Dieser wird in typischer Weise (s. o.) an das freie Ende des Bauchmuskels angehangen, subcutan zum Oberschenkel geführt und hier nach Durchtrennung der Iliopsoassehne an deren peripherem Ende vernäht. Die Befestigung erfolgt in einer Hüftbeugestellung von 150⁰.

Ruhigstellung. Bei Kindern Becken-Beingipsverband in Hüftbeugung; bei Erwachsenen Lagerung auf der Braunschen Schiene.

Nachbehandlung. Nach 4 Wochen allmähliche Überführung des Beines in Streckstellung, gleichzeitig Aufnehmen von aktiven Bauchmuskelübungen.

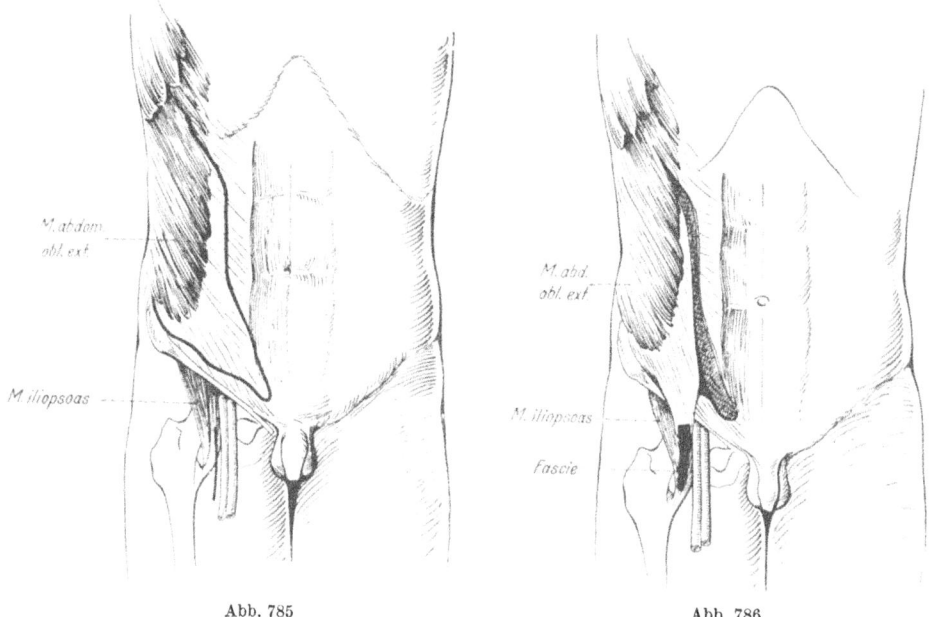

Abb. 785   Abb. 786

Abb. 785 u. 786. Hüftbeugemuskellähmung. Verpflanzung der Bauchmuskulatur nach Samter als Ersatz für die gelähmten Hüftbeuger. Abb. 785. Schnittführung zur Freilegung der Aponeurose des M. obliquus abdominis externus einschließlich ihres Ansatzes am Darmbeinkamm. Abb. 786. Das abgelöste Ende des M. obliquus abdominis externus ist subcutan, d. h. oberhalb des Leistenbandes, zum M. iliopsoas hingeführt worden

B. Behandlung der Hüftstreckmuskellähmung

Der M. glutaeus maximus ist der mächtigste Muskel des menschlichen Körpers, dessen Aufgabe die Sicherung des aufrechten Ganges ist. Die Muskelmasse ist so groß und die Kraftleistung so gewaltig, daß kein Ersatzmaterial zur Verfügung steht, das in ausreichender Weise diesen Muskel wirklich erfolgreich ersetzen kann. Krukenberg hat zum Ersatz des M. glutaeus maximus auch eine Bauchmuskelplastik aus dem M. obliquus abdominis externus angegeben. Es wird das abgelöste untere Ende des Muskels nicht nach vorn, wie bei der Hüftbeugemuskelplastik, sondern direkt nach unten hinten auf den Ansatz des M. glutaeus maximus verlagert. Der Muskel wird „tütenförmig" zusammengerollt und das freie Ende subcutan mit einer Kornzange über den Darmbeinkamm hinweg hinter dem Trochanter zu dem Ansatzgebiet des M. glutaeus maximus geführt, wo er mit mehreren kräftigen Seidennähten befestigt wird.

Spitzy hat vorgeschlagen, den M. glutaeus maximus durch den M. tensor fasciae latae zu ersetzen. Der M. tensor fasciae wird peripher im Bereich der Fascia lata durchtrennt und schlingenförmig um das Femur im Bereich des Trochanter minor herumgeführt. Außerdem ist es noch nötig, den Ursprung des M. tensor fasciae abzulösen und im ganzen nach rückwärts zu verlagern.

Nach ERLACHER soll durch die Tensor fasciae-Plastik „ein zwar nicht ausreichender, aber doch weitgehender Ersatz geschaffen werden", wobei die vorhandene Verkürzungsmöglichkeit des Tensor genügt, um eine vollständige Streckung zu erzielen. Die Operation von SPITZY für den Ersatz der Hüftmuskulatur hat große Ähnlichkeit mit der Operation, die im anglo-amerikanischen Schrifttum als Operation nach LEGG bezeichnet wird.

Es wird der Tensor fasciae von seinem Ursprung mit einem bogenförmigen Schnitt abgelöst und um 2—3 Querfinger breit nach hinten verpflanzt und wieder an der Crista iliaca vernäht. Die lange Zugwirkung durch den Maissiatschen Streifen soll eine befriedigende aktive Hüftabspreizung ermöglichen.

FRITZ LANGE hat als Ersatz für den Hüftstreckmuskel das untere Ende der Rückenmuskulatur, den kräftigen Sacrospinalis, herangezogen. Es war ein kühner Gedanke, die Rückenmuskulatur als Ersatz für die ausgefallene Hüftmuskulatur zu verwenden. Um eine Überbrückung von der Rückenmuskulatur bis zur Ansatzstelle des M. glutaeus maximus am Trochanter minor zu ermöglichen, wurden Seidensehnen dazwischengeschaltet.

Technik der Sacrospinalisplastik zum Ersatz des M. glutaeus maximus (s. Abb. 82)

Schnitt I. Bogenförmig über dem Sacrospinalis.

Schnitt II. Schnitt an der äußeren Rückseite des Oberschenkels zur Freilegung des Trochanter minor.

Ein doppelter langer Seidenfaden wird in typischer Weise an das untere Ende des Sacrospinalis angehangen. Er wird mit einer langen Kornzange subcutan über den Darmbeinkamm hinweg zum Oberschenkel geführt und hier durch einen Bohrkanal am Trochanter minor befestigt. Die Verknotung der Seide erfolgt in Überstreckstellung des Beines. An der Stelle, an der die Seide über den Darmbeinkamm hinweggeführt wird, wird ein gestielter Fettlappen zur Unterfütterung dazwischengelegt.

Die Erfahrungen von FRITZ LANGE haben gelehrt, daß vom Sacrospinalis aus eine aktive Streckwirkung auf den Oberschenkel eintritt. Die Muskelkontraktion konnte auch photographisch festgehalten werden. Die Seidenfäden waren bei einem Teil der Patienten bis fingerdick geworden. Es trat im Stehen auch eine aktive Streckung in der Hüfte ein. Die Gangsicherheit wurde erhöht.

Wir sind dazu übergegangen, die Seidensehnen, deren Nachbehandlung so schwierig ist und mit so vielen Zufälligkeiten zusammenhängt, durch einen langen, gedoppelten *Fascienstreifen* zu ersetzen (s. Abb. 82). Dieser wird tütenförmig zusammengerollt. Das abgelöste Ende des M. sacrospinalis wird mit dem oberen Ende des Fascienstreifens verbunden. Die untere Befestigung des Fascienstreifens erfolgt am Trochanter minor. Um eine wirkungsvolle Hüftstreckung zu erreichen, verwenden wir den ganzen M. sacrospinalis für die Verpflanzung.

Der Gedanke von FRITZ LANGE, den M. sacrospinalis als Ersatz für den Glutaeus maximus zu benutzen, wurde verschiedentlich aufgegriffen, so von KREUSCHER, OBER u. a.

Die Operation nach OBER dient zum Ersatz des M. glutaeus maximus und auch teilweise des M. glutaeus medius. Ein großer Fascienstreifen wird von dem Darmbeinkamm bis nahe zum Knie ausgeschnitten und der M. tensor fasciae halbiert. Der M. vastus lateralis wird unterhalb des großen Trochanters eingeschnitten, um den Fascienstreifen bei voller Streckung, leichter Abduktions- und mittlerer Rotationsstellung am Periost zuverlässig zu befestigen. Der zweite Teil der Operation besteht in der Bildung einer Fascienbrücke zwischen dem M. sacrospinalis und dem Trochanter maior. Diese Operation entspricht in ihrem Wesen der Sacrospinalisplastik von FRITZ LANGE.

C. Behandlung der Lähmung der kleinen Glutäen

Der Wiederersatz der Hüftstreckmuskulatur dient der Sicherung des Ganges, der Ersatz der kleinen Glutäen der Beseitigung des störenden Hinkens. Das Glutäalhinken ist bei den Folgezuständen nach der Poliomyelitis oft sehr unschön. Der Wunsch nach seiner Beseitigung steht im Vordergrund des Interesses namentlich bei jungen Mädchen. Die Beseitigung des Hüfthinkens ist außerordentlich schwierig, und das, was über die Hüftstreckmuskellähmung gesagt worden ist, gilt auch für die Hüftspreizmuskellähmung. Kein Muskel steht als Ersatzmaterial zur Verfügung, der mit ausreichender Kraft vollwertig die ausgefallenen kleinen Glutäen ersetzen könnte.

Die beiden bekanntesten Operationen, die für die Behandlung der Glutäallähmung zur Verfügung stehen, gehen auf FRITZ LANGE zurück, der sich mit besonderer Liebe der Behandlung und dem Ausbau der Operationsverfahren für die Hüftmuskellähmungen gewidmet hat.

Die beiden Operationsverfahren sind die sog. Latissimus dorsi- und die Vastus externus-Plastik.

Außer diesen Verfahren sind noch andere Operationen für die Behandlung der Lähmung der kleinen Glutäen angegeben worden, so die Verpflanzung des M. tensor fasciae auf den Trochanter maior (SPITZY). Von dem schwachen Muskel ist aber keine große Leistung zu erwarten (HOHMANN).

In den Fällen, bei denen der M. glutaeus maximus glücklicherweise sehr kräftig ausgebildet ist (leider sind es Ausnahmen), kann der M. glutaeus maximus mit Erfolg als Ersatz für die gelähmten kleinen Glutäen herangezogen werden. Das hat schon BENTZON empfohlen. Wir haben vor mehr als zwei Jahrzehnten den gleichen Weg eingeschlagen und durch die Verlagerung von etwa einem Drittel des M. glutaeus maximus auf den Trochanter maior eine deutliche Verbesserung des Hüfthinkens erreicht. Auch HOHMANN sah von diesem Verfahren Gutes. HOFFMANN-KUHNT hat vorgeschlagen, einen Teil des Ursprunges des M. glutaeus maximus nach lateral an die Ursprungsstelle des M. glutaeus medius zu verlagern, um dadurch eine bessere Zugrichtung für den M. glutaeus maximus zu erreichen. Schließlich hat NILSONNE die Verpflanzung des schwachen M. tensor fasciae mit der Teilverlagerung des M. glutaeus maximus verbunden.

Diese verschiedenen Vorschläge zeigen, daß in geeigneten Fällen der M. glutaeus maximus als Ersatz für die ausgefallenen kleinen Glutäen verwertbar ist.

Von den beiden Operationen, die FRITZ LANGE für den Ersatz der ausgefallenen kleinen Glutäen angegeben hat, ist die Latissimus dorsi-Plastik, die eine übergroße Fernleitungsplastik ist, wieder aufgegeben worden.

Es wird von dieser Operation zu viel verlangt. Es soll von der oberen Rücken- und Schultermuskulatur der Gegenseite eine aktive Kraftwirkung und Sicherung auf das Hüftstandbein ausgeübt werden. Die Operation soll nicht vergessen werden, aber das Ziel, das Hinken zu beseitigen, wird durch diese große Plastik trotz aller aufgewendeten Mühe nicht erreicht.

Die zweite Operation, die *Vastus externus-Plastik*, hat sich dagegen *ausgesprochen bewährt* und wird nach wie vor gerne von uns angewandt.

a) Die Vastus externus-Plastik

Man versteht unter Vastus externus-Plastik die Kraftübertragung des an seinem Ursprung abgelösten M. vastus externus auf den Darmbeinkamm. Die Verbindung wurde ursprünglich durch fächerförmig ausgespannte Seidenzügel hergestellt. Der M. vastus externus bekommt die neue Aufgabe, das Becken bei der Standphase zu sichern und zu verhüten, daß es nach der Gegenseite hinuntersinkt. Auch diese Plastik ist muskelphysiologisch gut gewählt.

Wir nehmen anstatt der Seidensehnen zwei doppelte Fascienstreifen, die ebenso wie die Seidenfäden fächerförmig ausgespannt werden.

Technik der Vastus externus-Plastik (s. Abb. 787—789)

Lagerung. Seitenlage.

Schnitt I. Über dem Trochanter maior zur Freilegung des M. vastus externus, die Fascia lata wird fensterförmig eingeschnitten. Der M. vastus externus wird an seinem Ursprung am Trochanter mit seinen sehnigen Ausstrahlungen abgelöst und etwa handbreit nach peripher stumpf mobilisiert.

Schnitt II. Bogenförmig über dem Darmbeinkamm. — Zwei Fascienstreifen werden gebildet. Sie werden entweder von dem gleichen oder von dem anderen Bein genommen. Die Entnahmestelle ist die Seite, auf der die Fascie auf Grund der Muskelbeschaffenheit besser ist.

Zwei kleine schlitzförmige Öffnungen werden dicht unterhalb des sehnigen Endes des M. vastus externus angelegt. *Die beiden gedoppelten Fascienstreifen* werden hier durch den Muskel hindurchgezogen, noch zusätzlich mit Seidenknopfnähten befestigt und dann fächerförmig, in vier Verlaufsrichtungen, von der Trochanterspitze mit der Kornzange im Fettgewebe zu ihren Befestigungsstellen an dem Darmbeinkamm geführt. Da die Befestigung absolut zuverlässig sein muß, erfolgt sie durch vier Knochenkanäle. Kräftige Seidenfäden werden zu

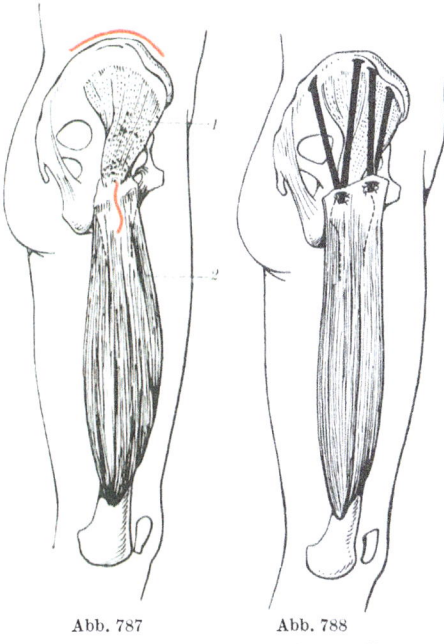

Abb. 787   Abb. 788

Abb. 787 u. 788. Lähmung der kleinen Glutäen. Behandlung mit der Vastus externus-Plastik. Schematische Darstellung. Abb. 787. Schnittführung (rot). *1* M.glut. med.; *2* M.vast. ext. Abb. 788. Lage der Fascienstränge

Abb. 789. Operationsbild der M. vastus externus-Platik. Zur Beachtung! Die Fascienstreifen werden distal nicht muskulär am M.vastus externus befestigt, sondern durch einen tangentialen Bohrkanal am Trochantermassiv hindurchgeführt. Auf die Fascienstränge wird dann erst der M.vastus externus verpflanzt und gleichzeitig mit dem M.glutaeus medius vernäht. Die Wirkung der Vastus externus-Plastik in der von uns gewählten Verbindung mit der Fascie ist eine doppelte. Es wird eine passive Fixierung des Beckens durch die Fascienstreifen erreicht, und hinzu kommt noch die aktive Muskelleistung des M.vastus externus

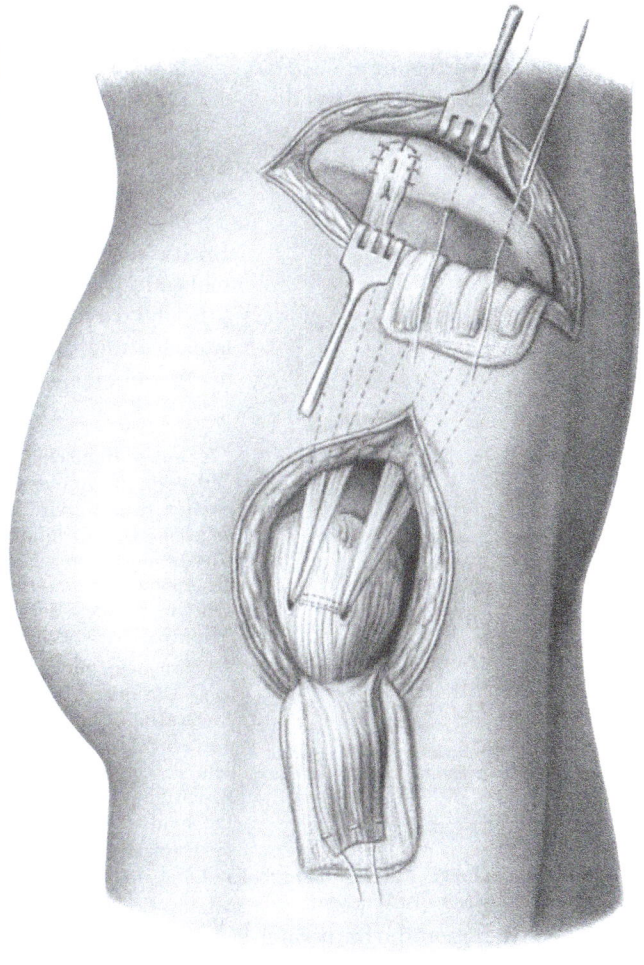

Abb. 789

diesem Zweck an die vier freien Enden der Fascie angehangen und mit einer Drahtschlinge durch die Knochenkanäle am Darmbeinkamm hindurchgezogen und fest verknotet. Außerdem erfolgt noch eine subperiostale Vernähung der Fascienstreifen am Darmbeinkamm. An der Stelle, an der der M.vastus externus über den Trochanter hinwegläuft, wird ein gestielter Fettlappen dazwischengelegt, um eine Verwachsung zu verhüten.

Die Befestigung der Fascie erfolgt in Abduktionsstellung des Beines von 150⁰.

Ruhigstellung. Becken-Beingips in Abduktion von 150⁰.

Nachbehandlung. Nach 14 Tagen von einem Gipsfenster aus Aufnahme von aktiven Anspannungsübungen des M.vastus externus, sowie Elektrisieren dieses Muskels. Nach 6 Wochen Gipsabnahme und Ersatz des geschlossenen Gipsverbandes durch eine Gipsschale. Für weitere 4 Wochen ist noch ängstlich darauf zu achten, daß das Bein nicht in Adduktion kommt. Geübt wird zuerst in Rücken- und dann in Seitenlage, aber auch hierbei wird das Bein *stets* in Abduktionsstellung gehalten.

Aufstehen ist erlaubt, wenn das Bein in Abduktion wirkungsvoll in einer Stellung von etwa 150° gehalten werden kann. Benutzen einer Stockstütze ist für einige Monate ratsam.

Die Wirkung der Vastus externus-Plastik zur Beseitigung des Glutäalhinkens unter Dazwischenschaltung von Fasciensträngen ist erfreulich. Wenn auch das Hinken nicht völlig zu beseitigen ist, so ist doch eine wesentliche Besserung erreichbar, so daß wirklich von einem positiven Ergebnis der Operation, gerade bei jungen Mädchen, gesprochen werden kann.

Erste Voraussetzung zum Erfolg dieser Operation ist, daß ein guter kräftiger M. vastus externus zur Verfügung steht. Daran fehlt es leider in den meisten Fällen. Die Plastik ist dadurch nur in wenigen Fällen anwendbar und ihr Indikationsgebiet beschränkt.

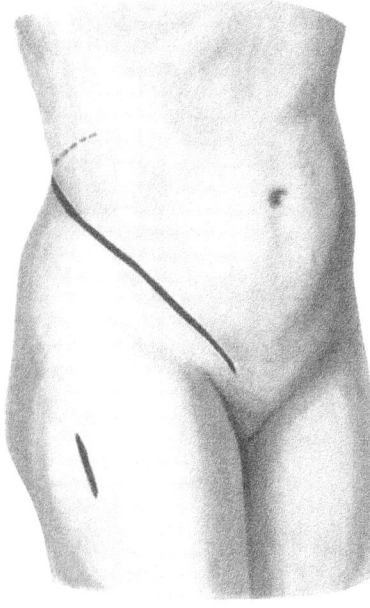

Abb. 790—792. Transposition des M. obliquus abdom. extern. als Ersatz für die kleinen Glutäen nach THOMPSON-STRAUB
Abb. 790. Schnittführung

b) Die Transplantation des M. obliquus abdominis externus als Ersatz der kleinen Glutäen (s. Abb. 790—792)

Der Gedanke, den äußeren M. obliquus abdominis als Ersatz der kleinen Glutäen heranzuziehen, war nicht schlecht. Die Operationstechnik wurde von THOMAS, THOMPSON und STRAUB 1950 angegeben. Die anatomische Verlaufsrichtung ist gut. Es läßt sich auf relativ einfache Weise der M. obliquus abdominis zum Trochanter maior führen.

Technik

Großer Hautschnitt. Er beginnt oben, am unteren Rippenrande, und verläuft von der hinteren Axillarlinie zur Crista iliaca. Ein zweiter Schnitt wird als Längsschnitt über dem Trochanter maior angelegt. Der M. obliquus abdominis wird freigelegt, oben von seinem Ansatz am unteren Rippenrande bis unten zu seiner Ausstrahlung in die Aponeurose am Os pubis. Eine Wiedervernähung wird vorgenommen im Bereich der Aponeurose. Im oberen Teil, wo der Muskel freipräpariert ist, bleibt ein dreieckförmiger Spalt bestehen.

Von dem **zweiten Schnitt** aus wird die Trochanterspitze freigelegt. Ein querer Knochenkanal wird durch den Trochanter angelegt. An das freie Ende der Aponeurose des M. obliquus abdominis externus werden Seidenfäden angehangen, und es wird von dem Schnitt über dem Trochanter die Haut mit einer großen Kornzange subcutan zum Bauch hin tunneliert und der M. obliquus abdominis externus zum Trochanter geführt, an dem er schlingenförmig befestigt wird.

Ruhigstellung. Becken-Beingips für 4 Wochen.

Nachbehandlung. Aktive Übungsbehandlung und insbesondere Bewegungsübungen im Wasserbad. Aufstehen nach etwa 8—10 Wochen.

Diese Operation dürfte berufen sein, in den Fällen für die Behandlung einer schweren Hüftmuskellähmung herangezogen zu werden, in denen kein guter M. vastus externus als Ersatz der kleinen Glutäen vorhanden ist.

c) Rückverlagerung des Tensor fasciae-Ursprunges — Operation nach LEGG

Die Operation ist bei einer Lähmung des Glutaeus medius angezeigt, wenn gleichzeitig der Tensor fasciae latae gut erhalten ist. Die Operation wird auch von ERLACHER geschätzt.

Technik der Operation (s. Abb. 793 und 794)

Schnitt. Bogenförmig entlang dem Darmbeinkamm verlaufend und an der Spina iliaca anterior superior an der Längsseite des Oberschenkels nach abwärts ziehend. Der Tensor fasciae wird mit einem Teil des Maissiatschen Streifens abgelöst, und er wird zum mittleren Drittel des Darmbeinkammes verlagert. Hier wird er mit Seidenknopfnähten befestigt.

Ruhigstellung. Becken-Beingipsverband unter Mitnahme der gesunden Seite des Oberschenkels für 2 Wochen.

Nachbehandlung. Nach 2 Wochen Abnahme des geschlossenen Gipsverbandes. Er wird durch eine Gipsschale ersetzt. Der Patient wird vorsichtig zu den aktiven Übungen aus der Schale

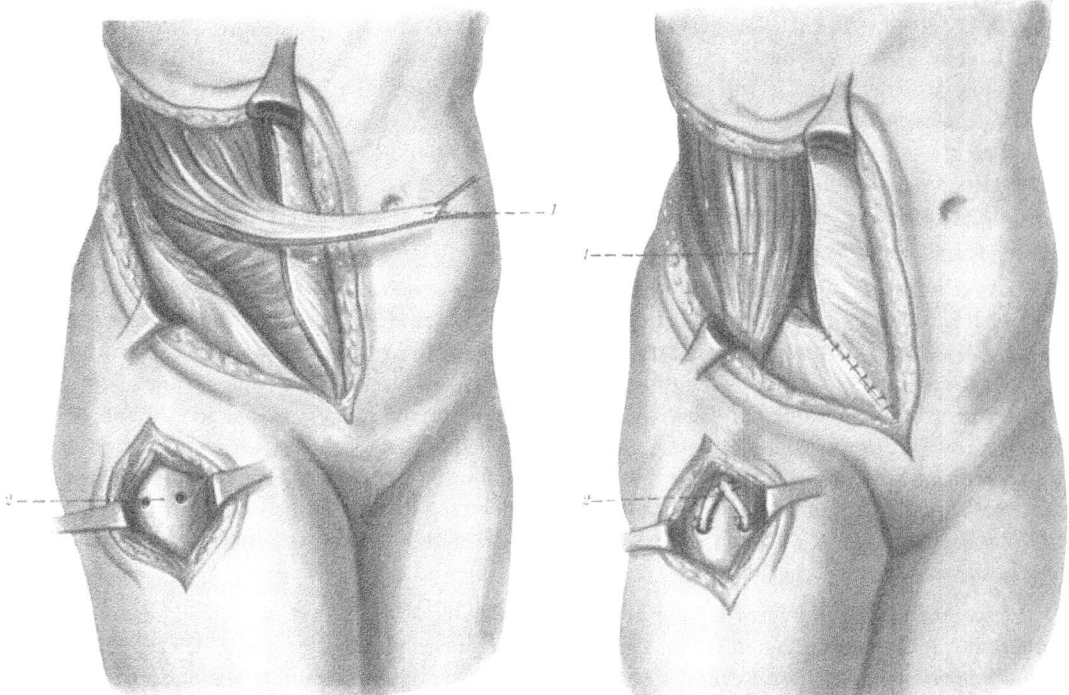

Abb. 791   Abb. 792

Abb. 791. Der M. obliquus abdom. extern. ist herausgelöst. Zwei Seidenfäden sind an das freie Ende angehangen (*1*). Am Trochanter maior sind zwei Bohrlöcher angelegt (*2*)

Abb. 792. Der M. obliquus abdom. extern. (*1*) ist unter dem Leistenband durchgeführt und am Trochanter maior befestigt (*2*)

herausgenommen. Gleichzeitig Beginn mit Elektrisieren. Aufstehen nach 6 Wochen. Gips-Spreizschale für mehrere Monate während der Nacht.

d) Die sub- bzw. pertrochanteren Osteotomien für die Behandlung der Hüftmuskellähmungen

Weil der Behandlung der schweren Hüftmuskellähmungen Grenzen gesetzt sind und insbesondere weil die Muskelbefunde für eine Transplantation oft ungünstig sind, hat man den Gedanken aufgegriffen, durch Änderung der statisch-mechanischen Verhältnisse an der Hüfte die Stabilität des Hüftgelenkes zu verbessern. Hierzu dienen die verschiedenen Formen der Osteotomien. Es sind die *subtrochantere*

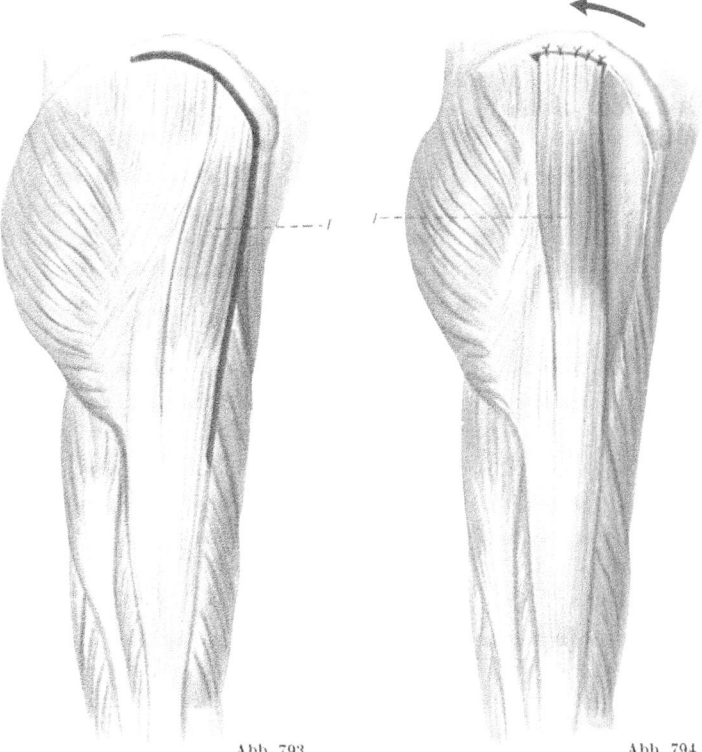

Abb. 793   Abb. 794

Abb. 793—794. Tensor fasciae-Verlagerung nach Legg

Abb. 793. Schnittführung zur Ablösung des Tensor fasciae latea (*1*)

Abb. 794. Der Tensor fasciae latae ist nach dorsal verlagert und am Darmbeinkamm wieder vernäht

Osteotomie, die in Form der Krückstockosteotomie (SCHEDE) ausgeführt wird, und die *pertrochantere Osteotomie* nach McMURRAY. Durch eine solche Osteotomie läßt sich gleichzeitig eine Hüftdeformität, wie z.B. eine Beugekontraktur oder auch eine Coxa valga und Subluxation, beseitigen (O. BOHNE). Es wird durch die Osteotomie, bei der das periphere Bruchstück nach medial verschoben wird, das ganze Bein näher an die Senkrechte des Körperschwerpunktes gebracht. Die Kippwirkung des Körpergewichtes wird dadurch vermindert. Um den Schwerpunkt über den Belastungspunkt zu bringen, muß der Patient nicht mehr den Oberkörper so weit nach der Gegenseite herüberwerfen.

HACKENBROCH ist ein Anhänger der Krückstockosteotomie (s. Abb. 795 und 796). Er wendet sie seit vielen Jahren an und hat hierdurch in allen Fällen zumindest subjektive Besserungen erreicht. Bei einem Teil der Patienten konnten große Apparate fortgelassen werden. Es wird durch die Operation eine Straffung der Glutäen, des Tensor fasciae sowie der Fascia lata erreicht. Die Osteotomie wird kurz unterhalb des Trochanter maior durchgeführt und das distale Femurende etwa um die Hälfte nach medial verschoben. HACKENBROCH schreibt, es wird durch die Krückstockosteotomie bei gleichzeitiger Hebung des Trochanter maior der Bogen der pelvicruralen Muskulatur an der Außenseite gespannt, so wie dies der Steg der Saiten einer Geige tue. HACKENBROCH führt die Operation auch doppelseitig aus. Er hat nach dieser Operation nie eine Bewegungseinschränkung gesehen.

Die zweite Osteotomieform ist die *pertrochantere* nach McMURRAY. Es erfolgt eine direkte Abstützung in Pfannennähe unter dem Hüftkopf. Es wird das Bein so weit als möglich nach medial verschoben. — Diese Form der Osteotomie ist vor allem in Amerika beliebt.

20. Die intrapelvine extraperitoneale N. obturatorius-Durchtrennung nach SELIG

Ob man die Behandlung der Adductorenspasmen mit einer Tenotomie der Adductoren oder mit einer Resektion des N. obturatorius durchführt, ist in der praktischen Auswirkung meist das gleiche. — Die einen Autoren bevorzugen die Tenotomie, die anderen die Nervenresektion.

Bei Kindern und Jugendlichen ist das gleichgültig. Bei Erwachsenen soll man aber, wenn es sich um Adductorenspasmen infolge einer zentralen Nervenerkrankung, wie z.B. einer multiplen Sklerose, handelt, mit der doppelseitigen Nervenresektion außerordentlich zurückhaltend sein. Die Gefahr ist vorhanden, daß an Stelle der unangenehmen Adductorenspasmen noch viel peinlichere Abductorenspasmen sich einstellen.

FOERSTER hat, um solche Vorkommnisse zu vermeiden, darauf hingewiesen, daß die Resektion des N. obturatorius nicht total, sondern nur teilweise gemacht werden soll. Er meint, daß die Teilinnervierungen der Adductoren durch andere Nerven, wie des M. adductor magnus durch den N. ischiadicus und des M. pectineus durch den N. femoralis, nicht ausreichen, um die Ausbildung der Abductorenspasmen zu verhüten.

Die operative Resektion wird im allgemeinen nach dem Vorschlag von SELIG intrapelvin extraperitoneal vorgenommen. Der N. obturatorius ist hier wesentlich leichter zu erreichen als in seinem Aufzweigungsgebiet in den Adductoren. STOFFEL hatte diese Stelle für die Resektion vorgeschlagen.

Die *Schnittführung* für die intrapelvine extraperitoneale Obturatoriusresektion wird wohl einheitlich lateral neben dem Rectusrande gewählt. — Bei der doppelseitigen kann man zwei laterale Schnitte anlegen. Man kann aber den Schnitt auch medial machen im Bereich der Linea alba oder den Pfannenstielschen Querschnitt drei Querfinger oberhalb und parallel der Symphyse wählen.

GOCHT hatte vorgeschlagen, bei der Operation die Beine in leichter Spreizstellung an Bindenzügeln lose aufzuhängen, damit es bei der Operation jederzeit leicht möglich sei, sich durch mechanische oder elektrische Reizung der Nerven, die man auffindet, davon zu überzeugen, welche Nerven man vor sich hat.

Technik (s. Abb. 797—800)

Schnittführung bei einseitiger Operation. Von dem Leistenband parallel dem lateralen Rectusrand nach aufwärts, bei doppelseitiger Operation Pfannenstielscher Querschnitt (s. Abb. 797).

Nach Durchtrennung der Rectusscheide gelangt man auf die Fascia transversa abdominis. Man hält sich zunächst möglichst dicht am Schambein und schiebt mit einem Stieltupfer die Blase und das Bauchfell nach medial und oben zurück. Hiernach ist schon ein Einblick in den lateralen Teil des kleinen Beckens möglich. Man findet den Nerven, der an seiner gelblichweißen Farbe gut erkennbar ist, dicht vor der Linea innominata und kann ihn leicht in Richtung auf das Foramen obturatorium verfolgen. Nachdem man den Nerven freigelegt und die Begleitgefäße zurückgeschoben hat, wird er auf zwei kleine Häkchen genommen, mechanisch oder elektrisch gereizt und im allgemeinen auf einer Strecke von 2—3 cm total reseziert.

Ruhigstellung. Das Anlegen eines Gipsverbandes ist meist unnötig.

Nachbehandlung. Wenige Tage nach der Operation wird mit aktiven Übungen begonnen.

Die Erfolge der N. obturatorius-Operation werden von manchen Autoren, so z. B. von DEBRUNNER und KREUZ, als gut oder, wie von ERLACHER, als geradezu „verblüffend" bezeichnet, während andere, wie z. B. FRITZ LANGE, den Ergebnissen skeptisch gegenüberstanden.

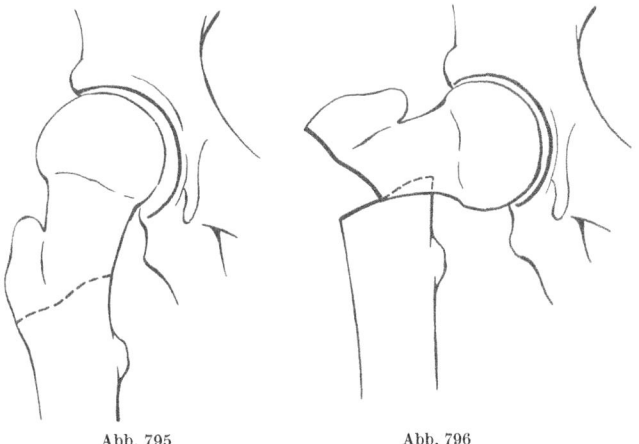

Abb. 795   Abb. 796

Abb. 795 u. 796. Krückstockosteotomie nach HACKENBROCH
(schematische Darstellung)

Die intrapelvine extraperitoneale Obturatorius- und teilweise Femoralisresektion in Verbindung mit einer Schrägtenotomie des Iliopsoas

Die schweren spastischen Zustände nach Rückenmarksverletzungen, insbesondere nach alten Kriegsverletzungen, verlangen manchmal, um trostlose Zustände zu beseitigen, energische Eingriffe.

Es sind die Fälle, bei denen schon vor Jahren zentrale Operationen, die Chordotomie oder die Foerstersche Operation, gemacht waren und bei denen sich sekundär doch schwere Hüftbeuge- und Adduktionsspasmen entwickelt haben.

Es ist in diesen Fällen notwendig, die Beuge- und Adduktionsspasmen operativ zu beseitigen. Gleichzeitig bestehen eventuell zusätzlich Kniestreckspasmen. Um nicht hierfür mehrere Eingriffe machen zu müssen, haben wir als Angriffsort das kleine Becken gewählt. Hier kann man extraperitoneal von einem Schnitt aus die Schrägdurchtrennung des Iliopsoas, die Resektion des N. obturatorius und auch die Teilresektion des N. femoralis vornehmen.

Technik der intrapelvinen extraperitonealen Obturatorius- und teilweisen Femoralisresektion mit gleichzeitiger Durchtrennung des Iliopsoas (s. Abb. 801)

Schnittführung. Am lateralen Rectusrand. Nach vorsichtiger Durchtrennung der Fascia transversa abdominis wird das Peritoneum nach medial und oben abgeschoben. Man geht vorsichtig zunächst mit Stieltupfern und anschließend mit den Fingern in dem losen Bindegewebe zwischen der äußeren Beckenwand und dem Peritonealsack in die Tiefe.

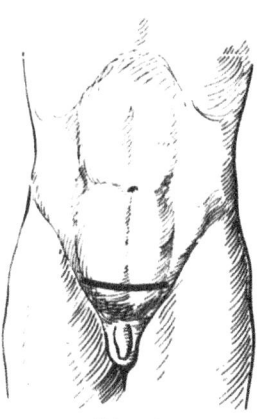

Abb. 797

Abb. 797—800. Intrapelvine extraperitoneale N.obturatorius-
Durchtrennung nach SELIG

Abb. 797. Pfannenstielscher Querschnitt zur doppelseitigen
N.obturatorius-Durchtrennung nach SELIG

Abb. 798. Eröffnung der Bauchwand. *1* Fascia abdominis
superficialis; *2* Rectusscheide

Abb. 799. Durchtrennung des M.obliquus internus.
1 M.obliquus internus abdominis; *2* Peritoneum

Abb. 800. Der Peritonealsack ist von einer Hand des Assistenten gut zurückgehalten. Der N.obturatorius ist mit einem
Bändchen angeschlungen und wird mit einer Schere
durchtrennt.
1 Peritonealsack; *2* N.obturatorius; *3* Vasa iliaca

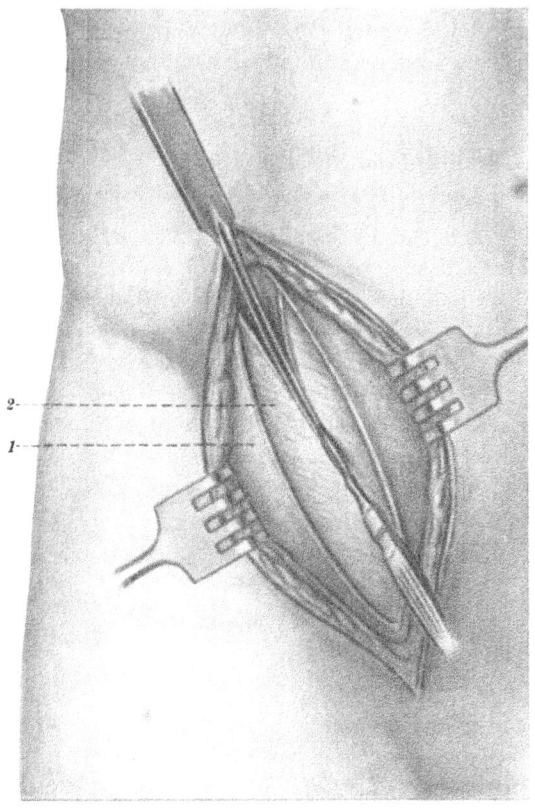

Abb. 798

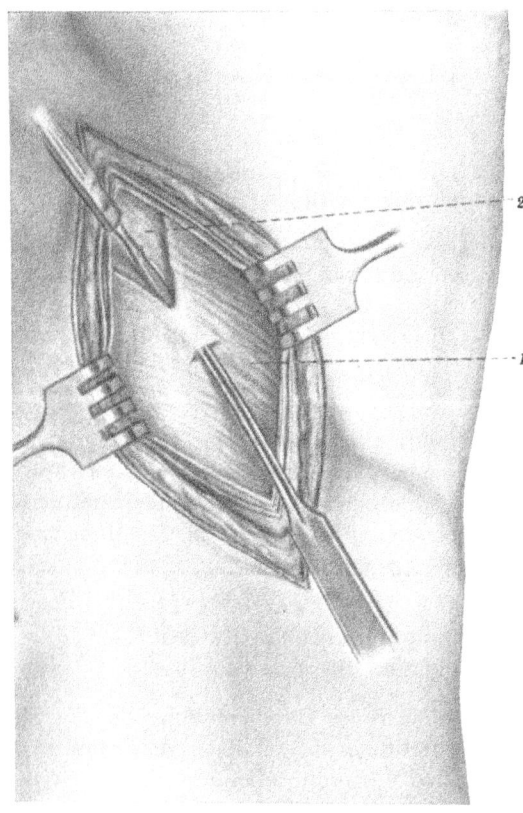

Abb. 799

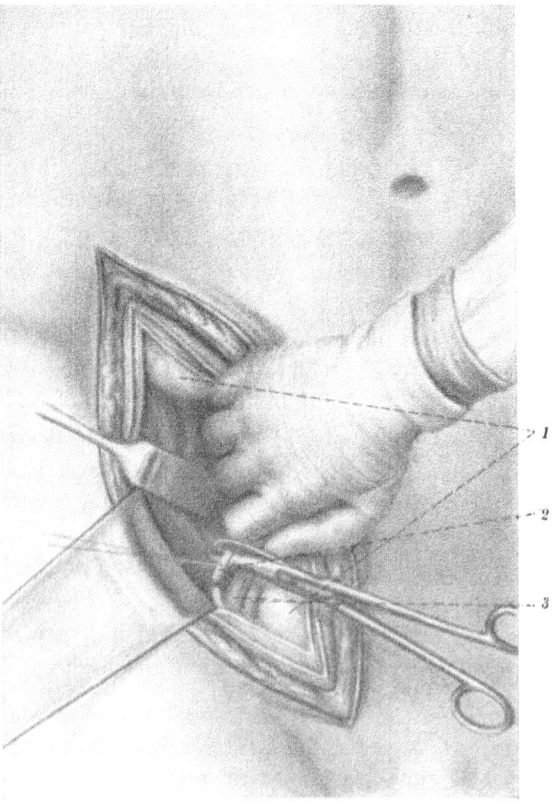

Abb. 800

Man dringt zunächst auf den *Iliopsoas* vor, der straff gespannt und meist auffällig hypertrophisch ist. Er verdeckt den N. obturatorius und ebenso auch den N. femoralis. Man findet den *N. obturatorius*, indem man den Iliopsoas mit einem halblangen, stumpfen Haken nach lateral halten läßt und gleichzeitig mit einem Präpariertupfer den Nerven von der Arteria und Vena iliaca abschiebt. Der Nerv wird auf zwei kleine Häkchen genommen und reseziert. Anschließend wird der *N. femoralis*, der am lateralen Rand des Iliopsoas verläuft, aufgesucht. Um ihn freizulegen, ist es notwendig, den Iliopsoas nach medial zurückzuhalten. Der Nerv wird auf eine kleine Kocher-Sonde genommen, mit den Nadelelektroden gereizt und der Ast für den M. sartorius festgestellt. Dieser Ast verläuft in einem Teil der Fälle im kleinen Becken gesondert vom Hauptstamm des N. femoralis.

Zum Schluß der Operation wird der *Iliopsoas* auf zwei Kocher-Sonden genommen und in schräger Richtung durchtrennt. Hiernach läßt sich auch meist die Beugekontraktur ausgleichen. Wenn noch ein Hindernis von seiten der *Spinamuskeln* vorhanden ist, so werden diese subcutan tenotomiert.

Ruhigstellung und Nachbehandlung. Lagerung zwischen Sandsack und Kissen für etwa 10—14 Tage, dann Aufnahme der Nachbehandlung.

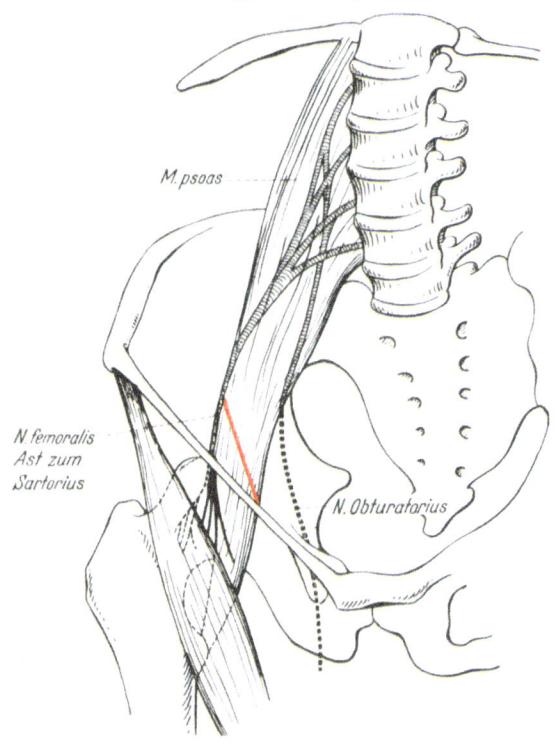

Abb. 801. Die intrapelvine extraperitoneale N. obturatorius- und teilweise N. femoralis-Resektion in Verbindung mit einer Schrägtenotomie des M. iliopsoas. Rot gibt die Stelle der Schrägdurchtrennung des M. iliopsoas an

II. Oberschenkel

1. Die operative Behandlung schlecht, aber ohne wesentliche Beinverkürzung verheilter Knochenbrüche am Oberschenkel

Die Zahl der in schlechter Stellung verheilten Knochenbrüche, die eine operative Behandlung verlangen, ist auch heute noch recht beträchtlich. Die *Indikation* zur Operation ist in erster Linie bei *seitlichen Achsenknickungen* gegeben. *Verschiebungen* der Knochen gegeneinander „ad latus" sind im allgemeinen *kein Anlaß*, eine korrigierende Operation vorzunehmen. Die Verschiebung der Knochenachse ist parallel erfolgt, und es wird dadurch kein schädigender Einfluß auf die Stellung der benachbarten Gelenkachsen ausgeübt. Anders ist das bei den *seitlichen Achsenknickungen*, die regelmäßig zu einer Störung der Stellung der Gelenkachse führen und in den meisten Fällen die Ausbildung einer vorzeitigen Arthrosis deformans nach sich ziehen.

Die Indikation zur Beseitigung der Achsenknickungen ist also in keiner Weise durch irgendwelche kosmetische Momente bedingt, sondern ausschließlich zur Beseitigung des drohenden vorzeitigen Gelenkverschleißes. Die Stärke der Achsenknickung, die eine korrigierende Osteotomie rechtfertigt, ist von BÖHLER mit etwa 10—15⁰ angegeben worden. Dieses Maß entspricht den allgemein üblichen Richtlinien. Im einzelnen soll man sich allerdings nicht auf einen bestimmten Winkelgrad festlegen, sondern die Indikation zur Osteotomie von der Beinform im ganzen abhängig machen. So kann z.B., wenn neben der seitlichen Achsenknickung auch noch eine Rekurvatumstellung oder gleichzeitig auffällige Verdrehungen des Beines nach innen oder außen vorhanden sind, die Operation in einzelnen Fällen auch schon bei einer geringeren Formabweichung als 10⁰ angezeigt sein.

Die Marknagelung ist, wenn die Fälle hierfür geeignet sind, mit Erfolg anwendbar (s. S. 60). Der Markraum ist vor der Marknagelung im alten Frakturgebiet aufzubohren.

Die allgemeinen Richtlinien für die Behandlung in schlechter Stellung verheilter Knochenbrüche am Bein

1. Die Osteotomie wird im allgemeinen außerhalb des Knochenbruches vorgenommen. Der Eingriff ist dadurch kleiner, als wenn im Frakturgebiet operiert würde, und die Knochenheilung geht meist schneller vor sich.

2. Die Osteotomie wird so gestaltet, daß möglichst breite Berührungsflächen entstehen und daß die Knochenenden auch ohne Drahtnaht einen zuverlässigen Halt haben. Die Form der Osteotomie ist bei den verschiedenen Knochenbrüchen am Bein unterschiedlich.

3. Bei der korrigierenden Osteotomie schlecht verheilter Knochenbrüche ist es selbstverständlich, daß ausreichende *Röntgenkontrollaufnahmen* gemacht werden, da nur auf diese Weise gleichmäßig einwandfreie Resultate erreicht werden. Wir haben grundsätzlich daran festgehalten, daß *folgende Aufnahmen* nach einer jeden Osteotomie, ganz gleich, an welcher Stelle der Gliedmaße operiert wird, angefertigt werden:

Die *erste* Aufnahme unmittelbar nach der Operation, noch auf dem Operationstisch.
Die *zweite* Aufnahme nach Anlegen des Gipsverbandes, bevor der Patient die Operationsabteilung verläßt.
Die *dritte* Aufnahme beim Gipsverbandwechsel nach Abnahme des Gipses.
Die *vierte* Aufnahme nach Anlegen des zweiten Gipsverbandes.
Die *fünfte* Aufnahme nach Abschluß der Behandlung.

Es ist selbstverständlich, daß die Röntgenaufnahmen in zwei Ebenen gemacht werden und daß es lange Übersichtsaufnahmen sind, die wirklich ein Urteil über die Beinform und die Stellung der benachbarten Gelenkachsen erlauben. In einem Teil der Fälle mit einfachen Operationsverhältnissen kann man eventuell einmal eine Aufnahme durch eine Durchleuchtung mit dem Kryptoskop oder dem Bildwandler ersetzen; ebenso muß bei schwierigen Verhältnissen die Zahl der Aufnahmen vermehrt werden.

A. Pertrochanterer Oberschenkelbruch, verheilt in Varus- und Adduktionsstellung

Die pertrochanteren Oberschenkelbrüche verheilen relativ häufig in schlechter Stellung, da es schwer ist, das zentrale Bruchstück zu beeinflussen, oder auch wenn während der Extensionszeit nicht genügend darauf geachtet wird, daß das Bein in ausreichender Abduktionsstellung gelagert ist. Dann gibt es auch Fälle, bei denen die „primäre Verheilung" zunächst gut schien und bei denen erst bei Belastung des noch nicht völlig fest verknöcherten Bruches sich eine erneute Stellungsverschlechterung mit O-Beinbildung entwickelt. Die starke Adduktionsstellung des Beines in Verbindung mit der häufigen Coxa vara-Komponente bedingt eine beträchtliche Beinverkürzung. Diese ist in der Hauptsache scheinbar und durch die starke Adduktionsstellung des Beines bedingt.

Die *Aufgaben der Operation* zur Behandlung der in schlechter Stellung verheilten pertrochanteren Knochenbrüche sind:
1. die Beseitigung der Coxa vara-Stellung des zentralen Bruchstückes;
2. der Ausgleich der starken O-Beinstellung in Verbindung mit der Beseitigung der Beinverkürzung.

Die beste Osteotomieform ist die stufenförmige. Außerdem ist es im allgemeinen notwendig, in das zentrale Bruchstück einen Schanzschen Knochennagel einzuschlagen, um eine vorhandene Coxa vara-Stellung auszugleichen oder der Entstehung einer Coxa vara nach der Osteotomie vorzubeugen.

Technik der Osteotomie (s. Abb. 802 und 803)

Längsschnitt an der Außenseite des Oberschenkels.

In typischer Weise nach Längsspaltung der Fascia lata stumpfes Hindurchgehen durch den M. vastus lateralis zur Freilegung des Oberschenkelknochens. — Zunächst wird vom Trochantermassiv in den Schenkelhals ein Knochennagel eingeschlagen, dann wird der Knochen unter dem Schutz der Hohmann-Hebel stufenförmig osteotomiert. Die Stufe liegt peripher-medial und zentral-lateral. Nach Durchmeißelung des Knochens wird, um eine gute Korrektur vornehmen zu können, das freie Ende des peripheren Bruchstückes oben auf der Innenseite leicht abgeschrägt, und eine leichte Vertiefung wird gegenüber an der entsprechenden Stelle des zentralen Bruchstückes geschaffen. Hiernach stellt sich das periphere Bruchstück mit breiter Berührungsfläche gut, tief und fest in das zentrale ein. — Wenn der Halt an der Osteotomiestelle nicht gut erscheint, wird auch in das periphere Bruchstück ein Knochennagel oder eine Knochenschraube eingesetzt, natürlich kann dies auch schon vor der Osteotomie geschehen.

Nach der Korrektur des deform verheilten Knochenbruches wird der Knochennagel entfernt und durch einen Schenkelhalsnagel ersetzt, der mit einer Lasche verbunden ist. Man erhält hierdurch eine ausgezeichnete Fixierung der beiden Bruchstücke.

Die Coxa vara-Stellung des zentralen Bruchstückes wird beseitigt, indem das freie Ende des Knochennagels fußwärts gesenkt wird. Während das zentrale Bruchstück gut fixiert gehalten wird, wird das periphere Bruchstück aus der Adduktions- in eine leichte Abduktionsstellung übergeführt. — Die Beseitigung der O-Beinstellung geschieht auch bei einem im oberen Drittel schlecht verheilten Oberschenkelbruch, um die Schrägstellung der Kniegelenkflächen wegen der damit verbundenen Gefahren zu beseitigen (s. Abb. 804).

Ruhigstellung. Becken-Beingipsverband für 6 Wochen, wenn eine Laschenverschraubung gemacht war. Ist die Operation ohne Verschraubung vorgenommen, so ist die Gipsverbandzeit bis auf etwa 10 Wochen auszudehnen. Die Zeit kann nur bei Jugendlichen abgekürzt werden.

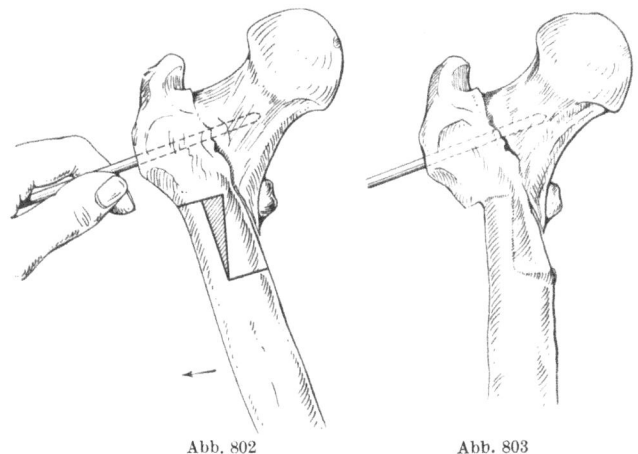

Abb. 802   Abb. 803
Abb. 802 u. 803. Schlecht verheilte subtrochantere Fraktur
Abb. 802. Stufenförmige Osteotomie zur Beseitigung der Coxa vara-Stellung
Abb. 803. Einschlagen eines Knochennagels oder Einbohren einer
Knochenschraube in das obere Bruchstück

Nach Abschluß der Gipsverbandbehandlung *Aufnahme der Bewegungsübungen,* zuerst für das Knie, anschließend für die Hüfte; hier sind besonders aktive Hüftabspreizübungen erforderlich.

B. Schlecht verheilter Oberschenkelbruch im Bereich des Femurschaftes
(s. Abb. 805 und 806)

Die schlechte Verheilungsform bei den Oberschenkelschaftbrüchen ist in einem Teil der Fälle die O-Bein-, in einem anderen die X-Beinstellung. Zwei Formen der Osteotomie haben sich hierfür bewährt, die stufenförmige und die V-förmige.

Die *stufenförmige* Osteotomie wird bei Jugendlichen und bei jüngeren Erwachsenen angewandt, bei denen die Gefahr der Knochensplitterung relativ gering ist.

Die *V-förmige* Osteotomie wird bei älteren Patienten bevorzugt, die bereits einen sklerotischen Knochen mit erhöhter Gefahr des Springens beim Meißeln haben.

Bei der *stufenförmigen* Osteotomie liegt die untere Stufe bei einem O-Bein medial peripher und bei einem X-Bein umgekehrt lateral peripher. Die stufen- oder treppenförmige Osteotomie wird stets so gemacht, daß sich *nach der Korrektur das obere Ende des peripheren Bruchstückes gut gegen ein langes Knochenstück des zentralen Bruchstückes anlegt.* — Um die Korrektur gut vornehmen zu können, ist das obere Ende des peripheren Bruchstückes auf seiner inneren Seite leicht abzuschrägen. Dementsprechend wird am zentralen Bruchstück eine kleine Vertiefung für das obere Ende des peripheren Bruchstückes gebildet, damit sich dieses gut in das zentrale einfügen kann.

Bei der *V-förmigen* Osteotomie liegt die Spitze des V proximal, d.h., sie bildet das obere Ende des peripheren Bruchstückes.

Die *Marknagelung* nach KÜNTSCHER ist für die meisten Fälle der in schlechter Stellung verheilten Oberschenkelbrüche indiziert und *ein gutes Behandlungsverfahren*. Ob sie angewandt wird oder nicht, ist vor allem von den Verhältnissen an der Bruchstelle abhängig, ob eine leichte Eröffnung der Markhöhle möglich ist oder nicht und auch ob es im einzelnen Falle ärztlicherseits wünschenswert ist, daß der Patient nach der Operation bald wieder aufstehen kann. Wenn die Markhöhle in beträchtlicher Ausdehnung sklerotisch verschlossen ist, wird sie zuerst mit einer Kugelfräse und dann mit einem Bohrer, dessen Durchmesser allmählich immer größer genommen wird, aufgebohrt. Es wird so Raum für einen genügend dicken Marknagel geschaffen. Wir bevorzugen bei schlecht verheilten Oberschenkelbrüchen bei Erwachsenen die Marknagelung, während wir uns bei Jugendlichen und Kindern mit der einfachen Osteotomie begnügen.

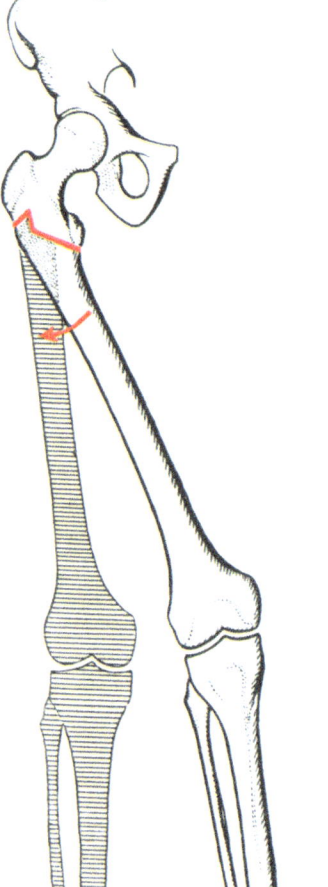

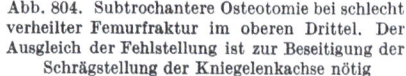

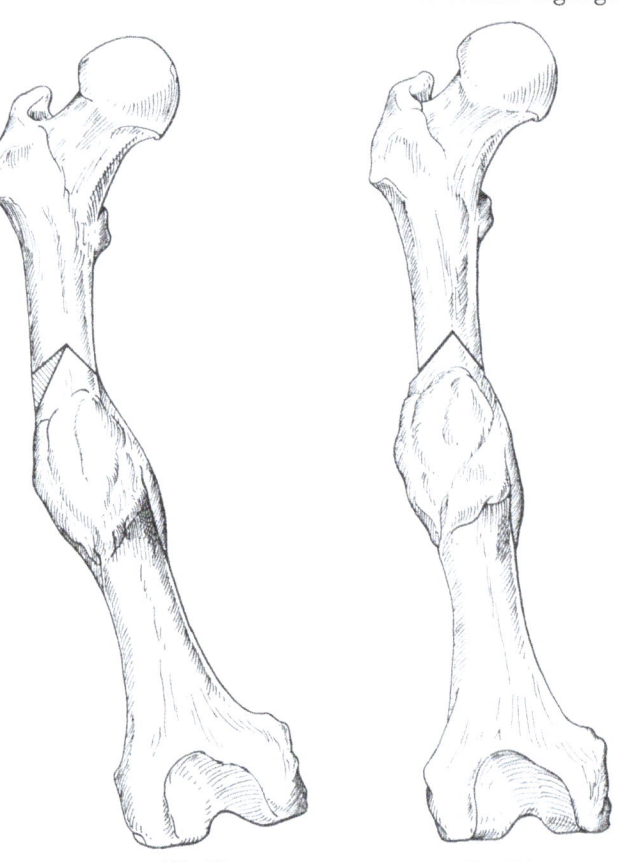

Abb. 804. Subtrochantere Osteotomie bei schlecht verheilter Femurfraktur im oberen Drittel. Der Ausgleich der Fehlstellung ist zur Beseitigung der Schrägstellung der Kniegelenkachse nötig

Abb. 805   Abb. 806
Abb. 805 u. 806. Schlecht verheilter Oberschenkelbruch in Schaftmitte.
Behandlung: V-förmige Osteotomie

Technik der Freilegung des Femurschaftes zur Osteotomie bei schlecht verheilten Oberschenkelbrüchen sowie zur Marknagelung und Verkürzungsosteotomie (s. Abb. 807—812)

Schnittführung. Sie richtet sich für die korrigierende Osteotomie bei schlecht verheilten Oberschenkelbrüchen nach dem Sitz der Frakturstelle. Sie wird unter Schonung der Muskulatur freigelegt (Abb. 808/I). Man geht nur ausnahmsweise durch den Muskelbauch (Abb. 808/II), z.B. des M.vastus lateralis, hindurch. Eine weitere Möglichkeit ist der Zugang zwichen dem M.vastus lateralis und dem M.rectus femoris, um von hier aus in die Tiefe auf den Knochen vorzugehen. Dieser ist zunächst noch vom M.vastus intermedius bedeckt. Er wird in der Faserrichtung durchtrennt und mit Raspatorien nach medial und lateral zurückgeschoben.

Das Periost wird längsgespalten, und unter dem Schutz der subperiostal eingeführten Knochenhebel wird der Knochen durchmeißelt.

Nach der Operation legt sich der Muskelbauch des M. vastus lateralis wieder von selbst in sein altes Bett zurück. Er wird nur mit wenigen Situationsnähten befestigt.

C. Schlecht verheilte Brüche im unteren Drittel des Oberschenkels

Die Verheilung erfolgt in X-Bein- und O-Beinstellung oder auch in der funktionell außerordentlich ungünstigen Rekurvatumstellung.

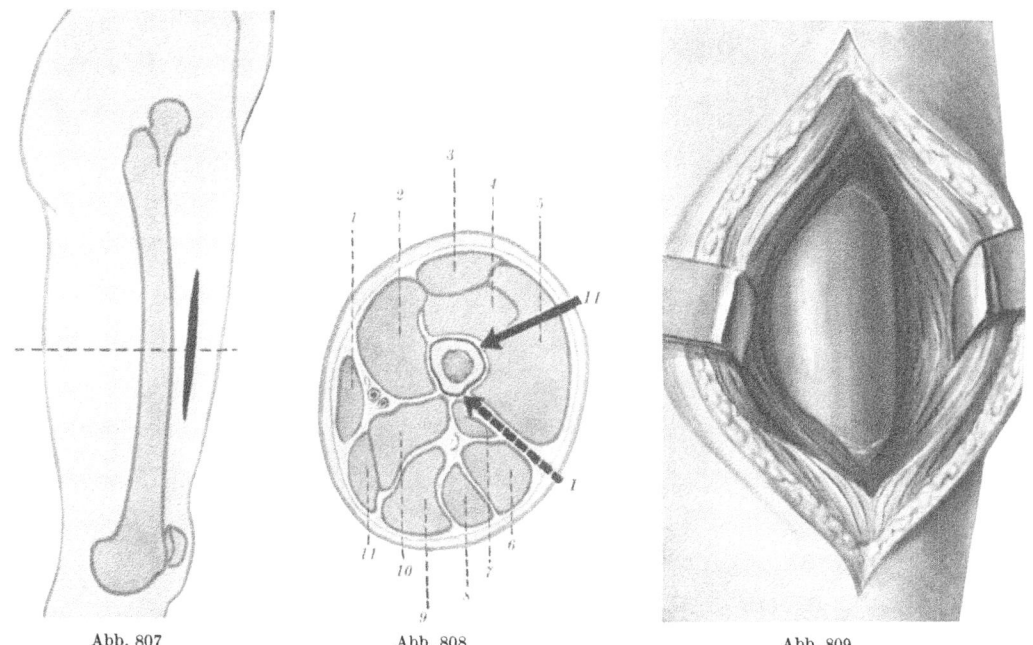

Abb. 807   Abb. 808   Abb. 809

Abb. 807—812. Freilegung bei schlecht verheilter Oberschenkelfraktur zur Marknagelung und Verkürzungsosteotomie

Abb. 807. Schnittführung. ----- entspricht dem Querschnitt Abb. 808

Abb. 808. Querschnitt durch den Oberschenkel entsprechend ---- Abb. 807 mit den gebräuchlichen Zugängen zum Femur (I ·····➤, II ——➤)
1 M. sartorius, 2 M. vastus medialis, 3 M. rectus fem., 4 M. vastus intermedius, 5 M. vastus lateralis, 6 M. biceps caput longum, 7 M. biceps caput breve, 8 M. semitendinosus, 9 M. semimembranosus, 10 M. adductor magnus, 11 M. gracilis

Abb. 809. Das Femur ist von Schnitt I unter stumpfem Beiseitehalten des M. vastus lateralis bzw. der Kniebeuger freigelegt

a) X-Bein und O-Bein

Die operative Behandlung der in X-Bein- und O-Beinstellung verheilten Oberschenkelbrüche, die im unteren Drittel des Oberschenkelschaftes sitzen, ist einfach. Es wird beim *X-Bein* in typischer Weise eine suprakondyläre Keilosteotomie gemacht, deren Technik der für die gewöhnliche X-Beinosteotomie entspricht (s. d.). — Bei einem *O-Bein* geht man umgekehrt vor. Es wird ein Keil, nicht wie bei dem X-Bein von innen, sondern von außen herausgenommen.

Wenn man die O-Beinosteotomie in dieser Weise ausführt, ist mit einer leichten Beinverkürzung von 1$\frac{1}{2}$—2 cm zu rechnen. FRITZ LANGE hat deshalb einmal vorgeschlagen, man solle, um diese Verkürzung zu vermeiden, die Osteotomie nicht von außen, sondern von innen her linear machen unter Stehenlassen der lateralen Corticaliswand. In den Knochenspalt, der bei der Überführung des Beines aus der O-Bein- in die Normalstellung entsteht, solle man einen oder zwei Knochenkeile, die man dem Schienbein entnimmt oder die aus der Knochenbank stammen, einfügen (s. Abb. 813).

Es läßt sich auf diese Weise wohl eine leichte Beinverlängerung erzielen. Das Verfahren hat aber zwei *Nachteile*.

1. Es ist an jugendliches Alter gebunden, in dem nicht die Gefahr des Durchbruches der lateralen Corticalis besteht, wenn die Osteotomiestelle aufgebogen wird. Wenn dies eintritt, läßt sich die Operation nicht mehr in der vorgesehenen Weise ausführen. Es wird schwierig, die Bruchstücke nach der linearen Osteo-

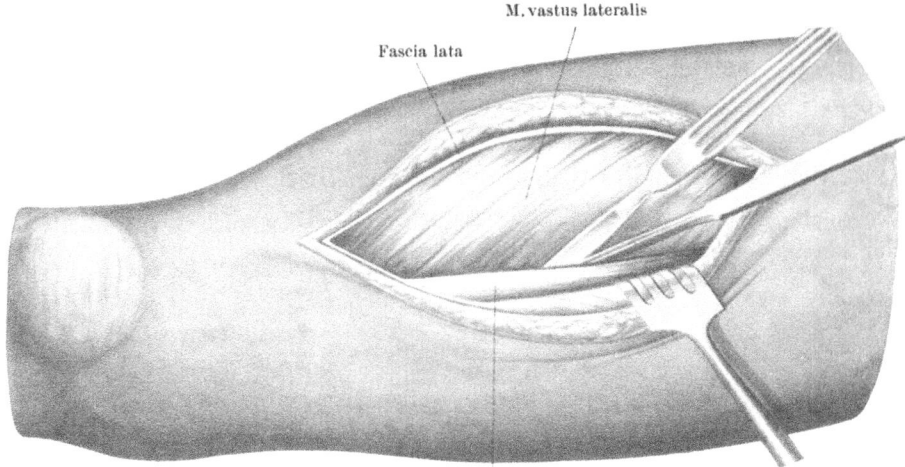

Abb. 810. Der M. vastus lateralis wird vom M. rectus femoris unter dem Schutz einer Rinnensonde abgetrennt

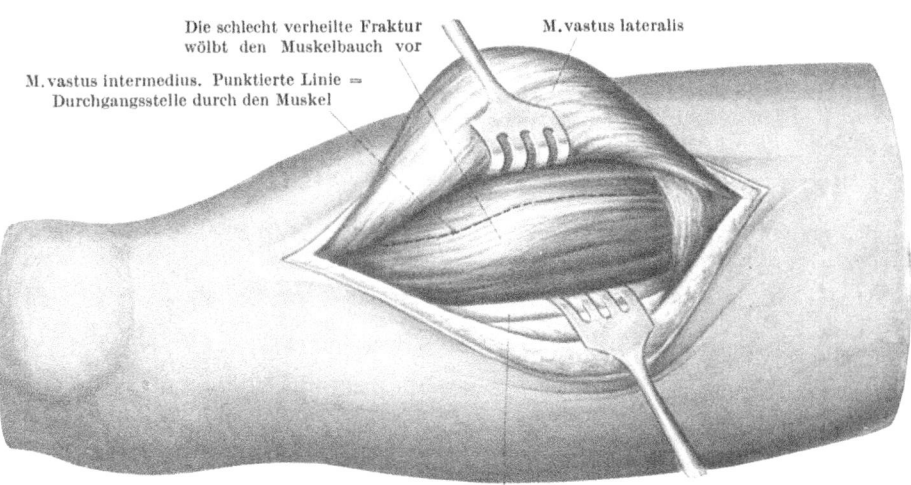

Abb. 811. Der M. vastus lateralis ist vom M. rectus femoris abgelöst und nach lateral zurückgeschlagen. In der Längsrichtung wird der M. vastus intermedius durchtrennt

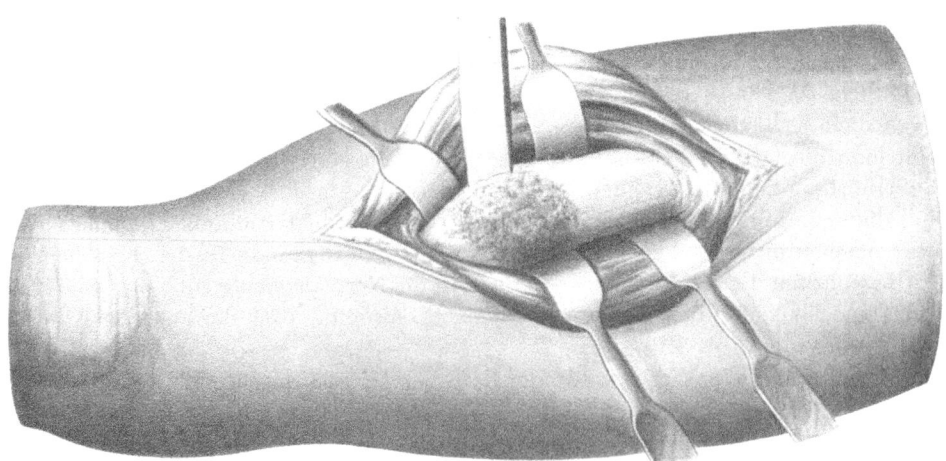

Abb. 812. Der Knochen ist zur Osteotomie freigelegt

tomie in guter Stellung zu halten. Man muß entweder die Osteotomieform ändern und die lineäre in eine V-förmige verwandeln, oder man muß den Halt der Knochenbruchstücke durch eine zusätzliche Drahtnaht sichern.

2. Es dauert lange, etwa 3—4 Monate, bis die Knochenkeile, die in den Bruchspalt eingesetzt sind, so fest verknöchert und einheitlich durchgebaut sind, daß das Bein eine Belastung verträgt.

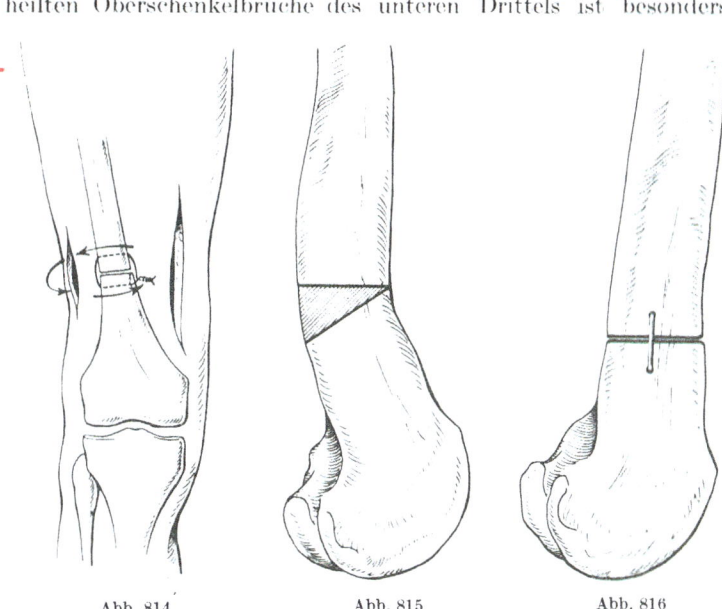

Wir bevorzugen deshalb eine bogenförmige Osteotomie mit einer temporären Fixierung der Bruchstücke durch eine gekreuzte Drahtspickung.

Die *Marknagelung* ist für die schlecht verheilten Oberschenkelbrüche im unteren Drittel *nicht indiziert;* das periphere Bruchstück ist zu kurz und der Markraum des Knochens zu weit. Der Marknagel gibt dadurch den Knochenbruchstücken nicht den nötigen Halt.

b) Rekurvatumstellung

Die operative Behandlung der in Rekurvatumstellung verheilten Oberschenkelbrüche des unteren Drittels ist besonders

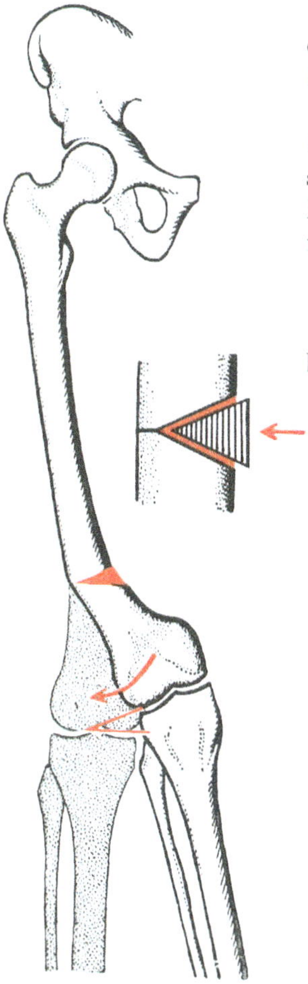

Abb. 813. Schlecht verheilter Bruch in O-Beinstellung im unteren Drittel des Oberschenkels. Behandlung: Osteotomie von innen her unter Aufbiegen des Bruchspaltes und Einfügen eines Knochenkeiles

Abb. 814

Abb. 815

Abb. 816

Abb. 814—816. Genu recurvatum. Abb. 814. Schema der Drahtführung zur Fixierung der Osteotomie. Sie wird am besten schon vor der Osteotomie ausgeführt. Abb. 815. Zur Beseitigung des Genu recurvatum ist ein Knochenkeil mit hinterer Basis herausgenommen. Abb. 816. Die Knochenflächen legen sich aneinander und sind durch die Drahtnaht gut fixiert

wichtig. Der schädigende Einfluß, den diese Verheilungsform auf das Kniegelenk ausübt, wirkt sich von Jahr zu Jahr mehr aus. Die hintere Gelenkkapsel wird ausgeweitet, und durch die falsche Belastung kommt es allmählich zu einer immer stärker werdenden Abflachung der Femurkondylen. Zu dem Femur recurvatum hat sich ein schweres Genu recurvatum hinzugesellt. Vorzeitige Ermüdung beim Gehen und Schmerzen schränken die Gebrauchsfähigkeit des Beines und damit die Arbeitsfähigkeit stark ein.

Die operative Beseitigung eines Femur recurvatum kann recht schwierig sein.

So hat HOHMANN einen Fall mitgeteilt, bei dem die Femurkondylen in der Epiphysenlinie abgerissen und unter Verschiebung nach vorn verheilt waren. Durch eine V-förmige Osteotomie wurde das Kondylenfragment in Beugestellung nach rückwärts verlagert. Die Beherrschung und Fixierung des kurzen unteren Bruchstückes ohne Drahtnaht war recht schwierig und stellte besondere Anforderungen an die Verbandtechnik. Das Endergebnis wurde aber gut.

Wir verwenden für die operative Beseitigung des Femur recurvatum die *keilförmige Osteotomie mit der Basis des Keiles nach hinten* unter Bestehenlassen einer vorderen Corticalisbrücke und Sicherung der Bruchstücke durch eine Drahtnaht. Anstatt der Drahtnaht, deren Technik nicht ganz einfach ist, können die Bruchstücke auch durch eine temporäre Drahtspickung fixiert werden. Auch diese Form der Osteotomie kann schwierig werden, vor allem wenn die Bruchstelle an der Rückseite des Oberschenkels liegt und wenn enge Beziehungen zu den Gefäßen und Nerven der Kniekehle bestehen.

Technik der Operation des Femur recurvatum (s. Abb. 814—816)

Längsschnitt. Ob die Schnittführung innen oder außen liegt, hängt von der Lage der Bruchstelle ab. Der Schnitt wird jedenfalls so gewählt, wie man am besten an den Knochen herankommt. Nachdem die Frakturstelle übersichtlich freigelegt worden ist, werden die Knochenhebel eingeführt, und es wird die genaue Stelle der Osteotomie bestimmt (Vergleich mit Röntgenbild, Röntgenpause vor der Operation). Ein *zweiter Schnitt* wird an der Gegenseite des ersten Schnittes gemacht, meist außen, seltener innen. Es wird von hier aus der Knochen nur auf ein kleines Stück freigelegt. *Vor* der Osteotomie wird der Knochen zweimal oberhalb und unterhalb der geplanten Osteotomiestelle in querer Richtung durchbohrt. Ein Draht wird durch das obere Bruchstück hindurchgeführt und mit Hilfe des Gegenschnittes dann in das Bohrloch des unteren Bruchstückes eingefügt und hindurchgezogen. An die beiden Drahtenden kommen die Eicken-Drahtklemmen. Der Draht wird auf der Gegenseite durch einen Einzinkerhaken vom Knochen abgehalten, um ihn nicht bei der Osteotomie zu verletzen.

Erst nach dieser Vorbereitung für die Drahtnaht wird die *Osteotomie* vorgenommen. Vorsichtig wird ein keilförmiges Knochenstück mit rückwärtiger Basis herausgenommen, während die vordere Corticaliswand stehenbleibt. Dann wird der Knochen eingebogen. Während das Femur recurvatum ausgeglichen wird, legen sich die Knochenbruchstücke gut aneinander. Sie werden in guter Achsenstellung durch die Drahtnaht fixiert. Der Zweck der *Drahtnaht* ist, eine Verschiebung der Bruchstücke auszuschließen, aber eventuell doch noch eine leichte Nachkorrektur zuzulassen; d.h., die Drahtenden werden nicht absolut fest vereinigt, sondern man läßt noch einen kleinen Spielraum.

Ruhigstellung. Becken-Beingipsverband in *Kniebeugung*. Bei der Osteotomie wegen eines Femur recurvatum sind die Röntgenkontrollaufnahmen besonders wichtig. Sie bestimmen nicht nur die gerade Achsenstellung, sondern auch wie weit eine Kniebeugung im Verband erforderlich ist, um die gute Achsenstellung zu erhalten.

Nachbehandlung. Nach 4 Wochen zweiter Becken-Beingipsverband in verringerter Kniebeugestellung, anschließend Beingehgips in annähernder Streckstellung für etwa 3—4 Wochen. Danach Aufnahme der Bewegungsübungen in typischer Weise.

Es soll noch einmal ausdrücklich darauf hingewiesen werden, daß die Operation des Femur recurvatum in gleicher Weise besondere Sorgfalt bei der Operation, bei der Verbandtechnik und bei der Nachbehandlung erfordert. Neben der Kräftigung der Kniestreckmuskulatur sind vor allem die Kniebeuger bei den Übungen zu berücksichtigen. Die Operationserfolge sind gerade in den schweren Fällen eindrucksvoll.

2. Die Behandlung der Oberschenkelpseudarthrose

Die Behandlung der Oberschenkelpseudarthrose kann recht leicht wie auch außerordentlich schwer sein. Sie ist leicht, wenn eine Marknagelung möglich ist, und sie wird schwer, wenn diese unmöglich ist. Das ist der Fall bei großen Oberschenkeldefektpseudarthrosen sowie bei den Pseudarthrosen, die im unteren Drittel des Oberschenkels in Kniegelenknähe sitzen. Das periphere Bruchstück ist bei ihnen zu kurz, um dem Marknagel einen ausreichenden Halt zu geben.

A. Operation der Oberschenkelpseudarthrose mit der Marknagelung

Die *Technik* der Operation deckt sich im wesentlichen mit der offenen Marknagelung für die Behandlung von schlecht verheilten Frakturen (s. Allgemeiner Teil, S. 62).

Die *Indikation* zur Operation ist in allen Fällen gegeben, bei denen keine wesentliche Verkürzung besteht oder bei denen die Verkürzung gegenüber der Beseitigung der Oberschenkelpseudarthrose in den Hintergrund tritt. Das gilt insbesondere für solche Fälle, bei denen gleichzeitig noch schwere andere Störungen oder Verletzungen am Bein vorliegen.

Für die *Technik* der Marknagelung der Oberschenkelpseudarthrose ist zu berücksichtigen, daß die Knochenenden gut angefrischt werden. Es ist zweckmäßig, keine ganz glatten „Sägeflächen" zu schaffen, sondern statt dessen die Anfrischungsflächen leicht geriffelt zu gestalten (s. Abb. 817). Die Aussichten für eine gute Verknöcherung werden dadurch besser.

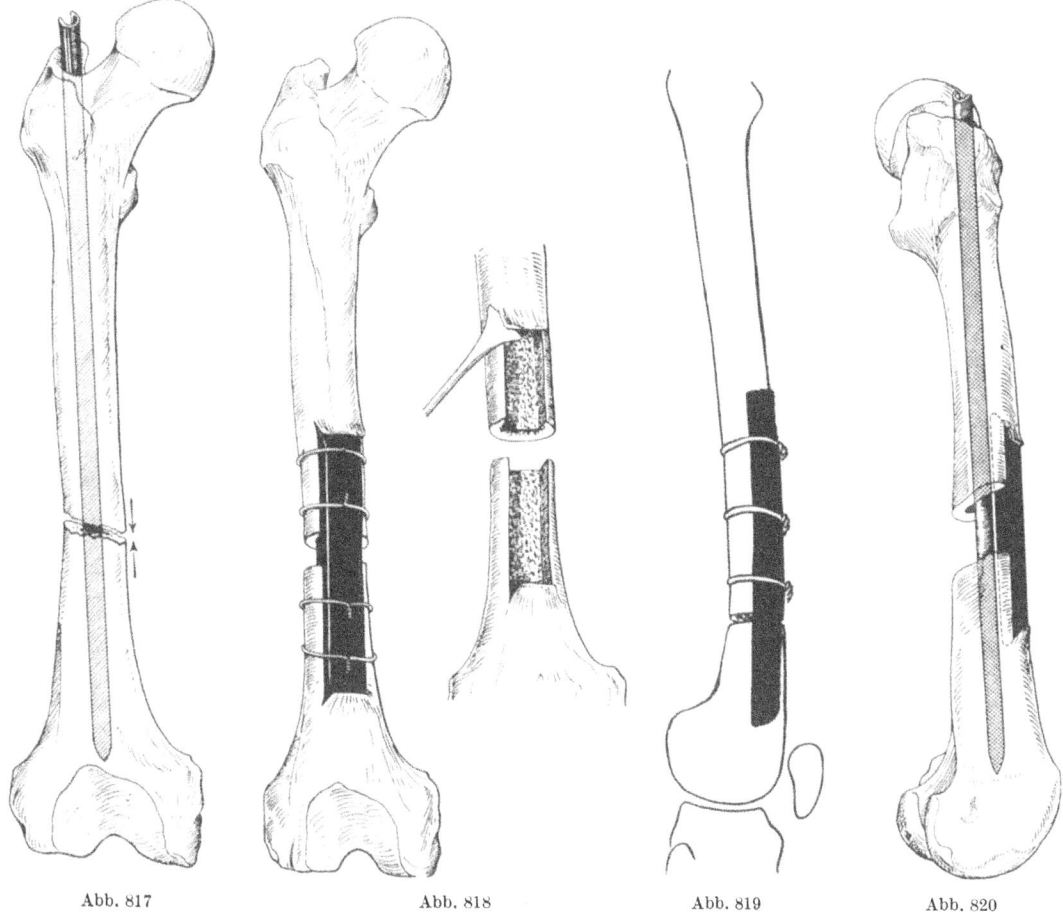

| Abb. 817 | Abb. 818 | Abb. 819 | Abb. 820 |

Abb. 817. Behandlung einer Oberschenkelpseudarthrose mit Marknagelung. Die Knochenbruchflächen werden zu einer schnelleren Verknöcherung aufgerauht. Zum Schluß werden die Bruchstücke noch fest ineinandergestaucht

Abb. 818. Behandlung der Oberschenkeldefektpseudarthrose mit einem Knochenspan. Der Knochenspan wird zuverlässig in eine Rinne des Femur eingelassen, an seinen beiden Enden noch eingefalzt und im ganzen mit vier Drahtnähten befestigt

Abb. 819. Oberschenkelpseudarthrose im distalen Teil. Das periphere Ende des Knochenspanes wird in das distale Bruchstück eingebolzt

Abb. 820. Behandlung der Oberschenkelpseudarthrose durch Marknagelung in Verbindung mit einer Knochenspantransplantation. Man beachte die sorgfältige Versenkung und Einbettung des Knochenspanes!

Während man bei der Behandlung der schlecht verheilten Oberschenkelbrüche nach der Marknagelung in der Regel auf eine Gipsfixierung verzichten kann, trifft dies bei einer Marknagelung bei einer Oberschenkelpseudarthrose nicht immer zu. Das hängt damit zusammen, daß durch die Atrophie des Knochens der Markraum oft weiter als normal ist oder auch, daß gerade der enge Abschnitt des Markraumes bei den Pseudarthrosen fehlt. Man ist aus diesen Gründen gezwungen, bei der Marknagelung nach Oberschenkelpseudarthrosen in einem Teil der Fälle einen ruhigstellenden Becken-Beingipsverband zu geben.

Das *Aufstehen* nach der Marknagelung wegen einer Oberschenkelpseudarthrose wird nach 4—6 Wochen erlaubt. Wenn es sich um einen Knochen handelt, der auf Grund des Röntgenbildes und klinischen Befundes eine verzögerte Callusbildung erwarten läßt, so ist es gut, einen kleinen Knochenspan („Bauklötzchenspan") über die Bruchstelle einzusetzen. Dieser Span wird dem Schienbein oder der Knochenbank entnommen.

B. Behandlung der Oberschenkelpseudarthrose mit einem Knochenspan
(s. Abb. 818 und 819)

Die Behandlung der Oberschenkelpseudarthrose mit einem frei verpflanzten Knochenspan stellt eine große Anforderung an die primäre Festigkeit des Knochens und an die Zuverlässigkeit der Fixierung des Spanes an den Bruchenden. Die Muskelzugkraft auf den Oberschenkelknochen ist außerordentlich groß. Es droht dem eingepflanzten Span die Gefahr, daß er selbst wieder einbricht oder an einer Umbauzone erkrankt. In anderen Fällen kann das Festwerden des Spanes sich außerordentlich verzögern oder ausbleiben, wenn die Befestigungsstelle des Spanes nachgibt und eine leicht winkelförmige Abknickung eintritt.

Die unerläßliche Voraussetzung für einen Erfolg der freien Knochenspantransplantation bei einer Oberschenkelpseudarthrose ist daher, daß 1. ein außerordentlich kräftiger Knochenspan mit gutem Periost genommen wird und 2. daß seine Befestigung absolut zuverlässig ist. Anzuraten ist, den freien Raum, welchen der Knochenspan zwischen den freien Bruchenden überbrückt, noch zusätzlich mit weichem Knochen auszufüllen.

Die *Befestigung* geschieht in der typischen Weise, indem der Span an seinen beiden Enden in ein Lager „eingefalzt" wird und daß die Enden mit je zwei kräftigen Drahtnähten fixiert werden. Wenn das periphere Bruchstück relativ kurz ist, wird der Span peripher in dieses eingebolzt.

Ruhigstellung im Becken-Beingipsverband muß nach einer freien Knochenspantransplantation bei einer Oberschenkelpseudarthrose für 4—5 Monate durchgeführt werden. Erst nach dieser Zeit ist ein Aufstehen mit einem Beingips möglich. Es dauert bei einer Defektpseudarthrose meist ein halbes Jahr, bis eine zuverlässige Verheilung des Knochenspanes eingetreten und bis der große eingepflanzte Knochen belastungsfähig geworden ist.

C. Die Behandlung der Oberschenkelpseudarthrose durch die Marknagelung in Verbindung mit einer Knochenspantransplantation
(s. Abb. 820)

Dieses Behandlungsverfahren wird auch in einem Teil der gewöhnlichen Pseudarthrosen angewandt, bei denen keine Defektüberbrückung vorgenommen werden muß, um die Knochenbildung anzuregen. Ein kleiner Knochenspan genügt hierzu, der über die Bruchfläche eingefügt wird (s. o.).

Die Verbindung der Marknagelung mit der Knochenspantransplantation hat auch eine besondere Bedeutung für die großen Defektpseudarthrosen bekommen. Ihre Behandlung allein mit einem Knochenspan kann sehr schwierig werden und kann auch ergebnislos verlaufen, wenn das Knochentransplantat nicht den mechanischen Beanspruchungen der Muskelkräfte gewachsen ist oder wenn die Verheilung des Knochenspanes mit dem Oberschenkelknochen ungenügend vor sich geht. Das trifft vor allem für die Fälle zu, bei denen die Befestigung an dem einen Spanende sich gelockert hatte. Um diesen unangenehmen Komplikationen vorzubeugen, verbindet man bei großen Defektpseudarthrosen die Marknagelung mit einer Knochenspantransplantation. Der Span wird in den freien Raum zwischen den Knochenenden über den Marknagel eingefügt. Dadurch erhält der Oberschenkelknochen eine ausgezeichnete primäre Stabilität, und ein Spaneinbruch sowie eine Lockerung des Spanes in seinem Lager wird weitgehend verhütet. Die praktische Erfahrung hat gezeigt, daß die Anwesenheit des Fremdkörpers keinen nennenswerten Einfluß auf den lebenden Umbau des Knochentransplantates hat, denn die Resultate der Verbindungsoperation der Marknagelung mit der freien Spantransplantation bei Oberschenkeldefektpseudarthrosen sind gut.

Ruhigstellung nach der Marknagelung mit der Spantransplantation ist im großen Becken-Beingipsverband notwendig, und ein Aufstehen ist im allgemeinen erst nach 4 Monaten erlaubt, wenn der Spanumbau im wesentlichen beendet ist.

3. Oberschenkelverkürzungs- und -verlängerungsoperationen

Viele Patienten mit einer starken Beinverkürzung haben den Wunsch, von ihrem schwerfälligen orthopädischen Schuh oder ihrem orthopädischen Apparat freizukommen. Das ist auf zwei verschiedene Arten möglich, entweder durch die Verkürzung des gesunden oder durch die Verlängerung des erkrankten oder verletzten Beines. Die Verkürzungsosteotomie und auch ein Teil der Verlängerungsosteotomien ist durch die Ausbildung des Verfahrens der Marknagelung ganz wesentlich vereinfacht und erfolgssicherer geworden.

Das Verdienst, die ersten Osteotomien zum Verkürzungsausgleich durch Kontinuitätsresektion am gesunden Oberschenkel ausgeführt zu haben, dürfte HEINE vor ungefähr 100 Jahren gebühren (DEUTSCHLÄNDER). Ihm folgten MAYER-Würzburg und NUSSBAUM (GLAESSNER).

Die ersten Verlängerungsosteotomien unternahm MAX SCHEDE. Spätere Berichte stammen von v. EISELSBERG, KRUKENBERG, KIRSCHNER, SCHEPELMANN und BIER sowie auch von MERKELBACH, VAN NEES, NIEDERECKER und BÖHLER. BIER berichtete vor nahezu 40 Jahren über Verlängerungsoperationen an rachitischen Zwergen.

A. Verkürzungsosteotomie

Die Verkürzungsosteotomie am gesunden Bein ist bei Beinverkürzungen infolge einer Verletzung oder Erkrankung an der Gegenseite von 4 cm und mehr angezeigt, sofern man nicht auf dieser Seite mit Erfolg das Bein verlängern kann. Man bevorzugt die Verkürzungsosteotomie vielfach, weil sie im Vergleich zur Verlängerungsoperation der kleinere Eingriff für den Patienten ist.

Die *Indikation* ist im einzelnen gegeben, wenn ein Bein infolge einer in der frühen Kindheit durchgemachten Poliomyelitis, als Folge einer tuberkulösen oder septischen Gelenkentzündung (meist Hüfte) oder auch als Folge eines schlecht verheilten Oberschenkelbruches stark verkürzt ist. Der Ausgleich der Beinverkürzung und die Wiederherstellung von etwa gleich langen Beinen hat noch mehr zu bedeuten, als daß der Patient von dem schweren orthopädischen Schuh oder seinem Apparat befreit wird. Oft hat sich bei großen Beinlängenunterschieden auf der gesunden Seite schon ein Genu recurvatum entwickelt, das im Laufe der Jahre sich meist verschlechtert.

Die Verkürzungsoperation wird deshalb auch zur Erhaltung einer guten Kniefunktion am gesunden Bein unternommen. Sie wird heute wohl meist unter Verwendung des Marknagels nach KÜNTSCHER geübt. Wenn ihre Technik sich auch weitgehend mit der typischen Marknagelung am Oberschenkel bei schlecht verheilten Frakturen deckt (s. d.), soll doch wegen der Bedeutung, die die Verkürzungsosteotomie im Laufe der Jahre gewonnen hat und noch zunehmend erhalten wird, die Technik auch an dieser Stelle besprochen werden.

Technik der Verkürzungsosteotomie (s. Abb. 807—812 und 821—823)

Lagerung des Beines auf flacher Unterlage unter besonderer Abstützung des Oberschenkels.

Schnitt. Großer Längsschnitt an der Außenseite des Oberschenkels, 10—15 cm lang. Nach Längsspaltung der Fascia lata wird der *vordere innere Rand des Vastus lateralis* aufgesucht. Er wird vom Rectus femoris scharf abgetrennt und nach außen zurückgehalten. Dann ist noch der Vastus intermedius in der Längsrichtung der Muskelfasern zu durchtrennen. Man gelangt so muskelschonend und ohne wesentliche Blutung auf den Oberschenkelknochen. Das Periost wird in einer Länge von 5—8 cm, je nachdem, wieviel Knochen herausgenommen werden soll, längsgespalten, noch einmal seitlich oben eingekerbt und dann mit dem Raspatorium abgeschoben. Je zwei Knochenhebel werden an der oberen und unteren Durchtrennungsstelle des Femur subperiostal eingesetzt. Es ist besser, den Knochen mit der elektrischen Säge zu durchsägen als ihn zu durchmeißeln. — Auch bei bestem technischem Können ist leicht die Gefahr des Springens des Knochens bei der Durchmeißelung gegeben. Die Durchtrennung der Knochen erfolgt nicht linear, sondern V-förmig, damit die beiden Bruchenden sich gut ineinander verhaken. Das herausgenommene Knochenstück wird halbiert und die Innenwand der einen Hälfte mit einer Raspel abgeflacht. Dieses halbzylindrische Knochenstück wird am Schluß der Operation über die Bruchstelle gelegt. Es umhüllt den Knochen so, wie man einen Autoreifen flickt.

Nach Herausnahme des entsprechenden Knochenstückes erfolgt die *Marknagelung* in typischer Weise.

Der *Führungsstachel* (mit der scharfen Spitze) wird *in das zentrale Bruchstück* eingeführt und an der lateralen Corticaliswand vorwärtsgeschoben, bis er an der Trochanterspitze aus dem Knochen herauskommt. Er wird so weit vorgeschoben, bis er gut unter der Haut tastbar ist.

Die *Freilegung der Spitze des Führungsstachels erfolgt von einem gesonderten kleinen Schnitt.* An der Stelle, an der der Marknagel eingeführt werden soll, wird mit einem kleinen Meißel eine Öffnung in den Trochanter geschlagen. Der *Marknagel*, dessen Dicke und Länge auf Grund der Röntgenbilder unter Abzug der vorzunehmenden Beinverkürzung genau bestimmt ist, wird über dem Führungsstachel so weit eingeschlagen, bis er das untere Ende des Bruchstückes um etwa 1 cm überragt. Jetzt wird der Führungsstachel herausgezogen. Beide Bruchenden werden mit zwei kräftigen Knochenfaßzangen aufeinandergestellt, und das periphere Bruchstück wird auf die hervorragende Marknagelspitze aufgesetzt (s. Abb. 104). Um eine glatte Führung des Marknagels zu ermöglichen, wird in der Rinne des Marknagels erneut ein Führungsstachel (mit der stumpfen Spitze) von oben her in das periphere Bruchstück eingeschoben.

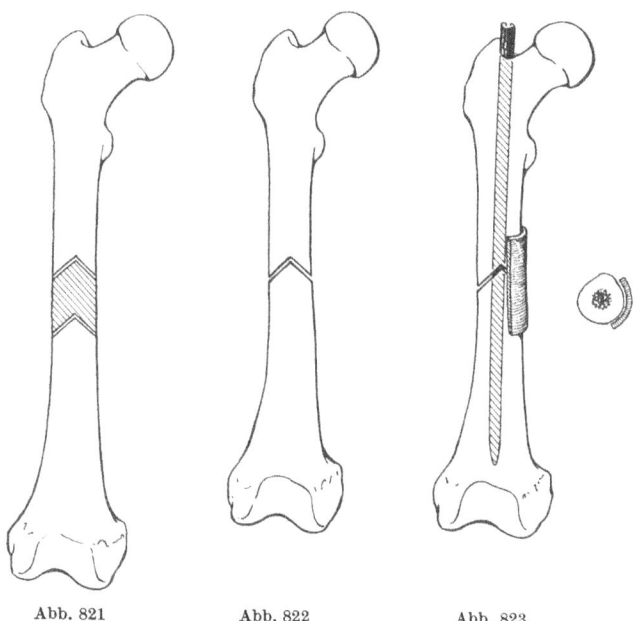

Abb. 821   Abb. 822   Abb. 823
Abb. 821—823. Verkürzungsosteotomie (schematisch)
Abb. 821. Das zu entnehmende Knochenstück
Abb. 822. Das Knochenstück ist aus dem Femur entnommen
Abb. 823. Fixation mit Marknagel und Anlagerung eines Knochenspanes

Die Achsenstellung des Femur, insbesondere auch die Rotation, wird nochmals überprüft. Dann wird der Marknagel weiter in das periphere Bruchstück eingeschlagen. Das endgültige Einschlagen des Marknagels erfolgt erst nach zwei Röntgenkontrollen (s. auch Allgemeiner Teil, S. 68).

Die Oberschenkelbruchenden werden fest von der Fußsohle her ineinandergestaucht, so daß kein Spalt zwischen den Bruchenden bestehen bleibt, dann Spananlagerung.

Ruhigstellung. Bei der Mehrzahl der Verkürzungsosteotomien ist es besser, anstatt der Lagerung auf der Braunschen Schiene für einige Wochen einen Becken-Beingipsverband anzulegen. Die Muskelzugwirkung, die sonst nach der Marknagelung die Bruchstücke aufeinanderhält, ist in der Kraftwirkung nach der Verkürzungsoperation herabgesetzt. Die Muskulatur ist am Anfang schlaff, und es dauert eine Reihe von Monaten, bis sie eine ausreichende Anpassung erfahren hat.

Nachbehandlung. Nach etwa 4 Wochen Anlegen einer Gipshülse mit Elastoplastfußverband. Der Patient steht in diesem Gips auf. Dauer der Gipsfixierung etwa 2 Monate.

Wenn man zusätzlich nach der Marknagelung ein halbzylinderförmiges Knochenstück über die Osteotomiestelle eingefügt hat, kann man nach 2 Wochen mit vorsichtigen Bewegungsübungen für das Knie beginnen. Das Aufstehen ist bei einem einwandfreien Röntgenbefund mit zwei Stockstützen nach 4—5 Wochen erlaubt.

Die Verkürzungsoperation ist für einen Patienten, der auf der Gegenseite eine starke Beinverkürzung hat, von großem Gewinn. Viele Patienten, insbesondere Angehörige des weiblichen Geschlechtes, aber auch des männlichen Geschlechtes, sind gern damit einverstanden, einige Zentimeter von ihrer Körperlänge zu opfern, um wieder gleich lange Beine zu haben.

B. Verlängerungsosteotomie

Die Verlängerungsoperation ist im Vergleich zur Verkürzungsoperation ein wesentlich größerer Eingriff. Schon die Extension während der Narkose bedeutet für den Patienten eine beträchtliche Belastung. Es ist wichtig maßzuhalten, um nicht bei der Operation selbst schon aus falschem Ehrgeiz zu viel Beinverlängerung erreichen zu wollen.

Die *Indikation* zur Verlängerungsoperation ist in erster Linie nach mit starker Verkürzung verheilten Oberschenkelbrüchen und nur in Ausnahmefällen bei einer konstitutionell bedingten Beinverkürzung gegeben. Mit der Vornahme einer Verlängerungsoperation bei einer Beinverkürzung nach einer Poliomyelitis sind wir außerordentlich zurückhaltend.

Die Verlängerungsoperation ist nur angezeigt bei einer Beinverkürzung *von 4 cm und mehr*. Ob man sich bei einem schlecht verheilten Oberschenkelbruch, namentlich nach einem komplizierten Bruch und insbesondere nach einer Kriegsverletzung, für eine Verlängerungsoperation oder Verkürzungsoperation entschließt, darf man nicht von dem Wunsch des Patienten abhängig machen. Allein der Befund an dem verletzten Oberschenkel ist maßgebend.

Ausgedehnte Narben infolge langanhaltender Eiterungen sowie ungünstige Verheilung eines Oberschenkelbruches bilden im allgemeinen eine Gegenanzeige zur Verlängerungsoperation. Die Aussichten sind ungünstig. Es ist besser, in solchen Fällen das gesunde Bein zu verkürzen.

Die Verlängerungsoperation ist am Ober- und Unterschenkel möglich.

a) Verlängerungsosteotomie am Unterschenkel

Wir lehnen diesen Eingriff ab. Sie ist vor etwa 2 Jahrzehnten von ABBOTT und SAUNDERS und in den vergangenen Jahren von K. NIEDERECKER empfohlen worden.

Die Gefahr der Schädigung der Gefäße ist nach einer Verlängerungsosteotomie am Unterschenkel zu groß. Außerdem ist nur ein geringer Gewinn der Verlängerung von 1,5—2 cm erreichbar. Das steht nicht im richtigen Verhältnis zu dem Risiko einer Nekrose des Fußes. Wenn man diese Gefahr kennt und einmal diese Komplikation erlebt hat, hat man die Verpflichtung, vor dieser Operation zu warnen.

b) Verlängerungsosteotomie am Oberschenkel

Es ist ein erfolgversprechender, aber großer Eingriff. Er belastet die Patienten ausgesprochen.

Wir haben unsere erste Verlängerungsosteotomie schon vor nahezu 30 Jahren gemacht. Der Erfolg war sehr gut, bei einem jungen Mann von 17 Jahren nach Oberschenkelbruch etwa 7 cm Verlängerung.

Wir vermögen deshalb gut gegeneinander abzuwägen die Chancen, die Gefahren und die Komplikationen, die mit einer jeden Verlängerungsosteotomie verbunden sind. *Wir empfehlen gern die Verkürzungsosteotomie, sind aber außerordentlich zurückhaltend bei der Empfehlung der Verlängerungsosteotomie.* Wir wissen allzugut, was diese Operation für den Patienten bedeutet. Man soll diese Operation nur bei einem streng ausgewählten Patientenkreis machen, bei dem wirklich die Verlängerungsosteotomie als wesentlich besser als die Verkürzungsosteotomie anzusehen ist. Die Indikation zur Verlängerungsosteotomie ist gegeben bei Beinverkürzung infolge von Frakturen, ausnahmsweise bei Poliomyelitis und ausnahmsweise bei konstitutioneller Beinverkürzung (z.B. bei der Chondrodystrophie).

Die Technik der Verlängerungsosteotomie ist in dem vergangenen Jahrzehnt auch fortschrittlich verbessert worden. Am Anfang stand die stufenweise Osteotomie mit anschließender Drahtextension. Sie verlangte meist eine sekundäre Knochenspanung. Die Verlängerungsosteotomie mit einer Marknagelung zusammen hat die Technik vereinfacht. Es wird ein relativ dünner Marknagel genommen, der ein gutes Gleiten der Knochenstücke über dem Marknagel gestattet. Außerdem ist keine Abweichung der Bruchstücke mehr zu befürchten.

α) Verlängerungsosteotomie mit Drahtextension ohne Marknagelung

Die Verlängerungsoperation allein mit Drahtzug ohne Marknagelung ist das ursprüngliche Verfahren. Hiermit lassen sich, wie schon BIER gezeigt hat und wie auch eigene Erfahrungen, noch bevor es eine Marknagelung gab, bewiesen haben, einwandfreie Beinverlängerungen erzielen.

Der Eingriff der Verlängerungsoperation ist an und für sich nicht groß. Das schwierigste ist die Behandlungsperiode, während der der Drahtzug liegt. Der Nachteil des Verfahrens ist, daß für viele Wochen die Drahtextension wirken muß und daß die Behandlung sich dadurch relativ lange hinauszieht.

β) Verlängerungsosteotomie mit Marknagelung (s. Abb. 824—826)

Es ist die beherrschende Verlängerungsoperation geworden.

Lagerung in Seitenlage. Das Bein liegt auf einem Extensionstisch. Ein guter Gegenhalt muß oben am Tuber ischii gegeben werden. Der Oberschenkel ist durch einen kleinen Tisch mit

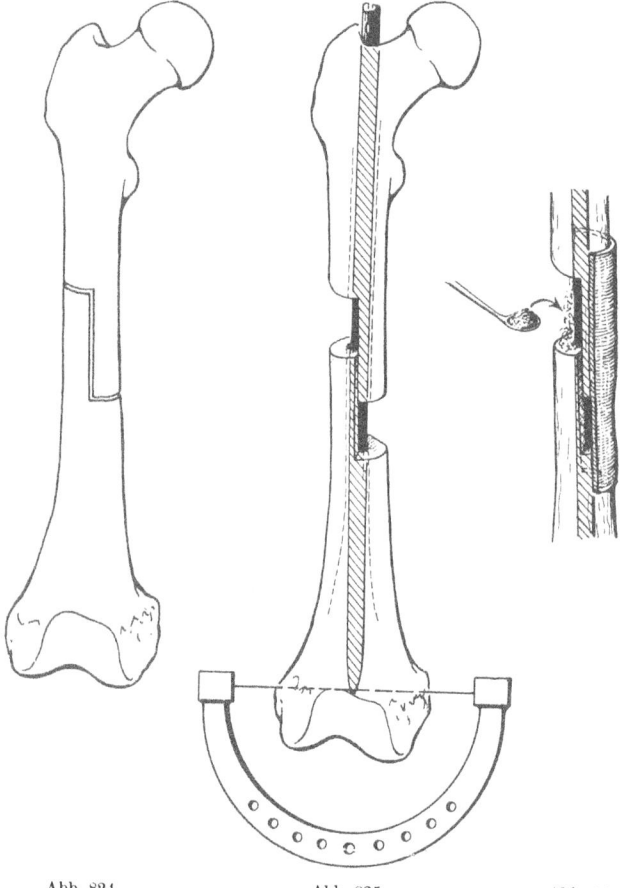

Sandsack gesondert unterstützt. Die Haltung des Beines in der Hüfte ist leichte Beugung und Abduktion.

Schnitt. Die Lage des Schnittes richtet sich nach der Stelle der alten Fraktur. Wenn die Bruchform günstig ist, wird die Verlängerungsoperation im Bereich der alten Fraktur gemacht. Ob man den Schnitt außen seitlich oder auch mehr an der Vorderseite des Oberschenkels anlegt, richtet sich danach, wie man am schnellsten und schonendsten an den Oberschenkelknochen herankommt.

Wenn die Verlängerungsosteotomie aus einer anderen Indikation als bei einer schlecht verheilten Fraktur gemacht wird, so liegt der Schnitt seitlich vorne im Bereich der Mitte des Oberschenkels. Man geht direkt auf das Femur ein.

Das Femur wird unter dem Schutz von vier Hohmann-Hebeln durchtrennt. Die Durchtrennung erfolgt stufenförmig. Jede Stufe für sich hat eine Länge von 10—12 cm. Um ein Springen des Knochens zu vermeiden, ist es besser, anstatt des Meißels eine elektrische Säge zu benützen. Nach der völligen Durchtrennung des Knochens wird das zentrale Bruchstück aus der Wunde herausgenommen und ein *relativ dünner Marknagel* von der offenen

Abb. 824   Abb. 825   Abb. 826
Abb. 824—826. Verlängerungsosteotomie mit Marknagelung (schematisch)
Abb. 824. Stufenförmige Osteotomie des Femur
Abb. 825. Die Fragmente sind auseinandergeschoben. Der Marknagel ist eingeführt und die Extension angelegt
Abb. 826. Einfügen von weichem Knochen und Spananlagerung

Bruchstelle zum Trochanter maior nach oben eingeschlagen, bis er unter der Haut tastbar wird. Eine kleine Gegenincision wird angelegt. Der Marknagel wird so weit herausgeschlagen, bis sein Ende im zentralen Bruchstück verschwindet. Dann wird vor dem Marknagel der Führungsspieß von zentral in das periphere Bruchstück vorgeschoben. Die Bruchenden werden gut eingestellt, nachdem man bereits *etwa 10 min* lang eine Extension von 15—20 kg hat einwirken lassen. *Man muß sich davon überzeugen, daß die Bruchstücke ohne jede Hemmung über den Marknagel gleiten und sich verschieben lassen.* In den Defekt wird weicher Knochen eingelegt und zusätzlich ein Knochenspan angelagert. Schichtweiser Wundverschluß.

Drahtextension an den Femurkondylen.

Lagerung auf Braunscher Schiene. *Extension* mit 10—20 kg. Muskelrelaxantien zur Entspannung der Muskulatur.

Nur wenn es sich um Verlängerungsosteotomien bei schlecht verheilten Frakturen handelt, ist es möglich, eine Verlängerung von 3—4 cm schon bei der Operation zu erreichen, bei den anderen Operationen bekommt man meist nur 2 cm. Die weitere Verlängerung muß durch eine wochenlange Extension angestrebt werden.

E. COMPERE hat empfohlen, um eine wirkungsvolle Gegenextension zu erreichen, eine *Drahtextension mit Spannbügel in sagittaler Richtung durch das Trochantermassiv* anzulegen. Wir halten diesen Vorschlag für gut.

Für nicht gut halten wir die *Extensionsapparate*, bei denen Stahlstifte, wie Steinmann-Nägel, in den Trochanter und in die Femurkondylen eingeschlagen werden. Die beiden Stifte sind durch eine Stahlschiene miteinander verbunden und werden durch Schraubenwirkung allmählich verlängert. Wir lehnen diese permanente Knochenfixierung mit Steinmann-Nägeln wegen der Infektionsgefahr ab.

Nachbehandlung. Das Bettende ist zunächst um 20 cm höher gestellt, wird in den ersten Tagen nach der Operation aber auf der Stufentreppe bis auf 50 cm erhöht. Die Extension ist anfangs etwa 10 kg. Sie wird, sobald sich der Patient von der Operation erholt, im Laufe von etwa 1 Woche bis auf 20 kg und mehr erhöht.

Selbstverständlich ist ein individueller Unterschied zu machen, ob die Beinverlängerung bei einem jungen Mädchen mit einer relativ schwachen Muskulatur oder bei einem jungen Mann mit einer kräftigen Muskulatur vorgenommen ist. — Die Extension ist am Tag um etwa 5 kg höher als in der Nacht.

Man überzeugt sich durch regelmäßige, kurzfristige *Röntgenkontrollen* über die Lage der Bruchstücke und über den Erfolg der Extension. Die Verlängerung geht meist so vor sich, daß man zuerst ein bestimmtes Maß (2—3 cm) relativ schnell bekommt, dann geht es auch trotz Erhöhung der Gewichtsbelastung 2—3 Wochen nur langsam vorwärts; schließlich wird noch einmal ein erforderliches Stück an Länge gewonnen. Das geschieht in der Zeit, wenn der Widerstand der verkürzten Muskulatur ganz überwunden ist. Die Grenze der Verlängerung liegt im allgemeinen bei etwa 5 cm, nur in Sonderfällen sind etwa 7 cm zu gewinnen. Wenn ein Stillstand in der Verlängerung eingetreten ist und wenn keine Aussicht mehr für einen weiteren Längengewinn besteht, z. B. weil die ersten Ansätze der Callusbildung erkennbar sind, geht man schrittweise unter steten Röntgenkontrollen mit der übergroßen Extension wieder zurück.

Die Zeitdauer der Extension ist 6—8 Wochen, eventuell wird zum Abschluß noch ein *Knochenspan über die Frakturstelle* gesetzt.

Die Verlängerungsoperation mit anschließendem Drahtstreckzug verlangt die sorgfältigste Überwachung während der Nachbehandlungszeit. Diese ist schwierig, verlangt Geduld des Patienten und absolute Gewissenhaftigkeit des Arztes und des Pflegepersonals. Die Verlängerungsoperationen sind deshalb den Kliniken und Krankenabteilungen vorbehalten, bei denen die Voraussetzungen hierfür erfüllt sind. Nur so werden einwandfreie Resultate erzielt.

4. Epiphysiodese

Der Wunsch, ein verkürztes Bein durch Wachstumsanregung zu verlängern, besteht seit Jahrzehnten. Die Natur hat Wege gewiesen, wie dies vielleicht erreichbar wäre, z. B. durch eine abakterielle Entzündung. Jeder erfahrene Chirurg und Orthopäde kennt die Fälle der Beinverlängerung nach einer Osteomyelitis, die sich in Epiphysennähe abgespielt hatte. Es ist auf diesem Gebiet noch mühevolle Forschungsarbeit zu leisten, bis das Ziel der Wachstumsvermehrung erreicht ist. Wir sind deshalb gezwungen, den umgekehrten Weg zu beschreiten, das Wachstum der Epiphyse auf der gesunden Seite zu hemmen. Eine *gelenkte Wachstumshemmung* ist möglich durch eine temporäre Bremsung des Wachstums oder durch eine permanente. Wenn man eine solche Operation macht, ist die Beinlänge exaktest zu bestimmen. Hierzu reicht die alte Messung Spina iliaca anterior superior und Malleolus internus mit dem Maßband nicht aus. Röntgenübersichtsaufnahmen sind erforderlich. Ein Metallmeßband ist neben der Gliedmaße mitgeröntgt. Nur auf diese Weise läßt sich exakt die Wirkung einer Epiphysiodese feststellen.

a) Die temporäre Wachstumshemmung nach J. Hass und Blount (s. Abb. 827 und 828)

Den ersten Gedanken zur Abstoppung des Epiphysenwachstums durch einen operativen Eingriff soll nach dem amerikanischen Schrifttum Phemister 1933 gehabt haben. Aber auch Camera und Hohmann haben sich frühzeitig mit der Frage der operativen Epiphysiodese befaßt.

Technik der temporären Epiphysiodese

Blutleere. Schnitt an der medialen und lateralen Seite über den Femurkondylen bzw. über den Tibiakondylen. Die Epiphysenfuge wird sauber freigelegt. In die Epiphysenlinie werden an den Stellen, an denen die Klammern eingeschlagen werden sollen, Nadeln eingesetzt. Die Epiphysenlinie ist beim Abtasten mit der Nadel durch ihre Weichheit gegenüber der Festigkeit des Knochens erkennbar, *doch das Auge kann sich täuschen.* Deshalb ist eine Röntgenkontrolle mit liegender Nadel unerläßlich. Die Klammern für die Epiphysiodese („Staples" nach Blount) sind U-förmig und werden mit einem besonderen Instrument über die Epiphysenlinie eingesetzt und dann eingeschlagen. Je 3 Klammern sind erforderlich, eine vorn, eine in der Mitte und eine hinten.

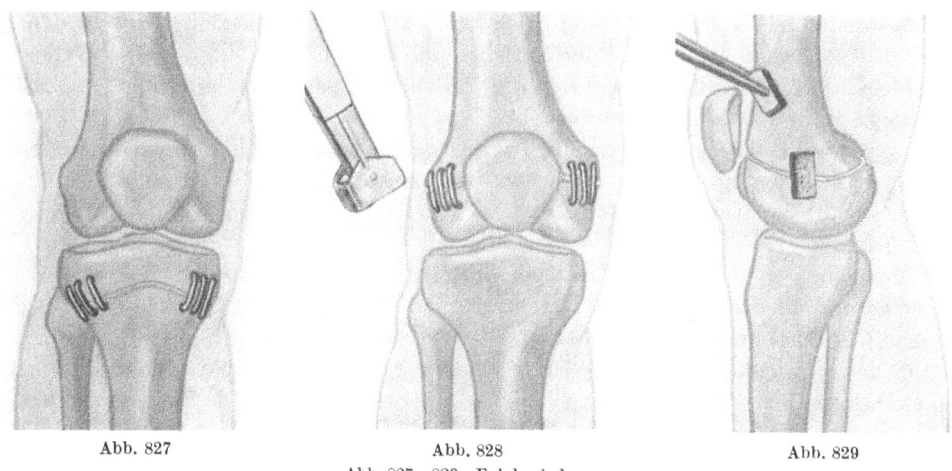

Abb. 827   Abb. 828   Abb. 829
Abb. 827—829. Epiphysiodese
Abb. 827. Epiphysiodese an der Tibia mit Blountschen Klammern
Abb. 828. Klammerung am Femur
Abb. 829. Permanente Epiphysiodese der distalen Femurepiphyse

Ob man die Epiphysiodese am unteren Ende des Femur oder am oberen Ende der Tibia ausführt, hängt davon ab, welche Epiphysenlinie noch breiter ist und an welchem Knochen man eine Verkürzung erzielen will.

Ruhigstellung. Lagerung auf Braunscher Schiene.

Nachbehandlung. Nach 2 Wochen Beginn mit Übungen und nach 3 Wochen Aufstehen. Elastische Binde. Eine weitere Nachbehandlung ist bei Kindern und Jugendlichen überflüssig. Sie werden aufgefordert, dreimal wöchentlich Bewegungsübungen im heißen Bad zu machen, bis das Kniegelenk frei beweglich ist. Röntgenkontrollen sind alle 3 Monate erforderlich, um die erwartete Hemmung des Wachstums zu überprüfen und um sich davon zu überzeugen, daß die Klammern keine Lageveränderung erfahren haben und keine Deformitätenbildung droht. — Die *Ergebnisse* der temporären Epiphysiodese sind nur gut, wenn die Klammern ihre Lage behalten und sich nicht spontan langsam herausschieben. Chapchal hat mit Recht auf diesen Unsicherheitsfaktor hingewiesen und empfohlen, die permanente Epiphysiodese wieder vermehrt anzuwenden.

b) Die permanente Epiphysiodese (s. Abb. 829)

Die endgültige Ausschaltung des Epiphysenwachstums durch Einsetzen eines Knochenspanes in die Epiphyse des Femur oder der Tibia hat Phemister angegeben. Wenn der Knochenspan gut in der Epiphyse sitzt, ist die Wirkung *absolut zuverlässig.* Das gleiche Verfahren hat sich auch mit bestem Erfolg bei der Epiphysiolyse des Hüftkopfes bewährt.

5. Freilegung der Nerven an Hüfte und Oberschenkel

A. Freilegung des N. femoralis (s. Abb. 830 und 831)

Die Folgen von Verletzungen, die die Freilegung des N. femoralis notwendig machen, sind außer Kriegsschäden Stichverletzungen in der Leistenbeuge, bei denen der N. femoralis getroffen wurde.

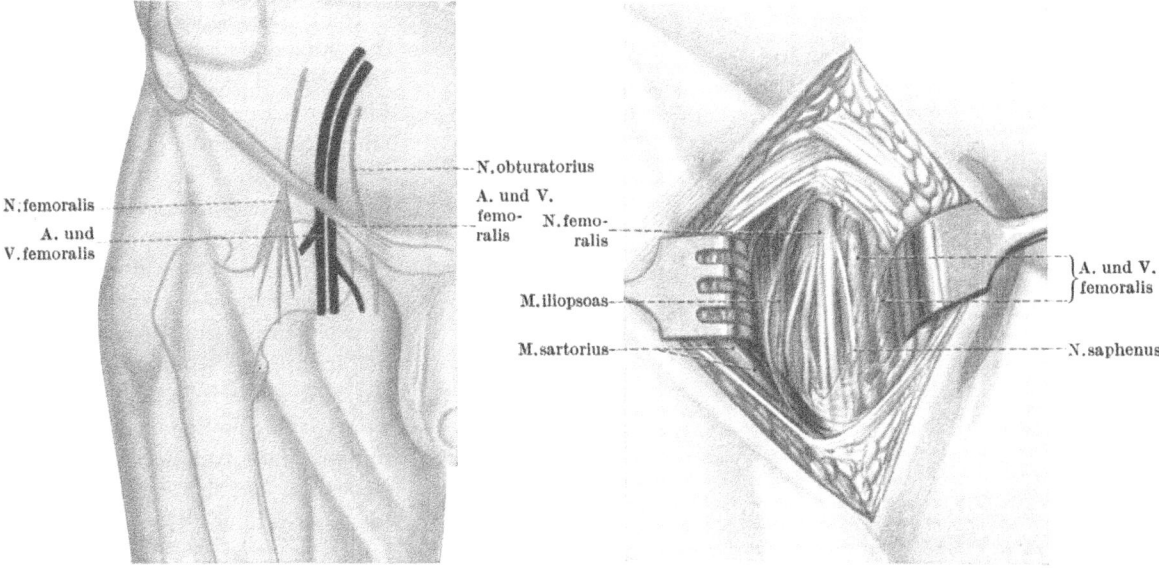

Abb. 830. Lagebeziehungen vom N.femoralis und N.obturatorius zu den Vasa femoralia

Abb. 831. Freilegung des N.femoralis in der Leistenbeuge. Bereits hier vollzieht sich die Aufästelung

Schnittführung. Längsschnitt dicht lateral neben der A.femoralis verlaufend, vom Leistenband nach abwärts ziehend. Wenn das zentrale Nervenende sich nach oben weit zurückgezogen hat, ist unter Umständen der Schnitt noch oberhalb des Leistenbandes zu verlängern, um den Nerven gut aufsuchen zu können.

Im allgemeinen reicht die Schnittführung unterhalb des Leistenbandes aus. Der Nerv wird freigelegt, indem man den medialen Rand des M.sartorius aufsucht. Der N.femoralis teilt sich bereits hier in seine einzelnen Endäste auf, so daß eine Naht nur in günstig gelegenen Fällen möglich ist. In anderen Fällen begnügt man sich mit der Neurotisation, d.h., die zentralen Nervenenden werden aufgeteilt und in die Muskelbäuche des M.rectus femoris bzw. M.sartorius eingepflanzt.

B. Freilegung des N. ischiadicus

Die *Schnittführung* ist verschieden, je nach dem Sitz der Verletzung am Gesäß, im oberen oder mittleren Drittel des Oberschenkels (s. Abb. 832).

a) Freilegung am Gesäß (s. Abb. 833)

Die beste Schnittführung für die Freilegung des N.ischiadicus im Bereiche des Gesäßes bei hohen Ischiadicusverletzungen ist die mit dem großen sichelförmigen Schnitt, der am Oberschenkel beginnt, den ganzen M.glutaeus maximus umfährt und dann noch zum hinteren Darmbeinkamm umbiegt (ISELIN).

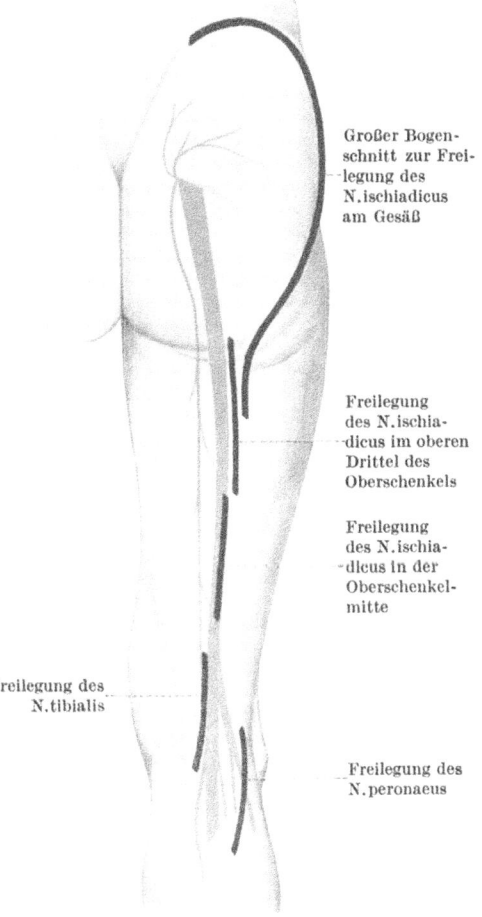

Abb. 832. Schnittführungen zur Freilegung des N.ischiadicus sowie des N.tibialis und N.peronaeus an Hüfte, Oberschenkel und Kniekehle

Lange, Orthop.-chirurg. Operationslehre, 2. Aufl.

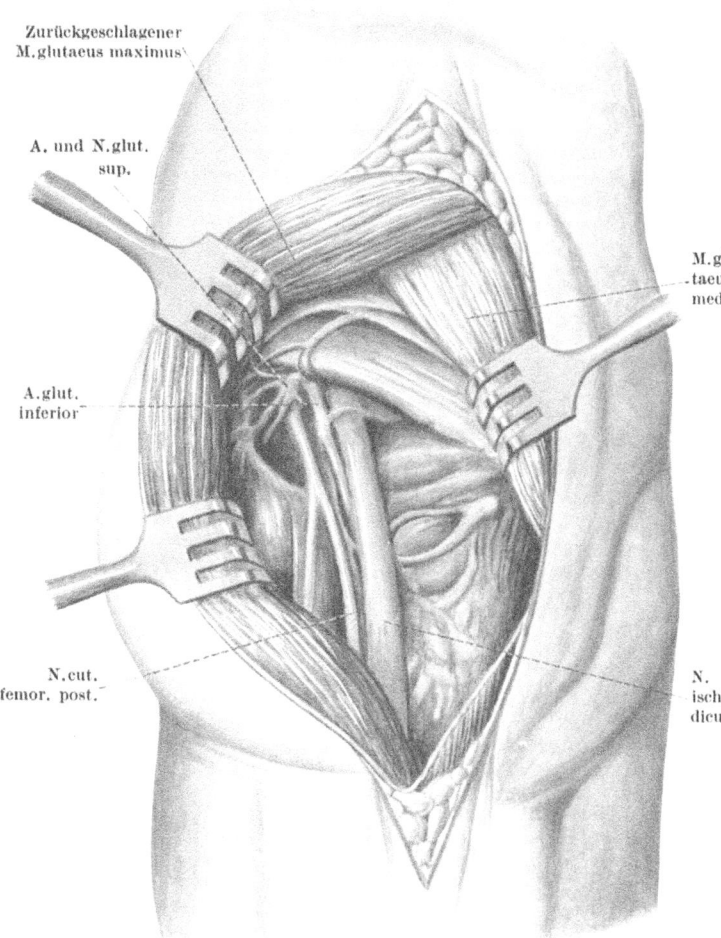

Zurückgeschlagener
M.glutaeus maximus

A. und N.glut.
sup.

A.glut.
inferior

N.cut.
femor. post.

M.glu-
taeus
medius

N.
ischia-
dicus

Abb. 833. Freilegung des N.ischiadicus am Gesäß mit dem großen bogenförmigen
Schnitt unter Zurückschlagen des M.glutaeus maximus

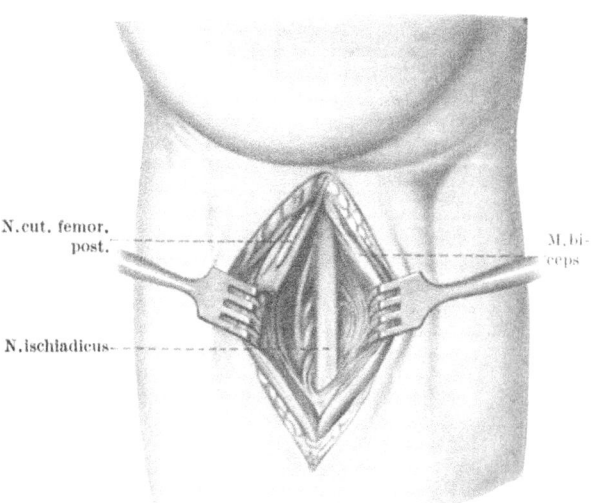

N.cut. femor.
post.

N.ischiadicus

M.bi-
ceps

Abb. 834. Freilegung des N.ischiadicus im oberen Drittel des
Oberschenkels

Der Übergang des M.glutaeus maximus zur Fascia lata wird freigelegt. Die große Sehnenplatte wird unter dem Schutz einer Rinnensonde gespalten, und die ganze Muskelmasse des M.glutaeus maximus wird nach medial umgeklappt. Der Ischiadicus liegt daraufhin bis zum Eintritt in das Foramen infrapiriforme gut übersichtlich frei. Diese Schnittführung hat sich außerordentlich bewährt, ist muskelschonend und blutsparend. Am Schluß der Operation legt sich der M.glutaeus maximus wieder von selbst in seine alte Lage zurück. Die durchschnittene Sehnenplatte wird wieder vernäht.

TÖNNIS hatte ursprünglich für die hohe Ischiadicusfreilegung einen Schnitt angegeben, der mit einer teilweisen Resektion des Steiß- und Kreuzbeines verbunden war. Diese Schnittführung hat TÖNNIS, wie er uns persönlich mitgeteilt hat, aufgegeben. Er geht statt dessen jetzt folgendermaßen vor: Er legt einen Bogenschnitt an, der am Tuber ischii beginnt, präpariert das untere Ende des M.glutaeus maximus frei, sucht den Nerv am Bicepsrande auf und geht von hier aus schrittweise nach aufwärts. Der M.glutaeus maximus und auch der M.piriformis werden nur so viel abgelöst, wie es für eine übersichtliche Darstellung der Verletzungsstelle nötig ist. Durch die Abtragung des M.glutaeus maximus und auch des M.piriformis soll der Ischiadicus für hohe Ischiadicusnähte noch besser als nach der Schnittführung von ISELIN zugängig sein.

Längsschnitt durch den M.glutaeus maximus. Er wird nur noch selten angewandt. Er ist dann angezeigt, wenn der M.glutaeus maximus durch ausgedehnte Narben schwer verändert ist oder wenn er infolge einer Lähmung nur noch aus einer dünnen Muskelschicht besteht. Man geht längs durch die Muskeln hindurch und erhält nach Möglichkeit den unteren Rand des M.glutaeus maximus, um später den durchtrennten Muskel wieder leicht vereinigen zu können. Auch mit diesem Schnitt läßt sich der N.ischiadicus bis zu seiner Eintrittsstelle in das Foramen infrapiriforme verfolgen. Er gibt aber nicht die gleiche gute Übersicht wie der bogenförmige Schnitt mit der Umklappung des M.glutaeus maximus.

b) Freilegung im oberen Drittel des Oberschenkels (s. Abb. 834)

Längsschnitt vom unteren Rande des M. glutaeus maximus nach abwärts ziehend. Der Schnitt wird etwas lateral der Mittellinie angelegt. Es ist bei der Freilegung zu beachten, daß unterhalb des Gesäßes der Biceps noch medial des N. ischiadicus verläuft und diesen erst einige Querfinger breit unterhalb kreuzt. Wenn man also den N. ischiadicus unmittelbar unterhalb des Gesäßes freilegt, muß man ihn lateral des Biceps aufsuchen. Schonung verdient der N. cutaneus femoris posterior, der medial des N. ischiadicus auf dem langen Bicepskopf entlang zieht.

c) Freilegung in der Mitte und im unteren Drittel des Oberschenkels

Längsschnitt in der Mitte des Oberschenkels. Man geht zwischen dem Biceps und den Semimuskeln in die Tiefe und hat schnell den N. ischiadicus aufgefunden.

Die Stelle, an der sich der N. ischiadicus in den N. peronaeus und N. tibialis aufteilt, ist großen Schwankungen unterworfen. In einem Teil der Fälle sind die beiden Nerven im oberen Drittel des Oberschenkels schon getrennt, gewöhnlich geht die Aufspaltung im unteren Drittel des Oberschenkels vor sich.

6. Oberschenkelstumpfkontrakturen

Die Oberschenkelstumpfkontrakturen sind in veralteten Fällen so hart, daß jede konservative Behandlung aussichtslos ist. Die Stellung der Oberschenkelstumpfkontraktur ist neben der Beuge- eine Abduktionshaltung. Die Beseitigung dieser Doppelkontraktur ist erforderlich, um dem Patienten ein einwandfreies Gehen in der Prothese zu ermöglichen.

Die operative Behandlung besteht in ausgiebiger Durchtrennung der Spinamuskeln sowie in einer Einschneidung der verkürzten Weichteile an der Außenseite des Oberschenkels. Bei einem Teil der Patienten reicht auch das nicht, und die Hüftgelenkkapsel ist einzuschneiden. Der Eingriff läßt sich in seiner Größe und manchmal auch in seiner Schwierigkeit in keiner Weise mit dem der poliomyelitischen Hüftkontraktur vergleichen.

Technik der Operation der Oberschenkelstumpfkontraktur

Winkelförmiger Schnitt vom vorderen Drittel des Darmbeins zur Spina iliaca anterior superior ausgehend und dann nach abwärts entlang der Spinamuskulatur verlaufend. Nach Durchtrennung der Oberschenkelfascie werden die Spinamuskeln freigelegt, auf zwei Kocher-Sonden genommen und Z-förmig durchtrennt.

Von der Verkürzung sind betroffen der M. tensor fasciae, der M. sartorius und vor allem auch der M. rectus femoris. Anschließend geht man seitlich hinten ein und kerbt den vorderen Rand der kleinen Glutäen und die derben Stränge der Fascia lata ein. Ihre Durchtrennung erfolgt mit dem Tenotom unter dem Schutz des Zeigefingers der anderen Hand.

Wenn sich hiernach die Kontraktur noch nicht ausgleichen läßt, muß die *Gelenkkapsel* freigelegt werden. Diese ist in solchen Fällen außerordentlich derb und stark verdickt. Sie ist vorn und seitlich einzuschneiden. Wenn man jetzt die Kontraktur ausgleicht, gibt sie unter einem deutlichen Ruck und Knacks nach, und die Gelenkkapsel kommt breit zum Klaffen. Sie bleibt offen und wird *nicht wieder* vernäht. Zum Schluß der Operation wird lediglich der M. tensor fasciae wieder durch lose Knopfnähte verbunden.

Ruhigstellung. Für leichte bis mittelschwere Fälle reicht die Fixierung in einem Segeltuchheftpflasterverband, der um beide Beine zur Fixierung des Stumpfes angelegt ist, aus (HOHMANN), für schwere Fälle ist ein Gipsverband nicht zu umgehen.

Technik des Gipsverbandes. Zweizeitiges Anlegen wie bei der poliomyelitischen Tensor fasciae-Kontraktur (s. Abb. 177).

Nachbehandlung. Nach etwa 14 Tagen wird der Gipsverband durch einen Mastisolstreckzug ersetzt. Der Patient liegt mit seinem Gesäß auf einem Spreukissen. Die Richtung des Streckzuges ist schräg nach einwärts und nach unten, d.h. in Überstreckung. Nach weiteren 2 Wochen kann bereits mit aktiven Übungen (aktives Hüftüberstrecken und Hüftadduzieren) begonnen werden.

Nachdem wir mit der abgekürzten Gipsverbandbehandlungszeit und der anschließenden Streckzugbehandlung so gute Erfahrungen gemacht hatten, sind wir auch schon dazu übergegangen, nach der Operation auf jeden Gipsverband zu verzichten. Der Patient wurde nur entsprechend gelagert und dann, sobald es die Wundheilung zuließ, der Streckzug angelegt.

7. Oberschenkelnachamputation

a) Allgemeine und neuzeitliche Betrachtungen zur Nachamputation

Amputationen und Nachamputationen sind außerordentlich verantwortungsvolle Eingriffe. Von ihrem Erfolg oder Nichterfolg hängen die Arbeitsfähigkeit, die Lebensfreude und damit das Lebensschicksal der Amputierten ab. Diese Operationen gehören in die Hand eines *erfahrenen Operateurs*. Jüngere Assistenten müssen die Nachamputation bestens lernen, und zwar unter Mitassistenz von erfahrenen Operateuren. O. HEPP hat sogar vorgeschlagen, Amputations- und Nachamputationszentren zu schaffen. *Wir unterstützen diese Forderung* hinsichtlich der Nachamputationen. Diese haben Zeit. Sie werden am besten in einer Klinik gemacht, in der Operationen und Nachbehandlung, Versehrtensport und Prothesenanpassung sowie Gehschule in *einer* Hand liegen und einheitlich durchgeführt werden. Die Großerfahrungen bei der Versorgung der Kriegsversehrten sollen auch den Friedensversehrten zugute kommen!

Die Amputationen und Nachamputationen während des Krieges und der Nachkriegszeit standen im Zeichen der Infektionsgefahr. Die Eingriffe mußten so einfach als möglich gemacht werden; Antibiotica gab es nicht. Das ist jetzt anders geworden. *Es muß vor einer jeden Nachamputation eine Resistenzbestimmung durchgeführt werden* (O. HEPP). Ist dies geschehen, dann kann ,,biologisch" operiert werden.

Um die drohende Atrophie des Knochens sowie die Inaktivität der Stumpfmuskulatur zu verhüten, hat O. HEPP mit Nachdruck gefordert, daß die Muskeln der Beuge- und Streckseite miteinander vernäht werden. Die Muskulatur, die an und vor dem Stumpfende zusammengenäht wird, wirkt der Knochenatrophie entgegen. Wohl wandelt sich die vor dem Stumpfende vernähte Muskulatur in Narbengewebe um. Diese elastische Narbenplatte ist aber viel besser belastungsfähig als ein Knochenstumpf, der nur von einer dünnen Hautschicht bedeckt ist. O. HEPP betont ferner, daß ein Amputationsstumpf nur belastungsfähig sei, wenn *die Markhöhle von einem guten Knochendeckel abgeschlossen ist. Das ist richtig.* Es entspricht unseren eigenen Beobachtungen. Wir kommen also wieder zurück zu den schon als erledigt angesehenen Periost-Knochenplastiken von BIER, modifiziert von v. ERTL. Es wird durch die Vernähung der Stumpfmuskulatur über dem Knochenstumpf und durch die osteoplastisch gedeckte Markhöhle eine vermehrte Belastungsfähigkeit und damit eine Verbesserung der Durchblutung des Stumpfes erreicht (DEDERICH). Wir haben also bei jeder Nachamputation — wenn es die Wundverhältnisse gestatten, auch schon bei jeder Erstamputation — heute zusätzlich zu beachten: 1. Daß der *Knochenstumpf* in einfacher Weise *osteoplastisch gedeckt* wird. Das geschieht mit einem kleinen subperiostalen Ertl-Span (s. auch S. 155). 2. Daß die *Beuge- und Streckmuskulatur* — aseptische Wundverhältnisse vorausgesetzt — *schlingenförmig über dem Knochenstumpf vernäht wird.*

Wenn es möglich war, haben wir die Muskelvernähung schon seit langem gemacht. Heute, wenn es sich um aseptische Nachamputationen handelt, die zusätzlich noch unter antibiotischem Schutz gemacht werden, soll man die Forderung O. HEPPs grundsätzlich beachten. Die Leistungsfähigkeit der teilweise belastungsfähigen Stümpfe ist besser als bei den Stümpfen, bei denen dieses nicht getan ist oder nicht getan werden durfte! Auch die Neigung zu den berüchtigten Stumpfkrankheiten ist bei den besser durchbluteten Stümpfen geringer.

Die Nachamputation ist am Oberschenkel angezeigt, wenn zu erwarten ist, daß wegen der schlechten Stumpfbeschaffenheit nach der ersten Amputation kein gutes Gehen mit der Prothese möglich ist oder wenn es sich beim Prothesentragen herausgestellt hat, daß der Stumpf dies nicht verträgt.

Die *häufigsten Ursachen* zur Indikation für die Nachamputation sind:

Hervorstehen des Knochens, der nur von einer dünnen Haut oder von einem empfindlichen Narbengewebe bedeckt ist, *ungünstige, tief eingezogene Narben*, die in der Tiefe verwachsen sind oder die Neigung zu Ekzembildungen und Intertrigo haben,

überschüssige Weichteillappen, insbesondere wenn es durch das Tragen der Saugprothese zu derben Indurationen mit Durchblutungsstörungen gekommen ist,

randständige, namentlich *nach vorn gerichtete Exostosen und Neurome*, die mit der Narbe verwachsen sind.

Eine *Fistelbildung gibt zunächst keine Indikation* für eine Nachamputation ab. Zuerst muß die Fistel, eventuell durch einen gesonderten Eingriff zur Entfernung eines kleinen Sequesters, zur Ausheilung gebracht werden, bevor die Nachamputation ausgeführt wird.

Die *Anforderungen*, die an eine gute Beschaffenheit des Stumpfes zu stellen sind, sind folgende:

der *Knochen* soll mit *gut verschieblicher Haut gedeckt* sein,

die *Narbe* soll etwas *hinter der Mittellinie* liegen, um nicht in den Bereich der Hauptbelastung zu fallen,

die Narbe soll *glatt, strichförmig* sein,

die *Form des Stumpfes* ist von zentral nach peripher sich leicht *verjüngend*,

außerdem muß das *benachbarte Gelenk frei beweglich* sein.

Die *Frage der Wertigkeit* der einzelnen Amputationsstümpfe am Oberschenkel ist heute entschieden. — Der lange Gritti-Stumpf ist ein schlechter Stumpf. Er ermöglicht nicht die Versorgung mit einer neuzeitlichen Prothese. Der hohe Gritti ist gleichfalls ein überholtes Stumpfoperationsverfahren. Er ist für die Dauer doch nicht belastungsfähig. Er hilft günstigstenfalls für einen bestimmten Zeitraum das Körpergewicht mittragen. Das Knochenstumpfende verfällt im Laufe der Jahre doch der Atrophie.

Die Wahl der Nachamputationsstelle ist am Oberschenkel am Übergang vom unteren zum mittleren Drittel. Bei der Nachamputation von Oberschenkelstümpfen ist von der Mitte ab mit jedem Zentimeter Knochen zu sparen, soweit dies eine gute Weichteildeckung zuläßt. — An Oberschenkelkurzstümpfen wird, wenn diese von einer schlechten Haut bedeckt sind, keine Nachamputation mit Knochenkürzung vorgenommen. Die Stumpfdeckung wird durch eine Hautlappenplastik herbeigeführt.

Die Voraussetzung zur Vornahme einer Nachamputation sind saubere Stumpfverhältnisse. Wenn eine Entzündung besteht, muß diese vorher erst zur Ausheilung gebracht werden. Das Ziel einer jeden Nachamputation ist, den Stumpf prothesenreif zu machen. Eine Voraussetzung dafür ist, daß die Wundheilung glatt wie nach einer anderen Wiederherstellungsoperation vor sich geht! Dafür ist es aber oft nötig, sich mit der Nachamputation Zeit zu lassen!

b) Technik der Oberschenkelnachamputation (s. Abb. 835—839)

Der Schnitt wird so gelegt, daß die Narbe etwas hinter der Mittellinie zu liegen kommt. Alles Narbengewebe wird tief ausgeschnitten. Der Knochen wird freigelegt, und die Weichteile werden bis zu der Stelle zurückgeschoben, an der der Knochen abgesetzt werden soll. Hier wird das Periost ringförmig eingeschnitten und mit dem Raspatorium einige Millimeter nach oben abgeschoben.

Während die Weichteile mit zwei Gazezügeln oder auch mit dem sog. „Amputationsteller" von einem Assistenten zurückgehalten werden, faßt der Operateur mit der linken Hand mit einer Knochenfaßzange das abzutragende Stumpfende, und mit der rechten Hand wird der Knochen abgesägt. Die scharfen Knochenkanten werden mit der Knochenschere abgetragen und mit der Raspel gerundet und geglättet. Nur das hervorquellende Knochenmark wird mit dem scharfen Löffel ein wenig „abgeschöpft".

Nachdem das freie Knochenende fertiggerichtet ist, werden die Weichteile zurechtgeschnitten. Alle überflüssigen Weichteile werden, ebenso wie die überschüssige Haut, abgetragen. Es ist gut darauf zu achten, daß keine seitlichen Lappen- und Zipfelbildungen bestehen bleiben.

Ein *Neurom* wird nur abgetragen, wenn es vorher Schmerzen verursacht hat oder wenn es mit der Narbe verwachsen war, sonst läßt man das Ischiadicusneurom in Ruhe. Der Patient hat nach der erneuten Nervenkürzung nur wieder unnötige Schmerzen, und eventuell stellen sich erst nach der erneuten Kürzung phantomartige Schmerzen ein!

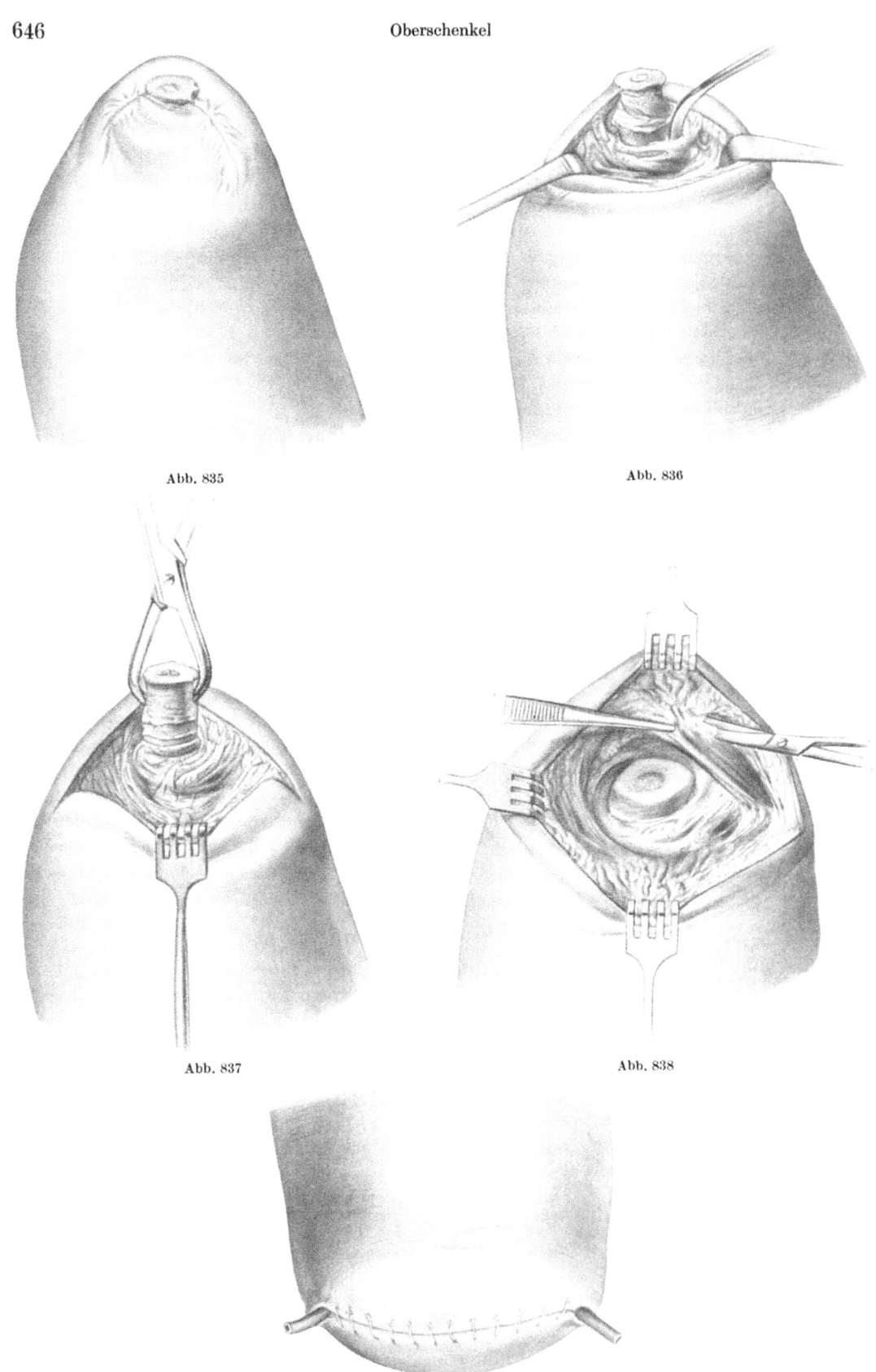

Abb. 835

Abb. 836

Abb. 837

Abb. 838

Abb. 839
Abb. 835—839. Oberschenkelnachamputation

Die Muskeln der Streck- und Beugeseite werden schlingenförmig — *aseptische Verhältnisse vorausgesetzt* — mit losen Nähten über dem Knochenstumpf vereinigt. Anschließend kommt die Naht des Unterhautfettgewebes. Zuerst wird eine tiefgreifende Weichteilnaht und dann eine Subcutannaht angelegt. Zum Schluß Hautnaht und Einführen von Gummidrains von den Ecken der Wundwinkel in schräger Richtung zum Knochen.

Lagerung auf flachen Kissen. — Entfernung der Gummidrains und 1. Verbandwechsel nach 4 Tagen. Wenn eine Neigung zur Nachblutung bestehen sollte, wird noch einmal ein Gazestreifen eingelegt.

Nahtentfernung nach 14 Tagen.

Nachbehandlung erst etwa 4 Wochen nach der Operation. Neuanpassen der Prothese etwa $^1/_4$ Jahr nach der Nachamputation.

Die Nachamputation wird bei langen und mittellangen Oberschenkelstümpfen in Blutleere gemacht. Das ist für den Patienten blutsparend. Die Blutleere wird vor der Weichteilnaht für eine sorgfältige Blutstillung wieder gelöst.

Es ist keineswegs jede Stumpfkorrektur eine typische Nachamputation mit einer Knochenkürzung. In einem Teil der Fälle reicht eine Weichteilkorrektur aus, um gute Stumpfverhältnisse zu schaffen.

III. Knie

1. Kniegelenkeröffnung

A. Kniegelenkeröffnung bei Eiterung

Die einfache Eröffnung des Kniegelenkes wegen einer Eiterung hat für die Friedensverhältnisse eine größere Bedeutung als für die Kriegsverhältnisse. Bei den Eiterungen nach Schußverletzungen reicht in vielen Fällen die gewöhnliche Gelenkeröffnung nicht aus. Die Erfahrungen des letzten Krieges haben trotz gegensätzlicher Auffassung von BÖHLER, VIDAL usw. den Anhängern der frühzeitigen Knieresektion (FRANZ, GULEKE, LEHMANN, WESTHUES) recht gegeben. Die *frühzeitige Knieresektion* schützt in den meisten Fällen vor der Amputation und wirkt lebenserhaltend. Man muß diese Erfahrungen des Krieges auf die Friedenschirurgie übertragen und in den Fällen, bei denen trotz breiter Arthrotomie innerhalb von 10—14 Tagen die Temperaturen nicht zurückgehen und das Allgemeinbefinden sich nicht mehr hebt, die Resektion hinzunehmen. Die Beweglichkeit des Gelenkes ist nach jeder schweren Kniegelenkeiterung doch verloren, und die beste Gebrauchsfähigkeit des gesamten Beines wird bei einem steifen schmerzfreien Knie erreicht. Dieser Zustand tritt am schnellsten und zuverlässigsten durch eine gute frühzeitige Resektion ein. Den Infektionen des Kniegelenkes aus der Kriegschirurgie sind die Infektionen nach schweren offenen, verschmutzten Verletzungen, insbesondere bei Verkehrsunfällen, an die Seite zu stellen.

Die *Gesamtprognose* der offenen Kniegelenksverletzungen und -eiterungen ist heute durch den Besitz der Antibiotica bei rechtzeitiger und folgerichtiger konsequenter Anwendung *wesentlich besser* geworden. Die Erhaltung der Gelenkbeweglichkeit ist oft erreichbar und die Resektion vermeidbar.

Die Schnittführung am Knie wird bestimmt von dem Sitz, der Ausbreitung und der Schwere der Infektion. Damit ist ohne weiteres klar, daß bei den Eiterungen nach Kriegsverletzungen es keinen Sinn hat, erst eine Gelenkeröffnung mit kleinen Schnitten zu machen. Es handelt sich bei diesen Gelenkinfektionen in der Regel um schwere Eiterungen, die das ganze Gelenk befallen. Bei den Kniegelenkinfektionen aus der *Friedenschirurgie* gibt es dagegen bland verlaufende Fälle, bei denen man mit kleinen Incisionen oben seitlich neben der Kniescheibe auskommt. Diese genügen nur so lange, wie sich die Infektion umschrieben im oberen Teil des Kniegelenkes abspielt. Sobald eine seitliche Druckempfindlichkeit an den Gelenkspalten festzustellen ist, muß unverzüglich das Kniegelenk seitlich unten eröffnet werden. Nur so wird der Eiterabfluß gesichert. Geht die Temperatur auf diese Incisionen nicht zurück und zeigt der örtliche Befund am Knie keinen eindeutigen Rückgang der Entzündungserscheinungen, so sind nach einigen Tagen die kleinen Incisionen durch große zu ersetzen, um den Übergang vom Gelenkempyem zur Kapselphlegmone zu verhüten.

a) Eröffnung des Kniegelenkes bei bland verlaufenden Infektionen

α) Gelenkeröffnung mit kleinen seitlichen vorderen Schnitten

Je zwei Schnitte von 2—4 cm Länge werden zu beiden Seiten des Ligamentum patellae und zwei Querfinger breit neben der Patella angelegt. Es wird noch ein weiterer an der Spitze des oberen Recessus gemacht. In die Öffnungen werden Drainrohre eingeführt.

β) Gelenkeröffnung mit kleinen seitlichen hinteren Schnitten

Lagerung. Am besten Bauchlage oder wenigstens Seitenlage.

Schnitt medial hinten (s. Abb. 840). Längsschnitt von etwa 5 cm Länge über den Sehnen der Semimuskeln, die gut beiseitegehalten werden. Die Fascia poplitea mit dem medialen Gastrocnemiuskopf wird sichtbar. Dieser wird von der Gelenkkapsel abgelöst und zurückgeschoben. Die Gelenkkapsel wird mit einem Längsschnitt gespalten.

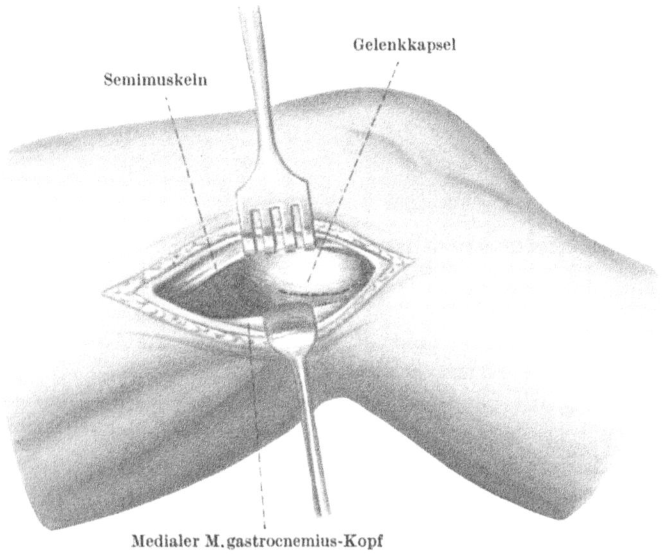

Schnitt lateral hinten (siehe Abb. 841). Längsschnitt innen neben der Bicepssehne abwärts bis zum Fibulaköpfchen. Achten auf den N. peronaeus und den N. cutaneus surae lateralis! Man legt sich den N. peronaeus am besten dicht oberhalb des Fibulaköpfchens frei und verfolgt ihn zentralwärts. Während der Nerv beiseitegehalten wird,

Abb. 840. Eröffnung des Kniegelenkes von medial hinten

sucht man sich den lateralen Gastrocnemiuskopf auf. Nach schräger Durchtrennung der Muskelfasern nahe ihrer Ansatzstelle liegt die Gelenkkapsel zur Längsincision frei.

Gummidrains werden in beide Gelenköffnungen innen und außen eingeführt.

b) Eröffnung des Kniegelenkes bei schweren Infektionen

α) Eröffnung des Gelenkes von vorn mit großen Schnitten

Zwei große Längsschnitte werden seitlich neben dem Kniescheibenbande und der Kniescheibe bis zum oberen Recessus angelegt. Es sind durchgreifende Schnitte, die sofort die entzündlich veränderte Gelenkkapsel eröffnen.

β) Eröffnung des Gelenkes von hinten nach KROH zur Eröffnung der hinteren Kapseltaschen (s. Abb. 841—843)

Lagerung. Bauchlage in 140° Kniebeugung.

Schnitt medial zwischen dem Sartorius und der Endsehne des Adductor magnus. Wenn beide Sehnen gut auseinandergehalten werden, ist der bogenförmige Rand des medialen Femurcondylus unter dem Fettgewebe leicht abzutasten. Er wird freigelegt, und die hintere Gelenkkapseltasche wird über dem Femurcondylusrande gespalten.

Schnitt lateral zwischen dem hinteren Rande des Tractus ilio-tibialis und der Bicepssehne. Sie wird mit dem N. cutaneus surae lateralis nach hinten zurückgehalten. Eine Gefahr der Verletzung des N. peronaeus besteht nicht, weil der Schnitt lateral von dem Nerven verläuft.

Der M. vastus lateralis, dessen hinterer Rand sichtbar wird, wird nach vorn gehalten. Hiernach liegt die laterale Gelenkkapseltasche, die sich über dem lateralen Femurcondylus ausbreitet, zum Einschnitt bereit.

Einführung von Gummidrains in die hinteren Kapseltaschen.

Für einen Teil der Fälle kommt schließlich die Abmeißelung der hinteren Kondylen nach LAEWEN in Betracht. Dieses Verfahren leitet schon zu den Resektionen über. Es ist bei Fällen angezeigt, die ebenso gut, wenn nicht zweckmäßiger, richtig reseziert würden.

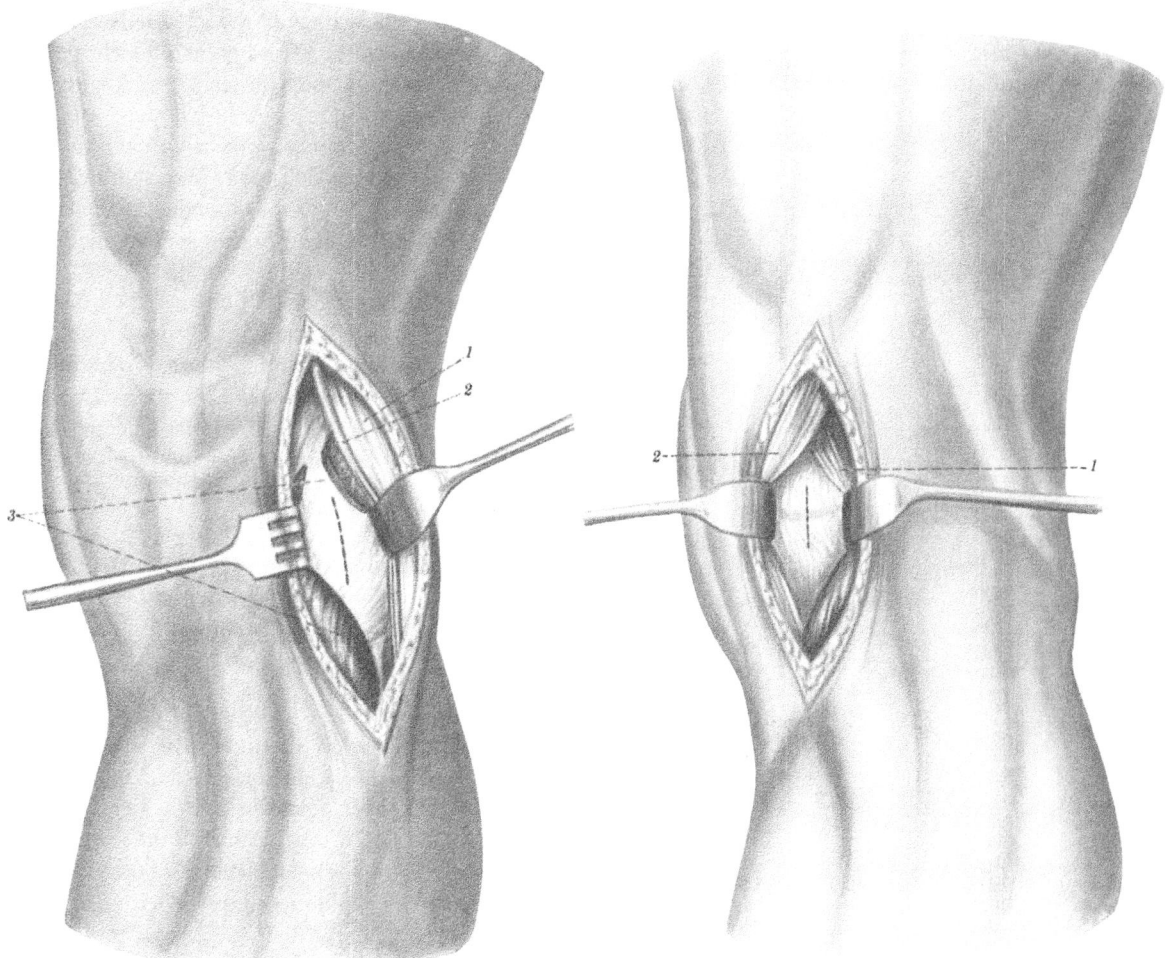

Abb. 841. Eröffnung des Kniegelenkes von lateral hinten. *1* M. biceps mit N. peronaeus; *2* N. cut. surae lat.; *3* durchtrennter lateraler M. gastrocnemius-Kopf

Abb. 842. Eröffnung des Kniegelenkes von hinten medial nach KROH. *1* M. sartorius; *2* Endsehne des M. adductor magnus mit M. vastus med.

γ) Abmeißelung der hinteren Kondylen nach LAEWEN

Zwei seitliche, etwa 6 cm lange Längsschnitte werden in Bauchlage bei Kniebeugung von 140⁰ zur Freilegung der Kondylen (s. auch oben) angelegt. Die Gelenkkapsel wird beiderseits eröffnet, die Hinterhörner der Menisci werden abgetragen, und die Hinterflächen der Kondylen werden mit einem breiten Meißel waagerecht abgeschlagen. Guter Eiterabfluß wird dadurch geschaffen.

Ruhigstellung. Sie geschieht in der Regel durch einen Becken-Beingipsverband. Die Rückseite des Gipsverbandes ist im Bereich des Kniegelenkes besonders fest gearbeitet, damit trotz einer ausgiebigen Fensterung des Gipsverbandes die Ruhigstellung ungestört bleibt. Auch der Gipsverband hat als ruhigstellender Verband seine Nachteile, insbesondere den der Schwierigkeit der *rechtzeitigen Erkennung von parartikulären oder Röhrenabscessen*, die sich nach zentral wie peripher entwickeln können. Das gilt namentlich für die Unterschenkelabscesse, die sich in den tiefen Muskellogen zwischen dem Gastrocnemius und dem Soleus ausbreiten. Das Wichtigste ist, jederzeit an die Möglichkeit der Entwicklung eines solchen Abscesses zu denken; dann entgehen sie einem auch trotz des Einschlusses des Beines in einem Gipsverband nicht. Die Ruhigstellung im Gipsverband ist jeder anderen Ruhigstellung auf einer Schiene oder in einer Schwebelageextension, die für ältere Kranke ein gelegentliches Anwendungsgebiet hat, überlegen. Die an und für sich so beliebte *Braunsche Schiene* wirkt, wenn erst das Empyem in die Nachbarschaft unter Überwindung der Kapselbarriere durchgebrochen ist, fördernd auf die Röhren- und Senkungsabsceßbildung! Ist die Eiterung so schwer, daß man mit dem gewöhnlichen Gipsverband nicht weiterkommt, dann ist dies kein Fall mehr für eine Kniedrainage. Die Resektion ist nötig, oder selbst die Amputation kann, wenn die Ausbildung der Eiterung bei schlechtem Allgemeinbefinden fortgeschritten ist, erforderlich werden. Diese soll man im richtigen Augenblick machen, solange noch begründete Aussicht besteht, daß der Kranke sich nach der Amputation bald erholen wird. Man soll nicht warten, bis trotz der Resektion oder trotz der Amputation der tödliche Ausgang nicht mehr aufzuhalten ist.

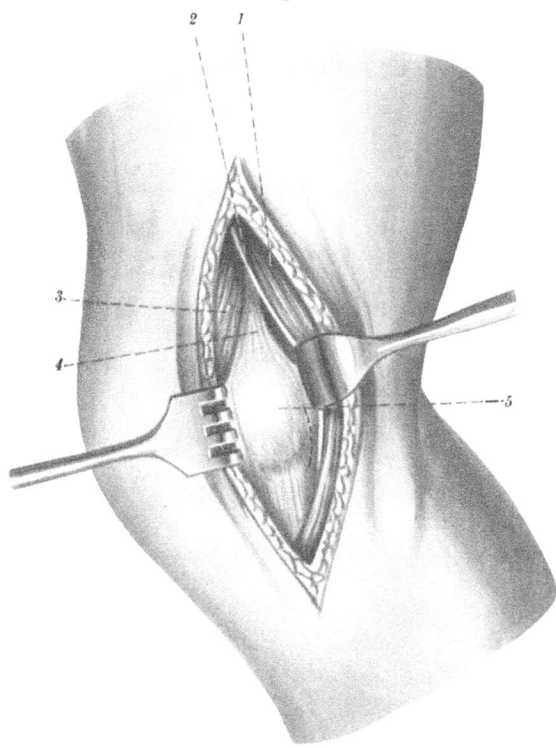

Abb. 843. Eröffnung des Kniegelenkes von hinten lateral nach KROH. *1* M. biceps mit darunterliegendem N. peronaeus; *2* N. cut. surae lat.; *3* hinterer Rand des M. vastus externus; *4* in die Gelenkkapsel ausstrahlende Fasern vom M. tractus iliotibialis; *5* lateraler Femurcondylus mit Gelenkkapsel

Nach der Resektion ist für einen Teil der Fälle der „große" Brückengipsverband nach WESTHUES zu empfehlen, in dem durch die Verwendung des Resektionsbügels die schwebende Ruhigstellung mit weiter freier Übersicht des Knies und der angrenzenden Teilen von Unter und Oberschenkel gewährleistet wird.

B. Eröffnung des Knies zur Entfernung von freien Gelenkkörpern oder Fremdkörpern

Die Eröffnung des Kniegelenkes zur Entfernung eines freien Gelenkkörpers oder eines Fremdkörpers ist ein häufiger Eingriff. Die *allgemeine Richtlinie* hierfür ist, daß nur *der* freie Gelenkkörper entfernt wird, der Beschwerden hervorruft, sei es durch die Unterhaltung eines rückfälligen Reizzustandes oder durch deutliche Einklemmungserscheinungen.

Das gleiche gilt für die Geschoßsplitterentfernung. Ein kleiner Splitter, der fest eingekapselt in einem toten Winkel des Gelenkes liegt und keinerlei entzündliche Reizzustände hervorruft, bleibt unangetastet. Das gilt auch für die größeren Metallsplitter, wenn ihre Einschußstelle gut vernarbt ist und wenn weder klinisch noch röntgenologisch entzündliche Reaktionen erkennbar sind. Umgekehrt werden alle Geschoßsplitter aus dem Kniegelenk entfernt, die einen chronischen Reizzustand unterhalten oder durch ihre Lage im Bereich der Gleitflächen des Gelenkes den Bewegungsablauf und die Gesamtfunktion stören. Die Entfernung eines alten Geschoßsplitters aus dem Knie hat im allgemeinen nur einen Sinn, wenn das Röntgenbild gut erhaltene Gelenkflächen zeigt, weil nur in diesen Fällen nach der Splitterentfernung mit einer wesentlichen Besserung der Gelenkfunktion zu rechnen ist. In manchen Fällen ist es dagegen so, daß dem Splitter nur die Schuld für die schlecht gebliebene Funktion zugeschoben wird. Der Splitter ist in Wirklichkeit harmlos und bedeutungslos geworden. Die wahren Ursachen der Kniesteifheit sind die bleibenden Störungen, die die Schußverletzung an den Gelenkflächen und die anschließende Entzündung durch die Ausbildung von derbschwieligen Verwachsungen zwischen den Gelenkflächen nach sich gezogen haben.

Die Schnittführung für die Entfernung von freien Gelenkkörpern wie von Fremdkörpern wird durch die Lage der Gelenkmäuse oder Geschoßsplitter bestimmt. Liegen sie im Innern des Kniegelenkes zwischen den Gelenkflächen, so wird je nachdem, ob ihre Lage mehr medial oder lateral ist, das Gelenk mit dem gleichen Schnitt wie für eine Meniscusoperation eröffnet. Der große S-förmige Payrsche Schnitt wird nur für die Fälle benützt, bei denen man mit einem kleinen Schnitt nicht auskommt. Liegen die freien Gelenkkörper oder Geschoßsplitter im Bereich des oberen Recessus, so wird ein kleiner seitlicher Schnitt oberhalb der Kniescheibe angelegt. Liegen die freien Gelenkkörper im hinteren Gelenkabschnitt, so wird das Kniegelenk von hinten, entweder lateral oder medial, eröffnet. Wenn man so vorgeht, ist die Entfernung von Gelenkmäusen und Fremdkörpern meist ein kleiner Eingriff. Groß wird er nur in den Fällen, in denen das Gelenk ganz eröffnet und aufgeklappt werden muß.

Sich anpassen an die gegebenen Verhältnisse und sich nicht an eine bestimmte Schnittführung anklammern, hat für die Behandlungsergebnisse der freien Gelenkkörper- und Fremdkörperentfernungen aus dem Kniegelenk eine ausschlaggebende Bedeutung!

a) Eröffnung des vorderen Gelenkabschnittes

Kleine *Schnitte* dienen zur Eröffnung des Kniegelenkes oberhalb der Kniescheibe im Bereich des oberen Recessus, im Bereich der Kniescheibe und unterhalb davon.

b) Eröffnung des inneren Gelenkabschnittes bei klaren Verhältnissen

Medialer oder lateraler, leicht bogenförmiger Schnitt bei 150° Beugung wie bei der Arthrotomie zur Meniscusentfernung. Beide Schnitte lassen sich, wenn nötig, leicht vergrößern.

c) Eröffnung bei noch ungeklärten schwierigen Verhältnissen

Medialer *Schnitt* nach PAYR (s. Abb. 844). Er beginnt oberhalb des oberen inneren Randes der Kniescheibe und geht herab bis zum Ansatzpunkt des Ligamentum patellae. So *groß* wird *der Schnitt* nur angelegt, wenn *wirklich eine Totalaufklappung des Gelenkes erforderlich ist*, sonst wird der Schnitt je nach den Verhältnissen *oben oder unten kleiner gehalten*. Der Schnitt legt oben den M.vastus medialis frei, der an seinem Ansatz abgelöst wird. Die Gelenkkapsel wird dicht neben dem Kniescheibenrand herunter bis zum Kniescheibenbandansatz durchtrennt. Im unteren Teil der Kniescheibe soll man sich möglichst nahe an ihrem Rande halten (KLEINSCHMIDT), um eine *Verletzung des Hautnerven, des R. infrapatellaris* (ERB), zu vermeiden. Nach breiter Eröffnung des Gelenkes vom oberen Recessus bis zum Kniescheibenbandansatz wird die Kniescheibe bei mäßiger Kniebeugung mit dem zugehörigen Streckapparat nach lateral herüber verschoben. Hiernach liegt das Innere des Kniegelenkes übersichtlich frei.

Nach Entfernung des freien Gelenk- oder Fremdkörpers wird die Kniescheibe mit dem Streckapparat wieder zurückverlagert. Die Kapsel wird doppelt vernäht, zuerst der synoviale und dann der fibröse Teil. Der M.vastus medialis wird wieder mit der Quadricepssehne und der Gelenkkapsel verbunden. Am Übergang vom oberen Recessus zum Vastus medialis wird ein fingerkuppengroßes *Kapselfenster* belassen, damit ein eventueller Gelenkerguß sich schneller resorbiert.

d) Eröffnung des Kniegelenkes von hinten

Der Weg für die Schnittführung ist vorgezeichnet durch die Lage der Gefäße in der Kniekehle und durch die Lage des zu entfernenden freien Gelenkkörpers oder Fremdkörpers medial oder lateral von diesem.

α) Lateral

Lagerung. Bauchlage und leichte Überstreckstellung.

Man tastet sich den Verlauf der Bicepssehne und den Verlauf des N.peronaeus ab. Einwärts hiervon wird der *Schnitt* geführt. Muskel und Nerv werden nach außen beiseitegehalten, während gleichzeitig die großen Gefäße durch einen stumpfen Haken geschützt werden. Der laterale Gastrocnemiuskopf mit dem M.plantaris sowie ein Teil der hinteren Gelenkkapsel werden sichtbar. Man tastet den Verlauf des Gelenkspaltes ab, am besten indem man das Bein etwas beugen und strecken läßt, und eröffnet in seinem Bereich die Gelenkkapsel. Durch Einsetzen eines stumpfen Hakens in die Gelenkkapsel erhält man einen guten Einblick in den hinteren Gelenkraum, so daß in gleicher Weise freie Gelenkkörper wie Geschoßsplitter leicht entfernt werden können. Nach Kapselschluß Zurückfallenlassen der Muskeln, ohne daß eine besondere Naht erforderlich ist.

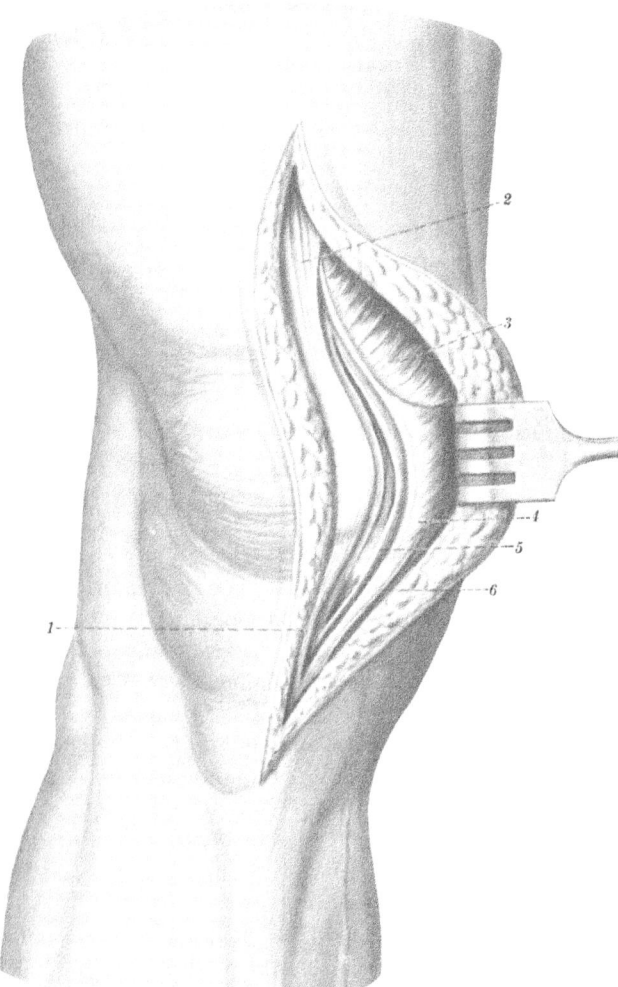

Abb. 844. Eröffnung des Kniegelenkes mit dem großen medialen S-förmigen Schnitt nach PAYR

1 Gelenkkapsel (Pars fibrosa); *2* M.quadriceps-Sehne; *3* M.vastus medialis; *4* Gelenkkapsel (Pars fibrosa); *5* Gelenkkapsel (Pars synovialis); *6* Gelenkkapsel (Pars fibrosa)

β) Medial

Schnittführung entsprechend wie lateral am inneren Rande der Semimuskeln. Der mediale Gastrocnemiuskopf bedeckt mehr als der laterale den hinteren Gelenkabschnitt. Er wird an seinem oberen Ansatz teilweise abgelöst und nach medial herübergezogen. Er muß dementsprechend am Schluß der Operation wieder mit einigen Nähten befestigt werden.

Ruhigstellung nach der Knieeröffnung. Nur bei kleinen Eingriffen Schienenlagerung (Braunsche Schiene), sonst Beingipsverband.

Dauer der Fixierung. Bei Entfernung von freien Gelenkkörpern 1 Woche, bei Entfernung von Geschoßsplittern 2 Wochen. Anschließend Aufnahme von Bewegungsübungen in typischer Weise.

Nachbehandlung. Man soll mit der Aufnahme der Belastung ebenso wie am Hüftgelenk in allen den Fällen zurückhaltend sein, bei denen bei der Operation ein größerer Knorpel-Knochendefekt als Begleiterscheinung der Osteochondritis dissecans gefunden wurde oder bei denen zur Entfernung eines Geschoßanteiles ein Defekt im Knorpel gesetzt werden mußte. Das Aufstehen wird in diesen Fällen erst 4—6 Wochen, sonst 2—3 Wochen nach der Operation erlaubt. Vom Tag der Verbandabnahme an wird täglich zweimal für 1—2 Std ein Streckverband

angelegt. Sonst bleiben leicht monatelang Reizzustände im Knie bestehen, und Schmerzen stellen sich schon bei geringen Anstrengungen ein.

C. Eröffnung des Kniegelenkes für plastische Operationen

Am Kniegelenk gehören außer der eigentlichen Arthroplastik noch der künstliche Ersatz der Kreuzbänder zu den plastischen Operationen.

Als *Schnittführung* für den plastischen Ersatz der Kreuzbänder dient der S-förmige mediale Schnitt nach PAYR. Er erfüllt alle Voraussetzungen, die für diese Operation notwendig sind. Es wird das Gelenk unter Schonung der Muskeln und des Streckapparates in ausreichendem Maße übersichtlich freigelegt. Dieser Schnitt reicht für eine ausgesprochene Arthroplastik dagegen nicht voll aus. Auch PAYR ist mit dieser Schnittführung in ihrer typischen Form nicht ausgekommen. Das beweist, daß er selber die frontale Z-förmige Durchschneidung des Kniescheibenbandes (KLEINSCHMIDT) zur Vervollkommnung der Gelenkübersicht angegeben hat. Der Auffassung von LEXER ist unbedingt beizustimmen, daß das gesamte Kniegelenk für die Arthroplastik frei zugängig sein muß. Nur so können Auge und Hand ungehindert neue Gelenkformen bilden! Die Schnittführung für die Arthroplastik ist der bogenförmige Schnitt mit temporärer Ablösung der Tuberositas tibiae. Man kann diese lediglich abmeißeln (LEXER) oder auch in Form eines trapezförmigen Knochenstückes aussägen und hinterher wieder einsetzen (KIRSCHNER).

Eröffnung des Kniegelenkes mit dem bogenförmigen Schnitt (TEXTOR) (s. Abb. 845)

Schnitt vom inneren Femurcondylus bogenförmig nach abwärts über die Tuberositas tibiae bis zum äußeren Femurcondylus. Der Schnitt geht zunächst nur bis zur Gelenkkapsel. Das Periost und der Ansatz des Ligamentum patellae werden beiderseits seitlich neben der Tuberositas tibiae in einem größeren Ausmaß, als die Abmeißelung verlangt, umschnitten. Das Periost wird mit dem Bandansatz nach der Mitte zu zurückgeschoben. Nach Unterfahren des Kniescheibenbandansatzes mit einer Kocher-Sonde *Abmeißeln der Tuberositas tibiae*. Hiernach beiderseits zügige *Gelenkeröffnung* unter Durchschneidung der Gelenkkapsel bis zu den Ansätzen des Vastus medialis und lateralis *unter* selbstverständlicher *Schonung der Seitenbänder*. Jetzt wird

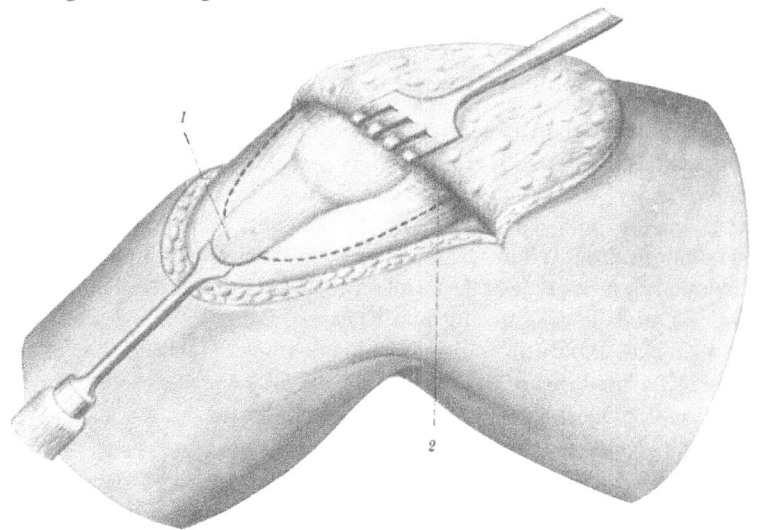

Abb. 845. Eröffnung des Kniegelenkes mit dem bogenförmigen Schnitt nach TEXTOR.
1 Tuberositas tibiae mit dem Ansatz des Ligamentum patellae; *2* Kniegelenkkapsel

das Gelenk stärker gebeugt, der große Weichteillappen mit dem Kniescheibenbande und der daranhängenden Tuberositas tibiae wird nach oben umgeschlagen, und das Gelenk liegt zu jedem plastischen Eingriff frei. (Besonderheiten für die Arthroplastik bei einer Ankylose s. d.)

Nach Beendigung der Gelenkoperation wird der Weichteillappen zurückgeschlagen, die Kapsel wird, wenn möglich, gesondert in ihren zwei Teilen genäht, zuerst der synoviale und dann der fibröse. Die Wiederanheftung der Tuberositas tibiae geschieht in Kniestreckstellung. Die grobe Fixierung erfolgt durch einen Knochennagel oder eine Knochenschraube, die genaue Adaptierung durch zuverlässige Seidenknopfnähte am Periost und dem derben Gewebe des Bandansatzes.

Ruhigstellung des Kniegelenkes in Streckstellung in einem Becken-Beingipsverband.

Nachbehandlung. Nach 10 Tagen bereits im Gips Beginn mit aktiven Anspannungsübungen des Quadriceps, Aufnahme des Patellarspieles. Nach 3—4 Wochen Gipsabnahme und vorsichtige Aufnahme von Eigenbewegungen. Die Dauer der Gipsfixierung richtet sich im einzelnen nach der Art der ausgeführten Operation.

Bei jüngeren Patienten wird man bei der Ablösung der Tuberositas tibiae sich mit dem einfachen Abschlagen und dem Wiederbefestigen durch einen Nagel und mit Seidenknopfnähten begnügen. Die Nähte lassen sich am Periost und in dem Gewebe des Bandansatzes gut anlegen. Auch die Verknöcherung geht schnell vor sich. Bei Patienten nach dem 30.—35. Jahre kann sich die feste Wiederanheilung der Tuberositas tibiae hinausziehen, die Vernähung mit dem Periost ist nicht mehr so gut möglich, und die knöcherne Verwachsung geht langsam vorwärts.

Darunter leidet die gesamte Nachbehandlung. Es ist für diese Fälle deshalb die Herausnahme der Tuberositas tibiae mit einem trapezförmigen Knochenstück, das hinten die größere Basis hat, zu empfehlen. Es geschieht entweder mit einem Lexer-Meißel oder, sofern vorhanden, mit einer zweiseitig „schneidenden" Säge nach KIRSCHNER. Mit ihr wird das Knochenstück so herausgesägt, daß es gelenkwärts herausgeschoben und am Schluß der Operation von hier wieder eingesetzt werden kann. Das Knochenstück wird durch seine eigene Form und durch die seitlich überstehenden Knochenwände so gut festgehalten, daß eine subperiostale Vernähung genügt. Die zuverlässige mechanische Sicherung der ausgelöst gewesenen Tuberositas tibiae erlaubt frühzeitig Bewegungsübungen aufzunehmen.

2. Arthrodese

Die Arthrodese am Knie ist eine häufige Operation. Sie kann intraartikulär als Anfrischungsarthrodese oder als Bolzungsarthrodese ausgeführt werden. Außerdem gibt es auch die juxta- und extraartikuläre Arthrodese. Diese hat heute an Bedeutung verloren.

A. Die intraartikuläre Arthrodese (Anfrischungsarthrodese)

Die intraartikuläre Arthrodese am Knie ist eine wesentlich einfachere und zuverlässigere Operation als an der Hüfte. Sie hat gemeinsam mit der Hüftarthrodese, daß ihre *Indikationsberechtigung für poliomyelitische Lähmungen* verschieden beurteilt wird. Sie wird von vielen Orthopäden mit der Begründung abgelehnt, daß der schwer Gelähmte darauf angewiesen sei, den größten Teil des Tages sitzend zu verbringen, und daß infolgedessen ihn das steife Bein mehr hindere als nütze. Der Gelähmte werde durch die Kniearthrodese wohl von dem Apparat befreit, und er erhalte ein standsicheres Bein. Das sei aber ein zweifelhaftes Geschenk, bei dem der Gelähmte neben den Unbequemlichkeiten für das Sitzen noch der erhöhten Gefahr eines Knochenbruches aus geringfügigen Anlässen ausgesetzt sei, weil der Knochen des gelähmten Beines atrophisch und wenig widerstandsfähig sei.

Andere namhafte Orthopäden, so BIESALSKI, SEIFFERT, VULPIUS, waren oder sind Anhänger der Kniearthrodese bei schweren Beinlähmungen. GOCHT, DEBRUNNER, LORENZ und HASS wollen die Kniearthrodese für die Fälle von schwerem doppelseitigem Schlottergelenk und von doppelseitigen Beinlähmungen vorbehalten haben, um wenigstens *ein* apparatfreies, standsicheres Bein den Kranken zu verschaffen. *Unsere Auffassung* geht dahin, daß die Kniearthrodese *in ausgewählten Fällen* von poliomyelitischen Lähmungen *durchaus ihre Berechtigung hat* und für den Patienten unter voller Würdigung seiner persönlichen Verhältnisse einen Gewinn bedeutet.

Die Indikation für eine Kniearthrodese kann außer für poliomyelitische Lähmungen bei zwei weiteren Krankheitszuständen gegeben sein: bei einer schweren vorzeitigen *Arthrosis deformans* und bei hochgradigen Schlottergelenken nach Kreuzbandverletzungen, wenn wegen des Alters eine Bandplastik nicht mehr ratsam ist. Es wird sich meist um Kranke der mittleren Lebensjahre handeln, bei denen wegen der starken Knieschmerzen oder wegen des mangelnden Haltes im Knie die Berufsfähigkeit gefährdet ist. Diese Kranken haben nur den einen Wunsch, wieder schmerzfrei und sicher gehen und stehen zu können. Sie bringen von sich aus das Opfer des Verzichtes auf die Gelenkbeweglichkeit.

Das *Alter* für die Kniearthrodese ist von den Anhängern der Arthrodese wegen der häufigen schlechten Erfahrungen bei der Operation in jüngeren Jahren vom 10. Jahre ab (JONES, VULPIUS) immer weiter herauf bis zum 17.—18. Jahr (HASS) gesetzt worden. Das war folgerichtig. Denn die operative Knieversteifung ist zwecklos, wenn nach der Operation in zu jungen Jahren hinterher noch jahrelang ein Apparat getragen werden muß, um die Entstehung einer sekundären Deformität zu verhüten. Es ist deshalb von vornherein besser, mit der Operation bis kurz vor dem Abschluß des Längenwachstums zu warten. Die obere Altersgrenze für die Arthrodese beim Erwachsenen ist etwa das 60. Jahr. Die Verknöcherungskraft des Knochens wird in späteren Jahren geringer und damit werden die Operationsaussichten unsicherer.

Die *Technik* der Kniearthrodese ist im Prinzip die einer recht sparsamen Resektion (siehe Abb. 846). Der Knorpel wird sorgfältig von allen drei Gelenkflächen, von denen der Tibia, des Femur und der Patella, entfernt. Die Gelenkkapsel wird nicht ganz exstirpiert. Man erhält sie vielmehr teilweise, um sie als Fixierungsmittel für die Knochenenden zu benutzen.

Mehrere *Schnittführungen* sind angegeben worden. Der untere Bogenschnitt nach TEXTOR ist am geeignetsten und beliebtesten. Originell ist der Schnitt von GOCHT-RIEDINGER, die das Gelenk mit einem Längsschnitt unter medialer Spaltung der Kniescheibe eröffnet haben.

Das Bestreben der verschiedenen Operationsvorschläge geht dahin, die Stellung der Knochenflächen, die eine beträchtliche Neigung zur Verschiebung haben, zu sichern. GOCHT (s. Abb. 847) empfahl die Befestigung mit dicker Seide, die je durch ein queres Bohrloch von Femur und Tibia geführt war, GALLOWAY die *Stellungssicherung durch zwei wie gekreuzte Schlägerklingen von der Innen- und Außenseite der Tibia eingeschlagene Nägel* (s. Abb. 848). Diese Fixierung hat sich uns *früher* bei der Kniearthrodese wie bei der Knieresektion außerordentlich bewährt. BÖHLER führt je einen Draht quer durch den Femur- und Tibiacondylus durch und setzt die angefrischten Knochenenden durch die Drahtnaht unter Druckspannung, die sich günstig auf die Verknöcherung auswirkt.

Andere Operateure sind bestrebt, durch die Art der Knochenbildung eine Verhakung der Knochenenden zu erreichen, z. B. durch ein leistenförmiges Stehenlassen der Eminentia intercondyloidea oder durch das Einsetzen der Patella als Sperriegel (HIBBS) (s. Abb. 849). Technisch gut durchdacht ist die Verschiebearthrodese nach ROEREN. Zwei kleine Knochenbolzen werden aus der Mitte der Femur- oder Tibiagelenkfläche gebildet und dann in der Längsachse wieder in den Defekt eingesetzt (s. Abb. 850 und 851).

Das gleiche Verfahren ist in Amerika von MILGRAM (1931) angegeben. MILGRAM benutzte ein Spezialinstrument mit einem Hohlzylinder um die halbkugelförmigen Knochenstücke zu erhalten.

Bewährt hat sich weiterhin, die Knochenflächen an Femur und Tibia durch vielfaches schräges Anmeißeln gezähnelt zu gestalten. Auf diese Weise verhaken sich die Knochenflächen, und die Verknöcherung wird außerdem beschleunigt.

Um das Halten der Knochenenden nach der Kniearthrodese beim *Anlegen des Gipsverbandes* zu erleichtern, hat NOVÉ-JOSSERAND vorgeschlagen, den Gips bei möglichst senkrecht erhobenem Bein anzufertigen. In der gleichen Weise ist auch das Bein nach einer Kniearthrodese in der Küttnerschen Klinik eingegipst worden (WEIL).

Technik der Kniearthrodese (s. Abb. 852—855)

Schnitt nach TEXTOR (s. Abb. 845). Das Ligamentum patellae wird am Ansatz an der Tuberositas tibiae durchtrennt. Das Gelenk wird breit eröffnet und der Weichteillappen mit der Patella nach oben geschlagen. Nach Durchschneidung der kräftigen Ligamenta collateralia werden die Menisci und die Ligamenta cruciata entfernt. Die Entknorpelung der Gelenkflächen von Tibia und Femur geschieht mit der Säge oder einem Hohlmeißel, während an der Hinterseite der Femur- und Tibiagelenkfläche eine große Kocher-Sonde als Schutz für die Gefäße eingesetzt ist. Die Knochenfläche von der Tibia wird leicht vertieft, damit sich die walzenförmige Knochenfläche des Femur gut in sie einstellt. Die Knochenenden werden genau ineinandergepaßt, kleine Unebenheiten werden mit der Raspel beseitigt. Zum Schluß werden die Knochenflächen noch schräg eingemeißelt und „gezähnelt" gestaltet. Die Patella ist inzwischen entknorpelt und von den Weichteilen isoliert worden, um in eine Rinne vom Femur zur Tibia eingefalzt zu werden. Das Bett für die Patella wird herausgemeißelt, während die Knochenenden von der Tibia und dem Femur in der richtigen Beinstellung gehalten werden. Der Knochen am oberen Ende des Lagers für die Patella im Femur und ebenso am unteren in der Tibia bleibt etwas überragend stehen, damit die Patella fest verklemmt werden kann.

Vor dem Einsetzen der Patella werden zwei lange Knochennägel oder Kirschner-Drähte von je einem kleinen Einschnitt an der Innen- und Außenseite des Schienbeinkopfes schräg gekreuzt durch den Tibiakopf in den Femur eingeschlagen. Die Richtung für den einzelnen Nagel wird durch einen Assistenten mit einer Sonde, die am inneren bzw. äußeren Femurcondylus aufgesetzt ist, angegeben.

Ruhigstellung. Becken-Beingipsverband.

Nachbehandlung. Der 1. Gipsverband bleibt, wenn das Röntgenbild eine einwandfreie Stellung ergeben hat, 4 Wochen liegen. Die Knochennägel bzw. Kirschner-Drähte werden nach etwa 3—4 Wochen entfernt. Der 2. Gipsverband ist bereits ein ungepolsterter Beingips, der vom Knöchel bis zum Trochanter reicht, mit einem Elastoplastverband am Fuß. Beginn mit Aufstehen 4—6 Wochen nach der Operation, je nachdem, wie schnell die Verknöcherung vor sich geht. Die *Zeitdauer für das Tragen* der ungepolsterten Beingipshülse ist mindestens 2—3 Monate, muß aber unter Umständen länger ausgedehnt werden. *Sie darf nicht eher fortgelassen werden, bis die Knochenenden einheitlich fest verknöchert sind.* Wenn man die Arthrodese bei einem Erwachsenen ausführt, ist eine weitere *Nachbehandlung* überflüssig. Hat man das Kniegelenk bei Jugendlichen vor Abschluß des Längenwachstums bei erhaltenen Epiphysenlinien arthrodesiert, so ist es ratsam, bis zum Wachstumsabschluß eine Kniehülse tragen zu lassen.

Heute wird die Kniearthrodese gern in Form einer *Druckarthrodese* ausgeführt. Zwei Kirschner-Drähte werden in einer Entfernung von etwa 3 cm von der Resektionsfläche quer durch den Femur

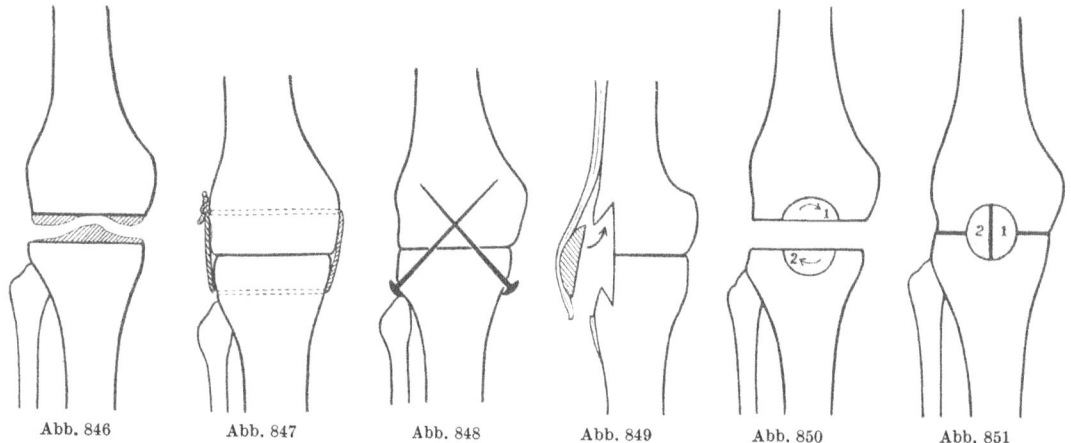

Abb. 846 Abb. 847 Abb. 848 Abb. 849 Abb. 850 Abb. 851

Abb. 846. Schema der sparsamen Knieanfrischungsarthrodese. Abb. 847 u. 848. Befestigungsarten der Knochenbruchflächen nach der Kniearthrodese. Abb. 847. Befestigung durch eine kräftigen Seidenfaden nach GOCHT. Abb. 848. Befestigung durch zwei gekreuzte Nägel nach GALLOWAY. Abb. 849. Einfügen der Kniescheibe in einen Spalt von Femur und Tibia nach HIBBS. Abb. 850 u. 851. Verschiebearthrodese nach ROEREN

und die Tibia geführt und an einem Doppelspannbügel befestigt (s. Abb. 121 und S. 92). Man kann auch Stahlstifte nehmen, die an einem Gestänge befestigt sind und unter Druck gegeneinander vereinigt werden (CHARNLEY). Die Kompressionswirkung ist bei dieser Methode intensiver als bei der Verwendung der Kirschner-Drähte mit Doppelspannbügel. Dafür ist aber die Gefahr von Stichkanaleiterungen und Hautrandnekrosen größer.

Die Druckarthrodese bietet einen doppelten *Vorteil*. Es kann vielfach auf das Beckenteil des Gipsverbandes verzichtet werden. Ein Beingips, der bis zum Trochanter reicht, erfüllt seinen Zweck. Außerdem ist die Zeit der Verknöcherung gegenüber der gewöhnlichen Arthrodese verkürzt. Wenn man diese aber technisch gut ausgeführt hat und zusätzlich die Kniescheibe über die Resektionsflächen in eine Rinne an Femur und Tibia eingesetzt hat, so ist der Unterschied in der Zeitdauer der Verknöcherung nicht groß.

Das lehrten uns schon die Beobachtungen an dem Krankengut des Tölzer Versorgungskrankenhauses. Die Gipsfixierung war bei den gewöhnlichen Arthrodesen 116 Tage, bei denen mit der Druckarthrodese 103 Tage. Wir geben zu, daß bei einigen Fällen dem Röntgenbefund nach die Gipszeit eher hätte beendet werden können, aber schließlich ist es besser, Vorsicht walten zu lassen und den Gehgips länger zu belassen, um Rückschläge zu vermeiden. Das Verhältnis der Operationen bei 76 Fällen war: 47 gewöhnliche Resektionen und 29 Druckarthrodesen.

Auch bei Verwendung der Steinmann-Nägel ist nach den Angaben von CHARNLEY und KATTHAGEN mit einer Mindestzeit für die Verknöcherung von 2—3 Monaten zu rechnen.

Die *Gefahrenmomente* bei der Kniearthrodese bilden in jüngeren Jahren die *Epiphysen* an Femur und Tibia. Sie müssen unbedingt vor jeder Verletzung bei der Operation geschützt

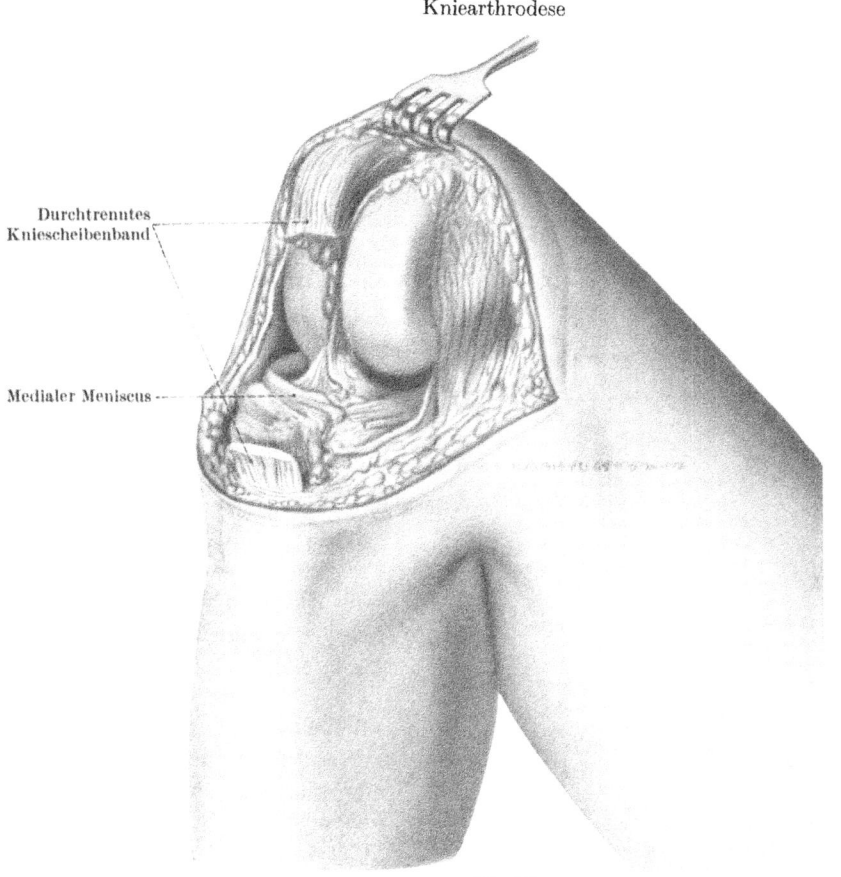

Durchtrenntes
Kniescheibenband

Medialer Meniscus

Abb. 852
Abb. 852—855. Operationsgang der Kniearthrodese

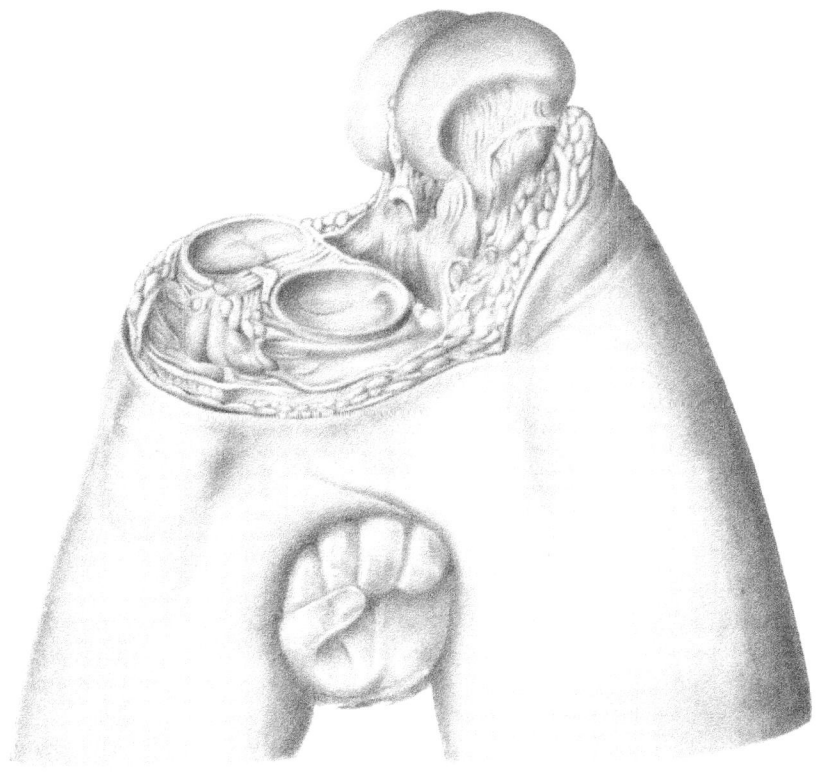

Abb. 853

werden. Die schwersten Wachstumsschädigungen mit Ausbildung von X- oder O-Beinen mit Beugekontraktur- oder mit monströsen Rekurvatumstellungen drohen.

Als *Stellung für die Kniearthrodese* ist, wenn die Operation vor dem Wachstumsabschluß gemacht wird, eine leichte Überstreckstellung empfohlen worden, weil an und für sich die Neigung zur Beugekontraktur groß sei. Beim *Erwachsenen* gibt man umgekehrt eine *Spur Beugestellung*.

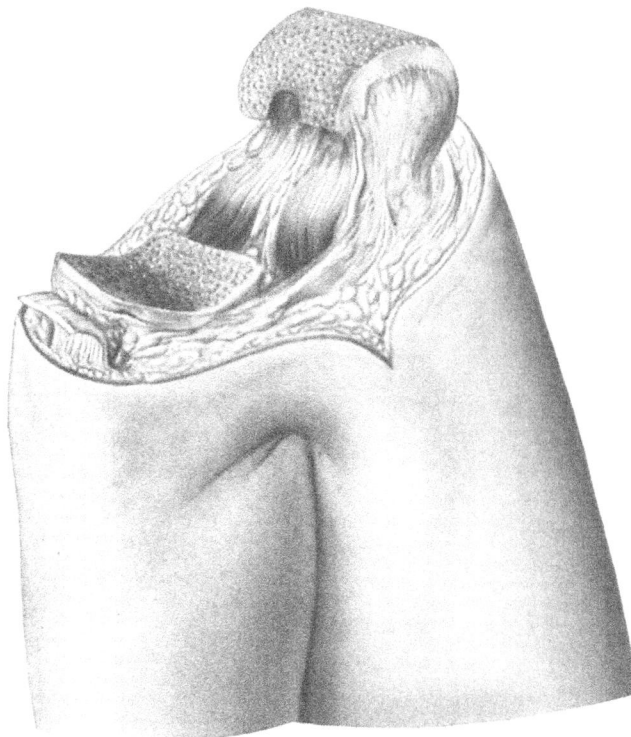

Abb. 854

Man hat gesagt, das erleichtere das Sitzen und sei auch für das Gehen günstig, damit das steife Bein beim Gehen besser durchgeschwungen werden könne. Allerdings geht dies auch bei voller Kniestreckstellung, da das Bein durch die Arthrodese an und für sich schon kürzer geworden ist.

Wenn auch die Zeit der massenhaften Arthrodesierungen vorbei ist, R. Jones berichtete seinerzeit über die Erfahrungen an 500 versteiften Kniegelenken, so wird die Kniearthrodese bei richtiger Auswahl der Fälle für Erwachsene stets ihre Berechtigung behalten. Die wohlgelungene Arthrodese bedeutet wiedererhaltene Schmerzfreiheit und Standsicherheit des Beines.

B. Die Bolzungsarthrodese

Die Verriegelungsarthrodese ist auch am Knie in Form der Bolzungsarthrodese anwendbar. Sie leistet

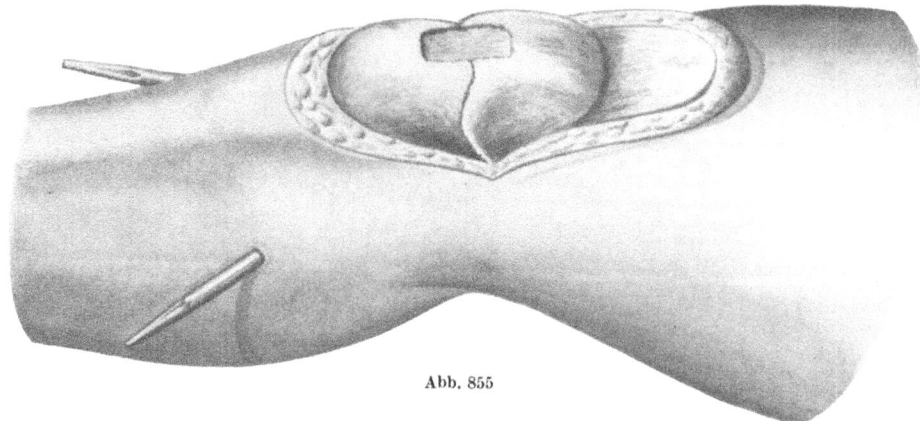

Abb. 855

Gutes, wenn man ihr nicht zu viel zumutet. Die Gelenkflächen müssen schwer verödet sein, und nur Wackelbewegungen dürfen noch bestehen.

Die Bolzungsarthrodese wurde am Knie schon von Lexer empfohlen. Tuffier und Lance haben sie für die Behandlung der Knietuberkulose angegeben. Wir haben sie hierbei nur vereinzelt angewandt und trotz des intraartikulären Vorgehens eine glatte Einheilung des Spans mit anschließender Verknöcherung des Gelenkes beobachtet.

Helfmeyer hat das Verfahren in größerer Zahl geübt und relativ gute Ergebnisse erzielt. Er spricht dem Span eine doppelte Aufgabe zu: eine mechanische und eine biologische. Er beobachtete bei 40 Bolzungsarthrodesen wegen Knietuberkulose dreimal ein Aufflackern einer latenten Sekundärinfektion mit Spansequestrierung. Viermal entwickelte sich eine Spanpseudarthrose, die durch eine Nachoperation mit einem zweiten Tibiaspan behoben wurde.

Die Indikation zur Bolzungsarthrodese ist unseres Erachtens bei der Tuberkulose kaum noch gegeben. Ihr Hauptanwendungsgebiet sind alte, abgelaufene septische Gelenkerkrankungen. Die Bolzungsarthrodese kann schließlich auch mit Erfolg nach Knieresektionen angewandt werden, bei denen die volle Verknöcherung des Gelenkes ausgeblieben ist.

Technik der Bolzungsarthrodese

Schnitt. Medial oder lateral am Schienbeinkopf, je nachdem, in welcher Richtung der Knochenspan eingetrieben werden soll (s. Abb. 856).

Von hier aus Einschlagen eines kleinen Meißels in schräger Richtung durch das Gelenk bis in den Femurcondylus der Gegenseite. Röntgenkontrolle über die Lage des Meißels. Ist diese gut, so wird ein Kanal im Knochen gebildet, etwa in der Größe von $^1/_2:2$ cm.

Der Knochenkanal kann auch mit dem elektrischen Bohrer angelegt werden. Zuerst wird ein dünner Bohrer benützt, dessen Lage durch ein Röntgenbild überprüft wird, dann wird ein dicker Bohrer genommen, der mehrmals nebeneinander eingeführt wird.

Der Tibiaspan für die Knochenbolzung ist periostlos und etwas breiter als der Knochenkanal, aber doch nur um so viel, daß er gerade noch leicht mit dem Vorschlagstück eingetrieben werden kann.

Ruhigstellung. Becken-Beingipsverband für 4 Wochen.

Nachbehandlung. Beingehgips für 3—4 Monate. Die Gipsperiode dauert auf jeden Fall so lange, bis das Knie fest verknöchert ist.

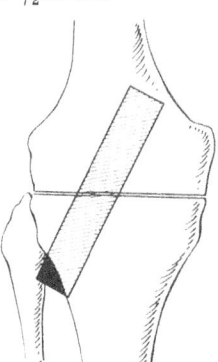

Abb. 856. Bolzungsarthrodese mit einem periostlosen Knochenspan

C. Die para-, juxta- oder extraartikuläre Arthrodese

Auch für das Kniegelenk sind Operationen angegeben worden, die als extraartikuläre oder wenigstens als para- oder juxtaartikuläre Arthrodesen bezeichnet werden und die vor allem für die Behandlung der tuberkulösen Gonitis empfohlen wurden. Die Verhältnisse am Knie liegen ganz anders als an der Hüfte. Am Knie steht, wenn wegen einer Tuberkulose operiert werden soll, die Knieresektion mit ihren guten Ergebnissen zur Verfügung, so daß das Bedürfnis nach einer sog. extraartikulären Arthrodese gering ist. Eine solche Auffassung wurde auch von Putti und Zanoli, die sonst eifrige Anhänger der extraartikulären Arthrodese waren, vertreten.

Einen Schritt weiter in der Entwicklung der extraartikulären Arthrodesen am Knie bedeutete die Methode von Dupuy de Frenelle, bei der zwei Tibiaspäne seitlich zur Überbrückung des Gelenkes eingefügt werden (s. Abb. 857). Die Operation ist als *juxtaartikuläre* Arthrodese bezeichnet, ist aber doch ein intraartikulärer Eingriff. Über gute Erfolge mit diesem Verfahren ist vor allem in der italienischen Literatur berichtet.

Die *Indikation* zur *juxtaartikulären* Arthrodese kann bei Erwachsenen mit einer alten Tuberkulose gegeben sein, wenn man aus besonderen Gründen das Gelenk nicht in typischer Weise resezieren will. Das Verfahren der juxtaartikulären Arthrodese *hat den Vorteil des relativ kleinen Eingriffes und der Vermeidung der Beinverkürzung gegenüber der Resektion.*

Es ist das Verdienst von Delahaye, eine im Prinzip *extraartikuläre Technik* für die Kniearthrodese ausgebildet zu haben. Er führt einen gebogenen Knochenspan wie einen Brückenbogen von vorn vom Femur zur Tibia. Der Knochenspan ruht in der Mitte in einer Rinne der Patella (s. Abb. 858). Delahaye nennt selbst die Technik schwierig. Die Gefahr des Spaneinbruches mit Pseudarthrosenbildung im Span sei gegeben, die Gesamtergebnisse an über 30 Fällen seien aber gut gewesen.

Wir sind einen ähnlichen Weg gegangen und haben auch die *Brückenarthrodese* als extraartikuläre Operation gewählt (s. Abb. 859). Das Verfahren haben wir aber seit mehr als einem Jahrzehnt nicht mehr benötigt.

42*

Technik der Brückenarthrodese

Ein langer periostbedeckter Tibiaspan wird in zwei Teile geteilt. Die eine Hälfte wird zwischen dem unteren Rand der Patella und der Tuberositas tibiae, die andere zwischen dem oberen Rand der Patella und der Vorderfläche des Femur eingefügt. Die Befestigung an der Patella geschieht mit je einer dünnen Drahtnaht, die an der Tuberositas tibiae und dem Femur lediglich dadurch, daß der Span in einen Knochenspalt, dessen Deckel aufgeklappt ist, eingelassen wird. Vernäht, und zwar sorgfältig, wird nur das Periost.

Ruhigstellung. Becken-Beingipsverband für 4 Wochen.

Nachbehandlung. Beingehgipsverband für etwa $^1/_2$ Jahr.

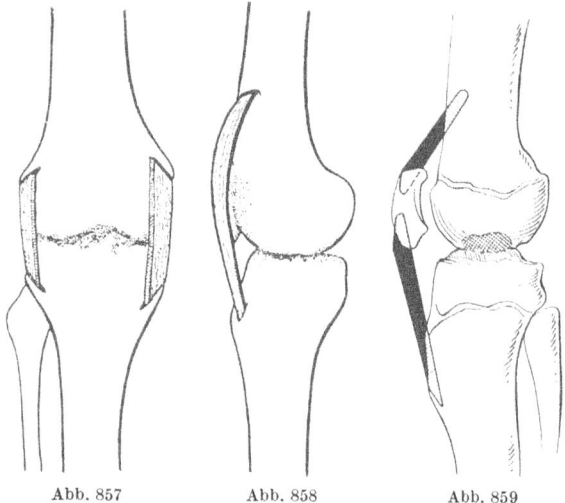

Abb. 857   Abb. 858   Abb. 859

Abb. 857. Parartikuläre (juxtaartikuläre) Arthrodese durch zwei seitlich eingefügte Knochenspäne nach DUPUY DE FRENELLE

Abb. 858. Extraartikuläre Arthrodese durch bogenförmiges Einfügen eines Knochenspanes über die Patella nach DELAHAYE

Abb. 859. Brückenarthrodese unter Verwendung von zwei Knochenspänen (eigenes Verfahren)

3. Kniegelenkresektion

Die Knieresektion ist auch heute noch die wichtigste Gelenkresektion.

Die *Indikation* der Knieresektion ist eine doppelte:

a) bei schweren *Eiterungen*, dem Gelenkempyem ohne und mit Kapselphlegmone,

b) bei der *Tuberkulose*.

a) Knieresektion bei schweren Eiterungen

Die Kniegelenkresektion wegen einer schweren *Eiterung* ist in Friedenszeiten an und für sich ein relativ seltener Eingriff. Er hat durch die Verwendung der Antibiotica und Sulfonamide bei der Behandlung von frischen septischen Kniegelenkentzündungen eine weitere wesentliche Einschränkung erfahren. — In Kriegszeiten ist die Resektion wegen einer Eiterung dagegen ein unentbehrlicher Eingriff. Er ist im vergangenen Kriege in großem Ausmaß angewandt worden und hat bei rechtzeitiger Ausführung nicht nur bein-, sondern oft auch lebenserhaltend gewirkt.

b) Knieresektion bei der Tuberkulose

Die Operation der Knieresektion blickt in Deutschland auf das ehrwürdige Alter von über 130 Jahren zurück. JÄGER machte die erste Resektion wegen Kniegelenktuberkulose 1830. Noch früher soll eine Resektion von FILKIN und LOSSEN vorgenommen worden sein.

Die Kniegelenkresektion wegen einer *Tuberkulose* ist nach wie vor ein nicht wegzudenkender Eingriff.

Sein *Wert* ist in den vergangenen Jahrzehnten recht verschieden beurteilt worden, und auch die Anzeigestellung hat gewechselt. Die Zeit, in der die Kniegelenkresektion die beherrschende Behandlung für die Kniegelenktuberkulose bei Kindern und bei Erwachsenen war, wurde durch die streng konservative orthopädische Behandlung, verbunden mit der Helio- und Klimatotherapie, abgelöst. Es war die natürliche Reaktion auf die vielfach kritiklos ausgeführten Resektionen namentlich im Kindesalter, wo infolge von Epiphysenverletzungen schwere Wachstumsstörungen mit hochgradigen Beinverkürzungen und -deformierungen sich entwickelt hatten. Es war auch die Auswirkung der Erkenntnis, daß die Allgemeinbehandlung für die chirurgische Tuberkulose einen entscheidenden Wert hatte. Über zwei Jahrzehnte war die konservative Behandlung, deren eifrige Verfechter BIER, FRITZ LANGE, A. LORENZ und ROLLIER waren, die bevorzugte Behandlungsmethode der Kniegelenktuberkulose bei Kindern und Erwachsenen. Ein Teil der Chirurgen, in Deutschland waren es in erster Linie GARRÉ und FR. KÖNIG, blieben den Kniegelenkresektionen, namentlich bei Erwachsenen, treu.

Andere nahmen einen vermittelnden Standpunkt ein, z. B. STICH, und sagten, es dürfe nicht heißen Resektion oder orthopädische Behandlung, jede der beiden Behandlungen habe vielmehr ihre Indikation, und man müsse individualisieren.

So war es möglich, *vergleichende Behandlungsergebnisse* mit der konservativen und der chirurgischen Behandlung zu sammeln.

Wertvolle Unterlagen für die Beurteilung der rein konservativen Behandlung lieferten *eigene umfassende Untersuchungen*, die vor etwa 25 Jahren gemeinsam mit TH. FR. BECKER an dem Krankengut der Münchener Orthopädischen Klinik durchgeführt wurden. Sie ergaben, daß für die Knietuberkulose der *Kinder* die konservative Behandlung Gutes leistete. Bewegliche Gelenke waren allerdings nur in wenigen Prozenten zu erhalten gewesen. Etwa die Hälfte der Fälle war, ebenso wie dies die Beobachtungen von JOHANSSON gezeigt hatten, mit einer vollen Gelenkversteifung ausgeheilt. Bei den restlichen blieb eine geringe Teilbeweglichkeit bestehen. Das sind die Fälle, bei denen, wie wir heute wissen, die zusätzliche operative Behandlung erforderlich ist, um eine wirkliche Ausheilung der Tuberkulose zu erzielen. Die Behandlung dauert lange, 3—4 Jahre. Das läßt sich aber bei dem Kinde in Form einer abwechselnd ambulant-stationären Behandlung durchführen. Das Bedürfnis zur Wiederaufnahme der Resektion im Kindesalter war daher in keiner Weise gegeben.

Anders lagen die Verhältnisse in der Adoleszenz und beim Erwachsenen. Die Aussichten der konservativen Behandlung sind viel schlechter. Sie sind selbst bei vieljähriger Behandlung zweifelhaft, oft ist auch nur eine scheinbare Heilung zu erreichen. Eine Neigung zu einem rückfälligen Aufflackern der Tuberkulose bleibt bestehen. Die konservative Behandlung bedeutet für den erwachsenen Kranken Ausschaltung aus dem Berufsleben für unbestimmte Zeit. *Eine derartige Behandlung, noch dazu mit einer zweifelhaften Behandlungsaussicht, ist daher nicht vertretbar, wenn es eine andere Behandlung gibt, die schneller die Tuberkulose heilt und die Berufsfähigkeit wiederherstellt. Das ist die Resektion.* Die natürliche Schlußfolgerung war, die Resektion bei der Knietuberkulose in der Adoleszenz und beim Erwachsenen wieder vermehrt aufzunehmen. Wir haben danach gehandelt und sind gut gefahren.

Die Resektion hat fast in allen Ländern inzwischen wieder an Bedeutung gegenüber der konservativen Behandlung bei der Knietuberkulose gewonnen. Dies zeigen die Berichte in der Weltliteratur. Die Wiederaufnahme der Knieresektion in vermehrtem Umfang wurde gefordert unter anderen von HENDERSON (Amerika), KÖNIG (Deutschland), FREDET und VIGNARD (Frankreich), VACCHELLI (Italien), ROSE (Rußland) und JOHANSSON (Schweden). Auch BERNHARD (Schweiz) erkannte im Gegensatz zu ROLLIER die Notwendigkeit der Knieresektion an. Das Pendel der Knieresektion, das schon ganz weit nach der negativen Seite ausgeschlagen war, war wieder zur positiven Seite zurückgegangen. Das muß auch so bleiben. *Die Knieresektion behält auch heute ihren Platz in der Behandlung der Kniegelenktuberkulose. Das muß mit Nachdruck trotz der modernen Behandlung mit den Antibiotica und den Tuberkulostatica betont werden.* Es läßt sich wohl in manchem Fall bei frühzeitiger Einleitung der antibiotischen Behandlung die Gelenksbeweglichkeit erhalten. Der Behandlungserfolg ist aber oft genug nur von vorübergehender Wirkung, und die Resektion ist unvermeidbar.

Die Knieresektion ist an ein bestimmtes *Alter* gebunden. In der *Kindheit* ist sie abzulehnen.

In der *Adoleszenz* bildet sie eine bedingte Indikation. Bei einer frischen Tuberkulose wird zunächst der Einfluß der konservativen Behandlung abgewartet. Man wird zumal beim Fungus, wenn das Röntgenbild noch keine Veränderungen an den Gelenkflächen aufweist, den Gedanken der Resektion zurückstellen. Es ist hier eventuell doch eine Heilung der Tuberkulose allein durch eine konservative Behandlung möglich. Anders verhält es sich, wenn von vornherein schon deutliche Veränderungen an den Gelenkflächen bestehen. Für diese Fälle ist das Gelenk praktisch verloren, und die Tuberkulose wird günstigenfalls mit einem mehr oder weniger versteiften Gelenk ausheilen. Ein solches Gelenk hat für den Kranken keinen Wert, es bildet nur den Anlaß zu periodisch auftretenden Rezidiven.

Der Entschluß zur Resektion bedeutet eine Abkürzung der Behandlungszeit.

In schweren floriden Fällen von Knietuberkulose, die trotz aller konservativen Bemühungen rapid fortschreitet, kann schon die frühzeitige Resektion angezeigt sein. Sie muß dann unter Umständen als sog. große Resektion (s. u.) gemacht werden.

Beim *Erwachsenen* ist die Indikation allgemein. PUTTI bezeichnete sie als die *Behandlung der Wahl*. Es ist nur ausnahmsweise von diesem Grundsatz abzugehen. Die obere Altersgrenze für die Resektion ist etwa das 50. Jahr. Hiernach ist die *Amputation* nötig. Sie kann bei stürmisch verlaufenden Formen der Tuberkulose schon in jungen Jahren, selbst in der Adoleszenz, ein unbedingtes Muß sein.

Die Wahl des *richtigen Zeitpunktes* für die Resektion ist für den Behandlungserfolg ausschlaggebend. Die soziale Indikation macht es wünschenswert, recht bald, d. h. nach dem Feststellen der Diagnose „Knietuberkulose", zu resezieren. Dieser Wunsch ist nicht immer durchführbar. Die Resektion hat zur Voraussetzung, daß der Kranke sich in einem günstigen *Allgemeinzustand* befindet. Ist dieser nicht vorhanden, so wird erst vorbereitend *konservativ vorbehandelt*. Weiterhin ist der örtliche Befund am Gelenk entscheidend. Eine beginnende, eventuell noch teilweise umschriebene Tuberkulose mit gutem Kalksalzgehalt der Knochen ist ohne Bedenken früh zu operieren. Die *Frühoperation* gibt gute Resultate und stellt am schnellsten die Berufsfähigkeit wieder her. Handelt es sich dagegen um eine *floride* Tuberkulose mit hochgradiger Kalksalzatrophie der Knochen, so ist mit der Resektion zu warten. Die Operationsergebnisse würden schlecht sein. In solchen Fällen ist zunächst eine konservative Behandlung am Platze, bis der „Umschwung" zur beginnenden Ausheilung eingetreten ist. Wenn man erst in diesem Stadium reseziert, so braucht nur wenig vom Knochen weggenommen zu werden. Eine „sparsame" Resektion ist möglich, die Heilung geht meist glatt vor sich, und die Knochenenden verknöchern schnell.

Kommen alte *Knietuberkulosen* mit ausgedehnten Gelenkzerstörungen zur Beobachtung, so kann man, wenn die Tuberkulose sich wieder in einem Stadium des Aufflackerns befindet, nach einer relativ kurzen Behandlung resezieren, weil im allgemeinen die Abgrenzung der tuberkulösen Herde gegenüber dem übrigen Knochen bei dem alten Prozeß gut ist. Die Aufgabe der Resektion in solchen Fällen ist, den Kranken endlich von seinem langen Leiden zu befreien!

Kontraindikationen für die Resektion sind Fisteln und ausgedehnte Abscesse. Bei hochfloriden Knietuberkulosen, die unter der konservativen Behandlung keine Neigung zur Besserung zeigen, verspricht die Resektion meist keine guten Erfolge, und der harte Entschluß für die Amputation ist zu fassen.

Die *Behandlungsergebnisse* der Knieresektion sind im ganzen durchaus gut. Heilungen werden in über 85% erreicht (HENDERSON, MELVIN und FORTIN). GARRÉ berichtete gleichfalls schon über hohe Heilungsziffern. Die Gefahr der Fistelbildung ist, wenn man die Resektion im richtigen Zeitpunkt ansetzt, nicht groß (3—6% nach HENDERSON und SORREL). Besonders günstig ist der Heilverlauf nach der Knieresektion von alten, inaktiv gewordenen Tuberkulosen (HASS, SPITZY). Hier kann man auch nach unseren Erfahrungen praktisch mit einer primären Heilung rechnen. Das galt schon für die vorantibiotische Zeit.

Die *Technik* der Knieresektion hängt von dem Stadium und der Ausbildung der Tuberkulose beim Zeitpunkt der Operation ab. Die Fragen der Technik betreffen die Art der Resektion, sparsame oder große, die Gestaltung der Knochenenden und die Möglichkeit für eine gute Fixierung.

Man unterscheidet die kleine sparsame Resektion, die typische gewöhnliche Resektion und die große. Die Unterschiede der Verfahren sind: Bei der *sparsamen* Resektion werden die erkrankten Gelenkflächen geschlossen mit einer kleinen Knochenscheibe von Femur und Tibia herausgenommen. Sie ist das Ideal. Die Verkürzung nach dieser Resektion ist am geringsten. Sie beträgt etwa $1^1/_2$—2 cm.

Bei der *gewöhnlichen, typischen* Resektion wird das Gelenk richtig aufgeklappt, und so viel wird vom Knochen entfernt, als auf Grund des Befundes erforderlich ist. Auch die Entfernung der hinteren Gelenkkapsel ist ratsam. Schon VOLKMANN und FR. KÖNIG weisen darauf hin, daß dadurch die Behandlungsresultate verbessert werden. Auch die Verkürzung hält sich bei dieser Form der Resektion in mäßigen Grenzen.

Bei der *großen* Resektion wird das erkrankte Gelenk mit der Gelenkkapsel in toto herausgenommen (BARDENHEUER). Große Verkürzungen von mehreren Zentimetern sind unvermeidbar. Sie wird heute nur noch *ganz selten* angewandt.

Um die *Gefahr des Abrutschens der Knochenflächen zu verringern*, werden die Knochenenden bogenförmig gestaltet, konvex am Femur und konkav an der Tibia (FENWICK 1871, KOCHER 1888 und HELFERICH 1889). Es ist zweckmäßig, die Knochenenden temporär durch zwei gekreuzte

Kirschner-Drähte im Gipsverband in ihrer Stellung zu sichern. Am besten ist bei der Knieresektion, genau wie bei der Kniearthrodese, die Kompression mit dem Doppelspannbügel.

In den Fällen, bei denen die Patella nicht von der Tuberkulose angegriffen ist, nimmt man die Patella und setzt sie in einen Falz des Femur und der Tibia zur Überbrückung des Knochenspaltes ein (s. Abb. 860—862).

α) Technik der kleinen sparsamen Knieresektion (s. Abb. 863)

Bogenförmiger Schnitt nach Textor (s. Abb. 845). Der Hautlappen wird bis zum unteren Rand der Kniescheibe freipräpariert und nach oben umgeschlagen. Das Ligamentum patellae wird dicht oberhalb seines Ansatzes durchtrennt. Die Kapselansatzstellen an der Tibia werden mit dem scharfen Raspatorium nach unten abgeschoben. An den beiden Seiten des Tibiacondylus werden eng am Knochen zwei flach gebogene Raspatorien vorsichtig möglichst weit nach hinten herum-

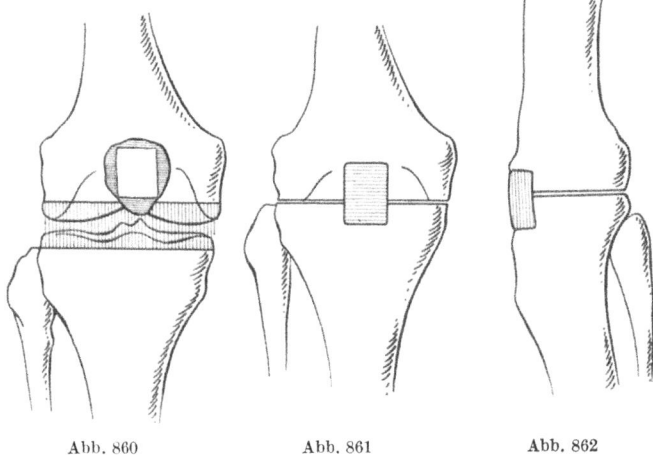

Abb. 860   Abb. 861   Abb. 862

Abb. 860—862. Schematische Darstellung der Knieresektion unter Einfügen der verkleinerten Kniescheibe über den Resektionsspalt

geschoben, und ebenso werden zwei gebogene Kocher-Sonden etwa 1 cm oberhalb des Gelenkspaltes um die Femurkondylen, hier aber nur etwa zur Hälfte, geführt. Die Gelenkkapsel wird

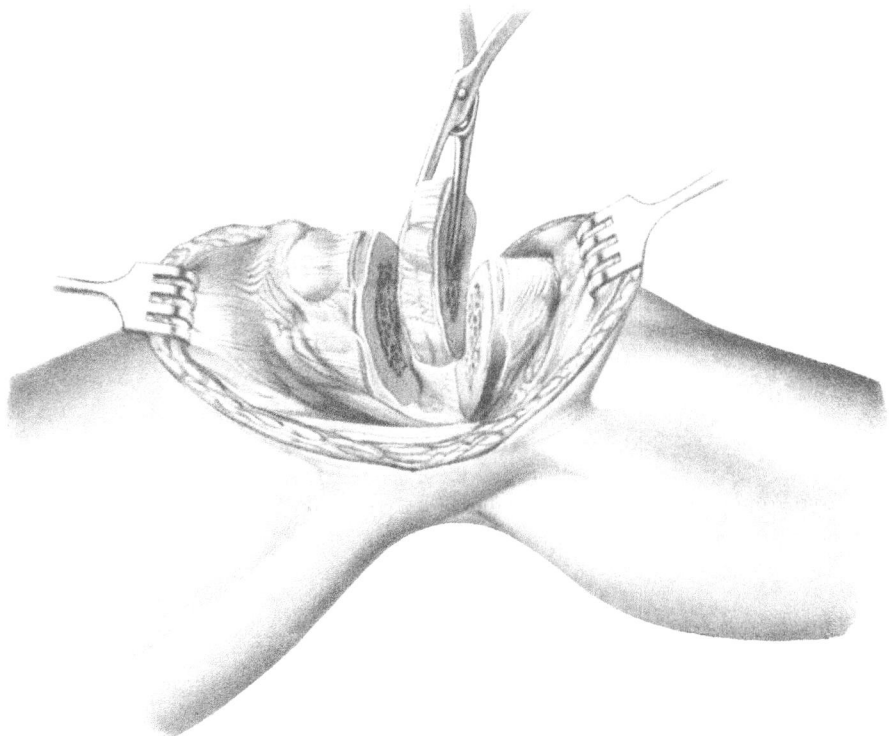

Abb. 863. Kleine sparsame Knieresektion. Es werden die uneröffneten Gelenkflächen mit der verschlossen gebliebenen Kapsel entfernt

in Höhe des unteren Patellarrandes quer durchschnitten. Hiernach werden die Femurkondylen und der Tibiakopf im vorderen Drittel eingesägt, der *Rest der Knochendurchtrennung* geschieht *vorsichtig mit dem Meißel,* um eine Verletzung der Gefäße zu vermeiden.

Die volle Durchtrennung des Knochens geschieht zunächst am Femur, dann wird das Knochen-stück mit einer kräftigen Knochenfaßzange gefaßt und vorsichtig an seiner Hinterseite gelöst und abpräpariert. Erst zum Schluß erfolgt die hintere Durchtrennung des Knochens an der Tibia. Der obere Recessus wird nicht eröffnet. Er ist meist durch die mit der Unterlage ver-wachsene Kniescheibe zum Gelenk hin abgeschlossen. *Auf diese Weise wird ein etwa 1¹/₂ bis 2 cm breites Knochenstück aus dem Knie herausgenommen, das im Innern verschlossen die Gelenk-flächen enthält.*

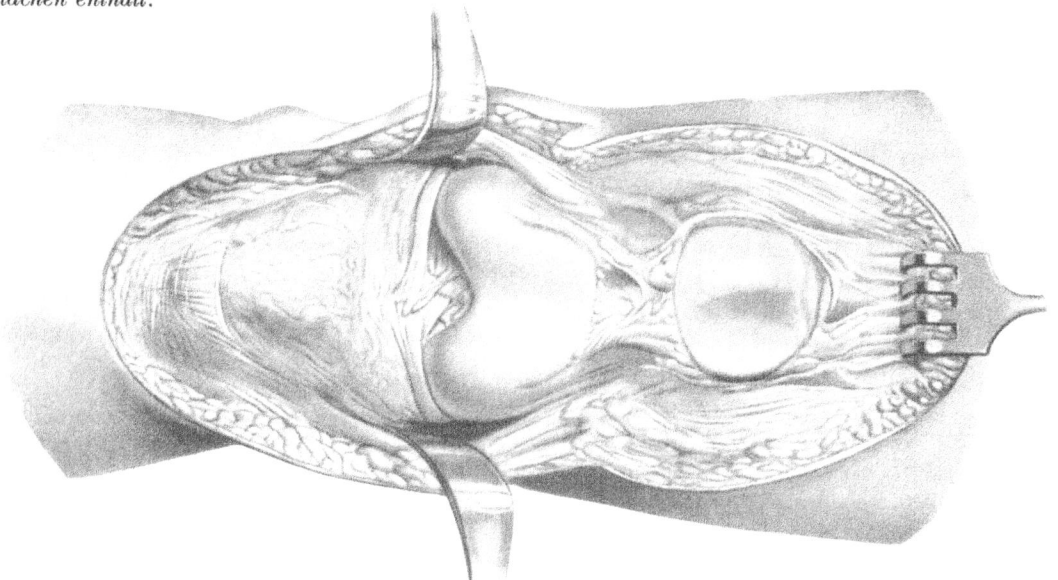

Abb. 864

Abb. 864 u. 865. Gewöhnliche Knieresektion

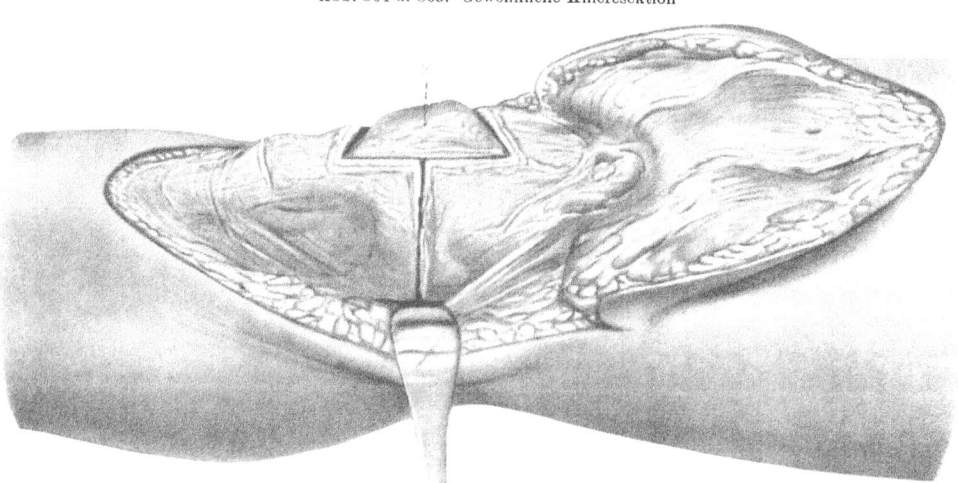

Abb. 865. × Die verkleinerte Kniescheibe ist in einen Knochenfalz von Femur und Tibia eingefügt. Sie muß noch mit dem
Vorschlagstück tiefer eingeschlagen werden

Die Knochenenden werden nach der Anrauhung ihrer Oberflächen durch schräge Meißel-schläge gut ineinandergestellt. Die Fixierung erfolgt am besten nach dem Prinzip der Druck-arthrodese (s. S. 656).

Ruhigstellung. Becken-Beingipsverband für 4 Wochen. Im Gipsverband Röntgenkontrolle.

Nachbehandlung. Drahtentfernung beim Gipsverbandwechsel, dann ungepolsterter Beingips.

Das Aufstehen ist im allgemeinen etwa 4—6 Wochen nach der Operation erlaubt. Der Gips wird bis zum Abschluß der Verknöcherung beibehalten.

Die *Stellung* nach der Resektion ist volle Streckstellung. Gibt man eine leichte Beugestellung, so wird dadurch die Entwicklung einer stärkeren Kniebeugestellung leicht begünstigt.

β) Technik der gewöhnlichen Knieresektion (s. Abb. 864 und 865)
(s. auch die Abbildungen bei Kniearthrodese)

Bogenförmiger Schnitt nach TEXTOR. Der Schnitt ist tiefgreifend und eröffnet sofort das Gelenk. Unter die Kniescheibe wird ein scharfer Haken nach oben eingesetzt. Die Kapsel und der seitliche Streckapparat werden durchtrennt. Das Knie wird vom Assistenten weiter gebeugt, wodurch die Seitenbänder und Kreuzbänder gut zugängig werden. Sie werden durchschnitten, während das Messer in der Fossa intercondyloidea gegen den Knochen zu gerichtet ist, um eine Verletzung der Gefäße zu vermeiden.

Der unter der Kniescheibe eingesetzte Haken faßt jetzt oberflächlich nur den Hautlappen, der nach oben weiter abpräpariert wird, damit die *Kniescheibe, wenn erforderlich, mit dem oberen Recessus entfernt werden kann.* In den Fällen, in denen sie zu erhalten ist, wird sie am Schluß der Operation über die resezierten Knochenflächen in einen Falz vom Femur zur Tibia eingelassen.

Die Haut wird mit den Weichteilen bis oberhalb des Kapselansatzes zurückgeschoben. Ein scharfes gebogenes Raspatorium wird unter die Femurkondylen hindurchgeschoben. Der Oberschenkel ist aufgestellt, der Unterschenkel stark gebeugt und nach unten abgezogen. In dieser Stellung werden bogenförmig parallel zur Gelenkfläche die Femurkondylen abgesägt.

Die gleiche Stellung wird nachher wieder zur *Exstirpation der hinteren Kapsel* eingenommen.

Zuerst wird die *Tibiagelenkfläche* reseziert, nachdem die Weichteile nach unten zurückgeschoben sind. Ein gebogenes Raspatorium ist zu diesem Zweck dicht hinter dem Knochen herumgeführt, und der Tibiakopf wird von unten nach vorn und oben herausgedrängt. Die Sägefläche an der Tibia ist konkav und spiegelbildlich der der Femurkondylen angeglichen.

Zum Abschluß der Resektion werden die Knochenflächen gut nach Aufrauhung durch schräggestellte Meißelschläge aneinander angepaßt. Die Stellung ist Streckstellung bei gerader Beinachse.

Die Stellung der Knochenenden wird am besten durch die Druckarthrodese gesichert.

Ruhigstellung und Nachbehandlung (wie oben).

γ) Die große Kniegelenkresektion in toto nach BARDENHEUER (s. Abb. 866 und 867)

Schnittführung. Querschnitt über die Kniescheibe von dem einen zum anderen Femurcondylus und Ansetzen von zwei Längsschnitten an den Seiten nach oben und unten.

Ein großer oberer Hautlappen wird gebildet. Die Quadricepssehne wird oberhalb der Kniescheibe quer durchschnitten. Der obere Rand des oberen Recessus wird freigelegt und mit einem stumpfen Haken nach unten gehalten. Jetzt werden die ganzen Weichteile vorn und seitlich des Femur durchschnitten und zurückgeschlagen, bis der Femur oberhalb des Kapselansatzes und der Femurkondylen freiliegt. In der gleichen Weise wird der *Tibiakopf* unter Bildung eines unteren Weichteillappens, auch ohne Kapseleröffnung, freigelegt.

Wird an einer Stelle die Kapsel eröffnet, so wird sie durch eine Klemme sofort wieder verschlossen.

Nach subperiostaler Einführung eines gebogenen Raspatoriums unter das Femur und den Tibiakopf werden beide Knochen durchsägt, am Femur in konvexer, an der Tibia in konkaver Form. Das Femur ist hierfür aufgestellt und das Knie stark gebeugt. Der Tibiakopf wird beim Durchsägen der Tibia vom Assistenten leicht nach vorn herausgeschoben.

Nun kommt die schwierige Aufgabe der Herauslösung des hinteren Gelenkabschnittes. Während bisher schnell gearbeitet werden konnte, heißt es jetzt langsam und schrittweise die hintere Gelenkkapsel abpräparieren, um nicht die großen Gefäße zu verletzen. Das Abpräparieren beginnt von oben, während durch einen scharfen Haken, der in die abgetrennten Femurkondylen eingesetzt ist, das schon zu drei Viertel resezierte Gelenk unter leichter Spannung abgezogen wird.

Die Knochenflächen werden nach der völligen Exstirpation des Gelenkes gut aufeinander eingestellt und wie bei der gewöhnlichen Resektion in ihrer Stellung gesichert. Zwei Drains werden in die Wundwinkel für 48 Std eingelegt.

Ruhigstellung und Nachbehandlung (wie oben).

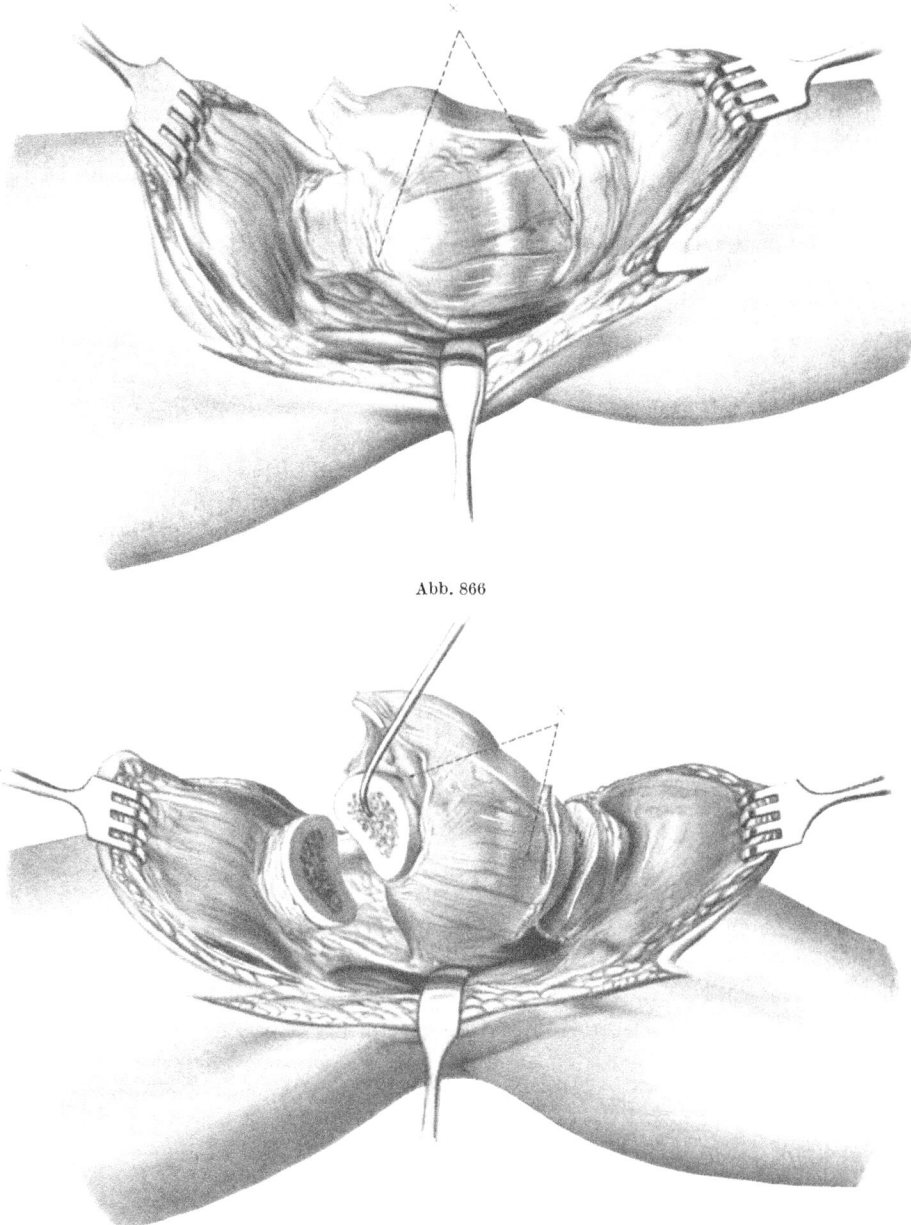

Abb. 866

Abb. 866 u. 867. Die große Kniegelenkresektion in toto nach BARDENHEUER. × Grenzen der Gelenkkapsel

Die extrakapsuläre Kniegelenkresektion nach BARDENHEUER ist ein großer Eingriff, der eine beträchtliche Beinverkürzung nach sich zieht.

Es soll noch einmal ausdrücklich betont werden, daß diese Resektion *nur ausnahmsweise* bei den Fällen von Tuberkulose angezeigt ist, bei denen man unter dem Zwang der Verhältnisse im floriden Stadium der Tuberkulose operieren muß. Der Vorteil dieser Methode ist, daß die drohende Infektion des Operationsgebietes weitgehend vermieden wird, wenn es gelingt, das kranke Gelenk uneröffnet in toto zu entfernen.

Eine besondere Sorgfalt verlangt bei einer jeden Knieresektion das *Freipräparieren der hinteren Gelenkkapsel* wegen der Möglichkeit der Gefäßverletzung. Man erleichtert sich dies, wie Klapp betont hat, indem man zuerst beide Knochen, Femur und Tibia, durchsägt und dann zum Schluß die Exstirpation der hinteren Kapsel vornimmt. Außerdem wird die hintere Kapsel durch ein leichtes Abziehen des gebeugten Unterschenkels in Spannung versetzt. Die Faust eines Assistenten ist zu diesem Zweck in die Kniekehle eingelegt.

Wohl soll man bei der Resektion bestrebt sein, die *Knochen im Gesunden zu durchsägen.* Man soll bei der Verfolgung dieses Grundsatzes aber nicht zu engherzig sein, damit die Beinverkürzung nicht zu groß wird. Ist lediglich an einer Stelle ein umschriebener tiefgreifender Knochenherd auf der Sägeschnittfläche vorhanden, so entfernt man diesen mit einem scharfen Löffel im Gesunden und legt eine Plombe mit Tuberkulostatica ein.

Die *Sicherung* der Stellung der *Knochenflächen* ist äußerst wichtig. Es hängt davon weitgehend die schnelle, ja die endgültige Verknöcherung ab. Vor allem die Gefahr der Subluxation der Tibia nach hinten ist groß. Die bogenförmige Gestaltung der Knochenflächen gibt hiergegen schon einen guten Schutz. Man tut trotzdem gut, um ein Abrutschen der Knochenstücke sicher zu vermeiden, zwei Kirschner-Drähte in gekreuzter Form von außen her vom Tibiakopf einzuschlagen. Man läßt die Enden frei aus dem Gips herausstehen, so daß sie leicht nach etwa 3 Wochen herausgezogen werden können. — Heute bevorzugen wir das Prinzip der Druckarthrodese zur Fixierung der Knochenenden.

c) Druckarthrodese bei der Kniegelenkresektion

Das Kniegelenk war das Gelenk, an dem die Druckarthrodese ursprünglich von Charnley angegeben war.

Berichte über zahlreiche Behandlungsresultate liegen vor. J. Charnley und H. G. Lowe teilten die Behandlungsergebnisse der Jahre 1946—1956 bei 171 operierten Erwachsenen mit. Der Erfolg der Kompressionsarthrodese war in 98,8% gut. Es gab nur zwei Fehlschläge. *In 80% trat innerhalb von 9 Wochen eine feste Konsolidierung* des Knochens ein. Die Dauer der Kompression war meist 4 Wochen, in vereinzelten Fällen 6 Wochen. Nach Abnahme der Kompression wurde noch für 4 Wochen ein Gips gegeben. Die Indikation zur Operation bildete in 57 Fällen eine Osteoarthritis, in 37 eine rheumatische Arthritis und in 68 Fällen die Tuberkulose. An Komplikationen wurden beobachtet 6mal eine blande Infektion am Nagel und 4mal suprakondyläre Frakturen am Oberschenkel.

Günstige Berichte über die Druckarthrodese am Knie liegen weiter vor von Hary D. Morris und Roscoe S. Mosimann (1951) und von M. J. Stewart und W. G. Bland. Es wurden gegenübergestellt Fälle ohne Druckarthrodese und Fälle mit Druckarthrodese (63/30).

Die letzte Zusammenstellung über Erfahrungen der Kniearthrodese stammt von Nikolai (Klinik Bürkle de la Camp). Es wurde der Doppeldrahtspannbügel von Bürkle de la Camp verwandt.

Die durchschnittliche Gipsbehandlung war bei den Druckarthrodesen 125 Tage, bei den anderen Fällen 171. Wesentlich kürzere Zeiten haben Böhler und Greifensteiner angegeben. Sie rechnen nur mit 8 Wochen.

Die Zeiten für die Konsolidierung wurden wesentlich länger als nach den Beobachtungen von Charnley angegeben. Sie war im Durchschnitt 15,5 Wochen bei den Fällen mit Kompression. Bei den Fällen ohne Kompression war die Zeit bis zur endgültigen Konsolidierung etwa doppelt so lang. Es wird deshalb die Druckarthrodese als ein wesentlicher Fortschritt bezeichnet. Auch wir erkennen die Druckarthrodese als einen entscheidenden Fortschritt für die Behandlung der Knieresektion und Arthrodese an. Wir haben aber nicht einen derartig eindrucksvollen Unterschied in der Abkürzung der Zeit der Konsolidierung wie J. Charnley und W. G. Bland (aus der Campbell-Klinik) feststellen können.

4. Arthrorise

Wollenberg hat am Kniegelenk die erste knöcherne Anschlagsperre zur Begrenzung einer pathologischen Gelenkbeweglichkeit ausgeführt. Es war ein Genu recurvatum infolge Poliomyelitis. Bei der Operation wurde die Vorderkante der Tibiagelenkfläche mit der Tuberositas tibiae im ganzen nach oben verschoben. Auf diese Weise wurde eine Sperre gegen eine übermäßige Rekurvatumstellung geschaffen. Der Erfolg der Operation hielt über 20 Jahre an.

Allmählich hatte sich jedoch das Knochenstück unter dem Einfluß der Funktion abgeflacht, und ein so starkes Genu recurvatum war wieder entstanden, daß es durch eine suprakondyläre Osteotomie beseitigt werden mußte. Die lange Beobachtungszeit des Falles von WOLLEN-BERG ist recht lehrreich. Sie zeigt: man kann durch eine Arthrorise die Gelenkbeweglichkeit im Kniegelenk wohl eine Zeitlang hemmen, aber es ist keine Operation mit einem Dauererfolg.

Die *Technik* der Arthrorise des Kniegelenkes ist mehrfach abgeändert worden. So ist man dazu übergegangen, die *Patella* für die *Anschlagsperre* zu benutzen. Da es sich um Beine mit einer Lähmung des Kniestreckapparates handelt, hat sich ZANOLI nicht gescheut, die unteren zwei Drittel der Patella für die Anschlagsperre zu nehmen und diese vorn an der Tibiagelenkfläche als einen knöchernen Sperrblock einzusetzen. Auch LEO MAYER und TAVER-NIER zogen die Patella, die wegen ihres Knorpelbelages auf der Unterfläche für eine intraarti-kuläre Knochensperre gut geeignet erscheint, für die Arthrorise heran. Sie ließen die Patella in ihrer Lage und stellten durch das Einschlagen eines Tibiaspanes in den Tibiakopf eine Ver-bindung zwischen der Tibia und der Patella her. LEO MAYER trieb den Tibiaspan intraarti-kulär von oben ein, TAVERNIER schräg in die Tuberositas tibiae. Der Knochenspan liegt entsprechend dem Verlauf des Ligamentum patellae und überbrückt den Zwischenraum zwischen der Tuberositas tibiae und dem unteren Ende der Patella.

Die Operation von LEO MAYER ist recht wirkungsvoll. Der Knochenspan mit der Patella baut sich unter dem Einfluß der Funktion bogenförmig um, und die Knochensperre, die der vordere Teil der Tibiagelenkfläche trägt, wird „olecranon"-ähnlich. Es lassen sich auf diese Weise schöne Resultate erhalten.

Wir können uns *für die Arthrorisenoperationen am Knie*, so sehr wir sie am Fuß schätzen, *nicht erwärmen*. Die Behandlung des *Genu recurvatum*, des paralytischen, traumatischen und idiopathischen, ist auch ohne eine Arthrorise erfolgreich möglich (s. d.). Es ist interessant, daß die Genu recurvatum-Operation nach LEXER in der ausländischen Literatur vielfach zu den Arthrorisen gerechnet wird. Wir können uns dieser Auffassung nicht anschließen, denn sie bezweckt nicht wie die Arthrorise die Gelenksperrung durch einen umschriebenen Knochen-block. Die Hemmung des krankhaften Bewegungsausmaßes wird vielmehr durch den Versuch der Wiederherstellung von normalen physiologischen Gelenkverhältnissen angestrebt.

5. Meniscusverletzungen und -erkrankungen

Die Indikation zur Meniscusoperation ist heute klar. Die Behandlung der ersten frischen Verletzung ist konservativ. Sie wird aber operativ, wenn der Versuch der konservativen Behand-lung fehlschlug, d.h. wenn es nicht gelang, eine freie Überstreckbarkeit im Knie zu erreichen.

Die Diagnose wird auf Grund des klinischen Befundes in Verbindung mit der Anamnese gestellt. Sie enthält immer wieder die Trias: Einklemmung mit Streckbehinderung, Schmerz und Schwellung des Kniegelenkes.

Bei einer typischen Anamnese ist auch, wenn der Befund am Knie zur Zeit der Untersuchung negativ ist, an dem Vorliegen einer Meniscusverletzung nicht zu zweifeln. Die Erhärtung der Diagnose durch eine *Kontrastfüllung* einschließlich des Pneumoradiogramms ist im allgemeinen nicht nötig. Auch LIPSCOMB und HENDERSON, die über das große Material der Kniebinnen-verletzungen der Mayo-Klinik (655 Meniscusfälle) berichteten, haben auf die Pneumoarthro-graphie verzichtet. ANDERSEN und OBERHOLZER schätzen den Wert des Pneumoradiogramms höher ein.

Die Kontrastfüllung des Kniegelenkes war von SCHUM zur Verfeinerung der Meniscusdiagnose empfohlen und von anderen als ein unentbehrliches Rüstzeug für die Kniegelenkchirurgie bezeichnet worden. Wir halten sie *im allgemeinen für entbehrlich*. In den Fällen, in denen der klinische Befund klar ist, benötigt man keine Kontrastfüllung. Hier wäre wahrscheinlich die Röntgenkontrastaufnahme oder das Pneumoradiogramm auch leicht zu deuten. Es würde lediglich den klinischen Befund bestätigen. In anderen Fällen dagegen, wo der klinische Befund unsicher ist, versagt vielfach auch die Pneumoarthrographie, also gerade in den Fällen, bei denen man gern eine Klärung gehabt hätte!

Die Meniscusverletzung betrifft meist die mediale Seite. Das Verhältnis des Befallenseins von der medialen zur lateralen Seite ist nach KRÖMER mit 9:1 und von LIPSCOMB und HENDERSON mit 10:1 angegeben. — Die laterale Meniscusverletzung kann mit einer *ganglionartigen Erweichung am äußeren Seitenband* verbunden sein. Sie wird als *Meniscuscyste* bezeichnet. Ihr Vorhandensein weist auf das Vorliegen einer lateralen Meniscusverletzung hin. Sie ist vereinzelt, so z. B. von SCHAER, auch am medialen Gelenkspalt beobachtet worden.

Die Behandlung der rückfälligen Meniscusverletzungen ist stets operativ.

Auch die *Technik* der Operation ist heute im wesentlichen einheitlich geworden. Ob für die Operation eine Lagerung in leichter oder mäßiger Kniebeugestellung gewählt wird oder ob die Operation am rechtwinklig im Knie herabhängenden Unterschenkel gemacht wird, ist praktisch unwichtig. Die Einhaltung einer bestimmten Stellung entspricht weniger der Notwendigkeit als einer Gewohnheit. Wichtig ist nur, daß beim Abdecken des Beines Vorsorge getroffen wird, daß nach Eröffnung des Gelenkes eventuell das Bein ungehindert im Knie gebeugt werden kann. Wir führen die Meniscusoperation *grundsätzlich in Blutleere* aus.

Die *Schnittführung* ist ein Schrägschnitt, der vom medialen Femurepicondylus in Richtung auf die Tuberositas tibiae hinzieht. Große Schnitte sind unnötig. Das gilt insbesondere auch für den S-förmigen Schnitt nach PAYR. Ebenso sollen keine knopflochartigen Schnitte benutzt werden, damit man bei der Operation stets eine gute Übersicht über das Gelenkinnere hat, sonst werden leicht Nebenverletzungen übersehen.

Verschieden wird noch die Frage beurteilt, ob der Meniscus *partiell* oder *total entfernt* werden soll. Anhänger der totalen Entfernung des Meniscus war WACHSMUTH, Verfechter der partiellen in erster Linie BÖHLER und seine Schule.

Unserer Auffassung nach ist die Beantwortung dieser Frage heute klar. Wenn nur ein teilweiser Abriß des sonst gut erhaltenen Meniscus vorliegt, wird allein das abgerissene Stück des Meniscus entfernt, der übrige Teil bleibt erhalten. Er kann dann weiter seine wichtige Aufgabe als Zwischenpuffer der Gelenkflächen erfüllen. Wenn von dem Restmeniscus eine Ersatzregeneration ausgeht und wenn dies später gelegentlich eines neuen Unfalles erneut verletzt wird und wirklich eine Nachoperation erforderlich wird, so ist dies ein kleines Übel im Vergleich dazu, daß nach der totalen Meniscusentfernung die Gefahr einer vorzeitigen Arthrosis deformans wesentlich erhöht ist.

Der Meniscus soll nur total entfernt werden, wenn er schwer degeneriert ist. Aber auch hierbei läßt man, wenn möglich, eine Randleiste innen stehen.

Die *Operationsbefunde* zeigen meist den typischen Korbhenkelriß (,,bucket-handle" der Anglo-Amerikaner). Ferner gibt es einen teilweisen oder völligen Längsriß des Meniscus. Das abgerissene Stück verschiebt sich dabei in das Gelenkinnere. — Eine besondere Form stellen die zungenförmigen Abrisse dar, die häufiger im vorderen als im hinteren Teil sitzen. Relativ selten sind Querrisse. Natürlich können auch verschiedene Rißformen miteinander kombiniert sein. KRÖMER hat eine übersichtliche Zusammenstellung der verschiedenen Rißformen gegeben.

a) Technik der Operation des medialen Meniscus (s. Abb. 868—873)

Lagerung in Kniebeugestellung von 150⁰.

Schrägschnitt vom inneren Femurepicondylus schräg zur Tuberositas tibiae. Nach dem Hautschnitt werden die Instrumente gewechselt, und das engere Operationsgebiet wird abgedeckt. Der Hautschnitt geht nur bis zur Gelenkkapsel. Diese wird fingerbreit vor dem Hautschnitt eröffnet. Die Eröffnung der Gelenkkapsel erfolgt getrennt, die der fibrösen mit einem Skalpell und die der synovialen mit der Schere auf einer daruntergeschobenen Rinnensonde.

Um einen guten Einblick in das Gelenk zu bekommen, wird ein halblanger stumpfer Haken unter die Kniescheibe und gleichzeitig ein scharfer Vierzinkerhaken an die Innenseite der Gelenkkapsel eingesetzt, außerdem wird ein ,,Seitenlicht" in das Gelenkinnere eingestellt. Der ganze mediale Abschnitt liegt jetzt frei, und der verletzte Meniscus fällt einem oft direkt entgegen. Der verletzte Anteil des Meniscus wird mit einer festen Klemme gefaßt und dicht an dem erhaltenen gesunden Teil abgetragen. — Hiernach wird das Knie vermehrt gebeugt, während gleichzeitig der Unterschenkel durch die Faust eines Assistenten von der Kniekehle her nach vorn geschoben wird. Das geschieht, um sich über die Lage des Meniscus im hinteren Gelenkabschnitt zu unterrichten. Zum Abschluß der Operation wird die *Festigkeit des lateralen Meniscus* mit einem kleinen Einzinkerhaken *geprüft*.

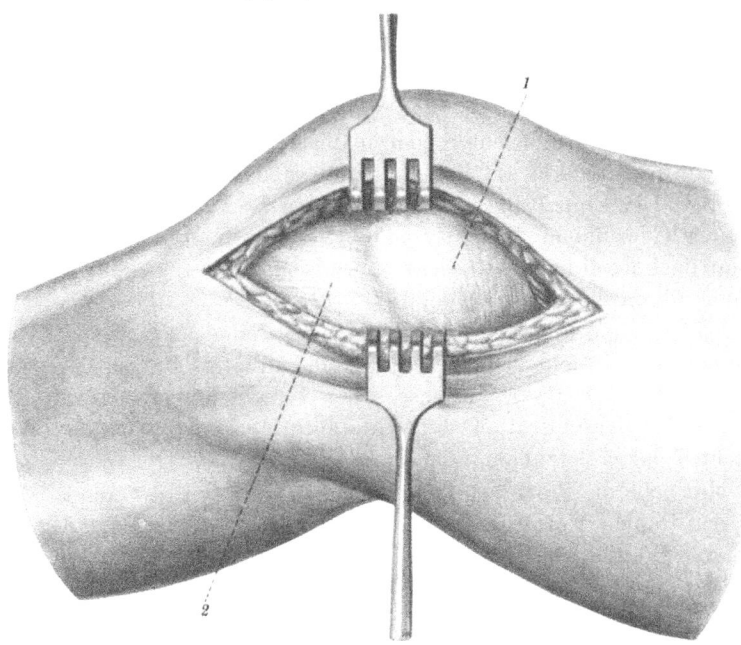

Abb. 868—873. Meniscusoperation
Abb. 868. Der Schnitt ist bis zur Fascie geführt. *1* Ausstrahlende Fasern des M. vastus medialis; *2* Gelenkkapsel

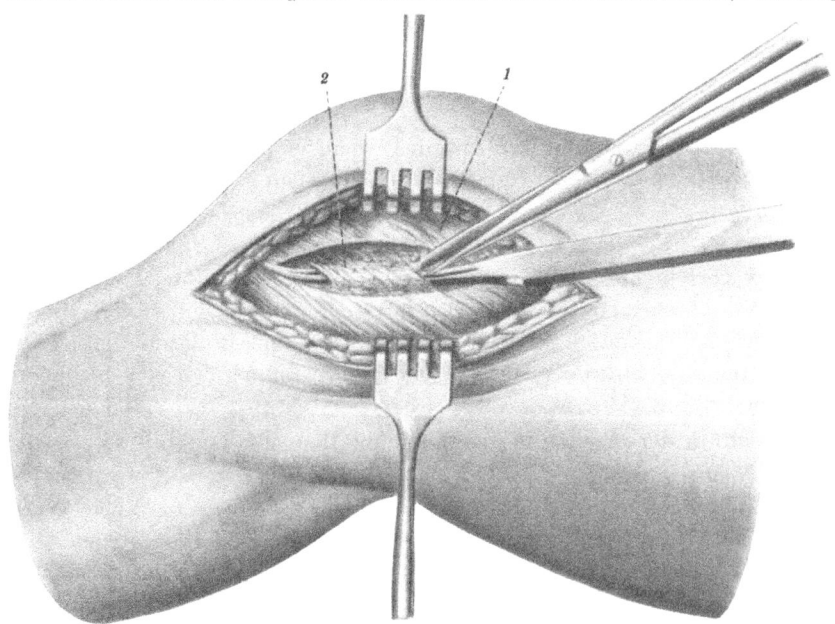

Abb. 869. Der äußere Teil der Gelenkkapsel — *1* Pars fibrosa — ist eröffnet. Der innere Teil der Gelenkkapsel — *2* Pars synovialis — wird unter dem Schutz der Rinnensonde gespalten

Entfernung des hinteren Anteiles des Meniscus (s. Abb. 874)

Wenn es sich bei der Operation herausstellt, daß der hintere Teil des Meniscus abgerissen ist, und wenn es nicht möglich ist, das abgerissene Stück von vorn her einwandfrei zu entfernen, so ist seine *Entfernung von hinten seitlich* her vorzunehmen. Auf die Wichtigkeit dieses Vorgehens hat Honecker hingewiesen.

Der Hautschnitt wird nach oben um 2 cm verlängert. Die Gelenkkapsel wird mit dem inneren Knieseitenband, während die Haut gut nach rückwärts gehalten wird, freigelegt. Es ist unbedingt nötig, sich den hinteren Rand des Seitenbandes darzustellen. Wenn dies erfolgt

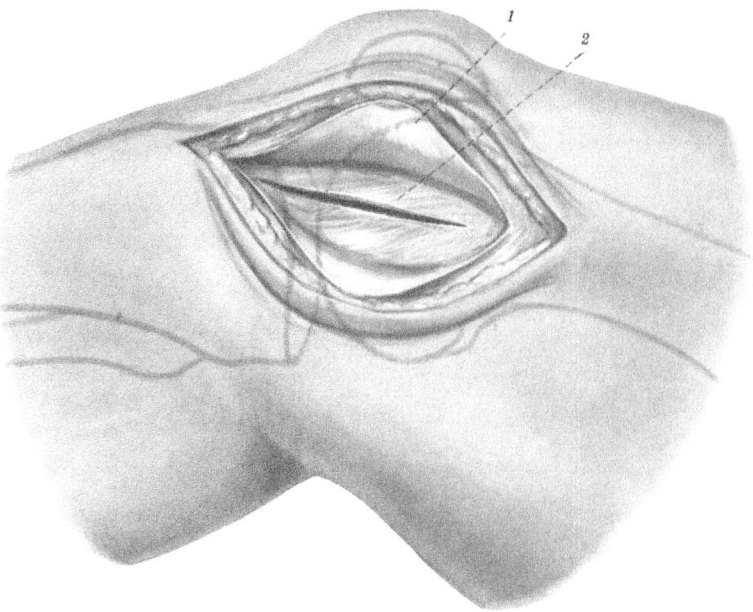

Abb. 870. Die äußere Kapsel (*1*) ist eröffnet und aufgeklappt. Die synoviale Schicht (*2*) ist eingeschnitten

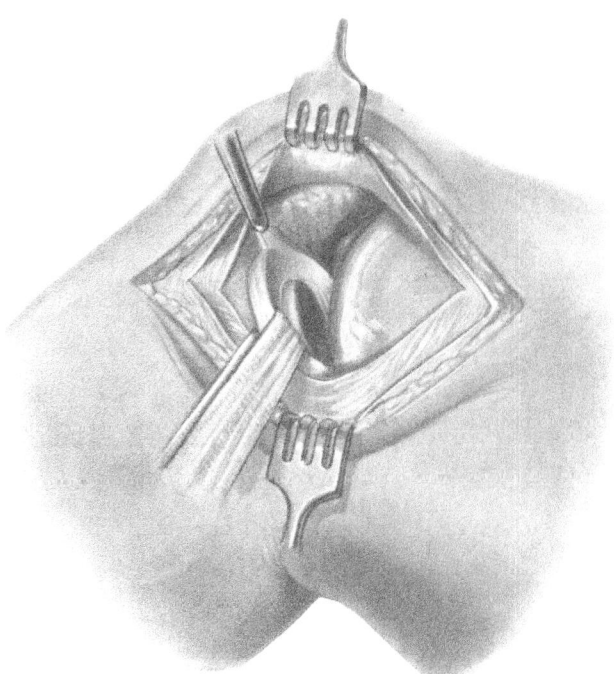

Abb. 871. Totaler Abriß des Meniscus, eine Gazeschlinge ist um den Meniscus gelegt

ist, wird die *Gelenkkapsel parallel zum Seitenband eingeschnitten*. Zwei Vierzinkerhaken werden nach vorn und hinten eingesetzt, und leicht läßt sich das hintere abgerissene Stück des Meniscus entfernen.

Kapselnaht. Nach Überführung des Beines in Streckstellung gesonderte Vernähung des synovialen und fibrösen Teiles. Ein Kapselfenster im Bereiche der Muskulatur wird nur *ausnahmsweise* belassen.

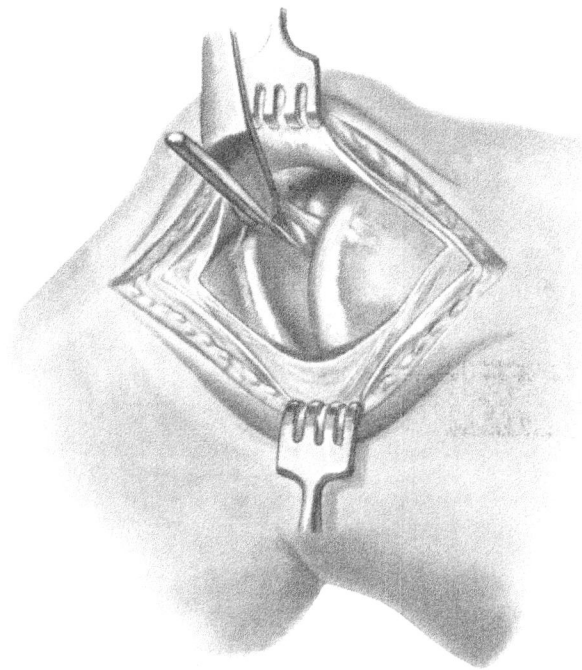

Abb. 872. Der Meniscus ist entfernt. Mit einem kleinen Häkchen wird der laterale Meniscus auf seine Festigkeit geprüft

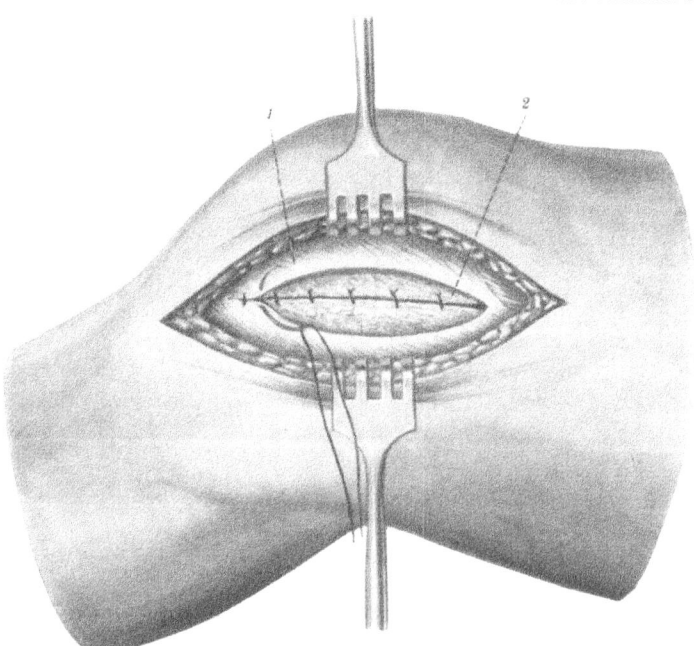

Abb. 873. Verschluß der Gelenkkapsel, gesondert für sich der Pars synovialis *1* und fibrosa *2*

Ruhigstellung. Beingipsverband; bei Patienten vom 30. Jahr ab Lagerung auf Braunscher Schiene; Ruhigstellung für 7 Tage.

Nachbehandlung. Am 8. Tage kommen der Gips oder die Schiene fort. Das Kniebeugen geschieht durch Unterlegen von Kissen oder einer verstellbaren Knierolle in der Kniekehle. Gleichzeitig werden aktive Anspannungsübungen der Kniestreckmuskulatur durchgeführt. Der rechte Winkel soll am 14. Tage erreicht sein. Am 15. Tage beginnt erst die eigentliche krankengymnastische Behandlung, und wenige Tage später steht der Patient auf. Dauer der gesamten Nachbehandlung 4—6 Wochen.

Wir möchten noch einmal ausdrücklich betonen, auch wenn es dem Patienten recht gut geht und das Kniegelenk keine Neigung zum Erguß zeigt und schon praktisch frei beweglich ist, soll man mit dem Aufstehen bis zum Ende der 3. Woche warten. Die Patienten, denen es gut geht, sind oft ungeduldig. Sie wissen es nicht, aber **der Arzt muß es wissen, daß eine Gelenkwunde Ruhe und Zeit zu ihrer Verheilung braucht!**

b) Technik der Operation des lateralen Meniscus (s. Abb. 875—878)

Sie entspricht im wesentlichen der Operation des medialen Meniscus. Man erleichtert sich den Zugang zum Gelenk, wenn man den derben Tractus ilio-tibialis (Maissiatschen Streifen) zentral und peripher leicht einkerbt. Dieses wird zur unbedingten Notwendigkeit, wenn man bei diagnostisch noch ungeklärten Fällen eine gute Übersicht über das Gelenk erhalten muß. Der laterale Meniscus wird in der gleichen Weise wie der mediale mit einer Klemme gefaßt und zuerst in seinem vorderen und dann in seinem hinteren Anteil abgetragen. Man erleichtert sich die Abtragung, wenn man den Meniscus mit einer Bandschlinge umfährt und an dieser Schlinge einen leichten Zug ausübt. Der Schluß der Gelenkkapsel erfolgt in gesonderter Schicht, zuerst des synovialen Anteiles und dann der derberen elastischen Schicht mit dem Tractus ilio-tibialis. *Ruhigstellung und Nachbehandlung* wie oben.

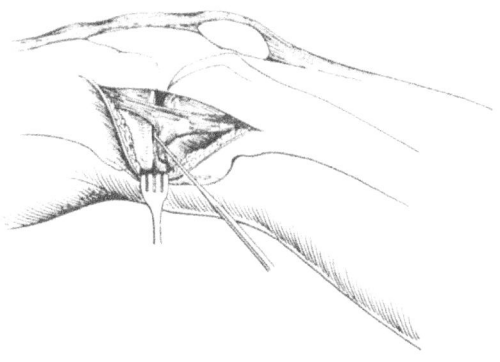

Abb. 874. Entfernung des hinteren Anteiles des Meniscus. Der Hautschnitt wird weiter nach rückwärts gelegt und schwingt nach hinten bogenförmig aus. Man präpariert sich den hinteren Rand des Seitenbandes frei und gelangt dann unschwer zum Hinterhorn des Meniscus

c) Technik der Operation des Meniscusganglions

Die Operation des Meniscusganglions verlangt eine Besonderheit im Vorgehen. Es ist in wechselndem Umfange die Gelenkkapsel bzw. der Tractus ilio-tibialis degeneriert und cystisch erweicht. Das Ganglion ist sorgfältig freizupräparieren und an dem Meniscus zu belassen. Die Freilegung erfolgt am besten, indem ein türflügelförmiger Lappen in der äußeren Gelenkkapsel über dem Ganglion gebildet wird. Wenn es ein kleines bis mittelgroßes Ganglion war, das zusammen mit dem Meniscus entfernt wurde, reicht die direkte Vernähung des am Beginn der Operation gebildeten Lappens aus. Wenn es ein großes Ganglion war, ist es notwendig, einen Fascienstreifen über den Defekt in der äußeren Gelenkkapsel einzusetzen.

Ruhigstellung. Wenn eine Fascienplastik gemacht werden mußte, ist die Ruhigstellung auf 2 Wochen zu verlängern.

Nachbehandlung wie oben.

d) Technik der Operation des Scheibenmeniscus (s. Abb. 875—868)

Der Scheibenmeniscus ist als ein Atavismus aufzufassen. Er findet sich fast nur auf der lateralen Seite. Es besteht charakteristischerweise das Symptom des *Schnellens* und *Schnappens* im Knie, ohne daß ein Unfall vorhergegangen zu sein braucht. Der Scheibenmeniscus wirkt nicht als funktionell günstiger Zwischenpuffer, sondern als ein lästiger Fremdkörper. Er muß bei Jugendlichen entfernt werden. Er ist keineswegs so selten, wie man aus den Mitteilungen in der Literatur annehmen soll (im Weltschrifttum etwa 200 Beobachtungen). Unser Mitarbeiter GALLI berichtete aber allein über 60 eigene Beobachtungen in der Münchener Klinik (1960).

Der Scheibenmeniscus ist stets in toto zu entfernen. Er enthält oft makroskopisch nicht erkennbare, aber histologisch einwandfrei nachweisbare horizontale Spaltbildungen.

Als *Spätschaden* der Meniscusoperation, der die Behandlungsresultate trübt, wird die *Arthrosis deformans* angegeben. Die Gefahr der Ausbildung einer Arthrosis deformans ist nach einer partiellen Entfernung des Meniscus unwesentlich. Sie ist praktisch nicht gegeben. Selbstverständlich kann ein solches Kniegelenk an einer Arthrosis deformans erkranken. Wenn man berücksichtigt, daß es oft Kniegelenke von aktiven Sportsleuten sind, so ist bei diesen an und für sich schon infolge der hohen Beanspruchung der Kniegelenke die Gefahr einer Arthrosis deformans-Entwicklung erhöht.

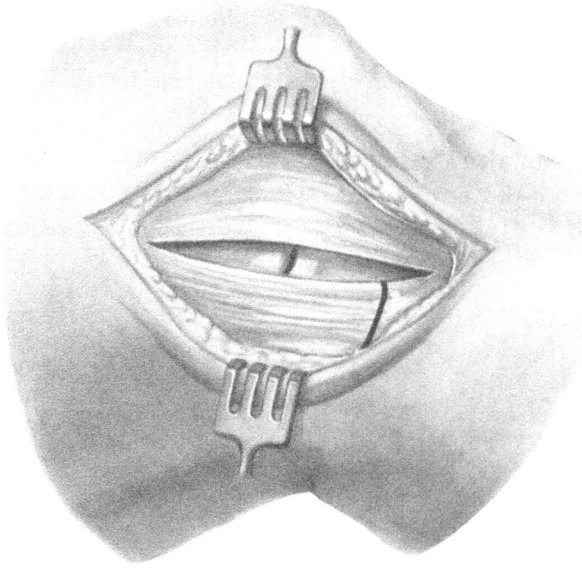

Abb. 875—878. Operation des lateralen Meniscus
Abb. 875. Spaltung und Querincision des Maissiatschen Streifens, Eröffnung der Gelenkkapsel

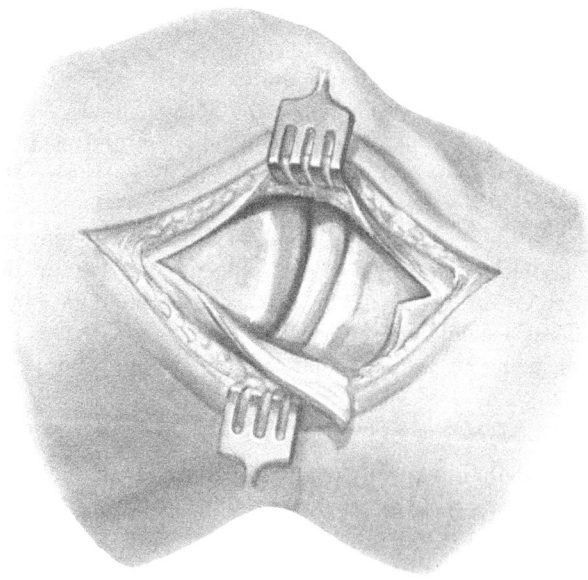

Abb. 876. Der Maissiatsche Streifen und die eröffnete Kapsel werden zurückgehalten, der Meniscus liegt frei vor dem Auge

Ein jedes Gelenk *kann* nach einer Meniscusverletzung an einer Arthrosis deformans erkranken. Wenn das abgerissene Meniscusstück aber nicht entfernt wird, dann wird es sicher dem vorzeitigen Verschleiß durch die dauernden rückfälligen Einklemmungen, die schwere Schliffurchen an den Gelenkflächen hinterlassen, verfallen.

In den Fällen, bei denen der Meniscus total entfernt werden muß, wird man meist einen schmalen Rand des Meniscus an der Innenseite stehenlassen, von dem die Entwicklung eines Regenerates möglich ist. Wenn der Meniscus in seiner Gesamtheit schon schwer degeneriert ist, ist auch das übrige Gelenk nicht mehr von einwandfreier normaler Beschaffenheit. Es befindet sich oft schon im Vorstadium der Arthrosis deformans. Es ist verständlich, daß solche Gelenke dann später leicht, trotz der Meniscusoperation, eine Arthrosis deformans bekommen. Die Entwicklung der Arthrosis deformans wird aber im Vergleich zu dem Schaden, der entsteht, wenn der schwer degenerierte Meniscus im Gelenk belassen wird, durch die Operation zeitlich hinausgeschoben.

Schließlich muß bei älteren Patienten die Meniscusoperation auch noch gemacht werden, wenn schon eine Arthrosis deformans vorhanden ist! Hier können durch die Operation lediglich die Beschwerden, die durch den verletzten Meniscus hervorgerufen werden, beseitigt werden, während die typischen Arthrosis deformans-Schmerzen unverändert bleiben.

Die Gesamtresultate der Meniscusoperation sind jedenfalls heute so, daß man jedem jungen Patienten und auch denen in den mittleren Jahren, die ein leistungs- und wieder sportfähiges Knie haben wollen, die Meniscusoperation anraten muß. Auch bei Patienten in den Fünfziger- und Sechzigerjahren kann bei stark schmerzhaft rezidivierenden Einklemmungen und Gelenksperren noch die Operation angezeigt sein. Die Operation ist ein kleiner **Eingriff** und befreit die Patienten von ihren Schmerzen. Der erreichbare Grad der funktionellen Leistungsfähigkeit hängt von dem übrigen Zustand des Kniegelenkes ab.

6. Die operative Behandlung der Knieversteifungen

Die Behandlung der Knieversteifung ist keineswegs in jedem Falle die Arthroplastik; das muß mit Nachdruck hervorgehoben werden. Außerdem gibt es bei der Arthroplastik wieder eine Ganz- und eine Teilarthro-plastik, deren Behandlungsergeb-nisse in ihrem Wert verschieden zu beurteilen sind. Wir kommen nur in der Beurteilung und Behandlung der Knieversteifungen weiter, wenn wir die verschiedenen Formen der Knieversteifungen und die Behand-lung, die für diese angezeigt ist, klar voneinander trennen.

A. Die Kniestrecksteife (Quadricepskontraktur)

Sie ist im wesentlichen, wie ihr Name besagt, durch eine Verkürzung der Streckmuskulatur bedingt; intra-artikuläre Veränderungen sind nur sekundär und treten in den Hinter-grund. Ihre Behandlung ist die extra-artikuläre Kniemobilisierung durch die Beseitigung der Quadricepskon-traktur.

B. Die fibröse Kniesteife

Verkürzung und Schrumpfung des Kniestreckapparates und schwere Veränderungen im Innern des Ge-lenkes sind miteinander verbunden, die Grundform der Gelenkflächen ist aber erhalten. Die Behandlung ist intra- und extraartikulär. Sie besteht in der gleichen Operation wie für die Quadricepskontraktur in Verbindung mit der Lösung der Verwachsungen zwischen den Gelenkflächen. Die Operation wird als *Arthrolyse* be-zeichnet.

C. Die teilweise oder völlige knöcherne Ankylose

Hierher sind auch die Fälle zu rechnen, bei denen die Gelenkflächen schwerst deformiert sind und sich

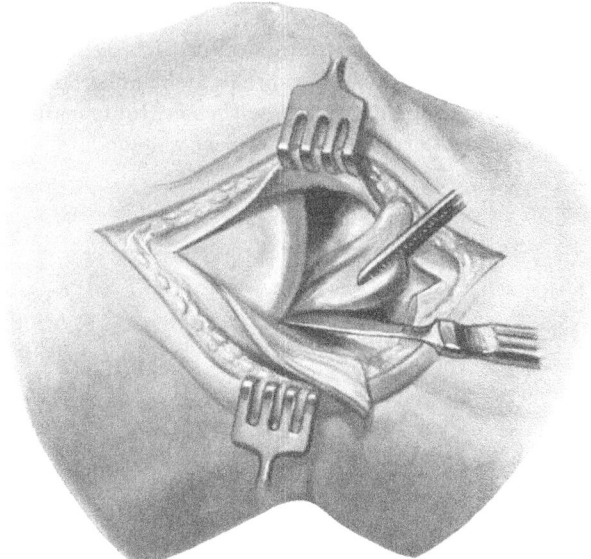

Abb. 877. Der Meniscus (hier ein juveniler Scheibenmeniscus) ist mit der Klemme gefaßt und wird mit dem Scalpell abgetragen

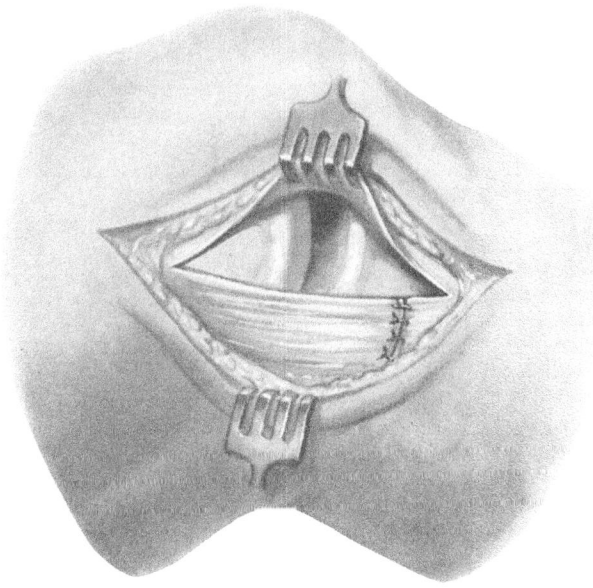

Abb. 878. Sorgfältige Naht der Kapsel und des Maissiatschen Streifens

noch keine knöcherne, sondern lediglich eine feste ,,bindegewebige" Ankylose (LEXER) ent-wickelt hat. Die Behandlung dieser Fälle ist die *Arthroplastik*.

A. Die Operation der Quadricepskontraktur

Es ist für das Bild der Quadricepskontraktur ohne wesentliche intraartikuläre Veränderungen charakteristisch, daß das Bewegungsausmaß in der Hüftbeugestellung deutlich besser als in der Hüftstreckstellung ist. Der zweigelenkige Kniestreckmuskel wird durch die Hüftbeugung ent-spannt, sein Weg wird kürzer, und dadurch wird das Bewegungsausmaß im Knie etwas größer.

43*

Das klassische Bild der Quadricepskontraktur wurde schon 1917 von E. PAYR beschrieben. Es findet sich in erster Linie nach komplizierten Oberschenkelbrüchen, die mit einer Eiterung verbunden waren (Schußfrakturen!), aber auch nach unkomplizierten Oberschenkelbrüchen, deren Behandlung eine übermäßig lange Ruhigstellung erfordert hatte, sowie nach Hüftgelenkentzündungen (Tuberkulose), die viele Monate lang ruhiggestellt waren.

Das *Röntgenbild* zeigt normale Verhältnisse der Gelenkflächen; lediglich die Kniescheibe ist vermehrt auf die Unterlage gepreßt, steht höher als normal und tritt bei dem vorhandenen Ausmaß der Kniebeugung, wie die seitlichen Röntgenaufnahmen zeigen, nicht wie normal mit ihrem oberen Pol von der Femurgelenkfläche ab, sondern wird vermehrt an diese angepreßt.

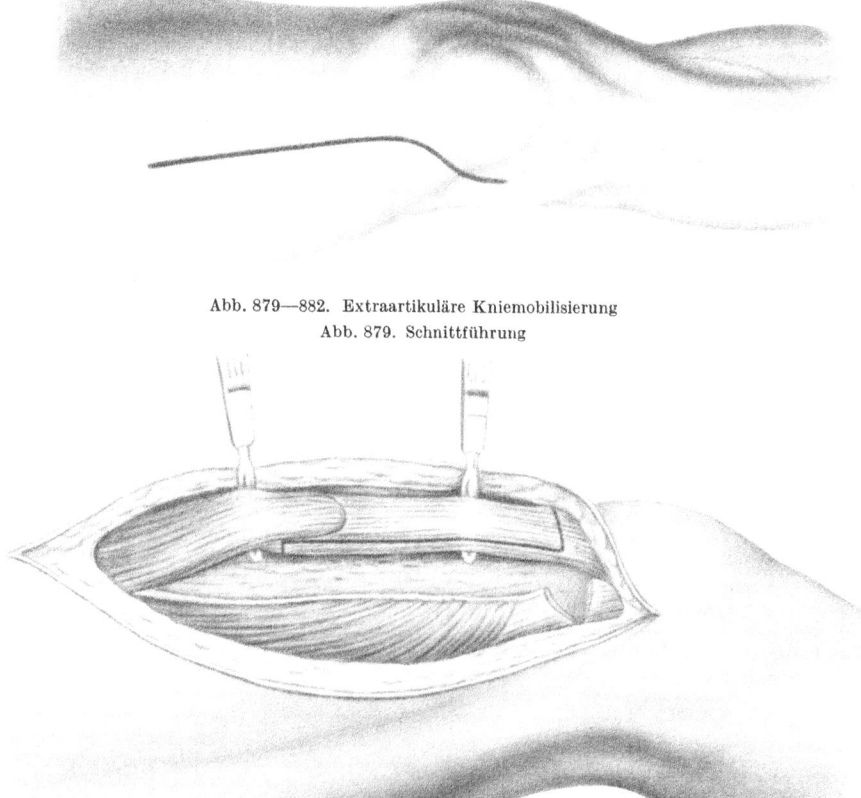

Abb. 879—882. Extraartikuläre Kniemobilisierung
Abb. 879. Schnittführung

Abb. 880. Der M. vastus medialis ist bereits abgelöst und an seinem Ansatz eingekerbt. Die Verwachsungen der Quadricepssehne mit der Unterlage sind gelöst. Sie ist mit zwei Kocher-Sonden unterfahren, um plastisch Z-förmig verlängert zu werden

Die *Indikation* für die operative Behandlung der Quadricepskontraktur kann weit gestellt werden. Die Behandlung ist bis in die Vierzigerjahre angezeigt, wenn der Versuch der konservativen Behandlung fehlgeschlagen war.

Wir führen die Operation der Quadricepskontraktur im wesentlichen so aus, wie wir sie bei E. PAYR gelernt haben.

Technik der extraartikulären Kniemobilisierung (s. Abb. 879—882)

Schnitt. In der Regel vom inneren Femurcondylus bogenförmig um die Patella herumgehend und dann neben der Quadricepssehne 10—15 cm am Oberschenkel hinaufziehend; bei einem Teil der Fälle liegt der Schnitt z. B. wegen ungünstiger Narbenverhältnisse außen.

α) Freipräparieren und Lösen der Verwachsungen des Kniestreckapparates

Der M. vastus medialis wird von der Quadricepssehne scharf gelöst, und die Ausstrahlungen des Muskels in die seitliche Kniegelenkkapsel werden eingeschnitten. Nach Umschlagen des

Hautlappens nach außen wird in der gleichen Weise der M. vastus lateralis von der Quadricepssehne abgetrennt und sein Ansatz dicht oberhalb der Kniegelenkkapsel eingekerbt.

Die Verwachsungen zwischen der Quadricepssehne und dem Oberschenkel bzw. dem M. vastus intermedius werden in relativ frischen Fällen stumpf mit dem Stieltupfer gelöst; in veralteten Fällen wird das derbschwielige Narbengewebe durchschnitten und entfernt.

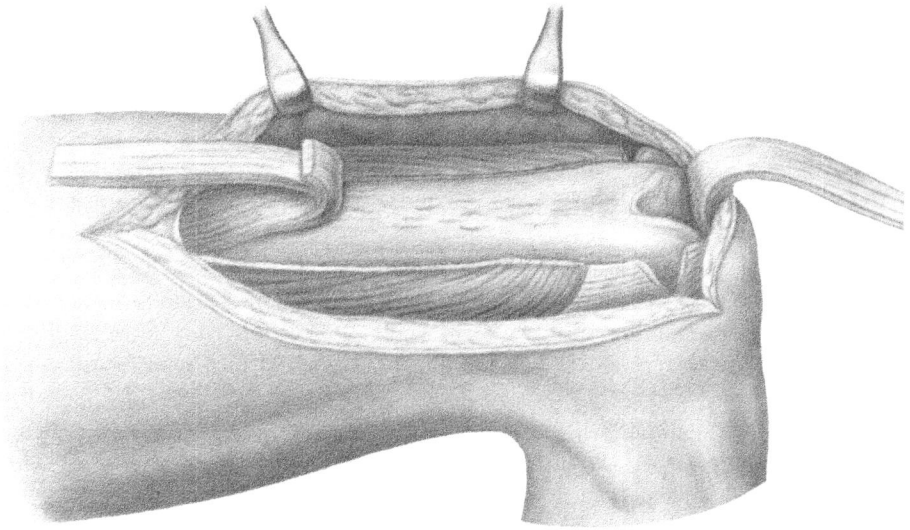

Abb. 881. Die Quadricepssehne ist Z-förmig verlängert. Außer dem M. vastus medialis ist auch der M. vastus lateralis an seinem Ansatz eingeschnitten. Das Knie ist bis zum rechten Winkel gebeugt

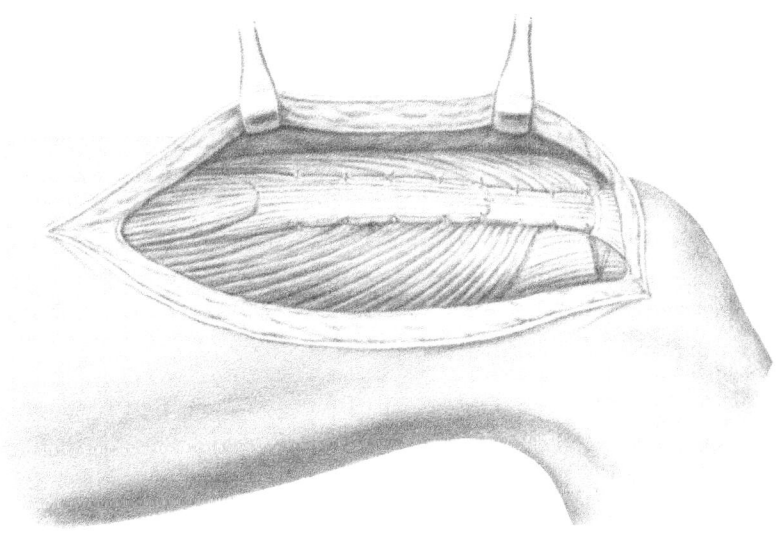

Abb. 882. Wiedervernähung der Quadricepssehne und der Muskulatur. Die Vernähung erfolgt bei einer Beugestellung von 120°, um eine gute Kraftleistung des Quadriceps zu erhalten. Der M. vastus medialis und der M. vastus lateralis werden an ihren Einstrahlungsstellen in die Gelenkkapsel nicht wieder vernäht. Um so wichtiger ist die Vernähung mit dem distalen Teil der Quadricepssehne

β) Plastische Verlängerung der Quadricepssehne und passive Kniebeugung

Die Quadricepssehne wird mit zwei Kocher-Sonden unterfahren und in der Frontalebene in einer Länge von mindestens 10 cm plastisch Z-förmig durchschnitten. Danach wird noch die Verwachsung am oberen Recessus stumpf oder scharf gelöst, und das Knie wird passiv *langsam* gebeugt. Die Kniebeugung wird etwa bis zum rechten Winkel oder auch etwas darüber angestrebt. Bei der Kniebeugung ist es unvermeidbar, daß der obere Teil der Kniegelenkkapsel seitlich etwas einreißt.

γ) Wiedervernähung der Muskulatur

Die Quadricepssehne wird mit 6—8 Seidenknopfnähten in einer Beugestellung von etwa 120° zuverlässig vernäht. Dann werden der M. vastus medialis und der M. vastus lateralis gleichfalls wieder mit der Quadricepssehne vereinigt. Es ist wichtig, daß die Vernähung vor allem auch mit dem distalen Ende der Quadricepssehne erfolgt. Das periphere Ende der Mm. vastus medialis und lateralis mit ihren Einstrahlungen in den seitlichen Kapselbandapparat wird *nicht* wieder vereinigt, ein Zwischenraum von einigen Zentimetern bleibt bestehen.

Einlegen eines Drains in die Außenseite des Oberschenkels von einem gesonderten kleinen Einschnitt aus; Entfernung des Drains nach 48 Std.

Sorgfältige *spannungslose* subcutane Hautnaht.

Ruhigstellung. Beingipsverband in einer Kniebeugestellung von 120—140°, je nach den Spannungsverhältnissen der Haut. Lagerung im Stufenbett oder auch umgekehrt auf einer modifizierten Braunschen Schiene.

Nachbehandlung. Nach Abschluß der Wundheilung, etwa nach 14 Tagen, Beginn mit der Übungsbehandlung. Das Bein wird zuerst langsam passiv abwechselnd aus der Beuge- in die Kniestreckstellung übergeführt. Einige Tage später Aufnahme von Bewegungsübungen am Rollengurtenzug, von aktiven Muskelanspannungsübungen und Elektrisieren mit einem Schwellstromapparat.

Während der Ruhepausen wird das Bein abwechselnd in größtmöglicher Beuge- und in voller Streckstellung gelagert. Wenn das Bein in Streckstellung liegt, wird ein leichter Streckzug zur Entlastung der Kniegelenkflächen angelegt.

Nachts kommen um das Knie Alkohol- oder Prießnitz-Umschläge. Die eigentliche krankengymnastische Behandlung wird etwa 3 Wochen nach der Operation ohne Kniebelastung vorgenommen. Das Aufstehen ist je nach den Fortschritten der aktiven Muskelleistung und der aktiven Bewegungsfähigkeit 5—6 Wochen nach der Operation erlaubt. Das Knie erhält als Schutz eine Filzkniekappe. Die Gesamtdauer der aktiven Übungsbehandlung beträgt $^1/_4$—$^1/_2$ Jahr.

Für die Technik der Operation sind zwei Punkte von großer Wichtigkeit

a) Die *Wiedervernähung der durchtrennten Muskulatur* muß zuverlässig und *in der richtigen Spannung* erfolgen.

Wenn die Spannung zu stark gewählt wird, treten bei der Übungsbehandlung große Schwierigkeiten auf; wenn sie zu gering gewählt wird, dauert es außerordentlich lange, bis die Patienten wieder zu einer eigenen aktiven vollen Kniestreckung kommen. Es werden deshalb die Muskeln nicht etwa bei einer rechtwinkeligen Kniebeugestellung, sondern bei einer verringerten von etwa 120° wieder vereinigt.

b) Die *Beugestellung*, die *im Verband* im Hinblick auf die Haut gegeben werden darf.

Das Behandlungsergebnis hängt weitgehend davon ab, daß die Heilung glatt und völlig ungestört vor sich geht. Wenn sich eine Hautnekrose über dem Kniegelenk entwickelt, weil infolge einer zu starken Kniebeugestellung die Haut zu stark angespannt war, können die Bewegungsübungen erst mit einer Verzögerung von mehreren Wochen aufgenommen werden. Die Richtlinie für die Kniebeugestellung, die im Verband gegeben wird, ist, daß *die Haut über dem Knie völlig spannungslos* bleibt.

Es ist besser, eine geringere Beugestellung im ruhigstellenden Verband zu geben, als diese zu übertreiben und die Gefahr einer Hautnekrose heraufzubeschwören.

Die *Behandlungsergebnisse* sind bei der Operation der typischen Kniestrecksteife bei gut erhaltenen Gelenkflächen ohne wesentliche Beteiligung des Gelenkes ausgezeichnet. Im allgemeinen tritt eine Kniebeugung bis zum rechten Winkel und darüber hinaus ein, und wenn die Muskeln nicht durch narbige Veränderungen oder direkte Verletzungen schwer verändert waren, ist auch eine volle Kniestreckleistung erreichbar. Die operative Verstärkung des Quadriceps, z.B. durch den Sartorius (PAYR) oder durch den Biceps, ist nur ausnahmsweise bei vorher schwer veränderter Muskulatur nötig. Danach haben wir auch in solchen Fällen eine kraftvolle aktive Kniestreckung erzielt.

Die Gelenke werden auch für schwere berufliche und große sportliche Beanspruchungen wieder voll leistungsfähig. Das haben die Nachuntersuchungen von BLOHMKE ergeben.

B. Die fibröse Kniestrecksteife

Wir haben uns bemüht, das Krankheitsbild der fibrösen Kniestrecksteife von dem der reinen Quadricepskontraktur abzugrenzen. Der klinische Befund ist ein anderer, und dementsprechend muß auch die Behandlung anders geleitet werden. Die fibröse Kniestrecksteife entwickelt sich bei Quadricepskontrakturen, die jahrelang bestanden haben; es kommt bei diesen dann zusätzlich zu der Verkürzung der Quadricepsmuskulatur noch zu schweren bindegewebigen Verwachsungen und Auflagerungen auf die Gelenkflächen und zu einer hochgradigen Schrumpfung der Gelenkkapsel.

Die fibröse Knieversteifung ist stets mit einer Quadricepskontraktur verbunden. Wenn man sie beseitigen will, muß man also den verkürzten Quadriceps verlängern, die bestehenden Verwachsungen lösen und außerdem noch die bindegewebigen Verwachsungen im Inneren des Gelenkes beseitigen und die geschrumpfte Gelenkkapsel einschneiden.

Der *Röntgenbefund* zeigt bei diesen Fällen von Knieversteifungen keine normalen Verhältnisse mehr: der Gelenkspalt ist verschmälert, und Arrosionen an den Gelenkflächen sind teilweise vorhanden.

Die Operation der fibrösen Knieversteifung ist schwieriger und größer als die der reinen Quadricepskontraktur, weil das Gelenk breit aufgeklappt werden muß. Nur so ist mit Erfolg eine Arthrolyse durchführbar. Auch HACKENBROCH hat frühzeitig die Arthrolyse aufgenommen und über schöne Erfolge berichtet.

HOHMANN hat für die Behandlung von leichten bis mittelschweren Fällen von Kniestreckkontraktur die Einschneidung der gekürzten, geschrumpften Gelenkkapsel beiderseits neben der Patella ohne Verlängerung der Quadricepssehne empfohlen.

Technik der Arthrolyse in Verbindung mit der Operation der Quadricepskontraktur (s. Abb. 883—886)

Schnitt. Großer, leicht bogenförmiger Schnitt, beginnend innen neben der Tuberositas tibiae, die Kniescheibe umfahrend und dann noch weit am Oberschenkel neben der Quadricepssehne nach oben ziehend.

a) Operation der Quadricepskontraktur wie oben.

b) Arthrolyse.

α) Eröffnung des Gelenkes und Lösung der intraartikulären Verwachsungen unter Einschneidung der geschrumpften Gelenkkapsel

Nachdem die Quadricepssehne in typischer Weise plastisch Z-förmig verlängert und nachdem die Mm. vastus medialis und lateralis von der Quadricepssehne abgelöst und ihre Ansätze am seitlichen Kniegelenkkapselbandapparat eingeschnitten sind, wird der obere Recessus eröffnet. Die Verwachsungen der Kniescheibe mit der Femurgelenkfläche werden gelöst, die Gelenkkapsel wird beiderseits eingeschnitten, der Hautlappen wird mit der Kniescheibe und mit dem daranhängenden Teil der Quadricepssehne nach unten geschlagen, und das Knie wird vorsichtig passiv gebeugt, während mit dem Messer gleichzeitig scharf die verkürzte Gelenkkapsel eingeschnitten und die Verwachsungen zwischen den Gelenkflächen durchtrennt werden. Die Kniebeugung erfolgt schrittweise, entsprechend der Durchtrennung der bindegewebigen Verwachsungen.

Die *Menisci* sind oft in dem Bindegewebspannus mit eingeschlossen und so schwer verändert, daß sie ganz oder teilweise entfernt werden müssen. Die *Kreuzbänder* sind dagegen gut erhalten und werden ebenso wie der *seitliche Bandapparat* ängstlich geschont.

Die gesamten Bindegewebsmassen, die die Femur- und Tibiagelenkflächen hüllenartig bedecken, werden sorgfältig herauspräpariert. Nachdem dies geschehen ist, werden die Knorpelflächen des Gelenkes sichtbar; sie sind, abgesehen von einzelnen Arrosionen, meist auffallend gut erhalten.

β) Wiedervereinigung der verlängerten Quadricepssehne und der abgelösten Muskeln

Der Hautlappen mit der Kniescheibe wird, nachdem auch diese von allen Verwachsungen befreit und ebenso auch die Verwachsungen auf der gegenüberliegenden Gleitfläche am Femur

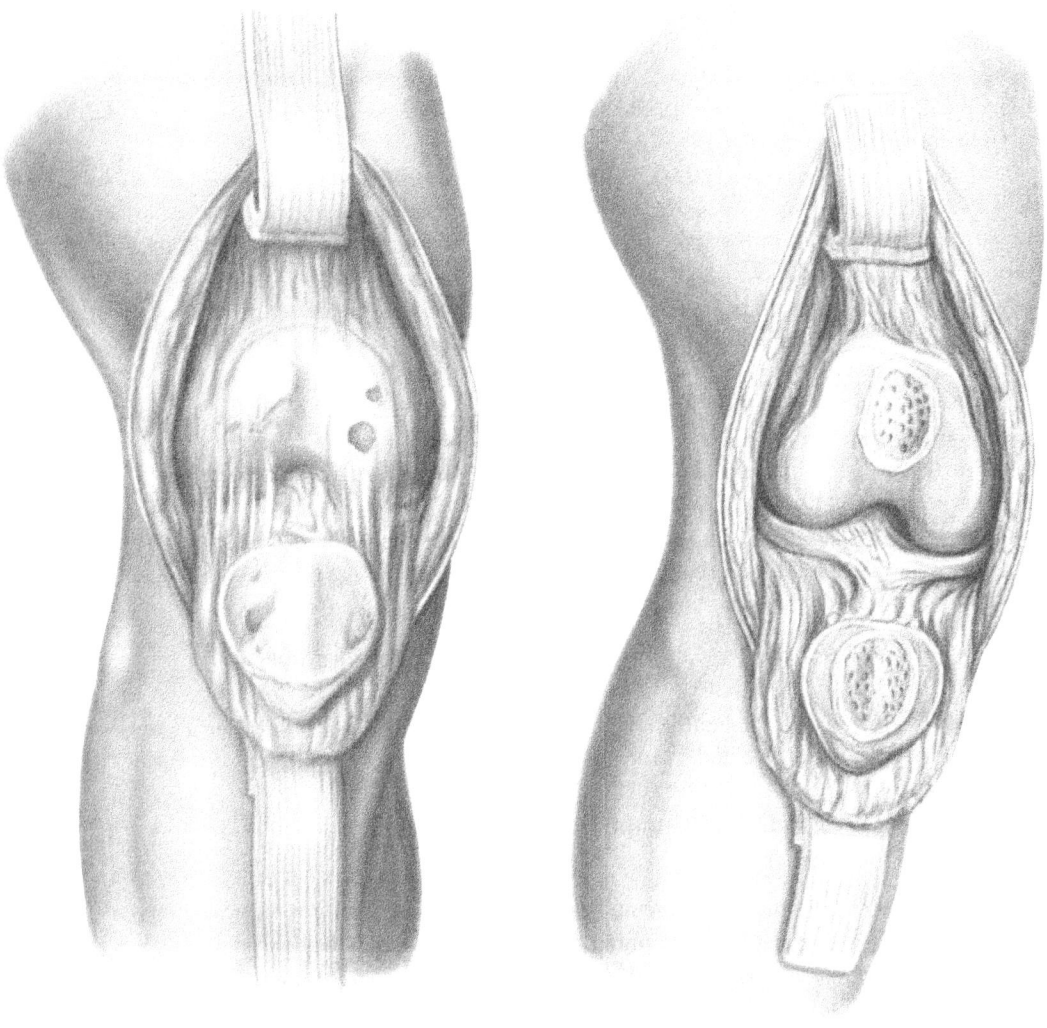

Abb. 883   Abb. 884

Abb. 883—886. Arthrolyse des Knies in Verbindung mit der plastischen Verlängerung der Quadricepssehne

Abb. 883. Das Knie ist von oben her aufgeklappt. Die derben bindegewebigen Verwachsungen zwischen den schwer veränderten Gelenkflächen sind erkennbar

Abb. 884. Eine knöcherne Verwachsung, die zwischen der Patella und dem Femur bestanden hatte, ist gelöst

beseitigt sind, wieder zurückgeschlagen. Wenn die Unterfläche der Kniescheibe einen schweren Knorpeldefekt aufweist, oder wenn sie (s. Abb. 884) mit der Femurgelenkfläche knöchern verwachsen war, so ist eine Fascien- oder Fettlappenbedeckung (s. Abb. 885) der Kniescheibengelenkfläche erforderlich, um eine erneute Verwachsung zu verhüten. Die Vernähung der Quadricepssehne erfolgt mit 6—8 Seidenknopfnähten in einer Kniebeugestellung von 120—130°. Anschließend werden, ebenso wie bei der extraartikulären Mobilisierung des Kniegelenkes, der M. vastus medialis und der M. vastus lateralis mit der Quadricepssehne vernäht. Die *Gelenk-kapsel* wird nur so weit, wie das leicht möglich ist, vernäht, sie bleibt sonst breit offen.

Weil die Gelenkkapsel *breit aufbleibt,* ist eine *besondere Sorgfalt* auf eine *gute Subcutan-naht* zu legen; anschließend spannungslose Haut-naht.

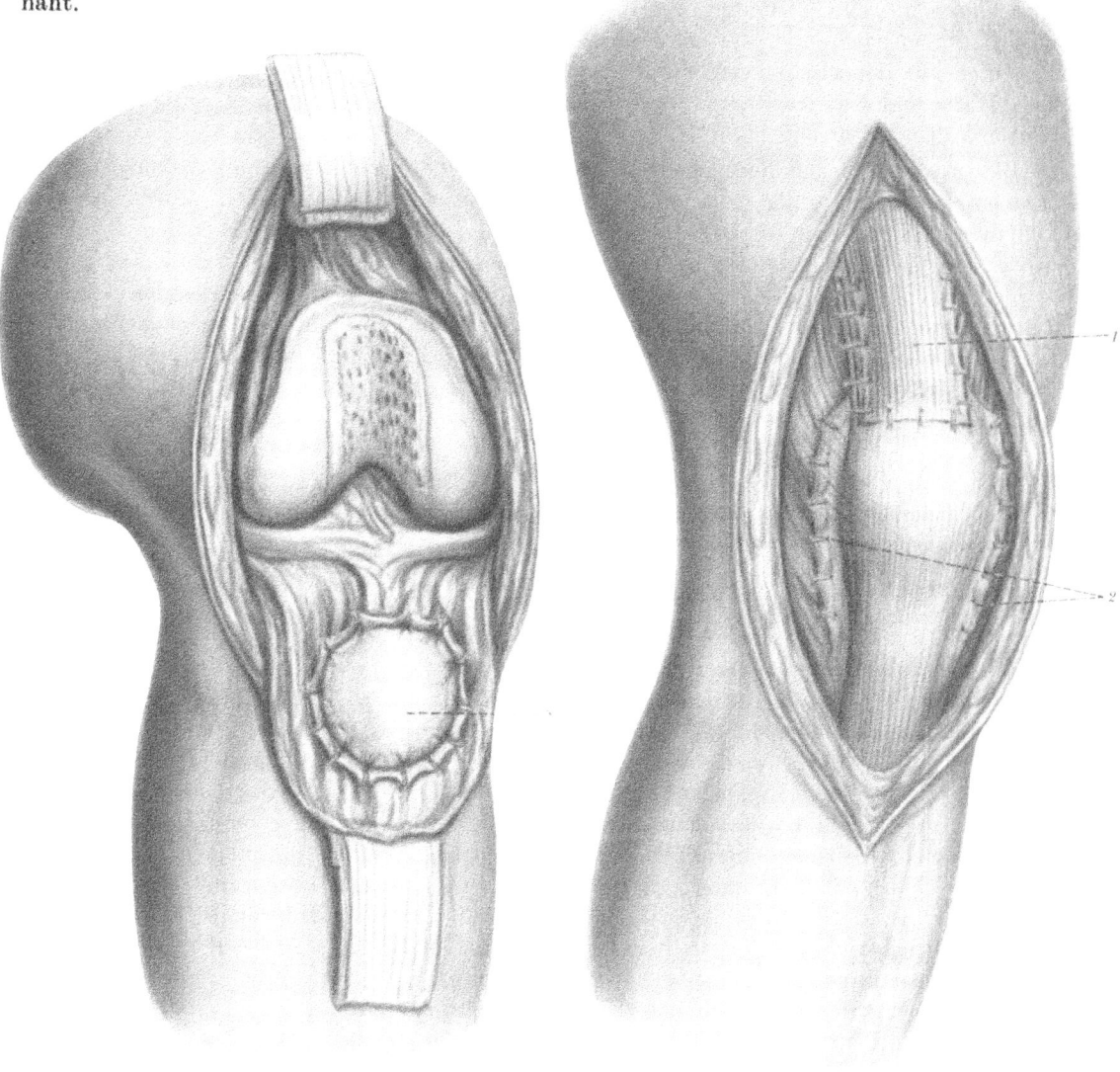

Abb. 885   Abb. 886

Abb. 885. Die Patella ist mit Fascie unterfüttert. × Patella

Abb. 886. Die Quadricepssehne ist wieder vereinigt und die Mm. vastus medialis und lateralis sind mit dem distalen Teil der Quadriceps-sehne vernäht. *1* Wieder vernähte Quadricepssehne; *2* Kapselnaht. Diese ist nur ausnahmsweise möglich

Ein Gummidrain wird auf der Außenseite des Oberschenkels von einem gesonderten kleinen Einschnitt nach hinten oben eingeführt. Entfernung des Gummidrains nach 48 Std.

Ruhigstellung und Nachbehandlung (wie oben).

Was über die Stellung im Gipsverband bei der Operation der Quadricepskontraktur gesagt wurde, gilt in erhöhtem Maße für die Arthrolyse. Die Haut über dem Knie muß unbedingt ohne jede Spannung sein. Es ist klar, daß eine Hautnekrose unter den besonderen Verhältnissen, wie sie nach der Arthrolyse bestehen, das Kniegelenk schwer gefährdet und eine Gelenkinfektion nach sich ziehen kann, die den gesamten Operationserfolg wieder zunichte macht.

Die Nachbehandlung dauert länger als bei der Operation der Quadricepskontraktur. Sie wird in der ersten Zeit sehr schonend und vorsichtig geleitet.

Wir sind zuerst nur zögernd an die Operation der Arthrolyse herangegangen; wir waren zurückhaltend, weil der Röntgenbefund eine Beschaffenheit der Gelenkflächen zeigte, die eine gute Funktion nach der Operation zweifelhaft erscheinen ließ. Die bittere Notwendigkeit bei Patienten mit doppelseitig versteiften Knien oder bei Patienten, bei denen an dem gleichen Bein Hüfte und Knie versteift waren, zwang dazu, die Arthrolyse auch in weniger aussichtsreichen Fällen aufzunehmen.

Die gesamten Behandlungsergebnisse wurden, wie die Nachuntersuchungen von BLOHMKE ergaben, doch besser, als man anfänglich hatte erwarten können. Wohl wurde in einem Teil der Fälle nur eine Beweglichkeit von etwa 40—60⁰ erreicht, denen stehen aber auch wieder Fälle mit einer Kniebeugung bis 90⁰ und mehr gegenüber. Auch die aktive Kniestreckung wurde wieder so gut, daß eine ausreichende Standfestigkeit beim Gehen vorhanden war. Ein Teil der Fälle kann in seinen Ergebnissen als wirklich ausgezeichnet bezeichnet werden. Die Gelenke haben sich, nachdem die Arthrolyse jetzt viele Jahre zurückliegt, gut bewährt. Auch die Berufsfähigkeit für schwer arbeitende Berufe wurde wieder erreicht, und ebenso war wieder das Skifahren möglich.

Eine Dame, bei der die Knieversteifung bereits etwa 6 Jahre bestand und die von Beruf Tänzerin war, konnte wieder bühnenmäßige Tanzvorführungen aufnehmen.

Auch Oberschenkelamputierte, bei denen am gesunden Bein das Knie völlig versteift war, bekamen wieder ein freibewegliches, gut leistungsfähiges Knie.

C. Die Arthroplastik

Die Kniearthroplastik ist trotz der Vorarbeiten, die von HASS, LEXER, PUTTI und E. PAYR geleistet wurden, noch im Ausbau und in der Entwicklung. So großzügig und weitherzig wir in der Indikationsstellung für die Behandlung der Quadricepskontraktur und so kritisch wir in der für die Arthrolyse sind, so zurückhaltend sind wir in der Indikationsstellung für die Arthroplastik. Nicht wir schlagen dem Patienten die Arthroplastik vor, sondern der Patient muß uns dringend um die Vornahme dieser Operation bitten, obwohl er von uns über die heute noch zweifelhaften Behandlungsergebnisse aufgeklärt ist. Wenn ein jugendlicher Patient trotzdem den Versuch der Arthroplastik gemacht haben will und wenn er die Einstellung hat, daß das Schlimmste, was ihm dabei passieren könne, sei, daß sein Knie wieder steif würde oder wegen Schmerzen vielleicht wieder versteift werden müsse, ist die richtige Auswahl der Patienten für eine Arthroplastik getroffen. SAMSON, SPEED und TROUT haben kritisch zur Arthroplastik Stellung genommen. Sie sind auch in der Indikation zurückhaltend.

Die *Indikation* ist bei einer einseitigen Knieversteifung, wenn die anderen Gelenke des Beines gut beweglich sind — also nur ausnahmsweise und hier vielleicht auch eher beim weiblichen als beim männlichen Geschlecht —, gegeben. Wenn aber an demselben Bein auch noch die Hüfte versteift ist und wenn gar auf der anderen Seite eine Oberschenkelamputation vorliegt, wird die Vornahme der Arthroplastik dringend. Es hängt bei diesen Patienten weitgehend die gesamte Lebensgestaltung von dem Wiedererhalten eines beweglichen Kniegelenkes ab.

Da die Knieversteifung, derentwegen eine Arthroplastik gemacht werden soll, meist die Folge einer septischen Knieinfektion ist, ist es selbstverständlich, daß man diese Operation erst nach einem langen Intervall ausführt. Die untere Grenze des Abwartens ist 1 Jahr. Besser ist es, Jahre zu warten; auch LEXER hat das schon betont. Da es meist jugendliche Patienten und *junge* Erwachsene sind, bei denen die Operation geplant ist, kommt es im Hinblick auf das, was geschaffen werden soll, nicht darauf an, die Operation sofort zu machen. Das hat weiter den Vorteil, daß der Patient in der Zwischenzeit noch einmal Gelegenheit hat zu sehen, ob er sich mit seinem steifen Knie für das weitere Leben abfinden kann oder will.

Bei der Arthroplastik ist die *totale von der partiellen* zu unterscheiden. Es gibt Fälle, bei denen die eine Hälfte des Kniegelenkes knöchern ankylosiert ist, während die andere noch einen relativ gut erhaltenen Gelenkspalt zeigt. Bei anderen Fällen finden sich schwere Arrosionen der Gelenkflächen, die eine plastische Neuformung verlangen, entweder nur am Femur oder nur an der Tibia. Diese Fälle liegen insofern günstig, weil die Kreuzbänder oft erhalten sind. Ebenso ist es als günstig anzusprechen, wenn bei einer vollkommenen knöchernen Ankylose zwischen Femur und Tibia die Kniescheibe noch beweglich ist. Ausschlaggebend für den Erfolg der Arthroplastik ist schließlich die Beschaffenheit der Oberschenkelmuskulatur. Ist diese stark atrophisch, so muß sie erst durch eine vielwöchige Übungsbehandlung vorbereitet werden.

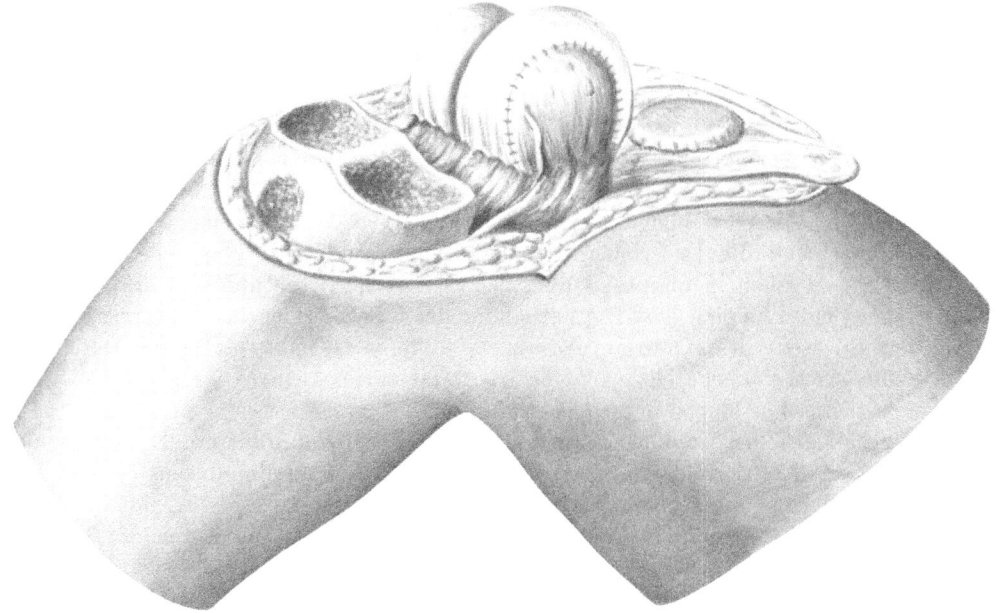

Abb. 887. Kniearthroplastik. Die Gelenkflächen sind neu geformt und wurden mit Fascie überkleidet

Technik der Arthroplastik

α) Aufklappen des Gelenkes

Schnitt *bogenförmig* nach Textor (s. Abb. 845). — Der Ansatz des Ligamentum patellae wird mit einem kleinen Knochenstück von der Tuberositas tibiae abgelöst. Die Gelenkkapsel wird unter Erhaltung der Seitenbänder eingeschnitten. Das Gelenk wird eröffnet, und der Hautlappen wird mit der Patella, die eventuell erst von ihren Verwachsungen gelöst oder von ihrer Verknöcherung befreit werden muß, mit dem daranhängenden Kniescheibenband nach oben zurückgeschlagen. Dies erfolgt so weit, daß auch der obere Recessus gut zugänglich ist. Er ist meist verwachsen und verödet. Die Verwachsungen werden entfernt, und wenn der Recessus verödet ist, wird er ausgeschnitten.

β) Neugestaltung der Gelenkformen (s. Abb. 887)

Wenn noch ein Rest des Gelenkspaltes vorhanden ist, ist es leicht, die Knochenenden voneinander an der richtigen Stelle zu trennen. Wenn eine knöcherne Ankylose besteht, müssen sorgfältig die Seitenbänder, soweit sie erhalten sind, mit dem scharfen Raspatorium vom Knochen abgelöst werden. Man soll, wenn irgend möglich, ihren oberen und unteren Ansatz erhalten. Wenn sie auch hier abgelöst werden müssen, sind sie am Schluß der Operation wieder sorgfältig anzuheften.

An der Stelle, wo die neue Gelenkfläche entstehen soll, wird zwischen den Seitenbändern und dem Knochen ein scharfes Raspatorium um den Knochen nach seitlich und hinten herumgeführt. Die Knochenenden werden vorsichtig mit einem großen Hohlmeißel voneinander getrennt. Der Unterschenkel wird in Beugestellung gebracht, und die hintere Kniegelenkkapsel wird freigelegt. Diese wird nach oben am Femur und nach unten an der Tibia um gut Querfingerbreite zurückgeschoben. Dann nimmt man eine Säge, und es wird am *Femur* genau senkrecht zur Achse des Femurschaftes eine neue Gelenkrolle gebildet.

Umgekehrt wird an der Tibia eine konkave Gelenkfläche geformt. Dies geschieht mit dem Meißel und nicht mit der Säge, damit man in der Mitte der Gelenkfläche eine leichte Erhöhung, entsprechend der Eminentia intercondyloidea, bilden kann. Die Rückfläche, insbesondere des Femur, muß noch gut von allen vorspringenden Knochen gereinigt werden, damit wirklich eine Kondylenrolle entsteht, die glatt in den Femurschaft übergeht. Auch an der Rückseite der Tibia sind alle störenden Knochenteile zu entfernen. In der Mitte der Femurgelenkfläche wird eine muldenförmige Aussparung entsprechend der Fovea intercondyloidea angebracht.

Die Gelenkfläche für die *Patella* wird geglättet, ausgeweitet und vertieft.

Nach der fertigen Gestaltung der Gelenkenden soll ein *Zwischenraum von etwa Daumenbreite* zwischen den Gelenkenden vorhanden sein, und die Patella soll ungehindert in ihrer Gleitfläche auf dem Femur beweglich sein.

Das *Interpositionsmaterial* bilden Fascien- und Fettlappen (s. Allgemeiner Teil). Nur die Femurgelenkfläche und die Unterfläche der Patella werden damit überkleidet. Die Fascie oder der Fettlappen sollen spannungslos über der Femurrolle sitzen und sich in den Spalt der Fovea intercondyloidea hereinlegen. Die Vernähung des Fascien- oder des Fettlappens geschieht zuerst an der Rückseite des Femur am Ansatz zur hinteren Gelenkkapsel, dann an den Seiten und zum Schluß vorn. Die Patella wird gesondert mit einem kleinen Fascien- oder eventuell auch einem gestielten Fettlappen unterpolstert.

Bei *völligem Fehlen* der Kreuzbänder ist ein *plastischer Ersatz* ratsam. Es ist ein kleiner zusätzlicher Eingriff bei der Kniearthroplastik. Die Sehne des M. semitendinosus oder M. gracilis wird freigelegt und von hinten her in das Gelenkinnere eingeführt. Sie wird mit der hinteren Gelenkkapsel vernäht und ihr freies Ende durch einen Bohrkanal an der Eminentia intercondyloidea schräg durch den Schienbeinkopf geleitet und an der Außenseite des Schienbeines subperiostal vernäht. Die Gefahr eines Schlottergelenkes nach einer Arthroplastik wird hierdurch wesentlich verringert.

Anschließend *Gelenkverschluß* unter sorgfältiger Kapselnaht und Wiederanheftung des Ligamentum patellae mit seinem Knochenstück an der Tuberositas tibiae mit einem Knochennagel und mit zusätzlichen Periostnähten; sorgfältige Subcutan- und Hautnaht.

Ruhigstellung. Becken-Beingipsverband in Streckstellung mit Eingipsen eines durch den Tibiakopf hindurchgeführten Drahtes, an dem ein Spannbügel in typischer Weise angebracht ist. Auf diese Weise ist es leicht, eine entsprechende Extension auf die Gelenkflächen auszuüben.

Nachbehandlung. Dauer der Ruhigstellung 3—4 Wochen, dann Entfernung des Drahtes; Anlegen eines Gamaschenstreckzuges und vorsichtige Aufnahme von Bewegungsübungen. Zuerst wird nur auf Beugung gearbeitet, gleichzeitig werden aber schon Muskelanspannungsübungen gemacht. Die Behandlung erfolgt im Prinzip in der gleichen Weise wie bei der Quadricepskontraktur, nur geht alles viel, viel langsamer vor sich. Wichtig ist die Aufnahme von Bewegungsübungen im *Wasserbad*. Aufstehen wird erst etwa 10—12 Wochen nach der Operation unter dem Schutz von Stockstützen erlaubt.

Wir leiten die Nachbehandlung bei einer Kniearthroplastik absichtlich zurückhaltend, damit nicht eine Lockerung des mobilisierten Kniegelenkes im Sinne eines Schlottergelenkes entsteht. Wir machen lieber, wenn nach 8 Wochen ein Stillstand im Fortschreiten der Kniebeugung eingetreten ist, z. B. bei 30—40°, eine kurze Narkose und bewegen dann um 10—15° das Gelenk passiv mehr und lagern hiernach das Bein in Kniebeugestellung für 2—3 Tage und lassen anschließend wieder die Bewegungen aufnehmen. Nach einigen Wochen wird eventuell noch einmal eine vorsichtige Kniebeugung um weitere 15—20° vorgenommen. Der rechte Winkel wird erst nach etwa 3 Monaten erreicht.

In den Fällen, in denen die Nachbehandlung intensiv gestaltet war oder bei denen die Patienten gemeint hatten, besonders energisch von sich aus vorgehen zu müssen, gibt es leicht *Reiz-*

zustände in den Gelenken, die ein Pausieren in der Nachbehandlung für Wochen verlangen. Erst wenn das Gelenk wieder reizlos und schmerzfrei geworden ist, kann mit Erfolg die Nachbehandlung wieder aufgenommen werden.

Wenn es sich herausstellt, daß das Hindernis für eine weitere Kniebeugung eine stark verkürzte Quadricepssehne ist, so wird etwa $^1/_4$ Jahr nach der Arthroplastik noch als *zusätzliche* Operation die *plastische Verlängerung der Quadricepssehne* in der typischen Weise vorgenommen.

Wir haben das in einigen Fällen getan und hierdurch noch eine gute Kniebeugung bis zum rechten Winkel und darüber erreicht.

Bei von uns selbst operierten Fällen war es bisher nicht nötig, wegen einer Haltlosigkeit des Gelenkes eine zusätzliche plastische Bandoperation auszuführen. Wir haben dies vereinzelt bei Patienten tun müssen, bei denen die Femurgelenkflächen in ihrer Form nicht möglichst naturgetreu den Femurkondylen nachgebildet, sondern vereinfacht annähernd keilförmig gestaltet waren. Es gelang durch den plastischen Kniebandersatz und in einem Fall auch durch den plastischen Kreuzbandersatz, noch eine ausreichende Kniefestigkeit zu erreichen.

Dagegen haben wir in *Einzelfällen*, bei denen Reste der Kreuzbänder erhalten waren, ein Kreuzband, und zwar das vordere (s. d.), zur Neubildung mitbenutzt.

7. Knieschlottergelenke nach Resektion

Am Knie kann nach einer Resektion der Halt ungenügend sein, wenn eine feste Verknöcherung der Knochenenden ausgeblieben ist. Es entstehen zwar keine ausgesprochenen Schlottergelenke, aber eine Teilbeweglichkeit an der Resektionsstelle genügt, um das Knie haltlos und ohne Apparatschutz belastungsunfähig zu machen. Die Beseitigung dieses Zustandes ist nur durch eine Operation möglich. Nur in Ausnahmefällen wird man zu einer Nachresektion mit einer erneuten Anfrischung der Knochenenden greifen. Die Operation der Wahl, um eine baldige endgültige Verknöcherung der Knochenenden zu erreichen, ist die „intraartikuläre" Spanverriegelung = Bolzungsarthrodese. Sie ist im Prinzip die gleiche, als wenn man ein noch nicht reseziertes Kniegelenk verriegelt (s. S. 659). Sie erfordert einige Besonderheiten der Technik in den Fällen, bei denen die Kondylen nicht mehr erhalten sind und bei denen sich nur die relativ schmalen Berührungsflächen von Ober- und Unterschenkelschaft gegenüberstehen.

Technik der Spanverriegelung eines resezierten Kniegelenkes

Schnitt. Leicht bogenförmig außen neben dem oberen Ende der Tibia, heraufgehend bis zum unteren Ende des Femur. Der Schnitt geht durch bis auf das Periost. Es wird längsgespalten und der Periostweichteillappen nach außen umgeschlagen. In das obere Ende der Tibia wird eine breite zentrale Rinne von etwa 5 cm Länge eingehauen, die bis zur Markhöhle geht. Vom oberen Ende aus wird durch den Resektionsspalt mit dem Winkelmeißel die untere Begrenzungsfläche des Femurschaftes aufgeschlagen und damit die Markhöhle eröffnet. Es soll nach Möglichkeit der vordere Corticalisrand erhalten bleiben. Die Breite der Eröffnung der Markhöhle des Femur entspricht genau der Breite der Rinne in der Tibia. Um den kräftigen, der Tibia des gesunden Beines entnommenen oder aus der Knochenbank stammenden Knochenspan gut in die Rinne einfügen zu können, wird der Zugang zu der Rinne von unten her abgeschrägt. Der Knochenspan, der am oberen Ende leicht keilförmig zuläuft, wird mit dem Vorschlagstück von unten her zuerst in die Tibia und dann über den Resektionsspalt hinweg bis tief in den Femur eingeschlagen. Die Größe des Spanes ist 10—15 cm. Der Span muß fest verriegelt in dem Tibiabett sitzen. Das Periost des Spanes wird mit einigen Knopfnähten seitlich mit dem Periost der Tibia befestigt. Von der Stelle ab, wo der Span im Innern des Femurknochens verschwindet, ist er selbstverständlich periostlos. Zurückschlagen des Weichteillappens und sorgfältige Weichteilnaht.

Ruhigstellung im Becken-Beingipsverband für 6 Wochen.

Nachbehandlung. Ungepolsterter Beingehgipsverband bis zum Trochanter für 2 Monate, anschließend Beingipshülse ohne Fußteil für 1—2 Monate, auf jeden Fall so lange, bis eine einheitliche knöcherne Verbindung der Knochenenden röntgenologisch sichergestellt ist.

8. Knieschlottergelenke nach Bandschäden

Die operative Behandlung von Knieschlottergelenken und die Schaffung von künstlichen Gelenkbändern ist eine schwierige Aufgabe. Das Bedürfnis, diese Aufgabe mit Erfolg zu lösen, ist groß.

Es finden sich Schlottergelenke vielfach bei Jugendlichen sowie bei jungen Männern und Frauen, die durch ihre Gelenkunsicherheit schwer beeinträchtigt sind. Die Beseitigung des Schlottergelenkes ist in vielen Fällen gleichbedeutend mit Apparatbefreiung.

Die *Ursachen* der Knieschlottergelenke sind verschieden. *Angeborene* Schäden spielen eine geringe Rolle. Die Minderwertigkeit des Kapselbandapparates begünstigt die Ausbildung von Schlottergelenken. Die Schlottergelenke bei Bindegewebsschwächlingen erreichen selten so hohe Grade, daß eine Operation erforderlich ist. Es tritt durch die konservative Behandlung und durch eine kompensatorische Kräftigung der Muskulatur im Laufe der Jahre oft auch ohne Operation eine genügende Gelenkfestigkeit auf.

Die zweite Gruppe von Schlottergelenken wird durch *erworbene* Krankheiten gebildet. So führt die Rachitis zu einer Schwächung des Kapselbandapparates und der Muskulatur, wodurch die Festigkeit der Gelenke am Fuß und Knie oft beträchtlich herabgesetzt wird. Dadurch entstehen, unter dem Einfluß der Belastung, am Knie schwere Genua recurvata und am Fuß schwere lockere Platt-Knickfüße. Poliomyelitische Lähmungen werden häufig zu einer Ursache von Schlottergelenken, wenn ein gelähmtes Bein nicht rechtzeitig durch einen Apparat geschützt wird.

Die dritte große Gruppe von Schlottergelenken sind die *traumatischen*. Ihre Zahl ist im Laufe der letzten beiden Jahrzehnte unter dem Einfluß des Sportes und der Motorisierung wesentlich angestiegen.

Der Versuch der operativen Behandlung der Schlottergelenke wurde schon relativ frühzeitig unternommen. So bemühte sich FRITZ LANGE vor 50 Jahren, die Schlottergelenke durch die Bildung von künstlichen Gelenkbändern aus Seide zu festigen, und vor über 30 Jahren beschrieben H. GROVES, PUTTI und VALLS ihre plastischen Operationen zum Ersatz von zerrissenen Kreuzbändern am Knie durch Seide, Fascien- oder Sehnenzüge.

A. Allgemeiner Überblick über die Behandlungsverfahren

a) Behandlungsverfahren für den plastischen Bandersatz

α) Die künstlichen Bänder aus Seide nach FRITZ LANGE.

β) Der Bandersatz durch Fascienlappen.

γ) Der Bandersatz durch Sehnen.

α) Künstliche Bänder aus Seide nach FRITZ LANGE

FRITZ LANGE hat zuerst den Versuch unternommen, den verlorengegangenen Halt eines Gelenkes durch eine Bandplastik aus dicker Seide wiederherzustellen. Es war ein langer Weg, bis erst die richtige Vorbereitung der Seide mit Hydrargyrumoxycyanat gefunden war (s. bei künstlichen Sehnen aus Seide, S. 12), um die Seide mit größtmöglicher Sicherheit zur Einheilung zu bringen. Der große Vorteil eines künstlichen Seidenbandes ist, daß dem Gelenk sofort bei der Operation ein guter primärer Halt gegeben wird, in der Voraussetzung, daß die Seide fest am Knochen verankert ist. Das ist im allgemeinen nur bei Fixierung durch Bohrkanäle im Knochen der Fall. Von entscheidender Bedeutung ist die Frage: *Was wird im Laufe der Zeit aus der Seide*, hält sie einer starken mechanischen Beanspruchung auf die Dauer stand ? Dies trifft nur für einen bestimmten Teil der Fälle zu. Die Seide, die als Gelenkersatzband dient, wird wohl ähnlich wie die Seide, die zu einer künstlichen Sehne verwandt wird, langsam von einem dicken, derben Bindegewebsmantel um- und auch durchwachsen. Aber das dauert lange Zeit, und bis dahin kann die Seide schon gerissen sein. Andererseits kann, wenn kein Zwischenfall eintritt, die Dauerzugwirkung von künstlichen Gelenkbändern nach den Beobachtungen von FRITZ LANGE so groß werden, daß dadurch bei kindlichen Füßen, weil naturgemäß das Seidenband nicht mitwächst, unliebsame Kontrakturen entstehen. Die

Seidenbänder wurden für die Behandlung der Knieschlottergelenke zum Ersatz der Seitenbänder wie der Kreuzbänder herangezogen. Man kann allein mit Seidenbändern bei Knieschlottergelenken gute Ergebnisse erzielen. Das zeigten eigene Beobachtungen wie die Mitteilungen von COENEN und FELSENREICH; ja VALLS sieht in der Benutzung von künstlichen Bändern aus Seide die Methode der Wahl zum plastischen Kniebandersatz. Wir haben die Indikation der Anwendung der künstlichen Seidenbänder wegen der Ungleichheit ihrer Ergebnisse eingeschränkt. Wir verwenden sie nur noch zum teilweisen künstlichen Kreuzbandersatz (s. u.) und sind sonst dazu übergegangen, *die Seidenbandplastik mit der Fascienlappenplastik zu verbinden* oder diese überhaupt nur allein zu machen. Der Grund war folgender: Wir wollten nicht die Operation nur von dem Erfolg der Seide abhängen lassen. Die Festigkeit eines Gelenkes gibt z. B. wieder nach, wenn die Seide sich an ihren Verankerungsstellen am Knochen durchscheuert. Die Verbindung der Seidenplastik mit der Fascienplastik gibt dagegen eine gute Gewähr für einen Dauererfolg; die Seide gibt dem Gelenk den primären Halt, und die Fascienlappenplastik, die auf diese Weise vor einer unliebsamen Überdehnung geschützt ist, sichert dem Gelenk den Dauerhalt. Wenn man die Fascie allein nimmt, braucht man nicht, wie bei der Seide, mit einer eventuellen Spätausstoßung zu rechnen. Man muß dafür aber das Fascienband sehr sorgfältig vor einer Überdehnung schützen, bis es solide verheilt ist (s.u.).

β) Die freie Fascienlappenplastik nach KIRSCHNER

Die Fascienlappenplastik hat ein weites Anwendungsgebiet, und die Einheilung geschieht im allgemeinen glatt. Die Methode hat jedoch ihre „Aber". Die Fascie ist nach ihrer Entnahme aus der Fascia lata, nachdem sie sich zuerst stark verkürzt, ziemlich dehnungsfähig und kann deshalb auch nur bedingt fest verankert werden. Die Fascie vermag daher nicht (z. B. bei einem Knieseitenbandersatz) dem Gelenk einen guten primären Halt zu geben. Dieser tritt erst sekundär ein, wenn die Fascie bei ihrer Einheilung fest und derb geworden ist. Das ist nicht immer der Fall, da die Fascie in einem Teil der Fälle bei der funktionellen Beanspruchung vorzeitig nachgibt. Die praktische Erfahrung hat dementsprechend gezeigt, daß die Fascie nicht immer die Erwartungen erfüllt, die auf sie bei einer Gelenkplastik gesetzt waren.

γ) Der Bandersatz aus gestielt verpflanzten Sehnen

Die Sehne als Bandersatz ist anzuraten, wenn die Sehne bei der Verpflanzung an einem Ende gestielt belassen werden kann. Das ist am Kniegelenk möglich beim Ersatz des Außenbandes — es wird hierfür die eine Hälfte der Bicepssehne abgespalten — und für den Kreuzbandersatz. Es stehen hierfür zwei lange, relativ entbehrliche Sehnen, die des M. gracilis und des M. semitendinosus, zur Verfügung. Sie wurden schon von GROVES und EDWARDS als Ersatz für zerrissene Kreuzbänder herangezogen. LAGOMARSINO verwandte die Sehne als Ersatz für ein zerrissenes Seitenband am Knie.

LINDEMANN hat erneut die Kreuzbandplastik unter Verwendung der Gracilissehne empfohlen. Er hat sie zum Ersatz des zerrissenen hinteren wie des vorderen Kreuzbandes mit Erfolg benutzt. Das Besondere des Vorgehens von LINDEMANN ist, daß er bestrebt war, die verlagerte Sehne dem natürlichen Verlauf des jeweils geschädigten Kreuzbandes im Kniegelenk anzupassen.

b) Behandlungsverfahren für die Bandverstärkung und Straffung des Gelenkbandes
α) Die Wiederherstellung der Bandfestigkeit durch Verlagerung des Bandansatzes

Ein Band, das durch eine Verletzung zu lang geworden ist, läßt sich mit gutem Erfolg durch die Verlagerung seines Ansatzpunktes wieder straffen. Die Voraussetzungen für einen Erfolg sind, daß die Gesamtfestigkeit des Bandes gut geblieben war und daß eine feste Wiederanheftung des Bandes möglich ist. Das Verfahren hat sich bei Knieseitenbandschäden außerordentlich bewährt.

β) Die Bandverstärkung durch eine Raffnaht

Die Raffnaht ist mehr für eine Kapsel- als für eine Bandraffung geeignet. Sie kann unter Umständen einmal bei einem zu langen, schlaffen Knieseitenband oder auch bei einer Insuffizienz der Kreuzbänder von Wert sein.

c) Kompensatorische Gelenksicherung durch aktive Muskelzugwirkung

Dieses Verfahren beruht auf ganz anderen Erwägungen als die Bandplastiken. Man will durch aktive Muskelkraft einem Gelenk wieder Schutz und Halt geben. Die Verlagerung des Ansatzes des M. vastus medialis bei einem Knieinnenbandschaden (HOHMANNN, SCHULTZE) dient nur zu der Unterstützung einer Bandersatzoperation. Sie ergänzt günstig die passive Gelenkfestigung, macht sie aber nicht überflüssig. Das Kniegelenk soll ja nicht nur bei aktiver Muskelanspannung gut fest sein, sondern vor allem eine natürliche Festigkeit für die Momente besitzen, in denen die aktive Muskelzügelung sich nicht auswirken kann.

B. Die typischen Operationsverfahren der Knieschlottergelenke bei Seitenbandschäden

Die Indikation zur Operation ist bei einem Knieseitenbandschaden gegeben, wenn durch die Bandschwäche oder durch den Bandausfall die Kniefestigkeit beim Gebrauch des Beines so stark herabgesetzt ist, daß die funktionelle Leistungsfähigkeit wesentlich beeinträchtigt ist. Die Bandplastik ist eine Operation für jüngere Menschen und soll nach dem 50. Jahre nur noch ausnahmsweise gemacht werden.

Vor der Operation ist sicherzustellen, ob das seitliche Schlottern durch einen Schaden des inneren oder äußeren Seitenbandes bedingt ist. Dies ist bei isolierten Seitenbandverletzungen ohne weiteres klar; unklar ist es aber bei kombinierten Verletzungen, wie z. B. nach einem Tibiakopfbruch mit einem Bandschaden; hier kann das innere oder äußere Seitenband oder gar beide schwer geschädigt sein. Das gleiche gilt für die Knieschlottergelenke infolge einer konstitutionellen Bandschwäche oder nach einer poliomyelitischen Lähmung. Man erhält in solchen Fällen vor allem Klarheit über das Ausmaß und den Sitz des Bandschadens durch zwei gehaltene Röntgenvergleichsaufnahmen neben der klinischen Untersuchung. Die Aufnahmen werden in der größtmöglichen Varus- und Valgusstellung angefertigt. Die Röntgenbilder zeigen einwandfrei an dem starken Klaffen des Gelenkspaltes innen oder außen, ob ein plastischer Ersatz des inneren oder äußeren Seitenbandes nötig ist. Wenn das Knieschlottern die Begleiterscheinung eines schweren X- oder O-Beines ist, so wird zuerst dieses beseitigt, und von dem übrigen Befund hängt es ab, ob noch eine Bandplastik angeschlossen wird oder nicht.

Die beiden typischen Verfahren für die Behandlung des Knieseitenbandschadens sind heute folgende:

a) Die Verlagerung des zentralen Bandansatzes ohne und mit Verstärkung durch eine Fascienlappenplastik.

b) Die Seidenbandplastik in Verbindung mit einer Fascienlappenplastik.

a) Die Verlagerung des zentralen Bandansatzes ohne und mit Verstärkung durch eine Fascienlappenplastik

Die Operation eines Knieseitenbandschadens durch die Verlagerung des zentralen Bandansatzes nach oben ist ein einfaches und erfolgssicheres Verfahren geworden. Man muß sich nur wundern, daß man nicht früher dieses Verfahren aufgegriffen und methodisch ausgebildet hat.

Es ist bei der Operation nur notwendig, an die schadhafte, kranke Stelle des Bandes selbst heranzugehen und diese unmittelbar freizulegen. Das kräftige, meist nur teilgeschädigte Band wird an seinem oberen Ansatz gelöst und etwa 1—1$\frac{1}{2}$ cm höher neu am Knochen befestigt. Der primäre seitliche Halt des Gelenkes wird ausgezeichnet. Eine zusätzliche Fascienlappenplastik ist meist überflüssig, sie wird nur bei Fällen hinzugenommen, bei denen das Band selbst von einer ausgesprochen schlechten, minderwertigen Beschaffenheit ist.

Technik der Verlagerung des zentralen Bandansatzes nach oben ohne und mit einer Fascienlappenplastik (s. Abb. 888—892)

Schnitt. Bogenförmig vom Tibia- zum Femurcondylus.

Verlagerung des Bandansatzes. Das Seitenband wird sorgfältig freigelegt, an seinem oberen Ansatz mit einem Knochenstück abgelöst, und ein kräftiger Seidenfaden wird durch das freie Ende des Bandes hindurchgeflochten. Ein Bohrkanal wird am Epicondylus femoris tangential in sagittaler Richtung angelegt. Ein Seidenfaden wird mit einer Drahtschlinge hindurchgezogen. Die Seide wird, wenn das Knie in guter Korrekturstellung gehalten wird, verknotet; dadurch wird das Band ganz straff angespannt. Das Band wird außerdem noch mit einigen kräftigen Seidenperiostnähten vernäht.

Ein Fascienstreifen (Größe etwa 12:4 cm) wird durch einen zweiten Schnitt an der Außenseite des Oberschenkels entnommen. Er wird zur Doppelung der Länge nach zusammenge-

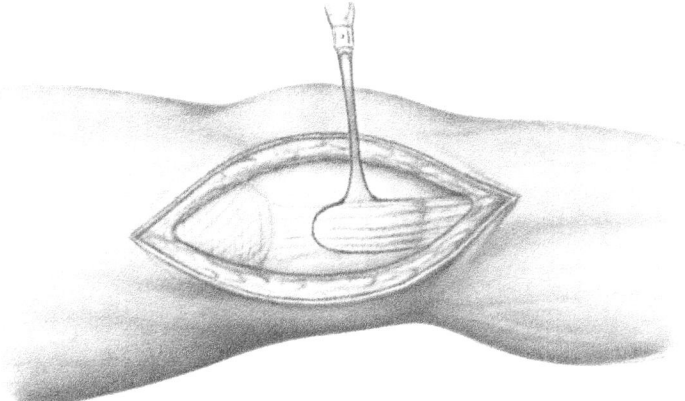

Abb. 888—892. Verlagerung des zentralen Bandansatzes ohne oder mit Verstärkung durch eine Fascienlappenplastik
Abb. 888. Der zentrale Bandansatz wird mit einer flachen Knochenscheibe abgelöst

schlagen und V-förmig über das Seitenband auf die Gelenkkapsel aufgelegt. Die Spitze des V liegt an der Tibia. Die Vernähung erfolgt unter leichter Spannung zunächst oben am Femur- und dann unten am Tibiacondylus subperiostal. Anschließend wird das Fascienband mit mehreren feinen seidenen Knopfnähten auf die Gelenkkapsel aufgesteppt.

Ruhigstellung. Becken-Beingips für 4 Wochen.

Nachbehandlung. Für weitere 4 Wochen ungepolsterte Beingipshülse vom Knöchel bis zum Trochanter als Gehverband, am Fuß ein Elastoplastverband. Nach der Gipsabnahme Aufnahme von vorsichtigen Bewegungsübungen, im übrigen siehe unten.

Die *Spätresultate* bei der Verlagerung des zentralen Bandansatzes nach oben sind so gut wie mit keinem anderen Verfahren. Der Nachteil dieser Methode ist nur, daß sie nicht in allen Fällen von Knieschlottergelenken anwendbar ist. Die Voraussetzung zu ihrer Anwendung ist, daß wenigstens die Hauptmasse des Gelenkbandes gut erhalten ist. Wir halten das Verfahren der zentralen Verlagerung des Bandansatzes nach oben für das *beste Verfahren* für die Behandlung der Seitenbandschäden. Es zeichnet sich durch Einfachheit und Erfolgssicherheit aus.

b) Die Seidenbandplastik in Verbindung mit einer Fascienlappenplastik

Das Verfahren der künstlichen Seidenbandplastik in Verbindung mit der Fascienlappenplastik ist in den Fällen angezeigt, bei denen kein gutes Seitenband mehr vorhanden ist. Das trifft weniger bei Verletzungen als bei Seitenbandschäden infolge konstitutioneller Minderwertigkeit des Bandapparates oder bei einer Lockerung und Überdehnung des Bandapparates bei schlaffen Lähmungen zu. Um auch in solchen Fällen erfolgreich einen Knieseitenbandschaden beseitigen zu können, ist die kombinierte Operation, die Bildung eines künstlichen Gelenkbandes aus Seide in Verbindung mit einer Fascienlappenplastik, erforderlich.

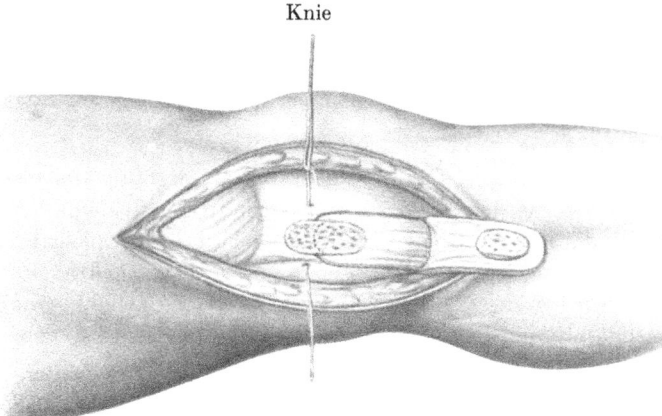

Abb. 889. Der abgelöste Bandansatz wird mit einer kräftigen Seidennaht in einem Knochenkanal verankert

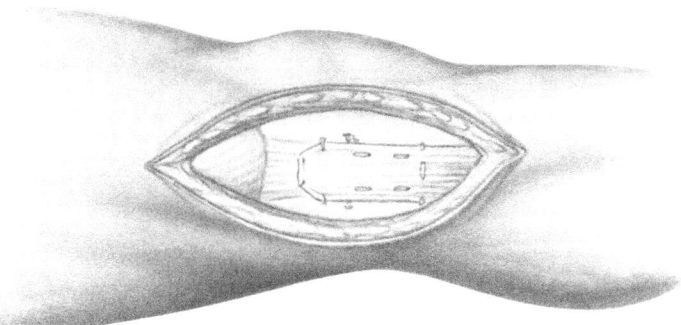

Abb. 890. Das Band ist gerafft und mit Seidenknopfnähten befestigt

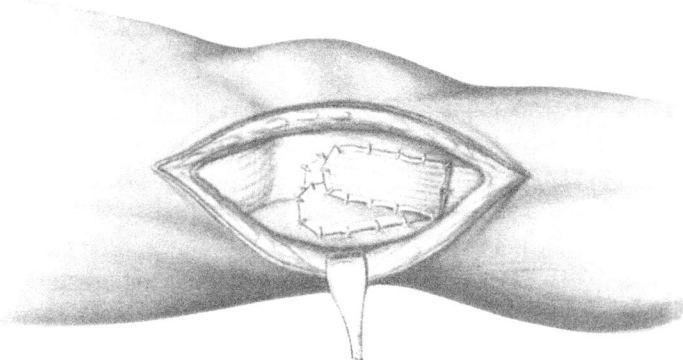

Abb. 891. Ein V-förmiger Fascienlappen ist noch zusätzlich (nur in einem kleinen Teil der Fälle erforderlich) zur Bandverstärkung hinzugenommen worden

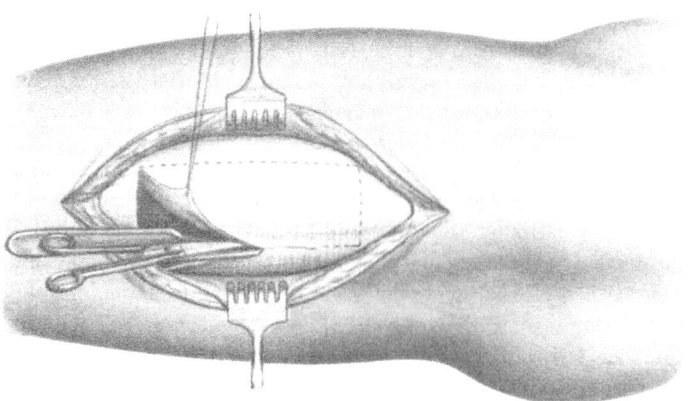

Abb. 892. Typische Entnahme eines Fascienlappens aus der Fascia lata des Oberschenkels

Wir wissen wohl, daß es möglich ist, auch einmal in dem einen oder anderen Falle allein durch eine Seidenbandplastik eine gute Festigung des Kniebandapparates zu erhalten. Die Operations-erfahrungen im großen haben aber gezeigt, daß gleichmäßig gute Resultate nur durch die Ver-bindung der beiden Operationsmethoden erreichbar sind. Wir raten deshalb dringend, diese kombiniert anzuwenden.

Technik des Seitenbandersatzes aus Seide und Fascie

a) Knieinnenbandersatz

Schnitt bogenförmig an der Innenseite des Kniegelenkes.

Akt I. Seidenbandplastik (s. Abb. 893). Der Knochen wird dicht ober- und unterhalb Bandansatzes auf einige Zentimeter freigelegt. Hier werden an Femur und Tibia je zwei eng-kalibrige, V-förmig auseinandergehende, tangentiale Bohrkanäle angelegt. Ein dicker, doppelt genommener Hydrargyrumoxycyanat-Seidenfaden, der vor-her passiv gedehnt wurde, wird mit einer Drahtschlinge zunächst durch die Bohrlöcher am Femurcondylus und dann am Tibiacondylus hindurchge-zogen. Das Seidenband wird aus vier Seidenfäden gebildet. Die Seidenfäden werden, während das Knie in möglich-ster Varusstellung gehalten wird, am Tibiacondylus festgeknotet.

Akt II. Fascienbandplastik (siehe Abb. 894). Ein in typischer Weise der Fascia lata entnommener Fascienstrei-fen (s. Abb. 892) wird gedoppelt über das künstliche Seidenband ausgespannt und subperiostal oben und unten an Femur und Tibia sowie seitlich an der Gelenkkapsel vernäht.

β) Knieaußenbandersatz

Das Knieaußenband kann ebenso wie das Knieinnenband durch Fascie

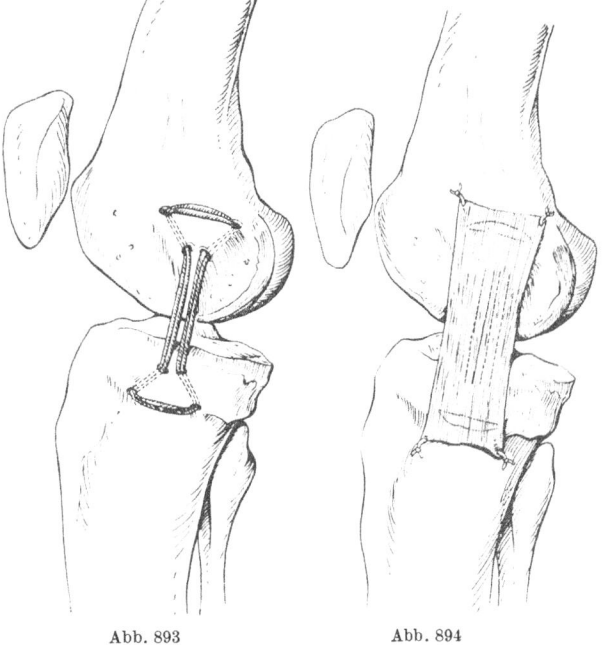

Abb. 893   Abb. 894
Abb. 893 u. 894. Seitenbandersatz aus Seide + Fascie. Abb. 893. Führung des künstlichen Seitenbandes aus Seide. Abb. 894. Ein Fascienlappen muß zusätzlich über die Seide ausgespannt werden

ersetzt werden. Die Technik entspricht dann der des Ersatzes des Innenbandes. Der Schnitt für die Fascienentnahme wird gleich an den Schnitt für den Bandersatz nach oben verlängert. Die Verlaufsrichtung des neuen Bandes ist, da es am Fibulaköpfchen befestigt wird, leicht schräg zur Beinachse. In anderen Fällen wird als Ersatzmaterial nicht die Fascie, sondern eine Sehne genommen.

c) Plastischer Ersatz des Knieseitenbandes aus Sehne

Schnitt leicht bogenförmig an der Knieaußenseite des Kniegelenkes. Freilegung der End-sehne des M. biceps. Unterfahren der Bicepssehne mit einer Kocher-Sonde und Freilegung der Sehne bis zu ihrem Ansatz. Cave Verletzung des N. peronaeus! Er wird stets aufgesucht und mit einer Gazeschlinge zurückgehalten. Die vordere Hälfte der Bicepssehne wird abgespalten und von ihrem distalen Ansatz abgelöst. Das zentral gestielte, distale Sehnenende wird durch ein Bohrloch im Fibulaköpfchen geführt und schlingenförmig vernäht. Zusätzlich wird das zen-trale Ende des abgespaltenen Teiles der Bicepssehne mit einigen subperiostalen Knopfnähten am Femurcondylus fixiert.

Ruhigstellung. Becken-Beingipsverband für 4 Wochen.

Nachbehandlung. Anlegen eines Beingipsverbandes vom Knöchel bis zum Trochanter als Gehverband für weitere 4 Wochen. Am Fuß ist ein Elastoplastverband angelegt. Die Schuhsohle wird, je nachdem, ob es eine Innen- oder Außenbandplastik war, auf der Innen- oder Außenseite durchlaufend um $1/2$ cm erhöht, um jede unnötige Zerrung des neuen Gelenkbandes zu vermeiden. Die Gipsabnahme erfolgt 2 Monate nach der Operation. Anschließend vorsichtige Mobilisation durch Unterlage von Kissen unter das Knie oder durch die verstellbare Knierolle. Die krankengymnastische Nachbehandlung beschränkt sich zunächst auf Anspannungsübungen der Kniestreckmuskulatur und auf eine Lockerungsmassage der Oberschenkelmuskulatur. Nach etwa 1 Woche wird zunächst die kleine und nach 2 Wochen die große Innenbandübung aufgenommen. Ob die Kniebeugung in 4 oder 6 Wochen den rechten Winkel erreicht, ist gleichgültig; entscheidend ist, daß das Kniegelenk fest bleibt. Der geänderte Schuh wird wenigstens für $1/2$ Jahr getragen oder durch eine Einlage mit guter schiefer Ebene innen ersetzt. Die krankengymnastische Nachbehandlung dauert 2—3 Monate.

Der plastische Ersatz des äußeren Knieseitenbandes mit Sehne hat sich ebenso bewährt wie der des inneren Seitenbandes aus Fascie. Es ist bei der Operation des Knieaußenbandes gut auf die Schonung des N. peronaeus zu achten. Es entwickeln sich nach dieser Operation schon bei einer leichten Schädigung des Nerven Paresen, die monatelang anhalten können.

Auf folgende Punkte, die bei einer Knieseitenbandplastik wichtig sind und die leicht zu *Fehlern* in der Behandlung führen, soll noch hingewiesen werden.

Wenn eine künstliche Bandplastik unter Mitverwendung von *Seide* gemacht wird, ist es nötig, daß die Seide vor ihrer Einpflanzung in den Körper vorgedehnt ist. Die Seide zieht sich durch das Auskochen beim Sterilisieren zusammen; sie wird dadurch dehnungsfähig. Wenn die Seide in diesem Zustand für die Bandplastik verwendet wird, so kann das keinen guten Erfolg geben. Anders ist dies, wenn die Seide passiv gedehnt ist und dann erst von einem zum anderen Gelenkende gezogen und fest verankert wird.

Die *Ränder der Bohrkanäle* an den Knochen sind sorgfältig abzurunden. Geschieht dies nicht, so kann sich die Seide leicht durchscheuern, bevor sie von einem festen, derben Bindegewebsmantel umwachsen ist.

Besondere Sorgfalt ist auf den Verlauf des *Hautschnittes* zu legen. Er muß bogenförmig nach hinten ausschwingen, damit das Gebiet der Bandplastik außerhalb der Hautwunde liegt. Beachtet man dies nicht, so kann das ganze Operationsresultat durch eine an und für sich harmlose Stichkanaleiterung gefährdet werden!

Schließlich soll noch betont werden, daß bei einer Innenbandplastik für das erste halbe Jahr nicht die Belastung des Fußes und des ganzen Beines in Valgusstellung und bei einer Außenbandplastik in Varusstellung erfolgen darf. Es ist deshalb unbedingt nötig, daß **vor Beginn des Aufstehens die entsprechende Schuhänderung** (Erhöhung der Schuhsohle und Absatzversetzung s. o.) bzw. die richtige Einlagenbeschaffung veranlaßt wird. Das Tragen von weichen Hausschuhen und Pantoffeln ist für die ersten Monate verboten!

Wenn die Einzelheiten der Operationstechnik und der Nachbehandlung berücksichtigt werden, so ist die operative Behandlung der Knieseitenbandschäden heute bei Jugendlichen eine sichere Operation, und es ist zu wünschen, daß das Mißtrauen, das gegen diese Operation besteht, allmählich mehr und mehr schwindet; es ist ungerechtfertigt.

C. Knieschlottergelenke nach Kreuzbandverletzungen

Ebensowenig wie jeder Seitenbandschaden muß jede Kreuzbandverletzung operativ behandelt werden. Wenn es sich aber um eine schwere Kreuzbandverletzung handelt, ist der funktionelle Ausfall so groß, daß eine Operation dringend angezeigt ist. Die Behandlung mit orthopädischen Hilfsmitteln, einschließlich des orthopädischen Apparates, ist nur ein kümmerlicher Behelf. Diese Behandlung ist bei Erwachsenen im mittleren und höheren Lebensalter von Nutzen, aber bei jungen Menschen soll man unbedingt zur Operation raten. Die Zurückhaltung, die bei vielen Ärzten gegen eine operative Behandlung der Knieseitenbandverletzungen besteht, ist in noch stärkerem Maße bei den Kreuzbandverletzungen vorhanden.

Das hatte in früheren Jahren seine Berechtigung, ist aber ein überholter Standpunkt. Die Operation des Kreuzbandschadens ist freilich ein großer Eingriff, aber die Operation ist heute mit ihrer Nachbehandlung so ausgebildet, daß sie längst aus dem Stadium der Versuche herausgekommen ist und als eine Operation mit einer hohen Erfolgswahrscheinlichkeit gelten kann.

Die *kausale Therapie* für die operative Behandlung des Kreuzbandschadens ist der *plastische Kreuzbandersatz*. Außerdem gibt es noch eine Palliativoperation. Sie besteht darin, daß der Meniscus, der immer wieder zu schmerzhaften Einklemmungserscheinungen führt, entfernt wird (FELSENREICH). Diese Operation ist für die Patienten höheren Alters angezeigt, bei denen man aus ärztlichen Gründen mit der plastischen Operation zurückhaltend ist; das gleiche gilt für jüngere Patienten, die den großen Eingriff der Kreuzbandplastik ablehnen. Die Meniscusentfernung ist ein Eingriff, der jedem Patienten zugemutet werden kann und der durch die Beseitigung der Schmerzen wesentliche Erleichterung bringt.

Der plastische Kreuzbandersatz wurde im Laufe der Jahrzehnte fortentwickelt und weiter ausgebildet. Die funktionelle Anforderung, die an den plastischen Kreuzbandersatz gestellt wird, ist außerordentlich groß. Das ist bei der Operationstechnik zu berücksichtigen; es muß ein Ersatzmaterial gewählt werden, das großen mechanischen Beanspruchungen gewachsen ist. Außerdem muß die Fixierung an den beiden Endpunkten des neuen Kreuzbandes absolut zuverlässig sein.

Die *verschiedenen Verfahren*, die zum plastischen Kreuzbandersatz zur Verfügung stehen, bedienen sich als Ersatzmaterial der Fascie, der Sehne, des Meniscus sowie der Seide.

Die Verwendung der *Fascie*, und zwar in Form eines gestielten Fascienlappens, zum Ersatz des vorderen Kreuzbandes aus dem Tractus iliotibialis geht auf H.GROVES zurück, sie wurde weiter von FELSENREICH, R. JONES und SMITH empfohlen. Die Verwendung eines gestielten Fascienlappens ist der freien Fascienlappenplastik überlegen, weil hierbei die Fascie nie so gut befestigt werden kann wie bei einem zentral gestielten Lappen.

Die *Sehne* des M.semitendinosus oder M.gracilis wurde von EDWARDS, H. GROVES u. a. für den Ersatz des hinteren Kreuzbandes benutzt. BIRCHER hat die Känguruhsehne für den Kreuzbandersatz herangezogen.

Der *Meniscus* wurde von GEBHARDT zum Kreuzbandersatz verwandt. Er ging von der Voraussetzung aus, daß der Meniscus bei den Kreuzbandverletzungen meist mitverletzt ist und deshalb ruhig geopfert werden könne. Es wird je nachdem, ob ein Ersatz des vorderen oder hinteren Kreuzbandes erforderlich ist, ein Stück vom Meniscus abgespalten unter Belassung seines Ansatzes am vorderen oder hinteren Horn. Das freie Ende des gestielten Meniscus wird in dem „Fettbindegewebe" in der Mulde zwischen den Femurgelenkflächen vernäht. Es erscheint uns zweifelhaft, ob diese Befestigung wirklich ausreicht und ob ein an und für sich schon teilweise degenerierter Meniscus der großen funktionellen Aufgabe eines Kreuzbandes gewachsen ist.

Der plastische Kreuzbandersatz mit dem Meniscus ist von NIEDERECKER erneut aufgenommen und empfohlen worden. Er führt das freie Ende des gestielt gelassenen Meniscus durch einen Bohrkanal im Femurcondylus.

Wir halten den Meniscus nicht für ein gutes Ersatzmaterial für die Kreuzbänder. Wenn der Meniscus von einer guten Beschaffenheit ist, ist er zu wertvoll, um geopfert zu werden und soll dem Kniegelenk erhalten bleiben. Wenn er schwer geschädigt ist, erscheint er uns zu minderwertig, um die funktionelle Aufgabe eines Kreuzbandes zu übernehmen. Unsere persönlichen Erfahrungen mit dem Kreuzbandersatz aus Meniscus waren nicht gut. Auch BÖHLER lehnt dieses Verfahren ab.

Nachdem FRITZ LANGE befriedigende Erfahrungen mit dem Ersatz der Knieaußenbänder durch *Seide* gehabt hatte, waren wir dazu übergegangen, auch das verletzte Kreuzband durch Seide zu ersetzen. Etwa zur gleichen Zeit bildete VALLS sein Verfahren des plastischen Kreuzbandersatzes aus. Er erzielte in 6 Fällen einwandfreie Resultate. Der Seidenbandplastik bedienten sich ferner mit gutem Erfolg in 1 Fall COENEN und in 8 Fällen FELSENREICH.

Die Vorteile der Seidenbandplastik sind, daß sofort bei der Operation dem Gelenk ein guter primärer Halt gegeben werden kann und daß nicht so dickkalibrige Bohrkanäle im Knochen wie für die Fascienplastik erforderlich sind, aus denen es nach der Operation leicht zu Nachblutungen in das Gelenk kommen kann. Ihr *Nachteil* ist die Gefahr der Ausstoßung, die vor allem dann eintritt, wenn die Seide sich an einer Befestigungsstelle löst oder wenn sie bei zu früher starker, funktioneller Beanspruchung einreißt. Wir hatten in der Seidenbandplastik in den Fällen, bei denen die Gelenkkapsel selbst noch fest war, eine Reihe guter Ergebnisse beim Ersatz des vorderen Kreuzbandes. In schweren, veralteten Fällen von Kreuzbandschäden, bei denen gleichzeitig die Gelenkkapsel locker und schlaff war, hatten wir Versager; das Gelenk blieb schlottrig. Außerdem erlebten wir in einzelnen Fällen bei der Aufnahme der Bewegungsübungen eine Ausstoßung der Seide, ohne daß eine Infektion vorausgegangen war. Das ist folgendermaßen zu erklären: Wenn eine eingepflanzte Seide frei beweglich wird, wirkt sie auch bei einer primären Einheilung als Fremdkörper und wird ausgestoßen. Wir haben deshalb bei der totalen Kreuzbandplastik die Verwendung der Seide aufgegeben und sind zur gestielten Fascienlappenplastik übergegangen. Für den partiellen Kreuzbandersatz haben wir die Seide beibehalten. Die funktionellen Anforderungen, die hier an den plastischen Bandersatz gestellt werden, sind geringer, und die Seide ist diesen Anforderungen gewachsen.

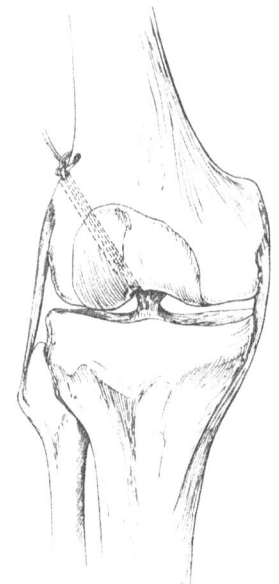

Abb. 895. Partieller Defekt des Kreuzbandes. Ein doppelter Seidenfaden ist an den Kreuzbandstumpf angehangen und durch einen Bohrkanal im Femurcondylus zur Außenseite des Femur geführt, wo er in einem weiteren kleinen tangentialen Knochenkanal verankert wird

Wir kommen bei der *kritischen Sichtung* der Operationsverfahren für den plastischen Kreuzbandersatz zu folgendem Urteil:

Das *beste Verfahren für den totalen Kreuzbandersatz* ist die *gestielte Fascientransplantation*, bei der die Fascie zu einem dünnen Rohr zusammengelegt wird. Ihr großer Vorteil gegenüber der freien Transplantation ist, daß das zentrale Ende des neuen Kreuzbandes von selbst fixiert ist und daß bei der Operation nur noch eine gute periphere Befestigung am Schienbein nötig ist. Diese wird dadurch erreicht, daß die Fascie schlingenförmig unter dem Ansatz des Kniescheibenbandes herumgeführt wird.

Als Ersatz *für den partiellen Kreuzbandschaden* ist die *Seidenbandplastik* ausreichend. Das gilt in erster Linie für die Fälle, bei denen noch ein Rest des Kreuzbandes an der Eminentia intercondyloidea vorhanden ist, der zum Anhängen der Seide benutzbar ist.

Für den *Ersatz des hinteren Kreuzbandes* eignet sich gut die *Sehne des M. semitendinosus oder M. gracilis.*

Bei der Kreuzbandplastik handelt es sich meist nur um den Ersatz eines Kreuzbandes, weil in der Regel eines der beiden Kreuzbänder noch zum Teil erhalten ist. Wenn das zerrissene Kreuzband ersetzt ist, tritt im allgemeinen auch wieder eine Straffung des anderen minderwertigen Kreuzbandes ein.

Die Operationstechnik für den plastischen Kreuzbandersatz richtet sich also in erster Linie danach, ob es sich um einen partiellen oder einen totalen Bandersatz handelt.

a) Partieller plastischer Kreuzbandersatz aus Seide (s. Abb. 895)

Blutleere.

Schnitt I. Eröffnung des Kniegelenkes mit dem medialen S-Schnitt nach PAYR und Zurückschlagen des Unterhautfettgewebslappens mit der Kniescheibe nach lateral. Besichtigung des Kniegelenkbinnenraumes in Kniebeugung.

Akt I. Vorbereitung zur Bandplastik

Schnitt II. Kleiner bogenförmiger Schnitt dicht über dem lateralen Epicondylus. Nach Durchtrennen der Fascia lata Eingehen auf den Knochen und Freilegen einer umschriebenen Stelle. Anlegen eines kurzen tangentialen Bohrkanals am Femurcondylus und eines großen schräg verlaufenden durch das Femurkondylenmassiv bis zur Fovea intercondyloidea. Eine Richtungssonde wird vor Beginn des Bohrens in der Fovea intercondyloidea an der Stelle aufgesetzt, an der der Bohrkanal im Gelenk münden soll. Die Sonde muß genau in der Verlängerungsachse des geplanten Bohrkanals gehalten werden. Ist dies der Fall, so kommt der Bohrer auch genau an der beabsichtigten Stelle in der Fovea intercondyloidea heraus. Die Ränder der beiden Bohrlöcher werden als Schutz gegen ein Durchscheuern der Seide abgerundet.

Akt II. Führung und Befestigung des künstlichen Bandes

Dicke Hydrargyrumoxycyanat-Seide (s. S. 9) wird in typischer Weise an den Rest des Kreuzbandes in der Fovea intercondyloidea angehangen. Die Seide wird mit einer Drahtschlinge
durch den Femurcondylus hindurchgezogen. Wenn ein relativ langes Kreuzbandstück erhalten
ist, ist man bestrebt, die Seide so fest an-
zuziehen, daß der Kreuzbandrest bis in den
Eingang des Knochenkanals hineinkommt.
Das Kreuzband wird noch zusätzlich mit
2—3 Seidenknopfnähten in der Nähe der
Eminentia intercondyloidea befestigt. Zur

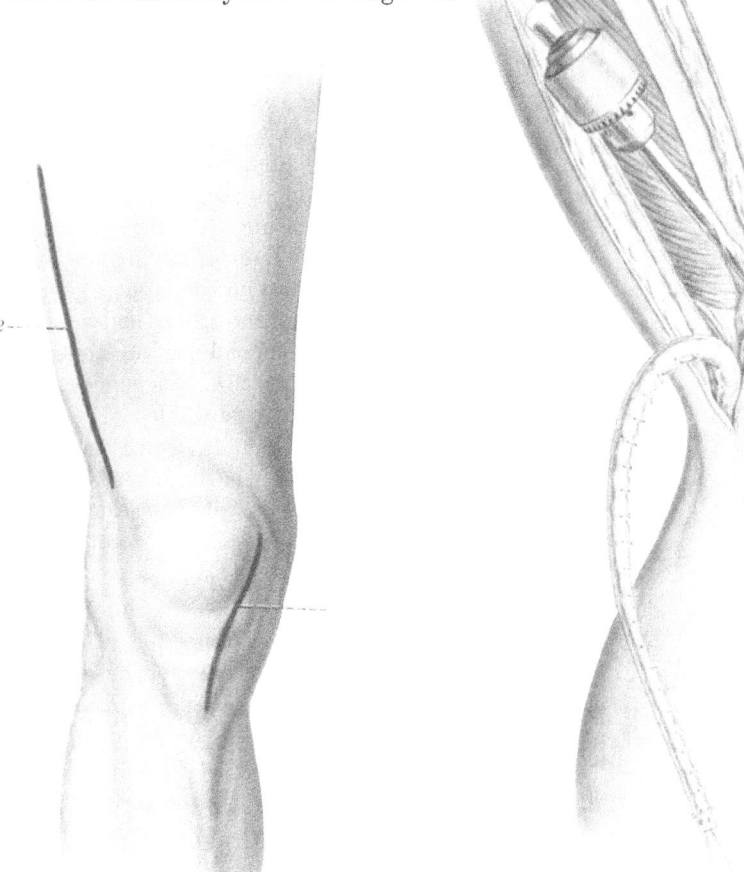

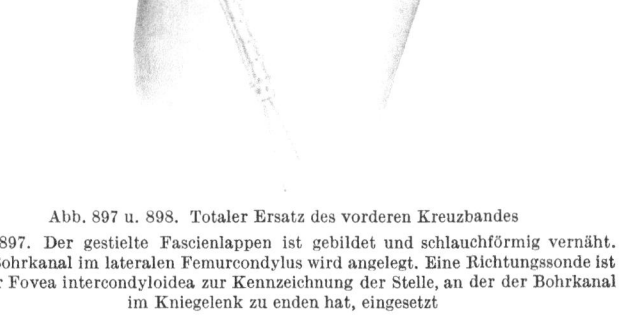

Abb. 897 u. 898. Totaler Ersatz des vorderen Kreuzbandes

Abb. 896. Schnittführung für die Kreuzbandplastik. *1* Schnitt zur Eröffnung des Kniegelenkes; *2* Schnitt zur Entnahme der
Fascia lata

Abb. 897. Der gestielte Fascienlappen ist gebildet und schlauchförmig vernäht.
Der Bohrkanal im lateralen Femurcondylus wird angelegt. Eine Richtungssonde ist
in der Fovea intercondyloidea zur Kennzeichnung der Stelle, an der der Bohrkanal
im Kniegelenk zu enden hat, eingesetzt

Seidenbefestigung wird *ein* Faden durch den kleinen tangentialen Knochenkanal hindurchgeleitet und dann mit dem *anderen* Faden bei Streckstellung des Kniegelenkes doppelt verknotet. In anderen Fällen ist das vordere Kreuzband an der Eminentia intercondyloidea
abgerissen und ein relativ langes, zentrales Stück ist erhalten. Ist dies der Fall, so wird die
Seide am zentralen Teil des Kreuzbandes befestigt und durch einen *Bohrkanal zur medialen
Seite des Tibiakopfes* geführt und hier zuverlässig verankert. Anstatt Seide läßt sich auch
feinster, *rostfreier Draht* nehmen.

Ruhigstellung und Nachbehandlung (s. bei totalem Kreuzbandersatz).

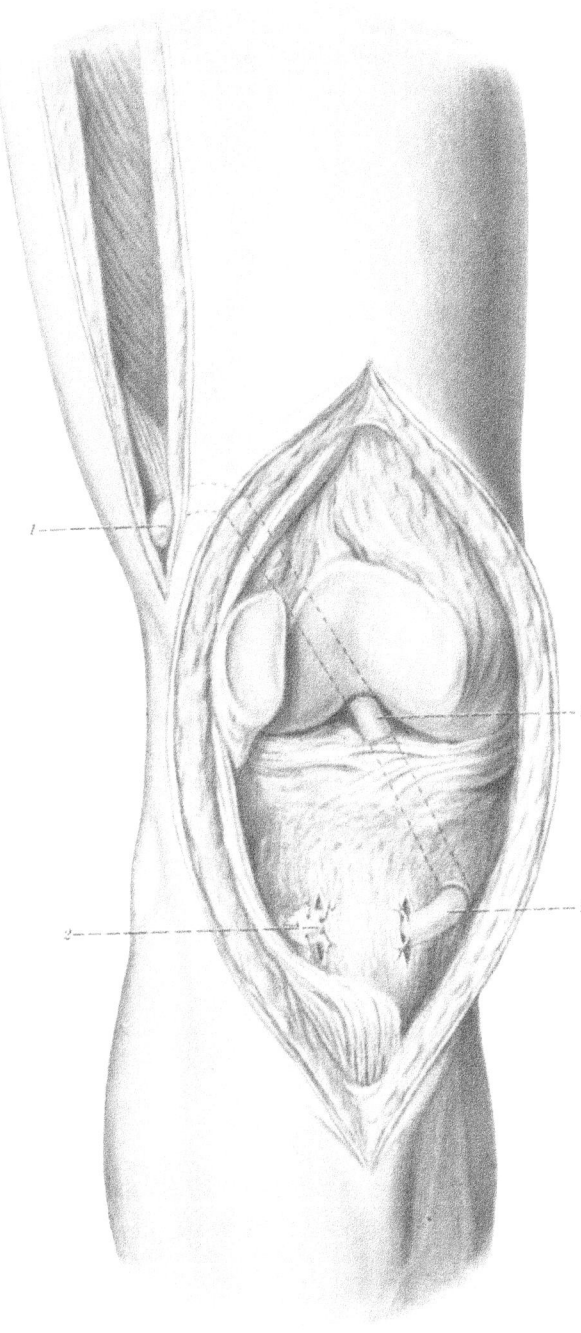

Abb. 898. Die Kreuzbandplastik ist beendet. Der gestielte Fascienlappen ist durch einen Knochenkanal im Femur- und Tibiacondylus
hindurchgeführt und zur Befestigung noch weiter unter den Ansatz des
Ligamentum patellae hindurchgezogen worden. Hier erfolgt die endgültige Vernähung. *1* Verlauf des gestielten Fascienlappens; *2* Stelle
der Vernähung

**b) Totaler Ersatz des vorderen
Kreuzbandes** (s. Abb. 896—898)

α) Unter Verwendung eines Fascienstreifen

Blutleere.

Schnitt I. Medialer S-Schnitt nach
PAYR zur Eröffnung des Kniegelenkes in
typischer Weise.

Schnitt II. Großer Längsschnitt an
der Außenseite des Oberschenkels zur
Freilegung der Fascia lata. *Bildung eines
langen, schmalen, peripher gestielten Fascienlappens* (etwa 20 : 3 cm), der der Länge
nach zusammengelegt und rundlich gestaltet wird. Die Vernähung erfolgt mit
feinen Seidenknopfnähten. Zwei Bohrkanäle werden angelegt. Der eine geht in
schräger Richtung von der Außenseite
des lateralen Femurcondylus zur Fovea
intercondyloidea und der andere geht von
der Eminentia intercondyloidea schräg
durch den Tibiacondylus zur Innenseite
des Schienbeins. Die Dicke des Bohrkanals ist richtig zu wählen. Er muß so
weit sein, daß sich die Fascie leicht hindurchziehen läßt; er darf aber auch nicht
größer sein, als daß die Fascie den lichten
Raum des Bohrkanals gerade gut ausfüllt.

Das *Hindurchführen der Fascie durch
die Bohrkanäle* geschieht in folgender
Weise: ein dicker, doppelter Seidenfaden
ist an das freie Ende der Fascie angeschlungen, und die Fascie wird mit Hilfe
einer Drahtschlinge, in die der Seidenfaden eingehangen ist, durch die Bohrkanäle hindurchgezogen. Das Hindurchziehen der Fascie durch den Bohrkanal
am Femurcondylus geschieht bei Kniebeugung, das durch den Tibiacondylus
bei Kniestreckung. Die Fascie wird hernach so fest angezogen, daß das zentrale
Ende fest in den Eingang des Bohrkanales
am Femurcondylus hineingezogen wird
und daß auch im Kniegelenk die Fascie
ganz straff verläuft.

Zur *Befestigung des unteren freien
Fascienendes* wird mit einem Lexer-Meißel
der Ansatz des Ligamentum patellae an
der Tuberositas tibiae leicht subperiostal
abgehoben. Das freie Fascienende wird
durch diesen Spalt mit einer Kornzange hindurchgezogen und dann schlingenförmig herumgeführt und vernäht. Außerdem wird die Fascie noch mit mehreren Seidenknopfnähten am Periost
und an den Ausstrahlungen des Kniescheibenbandes befestigt.

Die Fascie wird vor ihrer Vernähung an der Tuberositas tibiae noch einmal so fest wie mög-
lich angezogen. Hiernach überzeugt man sich vor der endgültigen Befestigung des peripheren
Fascienstreifens noch davon, daß das Kniegelenk gut fest ist und daß trotzdem bei leichten
Bewegungsversuchen eine Kniebeugung möglich ist. Wenn die *Kniegelenkkapsel* bei alten
Schlottergelenken ausgeweitet und schlaff ist, wird sie in einer Breite von etwa 1—2 cm *gedoppelt*.
Der Halt des Kniegelenkes wird durch die Straffung der Gelenkkapsel zusätzlich erhöht.

Ruhigstellung. Becken-Beingipsverband für 3—4 Wochen.

Nachbehandlung. Beingehgipsverband für 3—4 Wochen. Der Verband reicht von den
Knöcheln bis zum Trochanter, am Fuß wird ein Elastoplastverband angelegt. Nach der Gipsabnahme *vorsichtige* Aufnahme von Bewegungsübungen. Das Kniebeugen geschieht zunächst
nur durch das Unterlegen von Kissen; anschließend durch die Benützung der verstellbaren Knierolle; gleichzeitig werden aktive gymnastische Übungen
aufgenommen. Die Mobilisierung des Kniegelenkes geschieht langsam. Ein Aufstehen nach der Gipsverbandabnahme ist erst nach etwa 2—3 Wochen erlaubt, wenn
eine Bewegungsfähigkeit von etwa 60⁰ im Kniegelenk erreicht ist.

**β) Plastischer Ersatz des vorderen Kreuzbandes unter
Verwendung der Sehne des M. gracilis (LINDEMANN)**
(s. Abb. 899 und 900)

Technik. Schnitt 1. Parapatellarer Bogenschnitt an
der Innenseite des Kniegelenkes. Er dient zur Eröffnung
des Kniegelenkes.

Schnitt 2. 25 cm langer Längsschnitt über dem Verlauf der Sehne des M. gracilis. Er dient zur Freilegung
des M. gracilis und läuft bogenförmig über dem Pes anserinus aus. Die Sehne wird bis zu ihrem distalen Muskelansatz freigelegt und peripher an ihrer Ansatzstelle abgelöst. Die Sehne wird zwischen dem Vastus medialis und
dem Femur auf dem Planum popliteum zur Rückseite des
Kniegelenkes geführt, an das Sehnenende sind in typischer Weise Seidenfäden angehangen.

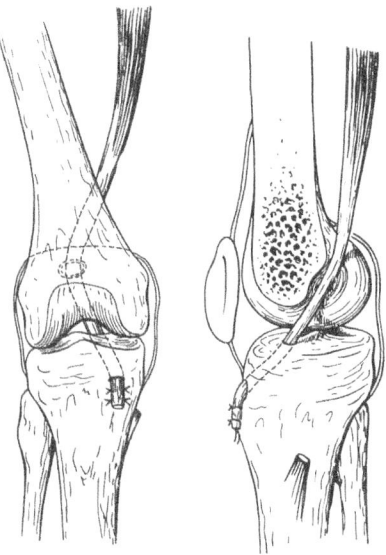

Abb. 899   Abb. 900

Abb. 899 u. 900. Vordere Kreuzbandplastik nach
LINDEMANN. Führung der Gracilis-Sehne durch
das Kniegelenk zum Tibiakopf, wo sie vernäht wird

Schnitt 3. Längsschnitt in der Kniekehle zur Freilegung der hinteren Gelenkkapsel; gleichzeitig wird die Innenseite des lateralen Femurcondylus dargestellt. Ein kleiner Schnitt wird in
die hintere Kniegelenkkapsel gesetzt. Durch diesen Schlitz werden die Seidenfäden mit der
Sehne lateral des hinteren Kreuzbandes in den Gelenkraum hinein- und durchgezogen.

Schnitt 4. 3 cm langer Schrägschnitt medial neben dem Ligamentum patellae extrakapsulär
zur Freilegung der Innenfläche des Tibiakopfes. Von hier aus wird ein Bohrkanal in Richtung
auf die Ansatzstelle des Kreuzbandes zur Eminentia intercondyloidea geführt.

Die Seidenfäden, die an die Gracilis-Sehne angeschlungen sind, werden mit einer Öhrsonde
oder mit einer Drahtschlinge durch den Bohrkanal am Schienbeinkopf hindurchgezogen.

Die Befestigung des freien Sehnenendes erfolgt am Ligamentum patellae.

Verschluß der Gelenkkapsel durch zweischichtige Kapselnaht.

Ruhigstellung. Becken-Beingips in leichter Kniebeugestellung für 3 Wochen.

Nachbehandlung. Schon von der zweiten Woche ab aktive Quadriceps-Anspannungsübungen
im Gipsverband. Nach 3 Wochen wird der Gipsverband zu einer Schale umgeändert, für 1 Woche
erfolgen Bewegungsübungen in der Schale. Nach Abschluß der vierten Woche Abnahme des
Gipsverbandes und aktive Übungen durch die Krankengymnastin. — Erste Belastungs- und
Gehversuche nach 5—6 Wochen, jedoch erst dann, wenn das Kniegelenk bis 30 oder 40⁰ aktiv
gebeugt werden kann. Zusätzlich Übungsbehandlung im Wasserbad.

Nach etwa 8 Wochen soll volle aktive Streckung und Beugung oder mindestens bis zum
rechten Winkel erreicht sein.

c) Totaler Ersatz des hinteren Kreuzbandes
α) Unter Verwendung der Sehne des M. semitendinosus

Schnitt I. Medialer S-Schnitt nach PAYR zur Eröffnung des Kniegelenkes in typischer Weise.

Das Kniegelenk wird breit eröffnet, die Kniescheibe mit dem Kniestreckapparat nach lateral hinübergeschoben. Die Eminentia intercondyloidea wird mit dem Kreuzbandansatz gut dargestellt. Wenn sich das hintere Kreuzband als schwer verletzt und funktionsuntüchtig erweist, so muß es ersetzt werden.

Schnitt II. An der Innenseite des Oberschenkels. Das Bein muß hierzu nach außen gedreht werden. Die Sehne des M. semitendinosus wird freigelegt und bis zu ihrem Ansatz am Pes anserinus verfolgt. Das Ende der Sehne wird unter dem Schutz einer kleinen Kocher-Sonde durchtrennt. Ein doppelter, langer Seidenfaden wird an das freie Sehnenende angehangen. Man geht vorsichtig stumpf zwischen dem Muskelbauch des M. semimembranosus und dem Gefäßnervenbündel auf die Gelenkkapsel in der Kniekehle ein. Man tastet sich diese mit der Fingerkuppe ab und schiebt von hier aus eine Kornzange in das Innere des Kniegelenkes. Anschließend wird die Kornzange umgekehrt vom Inneren des Kniegelenkes in die Kniekehle zurückgeschoben. Die Seide, die an der Sehne des M. semitendinosus angehangen ist, wird mit der Kornzange gefaßt und die Sehne in das Innere des Kniegelenkes hineingezogen. Die Sehne wird vor ihrem Eintritt in das Kniegelenk mit der Gelenkkapsel und dem Periost mit einigen Knopfnähten vernäht.

Anschließend wird ein Bohrloch von der Eminentia intercondyloidea schräg durch den Tibiakopf nach lateral außen angelegt. Durch dieses Bohrloch wird das freie Sehnenende mit einer Drahtschlinge hindurchgezogen. Die Befestigung der Sehne erfolgt subperiostal. Man kann eventuell ebensogut wie die Sehne des M. semitendinosus die Sehne des M. gracilis nehmen.

Ruhigstellung und Nachbehandlung wie bei dem plastischen Ersatz des vorderen Kreuzbandes.

Wenn man die Sehne, die man zum Kreuzbandersatz benutzt, direkt in das Kniegelenk durch die Gelenkkapsel einführt, so ist der Eingriff kleiner, als wenn die Sehne durch zwei Knochenkanäle im Tibiakopf und Femur geführt wird. Dieses ist das Originalverfahren von GALLIE und LE MESURIER.

Bei dieser **Technik** wird folgendermaßen vorgegangen: Die Sehne des M. semitendinosus wird möglichst weit oben am Oberschenkel abgelöst und nach unten zur Insertionsstelle herausgezogen. Der hintere Anteil der Gelenkkapsel wird, während das Gefäßnervenbündel beiseitegehalten wird, freigelegt, und ein Bohrloch wird von der Insertionsstelle der Semitendinosussehne im Tibiakopf in Richtung auf die Eminentia intercondyloidea angelegt. Durch ein zweites Bohrloch wird die Sehne dann durch den Femurcondylus geführt, um dann subperiostal befestigt zu werden.

β) Unter Verwendung der Sehne der M. gracilis
(Abb. 901 u. 902)

Schnitt 1. Parapatellarer Schnitt wie oben.

Schnitt 2. Freilegung des M. gracilis wie oben. Der Unterschied gegenüber der Operation des Ersatzes des vorderen Kreuzbandes ist, daß die Sehne *nicht* einfach durch einen Schlitz der Gelenkkapsel in das Kniegelenk eingeführt wird, sondern daß ein eigener Bohrkanal im medialen Femurcondylus angelegt wird. Durch diesen wird die Gracilis-Sehne, an der Seidenfäden in typischer Weise angehangen sind, in das Kniegelenk hindurchgezogen.

Um dies zu ermöglichen, wird Schnitt 3 angelegt.

Schnitt 3. Längsschnitt zur Freilegung der hinteren Gelenkkapsel und des Ansatzes des Ligamentum decus. posterior an der Rückseite des Schienbeinkopfes. Die Sehne wird von hier nach hinten durchgezogen. Die Befestigung der Sehne erfolgt zunächst subperiostal, dann noch zusätzliche Sicherung durch zwei Seidenknopfnähte, „ohne daß die durch das Kniegelenk hindurchgezogene und mit ihrem Muskel in Verbindung bleibende Sehne im Condylus femoralis befestigt wird".

LINDEMANN sieht den besonderen Vorteil seiner Methode für den Ersatz des vorderen und hinteren Kreuzbandes darin, daß die verpflanzte Sehne mit ihrem Muskel in Verbindung bleibt, so daß nur eine zuverlässige Fixation am distalen Sehnenende notwendig ist. Die Spannung der als Kreuzband fungierenden Sehne wird durch die Muskelspannung aufrechterhalten.

Wir selbst lieben auch den Ersatz des vorderen Kreuzbandes mit der Sehne des M. semitendinosus. Wir gehen im Prinzip ebenso vor wie LINDEMANN bei der Verwendung des M. gracilis (s. oben).

Die Wiederbeweglichmachung des Kniegelenkes nach einer Kreuzbandplastik hat *Zeit*. Es kommt nicht darauf an, ob eine gute Kniebeweglichkeit 1 Woche früher oder später erreicht wird; das Entscheidende ist, daß das Kniegelenk fest bleibt. Die freie Kniebeweglichkeit stellt sich erst allmählich im Laufe von Monaten wieder ein. Das ist wichtig zu wissen. Die Patienten sind darauf aufmerksam zu machen. Nur wenn man mit der Wiederbeweglichmachung des Kniegelenkes langsam vorgeht, ist mit gutem Dauererfolg zu rechnen.

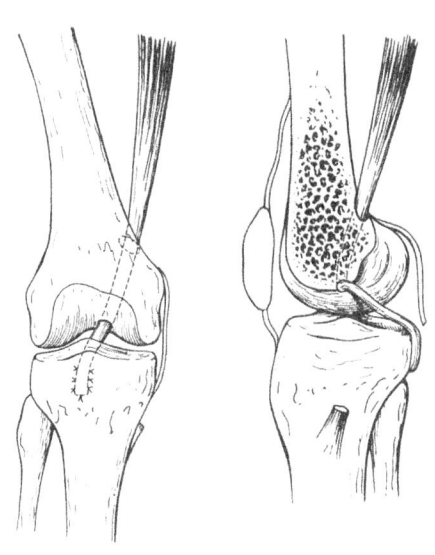 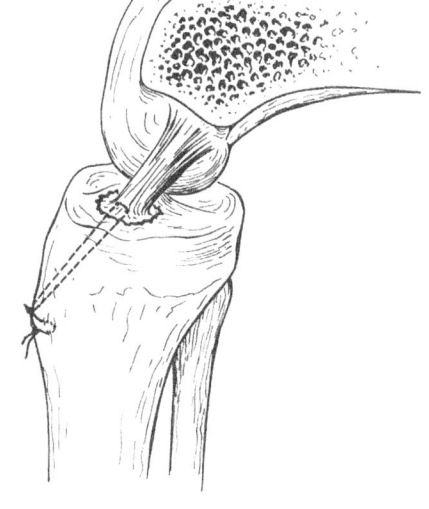

Abb. 901   Abb. 902

Abb. 901 u. 902. Hintere Kreuzbandplastik nach LINDEMANN. Führung der Gracilis-Sehne durch den Femurcondylus und Befestigung an der Hinterfläche der Tibia

Abb. 903. Ausriß der Eminentia intercondyloidea. Diese wird mit einer Drahtnaht befestigt

Die Kreuzbandplastiken sind große Eingriffe, die die höchsten Anforderungen an die operative Technik und an die Asepsis stellen. Wenn es zu einer Wundstörung kommt, ist dies meist gleichbedeutend mit einer Vereiterung des Gelenkes und mit anschließender Gelenkversteifung. Was eine Knieinfektion nach einer Kreuzbandplastik bedeuten kann, lehrt die Mitteilung von FELSENREICH, der zwei Todesfälle beobachtet hat. Wir führen dies nicht an, um dadurch abschreckend für die Indikation für die Kreuzbandplastik zu wirken, sondern nur um das Verantwortungsbewußtsein für die Vornahme einer Kreuzbandplastik zu stärken. Wohl sind die Gefahren der Gelenkinfektion nach Operationen durch die Antibiotika wesentlich herabgesetzt, aber deshalb soll man nach wie vor die größte Sorgfalt bei so großen plastischen Eingriffen, wie der Kreuzbandplastik, walten lassen.

d) Frische Kreuzbandverletzung mit Abriß der Eminentia intercondyloidea (s. Abb. 903)

Wenn das Röntgenbild eine starke Verlagerung der Eminentia intercondyloidea nach einer Kniebinnengelenkverletzung zeigt, halten wir es für falsch, sich auf den Erfolg der konservativen Behandlung zu verlassen. *Die Primäroperation ist angezeigt.* Es ist ein relativ kleiner Eingriff mit einer guten Aussicht auf Erfolg. Die Operation wird vorgenommen, sobald der Bluterguß resorbiert ist.

Technik. Schnitt. Kleiner, bogenförmiger Schnitt vom medialen Femurcondylus in Richtung auf die Tuberositas tibiae. Nach Gelenkeröffnung Zurückschieben der Kniescheibe nach lateral. Anlegen eines dünnen Bohrloches von der Eminentia intercondyloidea schräg durch den Tibiacondylus nach medial. Befestigen eines dünnen rostfreien Drahtes um die Eminentia intercondyloidea. Der Draht wird durch den Kreuzbandansatz hindurchgeführt und anschließend durch das Bohrloch zur Tibia hindurchgezogen. Die Verknotung erfolgt über einer kleinen, zweilöcherigen Metallscheibe unter guter Spannung, so daß die Eminentia intercondyloidea mit dem Kreuzbandansatz wieder an der richtigen Stelle sitzt.

Ruhigstellung. Beingips für 2 Wochen.

Nachbehandlung. Der Gipsverband kann bereits nach 2 Wochen abgenommen werden. Lagerung auf Braunscher Schiene. Aufnahme von vorsichtigen Bewegungsübungen. Aufstehen ist erst nach guter Kräftigung der Muskulatur nach weiteren 3—4 Wochen erlaubt.

e) Ergebnisse der Kreuzbandplastiken

Die Operationsergebnisse der Seiten- und Kreuzbandplastiken, die in den letzten 15 Jahren in unseren Kliniken gemacht wurden, sind im Jahre 1949 von H. HERTEL und im Jahre 1957 von W. MONTAG auf Grund von Nachuntersuchungen zusammengestellt worden.

H. HERTEL berichtet über die ersten 80 Fälle, W. MONTAG über 212. Hierunter fanden sich allein 94 Kreuzbandplastiken, es waren 22 Teil- und 72 Totalplastiken gemacht worden. Bei 35 Patienten mußte gleichzeitig mit der Kreuzbandplastik noch eine Außen- oder Innenbandplastik durchgeführt werden. — Die Ergebnisse der *Innenband*plastiken waren im ganzen als sehr gut zu bezeichnen. Unter 64 Plastiken fanden sich nur 4 unbefriedigende Ergebnisse. Bei den *Außenband*plastiken (23) fanden sich keine Versager. Bei den *Kreuzband*plastiken ist zu unterscheiden zwischen den Ergebnissen der *Teil*plastiken und der *Total*plastiken. Bei den Teilplastiken (20) wurden sämtliche nachuntersuchte als ausgezeichnet bezeichnet. Bei den Kreuzbandtotalplastiken fanden sich bei den Fascienplastiken (46) bei frischen Verletzungen 1 und bei veralteten 3 Versager. Die Zahl der Kreuzbandplastiken mit Verwendung der Sehne des M. semitendinosus bzw. M. gracilis war beschränkt, die Ergebnisse in allen Fällen aber gut. Am schlechtesten waren die Fälle, bei denen zur Kreuzbandplastik ein Meniscus verwandt wurde. Dieses Verfahren wurde, nachdem die Zahl der Versager die guten Ergebnisse übertraf, wieder aufgegeben.

Auf Grund dieser Ergebnisse darf man mit Recht sagen: die Kreuzbandplastiken führen zu guten Dauerergebnissen. Das Anpassen eines orthopädischen Apparates wegen eines schweren Kreuzbandschadens ist bei Jugendlichen ungerechtfertigt und nicht mehr vertretbar. Schwere Kreuzbandverletzungen bei Jugendlichen und bei jungen Erwachsenen gehören operiert.

9. Die habituelle Patellarluxation

Die angeborenen Veränderungen der habituellen Patellarluxation, die mit einer pathologischen Torsion verbunden sind, beruhen auf einer Abflachung des äußeren Femurcondylus und auf einer abnormen Schlaffheit der Kniegelenkkapsel. Hiermit ist oft ein auffälliger *Hochstand der Kniescheibe* verbunden, die Patella alta. Gleichzeitig findet sich oft eine auffällige X-Beinstellung, die das Abrutschen der Kniescheibe nach außen seitlich begünstigt.

Bei den *rein traumatisch bedingten*, gewohnheitsmäßig gewordenen Kniescheibenverrenkungen *fehlt*, wie dies P. PITZEN betont hat, der *Hochstand der Patella*. Die Zahl der posttraumatischen Kniescheibenverrenkungen ist mit den zunehmenden Sport- und Verkehrsunfällen beträchtlich angestiegen; diese Form der Kniescheibenverrenkungen findet sich deshalb namentlich bei Erwachsenen.

Die Patellarluxation tritt bei hochgradigen Fällen von habituellen Luxationen bereits auf, sobald das Knie in Beugestellung kommt. Die Aufgabe der Behandlung ist damit vorgezeichnet, es ist zu verhindern, daß die Kniescheibe bei der Kniebeugung nach außen abrutscht.

Dies ist theoretisch auf verschiedenem Wege möglich:

durch eine Umlagerung der Femurkondylen,

durch eine Rotationsosteotomie,

durch das Anbringen eines knöchernen Sperriegels an der Außenseite des Kniegelenkes, um ein seitliches Abrutschen der Kniescheibe zu verhindern,

durch eine Änderung der Verlaufsrichtung des Kniescheibenbandes,

durch eine passive oder aktive Fesselung der Kniescheibe.

Die Lösung dieser Aufgabe hat zu einer *Vielzahl von Operationen* geführt. Schon im Jahre 1923 zählt FRIEDLAND über 50 verschiedene Verfahren auf, zu denen inzwischen noch weitere gekommen sind. Dies ist ein Beweis, daß die Operationsergebnisse mit den einzelnen Verfahren ungleichmäßig sind. Die Sachlage ist ähnlich, wie sie bis vor kurzem für die Behandlung der habituellen Schulterluxation war: eine Vielzahl von Operationen und eine große Zahl von Operateuren, die im einzelnen oft nur über wenige selbst operierte Fälle verfügten!

Unser *eigener Standpunkt* ist folgender: *keines der bekannten Operationsverfahren eignet sich für alle Fälle der habituellen Kniescheibenluxation in gleicher Weise. Das Verfahren ist auszuwählen, das für die vorliegende Form der Kniescheibenverrenkung das zweckmäßigste ist.*

Die gleiche Auffassung vertritt auch J. SPEED 1956. Er schreibt: „Nicht eine Operation ist für alle Fälle gleich geeignet." Damit hat er völlig recht.

Es gibt zwei verschiedene Typen der Kniescheibenverrenkung: eine mit einem ausgesprochenen Hochstand der Kniescheibe und eine ohne einen solchen. Die erste Form findet sich bei den Fällen mit einer überwiegend angeborenen Störung, die zweite bei denen mit einer im wesentlichen traumatischen Ursache. Diese Trennung ist wegen einer folgerichtigen Behandlung unerläßlich. So ist es z.B. unlogisch, eine Kniescheibe, die an und für sich schon viel zu hoch steht, durch eine aktive Muskelkraft noch weiter nach oben ziehen zu lassen.

Die beiden entscheidenden *Aufgaben der operativen Behandlung* der Patellarluxation sind: die Wiederherstellung der richtigen Zugwirkung der Quadricepssehne einschließlich des Ligamentum patellae und die Sicherung der Stellung der Patella in Ruhe und Bewegung.

Technik der Operationen der Patellarluxation

a) Knochenoperationen

Die suprakondyläre Osteotomie am Femur zur Beseitigung einer falschen Torsionsstellung (GRASER) ist vor allem angezeigt, wenn gleichzeitig ein schweres Genu valgum mit zu beseitigen ist. Diese Operation ist auf Sonderfälle zu beschränken. Die exakte Sicherung der Bruchstücke erfolgt durch eine doppelte Drahtspickung. Die Osteotomie wird mit einer Verlagerung des Ansatzes des Kniescheibenbandes nach *distal und lateral* verbunden. KIESSELBACH hat durch statische Untersuchungen nachgewiesen, daß, wenn man eine korrigierende Osteotomie am Oberschenkel vornimmt, das Kniescheibenband nach lateral und nicht, wie sonst bei der habituellen Patellarluxation üblich ist, nach *medial* versetzen darf.

Das Anbringen eines seitlichen Sperriegels mit einem Knochenspan (ALBEE) wird nicht mehr geübt.

b) Weichteiloperationen

Passive Fesselung der Kniescheibe durch eine Kapselfascienplastik (CAMPBELL, KROGIUS). Blutleere.

Schnitt leicht bogenförmig an der Außenseite der Kniescheibe bis zur Tuberositas tibiae. Zurückschlagen des Unterhautfettgewebslappens so weit, bis die Kniescheibe und der Ansatz des Ligamentum patellae freiliegen.

α) Muskelablösung

Der verkürzte M. vastus lateralis, der die Patella nach lateral und oben zieht, ist an seinem Ansatz einzuschneiden und ein Stück nach oben freizupräparieren. Die Fascia lata wird gleichzeitig eingekerbt, bis die Kniescheibe sich gut nach medial und unten verschieben läßt. *Die Lösung der Kniescheibe von der verkürzten Muskulatur bildet eine wichtige Voraussetzung für jede weitere Operation der habituellen Patellarluxation!*

β) Kapselplastik (s. Abb. 904 und 905)

Bildung eines 1 cm breiten Kapsellappens an der Innenseite des Kapselbandapparates, beginnend unten an der Tuberositas tibiae und nach oben reichend bis zum oberen inneren Rand der Kniescheibe. Der Lappen umfaßt nur die äußere Kapselschicht, die innere synoviale bleibt erhalten, und das Gelenk wird nicht eröffnet. Der lange, zentral gestielte Kapsellappen wird oben um die Kniescheibe herumgeschlungen und nach unten bis zum Ansatz des Kniescheibenbandes an der Tuberositas tibiae herumgeführt. Die Kapsellücke an der Entnahmestelle des Kapsellappens wird vor dessen Befestigung mit feinen Seidenknopfnähten verschlossen. Jetzt wird der Kapsellappen, während die Kniescheibe von oben her nach unten einwärts gehalten wird, am Außenrand der Kniescheibe entlang und auf der Außenseite der Kapsel dicht neben dem Kniescheibenband mit zahlreichen Seidenknopfnähten vernäht. Die Kniescheibe bleibt nach Be-

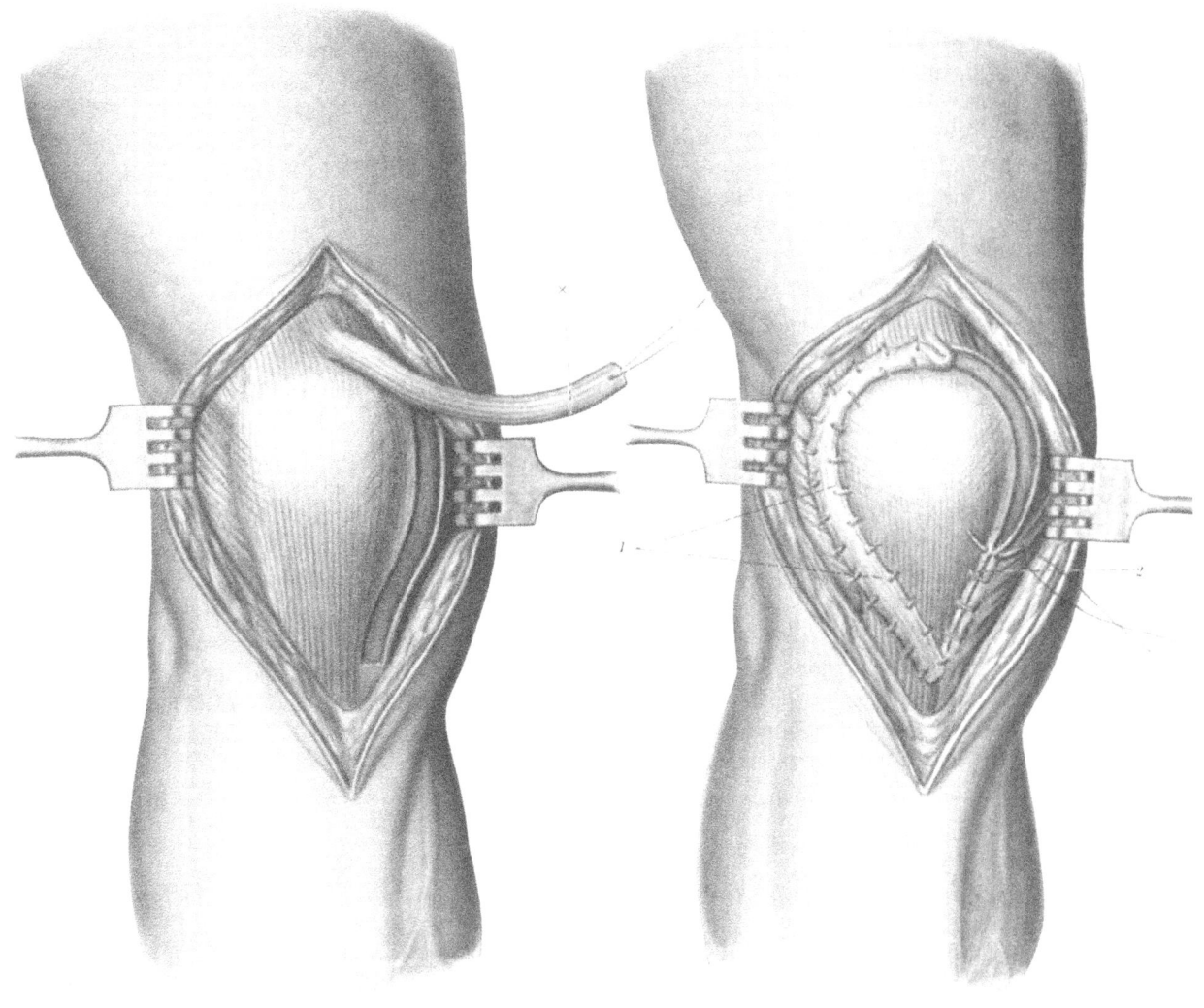

Abb. 904   Abb. 905

Abb. 904 u. 905. Operation der Patellarluxation mit Hochstand der Kniescheibe

Abb. 904. Bildung des zentralgestielten Kapsellappens (×) aus dem zu weiten medialen Kapselbandapparat

Abb. 905. Der gestielte Kapsellappen ist um die Kniescheibe herumgeschlagen und nach unten bis zur Tuberositas tibiae geführt worden. Er wird in einen Kapselspalt versenkt, der durch die Einschneidung der verkürzten äußeren Kapsel entstanden ist. Die Vernähung geschieht mit Seidenknopfnähten. Die mediale Kapsel, aus der der Kapsellappen gebildet wurde, wird gedoppelt und mit kräftigen Seidennähten verschlossen. 1 Herumgeschlagener Kapsellappen; 2 Wiedervernähung der medialen Gelenkkapsel

endigung einer guten Vernähung des Kapsellappens auch bei Kniebeugung in der neuen Stellung stehen.

Nachbehandlung. Ruhigstellung im Beckenbeingips für 3 Wochen, dann Elastoplastverband am Fuß und Gipshülse für 3 Wochen. 6 Wochen nach der Operation Verbandabnahme und vorsichtiger Beginn mit Kniebeugen durch Kissenunterlegen sowie selbsttätige Kniestreckmuskelübungen. Krankengymnastische Nachbehandlung für 2 Monate.

c) Die aktive Fixierung der Kniescheibe durch eine Sehnenplastik

Diese Operation der aktiven Zügelung der Kniescheibe durch eine Muskelzugwirkung darf nur bei den Fällen *ohne* Hochstand der Patella angewandt werden. Als Muskel für die Verpflanzung wird ein medialer Kniebeuger (am besten der M.gracilis) ausgewählt (HOFFMEISTER, LEXER).

FRITZ LANGE schlug einen anderen Weg ein. Er hängte an die Mitte des Muskelbauches des M.sartorius eine Seidensehne an und führte sie zur Patella. Die Wirkung war gut. Es wurde bei jeder aktiven Muskelkontraktion die Kniescheibe nach einwärts oben gezogen.

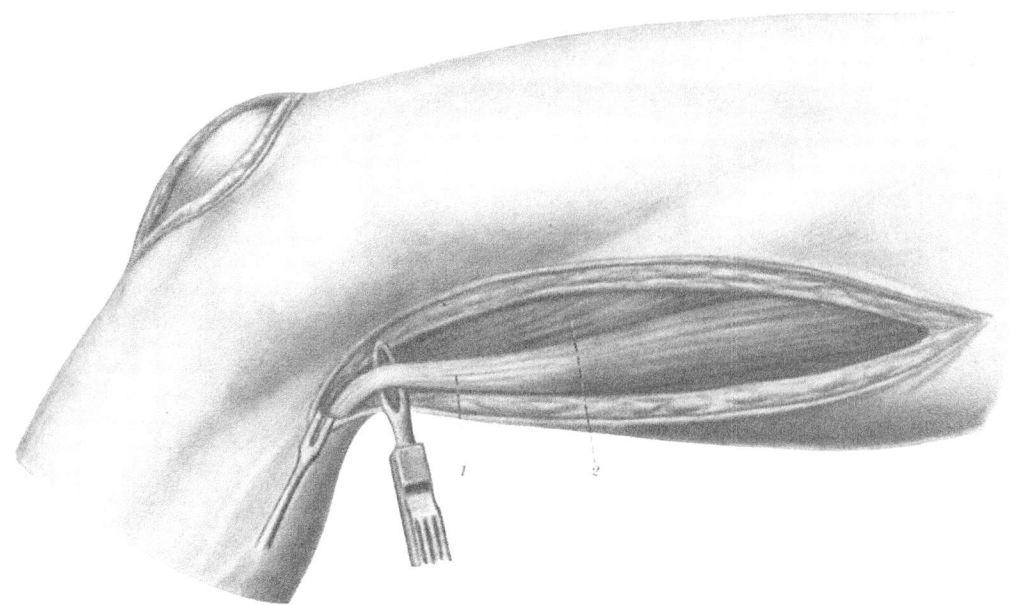

Abb. 906—908. Patellarluxation. Aktive Fesselung mit der Gracilis-Sehne

Abb. 906. Die Gracilis-Sehne wird an ihrer Ansatzstelle abgelöst. *1* Gracilis-Sehne; *2* M.sartorius

Technik

Schnitt I. Leicht bogenförmiger Schnitt an der Außenseite der Kniescheibe bis zur Tuberositas tibiae.

Sehnenverpflanzung (s. Abb. 906—908)

Schnitt II an der Innenseite der Kniekehle zur Freilegung der Gracilis-Sehne. Sie wird dicht an ihrem Ansatz am Pes anserinus in Kniebeugestellung abgelöst, ein kräftiger Seidenfaden wird an ihrem Ende angeschlungen, und die Sehne wird zwischen dem M.sartorius und dem M.vastus medialis zum oberen inneren Rand der Kniescheibe geführt. Die Befestigung erfolgt an der Patella schlingenförmig durch einen Knochenkanal. Das freie Sehnenende wird mit einer Drahtschlinge durch den Kanal hindurchgezogen und wird mit der Sehne oberhalb vor ihrem Eintritt in den Knochenkanal vernäht. Außerdem werden noch einige subperiostale Befestigungsnähte an der Kniescheibe angelegt.

Ruhigstellung. Beingipsverband mit Ausschneiden eines länglichen Gipsfensters, entsprechend dem Verlauf des verpflanzten Gracilis.

Nachbehandlung. Nach 2 Wochen schalenförmiges Aufschneiden des Gipses und Beginn mit aktiven Anspannungsübungen und Elektrisieren des Gracilis. Nach 3 Wochen Anlegen einer abnehmbaren Gipsschiene zur vermehrten Aufnahme von aktiven Muskelübungen. Aber erst nach 6 Wochen Beginn mit vorsichtigem Kniebeugen. Krankengymnastische Nachbehandlung für weitere 2 Monate.

d) Verlagerung des Kniescheibenbandansatzes nach medial (E. Hauser)
(s. Abb. 909—914)

Technik. 1. Einkerben des Vastus lateralis und der Fascia lata, bis die Kniescheibe frei beweglich ist (s. o.).

2. Das Ligamentum patellae wird freipräpariert vom Ansatz der Tuberositas tibiae bis zur Patella. Das Ansatzgebiet an der Tuberositas tibiae wird mit einem würfelförmigen Knochen-

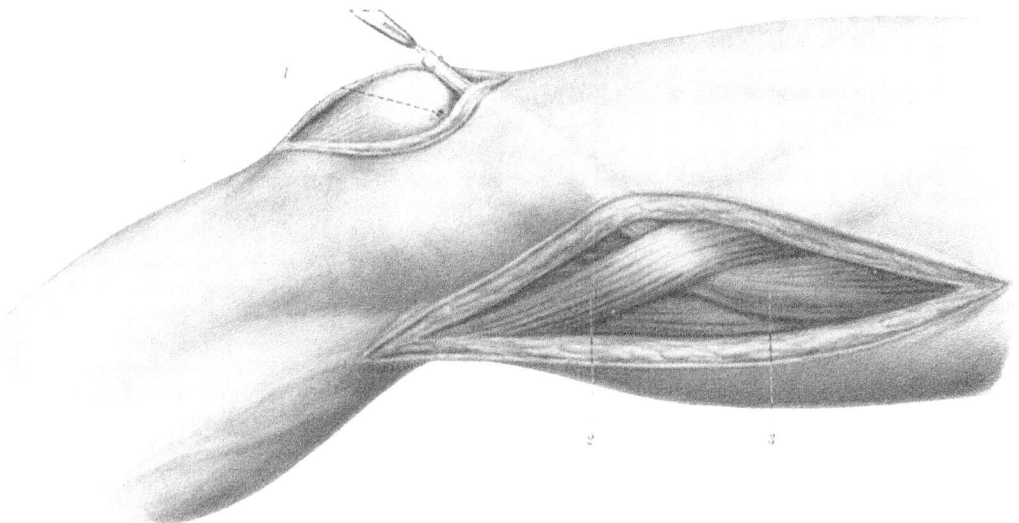

Abb. 907. Die Gracilis-Sehne ist unter dem Muskelbauch des M. sartorius zur Kniescheibe hingeführt worden.
1 Knochenkanal in der Patella; *2* M. sartorius; *3* M. gracilis

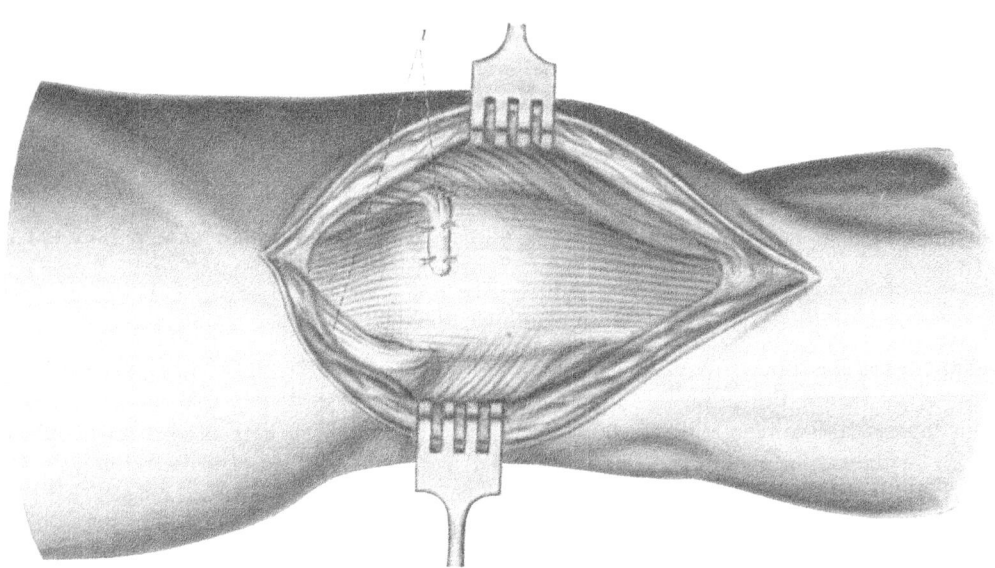

Abb. 908. Die Gracilis-Sehne ist durch den Knochenkanal in der Patella hindurchgeführt und auf die Patella vernäht. Mit dieser Sehnenverpflanzung wird meist noch die Kapsellappenplastik verbunden. *1* Gracilis-Sehne

stück herausgemeißelt. Eine neue Grube für die Wiedereinsetzung des Knochenstückes wird medial von der alten Anheftungsstelle angefertigt. Wenn kein Patellahochstand vorliegt, liegt die neue Ansatzstelle in der gleichen Höhe wie die ursprüngliche; wenn ein Patellahochstand vorliegt, wird die Wiederanheftung um etwa 1—2 cm nach distal verlagert.

Ruhigstellung. Beinliegegips für 3 Wochen. Anschließend Gehgips mit Elastoplastverband am Fuß.

Nachbehandlung. Vorsichtige Aufnahme der aktiven Übungsbehandlung mit vorsichtigem Kniebeugen. Bewegungsübungen im Wasserbad.

Eine *kombinierte Operation* ist auch für die Operation der posttraumatischen habituellen Kniescheibenverrenkung ohne Kniescheibenhochstand notwendig. Die Sehnenverpflanzung allein reicht zu einer dauernden Beseitigung der gewohnheitsmäßigen Verrenkung vielfach nicht

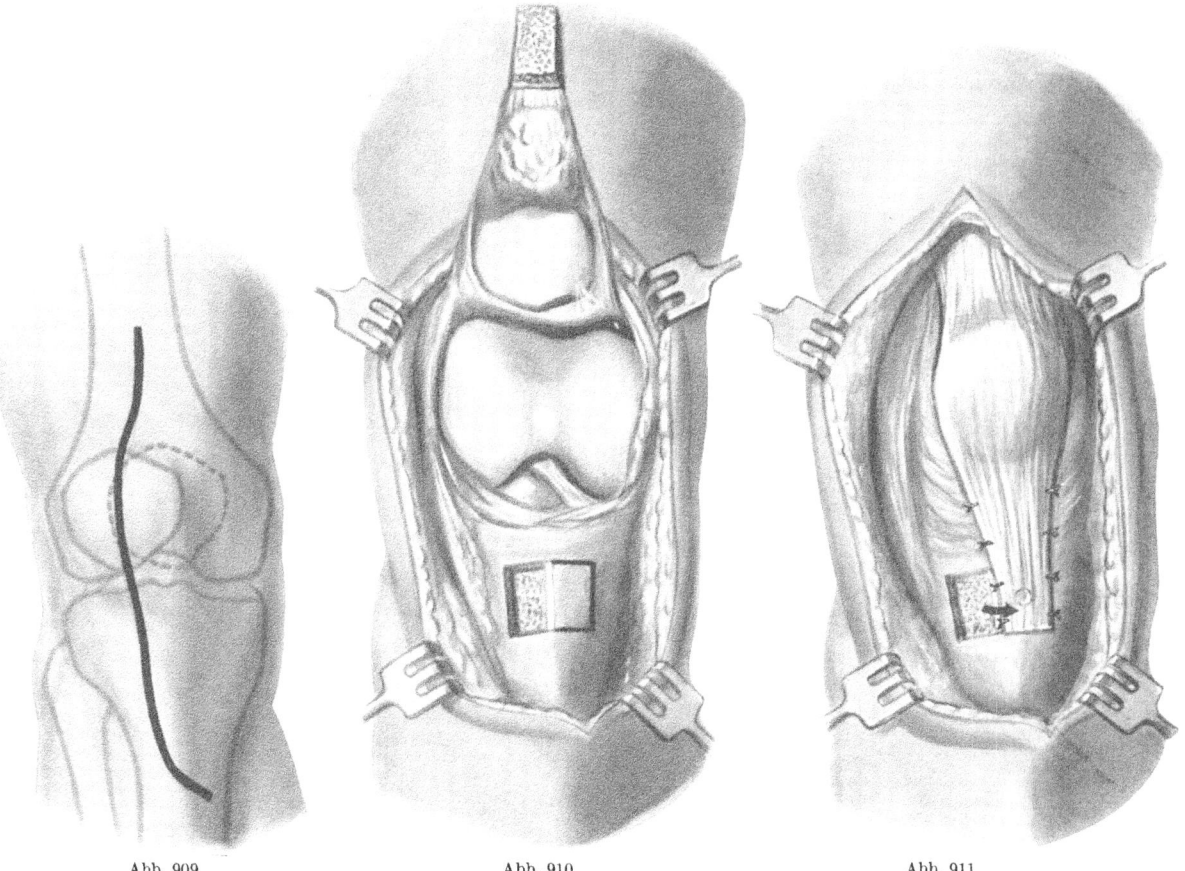

Abb. 909   Abb. 910   Abb. 911

Abb. 909—911. Verlagerung des Kniescheibenbandansatzes nach medial

Abb. 909. Schnittführung

Abb. 910. Das Kniescheibenband ist mit einem Knochenstück von seinem Ansatzgebiet abgelöst und nach oben umgeschlagen, um das Gelenkinnere bei Verdacht auf zusätzliche Binnengelenksschäden, insbesondere bei Verdacht auf eine Chondropathie der Kniescheibe, überprüfen zu können

Abb. 911. Wiederfixierung des Kniescheibenbandansatzes in einem Knochenfalz medial seines ursprünglichen Ansatzes. Die Kapsel ist wieder mit dem Kniescheibenband vernäht, nachdem auf der medialen Seite die zu weite, überschüssige Gelenkkapsel excidiert war

aus. Es müssen zuerst die pathologischen Kapselverhältnisse, Schrumpfung auf der Außen- und Ausweitung auf der Innenseite, beseitigt und gleichzeitig muß die Kniescheibe in ihrer richtigen Lage und neuen Einstellung fixiert werden. Dazu dient die Kapselfascienplastik. Als aktive Sicherung für die neugeschaffene Stellung der Kniescheibe kommt die Zugwirkung der Muskelverpflanzung hinzu.

Wählt man für die richtigen Fälle die richtige Operation, und hält man sich an die Angaben für die Verbandtechnik und die Nachbehandlung, so hat man an der operativen Behandlung der habituellen Kniescheibenverrenkung Freude und nicht den Wunsch nach neuen Operationsmethoden!

10. Patellarpseudarthrose

Drei Behandlungsverfahren stehen für die Behandlung der Patellarpseudarthrosen zur Verfügung, das der Anfrischung der Bruchenden mit anschließender Naht, das der Entfernung des einen Teiles der Patella oder die Entfernung der ganzen Patella (s. S. 709).

A. Naht der Patellarpseudarthrose

Wenn die beiden Bruchstücke etwa gleich groß sind und wenn diese keine starke Atrophie aufweisen, ist die Naht der Patellarpseudarthrose nach Anfrischung der Bruchenden möglich und angezeigt.

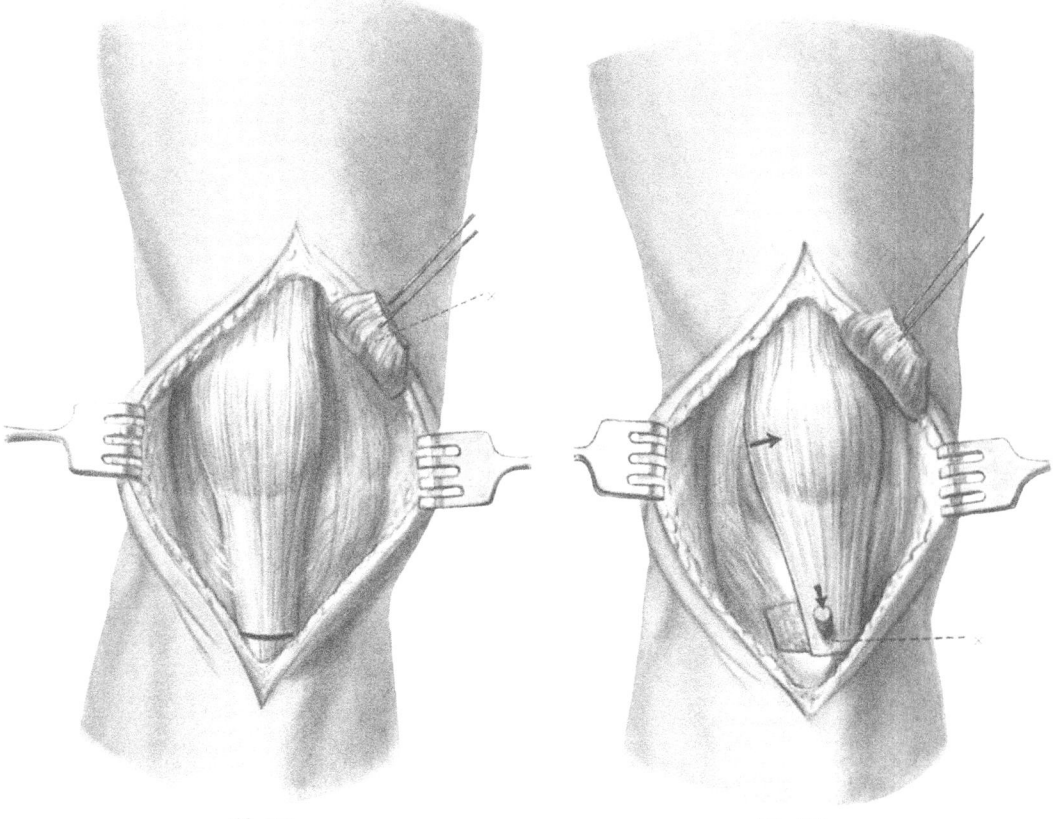

Abb. 912   Abb. 913

Abb. 912—914. Verlagerung des Kniescheibenbandansatzes nach medial unter gleichzeitiger Versetzung des Ansatzes des M. vastus medialis auf die Kniescheibe

Abb. 912. Das Kniescheibenband ist freigelegt und an seiner peripheren Ablösungsstelle eingekerbt. Das untere Ende des Vastus medialis (×) ist abgelöst und nach peripher verzogen

Abb. 913. Das untere Ende des Kniescheibenbandes ist nach medial verlagert und in einem Knochenfalz mit einem Knochenpflock (×) fixiert

Technik (s. Abb. 915 und 916)

Bogenförmiger Schnitt, meist lateral neben der Kniescheibe. Nach Freilegung des pseudarthrotischen Bruchspaltes wird das gesamte Gewebe, das zwischen die Bruchenden eingelagert ist, herausgeschnitten, und die beiden Anteile der Patella werden angefrischt. Dies geschieht unter Eröffnung des Kniegelenkes. Das zentrale Bruchstück wird nach oben und das periphere Bruchstück nach unten gehalten, um einen Überblick über die Beschaffenheit der Unterfläche der Kniescheibe und über deren genaue Lage zu erhalten. Kleine Knochenvorsprünge werden mit dem Knorpelmesser oder mit einer Knochenschere abgetragen. Die beiden Knochenbruchstücke werden *genau* ohne Verdrehung und Verkantung adaptiert. Während die Bruchstücke in dieser Stellung gehalten werden, wird durch den oberen und unteren Pol der Patella mit dem

Drillbohrer je ein Bohrloch angelegt. Ein Draht wird zuerst durch das obere Bohrloch hindurchgezogen, dann an der Längsseite der Kniescheibe entlanggeführt, anschließend durch das untere Bohrloch gezogen, und die beiden Drahtenden werden zum Schluß an der anderen Längsseite miteinander vereinigt.

Als *zusätzliche Sicherung* zu der Drahtnaht werden noch einige subperiostale Nähte über den Bruchflächen und einige Kapselbandnähte an den Seiten ausgeführt.

Ruhigstellung. Beingipsverband.

Nachbehandlung. Gipswechsel nach 2 Wochen. Anschließend Beinhülse mit Elastoplastverband am Fuß für 4 Wochen. Dann Aufnahme von vorsichtigen aktiven Bewegungsübungen und der Mobilisierung des Kniegelenkes. Der genaue Zeitpunkt der Mobilisierung wird von der knöchernen Verheilung der Pseudarthrose auf Grund der Vergleichsröntgenbilder bestimmt.

B. Exstirpation des kleinen Bruchstückes der Patella mit anschließender Band- oder Sehnennaht

Wenn das eine Bruchstück des nicht verheilten Patellarbruches relativ klein ist und wenn eine ausgesprochene Knochenatrophie besteht, ist es besser, auf die Naht der Patellarpseudarthrose zu verzichten und nach dem Vorschlag von KREUZ das eine Bruchstück zu entfernen. Das Verfahren ist auch angezeigt, wenn die Patellarpseudarthrose mit einer Knieversteifung infolge einer Quadricepskontraktur verbunden ist.

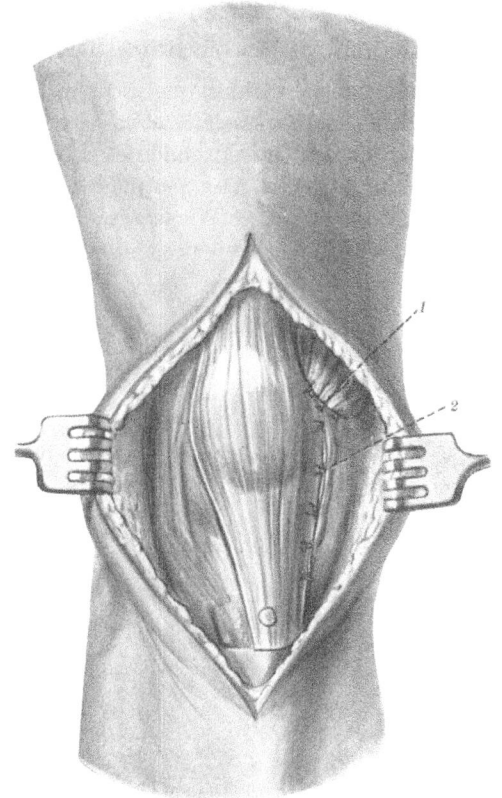

Abb. 914. Der M. vastus medialis (*1*) ist an der medialen Seite der Kniescheibe vernäht. Die zu weite mediale Gelenkkapsel ist excidiert und anschließend mit dem medialen Rand des Kniescheibenbandes (*2*) vernäht

Ob das obere oder untere Bruchstück entfernt wird, hängt von der Beschaffenheit der Bruchstücke ab. — Im allgemeinen wird die Entfernung des unteren Bruchstückes in Betracht kommen,

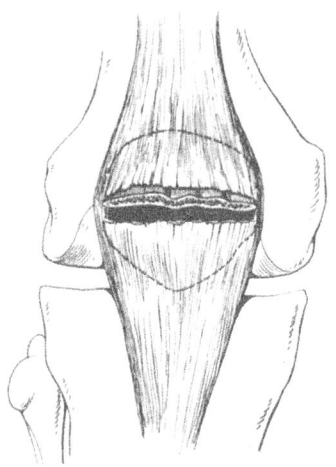

Abb. 915

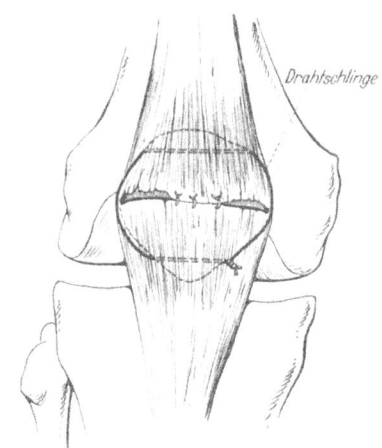

Abb. 916

Abb. 915 u. 916. Naht der Patellarpseudarthrose

Abb. 915. Die Bruchenden sind freigelegt und angefrischt. Eine eventuell bestehende Verkantung der Bruchstücke ist zu beseitigen

Abb. 916. Die Knochenbruchenden sind durch eine Drahtschlinge eng aneinandergebracht. Zusätzlich werden noch subperiostale Seidenknopfnähte angelegt (bisher erst im mittleren Anteil)

weil dieses meist das kleinere ist. Wenn gleichzeitig eine Knieversteifung besteht, ist es besser, das obere zu entfernen, weil hierbei leichter gleichzeitig eine Verlängerung der verkürzten Quadricepssehne möglich ist.

a) Entfernung des oberen Bruchstückes der pseudarthrotischen Patella (s. Abb. 917 u. 918)

Bogenförmiger Schnitt meist innen neben der Kniescheibe nach oben am Oberschenkel neben der Quadricepssehne, etwa 10 cm heraufgehend. Das obere Bruchstück wird unter Abpräparierung des Periostes und des Sehnenanteiles, der von der Quadricepssehne auf die Patella ausstrahlt, entfernt. Das periphere Bruchstück wird, wenn erforderlich, auf seiner Unterfläche geglättet. Die Wiedervereinigung des Quadricepssehnenendes erfolgt, wenn keine Knieversteifung vorhanden ist, direkt am oberen Rand des peripheren Bruchstückes. Wenn eine Knieversteifung infolge einer Quadricepssehnenkontraktur besteht, muß vorher die *Quadricepssehne* frontal *plastisch verlängert* werden.

Die Verlängerung beginnt etwa 2 cm oberhalb des Quadricepssehnenendes. Die Quadricepssehne wird an der lateralen Seite vom Vastus lateralis ganz abgelöst, während auf der medialen Seite die Verbindung zum Vastus medialis mit dem unteren peripheren Teil der Quadricepssehne erhalten bleibt. Das freie Ende der Quadricepssehne wird jetzt zum oberen Rand des peripheren Bruchstückes herabgezogen, eventuell ist hierzu noch eine seitliche Längsspaltung des Vastus medialis nötig. Diese wird nicht, wie bei der Behandlung der Quadricepskontraktur, am Ansatz des Vastus medialis zur Kniegelenkkapsel, sondern weiter oberhalb am Übergang der Quadricepssehne zur Muskulatur vorgenommen, um eine gute Verbindung des Vastus medialis mit dem peripheren Anteil der Quadricepssehne zu erhalten.

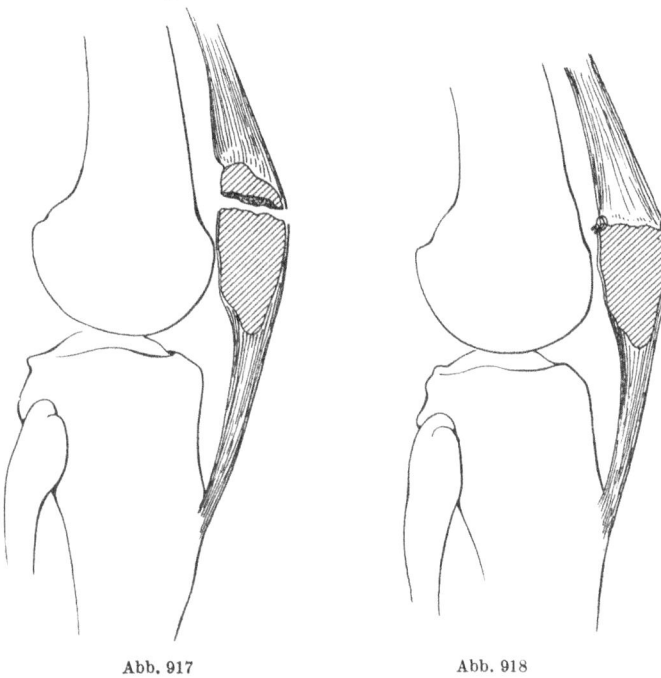

Abb. 917   Abb. 918

Abb. 917 u. 918. Alte Patellarpseudarthrose, bestehend aus einem kleinen oberen und großen unteren Bruchstück

Abb. 917. Das kleine obere Bruchstück wird entfernt

Abb. 918. Die Quadricepssehne wird direkt mit dem größeren unteren Bruchstück verbunden

Die Quadricepssehne wird zuerst zuverlässig subperiostal an dem oberen Rand des peripheren Bruchstückes vernäht, dann erst erfolgt die Wiedervereinigung der plastisch verlängerten Quadricepssehne spannungslos mit 6 Seidenknopfnähten. Die Vernähung geschieht bei einer Knieversteifung nicht in Streckstellung, sondern in einer Kniebeugestellung von etwa 120°.

Ruhigstellung. Beingipsverband in Kniebeugestellung von 130°; bei einer starken Hautspannung ist die Beugestellung zu verringern, damit nicht eine Drucknekrose der Haut entsteht; siehe auch bei der Behandlung der Quadricepskontraktur.

Nachbehandlung. Aufnahme der Bewegungsübungen nach 14 Tagen, in der gleichen Weise wie bei der Quadricepskontraktur (s. d.).

b) Entfernung des peripheren Bruchstückes der Patella

Bogenförmiger Schnitt meist innen neben dem Ligamentum patellae bis zur Kniescheibe. Das periphere Bruchstück wird entfernt unter sorgfältiger Abpräparierung des Periostkapsellappens von der Kniescheibe. Das zentrale Bruchstück, dessen Gelenkfläche vorher eventuell geglättet ist, wird von oben her nach unten gehalten, und das Ligamentum patellae wird direkt auf das zentrale Bruchstück subperiostal aufgenäht.

Wenn das Ligamentum patellae zu kurz und die Spannung zu groß ist, so daß die Gefahr einer Knieversteifung nach der Operation gegeben wäre, wird das Kniescheibenband *plastisch verlängert*. Das geschieht in folgender Weise:

Etwa zwei Drittel des Kniescheibenbandes werden unter Bestehenlassen von seitlichen Rändern und ebenso von einer Unterlage abgespalten. Der abgespaltene Streifen des Kniescheibenbandes wird wie der Deckel eines Griffelkastens nach zentralwärts verschoben. Das periphere Ende wird mit mehreren Knopfnähten mit dem erhaltenen Teil des Kniescheibenbandes verbunden, während es zentral zuverlässig subperiostal am Bruchstück befestigt wird. Es wird zu diesem Zweck von der Patella die feste, bedeckende Weichteilschicht für 1—2 cm lappenförmig abgehoben. Das freie Ende des Kniescheibenbandes kommt dann unmittelbar auf die Oberfläche der Kniescheibe zu liegen und wird mit dem wieder zurückgeschlagenen Weichteillappen vernäht.

Ruhigstellung. Zur Herabsetzung der Spannung der Quadricepsmuskulatur werden einige dachziegelförmig angeordnete Elastoplaststreifen über der Kniescheibe angelegt. — Beingipsverband.

Nachbehandlung. Nach 2 Wochen Ersatz des Beingipses durch eine Gipshülse mit elastischem Verband am Fuß. Auch an diesem Verband sind noch einmal die Elastoplaststreifen angebracht, um die Kniescheibe nach unten zu halten.

Dauer der Ruhigstellung 6 Wochen, anschließend vorsichtige Aufnahme von aktiven Bewegungsübungen und Mobilisierung des Kniegelenkes.

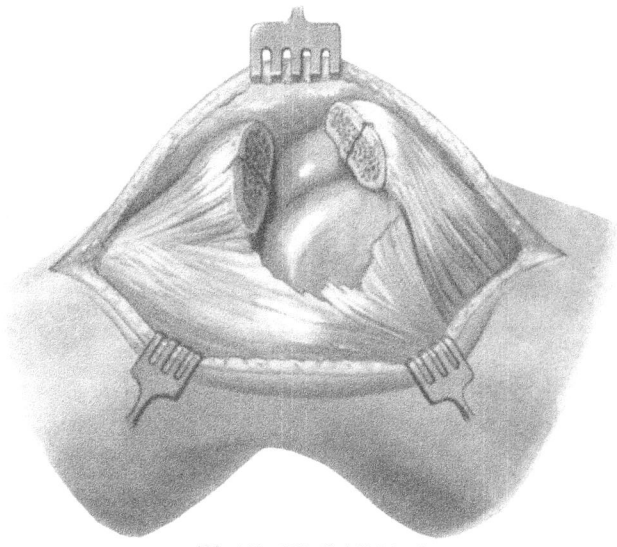

Abb. 919—921. Patellektomie
Abb. 919. Alte Patellarfraktur mit gleichzeitiger Zerreißung des Reservestreckapparates

11. Patellektomie

Sie ist angezeigt bei deform verheilten Patellarfrakturen, bei alten Fällen einer Chondropathia patellae sowie bei einer Arthrosis deformans, die zu stark deformierenden Veränderungen hauptsächlich im Bereich der Patella geführt hat, und auch nach Frakturen.

Wir selber entfernen die Patella in toto. Boyd hat die Halbierung der Patella mit anschließender Entfernung beider Teile angegeben. Es ist wichtig, daß die Quadricepssehne bzw. das Ligamentum patellae, die nach der Entfernung der Patella zu lang geworden sind, unter leichter Verkürzung wieder miteinander vernäht werden. Auch die Kapsel ist leicht zu „straffen".

Technik (s. Abb. 919—921). **Schnitt.** Er liegt medial bogenförmig neben der Kniescheibe. Die in das Periost ausstrahlenden Sehnenfasern werden längsgespalten, die Patella wird mit einem scharfen Raspatorium unter Erhaltung der Verbindung der Quadripssehne zum Ligamentum patellae herausgeschält. Die Quadripssehne wird mit dem Ligamentum patellae unter Faltenbildung vernäht.

Ruhigstellung. Beingips für 2 Wochen.

Nachbehandlung. Nach weiteren 2—3 Wochen Aufnahme der Übungsbehandlung, vor allem im Bewegungsbad.

Ergebnisse. VAN ROSEN teilte günstige Ergebnisse nach der Patellektomie mit. Die Patienten werden auch nach unseren Erfahrungen schmerzfrei und erhalten eine gute Kniesicherheit, wenn auch zum Teil eine Beschränkung der Kniebeugung (bis knapp zum rechten Winkel) bestehen bleibt. Eine kraftvolle Kniestreckung stellt sich erst langsam unter dem Einfluß einer konservativen Übungsbehandlung ein. Ein erstaunlicher Umbau der Femurkondylen spielt sich im Laufe der Jahre nach der Patellektomie ab (Göb). Die Grube zwischen den Femurkondylen füllt sich aus. Die Folge hiervon ist, daß die Spannungsverhältnisse für die Quadricepssehne und das Ligamentum patellae sich weitgehend den physiologischen Verhältnissen anpassen. Die praktischen Auswirkungen dieses funktionellen Umbaues sind gute Dauerergebnisse.

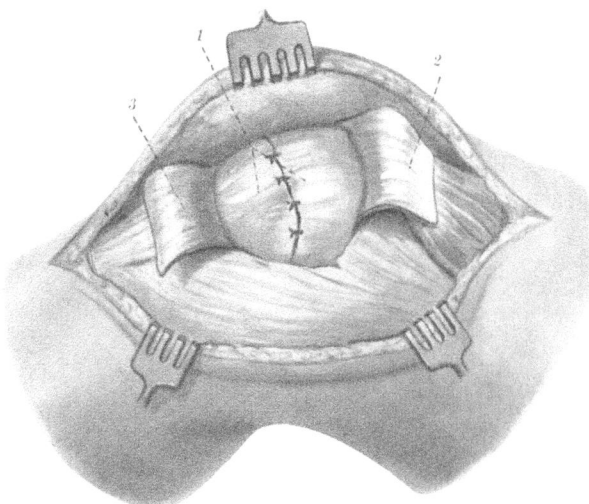

Abb. 920. Die Patella ist entfernt. Die Gelenkkapsel (1) ist genäht. Die Quadricepssehne (2) und das Lig. patellae (3) sind noch zurückgeschlagen

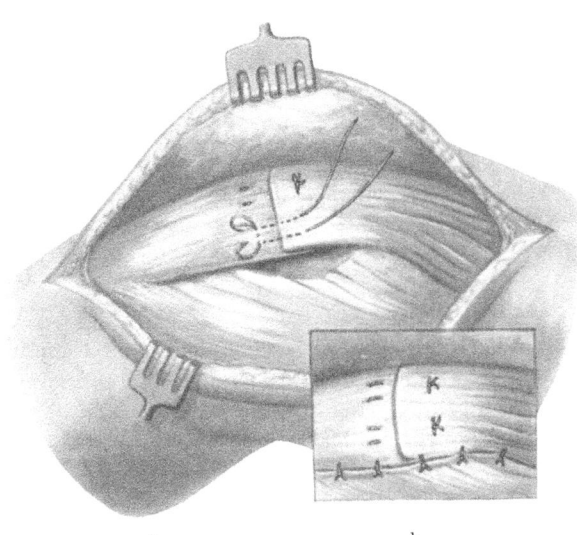

a   b

Abb. 921 a u. b. a Die Quadricepssehne ist mit dem Lig. patellae vernäht. b Zusätzlich ist noch der Reservestreckapparat mit der Quadricepssehne bzw. mit dem Lig. patellae vernäht

12. Quadricepssehnenriß

Der *frische* Quadricepssehnenriß kann in der Regel mit einer primären Naht behandelt werden. Wenn die Spannung zu groß ist, kerbt man entweder die Muskulatur am Übergang von der Sehne zum Muskelgewebe ein, oder man führt eine kleine plastische, frontale, Z-förmige Verlängerung der Quadricepssehne aus.

Die Behandlung der *veralteten*, totalen Quadricepssehnenrisse ist nicht so einfach. Eine direkte Naht ist unmöglich. Die plastische Sehnenverlängerung ist auch nicht ausreichend. Die defekte Quadricepssehne ist plastisch zu ersetzen. Die Defektüberbrückung geschieht durch einen gedoppelten Fascienstreifen (s. Abb. 922).

Technik

Der doppelte Fascienstreifen, der an seinen Rändern mit Knopfnähten vernäht ist, wird in Kniestreckstellung zwischen dem distalen Ende der Quadricepssehne, während die Muskulatur von oben her mit der Hand nach unten gedrückt wird, und dem oberen Rand der Patella ausgespannt. Der Fascienlappen wird über das distale Sehnenende übergestülpt und hier mit Knopfnähten verbunden. Das periphere Ende des Fascienstreifens wird V-förmig gestaltet, und die beiden Enden des „V" werden am oberen Rand der Kniescheibe ausgebreitet, wo sie subperiostal vernäht werden.

Der Fascienstreifen ist an seinen beiden Seiten mit dem Vastus medialis und lateralis gut zu vernähen, damit eine geschlossene „Sehnen"-Muskelverbindung gebildet wird.

Ruhigstellung. Beingipshülse für 6 Wochen. Nach 2 Wochen ist bereits Aufstehen mit Verband erlaubt.

Nachbehandlung. 4 Wochen nach der Operation Beginn mit aktiven Quadricepsanspannungsübungen im Gips, in den ein großes Fenster eingeschnitten ist. Aufnahme von Kniebeugen in vorsichtiger Weise durch Unterlegen von Kissen oder mit der Knierolle nach 6 Wochen. Die volle Beugung wird langsam im Verlauf von mehreren Wochen angestrebt. Zum Gehen wird am Anfang eine Filzkniekappe, die mit einer elastischen Binde angewickelt wird, gegeben.

13. Riß des Ligamentum patellae

Die *frische* Verletzung des Ligamentum patellae verlangt fast stets die primäre Naht, die *veraltete* einen plastischen Ersatz. Ob hierzu ein Teil des Ligamentum patellae benutzt werden kann oder ob ein totaler plastischer Ersatz aus Fascie erforderlich ist, hängt von der Beschaffenheit des Ligamentum patellae und davon ab wieviel von dem Ligamentum patellae erhalten ist.

Technik des plastischen Kniescheibenbandersatzes (s. Abb. 923—926)

Bogenförmiger Schnitt vom oberen Rand der Kniescheibe bis zur Tuberositas tibiae.

Ein gedoppelter Fascienstreifen, der an den Rändern mit Knopfnähten vernäht ist, wird zwischen der Tuberositas tibiae und dem unteren Kniescheibenrand ausgespannt. Der Fascienstreifen wird an dem oberen und unteren Ende etwa 2 cm eingeschnitten, so daß er eine V-förmige Gestalt annimmt. Die V-förmigen Enden des Fasienstreifens werden zentral um den unteren Rand der Kniescheibe und peripher um die Tuberositas tibiae ausgebreitet. Ihre Befestigung erfolgt mit subperiostalen Knopfnähten. Der Fascienlappen wird zusätzlich noch mit einer Reihe von Knopfnähten mit der Gelenkkapsel vernäht.

Ruhigstellung. Beingipsverband. Die Kniescheibe wird in dem Verband durch dachziegelförmig angelegte Elastoplaststreifen nach unten gehalten, um die Zugwirkung der Quadricepsmuskulatur auf das neugebildete Band auszuschalten.

Nachbehandlung. Nach 2 Wochen Anlegen einer Beingipshülse vom Knöchel bis zum Trochanter, während am Fuß ein Elastoplastverband angebracht ist. — Nach 6—8 Wochen vorsichtiger Beginn mit aktiver Übungsbehandlung und mit der Aufnahme der Kniemobilisierung.

Um eine Überdehnung des neugebildeten Bandes zu vermeiden, ist es noch für mehrere Wochen nötig, durch Elastoplaststreifen, die oberhalb der Kniescheibe angebracht sind, die Kniescheibe nach unten zu halten.

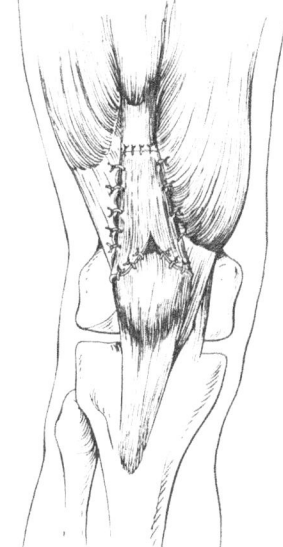

Abb. 922. Alter Quadricepssehnenriß. Der Defekt der Quadricepssehne ist durch einen gedoppelten Fascienmantel überbrückt worden. Der Fascienschlauch wird über den peripheren Stumpf der Quadricepssehne aufgestülpt und das periphere Ende an der Kniescheibe mit zwei V-förmigen Schenkeln vernäht

14. Genu valgum

Die X-Beinosteotomie ist ein Eingriff, der bereits auf ein ehrwürdiges Alter von über 100 Jahren zurückblickt. Der Orthopäde MAYER aus Würzburg hat schon in der voranti- und -aseptischen Zeit den Mut gehabt, ein X-Bein durch eine offene Osteotomie der Tibia geradezurichten. Wenig später führte LANGENBECK die erste subcutane Osteotomie der Tibia wegen eines X-Beines aus. Er benutzte hierzu eine Säge. BILLROTH machte 1874 die Schienbeinosteotomie mit einem Meißel. Es ist auffällig, daß die ersten X-Beinoperationen nur am Schienbein ausgeführt wurden; erst McEVEN ging 1878 dazu über, das X-Bein suprakondylär am Femur zu osteotomieren. Es war eine unvollständige lineäre Osteotomie. Nachdem SCHEDE und HEINE zu der Osteotomie der Tibia noch die der Fibula hinzugefügt hatten, waren die Grundlagen für die operative X-Beinbehandlung geschaffen.

Es war natürlich, daß die X-Beinosteotomie im Laufe der Jahrzehnte mehrfach modifiziert wurde. Der eine Autor empfahl, die suprakondyläre Osteotomie am Femur anstatt von innen von außen zu machen, ein anderer schlug anstatt der lineären oder keilförmigen Osteotomie eine V-förmige vor (RÖPKE). Auch die Durchmeißelungsrichtungen der Osteotomie an der Tibia sind in verschiedenen Formen beschrieben worden. FRITZ LANGE und WITTEK gaben die frontale Osteotomie und SCHANZ eine sagittal Z-förmige an. So konnte BRAGARD in seiner Monographie über das X-Bein mehr als ein Dutzend verschiedener X-Beinoperationen zusammenstellen.

Die X-Beinoperation ist heute mit Recht *typisiert* worden. Man hat ganz allgemein zu unterscheiden zwischen den subcutanen und den offenen X-Beinosteotomien.

A. Die subcutane X-Beinosteotomie

Die Bedeutung der subcutanen X-Beinosteotomie war in der voraseptischen Zeit größer als heute. Sie bot damals das geringste Risiko der Infektion. Deshalb gingen auch LANGENBECK und BILLROTH subcutan vor. Obgleich der eigentliche Grund der subcutanen Osteotomie, die Bannung der Infektionsgefahr, weggefallen ist, hat die subcutane Methode weiterhin ihre Anhänger (BADE, ERLACHER, v. HABERLER, HASS, SPITZY), während sie von FRITZ LANGE und von vielen anderen wegen der mit der subcutanen Osteotomie verbundenen Gefahr abgelehnt wird. Es ist sicher, daß es auch Temperamentssache ist, ob jemand die subcutane oder die offene Osteotomie bevorzugt. Das schrittweise Arbeiten im Dunkeln, wie es die subcutane Osteotomie verlangt, ist nicht nach jedermanns Sinn.

Wir haben die Ausführung von subcutanen Osteotomien mit angesehen, haben uns aber mit ihrer Technik nicht befreundet. Auffällig ist, daß die Kranken nach der subcutanen X-Beinosteotomie eigent-

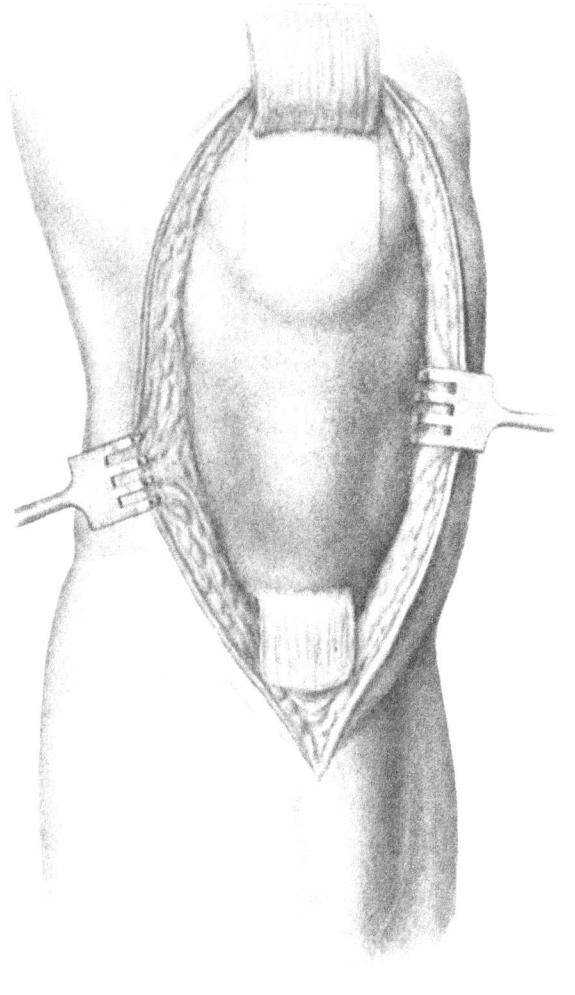

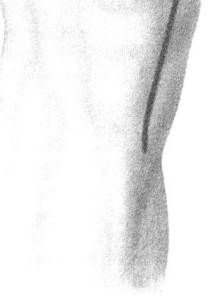

Abb. 923   Abb. 924

Abb. 923—926. Plastischer Ersatz des Kniescheibenbandes

Abb. 923. Schnittführung für den Kniescheibenbandersatz

Abb. 924. Die Reste des Kniescheibenbandes sind abpräpariert und nach oben und unten umgeschlagen. Die Gelenkkapsel liegt weitgehend frei

lich überhaupt nicht über Schmerzen klagen. Die Beinformen nach der Osteotomie werden gut.

Die *Indikation* für die subcutane Osteotomie ist gewissenhaft zu stellen. Wir raten bei den schweren X-Beinen in der Adoleszenz von der subcutanen Osteotomie ab, dagegen ist sie bei entsprechender Erfahrung gut anwendbar bei den rachitischen X-Beinen der Kinder sowie bei den poliomyelitischen Beinverbiegungen und auch bei den kompensatorischen X-Beinen bei Kranken, die gleichzeitig noch eine Hüftadduktionskontraktur haben und deshalb schon in einer ersten Sitzung operiert sind.

Technik der subcutanen X-Beinosteotomie

Diese ist von ERLACHER und HASS in der folgenden Weise beschrieben:

Für die Lagerung wählt ERLACHER die Rücken-, HASS die Seitenlage, und zwar auf der des gesunden Beines. Das zu operierende Bein wird mit einem Sandsack gut abgestützt und das Knie durch die Hand des Assistenten fest gegen die Unterlage gedrückt. Ein kleiner 1—2 cm langer *Hautschnitt* wird in der Längsrichtung querfingerbreit über dem äußeren Femurcondylus angelegt.

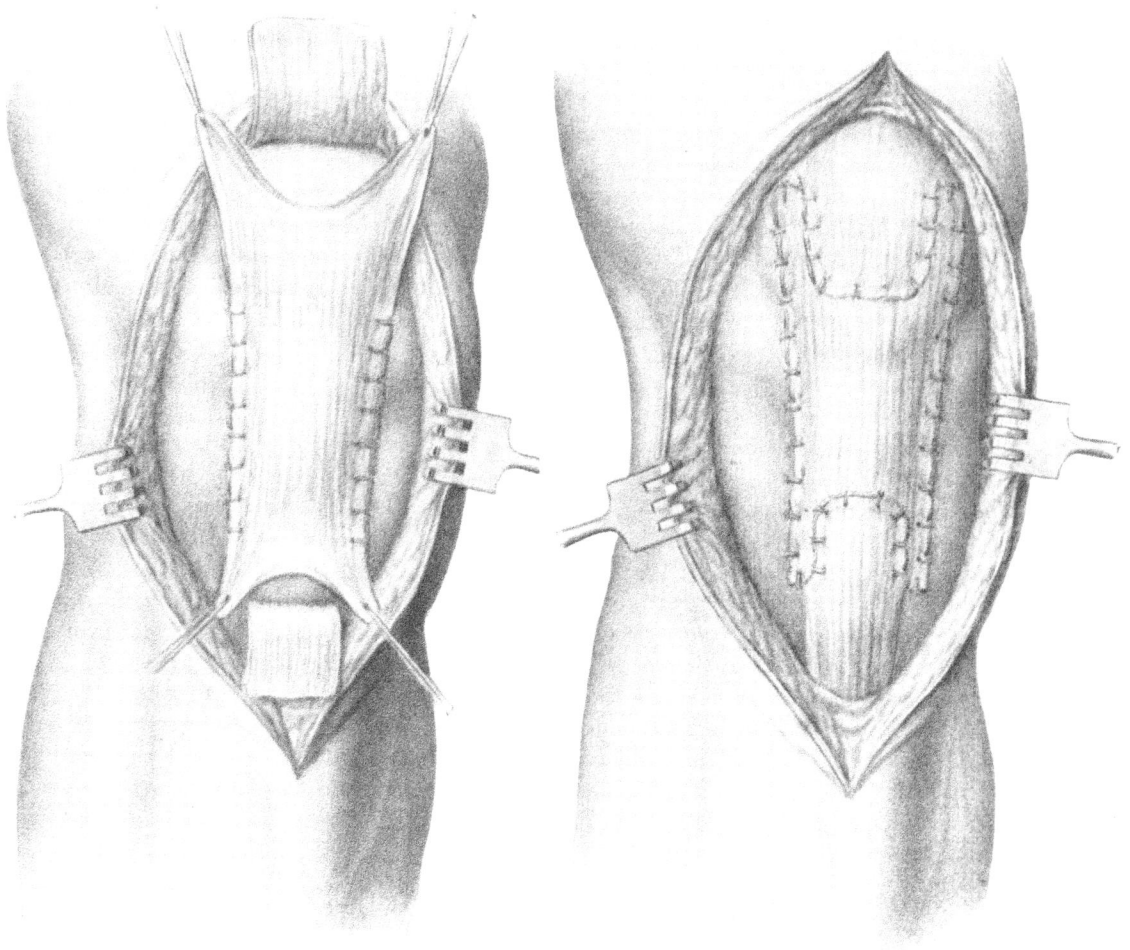

Abb. 925   Abb. 926

Abb. 925. Ein doppelter Fascienstreifen ist von der Kniescheibe bis zur Tuberositas tibiae ausgespannt. Seine beiden Enden sind U-förmig gestaltet. Die Vernähung erfolgt zunächst an den beiden Seiten mit der Gelenkkapsel

Abb. 926. Der plastische Kniescheibenbandersatz ist beendet. Die Fascie ist an ihren oberen und unteren Enden mit zwei U-förmig gestalteten Schenkeln am unteren Kniescheibenrand bzw. an der Tuberositas tibiae vernäht

Während der Operateur mit der linken Hand den Oberschenkel fest umfaßt, wird der Meißel durch die Hautwunde, durch die Weichteile hindurch bis auf den Knochen hindurchgedrückt. Sobald der Meißel auf dem Knochen aufgestoßen ist, wird eine *Drehung* des Meißels um 90⁰ vorgenommen (s. Abb. 83). Der Meißel, der vorher entsprechend dem Hautschnitt in einer Längsrichtung stand, wird jetzt in querer Richtung zum Knochen eingestellt. Zuerst wird die laterale Corticaliswand des Oberschenkelknochens durchmeißelt, indem man langsam von hinten nach vorn geht. Anschließend wird die vordere Knochenwand vollständig durchmeißelt, während der Zeigefinger der linken Hand ständig die Lage der Meißelspitze überprüft. Die Durchtrennung des Knochens erfolgt unter leicht hebelnden Bewegungen des Meißels. Weil der Knochenschaft dicker als der Meißel ist, muß der Meißel nach Durchtrennung der vorderen Knochenwand noch einmal herausgezogen und dann noch ein- oder zweimal, je nach der Dicke des Knochens, durch den Oberschenkelschaft hindurchgetrieben werden. Es wird vom Knochen so viel durchmeißelt, daß für die Infraktion nur noch ein kleiner Teil des Knochens, die hintere Wand und ein Stück der inneren Wand des Oberschenkelschaftes, übrigbleibt.

Für die Vornahme der *Infraktion* werden der Oberschenkel oberhalb der Osteotomiestelle mit der linken und das Knie und der Unterschenkel mit der rechten Hand gefaßt. Die linke Hand gibt den Gegenhalt, während die rechte Hand die X-Beinkorrektur ausführt. Es ist zweckmäßig, während der Infraktion den Meißel im Knochen stecken zu lassen, um, wenn bei der Infraktion Schwierigkeiten auftreten, den Knochen mit einigen Schlägen noch etwas weiter einzumeißeln.

Die Infraktion des Knochens läßt sich bei weichen kindlichen Knochen nach der Anmeißelung leicht mit den Händen allein machen. Bei festen Knochen benötigt man für die Infraktion einen *Holzkeil*. Dieser wird in sterile Tücher eingeschlagen und unter die Innenseite des Knies geschoben. Jetzt wird der Oberschenkelknochen über dem Keil eingebrochen. Der Einbruch wird so weit fortgesetzt, bis das Bein überkorrigierbar ist. Nach Herausziehen des Meißels aus der Wunde wird der Hautschnitt mit zwei Knopfnähten vernäht.

Ruhigstellung. Becken-Beingipsverband in typischer Weise.

Die Kenntnis der *Fehler und Gefahren* ist bei einer Operation wie bei der subcutanen Osteotomie, bei der im Dunkeln ohne Kontrollmöglichkeit durch das Auge gearbeitet wird, wichtig. Ein Fehler ist, daß aus verständlicher Zurückhaltung *zu wenig* vom Knochen *durchgemeißelt* wird. Die Folge davon ist, daß die Infraktion unnötig erschwert wird. Man erleichtert sich die Infraktion dadurch, daß man nach Herausnahme des Meißels den Kranken in Bauchlage legt und dann, während der Oberschenkel mit seiner Vorderseite auf dem Holzkeil aufliegt, den Knochen einbricht. Der Knochen ist in Bauchlage leichter als in Seitenlage einzubrechen, weil die Hinterwand des Knochens nicht auf „Hochkant" durchgebrochen wird.

Ein weiterer, leicht zu vermeidender Fehler ist, daß die Durchmeißelung falsch in schräger Richtung nach unten anstatt genau senkrecht zur Oberschenkelachse ausgeführt wird. Dadurch kann bei Jugendlichen die Epiphysenlinie verletzt werden. Es ist deshalb unbedingt nötig, *sich während der Durchmeißelung ständig davon zu überzeugen, daß der Meißel gut quer zur Oberschenkelachse steht.*

Auch bei richtiger Achseneinstellung des Meißels ist eine unnötige *Gelenkeröffnung* am oberen Kapselrecessus möglich, wenn der Meißel beim Durchmeißeln der vorderen Corticalis zu viel aus dem Knochen nach vorne herausragt. Es ist also gut darauf zu achten, daß die obere Fläche der Meißelkante etwa mit der vorderen Knochenwand abschneidet.

Eine *Verletzung der großen Gefäße* ist bei der subcutanen Osteotomie von außen *nicht zu befürchten*, wenn man sich *an die Vorschrift hält, daß die hintere Knochenwand stehenbleibt.* Sie wird hinterher lediglich eingebrochen. *Alles brüske, gewaltsame Vorgehen* bei der subcutanen Osteotomie, insbesondere bei der Infraktion des Knochens, ist, um unliebsame Nebenverletzungen zu vermeiden, *verpönt.* Man soll die subcutane Osteotomie, auch wenn man ein begeisterter Anhänger dieser Operation ist, nur mit Auswahl anwenden und die Durchführung in keinem Fall erzwingen. Sieht man, daß die Infraktion *wider Erwarten große Schwierigkeiten* bietet, so wird die *subcutane Osteotomie in eine offene umgewandelt.*

B. Die offene X-Beinosteotomie

Zwei Osteotomiestellen stehen für die operative offene Beseitigung des X-Beines zur Verfügung, am Femur *suprakondylär* und am Schienbein, dicht unterhalb des Kniegelenkes, *infrakondylär.* Ein Streit darüber, ob der Osteotomie oberhalb oder unterhalb des Knies der Vorzug zu geben ist, ist müßig. Die Stelle der Osteotomie wird nicht von der Vorliebe für eine Operation, sondern von dem Hauptsitz der Verbiegung des X-Beines bestimmt (FRITZ LANGE) (s. Abb. 927—929). Der Sitz der Verbiegung bringt es mit sich, daß bei Kindern die X-Beinosteotomie häufiger unterhalb als oberhalb des Knies angezeigt ist und daß bei den X-Beinen in der Adoleszenz umgekehrt häufiger ober- als unterhalb des Knies die Operationsstelle ist. Dies geht auch aus den Angaben BRAGARDs hervor:

Unter 441 blutigen X-Beinoperationen, die in der Münchener Orthopädischen Klinik und Poliklinik bis zum Jahre 1931 durchgeführt waren, wurde bei den X-Beinen im Kindesalter in 29% suprakondylär, in 64% infrakondylär und in 7% supra- und infrakondylär osteotomiert. Die Zahlen für die gleichen Osteotomieformen in der Adoleszenz sind dagegen 58, 40 und 2%.

Schon die klinische Betrachtung der Beinform gibt meist einen Anhaltspunkt dafür, ob die Osteotomie, um eine schöne Beinform zu erzielen, zweckmäßiger ober- oder unterhalb des Knies gemacht wird. Den Verlauf der Kniegelenkfläche stellt man so fest, daß man beide Beine im Kniegelenk stark beugt und sich über den Verlauf der Gelenkfläche vergewissert. Verläuft die Gelenkfläche als Folge einer starken Größenzunahme des inneren Femurcondylus auffällig schräg von innen unten nach oben auswärts, so ist oberhalb des Knies zu osteotomieren, um die Gelenkfläche wieder geradezustellen. Endgültigen *Aufschluß über den Ort der Osteotomie* gibt allein das *Röntgenbild*. Für diese Beurteilung sind lange Röntgenübersichtsaufnahmen erforderlich, die das untere Drittel des Oberschenkels und den ganzen Unterschenkel mit dem oberen Sprunggelenk darstellen. An Hand von solchen Röntgenbildern entscheidet man sich über die Osteotomiestelle. Der Entschluß ist leicht, wenn eindeutig der Hauptsitz der Verbiegung infolge abnormer Größenzunahme des inneren Femurcondylus oben oder auch unterhalb

des Knies infolge einer starken X-Beinabknickung des Unterschenkels im diaphysären Teil vorliegt. Ist der Sitz der Verbiegung, wie das ziemlich oft zutrifft, etwa oben und unten gleich stark, *so richtet man sich nach dem Verlauf der Kniegelenkfläche*. Verläuft diese stark schräg, so wird man als Osteotomiestelle den Femur wählen, um die Gelenkfläche möglichst gerade zu stellen. Ist der Verlauf der Gelenkfläche nicht auffällig schräg, so ist die Osteotomie unterhalb des Knies besser, damit nicht etwa durch eine Osteotomie am Femur die Gelenkfläche nach dem Ausgleich des X-Beines nun in der umgekehrten Richtung schiefgestellt wird. Um dies festzustellen, sind keine komplizierten Meßmethoden erforderlich. Für den weniger Erfahrenen, der nicht mit einem Blick auf Grund des langen Röntgenübersichtsbildes die Verhältnisse übersieht, ist es gut, sich eine *Röntgenpause* von dem Knochen anzufertigen, diese auszuschneiden und mit einem Scherenschlag die „Osteotomie" am Femur bzw. an der Tibia vorzunehmen. Auf diese Weise ist es ein leichtes, sich davon zu überzeugen, ob die Einstellung des Gelenkspaltes bei einer Osteotomie am Femur oder an der Tibia günstiger sein wird.

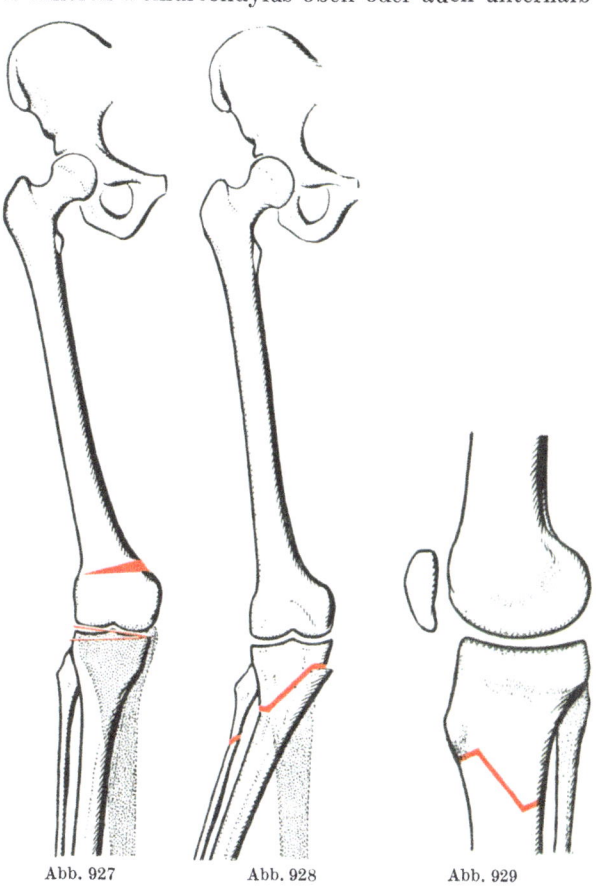

Abb. 927   Abb. 928   Abb. 929

Abb. 927. X-Bein. Hauptsitz der Verbiegung oberhalb des Kniegelenkes. Operation: Suprakondyläre Osteotomie. Die Schrägstellung der Gelenkflächen wird dadurch beseitigt

Abb. 928 u. 929. X-Bein. Hauptsitz der Verbiegung unterhalb des Kniegelenkes. Operation: Osteotomie infrakondylär stufenförmig an Tibia und Fibula

a) Die suprakondyläre Osteotomie

Die suprakondyläre Osteotomie wird von außen oder innen ausgeführt. Die Anhänger *der Osteotomie von außen* führen an, daß durch die Schnittführung der stark gespannte und verkürzte Maissiatsche Streifen entspannt würde, was sich günstig auf die X-Beinkorrektur auswirke, und daß durch die Osteotomie von außen, weil kein Knochenkeil herausgenommen wurde, eine Beinverkürzung ausbliebe. Diesem letzten Punkt ist keine Bedeutung beizumessen, weil die Osteotomie vielfach doppelseitig notwendig ist. Wenn nur ein Bein operiert wird, so ist auch bei der Osteotomie von innen unter Herausnahme eines Knochenkeiles keine nennenswerte Verkürzung zu befürchten, weil durch die Überführung des Beines aus einer starken X-Beinstellung in eine achsengerechte Stellung das Bein wieder etwas länger wird. *Die Osteotomie von der Innenseite* des Oberschenkels hat den Vorteil, daß nach der Osteotomie die Knochenbruchflächen dicht aneinander- oder sogar ineinanderstehen, so daß die Bedingungen für eine schnelle Verknöcherung denkbar günstig sind, während bei der Osteotomie von außen die Knochenflächen nach der X-Beinkorrektur, je stärker das X-Bein ist, um so stärker klaffen. Es ist daher mit einem längeren Zeitraum zu rechnen, bis die Knochenlücke einheitlich fest mit Knochen ausgefüllt ist. Setzt bei der Osteotomie von innen wirklich einmal der verkürzte Maissiatsche Streifen der X-Beinkorrektur einen unangenehmen, hemmenden Widerstand entgegen, so ist dieser leicht durch ein subcutanes Z-förmiges Einkerben des Maissiatschen Streifens mit dem Tenotom auszuschalten.

Wir selbst bevorzugen die suprakondyläre Osteotomie von innen.

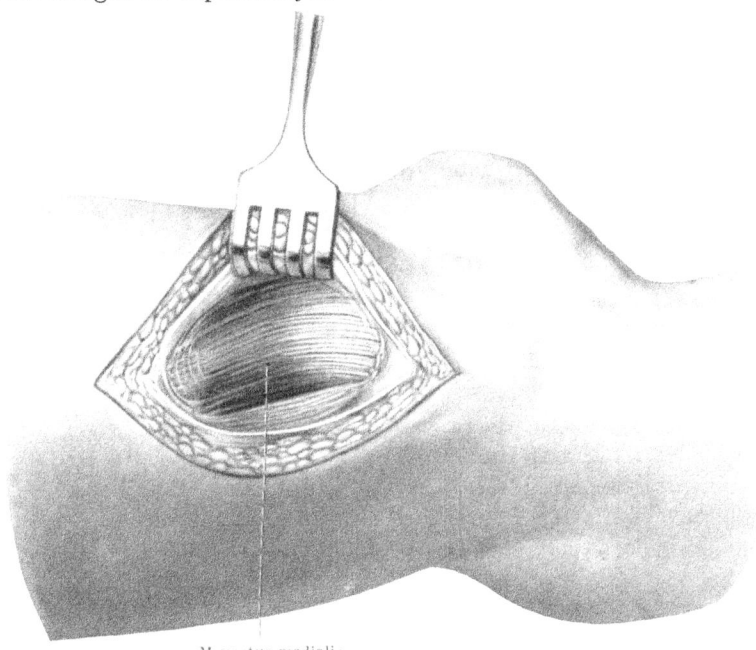

M. vastus medialis

Abb. 930—932. Typische suprakondyläre Osteotomie
Abb. 930. Der Schnitt ist bis zum Muskel geführt. Der hintere freie Rand des M. vastus medialis wird aufgesucht

Die Technik der suprakondylären Osteotomie (s. Abb. 930—932)

Schnitt. An der Innenseite des Oberschenkels etwas oberhalb des Epicondylus femoris medialis, nach oben verlaufend. Der Schnitt wird bis zur Fascie durchgeführt, die längsgespalten wird. Während die Fascie gut nach oben gehalten ist, wird der untere *Rand des M. vastus medialis* am Femurcondylus aufgesucht. Der Muskel läßt sich leicht stumpf in toto freilegen und nach oben schlagen. Sofort liegt der periostbedeckte *Knochen* frei, und zwei Gefäße, die dicht oberhalb der Epiphyse quer zur Längsachse des Oberschenkels verlaufen, werden sichtbar. Sie werden eventuell unterbunden. Das Periost wird nach seiner Längsspaltung zuerst vorn und dann hinten mit einer kräftigen Kocher-Sonde abgelöst. Die Kocher-Sonden werden durch zwei Hohmann-Hebel ersetzt. Der Knochen wird dicht oberhalb der beiden Gefäße unter Herausnahme eines *Keiles mit medialer Basis* durchmeißelt. Eine schmale Knochenbrücke bleibt auf der Außenseite stehen, die manuell eingebrochen wird. Nach dem Ausgleich des X-Beines liegen die Knochenflächen dicht aneinander, und der Assistent hält das Bein in der korrigierten Stellung.

Das *Periost* wird durch einige kräftige Seidenknopfnähte vernäht, wodurch die Bruchstücke noch fixiert werden. Hierauf läßt man den *Muskelbauch des M. vastus medialis* wieder zurückfallen, der sich von selbst an die richtige Stelle legt. Da die Muskulatur nicht verletzt war, sind Muskelnähte überflüssig. Die *Fascie* wird mit mehreren Knopfnähten sorgfältig verschlossen. Eine Subcutannaht ist nur bei dickem Fettgewebe erforderlich.

Ruhigstellung. Becken-Beingipsverband für 6—8 Wochen. Gipsverbandwechsel nach 2 bis 3 Wochen.

Besondere *Gefahren* gibt es bei der suprakondylären Osteotomie von innen nicht. Man muß sich nur bei der Ablösung des Periostes eng am Knochen halten und bei der Durchmeißelung der Hinterwand des Knochens darauf achten, daß die Knochenhebel richtig liegen.

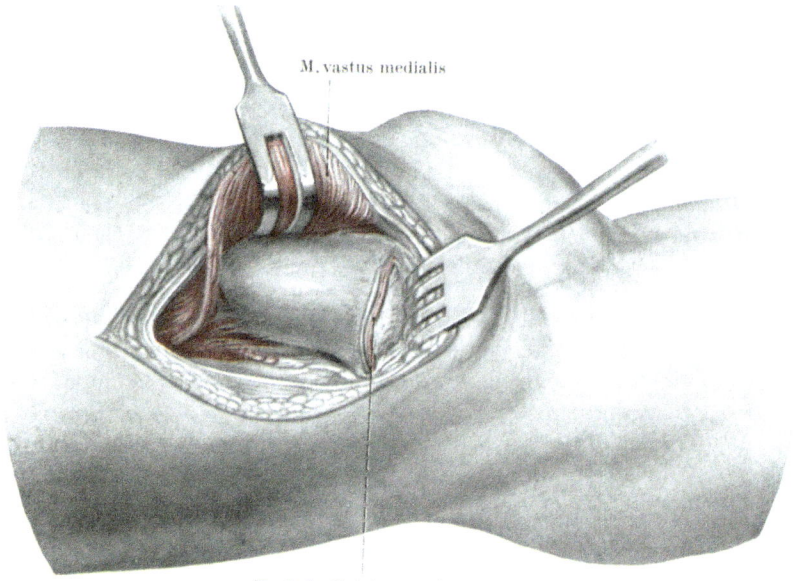

Abb. 931. Der M. vastus medialis ist zurückgeschlagen. Der Knochen liegt für die Osteotomie frei

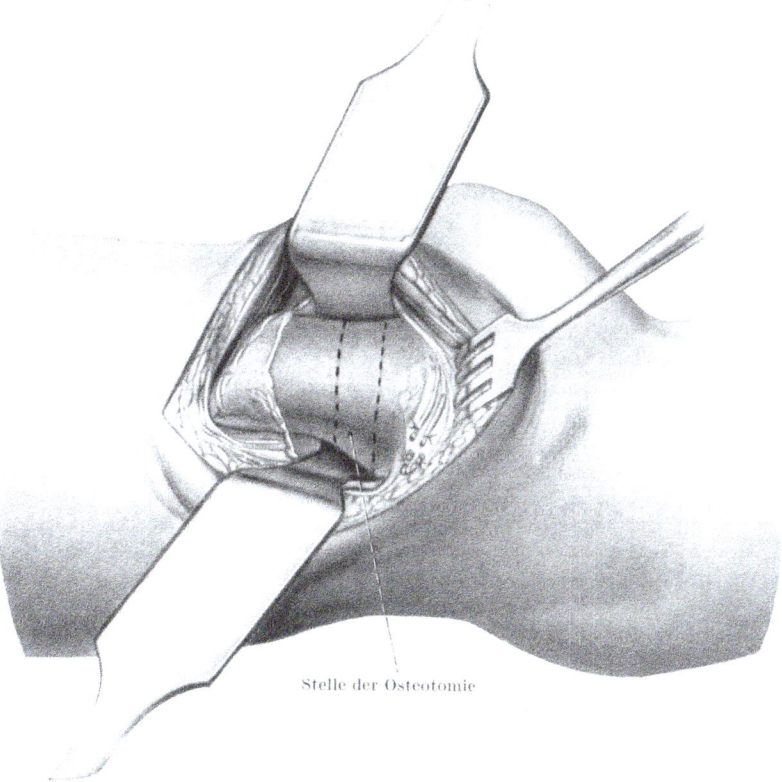

Abb. 932. Unter dem Schutz der subperiostal eingeführten Knochenhebel wird ein keilförmiges Knochenstück herausgemeißelt. Ein Vierzinkerhaken ist in den distalen Wundwinkel zur genügenden Freilegung des Knochens eingesetzt

Es ist zweckmäßig, daß man sich vor der Operation bereits an Hand der Röntgenübersichts-aufnahme die Größe des zu entfernenden Knochenkeiles bestimmt. Man benötigt nicht Winkel-

maß und Zirkel, um, wie das empfohlen ist, durch mathematische Errechnung erst den Knie-
basiswinkel und daraufhin die Keilgröße zu berechnen. Der Geübte schätzt ihn „intuitiv"
mit einem Blick. Wem das zu unsicher ist, nimmt eine ausgeschnittene *Röntgenpause* zur Hand.

Das Papier wird an der Stelle der geplanten Osteotomie mit einer Schere durchtrennt, und man überzeugt
sich durch Geradstellung der „Knochen"längsachsen davon, wie groß der zu entfernende Knochenkeil sein
muß. Die papierenen Knochenenden werden mit einer Nadel zusammengesteckt, und man hängt sich für die
Operation die korrigierte Röntgenpause neben dem Röntgenbild auf.

Eine *Vereinfachung* der Technik der suprakondylären Osteotomie von innen ist bei poliomyelitischen Beinverbiegungen ohne weiteres möglich. Hier kann die Osteotomie nach McEven
lineär und fast subcutan gemacht werden. Der kleine, nur wenige Zentimeter lange Schnitt
geht durch die gelähmten Muskeln gleich bis auf den Knochen. Nach der Längsspaltung des
Periostes werden zwei kleine Kocher-Sonden eingeführt, und der Knochen wird unter ihrem
Schutz etwa zu zwei Dritteln durchgemeißelt. Der Rest läßt sich leicht einbrechen und einbiegen.

b) Die X-Beinosteotomie an der Tibia und Fibula

Bei der X-Beinoperation unterhalb des Knies sind wegen einer guten
Korrekturmöglichkeit und um möglichst eine Schädigung des N. peronaeus
zu vermeiden stets beide Knochen, *die Tibia und die Fibula, zu osteotomieren.*
Lediglich bei der an und für sich seltenen X-Beinosteotomie bei Kindern
unter 6 Jahren kommt man mit der Osteotomie der Tibia allein aus, weil
sich die wenig widerstandsfähige Fibula leicht manuell einbiegen läßt.

Mehrere Osteotomieformen stehen für die X-Beinoperation unterhalb
des Knies zur Verfügung. Es waren bisher die *frontale* nach Fritz Lange
und die treppenförmige in der *Sagittalebene.* Beide Operationsmethoden
ermöglichen einen guten Ausgleich der X-Beinverbiegung. Als dritte Osteotomieform ist ein Verfahren hinzugekommen, das sich bei uns außerordentlich bewährt hat: *die hohe V-förmige Osteotomie unter Erhaltung der Periostbandverbindung an der Tuberositas tibiae.*

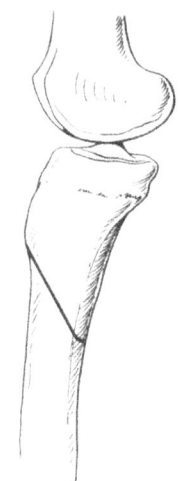

Abb. 933. Schräge, fron-
tale X-Beinosteotomie an
Tibia und Fibula

α) Technik der schräg frontalen X-Beinosteotomie an Tibia und Fibula (s. Abb. 933)

Schnitt I zur Osteotomie der Fibula liegt an der Außenseite des Unterschenkels 3—4 Querfinger breit unterhalb des Fibulaköpfchens.

Er geht zunächst bis zur Fascie. Nachdem diese längsgespalten ist, geht man durch die beiden
Muskelbäuche der Mm. peronaei stumpf mit einer Kocher-Sonde bis auf die Fibula durch und setzt,
sobald diese erreicht ist, zwei lange Muskelhaken ein. Hierdurch wird die manchmal ziemlich tief
liegende Fibula gut sichtbar. Nach Längsspaltung des Periostes wird die Fibula unter dem Schutz
von zwei kleinen Kocher-Sonden mit wenigen Schlägen in schräg frontaler Richtung durchmeißelt.

Schnitt II für die Osteotomie der Tibia liegt an der Innenseite der Tibia.

Er beginnt dicht neben der Tuberositas tibiae und verläuft schräg nach unten hinten. Unter Verziehung
des unteren Wundrandes nach hinten wird das Periost eingeschnitten. Periosteinschnitt und Hautwunde
liegen *nicht* in einer Ebene, sondern etwa 1 cm voneinander getrennt. Das Abschieben des festen Periostes
nach vorn geschieht mit einem scharfen Raspatorium. Dieses wird anschließend durch einen Hohmann-
Hebel ersetzt. In der gleichen Weise wird das Periost nach hinten abgelöst und dann ein Hohmann-Hebel
eingeführt. Die *Durchmeißelung* des Knochens erfolgt *schräg frontal von oben vorn nach hinten unten.* Sie
beginnt vorn oben, dicht unterhalb der Tuberositas tibiae. Sie muß vollständig sein, weil nur so eine gute
Korrektur des X-Beines erreichbar ist.

Das Periost an der *Tibia* wird mit Seidenknopfnähten fest vernäht, und eine sorgfältige Subcutannaht
wird vor der Hautnaht angelegt. An der *Fibula*wunde verzichtet man auf tiefe Nähte. Es wird lediglich
die Fascie mit einigen Knopfnähten gut verschlossen.

Ruhigstellung (wie oben).

β) Technik der sagittalen treppenförmigen Osteotomie an der Tibia und Fibula (s. Abb. 934 u. 935)

Schnitt I für die Osteotomie der Fibula in typischer Weise (s. o.).

Schnitt II für die Osteotomie der *Tibia.*

Er beginnt an der Innenseite des Schienbeines, zwei Querfinger unterhalb des Gelenkspaltes,
und verläuft leicht bogenförmig nach vorn abwärts, etwas unterhalb der Tuberositas tibiae

vorbei. Während der obere Hautwundrand nach kniewärts verzogen ist, wird das Periost innen oben bis nahe an die Ausstrahlungen des Kapselansatzes freigelegt. Es wird nach Längsspaltung mit dem scharfen Raspatorium schrittweise abgeschoben, und die Hohmann-Hebel werden vorn und hinten um die Schienbeinflächen herumgeführt. Die *Durchmeißelung* des Schienbeines srfolgt *sagittal, stufenförmig.* Man markiert sich zunächst die Durchmeißelungslinie mit einem echarfen Meißel und legt, um ein Springen des Knochens zu vermeiden, zuerst eine schmale Rinne an. Sie beginnt oben innen, dicht unterhalb des Kapselansatzes, verläuft zuerst für 1 bis $1^1/_2$ cm quer, dann schräg abwärts an der Tuberositas tibiae vorbei nach außen unten und zum Schluß noch wieder für $^1/_2$—1 cm quer durch die laterale Corticalis nach außen. Man durchtrennt zuerst oben und unten quer die seitlichen Corticaliswände mit einem schmalen Meißel, dann kann man mit einem breiten Meißel, ohne Sorge zu haben, daß der Knochen unliebsam springt, die lange Schrägdurchtrennung in der Sagittalebene vornehmen. *Die Durchtrennung muß vollständig sein.* Es darf kein Stück der Corticalis hinten stehenbleiben. Hat man das Gefühl, daß der Knochen hinten noch an einer Stelle hängt, läßt man sich vom Assistenten die Osteotomiestelle aufbiegen und überzeugt sich davon, wo dies der Fall ist. Nach der eigentlichen Osteotomie werden die Knochenflächen noch weiter zugerichtet, um die Knochenbruchstücke gegen ein Abrutschen zu sichern. Ein etwa 1 cm breites keilförmiges Knochenstück wird innen am distalen Bruchstück weggenommen, und gleichzeitig wird es leicht zugespitzt, um in eine Nute des proximalen eingestellt zu werden. Diese liegt an der äußeren Ecke der oberen Stufe.

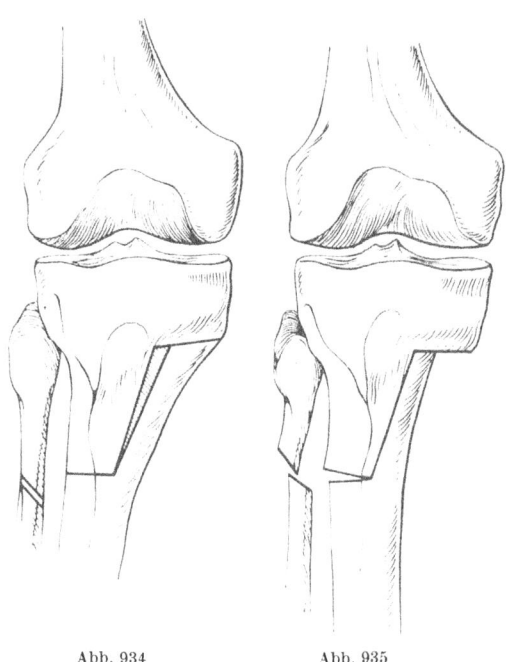

Abb. 934   Abb. 935

Abb. 934 u. 935. Sagittale, treppenförmige Osteotomie an Tibia und Fibula

Erst jetzt erfolgt die *X-Beinkorrektur.* Je ein scharfer Knochenhaken wird in das zentrale und in das periphere Bruchstück der Tibia eingesetzt. Das periphere Bruchstück wird leicht nach medial verschoben und gleichzeitig fest in die Nute des zentralen eingestellt.

Ruhigstellung (wie oben).

Die *Technik* der *sagittalen treppenförmigen Osteotomie* ist etwas schwieriger als die der einfachen schrägen frontalen Osteotomie. Sie ist aber nicht so kompliziert, wie es der Beschreibung nach erscheint! Diese Osteotomieform ist bei hochgradigen X-Beinen der frontalen Osteotomie überlegen, und sie gibt *in schweren Fällen überraschend schöne Beinformen.* Wir haben bei Verwendung dieser Operation auch in den Fällen, bei denen wir vor der Operation schon damit gerechnet hatten, eventuell in einer zweiten Sitzung noch eine suprakondyläre Osteotomie anschließen zu müssen, diese fast nie nötig gehabt. Die ausgedehnte Korrekturmöglichkeit wird *durch eine gute Verschiebung des peripheren Bruchstückes* erreicht. Man muß zu diesem Zweck von vornherein beachten, daß die obere Spitze des peripheren Bruchstückes nicht ganz innen an der Corticaliswand, sondern etwa 1—2 cm entfernt davon gebildet wird. Wenn diese Spitze in die Nute des zentralen Bruchstückes richtig eingestellt wird, ist der Halt der Knochenenden ausgezeichnet.

c) Die hohe V-förmige „pendelförmige" Osteotomie unter Erhaltung der Periostbandansatzverbindung an der Tuberositas tibiae

Technik (s. Abb. 968—970)

Schnitt I zur Fibulaosteotomie.

Schnitt II. Leicht bogenförmig außen, neben der Tuberositas tibiae.

Nach Freilegung des Periostes Spaltung des Periostes entsprechend der V-Form der Osteotomie. *Die Spitze des V zeigt nach oben und entspricht der Tuberositas tibiae.* Sie wird bei dem Einschneiden des Periostes und bei der Durchmeißelung des Knochens zusammen mit dem Kniescheibenbandansatz ausgespart. Zuerst wird der Knochen, entsprechend den beiden Schenkeln des V, von vorn nach hinten durchgemeißelt, dann wird mit einem kleinen Lexer-Meißel der Knochen unter der Tuberositas tibiae etwa 1 cm von der Knochenvorderfläche auf einer Strecke von 2 cm durchtrennt. Zum Schluß wird noch mit einem queren Meißelschag die vordere Corticaliswand „angemeißelt". Die Tuberositas tibiae bildet die Spitze des distalen Fragmentes, und der Bandansatz mit den Periostausstrahlungen bleibt an ihr hängen.

Die *Korrektur* erfolgt, während mit der rechten Hand das Knie gefaßt und mit der linken der Unterschenkel einwärts geführt wird. Hierbei bricht der Rest der vorderen Corticaliswand ein, die Verbindung zwischen dem zentralen und dem peripheren Bruchstück bleibt durch den Band- und Periostansatz an der Tuberositas tibiae erhalten.

Ruhigstellung (wie oben).

Diese einfache Osteotomie hat zwei große *Vorteile:* Die Stellung der Bruchstücke ist durch die erhaltene Bandverbindung an der Tuberositas tibiae absolut gesichert, und die Bruchstücke stehen nach der Korrektur so ideal ineinander, daß die Verknöcherung außerordentlich schnell erfolgt. Diese Osteotomie hat sich ebenso wie für die Beseitigung der O-Beine bei Jugendlichen und Erwachsenen auch für die Behandlung mittelschwerer X-Beine bewährt.

Die *Ruhigstellung* nach einer jeden X-Beinosteotomie ist ein Becken-Beingipsverband.

Nachbehandlung. Die Dauer der Gipsverbandperiode nach den verschiedenen X-Beinoperationen richtet sich nach dem Alter des Kranken. Der erste Gipsverband bleibt 2—3 Wochen liegen.

Wenn erst beim Gipsverbandwechsel Vollkorrektur gegeben werden kann, sei es, daß man absichtlich im ersten Verband das X-Bein nicht ganz ausgeglichen hatte oder daß man wegen einer Peronaeusschädigung mit der Korrektur wieder hatte zurückgehen müssen, so wird der zweite Verband am besten auf einem Gipstisch wie dem von Fritz Lange angelegt, der das Anbringen von seitlichen Zügen als Gegenhalt oberhalb der Osteotomiestelle ermöglicht.

Für die Prüfung der Beinform kann man klinisch zweckmäßig die X-Beinstange benutzen, die von der Innenseite des Beines vor dem Eingipsen des Beines angelegt wird. Gute *Übersichtsröntgenbilder* sind unerläßlich. *Das Bein muß nach einer X-Beinosteotomie wirklich gerade sein.* Man darf deshalb mit Röntgenbildern nicht sparen. Die ersten Röntgenaufnahmen werden unmittelbar nach der Operation im Gipsverbande gemacht, die zweiten nach der Gipsabnahme beim Gipsverbandwechsel, die dritten im zweiten Gipsverbande und die letzten nach Abschluß der Gipsverbandperiode vor dem Übungsbeginn und dem Aufstehen.

Der *zweite Gipsverband* bleibt bei Kindern und Jugendlichen 4 Wochen, bei Erwachsenen 6 Wochen liegen. Bei Erwachsenen verzichtet man auf einen dritten Verband und fängt nach Abnahme des zweiten Verbandes 6—8 Wochen nach der Operation mit vorsichtigen Bewegungsübungen für das Knie an. Das Aufstehen wird nach etwa 10—12 Wochen erlaubt. Der *Schuh* ist auf der Innenseite an Sohle und Absatz um $1/_2$ cm erhöht, oder eine gute Einlage wird angepaßt.

Ein *Apparat* nach einer X-Beinosteotomie wird an und für sich *nur ausnahmsweise* gegeben, wenn das Kniegelenk bei einem Kinde stark schlottrig ist. Etwas anderes ist es, wenn die X-Beinosteotomie z. B. bei einer Poliomyelitis gemacht war. Hier wird der Apparat nicht wegen der Osteotomie, sondern wegen der Lähmung angepaßt. Das gleiche gilt z. B. bei X-Beinoperationen nach Epiphysenstörungen. Man gibt in solchen Fällen einen Apparat, um ein Rezidiv möglichst zu verhüten.

d) Gefahren der X-Beinoperationen

Die Gefahr der Schädigung des N. peronaeus ist bei den X-Beinoperationen relativ groß. Sie ist bei den Osteotomien unterhalb des Kniegelenkes größer als bei denen oberhalb des Knies. Es ist ratsam, bei *ganz schweren X-Beinen* zur Verhütung der Peronaeusschädigung im *ersten*

Gipsverband das X-Bein nicht voll auszugleichen. Die *Vollkorrektur* wird in solchen Fällen erst beim Gipsverbandwechsel nach *2—3 Wochen* gegeben. **Folgende prophylaktische Maßnahmen werden gegen eine Peronaeusschädigung empfohlen:**

1. Das Fibulaköpfchen soll im Gipsverband durch einen besonderen Tupfer vor Druck gut geschützt werden.

2. Ein Fenster wird am Fibulaköpfchen aus dem Gipsverband herausgeschnitten, dessen Ränder zur Vermeidung von Kantendruck namentlich hinten gut ausgebogen werden.

3. Wenn das Verbandszeug, einschließlich des Polstermaterials, ringsherum stark durchblutet ist, so soll es, bevor es hart geworden ist, am 3.—4. Tag nach der Operation hinten in der Kniekehle entfernt werden.

Hierzu wird ein *türflügelförmiges Fenster* von dem Loch über dem Fibulaköpfchen aus nach hinten in der Kniekehle ausgeschnitten. Der durchblutete Zellstoff wird mit einer sterilen Schere im Bereich des Gipsfensters entfernt, die Haut wird gepudert, Watte wird eingelegt, und das herausgeschnittene Gipsstück wird an seine alte Stelle wieder eingepaßt und mit einer Gipsbinde angewickelt.

An den Wunden selber wird nichts gemacht, hier läßt man das durchblutete Verbandszeug, in der Voraussetzung, daß der Heilverlauf glatt ist, ruhig bis zum Gipsverbandwechsel liegen. Eine Gefährdung der Hautwundränder ist bei den X-Beinoperationen nicht zu befürchten.

Ist schon eine *Peronaeusparese oder -paralyse eingetreten*, so muß sofort alles getan werden, um den Peronaeusnerv zu entspannen. Es wird aus diesem Grund

1. das Bein durch ein Einschneiden des Gipses in der Kniekehle im Knie leicht gebeugt,

2. die X-Beinkorrektur durch ein Einschneiden des Gipsverbandes an der Innenseite des Knies etwas verringert und

3. überzeugt man sich davon, daß der N. peronaeus in der Kniekehle oder am Fibulaköpfchen keinem Druck durch den Gipsverband oder durch hart gewordenes Verbandmaterial ausgesetzt ist.

Der *Zeitpunkt* des Auftretens der *Peronaeusschädigung* ist verschieden. Der *erste* ist schon unmittelbar nach der Operation. Ihre Entstehung ist leicht verständlich. Der Nerv wurde durch die X-Beinkorrektur sofort so stark angespannt, daß sich in kurzer Zeit die Nervenschädigung einstellte. Man soll sich deshalb, **sobald der Kranke aus der Narkose erwacht ist, davon überzeugen, daß die Dorsalflexion der Zehen ungestört ist.** Dies ist meist schon vor dem völligen Erwachen des Kranken prüfbar, durch ein Kitzeln mit einer Nadel. Das beste ist, den Kranken nicht eher aus dem Operationssaal in das Krankenzimmer zu lassen, bis er aktiv dorsalflektiert hat.

Der *zweite Zeitpunkt* des Auftretens der Peronaeuslähmung ist einige bis 24 Std nach der Operation. Die Dorsalflexion der Zehen war bei der Prüfung nach der Operation einwandfrei, und am Nachmittag des Operationstages oder am nächsten Morgen war sie gestört. Die Ursache liegt in einem Teil der Fälle in einer zu starken Anspannung des Nerven, die sich erst nach Stunden auswirkt. Es kommt an der Anheftungsstelle des Nerven am Fibulaköpfchen zu einer kleinen Blutung oder auch zu einer Abplattung des Nerven. Die Nervenstörung kann ebensogut durch einen zu eng angelegten Verband wie durch einen Kantendruck am Fibulaköpfchen bedingt sein.

Schließlich kann *drittens* die Peronaeusschädigung erst *nach Tagen* sich einstellen. Ist dies der Fall, so liegt die Ursache meist in dem inzwischen hart gewordenen durchbluteten Verbandszeug, das eine einschnürende Wirkung auf den Nerven ausgeübt hat.

Von diesen echten Peronaeusschädigungen sind die *scheinbaren* abzutrennen. Auch bei ihnen ist die aktive Dorsalflexion der Zehen aufgehoben. Dies ist aber nicht die Folge einer Nervenstörung, sondern namentlich bei Kindern nur eine Schmerzreaktion.

Die *Prognose* der Peronaeusschädigung ist *günstig*, wenn unverzüglich die notwendigen Maßnahmen ergriffen werden, sobald eine Störung der aktiven Dorsalflexion der Zehen nachgewiesen ist.

Wie die Nachuntersuchungen von O. MAYR aus dem Material der Münchener Orthopädischen Klinik aus den Jahren 1920—1928 ergeben haben, blieb unter den 15 Fällen von Peronaeusstörungen bei etwa 100 X-Beinoperationen bei keinem einzigen Fall eine Dauerlähmung bestehen.

Wird die Lähmung kurze Zeit nach ihrer Entstehung entdeckt, so schwindet sie in wenigen Stunden, manchmal schon innerhalb einer Stunde. Besteht die Lähmung dagegen schon stundenlang, so kann es Wochen, ja Monate dauern, bis die Lähmung sich wieder verliert. Wenn die

Lähmung noch über die Gipsverbandperiode anhält, muß durch eine Unterschenkelschiene, die bei Tag und bei Nacht zu tragen ist, dafür gesorgt werden, daß der Fuß nicht in Spitzfußstellung herabhängt. Nur so wird eine Überdehnung der Dorsalflektoren vermieden, die die Funktionsrückkehr wesentlich verzögern würde.

Der Anlaß zur X-Beinoperation mögen bei den Kranken oder bei den Eltern der X-Beinkinder vielfach kosmetische Erwägungen sein; der Arzt hat einen anderen Gedankengang. Die X-Beinstellung bedeutet eine Gefährdung für das Knie und für die gesamte funktionelle Leistungsfähigkeit des Beines. Die Ausbildung einer vorzeitigen Arthrosis deformans im Kniegelenk und das Eintreten einer vorzeitigen Berufsunfähigkeit droht oder ist bei Erwachsenen schon gegeben. Die *X-Beinoperation* ist daher *keine kosmetische Operation, sondern eine Operation wegen eines Krankheitszustandes!*

15. Das Genu recurvatum

Das Genu recurvatum nimmt unter den verschiedenen Beinfehlformen eine Sonderstellung ein. Die *Behandlung* des Genu recurvatum muß sich *nach* den Ursachen der Deformität richten, die außerordentlich verschieden sind. Es gibt ein angeborenes und ein erworbenes Genu recurvatum, letzteres ist wesentlich häufiger. Es kann sich entwickeln bei einem erhaltenen Kniegelenk oder auch nach einer Verödung des Kniegelenkes.

A. Das Genu recurvatum bei erhaltenem Kniegelenk

Es ist die häufigste Form des Genu recurvatum. In einem Teil der Fälle ist es nur durch *konstitutionelle Momente* bedingt. Zuerst beruht es nur auf einer Schlaffheit der Kniegelenkbänder und der Gelenkkapsel, sekundär kommt es dann zu einer Abflachung der Gelenkflächen mit ausgesprochenen knöchernen Veränderungen. Das Genu recurvatum findet sich sodann aus neurogenen Ursachen, bei *schlaffen* wie bei *spastischen Lähmungen*, oder auch bei *neuropathischen Erkrankungen*. Eine weitere besondere Form des Genu recurvatum ist das *statische kompensatorische* Genu recurvatum. Es kann entstehen infolge einer *aufsteigenden Kompensation*, das ist z.B. bei einem Spitzfuß der Fall. Das Knie wird bei einer Spitzfußstellung bei jedem Schritt in Rekurvation gedrückt; Zerrung und Ausweitung am Kapselbandapparat sowie sekundäre schwere Veränderungen an den Gelenkflächen sind die unausbleiblichen Folgen. Die Ursache der *absteigenden Kompensation* für die Entwicklung eines Genu recurvatum sind Hüftversteifungen in starker Beugestellung. Das Kniegelenk stellt sich in Rekurvation ein, wenn die Lordosierung der Lendenwirbelsäule nicht ausreicht, um den Schwerpunkt des Körpers genügend nach hinten zu verlagern. Die Entstehung des Genu recurvatum bei alten Hüftkontrakturen ist rein statisch-mechanisch zu erklären. Die Annahme einer schleichend verlaufenden Tuberkulose („tuberculeuse inflammatoire") im oberen Tibiaabschnitt ist unnötig. Die Entstehung des Genu recurvatum ist ein statisch-mechanischer Ausgleichsvorgang, wie das schon HOFFA und DOLLINGER angenommen haben. Schließlich kann ein kompensatorisches Recurvatum auch am gesunden Bein auftreten. Das trifft vor allem bei einem großen Unterschied der Beinlänge zu. Es findet sich bei alten Hüftversteifungen wie auch bei Beinverkürzungen nach Frakturen, wenn der Kniebandapparat nicht den hohen mechanischen Anforderungen gewachsen ist.

Das *posttraumatische Genu recurvatum* bildet wieder eine Gruppe für sich. Es entsteht nach knöchernen Verletzungen oberhalb und unterhalb des Kniegelenkes. Schlecht verheilte suprakondyläre Frakturen, Frakturen im Bereich des Tibiakopfes oder hohe Tibiaschaftbrüche können zu einem Genu recurvatum führen. Das Ausmaß des Genu recurvatum ist bei Jugendlichen noch größer als bei Erwachsenen, weil bei Jugendlichen nach der Einheilung in Recurvatumstellung das Knochenwachstum in einer falschen Richtung erfolgt.

Das *Genu recurvatum* kann schließlich auch entstehen *nach entzündlichen Erkrankungen* (Osteomyelitis oder Tuberkulose), die sich bei Kindern und Jugendlichen im oberen Teil der Tibia abspielen und zu einer Epiphysenstörung führen.

Die *Indikation* zur Operation ist in gleicher Weise gegeben wegen der schweren Deformität mit der ausgesprochen funktionellen Störung und wegen der Schmerzen, die durch die Zerrung der hinteren Gelenkkapsel sich einstellen.

Es ist für das Genu recurvatum charakteristisch, daß, wenn erst einmal die Genu recurvatum-Stellung eingeleitet ist, diese meist im Laufe der Jahre stetig stärker wird.

Die *Art des operativen Vorgehens* beim Genu recurvatum richtet sich nach der Ursache des Genu recurvatum und nach dem Sitz der Veränderungen. So muß die Behandlung des *kompensatorischen* Recurvatum ganz anders als die eines posttraumatischen sein. Wenn z.B. ein kompensatorisches Genu recurvatum die sekundäre Folge eines schweren Spitzfußes ist, so muß zuerst der Spitzfuß ausgeglichen werden, und dann muß man sehen, ob außerdem noch eine Behandlung des Genu recurvatum erforderlich ist. Das gleiche gilt für das Genu recurvatum infolge einer starken Hüftbeugekontraktur. Zuerst muß diese operativ ausgeglichen werden, und dann kommt erst sekundär die operative Beseitigung des Genu recurvatum in Betracht. Bei einem Teil der Fälle tritt nach Beseitigung der schweren Hüftkontraktur wieder eine Festigung des Kniebandapparates ein, so daß eine eigene operative Behandlung des Genu recurvatum überflüssig wird. Ähnlich liegen die Verhältnisse bei einem Genu recurvatum, das sich infolge einer Beinverkürzung entwickelt hat. Die kausale Behandlung des Genu recurvatum ist der Ausgleich der Beinverkürzung, entweder durch eine Verlängerungsosteotomie auf der verkürzten oder durch eine Verkürzungsosteotomie auf der zu langen Beinseite.

Die *Wahl der Operation* für die Behandlung des Genu recurvatum hängt mit dem Sitz der wesentlichsten Formabweichungen zusammen. Diese ist bei dem *posttraumatischen* Genu recurvatum ohne weiteres klar, sie sitzt an der Stelle der schlecht verheilten Fraktur. Bei den *nichtposttraumatischen* Formen des Genu recurvatum ist die Stelle der Formabweichung auf Grund der Röntgenbilder zu bestimmen. Dies geschieht, indem man lange Röntgenvergleichsaufnahmen von dem gesunden und dem kranken Bein machen läßt. Es werden zuerst Aufnahmen in einer Kniestreckstellung von 180⁰ und dann in größtmöglicher Überstreckstellung gemacht. Auf diese Weise läßt sich leicht feststellen, wodurch das Genu recurvatum, abgesehen von der Lockerung des Kapselbandapparates, vor allem bedingt ist.

Das Genu recurvatum kann seine Ursache haben:

1. in einer Abflachung des vorderen Anteiles der Tibiagelenkfläche,

2. in einer Abflachung der Femurkondylen in ihren vorderen Anteilen,

3. in einer auffälligen Verbiegung des Tibiaschaftes dicht unterhalb der Tuberositas tibiae.

Wenn das Genu recurvatum durch eine Abflachung der vorderen Schienbeingelenkfläche entstanden ist, so verläuft diese auf den seitlichen Röntgenbildern nicht, wie das normalerweise der Fall ist, senkrecht, sie zeigt statt dessen einen schrägen Verlauf. Wenn dagegen der Schienbeinschaft der Hauptsitz der Verkrümmung ist, ist der Verlauf der Tibiagelenkfläche normal.

Die *Aufgabe* der operativen Behandlung des Genu recurvatum ist die Beseitigung der Deformität und die Wiederherstellung eines festen Gelenkschlusses, wodurch die überdehnte Gelenkkapsel wieder verkürzt und gestrafft wird.

Die verschiedensten Operationen sind für den Ausgleich des Genu recurvatum ausgebildet worden. Man hat versucht, das Genu recurvatum durch *Weichteiloperationen* zu beseitigen, wie z.B. durch die Raffung der hinteren Gelenkkapsel (FRITZ LANGE, GILL) oder auch durch die Vernähung der Bicepssehne auf den hinteren Teil des Ligamentum cruciatum anterius (STRACKER). Die Wirkung der Weichteiloperationen ist nur beschränkt. Sie haben meist keinen Dauererfolg, wenn die Schlaffheit der Gelenkkapsel bereits mit knöchernen Formveränderungen der Gelenkflächen verbunden ist. Die Krafteinwirkung auf den Kniebandapparat und die Kniegelenkkapsel, die in der pathologischen Wirkung beruht, ist zu groß, als daß sie allein durch Weichteileingriffe kompensiert werden könnte.

Eingriffe am Knochen sind unentbehrlich. Eine wirkungsvolle Operation, bei der ein vorderer knöcherner Sperriegel am Tibiakopf zur Verhinderung der Recurvatumstellung angebracht wurde, gab WOLLENBERG bereits vor 50 Jahren an.

WOLLENBERG hat mit dieser vorderen Anschlagsperre am Kniegelenk die erste Arthrorise (s. auch daselbst) ausgeführt, die viel später für die Behandlung der Fußlähmungen eine große Bedeutung bekommen sollte. Ein Anhänger für die Behandlung des Genu recurvatum mit der vorderen Anschlagsperre wurde LEO MAYER in Amerika, der die Wollenbergsche Operation modifiziert hat.

Die sicherste und dauerndste Beseitigung des Genu recurvatum geschieht durch eine Osteotomie im Bereich des oberen Schienbeinkopfes.

Zwei Verfahren stehen hierfür zur Verfügung:

a) die Lexersche Operation mit der Wiederaufrichtung des Tibiakopfes und

b) die hintere keilförmige Osteotomie unter Verhakung der Bruchstücke ineinander.

46*

a) Die Lexersche Operation mit der Wiederaufrichtung des Tibiakopfes

Die Lexersche Operation erfreut sich einer großen Beliebtheit. LEXER rühmt der Operation nach, daß durch sie schlagartig die Knochenfehlstellung und gleichzeitig die Schlottrigkeit im Kniegelenk beseitigt würde, weil die hintere Kapsel wieder unter eine vermehrte Spannung gesetzt würde. Über gute Erfolge mit der Lexerschen Operation haben unter anderem berichtet BREIT, LOHE und MAU. Auch wir haben lange Zeit gern die Lexersche Operation ausgeführt. Sie ist in erster Linie angezeigt bei dem posttraumatischen Genu recurvatum sowie bei dem konstitutionell bedingten Genu recurvatum. Wir halten sie aber nicht gut für die Behandlung des poliomyelitischen Genu recurvatum. Der poliomyelitische Knochen ist für derartige plastische Operationen wenig geeignet, und es dauert außerordentlich lange, bis nach der Operation eine volle Festigkeit eintritt.

Technik der Genu recurvatum-Operation nach LEXER

1. Fibulaosteotomie (s. S. 718).
2. Aufrichtungsosteotomie an der Tibia (s. Abb. 936 u. 937).

Schnitt. Leicht bogenförmig, medial der *Tuberositas tibiae*. Diese wird *flach abgemeißelt*, und der Schienbeinkopf wird bis zum Kapselansatz freigelegt. Nach Längsspaltung des Periostes und nach Zurückschieben der ausstrahlenden derben Kapselfasern wird der Knochen in der Frontalebene unter dem Schutz der Knochenhebel durchmeißelt. Diese Stelle liegt dicht peripher der erhaltenen Epiphysenfuge oder der Stelle der einstigen Epiphysenfuge. Der *Knochen wird zu zwei Dritteln durchmeißelt*, während die hintere Corticaliswand stehenbleibt, wird er aufgebogen und der Bruchspalt zum Klaffen gebracht. Um eine gute *Hebung der vorderen Schienbeingelenkfläche* mit einer Wiederherstellung des Kniegelenkschlusses zu erreichen, wird das obere Bruchstück mit einem Knochenhaken fest nach oben genommen, während das periphere Bruchstück nach unten aufgebogen wird.

Ein keilförmiges oder auch einige kleine keilförmige *Knochenstücke* werden *in den vorn klaffenden Bruchspalt* an der Osteotomiestelle *eingefügt*. Diese Knochenstücke sind am besten von einem gesonderten Schnitt dem Schienbein entnommen.

Die Knochenstücke werden mit dem Vorschlagstück tief, fest eingetrieben, so daß sie von selbst in ihrer Lage fest verklemmt werden.

Zum Abschluß der Operation wird das Periost sorgfältig vernäht, und die Tuberositas tibiae mit dem Kniescheibenbandansatz wird wieder befestigt. Die Befestigung des Bandes erfolgt etwas oberhalb der ursprünglichen Ansatzstelle, weil durch die Aufrichtung des Tibiakopfes die Wegstrecke bis zur ursprünglichen Ansatzstelle größer geworden ist.

Ruhigstellung. Becken-Beingipsverband in mäßiger Kniebeugestellung für 3 Wochen.

Nachbehandlung. Beingipsverband in leichter Kniebeugestellung für weitere 4 Wochen, dann Anlegen eines Beingehgipsverbandes noch einmal für 4 Wochen. Anschließend Beginn mit Kniemobilisierung und Übungsnachbehandlung unter besonderer Berücksichtigung der Kniebeugemuskulatur. Der Zeitpunkt des Aufstehens wird durch die einheitliche Verknöcherung an der Osteotomiestelle bestimmt und ist in den einzelnen Fällen *wechselnd!*

Die Lexersche Operation ist gut durchdacht, sie ermöglicht tatsächlich die Beseitigung der Knochenfehlform mit einer gleichzeitigen Festigung des Kniebandapparates. Sie hat in ihrer Technik etwas Bestechendes, aber sie hat auch einen großen *Nachteil*. Es dauert unter Umständen lange, bis die Osteotomie einheitlich verknöchert ist. Man muß in solchen Fällen 4—6 Monate warten, bis eine volle Belastung erlaubt ist. Aus diesem Grunde sind wir mit der Anwendung der Lexerschen Operation beim Genu recurvatum zurückhaltend geworden und führen sie nur noch in ausgewählten Fällen aus. Wir halten es auch nicht für richtig, mit einer Wiederbeweglichmachung des Kniegelenkes zu beginnen, bevor der Knochen an der Operationsstelle einheitlich verknöchert ist. LOHE hatte seinerzeit angegeben, daß nur eine vierwöchentliche Ruhigstellung im Gipsverband nötig wäre und daß schon nach 6 Wochen eine volle Belastung erlaubt sei. Wir lehnen die „funktionelle" Behandlung ab und empfehlen, auch bei dieser Operation dem Grundsatz treu zu bleiben, daß zuerst der operativ gesetzte Knochenbruch absolut fest sein muß, bevor mit einer Übungsbehandlung begonnen wird.

Noch aus einem weiteren Grund wenden wir die Lexersche Operation für das Genu recurvatum heute seltener als früher an. Es entwickelt sich leicht eine Hautnekrose im Gebiet der Osteotomiestelle, auch wenn die Knochenflächen sorgfältig geglättet sind. Die Haut gerät durch die Aufrichtung an der Osteotomiestelle in zu starke Spannung. Die Hautnekrose birgt an dieser Stelle, wo dicht unter der Haut bei dem fettarmen Subcutangewebe die Osteotomiestelle liegt, die Gefahr in sich, daß die Infektion auf den Knochen übergreift.

b) Die Tibiaosteotomie mit Herausnahme eines Knochenkeiles mit hinterer Basis unter Stehenlassen eines 1 cm langen Zapfens am hinteren Rand des unteren Bruchstückes zum Einfügen in das obere Bruchstück

Diese Osteotomie hat sich bei den verschiedenen Formen des Genu recurvatum einschließlich des poliomyelitischen gleichmäßig gut bewährt.

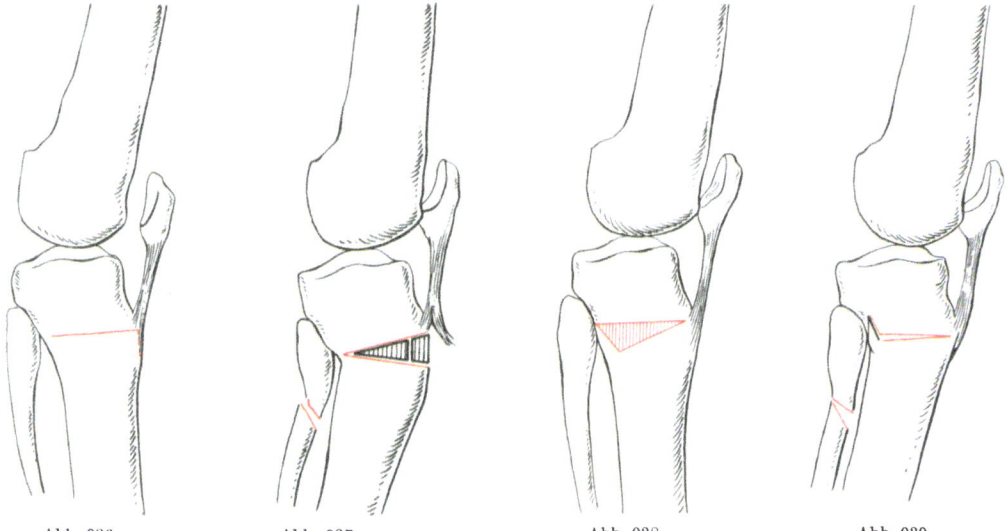

Abb. 936   Abb. 937   Abb. 938   Abb. 939

Abb. 936 u. 937. Genu recurvatum. Operation nach LEXER
Abb. 936. Rot: Stelle der Osteotomie. Abb. 937. Die Osteotomie an Tibia und Fibula ist ausgeführt. Die hintere Corticaliswand der Tibia bleibt stehen. Der Tibiakopf wird aufgerichtet und das periphere Knochenende in Beugung zurückgebogen. In den Spalt werden keilförmige Knochenstücke, die dem Schienbein entnommen sind, eingesetzt

Abb. 938 u. 939. Typische Osteotomie zur Beseitigung eines Genu recurvatum
Abb. 938. Ein Knochenkeil mit hinterer Basis wird aus dem Schienbein herausgenommen. Am hinteren oberen Ende des peripheren Bruchstückes läßt man eine Knochenspange stehen, die nach dem Ausgleich des Genu recurvatum in eine Nute des zentralen Bruchstückes eingestellt wird. Abb. 939. Das Genu recurvatum ist nach der Osteotomie der Tibia und Fibula ausgeglichen

Technik

1. Fibulaosteotomie unter Herausnahme einer kleinen Knochenscheibe in schräger Richtung.
2. Tibiaosteotomie (s. Abb. 938 u. 939).

Schnitt. Leicht bogenförmig lateral der Tuberositas tibiae beginnend und über die Schienbeinkante nach medial gehend. Das Periost wird türflügelförmig gespalten und die mediale Seite der Tibia gut übersichtlich freigelegt. *Die Stelle der Osteotomie liegt dicht unterhalb des Ansatzes des Ligamentum patellae.* Die Osteotomie wird unter dem Schutz der subperiostal eingeführten Knochenhebel vorgenommen. Man markiert sich mit leichten Meißelschlägen die Osteotomieform am Knochen zunächst vor. Ein keilförmiges Stück mit einer hinteren Basis wird herausgenommen; es ist aber dabei zu beachten, daß

1. die vordere Tibiakante erhalten bleibt und
2. an der hinteren Tibiakante ein etwa 1 cm langes Stück stehenbleibt.

Nachdem das zu entfernende Knochenstück sauber herausgemeißelt ist, wird in das obere Bruchstück ein Knochenhaken eingesetzt, mit dem es gut nach oben gehalten wird; dann wird ein Druck am Unterschenkel ausgeübt, um die Korrektur vorzunehmen. Die vordere Tibiakante biegt sich oder bricht ein. Die Knochenbruchstücke legen sich ineinander, und *das obere Ende des peripheren Bruchstückes verhakt sich in das zentrale.* Es ist auf diese Weise gleichzeitig

die Aufrichtung des Tibiakopfes, die Beseitigung der Recurvatumstellung und eine feste Verhakung der Bruchstücke ineinander erreicht. Eventuell wird eine zusätzliche gekreuzte Drahtspickung zur Fixierung der Bruchstücke vorgenommen. — Zum Abschluß der Operation wird
das Periost sorgfältig vernäht.

Ruhigstellung. Becken-Beingipsverband in mäßiger Kniebeugestellung für 3 Wochen.

Nachbehandlung. Ruhigstellender ungepolsterter Beingipsverband für 3—4 Wochen. Dann
ist in der Regel die Osteotomiestelle bereits fest verknöchert, und die Aufnahme von Bewegungsübungen ist möglich.

Diese Form der Genu recurvatum-Osteotomie ist relativ einfach, eine Verschiebung der
Bruchstücke ist bei guter Technik unmöglich, und eine schnelle Verknöcherung tritt ein. Bewegungsübungen können etwa zu dem gleichen Zeitpunkt wie nach einer gewöhnlichen Osteotomie aufgenommen werden, und eine Belastung des Beines
ist wesentlich früher als nach der Lexerschen Operation zu
erlauben.

B. Das Genu recurvatum nach Verödung des Kniegelenkes

Diese Form des Genu recurvatum entsteht, wenn eine Osteomyelitis oder eine Tuberkulose, die sich am oberen Tibia- oder unteren Femurende abspielt, in das Kniegelenk durchbricht. Wohl entwickelt sich im allgemeinen eine Beugekontraktur, aber wenn die
Tibiaepiphysenlinie auch nur teilweise zerstört ist, kann es durch das
ungleiche Wachstum in Verbindung mit der falschen Belastung zu
ganz hochgradigen Recurvatumstellungen kommen. Wenn diese
Deformität erst eingeleitet ist, tragen die Kniebeugemuskeln noch
zur Verstärkung der Rekurvation bei; sie verlaufen nicht mehr hinten
über die Femurkondylen, sondern rutschen seitlich ab und wirken
dadurch als Strecker.

Das Genu recurvatum kann auch eine Spätfolge nach Operationen
sein. Es fand sich früher allzuoft, als bei Kindern und Jugendlichen
vorzeitig eine Kniearthrodese oder -resektion ausgeführt wurde.
Groteske Beindeformierungen mit hochgradiger Genu recurvatum-
Stellung waren die Folge. Abschreckende Beispiele nach falsch indi-
zierten Kniearthrodesen oder Knieresektionen bei Kindern wurden
unter anderem wieder von OTTOLENGHI und MUSCULO beschrieben.
Wir haben auch solche Fälle beobachtet. Es ist also nicht überflüssig,
auf diese vermeidbare Form des Genu recurvatum hinzuweisen.

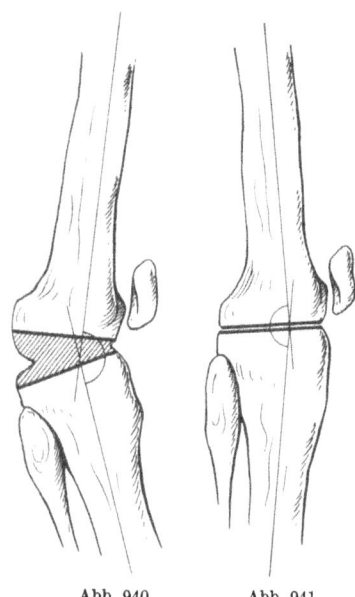

Abb. 940   Abb. 941
Abb. 940 u. 941. Operation eines Genu recurvatum bei knöchern verödetem Kniegelenk
Abb. 940. Knochenform vor der Operation.
Eingezeichnet ist der zu entfernende Knochenkeil (schraffiert). Abb. 941. Das Genu
recurvatum ist ausgeglichen

Die Behandlung des Genu recurvatum bei versteiftem
Kniegelenk ist einfach. Sie geschieht durch eine *Osteotomie.*
Sie wird in leichten Fällen suprakondylär bogenförmig gemacht, in schweren intraartikulär
unter Herausnahme eines Knochenkeiles mit hinterer Basis (s. Abb. 940 u. 941). Sie ist technisch
leichter als die intraartikuläre Osteotomie bei einer hochgradigen Kniebeugekontraktur, da nach
Vornahme der Korrektur die Gefäße und Nerven nicht wie bei dem Ausgleich der Kniebeugekontraktur unter Spannung versetzt, sondern umgekehrt entspannt werden.

16. Kniebeugekontraktur

Die Operation zur Beseitigung einer Kniebeugekontraktur ist außerordentlich häufig nötig.
Sie ist indiziert bei Kniebeugekontrakturen nach schlaffen wie bei spastischen Lähmungen sowie
nach Gelenkentzündungen, Eiterungen oder nach knöchernen Verletzungen. Die Kontraktur ist
in einem beschränkten Teil der Fälle lediglich durch Weichteilveränderungen bedingt, meist ist
sie mit arthrogenen Veränderungen verbunden.

A. Kniebeugekontraktur durch Weichteilverkürzung ohne und mit Gelenkkapselschrumpfung

Die Behandlung ist die *offene Tenotomie* (s. d.). Die subcutane Tenotomie ist am Knie
wegen der Gefahr der Nebenverletzungen nicht zu empfehlen.

ALBEE hat die suprakondyläre Osteotomie in der umgekehrten Form ausgeführt (s. Abb. 944 u. 945). Er hat gleichfalls die V-Form in der Horizontalebene gewählt. Das „V" wird aber nicht wie bei der Osteotomie nach FRITZ LANGE aus dem zentralen, sondern aus dem peripheren Bruchstück herausgenommen. Es verhakt sich dementsprechend beim Ausgleich der Kontraktur die Vorderfläche des peripheren Bruchstückes mit der Vorderfläche des zentralen. Das schmälere zentrale Bruchstück staucht sich in das größere periphere ein.

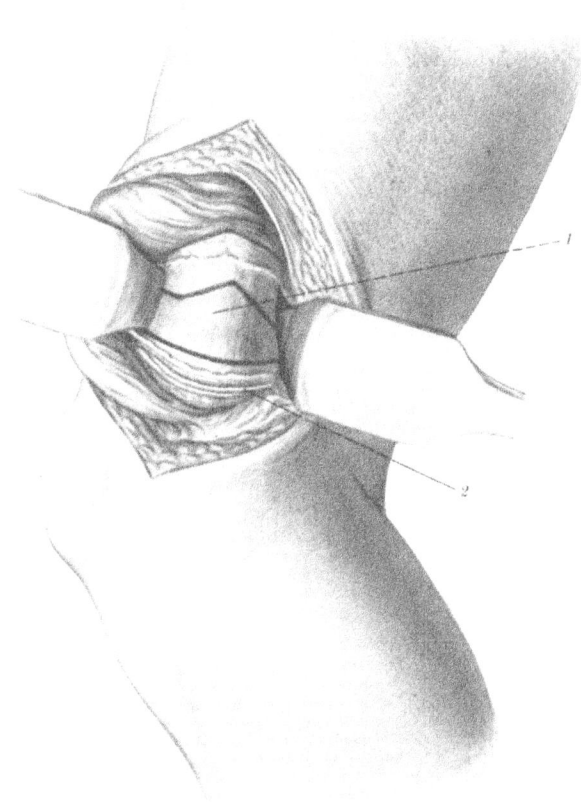

Abb. 946. Typische suprakondyläre Osteotomie zur Beseitigung einer Knie-beugekontraktur nach FRITZ LANGE. Der M. vastus medialis wird zurückge-halten. Die Epiphysengefäße bilden die untere Begrenzung für die Stelle der Osteotomie. *1* Zu entfernender Knochenkeil; *2* Epiphysengefäße

Technik der typischen supra-kondylären Osteotomie (s. Abb. 946)

Lagerung des Beines auf einem entsprechend großen Sandsack.

Schnitt an der Innenseite des Oberschenkels unmittelbar oberhalb des Femurcondylus.

Nach Durchschneidung der Fascie wird der hintere Rand des M. vastus medialis aufgesucht und mit einem stumpfen Muskelhaken nach vorn gehalten. Schon liegt der Knochen, ohne daß ein Muskel durchschnitten ist, übersichtlich frei. Das Periost wird längsgespalten bis zu dem Verlauf der ringförmig um den Knochen herumziehenden Epiphysengefäße. Nach subperiostaler Einführung der Hohmann-Hebel wird das Knochen-stück, das herausgenommen wird, zunächst mit einem scharfen Meißel ringsherum mit einer Kerbe um-rissen. *Die Meißelfläche ist im zen-tralen Bruchstück V-förmig mit hori-zontaler Lage des „V", im peripheren linear.* — Vorher hat man auf Grund einer Röntgenpause festgestellt, wie-viel von dem Knochen weggenom-men werden muß, um einen guten Ausgleich der Kniebeugekontraktur zu ermöglichen. Nach der Heraus-nahme des entsprechenden Knochen-stückes wird die Vorderfläche des zentralen Bruchstückes etwas gekürzt, außerdem überzeugt man sich davon, daß die untere Fläche des zentralen Bruchstückes keine scharfe Zacke nach der Kniekehle zu bildet. Hier-nach wird die Kniebeugekontraktur ausgeglichen. *Das* periphere *Bruchstück wird mit seiner Vorderfläche in den V-förmigen Spalt des zentralen eingestellt.* Sorgfältige Periostnaht.

Ruhigstellung. Becken-Beingipsverband für 3 Wochen.

Nachbehandlung. Zweiter Gipsverband wiederum als Becken-Beingipsverband für weitere 3—4 Wochen.

Wenn es sich um eine Kniebeugekontraktur bei einer Knieversteifung handelt, wird noch-mals anschließend ein ungepolsterter Beingehgips mit Elastoplastverband am Fuß für 6 bis 8 Wochen gegeben. Bei Kindern gibt man zur Verhütung eines Rückfalles der Kniebeuge-kontraktur eine Beinlederhülse.

Der Knochen bei der poliomyelitischen Kniebeugekontraktur ist im allgemeinen so weich, daß es genügt, nur etwa zwei Drittel vom vorderen Anteil des Knochens einzumeißeln. Man nimmt gleichzeitig ein genügend großes Knochenstück aus der Vorderfläche des Femur heraus, biegt die hintere Corticalis ein und stellt die Bruchflächen ineinander.

b) Doppelte parartikuläre Osteotomie

Lagerung. Knie und Unterschenkel ruhen auf dem Volkmannschen Bänkchen, auf das noch ein Sandsack aufgelegt ist.

Die Operation gliedert sich nach HASS:

α) in die Tenotomie der Kniebeuger,

β) in die infraartikuläre Osteotomie der Tibia,

γ) in die suprakondyläre Osteotomie des Femur.

α) Tenotomie der Kniebeuger

Sie wird von zwei kleinen knopflochförmigen Schnitten ausgeführt (s. Abb. 947).

β) Infraartikuläre Osteotomie der Tibia (s. Abb. 948)

Schnitt medial neben der vorderen Tibiakante, dicht neben der Tuberositas tibiae. Unter dem Schutz der subperiostal eingeführten Knochenhebel wird die Tibia dicht unterhalb der Tuberositas tibiae quer durchmeißelt. Die hintere Kante bleibt stehen und wird lediglich eingebrochen.

γ) Suprakondyläre Osteotomie des Femur (s. Abb. 949)

Das Volkmannsche Bänkchen wird entfernt. Der Oberschenkel ruht am Ende der Tischplatte auf dem Sandsack. Die Osteotomie wird subcutan suprakondylär ohne oder mit Entfernung eines Knochenkeiles in typischer Weise gemacht.

Erst nachdem beide Osteotomien vollendet sind, wird die Streckung des Kniegelenkes vorgenommen. Der Patient wird in Bauchlage gelegt, und die beiden Osteotomiestellen werden über einem stumpfen Holzkeil unter gleichzeitigem Längszug am Unterschenkel in der Richtung von hinten nach vorn ganz eingebrochen.

Ruhigstellung und Nachbehandlung (wie oben).

Die doppelte parartikuläre Osteotomie nach HASS erscheint kompliziert. Sie hat den Vorteil, daß nur wenig von der Länge des Knochens geopfert wird und daß sie auch bei schweren Kniebeugekontrakturen eine gute Beinform ohne Bajonettstellung gibt. HASS betont ausdrücklich, daß es fehlerhaft sei, erst die Osteotomie am Femur und dann an der Tibia zu machen. Die Osteotomie an der Tibia ist zuerst auszuführen, damit man bei der Tibiainfraktion den langen Femurschaft als Hebel hat.

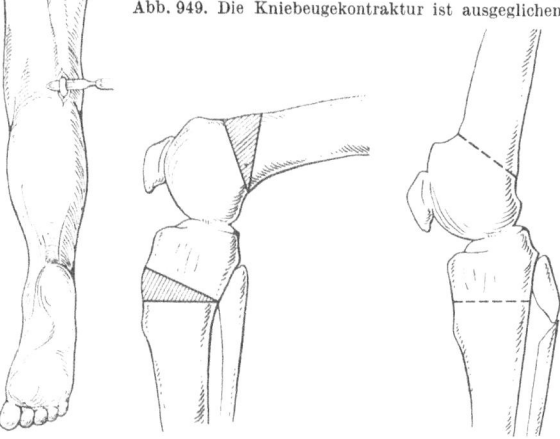

Abb. 947—949. Doppelte parartikuläre Osteotomie nach HASS zur Beseitigung einer Kniebeugekontraktur Abb. 947. Offene Tenotomie der Kniebeuger als zusätzliche Operation bei einer Kniebeugekontraktur. Die medialen und lateralen Kniebeuger werden von je einem kleinen Schnitt freigelegt und vor ihrer Durchtrennung mit einer Kocher-Sonde unterfahren Abb. 948 u. 949. Infraartikuläre Osteotomie der Tibia und suprakondyläre Osteotomie des Femur. Abb. 948. Die zu entfernenden Knochenkeile sind schraffiert. Abb. 949. Die Kniebeugekontraktur ist ausgeglichen

Abb. 947   Abb. 948   Abb. 949

c) Intraartikuläre Osteotomie

Diese Osteotomieform, die einer Keilresektion im Gelenk gleichkommt, ist nur bei hochgradigen Kniebeugekontrakturen mit völlig verödeten Kniegelenken bei Jugendlichen und Erwachsenen angezeigt, vor allem, wenn als Folge von schweren Eiterungen ausgedehnte Narben, namentlich an der Rückseite der Kniekehle, bestehen. Es ist in diesen Fällen damit zu rechnen, daß die Gefäße und Nerven mit den Narben verwachsen sind und daß keine nennenswerte Dehnung bei dem Ausgleich der Kniebeugestellung möglich ist. Ein großes Knochenstück ist deshalb herauszunehmen, damit die Kontraktur ohne Gefährdung für die Nerven und Gefäße ausgeglichen werden kann.

Verschiedene *Formen* für die Resektionsosteotomie am Knie sind angegeben worden. So von HELFERICH die bogenförmige und von HASS die trapezförmige.

Es ist vor der Operation an Hand der Röntgenpause genau zu bestimmen, wieviel vom Knochen wegzunehmen ist, damit ohne Zerrung für die Gefäße und Nerven in der Kniekehle der Kontrakturausgleich vorgenommen werden kann. — Hass hat darauf hingewiesen, daß die Fortnahme eines keilförmigen Knochenstückes nicht ausreicht, weil hierbei der Drehwinkel an der Rückseite des Knochens liegt. Dadurch kann es doch noch zu einer bedrohlichen Spannung für die Gefäße und Nerven beim Kontrakturausgleich kommen.

Wenn zusätzlich aus der Rückseite ein Stück Knochen weggenommen wird, wird der Drehpunkt bei der Korrektur weiter nach rückwärts in das Gebiet der Kniekehle verlagert, so daß jede Spannung auf die Gefäße und Nerven ausgeschaltet wird.

Unsere Technik der intraartikulären Resektionsosteotomie entspricht im Prinzip der von Hass.

Technik der intraartikulären Resektionsosteotomie (s. Abb. 950 u. 951)

Längsovaler Schnitt über dem Knie unter Belassen der Haut über der fest verwachsenen Kniescheibe. Die Gelenkkapsel wird gleichfalls ovalär über dem Femur und der Tibia eingeschnitten. Das Ligamentum patellae wird nahe seinem Ansatz durchtrennt.

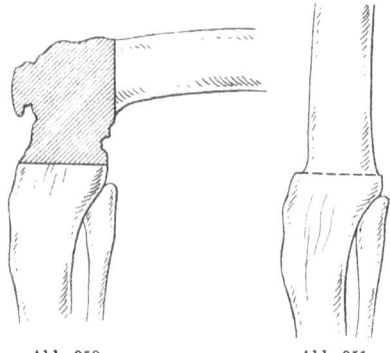

Abb. 950   Abb. 951
Abb. 950 u. 951. Intraartikuläre Resektionsosteotomie bei einer knöchern versteiften Kniebeugekontraktur
Abb. 950. Vor der Operation. Der zu entfernende Knochenteil ist schraffiert. Abb. 951. Nach der Operation

Vorsichtig wird zuerst eine Kocher-Sonde, dann ein scharfes Raspatorium und schließlich ein Knochenhebel von innen und außen um die Rückfläche des Knies herumgeführt. Unter ihrem Schutz wird zuerst das Femur und dann die Tibia eingesägt. Die Durchtrennung der Hinterwand von Femur und Tibia wird mit dem Meißel vorgenommen. *Das gesamte trapezförmige Knochenstück wird mit einer Knochenzange gefaßt und in toto herausgenommen.*

Hiernach läßt sich, wenn die Größe des Knochenstückes richtig bemessen war, ohne Schwierigkeit die Streckung des Beines ausführen. Die Knochenflächen legen sich gut aneinander. Die Fixierung der Knochenflächen geschieht durch sorgfältige Kapselnähte mit der gleichzeitigen Wiedervereinigung des Ligamentum patellae.

Ruhigstellung und Nachbehandlung (wie oben).

Der *Nachteil* der Resektionsosteotomie im Bereich des Kniegelenkes ist, daß eine beträchtliche Beinverkürzung entsteht. Da diese Operation aber nur bei hochgradigen Deformitäten mit ungünstigen Narbenverhältnissen indiziert ist, nimmt man die Verkürzung in Kauf, um ein gerades Bein ohne Gefährdung der Nerven und Gefäße zu erhalten.

So leicht die Beseitigung einer leichten oder mittelschweren Kniebeugekontraktur und insbesondere die einer poliomyelitischen ist, so schwierig kann die einer hochgradigen werden. Die Operation ist in diesen Fällen nicht frei von *Gefahren für die Nerven und Gefäße.* Es ist deshalb bei der Operation unbedingt darauf zu achten, daß ein genügend großes Knochenstück herausgenommen wird. Nach einer fehlerhaften Osteotomie kann die hintere Knochenkante eines Bruchstückes einen gefährlichen Druck auf die Gefäße und Nerven ausüben. Die Schädigung kann bei einer brüsken Stellungskorrektur allein schon durch die Überführung des Beines aus der Beuge- in die Streckstellung eintreten. Die Nerven (insbesondere der N. peronaeus) vertragen nicht die starke Dehnung, der sie ausgesetzt sind, und das Lumen der Gefäße verengt sich durch die Stellungsänderung des Beines unter Umständen so stark, daß die Zirkulation gefährdet wird. Die genaue Überprüfung der Nervenfunktion und die stete Beobachtung der Zirkulation sind daher nach der Operation einer jeden Kniebeugekontraktur unerläßlich! Sobald der Patient aus der Narkose erwacht, ist die Dorsalflexion der Zehen zu prüfen, und die Durchblutung der Zehen ist laufend zu beobachten.

Wenn eine Störung der Dorsalflexion oder eine Störung der Zirkulation festgestellt wird, ist sofort der Gipsverband am Knie einzuschneiden und eine mäßige Kniebeugestellung zu geben.

Das Bein bleibt für etwa 2 Wochen in der Beugestellung stehen, und erst dann wird wieder die Kniebeugekontraktur voll korrigiert.

17. Offene Tenotomie der Kniebeuger

Die offene Tenotomie der Kniebeuger ist in erster Linie bei der spastischen Kniebeuge-kontraktur angezeigt. Für die Behandlung der Kniebeugekontraktur aus einer anderen Ursache ist in der Regel eine Tenotomie nicht erforderlich, wenn man ein genügend großes Knochenstück zur Entspannung der Muskeln, Gefäße und Nerven herausnimmt.

Für die offene Tenotomie der Kniebeuger bei spastischen Lähmungen reichen nicht kleine, knopflochförmige Schnitte aus, wie sie HASS z. B. bei der vorbereitenden Tenotomie für die Behand-lung der Kniebeugekontraktur mit der doppelten parartikulären Osteotomie anwandte. — Große Längsschnitte sind erforderlich, um die Durchtrennung der Kniebeuger gut plastisch, Z-förmig vornehmen zu können. Die Beachtung der anatomischen Verhältnisse, insbesondere der Lage-beziehungen der zu durchtrennenden Muskeln und Sehnen zu den Nerven und Gefäßen ist wichtig, um Nebenverletzungen zu vermeiden! (s. Abb. 952).

Ob man die Tenotomie von *einem* großen Schnitt in der Kniekehle ausführt, oder ob man *zwei* Längs-schnitte, einen über dem medialen und einen über dem lateralen Kniebeuger, anlegt, ist unwesentlich.

Technik der offenen Tenotomie der Kniebeuger
(s. Abb. 953 und 954)

Lagerung. Bauchlage.

Schnitt I. Am medialen Rand des Biceps.

Nach Spaltung der Fascia poplitea wird die Biceps-sehne mit dem zugehörigen Muskelbauch sichtbar. Der N.peronaeus, der dicht an der Innenseite der Bicepssehne und dann unter ihr verläuft, wird frei-gelegt und mit einem Präpariertupfer von der Sehne abgeschoben. Zwei Kocher-Sonden werden unter die Sehne und den beginnenden Muskelbauch in einem Abstand von etwa 10 cm eingeführt. Unter ihrem Schutz werden die Sehne und der Muskel Z-förmig durchschnitten.

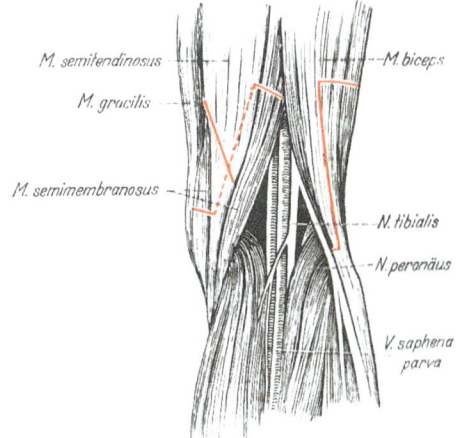

Abb. 952. Schematische Darstellung für die offene Teno-tomie der Kniebeuger. Der M. biceps und der M. semi-membranosus werden Z-förmig durchtrennt, um nach der Verlängerung wieder lose vernäht zu werden. Der M. semitendinosus wird einfach schräg durchschnitten und hinterher nicht wieder vernäht

Die *Wiedervernähung* der Muskel- und Sehnenenden erfolgt zum Abschluß der Operation nach Ausgleich der Kniebeugekontraktur unter leichter Spannung mit einigen Seidenknopf-nähten.

Schnitt II. Am lateralen Rand der Semimuskeln. Nach Spaltung der Fascia poplitea werden der M. semitendinosus und M. semimembranosus freigelegt. Der M. semitendinosus verläuft dicht an der lateralen Seite des M. semimembranosus. Zuerst wird der *M. semitendinosus* unter dem Schutz von zwei Kocher-Sonden schräg durchtrennt. Dieser Muskel wird hinterher nicht wieder durch eine Naht vereinigt. Der *M. semimembranosus* ist meist außerordentlich kräftig entwickelt. Er wird in seiner Gesamtheit mit zwei Kocher-Sonden unterfahren und unter ihrem Schutz Z-förmig in einer Länge von etwa 10 cm durchschnitten. Nach Ausgleich der Kontraktur *Wiedervereinigung* der Sehnen- und Muskelenden durch einige lose Seidenknopfnähte.

Ruhigstellung. Becken-Beingipsverband für 3 Wochen.

Nachbehandlung. Zweiter Becken-Beingipsverband für erneut 3 Wochen, dann Aufnahme von Übungsbehandlung. Bei Kindern und Jugendlichen Anpassen einer hinteren Gipsnacht-schiene.

Die Operation zur Beseitigung der spastischen Kniebeugekontraktur ist für die meisten Fälle der spastischen Lähmungen wichtiger als der Ausgleich eines leichten oder mäßigen Spitzfußes. Man muß sogar bei den spastischen Lähmungen mit dem Ausgleich des Spitzfußes zurückhaltend sein. Wenn nach einer ausgiebigen Beseitigung eines spastischen Spitzfußes eine Neigung zum Hackenfuß sich entwickelt, wird die Kniesicherheit gestört, und die Gehfähigkeit wird schlechter als vorher. Schwere Spitzfüße müssen selbstverständlich ausgeglichen werden, aber leichte soll man ruhig belassen, damit nach der Tenotomie der Kniebeuger die Kniesicherheit erhalten bleibt.

18. Freilegung der Nerven in der Kniekehle
A. Freilegung des N. peronaeus

Dieser Nerv wird in der Kniekehle oder unmittelbar am Fibulaköpfchen bei Verletzungen freigelegt.

a) Freilegung in der Kniekehle

Längsschnitt dicht neben dem inneren Rande der Bicepssehne. Diese wird nach lateral gehalten. Die Fascia poplitea wird mit einer Rinnensonde längsgespalten, und der N. peronaeus liegt frei. Es ist zu beachten, daß bereits im oberen Teil der Kniekehle der N. cutaneus surae lateralis abgeht.

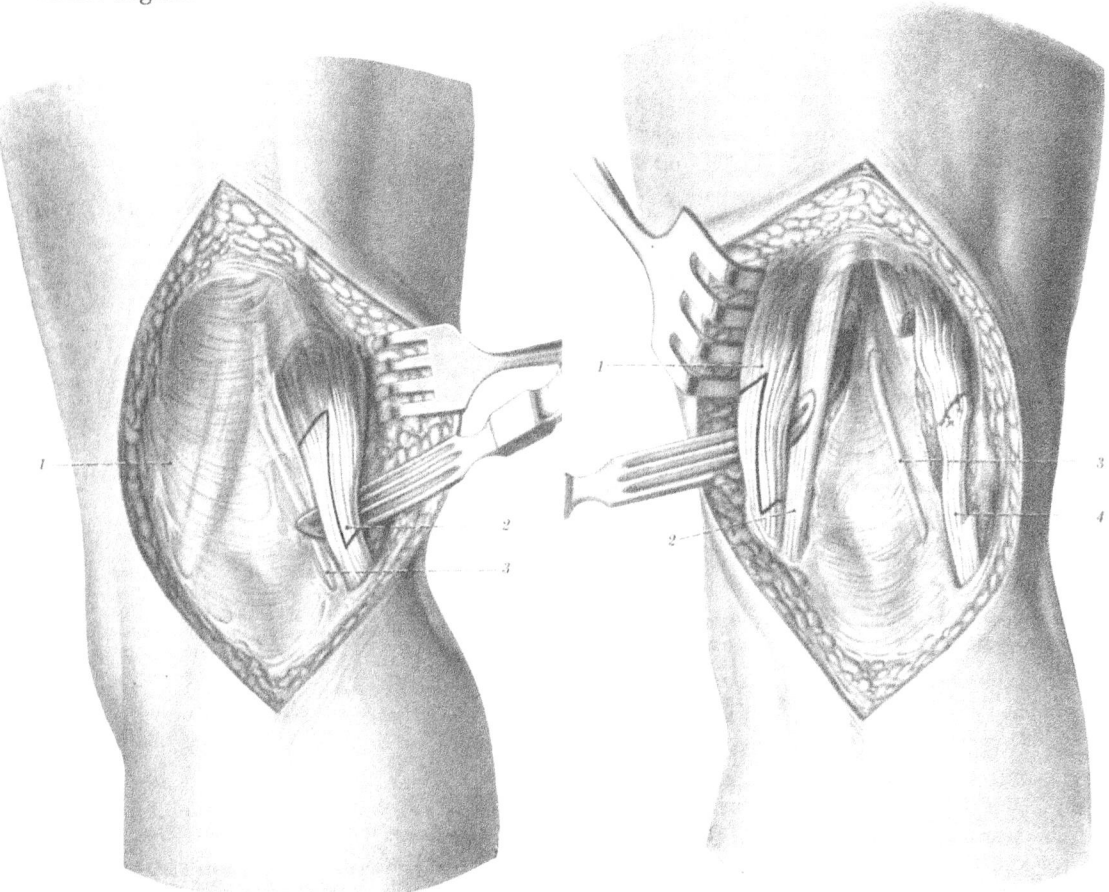

Abb. 953   Abb. 954
Abb. 953 u. 954. Operation der offenen Durchtrennung der Kniebeuger

Abb. 953. Der M. biceps ist mit einer Kocher-Sonde unterfahren und freigelegt. Er ist vorher von dem dicht danebenverlaufenden N. peronaeus zu isolieren. Die Semimuskeln sind noch von der Fascie bedeckt. *1* Von der Fascie bedeckte Semimuskeln; *2* M. biceps; *3* N. peronaeus

Abb. 954. Die Z-förmige Verlängerung des M. biceps ist beendet. Die freien Enden sind durch zwei Knopfnähte lose miteinander vereinigt. Die Semimuskeln sind freigelegt. Der M. semimembranosus ist für die Tenotomie mit einer Kocher-Sonde unterfahren. *1* M. semimembranosus; *2* M. semitendinosus; *3* N. peronaeus; *4* M. biceps

Wenn es sich um einen gemeinsamen Schaden des N. peronaeus und des N. tibialis handelt, wird der Schnitt etwas weiter medial als zur isolierten Freilegung des N. peronaeus angelegt. Man kann dann von *einem* Schnitt aus beide Nerven, den Peronaeus und Tibialis, freilegen.

b) Freilegung am Fibulaköpfchen (s. Abb. 955)

Schrägschnitt über dem oft gut tastbaren N. peronaeus. Die Fascie wird unter dem Schutz einer Rinnensonde über dem N. peronaeus längsgespalten, und die Aufteilungsstelle des Nerven in seine Endäste wird freigelegt. Der Ramus profundus geht nach vorn um das Fibulaköpfchen, um sich bald in die einzelnen Muskeläste aufzuzweigen. Der Ramus superficialis geht direkt nach unten, um sich in die Äste für die Mm. peronaei und in den N. cutaneus dorsi pedis aufzuteilen.

B. Freilegung des N. tibialis

Freilegung in der Kniekehle (s. Abb. 956)

Längsschnitt in der Mitte der Kniekehle unter Spaltung der Fascia poplitea. Man dringt stumpf zwischen den Sehnen des Biceps und der Semimuskeln auf den N. tibialis vor. Der

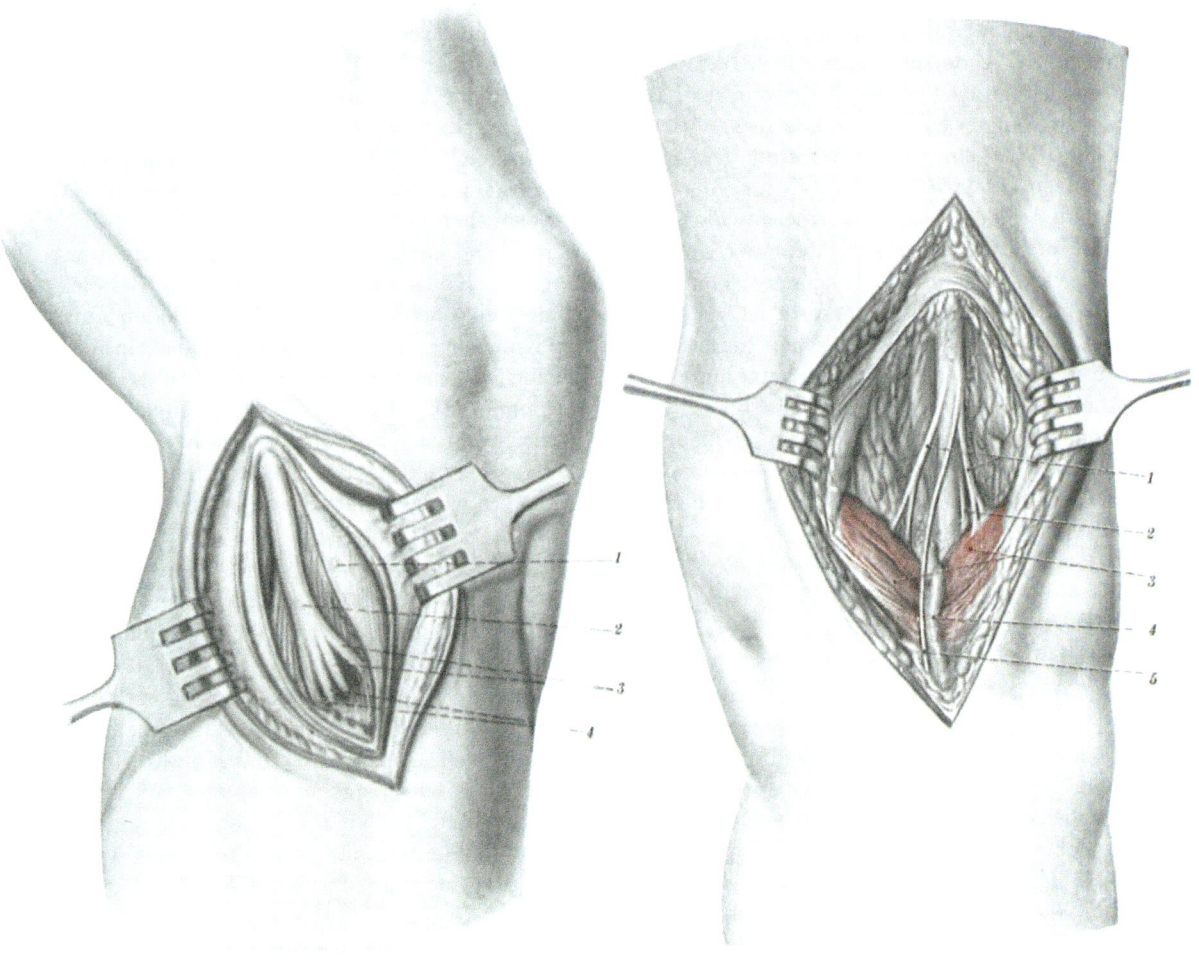

Abb. 955   Abb. 956

Abb. 955. Freilegung des N. peronaeus am Fibulaköpfchen. *1* Fascia cruris; *2* N. peronaeus; *3* Ramus anterior und profundus; *4* Ramus superficialis

Abb. 956. Freilegung des N. tibialis in der Kniekehle. *1* Äste für die Gastrocnemiusköpfe; *2* Äste für den M. soleus; *3* Kopf des M. gastrocnemius; *4* V. saphena parva; *5* N. cutaneus surae medialis

N. cutaneus surae medialis verläuft oberflächlich und kann unter Umständen als Wegweiser für das Auffinden des N. tibialis benutzt werden.

Der N. tibialis gibt im unteren Teil der Kniekehle bereits die Muskeläste für den M. gastrocnemius, die nach medial und lateral abzweigen, ab. Gleichfalls liegt in der Kniekehle auch schon der Abgang des Astes für den M. soleus, der fast in der Mittellinie peripherwärts zieht.

19. Quadricepsplastik

Die Behandlung der Quadricepslähmung durch eine Sehnenverpflanzung ist frühzeitig aufgenommen worden. Sie wurde während der ersten Epoche der Sehnenverpflanzungen außerordentlich häufig, ja viel zu häufig ausgeführt. Es wurden einmal Muskeln benutzt, die zu schwach waren, um einen wirklichen Erfolg durch die Operation zu erreichen, dann wurde die Operation auch nicht, wie wir heute wissen, immer bei der richtigen Indikation angewandt. So hat z. B. *eine noch so gute Quadricepsplastik für den Patienten keinen praktischen Erfolg, wenn gleichzeitig eine totale Lähmung des Glutaeus maximus vorhanden ist.* Es wird in diesen Fällen durch die Operation nicht erreicht, daß der Patient ein standfestes Bein bekommt.

Als *Ersatzmaterial* für den gelähmten Quadriceps werden in erster Linie die *Kniebeuger* benutzt. Es erscheint zunächst unverständlich, daß die Kniebeuger so gut in der Lage sind, nach ihrer Verpflanzung eine aktive Kniestreckung auszuführen. Das Verständnis hierfür ist durch die Untersuchungen H. v. BAEYERs über die Wirkung der Muskeln bei verschiedenen Gelenkstellungen vermehrt worden. Er hat gezeigt, daß die ischio-cruralen Muskeln in bestimmten Stellungen auch als Kniestrecker wirken. Die Theorie der Gliederkette nach H. v. BAEYER zeigt aber auch, daß der Wirkung der verpflanzten Muskeln statische und gelenkphysiologische Grenzen gesetzt sind. Die Wirkung der Kniebeugemuskeln ist verschieden, je nachdem, ob es sich um eine offene oder eine geschlossene Gliederkette handelt. Die offene Gliederkette ist z. B. im Sitzen vorhanden, wenn der Unterschenkel frei herabhängt und in dieser Stellung durch den verpflanzten Kniebeugemuskel eine Streckung des Knies ausgeübt wird. Das Beispiel der geschlossenen Gliederkette ist gegeben, wenn der Fuß beim Stehen auf den Boden aufgestellt ist. Dann wirken schon normalerweise die Kniebeuger als zweigelenkige Muskeln, die über die Hüfte und das Kniegelenk hinten hinwegziehen, gleichzeitig als Hüft- und Kniestrecker. Durch den Gegenhalt, den der Fuß am Boden gewonnen hat, ist es für die Kniebeuger nicht möglich, in dieser Stellung eine Kniebeugung herbeizuführen. Für die praktische Wirkung der Quadricepsplastik ist nicht ausschlaggebend, wie die Funktion der verpflanzten Muskeln bei der offenen Gliederkette, also z. B. beim Sitzen, sondern wie sie bei der geschlossenen Gliederkette, also im Stehen, ist.

So wertvoll die theoretischen Erwägungen von H. v. BAEYER sind, so dürfen sie doch in ihrem praktischen Wert nicht überschätzt werden, denn *beim Gehakt ist ein periodischer Wechsel von der offenen zur geschlossenen Gliederkette* vorhanden. Hierdurch wird es doch möglich, daß durch einen verpflanzten Kniebeugemuskel eine erhöhte Kniesicherung erreicht wird.

Für die Wirkung der verpflanzten Kniebeuger ist weiterhin zu berücksichtigen, daß bei gleichzeitiger Hüft- und Kniebeugung die verpflanzten Kniebeugemuskeln einer vermehrten Dehnung ausgesetzt werden und daß umgekehrt bei der gleichzeitigen Hüft- und Kniestreckung eine Entspannung der Muskeln stattfindet. Die Aufgabe bei der Operation ist es also von vornherein, den verpflanzten Kniebeugemuskeln die für den späteren Gebrauch richtige Spannung zu geben. Weiterhin ist bei der Nachbehandlung darauf zu achten, daß nicht durch eine überschnelle Kniebeugung eine unliebsame Überdehnung der verpflanzten Muskeln eintritt, die dann in Kniestreckstellung nicht mehr den Unterschenkel wirkungsvoll strecken können.

Die *Indikation* zur Quadricepsplastik bei einer Lähmung wie Schwächung des Quadriceps ist gegeben, wenn gleichzeitig der Glutaeus maximus so weit erhalten ist, daß durch die koordinierende Wirkung des Hüftstreckmuskels mit dem verstärkten Kniestreckmuskel der Eintritt einer Kniesicherheit erwartet werden kann. Als praktisch brauchbares Maß für die Kraft des Glutaeus maximus, die ausreicht, um die Kniesicherheit zu gewährleisten, hat sich folgender Grundsatz bewährt: **Die Quadricepsplastik wird nur in solchen Fällen ausgeführt, bei denen der Glutaeus maximus in der Lage ist, in Bauchlage frei das Bein von der Tischplatte abzuheben.**

Eine weitere Voraussetzung für einen Erfolg bei der Quadricepsplastik ist, daß ein ausreichend *gutes Ersatzmaterial* zur Verfügung steht. Der Quadriceps ist an und für sich ein so kräftiger Muskel, daß er durch keinen und auch nicht durch mehrere Muskeln voll in seiner Kraft ersetzt werden kann. Nur eine Verstärkung, aber nicht ein vollwertiger Ersatz des Quadriceps ist möglich. Die Kniebeugemuskeln, die als Ersatz für den Quadriceps verwandt werden, müssen funktionell gut leistungsfähig sein und eventuell vor der Operation noch durch eine Übungsbehandlung gekräftigt werden. Das Mindestmaß an Leistung, das von den Kniebeugemuskeln verlangt wird, ist, daß der Unterschenkel in Bauchlage kraftvoll gebeugt werden kann. Eventuell kann man sich noch durch eine Gewichtsbestimmung von der Leistungsfähigkeit der Kniebeuger überzeugen, bevor man sie verpflanzt.

Günstig für den Endeffekt der Quadricepsplastik ist ferner, wenn die *Wadenmuskulatur gut erhalten* ist. Fehlt diese, so kann die gleiche Wirkung erreicht werden durch eine Begrenzung der Dorsalflexion im oberen Sprunggelenk, durch eine Arthrodese oder eine vordere Arthrorise nach PUTTI.

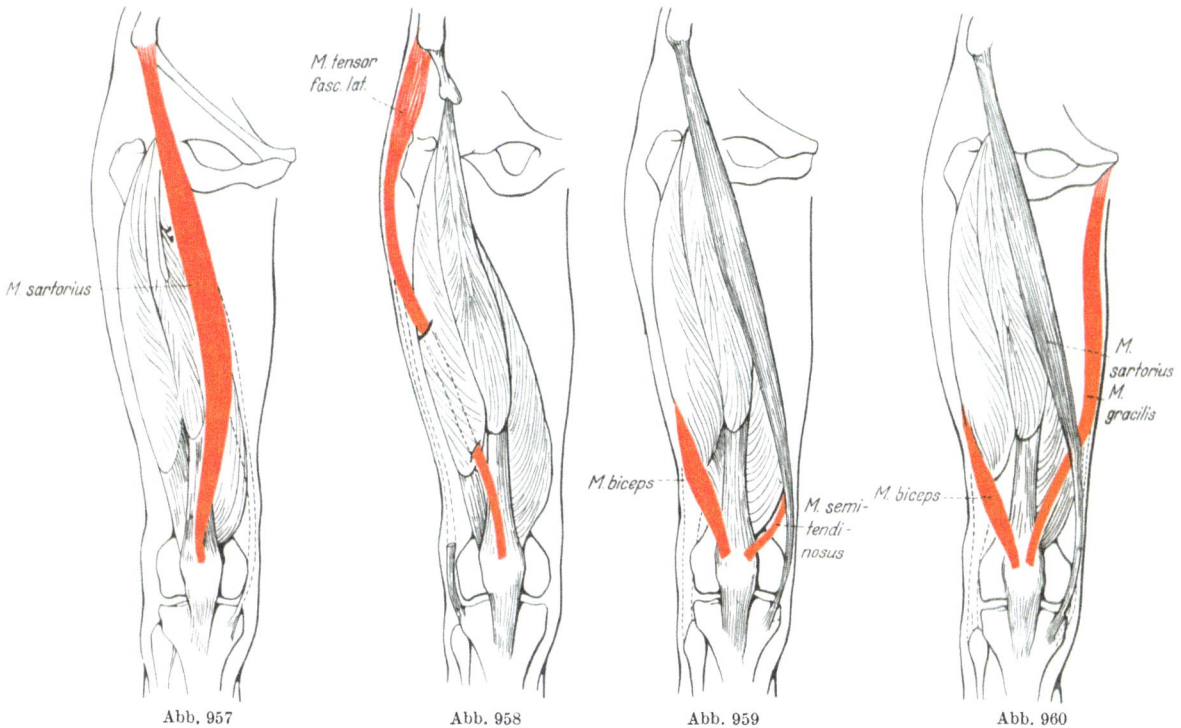

Abb. 957   Abb. 958   Abb. 959   Abb. 960

Abb. 957—960. Quadricepslähmung. Verschiedene Möglichkeiten der Muskelverpflanzung
Abb. 957. Verpflanzung des M.sartorius. Abb. 958. Verpflanzung des M.tensor fasciae. Abb. 959. Verpflanzung des M.biceps und M.semitendinosus. Abb. 960. Verpflanzung des M.biceps und M.gracilis

Eine weitere Voraussetzung für eine jede Quadricepsplastik ist, daß eine *Kniebeugekontraktur vorher beseitigt ist*. Dies geschieht am besten durch eine suprakondyläre Osteotomie. Die Verbindung der suprakondylären Osteotomie mit einer Quadricepsplastik in einer Sitzung hat sich wegen der langen Ruhigstellung, die nach der Osteotomie erforderlich ist, nicht bewährt. Es ist dringend zu raten, beide Eingriffe nacheinander vorzunehmen.

Die Erfahrungen haben gelehrt, daß man im allgemeinen mit der Quadricepsplastik zurückhaltend sein soll und sie nur dann ausführen soll, wenn die gesamten muskelmechanischen Verhältnisse an der Gliedmaße gute Vorbedingungen für einen Erfolg der Quadricepsplastik bieten. Wenn man dies nicht berücksichtigt, kommt die Quadricepsplastik, wie das schon eine Zeit der Fall war, unberechtigterweise in Mißkredit.

Das Bestreben bei der Operation geht dahin, daß der Patient eine wirklich wesentlich erhöhte Kniesicherheit bekommt, d.h. daß er vom Apparat frei wird oder zum mindesten, daß er mit einem Apparat mit beweglichem Kniegelenk gehen kann. Dieses Ziel ist nicht leicht erreichbar, das zeigen auch die *verschiedenen Operationsvorschläge*, die für die Quadricepsplastik gemacht worden sind.

Die Verwendung des *M.tensor fasciae* und *M.sartorius* wird von einem Teil der Autoren abgelehnt, da dies zu schwache Muskeln seien, so von HASS. FRITZ LANGE hat sich gegen die

Verwendung des M. sartorius gewandt, weil dieser ein X-Beinbekämpfer für das Knie sei. Andere Autoren, wie SPITZY, haben mit besonderer Vorliebe den M. tensor fasciae verpflanzt oder auch gerne den M. sartorius mitverwendet (z. B. ERLACHER, HOHMANN, NOVÉ-JOSSERAND, SCHANZ) (s. Abb. 957 und 958). SPITZY hat ein eigenes Verfahren für die *M. tensor fasciae-Verpflanzung* ausgebildet (s. Abb. 961—963).

Er löst den M. tensor fasciae in Verbindung mit dem Fascienstreifen unten am Knieansatz ab, isoliert ihn bis zur Mitte des Oberschenkels und führt ihn von hier schräg durch den gelähmten M. vastus lateralis und dann durch den M. rectus femoris hindurch zur Kniescheibe. Eventuell wird der M. tensor fasciae, wenn eine Überdehnung des Ligamentum patellae vorhanden ist, noch durch eine Seidensehne bis zur Tuberositas tibiae geführt. Die Wirkung der Verpflanzung des *Bandmuskels* nach SPITZY soll in einem Teil der Fälle recht gut sein. Wir sahen auch solche von SPITZY selbst operierte Fälle, die eine erfreuliche aktive Kniestreckung gezeigt haben.

BARON schlug einen eigenartigen Weg ein, er löst den M. sartorius an seinem Ansatz ab, zieht den Muskel nach oben hinaus und doppelt ihn, indem er ihn oben an der Spina iliaca anterior annäht. An die Muskelschlinge wird ein langes Fascienband angehangen, das bis zur Kniescheibe geführt wird. Die Operation von BARON zeichnet sich mehr durch ihre Originalität als durch gute Erfolgssicherheit aus.

Als Ersatzmaterial werden von den meisten Autoren der *Biceps* und der *M. semitendinosus* benutzt (z. B. HASS, FRITZ LANGE, s. Abb. 959). BIESALSKI und MAYER nahmen zu dem Biceps noch den M. gracialis (s. Abb. 960). ERLACHER nimmt den M. sartorius und M. gracilis als Ersatz für den M. rectus femoris und M. vastus medialis und den Biceps für den M. vastus lateralis. Er bezeichnet dieses Vorgehen als einen „physiologischen" Ersatz.

HOHMANN verwendet außer dem M. sartorius vor allem den Biceps. Er hält die Gefahr, daß durch die Verpflanzung des M. sartorius ein X-Bein entsteht, im Gegensatz zu FRITZ LANGE nicht für groß. HOHMANN nimmt bei der Verpflanzung nicht den ganzen Biceps, sondern nur den eingelenkigen Teil des Biceps, das Caput breve, das eine günstigere Lage als das Caput longum für die Verpflanzung habe. Das Caput breve wird vom N. peronaeus communis, dagegen das Caput longum vom N. tibialis versorgt. HOHMANN zieht die Sehne des Caput breve bicipitis durch einen schrägen Schlitz der Quadricepssehne zur Patella.

Wenn das Muskelmaterial es gestattet, soll man zwei Muskeln verpflanzen, einen auf der medialen und einen auf der lateralen Seite. Wenn man lediglich den Biceps verpflanzt, kann im Laufe der Jahre bei einer totalen Qudricepslähmung durch den seitlichen Muskelzug die Kniescheibe nach lateral verzogen werden und dadurch die Neigung zu einer Patellarluxation gefördert werden. Hierauf haben wieder SCHWARTZMANN und CREGO hingewiesen.

Sie beobachteten unter 100 Bicepstransplantationen 29mal eine Lateralverschiebung der Kniescheibe.

Bei einer Quadricepsverstärkung ist keine Lateralverschiebung der Kniescheibe zu befürchten. Die Kraft des M. vastus medialis reicht aus, um wirkungsvoll die Zugwirkung des verpflanzten Biceps zu kompensieren. Als besonders gutes Ersatzmaterial gelten der Biceps und der Semitendinosus. Wenn dieser nicht vorhanden ist, kann auch der Gracilis genommen werden. Einer dieser beiden Muskeln genügt als Gegenspieler für den Biceps.

Einheitliche Auffassung herrscht darüber, daß die verpflanzten Sehnen *zuverlässig an der Kniescheibe* befestigt werden müssen. Die Befestigung muß subperiostal erfolgen. Die beiden Sehnen werden entweder nebeneinander befestigt, oder die eine Sehne wird durch ein Bohrloch durch die Patella hindurch geführt (LEXER), oder auch die beiden Sehnen werden über Kreuz an der Kniescheibe verankert (HASS).

Wenn das *Kniescheibenband überdehnt* ist, was vor allem bei Kindern und Jugendlichen mit veralteten Erkrankungen zutrifft, reicht die Befestigung der verpflanzten Sehne allein an der Kniescheibe nicht aus. Es ist erforderlich, eine Verbindung von der Kniescheibe zur Tuberositas tibiae herzustellen. FRITZ LANGE führte in solchen Fällen eine Seidensehne bis zur Tuberositas tibiae. BIESALSKI und MAYER wählten gleichfalls als Ansatzpunkt für die Gracilissehne die Tuberositas tibiae.

Als *typisches Operationsverfahren* wird heute im allgemeinen die Verpflanzung des Biceps in Verbindung mit der des M. semitendinosus und M. gracilis angesehen. Die gleichzeitige

Verpflanzung des M. semimembranosus darf nur vorgenommen werden, wenn noch ein guter M. semitendinosus und M. gracilis vorhanden sind; ist das nicht der Fall, so verlieren die

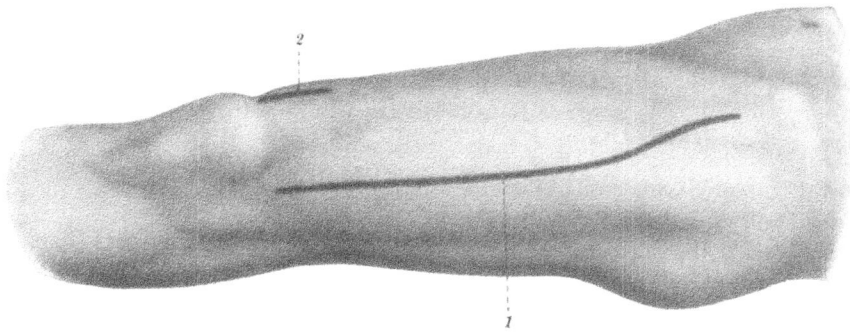

Abb. 961—963. M. tensor fasciae-Verpflanzung als Verstärkung für eine M. quadriceps-Lähmung nach SPITZY
Abb. 961. Schnittführungen. *1* Großer Längsschnitt zur Freilegung des M. tensor fasciae latae; *2* kleiner Schnitt zur Befestigung des M. tensor fasciae latae an der Quadricepssehne und an der Kniescheibe

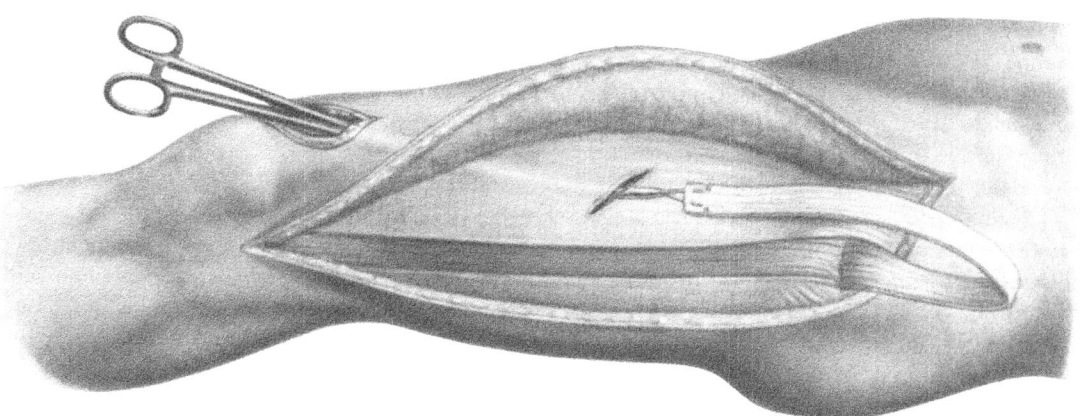

Abb. 962. Der M. tensor fasciae ist zusammen mit einem langen Streifen aus der Fascia lata isoliert. An das freie Ende sind in typischer Weise Seidenfäden angehangen, und der Muskel wird durch einen Schlitz in der Fascie subcutan zur Kniescheibe geführt

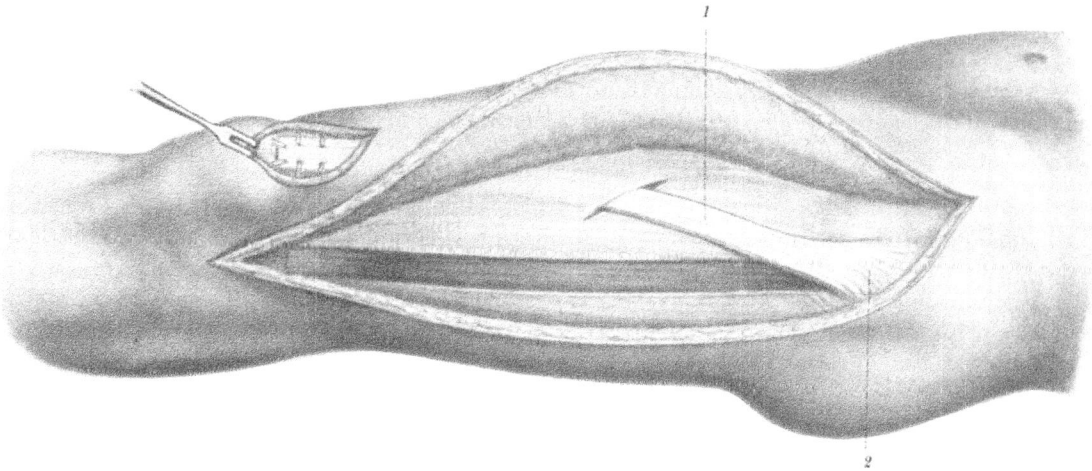

Abb. 963. Die Bandplastik ist beendet. Das untere Ende des Fascienstreifens ist mit der Quadricepssehne und dem oberen Rand der Kniescheibe vernäht. *1* Verlängerung des M. tensor fasciae durch den Fascienstreifen; *2* M. tensor fasciae, muskulärer Anteil

Patienten ihre aktive Kniebeugefähigkeit. Dadurch können sie beim Gehen das Bein schwer vom Boden abheben. Die Patienten haben dann eventuell den Wunsch, es solle wieder die Rückverlagerung der Kniebeugemuskeln gemacht werden!

Außerdem kann sich, wenn man zuviel von den Kniebeugemuskeln für den Quadriceps-
ersatz verwendet, sekundär ein Genu recurvatum entwickeln.

SCHWARTZMANN und CREGO sahen dies bei der Verpflanzung vom Biceps allein in 12% und bei zusätzlicher Verpflanzung des Semitendinosus in 29% der Fälle.

A. Technik der Verpflanzung des M. biceps und des M. semitendinosus bzw. des M. gracilis als Ersatz für den Quadriceps

(s. Abb. 964 und 965)

Die Operation besteht aus zwei Teilen:

a) aus der Freilegung der Kniebeugemuskeln,

b) aus der Befestigung der verpflanzten Sehnen an der Patella.

Der erste Teil der Operation muß in Seitenlage oder bei gestreckt erhobenem Bein ausgeführt werden; der zweite Teil geht in Rückenlage vor sich.

a) Freilegung der Kniebeugemuskulatur

Schnitt I an der Außenseite des Oberschenkels vom Fibulaköpfchen nach oben ziehend. Nach
Spaltung der Fascia lata wird die Bicepssehne freigelegt und mit einer Kocher-Sonde unterfahren. Eine Isolierung der Sehne vom N. peronaeus, der dicht einwärts neben der Bicepssehne verläuft, ist unbedingt erforderlich. Die Bicepssehne wird dicht am Fibulaköpfchen
abgeschnitten, nach oben isoliert und mit weißer Gaze umfaßt. Dann wird der gesamte Muskelbauch des Biceps etwa bis zur Mitte des Oberschenkels, d. h. bis zu der Stelle, wo die Nerven
und Gefäße in den Biceps eintreten, isoliert.

Schnitt II. α) *Zur Freilegung des M. semitendinosus am Innenrand der Kniekehle.* Nach
Spaltung der Fascia poplitea wird die lange Sehne des M. semitendinosus, die dicht lateral neben
der des M. semimembranosus verläuft und weiter oben auf dem Muskelbauch des M. semimembranosus liegt, aufgesucht und an ihrer Ansatzstelle am Pes anserinus abgelöst. Die Sehne mit
ihrem anschließenden Muskelbauch wird etwa bis zum Übergang vom unteren zum mittleren
Drittel des Oberschenkels isoliert.

*β) Schnitt zur Freilegung des M. gracilis, vom Pes anserinus an der Innenseite der Kniekehle
nach oben gehend.* Nach Spaltung der Oberschenkelfascie kommt man zunächst auf den breitflächigen M. sartorius, und darunter liegt zwischen diesem Muskel und dem M. semimembranosus
die Gracilissehne. Sie wird an ihrem Ansatz abgelöst und bis zum Übergang vom unteren zum
mittleren Drittel des Oberschenkels isoliert.

b) Verpflanzung der Kniebeugemuskeln und Befestigung an der Kniescheibe

Schnitt I. Leicht bogenförmig am äußeren Rand der Kniescheibe. Der Schnitt muß so gelegt
werden, daß er außerhalb der Befestigungsstelle der Sehnen liegt.

α) Verpflanzung der Kniebeugemuskeln

Einführen einer langen Kornzange von der Kniescheibe her *subcutan*, einmal nach der Außenseite und dann nach der Innenseite, um den M. biceps bzw. den M. semitendinosus oder M. gracilis
mit Hilfe von Seidenfäden zur Kniescheibe zu führen. Die Sehnen werden möglichst schräg
und nicht in einem abgeknickten Winkel zur Kniescheibe geleitet. Der M. biceps und der M. semitendinosus werden rein subcutan geführt. Der M. gracilis wird dagegen unter dem M. sartorius
hindurchgezogen. Kräftige Seidenfäden werden in typischer Weise an die freien Sehnenenden
angehangen.

Es ist bei der Verpflanzung gut darauf zu achten, daß die Eintrittsstelle des Muskels in
den subcutanen Hautkanal genügend weit ist. Er muß eventuell gesondert erweitert werden.
An der Außenseite des Oberschenkels ist es oft erforderlich, die Fascie einzuschneiden, damit
diese kein Gleithindernis für den verpflanzten Muskel bildet.

Im einzelnen geht die *Verpflanzung des Muskels* so vor sich: nachdem die große Kornzange
von der Kniescheibe aus eingeführt ist, wird der zentrale Eingang des subcutanen Kanals mit
einer kleinen Kornzange zusätzlich erweitert. Die Seide, die an der Sehne angehangen ist, wird
mit der Kornzange gefaßt, ein stumpfer halblanger Haken wird an die Eintrittsstelle der Sehne

in den subcutanen Kanal eingesetzt, und erst dann wird die Sehne mit ihrem Muskel zur Kniescheibe hindurchgezogen.

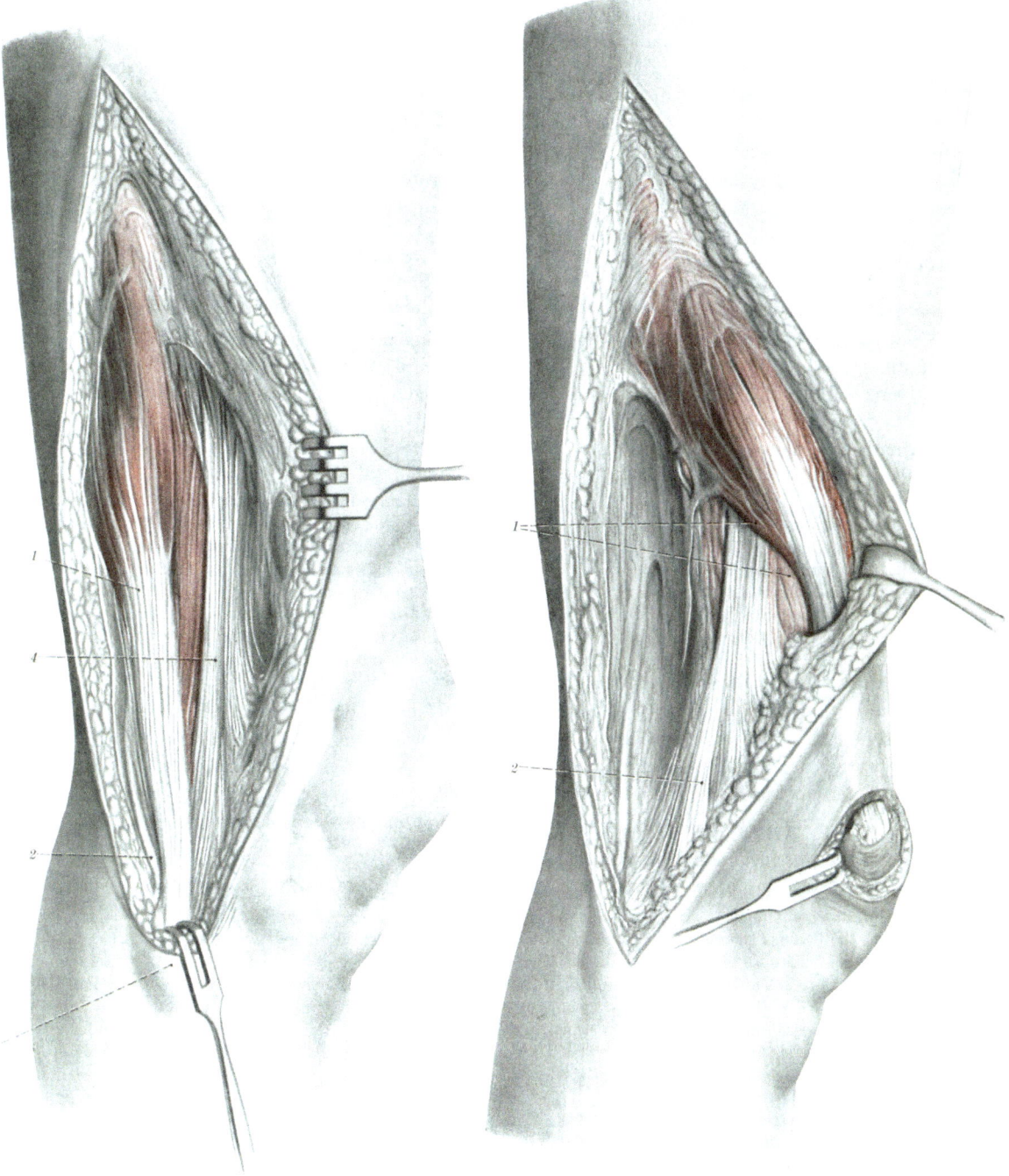

Abb. 964   Abb. 965

Abb. 964 u. 965. M. quadriceps-Lähmung. M. biceps-Verpflanzung nach FRITZ LANGE

Abb. 964. Der M. biceps wird an seinem Ansatz am Fibulaköpfchen freigelegt und vom N. peronaeus isoliert. *1* M. biceps; *2* N. peronaeus; *3* Fibulaköpfchen; *4* hinterer Rand des Maissiatschen Streifens. Abb. 965. Der M. biceps ist nach zentral bis zu dem Eintritt der Gefäße und Nerven isoliert und in schräger Richtung subcutan zur Befestigung an die Patella geführt. *1* M. biceps; *2* Maissiatscher Streifen. Er ist eventuell einzuschneiden, um für den verpflanzten M. biceps kein Hindernis zu bilden

Um eine gute Zugrichtung für den verpflanzten Muskel zu erhalten, wird die Sehne nicht unmittelbar zur Kniescheibe, sondern durch einen Schlitz der Quadricepssehne dicht oberhalb der Kniescheibe hindurchgeleitet.

β) Befestigung der Sehne an der Kniescheibe

Das Periost der Kniescheibe wird lappenförmig gespalten und nach medial und lateral umgeschlagen. Die beiden Sehnenenden werden zur Kniescheibe geleitet, hier subperiostal vernäht und zum Abschluß wird der Periostlappen wieder über die Sehnenenden zurückgeschlagen. Wenn die Sehnenenden lang genug sind, ist auch eine schlingenförmige Befestigung durch einen Knochenkanal in der Patella möglich. Diese Befestigung gilt als besonders zuverlässig.

Ruhigstellung. Gut gepolsterter Becken-Beingipsverband, er wird an der Innen- und Außenseite entsprechend dem Verlauf der verpflanzten Muskeln ausgeschnitten.

Nachbehandlung. Aufnahme von aktiven Anspannungsübungen im schalenförmig aufgeschnittenen Gips 2 Wochen nach der Operation. Gipsverbandabnahme 4 Wochen nach der Operation, dann Lagerung auf eine Schiene. Mit den Kniebeugeübungen wird erst 6 Wochen nach der Operation begonnen.

B) Modifikation der typischen Bicepsplastik zum Quadricepsersatz

Sie wurde von CALDWELL und DURHAM (1955) angegeben. Sie gingen von dem Gedankengang aus, daß die Zugrichtung des verpflanzten Biceps bei seiner Führung um die Außenseite des Oberschenkels nach vorne schlecht sei. Man solle deshalb den Biceps nach hinten verlagern und das distale Ende von der Innenseite des Femur unter den M. vastus medialis nach vorne zur Quadricepssehne führen.

Technik. *Schnitt I* an der Oberschenkelaußenseite. Der M. biceps wird mit seinem sehnigen Ansatz am Fibulaköpfchen abgelöst — Achtung auf N. peronaeus! — und bis zu seinem oberen Drittel am Oberschenkel mobilisiert. Etwa zwei Drittel des kurzen Bicepskopfes werden vom Femurschaft abgelöst unter sorgfältiger Beachtung der in den Muskel eintretenden Nerven und Gefäße. Die zentrale Begrenzung der Ablösung bildet das Septum intermusculare — Achtung A. femoralis! Der mobilisierte Biceps wird spiralförmig um das Femur nach innen einwärts geführt. Er verläuft unter dem M. vastus medialis.

Schnitt II medial parapatellar. Die Kniescheibe und die Quadricepssehne werden freigelegt. Ein genügend großes, schlitzförmiges Loch wird in die Quadricepssehne geschnitten. Das freie Bicepsende wird von hinten her durch diesen Schlitz in die Quadricepssehne nach vorne gezogen und zusätzlich durch einen Knochenkanal in der Patella, der in der Längsrichtung verläuft, hindurchgezogen und vernäht.

Es wird durch die Operation eine wesentliche Verbesserung der Zugrichtung des verpflanzten Biceps erreicht. Die Technik erscheint diffizil, die Verwachsungsgefahr durch die Verlagerung des Biceps um das Femur erscheint groß zu sein. Damit wird es wieder fraglich, ob die Vergrößerung der Operation der Bicepsverpflanzung dem Gewinn entspricht, den man sich zur Verbesserung der Funktionsleistung gegenüber der gebräuchlichen Bicepsplastik erhofft.

Die *Behandlungsergebnisse* der Quadricepsplastik werden außerordentlich verschieden angegeben. Eine wertvolle Zusammenfassung liegt von SCHWARTZMANN und CREGO aus dem Jahre 1948 vor.

Sie umfaßt einen Bericht von 134 Fällen; in 100 Fällen war nur eine Verpflanzung des Biceps auf die Patella, in 30 Fällen des Biceps und des Semitendinosus und in 4 Fällen lediglich des Semitendinosus (in diesen Fällen nur zur Bekämpfung einer rückfälligen Kniebeugekontraktur) ausgeführt worden. Das Krankengut ist kritisch gesichtet. Die Resultate waren in den Fällen, bei denen der Biceps allein verpflanzt war, in 47% *sehr gut oder gut, in 9% ausreichend und in etwa 9% schlecht. Bei der gemeinsamen Verpflanzung von Biceps und M. semitendinosus war die Zahl der Mißerfolge nur 13%.* Es wurden nur solche Fälle als sehr gut oder gut bezeichnet, bei denen eine volle Streckung von 180° bestand, bei denen kein oder kein nennenswertes Rekurvatum vorlag, bei denen sich keine Neigung zur Luxation der Kniescheibe ausgebildet hatte und bei denen die Kniesicherheit im Gehen gut war.

Die Behandlungsresultate wurden *getrübt* durch die Ausbildung eines *Genu recurvatum.* Die Neigung ist hierzu größer, wenn die Wadenmuskulatur schlecht, als wenn sie gut erhalten ist. Ungünstig wirkte sich auch die Entwicklung einer *seitlichen Verschiebung der Kniescheibe* aus. Die Verschiebung wurde erst bei den Nachuntersuchungen in späteren Jahren festgestellt.

Um die Behandlungsresultate der Quadricepsplastik zu *verbessern*, wird vorgeschlagen, die Quadricepsplastik nur in den Fällen zu machen (s. auch oben), bei denen die Wadenmuskulatur gut erhalten ist. Außerdem wird geraten, um der Entwicklung einer Rekurvatumstellung vorzubeugen, im Gipsverband keine Überstreckung zu geben und vor der Operation eine bestehende Spitzfußdeformität zu beseitigen. Dieser Ausgleich muß aber begrenzt bleiben, weil sonst wieder die Kniesicherheit herabgesetzt wird.

Die Veröffentlichungen von SCHWARTZMANN und CREGO bestätigen die Auffassung von FRITZ LANGE, SPITZY u. a., daß die Quadricepsplastik einen großen Wert für die Hebung der funktionellen Leistung bei schweren poliomyelitischen Lähmungen hat.

IV. Unterschenkel

1. Die Osteotomie beim O-Bein

Der häufigste Anlaß der O-Beinosteotomie sind die Beinverbiegungen, die sich auf einer rachitischen oder konstitutionellen Grundlage entwickelt haben. Eine O-Beinosteotomie ist aber auch aus anderen Gründen nötig, z.B. beim posttraumatischen O-Bein oder beim O-Bein nach umschriebener Osteomyelitis an der Tibiakopfepiphyse. Je nachdem, in welchem Lebensalter die O-Beinosteotomie gemacht wird, unterscheidet man eine O-Beinosteotomie im Kleinkindesalter, im Alter des Schulkindes und in der Adoleszenz, sowie beim Erwachsenen. Die Osteotomie hat in jedem Lebensalter ihr kennzeichnendes Moment.

A. Die Osteotomie im Kleinkindesalter

Die Osteotomie im Kleinkindesalter ist eine häufige Form der O-Beinosteotomie. Ihre Notwendigkeit ist ein Zeichen dafür, daß der günstigste Zeitpunkt für die O-Beinbehandlung versäumt worden ist. Wenn alle behandlungsbedürftigen O-Beine rechtzeitig behandelt würden, so könnte dies stets mit der unblutigen Maßnahme, der Infraktion, geschehen und die offene Osteotomie wäre überflüssig. Dies ist bis heute nicht so, und es gibt immer wieder O-Beine im *Kindesalter*, die durch eine Osteotomie geradezurichten sind.

Das Alter, von dem an eine Osteotomie anstatt der Infraktion erforderlich ist, ist individuellen Schwankungen unterworfen und hängt von der Stärke und Beschaffenheit (Sklerosierung) der Unterschenkelknochen ab.

Die *Indikation* zur Osteotomie ist beim kindlichen O-Bein im allgemeinen vom 3.—4. Jahre ab gegeben, wenn die Infraktion wegen der Festigkeit des Knochens nicht mehr oder nur sehr schwer durchführbar wäre. Die Osteotomie ist gegenüber einer gewaltsam erzwungenen Infraktion der kleinere Eingriff. Der Entschluß zur Osteotomie anstatt zur Infraktion wird bei einer starken Innenrotationsstellung des Unterschenkels erleichtert.

Die subcutane Osteotomie hat für die O-Beinosteotomie wenig Anhänger. Auch HASS zieht hierfür die offene Osteotomie vor.

Die Auswahl der richtigen *Stelle für die Osteotomie* ist wichtig, um eine gute Beinform zu erhalten. Sie wird bestimmt auf Grund des Röntgenbildes und der klinischen Untersuchung. Man schlägt zu diesem Zweck die Unterschenkel, während die Knie mit nach vorn gedrehten Kniescheiben an der Innenseite eng aneinanderliegen, übereinander. *Die Stelle, an der sich die Unterschenkel überkreuzen, ist der Ort der Osteotomie* (FRITZ LANGE) (s. Abb. 966). Es ist meist der Übergang vom mittleren zum unteren Drittel des Unterschenkels.

Die Osteotomie ist so auszuführen, daß breite Berührungsflächen geschaffen werden und daß gleichzeitig die Innenrotation gut ausgleichbar ist. Die Heilungstendenz ist beim Kinde gut, auch bei sklerotischem Knochen, weil er von einem dicken Periostmantel umgeben ist. Dieser ist zu schonen und hinterher wieder mit einigen Nähten zu vernähen.

Die unangenehmste *Komplikation* nach einer O-Beinosteotomie ist die *Pseudarthrose*. Wir haben eine solche nie erlebt, aber sie nach O-Beinoperationen, die von anderer Seite ausgeführt waren, selbst nach Infraktionen, gesehen. Um dieser Gefahr zu entgehen und um den Eingriff der Geradrichtung des kindlichen O-Beines so klein wie möglich zu gestalten, hat BRANDES die *Methode der „Bohrosteoklasie"* ausgebildet. Es wird von ein oder zwei kleinen Hautschnitten die Tibia auf der Höhe der Verbiegung mehrere Male durchbohrt und dann manuell eingebrochen. Man erhält einen Querbruch mit gut verzahnten Knochenrändern. BRANDES hat hiermit sehr gute Ergebnisse mit einer schnellen Knochenkonsolidierung erzielt. Das Anwendungsgebiet der Bohrosteoklasie ist beschränkt auf die Fälle mit nicht allzu dicken Knochen und mit einem Sitz der Verkrümmung im mittleren oder unteren Drittel des Unterschenkels.

Die *Technik* der typischen offenen O-Beinosteotomie ist einfach. Wir ziehen die frontale „V-förmige" Osteotomie der rein linearen oder einfach keilförmigen vor. Man erhält breite Berührungsflächen, und der Ausgleich einer starken Innenrotation ist nach Herausnahme einer kleinen Knochenscheibe an der Außenseite gleichfalls gut möglich.

Technik der O-Bein-Osteotomie am Unterschenkel (s. Abb. 967)

Lagerung des Unterschenkels auf fester Unterlage.

Leicht bogenförmiger Schnitt über der Höhe der Verbiegung, lateral der Tibiakante. Nach Längsspaltung des Periostschlauches sorgfältiges Abschieben des kräftigen Periostes mit der gebogenen Kocher-Sonde und Einführung der Hohmann-Hebel. Bei dem meist sklerotischen Knochen Einmeißeln einer schmalen Knochenrinne entsprechend der Durchmeißelungslinie. Diese liegt frontal und hat die Form eines V mit proximaler Spitze. Nach völliger Durchmeißelung des Knochens wird bei einer starken Innenrotation auf der Außenseite des zentralen Fragmentes eine keilförmige Knochenscheibe so weit abgetragen, bis die Innenrotationsstellung leicht ausgleichbar ist.

Die *Fibula* wird manuell eingebogen. Während das Bein zuverlässig in der korrigierten Stellung gehalten wird, erfolgt der Nahtverschluß: Periost-, sorgfältige Subcutan- und Hautnaht.

Ruhigstellung und Nachbehandlung. Wenig gepolsterter Becken-Beingipsverband für 2 Wochen; beim Gipsverbandwechsel Röntgenkontrolle und genaue Überprüfung der Beinform sowie Anlegen eines neuen Becken-Beingipsverbandes für weitere 4 Wochen.

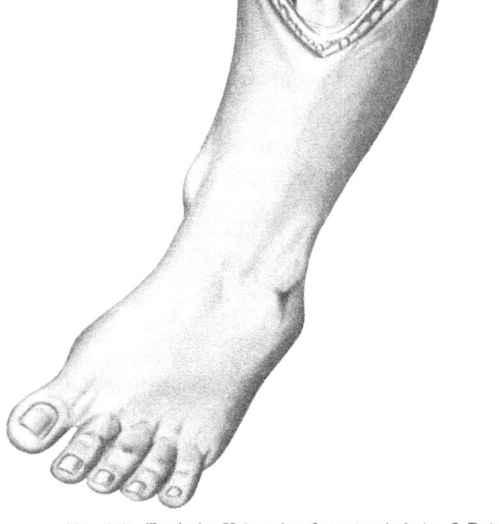

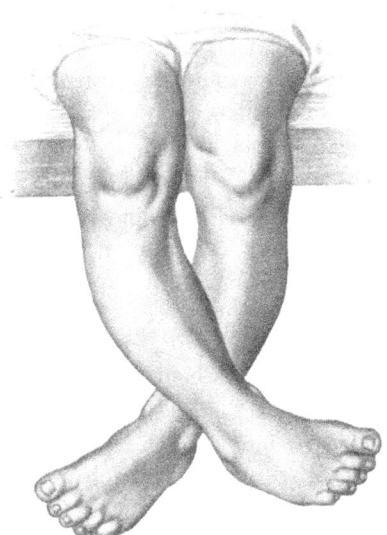

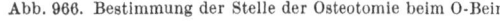

Abb. 966. Bestimmung der Stelle der Osteotomie beim O-Bein   Abb. 967. Typische V-förmige Osteotomie beim O-Bein

Wenn zur Nachbehandlung Beinapparate gegeben werden, kann nach dieser Zeit bereits die Gipsverbandbehandlung beendet werden. Sonst werden nochmals für 6 Wochen ungepolsterte Beingehgipsverbände angelegt. Wir haben *in den letzten 20 Jahren keine Apparate mehr zur Nachbehandlung der Osteotomien bei Kindern gegeben*, wie das früher in den orthopädischen Kliniken üblich war. Wir haben uns auf das Anlegen der Gehgipsverbände beschränkt und ebenso einwandfreie Beinformen erhalten.

Die *Gefahren* bei der Osteotomie des kindlichen O-Beines zeigen sich weniger bei der Operation als hinterher. Es ist ängstlich darauf zu achten, daß in dem Gipsverband keine *Zirkulationsstörung* auftritt, die sich namentlich nach Beseitigung einer starken Innendrehstellung leicht einstellt. Ist dies der Fall, so ist der Gips auf der Vorderseite zu schalen und etwas auseinanderzuhebeln. Genügt dies nicht, so ist auch die Polsterung bis auf die Haut durchzuschneiden.

Das Gefahrdrohende sind die Schwellung und die bläuliche Verfärbung oder gar die völlige Bewegungsunfähigkeit der Zehen. Eine Hemmung oder eine schwer auslösbare Dorsalflexion (auf Nadelreiz) der Zehen hat nach einer O-Beinosteotomie im Gegensatz zur X-Beinosteotomie nicht viel zu sagen. Die Osteotomiestelle liegt dicht neben der Streckmuskulatur. Die Kinder vermeiden die Dorsalflexion nicht wegen einer Peronaeusschädigung, sondern aus Angst vor Schmerzen.

Der *Hautschnitt* ist von der Tibiakante weg bogenförmig nach lateral zu verlegen und die Hautwunde mit einer sorgfältigen Subcutannaht gegen die Tiefe abzuschließen, um dem Übergreifen einer Stichkanaleiterung auf den Knochen vorzubeugen. Wer einmal eine schleichende Osteomyelitis durch das Übergreifen einer Stichkanaleiterung auf den Knochen erlebt hat, weiß, welche Bedeutung der richtigen Lage des Hautschnittes und der sorgfältigen Subcutannaht zukommt!

Das angeborene O-Bein

Eine besondere Besprechung der Behandlung des angeborenen Crus varus congenitum ist erforderlich. Diese Deformität ist dadurch charakterisiert, daß sie einseitig ist. Einwandfreie doppelseitig angeborene O-Beine scheint es auch den Mitteilungen in der Literatur nach nicht zu geben, wenn auch BISCHOFBERGER meint, daß man auf Grund des Röntgenbildes in einzelnen Fällen die Doppelseitigkeit nachweisen könne. Das angeborene O-Bein ist auffälligerweise meist linksseitig und vielfach mit einer leichten säbelscheidenförmigen Verbiegung nach vorn, mit einer Antekurvation, verbunden. Das *Röntgenbild* ist charakteristisch und läßt ohne weiteres eine Abgrenzung gegenüber den angeborenen „physiologischen", wie den rachitischen O-Beinen, die beide doppelseitig sind, zu. Die Tibia ist in ihrem mittleren Abschnitt auffällig verschmälert, verjüngt, die Compacta ist verdickt und der Markraum eingeengt, beides Zeichen für eine Minderwertigkeit des Knochens.

Das angeborene O-Bein bildet eine **absolute Kontraindikation** für jeden operativen Eingriff. Es ist, wie P. PITZEN so treffend bezeichnet hat, „*ein Kräutlein Rühr-mich-nicht-an*"! Die unblutige Infraktion, wie die offene Osteotomie führen zur Pseudarthrosenbildung. Das Bild der „angeborenen" Pseudarthrose ergibt sich. Eindrucksvolle Bilder von Unterschenkelpseudarthrosen, die auf dem Boden eines angeborenen O-Beines entstanden waren, hat BISCHOFBERGER mitgeteilt. P. PITZEN hat in einer Arbeit im Jahre 1944 auch kritisch zu der Frage Stellung genommen, ob der Arzt für die Entwicklung der Pseudarthrose nach einem operativen Eingriff bei einem angeborenen O-Bein haftbar gemacht werden kann oder nicht. P. PITZEN hat diese Frage bejaht, da das Krankheitsbild des angeborenen O-Beines genau bekannt sei und da damit zu rechnen sei, daß zwangsläufig nach einem ärztlichen Eingriff ebenso wie nach einem einfachen Knochenbruch die Pseudarthrose entsteht.

Es kann also nicht genug vor der Operation des angeborenen O-Beines gewarnt werden!

B. Die Osteotomie bei Kindern im Schulalter

Sie ist nötig wegen alter rachitischer O-Beine oder auch der O-Beine, die sich erst später entwickelt haben. Die *Indikation* ist im großen und ganzen die gleiche wie beim kleinkindlichen O-Bein: jedes ausgesprochene O-Bein ist wegen der Gefahr der späteren verminderten Leistungsfähigkeit (Ausbildung einer vorzeitigen Arthrosis deformans im Kniegelenk) operativ geradezurichten. *Es ist keineswegs nur eine kosmetische Operation, sondern in erster Linie eine Operation zur Sicherung der späteren Arbeitsfähigkeit.* Es ist nicht ein Krankheitszustand, sondern eine Krankheit, für die auch wegen ihrer Neigung zur Progredienz Behandlungsbedürftigkeit gegenüber der Krankenkasse anzuerkennen ist. Die *Stelle der Osteotomie* wird durch den Röntgenbefund, unter besonderer Berücksichtigung des Verlaufes der Kniegelenkachse, und den klinischen Befund bestimmt. Die Stelle der O-Beinosteotomie ist im allgemeinen der Unterschenkel. Wenn die Fibula zum manuellen Einbrechen zu fest ist, so wird sie gleichfalls osteotomiert (s. u.). Bei den wenigen Fällen, bei denen der Hauptsitz der Verbiegung oberhalb des Knies liegt, wird die Osteotomie suprakondylär am Oberschenkel außen, unter Herausnahme eines entsprechenden Knochenkeiles, umgekehrt wie beim X-Bein, vorgenommen.

Nur bei hochgradigen O-Beinverbiegungen sind zwei Osteotomien erforderlich, eine am Ober- und eine am Unterschenkel.

Ruhigstellung und Nachbehandlung (wie bei den O-Beinen des Kleinkindes).

C. Die Osteotomie in der Adoleszenz

Die Zahl der O-Beine, die in der Adoleszenz geradezurichten sind, ist relativ gering. Man kann annehmen, daß die schweren Formen der O-Beine als Folge der frühkindlichen Rachitis bis dahin behandelt sind. O-Beine, die erst in der Adoleszenz, ähnlich wie die X-Beine bei einer abnormen Knochenschwäche infolge von innersekretorischen Störungen, bei starker funktioneller Beanspruchung entstehen (jugendliche Reiter, Fußballspieler!), halten sich wohl jahrelang in geringen Grenzen. Sie haben aber leider eine ausgesprochene Neigung zur Progredienz. Sie bilden deshalb eine Indikation zur Operation.

Für die *Technik* der O-Beinoperation ist die neue Form der O-Beinosteotomie zu empfehlen, die sich bei uns in den vergangenen Jahren für die Behandlung der O-Beine bei Erwachsenen so bewährt hat (s. u.).

D. Die Osteotomie bei Erwachsenen

Das Verlangen nach Beseitigung der O-Beine bei jungen Erwachsenen mit leichten oder mäßig schweren O-Beinen ist namentlich bei dem weiblichen Geschlecht relativ groß. Die jungen Mädchen und Frauen haben den begreiflichen Wunsch, schöne, gerade Beine zu haben. Die Osteotomie beim O-Bein der Erwachsenen galt als ein Kapitel für sich. Gerade erfahrene Orthopäden und Chirurgen haben hier einen recht zurückhaltenden Standpunkt eingenommen, und mancher von ihnen hat mit den bisher üblichen O-Beinosteotomien beim Erwachsenen schlechte Erfahrungen gemacht. Die Auffassung wurde daher vertreten: die Osteotomie sei nicht mehr wie im Kindesalter ein einfacher, harmloser Eingriff. Es soll lange dauern, bis die Unterschenkelknochen nach der Osteotomie wieder fest werden; mit einer Gipsverbandzeit von $^1/_2$ Jahr und länger sei zu rechnen. LEXER hat in den Fällen, bei denen die Callusbildung gering war, Nachoperationen zur Anregung der Knochenbildung ausführen müssen. Auch FRITZ LANGE sah eine stark verzögerte Knochenkonsolidierung, die außer einer langen Gipsverbandzeit noch das Tragen eines Apparates verlangte. Wir haben diese Ära der O-Beinoperationen bei Erwachsenen miterlebt und ebenso auch immer wieder die dringenden Bitten der jungen Mädchen mitangehört, die den Wunsch zur Beseitigung ihrer O-Beine hatten. Wir haben uns deshalb bemüht, die O-Beinosteotomie so zu gestalten, daß die Gefahren der O-Beinosteotomie auch beim Erwachsenen auf ein Minimum herabgesetzt werden und daß die Gefahr der Pseudarthrosenbildung praktisch nicht gegeben ist. Wir sahen keine wesentliche Verzögerung der Knochenbruchheilung mehr, seitdem wir die Osteotomie in der abgeänderten Form vorgenommen haben (s. u.). Trotzdem soll selbstverständlich die *Indikation* zur O-Beinosteotomie beim jungen Erwachsenen streng gestellt werden: das Entscheidende ist, ob schon Schmerzen am Knie vorhanden sind als Vorboten einer sich vorzeitig entwickelnden Arthrosis deformans. Der äußere Schönheitsfehler des O-Beines darf, von hochgradigen Fällen abgesehen, nur beim weiblichen Geschlecht mitbewertet werden, insbesondere wenn, wie bei jungen Schauspielerinnen oder Tänzerinnen, berufliche Gründe mitsprechen oder auch wenn die O-Beine durch das Minderwertigkeitsgefühl bereits zu einer psychischen Depression geführt haben.

Die *Stelle* für die Osteotomie der O-Beine des Erwachsenen ist in der Regel der Unterschenkel. Sie wird im einzelnen durch den klinisch und röntgenologisch erkennbaren Sitz der Verkrümmung bestimmt. Man legt bei der klinischen Prüfung die Beine nacheinander in Rücken- und in Bauchlage übereinander, während die Knie bei nach vorn gerichteten Kniescheiben eng aneinanderliegen. Der typische Sitz der O-Beinverbiegung bei jungen Erwachsenen ist dicht unterhalb des Tibiacondylus. Wenn es möglich ist, die Osteotomie an dieser Stelle zu machen, so sind die Aussichten für eine schnelle Wiederverheilung des Knochens gut.

Das *Prinzip* der O-Beinosteotomie beim Erwachsenen, wie wir sie seit Jahren anwenden, ist folgendes:

Die Osteotomie wird im Bereich des Ansatzes des Ligamentum patellae an der Tuberositas tibiae ausgeführt. Die Tuberositas tibiae bildet die Spitze des peripheren Bruchstückes, und die Bandverbindung bleibt erhalten. Es wird auf diese Weise erreicht, daß durch die breiten Berührungsflächen der Knochen eine schnelle Verknöcherung eintritt und daß außerdem eine Verschiebung der Bruchstücke so gut wie unmöglich wird.

Technik der pendelförmigen O-Beinosteotomie beim Erwachsenen

Lagerung in Rückenlage, bei festem Aufliegen der Unterschenkel auf einer harten Unterlage.

α) Osteotomie der Fibula

In typischer Weise (s. Abb. 981).

β) Osteotomie der Tibia (s. Abb. 968—970)

Bogenförmiger Schnitt außen neben der Tuberositas tibiae; sorgfältiges Freilegen der Ausläufer des kräftigen Ligamentum patellae; Spalten des Periostes unter Bildung von zwei türflügelförmigen Lappen, einem medialen und einem lateralen; Durchmeißeln der Tibia unter dem Schutz der Hohmann-Hebel in V-Form. Die Spitze des V bildet das obere Ende des peripheren Bruchstückes, an dem die Tuberositas tibiae mit dem Ligamentum patellae haftet. Nachdem der Knochen medial und lateral ganz durchmeißelt worden ist, wird die Tibia unterhalb der Tuberositas tibiae parallel zur vorderen Kante in einer Ausdehnung von etwa 2 cm durchtrennt, und dann wird noch mit einem kleinen Meißel die vordere Tibiakante oberhalb des Ligamentum patellae durchmeißelt. *Das distale Bruchstück bleibt durch das Ligamentum patellae mit dem ausstrahlenden Periost am zentralen Bruchstück hängen*, die Verbindung ist pendelförmig, und die Korrektur läßt sich leicht durchführen. Die Bruchstücke stellen sich ideal ineinander, ohne daß auch nur die Neigung zu einer Verschiebung vorhanden ist.

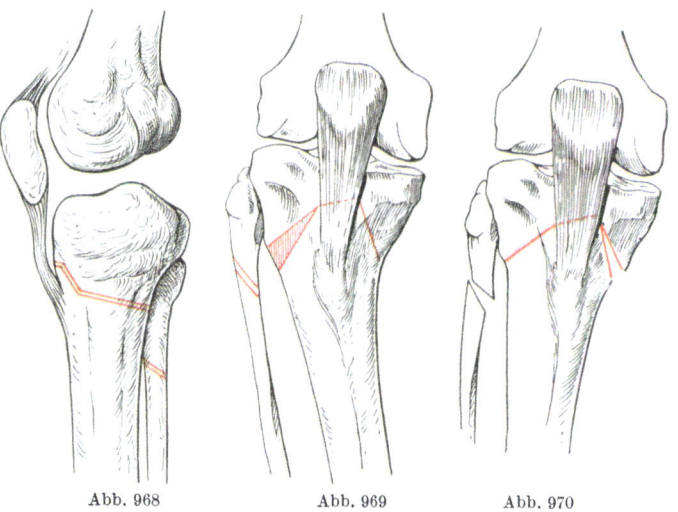

Abb. 968   Abb. 969   Abb. 970

Abb. 968—970. Pendelosteotomie im Bereich des Tibiakopfes

Abb. 968 u. 969. Lage der Osteotomieebenen an Tibia und Fibula. Abb. 970. Stellung nach der Osteotomie

Ruhigstellung. Becken-Beingipsverband für 3 Wochen.

Nachbehandlung. Nach Röntgenkontrolle und Überprüfung der Beinform zweiter Liegebeingipsverband für weitere 3 Wochen; dann ist im allgemeinen die Osteotomie schon fest; es wird aber auf *jeden Fall* noch einmal für 4 Wochen ein ungepolsterter Beingehgipsverband angelegt. Die Konsolidierung ist nach dieser Zeit beendet. Die Kniemobilisierung wird in typischer Weise aufgenommen. Ebenso wird noch eine kurzfristige systematische Übungsbehandlung der Muskulatur durchgeführt.

Die Form der O-Beinosteotomie ist in der gleichen Weise wie für die gewöhnlichen O-Beine der Erwachsenen auch für die posttraumatischen O-Beine, insbesondere nach alten Tibiakopfbrüchen auch bei älteren Erwachsenen, mit gutem Erfolg anzuwenden.

Die *Ergebnisse* dieser Form der O-Beinosteotomie sind ausgezeichnet (s. auch die Arbeit von DACHSEL): die Stellung der Bruchstücke ist so ideal, daß auf dem Röntgenbild kaum die Osteotomiestelle erkennbar ist. Die Verknöcherung geht so schnell vor sich, daß in dieser Hinsicht keine Komplikationen, insbesondere nicht die der Pseudarthrosenbildung, zu befürchten sind.

Wenn der *Hauptsitz der O-Beinverbiegung beim Erwachsenen der Übergang vom mittleren zum unteren Drittel* des Unterschenkels ist, so ist *die V-förmige Osteotomie* angezeigt (s. Abb. 967). Auch hier ist auf eine breite Berührungsfläche der Bruchstücke zu achten und Wert auf eine sorgfältige Periostnaht zu legen. Wenn man wegen der Knochenbeschaffenheit (ausgesprochen sklerotischer Knochen) glaubt, mit einer starken Verzögerung einer Konsolidierung rechnen zu müssen, so tut man gut, über die Osteotomiestelle gleich einen kleinen Knochenspan, der demselben Schienbein entnommen wird, anzulegen. Die kleine zusätzliche Knochenspaneinfügung mit einem „Bauklötzchenspan", den man heute als „Onlay-Span" bezeichnet, erhöht die Sicherheit der O-Beinosteotomie beim Erwachsenen wesentlich.

Bei der O-Beinosteotomie von Erwachsenen darf mit Röntgenbildern nicht gespart werden. Eine ideale Beinform muß erreicht werden. Die Röntgenbilder müssen lange Übersichtsaufnahmen sein, die den Verlauf des Kniegelenkspaltes und möglichst die ganze Länge des Schienbeinschaftes zeigen.

Wenn die O-Beinosteotomie bei älteren Erwachsenen gemacht wird, ist es zweckmäßig, zur Nachbehandlung nach Abschluß der Gipsverbandperiode, für einige Wochen einen Elastoplast- oder Zinkleimunterschenkelstützverband anzulegen. Wenn im Kniegelenk eine Lockerung des Bandapparates besteht, ist es wichtig, die Schuhe entsprechend ändern zu lassen, damit nicht durch eine falsche Belastung der Bandapparat weiter gelockert und die Ausbildung einer neuen Fehlstellung dadurch eingeleitet wird.

E. Sonderformen der O-Beine
a) Posttraumatische O-Beine

Wenn auch die Behandlung der posttraumatischen O-Beine sich im wesentlichen mit der von denen, die auf rachitischer oder konstitutioneller Grundlage entstanden sind, deckt, so sind doch für ihre Behandlung einige besondere Punkte zu berücksichtigen.

Die Stelle der O-Beinosteotomie wird durch den Sitz der Verletzung bedingt. Wenn ihr Sitz das obere Drittel des Unterschenkels war, so ist die pendelförmige Osteotomie unter Erhaltung der Periostbandverbindung vom peripheren zum zentralen Bruchstück angezeigt (s. o.).

Wenn die Verletzung im Tibiaschaft saß, so ist etwa bis 10 cm oberhalb des Sprunggelenkes die V-förmige Osteotomie ausreichend. Man macht in der Regel die Osteotomie nicht an der alten Frakturstelle selbst, sondern etwas oberhalb oder unterhalb davon, um eine schnelle Verknöcherung der Osteotomiestelle zu erreichen (s. Abb. 971 und 972). Sind die Bruchenden nicht gut ineinanderverkeilt, so kann man eine percutane Drahtspickung (für 2 Wochen) zur Fixierung hinzunehmen. Die Tibiaosteotomie wird selbstverständlich stets mit einer Fibulaosteotomie verbunden.

Die O-Beinverbiegungen nach schlecht verheilten Knochenbrüchen, die im unteren Drittel des Unterschenkels entstanden sind, verlangen die *supramalleoläre Osteotomie* (s. Abb. 986 und 987). Diese kann auch V-förmig gemacht werden. Wir bevorzugen aber eine keilförmige Osteotomie mit einer lateralen Basis des Keiles unter Stehenlassen einer medialen Corticalisbrücke, die bei der Korrektur der Fehlstellung eingebrochen wird. Da das zentrale Bruchstück schmaler als das periphere ist, stauchen sich bei dieser Form der Osteotomie die Bruchstücke gut ineinander; hierdurch werden wiederum die Heilungsbedingungen für die Osteotomie günstig, und eine Verschiebung der Bruchstücke ist bei einer guten Gipsverbandtechnik praktisch ausgeschlossen.

b) O-Beine durch Epiphysenstörungen im Bereich des Tibiakopfes

Eine typische Sonderform der O-Beine bei Kindern und Jugendlichen ist die, die sich infolge einer einseitigen medialen Wachstumsstörung der Tibiaepiphyse entwickelt. Man hat als Ursache früher eine blande Osteomyelitis angenommen. Heute werden diese O-Beinformen in das Gebiet der enchondralen Dysostosen eingereiht. Schließlich gibt es Fälle, bei denen die Wachstumsstörungen der Epiphyse infolge einer Verletzung auftreten.

Die Schwierigkeit der Behandlung dieser O-Beine liegt nicht in der Operation, sondern in der großen Neigung zum Rezidiv infolge der Epiphysenstörung. Auch wenn man nach der

Operation eine Überkorrektur gibt, läßt sich selbst durch das Tragen eines orthopädischen Apparates ein O-Beinrezidiv nicht immer vermeiden. Man soll aus diesem Grunde den Zeitpunkt für die Operation nicht zu früh wählen und soweit wie möglich, sofern die O-Beinverbiegung nicht zu hochgradig ist, hinausschieben. Wenn man die Operation im frühen Kindesalter durchführt, ist damit zu rechnen, nach einer Reihe von Jahren die Operation wiederholen zu müssen. Um bei dieser Form der O-Beine einen Rückfall zu verhüten, sind wir dazu übergegangen, bei älteren Kindern, in der Adoleszenz und eventuell auch noch bei Spätoperationen bei Erwachsenen die Osteotomie mit der Einfügung eines entsprechend großen Knochenkeiles in den abgeflachten Tibiakopf zu verbinden (s. Abb. 973 und 974). Auf diese Weise lassen sich die Operationsresultate verbessern. In einem Teil der Fälle ist die temporäre Epiphysiodese nach BLOUNT

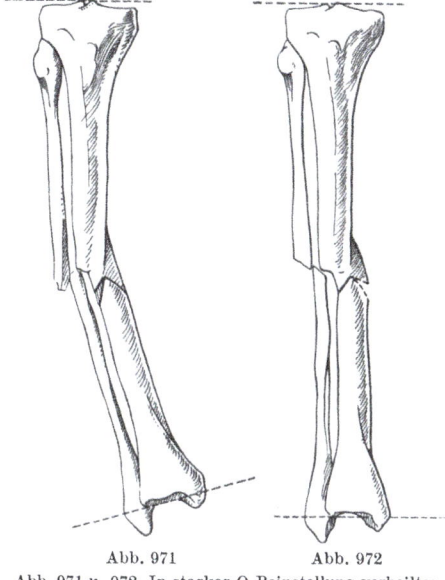

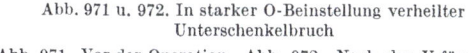

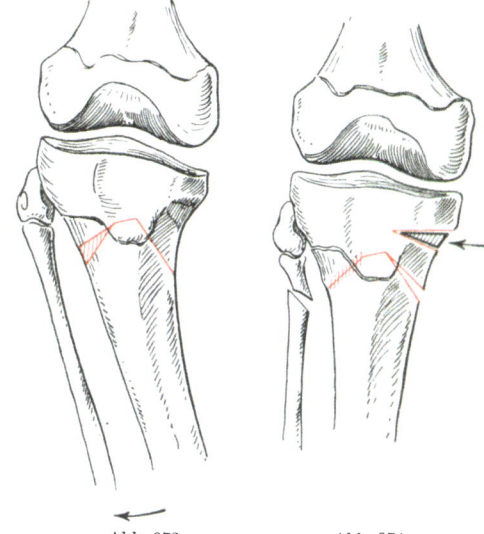

Abb. 971　　　　　Abb. 972
Abb. 971 u. 972. In starker O-Beinstellung verheilter Unterschenkelbruch
Abb. 971. Vor der Operation. Abb. 972. Nach der V-förmigen Osteotomie

Abb. 973　　　　　Abb. 974
Abb. 973 u. 974. O-Bein bei Abflachung der medialen Hälfte des Tibiakopfes (nach Epiphysenstörung oder infolge einer Fraktur)
Abb. 973. Vor der Operation. Abb. 974. Nach der Operation

(s. daselbst) angezeigt. Die laterale Epiphyse, die breit offen ist, wird mit drei Klammern fixiert und gesperrt.

c) O-Beine mit starker Lockerung des Seitenbandapparates

Wenn eine starke Lockerung des Seitenbandapparates besteht, ist die Knochenoperation zur Beseitigung des O-Beines nicht ausreichend. Es ist unbedingt noch eine Festigung des Bandapparates erforderlich. Meist ist das Außenband gelockert.

Technik der O-Beinoperation bei gleichzeitiger starker Seitenbandlockerung (s. Abb. 975 und 976)

α) Wiederfestigung des Außenbandes

Bogenförmiger Schnitt zur Freilegung des äußeren Seitenbandes. Der Ansatz des Bandes am Femurcondylus wird mit einer Knochenscheibe abgetragen und das Band etwa 2 cm höher erneut am Knochen befestigt. (Näheres siehe bei Operation des Knieseitenbandschadens.) Die Stellung des Tibiakopfes wird zur Entlastung des äußeren Seitenbandes temporär durch einen Knochennagel, der von außen her in den Tibiakopf dicht unterhalb des Gelenkes eingeschlagen ist, gesichert.

Der Nagel wird, nachdem der Gips angelegt und erstarrt ist, entfernt.

β) Typische Osteotomie des O-Beines

Die Stelle der Osteotomie richtet sich nach dem Sitz der Verbiegung (s. o.).

Die Ruhigstellung und Nachbehandlung verläuft in der gleichen Weise wie bei der gewöhn-

lichen O-Beinosteotomie. Der Knochennagel wird im Gips mitfixiert; er wird beim Verbandwechsel 2—3 Wochen *nach* der Operation entfernt.

Die kombinierte Operation der Festigung des schlaffen Knieseitenbandes mit der O-Beinosteotomie führt auch in hochgradigen Fällen von alten O-Beinen bei Erwachsenen, die eine
Unterentwicklung der medialen Hälfte des Tibiakopfes aufweisen, zu beachtlichen Erfolgen.

Wenn man unter O-Beinosteotomie lediglich die Behandlung der Crura vara der kleinen
Kinder und allenfalls noch die O-Beinbeseitigung bei älteren Kindern versteht, so ist diese
Operation ein einfacher Eingriff. Wenn man die O-Beinosteotomie auch auf die anderen
O-Beinformen beim Erwachsenen sowie auf die Sonderformen der O-Beine mit den Wachstumsstörungen und den Schlottergelenken ausgedehnt haben will, so bietet die O-Beinoperation
schon manche Schwierigkeiten. Nur wer in gleicher Weise Operations- und Gipsverbandtechnik beherrscht und für eine gewissenhafte Durchführung der Nachbehandlung sorgt, wird bei der Behandlung aller O-Beine gleichmäßig gute Resultate er-
zielen und den Wunsch der Patienten erfüllen,
schöne gerade Beine mit einer guten funktionellen
Leistungsfähigkeit zu erhalten.

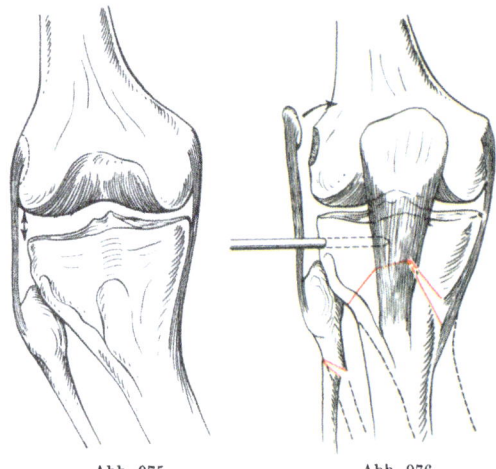

Abb. 975   Abb. 976

Abb. 975 u. 976. O-Bein im Bereich des Tibiakopfes mit
gleichzeitiger starker Lockerung des Außenbandes

Abb. 975. Vor der Operation. Abb. 976. Technik der Operation. Der zentrale Ansatz des Seitenbandes wird nach oben
verlagert. Die typische pendelförmige Osteotomie wird gemacht. Das zentrale Bruchstück wird vor der Korrektur mit
einem percutanen Knochennagel fixiert, um eine erneute
Lockerung des Bandes zu verhüten

2. Operationen bei schweren Beinver-krümmungen (,,Korkzieher"-Beinen)

Für die Korrektur der hochgradigen Verkrümmungen der Diaphyse der langen Röhrenknochen
nach einer *Rachitis* oder bei der *Chondrodystrophie*
sind besondere Operationsverfahren angegeben
worden. Es steht bei den Verkrümmungen, die man
heute glücklicherweise kaum noch sieht, oft die
Verbiegung nach vorn, am Oberschenkel und auch
an der Tibia *(Säbelscheidentibia)* im Vordergrund.

HACKENBROCH schlug die temporäre Resektion des Knochenbogens und seine Rückver-
lagerung unter Umdrehung des Knochens vor. Diese Operation hat LEXER mit der Begründung,
daß die wichtige Naht des Periostschlauches nach dem Herumdrehen des nicht zerkleinerten
Knochenstückes auf Schwierigkeiten stoße, abgelehnt. Um eine gute Beinform zu erzielen,
sind sodann die Zertrümmerungs- und Zerkleinerungsoperationen des verkrümmten Knochenabschnittes empfohlen worden, die Zersägung des herausgenommenen Knochenstückes in
kleine Knochenscheiben nach SPRINGER, die Zertrümmerung in winzig kleine Stücke nach
LÖFFLER und die Aufsplitterung des verbogenen Knochenabschnittes nach KIRSCHNER an Ort
und Stelle mit dem Meißel und Schränkeisen ohne vorherige Resektion. Diese Operationen sind
nicht unbedenklich. BRANDES erlebte unter 621 offenen Osteotomien nur einmal eine Pseudarthrose, und das war nach der Springerschen Operation. Die erhöhte Gefahr einer Fettembolie,
wie sie MARTIN nach der Springerschen Operation beobachtete, ist nach LEXER bei den verschiedenen Aufsplitterungsoperationen gegeben, bei denen im Operationsgebiet ein ,,Knochen-
salat" bereitet wird. LEXER ist bei schweren Verkrümmungen der Diaphyse so vorgegangen,
daß er entweder ein Stück aus dem Knochen resezierte und das verkleinerte zurechtgerichtete
Knochenstück als Stütze zwischen die Bruchstücke wieder einsetzte, oder daß er das resezierte
Knochenstück dauernd herausließ. Die Ausfüllung des Knochendefektes solle dem Periost, das
durch eine Naht verschlossen ist, überlassen werden. Dies besitze bei Jugendlichen eine so große
Regenerationskraft, daß die Knochenlücke in 6—10 Wochen wieder weitgehend ausgefüllt sei.
Eine volle, dauerhafte Regeneration trete jedoch erst nach 5—7 Monaten ein.

Mit den verschiedenen Verfahren für die Behandlung hochgradiger Verkrümmungen der langen Röhrenknochen sind nach den Mitteilungen in der Literatur, die mit Röntgenbildern belegt sind, schöne Ergebnisse zu erzielen. Es erhebt sich nur die Frage, *ob diese besonderen Operationen für die Behandlung der schweren rachitischen Verkrümmungen wirklich unbedingt nötig sind.* Diese Frage ist auf Grund der Erfahrungen von FRITZ LANGE nur bedingt zu bejahen. Es lassen sich durch einfache Osteotomien, an einem Bein sind allerdings mehrfache (3—4) erforderlich, einwandfreie Beinformen erzielen. Die früheren Jahrzehnte verlangten wiederholt die Behandlung von schweren Korkzieherbeinen, in größerem Umfang war dies in den Jahren nach dem ersten Weltkrieg und nach der Inflation erforderlich. Es wurden damals in der Münchener Orthopädischen Klinik, wie wir das selbst mitverfolgen konnten, die schwersten Beinverbiegungen nur durch gewöhnliche Osteotomien geradegerichtet, ohne daß es nötig war, zu komplizierten Operationsverfahren zu greifen. Die Osteotomien wurden in schräger Richtung gemacht, je nach dem Sitz der Verbiegung in mehr sagittaler oder mehr frontaler Richtung. In der ersten Sitzung wurden die Oberschenkel geradegerichtet und in der zweiten Sitzung die Unterschenkel.

Die guten Erfolge wurden durch eine besondere *Gipsverbandtechnik* erzielt. Die Gipsverbände wurden unter Extension auf dem Langeschen Gipstisch angelegt. Die Extension wurde nach den Oberschenkelosteotomien dadurch im Gipsverbande erhalten, daß der Gips oben am Tuber nach Zwischenschaltung eines weichen Filzpolsters und unten an den Femurkondylen gut anmodelliert war. Nach den Unterschenkelosteotomien gaben der Tibiacondylus und der gut gepolsterte Fußrücken den notwendigen Gegenhalt.

Die Gipsverbandtechnik nach mehrfachen Osteotomien ist für die

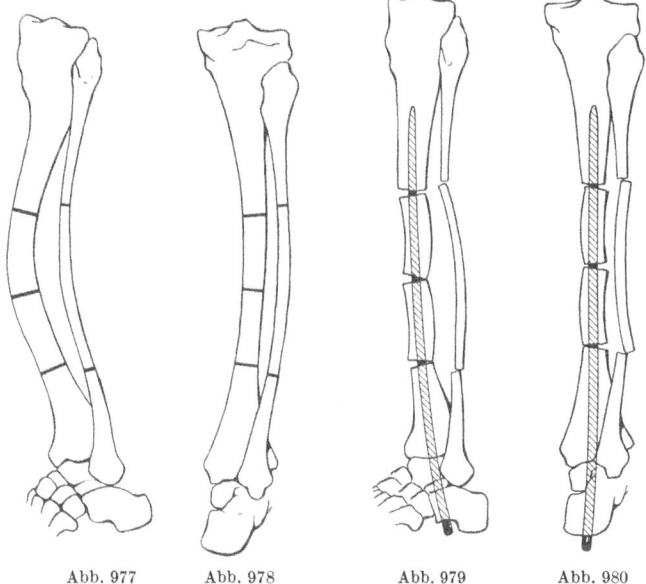

Abb. 977   Abb. 978   Abb. 979   Abb. 980

Abb. 977—980. Multiple Osteotomie bei Korkzieherbeinen

Abb. 977 u. 978. Vor der Operation: die notwendigen Osteotomien sind in beiden Ebenen eingezeichnet. Abb. 979 u. 980. Nach der Operation: die subperiostal resezierten Knochenstücke sind zurechtgestellt und von der Ferse her auf einen Marknagel aufgefädelt

Behandlung der schweren Beinverkrümmungen von ausschlaggebendem Wert. Sie ist aber schwierig. — Es ist deshalb verständlich, daß man versuchte neue Wege zu beschreiben.

Die schweren Beinverbiegungen bei der *Osteogenesis imperfecta* sind erst operativ anzugehen, wenn die Patienten die Pubertät erreicht oder überschritten haben. Es hat in diesem Alter die abnorme Knochenbrüchigkeit nachgelassen oder ganz aufgehört. Man ist früher mit den Korrekturen dieser Deformitäten sehr zurückhaltend gewesen. Man ist erst im letzten Jahrzehnt operationsfreudiger geworden. Es liegen ermunternde Berichte über erfolgreiche Operationen im amerikanischen Schrifttum vor (SOFIELD und MILLAR).

Auch LINDEMANN hatte über gute Behandlungsergebnisse berichtet.

Das technische Prinzip ist das gleiche, wie wir es auch üben.

Technik. Der Knochenteil, in dem der Hauptsitz der Verbiegung lokalisiert ist, wird reseziert, zurechtgerichtet und wie eine Garnrolle auf einem Marknagel aufgefädelt (s. Abb. 977—980).

Die Verknöcherung geht wohl langsam, aber doch gut vor sich. Eine lange Gipsfixierung ist erforderlich. Die zeitliche Begrenzung kann nicht im voraus bestimmt werden.

Komplikationen. Wenn es bei diesen großen Knochenoperationen mit dem eingesetzten Knochenstück zu einer Infektion kommt, soll man den Marknagel solange als möglich darin lassen. Man tut dieses in der Hoffnung, daß doch noch eine Konsolidierung eintritt. Bleibt diese nach der Entfernung des Marknagels aus, so ist das Wichtigste, die Eiterung zur Ruhe zu bringen. Wenn dieses Ziel erreicht ist, ist als Zwischenbehandlung eine Apparatversorgung erforderlich. Eine Nachoperation kommt erst nach einem Zeitraum von mindestens 1—1$^1/_2$ Jahren in Frage.

3. Die Fibulaosteotomie

(s. Abb. 981)

Die Fibulaosteotomie ist eine außerordentlich häufige Operation. Sie ist meist in Verbindung mit der Tibiaosteotomie angezeigt. *Wenn man die Tibia osteotomiert, muß, abgesehen von kleinen Kindern, bei denen eine manuelle Infraktion der Fibula möglich ist, stets die Fibula mitosteotomiert werden.* Die Fibulaosteotomie bildet den Anfang der Operation und wird vor der Osteotomie der Tibia gemacht.

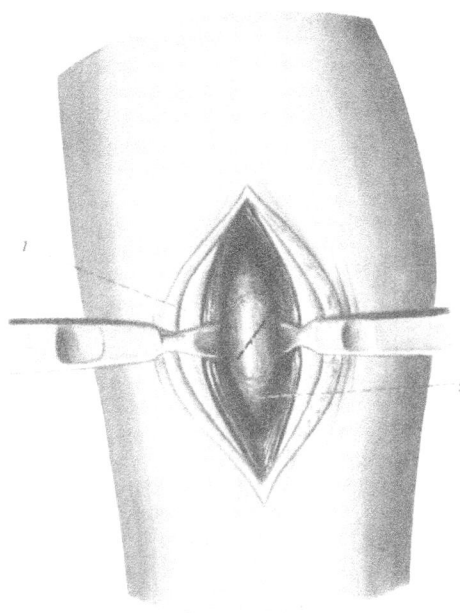

Abb. 981. Fibulaosteotomie
1 Fascie; *2* Periost der Fibula

Eine **Fibulaosteotomie** ist weiterhin **fast stets bei Pseudarthrosenoperationen erforderlich.** Es besteht bei ihnen in der Regel die Neigung zu einem O-Bein. Wenn dieses belassen und die Fibula nicht geradegerichtet wird, so übt sie einen ungünstigen Einfluß auf die Heilung der Pseudarthrose auch nach einer Spantransplantation aus.

Die Fibulaosteotomie kann auch schon bei einer verzögerten Callusbildung nach einem Unterschenkelbruch, wenn eine Neigung zu einem Crus varum besteht, unbedingt indiziert sein. Sie ermöglicht eine Umstellung der Unterschenkelknochen und verbessert die Voraussetzungen für die Verknöcherung des Tibiaknochenbruches. Früher wurde eventuell mit der Fibulaosteotomie die Becksche Bohrung (s. d.) verbunden. Heute wird statt dessen gern der ,,Onlay-Span" nach PHEMISTER angelegt.

Schließlich wird die Fibulaosteotomie auch als alleiniger Eingriff bei einem *isolierten Tibiaschaftbruch* angewandt, wenn dieser, wie so oft, eine Neigung zu einer verzögerten Bruchheilung hat. Die Form der Osteotomie ist in solchen Fällen die *Resektionsosteotomie.* Ein Knochenstückchen von $^1/_2$—1 cm wird aus der Kontinuität der Fibula herausgenommen, um die Sperrwirkung der Fibula zu beseitigen und eine gute Druckbelastung an der Bruchstelle zu ermöglichen.

Die *Stelle* der Osteotomie richtet sich nach dem Anlaß der Osteotomie und nach dem Sitz der Tibiaosteotomie. Sie wird bei hochsitzenden Tibiaosteotomien, wie z.B. bei der ,,pendelförmigen" im Bereich des Tibiakopfes, peripher der Stelle der Tibiaosteotomie gemacht, um nicht in das Aufzweigungsgebiet des N. peronaeus hineinzukommen. **Man soll sich mit der Fibulaosteotomie stets etwa 3—4 Querfinger breit unterhalb des Fibulaköpfchens halten.** Bei einer Tibiaosteotomie im mittleren und unteren Drittel des Unterschenkels wird die Fibula in der Regel 1—2 Querfinger breit höher als die Tibia osteotomiert. Wenn es sich um die Geraderichtung einer schlecht verheilten Fraktur handelt, wird die Höhe der Osteotomie durch deren Sitz bestimmt. Man sucht es nach Möglichkeit zu vermeiden, die Fibula im alten Frakturbereich zu osteotomieren. Man hält sich bei Frakturen im oberen Drittel unterhalb und bei denen im mittleren und unteren Drittel oberhalb der Frakturstelle.

Zur *allgemeinen Technik* der Fibulaosteotomie ist zu bemerken, daß die Fibula meist ein recht spröder Knochen ist, der leicht springt. Man nimmt deshalb kleine Meißel und meißelt nur mit schwacher Kraft. Wenn trotzdem der Knochen springt, sind eventuell in die Weichteile hineinragende Knochenstücke mit einer Knochenschere abzutragen.

Technik der Fibulaosteotomie

Längsschnitt an der Außenseite des Unterschenkels über der Fibula.

Der Schnitt geht zunächst bis zur Fascie. Sie wird längsgespalten, und man sucht sich den Muskelzwischenraum zwischen den beiden Mm. peronaei auf. Man geht stumpf in ihm bis auf die Fibula vor, und zwei stumpfe halblange Haken werden eingesetzt. Das Periost der Fibula wird längsgespalten, und zwei kleine gebogene Kocher-Sonden bzw. zwei kleine Hohmann-Hebel werden eingeführt. Der Knochen wird unter ihrem Schutz in schräger Richtung von peripher vorn nach zentral hinten in der Frontalebene durchmeißelt. Eventuell wird ein kleines Knochenstück von $^1/_2$—1 cm Breite herausgenommen. Nach der Osteotomie läßt man die Muskelbäuche der beiden Mm. peronaei wieder zusammenfallen. Die Fascie wird mit einigen Knopfnähten verschlossen. Da die Osteotomiestelle gut von Muskulatur bedeckt ist, sind vor der Hautnaht nur wenige Subcutannähte erforderlich.

Ruhigstellung. Sie wird in ihrer Art und Länge durch die Hauptoperation an der Tibia bestimmt.

4. Rotationsosteotomie

Die Notwendigkeit einer Rotationsosteotomie bei einem früher behandelten Klumpfuß ist ein Ausdruck dafür, daß bei der Behandlung des Klumpfußes nicht rechtzeitig und genügend auf die Bekämpfung der Innenrotation geachtet wurde, und meist auch, daß der Klumpfuß noch nicht voll beseitigt ist. Die Voraussetzung für die Rotationsosteotomie ist, daß der Klumpfuß in allen seinen Komponenten voll korrigiert ist und daß es sich bei der Osteotomie wirklich lediglich um die Beseitigung der unschönen Innendrehstellung handelt.

Wenn man so die Indikation für die Rotationsosteotomie stellt, ist sie ein seltener Eingriff. — Wir haben sie seit 20 Jahren kaum noch ausgeführt!

Technik

Kleiner bogenförmiger Schnitt handbreit unterhalb des Kniegelenkspaltes, etwas lateral neben der vorderen Schienbeinkante.

Einfache quere Osteotomie unter dem Schutz der subperiostal eingeführten Knochenhebel. Nach völliger Durchmeißelung des Knochens Überführung des Unterschenkels in eine leichte Außendrehstellung, während das Knie mit dem oberen Bruchstück in mittlerer Drehstellung (Kniescheibe nach vorn!) gehalten wird. Sorgfältige Periostnaht zur Sicherung der Stellung der Bruchstücke.

Ruhigstellung. Beingipsverband bei rechtwinklig gebeugtem Knie und auswärtsgedrehtem Unterschenkel.

Nachbehandlung. Nach 3 Wochen Verbandwechsel und Beingipsverband in der gleichen Stellung für weitere 3 Wochen. Für die Nachbehandlung wird eine Nachtschiene für Fuß, Unter- und Oberschenkel bei gebeugtem Knie in Außenrotationsstellung des Fußes gegeben.

5. Die operative Behandlung schlecht verheilter Unterschenkelbrüche
A. Schlecht verheilte Tibiakopfbrüche

Die Tibiakopfbrüche verheilen allzuoft in schlechter Stellung. Es entsteht, je nach dem Sitz der Verletzung, entweder ein posttraumatisches O- oder X-Bein. Vor allem bei den O-Bein-formen findet sich vielfach eine stufenförmige Verheilung des Knochenbruches, d.h., der mediale Teil der Kniegelenkfläche ist breiter als der laterale, da sich durch die Verschiebung des Bruch-stückes eine treppenförmige Vertiefung gebildet hat. Außerdem kann auch die Verheilung mit einer wesentlichen Verbreiterung des Tibiakopfes vor sich gegangen sein.

Die operative Behandlung richtet sich nach den Folgen, die der Tibiakopfbruch zurück-gelassen hat.

a) Verheilung in O-Bein- oder X-Beinstellung ohne nennenswerte Form- und Stellungsveränderung der Tibiagelenkfläche

Die Behandlung ist einfach: eine V-förmige Osteotomie unter Erhaltung des Bandansatzes der Tuberositas tibiae. Die Spitze des V bildet das obere Ende des peripheren Bruchstückes, es entspricht der Tuberositas tibiae mit dem Kniescheibenbandansatz, und an ihm „pendelt" nach der Osteotomie das periphere Bruchstück. (Technik der Operation s. S. 745.) Selbstverständlich muß mit der Tibiaosteotomie eine Fibulaosteotomie verbunden werden.

b) Verheilung des Tibiakopfbruches mit Bildung einer deutlichen Stufe im Bereich der Kniegelenkfläche

Wenn sich nach einem Tibiakopfbruch eine deutliche Stufenbildung entwickelt hat, ist die unausbleibliche Folge eine schnelle Entwicklung einer sekundären Arthrosis deformans. Bei Erwachsenen, die bereits das 45. Lebensjahr überschritten haben, hat man sich mit dem Ergebnis der primären Knochenbruchbehandlung abzufinden. Bei Jugendlichen und jungen Erwachsenen ist aber die Deformität operativ auszugleichen. Das ist keineswegs so leicht, wie das auf dem Röntgenbild aussieht. Die Aufgabe der Operation ist, die mediale Tibiagelenk-

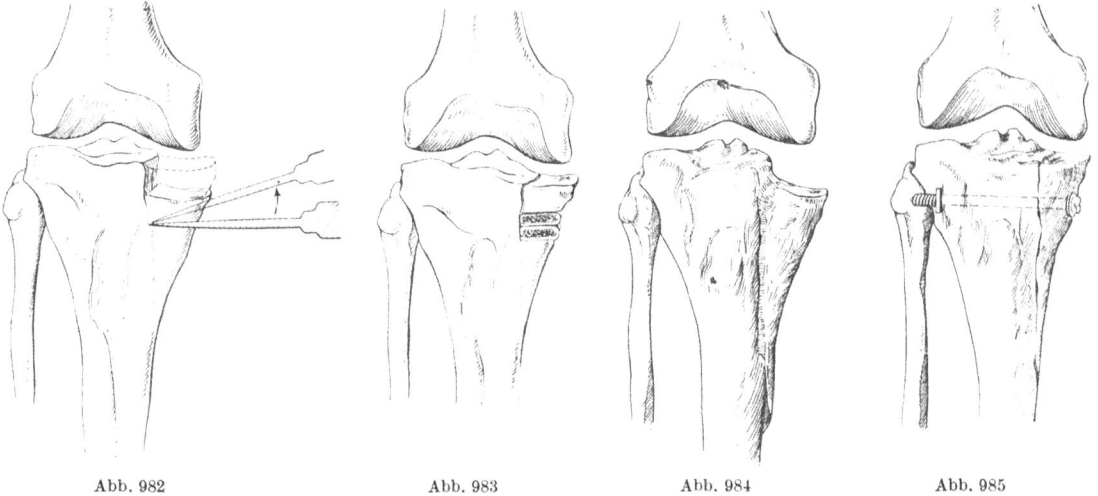

Abb. 982   Abb. 983   Abb. 984   Abb. 985

Abb. 982 u. 983. Schlecht verheilter Tibiakopfbruch (mit Stufenbildung verheilt). Hebung der Stufe durch Einfügen von zwei Knochenkeilen

Abb. 984 u. 985. Mit starker Verschiebung verheilter Tibiakopfbruch. Wiederherstellung des Tibiakopfes durch Abmeißeln des Frakturstückes und Entfernung des dazwischen gelagerten Callusgewebes. Fixierung der Bruchstücke durch eine Schraube mit Mutter

fläche zu heben. Dies geschieht theoretisch, indem in den Bruchspalt von medial her ein entsprechender Knochenkeil eingetrieben wird, praktisch ist das nicht immer in vollkommener Weise möglich.

Technik des Ausgleiches der Stufenbildung in der Tibiagelenkfläche

1. Fibulaosteotomie.

2. Aufrichtung der medialen Tibiagelenkfläche (s. Abb. 982 und 983).

Schnitt an der Innenseite dicht unterhalb des Bandansatzes beginnend. Nach Freilegung des Knochens wird der Tibiacondylus etwa querfingerbreit unterhalb der Gelenkfläche eingemeißelt. Nachdem man sich bei einer Röntgenkontrolle über die genaue Lage des Meißels informiert hat, wird die Gelenkfläche nach oben aufgebogen und gleichzeitig die bestehende Fehlstellung beseitigt. Eine weitere Röntgenkontrollaufnahme ist erforderlich, um sich von dem Ergebnis dieser Maßnahme zu überzeugen. Erst hiernach werden 1 oder 2 Knochenkeile, die der Tibia der gleichen Seite von einem gesonderten Schnitt aus entnommen sind, in den klaffenden Bruchspalt eingesetzt. Die dritte Röntgenaufnahme muß zeigen, ob die Aufrichtung der Gelenkfläche ausreichend ist oder nicht.

Ruhigstellung. Becken-Beingipsverband für 4 Wochen.

Nachbehandlung. Beinliegegips für weitere 4 Wochen, dann Aufnahme von Bewegungsübungen unter *strengem Verbot* der Belastung im allgemeinen bis zu 12 Wochen.

c) Verheilung des Tibiakopfbruches mit einer wesentlichen Verbreiterung der Tibiagelenkfläche

Wenn es bei der Behandlung des frischen Tibiakopfbruches nicht gelingt, den auseinandergesprengten Tibiakopf dauernd wieder gut zusammenzupressen und in dieser Stellung zur Verheilung zu bringen, bleibt als schwere Folge des schlecht verheilten Tibiakopfbruches eine Verbreiterung der Tibiagelenkfläche vor allem nach lateral bis zu 2 cm und mehr bestehen. Auch die Beseitigung dieser schlecht verheilten Knochenbrüche haben wir in Angriff genommen und wiederholt mit Erfolg durchgeführt. Es ist hierzu notwendig, daß das Kniegelenk aufgeklappt, der Tibiacondylus an der Bruchstelle abgemeißelt und schließlich in der neuen Stellung wieder angeheftet wird. Es handelt sich also um eine richtige Rekonstruktion des Tibiakopfes.

Technik der Wiederherstellung des Tibiakopfes nach Verheilung mit starker Verbreiterung der Gelenkfläche (s. Abb. 984 und 985)

Bogenförmiger Schnitt zur Aufklappung des Kniegelenkes in typischer Weise, unter temporärer Abtragung und Abmeißelung des Ligamentum patellae mit dem Ansatz an der Tuberositas tibiae.

In Kniebeugung liegt die Bruchstelle übersichtlich frei, der laterale Meniscus ist zerrissen und verlagert. Er wird entfernt, deutlich ist das alte Bruchgebiet zu erkennen. Der laterale Teil des Tibiakopfes wird in der Bruchlinie ganz abgemeißelt, und die eingelagerte Callusmasse wird restlos entfernt. Dann wird der laterale Tibiakopf wieder an seine richtige Stelle angesetzt. Es muß die mediale mit der lateralen Kniegelenkfläche wieder eine einheitliche Ebene bilden. Während der laterale Tibiacondylus in der richtigen Stellung gehalten wird, erfolgt die Fixierung durch eine Schraube, die quer zur Achse der Tibia geht. Die Schraubenfixierung wird etwa querfingerbreit unterhalb der Kniegelenkfläche vorgenommen. Um eine unverrückbare Sicherung des Tibiakopfes in der neuen Form zu erhalten, ist es nötig, daß auf die Schraube von der Gegenseite eine Mutter aufgesetzt wird. Auf diese Weise läßt sich der Tibiakopf einwandfrei leicht in seiner neuen Form fixieren und halten (s. Abb. 93).

Die *Abtragung des Ligamentum patellae* ist *nicht in allen Fällen nötig*. Wenn der Kniestreckapparat locker ist, läßt sich die Kniescheibe nach lateral verlagern, und die temporäre Abtragung des Kniescheibenbandes an der Tuberositas tibiae ist vermeidbar. Das hat den Vorteil, daß eine frühere Aufnahme von Bewegungsübungen möglich ist.

Nach *Röntgenkontrolle* der Rekonstruktion des Tibiakopfes wird die Tuberositas tibiae mit dem Ansatz des Ligamentum patellae wieder in ihr altes Bett eingefügt. Sie wird mit einem Nagel und mit einigen Periostnähten befestigt; anschließend Gelenkverschluß in typischer Weise.

Ruhigstellung. Beingips.

Nachbehandlung. Nach 3 Wochen Gipsverbandwechsel, erneuter Beingips, der bis etwa 6 Wochen nach der Operation liegenbleibt, dann Aufnahme von Bewegungsübungen in typischer Weise. Belastung wird erlaubt, wenn eine Kniebeugung bis zum rechten Winkel erreicht ist.

Die Erfolge, die sich mit der operativen Wiederherstellung eines schlecht verheilten Tibiakopfbruches erreichen lassen, sind eindrucksvoll.

B. Knochenbrüche im oberen Drittel des Unterschenkels, verheilt in Rekurvatumstellung

Die Behandlung der Knochenbrüche, die im Bereich des oberen Drittels des Unterschenkels in Rekurvatumstellung verheilt sind, fällt zusammen mit der des Genu recurvatum (s. d.). Die Behandlung besteht entweder in der Lexerschen Operation oder in einer keilförmigen Osteotomie mit Basis des Keiles nach hinten unter gleichzeitiger Verhakung der Bruchstücke ineinander.

C. Unterschenkelbrüche im Bereich des Tibiaschaftes

Die schlechten Verheilungsformen sind meist die X-Bein- oder O-Bein-, selten die Ante- oder Rekurvatumstellung. Für die Behandlung dieser verschiedenen Bruchformen reicht

fast ausschließlich die V-förmige Osteotomie in der Frontalebene aus. Für schwere Ante-
kurvatumdeformitäten zieht man eine Operation vor, bei der das V in der Sagittalebene liegt,
damit die Bruchstücke sich gut ineinanderstellen.

Die V-förmige Osteotomie bei den posttraumatischen X- und O-Beinen gibt eine gute Sicherung der Bruchstücke, die Spitze des V zeigt nach zentral. Ob die Osteotomie oberhalb oder
unterhalb der Fraktur gemacht wird, hängt außer von dem Sitz der Fraktur mit der Stelle
der Achsenknickung von der Beschaffenheit der Haut ab. Man wird im allgemeinen für die
Osteotomie eine Stelle oberhalb der Fraktur wählen, weil hier die Verknöcherungsbedingungen
günstiger sind. Wenn es nötig ist, wird die Osteotomie auch unterhalb der alten Fraktur gemacht. *Entscheidend* für die Wahl der Osteotomiestelle *ist allein der jeweilige Befund.*
Es erfolgt die Sicherung der Bruchenden durch eine temporäre Drahtspickung.

Es ist selbstverständlich, daß die Tibiaosteotomie mit einer Fibulaosteotomie verbunden wird.

D. Unterschenkelbrüche im Bereich des unteren Drittels, einschließlich der supramalleolären Frakturen

Die fehlerhafte Verheilungsform der Knochenbrüche ist genau wie bei den Unterschenkel-
schaftbrüchen die X-Bein- und die O-Beinstellung oder auch die Antekurvatum- oder Rekurvatumstellung. Diese beiden Fehl-
formen werden, wenn sie hochgradig sind, durch eine V-förmige
Osteotomie in der Sagittalebene
ausgeglichen.

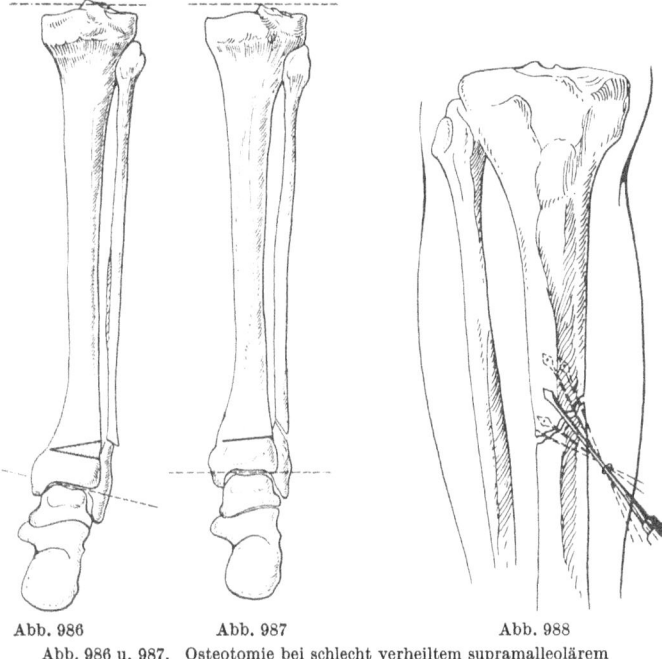

Die beste Operation zur Beseitigung einer Varus- oder Valgusstellung nach einem supramalleo-
lären Bruch ist die frontale keilförmige Osteotomie; die Basis des
Keiles liegt bei einer X-Stellung
an der medialen Seite, bei einer
O-Stellung an der lateralen Seite
der Tibiakante.

Abb. 986   Abb. 987   Abb. 988
Abb. 986 u. 987. Osteotomie bei schlecht verheiltem supramalleolärem
Unterschenkelbruch. Behandlung mit keilförmiger Osteotomie
Abb. 988. Becksche Bohrung. (Schematische Darstellung)

**Technik der Osteotomie zur Be-
seitigung in O- oder X-Beinstellung verheilter supramalleolärer
Knochenbrüche**
(s. Abb. 986 und 987)

1. Fibulaosteotomie.
2. Tibiaosteotomie.

Bogenförmiger Schnitt etwas
lateral der Tibiakante. Die
Strecksehnen werden lateral beiseitegehalten, das Periost wird längsgespalten, und es wird
unter dem Schutz der subperiostal eingeführten Knochenhebel osteotomiert. Die Größe des
Keiles, der entfernt werden soll, ist vorher auf Grund der Röntgenbilder genau bestimmt
worden.

a) Bei einem O-Bein liegt die Basis des Keiles lateral.

b) Bei einem X-Bein liegt die Basis des Keiles medial.

Die gegenseitige Corticaliswand wird *nicht* ganz durchmeißelt, sie bleibt stehen und wird bei
dem Ausgleich der Korrektur eingebrochen. Die Bruchstücke stellen sich hiernach gut ineinander.
Ein guter Halt ist gegeben, weil das periphere Bruchstück etwas breiter als das zentrale ist.

Nach sorgfältiger *Periostnaht* schichtweiser Wundverschluß. Ist der Halt zweifelhaft, so wird
die temporäre Drahtspickung hinzugenommen.

Ruhigstellung. Erster Beingipsverband für 3 Wochen.

Nachbehandlung. Zweiter ungepolsterter Beingipsverband (bis Mitte Oberschenkel) für weitere 3 Wochen. Letzter Verband: Unterschenkelgehgips für etwa 4 Wochen. Die genaue Dauer der Gipsperiode wird von dem Fortschreiten der Verknöcherung bestimmt. Der Gipsverband darf nicht eher entfernt werden, bis die Osteotomie einheitlich knöchern durchbaut ist, sonst ist die Gefahr eines erneuten Nachgebens mit dem Entstehen einer neuen Deformität gegeben.

Abschluß der Nachbehandlung: Unterschenkelstützverband, Einlage, gymnastische Übungen.

6. Die Behandlung der Unterschenkelpseudarthrose

Das Verhältnis der Verwendung des Marknagels zu der autoplastischen Knochenspantransplantation bei der Behandlung der Unterschenkelpseudarthrosen ist umgekehrt wie bei den Oberschenkelpseudarthrosen. So wertvoll die Marknagelung für die Behandlung der Oberschenkelpseudarthrose ist, so entbehrlich ist sie meist für die der Unterschenkelpseudarthrose.

Die Knochenspantransplantation ist die typische Operation für die Behandlung der *erworbenen* Unterschenkelpseudarthrose, auch wenn noch einige andere Verfahren für Sonderfälle in Betracht kommen. Dazu gehören:

A. Die Becksche Bohrung (s. Abb. 988)

Sie ist in den Fällen angezeigt, bei denen die Bruchenden unmittelbar aneinanderstehen und bei denen zu erwarten ist, daß nach Eröffnung neuer Saftkanäle durch die abgeschlossenen Knochendeckel über den Markhöhlen doch noch eine ausreichende Knochenregeneration einsetzt.

Die Becksche Bohrung wird stets mit der Fibulaosteotomie verbunden. Sie ist bei richtiger Indikation ein gutes Verfahren. Ihr Hauptanwendungsgebiet ist allerdings das der verzögerten Knochenkonsolidierung und nicht der bereits voll ausgebildeten Pseudarthrose. Es ist ein kleiner Eingriff. Das Verfahren sollte nicht ganz vergessen werden.

B. Das Einsägen der Bruchenden nach BRANDES

Das Verfahren ist noch wirkungsvoller als das von BECK. Es ist technisch mit einer elektrischen Säge leicht durchführbar. Die Knochenenden werden mehrmals mit etwa parallel zueinander stehenden Sägeflächen eingesägt, und die ganze Operation ist fertig. Das Verfahren wird heute kaum noch geübt.

C. Die Aufsplitterung der Pseudarthrosenstelle nach KIRSCHNER

Das Verfahren der Knochenaufsplitterung ist im Prinzip das gleiche wie die Becksche Bohrung. Die abgeschlossenen sklerotischen Knochen werden wieder einer neuen Durchblutung zugänglich gemacht, und eine bessere Voraussetzung für eine Knochenbruchheilung wird geschaffen. Wir sind nicht Anhänger der Kirschnerschen Knochenaufsplitterung. Wir haben sie verschiedentlich selbst angewandt bzw. anwenden lassen. Die Gefahr einer Wundstörung ist in dem „Knochensalat", der an der Pseudarthrosenstelle gebildet wird, relativ groß. Wenn sich Sequester bilden, dauert es lange, bis ein endgültiger Wundschluß eintritt. Wir haben seit 15 Jahren diese Operation nicht mehr ausgeführt.

D. Die Beseitigung ungünstiger statischer Momente durch eine Fibularesektionsosteotomie

In den Fällen mit verzögerter Callusbildung kann durch eine Fibulaosteotomie durch Beseitigung einer vorhandenen Fehlstellung (häufiger O- als X-Bein) ein günstiger Einfluß auf die Konsolidierung ausgeübt werden. Die ungünstigen Schub- und Schermomente werden ausgeschaltet, und die Druckmomente werden für die Knochenbruchheilung ausgenutzt. Nach der Geradrichtung des Unterschenkels wird bereits nach einigen Wochen erlaubt, das Bein zu belasten, um ein Ineinanderstauchen der Bruchstücke zu erreichen.

E. Die Anfrischung der Knochenenden mit anschließender Drahtnaht

Man kann für die Pseudarthrose im Bereich des Tibiakopfes, wie auch die Erfahrungen von BÖHLER gezeigt haben, eventuell mit der Anfrischung der Bruchenden mit der anschließenden doppelten Drahtumschlingung auskommen. Eine Knochentransplantation erübrigt sich, weil

48*

breite Knochenflächen miteinander in Berührung kommen. Für die Pseudarthrose des Tibia-schaftes ist die einfache Anfrischung der Knochenenden mit der zirkulären Drahtnaht ein *untaugliches Verfahren.*

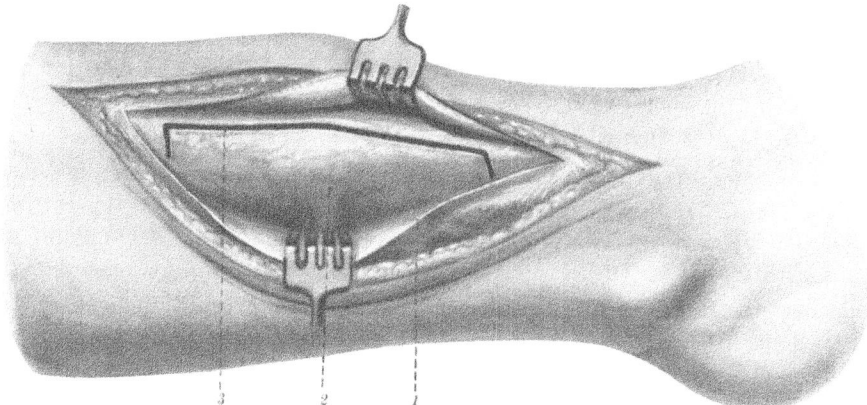

Abb. 989—991. Pseudarthrosenoperation mit Anlagespan nach PHEMISTER
Abb. 989. Die Fascie (*1*) ist gespalten, das Pseudarthrosengebiet (*2*) ist noch vom Periost (*3*), das bereits eingekerbt ist, bedeckt

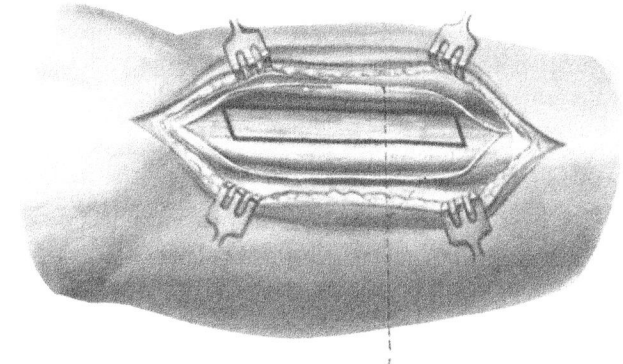

Abb. 990. Entnahme eines Spanes aus dem oberen Drittel der Tibia. *1* Periost

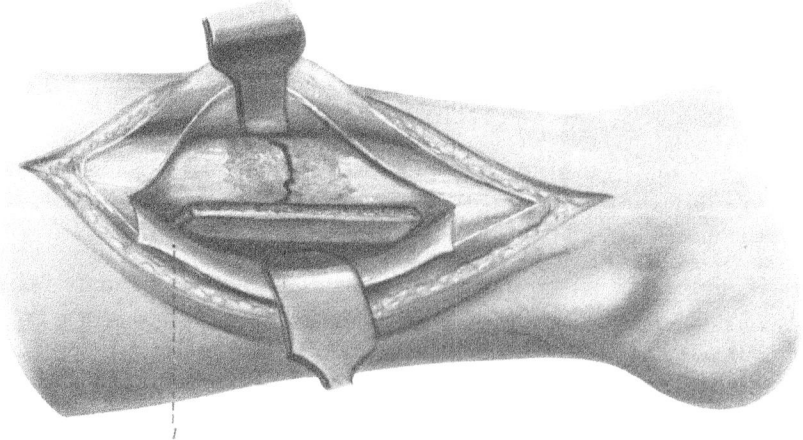

Abb. 991. Die Pseudarthrose ist freigelegt, die Umgebung wird geglättet und der Tibiaspan subperiostal in ein Corticalislager eingelegt.
1 Periost

F. Die Knochenspantransplantation

Man muß bei der Behandlung der *Unterschenkelpseudarthrose* unterscheiden zwischen dem Anlege-(,,Onlay"-)Span *ohne* Resektion der Pseudarthrose und dem Einlege-(,,Inlay"-)Span *mit* Resektion der Pseudarthrose.

a) Technik mit dem Anlege-("Onlay"-)Span ohne Resektion der Pseudarthrose (s. Abb. 989—991)

Der Knochenspan ist entweder periostlos dem Schienbein der gesunden Seite entnommen, oder er stammt aus der Knochenbank.

Schnitt leicht bogenförmig neben dem Schienbein im Bereich der Pseudarthrose bzw. der verzögerten Callusbildung. Der Schnitt geht bis zur Fascie, die längsgespalten wird. Das Periost wird türflügelförmig eingeschnitten. Die Knochenoberfläche wird im Bereich der Pseudarthrose angefrischt und geglättet, damit das Transplantat sich gleichmäßig gut anlegt. Die Stelle für das Anfügen des Onlay-Spanes ist im allgemeinen die laterale Seite der Tibia. Der Span wird meist lediglich in die Periosttasche hineingelegt; Periost, Muskel und Fascie werden darüber vernäht. In einem Teil der Fälle ist die Fixierung des Knochenspanes durch zwei dicke, doppelte Catgutschlingen, die mit dem Deschamps um den Knochen herumgeführt sind, ratsam.

Ruhigstellung. Bei Pseudarthrosen Beckenbeingips für 3—4 Wochen, dann Beinliegegips für weitere 4 Wochen, anschließend Beingehgips.

Bei verzögerter Callusbildung Beinliegegips für 3—4 Wochen, dann Beingehgips.

Abschluß der Gipsverbandperiode. Der Zeitpunkt wird bestimmt von der einwandfreien klinischen und röntgenologischen Festigung des Knochens.

b) Technik mit dem Einlege-("Inlay"-)Span mit Resektion der Pseudarthrose

Es ist die typische Pseudarthrosenoperation, wie sie von ALBEE, LEXER u. a. ausgebildet wurde. Sie wurde jahrzehntelang erfolgreich, man kann wohl ohne Übertreibung sagen an Tausenden von Fällen, ausgeführt. Diese Technik ist unbedingt zu bevorzugen, wenn es sich um eine Defektpseudarthrose oder um eine Pseudarthrose mit ungünstigen, sklerotischen Knochenenden handelt.

Die Operation der Unterschenkelpseudarthrose mit einem Tibiaspan kann auch heute noch als Prototyp der Pseudarthrosenoperation unter Verwendung eines autoplastischen Transplantates bezeichnet werden.

Der Tibiaspan wird meist vom anderen gesunden Bein genommen

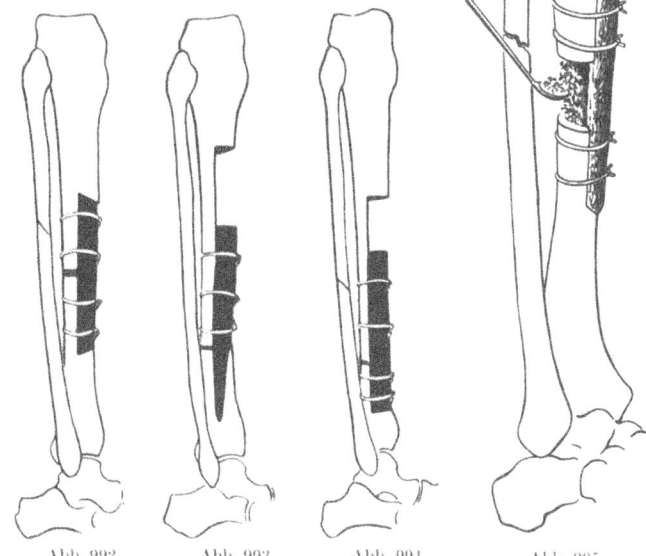

Abb. 992—994. Verschiedene Formen der Knochenspaneinfügung bei Unterschenkelpseudarthrosen

Abb. 992. Gewöhnliche Form. Abb. 993. Einbolzung des peripheren Endes in das distale Bruchstück. Abb. 994. Verschiebespan

Abb. 995. Spanung mit Tibiaspan und Einbringung von weichem Knochen

und wird in die Unterschenkelbruchstücke nach Entfernung des Pseudarthrosengewebes gut eingelassen und mit je zwei Drahtnähten an dem oberen und unteren Ende befestigt (s. Abb. 992). Wenn das untere Bruchstück relativ kurz ist, kann der Span unmittelbar in dieses eingebolzt werden (s. Abb. 993). In günstig gelegenen Fällen kann auch die sog. Verschiebespanplastik angewandt werden, d. h., es wird der Knochenspan nicht aus dem Schienbein der gesunden Seite, sondern gleich aus dem oberen Bruchstück herausgenommen und über die Pseudarthrosenstelle nach peripher verschoben (s. Abb. 994). Diese Form der Pseudarthrosenoperation soll man nur anwenden, wenn die Regenerationsbedingungen des Knochens als gut anzusehen sind. Sonst erlebt man starke Verzögerungen der knöchernen Verheilung. Eventuell kann man die Operation auch kombiniert ausführen unter Benutzung eines auto- und eines homoioplastischen Transplantates. Dieses wird zusätzlich als Onlay-Span seitlich am Knochen angelegt. Sehr günstig hat sich uns auch die Verwendung eines Tibiaspanes und die zusätzliche Ausfüllung des Defektes mit weichem Knochen erwiesen (s. Abb. 995).

c) Gewöhnliche Technik der Unterschenkelpseudarthrosenoperation (s. Abb. 996—1000)

Die Technik ist einheitlich durchgebildet.

Schnitt. Er ist stets bogenförmig, damit das Operationsgebiet außerhalb des Hautschnittes bleibt. Das Gebiet der Pseudarthrose wird exakt freigelegt. Die eigentliche Pseudarthrose wird

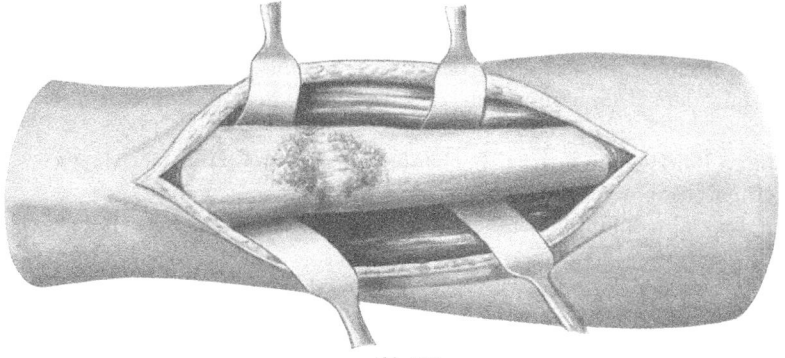

Abb. 996

Abb. 996—1000. Operation einer Unterschenkelpseudarthrose mit einem Verschiebespan

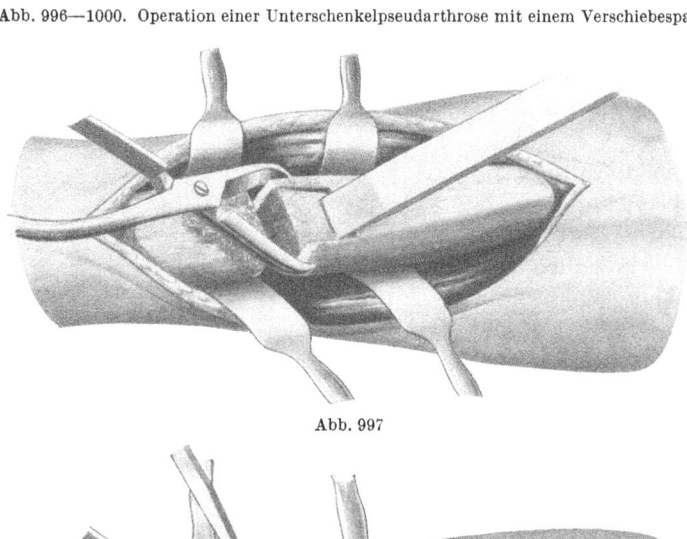

Abb. 997

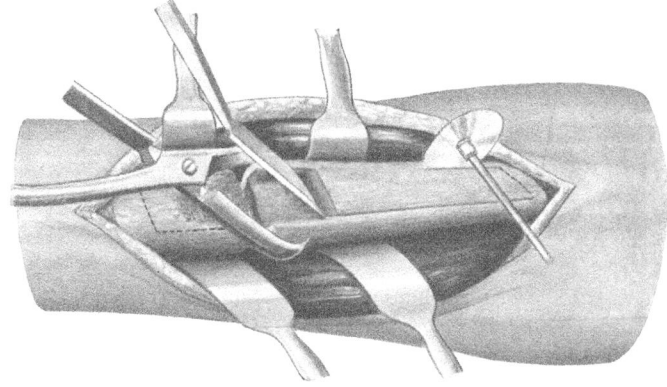

Abb. 998

mit dem dazwischen interponierten Bindegewebe in toto excidiert. Die Anfrischung der beiden benachbarten Knochenenden geht so weit, bis die *gesunde* Markhöhle eröffnet ist. Das Lager für den Knochenspan wird im peripheren wie im zentralen Bruchstück exakt gerichtet. Das Aufnahmebett für den Span muß plan sein und genauest stimmen. Am schmalen, peripheren Ende des Spanlagers wird der Knochen mit einem Winkelmeißel eingemeißelt, und die Corticalis wird leicht angehoben, damit der Knochenspan einwandfrei in sein Bett eingepflanzt werden kann.

Die *Einfalzung* der Spanenden (s. Abb. 999) muß so gut sein, daß der Knochenspan schon ohne Drahtfixierung an und für sich fest, wie bei einer Sperrholzarbeit, sitzt. — Die beiden Drahtumschlingungen am oberen und unteren Ende dienen nur als zusätzliche Sicherung.

Das überschüssige Periost an den beiden Spanenden wird über das Periost des Mutterknochens ausgebreitet.

Die andere Befestigung ist die *Einbolzung* des einen Spanendes (s. Abb. 994) in die Markhöhle, meistens trifft dies bei einem kurzen peripheren Bruchstück zu. Der Span wird hierbei um einige Zentimeter eingebolzt und eventuell noch zusätzlich mit einer Drahtnaht fixiert. Vielfach ist das unnötig. Das Knochenspanstück, das in den Knochen eingebolzt wird, ist periostlos.

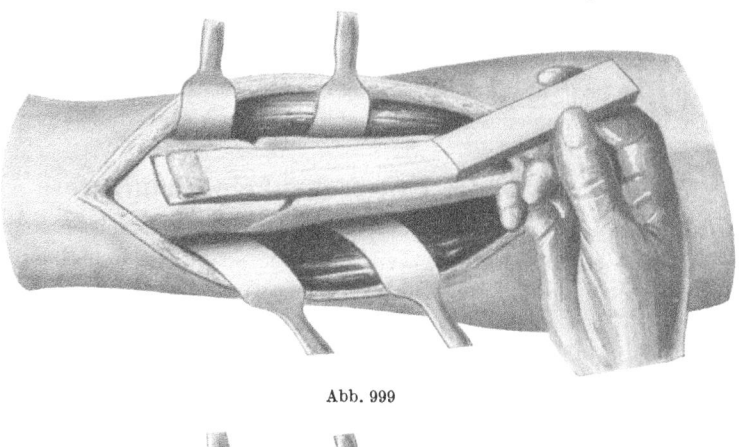

Abb. 999

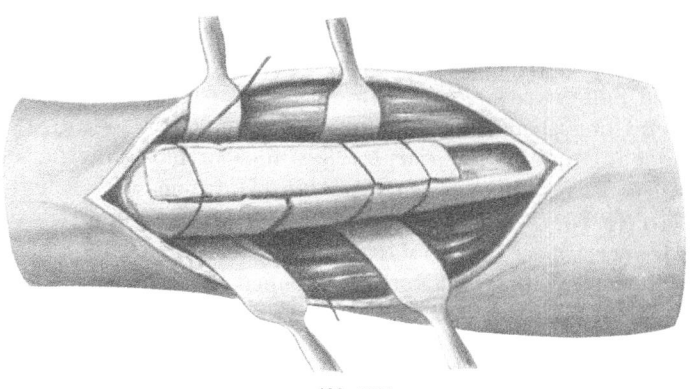

Abb. 1000

Die Befestigung am oberen Spanende geschieht in gleicher Weise mit doppelter Drahtumschlingung.

Jeder Unterschenkelpseudarthrosenoperation geht eine *Fibulaosteotomie* voraus. — LEXER war wohl der erste, der auf diese wichtige Maßnahme bei der Unterschenkelpseudarthrose hinwies, ein Vorgehen, das heute Allgemeingut der Operateure geworden ist.

Für die Technik der Pseudarthrosenoperation ist noch zu bemerken, daß die Einfügung des Knochenspanes in *achsengerechter* Stellung zu erfolgen hat. Seitliche Achsenabknickungen, insbesondere die O-Beinstellung, bedingen ungünstige Verhältnisse für die Knochenheilung und können den Operationserfolg in Frage stellen.

Besonders ist bei der Einfügung des Knochenspanes darauf zu achten, daß kein *Recurvatum* entsteht. Dies ist nicht nur äußerlich unschön, sondern auch statisch und mechanisch ungünstig. *Der Unterschenkel bis zum Knie muß bei der Einfügung des Knochenspanes übersichtlich frei sein, damit die Gesamtachse des Unterschenkels, einschließlich der Stellung der Kniescheibe, richtig beurteilbar ist.*

Ruhigstellung. Becken-Beingipsverband für 3—4 Wochen.

Nachbehandlung. Ungepolsterter Beingipsverband, zunächst als Liegeverband. — Aufstehen ist bei gewöhnlichen Pseudarthrosen etwa 6—8 Wochen nach der Operation, bei Defektpseudarthrosen aber erst 3 oder gar 4 Monate nach der Operation erlaubt.

Die Mindestdauer der Gipsverbandfixierung ist 4 Monate. In einem Teil der Fälle ist die Gipsperiode um weitere 2—3 Monate zu verlängern. Solange ein Federn an der Pseudarthrosenstelle nachweisbar ist, ist der Oberschenkel bis zur Mitte in den Gipsverband miteinzuschließen. Unterschenkelgipse sind erst erlaubt, wenn die Verknöcherung im wesentlichen vollzogen ist und wenn der Gipsverband nur noch eine Sicherung gegen einen Wiedereinbruch sein soll.

Wir können auf Grund vielhundertfacher Erfahrungen mit der autoplastischen Spantransplantation auch in der Behandlung von großen Defektpseudarthrosen sagen: Man erhält zuverlässig gute Resultate. Die zusätzliche Behandlung mit Knochennägeln der verschiedensten Art, Marknagelung nach KÜNTSCHER, die Verwendung des Rohrschlitznagels nach HERZOG oder der Rush-pins usw. ist im allgemeinen für die Behandlung der Unterschenkelpseudarthrose überflüssig.

7. Die angeborene Unterschenkelpseudarthrose

Die angeborene Unterschenkelpseudarthrose nimmt in der Pseudarthrosenbehandlung eine Sonderstellung ein. Sie ist nur in einem Teil der Fälle schon bei der Geburt vorhanden, in dem anderen Teil ist sie eine „schlummernde" Pseudarthrose, die sich nach einem geringfügigen Unfall infolge eines Knochenbruches oder im Anschluß an einen ärztlichen Eingriff bei einem angeborenen O-Bein (s. S. 743) entwickelt.

Die Aussichten der Behandlung der angeborenen Unterschenkelpseudarthrose werden in der alten Literatur als schlecht, wenn nicht als aussichtslos bezeichnet (FROEHLICH).

Nach CAMURATI, der über ein statistisches Material von 97 Fällen berichtete, wurde die Pseudarthrose nur in einem Drittel der Fälle geheilt. Andere statistische Angaben lauten noch weit ungünstiger, und SCHERB sowie VALENTIN haben sogar die Berechtigung zur Amputation bei einer angeborenen Unterschenkelpseudarthrose anerkannt.

Die Behandlung mit Drahtnähten war bei der angeborenen Unterschenkelpseudarthrose aussichtslos, und auch die mit einer freien Spantransplantation war allzuoft ergebnislos. Die Späne wurden resorbiert, oder wenn sie eingeheilt waren, entwickelten sich in ihnen Fissuren, die den Anfang zu einer neuen Pseudarthrosenbildung bedeuten. Es gibt neben den Früh- auch Spätrezidive, die noch nach Jahren auftreten können, wenn man glaubt, die Pseudarthrose schon endgültig geheilt zu haben.

Erst in den letzten 20 Jahren findet die operative Behandlung der angeborenen Unterschenkelpseudarthrose eine günstigere Beurteilung, z.B. in den Arbeiten von BISCHOFBERGER, BOYD und FOX, LINDEMANN, P. PITZEN, HENRY u. a.

Wenn man bei der angeborenen Unterschenkelpseudarthrose mit einer Operation Erfolg haben will, darf man *nicht zu früh* operieren. Als untere Grenze wird das *6. Jahr* angegeben. Andere Autoren empfehlen, die Operation bis in den Beginn der Pubertät zu verschieben und in der Zwischenzeit lediglich eine Behandlung mit Apparaten durchzuführen. Da bei zu langem Zuwarten die Beinverkürzung abnorm stark wird und da außerdem die Apparatbehandlung so kostspielig ist, hat man im allgemeinen doch einen früheren Operationstermin bevorzugt, um so mehr, als heute der Beweis erbracht ist, daß die angeborene Unterschenkelpseudarthrose auch schon früher zur Heilung zu bringen ist, selbst wenn es oft außerordentlich schwierig ist. Viele Kranke haben, wie die Mitteilungen in der Literatur zeigen und wie auch die eigenen Beobachtungen gelehrt haben, bis zu 10 und mehr erfolglose Operationen hinter sich.

Für die *allgemeine Technik* ist zu beachten, daß das gesamte pseudarthrotische Gebiet in großer Ausdehnung wegzunehmen ist, da nach den histologischen Untersuchungen auch der scheinbar gesunde Knochen noch minderwertig ist. Das Bett für den Knochenspan wird in typischer Weise hergerichtet. Da der Knochen so weich ist, wird er besser anstatt mit Meißel mit verschiedenen Knochenscheren bearbeitet. Der Knochenspan ist so kräftig als möglich in ausreichender Länge aus dem gesunden Schienbein oder dem Darmbeinkamm zu entnehmen und mit je zwei Drahtnähten am oberen und unteren Ende zu fixieren. Diese sollen einen guten Halt geben, *dürfen aber nicht einschneiden.* Das wäre bereits wieder der Beginn von Druckusuren, Umbauzonen, Infraktionen und damit für ein Rezidiv der Pseudarthrosenbildung.

Die Drahtnähte sind, sobald der Knochenspan fest eingeheilt ist, wieder zu entfernen. Der Knochen soll unter dem Einfluß der Funktion wachsen und an Umfang zunehmen. Die Draht-schlingen sind hierfür bei dem relativ weichen jugendlichen Knochen ein Hindernis und können eine ausgesprochene Gefahr für die Festigkeit des Knochens bedeuten.

Das Operationsgebiet ist mit einem guten Weichteilmantel zu umhüllen, um einen schnellen Anschluß des Knochentransplantates an das Lymph- und Blutgefäßsystem zu ermöglichen.

Die *Ruhigstellung* geschieht mit einem Becken-Beingipsverband als Liegegips für 3 Monate. Die Gesamtdauer der Gipsfixierung ist $^1/_2$—$^3/_4$ Jahr. Anschließend ist eventuell noch eine Apparatbehandlung erforderlich.

Mit der gewöhnlichen freien Knochentransplantation lassen sich, wie insbesondere die Mitteilungen von BISCHOFBERGER aus der Klinik von LINDEMANN zeigen, schöne Erfolgs-resultate erzielen. Eine Heilung der angeborenen Unterschenkelpseudarthrose wurde bei 16 in 12 Fällen erreicht. Trotz dieser günstigen Mitteilung muß man doch damit rechnen, daß es immer wieder Fälle von angeborenen Unterschenkelpseudarthrosen gibt, insbesondere wenn diese schon mehrfach voroperiert sind, bei denen die weitere operative Behandlung, wenn man nur eine gewöhnliche Spantransplantation benutzen würde, auf Schwierigkeiten stößt.

Der Vorschlag von BOYD, man solle, wenn kein guter, kräftiger Knochen beim Kinde mehr zur Verfügung steht, von einem nahen Verwandten des Kindes, Eltern oder älteren Geschwistern (syngenesioplastisches Transplantat) einen *Knochenspan* nehmen, war beachtenswert. Der Verwandte sollte möglichst die gleiche Blutgruppe haben und altersmäßig über einen Knochen mit einer guten Regenerationskraft verfügen. BOYD hat über gute Erfolge mit diesem Verfahren berichten können und auch wir hatten diese Methode mit Erfolg angewandt. Das Verfahren ist heute als überholt anzusehen, seitdem genügend Knochen aus der Knochenbank zur Verfügung steht.

Der *mechanische Faktor* bei der Fixierung des Knochenspanes hat sicher für die Behandlung der angeborenen Pseudarthrose seine Bedeutung. Die Fixierung des Spanes am peripheren Bruchende kann, wenn dieses klein und weich ist, ungenügend sein und den Anlaß zu einem Rezidiv bilden. HELLNER (zitiert nach P. PITZEN) hat schon 1944 den Versuch unternommen, die Spanplastik mit einer Küntscher-Marknagelung zu verbinden. Wenn man dies tut, soll man, wie dies HASSELMANN vorgeschlagen hat, den Marknagel vom Fersenbein her durch das untere und obere Sprunggelenk in die Tibia einschlagen und dann darüber den Knochenspan fixieren. Das gleiche Verfahren ist auch von GUILLEMINET und RICARD (1958) empfohlen und seit 5 Jahren allein angewandt worden.

Auch wir haben seit Jahren *die einfache Spantransplantation zugunsten der kombinierten Osteosynthese mit langem Marknagel und freier Knochentransplantation verlassen.*

Technik der Operation der angeborenen Unterschenkelpseudarthrose
(s. Abb. 1001 und 1002)

1. Fibulaosteotomie. 2. Resektion der Pseudarthrose mit Herausnahme der sklerotischen atrophischen Knochenenden. *3. Vorsichtiges Aufbohren der Markhöhle* der Tibia zentral und peripher, damit ein genügend kräftiger Marknagel eingesetzt werden kann. *4. Einschlagen des Marknagels..*

Der Marknagel wird vom peripheren Bruchende durch das obere Sprunggelenk, den Talus und den Calcaneus bis durch die Haut durchgetrieben, nachdem die Haut an der Austrittsstelle des Nagels incidiert ist. Der Nagel wird, während die Bruchenden gut aufeinandergestellt und -gehalten sind, wieder zurückgeschlagen und in das zentrale Bruchstück bis dicht unter die Kniegelenksfläche vorgetrieben. *Ein solider, zuverlässiger Halt der Bruchenden muß durch den Marknagel erreicht werden.* Die Länge des Marknagels wird auf Grund des Röntgenbildes im Vergleich mit dem klinischen Befund exakt bestimmt. Er reicht von dicht unterhalb der Knie-gelenksfläche bis etwa 1 cm vor der Auftrittsfläche des Calcaneus.

Nach der Fixierung der Unterschenkelknochen durch den Marknagel werden zwei Knochen-späne — am besten autoplastische — medial und lateral über der Pseudarthrosenstelle eingesetzt. Die Fixierung geschieht mit dicken Catgutschlingen. Sie ist der Drahtfixierung vorzuziehen. Weicher Knochen wird noch zusätzlich in die Zwischenräume eingefügt. Sorgfältiger, schicht-weiser Wundverschluß.

Ruhigstellung. Becken-Beingipsverband für 2—3 Monate. Ungepolsterter Beingips als Liege-gips für 6—8 Wochen. Anschließend Gehgips, bis die Pseudarthrose gut verknöchert ist.

Nachbehandlung. Unbedingt Apparat. Wenn der Marknagel sich peripherwärts verschiebt, entsteht eine Drucknekrose an der Fersenauftrittsfläche. Dies ist peinlich für den Operations-erfolg und schmerzhaft für die kleinen Patienten. Um diese Verschiebung zu vermeiden, sind wir folgendermaßen vorgegangen: Das zentrale Ende des Marknagels ist in frontaler Richtung durchbohrt, und eine Drahtschlinge oder ein Drahtstift werden zur Befestigung durch den Tibiakopf geführt.

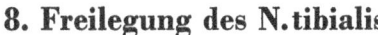

Auch wenn die operative Behandlung der angeborenen Unter-schenkelpseudarthrose heute in ihren Erfolgsaussichten wesentlich besser geworden ist und wenn im allgemeinen kein Anlaß mehr für eine Unterschenkelamputation besteht, sofern nicht durch unzählige Voroperationen ganz ungünstige Verhältnisse für jede Nachoperation geschaffen sind, so ist die Behandlung doch nach wie vor schwierig. Sie erfordert außerordentlich viel Geduld.

8. Freilegung des N. tibialis

a) Freilegung an der Wade (s. Abb. 1003 und 1004)

Längsschnitt dicht medial neben der Mitte der Wade. Da der Nerv in der Tiefe unter der Wadenmuskulatur liegt, ist außer dem Muskelbauch des M. gastrocnemius auch der des M. soleus längszuspal-ten. Dann muß noch die Fascia cruris profunda durchtrennt werden, bis man auf den N. tibialis kommt. Da er dicht neben der A. tibialis und deren Begleitvenen verläuft, ist die Isolierung des Nerven aus Narbengewebe in diesem Gebiet recht vorsichtig vorzunehmen und manchmal schwierig.

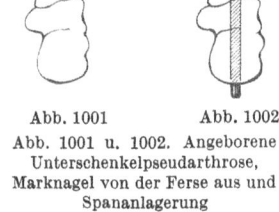

Abb. 1001   Abb. 1002
Abb. 1001 u. 1002. Angeborene Unterschenkelpseudarthrose, Marknagel von der Ferse aus und Spananlagerung

b) Freilegung am Knöchel (s. Abb. 1005 und 1006)

Die Gegend des inneren Knöchels ist häufig ein Sitz von offenen Verletzungen, insbesondere auch von Schnitt- und Sensenverletzungen. Es ist bei der Freilegung des Nerven zu berück-sichtigen, daß er sich ziemlich regelmäßig in Höhe des inneren Knöchels in seine beiden End-äste, in den N. plantaris medialis und lateralis, aufteilt. Der N. tibialis verläuft am inneren Knöchel hinter der A. tibialis, um nach der Aufteilung in den N. plantaris medialis und lateralis diese Lagebeziehung zu ändern. Der N. tibialis überkreuzt die A. tibialis, während der N. plan-taris medialis zunächst lateral neben dem Gefäßbündel verläuft, um unter diesem hinweg zur Fußsohle zu ziehen.

Schnitt. Bogenförmig hinter dem inneren Knöchel. — Nach Längsspaltung des Ligamentum laciniatum wird das Gefäßnervenbündel erreicht. Am weitesten vorn verläuft die Sehne des M. tibialis posterior und daneben die des M. flexor digitorum. Der N. tibialis liegt am weitesten nach hinten. Zwischen diesem Nerven und den Sehnen verläuft die A. tibialis mit ihren Begleit-venen.

Wenn die Verletzung noch etwas weiter distalwärts liegt, ist es entweder notwendig, den N. plantaris medialis, der hier dicht hinter der Sehne des Flexor hallucis longus verläuft, auf-zusuchen oder wenn der N. plantaris lateralis betroffen ist, diesen hinter der Arterie freizu-legen.

9. Elephantiasis

Die Beinverdickungen, die nur auf eine chronische ödematöse Schwellung zurückgehen, sind meist erfolgreich konservativ zu behandeln. Die echte Elephantiasis, bei der es zu einer ausgesprochenen Verhärtung des Unterhautfettgewebes und der Haut kommt, ist nur durch eine Operation verbesserungsfähig. Bedauerlicherweise kommen die Patienten in der Regel erst zum Arzt, wenn die Elephantiasis ein beträchtliches Ausmaß erreicht hat.

Einfache Operationen, wie die künstliche Drainagebildung durch Seidenfäden im Unterhautfettgewebe des Unterschenkels über den Oberschenkel und das Leistenband bis zum Bauch hinauf haben nur eine beschränkte Wirkung und sind nur *leichten* Fällen vorbehalten. Diese Operation liebte E. PAYR. Wir haben sie auch verschiedentlich bei jugendlichen Patienten mit befriedigender Wirkung ausgeführt.

Die Behandlung der *mittelschweren* Fälle der echten Elephantiasis geschieht mit melonenförmigen Ausschneidungen von Haut, Unterhautfettgewebe bis zur Fascie am Unterschenkel bis zum Knöchel (LEXER). Eine erfolgreiche Behandlung der *schweren* Elephantiasisformen wurde erst möglich, nachdem man dazu übergegangen war, einen großen Teil der Haut des Unterschenkels mit dem pathologisch veränderten Unterhautfettgewebe bis zur Fascie in mehrzeitigen Operationen zu entfernen. Die großen Defekte, die gesetzt wurden, werden wieder mit Dermatomhautlappen gedeckt. Die Haut wird entnommen von dem gleichen Oberschenkel, wenn die Haut wenig verändert war, vom gegenseitigen Oberschenkel oder vom Bauch, wenn auch die Haut des Oberschenkels mit pa-

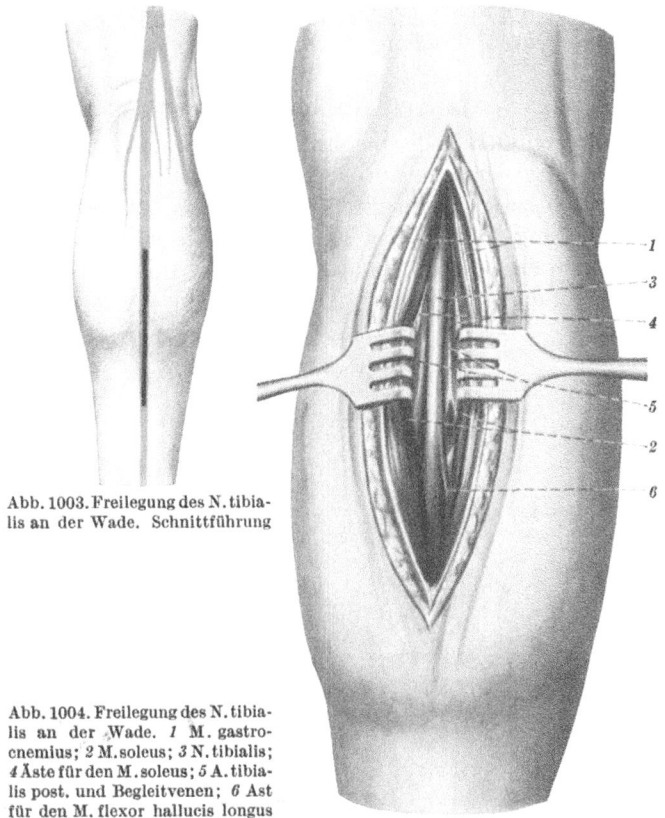

Abb. 1003. Freilegung des N. tibialis an der Wade. Schnittführung

Abb. 1004. Freilegung des N. tibialis an der Wade. *1* M. gastrocnemius; *2* M. soleus; *3* N. tibialis; *4* Äste für den M. soleus; *5* A. tibialis post. und Begleitvenen; *6* Ast für den M. flexor hallucis longus

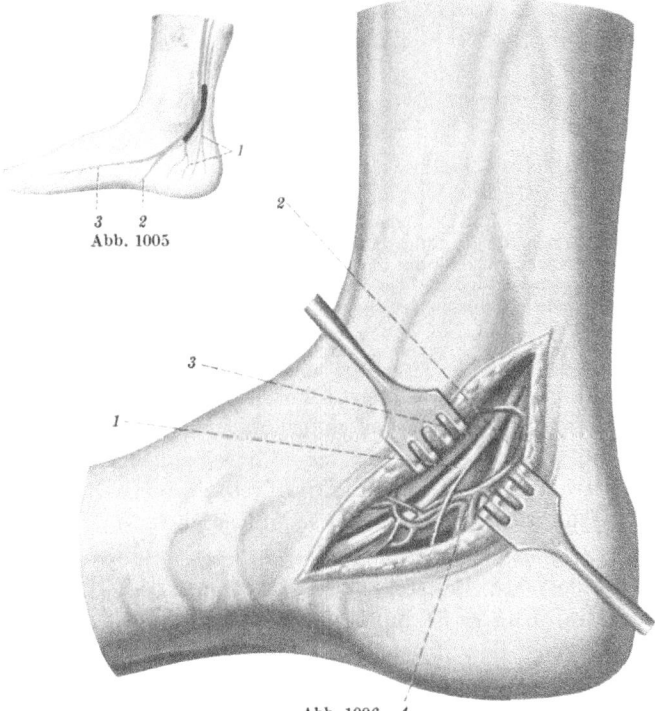

Abb. 1005

Abb. 1006 *4*

Abb. 1005 u. 1006. Freilegung des N. tibialis am Knöchel

Abb. 1005. Schnittführung. *1* Rami calcanei mediales; *2* Ramus plantaris lateralis; *3* Ramus plantaris medialis. Abb. 1006. Operationsbild. *1* Ramus plantaris medialis des N. tibialis; *2* Ramus plantaris lateralis des N. tibialis; *3* Sehne des M. flexor digitorum; *4* Gefäßaufzweigung. (Die A. tibialis liegt zwischen der Sehne des M. flexor digitorum und dem Ramus plantaris medialis leicht verdeckt)

thologisch verändert ist. Die Operation der Elephantiasis mit der Hautausschneidung haben auch wir viele Jahre lang nach der Technik von MACEY geübt.

Technik der Operation (s. Abb. 1007—1009)

Vorbereitung. Lagerung im Bett mit hochgelagertem Bein zum Abschwellen für 10—14 Tage. Eventuell gleichzeitig antibiotische Behandlung, wenn Neigung zu Hautinfektionen bestand. Operation bei gleichzeitiger Bluttransfusion und *laufendem* Blutersatz.

Lagerung. Das Bein wird in einem Extensionsbügel (eventuell mit Hilfe eines Drahtzuges durch die Ferse) zweckmäßig aufgehängt. Der Operateur kann auf diese Weise leicht von allen Seiten an das Bein heran.

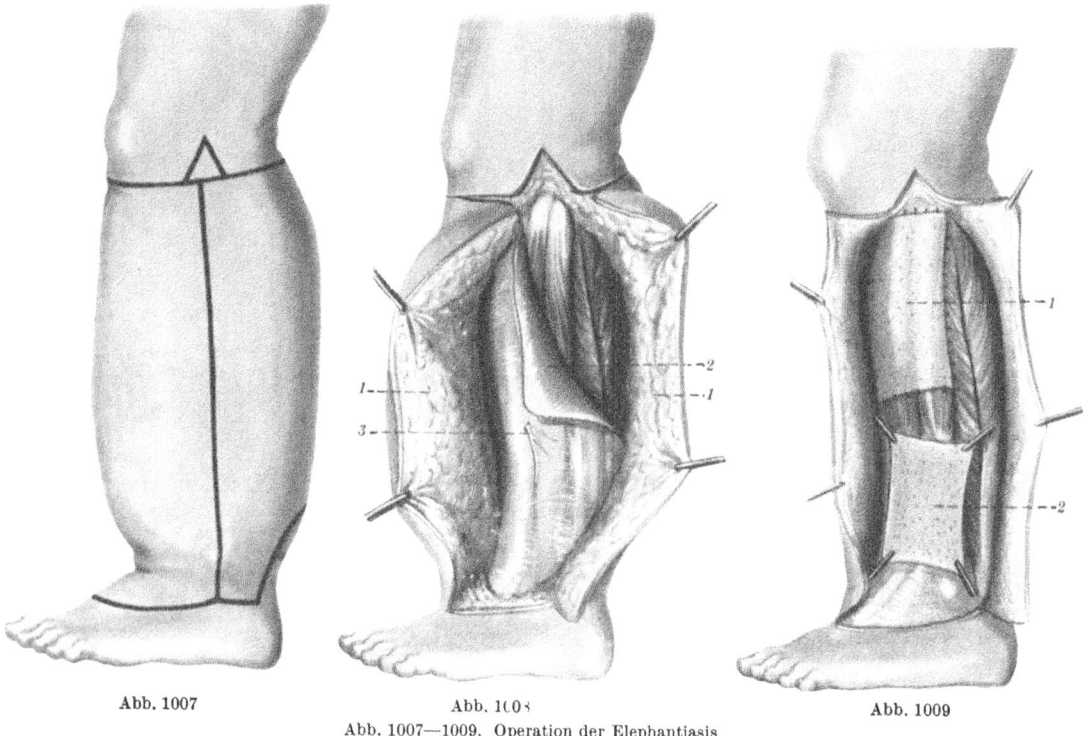

Abb. 1007   Abb. 1008   Abb. 1009
Abb. 1007—1009. Operation der Elephantiasis

Abb. 1007. Schnittführung. Die Haut über der Achillessehne ist zu erhalten! Abb. 1008. Die Haut ist mit dem krankhaft veränderten Unterhautfettgewebe nach vorne und hinten zurückgeschlagen (*1*). Die Fascie (*2*) wird von der Muskulatur bis zur Schienbeinkante abpräpariert und exstirpiert. Über der Schienbeinkante bleibt sie erhalten. N. peronaeus (*3*). Abb. 1009. Ein Dermatomlappen vom Oberschenkel ist auf die Muskulatur aufgelegt und vernäht (*1*). Ein zweiter Lappen ist zur Befestigung vorbereitet

Schnittführung. Vom Knie abwärts über das Fußgelenke hinab bis nahe zur Großzehe. Der Schnitt geht hindurch bis zur Fascie. Diese wird nach vorn bis zum Schienbein, nach hinten etwa bis zur Mitte der Wadenmuskulatur verfolgt. Alles überschüssige Fettgewebe wird herausgeschnitten, so daß nur noch eine dünne Schicht Unterhautfettgewebe mit der darüberliegenden Haut erhalten bleibt. Von der Haut selber wird so viel weggeschnitten, daß nach der Verdünnung der Haut wieder ein Wundverschluß möglich ist.

Die Ausschneidung der Haut geht nach hinten bis kurz vor den Ansatz der Achillessehne und zum Calcaneus. Der stehenbleibende Hautteil am Fuß entspricht etwa der Höhe eines Damenpumpses, d. h., er ist nur etwa 2—3 Querfinger breit. Nachdem die Fascie sauber präpariert ist, kommen darauf große Dermatomlappen. Seidenfäden werden an ihren Ecken befestigt, damit die Dermatomlappen unter Spannung auf die großen Defekte aufgesetzt werden. Die Vernähung erfolgt mit feinen Catgut-Knopfnähten. Eine vielfache Stichelung der Dermatomlappen erfolgt zur Begünstigung der Ernährung und zur Besserung des Flüssigkeitsabflusses. Die Resthaut wird lappenförmig über die Dermatomlappen zurückgeschlagen und lose vernäht. *Die Dermatomlappen sollen unter dem Schutz der eigenen Haut in der eigenen Nährflüssigkeit einheilen.*

Wir können unserer Erfahrung nach sagen, daß sie dieses erstaunlich gut tun. *Nach 14 Tagen wird die Wunde wieder geöffnet*, und es wird alle Haut bis an die Ränder der Dermatomlappen weggeschnitten, die Hautränder werden weiter verdünnt und mit dem Dermatomlappen vernäht. Wundkompressionsverband mit Metalline.

Lagerung. Hochlagerung auf Braunscher Schiene. Nach 2 Wochen Beginn mit vorsichtigen Bewegungsübungen. Hautpflege des Dermatomlappens mit einer guten Eucerin-Creme oder mit *Glysolit*.

Die *zweite* Operation für die andere Seite des Unterschenkels wird nach etwa 4 Monaten durchgeführt. Die Behandlung geht in gleicher Weise vor sich.

Bei etwa der Hälfte der operierten Fälle haben wir uns mit der Operation am Unterschenkel begnügen können, in den anderen Fällen war noch zusätzlich eine Operation am Oberschenkel erforderlich. Die Gesamtdauer der Behandlungszeit zog sich daher auf über $^{1}/_{2}$ Jahr hin. Die Behandlungsergebnisse waren recht erfreulich. Das längste, das wir überblicken, sind etwa $1^{1}/_{2}$ Jahrzehnte. Der Nachteil des Verfahrens von MACEY ist, daß eine eigene Operation erforderlich ist, um die Haut, die über den Dermatomlappen wieder verschlossen war, erneut zu eröffnen und zu entfernen. Andere Autoren wie BROCKER, HEGEMANN sind dazu übergegangen, die Haut primär total vom Unterschenkel zu entfernen und den entstandenen, großen Weichteildefekt mit rechteckigen Dermatomlappen zu schließen. BROCKER empfiehlt, auch die Fascie mitzunehmen, HEGEMANN verzichtet darauf. Er sagt mit Recht, die Gefahr sei groß, daß ausgedehnte Muskelhernien sich entwickelten.

HEGEMANN empfiehlt als *Schnittführung* unterhalb des Knies einen ringförmigen Schnitt, der nur vorn das Schienbein ausspart. An der Seite wird ein Längsschnitt angelegt; er geht von der Mitte der Außenseite des Unterschenkels herab bis über den äußeren Knöchel zum Fuß. Hier wird wieder ein ringförmiger Schnitt gemacht. Er reicht bis zum Vorfuß und spart hinten das Ansatzgebiet der Achillessehne aus. Es soll ausdrücklich betont werden, daß man über dem Schienbein sowie über dem Ansatzgebiet der Achillessehne das ursprüngliche Haut- und Unterhautfettgewebe erhält.

Wir sind in der letzten Zeit auch so vorgegangen, daß wir gleich primär die Haut total entfernt haben, der entstandene, große Defekt wurde mit Dermatomlappen vom Oberschenkel gedeckt. Die Einheilung erfolgte gut. Dauerergebnisse fehlen.

Es gilt für jede Form der Elephantiasisoperation, daß der N. peronaeus superficialis bis zu seiner Teilung in die extrafascialen Äste gut geschont wird.

10. Unterschenkelstumpfkontrakturen

Die Unterschenkelstumpfkontraktur ist in veralteten Fällen so hart, daß sie weder durch passive Übungen noch durch einen Streckzug noch durch einen Quengelgipsverband auszugleichen ist.

Der völlige Ausgleich der Kniebeugekontraktur ist erforderlich, um dem Unterschenkelamputierten ein ausdauerndes Gehen in der Prothese zu ermöglichen.

Die Kontraktur kann durch eine Verlängerung der Kniebeugesehnen nur ausgeglichen werden, wenn die Schrumpfung der Gelenkkapsel nicht zu stark ist. Man muß, wenn die Gelenkkapsel stark geschrumpft ist, noch zusätzlich die Gelenkkapsel von hinten her eröffnen. Ihre Durchschneidung erfolgt unter dem Schutz einer Rinnensonde. Auch hiernach ist die Beseitigung der Kontraktur manchmal nur schwer und mühevoll möglich. Es ist erstaunlich, bei der Operation zu beobachten, wie groß der arthrogene Anteil der Kontraktur ist. Die Gelenkkapsel klafft nach der Einschneidung um 2 cm und mehr.

Die Durchschneidung der hinteren Gelenkkapsel zur Beseitigung der Kniebeugekontraktur wurde schon von PUTTI, WILSON und STEINDLER geübt, der allerdings nur in 58% der Fälle damit gute Resultate hatte. Sie wurde neuerdings wieder von THOMSEN und SCHRADER empfohlen. Sie haben im Anschluß an die Durchschneidung der hinteren Gelenkkapselanteile noch einen Quengelverband angelegt. Wir selbst haben die Tenotomie der Kniebeuger in Verbindung mit der Durchschneidung der hinteren Gelenkkapsel weitgehend aufgegeben (s. auch die Arbeit von FELSENSTEIN aus unserer Klinik) und führen *fast grundsätzlich* die *supra-kondyläre Osteotomie* aus. Sie ist einfach, schonend und sicher. Die Kontraktur läßt sich gut ausgleichen. Die Patienten behalten die gleiche Bewegung im Kniegelenk wie vorher!

Technik der Operation der Unterschenkelstumpfkontraktur (s. Abb. 1010—1012)

Vorbereitung. Einschlagen eines Schanzschen Knochennagels durch den Unterschenkel-stumpf, um diesen nach der Osteotomie einwandfrei in seiner Stellung halten zu können.

Schnitt an der Innenseite suprakondylär. Nach Freilegung des Femur in typischer Weise erfolgt die Durchmeißelung in der gleichen Form wie auch sonst bei einer Kniebeugekontraktur (s. d.). Wichtig ist, daß ein genügend großes Stück von der Vorderfläche des oberen Fragmentes weggenommen wird, damit man das periphere Fragment gut auf die Rückfläche des zentralen Bruchstückes auflegen kann. Es muß so viel Knochen weggenommen werden, daß sich leicht die Korrektur aufrechterhalten läßt.

Ruhigstellung. Becken-Beingipsver-band für 4 Wochen.

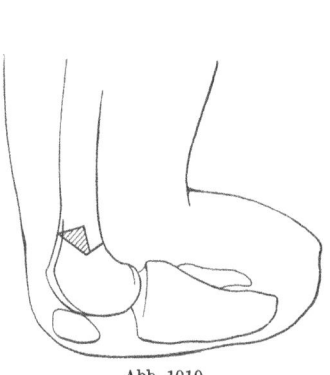 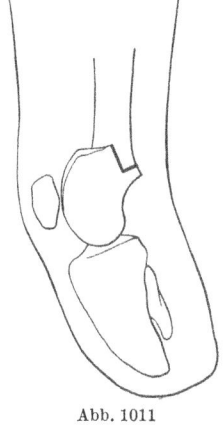 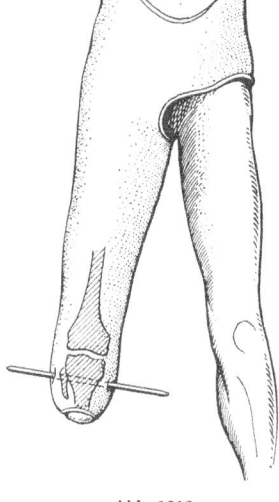

Abb. 1010   Abb. 1011   Abb. 1012

Abb. 1010—1012. Suprakondyläre Osteotomie bei Unterschenkelstumpfkontraktur
Abb. 1010. Vor der Operation. Abb. 1011. Nach der Operation
Abb. 1012. Gipsverband bei Unterschenkelstumpfkontraktur. Der Unterschenkelstumpf wird durch einen Schanzschen Nagel im Gipsverband fixiert

Nachbehandlung. Nach 4 Wochen Herausziehen des Knochennagels und Anlegen eines ungepolsterten Beingipsverbandes bis zum Trochanter. — Anschließend Übungsbehandlung.

11. Unterschenkelnachamputation

Die *Indikation* zur Unterschenkelnachamputation ist gegeben:

bei einem überlangen Unterschenkelstumpf, der Durchblutungs- oder trophische Störungen aufweist, bei scharfkantigen Knochenenden, bei ungünstigen Narbenverhältnissen, insbesondere, wenn die Neigung zur Entwicklung von trophischen Geschwüren besteht und wenn die Fibula länger als die Tibia ist.

Schlecht sind die Unterschenkelstümpfe, bei denen die Tibiakante vorn scharfkantig und die Fibula zu lang ist, bei denen das Stumpfende kolbenförmig aufgetrieben ist und bei denen die Narbe bogenförmig vorn über der Schienbeinkante verläuft.

Von einem *guten* Unterschenkelstumpf wird verlangt, daß die Tibia leicht nach vorn bogen-förmig abgeflacht ist, daß die Fibula 2 cm kürzer als die Tibia ist, daß das Stumpfende leicht konisch zuläuft und daß die Narbe hinter der Mittellinie gut verschieblich liegt.

Die Stelle der Wahl der Absetzung des Unterschenkels bei einer Nachamputation ist der Über-gang vom mittleren zum oberen Drittel des Unterschenkels. Bei Unterschenkelkurzstümpfen muß mit jedem Millimeter der Knochenkürzung, soweit es die Hautdeckung zuläßt, gespart werden. Ausgesprochene Unterschenkelkurzstümpfe verlangen, um das Kniegelenk zu erhalten, vielfach eine Hautlappenplastik.

Technik der Unterschenkelnachamputation (s. Abb. 1013 und 1014)

Leicht bogenförmiger Schnitt unter Ausschneidung der Narbe mit Verlängerung des Schnittes an der Außenseite oben. Es wird zuerst die *Fibula* und dann die Tibia gekürzt. Die Fibula wird freigelegt und in schräger Richtung von außen oben nach innen unten mit einem Meißel abgesetzt. Das Knochenende wird mit dem Lüer gerundet.

Der *N. peronaeus*, und zwar der Ramus profundus *und* Ramus superficialis, ist aufzusuchen, freizupräparieren, nach oben zu verfolgen und leicht herauszuziehen und abzutragen. Die *Tibia* wird an ihrem freien Ende freigelegt. Das Periost wird umschnitten und um einige Millimeter nach oben geschoben. Die Abtragung der Tibia geschieht in schräger Richtung von vorn oben nach hinten unten. Hiernach werden die scharfen Knochenflächen mit der Knochenschere abgetragen und das Stumpfende mit der Raspel gerundet.

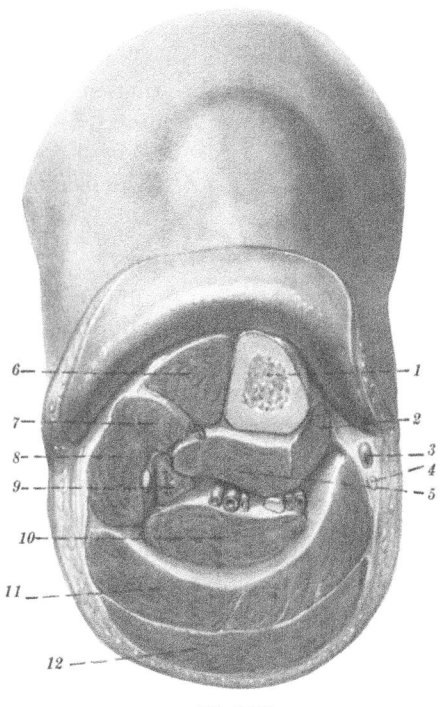

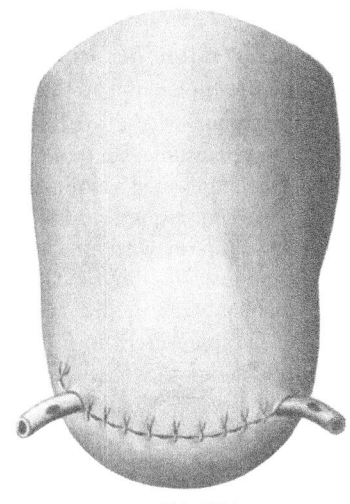

Abb. 1013   Abb. 1014

Abb. 1013. Unterschenkelnachamputation. Anatomische Verhältnisse. *1* Tibia; *2* M. flexor digitorum longus; *3* V. saphena magna; *4* N. saphenus; *5* M. tibialis posterior; *6* M. tibialis anterior; *7* M. extensor digitorum longus; *8* M. peronaeus longus; *9* Fibula (links daneben N. peronaeus); *10* M. flexor hallucis longus; *11* M. soleus; *12* M. gastrocnemius. Zwischen M. tibialis posterior (*5*) und M. flexor hallucis longus (*10*) von außen nach innen: A. und Vv. peronaeae, N. tibialis und A. tibialis posterior

Abb. 1014. Typische Lage der Hautwunde

Vielfach ist auch der mit dem Narbengewebe verwachsene N. tibialis-Stumpf freizulegen und einige Zentimeter höher abzutragen.

Nachdem die überflüssigen Weichteile abgetragen sind, wird die *Weichteilnaht* ausgeführt. Ein Vernähen des Gastrocnemiusmuskelbauches über dem Tibiastumpf darf *nur* bei rein aseptischen Verhältnissen gemacht werden. Naht des Unterhautfettgewebes. Hiernach endgültiges Zurechtschneiden des Hautlappens. Hautnaht. Einlegen von zwei Gummidrains in die Wundwinkel, in schräger Richtung auf den Knochen. Wundverband.

Lagerung. Auf Braunscher Schiene oder auf einem entsprechenden Kissen.

Nachbehandlung. Erster *Wundverbandwechsel* und Gummidrainentfernung nach 4 Tagen, eventuell noch einmal Ersatz der Gummidrains durch Gazestreifen.

Nahtentfernung nach 2 Wochen. — Übungsaufnahme nach etwa 4 Wochen. Neuanpassen der Prothese nach etwa $^1/_4$ Jahr.

Die Unterschenkelnachamputation wird in der Regel in Blutleere gemacht. Die Blutleere wird vor der Weichteilnaht entfernt. Eine sorgfältige Blutstillung wird vorgenommen. Die Nachamputation von Unterschenkelkurzstümpfen läßt sich, wenn man sich erst daran gewöhnt hat, gut in Bauchlage ausführen.

Auch bei der Unterschenkelstumpfkorrektur ist keineswegs jede Nachamputation mit einer Knochenkürzung verbunden. Man kommt in vielen Fällen mit einer Weichteilkorrektur aus.

12. Achillessehnenriß

Er ist im Hinblick auf die Behandlung zu unterteilen in die seltenen partiellen und die totalen, in die frischen und die veralteten Achillessehnenrisse.

Die Behandlung der *partiellen* Ruptur der Achillessehne ist *konservativ*, die der *totalen operativ*.

Wir haben *früher* auch die totale Achillessehnenverletzung *konservativ* behandelt. Es gelang in der Mehrzahl der Fälle bei genügend langer Gipsfixierung und anschließender monatelanger Übungsbehandlung, eine ausreichend leistungsfähige Wadenmuskulatur zu erhalten. War die konservative Behandlung ergebnislos, wurde die plastische Operation der veralteten Verletzung durchgeführt. Das war ein langer Behandlungsweg. *Wir sind deshalb in den vergangenen Jahren dazu übergegangen, die frische Achillessehnenverletzung primär zu nähen.* Es ist ein kleiner, erfolgssicherer Eingriff mit einer relativ kurzen Behandlungszeit.

a) Operation des frischen Achillessehnenrisses (s. Abb. 1015—1017)

Schnitt. Lateral neben der Achillessehne etwa 10—15 cm lang. Eingehen auf die Verletzungsstelle. Das Paratenon wird gespalten und mit einem Präpariertupfer stumpf nach beiden Seiten abgeschoben. Vorhandene Blutcoagula werden entfernt. Die zerrissenen Sehnenenden werden in geringem Umfange ausgeschnitten. Naht der Achillessehne in Spitzfußstellung. Die Seide wird dabei vom Sehnenquerschnitt in der Längsrichtung der Sehne zunächst zentralwärts geführt. Ein Randbündel wird umstochen. Hiernach wird die Seide quer durch die Sehne zur gegenüberliegenden Seite hindurchgeleitet. Wieder wird ein Randbündel umstochen, und die Seide wird anschließend in der Längsrichtung zur Rißstelle zurückgeführt. Die Befestigung der Sehne am peripheren Stumpf geschieht in der gleichen Weise (s. auch Allgemeiner Teil, Technik der Sehnennaht S. 18). Die Verknotung der Seide erfolgt unter leichter Spannung. Zusätzlich werden noch einige Seidenknopfnähte angelegt, um die Sehnenenden gut zu adaptieren. Naht des Paratenons mit Catgutknopfnähten. Subcutannaht. Hautnaht.

Ruhigstellung. Beingips bis zur Mitte des Oberschenkels. Stellung des Fußes: Spitzfuß von 140°, Stellung des Knies: Beugung von 150—140°.

Nachbehandlung. Nach 2 Wochen Ersatz des Oberschenkelgipses durch einen Unterschenkelgehgips in verringerter Spitzfußstellung. Erneuter Gipswechsel nach weiteren 2 Wochen und dritter Gips in weiter verringerter Spitzfußstellung für 2 Wochen. Gesamtdauer der Gipsfixierung also 6 Wochen. Nach Abnahme des Gipsverbandes aktive Wadenmuskelgymnastik. Verbot des Barfußgehens und des Tragens von absatzlosen Schuhen für 2—3 Monate. Die Höhe des Absatzes ist zweckmäßig auf etwa 3 cm zu halten.

Zur Beachtung. 1. Der Gips ist über dem Operationsgebiet der Achillessehne gut zu polstern (Schaumgummi). Der Gips ist zusätzlich über diesem Gebiet zu schalen. Das durchblutete Verbandzeug ist nach 4 Tagen zu entfernen. Es besteht sonst die große Gefahr eines bis zur Sehne gehenden Decubitus, dessen Heilung viele Wochen benötigt.

2. Zur Sicherung des Behandlungsresultates ist es außerordentlich wichtig, die Patienten darüber aufzuklären, daß sie nicht mit absatzlosen Schuhen (Pantoffeln, Badeschuhen) gehen sollen; auch für das Baden sollen Badeschuhe mit Absatz benutzt werden.

b) Operationen des veralteten Achillessehnenrisses

Wenn ein großer Defekt im Bereich der Achillessehne besteht, ist gelegentlich eine direkte Nahtvereinigung der Sehnenenden unmöglich; eine plastische Deckung ist dann notwendig. Diese kann auf zweierlei Weise geschehen:

a) *unter Verwendung eines Fascienstreifens* (s. Abb. 65);

b) *durch eine plastische Sehnenverlängerung* (s. Abb. 62). Diese wird folgendermaßen vorgenommen: Der mittlere Anteil des zentralen Sehnenstumpfes wird säuberlich auf etwa 10 cm herausgeschnitten und wie der Deckel einer Griffelschachtel nach peripher verschoben. Er wird entweder mit dem distalen Sehnenende vernäht oder subperiostal an der Ansatzstelle der Achillessehne am Calcaneus verankert. Die Befestigung des zentralen Endes des verlagerten

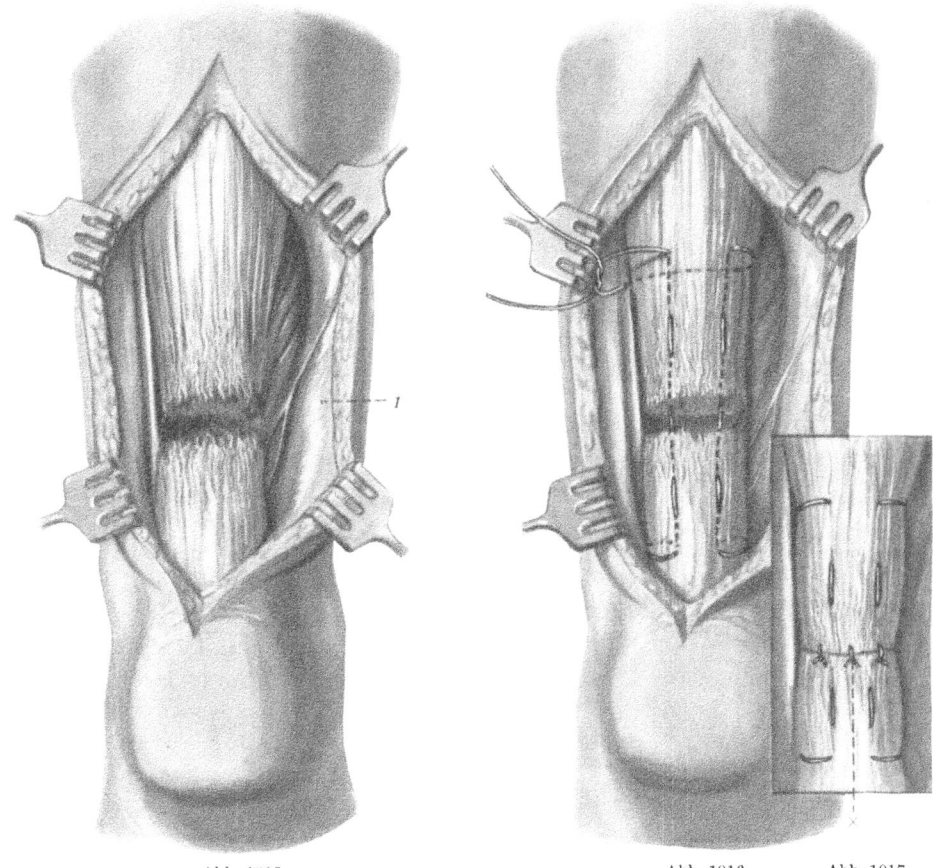

Abb. 1015   Abb. 1016   Abb. 1017

Abb. 1015—1017. Achillessehnenruptur

Abb. 1015. Der Riß ist freigelegt. *1* Fascia cruris. — Das Paratenon ist längs gespalten. Abb. 1016. Die Naht ist angelegt. Die Sehnenstümpfe werden durch Zug adaptiert. Abb. 1017. Die Naht ist beendet. Kleine Seidenadaptationsnähte (+) sind zusätzlich angelegt

Sehnenanteiles geschieht durch feine Seidenknopfnähte. Auf eine gute Vernähung des Paratenons ist besonderer Wert zu legen.

Ruhigstellung und *Nachbehandlung* wie oben, nur ist die Gipsverbandszeit um 2 Wochen zu verlängern. Die Gipsruhigstellung ist aber im ganzen 8 Wochen.

V. Fuß

1. Eröffnung des oberen Sprunggelenkes

A. Eröffnung des oberen Sprunggelenkes bei Eiterungen

Die Eröffnung des Gelenkes erfolgt entweder von vorn, von lateral oder medial her oder, wenn das Gelenk durchdrainiert werden muß, von beiden Seiten. Ist trotzdem der Eiterabfluß schlecht, so soll man nicht zögern, vom äußeren Knöchel ein entsprechend großes Stück abzuschlagen. In seltenen Fällen wird das Gelenk auch von hinten eröffnet.

a) Eröffnung des oberen Sprunggelenkes von vorn lateral (s. Abb. 1018)

Längsschnitt dicht vor dem äußeren Knöchel. Die Strecksehnen werden mit ihrer gemeinsamen Sehnenscheide nach medial zurückgehalten. Das Ligamentum cruciforme wird eingeschnitten, und die Sprunggelenkkapsel liegt zur Incision frei.

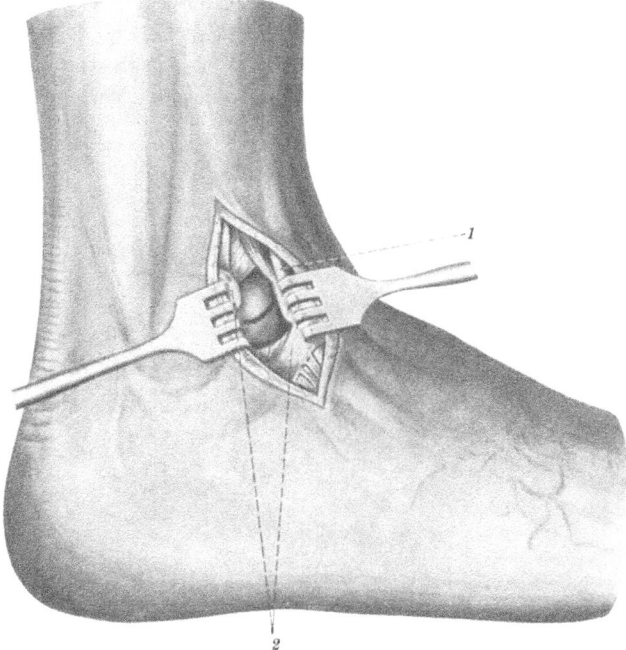

Abb. 1018. Freilegung des oberen Sprunggelenkes von vorn lateral. *1* Sehnen des M.extensor digitorum communis; *2* Durchtrenntes Ligamentum cruciforme

b) Eröffnung des oberen Sprunggelenkes von vorn medial (s. Abb. 1019)

Schnitt. Dicht vor der Spitze des inneren Knöchels. Das Ligamentum deltoideum wird dicht medial neben der Sehne des Tibialis anterior durchtrennt. Die Gelenkkapsel liegt schön frei und wird quer eingeschnitten.

c) Eröffnung des oberen Sprunggelenkes von hinten (s. Abb. 1020)

Lagerung. Bauchlage.

Längsschnitt, der hinter dem äußeren Knöchel beginnt und zwischen den Peronaealsehnen und der Achillessehne nach oben verläuft. Man geht von der Achillessehne, die mit einem stumpfen Haken in Spitzfußstellung zurückgehalten wird, auf die hintere Kapsel des oberen Sprunggelenkes ein. Das bedeckende Fettgewebe wird entfernt, und die Kapsel wird in querer Richtung eingeschnitten.

In die Eröffnungsstellen der Gelenkkapsel wird bei frischen Eiterungen von jeder Seite ein kurzes Gummidrain eingeführt, bei schweren fortgeschrittenen Eiterungen wird ein langes Gummidrain von der einen zur anderen Seite hindurchgezogen.

Ruhigstellung. Sie erfolgt in einem gefensterten Gipsverband. Die Fußstellung im Gips ist, weil mit einer Versteifung des oberen Sprunggelenkes gerechnet werden muß, *leichte Spitzfußstellung*, damit trotz der Versteifung des oberen Sprunggelenkes ein Schuh mit einem flachen Absatz getragen werden kann.

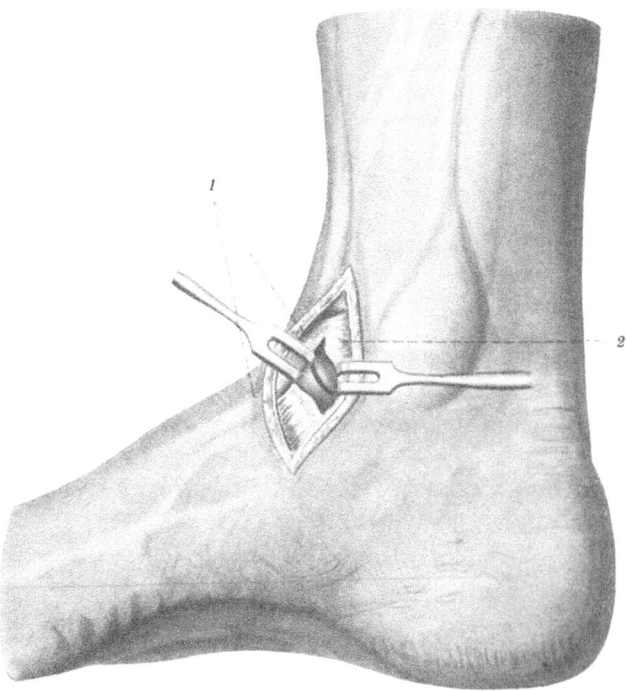

Abb. 1019. Eröffnung des oberen Sprunggelenkes von vorn medial. *1* Sehne des M.tibialis anterior; *2* Ligamentum deltoideum eingeschnitten

Gedankenloses Eingipsen und Versteifenlassen des Fußes in Rechtwinkelstellung und darüber hinaus bedeutet Entwicklung eines Hackenfußes, der zum Gehen funktionell schlecht ist und eventuell sogar später einen operativen Stellungsausgleich verlangt. *Eine Fußversteifung in einer leichten Spitzfußstellung ist dagegen funktionell günstig.* Es entwickelt sich meist kompensatorisch im vorderen unteren Sprunggelenk (Chopartschen Gelenk) eine praktisch durchaus genügende Plantar- und Dorsalflexionsfähigkeit des Fußes. Das Abwickeln des Fußes wird dadurch leicht und unauffällig. Die Bewegung kann so gut werden, daß man bei der klinischen Untersuchung fast nicht glauben möchte, daß das obere Sprunggelenk knöchern versteift ist.

B. Eröffnung des oberen Sprunggelenkes zur Entfernung von freien Gelenkkörpern oder Fremdkörpern

Die Osteochondritis dissecans am oberen Sprunggelenk ist äußerst selten und wird in ihrer Natur leicht verkannt, da es nur ganz selten zur Bildung von wirklich freien Gelenkkörpern kommt, die zu typischen Einklemmungserscheinungen führen. So selten daher in der Friedenschirurgie freie Gelenkkörper entfernt werden müssen, so oft ist in der Kriegschirurgie die Herausnahme von Granatsplittern aus dem Bereich des oberen Sprunggelenkes notwendig. Hierbei handelt es sich nur in einer kleinen Zahl der Fälle um Eingriffe an noch funktionstüchtigen Gelenken. Meist sind die Gelenkflächen durch die Schußverletzung unmittelbar schwer geschädigt, oder das Gelenk ist durch eine Eiterung sekundär funktionsuntüchtig geworden. In allen diesen Fällen wählt man den Schnitt, mit dem man am leichtesten an den Geschoßsplitter herankommt. Gelenkphysiologische Gesichtspunkte erübrigen sich. Für die Fälle mit gut erhaltenem Gelenk ist man natürlich wie bei jedem anderen Gelenk an eine schonende, die anatomischen Verhältnisse berücksichtigende Schnittführung gebunden.

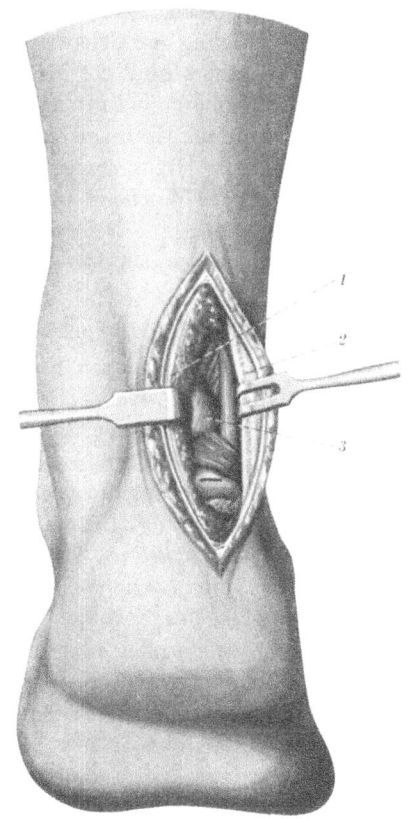

Abb. 1020. Eröffnung des oberen Sprunggelenkes von seitlich hinten. *1* Achillessehne; *2* Sehnen der Mm.peronaei; *3* Rückseite der Tibia mit dem Ansatz des Ligamentum tibiofibulare posterius

a) Eröffnung des oberen Sprunggelenkes von vorn lateral (s. Abb. 1048)

Großer Längsschnitt lateral neben den Strecksehnen. Nach Durchtrennung des Ligamentum cruciforme werden die Strecksehnen zusammen mit ihrer Sehnenscheide und den Gefäßen nach medial zurückgehalten. Die Gelenkkapsel wird eröffnet. Ist eine größere Übersicht des Gelenkinneren erwünscht, so wird die Gelenkkapsel an ihrem Ansatz an der Tibia subperiostal mit dem Raspatorium abgelöst und nach medial zurückgeschlagen. Auf diese Weise wird sicher eine Verletzung der A.dorsalis pedis vermieden. Der Einblick in das Gelenk wird noch weiter besser, wenn man sich den Fuß in möglichste Spitzfußstellung bringen läßt (eventuell Einsetzen eines Einzinkerknochenhakens zum Herunterziehen des Sprungbeines zur Vergrößerung des Zwischenraumes zwischen den Gelenkflächen) oder indem man sich den Fuß, je nachdem wie es erforderlich ist, in einer starken Adductus- oder Abductusstellung halten läßt. Anschließend sorgfältige Wiedervernähung der Kapsel.

b) Eröffnung des oberen Sprunggelenkes von hinten seitlich (s. Abb. 1020)

Bogenförmiger Schnitt in Bauchlage, beginnend hinter dem äußeren Knöchel, nach oben verlaufend zwischen den Peronaealsehnen und der Achillessehne. Man geht zwischen diesen Sehnen hindurch, eventuell muß das Retinaculum superior der Peronaealsehnen eingeschnitten werden, und dringt mit der Kocher-Sonde in dem Fettgewebe zwischen der Achillessehne und der Tibia in Richtung auf das obere Sprunggelenk vor. Die Haltung des Fußes ist zunächst leichte

49*

Spitzfußstellung. Durch Entspannung der Achillessehne wird das Vorgehen erleichtert. Nach der Freilegung der hinteren Sprunggelenkkapsel wird der Fuß zur Gelenkeröffnung in Hackenfußstellung gebracht.

Diese Schnittführung genügt für die meisten Fälle der Splitterentfernung aus dem hinteren Abschnitt des oberen Sprunggelenkes. Muß das Gelenk breit von hinten her zugänglich gemacht werden, z. B. wenn ein Splitter erst aus dem Knochen herauszumeißeln ist, so ist das Gelenk unmittelbar von hinten unter Z-förmiger Durchtrennung der Achillessehne zu eröffnen.

c) Breite Eröffnung des oberen Sprunggelenkes unmittelbar von hinten

Längsschnitt dicht außen neben der Achillessehne. Sie wird stufenförmig in der Frontalebene temporär durchtrennt. Nach Zurückschlagen der Sehnenenden Eingehen durch das Fettgewebe auf die hintere Sprunggelenkkapsel, die bei Dorsalflexionsstellung des Fußes breit eröffnet wird.

Nach Beendigung der Gelenkoperation *loser* Kapselverschluß bei rechtwinkliger Fußstellung. Bei festem Nahtverschluß der hinteren Gelenkkapsel, zumal wenn der Fuß in Spitzfußstellung gehalten wird, droht die Entwicklung einer hartnäckigen Spitzfußkontraktur infolge der Verkürzung der hinteren Sprunggelenkkapsel.

Ruhigstellung. Gipsverband in mittlerer Rotations- und rechtwinkliger Dorsalflexionsstellung für etwa 4 Wochen; anschließend Elastoplast- oder Klebroverband sowie Aufnahme von Bewegungsübungen. Bei größeren Knorpelknochendefekten Hinausschieben der Belastung bis 4—6 Wochen nach der Operation.

C. Eröffnung des oberen Sprunggelenkes für plastische Operationen

Plastische Operationen am Fuß zur Wiederherstellung des oberen Sprunggelenkes sind nur ganz *selten* angezeigt. Handelt es sich um schlecht verheilte Knöchelbrüche mit Sprengung der Malleolengabel, so begnügt man sich, diese wiederherzustellen unter gleichzeitiger Beseitigung der Verkantung oder der Subluxationsstellung des Sprungbeines. Mit der gewöhnlichen Schnittführung für die Eröffnung des oberen Sprunggelenkes kommt man hierbei aus. Sind die Sprunggelenkflächen durch den Unfall schwer verändert, so wird man in den meisten Fällen der *plastischen Wiederherstellung des oberen Sprunggelenkes die knöcherne Verriegelungsarthrodese vorziehen.* Sie gibt funktionell hinsichtlich der Schmerzfreiheit und damit wirklicher positiver Leistungsfähigkeit des Fußes weit zuverlässigere und bessere Ergebnisse als die Arthroplastik. Ebenso wird man ein nach einer Entzündung knöchern versteiftes oberes Sprunggelenk, dessen Bewegungsausfall durch Anpassung überraschend gut ausgeglichen wird (s. S. 774), im allgemeinen nicht wieder beweglich machen. Nur zwingende berufliche Gründe und nicht irgendwelche kurzsichtigen persönlichen Wünsche des Kranken dürfen den Arzt zu einer Arthroplastik am oberen Sprunggelenk bestimmen.

2. Fußarthrodese

Die Fußarthrodese ist die am meisten angewandte operative Gelenkversteifung. Es ist aber auch die Arthrodese, um die das größte Schrifttum angewachsen ist. Es befaßt sich mit dem Für und Wider der Arthrodese und mit ihrer Technik.

Die *Indikation* für die Arthrodese bezog sich früher fast ausschließlich auf den haltlosen Lähmungsfuß. Die zweite Indikation war die zur Beseitigung von schweren Fußdeformierungen. Die dritte Indikation, die in den letzten Jahren zunehmend an Bedeutung gewonnen hat, ist die für die Behandlung von stark schmerzhaften Reizzuständen in den einzelnen Fußgelenken.

Die verschiedenen Fragenkomplexe bei den Fußarthrodesen sind am besten bei der Arthrodese für die Fußlähmungen im Zusammenhang zu besprechen. Für die Arthrodese aus einer anderen Indikation sind dann nur noch Ergänzungen erforderlich.

A. Arthrodese bei Fußlähmungen

Die Aufgabe der Fußarthrodese ist die Umwandlung eines haltlosen Fußes in einen stand- und tragfesten. Das Problem bei der Fußarthrodese entsteht durch die Vielzahl der am Fuß vorhandenen Gelenke und drängt sich in den beiden *Kernfragen* zusammen, wieviel Gelenke müssen versteift werden, um eine dauernde gute Fußstellung zu erhalten, und wieviel Gelenke darf man versteifen, ohne dadurch das Abwickeln des Fußes unnötig zu erschweren ?

Das Wort *Fußarthrodese* besagt zunächst nicht viel. Es ist ein allgemeiner Ausdruck dafür, daß am Fuß eine Versteifung gemacht werden soll. Welche Gelenke damit gemeint sind, darüber sagt der Begriff der Fußarthrodese noch nichts aus. Die Operateure des In- und Auslandes sind nicht selten bei der Operation ihre eigenen Wege gegangen, und mehr als 30 verschiedene Operationsverfahren sind für die Fußarthrodese in den vergangenen Jahrzehnten angegeben worden.

Die erste Frage für die Behandlung eines Lähmungsfußes mit einer Arthrodese ist: **Wie viele Gelenke sind zu versteifen,** um den teilweise oder ganz gelähmten Fuß zu stabilisieren ? Die Auffassungen waren früher sehr gegensätzlich. Ein Teil der Orthopäden und Chirurgen glaubte, daß die Arthrodese des oberen Sprunggelenkes hierzu ausreichend sei, wenn man zur Verhütung des Herabhängens des Vorfußes noch eine Tenodese der Extensorensehnen hinzunähme (s. Abb. 1021). Andere vertraten den Standpunkt, daß außer der Versteifung des oberen Sprunggelenkes auch die Versteifung des Mittelfußes notwendig sei, und wieder andere betonten die Wichtigkeit der Versteifung des Rückfußes im Talo-Calcanealgelenk. Das eine steht heute fest, **die Versteifung allein des oberen Sprunggelenkes ist für die Behandlung eines gelähmten Fußes ungenügend.** Die Ausschaltung der Dorsal- und Plantarflexionsbewegung in diesem Gelenk reicht für die Festigung des Fußes nicht aus. Die Auftrittsstellung des Fersenbeines bleibt unbeeinflußt. Der Fuß kann infolgedessen trotz der ,,Arthrodese'' weiterhin in Varus- oder Valgusstellung umkippen. Außerdem wird die oft vorhandene Adductus- oder Abductus-

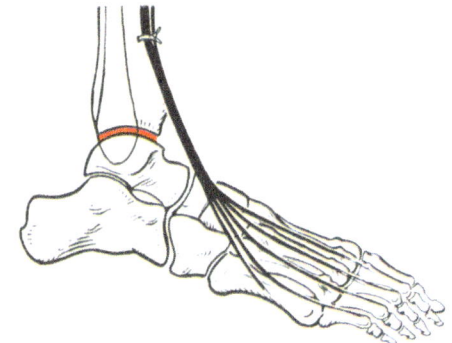

Abb. 1021. Veraltete, nicht bewährte Fußfixierung durch Arthrodese im oberen Sprunggelenk in Verbindung mit Tenodese der Strecksehnen

stellung im Chopartschen Gelenk nicht beherrscht. Durch die Arthrodese im Talo-Cruralgelenk wird lediglich eine Bewegungseinschränkung des Fußes geschaffen, aber nicht die für eine gute Gebrauchsfähigkeit erforderliche Stabilisierung des Fußes. Die Sicherheit des Auftretens hängt weitgehend von der Stellung des Rückfußes ab. **Es ist deshalb unerläßlich, daß in jedem Fall außer der Arthrodese des Talo-Cruralgelenkes auch die Arthrodese des Talo-Calcanealgelenkes ausgeführt wird.** Die Versteifung in diesen beiden Gelenken ist für eine sichere Einstellung des Fußes die unbedingte Voraussetzung. Mit diesen beiden Operationen läßt sich zumal in Verbindung mit einer Tenodese der gelähmte Fuß in allen den Fällen stabilisieren, bei denen das Chopartsche Gelenk fest ist und bei denen keine pathologische Vorfußstellung vorhanden ist. Ist dies der Fall und besteht z.B. eine deutliche *Neigung zur Adductusstellung des Vorfußes*, so ist das **Chopartsche Gelenk teilweise oder ganz in die Arthrodese einzubeziehen.** Da das Chopartsche Gelenk aus einem lateralen und medialen Abschnitt besteht, die anatomisch und gelenkphysiologisch eine gewisse Selbständigkeit haben, ist man in der Lage, wenn erforderlich, die Arthrodese auf einen Gelenkabschnitt zu beschränken. Da die Adductusstellung des Vorfußes häufiger als die Abductusstellung an einem Lähmungsfuß ausgeprägt ist und da die Adductusstellung für die Gangart ungünstiger als eine leichte Abductusstellung ist, so ist die Versteifung des äußeren, zugleich weniger wichtigen Anteiles des Chopartschen Gelenkes öfter als die des medialen am Platze. Es ergibt sich daraus die Schlußfolgerung, daß in einer nicht kleinen Zahl der Fälle von Fußlähmungen eine **ausreichende Stabilisierung des Fußes nur eintritt, wenn außer den beiden Versteifungen am Talo-Crural- und Talo-Calcanealgelenk noch als dritte Arthrodese eine teilweise Versteifung des Chopartschen Gelenkes** hinzugenommen wird (s. Abb. 1033). Eine weitere Arthrodesierung des Vorfußes ist unnötig.

Wenn man die Arthrodese nicht in einem zu frühen Alter anwendet, braucht man nicht zu befürchten, daß im Laufe der Jahre nach der Versteifung der proximalen Fußgelenke nun sekundär die distalen Fußgelenke in störendem Maße locker und schlottrig werden.

Die zweite Frage, die bei der Arthrodese beantwortet werden muß, ist: **Wie wirkt sich die Fußversteifung auf die Gangart aus?**

Die Arthrodese des Talo-Calcanealgelenkes hat praktisch auf die Abwicklung des Fußes beim Gehen keinen Einfluß. Die in diesem Gelenk normalerweise vorhandene Beweglichkeit ist so gering, daß ihr Ausfall in der Gangart nicht zum Ausdruck kommt. Aus diesem Grunde wird die Arthrodese des Talo-Calcanealgelenkes auch so häufig bei nur teilweisen Lähmungen eventuell mit anderen Operationen verbunden.

Der Ausfall der Dorsal- und Plantarflexion nach der Arthrodese des Talo-Cruralgelenkes wiegt schwer. Das Gehen auf ebenem Boden geht in einem richtig gearbeiteten Schuh gut, aber es wird schwer in unebenem Gelände und fast unmöglich in Bergen mit steilen Wegen. Wird die Arthrodese im oberen Sprunggelenk beim Jugendlichen gemacht, so gleicht sich der Bewegungsausfall wieder teilweise im Laufe der Jahre dadurch aus, daß im Chopartschen Gelenk 10—20° Dorsal- und Plantarflexionsmöglichkeit eintritt. Die *kompensatorische Beweglichkeit* kann so gut werden, daß man bei der klinischen Untersuchung, wenn man nicht das Röntgenbild mit der Ankylose des oberen Sprunggelenkes zur Hand hätte, gar nicht glauben möchte, daß dieses Gelenk steif ist.

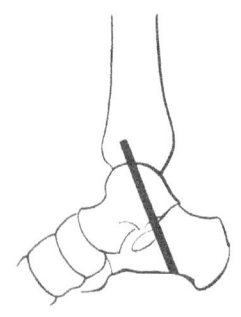

Abb. 1022. Schema der Bolzungs-arthrodese. Sie ist für die Erzielung einer Fußversteifung bei Fuß-lähmungen nicht ausreichend

Der gleiche Umformungsvorgang wird auch nach Ankylosen des oberen Sprunggelenkes nach entzündlichen Erkrankungen wie der Tuberkulose und Osteomyelitis beobachtet. Diese Neubildung der Dorsal- und Plantarflexionsbewegung im Chopartschen Gelenk nach dem Ausfall dieser Bewegungen in einem versteiften Sprunggelenk ist für die Fußfunktion außerordentlich wichtig.

Man soll deshalb die völlige Arthrodesierung des Chopartschen Gelenkes auf die Fälle beschränken, bei denen es wegen eines starken Schlotterns oder wegen einer ausgeprägten Fehlstellung in diesem Gelenk unbedingt nötig ist.

Die Arthrodesierung des *lateralen* Teiles des Chopartschen Gelenkes, des Calcaneo-Cuboidgelenkes (s. Abb. 1047), halten wir für *viele Fälle* für *unbedingt nötig.*

a) Die Entwicklung der Operationsverfahren (s. Abb. 1023—1030)

Es ist äußerst lehrreich zu verfolgen, auf wie verschiedene Weise man im Laufe der Jahre bestrebt war, die Stabilisierung des Fußes mit der Arthrodese zu erreichen und gleichzeitig nachzuprüfen, wieweit die bekannten *Operationsverfahren* den Bedingungen für eine gute Fuß-versteifung mit guter Fußfunktion entsprechen.

Die Methode, die wegen ihrer bestechenden Einfachheit und Eleganz der operativen Technik berufen schien, die gemeinsame Arthrodesierung des Talo-Crural- und Talo-Calcanealgelenkes durch *eine* Operation zu erreichen, die *Bolzungsarthrodese* mit einem Knochenspan, der von der Ferse durch die Gelenkspalte des hinteren unteren und oberen Sprunggelenkes hindurch-getrieben wurde, hat sich *nicht* bewährt (s. Abb. 1022).

Alle Verfahren, die nur eine Versteifung des oberen Sprunggelenkes bezwecken, ganz gleich auf welche Weise vorgegangen wird, sind als unzureichend abzulehnen. Die Erfolge sind für die Dauer nicht gut, auch wenn sie anfänglich zufriedenstellend erscheinen. Es entwickeln sich unausbleiblich Fehlstellungen des Fußes. Der Vorschlag, allein das Chopartsche und Talo-Calcanealgelenk zu arthrodesieren (DAVIS, OMBRÉDANNE) (s. Abb. 1023), ging von anderen Voraussetzungen aus. (Diese Doppelarthrodese war für die Beseitigung von Fußdeformitäten (Valgus- oder Varusstellung) bei teilweisen Muskellähmungen gedacht).

Das Gegenstück *zu* der zu *sparsamen* Arthrodesierung des Fußes bildeten die *zu ausgedehnten Fußversteifungen*, die vom Vorfuß angefangen bis zum oberen Sprunggelenk den Fuß in einen einheitlichen starren Block verwandeln. Es gehören hierzu die „Fournierplastik" nach SCHULTZE, bei der ein Periostknochenlappen über dem ganzen Fußrücken gebildet wird, und die Knochen-schienungsverfahren, bei denen ein großer Knochenspan von der Tibia bis zu dem Vorfuß zur Sperrung der Beweglichkeit der verschiedenen Fußgelenke eingefügt wurde (SCHERB, s. Abb. 1031).

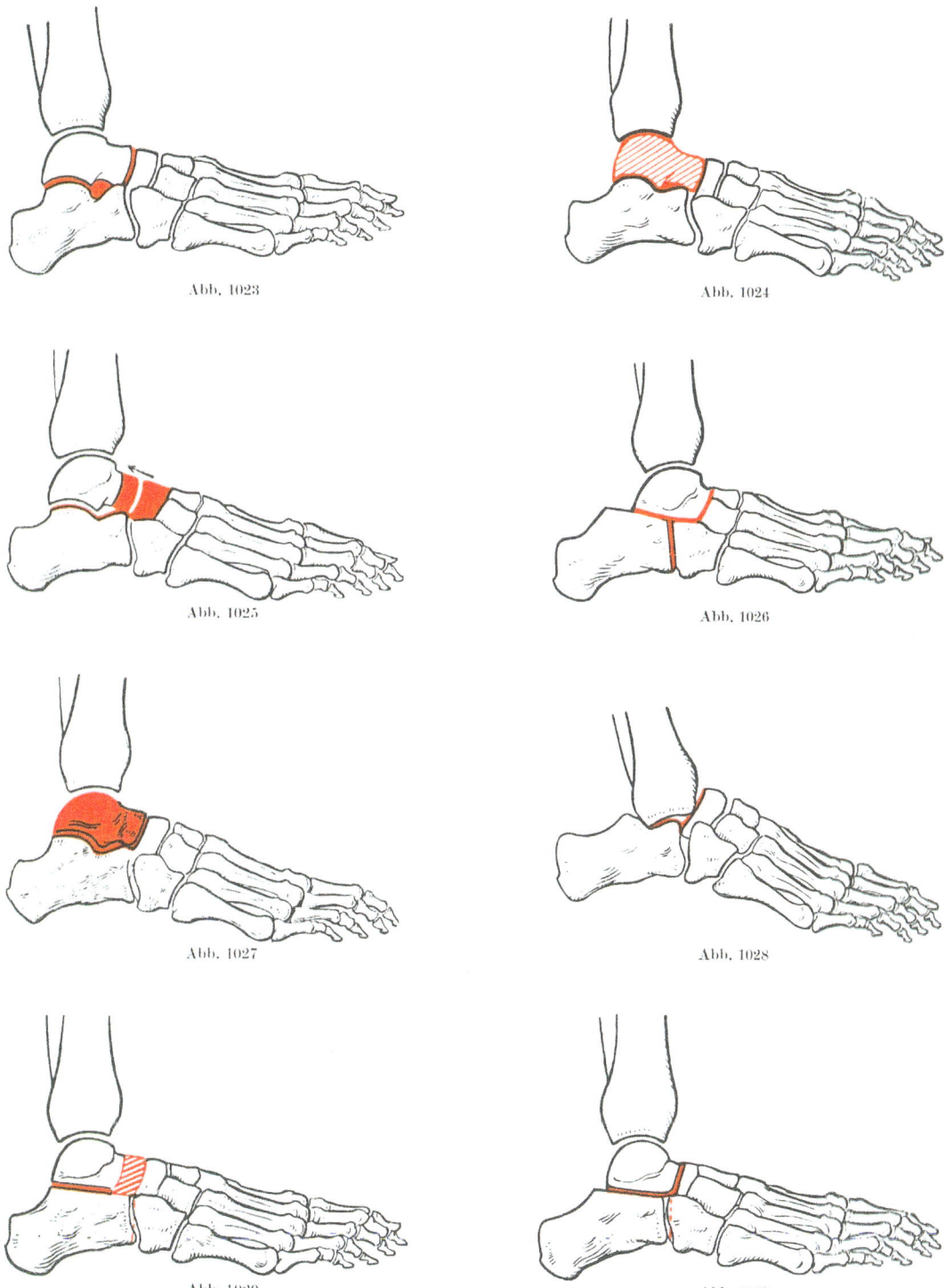

Abb. 1023.

Abb. 1024.

Abb. 1025.

Abb. 1026.

Abb. 1027.

Abb. 1028.

Abb. 1029.

Abb. 1030.

Abb. 1023—1030. Verschiedene Operationsformen zur Fußversteifung bei ausgedehnten Fußlähmungen

Abb. 1023. Operation nach OMBRÉDANNE. Doppelarthrodese im Talo-Calcaneal- und Talo-Naviculargelenk. Abb. 1024. Operation nach LORTHIOIR mit der temporären Entfernung des Talus. Abb. 1025 u. 1026. Operation nach DUNN. Arthrodese im Talo-Calcanealgelenk mit Exstirpation des Naviculare und Rückverschiebung des Fußes nach Anfrischung der Gelenkflächen. Abb. 1027 u. 1028. Operation nach WHITMAN. Talusexstirpation und Rückverschiebung des Gesamtfußes sowie Einstellen der Tibiagelenkfläche in den Sattel zwischen Calcaneus und Naviculare. Abb. 1029 u. 1030. Operation nach HOKE. Arthrodese des Talo-Calcaneal- und Talo-Navic“largelenkes nach temporärer Entfernung des Taluskopfes

Diese Operationen führen zu einer zu weit gehenden Fußversteifung. Der Gang wird dadurch
tappig und schwerfällig. Auch die *grundsätzliche Forderung der Versteifung von vier Gelenken,*
dem Talo-Cruralgelenk, dem Talo-Calcanealgelenk und den beiden Gelenkverbindungen des
Chopart zwischen dem Talus und dem Naviculare und dem Calcaneus und dem Cuboid, wie sie
von Biesalski (s. Abb. 1032 und 1033) vertreten wurde, ist in dieser allgemeinen Fassung *ein zu*

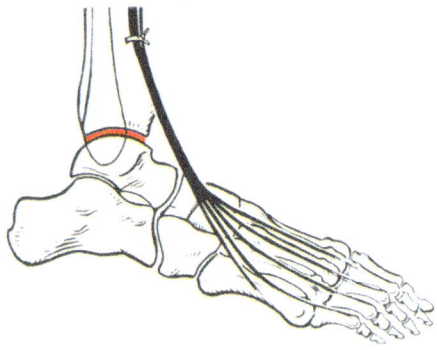

Abb. 1031. Fußversteifung durch einen großen
Knochenspan. (Operation nach Scherb)

weit gehender Operationsvorschlag. Ein solches Vorgehen
ist nur für die Fälle mit starkem Schlottern im Chopartschen Gelenk angezeigt. Im allgemeinen kommt man
aus mit einer Versteifung des Talo-Crural-, des Talo-
Calcaneal- und des Calcaneo-Cuboidgelenkes (siehe
Abb. 1033).

Eine *Sonderstellung* nehmen die *Versteifungsoperationen* ein, die eine *Verkürzung des Fußes* herbeiführen
und gleichzeitig *den Fuß nach rückwärts verschieben,*
in der Erwartung, auf diese Weise günstige Verhältnisse für die Stabilisierung zu erhalten und außerdem
die Spitzfußstellung auszuschalten. Man hat ein solches Vorgehen in Amerika gewählt, um eine sichere

Einstellung des gelähmten Fußes und eine gute Standfestigkeit zu erreichen, ohne daß man die
Beweglichkeit im oberen Sprunggelenk völlig opfert. Es sind die Verfahren von Dunn und
Whitman. Das Verfahren von Dunn ist das weniger eingreifende und wurde in Amerika

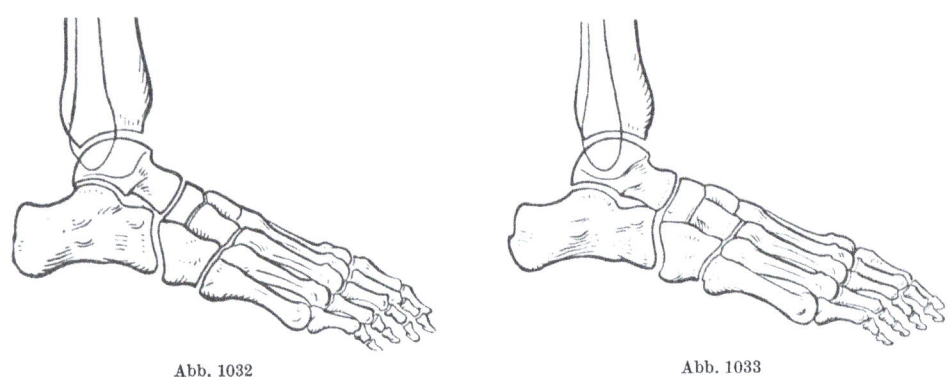

Abb. 1032   Abb. 1033

Abb. 1032. Totale Fußversteifung aller vier Gelenke. (Nach Biesalski)

Abb. 1033. Fußversteifung von Talo-Crural-, Talo-Calcaneal- und Calcaneo-Cuboidgelenk (heute meist gebräuchliche Form der Fußarthrodese bei ausgedehnten Fußlähmungen). Die Versteifung des Talo-Naviculargelenkes wird nur in einer beschränkten Zahl der
Fälle noch hinzugenommen

viel angewandt. Es ist im Prinzip eine subtalare Arthrodese unter gleichzeitiger Entfernung des
Naviculare (s. Abb. 1025 und 1026). Die Gelenkverbindungen zwischen dem Talus und dem Calca-
neus und die des Chopartschen Gelenkes werden ausgeschaltet, und der Fuß wird unter dem Talus
um so viel zurückgeschoben, bis die Knochenflächen des Mittelfußes nach der Entfernung des
Naviculare sich wieder eng berühren. Das obere Sprunggelenk, an dessen Verödung bei dem
Begriff Fußarthrodese nach deutschem Sprachgebrauch in erster Linie gedacht wird, bleibt also
unberührt. Das Ausmaß der Dorsal- und Plantarflexion des Fußes wird lediglich durch die
Rückverschiebung und die Verkleinerung des Fußes beeinträchtigt. Für unsere Begriffe ist
diese Arthrodese *für völlige Fußlähmungen nicht genügend.* Dies gilt besonders, wenn gleichzeitig
eine Quadricepsschwäche besteht. Die Sperrung der Dorsalflexion durch die Arthrodese im
oberen Sprunggelenk bedeutet eine wesentliche Erhöhung der Kniesicherheit. Wird die Dunnsche
Operation bei einer teilweisen Fußlähmung wie z.B. bei erhaltenem Gastrocnemius ausgeführt,
so wird der Fuß durch den einseitigen Muskelzug wieder in eine unerwünschte Spitzfußstellung
kommen. Günstig wäre dies nur in Fällen von starker Beinverkürzung.

Die größte Verbreitung hatte in Amerika die Whitmansche Operation (s. Abb. 1027 und 1028).

WHITMAN konnte 1922 schon über 890 operierte Fälle berichten, deren Ergebnisse durchaus genügend waren, STEINDLER 1925 über 105 Fälle mit wirklich guten Ergebnissen in 80% und MacAUSLAND 1927 über 400 Fälle. Von diesen waren etwa 250 zwei Jahre und später nach der Operation nachuntersucht, und nur bei 12 war wieder eine Fußdeformität entstanden.

Die große Zahl der in Amerika operierten Fälle erklärt sich dadurch, daß die Arthrodesen-operationen nach WHITMAN, DUNN und HOKE keineswegs nur bei den Fällen mit ausgedehnten Lähmungen angewandt wurden, bei denen man auch in Deutschland ohne weiteres zur Arthro-dese gegriffen hätte. Es waren viele Fälle darunter mit poliomyelitischen Teillähmungen. *Die Arthrodesenoperationen waren in Amerika schlechthin die Behandlungsverfahren für die polio-myelitischen Fußschäden unter fast völliger Ausschaltung der Sehnenverpflanzungen.*

In Europa, und namentlich in Deutschland, hat die Whitmansche Operation wenig Anklang gefunden. Dies hat zwei triftige Gründe. Bei der Whitmanschen Operation wird der ganze Talus exstirpiert, und die Gelenkflächen von Calcaneus, Naviculare und Cuboid werden so angefrischt, daß sie in die entknorpelte Knöchelgabel hineinpassen. Der Fuß verliert durch die starke Rückverschiebung, die für eine Wiedereinanderfügung der Knochen erforderlich ist, seine normale Form. Er wird in unschöner, auffälliger Weise umgestaltet, und außerdem wird das Bein durch die Talusentfernung noch um etwa 3 cm kürzer. Der zweite Grund, der gegen die Whitmansche Operation spricht, ist, daß eine Verknöcherung in dem ehemaligen oberen Sprunggelenk ausbleibt. Diese wird auch nicht angestrebt. Man will eine bindegewebige Ver-wachsung, damit eine gewisse Beweglichkeit der Dorsal- und Plantarflexion bestehen bleibt. Das bedeutet die Gefahr der Ausbildung einer sekundären Arthrosis deformans mit Schmerzen und behinderter Gehfähigkeit. FRITZ LANGE hat die Funktion des Whitman-Fußes mit der des Dollinger-Prothesenfußes verglichen. Er ermöglicht ein sicheres Auftreten, aber der Gang wird unschön und unnatürlich.

Zwei weitere Verfahren zur Stabilisierung des gelähmten Fußes, die gleichfalls im Ausland ausgebildet wurden, sind die von HOKE und LOTHIOIR.

Die *Operation* von HOKE (s. Abb. 1029 und 1030) besteht in einer Arthrodese des Talo-Calcaneal-und des Talo-Naviculargelenkes. Das Kennzeichnende der Operation ist, daß der *Taluskopf tem-porär entfernt wird.* Er wird hierbei so zurechtgerichtet, daß er nach Ausgleich der Fußfehlstellung wieder gut in sein altes Bett hineinpaßt, nachdem vorher der Calcaneus mit dem ganzen Fuß etwas nach hinten verschoben ist. Als Vorteil der Operation wird gelobt, daß der Fuß im Gegen-satz zu der Operation von WHITMAN seine normale Form behält und daß der Eingriff schon bei kleinen Kindern vom 6. Jahre an gemacht werden könne!

Die Operationen von HOKE und WHITMAN sind in ihrem Erfolg nur teilweise miteinander vergleichbar. Die Operation von WHITMAN ist auch bei völliger Fußmuskellähmung aus-führbar, die Operation von HOKE ist dagegen nur bei *teilweiser Fußlähmung* anwendbar. Die Beweglichkeit im oberen Sprunggelenk bleibt frei erhalten. Die Operation war auch nur gedacht als Ersatz für die Sehnenverpflanzung, deren Ergebnis man in Amerika für zu unzuverlässig hielt. Deshalb bildete man immer wieder neue Arthrodesenoperationen zur Stabilisierung des Lähmungsfußes aus.

Die Operation von HOKE hat auch für die Behandlung der teilweisen Lähmungen einen großen Nachteil: die Beschränkung der Arthrodese des Chopartschen Gelenkes auf den medialen Teil. Wenn man im jugendlichen Alter den Mittelfuß versteift, darf man sich nicht auf die Verödung des Talo-Naviculargelenkes beschränken, sondern man muß gleichzeitig das Calcaneo-Cuboidgelenk mit veröden. Wird nur das Talo-Naviculargelenk wie bei der Hokeschen Operation arthrodesiert, so kommt es zu einer einseitigen Wachstumsstörung des Fußes (FRITZ LANGE). Der Fuß stellt sich in die unschöne Varus- und Adductusstellung ein. Es ist äußerst aufschluß-reich, daß MacAUSLAND die Operation von HOKE abgelehnt hat.

Die Operation von LORTHIOIR (s. Abb. 1024), bei der *der ganze Talus temporär entfernt wird,* ist eine schon 5 Jahrzehnte alte Operation (1911), die in Deutschland erst ziemlich spät Eingang gefunden hat. Die *Operation* hat einen *Vorzug:* durch die temporäre Entfernung des Talus, der hierbei völlig entknorpelt wird, läßt sich jede bestehende Fußdeformität leicht aus-gleichen. Während der Talus aus seinem Bett herausgenommen ist, werden alle Gelenkflächen ringsherum, also die des Talo-Crural-, Talo-Calcaneal- und Talo-Naviculargelenk, vom Knorpel befreit. Es tritt nach der Operation eine meist knöcherne, selten fibröse Verbindung der Knochenflächen ein. Wird die Operation in einem zu frühen Alter gemacht, so bleibt die erwünschte Versteifung des Fußes aus. Die Resultate sollen am besten sein, wenn erst im 14.—16. Jahr operiert wird. BRANDES hält die Operation schon vom 7. Jahr ab für gerechtfertigt, wenn es auch besser sei, bis zum 12.—15. Jahre zu warten. MAU lehnt die Operation vor dem 15. Jahr ab.

Die Operation von LOTHIOIR hat auch beträchtliche *Nachteile*. Der erste ist, daß es nach der totalen Entknorpelung des Talus, der bei der temporären Exstirpation von allen seinen Bandverbindungen gelöst wird, leicht zu einer *aseptischen Nekrose* kommt. Es dauert lange bis Schmerzfreiheit eintritt, nach HACKENBROCH etwa 2 Jahre. BRANDES führt dies allerdings auf zu kurze Fixation im Gips zurück. Wenn der Talus infolge der aseptischen Knochennekrose zusammensintert, verliert der Fuß nicht unbeträchtlich an Höhe und eine Beinverkürzung von einigen Zentimetern, ähnlich wie bei der Whitmanschen Operation, entsteht. Um die Knochennekrose des Talus zu vermeiden, ist vorgeschlagen worden, den Talus wenigstens teilweise am Bandapparat für die Entknorpelung haften zu lassen (nach VAN ASSEN am medialen Ligamentum talo-tibiale, nach STEINDLER am Ligamentum inferius zwischen Talus und Calcaneus). Ein weiterer Nachteil der Operation von LOTHIOIR ist, daß wegen der alleinigen Versteifung des talo-navicularen Teiles des Chopartschen Gelenkes der Vorfuß sich leicht in eine *Adductusstellung* einstellt. HACKENBROCH beobachtete in seinen Fällen die Adductusstellung regelmäßig. Auch BRANDES sah sie in seinen Fällen und hofft sie durch die Aufnahme der gleichzeitigen Versteifung des Calcaneo-Cuboidgelenkes zu vermeiden. — BRANDES betont ausdrücklich, daß die Adductusstellung in seinen Fällen nie so stark war, daß sie für das Gehen störend gewirkt hätte. BRANDES ist ein warmer Befürworter der Lothioirschen Operation, die er schon 1925 aufgenommen hat.

Unter 32 nachuntersuchten Fällen hatten 4 einen schweren Taluszusammenbruch, die aber klinisch nicht als Operationsmißerfolge zu buchen gewesen seien. Regelmäßig verknöcherte das Talo-Calcanealgelenk, vielfach das Talo-Naviculargelenk und nur in einer beschränkten Anzahl von Fällen das Talo-Cruralgelenk. Fast alle Operierten hatten eine gute funktionelle Leistungsfähigkeit und trugen meist gewöhnliche Stiefel.

FRITZ LANGE lehnte dagegen die Operation von LORTHIOIR ab. Wir selber haben sie auch nie ausgeführt. Sie ist für die Arthrodesierung des Fußes ein unnötig komplizierter Eingriff, der eine Reihe von Nachteilen in sich schließt, ohne daß die Operationsergebnisse besser als mit anderen Arthrodesenoperationen sind.

Wir kommen somit zu der *Schlußfolgerung: Keine der besonderen Operationsmethoden*, die zur völligen oder teilweisen Arthrodesierung der vier Gelenke, die zum oberen und unteren Sprunggelenk gehören, bietet so überragende Vorteile, daß eine von diesen Operationen als eine typische Operation angesehen werden kann, die den Namen „*Standard*"-*Operation* verdient. Wir sind bisher stets ohne diese Operationen ausgekommen. *Es erscheint gerechtfertigt, wieder zu den Verfahren der alten Anfrischungsarthrodesen* der einzelnen Gelenke eventuell in Verbindung mit einfachen Spanüberbrückungen *zurückzukehren*. Man hatte sie wegen der ungleichmäßigen Erfolge verlassen. Die Resultate lassen sich *bei der Vervollkommnung der Technik* der Arthrodese für jedes einzelne Gelenk, das versteift werden soll, durchaus zuverlässig gestalten. Es handelt sich bei der Behandlung von schwer gelähmten Füßen stets um die Arthrodesen des Talo-Crural- und des Talo-Calcanealgelenkes, mit denen eventuell noch eine Tenodese der Strecksehnen verbunden wird. Vielfach ist gleichzeitig eine Arthrodese des Calcaneo-Cuboidgelenkes und in Ausnahmefällen auch des Talo-Naviculargelenkes angezeigt.

Zur Entscheidung der Frage, *wieviel Gelenke arthrodesiert* werden müssen, um einen Lähmungsfuß richtig zu stabilisieren, ist eine *sorgfältige Untersuchung* auf die Festigkeit der Gelenke vor der Operation und auf den Hauptsitz der Schlottrigkeit nötig. Während OMBRÉDANNE annahm, daß das Schlottern des Fußes und die Neigung des Fußes, in Varus- oder Valgusstellung umzukippen, im allgemeinen durch eine mangelnde Festigkeit des unteren Sprunggelenkes bedingt ist, hat FRITZ LANGE durch überzeugende Röntgenaufnahmen gezeigt, daß dies nicht immer zutrifft. Das seitliche Schlottern kann ebensogut durch eine starke Lockerung des Bandapparates des oberen Sprunggelenkes ausgelöst sein. Es ist deshalb ratsam, vor der Aufstellung des Operationsplanes Röntgenaufnahmen des Fußes in verschiedenen Stellungen anzufertigen. Durch den Vergleich der Röntgenbilder ist leicht festzustellen, welches Gelenk besonders schlottrig ist und unbedingt versteift werden muß. Dies gilt besonders zum Entscheid der Frage, ob das Chopartsche Gelenk mitzuversteifen ist oder nicht.

Der *Unterschied in der Technik* der Arthrodesen beginnt bei den einzelnen Operationen *schon bei der Schnittführung.* Die einen (GOCHT, DEBRUNNER, HASS) sind Anhänger des alten Kocherschen Resektionsschnittes (s. Abb. 1034). Er hat den Vorteil, daß sich mit einem Schnitt das obere und untere Sprunggelenk gleichzeitig eröffnen läßt. Er hat den Nachteil, daß hierzu ein großer Hautlappen gebildet werden muß. Der freie Zugang zu den Gelenken kann, wenn man nicht die Ernährung des Hautlappens gefährden will, etwas schwierig sein. Der Kochersche Schnitt wurde auch als Schnittführung für die Operationsmethoden von WHITMAN und HOKE gewählt.

Quere Schnittmethoden zur Eröffnung des oberen Sprunggelenkes und des Chopartschen Gelenkes sind wegen der Schädigung der Hautnerven und der Gefahr der Ernährungsstörung des peripheren Lappens verlassen. Die auch empfohlene Schnittführung von der Tibia über den Fußrücken bis in den Knochenzwischenraum des 1. und 2. Metatarsale dürfte keine Anhänger gefunden haben.

Für die Eröffnung des hinteren unteren Sprunggelenkes, des Talo-Calcanealgelenkes, erfreute sich der Schnitt nach SAMTER (s. Abb. 1035) eine Zeitlang einer gewissen Beliebtheit (SPITZY). Er umkreist halbringförmig von hinten die Ferse in Höhe des Talo-Calcanealgelenkes, das nach Durchschneidung der Achillessehne eröffnet wird. Die Übersicht für den vorderen Abschnitt dieses Gelenkes ist nicht gut.

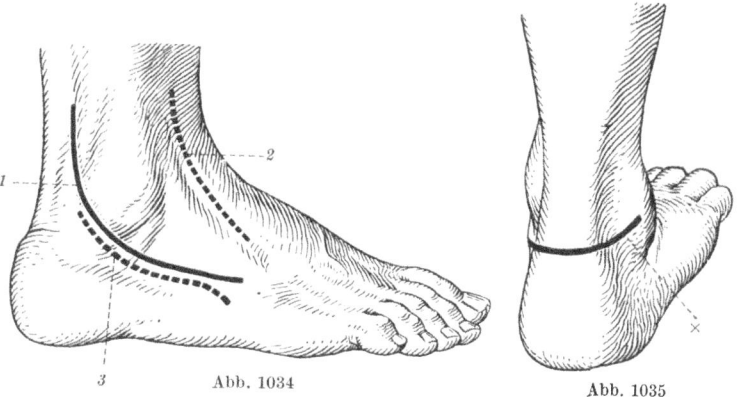

Abb. 1034. Schnittführungen zur Freilegung des Talo-Crural- und Talo-Calcanealgelenkes. *1* Alte Schnittführung nach KOCHER; sie dient zur gemeinsamen Eröffnung beider Sprunggelenke; *2* Schnittführung zur Eröffnung des Talo-Cruralgelenkes; *3* Schnittführung zur Eröffnung des Talo-Calcaneal- und des Calcaneo-Cuboidgelenkes = subtalare Arthrose
Abb. 1035. Eröffnung des hinteren unteren Sprunggelenkes mit dem bogenförmigen Schnitt nach SAMTER (×)

Wir befürworten eine getrennte Schnittführung für die Arthrodese des oberen und unteren Sprunggelenkes (s. Abb. 1034). Ein Schnitt, der vor dem äußeren Knöchel liegt, dient zur Eröffnung des oberen Sprunggelenkes, ein zweiter, der hinter dem äußeren Knöchel beginnt und an der Außenseite des Fußes verläuft, dient zur Eröffnung des Talo-Calcanealgelenkes und des Calcaneo-Cuboidgelenkes. Für die Arthrodese des Talo-Calcanealgelenkes ist bei den Lähmungsfüßen fast immer mit dem äußeren Schnitt auszukommen.

Für die Fälle, bei denen alle vier Gelenke versteift werden, ist noch ein *dritter Schnitt* an der Fußinnenseite zur Eröffnung des Talo-Naviculargelenkes nötig. Wenn dieser Schnitt einmal angelegt ist, benützt man ihn gleichzeitig mit für die Entfernung des Sustentaculum tali am Calcaneus, das sich von hier aus besonders gut abtragen läßt.

Der beste Schutz vor einem Rückfall in die alte Stellung oder vor der Entstehung einer postoperativen Deformität nach einer Arthrodese ist eine schnelle Verknöcherung. Sie ist auch für ein schmerzfreies Gehen nötig. Eine gute schnelle Verknöcherung ist am schwersten am oberen Sprunggelenk zu erreichen. Zahlreiche Operationsvorschläge für die technische Ausführung der *Arthrodese des oberen Sprunggelenkes* sind deshalb gemacht worden (s. Abb. 124). Die eine Gruppe der Verfahren beruht darauf, die Verknöcherung durch einen Knochenspan zu beschleunigen, der die Gelenkflächen überbrückt. Das bekannteste Verfahren ist, nach Anfrischung der Gelenkenden ein *Knochenstück* aus der Tibia *vorn* über den Gelenkspalt in den Talus hinein zu verschieben. Das Verfahren hat sich für die Arthrodesen bei den verschiedensten Krankheitszuständen und nicht nur bei der Poliomyelitis ausgezeichnet bewährt. Es sind noch andere Wege beschritten worden. So verbindet HASS die Anfrischungsarthrodese mit einer seitlichen Verriegelung durch einen Knochenspan, der von der Innenseite der Tibia zum Talus eingetrieben wird. OSTEN-SAKEN setzt sogar gleich zwei Späne, einen innen und einen außen über das Gelenk, so daß dieses doppelt verriegelt wird.

Die zweite Gruppe der Operationsvorschläge geht davon aus, daß nach der Entknorpelung der Gelenkenden des Talo-Cruralgelenkes der *Raum für den Talus in der Knöchelgabel zu groß* geworden ist. Um den seitlichen Zwischenraum auszufüllen, ist die Längsspaltung des Talus in der Sagittalebene unter Einfügen eines Knochenspanes in den Spalt empfohlen worden (STARTZ). In dem gleichen Sinn wirkt die Aufsplitterung des Talus (KIRSCHNER, COENEN). Auch der umgekehrte Weg ist eingeschlagen worden, um das Größenverhältnis von Talus und Knöchelgabel wieder aufeinander abzustimmen. Man hat eine Knochenscheibe aus der Verbindung zwischen der Tibia und Fibula herausgenommen (WITTEK) oder die Knöchel mit einer

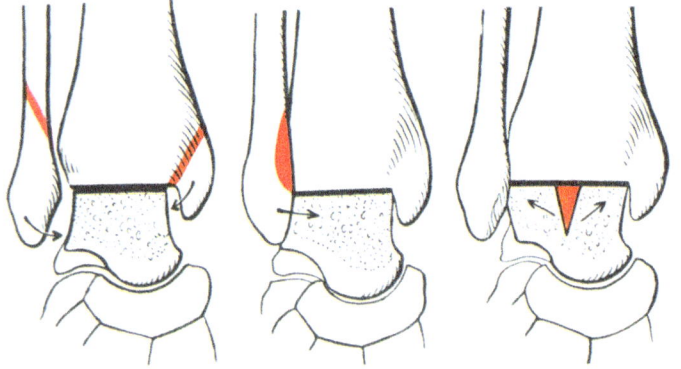

Abb. 1036—1038. Verfahren zur guten Aneinanderpassung von Sprungbein und Knöchelgabel bei der Fußarthrodese

Abb. 1036. Die beiden Knöchel werden eingemeißelt und an die Seitenflächen des Talus angelegt. (Nach GOLDTHWAIT-SPITZY.) Abb. 1037. Eine Knochenscheibe wird zwischen Fibula und Tibia herausgenommen. (Nach WITTEK.) Abb. 1038. Das Sprungbein wird in der Mitte eingemeißelt und auseinandergehebelt. (Operation nach STARTZ)

schrägen Osteotomie (GOLDTHWAIT, SPITZY) so weit eingemeißelt, bis sie sich eng an die Seitenflächen des Talus anlegen lassen (s. Abb. 1036—1038).

Die *dritte Gruppe von Operationsvorschlägen beschränkt* sich darauf, die Knochenflächen von Talus und Tibia so zu gestalten, daß die *beiden Knochen in guten breiten Berührungsflächen* ineinanderstehen (s. Abb. 1049). Dies Verfahren ist das gegebene und *einfachste*. Die Talusgelenkrolle wird viereckig gestaltet, und aus der Tibia wird eine schräge Rinne herausgehauen, in die der Talus gut eingestellt wird. Die Knochenflächen bleiben nicht glatt, sie werden mit leichten schräggestellten Meißelschlägen angerauht. Das gilt auch für die Seitenränder des Talus und der Knöchelgabel. Auf diese Weise wird der Zwischenraum zwischen dem Talus und der zu weiten Knöchelgabel ganz gut ausgefüllt, und die Knochen kommen in direkte Berührung. Wenn man ein weiteres tun will, setzt man ein *kleines Knochenstück vom unteren Ende der Tibia in den Talus.* Das ist bei Jugendlichen meist nicht nötig. Die Hinzunahme der *Druckarthrodese beschleunigt die Verknöcherung und kürzt die Zeit der Gipsfixierung ab* (s. S. 93).

Eine andere Modifikation für die Verriegelungsarthrodese des oberen Sprunggelenks ist, daß das untere Ende der Fibula in einer Ausdehnung von etwa 10 cm gleich als Verriegelungsspan benutzt wird. Man kann auf diese Weise das Talocrural- wie das Talcalcanealgelenk (siehe Abb. 1039—1042) fixieren. Diese Operation liebt MERLE D'AUBIGNÉ.

Für die *Arthrodese des hinteren unteren Sprunggelenkes* ist die Technik heute wohl einheitlich. Die Knochenflächen werden nach ihrer völligen Entknorpelung leicht aufgerauht und fest ineinandergestaucht. Das Einschlagen eines Tibiaspanes zur Arthrodesierung dieses Gelenkes (BOUVIER) ist bei den Lähmungsfüßen überflüssig.

Die Technik der Arthrodese des *Calcaneo-Cuboidgelenkes* ist am einfachsten. Die Herausnahme von zwei Knorpelscheiben genügt, bei denen so viel Knochen entfernt wird, bis eine eventuell vorhandene Adductusstellung ausgeglichen ist.

Die Arthrodese des *Talo-Naviculargelenkes* verlangt wieder eine sorgfältige Technik, sonst bleibt die Verknöcherung aus, oder eine Verschiebung der Knochenenden tritt ein. Das beste ist, die Knochenflächen werden nach ihrer Anfrischung wie gezähnelt gestaltet und die Knochen dann gut ineinander verhakt. Dies gewährt einen Schutz vor Verschiebung und fördert die

Verknöcherung. In anderen Fällen wird das Gelenk zusätzlich durch ein kleines Knochenstück quer verriegelt (s. Abb. 1102 und 1103).

Die **Indikation zur Fußarthrodese** ist bei einer Fußlähmung einfach, wenn man sich auf den Standpunkt stellt, daß die Fußarthrodese unter Einbeziehung des Talo-Cruralgelenkes nur bei völliger oder fast völliger Lähmung angezeigt ist. Für diese Fälle gibt es, wenn man den Fuß zuverlässig stabilisieren will und wenn man unter Umständen gleichzeitig die Kniesicherheit verbessern muß, nur diese Operation.

Die *Schwierigkeit* der Indikation beginnt *bei der Abgrenzung der Fälle der teilweisen Fußlähmungen.* In den vergangenen Jahrzehnten ging es darum: *Sehnenverpflanzung oder Arthrodese.* Die Anhänger der Sehnenverpflanzung, vor allem FRITZ LANGE, traten dafür ein, das Anwendungsgebiet der Arthrodese möglichst einzuschränken. FRITZ LANGE ging so weit, daß, selbst wenn von den neun Fußmuskeln nur drei oder gar nur einer, der Gastrocnemius, erhalten war, er versuchen wollte, mit Hilfe der seidenen Sehnen mit der Sehnenverpflanzung allein auszu

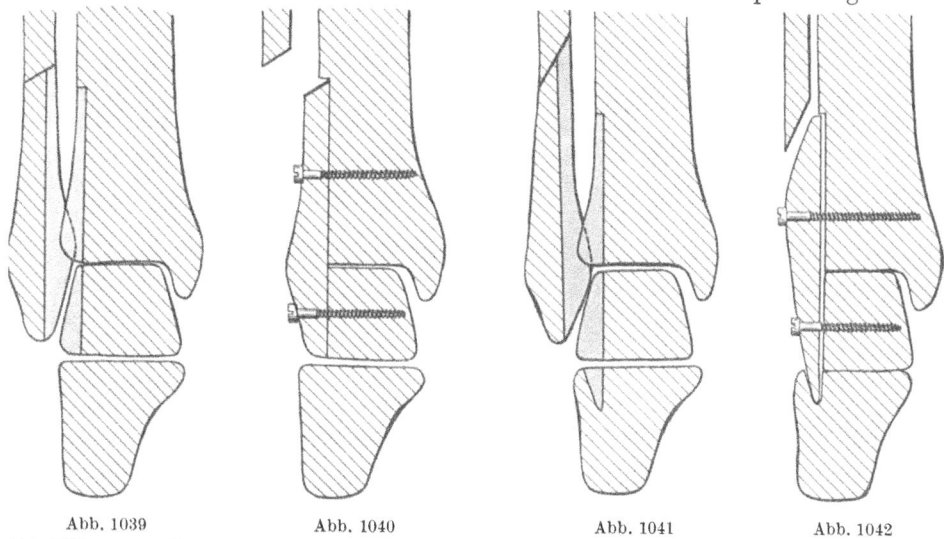

Abb. 1039   Abb. 1040   Abb. 1041   Abb. 1042

Abb. 1039 u. 1040. Verriegelungsarthrodese des oberen Sprunggelenkes unter Verwendung der Fibula (schematisch)

Abb 1039. Darstellung der Osteotomiestelle und der zu resezierenden Knochenteile an Fibula, Tibia und Talus (grau)

Abb. 1040. Die Fibula ist reseziert und in dem Bett an Tibia und Talus mit zwei Schrauben befestigt

Abb. 1041 u. 1042. Verriegelungsarthrodese des oberen und unteren Sprunggelenkes unter Verwendung der Fibula

Abb. 1041. Darstellung der zu resezierenden Knochenflächen und der Nute im Calcaneus. Abb. 1042. Die Fibula ist, um 180° gedreht, als Knochenspan eingesetzt und mit zwei Schrauben befestigt

zukommen. Die Verfechter der Arthrodesenoperationen, in erster Linie die Amerikaner, forderten unter dem Einfluß von WHITMAN, HOKE u.a. ebenso wie die Franzosen (OMBRÉDANNE usw.) die Arthrodese anstatt der Sehnenverpflanzung für die Behandlung der Teillähmungen. Es waren die Fälle, bei denen man auf eine Versteifung des oberen Sprunggelenkes verzichten konnte, weil genügend Muskelkraft vorhanden war. Man strebte nicht wie FRITZ LANGE eine Sicherung der Fußstellung durch eine Wiederherstellung des Muskelgleichgewichtes an, sondern man stellte ohne Rücksicht auf die noch vorhandenen Muskelreste den Fuß knöchern fest und suchte die Stabilisierung des Fußes zu erreichen. Nur so sind die Operationsmethoden der subtalaren Arthrodese einschließlich der Operationen von DAVIS, DUNN und HOKE und die Forderung OMBRÉDANNEs nach der Doppelarthrodese zu verstehen, wie die Franzosen die Arthrodese des gesamten unteren Sprunggelenkes bezeichnen. Die Operationen waren für die Behandlung der Teillähmungen bestimmt, die den Fuß in eine starke Varus- oder Valgusstellung gebracht hatten. Für diese Fälle von paralytischen Klump- und Plattfüßen leisteten sie sicher ihr Gutes. Sie beseitigten die Deformität in einer hohen Prozentzahl (über 70%) für dauernd, ohne daß eine so lange, über Jahre ausgedehnte Nachbehandlung und Überwachung der Fälle wie bei der Sehnenverpflanzung nötig war. Das erklärt ohne weiteres die Beliebtheit der Arthrodesenoperationen namentlich im Auslande.

Die Zeit der einseitigen Gegenüberstellung von Arthrodesenoperationen und Sehnenverpflan-zungen ist vorüber. FRITZ LANGE vollzog selbst den entscheidenden Schritt mit der Forderung, daß man das Gute, das an den knöchernen Stabilisierungsoperationen der Amerikaner wäre, über-nehmen sollte zur Sicherung der Ergebnisse der Sehnenverpflanzung. FRITZ LANGE ging dazu über, die Sehnenverpflanzung mit der Arthrodese zu vereinigen, und wir bildeten in gemein-samer Arbeit die Verbindungsoperation der Arthrodese des Talo-Calcanealgelenkes und eventuell noch des Calcaneo-Cuboidgelenkes mit der Sehnenverpflanzung aus. Die schwierige Aufgabe der richtigen Einstellung des Rückfußes war der Sehnenverpflanzung abgenommen. Sie wurde durch die Arthrodese gesichert. **Die Verbindungsoperation der Sehnenverpflanzung mit der Teil-arthrodese des Fußes, beschränkt auf den Rückfuß, wurde die Standardoperation für die Behand-lung der teilweisen Fußlähmungen.**

HALLGRIMSSON, Schweden, hat in einer selten schönen Zusammenstellung über 100 nachuntersuchte Fälle berichtet, bei denen teils die Arthrodese allein, teils in Verbindung mit einer Sehnenverpflanzung ge-macht war.

Die Indikation der Fußarthrodese schlechthin unter Einbeziehung des wichtigen Talo-Crural-gelenkes ist für diese Fälle nicht angezeigt. Die Verbindungsoperation Sehnenverpflanzung—Teil-arthrodese gibt so zuverlässige Ergebnisse, daß sie berufen ist, wieder neue Anhänger für die Sehnenverpflanzung gegenüber den Vertretern der reinen, arthrodesierenden Knochenopera-tionen zu gewinnen. Die Ausbildung der Verbindungsoperation Sehnenverpflanzung — Teil-arthrodese bedeutet gegenüber den früheren Jahren mit der scharfen Gegenüberstellung Sehnenverpflanzung oder Knochenoperationen einen großen Fortschritt.

Das zweite Operationsverfahren, das neu ausgebildet wurde, und das nicht ohne Einfluß auf die Indikation der Fußarthrodese im allgemeinen blieb, war die knöcherne Anschlagsperre, die **Arthrorise.** Die beiden typischen Arthrorisen am Fuß sind die hintere Anschlagsperre zur Einschränkung der Plantarflexion nach CAMPBELL und die der vorderen zur Hemmung der Dorsalflexion nach PUTTI (s. d.). Diese beiden Operationen, namentlich die nach CAMPBELL, ermöglichen in einer beträchtlichen Anzahl der Fälle, wenn man noch eine subtalare Arthrodese hinzufügt, den Fuß auch bei ausgedehnten Lähmungen unter Verzicht auf die allgemeine Arthrodese zu stabilisieren (s. d.).

Wir sind heute daher in der glücklichen Lage, *die Indikation für die allgemeine Fußarthrodese unter Einschluß des oberen Sprunggelenkes fest umreißen zu können.* Sie ist angezeigt 1. bei den völligen Fußlähmungen und 2. bei den Fällen von teilweisen Lähmungen, bei denen infolge zu schwacher Entwicklung der Muskulatur oder infolge zu ungünstiger Verteilung der er-haltenen Muskulatur die Verbindungsoperationen Sehnenverpflanzung—Teilarthrodese und Arthrorise—Teilarthrodese keine Aussicht auf einen vollen Erfolg oder infolge einer starken Beinverkürzung keinen praktischen Wert für den Kranken haben. *Das Anwendungsgebiet für die allgemeine Fußarthrodese ist damit gegenüber früher wesentlich eingeschränkt worden.*

Das **Alter** *für die allgemeine Arthrodese* ist nicht zu jung zu wählen. Die Operation in frühem Kindesalter, vom 6.—8. Jahr, wie sie von R. JONES, STEINDLER, und auch vom 8.—10. Jahr, wie sie von VULPIUS geübt wurde, ist wegen der Unzuverlässigkeit der Resultate verlassen. Die allgemeine Auffassung ist, die untere Grenze mit dem 12.—14. Jahre anzusetzen (DUCRO-QUET, HALLGRIMSSON, FRITZ LANGE, LORENZ, MACAUSLAND, RYERSON). In dem einzelnen Fall richtet man sich nach der Entwicklung der Fußverknöcherung. Hierüber gibt das Röntgen-bild Aufschluß. Je weiter die Verknöcherung fortgeschritten ist, um so zuverlässiger werden die Resultate vor allem für die Arthrodese des oberen Sprunggelenkes. Wenn kein zwingender Grund vorliegt, wie z.B. die Berufsfrage, soll man die Operation ruhig bis zum 14. Jahr hinaus-schieben. Ein längeres Abwarten ist nicht ratsam. Es entwickelt sich sonst nach der Versteifung des oberen Sprunggelenkes nicht mehr so gut eine ausgleichende Dorsal- und Plantarflexion im Chopart oder Lisfranc, die für das Abwickeln des Fußes auf unebenem Boden wertvoll ist.

b) Technik der einzelnen Fußarthrodesen

Die häufigste Arthrodese bei einem Lähmungsfuß ist die Arthrodese des Talo-Calcaneal-und des Calcaneo-Cuboidgelenkes, die als *subtalare Arthrodese* bezeichnet wird.

Die Arthrodese des Talo-Cruralgelenkes wird bei einem Lähmungsfuß heute fast stets mit einer subtalaren Arthrodese verbunden.

α) Technik der Arthrodese des Talo-Calcaneal- und Calcaneo-Cuboidgelenkes = subtalare Arthrodese (s. Abb. 1043—1047)

Schnitt an der Außenseite des Fußes dicht oberhalb und hinter dem Knöchel beginnend, leicht bogenförmig nach peripher gehend. Freilegung der Peronaealsehnen, die nach unten zurückgehalten werden. Eröffnung des Talo-Calcanealgelenkes. Nach Einführung einer gebogenen Kocher-Sonde um den hinteren Gelenkfortsatz Entfernung des Gelenkknorpels unter Mitverwendung des Winkelmeißels. Sobald wie möglich wird das Gelenk vom Assistenten

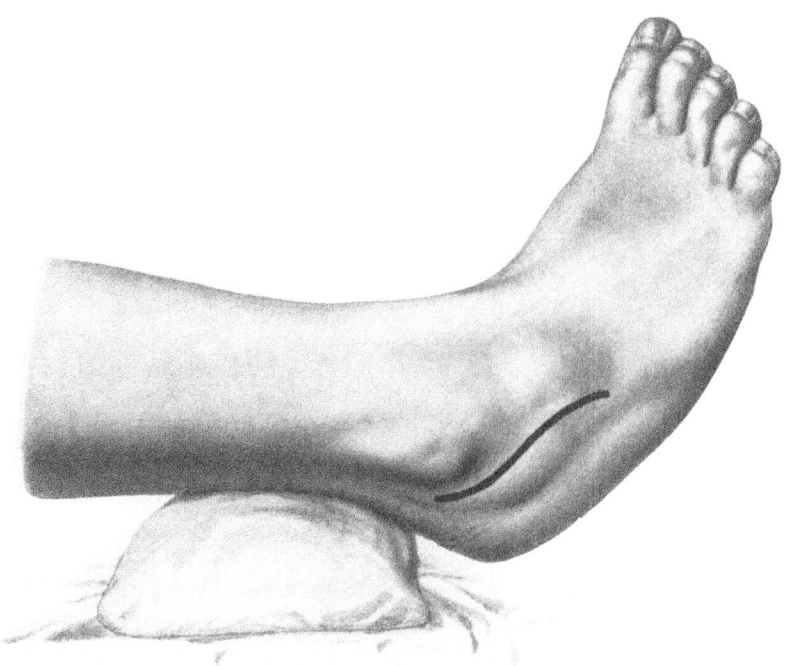

Abb. 1043—1047. Technik der Arthrodese des Talo-Calcaneal- und Calcaneo-Cuboidgelenkes = subtalare Arthrodese.
Abb. 1043. Schnittführung

durch Umfassen der Ferse von innen her breit aufgeklappt. Ist dies geschehen, so läßt sich auch gut der Knorpel an der medialen Seite des Gelenkes zusammen mit der inneren Corticaliswand und dem Sustentaculum tali abtragen. Hierzu wird eine kleine gebogene Kocher-Sonde um die Knochenwand geschoben, um die A. tibialis und die Sehnen vor einer Verletzung zu schützen. Sobald die innere Knochenwand abgetragen ist, läßt sich der Calcaneus gut korrigieren, und die Knochenflächen legen sich fest aneinander.

Bei einem *Klumpfuß* wird außen ein keilförmiges Knochenstück vom Calcaneus fortgenommen. Bei einem *Plattfuß* ist man von vornherein außen mit der Knochenentfernung sparsam und nimmt dafür mehr vom Knochen an der Innenseite fort. — Zum Schluß werden die Knochenflächen mit einigen Meißelschlägen angerauht.

Meist wird *die Arthrodese des Calcaneo-Cuboidgelenkes* angeschlossen. Der Schnitt ist von Anfang an gleich auch über dieses Gelenk hinweggeführt. Der fast senkrecht stehende Gelenkspalt wird mit einem Längsschnitt eröffnet. Eine Kocher-Sonde wird fußsohlenwärts herumgeführt, und die Knorpelflächen werden mit zwei Meißelschlägen vom Calcaneus und Cuboid entfernt. Es wird auf jeden Fall so viel vom Knochen weggenommen, bis der Vorfuß in eine leichte Abductusstellung kommt.

Schichtweiser Wundverschluß mit besonders sorgfältig angelegter Subcutannaht.

Ruhigstellung. Unterschenkelgipsverband, bei Kindern, wenn gleichzeitig ein Klumpfuß beseitigt war, unter Mitnahme des Oberschenkels in Kniebeugung von 130⁰.

Nachbehandlung. Nach 3 Wochen Gipsverbandwechsel, Gehgips für im ganzen etwa 3 Monate. Weitere Nachbehandlung hängt von dem Lähmungsbefund im einzelnen ab.

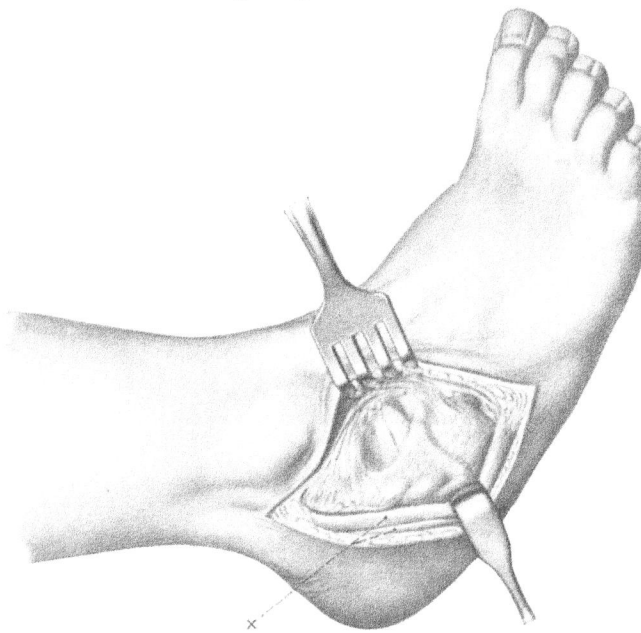

Abb. 1044. Die Gelenkkapsel ist freigelegt. × Peronaealsehnen

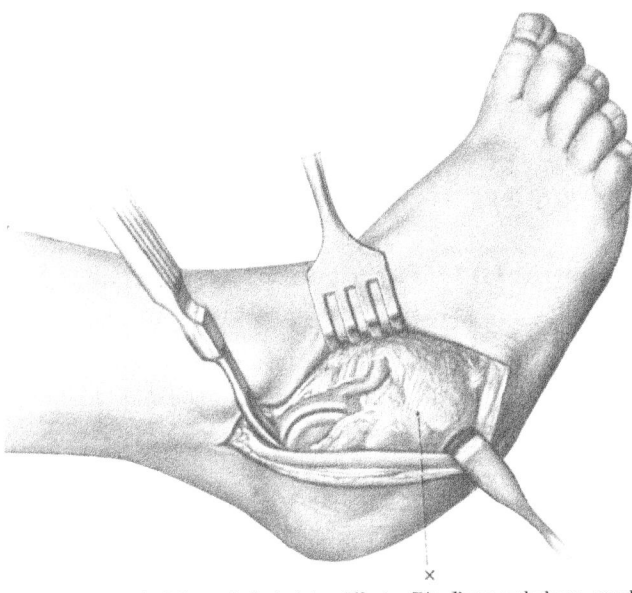

Abb. 1045. Das Talo-Calcanealgelenk ist eröffnet. Die Peronaealsehnen werden zurückgehalten. × Calcaneo-Cuboidgelenk

β) Technik der Arthrodese des Talo-Cruralgelenkes
(s. Abb. 1048 und 1049)

Schnitt leicht bogenförmig vor dem äußeren Knöchel. Die Extensorensehnen werden mit der A. dorsalis pedis in der uneröffneten Sehnenscheide nach medial verzogen, und das Gelenk wird unter Bildung eines breiten, proximal gestielten Kapselperiostlappens eröffnet. Nach Durchtrennung der seitlichen Bänder zwischen dem Talus und der Tibia und Fibula wird das Gelenk breit aufgeklappt, der Fuß in Spitzfußstellung gebracht und der *Talus* mit einem Knochenhaken nach vorn und abwärts gezogen. Seine rundliche Gelenkfläche wird bei der Knorpelentfernung viereckig gestaltet. Zunächst wird der gesamte Knorpel der Tibia-Fibulagelenkflächen einschließlich des Knorpelbelages an den einander zugekehrten Knöchelflächen entfernt, bis der Knochen freiliegt.

Hiernach wird in der Tibia eine *dachgiebelförmige Vertiefung* angebracht, die zur Aufnahme des kantig umgestalteten Talus dient. Hat man sich überzeugt, daß die Knochen gut in dieser Stellung ineinanderpassen, so werden die Knochenflächen, einschließlich der seitlichen, mit leicht schräggestellten Meißelschlägen aufgerauht. Die Art der Einstellung des Talus in die Knöchelgabel hängt in dem einzelnen Fall von dem Grad der Spitzfußstellung ab, die für ein gutes Gehen erforderlich ist (s. u.). Zum Abschluß der Operation feste Kapselperiostnaht.

Nur in einem kleinen Teil der Fälle wird im Anschluß an die typische Anfrischungsarthrodese noch ein *kleiner Knochenspan* vom unteren Ende der Tibia über den Gelenkspalt in den Talus hineingetrieben. Das kommt in erster Linie für *Erwachsene* in Betracht. Ebenso wird man nur in einem Teil der Fälle die Anfrischungsarthrodese mit einer *Druckarthrodese* unter Benutzung

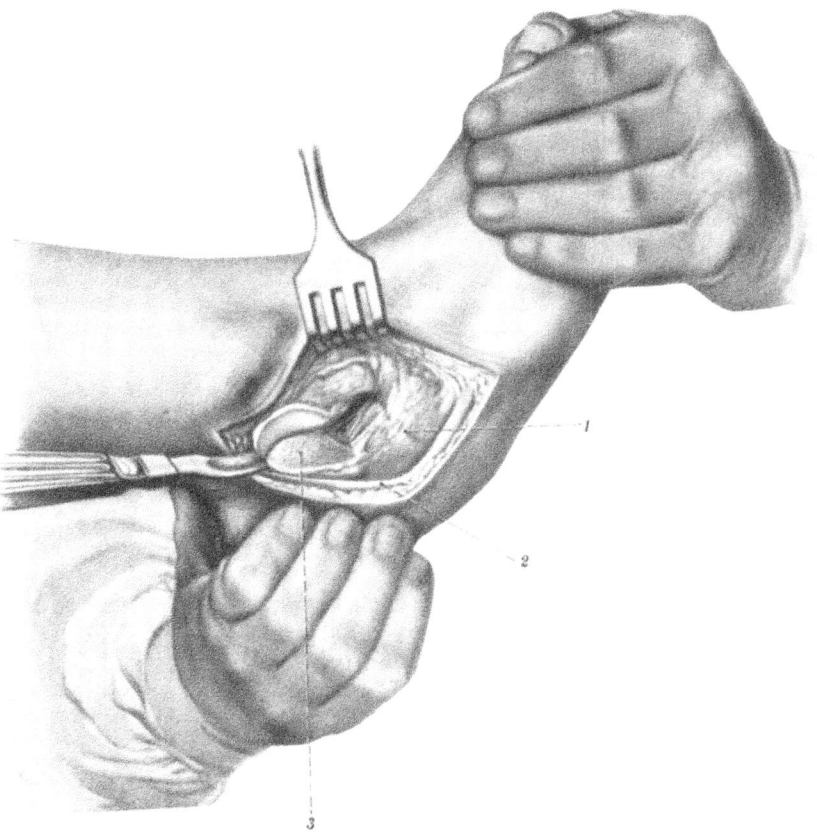

Abb. 1046. Das Talo-Calcanealgelenk wird mit dem typischen Griff vom Assistenten aufgeklappt. Der Arm der Hand, die die Ferse in Varusstellung bringt, ist mit dem Ellenbogen auf dem Operationstisch gut aufgestützt. *1* Calcaneo-Cuboidgelenk; *2* Peronaealsehnen; *3* Entknorpelte Gelenkfläche des Calcaneus

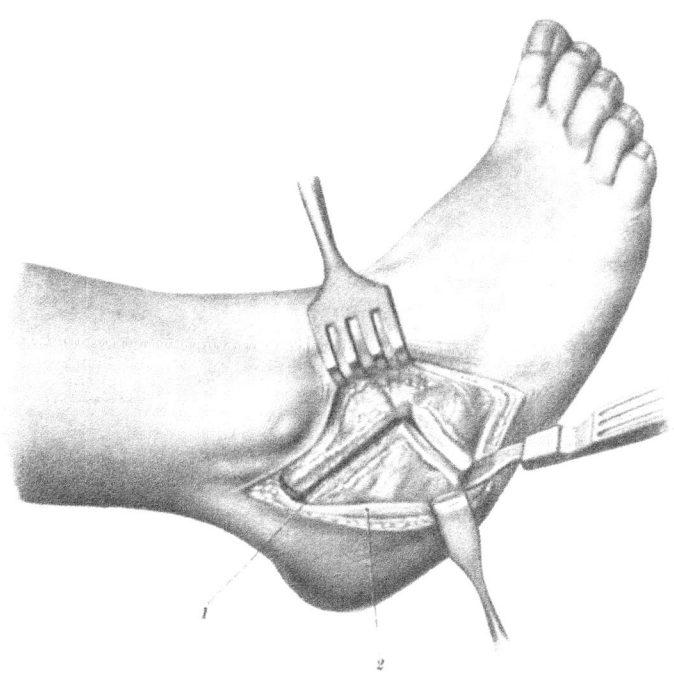

Abb. 1047. Die Arthrodese im Talo-Calcanealgelenk ist beendet. Eine Kocher-Sonde ist um die Gelenkflächen des Calcaneo-Cuboidgelenkes fußsohlenwärts zur Entknorpelung herumgeführt worden. *1* Entknorpelte Gelenkfläche des Talo-Calcanealgelenkes; *2* Peronaealsehnen

von zwei Kirschner-Drähten und einem Doppelspannbügel verbinden (s. d.). Die Druckarthrodese des oberen Sprunggelenkes hat sich allmählich vermehrt durchgesetzt.

MAXEN berichtete schon 1952 über 9 erfolgreich behandelte Fälle mit Druckarthrodese am oberen Sprunggelenk. Die Arthrodesen sollen nach 6—8 Wochen fest und belastungsfähig gewesen sein. H. C. RATLIFF veröffentlichte 1959 einen Bericht über 55 Patienten, an denen die Druckarthrodese angewandt wurde, 47 hiervon nach der Methode von CHARNLEY. Eine gute Verknöcherung wurde in 91% erreicht. Die Dauer der Verknöcherung war in etwa der Hälfte der Fälle 8—9 Wochen, bei den anderen zog sie sich auf über mehrere Monate hin. Das subjektive Ergebnis der Kompressionsarthrodese war in 36 der Fälle ausgezeichnet. Fehlschläge waren nur wenige vorhanden.

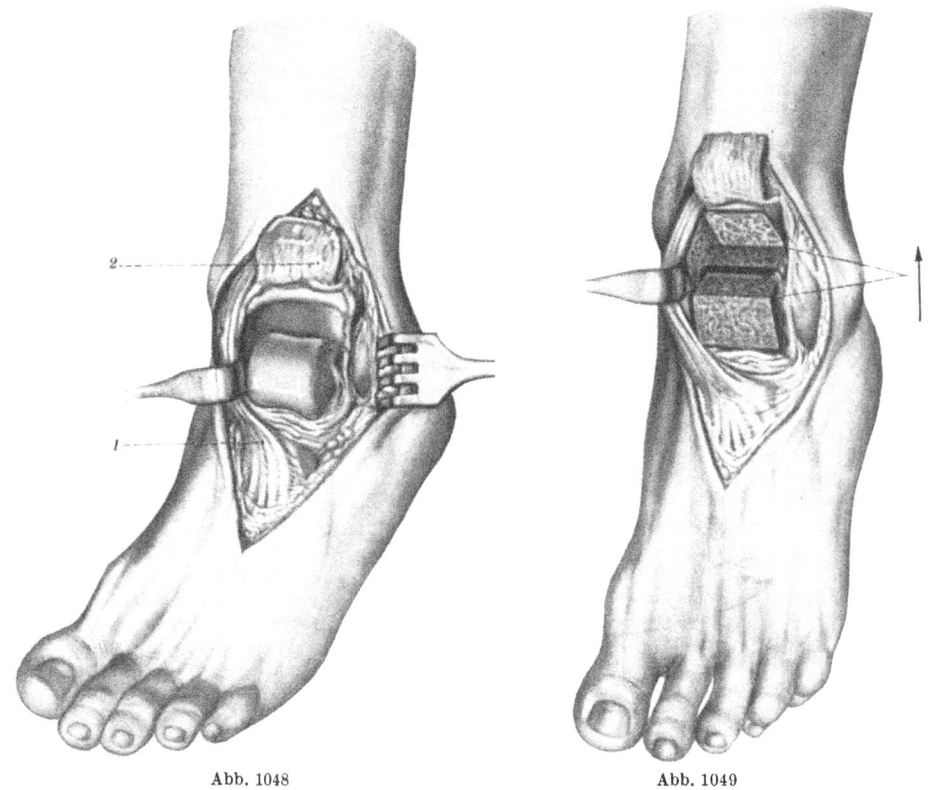

Abb. 1048   Abb. 1049
Abb. 1048 u. 1049. Arthrodese des Talo-Cruralgelenkes

Abb. 1048. Das Gelenk ist breit aufgeklappt. Die Strecksehnen (1) werden mit einem stumpfen Haken zurückgehalten. Der Kapselperiostlappen (2) ist nach zentral zurückgeschlagen. Abb. 1049. Die Gelenkfläche des Talus ist würfelförmig angefrischt. Eine entsprechende Nute ist in die Tibiagelenkfläche gebildet, in die die vordere Kante des Sprungbeinwürfels eingestellt wird

Technik der Druckarthrodese am oberen Sprunggelenk: Wir haben die gleiche Schnittführung wie für die Anfrischungs- oder Bolzungsarthrodese des oberen Sprunggelenkes beibehalten. Wir lehnen die quere Schnittführung von CHARNLEY quer über den Fuß ab. Auch nach den Beobachtungen von H. C. RATLIFF ist hiernach — allerdings nur bei einem kleinen Teil der Fälle — mit einem völligen Verlust der Sensibilität am Fußrücken zu rechnen, während andere Taubheitsgefühle oder Paraesthesien haben. Dies traf in 39 Fällen zu!

Das Anlegen des Doppeldrahtspannbügels ist aus den Abbildungen 122 und 123 ersichtlich.

Ruhigstellung. Unterschenkelgips in entsprechender Spitzfußstellung.

Nachbehandlung. Gipsverbandwechsel nach 4 Wochen. Gehgips für 2—3 Monate, bis die Arthrodese absolut fest ist, d. h. eventuell auch für länger. Bei Jugendlichen wird gelegentlich ein Apparat zur Nachbehandlung für 1 Jahr gegeben.

γ) Technik der Arthrodese des Talo-Naviculargelenkes (s. Abb. 1102 und 1103)

Schnitt an der Innenseite über dem Talo-Naviculargelenk. Ein distal gestielter Periostkapselbandlappen wird gebildet. Die Gelenkflächen werden unter dem Schutz von zwei gebogenen Kocher-Sonden entknorpelt. Es wird vom Knochen so viel entfernt, bis die Knochen-flächen gut aufeinanderstehen und eine Plattfuß- und Abductusstellung des Fußes gut aus-geglichen ist. Um eine schnelle Verknöcherung der Knochenflächen zu erreichen, werden sie mit leicht schräggestellten Meißelschlägen wie gezähnelt gestaltet, damit sie sich richtig ineinander verhaken.

Gut bewährt hat sich die *Querverriegelung* des Talo-Naviculargelenkes durch einen kleinen Knochenspan, der bei der Arthrodese gewonnen und in eine Nute von Talus und Naviculare eingefügt wird.

Ruhigstellung und Nachbehandlung (s. o.).

δ) Technik der Trippelarthrodese

Schwere, poliomyelitische Fußlähmungen verlangen so manches Mal die Durchführung einer *Trippelarthrodese*, d. h. es muß eine Arthrodesierung des Talo-Cruralgelenkes, des Talo-calcaneal- und des Chopartschen Gelenkes durchgeführt werden. Nur auf diese Weise ist eine solide Stabilisierung des Fußes zu erreichen.

Man kann sich diese Arthrodese erleichtern, indem man nach dem Vorschlag von CAMPBELL und von R. MERLE D'AUBIGNÉ das untere Stück der Fibula als Schienung für die Tibia, den Talus und den Calcaneus verwendet. Das untere Stück der Fibula wird um 180° herumgedreht, in eine entsprechende Nute von Tibia, Talus und Calcaneus eingesetzt (s. Abb. 1041 und 1042) und mit zwei Schrauben an Tibia und Talus befestigt.

Die Gipsverbandtechnik und **Nachbehandlung** ist bei den Fußarthrodesen so wichtig, daß darauf noch einmal im *Zusammenhang* eingegangen werden soll: Der erste Gipsverband ist ein leicht gepolsterter Verband und reicht bei Kindern und Jugendlichen bis zur Oberschenkelmitte. Die *Stellung des Fußes ist folgende:* Die Stärke der Spitzfußstellung hängt von dem Ausmaß der Beinverkürzung und von der Schuhabsatzhöhe (Unterschied beim männlichen und weib-lichen Geschlecht) ab. Die Stellung des *Kniegelenkes* im Verband ist eine Beugung von 130°. Das Oberschenkelgipsteil wird nach 2 Wochen entfernt. Gipsverbandwechsel nach 3—4 Wochen. Der zweite Gipsverband ist fast ungepolstert. Nach dem Anbringen einer Gehsohle allmähliches Beginnen mit Aufstehen. Dieser Verband bleibt für 1 Monat liegen und wird dann durch einen dritten ungepolsterten Gips ersetzt. Die Kranken sollen in dem Gips allmählich ständig mehr den Fuß belasten und möglichst zum Gehen ohne Stock kommen.

Der Zeitpunkt des Abschlusses der Gipsperiode wird allein durch den Grad der Verknöcherung der arthrodesierten Gelenke, bei mehrfachen Arthrodesen insbesondere durch die des Talo-Crural-gelenkes bestimmt. — Die Bedeutung der genügend langen Gipsfixierung nach einer Arthrodese zeigt auch eindrucksvoll der Bericht von HALLGRIMSSON.

Die einheitliche Versteifung der Arthrodesen war bei den Fällen, bei denen die Gipszeit 13—14 Wochen war, nur in 7% ausgeblieben, bei denen dagegen, die nur 6—8 Wochen ruhiggestellt waren, in 47%! — Wir führen in der Regel mindestens eine Gipsfixierung für 4 Monate durch. Ein Unterschenkelapparat wird nur bei Kindern und Jugendlichen für 1 Jahr gegeben, um die Wachstumsrichtung des Fußes in die richtigen Bahnen zu lenken. Die Unterschenkelschiene ist bei der allgemeinen Arthrodese ohne Gelenk gearbeitet, die Fußsohlenplatte ist verkürzt gehalten, und die Sohle am Schuh ist leicht wiegenförmig. Nach Abschluß der Schienenzeit ist das Tragen von orthopädischen Schuhen ratsam.

Bei der **Technik** der Fußarthrodese ist auf einige Punkte besonders zu achten: so ist es bei der Arthrodese des *Talo-Calcanealgelenkes* wichtig, daß an der Innenseite des Calcaneus das Sustentaculum tali entfernt wird. Die ganze Entknorpelung des Gelenkes ist bis auf diese eine Stelle von einem äußeren Schnitt aus leicht möglich. Für die Abtragung dieser Stelle muß das Gelenk durch ein Herumhebeln des Calcaneus in starke Varusstellung breit aufgeklappt sein. Man legt am besten noch eine Kocher-Sonde um die Knochenwand als Schutz vor einer Gefäß- und Sehnenverletzung herum. Erst nach der *Abtragung* des Sustentaculum tali lassen sich die *Knochenflächen* wirklich *eng und fest aufeinanderlegen!* Wenn es eine paralytische Plattfuß-deformität ist, ist eine gesonderte Schnittführung von medial erforderlich, um gut an das Sustentaculum tali heranzukommen.

Bei der Arthrodese des *Talo-Cruralgelenkes* ist es ratsam, sofort bei der Gelenkeröffnung einen breiten proximal gestielten Kapselperiostlappen zu bilden. Wenn bei der Ablösung des Lappens etwas Knochen daran haftet, so ist dies nur gut. Bei der Entknorpelung des Talus ist sparsam vorzugehen. Der Talus soll wohl viereckig umgestaltet werden, aber jede unnötige Knochenentfernung ist zu vermeiden, damit der Talus nicht zu klein für die Einstellung in die Knöchelgabel wird. Wir legen Wert darauf, daß die Knochenflächen auch an den Seiten leicht aufgeraucht werden, damit eine innige Verbindung zwischen den einzelnen Knochenteilen hergestellt wird.

Ein entscheidender, kritischer Punkt ist die **richtige Einstellung des Talus in die Knöchelgabel**. Man muß schon vor der Operation sich klar geworden sein, welche Stellung der Fuß zu erhalten hat. **Wenn keine Beinverkürzung vorliegt, ist eine Equinusstellung von 110⁰, die einer Absatzhöhe von 1$^1/_2$—2 cm entspricht, richtig.** Handelt es sich um eine junge Dame, die einen etwas höheren Absatz tragen will, so ist mehr Spitzfuß zu geben. Wenn eine Beinverkürzung von mehreren Zentimetern besteht, ist der Fuß sogar in eine beträchtliche Spitzfußstellung einzustellen. Dieses Ziel der richtigen Fußstellung scheint gar nicht so leicht erreichbar zu sein. Es finden sich in der alten Literatur Angaben darüber, die auch in neue Arbeiten übernommen sind, daß sich eigenartigerweise nach der Arthrodese des Talo-Cruralgelenkes ein postoperativer *Hackenfuß* bilden soll. Die Ursache dieser Deformitätsbildung liegt nicht in geheimnisvollen Wachstumsstörungen. Sie ist rein mechanisch zu erklären und einfach die Folge einer falschen Einstellung des Talus in die Knöchelgabel. *Man erreicht die erforderliche Spitzfußeinstellung nur, wenn der hintere Abschnitt der ehemaligen Talusgelenkrolle in die Rinne der Tibia eingestellt wird.* Wird die vordere eingestellt, so wird der Taluskopf aus seiner schräg nach unten geneigten Stellung nach oben aufgerichtet und gleichzeitig damit der Calcaneus aus seiner ursprünglichen Lage verdreht. Es muß infolgedessen unter dem Wachstumseinfluß bei Jugendlichen ein Hackenfuß entstehen. Das läßt sich durch eine richtige Einstellung des Calcaneus sicher vermeiden. Wir haben niemals eine Hackenfußbildung nach der Fußarthrodese erlebt.

Die *Behandlungsergebnisse* der früheren Jahre darf man nicht ohne weiteres mit denen der beiden letzten Jahrzehnte vergleichen. Die Angaben von Vulpius, daß er nur in 50—60% der Fälle eine knöcherne Ankylose bei der Fußarthrodese beobachtete, dürfen nicht mehr auf die jetzigen Ergebnisse übertragen werden. Man hat aus den Mißerfolgen gelernt, und die späteren Statistiken der Weltliteratur lauten anders, wenn auch der Begriff ,,Arthrodese`` bei den einzelnen Autoren äußerst unterschiedlich bald für die Versteifung eines, bald für die Versteifung von drei oder vier Gelenken gebraucht wird. Die Statistiken geben nur einen allgemeinen Überblick über den Gesamtwert der Arthrodesenoperationen bei Fußlähmungen überhaupt.

Albanese, Italien, stellte unter 220 Fällen 85% gute Resultate fest, Guidal u. Sodemann, Frankreich, berichteten, daß von 174 Kranken 104 von dem Tragen einer orthopädischen Bandage befreit wurden. Von 156 operierten Fällen war das anatomische und funktionelle Resultat gut in 123 und nur das funktionelle in 85 Fällen. Henderson aus der Mayo-Klinik, Amerika, berichtet sogar über 95% gute Erfolge bei der Fußarthrodese und bei der Verbindung der Arthrodese mit der Sehnenverpflanzung über 93% gute Resultate.

Mit diesen Mitteilungen stimmen die eigenen Beobachtungen überein. Man hat das gute Recht, die ,,Fußarthrodese`` heute als eine zuverlässige Operation zu bezeichnen.

B. Arthrodese bei Fußdeformitäten

Die Arthrodese bei Fußdeformitäten findet eine ausgedehnte Anwendung. Sie ist angezeigt bei angeborenen Fußverbildungen, bei neurotischen Fehlformen, bei Folgezuständen nach alten Erkrankungen sowie nach Verletzungen.

Die häufigste Arthrodese ist bei weitem die subtalare. An zweiter Stelle folgt mit großem Abstand die des Talo-Cruralgelenkes und in relativ seltenen Fällen die des Talo-Navicular-gelenkes.

Ein großer Unterschied besteht zwischen der Arthrodese bei Lähmungsfüßen und bei Fußdeformierungen aus anderen Gründen. Während beim Lähmungsfuß relativ häufig die mehrfache Arthrodese, insbesondere die des Talo-Cruralgelenkes in Verbindung mit der subtalaren

Arthrodese angezeigt ist, gibt es für die Arthrodese bei den Fußdeformitäten im allgemeinen nur ein Entweder-Oder. Die Füße sind nicht „schlottrig", knöcherne Verbildungen bestehen, und das wesentliche ist, daß durch den richtigen Angriffspunkt der Arthrodese die knöchernen Hindernisse zur Beseitigung der Fehlform richtig entfernt werden.

Über die *Technik* und *Indikation* der Arthrodese bei den Fußverbildungen s. d.

C. Arthrodese bei schmerzhaften Gelenkreizungen

Die Arthrodese für die Behandlung von schmerzhaften Gelenkreizungen ist im Laufe des letzten Jahrzehntes mehr als früher angewandt worden. Sie hat weitgehend den orthopädischen Apparat ersetzt.

Die Arthrodese bildet ein sicheres Verfahren, um die Schmerzen, die von einem schwer veränderten Gelenk ausgehen, zu beseitigen. Der Erfolg der Operation hängt davon ab, daß auch wirklich die Arthrodese an dem Gelenk gemacht wird, von dem die Hauptschmerzen ausgehen, oder auch daß so viele Gelenke versteift werden, welche die Schmerzursache sind.

Die *Indikation* zur Arthrodese ist gegeben bei schlecht verheilten Knochenbrüchen, die zur Ausbildung einer sekundären Arthrosis deformans geführt haben, wie bei Restzuständen nach alten Eiterungen oder auch nach einer abgeklungenen Infektarthritis (HOHMANN).

Die Arthrodese im Talo-Calcanealgelenk ist in der Regel ebenso wie bei den Lähmungs-füßen nur eine Anfrischungsarthrodese — eine Ausnahme bildet die Bolzungsarthrodese bei den posttraumatischen Plattfüßen nach einem schweren Calcaneuskompressionsbruch. — Für die Arthrodesen in den anderen Gelenken wie im Talo-Crural- und im Talo-Naviculargelenk ist die *Bolzungsarthrodese* besser als die Anfrischungsarthrodese. Volle Schmerzfreiheit muß nach der Arthrodese wegen schmerzhafter Gelenkveränderungen eintreten. Diese hat der Patient erst, wenn das Gelenk einheitlich verknöchert ist.

3. Die Verriegelungsarthrodese des oberen Sprunggelenkes

Die Verriegelungsarthrodese des oberen Sprunggelenkes kann in vereinfachter Form mit der Anfrischungsarthrodese verbunden werden. Sie ist ebensogut auch als Operation für sich allein anwendbar. Der besondere Vorteil der Verriegelungsarthrodese gegenüber der gewöhnlichen Anfrischungsarthrodese ist, daß die gesamte Entknorpelung des Gelenkes in Wegfall kommt. Es genügt bei der Verriegelungsarthrodese, lediglich die Gelenkflächen des vorderen Gelenkabschnittes, der leicht zugängig ist, anzufrischen. Über das Gelenk selbst wird dann ein kräftiger, periostbedeckter Knochenspan eingefügt. Der weitere Vorteil der Verriegelungsarthrodese gegenüber der Anfrischungsarthrodese ist, daß sie beim Erwachsenen bald zu einer einheitlichen Verknöcherung führt und daß damit das Behandlungsziel der absoluten Schmerzfreiheit schnell und zuverlässig erreicht wird.

Zu der Zeit, als man noch die Anfrischungsarthrodese allein ausführte, mußte vielfach noch im Anschluß an eine lange Gipsverbandzeit auch beim Erwachsenen ein Unterschenkelapparat gegeben werden. Die knöcherne Ankylose war nicht eingetreten. Eine leicht federnde Beweglichkeit bestand noch. Die Folge davon war, daß beim Gehen Schmerzen auftraten. Die Verriegelungsarthrodese erspart es dem Patienten, zur Nachbehandlung einen Apparat verordnet zu bekommen.

P. PITZEN hat vorgeschlagen, anstatt eines soliden Knochenspanes eine Höhle, deren eine Hälfte der Tibia und deren andere dem Talus angehört, zu bilden und diese mit einer weichen Knochenplombe nach MATTI auszufüllen. Wir haben uns selber davon überzeugen können, daß sich mit diesem Verfahren eine gute Verknöcherung des oberen Sprunggelenkes erreichen läßt. Das gleiche gilt für die Technik nach ROEREN (s. S. 93).

Die *Indikation* für die Verriegelungsarthrodese des oberen Sprunggelenkes ist allgemein gegeben bei schmerzhaften Reizzuständen im oberen Sprunggelenk, bei ganz verschiedener Ätiologie, wenn die Fälle keiner konservativen Behandlung mehr zugängig sind. Die Verriegelungsarthrodese ist, um Schmerzfreiheit zu erzielen, der Arthroplastik *unbedingt* vorzuziehen. Diese ist am Talo-Cruralgelenk in ihrer Erfolgswirkung außerordentlich zweifelhaft und vor allem meist unnötig.

Wenn man bei Patienten in jüngeren Jahren das obere Sprunggelenk operativ versteift, entwickelt sich im Chopartschen Gelenk, in dem an und für sich nur eine Pro- und Supinationsbewegung vorhanden ist, eine kompensatorische Dorsal- und Plantarflexionsmöglichkeit. Diese wird so groß, daß, worauf wir wiederholt hingewiesen haben, sie auch zum Gehen auf unebenem Boden ausreicht.

Die Verriegelungsarthrodese wurde in verschiedenen Modifikationen schon lange angewandt und von verschiedenen Autoren beschrieben (CRAMER, HASS, WATSON-JONES, STEINDLER, WITTEK u. a.). — Auch HOHMANN ist ebenso wie wir ein Anhänger der Verriegelungsarthrodese.

a) Technik der Verriegelungsarthrodese (s. Abb. 124)

Leicht bogenförmiger Schnitt vor dem äußeren Knöchel zur Freilegung des oberen Sprunggelenkes. Die Strecksehnen werden mit der uneröffneten Sehnenscheide nach medial mit der A. dorsalis pedis zurückgehalten. Das Periost wird unter Bildung eines türflügelförmigen Lappens, der medial gestielt ist, gespalten. Der vordere Anteil des Gelenkes wird, während der Fuß in Spitzfußstellung gebracht wird, soweit das Gelenk gut zugängig ist, entknorpelt.

Wenn ein kleiner Knochenspan ausreicht, wird er unmittelbar vom unteren Tibiaende herübergeschoben. Wenn aus Stabilitätsgründen ein größerer Knochenspan nötig ist, wird er von einem gesonderten Schnitt weiter oberhalb dem Schienbein entnommen. Eine Rinne in einer Ausdehnung von 2 cm Breite und 5 cm Länge wird in das untere Ende der Tibia und über den ehemaligen Gelenkspalt hinaus auf der Gegenseite im Talus gebildet. Um den Knochenspan gut in die Rinne einfügen zu können, wird der obere Teil der Rinne am Schienbein schräg abgeflacht. Der periostbedeckte Knochenspan, der in seiner Größe genau in das Lager passen muß, wird von oben her in die Rinne eingefügt und von der Tibia aus über den ehemaligen Sprunggelenkspalt in den Talus fest eingebolzt. Hierbei wird ein guter Gegenhalt von der Fußsohle her gegeben, damit der Knochenspan, wenn er in den Talus hineinkommt, diesen nicht vor sich hertreibt.

Die *Stellung*, bei der der Knochenspan eingeschlagen ist, ist mäßiger *Spitzfuß* für normale Verhältnisse = 110°. Bei Angehörigen des weiblichen Geschlechtes, die gerne einen höheren Absatz tragen wollen, ist die Spitzfußstellung größer, ebenso bei einer Beinverkürzung.

Zum *Abschluß* der Operation wird der am Anfang der Operation gebildete Periostkapsellappen zurückgeschlagen und vernäht.

Ruhigstellung. Oberschenkelgipsverband in leichter Spitzfußstellung für 4 Wochen.

Nachbehandlung. Anschließend ungepolsterter Unterschenkelgehgipsverband für im ganzen 3—4 Monate. — In der Zwischenzeit noch einmal ein *Gipsverbandwechsel* mit gleichzeitiger Röntgenkontrolle. Im Anschluß an die Gipsverbandperiode Stützgehverband mit orthopädischem Schuh. Der Zeitpunkt des Abschlusses der Gipsverbandperiode wird durch das Röntgenbild bestimmt.

Die Gesamtfixierung ist unbedingt 4—5 Monate. Wenn man vorzeitig den Gipsverband entfernt, bildet sich leicht eine Umbauzone. — Wenn man aber die Gipsverbandperiode gewissenhaft einhält, sind einheitliche gute Resultate, wie auch die Zusammenstellung von PLOETZ aus unserer Klinik gezeigt hat, zu erwarten.

Man kann die Verknöcherung der Arthrodese des oberen Sprunggelenkes noch weiter dadurch beschleunigen, daß man das distale Ende der Fibula mit der Tibia und dem Talus verschraubt (s. u.).

b) Technik der kombinierten Verriegelungsarthrodese

Schnitt wie bei der Technik der gewöhnlichen Verriegelungsarthrodese.

1. Nach Freilegung des Sprunggelenkes wird die Arthrodese in Form der *Dreharthrodese* nach ROEREN gemacht. Aus der Tibia und dem Talus wird je ein halbkugelförmiges Stück herausgemeißelt. Die beiden Stücke werden um 90° gedreht und der Gelenkspalt ist überbrückt (s. S. 93).

2. Der zweite Teil der Operation ist die *äußere Verriegelungsarthrodese*. Das untere Ende der Fibula wird etwa 5 cm oberhalb des äußeren Malleolus durchmeißelt. Die beiden einander zugekehrten Knochenflächen der Tibia und der Fibula einschließlich der Gelenkanteile des Malleolus externus und des Talus werden angefrischt. Die dazwischenliegenden Weichteile werden sorgfältig entfernt. Das freie Stück der Fibula wird eng an die Tibia und den Talus angelegt. Die Befestigung erfolgt mit Druckschrauben (s. Abb. 1039 und 1040).

Diese Kombination der inneren Dreharthrodese mit der äußeren Verriegelungsarthrodese erhöht bei Erwachsenen die Sicherheit und Schnelligkeit der Verknöcherung. Wir lieben dieses Verfahren mehr als die Druckarthrodese am oberen Sprunggelenk.

4. Die extra- oder parartikuläre Arthrodese des oberen Sprunggelenkes

Jeder vielbeschäftigte Chirurg und Orthopäde kennt die Fälle von Tuberkulose des oberen Sprunggelenkes, die in der Kindheit begonnen haben, konservativ behandelt wurden und nach jahre- oder selbst nach jahrzehntelangem Wohl-befinden wieder einen Rückfall ihrer alten Tuber-kulose bekamen. Die Tuberkulose schien klinisch ausgeheilt, die Gelenkflächen waren weitgehend zerstört, und nur eine geringe Beweglichkeit bestand. Die Erkrankung zieht sich auf diese Weise mit Unterbrechungen unter Umständen das ganze Leben hin. Die Aussichten der Fuß-gelenkresektion bei der Tuberkulose waren nicht günstig. Es lag deshalb ein ausgesprochenes Bedürfnis vor, durch eine wenig eingreifende Operation den Kranken wieder schmerzfrei zu machen. Der Weg war auf Grund der Erfah-rungen an den anderen großen Gelenken vorge-zeichnet. Es mußte eine extraartikuläre knö-cherne Verriegelung des oberen Sprunggelenkes geschaffen werden. Die Technik der Operation wurde von ZANOLI ausgebildet, der schon 1933 über eine Anzahl von erfolgreich operierten Fällen berichtete.

Die Operation hat auch heute noch, wo wir im Besitze der Tuberkulostatica sind, ihre Be-rechtigung. Die extraartikuläre Arthrodese kann selbstverständlich auch parartikulär ge-macht werden. Die scharfe Trennung von extra- und parartikulärer Arthrodese ist heute nicht mehr nötig (s. Hüftarthrodese).

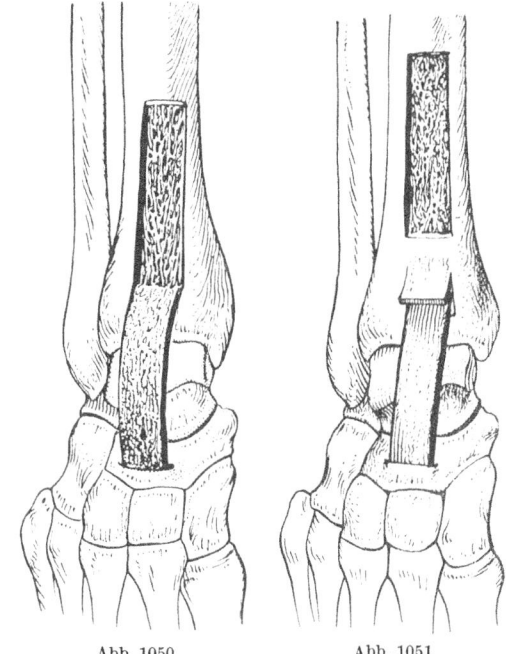

Abb. 1050   Abb. 1051
Abb. 1050 u. 1051. Extraartikuläre Arthrodese
Abb. 1050. Ein Knochenspan wird bei einem Jugendlichen direkt über das Sprunggelenk nach unten herumgebogen.
Abb. 1051. Beim Erwachsenen wird ein dem Schienbein entnommener Knochenspan über das Sprunggelenk bogenförmig eingefügt

Die *Indikation* der extraartikulären Arthrodese des oberen Sprunggelenkes liegt fest. Es sind in erster Linie *alte Tuberkulosen*, die mit einer teilweisen Gelenkbeweglichkeit verheilt sind oder auch nur geheilt scheinen.

Die extraartikuläre Arthrodese ist *keine Operation für das Kindesalter*, hier droht eine sekundäre Fehlentwicklung infolge einer teilweisen Wachstumshemmung.

Technik der extraartikulären Arthrodese (s. Abb. 1050 und 1051)

Die Technik der extraartikulären Arthrodese des oberen Sprunggelenkes, die sich auch bei uns bewährt hat, ist folgende:

Längsschnitt vorn über dem oberen Sprunggelenk, etwa 15 cm oberhalb des Gelenkes nach oben reichend und nach unten sich bis zum Taluskopf erstreckend.

Eröffnung der Fascienschicht, die den Tibialis anterior und die Extensoren einschließt. Man geht zwischen diesen beiden Muskelgruppen auf den Knochen ein, während die Extensorensehnen mit der Arterie nach lateral zurückgehalten werden. Ein *periostbedecktes Knochen-stück* wird *aus dem Schienbein* entnommen (3:6 cm groß).

Wenn das Periost kräftig und die Knochenlamelle biegsam ist, wie dies bei Jugendlichen der Fall ist, wird das Knochenstück an seiner unteren Verbindung nicht ganz gelöst, sondern einfach über die Gelenkkapsel des oberen Sprunggelenkes nach unten bis zum Sprungbein umgeschlagen.

Wenn dies nicht möglich ist, wird etwa 1 cm oberhalb der Gelenkkapsel ein *deckelförmiger Schlitz im Schienbein* und ebenso am Ansatz des Sprungbeinkopfes gebildet, in die der Knochen-span eingefügt wird.

Die *Fußstellung* für die Arthrodese ist bei der Befestigung des Knochenspanes meist die Spitzfußstellung von 110°.

Ruhigstellung. Unterschenkelfußgips wenig gepolstert.

Nachbehandlung. Nach 4—6 Wochen Verbandwechsel, dann ungepolsterter Gehgipsverband. Dauer der Gipsbehandlungszeit etwa 4—5 Monate.

5. Arthrorise

Die Arthrorise am Fuß bezweckt eine teilweise Sperrung der Beweglichkeit im oberen Sprung-gelenk. *Nur eine* Beweglichkeit, die für den Kranken wegen seiner Fußlähmung unerwünscht ist, *wird ausgeschaltet*, während der übrige Teil der Gelenkbeweglichkeit erhalten bleibt. Das ist der große Vorzug der Arthrorise gegenüber der allgemeinen Arthrodese, bei der die ganze Gelenkbeweglichkeit im oberen Sprunggelenk zur Stabilisierung des Fußes geopfert wird.

Zwei Möglichkeiten für eine Gelenksperrung am oberen Sprunggelenk bestehen. Das An-bringen einer hinteren Anschlagsperre zur Begrenzung der Plantarflexion bei einem Spitzfuß und das Anbringen einer vorderen Anschlagsperre zur Einschränkung der Dorsalflexion bei einem Hackenfuß oder auch zur Erhöhung der Kniesicherheit.

A. Die hintere Anschlagsperre für das obere Sprunggelenk

Die Voraussetzung für die erfolgreiche Behandlung einer Fußlähmung mit der hinteren Anschlagsperre ist, daß der Gastrocnemius gut erhalten ist. Der Zustand der anderen Muskeln ist gleichgültig. Sie können ganz oder teilweise gelähmt sein. Eine Fußdeformität, Klump- oder Plattfuß, bildet keine Gegenanzeige für diese Operation. Die Fehlstellungen werden gleich-zeitig am besten durch eine Knochenoperation mitbeseitigt.

Die typische Indikation zur hinteren Anschlagsperre bildet der poliomyelitische Lähmungs-fuß mit völligem oder so schwerem Ausfall der Extensoren, wenn sich ein Spitz- oder „Hänge"-Fuß entwickelt hat. Weiterhin ist die hintere Anschlagsperre auch bei Lähmungsspitzfüßen aus anderen Ursachen angezeigt, wie z.B. nach traumatischen Schädigungen des N. peronaeus oder auch bei Nervensystemerkrankungen, die jahrelang nicht fortgeschritten sind.

Die untere Altersgrenze für die Operation ist das 10.—12. Jahr. Wir haben die Operation fast immer erst bei Kindern nach dem 12. Jahre ausgeführt und sind damit gut gefahren. CAMP-BELL nennt bereits das 8. Jahr. Dies erscheint zu früh. Die *obere Altersgrenze* bilden die Zwanziger-jahre. Wenn man die Arthrorise noch bei älteren Patienten macht, dauert es recht lange, bis der Knochenspan fest eingeheilt ist.

Die *Technik* der hinteren Anschlagsperre ist vielfach modifiziert worden. Dies hängt damit zusammen, daß man auf verschiedene Weise hinten am oberen Sprunggelenk einen knöchernen Sperriegel bilden kann. Man kann für die Befestigung die Rückfläche des Talus oder des Cal-caneus wählen, man kann den Sperriegel unter teilweiser Benutzung von Knochenstücken, die aus diesen Knochen selbst stammen, aufbauen, oder man kann Knochen einsetzen, den man dem Schienbein oder anderen Fußwurzelknochen entnimmt. ROCHER hat in seinem Referat über die Arthrorise auf dem 3. Internationalen Orthopädenkongreß nicht weniger als 11 ver-schiedene Verfahren zusammengestellt.

Von *ortseigenen Knochen* aus dem Calcaneus wird der Sperriegel nach dem Verfahren von CAMPBELL und dem von NOVÉ-JOSSERAND gebildet. Nach CAMPBELL wird der hintere obere

Teil des Calcaneus mit dem Tuber calcanei von hinten her nach oben geschlagen (s. Abb. 1052),
nachdem vorher, um einen guten Zugang zu haben, die Achillessehne Z-förmig durchtrennt ist.
NOVÉ-JOSSERAND geht von vorn seitlich vor. Das Talo-Calcanealgelenk wird von außen her
weit aufgeklappt, und der Gelenkknorpel des Talus wird ganz und vom Calcaneus bis auf das
hintere Drittel entfernt. Dann wird der hintere obere Teil des Calcaneus in einem Ausmaß
von 2:3 cm eingemeißelt und spornartig aufgebogen (s. Abb. 1054). NOVÉ-JOSSERAND verbindet

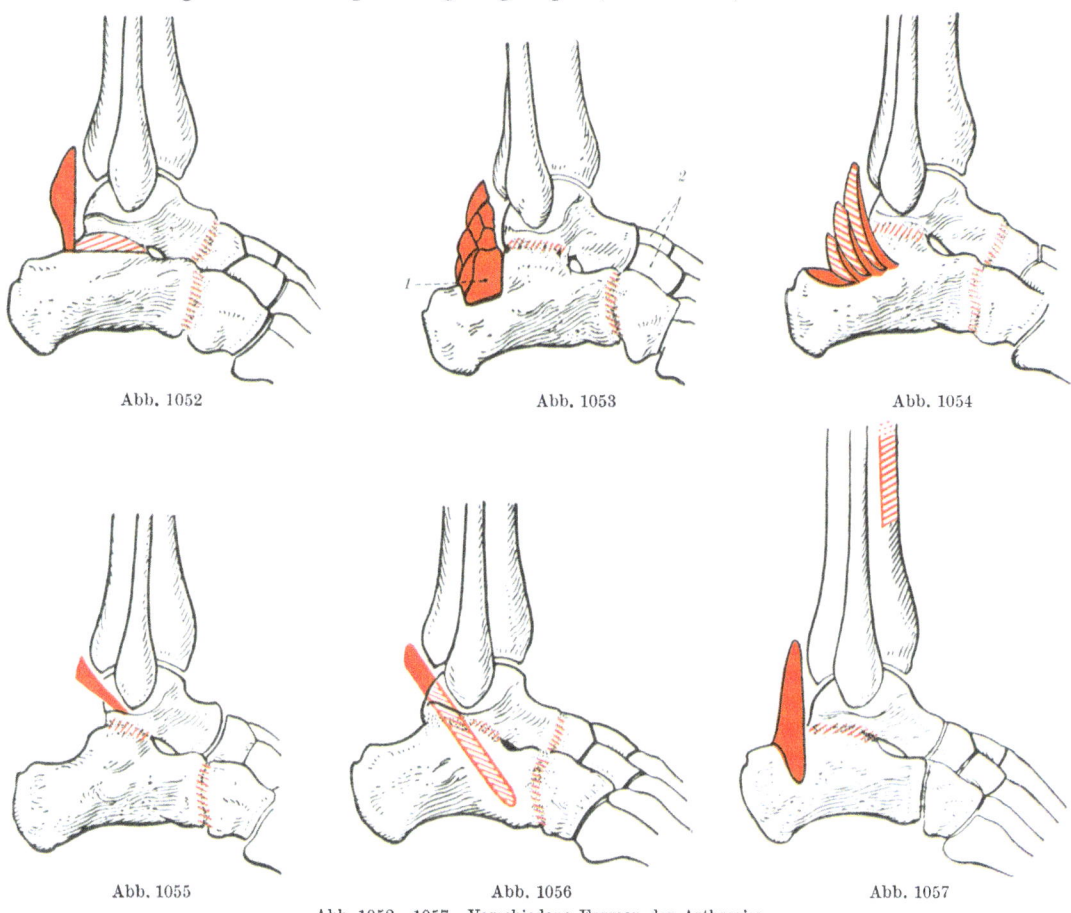

Abb. 1052   Abb. 1053   Abb. 1054

Abb. 1055   Abb. 1056   Abb. 1057

Abb. 1052—1057. Verschiedene Formen der Arthrorise

Abb. 1052. Altes Verfahren von CAMPBELL. Abb. 1053. Neues Verfahren von CAMPBELL. Aufbau eines „Steinmandls" (*1*), das aus
dem entfernten Naviculare (*2*) gewonnen wird. Abb. 1054. Verfahren nach NOVÉ-JOSSERAND. Spornartiges Aufbiegen des hinteren
oberen Teiles des Calcaneus. Abb. 1055. Hintere Arthrorise unter Einschlagen eines Tibiaspanes hinten oben in den Talus. (Operation nach CAMERA.) Abb. 1056. Eintreiben eines großen Knochenspanes hinten oben vom Talus über das hintere untere Sprunggelenk hinweg bis in den Calcaneus. (Operation nach OMBRÉDANNE.) Abb. 1057. Einschlagen eines Tibiaspanes von hinten oben in
den Calcaneus in Verbindung mit einer Arthrodese des Talo-Calcaneal- oder auch des Calcaneo-Cuboidgelenkes (heute wohl häu-
figstes, auch von uns bevorzugtes Verfahren). Zur Beachtung: Gelenke, die rot gestrichelt gezeichnet sind, werden arthrodesiert

die Arthrodese im Talo-Calcanealgelenk mit der des Chopartschen Gelenkes. Das Vorgehen
von NOVÉ-JOSSERAND erspart die temporäre Durchtrennung der Achillessehne, die bei der
Operation nach CAMPBELL erforderlich ist. ROCHER bezeichnet die Operationsmethode von
NOVÉ-JOSSERAND als „un peu délicate".

CAMPBELL verwandte schon bei seinen ersten Verfahren *ortsfremden* Knochen. Er gewann
diesen bei einer ausgedehnten Arthrodesierung des Fußes (Talo-Calcanealgelenk und Mittelfuß)
unter gleichzeitiger Entfernung des Naviculare. Das gesamte bei der Arthrodesierung des Fußes
erhaltene Knochenmaterial wird, während es inzwischen in warmer physiologischer Kochsalzlösung aufbewahrt wird, von einer Grube im hinteren oberen Teil des Calcaneus pyramidenartig
wie ein „Steinmandl" aufgebaut (s. Abb. 1053). Das entknorpelte Naviculare bildet den soliden
Unterbau. Die Achillessehne wird temporär Z-förmig tenotomiert, um einen guten Zugang für
den Aufbau der Knochensäule zu haben.

Der *Tibiaspan* ist als Sperriegel in verschiedener Weise benützt worden. Wir halten den Tibiaspan für das *geeignetste Material* für die Bildung einer zuverlässigen knöchernen Anschlagsperre. Er kann so lang und breit gebildet werden, wie er benötigt wird. Er kann fest in den Calcaneus eingefügt werden und stets so lang gestaltet werden, daß er wirklich bis über das obere Sprunggelenk hinaufreicht. RADULESCU empfahl das Knochenstück aus der Rippe zu nehmen! Die meisten Autoren wählen als Entnahmestelle des Tibiaspanes wie auch sonst bei den Knochentransplantationen die vordere Schienbeinfläche. HACKENBROCH schlug vor, den Knochenspan aus der Rückwand des Schienbeines zu benützen. CAMERA befestigt den Knochenspan an der Rückfläche des Talus (s. Abb. 1055). Eine Eröffnung des oberen Sprunggelenkes ist hierzu notwendig. OMBRÉDANNE hält es für wichtig mit der hinteren Arthrorise gleichzeitig das Talo-Calcanealgelenk zu arthrodesieren. Er ist bestrebt, dies durch eine Operation mit ein und demselben Knochenspan zu erreichen. Der Knochenspan wird nach Anbohren des Knochens durch den rückwärtigen Teil des Talus über den Gelenkspalt weg bis tief in den Calcaneus eingetrieben (s. Abb. 1056).

Wir *selbst* sind regelmäßig so vorgegangen, daß zuerst eine subtalare Arthrodese gemacht wird und daß dann ein kräftiger Tibiaspan in den hinteren oberen Teil des Calcaneus eingerammt wird (s. Abb. 1057). Die Achillessehne wird nicht durchtrennt. Die gute Kraftleistung des Gastrocnemius ist für den Gehakt zu erhalten!

Die Verbindung der Arthrodese des Talo-Calcanealgelenkes mit der Arthrorise ist bei schweren Fußlähmungen unbedingt nötig. Die hintere Arthrorise allein genügt nicht für eine gute Fußstabilisierung, das haben auch die Erfahrungen von CAMITZ gezeigt. Man erreicht durch die hintere Arthrorise lediglich eine Hemmung der Plantarflexionsmöglichkeit bis zum Mittelfuß. Ein Herabhängen des Vorfußes ist dadurch nicht zu verhüten. Um auch das zu beseitigen, ist noch eine Tenodese der Strecksehnen an die Arthrorise anzuschließen. Man kann auf die Tenodese nur beim Bestehen einer Beinverkürzung verzichten.

Die hintere Arthrorise ist zusammen mit anderen Operationsverfahren eine ausgezeichnete Methode, um das störende Herabhängen des gelähmten Fußes zu beheben. So haben wir vielfach außer der hinteren Arthrorise und der dazugehörigen Arthrodese im Talo-Calcanealgelenk noch bei einem Klumpfuß die Arthrodese im Calcaneo-Cuboidgelenk und eine Verpflanzung des Tibialis posterior auf den lateralen Teil des Fußrückens oder bei einem Plattfuß eine Periostlappenbandplastik am Talo-Naviculargelenk mit Anfrischung der Gelenkflächen ausgeführt. Die Verbindung der hinteren Arthrorise mit anderen Operationen ist ein Gewinn, durch den die Fußstellung dauernd gesichert wird.

Die *Behandlungsdauererfolge* werden im allgemeinen als durchaus gut in der ganzen Weltliteratur angegeben. Das zeigen die Erfolgsberichte von CAMERA, CAMPBELL, CONTAGYRIS, HACKENBROCH, OMBRÉDANNE und seinen Schülern PALAGI, ROCHER u. a. Die *Mißerfolge,* die verzeichnet werden, sind zurückzuführen auf ein Operieren in zu frühen Jahren, auf wenig geschickt ausgewählte Operationsverfahren oder auf das Unterlassen der Arthrodese im Talo-Calcanealgelenk. Man darf sich nicht über ein Rezidiv wundern, wenn man für die hintere Anschlagsperre nur ein wenig widerstandsfähiges Knochenstück benützt, das der Resorption anheimfällt oder infrakturiert oder wenn man das Knochenstück, wie verschiedene Abbildungen in der Literatur zeigen, zu kurz gewählt hat. Es reicht dann die Anschlagsperre gar nicht bis zum oberen Sprunggelenkspalt!

Technik der hinteren Anschlagsperre unter Einrammung eines Tibiaspanes in den Calcaneus in Verbindung mit der Arthrodese im Talo-Calcanealgelenk und einer Tenodese der Strecksehnen

Lagerung des Kranken: halbe Seitenlage.

α) Arthrodese des Talo-Calcanealgelenkes

Sie wird in typischer Weise ausgeführt (Technik s. S. 783).

β) Hintere Arthrorise (s. Abb. 1058 und 1059)

Längsschnitt neben der Achillessehne in Verlängerung des Schnittes der Arthrodese des Talo-Calcanealgelenkes. Während der Fuß zur Entspannung der Achillessehne in Spitzfußstellung gehalten wird, werden die hintere obere Fläche des Calcaneus und die Rückfläche des Talus freigelegt. Dann wird der Fuß in Hackenfußstellung übergeführt, um gut eine krater-förmige Öffnung in den Calcaneus anlegen zu können. Die Benützung eines Winkelmeißels

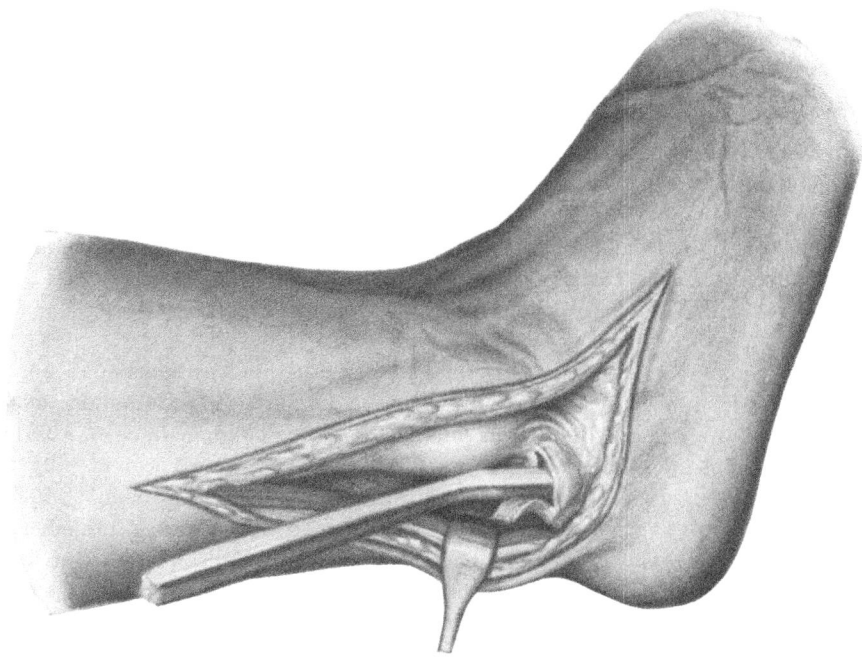

Abb. 1058 u. 1059. Operation der hinteren Arthrorise am Fuß

Abb. 1058. Während die Achillessehne bei Spitzfußstellung des Fußes gut zurückgehalten wird, ist ein Winkelmeißel von hinten oben in den Calcaneus eingetrieben

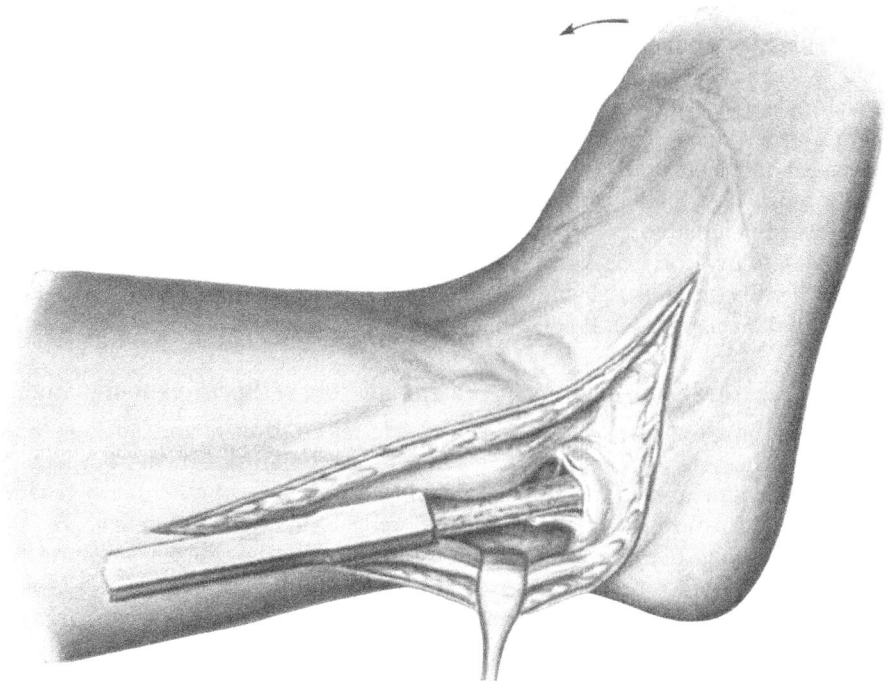

Abb. 1059. Ein Knochenspan wird in die Grube des Calcaneus mit dem Vorschlagstück eingeschlagen

erleichtert dies. Die Meißelrichtung ist von hinten oben ein wenig schräg nach vorn. Die richtige Einstellung des Fußes für den Knochenspan wird mit dem eingelegten Meißel geprüft. Der aus der Vorderseite des Schienbeines, meist von derselben, selten von der Gegenseite entnommene, periostbedeckte Knochenspan wird mit Hilfe des Vorschlagstückes, während der Knochenspan zur Führung lose mit einer Knochenfaßzange gehalten wird, tief und fest in das Fersenbein eingeschlagen. Die Stellung des Fußes ist rechtwinkelig, da die Fußstellung doch etwas nachgibt.

Das überschüssige Periost des Knochenspanes wird an der Rückseite des Calcaneus ausgebreitet.

γ) Tenodese der Strecksehnen

Sie wird in typischer Weise ausgeführt (Technik s. S. 801).

Ruhigstellung. Unterschenkelfußgips in rechtwinkliger Dorsalflexion für 3 Wochen.

Nachbehandlung. Wenig gepolsterter Gehgipsverband, in dem etwa 4 Wochen nach der Operation das Aufstehen erlaubt wird. Gesamtdauer der Gipsverbandperiode 3—4 Monate, anschließend bei Jugendlichen Apparatnachbehandlung für $^1/_2$—1 Jahr, am besten mit getrennter Tag- und Nachtschiene. Die Plantarflexion ist in dem Tagapparat gesperrt, die Dorsalflexion freigegeben. Nach der Gipsabnahme vorsichtiger Beginn mit aktiver Gymnastik.

Der *kritische* Punkt bei der Operation der hinteren Anschlagsperre ist, daß der knöcherne Sperriegel in der richtigen Fußstellung zur Wirkung kommt. Die Hemmung der Spitzfußstellung soll nur so weit gehen, daß noch gut ein Schuh mit einem flachen Absatz getragen werden kann. Um diese Stellung richtig zu treffen, prüft man schon vor dem endgültigen Einschlagen des Knochenspanes die Lagerichtung für die Knochensperre mit dem Winkelmeißel aus.

Im allgemeinen ist nicht zu befürchten, daß nach der Arthrorise der Fuß in einer zu starken Dorsalflexionsstellung fixiert ist, eher das Umgekehrte ist der Fall. Deshalb tut man gut, die Sperre bei rechtwinkliger Dorsalflexionsstellung des Fußes einzuschlagen und auch den Fuß im Gips in der gleichen Stellung ruhigzustellen.

Eine *zuverlässige dauernde Sperre* erhält man nur, wenn der Knochenspan so lang gewählt wird, daß er bis über den oberen Sprunggelenkspalt reicht, und wenn der Knochenspan von vornherein kräftig ist. Der Knochenspan ist an und für sich periostbedeckt. Das Periost wird aber von dem Teil des Spanes, der in den Calcaneus hineinkommt, nach oben abgeschoben. Das gefaltete, zusammengeschobene Periost liegt hinter dem Span und bildet den Grundstock für eine knöcherne Verbreiterung des Sperriegels nach hinten, die unter dem Einfluß der Funktion vor sich geht. Wir haben nie einen Spanbruch oder eine Spanresorption erlebt. Es war im Gegenteil regelmäßig ein eindrucksvoller Umbau des geraden Knochenspanes in einen kräftigen Stützpfeiler mit einer verbreiterten unteren Basis verfolgbar. Da die knöcherne Gelenksperre extraartikulär liegt, ist auch nicht eine sekundäre Gelenkschädigung durch eine Arthrosis deformans zu befürchten.

Die hintere Arthrorise in Verbindung mit der Arthrodese des Talo-Calcanealgelenkes und der Tenodese der Strecksehnen ist eine Operation, die in der Sicherheit ihrer Ergebnisse der alleinigen Sehnenverpflanzung für die Behandlung schwerer Lähmungsspitzfüße weit überlegen ist.

B. Die vordere Anschlagsperre für das obere Sprunggelenk nach PUTTI

Um die vordere Anschlagsperre nach PUTTI ist in Italien und auch in Südamerika eine große Literatur entstanden. Dies hat seinen Grund darin, daß die vordere Anschlagsperre von PUTTI keineswegs nur zur Behandlung einer bestimmten Fußfehlform gedacht war. PUTTI hatte für seine Operation von Anfang an eine weite Indikation vorgesehen. Die Operation sollte durch die Sperrung der Dorsalflexion zur Stabilisierung des ganzen gelähmten Beines dienen. Das, was man bisher im Apparat durch eine Sperrung der Dorsalflexion am Fußgelenk getan hatte, suchte PUTTI durch das Anbringen der Gelenksperre am oberen Sprunggelenk zu erreichen. Durch die Sperrung der Dorsalflexion und die Überführung des Fußes in eine künstliche Spitzfußstellung wird die Kniesicherheit erhöht. Das Kniegelenk wird bei jedem Schritt im Augenblick der Belastung in eine leichte Rekurvatumstellung gedrängt. Das Gelenk wird auf diese Weise mechanisch ohne Muskelkraftwirkung gesichert.

Die *erste Indikation* für die vordere Anschlagsperre ist daher die Beinlähmung mit Ausfall des Quadriceps bei gleichzeitig ungehinderter Dorsalflexion. Der Zweck der Operation ist

Erhöhung der Standsicherheit des Beines durch die Beschränkung der Dorsalflexion. Die Voraussetzung zu einem Erfolg ist, daß der Glutaeus maximus gut erhalten ist. Besteht gleichzeitig eine Lähmung oder starke Schwächung dieses Muskels, so hat die vordere Anschlagsperre keinen Zweck. Es ist nicht möglich, allein durch die Sperrung der Dorsalflexion des Sprunggelenkes einem an Knie und Hüfte gelähmten Bein ausreichende Standsicherheit zu geben.

Die *zweite Indikation* für die vordere Anschlagsperre bildet der Lähmungshackenfuß. Diese Operation allein genügt nur in leichten Fällen, in schweren muß sie mit anderen Operationen verbunden werden, insbesondere ist vielfach eine Raffung der Achillessehne erforderlich, an die noch eine Verstärkung des Gastrocnemius durch eine Sehnenverpflanzung angeschlossen wird. Einen besonderen Wert legte Putti ferner auf die gleichzeitige Arthrodese des Talo-Calcanealgelenkes.

Über gute Erfahrungen mit der vorderen Anschlagsperre berichteten außer Putti vor allem Camera, Delitala und Palagi. Die *Behandlungsergebnisse* von über 200 Fällen liegen vor,

und die Abbildungen zeigen eindeutig, daß die vordere Anschlagsperre eine wirkungsvolle Beschränkung der Dorsalflexion bedeutet.

Die *Technik* der Operation, wie sie jetzt geübt wird, entspricht nicht mehr der ursprünglichen Technik nach Putti (1922) (s. Abb. 1060 u. 1061). Sie bestand darin, daß ein schrägstehender Tibiaspan von oben in den Talus eingetrieben wurde. Dieser Aufgabe war der Tibiaspan, wie auch eigene Beobachtungen gelehrt haben, nicht gewachsen. Der Tibiaspan verfiel der Resorption, und das Ausmaß der Dorsalflexion wurde wieder größer. Putti än-

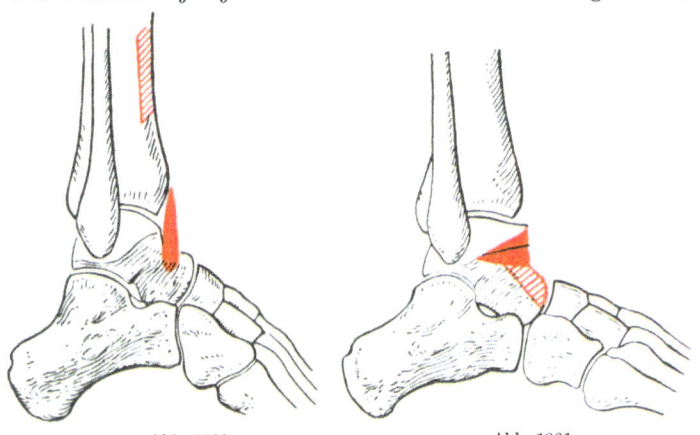

Abb. 1060   Abb. 1061
Abb. 1060 u. 1061. Vordere Arthrorise. (Nach Putti)
Abb. 1060. Ursprüngliches Verfahren. Einschlagen eines Tibiaspanes vorn in die Sprunggelenkfläche. Verfahren hat sich wegen Abbaus des Knochenspanes nicht bewährt. Abb. 1061. Endgültiges Verfahren. Durch einen Knochenspan, der dem Schienbein oder dem Taluskopf entnommen wird, wird die eingemeißelte vordere Sprunggelenkfläche im ganzen gehoben

derte die Technik ab (1931). Er klappte den vorderen Teil der Talusgelenkfläche im ganzen nach oben auf und sicherte diese Stellung durch das Eintreiben eines Tibiaspanes. Diese Technik gleicht im Prinzip der unseres eigenen Vorgehens beim Lähmungshackenfuß (s. S. 851 und Abb. 1061).

Technik der vorderen Anschlagsperre nach Putti

Längsschnitt über dem Fußrücken etwas lateral der Extensorensehnen. Freilegung des vorderen Teiles des Talus bis an den Ansatz der Sprunggelenkkapsel. Hier wird der Knochen in frontaler Richtung in einer Breite von etwa 2 cm und in einer Tiefe von $1^1/_2$ cm eingemeißelt. Die so gebildete Knochenlamelle, die den vorderen Teil der Gelenkfläche trägt, wird nach oben vorsichtig aufgebogen und aufgestellt. Um das Knochenstück in dieser Stellung zu sichern, wird zuvor ein ebenso breiter Knochenspan, der eventuell von einem eigenen Schnitt aus der Tibia entnommen ist, in den Talus eingesetzt.

Ruhigstellung. Gipsverband in Spitzfußstellung für 4 Wochen.

Nachbehandlung. Gehgipsverband für 2—3 Monate, dann Unterschenkelapparat für $^1/_2$ Jahr mit gesperrter Dorsalflexion.

Bei der Operation ist darauf zu *achten*, daß beim Aufrichten der untermeißelten Knorpelknochenlamelle diese nicht einbricht und daß die Gelenkfläche des Talus nicht verletzt wird.

Ein *großer Unterschied* besteht zwischen der *vorderen und hinteren Anschlagsperre*. Die hintere Anschlagsperre ist völlig extraartikulär. Es ist dabei keine Gelenkknorpelschädigung mit einer sekundären Arthrosis deformans zu befürchten. Bei der vorderen Anschlagsperre wird der vordere Teil der Gelenkfläche selbst mit zur Bildung des Sperriegels herangezogen, und eine vorzeitige Abnützung des Gelenkknorpels infolge der starken mechanischen Beanspruchung ist denkbar.

6. Operation nach Lambrinudi für die Behandlung des Lähmungsspitzfußes
(s. Abb. 1062—1069)

Lambrinudi hat sein Operationsverfahren bereits 1939 veröffentlicht. Es hat in Deutschland erst verspätet Eingang gefunden. Wir haben es auch erst seit einem Jahrzehnt kennengelernt.

Die wirklich erfolgreiche Behandlung eines schweren paralytischen Spitzfußes allein mit einer Sehnenverpflanzung stößt auf große bis größte Schwierigkeiten. Die *hintere Arthrorise* bedeutete einen wesentlichen Schritt vorwärts für die Behandlung der schweren Fußdeformitäten. Die hintere Anschlagsperre sichert in Verbindung mit einer subtalaren Arthrodese die Stellung des

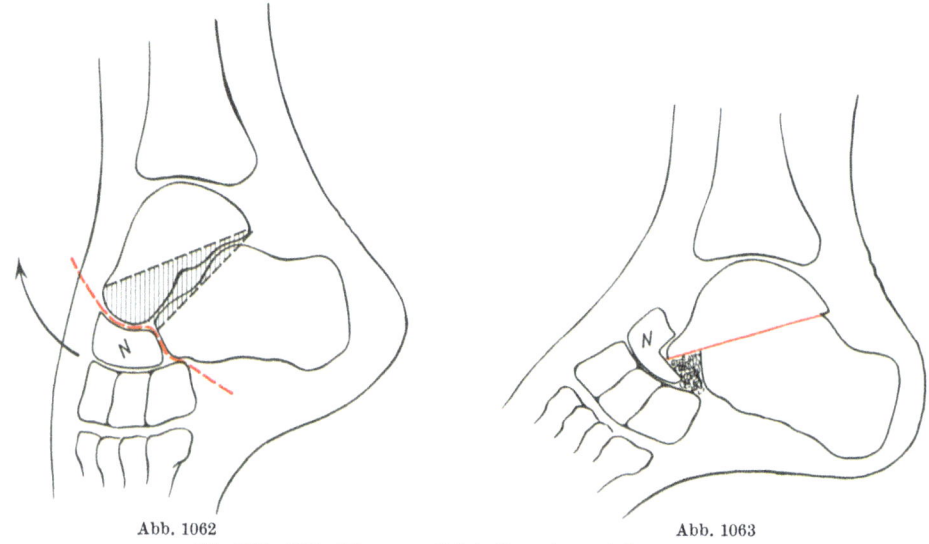

Abb. 1062   Abb. 1063

Abb. 1062—1069. Lähmungsspitzfuß. (Operation nach Lambrinudi)

Abb. 1062 u. 1063. Typische Operation nach Lambrinudi (schematisch)

Abb. 1062. Vor der Operation: Schraffiert die zu entnehmenden Knochenteile. Die Hebung des Fußes erfolgt im Chopartschen Gelenk (rot)

Abb. 1063. Nach der Operation: Der Talus ist in eine Nute des Naviculare eingestellt, der Keil entnommen. Zwischen Naviculare und Talus bzw. Calcaneus ist weicher Knochen eingebracht

Rückfußes. Eine zusätzliche Sehnentransplantation ist, sofern ein Muskelersatzmaterial vorhanden ist, erforderlich, um das Herabhängen des Vorfußes zu bekämpfen. Fehlt dieses, so ist die hintere Arthrorise mit einer Tenodese der Extensorensehnen an der Tibia zu verbinden.

Die *Operation nach* Lambrinudi sucht nach einem ganz anderen Prinzip die Equinusstellung auszugleichen. Der Rückfuß steht mit dem Talus und Calcaneus in einer mittleren Dorsalflexionsstellung, während vom vorderen unteren Sprunggelenk ab der Fuß in Spitzfußstellung herabhängt. Eine Pause wird auf Grund des Röntgenbildes angefertigt und festgestellt, wieviel vom Talus entfernt werden muß, um den Fuß in einer mittleren Dorsalflexionsstellung zu fixieren. Es ist für eine gute Korrektur des Spitzfußes unbedingt erforderlich, daß der Fuß im Chopartschen Gelenk im ganzen nach dorsal verschoben wird. Die vordere Ecke des Talus wird in eine Nute des Naviculare eingestellt (Abb. 1062 und 1063). Als Modifikation bei besonders hochgradigen Fehlformen stellen wir das Cuboid zusätzlich in eine solche des Calcaneus ein (s. Abb. 1064 und 1065).

Technik. Blutleere.

Schnittführung. Am besten sind zwei Schnitte, ein lateraler und ein medialer; dieser dient zur Freilegung des Naviculargelenkes, jener für die des Calcaneo-Cuboid- und des Talo-Calcanealgelenkes. *Die Arthrodese des Talo-Calcanealgelenkes gehört stets zum Lambrinudi!* Das Talo-Naviculargelenk und das Calcaneo-Cuboidgelenk werden sorgfältig schrittweise über den Fußrücken hinweg freipräpariert. *Man muß sich dicht am Knochen halten, um eine Verletzung der A.dorsalis pedis zu vermeiden.* Nachdem der Kapselbandapparat mit einem scharfen Raspatorium bzw. mit einer gebogenen Kocher-Sonde zurückgeschoben war, werden zwei Hohmann-Hebel um den Fuß herumgeführt, einer dorsalwärts und einer plantarwärts. Der Knorpelbelag des Talo-Navicular- und des Calcaneo-Cuboidgelenkes werden entfernt, eine spitzwinkelige Nute wird je im Naviculare und Cuboid eingemeißelt. Der Fuß wird sodann im ganzen gegen den Talus und Calcaneus aus der Spitzfußstellung nach dorsal bis zur Rechtwinkelstellung verschoben.

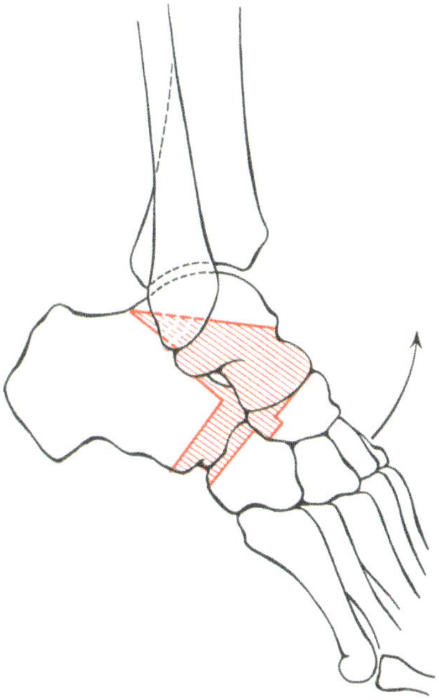

Abb. 1064

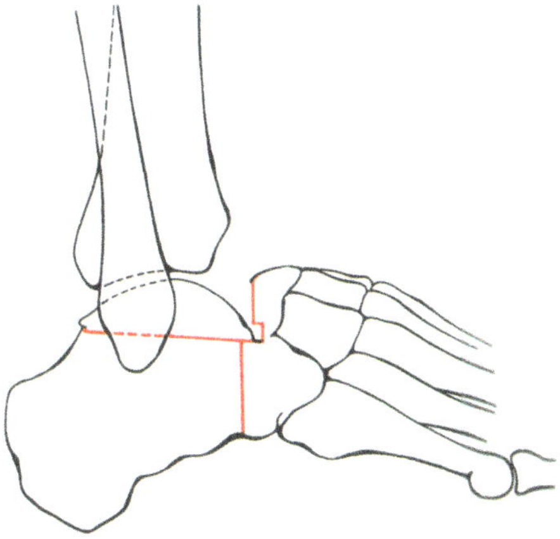

Abb. 1065

Abb. 1064 u. 1065. Modifizierte Form, mit großer Resektion

Abb. 1064. Die zu resezierenden Knochenteile an Talus, Calcaneus, Naviculare und Cuboid sind rot schraffiert

Abb. 1065. Nach der Operation: Der Spitzfuß ist ausgeglichen. Der Talus ist in das Naviculare und das Cuboid in den Calcaneus eingestellt

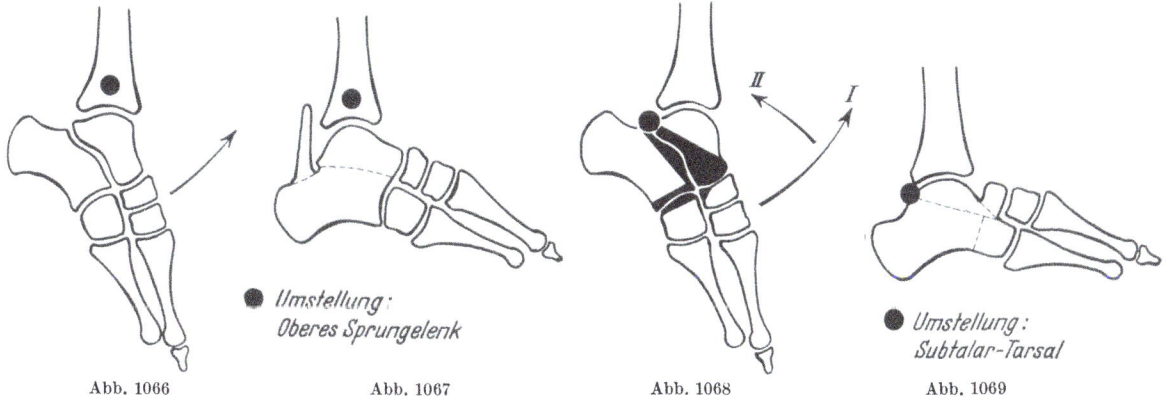

Abb. 1066   Abb. 1067   Abb. 1068   Abb. 1069

Abb. 1066—1069. Gegenüberstellung: Hintere Arthrorise und Operation nach LAMBRINUDI

Abb. 1066 u. 1067. Bei der hinteren Arthrorise erfolgt die Umstellung im oberen Sprunggelenk (● Drehpunkt)

Abb. 1068 u. 1069. Beim Lambrinudi ist die Umstellung eine zweifache: I tarsal und II subtalar (● Drehpunkt)

Die Fixierung der verlagerten Knochen gegeneinander erfolgt durch einen lateral und medial percutan eingeführten Kirschner-Draht. Er sichert die Stellung und fördert durch die exakte Aneinanderlagerung der Knochen die Verknöcherung.

Ruhigstellung. Gipsverband in 90⁰ Dorsalflexion (etwa 10—15⁰ gehen in der Regel nachher doch wieder verloren). Der erste Gips ist für 4 Wochen ein Liegegips; anschließend Gehgips für 2—3 Monate. Abschluß der Gipsverbandperiode bis zur röntgenologisch nachgewiesenen einheitlichen Verknöcherung der Fußwurzelknochen.

Nachbehandlung. Elastoplast-Stützverband. Entstauungsübungen. Orthopädischer Halbschuh.

Die Ergebnisse der Operation nach Lambrinudi werden verschieden beurteilt. Ein frühzeitiger Anhänger dieser Operation war Francillon. Wir sind dieses inzwischen auch geworden. Seine Technik entsprach aber nicht der von uns geübten, die sich seit mehreren Jahren gut bewährt hat.

Viernstein behandelte auf dem Kongreß der Vereinigung der Orthopäden Österreichs 1960 die Frage: *Lambrinudi—Arthrorise* (s. Abb. 1066—1069). Die Indikationen sind für beide Operationen *nicht* gleich. Die hintere Arthrorise gibt trotz der Sperre des oberen Sprunggelenkes eine weitgehende Gelenkfreiheit des Mittelfußes. Das kann ein Vorteil bei Vorhandensein der entsprechenden Ersatzmuskeln, aber auch ein Nachteil sein, wenn die Extensoren fehlen.

Der Mittelfuß wird durch die Operation nach Lambrinudi versteift. Dadurch wird auch gleichzeitig eine Sicherung des Vorfußes gegen ein Herabhängen erreicht. Die *praktische Schlußfolgerung* ist: der Lambrinudi ist für die hochgradigen Fälle von paralytischen Spitzfüßen indiziert, die hintere Arthrorise ist den mittelschweren vorzubehalten. Beide Operationen sind stets mit einer Arthrodese des Talo-Calcanealgelenkes zu verbinden.

7. Tenodese am Fuß

Die Tenodese am Fuß hat gegenüber früher wesentlich an Bedeutung verloren. Man hat die Tenodese früher vielfach angewandt, um eine Fußversteifung durch eine Arthrodese zu vermeiden. Die Ergebnisse der Tenodese haben sich gerade bei den poliomyelitischen Lähmungen, für die sie bestimmt war, vielfach als unzuverlässig erwiesen. Auch wenn die Sehnen gut im Knochen fixiert waren, gaben sie wegen ihrer schlechten Beschaffenheit im Laufe der Zeit nach, und Nachoperationen waren erforderlich.

Codivilla gab die subperiostale Befestigung der Sehnen bei der Tenodese an. Vulpius modifizierte das Verfahren, indem er die Sehne unter einem Periostlappen fixierte. Eine weitere Verbesserung der Tenodesentechnik wurde von Gallie vorgenommen. Sein Verfahren beruhte in einer Fixierung der Sehnen in einer Knochengrube. Hierdurch wurde eine erhöhte primäre Festigkeit gegenüber der Technik von Codivilla und Vulpius erreicht.

Gallie bildete Operationsmethoden für die vier poliomyelitischen Fußdeformitäten zur Behandlung mit der Tenodese aus. So wurde bei einem *Klumpfuß* der M. peronaeus brevis in eine Längsrinne in der Fibula dicht oberhalb des Knöchels eingebettet. Vorher war ein Periostlappen gebildet, der dann über die Sehne zurückgeschlagen wurde. Bei einer Plattfußstellung wurden umgekehrt die Sehnen des M. tibialis anterior und posterior in einer Knochenrinne der Tibia dicht oberhalb des inneren Knöchels fixiert. — Bei einem *Hackenfuß* wurde die Achillessehne in eine Knochenrinne an der Rückseite der Tibia eingebettet, und bei einem *Spitzklumpfuß* wurden die Extensorensehnen und die Sehne des M. tibialis anterior in die Vorderfläche der Tibia eingelegt und mit einem Periostlappen vernäht.

Auch Spitzy hat für die Behandlung des *Hackenfußes* eine Tenodese angegeben. Die Achillessehne wird etwa handbreit oberhalb ihres Ansatzes durchtrennt und an der Rückseite der Tibia fest mit dem Knochen vernäht. Zusätzlich werden dann auf die Achillessehne noch die Sehnen der Mm. peronaei von außen und die des M. flexor hallucis und des M. tibialis posterior von innen verpflanzt. — Wilhelm war ein treuer Anhänger der Tenodesen geblieben.

Wir führen die Fußtenodese bei einer poliomyelitischen Lähmung beim *Kinde* und *Jugendlichen* nur als *zusätzliche* Operation aus. Auch wenn die Sehnen noch so gut am Knochen befestigt sind, geben die Sehnen, die durch die Lähmung geschwächt und in der Entwicklung zurückgeblieben sind, allzu leicht nach. Wir halten die Fußtenodese im allgemeinen nur indiziert als zusätzliche Operation bei der hinteren Arthrorise, um zu verhüten, daß der Vorfuß herabhängt. Die eigentliche Leistung, die somit von der Tenodese verlangt wird, wird durch die hintere Anschlagsperre übernommen.

Beim *Erwachsenen* liegen die Verhältnisse anders, hier hat die Tenodese gegenüber den Knochenoperationen ihre Vorteile. Die Sehnen sind kräftig genug, um nach einwandfreier Fixierung ein Dauerresultat zu ergeben, und man erspart sich eine Knochen- und Gelenkoperation, die beim Erwachsenen ein größerer Eingriff als beim Jugendlichen ist.

Wir haben beim älteren Erwachsenen außer der Tenodese der Strecksehnen auch die der *Peronaealsehnen* ausgeführt, um die Arthrodese im Talo-Calcanealgelenk zu vermeiden. Die Peronaealsehnen wurden an der Fibula durch einen Knochenkanal schlingenförmig befestigt. Die Zahl der Fälle war klein, die Ergebnisse waren gut.

Die Sehnen sind bei der Tenodese grundsätzlich nicht am Knochen, sondern *im* Knochen durch einen Knochenkanal zu verankern.

a) Technik der Tenodese der Strecksehnen (s. Abb. 1070 und 1071)

Schnitt. Bogenförmig dicht außen neben der Schienbeinkante, etwa am Übergang vom unteren zum mittleren Drittel des Unterschenkels. Das Periost wird längsgespalten, dann wird

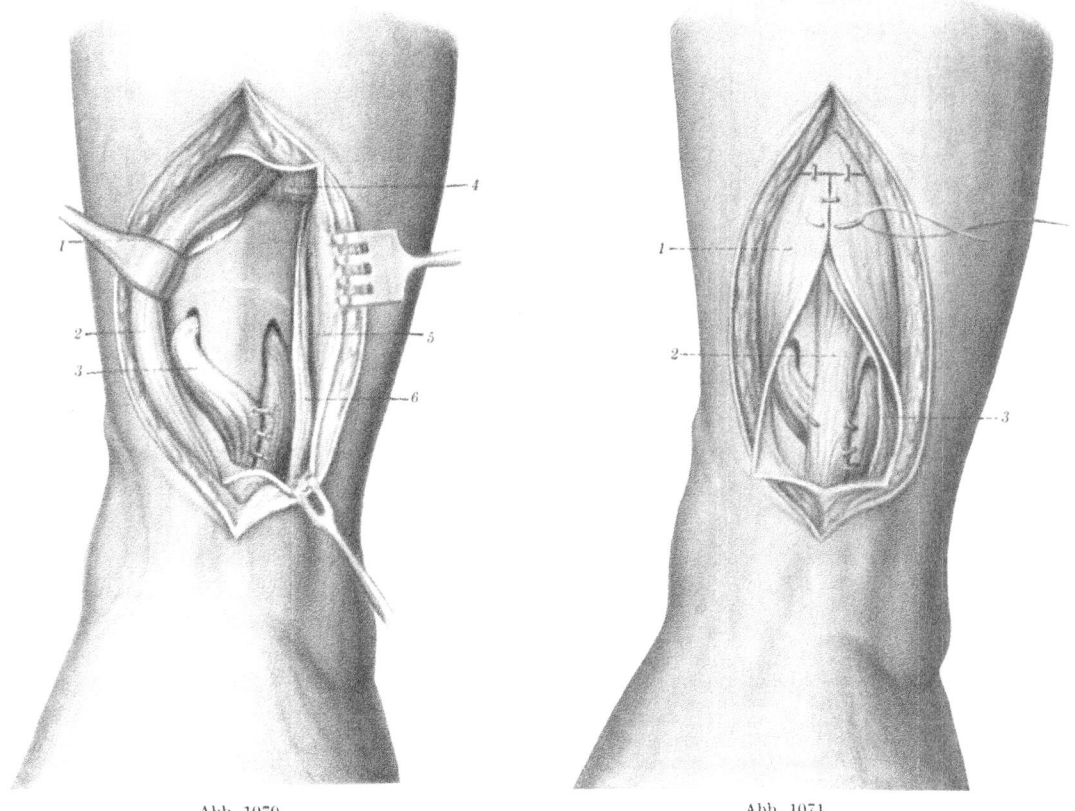

Abb. 1070   Abb. 1071
Abb. 1070 u. 1071. Tenodese der Strecksehnen

Abb. 1070. Die abgeschnittenen Strecksehnen sind schlingenförmig durch einen Knochenkanal geführt und wieder mit sich vernäht. Die Sehne des M. tibialis anterior ist noch zurückgehalten. *1* Periost; *2* M. tibialis anterior; *3* schlingenförmig durch den Knochenkanal geführte Strecksehnen; *4* zentrales Ende der Strecksehnen; *5* Fascie; *6* Periost. Abb. 1071. Der M. tibialis anterior ist noch zusätzlich mit dem peripheren Teil der Strecksehnen vernäht. Periost- und Fascienlappen werden über die Tenodese zurückgeschlagen und sorgfältig vernäht. *1* Fascienlappen; *2* M. tibialis anterior; *3* Periostlappen

ein türflügelförmiger Periostlappen an der Innenseite des Schienbeines gebildet. Ein Knochenkanal wird angelegt. Um ein Springen des Knochens zu vermeiden, werden die obere und untere Begrenzung des Knochenkanals angebohrt. Dann wird aus der vorderen und medialen Tibiafläche ein Knochenstück von etwa 1:2 cm herausgemeißelt. Die Ränder des Knochenkanals werden mit einem kleinen Lüer und mit der Raspel geglättet. Die Extensorensehnen werden durchschnitten. Ein kräftiger Seidenfaden wird an das periphere Ende der durchschnittenen Sehnen in typischer Weise angehangen. Die Sehnen werden mit einer Kornzange schlingenförmig von innen nach außen durch den Knochenkanal hindurchgeführt und wieder mit sich vernäht. Die Sehne des M. tibialis anterior wird, sofern nicht eine Neigung zur Klumpfußstellung bestand, mit der Sehne des M. extensor digitorum verbunden.

Der Periostlappen wird über die schlingenförmig befestigten Sehnen zurückgeschlagen und noch mit diesem vernäht. Die *Fußstellung* ist bei der Sehnenbefestigung etwa die Rechtwinkelstellung.

Ruhigstellung. Unterschenkelgips in Rechtwinkelstellung.

Nachbehandlung. Zweiter Unterschenkelgips in leichter Spitzfußstellung von 100° nach 3 Wochen. Der Verband ist ein Gehverband. — Dauer der Gipsfixierung 8 Wochen.

Für die Nachbehandlung sind das Anpassen einer hinteren Nachtschiene sowie die Beschaffung von orthopädischen Schuhen, nach Art des Berliner Schuhes, wichtig.

Ein Unterschenkelapparat wird nur ausnahmsweise bei Jugendlichen gegeben.

b) Technik der Tenodese der Sehne des M. peronaeus brevis an der Fibula (s. Abb. 1072)

Schnitt etwa 10 cm lang an der Außenseite des Fußes oberhalb des äußeren Knöchels. Die Sehne des M. peronaeus brevis wird zentral durchgeschnitten. Ein Knochenkanal ist etwa 3 cm oberhalb des äußeren Knöchels in der Fibula angelegt. Der M. peronaeus brevis wird mit Hilfe des Seidenfadens, der an ihn angeschlungen ist, durch den Knochenkanal schlingenförmig von außen nach innen durchgezogen und mit sich vernäht.

Ruhigstellung. Fußgipsverband in leichter Pronationsstellung.

Nachbehandlung. Gipsverbandwechsel nach 3 Wochen. Unterschenkelgehgips. — Gesamtdauer der Gipsfixierung 8 Wochen. Anschließend Anpassen eines entsprechenden orthopädischen Schuhes.

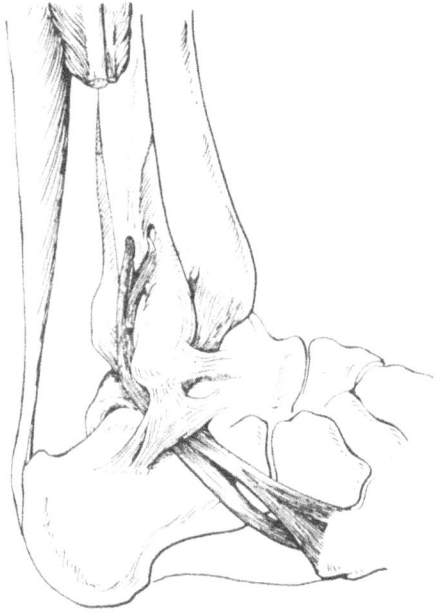

Abb. 1072. Tenodese mit den Peronaealsehnen an der Fibula. Die Sehne ist durch einen Knochenkanal oberhalb des äußeren Knöchels hindurchgeführt und wieder mit sich vernäht. In einem Teil der Fälle kommt man auch lediglich mit einer Tenodese des M. peronaeus brevis aus

8. Operationen beim angeborenen Klumpfuß

Die Behandlung des Klumpfußes ist unblutig. Dieser Satz muß dem Kapitel über die operativen Behandlungsmaßnahmen des Klumpfußes vorangestellt werden. Die Zahl der Klumpfußfälle, die einer operativen Behandlung bedürfen, wird um so geringer werden, je mehr sich die Frühest- oder „Sofort"-Behandlung (GOCHT) des Klumpfußes durchgesetzt hat. Heute ist dies noch nicht so. Eine ganze Reihe von Klumpfüßen wird nicht in den ersten Lebenswochen, sondern erst am Ende des ersten Lebensjahres oder später zur Behandlung gebracht. Außerdem ist es leider nicht selten, daß die erste Behandlung unvollkommen durchgeführt wird oder daß die nötige Nachbehandlung abgebrochen wird. Die Folge davon ist das Rezidiv. Auch die Ergebnisse des Klumpfußredressements sind ungleichmäßig. Es sind nach älteren (UTGENANNT) und neueren (LINDEMANN) Zusammenstellungen etwa ein Drittel der Klumpfußfälle, die nach dem unblutigen Redressement kein gutes Dauerresultat ergeben haben. Es bleiben daher zahlreiche Fälle übrig, bei denen die unblutige Behandlung nicht genügt hat und bei denen noch eine Operation nötig ist.

Überblick und Übersicht über die Klumpfußoperationen

Verschiedene Gruppen von Operationen sind für die Behandlung des Klumpfußes angegeben worden. Sie lassen sich einteilen in Weichteil-, Knochen- und Gelenkoperationen.

A. Die Weichteiloperationen

Die Weichteiloperationen umfassen zwei ganz verschiedene Arten von Eingriffen. Es sind erstens die, welche zur Beseitigung von Widerständen, die der Fußkorrektur hinderlich sind, dienen. Dazu gehört die Durchschneidung der Sehnen, Gelenkkapseln und Bänder oder auch der Plantarfascie. Die zweite Gruppe der Operationen hat eine ganz andere Aufgabe. Sie soll die Störungen des Muskelgleichgewichtes beseitigen, die sich häufig infolge einer Muskelanomalie finden. Diese Eingriffe sind die Sehnenverpflanzungen.

a) Die Tenotomien

Die Tenotomie der Achillessehne dient zur Beseitigung der Spitzfußkomponente beim Klumpfuß. Ihre Indikation kann schon, wenn die Verkürzung der Achillessehne stark ist und wenn der Calcaneus deutlich nach hinten oben gezogen ist, bei Klumpfüßen im 1. Lebensjahre gegeben sein. Die Tenotomie wird oft subcutan und stets Z-förmig gemacht. Eine einfache quere, totale, ist ein schwerer Behandlungsfehler. Die früher so beliebte subcutane Tenotomie hat für die Behandlung des Klumpfußes an Bedeutung verloren, seitdem man erkannt hat, daß mindestens ebenso wichtig wie die Verlängerung der Achillessehne die Durchschneidung der hinteren Kapsel des Talo-Calcanealgelenkes ist. Nur so läßt sich der Spitzfuß mit dem Hochstand des Calcaneus beseitigen (s. u.).

α) Technik der subcutanen Z-förmigen Tenotomie der Achillessehne nach BAYER (s. Abb. 58)

Das Kind liegt in Bauchlage, das Knie ist rechtwinklig gebeugt. Der Operateur umfaßt mit der linken Hand den Spitzfuß, auf den ein leichter korrigierender Druck ausgeübt wird, um die Achillessehne fest anzuspannen. In der rechten Hand hat der Operateur das Tenotom. Es wird zuerst fingerbreit oberhalb des Ansatzes der Achillessehne eingestochen. Der Einstich liegt in der Mitte der Sehne, und es wird an dieser Stelle der äußere Teil der Sehne durchgeschnitten, während das Tenotom gesenkt wird und sich die Spitze des Tenotoms der Hautoberfläche nähert.

Eine Führung des Tenotoms in der umgekehrten Richtung, um an der Achillessehne unten den inneren Sehnenteil zu durchschneiden, ist wegen der Möglichkeit der Verletzung der A. tibialis nicht ratsam.

Die *zweite Einstichstelle* des Tenotoms liegt bei der Z-förmigen Tenotomie dicht unterhalb des Überganges der Achillessehne in den Muskelbauch. Es wird wieder in der Mitte der Sehne eingestochen. Die Schneide des Tenotoms ist medialwärts gerichtet, und es wird nun langsam der innere Teil der Achillessehne durchtrennt, während gleichzeitig der Handdruck auf den Fuß allmählich verstärkt wird. Es ist meist unnötig, den ganzen inneren Teil der Achillessehne zu durchschneiden. Es wird nur so viel durchtrennt, bis der Fuß sich leicht in geringe Hackenfußstellung überführen läßt.

Wenn man so vorgeht und wenn die Z-förmige subcutane Tenotomie stets erst den Abschluß eines unblutigen Redressements oder einer manuellen Geradrichtung des Fußes bildet, so ist keine nachteilige, dauernde Schädigung der Wadenmuskulatur zu befürchten.

Die *offene* Tenotomie der Achillessehne wird in den Fällen, in denen sie erforderlich ist, stets Z-förmig unter plastischer Verlängerung der Sehne ausgeführt (s. allgemeiner Teil).

HOHMANN hat vorgeschlagen, bei der offenen Z-förmigen Tenotomie folgendermaßen vorzugehen: man soll sich den Ansatz der Achillessehne am Calcaneus freilegen und mit der Tenotomie unten am Calcaneus beginnen, wobei der mediale Teil der Sehne, der gleichzeitig einen supinatorischen Zug auf den Calcaneus ausübt, abgetrennt wird. Die Vernähung ist dann Z-förmig in der Sagittalebene.

Die früher empfohlene radikale Tenotomie des M.tibialis posterior *und* sämtlicher Zehenbeuger ist zu verwerfen. Die *Tenotomie* des *M. tibialis posterior allein* hat dagegen einen Wert.

Die Verlängerung des Tibialis posterior kann entweder als Z-förmige offene *Tenotomie* oberhalb des inneren Knöcheles gemacht werden, oder sie geschieht im Zuge der *Entflechtungsoperation* an der Innenseite des Fußgewölbes (s. u.).

β) Technik der offenen Tenotomie des M.tibialis posterior

Der **Schnitt** beginnt einige Zentimeter oberhalb des inneren Knöchels und liegt etwas rückwärts neben der hinteren Schienbeinkante. Nach der Durchschneidung des Unterhautfettgewebes wird die feste Fascie sichtbar, die in einer gemeinsamen Loge die Sehnen des M.tibialis posterior, des M.flexor hallucis longus und des M.flexor digitorum zusammen mit den Gefäßen einschließt. Die Fascie wird unter dem Schutz einer kleinen Hohlsonde mit einer geraden Schere längsgespalten. Die Sehne des M. tibialis posterior ist an ihrer Größe und festen Spannung beim angeborenen Klumpfuß leicht zu erkennen und ohne weiteres von den Sehnen der Flexoren zu unterscheiden. Die Tenotomie wird in typischer Weise Z-förmig gemacht, und die Vernähung der Sehnenenden erfolgt unter einer ganz losen Spannung.

b) Die Durchtrennung von Gelenkkapseln und -bändern und der Plantaraponeurose

Um den Ausgleich des Klumpfußes zu erleichtern und einem Rückfall vorzubeugen, hatte schon CODIVILLA die Durchschneidung der Gelenkkapseln und -bänder an der *Innenseite* des Fußes angegeben. Die Operation wurde von CONTAGYRIS wieder aufgegriffen. Sie ist heute ein Bestandteil der Entflechtungsoperation geworden (s. u.).

Die Durchschneidung der *hinteren Gelenkkapsel* im *Talo-Cruralgelenk* zur Beseitigung des Spitzfußes und der Kapsel des *Talo-Calcanealgelenkes*, um den Hochstand des Calcaneus nach hinten oben auszugleichen, ist eine äußerst wichtige Operation für die Behandlung der rezidivierenden Klumpfüße bei Kleinkindern geworden.

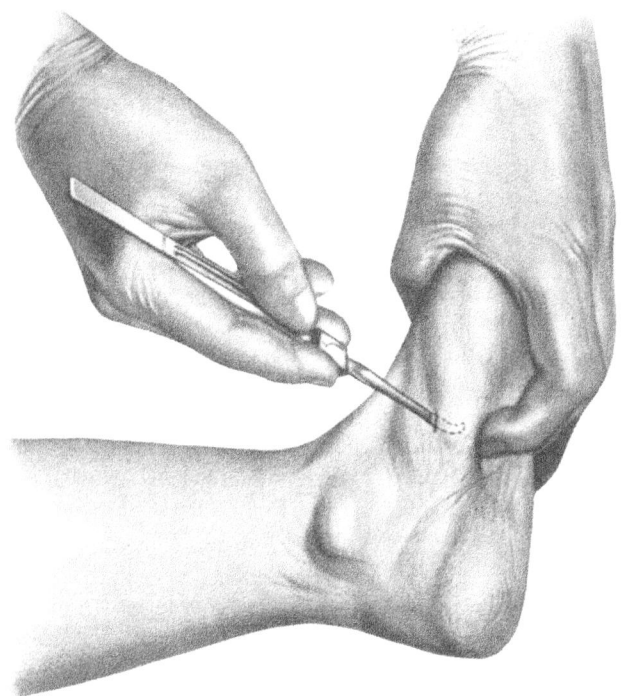

Um das Fersenbein gut herunterzuziehen und wieder in die richtige Lage zu stellen, wird ein Knochenhaken hinten oben in das Fersenbein eingesetzt. Schon GUILDAL hat einen solchen Hakenzug angegeben. SCHEDE hat ein eigenes Instrument zum Herunterholen des Fersenbeines beschrieben. VOELKER hat den Vorschlag gemacht, durch den Calcaneus einen Drahtzug anzulegen, um hiermit das Fersenbein in die richtige Stellung zu ziehen und dann durch Miteingipsen des Drahtes das Fersenbein in der erreichten Stellung zu sichern.

Das Verfahren ist von BREITENFELDER erneut beschrieben worden.

Abb. 1073. Technik der subcutanen Durchtrennung der Plantaraponeurose

Technik. Ein Draht wird durch den hinteren Abschnitt des Calcaneus gebohrt und in einem Spannbügel eingespannt. Ein Assistent zieht mit der einen Hand am Spannbügel die Ferse nach unten und drückt mit dem Daumen der anderen Hand den vorderen Abschnitt des Calcaneus nach oben. Der Spannbügel wird miteingegipst. Der Gips wird in guter Fußkorrektur unter Herausmodellierung des äußeren Fußgewölbes bei rechtwinkeliger Kniebeugestellung angelegt. Der Gips reicht bis zur Mitte des Oberschenkels. Die Dauer des Drahtextensionsgipsverbandes ist 3—4 Wochen.

Eine eingreifende Weichteiloperation, die früher beliebt war, ist die Phelpsche Operation. Bei ihr wurden in offener Wunde alle Weichteilhindernisse (Fascie, Sehnen, Gelenkbänder und Kapsel) an der Innenseite des Fußes durchtrennt, die sich der Überführung des Fußes aus der Adductus- in die Abductusstellung entgegenstellten. Die große Wunde blieb offen, man ließ sie zugranulieren. Das einzige, was an diese Operation erinnert und was *heute* noch in einzelnen Fällen angezeigt ist, ist die subcutane *Durchtrennung der Plantaraponeurose*.

α) Technik der subcutanen Durchtrennung der Plantaraponeurose (s. Abb. 1073)

Die Technik ist einfach: der Kranke liegt in Bauchlage, das Knie ist gebeugt. Der Operateur umfaßt mit der linken Hand den Vorfuß, entfaltet sich die Fußsohle und tastet zunächst mit der rechten Hand den freien medialen, stark vorspringenden Rand der Plantaraponeurose ab. Gleichzeitig wird die Großzehe gebeugt und gestreckt, um sich über die Lage und den Verlauf der Sehne des M. flexor hallucis zu überzeugen, damit man diese nicht verletzt. Erst dann wird das Tenotom am inneren Rande der Plantaraponeurose angesetzt und unter der Plantaraponeurose etwas nach außen geführt. Die straffen Züge der Plantaraponeurose werden langsam von außen nach innen durchtrennt. Man muß gut aufpassen, daß die Spitze des Tenotoms nicht durch die Haut hindurchkommt und diese querspaltet. Man vermeidet dies sicher, wenn man langsam arbeitet und mit dem Zeigefinger der linken Hand sich stets über die Lage der Spitze des Tenotoms unterrichtet.

Der Erfolg der subcutanen Tenotomie der Plantaraponeurose ist augenblicklich ersichtlich. Es ist ein kleiner Eingriff, der als *zusätzliche* Operation nach einer unblutigen Geradrichtung wie nach einer blutigen Klumpfußoperation in Einzelfällen gute Dienste leistet.

β) Die kombinierte Operation des konservativ therapieresistenten Klumpfußes bei Kleinkindern (s. Abb. 1074—1077)

Die systematischen Röntgenuntersuchungen des kindlichen Klumpfußes haben ergeben, daß ganz charakteristische Veränderungen des Fußskeletes bestehen, die ein Hindernis für einen guten Dauerausgleich der Klumpfußstellung bilden.

Die *seitliche Aufnahme* zeigt die Verkantung des Calcaneus nach hinten oben (MARIQUE). Während normalerweise die Längsachse des Talus und Calcaneus einen nach hinten offenen Winkel von 45° bilden, verlaufen die Achsen beim Klumpfuß infolge der Verlagerung des Calcaneus etwa parallel.

Die erste Aufgabe der Behandlung ist deswegen, die Fehlstellung des Calcaneus auszugleichen und diesen herunterzuholen. Das geschieht durch die Einschneidung der hinteren Gelenkkapsel des Talo-Calcanealgelenkes.

Die Röntgenaufnahmen in der *dorso-plantaren* Richtung zeigen unter anderem folgende Formabweichung. Die Verlängerung der Längsachse des Talus geht nicht wie bei einem normalen Fuß durch das I. Metatarsale, sondern durch das IV. und V.

Ist trotz vorhergehender konservativer Behandlung eine so schwere Fehlstellung des Vorfußes bestehen geblieben, so ist die Entflechtungsoperation angezeigt, um den Fuß gut zu korrigieren.

Technik (s. Abb. 1074—1077). Blutleere.

1. Akt. Offene, Z-förmige Verlängerung der Achillessehne und Einschneidung der hinteren Gelenkkapseln. Bauchlage. — Die Z-förmige Durchtrennung der Achillessehne geschieht sagittal. Die Sehne wird medial am Calcaneus abgeschnitten und lateral stehengelassen, um die supinatorisch varisierende Zugwirkung auf den Calcaneus auszuschalten. Die Sehnenenden werden nach oben und unten zurückgeschlagen, die hinteren Gelenkkapseln am Talo-Crural- und am Talo-Calcanealgelenk werden freigelegt. Die Kapsel des Talo-Cruralgelenkes wird leicht quer eingekerbt, die des Talo-Calcanealgelenkes ausgiebig durchtrennt; sie wird auch an den Seiten eingekerbt. Erst hiernach klafft der Gelenkspalt breit. Ein einzinkiger Knochenhaken wird von oben her in den Calcaneus eingesetzt, um diesen mit kräftigem Zug nach unten herunterzuholen. Der Knochenhaken bleibt liegen bis nach vollendeter Wiedervereinigung der Sehne die letzten Hautnähte angelegt werden.

Ist der Calcaneus nicht genügend herunterzuholen oder nur ungenügend in der korrigierten Stellung zu halten, so wird ein Drahtextensionszug mit Spannbügel angelegt.

2. Akt. Entflechtungsoperation an der Fuß-Innenseite. **Seitenlage.** — Mit einem bogenförmigen Schnitt wird das Innen-Fußgewölbe freigelegt. Die Sehnenscheide des Tibialis posterior wird dicht unterhalb des inneren Knöchels aufgesucht und unter dem Schutz einer Myrtenblattsonde eingeschnitten. Die Endsehne des Tibialis posterior wird mit ihren fächerförmigen Ausstrahlungen zur Fußsohle sorgfältig freipräpariert und durchschnitten. Die Sehne schlüpft daraufhin zurück. Eine Wiedervernähung erübrigt sich meist. Anschließend wird die Plantaraponeurose tenotomiert und die Gelenkkapsel des Talo-Naviculargelenkes eingeschnitten.

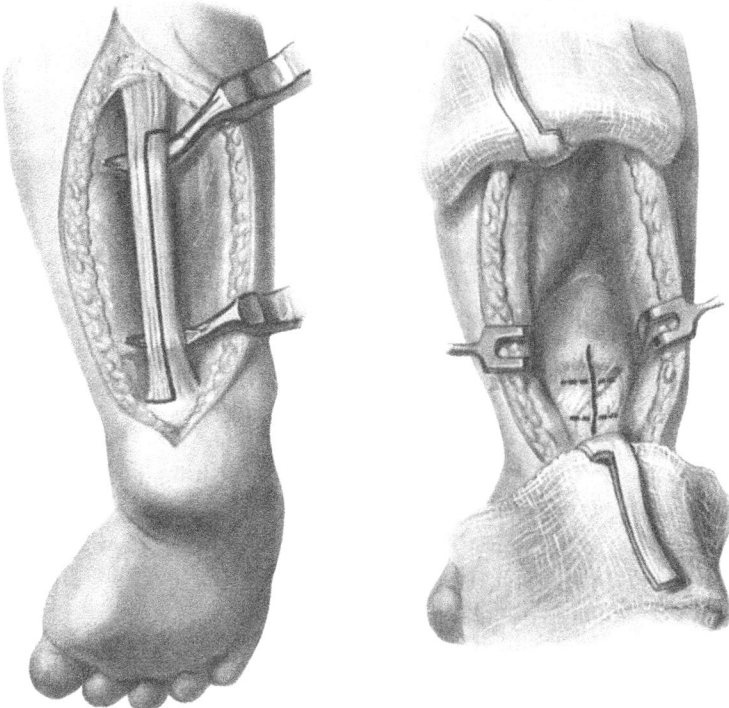

Abb. 1074　　　　　　　　　　　　Abb. 1075

Abb. 1074—1077. Offene Verlängerung der Achillessehne und Einschneiden der hinteren
Gelenkkapsel

Abb. 1074. Die Achillessehne ist zur plastischen Z-förmigen Verlängerung freigelegt. (Als
Schutz Kocher-Sonden!) Abb. 1075. Die Enden der Achillessehne sind zurückgeschlagen,
die Kapsel des Talo-crural- und des Talo-calcanealgelenkes sind zur Eröffnung freigelegt

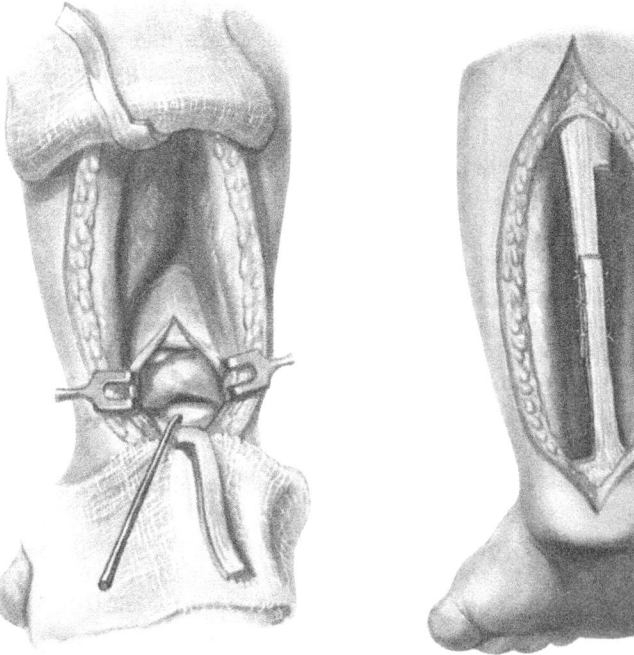

Abb. 1076　　　　　　　　　　　　Abb. 1077

Abb. 1076. Die hinteren Gelenkkapseln sind eingeschnitten, sie klaffen breit. Der Calcaneus wird mit einem Kocher-Haken nach unten gezogen. Abb. 1057. Die Achillessehne ist
unter Verlängerung wieder vernäht

Erst wenn diese drei Eingriffe: Ablösung der Ausstrahlungen der Tibialis posterior-Sehne, Einschneidung der Plantaraponeurose und Einkerbung der Gelenkkapsel des Talo-Naviculargelenkes, durchgeführt sind, läßt sich der Fuß unter Entfaltung des Längsgewölbes gut korrigieren.

Keine tiefen Nähte, nur *lose* Hautnähte!

Ruhigstellung. Gipsverband unter Mitnahme des Oberschenkels bei rechtwinkeliger Kniebeugung.

1. Gipsverband für 2 Wochen, 2. Gipsverband für 4 Wochen, 3. Gipsverband als Unterschenkelgips unter einmaligem Wechsel für 6—8 Wochen. Anschließend dann Nachtaußenschiene und Klumpfußeinlage. Die Gesamtdauer der Gipsbehandlung ist also mit 3 Monaten anzusetzen.

Die Ergebnisse der kombinierten Operation: Z-förmige Achillotenotomie, Einschneidung der hinteren Gelenkkapseln und Entflechtungsoperation sind wesentlich besser, als wir ursprünglich geglaubt haben. Die Ergebnisse sind stetig verbessert worden, aber nur eine *exakte Operationstechnik und sorgfältige Gipsverbandtechnik* führen zu guten Behandlungsresultaten.

So gut wie diese Operation ist, so soll noch einmal ausdrücklich betont werden, daß diese

Operation *erst indiziert* ist, *wenn die konservative Behandlung versagt hat* bzw. wenn ein Rezidiv aufgetreten ist.

c) Die Sehnenverpflanzungen

Eine Sehnenverpflanzung beim angeborenen Klumpfuß hat nur nach vollständigem Ausgleich des Klumpfußes einen Sinn, unabhängig davon, ob dieser unblutig oder blutig geschah. Die Sehnenverpflanzung ist *nur eine Nach- oder Zusatzoperation.* Sie ist nur für eine beschränkte Anzahl von Klumpfüßen angezeigt, aber keinesfalls eine Operation, die serienweise zu machen ist.

Die Aufgabe der Sehnenverpflanzung ist nicht, wie man dies auch geglaubt hat, eine allmähliche funktionelle Umformung des Fußes herbeizuführen. Sie dient allein dazu, das gestörte Muskelgleichgewicht wiederherzustellen und damit einen Schutz gegen einen Rückfall zu geben.

Die Sehnenverpflanzung ist vor allem in den Fällen mit einer ausgesprochenen Muskelanomalie berechtigt. Mit einer solchen ist nach den Untersuchungen von HACKENBROCH, KREUZ und SCHERB zu rechnen.

Die *Indikation* zu einer Sehnenverpflanzung bei angeborenem Klumpfuß ist in folgenden zwei Fällen gegeben:

1. Die Supinatoren haben nach einer unblutigen Geraderichtung trotz sorgfältiger konservativer Nachbehandlung das Übergewicht über die Pronatoren behalten und drohen ein Rezidiv herbeizuführen.

2. Der Muskelbefund bei einem veralteten Klumpfuß, bei dem eine blutige Operation gemacht ist, läßt nicht mehr erwarten, daß die Pronatoren jemals wieder gegenüber den mächtigen Supinatoren eine ausreichende Funktion bekommen.

In diesen beiden Fällen leistet die Sehnenverpflanzung auch bei dem angeborenen Klumpfuß Gutes. Heute wird nur noch die Verpflanzung zweier Muskeln geübt, die des M.tibialis anterior und des M.tibialis posterior. Man ist von allen komplizierten Methoden, wie z. B. der Durchführung der Sehne des M.tibialis posterior durch die Membrana interossea (WULLSTEIN, LUDLOFF) fast ganz abgekommen. Man führt die Verpflanzung so einfach als möglich aus.

Die beiden Sehnenverpflanzungen sind:

α) Die Verpflanzung des M.tibialis anterior auf die Außenseite des Fußrückens. Es ist stets eine subperiostale Verpflanzung.

β) Die Verpflanzung des M.tibialis posterior. Sie wird stets in Verbindung mit einer Knochenoperation gemacht.

α) Verpflanzung des M.tibialis anterior

Sie ist angezeigt als zusätzliche Operation nach unblutig geradegerichteten Füßen (VULPIUS, SPITZY). Gute Erfahrungen mit dieser Operation haben KAPPIS und LINDEMANN mitgeteilt. Wir selber sind mit ihr zurückhaltend. Wenn man die Operation macht, darf die Sehne des M.tibialis anterior nicht unter zu starker Spannung vernäht werden, da sonst eine Überkorrektur mit schwerer Plattfußbildung entsteht. SCHRADER hat über solche Fälle nach der Tibialis anterior-Verpflanzung beim angeborenen Klumpfuß berichtet.

β) Die Verpflanzung des M.tibialis posterior

Die Sehne des M.tibialis posterior wird meist subperiostal auf die Außenseite des Fußrückens verpflanzt. Die Verpflanzung geschieht, wenn die Extensorensehnen kräftig genug sind, oberhalb des oberen Sprunggelenkes tendinös auf die Strecksehnen, sonst auf die Außenseite des Fußrückens subperiostal.

Die Befestigung erfolgt von dem gleichen Schnitt aus, von dem die Knochenoperation gemacht war. Die Sehne wird erst am Knochen vernäht, nachdem die Knochenwundflächen durch eine Kapselweichteilnaht verschlossen sind. Bei einem solchen Vorgehen liegt die Befestigungsstelle der Sehne außerhalb des Hautschnitts, und sie ist gleichzeitig genügend weit von der Knochenwunde entfernt, so daß eine kleine Wundstörung nicht sofort die Sehne in Mitleidenschaft zieht.

Die Wirkung der Verpflanzung des M.tibialis posterior ist gut.

B. Die Knochen- und Gelenkoperationen

Eine Vielzahl von Knochen- und Gelenkoperationen ist zur Beseitigung des schweren Klumpfußes angegeben. A. LORENZ stellte einmal 17 zusammen. **Die Operation der Wahl ist heute die Arthrodese des Talo-Calcanealgelenkes in Verbindung mit der Keilosteotomie des Mittelfußes.** Alle anderen Operationen treten gegenüber diesem Verfahren in den Hintergrund, oder sie sind zum Teil überflüssig geworden und sogar zu verwerfen.

Das gilt insbesondere für die nachfolgenden *alten* Verfahren:

a) Talusexstirpation nach LUND und BESSEL-HAGEN

Es ist eine schwer verstümmelnde Operation, der Fuß wird durch diese Operation seiner wichtigen Gelenkverbindung im Sprunggelenk beraubt. Trotzdem ist der Ausgleich der Fehlform ungenügend und das Resultat ist schlechte Form und schlechte Funktion. Es ist deshalb verständlich, daß diesen Eingriff schon A. LORENZ für die Behandlung des angeborenen Klumpfußes energisch *abgelehnt* hat.

b) Die Excochleation der Fußwurzelknochen nach MEUSEL-OGSTON

Diese Operation ist an das frühe Kindesalter von 3—6 Jahren gebunden und war früher bei einer Reihe von Orthopäden beliebt, so bei ERLACHER, GOCHT, DEBRUNNER, TRÈVES.

Wohl ließ sich durch diese Operation nach der Entkernung der Fußwurzelknochen der kindliche Klumpfuß gut korrigieren. Die Dauererfolge waren aber teils wegen sekundärer Wachstumsstörung, teils wegen ausgesprochener Rezidive schlecht.

c) Die Osteotomie des Calcaneus

Die Beobachtung, daß nach der unblutigen Geraderichtung wie nach der gewöhnlichen Keilresektion die Stellung des Calcaneus unbefriedigend oder sogar unbeeinflußt blieb, hat zu den Vorschlägen der *Osteotomie des Calcaneus* geführt.

Die erste Anregung hierzu gab RYDYGIER schon vor 60 Jahren. Er hatte eine parallele Osteotomie etwa im oberen Drittel des Calcaneus vorgeschlagen. HOHMANN empfahl früher auch diesen Eingriff von außen in Form einer keilförmigen Osteotomie, hat ihn aber wieder zugunsten der Arthrodese des Talo-Calcanealgelenkes verlassen.

MAU macht eine lineäre Osteotomie und verschiebt dann das untere Bruchstück auswärts. ELSNER hat sich für eine Schrägosteotomie zwischen dem Fersenbeinkörper und dem Fersenbeinhöcker eingesetzt. In das hintere Bruchstück wird ein Nagel eingeschlagen, und mit dessen Hilfe wird der hintere Teil des Fersenbeines nach abwärts und seitlich verschoben. Der Stellungsausgleich soll leicht (LINDEMANN) möglich sein.

Durch die Osteotomie im Calcaneus läßt sich wohl eine Stellungsverbesserung des Fußes erreichen, aber diese Operation ist durch die weit bessere und wirkungsvollere Arthrodese im Talo-Calcanealgelenk ganz verdrängt.

d) Die Keilosteotomie aus dem Mittelfuß

Die Keilosteotomie aus dem Mittelfuß für die Behandlung veralteter oder rückfälliger Klumpfüße ist ein altes Operationsverfahren, das von BESSEL-HAGEN, KOCHER und FR. KÖNIG geübt wurde und das sich leider noch einer gewissen Beliebtheit erfreut. Es sollte nach A. LORENZ die Operation sein, die am besten die Forderungen für die Behandlung schwerer Klumpfüße erfüllt. Wir halten die Keilosteotomie als alleinige Operation für schlecht. Da sie nur am Mittelfuß angreift, ist es nicht möglich, auf den Rückfuß einzuwirken. Ein wesentlicher Teil der Klumpfußverbildung sitzt aber am Rückfuß. Wenn es nicht gelingt, die Fehlstellung des Fersenbeines auszugleichen, bleibt die Stellungskorrektur des Klumpfußes ungenügend. Sie ist eine stete Quelle für Klumpfußrezidive.

Diese Tatsache lehren schon die alten großen Statistiken, wie z.B. die von BESSEL-HAGEN, der unter 122 Fällen 45 ausgesprochen schlechte Resultate erlebt hat, und ebenso die neuen kleineren Zusammenstellungen, wie z. B. die von LINDEMANN, der unter 20 operierten Fällen fünfmal eine leichte Restfehlstellung und dreimal ein schlechtes Ergebnis festgestellt hat, oder die von ROETZER aus der Heidelberger Klinik, der gleichfalls bei 22 Füßen 62,7% schlechte Ergebnisse bei Nachuntersuchungen gefunden hatte.

Die eigenen Beobachtungen bewegen sich in der gleichen Richtung. Wir sahen wiederholt bei Klumpfußpatienten, die in den früheren Jahrzehnten in der Münchener Orthopädischen Klinik operiert waren, daß die Fußstellung nicht gut geblieben war. Das gleiche sahen wir auch bei zahlreichen Fällen, bei denen die Operation andernorts ausgeführt war. Es wurde uns daher schon frühzeitig klar, daß der Grund für diese Rückfälle der Angriffspunkt der Operation lediglich am Mittelfuß war, wodurch die Stellung des Fersenbeines unbeeinflußt blieb. Wir gingen deshalb schon vor nahezu drei Jahrzehnten dazu über, für die Behandlung des Klumpfußes die Arthrodese des Talo-Calcanealgelenkes aufzunehmen und diese Operation mit der Keilosteotomie im Mittelfuß zu verbinden.

e) Die Arthrodese des Talo-Calcanealgelenkes in Verbindung mit der Keilosteotomie

Die Arthrodese im Talo-Calcanealgelenk ist der gegebene Angriffspunkt, um die falsche Stellung des Rückfußes zu beseitigen und gleichzeitig die Rezidivgefahr auf ein Minimum herabzusetzen. Die Fehlstellung läßt sich restlos ausgleichen, und die Korrektur wird durch die solide Verknöcherung der Fußwurzel-Knochen aufrechterhalten.

Das gleiche Operationsverfahren wurde auch frühzeitig von PORT und später von HOHMANN empfohlen.

Technik der jetzt typisch gewordenen Operation der subtalaren Arthrodese mit Keilosteotomie aus dem Mittelfuß (s. Abb. 1078—1080)

Lagerung. Der Unterschenkel liegt dicht oberhalb des Knöchels auf einem Kissen auf.

Schnittführung. Der Hautschnitt beginnt am äußeren Knöchel und verläuft leicht S-förmig nach vorn bis oberhalb der Tuberositas metatarsale V. Er umkreist, wenn nötig, eine Hornschwiele, die herausgeschnitten wird. Die *Peronaealsehnen* werden mit einem stumpfen Haken beiseitegehalten. Die Weichteile werden nach ihrer Incision mit einem Raspatorium dicht am Knochen sorgfältig nach hinten und vorn abgelöst. Wenn man sich unmittelbar am Knochen hält, ist keine Verletzung der Fußrückenarterie zu befürchten. Nach Freilegung der *Fußwurzelknochen* werden um das hintere untere Sprunggelenk sowie unter das

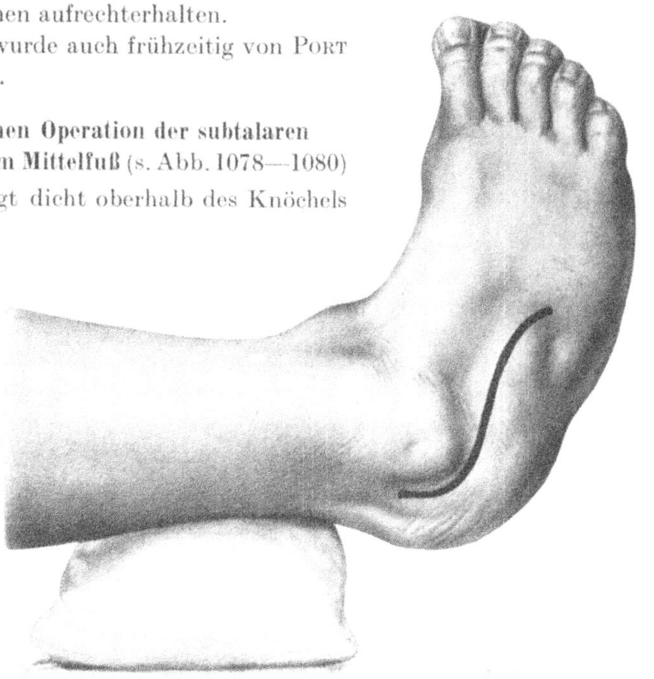

Abb. 1078—1080. Typische Klumpfußoperation. Arthrodese des Talo-Calcanealgelenkes mit keilförmiger Osteotomie aus dem Mittelfuß
Abb. 1078. Schnittführung

Gelenk zwischen Calcaneus und Cuboid je eine Kocher-Sonde und eine weiter vorn hinter den Taluskopf eingeführt. Durch diese werden die Extensorensehnen und die Fußrückenarterie geschützt.

Die *Knochen- und Gelenkoperation* zerfällt in zwei Teile, erstens in die Verödung des Talo-Calcanealgelenkes und zweitens in die Herausnahme des Knochenkeiles aus der Fußwurzelmitte.

a) Die Arthrodese des Talo-Calcanealgelenkes

Der ganze Gelenkknorpel des Sprungbeines und des Fersenbeines wird unter gleichzeitigem Herausnehmen eines Knochenkeiles mit lateraler Basis entfernt. Um einen guten Überblick in das Gelenkinnere zu erhalten, läßt man sich das Gelenk durch den Fersengriff (s. Abb. 1046) gut aufklappen, sobald erst der äußere Teil des Gelenkknorpels entfernt ist. Zur guten Entfernung des Gelenkknorpels an der Innenseite des Gelenkes wird zweckmäßig der „Winkelmeißel" benutzt (s. S. 4). Bei der *Meißelung* an der *Innenseite* des Talo-Calcanealgelenkes ist vorsichtig vorzugehen, um nicht die A. tibialis zu verletzen. Die eingeführte Kocher-Sonde wird so weit wie möglich von hinten her als Schutz herumgeschoben. Erst, wenn an der Innenseite die letzte Knorpel-Knochenbrücke am Fersenbein und Sprungbein entfernt ist, ist die Fehlstellung des Fersenbeines leicht und vollständig ausgleichbar. Die Meißelflächen des Fersenbeines und Sprungbeines liegen nach dem vollzogenen Stellungsausgleich des Rückfußes dicht aneinander. Sie werden noch, um eine schnelle Verknöcherung zu erreichen, durch schräggestellte Meißelschläge angerauht.

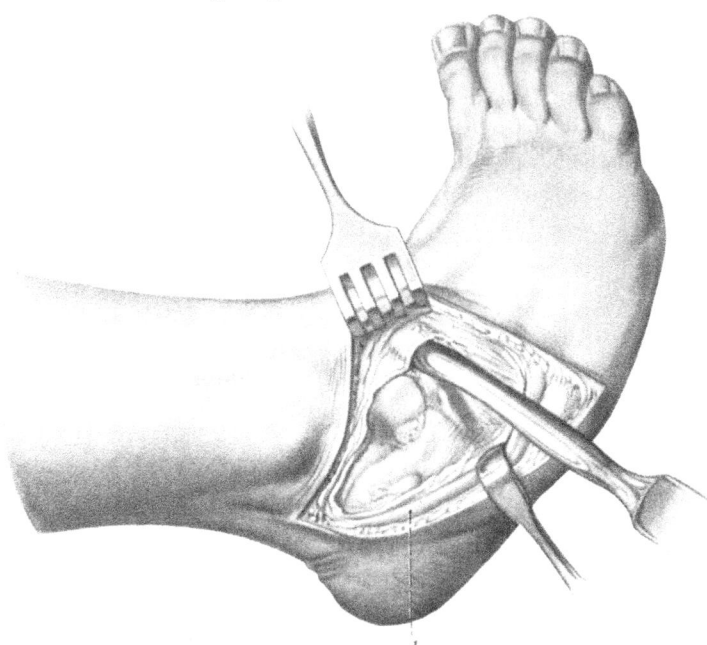

Abb. 1079. Freilegung des Operationsgebietes. Das Talo-Calcanealgelenk ist bereits freigelegt. Die Knochen des Mittelfußes werden mit einem Raspatorium subperiostal von den Weichteilen entblößt. *1* Peronaealsehnen

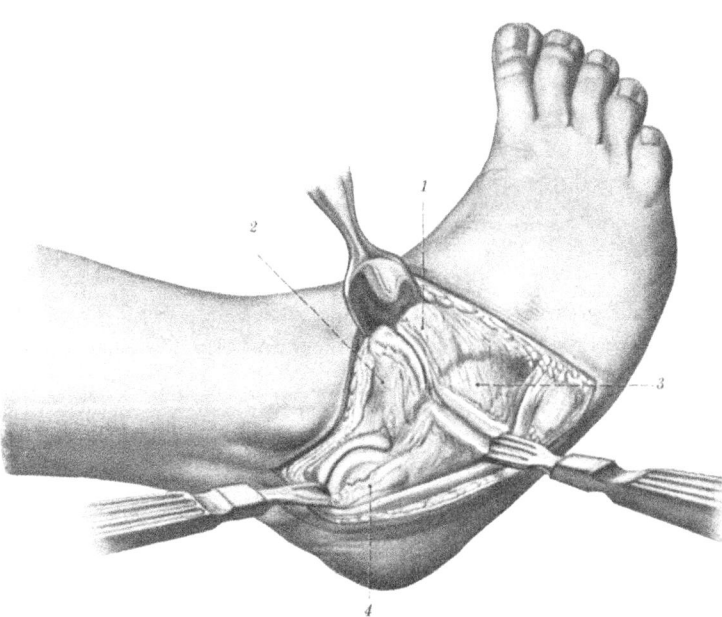

Abb. 1080. Das gesamte Operationsgebiet liegt für die Arthrodese, wie für die Osteotomie aus dem Mittelfuß, die ohne Rücksicht auf die Gelenke gemacht wird, frei. *1* Naviculare; *2* Talus; *3* Cuboid; *4* Calcaneus

β) Die Keilosteotomie aus der Fußmitte

Die Herausnahme des Knochenkeiles erfolgt als zweiter Teil der Knochenoperation nach Vollendung der Arthrodese im Talo-Calcanealgelenk. Bei mittelschweren Klumpfüßen genügt es, einen kleinen Keil aus dem Calcaneo-Cuboidgelenk zu entfernen. Bei schweren veralteten Klumpfüßen muß es ein großer Keil aus dem ganzen Mittelfuß sein. Das geschieht ohne Rücksicht auf die Gelenkflächen. Der Knochenkeil hat nicht nur eine äußere Basis, er ist außerdem fußsohlenwärts etwas kleiner als am Fußrücken. Der Knochenkeil wird nach Durchmeißelung der Fußwurzelknochen mit einer Knochenfaßzange gefaßt und langsam von oben nach unten herausgedreht. Dort, wo der Knochenkeil an den Gelenkbändern oder am Knorpel hängt, wird die Verbindung mit dem Knochenmesser oder mit einigen kräftigen Scherenschlägen gelöst. Der Klumpfuß läßt sich, wenn der Keil gleich richtig bemessen war, leicht im Mittel- und Vorfuß ausgleichen. Die Knochenflächen der Keilosteotomie müssen ebenso gut und fest wie die der Arthrodese des Talo-Calcanealgelenkes aneinanderliegen.

Abschluß der Operation. Während der Fuß in ausgeglichener Stellung gehalten wird, werden zunächst die Reste des Kapsel-Bandapparates vernäht. Dann folgt eine sorgfältige Subcutannaht, nachdem vorher die Hautwundränder zurechtgeschnitten sind. Man nimmt bei schweren hochgradigen Klumpfüßen etwas von der überschüssigen Haut am oberen Hautlappen weg und schneidet unter Umständen noch ein kleines dreieckiges Hautstück aus diesem Lappen heraus. Die Wundränder müssen glatt und dürfen nicht gefaltet sein.

Die *Hautnähte* werden wegen der erhöhten Empfindlichkeit der Haut nur lose geknüpft.

Ruhigstellung. Gepolsterter Gipsverband in guter Korrekturstellung des Fußes unter Mitnahme des Oberschenkels. Der Rückfuß steht in leichter Valgusstellung. Der Vorfuß ist leicht abduziert und bei mittlerer Rotationsstellung geringgradig plantarflektiert. Zuerst wird der Fuß-Unterschenkelgipsverband in *Bauchlage* fertiggestellt. Besonders gut ist darauf zu achten, daß die Tuberositas metatarsale V gut hereingehalten ist und nicht mehr hervorsteht. HOHMANN hat auf das Hereindrücken der Tuberositas metatarsale V für die Technik des Klumpfußverbandes nach der unblutigen Geradrichtung besonders hingewiesen. Das gilt in gleichem Maße für den Verband nach der blutigen Operation. Man soll bestrebt sein, auch ein äußeres „Längs"-Gewölbe am Fuß herauszumodellieren (WISBRUN).

Der *Oberschenkel*gipsverband wird, nachdem der Kranke herumgedreht ist, in *Rückenlage* bei nicht völlig rechtwinklig gebeugtem Knie angelegt. Er reicht bis zur Mitte des Oberschenkels.

Der Oberschenkelgipsverband bleibt etwa 3 Wochen liegen, die weiteren Gipsverbände sind kurze ungepolsterte Unterschenkelgehgipse. Der zweite Gipsverband bleibt für etwa 4 Wochen liegen und der dritte Gipsverband noch einmal für 6 Wochen. Der zweite Gipsverband ist bereits ein Gehgips.

Die *Gesamtdauer der Gipsverbandperiode* ist somit etwa 3—4 Monate. Es ist besser, den Gips eine Woche länger als kürzer zu belassen. Die Knochen verheilen in dem Gehgips am besten.

Nachbehandlung. Einlage mit orthopädischem Schuh und Nachtschiene.

Wir sind beim angeborenen Klumpfuß von der Benutzung von Unterschenkelapparaten ganz abgekommen. Sie sind in keiner Weise in der Lage, ein Rezidiv zu verhüten, fördern die Muskelatrophie und unterstützen, wenn sie zu klein geworden sind, das Klumpfußrezidiv! Wenn der Fuß in der Schiene keinen Platz mehr hat, dreht er sich seitlich herum, und der Klumpfußrückfall ist eingeleitet.

Das *durchblutete Verbandzeug* wird zweckmäßig schon am 4. Tag nach der Operation entfernt. Die Hälfte des Fußgipses wird hierfür auf der Außenseite aufgeklappt und nachher wieder geschlossen. Die unterste Lage der Dermatol- oder Jodoformgaze bleibt bei der Entfernung des durchbluteten Verbandzeuges auf der Wunde liegen. Die Entfernung des Verbandzeuges geschieht, um dem Auftreten von Hautnekrosen vorzubeugen und verschafft außerdem dem Kranken eine wesentliche Erleichterung. Die Kranken atmen nach der Herausnahme des Verbandzeuges, das durch das getrocknete Blut bretthart geworden war, auf und die Gesamtdurchblutung des Fußes wird freier. Das gleiche Vorgehen ist auch bei anderen schweren Fußoperationen anzuraten.

Die Arthrodese des hinteren unteren Sprunggelenkes in Verbindung mit der Keilosteotomie ist die entscheidende, grundlegende Operation für die Behandlung aller schweren Klumpfüße. Als *zusätzliche Operationen* kommen lediglich in einem Teil der Fälle die offene Tenotomie der Achillessehne (HOHMANN) (s. S. 803), die Verpflanzung des Tibialis anterior oder posterior, die offene Tenotomie der Sehne des Tibialis posterior sowie ausnahmsweise die subcutane der Plantaraponeurose in Betracht. Diese Eingriffe werden in der gleichen Sitzung mit der Knochen- und Gelenkoperation verbunden.

Die kombinierte Operation hat die anderen Klumpfußoperationen praktisch ausgeschaltet. Arthrodese und Keilosteotomie schaffen gute Fußformen, gewährleisten eine einwandfreie Funktion und schützen wie keine andere Operation vor einem Rückfall.

9. Pes adductus

Ebensowenig wie klinisch der Pes adductus dem Pes varus gleichzusetzen ist, darf das mit der Behandlung geschehen. Der Pes adductus ist ein eigenes Krankheitsbild für sich, das durch die Adduktionsstellung des Vorfußes und die meist gleichzeitig vorhandene Valgusstellung des Calcaneus charakterisiert ist. Bei Kleinkindern fällt namentlich die Adduktionsstellung der Großzehe auf. So gut und unentbehrlich die unblutige Umformung der Deformität beim Klumpfuß im Säuglings- und Kleinkindesalter ist, so wenig leistet sie beim Pes adductus. Wir haben sie ganz aufgegeben.

Die *Behandlung* besteht im *Kleinkindesalter* in der *Banddurchtrennung im Cuneo-Metatarsalgelenk I* und gleichzeitig in einer schrägen Tenotomie der Sehne des Abductor hallucis.

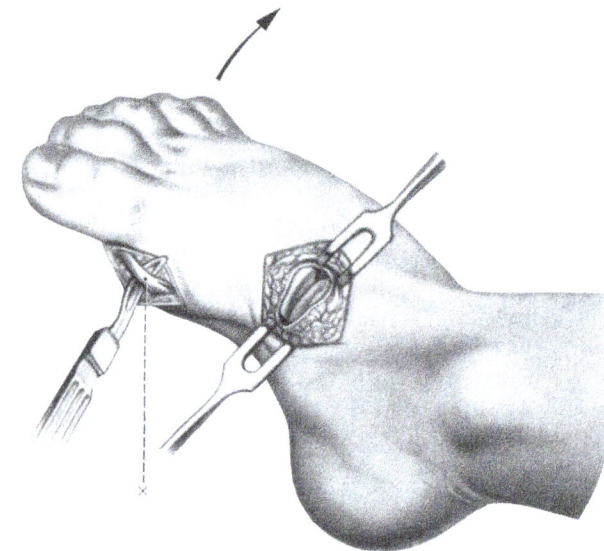

Abb. 1081. Pes adductus-Operation beim Kleinkind. Banddurchtrennung am Cuneo-Metatarsalgelenk I und schräge Tenotomie der Sehne des M.abductor hallucis (×)

a) Technik der Banddurchtrennung im Cuneo-Metatarsalgelenk und der Tenotomie der Sehne des Abductor hallucis

Schnitt I liegt an der Innenseite des Fußes über dem Cuneo-Metatarsalgelenk (s. Abb. 1081). Die Gelenkkapsel wird sauber dargestellt und senkrecht zur Hautschnittrichtung eingeschnitten. Sie klafft weit, sobald der Vorfuß abduziert wird, und wird natürlich nicht wieder vernäht.

Schnitt II liegt an der Innenseite des Großzehenballens (s. Abb. 1081). Die Sehne des M. abductor hallucis wird freipräpariert, auf eine Kocher-Sonde genommen und schräg tenotomiert, ohne sie hinterher wieder zu vernähen.

Ruhigstellung und Nachbehandlung. Gipsverband in Bauchlage für den Fuß. Stellung: Vorfuß Abductus, Längsgewölbe herausmodelliert, Rückfuß Varus. Das Kind wird hiernach in Rückenlage gedreht, und der Oberschenkelgips wird bei einer Kniebeugestellung von 130° angelegt.

Gipsverbandwechsel nach 2 Wochen, erneuter Fuß-Oberschenkelgips für 6 Wochen, dann noch einmal für 4 Wochen Fuß-Unterschenkelgipse. Diese sind, wenn es dem Alter des Kindes entspricht, Gehgipse. — Anschließend wird eine *Nachtaußenschiene* für 1 Jahr gegeben, bei der für die Ferse kein Hohlraum vorgesehen sein darf, damit sie nicht wieder in Valgusstellung kommt. Der *orthopädische Schuh*

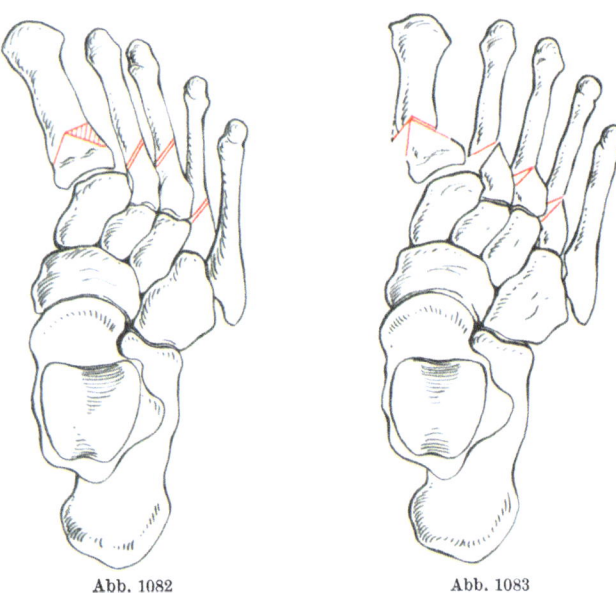

Abb. 1082   Abb. 1083

Abb. 1082 u. 1083. Pes adductus-Operation beim älteren Kinde. Mehrfache basale Osteotomie an den Metatarsen

wird so gearbeitet, daß er vorn die Form eines Schuhes für einen Klumpfuß hat, d. h. gerade geschnitten ist, und hinten die Form bei einem Plattfuß.

Die Weichteiloperation reicht bei *älteren* Kindern nicht aus. Schon vom 4. Jahr an ist zur Korrektur der Fußdeformität eine Knochenoperation, die *mehrfache basale Osteotomie der Metatarsen*, nötig.

b) Technik der mehrfachen basalen Osteotomie der Metatarsen

Schnitt I liegt in dem Zwischenknochenraum der beiden ersten, **Schnitt II** in dem des 3. und 4. Metatarsalknochens und **Schnitt III,** wenn noch erforderlich, über der Basis des 5. (s. Abb. 1082 und 1083).

Die einzelnen Metatarsalknochen werden unter dem Schutz von gebogenen Kocher-Sonden der Reihe nach freigelegt. Hierbei sind die Strecksehnen, Gefäße und Nerven ängstlich zu schonen. Das ist leicht möglich, wenn die Haut des ersten Schnittes zur Freilegung des ersten Metatarsale gut nach medial und bei der des zweiten gut nach lateral verzogen wird. Bei der Freilegung des 3. und 4. Metatarsale geht man entsprechend vor. Die *Osteotomie* erfolgt an der *Basis der Metatarsalknochen.* Die Osteotomieform ist am 1. Metatarsale V-förmig unter Herausnahme eines keilförmigen Knochenstückchens auf der lateralen Seite, an den anderen Metatarsen lediglich eine Schrägosteotomie von zentral innen nach peripher außen. Eine Osteotomie am 5. Metatarsale erübrigt sich meist, weil die Korrektur auch so schon gut möglich ist.

Ruhigstellung und Nachbehandlung wie oben, nur kann auf eine Nachtschiene verzichtet werden.

Nach der Weichteiloperation ist eine gute Überkorrektur, nach der Knochenoperation nur eine Vollkorrektur zu geben, damit der Pes adductus nicht übermäßig ausgeglichen wird. Das Röntgenbild zeigt nach der Korrektur eine „unschöne" Stellung der Metatarsalknochen II—IV an den Osteotomiestellen. Das hat, wenn die Osteotomieflächen in *einer* Ebene liegen und sich flächenhaft berühren, nichts zu sagen. Man tut nur gut, wenn die oberen Enden der peripheren Bruchstücke zu spitz zulaufen, diese mit dem Lüer abzurunden. Die Verknöcherung der Osteotomiestellen an den Metatarsen geht in wenigen Wochen vor sich. Die Knochen bauen sich um und zeigen in relativ kurzer Zeit eine schöne Form.

Nach dieser Operation ist besonders gut auf die Zirkulation der Zehen zu achten, und wenn eine Schwellung oder Zirkulationsstörung sich bemerkbar macht, ist der Gipsverband auf dem Fußrücken unverzüglich zu schalen; eventuell ist sogar mit der Korrektur des Vorfußes zurückzugehen. Die *Zirkulation muß einwandfrei sein.* Die endgültige Korrektur läßt sich leicht im zweiten Gipsverband erreichen.

Ähnliche Operationen werden für die Behandlung des Pes adductus sicher auch an anderen Kliniken geübt. Wir gebrauchen sie mit gleichbleibend guten Erfahrungen bereits seit 30 Jahren und haben schon im Jahre 1935 von GRUBER darüber berichten lassen.

10. Operationen beim Plattfuß

Die Behandlung des Plattfußes ist das ureigene Arbeitsgebiet der Orthopädie, auf das unendlich viel Mühe und Arbeit verwandt ist. Dem ist es zu verdanken, daß bei der Vielzahl der Kranken mit Plattfüßen das Behandlungsziel bei den Kindern, Heilung des Plattfußes, und bei den Erwachsenen, Beseitigung der Beschwerden, allein durch die konservative Behandlung erreicht wird. Bei einer Anzahl von Plattfußträgern jeden Alters versagt die konservative Behandlung, und man steht vor der Frage, ob man zur Operation greifen soll, um beim Kinde den Plattfuß doch noch zur Heilung zu bringen und beim Erwachsenen, um ihn schmerzfrei zu machen. Eine große Zahl von Operationen ist für die operative Behandlung des Plattfußes angegeben worden. Das ist der Ausdruck dafür, daß lange Zeit eine Unzufriedenheit mit den bisherigen Verfahren bestand und daß man bestrebt war, etwas Besseres an die Stelle des Hergebrachten zu setzen. Die Voraussetzungen, auf denen die verschiedenen Operationen aufgebaut wurden, waren nicht immer richtig, und manche Operationen waren mehr tastende Versuche als begründete Maßnahmen. Die operativen Behandlungsergebnisse waren dementsprechend oft unbefriedigend, und ein Teil der Orthopäden gab es überhaupt auf, beim Plattfuß zu operieren.

Das kam in der Rundfrage zum Ausdruck, die SCHRADER für sein Referat über die operative Behandlung des Plattfußes auf dem Orthopädenkongreß 1931 veranstaltet hatte.

Von 254 Orthopäden und Chirurgen lehnten zwei Drittel jede Operation beim Plattfuß im Kindesalter ab und ein Drittel auch beim Plattfuß des Erwachsenen. Das Referat von SCHRADER brachte auch einen interessanten Aufschluß darüber, *welche Operationen* beim Plattfuß *am häufigsten gemacht wurden*. Die Keil-osteotomie aus dem Mittelfuß stand an erster Stelle mit 63%, die Perthessche Operation folgte an zweiter Stelle mit 14%. Die restlichen Prozent verteilten sich auf die mehrfache Keilosteotomie nach LEXER, auf die Operationen nach GLEICH, nach SCHEDE u. a. Besonders soll hervorgehoben werden, daß nur 5% der befragten Ärzte Sehnen- und Muskelverpflanzungen beim Plattfuß ausführten und *nur 1% damals Anhänger der Arthrodese des unteren Sprunggelenkes waren*.

Die *Urteile* über den Erfolg der *Keilosteotomie*, die soviel angewandt war, lauteten *in der überwiegenden Mehrzahl sehr mäßig, wenig befriedigend oder selbst schlecht*, nur ganz vereinzelt wurden die Ergebnisse als gut bezeichnet.

SCHRADERs kritische Ausführungen gaben einen guten Aufschluß, „warum viele Orthopäden und Chirurgen so unbefriedigt mit den Plattfußoperationen waren". Es waren diejenigen, die keine strenge Indikation für die Plattfußoperation stellten und für die der Begriff Plattfußoperation ziemlich gleichbedeutend mit der Keilosteotomie war. Eine andere Einstellung zu den Erfolgsaussichten der Plattfußoperationen hatten diejenigen, die für jede besondere Form des Plattfußes eine bestimmte Plattfußoperation ausführten. Sie hatten „so gut wie immer" auch gute Behandlungsergebnisse. Die Tatsache verlangt die Schlußfolgerung: **Es gibt keine Operation, die für jeden Plattfuß geeignet ist.** Die richtige Operation ist vielmehr entsprechend dem Alter des Plattfußträgers und der Form des vorliegenden Plattfußes für jeden einzelnen Fall auszuwählen.

Die Besprechung der Plattfußoperation brachte auf dem Orthopädenkongreß 1931 ferner die wichtige Erkenntnis: *Weil die Operationsresultate bei den veralteten schweren Plattfüßen so wenig befriedigend sind, soll man nicht zögern, schon im Kindesalter einen Plattfuß operativ anzugreifen, wenn jahrelange konservative Behandlung ergebnislos gewesen war.*

Wieweit diese Ergebnisse für die operative Behandlung praktisch ausgewertet wurden, ist nicht klar ersichtlich. Es ist um die operative Behandlung des Plattfußes in den vergangenen Jahren im Schrifttum still geworden. Mit besonderer Liebe hat sich unter anderen NIEDER-ECKER dieser Aufgabe gewidmet, der sich auch bemüht hat, die pathologischen Muskelverhältnisse beim Plattfuß zu klären, insbesondere die Häufigkeit und die Bedeutung des M. peronaeus tertius und quartus. Ebenso hat er wie HAYD auf die Beziehungen der Coalitio calcaneonavicularis zum „kontrakten" Plattfuß hingewiesen. Wir glauben allerdings, daß das Interesse an der operativen Behandlung des Plattfußes in den nächsten Jahren wieder größer werden wird; denn das Problem der operativen Behandlung des Plattfußes ist auch heute trotz der Vielzahl der Methoden noch nicht völlig gelöst (HOHMANN). Es ist in diesem Zusammenhang instruktiv zu hören, daß auf dem italienischen Orthopädenkongreß 1948 die Behandlung des Plattfußes ein Hauptthema war. Es wurde unter der besonderen Berücksichtigung der operativen Behandlung von ALBANESE in klaren kritischen Ausführungen beleuchtet.

Wir sind ferner der Überzeugung, daß die operative Behandlung des Plattfußes, und zwar sowohl die des bänderschwachen lockeren bei Kindern und Jugendlichen als auch die des schmerzhaft versteiften, veralteten des Erwachsenen im vermehrten Umfange aufgenommen werden wird.

Überblick über die Entwicklung der Plattfußoperationen

Wie beim Klumpfuß, so gibt auch beim Plattfuß die Entwicklung der Operationen ein Stück Geschichte der Orthopädie wieder. Das zeigt eindrucksvoll die Monographie von CRAMER über den Plattfuß. Wenn auch der Plattfuß bei einzelnen Völkern häufiger als bei anderen vorkommt, so hat er doch für alle Kulturvölker eine große soziale Bedeutung. Eine operative Behandlung wurde deshalb frühzeitig in der ganzen Welt aufgenommen. Das gilt in der gleichen Weise für die Weichteil- wie für die Knochen- und Gelenkoperationen.

A. Weichteiloperationen

Zu den Weichteiloperationen gehören die Muskel- und Sehnenverpflanzungen sowie die verschiedenen Bandplastiken. Diese Operationen werden vielfach allein, zum Teil aber auch in Verbindung miteinander oder auch in Verbindung mit Knochen- und Gelenkoperationen ausgeführt.

a) Muskel- und Sehnenoperationen

Es ist nicht verwunderlich, daß die Muskel- und Sehnenverpflanzungen, die sich in den vergangenen Jahrzehnten einer so großen Beliebtheit erfreuten, auch im großen Umfange für die Behandlung des Plattfußes angewandt wurden. Zahlreiche Operationen wurden angegeben, die untereinander außerordentlich verschieden sind in der Verwendung der zu verpflanzenden Sehne, in der Wahl des Angriffspunktes und auch in ihrer Begründung und funktionellen Wirkung. Als Angriffspunkte wurden für die Sehnenverpflanzungen gewählt der Calcaneus, der Mittelfuß bzw. das Längsgewölbe, oder es wurde lediglich unmittelbar eine Sehne auf eine andere verpflanzt.

α) Der Calcaneus als Angriffspunkt für die Sehnenverpflanzung

Fritz Lange wählte als Angriffspunkt für die Sehnenverpflanzung den Calcaneus. Er tat dies von der Erwägung aus, daß die Knickfußstellung des Fersenbeines einen bedeutenden Einfluß auf die Gesamtentwicklung des Plattfußes hat und in der Überzeugung, daß durch die Beseitigung der Knickfußstellung des Calcaneus ein unmittelbarer günstiger Einfluß auf die gesamte Fußform ausgeübt würde. Er verwandte für die Sehnenverpflanzung den *Peronaeus brevis, der an der Innenseite des Fersenbeines subperiostal befestigt wurde.* Der Peronaeus brevis wurde benutzt, um diesen Muskel, der nach Braus ein ausgesprochen plattfußfördernder Muskel ist, auszuschalten und um ihn gleichzeitig für die Korrektur des Plattfußes nutzbar zu machen.

In anderen Fällen verzichtete Fritz Lange auf die Verpflanzung irgendeiner Sehne oder eines Muskels. Er suchte die Korrektur des Fersenbeines lediglich durch eine *Seidensehne* zu erreichen, die *vom Gastrocnemius zur Innenseite des Calcaneus* geführt wurde. Es wurde hierdurch erreicht, daß bei jeder aktiven Anspannung des Gastrocnemius der Calcaneus in eine leichte Varusstellung gezogen wurde. Ferstl berichtete über die Ergebnisse der Sehnenverpflanzungen.

Wir haben früher selbst in zahlreichen Fällen das Verfahren des Anhängens einer Seidensehne an den Gastrocnemius zur Korrektur der Valgusstellung des Calcaneus mitausgeführt und haben uns davon überzeugen können, daß die Wirkung der Operation überraschend gut war. Wir haben das *Verfahren wieder aufgegeben*, da die Möglichkeit besteht, die lockeren bänderschwachen Plattfüße durch einfachere Behandlungsverfahren zu behandeln.

Auch Gocht benutzte den Calcaneus als Angriffspunkt für die Korrektur des Plattknickfußes. Er empfahl die *mediale Verlagerung der Achillessehne am Calcaneus.*

Die **Technik** ist folgende: Die Ansatzstelle der Achillessehne wird mit einer dünnen Knochenlamelle abgelöst. Die Ablösung geschieht nur so weit, daß möglichst noch eine periostale Verbindung bestehen bleibt. Um die Achillessehne mit ihrem Ansatz nach medial verlagern zu können, ist es erforderlich, daß die Achillessehne etwa 5 cm zentralwärts gut mobilisiert wird. Anschließend erfolgt die Vernähung der Achillessehne an ihrem neuen Ansatz, der etwa um 1—1$\frac{1}{2}$ cm medial des ursprünglichen liegt.

Die Erfolge dieser Operation werden als vorwiegend gut bezeichnet, uns selbst fehlen eigene Erfahrungen.

β) Der Mittelfuß bzw. das Längsgewölbe als Angriffspunkt für die Sehnenverpflanzung

Um das eingesunkene Längsgewölbe zu heben, sind als Sehnenverpflanzung die Verpflanzung beider Peronaealsehnen auf das Naviculare (Hass) bzw. auf das Cuneiforme (Ryerson) angegeben worden.

Diese Eingriffe entsprachen, wie Hohmann mit Recht betont hat, nicht den anatomisch-physiologischen Vorstellungen. Im übrigen hat Hass später selbst die Sehnenverpflanzung beim Plattfuß aufgegeben und ist zur Arthrodese des Talo-Navicular- und des Cuneo-Naviculargelenkes übergegangen (s. u.).

Der *M. tibialis anterior* wurde nach dem Vorschlag von E. Müller von seiner ursprünglichen Ansatzstelle abgelöst und nach rückwärts an das Naviculare verlagert. Der Gedanke der Sehnenrückverlagerung geht von der Tatsache aus, daß bei einem ausgebildeten Plattfuß der M. tibialis anterior seine gewölbehebende Wirkung verloren hat und daß der M. tibialis anterior nicht, wie man dies öfter hört, am Naviculare, sondern wesentlich weiter vorn am ersten Cuneiforme und darüber hinaus mit seiner Sehnenplatte selbst noch *am 1. Metatarsale ansetzt.* Er übt dadurch auf den Vorfuß beim Plattfuß eine dorsalflektierende Wirkung aus. Die Verlagerung des M. tibialis anterior wurde von Niederecker wieder aufgenommen und zu einem besonderen Operationsverfahren ausgebildet.

NIEDERECKER ist ein begeisterter Anhänger dieses Verfahrens und hat schon vor mehr als einem Jahrzehnt über seine guten Erfolge an einem erstaunlich großen Material von über 150 Fällen berichtet. Die Erfolge wurden von REY auf Grund persönlicher Untersuchungen bestätigt. WEITNAUER berichtete 1959 über die guten Ergebnisse von 133 Patienten mit 222 operierten Füßen.

NIEDERECKER trennt die Sehne des M.tibialis anterior an seinem Ansatz ab, zieht sie oberhalb des Sprunggelenkes aus der Sehnenscheide heraus und führt sie dann erneut subcutan in schräger Richtung zum Naviculare. Die Befestigung der Sehne erfolgt hier *durch einen Knochenkanal am Naviculare.* Die Operation soll vor allem für die lockeren Plattfüße Jugendlicher angezeigt sein. Die Indikationsstellung scheint von NIEDERECKER weit gefaßt zu werden.

Die Verlagerung der Sehne des M.tibialis anterior kann noch leicht mit einer Periostlappenbandplastik über dem Talo-Naviculargelenk verbunden werden (s. Abb. 1084 und 1085, 1087 bis 1090).

γ) Unmittelbare Sehnenverpflanzung

Die Sehne des Peronaeus brevis ist in verschiedener Weise benutzt worden, um die Kraftleistung anderer Sehnen zu verstärken. So verwandte LUDLOFF die Sehne des M.peronaeus brevis zur Verstärkung des M.tibialis posterior und ERLACHER für die des M.flexor hallucis. Der M.flexor hallucis gilt nach BRAUS als plattfußbekämpfender Muskel. ERLACHER glaubte

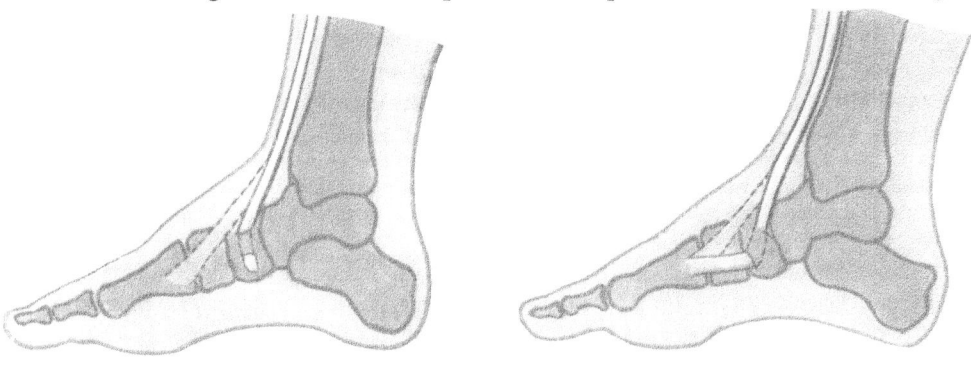

Abb. 1084   Abb. 1085
Abb. 1084 u. 1085. Rückverlagerung des Tibialis anterior nach NIEDERECKER
Abb. 1084. Transplantation des Tibialis anterior. Abb. 1085. Translokation

deshalb ebenso wie HÜBSCHER, der einen Teil des M.tibialis posterior auf den M.flexor hallucis verpflanzte, daß es durch die Verstärkung des M.flexor hallucis gelingen würde, einen Plattfuß zu beseitigen.

Die **Technik** der Operation nach ERLACHER ist einfach. Es wird die abgelöste Sehne des M.peronaeus brevis durch einen Schlitz der Sehne des M.flexor hallucis longus hindurchgeführt und mit ihr vernäht. Die Sehne des M.flexor hallucis longus liegt unmittelbar hinter der des M.peronaeus brevis und ist von dieser nur durch die derbe Fascienschicht des Septum intermusculare getrennt. Wenn man in dieses ein Fenster einschneidet, läßt sich schnell die Sehne des M.peronaeus brevis mit der des M.flexor hallucis longus vereinigen.

ERLACHER hat die Wichtigkeit der richtigen *Verbandstechnik* und *Nachbehandlung* für seine Operation besonders betont. Die Großzehe muß im Gipsverband in Beugestellung gehalten werden, und bereits 5 Tage nach der Operation soll mit aktiven Beugeübungen der Großzehe begonnen werden. Schon nach etwa 2 Wochen wird der geschlossene Gipsverband durch eine dorsale Gipsschiene ersetzt, aber auch hierbei ist darauf zu achten, daß die Großzehe durch einen Heftpflasterzug noch gut in Beugestellung gehalten wird. Bereits 4 Wochen nach der Operation ist das Aufstehen mit gut sitzenden Einlagen gestattet.

Theoretisch ist die Operation von ERLACHER in muskelphysiologischer, funktioneller Hinsicht gut begründet. Der M.peronaeus brevis ist ein plattfußfördernder Muskel, er wird ausgeschaltet. Seine Kraft wird dazu verwandt, um einen Gegenspieler dieses Muskels, den M.flexor hallucis, zu verstärken. Die Wirkung der Operation kann naturgemäß nur beschränkt sein.

Wir sind auf dieses Verfahren näher eingegangen, um zu zeigen, wie man sich bemüht hat, auch durch möglichst kleine Eingriffe lockere, muskelschwache Plattfüße zu behandeln.

Die Auffassung von HOHMANN über die Sehnenoperationen deckt sich mit der unserigen. *Die Eingriffe an den Sehnen allein sind meist unzureichend.* Die Voraussetzung für eine Sehnenverpflanzung ist, daß vorher eine ausreichende Korrektur der Fußfehlform vorgenommen ist. Die Sehnenverpflanzung soll nur eine zusätzliche Operation nach einer anderen Plattfußoperation sein.

b) Bandplastiken

Die Bandplastiken werden ohne und mit Sehnenoperationen ausgeführt, oder sie sind auch nur Teiloperationen in Verbindung mit Eingriffen an den Knochen oder Gelenken.

Die Periostbandplastik von LÖFFLER ist weitgehend bekannt und viel angewandt worden. Auch HOHMANN führte sie eine Zeitlang aus, aber die Ergebnisse der Operation sind doch nicht ganz befriedigend. Der Grund ist darin zu sehen, daß bei der Operation von LÖFFLER der gestielte Periostlappen lediglich zur Verstärkung des inneren Knöchelbandes dient. Dies ist aber für die Behandlung des Plattfußes nicht das Wesentliche. HOHMANN hat unter Verwendung der künstlichen Seidenbänder von FRITZ LANGE ein neues Verfahren zur Festigung der lockeren Fußbänder ausgebildet. Das Verfahren soll für die schlaffen, bänderschwachen Plattfüße angezeigt sein, bei denen die konservative Behandlung versagt hat. HOHMANN ist bestrebt, den Halt des Fußes im Talo-Calcanealgelenk und Talo-Navicolargelenk wieder herzustellen.

α) Technik der Operation nach HOHMANN (s. Abb. 1086)

Schnitt. Von einem bogenförmigen Schnitt, der hinter dem inneren Knöchel beginnt und nach vorn bis über das Talo-Naviculargelenk hinausgeht, wird zunächst die Sehnenscheide des M. tibialis posterior eröffnet. Die Sehne wird mit einem stumpfen Haken nach plantar verzogen, um einen guten Zugang zu dem Sustentaculum tali zu haben. Dieses wird mit einem dünnen Bohrer von plantar dorsalwärts durchbohrt. Anschließend wird der Bohrer nach dorsal-axial durch das Ligamentum calcaneo-tibiale geführt, und es wird in der gleichen Richtung ein Bohrkanal durch den Epicondylus und Condylus tibiae angelegt. *Ein dicker Seidenfaden wird nun vom Sustentaculum tali durch das Band und den Tibia-Condylus hindurchgezogen, um dann anschließend durch einen zweiten Bohrkanal, der parallel zu dem ersten angelegt ist, zum Sustentaculum tali zurückgeführt zu werden.* Die *Verknotung der Seidenfäden* geschieht, während der Rückfuß in starker Supinationsstellung gehalten wird.

Nach Zurückverlagerung der Sehne und nach Verschluß der Sehnenscheide des M. tibialis posterior wird ein *zweites Seidenband zur Festigung des Talo-Naviculargelenkes* angelegt. Ein kräftiger Seidenfaden wird durch den Ansatz der Sehne des M. tibialis posterior und von der plantaren Fläche des Cuneiforme I durch das Gelenkband bis zum Tibia-Condylus geführt. Hier geht es durch einen Bohrkanal hindurch, um dann wieder zum Cuneiforme zurückgeführt und hier verknotet zu werden.

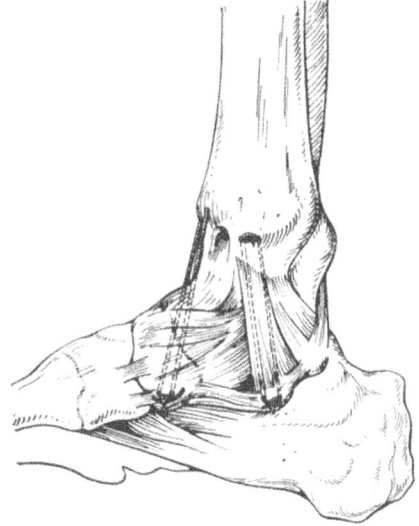

Abb. 1086. Seidenbandplastik bei einem bänderschwachen Plattfuß nach HOHMANN

Eine Ruhigstellung des Fußes unter Supination des Rückfußes ist im Gips für 6 Wochen erforderlich.

Die Nachbehandlung geschieht mit Einlagen und Heftpflasterverband. Nur aktive gymnastische Übungen sind erlaubt. Passive sind verboten, um eine vorzeitige Überdehnung der gerafften Bänder zu verhüten.

HOHMANN empfiehlt sein Verfahren zur Nachprüfung. Selbstverständlich ist das Verfahren nur für ausgewählte Fälle und vor allem bei Bänderschwäche angezeigt.

Ein *kombiniertes Verfahren*, das schon zu den Knochen- und Gelenkoperationen überleitet, ist *das von* SCHEDE. Es wurde angegeben zur Behandlung der schweren schlaffen, rachitischen Plattfüße bei Kindern. Das Ziel der Operation ist die Sicherung des Fußgewölbes an seiner schwächsten Stelle, am Talo-Naviculargelenk.

β) Technik der Operation nach SCHEDE (s. Abb. 1087—1090)

Von einem bogenförmigen **Schnitt** am inneren Fußrand wird die *Sehne des M. tibialis posterior* freigelegt und der vordere aponeurotische Anteil der Sehne, der bis zum 1. Metatarsale reicht, wird *nur so weit abgelöst*, daß noch dünne Periostknochenlamellen des Cuneiforme und des Metatarsale I daran haften bleiben. Ein breiter, meist *distal gestielter Kapsellappen* wird über dem Naviculargelenk gebildet. Das Naviculare, das vielfach seine normale Lage verloren hat, wird wieder richtig auf den Taluskopf aufgesetzt. Dies gelingt in einem Teil der Fälle erst nach teilweiser Durchtrennung der Bandverbindungen, eventuell ist auch noch, um eine gute Fußkorrektur herbeiführen zu können, eine Z-förmige subcutane Tenotomie der Sehne des M. peronaeus brevis an der Außenseite des Fußes erforderlich.

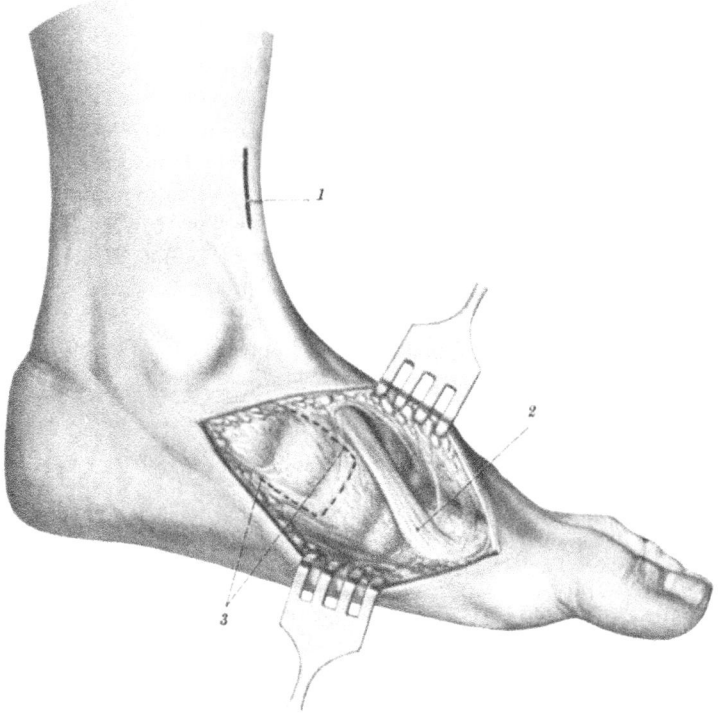

Abb. 1087—1090. Plattfußoperation nach SCHEDE

Abb. 1087. Das Operationsgebiet vom Talus bis zum Metatarsale I mit dem Ansatzgebiet des M. tibialis anterior ist freigelegt.
1 M. tibialis anterior; *2* M. tibialis anterior; *3* Bereich des Periostkapsellappens

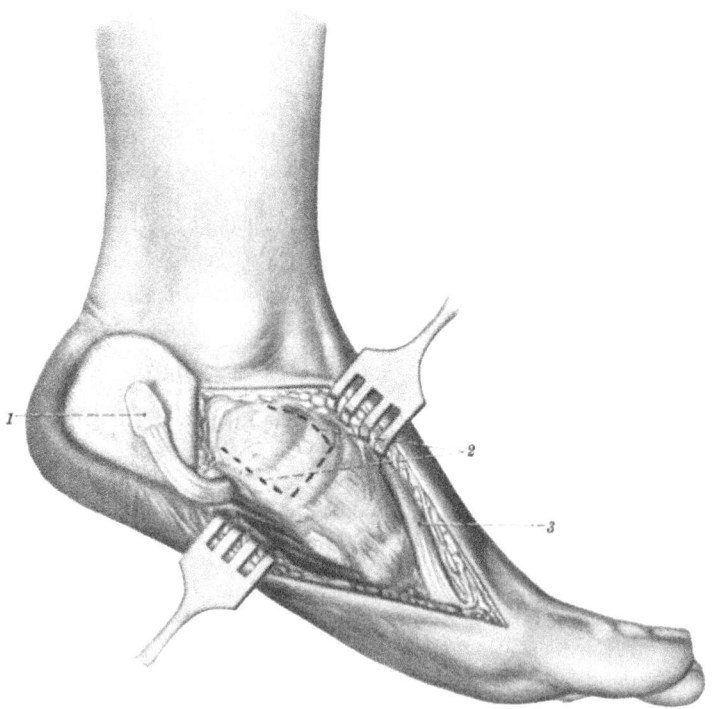

Abb. 1088. Der M. tibialis posterior ist subperiostal abgelöst. *1* Sehne des M. tibialis posterior; *2* Periostkapsellappen; *3* M. tibialis anterior

Die *Knorpelflächen am Naviculare und Taluskopf* werden oberflächlich *entfernt.* Hiernach wird der Kapsellappen unter Spannung wieder vernäht.

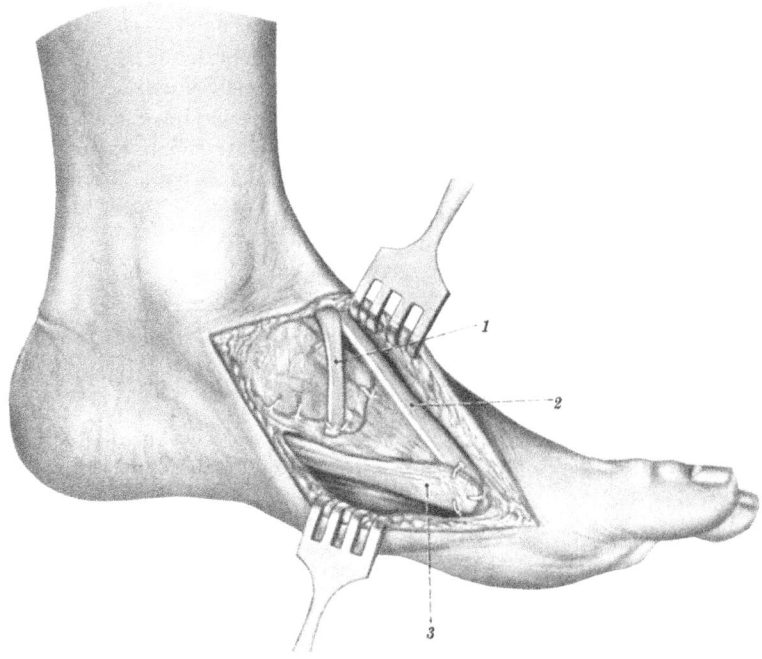

Abb. 1089. Der Periostlappen ist nach Korrektur des Fußes vernäht. Der M. tibialis anterior ist gespalten und der eine Teil nach rückwärts in den Bereich des Naviculare versetzt. Die Endsehne des M. tibialis posterior ist gerafft und erneut vernäht. *1* Sehne des M. tibialis anterior; *2* Sehne des M. tibialis anterior; *3* Sehne des M. tibialis posterior

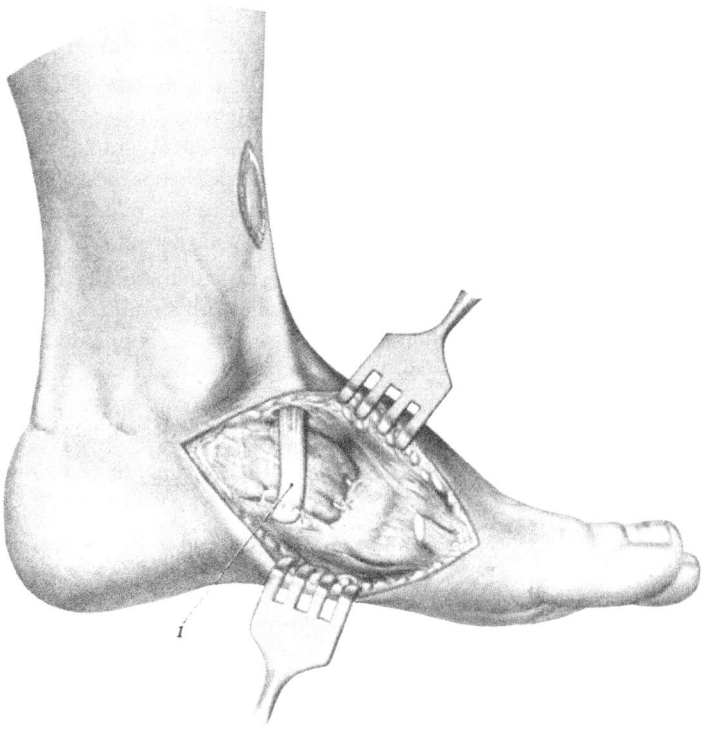

Abb. 1090. Die Sehne des M. tibialis anterior ist im ganzen nach rückwärts versetzt, nachdem sie von einem kleinen Schnitt am Unterschenkel aus ihrer Sehnenscheide herausgezogen und subcutan in einer neuen Verlaufsrichtung zum Naviculare geführt wurde. *1* Sehne des M. tibialis anterior

52*

Den *Abschluß der Operation* bilden *die Muskelverlagerungen* von der noch abzulösenden Sehne des M. tibialis anterior und der schon bei Beginn der Operation teilweise abgelösten Sehne des M. tibialis posterior. Diese Sehne ist durch die Wiederherstellung des Fußgewölbebogens zu lang geworden und wird deshalb mit ihrer Aponeurose nach vorn bis vor den Ansatz der Sehne des M. tibialis anterior versetzt. Die teilweise abgelöste Sehne des M. tibialis anterior wird umgekehrt nach rückwärts verlagert und am Naviculare mit Seidenknopfnähten vernäht.

Man kann natürlich auch die Sehne des M. tibialis anterior im ganzen nach rückwärts verlagern, nur ist sie hierzu von einem kleinen Schnitt am Unterschenkel aus ihrer alten Sehnenscheide herauszuziehen und in neuer Verlaufsrichtung subcutan zum Naviculare hinzuführen.

Wenn eine starke Verkürzung der *Achillessehne* dem Ausgleich des Knicksenkfußes Widerstand leistet, so ist diese zusätzlich Z-förmig zu tenotomieren.

Die **Dauer der Gipsverbandperiode** ist 6—8 Wochen.

Die Schedesche Operation erscheint kompliziert. Sie setzt sich aus *drei Akten* zusammen:

1. der Anfrischung der Gelenkflächen des Naviculare und Talus nach richtiger Einstellung des Naviculare,

2. aus der Kapselbandraffung und

3. aus den beiden teilweisen Sehnenverlagerungen des M. tibialis posterior und anterior.

In praxi sind die einzelnen Eingriffe unschwer nacheinander auszuführen, nur ist große Sorgfalt erforderlich.

SCHEDE betont ausdrücklich, daß für die Operation ein gut korrigierter Fuß die Vorbedingung ist. Wenn die Weichteilhindernisse nicht manuell zu überwinden sind, so sollen diese mit dem Messer beseitigt werden. Hierzu dienen die subcutanen Tenotomien der Sehne des M. peronaeus brevis und die der Achillessehne. Da nur eine temporäre Fixierung des Talo-Naviculargelenkes bezweckt werden soll, ist ängstlich darauf zu achten, daß der Gelenkknorpel des Talo-Naviculargelenkes nur angefrischt und nicht weitgehend entfernt wird.

Die Zeitdauer der temporären Fixierung des Talo-Naviculargelenkes durch die Operation setzt SCHEDE etwa mit $1/2$ Jahr an. Die Sorge, ob nicht doch ein dauernder Schaden durch die Knorpelentfernung am Talo-Naviculargelenk verbleibt, wird auch von HOHMANN geteilt.

SCHEDE ist solchen Einwänden mit Nachdruck entgegengetreten. Nachuntersuchungen an Patienten, bei denen die Operation bereits 6 Jahre zurücklag, hatten eine freie, unbehinderte Beweglichkeit im Talo-Naviculargelenk ergeben, und das Röntgenbild hatte einen normalen Befund gezeigt. Es muß zugegeben werden, daß die Knorpelregeneration im Kindesalter außerordentlich groß ist und daß dadurch die Gefahr einer Dauerversteifung des Talo-Naviculargelenkes oder auch einer vorzeitigen Arthrosis deformans sehr gering ist.

Wir haben die Schedesche Operation in zahlreichen Fällen mit gutem Erfolg ausgeführt. Wir glauben allerdings, daß wir in einem Teil der Fälle unbedenklich auf die Entknorpelung der Gelenkflächen des Talo-Naviculargelenkes verzichten können, ohne dadurch das Operationsergebnis zu beeinträchtigen.

Wenn man den Kapsellappen über dem Talo-Naviculargelenk in Form eines Periostkapsellappens bildet, wird das Gelenk so gut gesichert, daß man sich die zeitweise Verödung des Gelenkes ersparen kann. Man sichert auf diese Weise das Gelenk, ohne Knorpelschädigung befürchten zu müssen.

B. Knochenoperationen

Ebenso wie bei den Muskel- und Sehnenverpflanzungen sind auch für die Knochenoperationen eine Vielzahl von Verfahren angegeben worden.

Die *Angriffspunkte* für die Operationen werden recht verschieden gewählt. Die alte Trendelenburg-Hahnsche Operation griff als supramalleoläre Osteotomie sogar oberhalb des Sprunggelenkes an. Es war mit dieser Operation, die ursprünglich allerdings für die Behandlung schlecht verheilter Knöchelbrüche angegeben war, nur eine Stellungsänderung des Gesamtfußes ohne Korrektur der eigentlichen Fußdeformität möglich.

Der *Calcaneus* war der Angriffspunkt bei der Gleichschen Operation. Sie bestand darin, daß nach der Tenotomie der Achillessehne der Processus posterior calcanei schräg durchmeißelt und nach plantar vorn verschoben wurde.

Diese Operation wurde von HOHMANN und MAU modifiziert. MAU hat das untere Bruchstück des Calcaneus nach medial verschoben. HOHMANN hat eine Zeitlang eine quere Osteotomie des Calcaneus ausgeführt. Der Sinn der Osteotomien am Calcaneus war durch die Aufrichtung und Formänderung des Calcaneus den hinteren Stützpunkt des Fußes wieder zu bilden.

Das Urteil von HOHMANN über diese Operation ist: die Erfolge sind hinter den Erwartungen zurückgeblieben. Wir haben sie nicht angewandt.

Der *Mittelfuß* war für die Plattfußoperationen ein beliebter Angriffspunkt. Die Keilosteotomien aus dem Mittelfuß in ihren verschiedenen Variationen wurden ausgebildet.

So war die trapezförmige Osteotomie an Talus und Naviculare von CAUCHOIX angegeben. Die bekannteste Form der Keilosteotomie aus dem Mittelfuß war die Operation von PERTHES, die lange Zeit viel

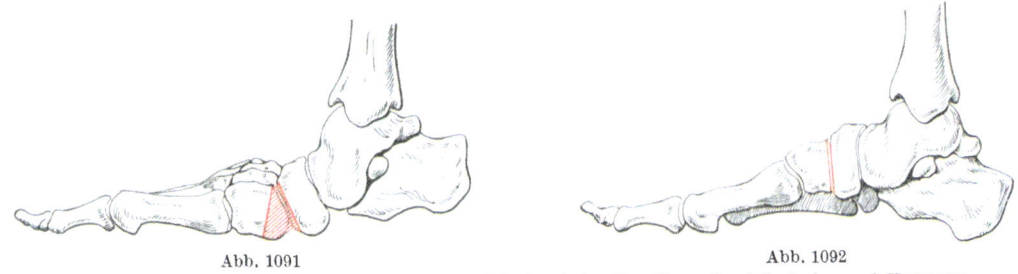

Abb. 1091   Abb. 1092

Abb. 1091 u. 1092. Keilförmige Osteotomie in dem Gelenk zwischen Cuneiforme I und Naviculare nach HOHMANN

Abb. 1091. Rot schraffiert = der zu entfernende Knochenkeil. Abb. 1092. Die Korrektur des Plattfußes ist unter gutem Aneinanderlegen der resezierten Flächen von Cuneiforme und Naviculare möglich

geübt wurde. Es wird bei dieser Operation ein Keil aus dem Naviculare unter Schonung der Gelenkflächen herausgenommen und auf der Außenseite in einem Osteotomiespalt dicht vor dem Calcaneo-Cuboidgelenk wieder eingesetzt (s. o.).

Die Fußform ließ sich durch diese Operation meist schön gestalten, das Längsgewölbe wurde wieder hergestellt und die Abduktionsstellung des Vorfußes wurde endgültig beseitigt. Aber die Funktion war bei alten, knöchern deformierten Plattfüßen meist schlecht (s. o.).

Auch die *Entfernung des Naviculare* ist bei schwer veränderten Füßen empfohlen worden (GOLDING, BIRD und DAVY). Wohl fügen sich die Gelenkflächen des Talus und des Cuneiforme nach der Entfernung des Naviculare relativ gut ineinander. Die funktionellen Ergebnisse auch dieser Operation sind schlecht. Wenn es sich schon um einen so schwer deformierten Plattfuß handelt, daß zu seiner Korrektur die Entfernung des Naviculare erforderlich ist, dann soll man lieber gleich anschließend die Arthrodese der „neuen" Gelenkverbindung machen (s. u.).

Eine Sonderform der Osteotomie am Mittelfuß ist die *Talushalsosteotomie*, die auf STOKES zurückgeht. Die Osteotomie war ursprünglich keilförmig mit einer Basis nach unten angegeben. Dann wurde empfohlen, die Basis des Keiles nach oben zu legen, und schließlich ging man auch dazu über, die Osteotomie bogenförmig zu gestalten. Die Talushalsosteotomie hat für bestimmte Plattfußformen (s. u.) ihre Berechtigung. Anhänger dieser Operation sind unter anderem HOHMANN, NIEDERECKER, P. PITZEN und auch wir.

Eine weitere *Sonderform* der *Keilosteotomie* ist die im Gelenk *zwischen dem Cuneiforme I und dem Naviculare* (s. Abb. 1091 und 1092). Sie ist von HOHMANN angegeben. Sie deckt sich in ihrem Gedankengang und ihrer Indikation fast ganz mit der Hokeschen Operation (s. u.).

Die Gelenkverbindung zwischen dem Naviculare und Cuneiforme I wurde als Angriffspunkt für die Operation gewählt, weil das Röntgenbild bei bestimmten Plattfußformen eine deutliche sattelförmige Eindellung an dieser Stelle zeigt. Der erste Strahl ist von diesem Gelenk an nach dorsal aufgebogen. *Die dorsale und supinatorische Aufbiegung wird durch die keilförmige Osteotomie, ebenso wie durch die Arthrodese* nach HOKE *beseitigt* und gleichzeitig wird das ganze Längsgewölbe wieder gehoben.

Den *Abschluß in der Entwicklung der verschiedenen Osteotomieverfahren* bildet die Operation der multiplen Osteotomien unter Schonung der Gelenkflächen nach HACKENBROCH bei schwerst deformierten Plattfüßen und die Lexersche Operation.

Technik der Operation nach Lexer

Die Fehlstellung des Rückfußes wird als erstes durch eine *knöchelbruchartige Osteotomie der Fibula* und *durch eine Abmeißelung des inneren Knöchels* an der Tibia ausgeglichen. Gleichzeitig wird der Ansatz der Achillessehne nach medial verlagert. Die Befestigung des inneren Knöchels zusammen mit dem daranhängenden Ligamentum deltoideum erfolgt vor seinem ursprünglichen Ansatz.

Als zweites wird die Korrektur des *Mittelfußes* vorgenommen. Sie geschieht durch eine bogenförmige Osteotomie am Talushals, gleichzeitig wird die Sehne des M. tibialis posterior gerafft.

Der dritte Akt und Schluß der Operation ist die *Aufrichtung des Calcaneus.* Sie wird durch eine unvollständige Osteotomie des Tuber calcanei angestrebt. In den Spalt, der so gebildet wird, wird ein etwa 1 cm dicker Knochenkeil, der aus dem Schienbein entnommen ist, eingetrieben.

Es ist verständlich, daß die Lexersche Operation eine *lange Gipsfixierung* verlangt, und daß es recht lange dauert, bis die Patienten nach dem großen komplizierten Eingriff wieder eine befriedigende Gehleistung bekommen.

Namentlich die Lexersche Operation demonstriert eindrucksvoll, wie man sich lange Zeit bei der Ausbildung der Plattfußoperationen überwiegend von formal-genetischen Gesichtspunkten hat leiten lassen. Man glaubte, daß nur über den Umweg der Wiederherstellung möglichst guter anatomischer Formen eine Besserung der Funktionsleistung des Fußes erreichbar wäre. Man scheute sich namentlich in Deutschland lange Zeit davor, den schwer veränderten, deformierten Plattfuß als etwas Gegebenes hinzunehmen und die Verbesserung der funktionellen Leistung des Gesamtfußes lediglich durch Verödung der schmerzhaft veränderten Gelenke anzustreben (s. u.).

C. Die Gelenkoperationen

Das Behandlungsziel für die Operation der schweren und schwersten Fußfehlformen ist nicht die Schaffung einer schönen Fußform, sondern in erster Linie die Schmerzbeseitigung. Da die Ursache der Schmerzen eine Arthrosis deformans ist, kommt man am sichersten zum Ziel, wenn das oder die schwer veränderten Gelenke verödet werden. Das Gelenk, in dem beim Plattfuß *zuerst eine Arthrosis deformans* sich entwickelt, ist das *hintere untere Sprunggelenk, das Talo-Calcanealgelenk.* Die Kranken geben den typischen Schmerzsitz an der Innen- und Außenseite des Knöchels an. Das Röntgenbild zeigt regelmäßig die deformierenden Veränderungen an dem Gelenk, und man findet bei den Operationen schon bei Jugendlichen dieses Gelenk oft schwer verändert. Ein Erguß ist vorhanden, die Kapsel ist verdickt, Randwülste haben sich gebildet und Knorpeldefekte sind erkennbar. Ein so schwer verändertes Gelenk wird durch keine noch so schöne unblutige oder blutige Umformung des Fußes wieder für die Dauer gut funktionsfähig. Es ist deshalb das einzig richtige, ein solches Gelenk zu versteifen.

Bei älteren Kranken in den Zwanziger- und Dreißigerjahren mit schweren knöchern deformierten Plattfüßen sitzen außerdem beträchtliche *Veränderungen im Talo-Naviculargelenk.* Man ist deshalb dazu übergegangen, auch dieses Gelenk operativ zu versteifen und selbst noch eine Versteifung des Calcaneo-Cuboidgelenkes hinzuzunehmen.

Der Gedanke, beim Plattfuß ein schwer deformiertes Gelenk durch eine Arthrodese auszuschalten, ist alt. Ogston gab schon 1884 die operative Versteifung des Talo-Naviculargelenkes an. Die gleichzeitige Arthrodese im Calcaneo-Cuboidgelenk, also die Versteifung des gesamten Chopartschen Gelenkes, hat Magnoni empfohlen.

Die *Versteifungsoperationen* beim Plattfuß wurden in den letzten 30 Jahren *systematisch ausgebildet.*

Es haben sich darum besonders Ducroquet und Launay verdient gemacht. Man bezeichnet in Frankreich die Arthrodese beim Plattfuß direkt als *Operation* von Ducroquet-Launay.

Die ausländischen Orthopäden waren auf diesem Gebiet den Deutschen vorangegangen. Dies mußten wir feststellen, als wir vor etwa 30 Jahren die ersten Arthrodesen bei schweren Plattfüßen ausgeführt hatten. Wir fanden Berichte über Erfahrungen mit dieser Operation fast nur in der ausländischen Literatur. Die Mitteilungen lauteten überwiegend günstig (Allenbach, Meyerding, Ryerson u. a.). Die Arthrodese im Mittelfuß (arthrodèse medio-tarsienne) und die Arthrodese im Talo-Calcanealgelenk (arthrodèse sous-astragalienne) wurde von namhaften französischen Orthopäden schon damals als die Operation der Wahl für Plattfüße mit einer schweren Arthrosis deformans bezeichnet (Ducroquet, Ombrédanne, Trèves).

DELCHEFF und SOEUR vertraten den gleichen Standpunkt auf dem belgischen Chirurgenkongreß 1936. — In Österreich und Deutschland ist die doppelte Arthrodese von SPITZY und WEIL frühzeitig aufgenommen worden. Auch HOHMANN wurde ein Anhänger der Arthrodese für die Behandlung schwer deformierter Plattfüße.

Wir waren frühzeitig davon überzeugt, daß die *Arthrodese die einzig richtige Behandlung für die schwer deformierten Plattfüße* ist.

Man kann *nur verschiedener Meinung* darüber sein, ob es wirklich nötig ist, regelmäßig außer der Arthrodese des Talo-Calcanealgelenkes auch noch die Arthrodese im Chopartschen Gelenk hinzuzunehmen. Wir können auf Grund unserer Erfahrungen sagen, daß bei Plattfußpatienten etwa bis Anfang der Zwanzigerjahre, von den schwersten Fällen abgesehen, allein die Arthrodese im hinteren unteren Sprunggelenk genügt. Sie reicht auch in den Fällen aus, bei denen bei Jugendlichen schon eine Arthrosis deformans im Talo-Navicnlargelenk sich entwickelt hat. Wir haben auf den Röntgenbildern verfolgen können, daß diese deformierenden Veränderungen nach der Verbesserung der statischen Verhältnisse sich spontan wieder zurückbildeten. Wenn man die Arthrodese lediglich auf das hintere untere Sprunggelenk beschränken kann, ist der Eingriff wesentlich kleiner, als wenn man noch die Arthrodese im Chopartschen Gelenk hinzunimmt. Außerdem ist es für die Jugendlichen nicht gleichgültig, ob sie die Beweglichkeit im Mittelfuß behalten oder nicht. Das Entscheidende ist und bleibt freilich, daß Schmerzfreiheit erreicht wird.

Man hat gegen die Arthrodese im Talo-Calcanealgelenk den *Einwand* erhoben, daß dadurch ähnliche Verhältnisse wie beim Fersenbeinbruch gesetzt würden. Dies trifft in keiner Weise zu. Bekanntlich entsteht nach einem schweren Fersenbeinbruch ein traumatischer schmerzhafter Plattfuß. Durch eine Arthrodese im Talo-Calcanealgelenk wird der Plattfuß, der schon vorher bestanden hatte, durch die Operation verringert, und der Calcaneus verliert nicht, wie bei einem Stauchungsbruch des Fersenbeines, wesentlich an Höhe. Das wichtigste ist, daß die Schmerzursache, die Arthrosis deformans, durch die Operation beseitigt wird, während durch einen schlecht verheilten Fersenbeinbruch erst sekundär eine Arthrosis deformans entsteht. Seine beste Behandlung ist, wie wir heute wissen, auch wieder die Arthrodese. Sie ist allerdings nicht wie beim Plattfuß eine Anfrischungs-, sondern eine Bolzungsarthrodese.

Auch wir sind bei schweren knöchern versteiften Plattfüßen, bei denen schon die Beweglichkeit im Chopart-Gelenk mehr oder weniger aufgehoben ist, der Auffassung, daß die *doppelte Arthrodese im Chopart-Gelenk und im Talo-Calcanealgelenk unbedingt angezeigt ist.*

D. Die typischen Operationen bei den verschiedenen Plattfußformen

Es erscheint gewagt, heute bereits für die verschiedenen Plattfußformen sich auf eine bestimmte Operationsart festzulegen. **Der Erfolg der operativen Plattfußbehandlung hängt entscheidend davon ab, daß für jede Plattfußform die richtige Operation angewandt wird.** Es ist unmöglich, bei einem lockeren, bänderschwachen Plattfuß im Kindesalter oder bei Jugendlichen die gleiche Operation wie bei den schmerzhaften Plattfüßen der Erwachsenen vornehmen zu wollen. Es ist unbedingt an der Zeit, eine systematische Ordnung in die Vielzahl der Plattfußoperationen zu bringen, um endlich die Operationen, die sich nicht bewährt haben, aufzugeben und fallenzulassen und sich auf die Operationen zu beschränken, die erfahrungsgemäß die besten Erfolge geben.

a) Operation des angeborenen Plattfußes

Es ist selbstverständlich, daß ebenso wie beim angeborenen Klumpfuß der angeborene Plattfuß einer möglichst frühzeitigen Behandlung bedarf. Die unblutige Umformung soll in den ersten Lebensmonaten vorgenommen werden, und die Behandlung soll im wesentlichen abgeschlossen sein, wenn die Kinder mit Gehen und Stehen anfangen. Vielfach wird der Zeitpunkt der Frühbehandlung des angeborenen Plattfußes versäumt, oder es wird durch die unblutige Behandlung nur ein Teilerfolg erreicht. Die Folge davon ist, daß der Plattfuß später operativ angegangen werden muß.

HOHMANN hat vor allem darauf hingewiesen, daß schon bei der Behandlung des angeborenen Plattfußes im 1. Lebensjahr mit der unblutigen Umformung allein nicht auszukommen ist und daß eine Verlängerung der Achillessehne in Verbindung mit einer Durchtrennung der Gelenkkapselverbindung zwischen der Tibia, dem Talus und dem Calcaneus unerläßlich ist, weil es nur auf diese Weise möglich ist, das verkantete Fersenbein herunterzuholen. Dies geschieht am besten mit einem Einzinkerhaken. Während das Fersenbein heruntergeholt wird, wird gleichzeitig von unten medial her ein Druck gegen den plantar gerichteten Taluskopf ausgeübt.

HOHMANN empfiehlt nach etwa 8 Tagen den Gipsverband zu wechseln und durch eine Röntgenkontrolle sich von der Stellung und Lage der Fußwurzelknochen gegeneinander zu unterrichten.

Die operative Behandlung des angeborenen Plattfußes in den ersten Lebensjahren ist von HOHMANN ausgebaut worden.

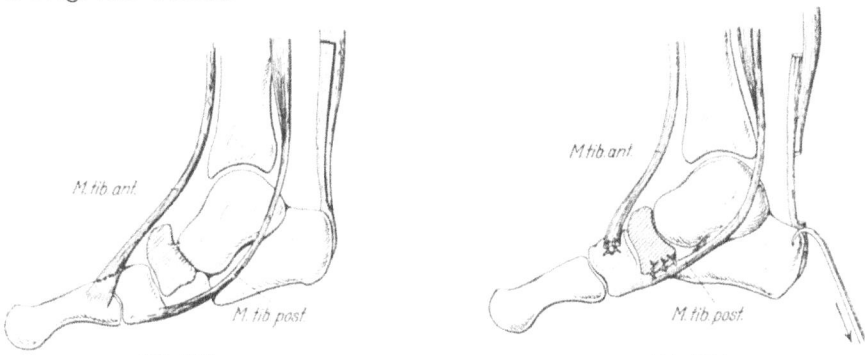

Abb. 1093   Abb. 1094
Abb. 1093 u. 1094. Operation des angeborenen Plattfußes nach HOHMANN
Abb. 1093. Schematische Darstellung der pathologischen Verhältnisse. Abb. 1094. Nach der Achillotenotomie ist der Calcaneus mit einem Einzinkerhaken aufgerichtet. Hierdurch ist die Achsenrichtung des Talus mehr waagerecht geworden. Das subluxierte Naviculare ist plantarwärts verschoben, auf den Taluskopf richtig aufgesetzt und mit der Endsehne des M. tibialis posterior vernäht. Der Ansatz des M. tibialis anterior ist vom Metatarsale I zum Cuneiforme I zurückverlagert worden

Technik der Operation des angeborenen Plattfußes nach HOHMANN (s. Abb. 1093 und 1094)

Schnitt. Es wird von einem bogenförmigen Schnitt der innere Rand des Fußes freigelegt. Der Ansatz der Sehne des M. tibialis anterior wird vom Cuneiforme I abgeschoben, und man läßt den Sehnenansatz nach rückwärts rutschen. Das *Naviculare* muß *aus seinen straffen Bandverbindungen*, die es in der falschen Lage zum Taluskopf fixieren, *gelöst werden*. Das beweglich gemachte Naviculare wird an der richtigen Stelle zum Taluskopf aufgesetzt und in dieser Stellung mit einer Seidennaht fixiert, die gleichzeitig durch die Sehne des M. tibialis posterior hindurchgeht. Gleichzeitig wird der Tibialis anterior zurückverlagert.

Wir gehen im Prinzip in der gleichen Weise wie HOHMANN vor und können die guten Erfahrungen HOHMANNs mit dieser Operation bestätigen.

Wenn die Kinder erst älter geworden sind, kommt man mit den Weichteiloperationen nicht mehr aus. Man muß Knochenoperationen, so insbesondere die Osteotomie am Talushals, zur Plattfußkorrektur hinzunehmen.

b) Die Operationen für den muskel- und bänderschlaffen Plattfuß des Kindes und des Jugendlichen

Wenn durch eine ein- oder gar mehrjährige konservative Behandlung keine wesentliche Besserung eines schweren Plattfußes erreicht wird, ist die Indikation zur Operation gegeben. Mit unblutigen ,,operativen" Maßnahmen ist bei den kindlichen lockeren, rachitischen Plattfüßen nichts zu wollen, da es bei ihnen nichts zu redressieren gibt (SCHEDE). Man soll die Frühoperation ausführen, weil man den Entwicklungsgang der nicht geheilten kindlichen Plattfüße so gut kennt. Sie führen in späteren Jahren sicher zu Schmerzen und werden schwer knöchern deformiert. Die Operationsaussichten sind in der Kindheit bei den lockeren Plattfüßen besser als später in der Adoleszenz bei den knöchern deformierten!

Als Operation kommt bei den lockeren Plattfüßen im Kindesalter, die *noch keine knöchernen Formveränderungen* erkennen lassen, in erster Linie die Operation von SCHEDE in Betracht. Sie ist so gut, daß sie eine verbreitete Anwendung verdient.

Wenn das Röntgenbild bereits eine deutliche *Eindellung im Bereich des Gelenkes zwischen dem Cuneiforme I und dem Naviculare zeigt*, so sind folgende Operationen angezeigt:

1. Die keilförmige Osteotomie im Cuneo-Naviculargelenk nach HOHMANN.

2. Die Operation nach HOKE.

Wir haben seit Jahren die Operation von HOKE aufgenommen und können die guten Erfahrungen bestätigen, über die HOKE schon 1931 bei seiner Operation berichtet hat.

Bei der Operation von HOKE wird ebenso wie bei der von HOHMANN am Cuneo-Naviculargelenk angegriffen, um die dorsale Aufbiegung des ersten Strahles mit der sattelförmigen Eindellung im Bereich dieses Gelenkes zu beseitigen.

Die Operation besteht aus folgenden Teilen:

Aus der plastischen Z-förmigen Tenotomie der Achillessehne (nur in einem Teil der Fälle, bei starker Verkürzung der Achillessehne, auszuführen), aus der Verriegelungsarthrodese des Gelenkes zwischen dem Naviculare und dem Cuneiforme I nach Korrektur der Fußform und in einer minutiösen Gipstechnik zur Vollendung und Erhaltung der Fußkorrektur.

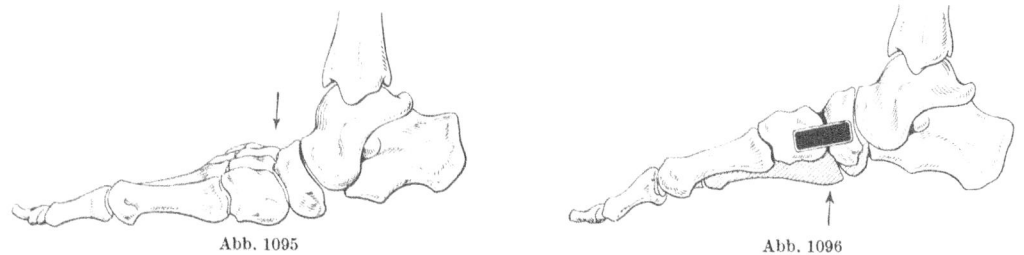

Abb. 1095   Abb. 1096

Abb. 1095 u. 1096. Hokesche Operation beim Plattfuß

Abb. 1095. Verhältnisse bei einem lockeren Plattfuß, der für die Hokesche Operation geeignet ist. Sattelförmige Eindellung im Bereich der Gelenkverbindung zum Cuneiforme I und Naviculare. Abb. 1096. Nach Korrektur des Plattfußes Einfügen eines quergestellten Knochenspanes zur Fixierung von Cuneiforme und Naviculare in der neuen Stellung

Technik der Operation nach HOKE (s. Abb. 1095 und 1096)

Z-förmige plastische Verlängerung der Achillessehne in typischer Weise.

Schnitt an der Innenseite des Fußes zur Freilegung des Gelenkes zwischen dem Naviculare und dem Cuneiforme I. Die Gelenkkapsel wird gespalten, und das Gelenk wird unter Herausnahme eines keilförmigen Knochenstückes mit plantarer Basis entknorpelt. Nach Ausgleich der Fehlstellung des ersten Strahles wird in der korrigierten Stellung quer zur Achse des Gelenkes eine *Nute im Naviculare und Cuneiforme I* angelegt. Ein *knöcherner Sperriegel wird hier eingesetzt*, der aus dem Schienbein entnommen ist.

Wenn die Operation an beiden Füßen gleichzeitig gemacht wird, wird selbstverständlich der Knochenspan nur aus der Tibia der *einen* Seite entnommen. Der Knochenspan wird mit dem Vorschlagstück so fest eingetrieben, daß er wirklich „verrammt" sitzt. Die beiden Knochen müssen gut in einander fixiert sein.

Vollendung der Fußkorrektur durch den *Gipsverband*. Zuerst wird lediglich ein Modellfußgips wie zu einem Einlagenabguß angelegt. Das Fersenbein steht in leichter Varusstellung, das Längsgewölbe ist gehoben und der Vorfuß ist leicht proniert.

HOKE hat empfohlen für den eigentlichen Fußgips keine Gipsbinde, sondern lediglich eine Gipslongette zu nehmen. Sie reicht nur bis zu den Knöcheln, wird seitlich eingeschnitten und mit einer Mullbinde angewickelt. Der Fußgips wird in leichter Spitzfußstellung angelegt. Erst wenn der Gips erstarrt und fest geworden ist, wird der Fuß in eine leicht dorsalflektierte Stellung übergeführt und in dieser Stellung mit dem Unterschenkel in typischer Weise verbunden.

Nachbehandlung. Nach 4 Wochen Ersatz des Operationsgipses durch einen ungepolsterten Gips als Gehgips. Dauer der Gipsfixierung 3—4 Monate, anschließend Fußstützverband.

Aktive gymnastische Übungen und gute Randeinlagen.

Die Erfolge der Hokeschen Operation sind gut. Trotzdem scheint es, um weitere Verbesserungen der Behandlungsresultate zu erzielen, bei muskelschwachen Füßen zweckmäßig, die Rückwärtsverlagerung des M. tibialis anterior zu der Verriegelungsarthrodese im Gelenk zwischen dem Cuneiforme I und dem Naviculare hinzunehmen (s. o.). Die Wirkung der doppelten Operation ist zweifach: die supinatorische Kontraktur des Vorfußes wird durch die Hokesche Operation beseitigt, und die Zugrichtung des M. tibialis anterior wird durch eine Rückwärtsverlagerung zur Hebung des Längsgewölbes verbessert.

c) Der Plattfuß bei Jugendlichen mit knöchernen Verbildungen, aber ohne ausgesprochene Gelenkversteifungen

Bei diesen Plattfußformen kommt man nicht mehr mit Weichteiloperationen aus. Die knöcherne Deformierung muß selbst angegriffen werden. Die Operation hierfür ist die *Talushalsosteotomie, die mit Sehnenoperationen* (Rückverlagerung des M. tibialis anterior und offene Tenotomie der Peronaealsehnen) oder auch mit der subtalaren Arthrodese verbunden wird.

Technik der Talushalsosteotomie (s. Abb. 1097)

Schnitt an der Innenseite des Fußes beginnend, dicht vor dem inneren Knöchel und über den vorspringenden Taluskopf nach vorn verlaufend.

Freilegung der derben Sprunggelenkkapsel, die oberhalb des Verlaufes der Sehne des M. tibialis posterior eröffnet wird. Um den Taluskopf und Talushals gut zugänglich zu machen, wird die *Gelenkkapsel fußrückenwärts abpräpariert, bis der Talushals ganz freiliegt.* Dann wird eine Kocher-Sonde um den Talushals von oben herumgeführt. *Der Talushals wird mit einem Hohlmeißel parallel zu der Gelenkfläche des Naviculare durchmeißelt,* unter Herausnahme einer etwa $^1/_2$—1 cm breiten Scheibe. Hiernach wird der Taluskopf fest auf den Hals aufgesetzt, während gleichzeitig der Fuß gut korrigiert gehalten wird. — Feste Periostkapsellappennaht.

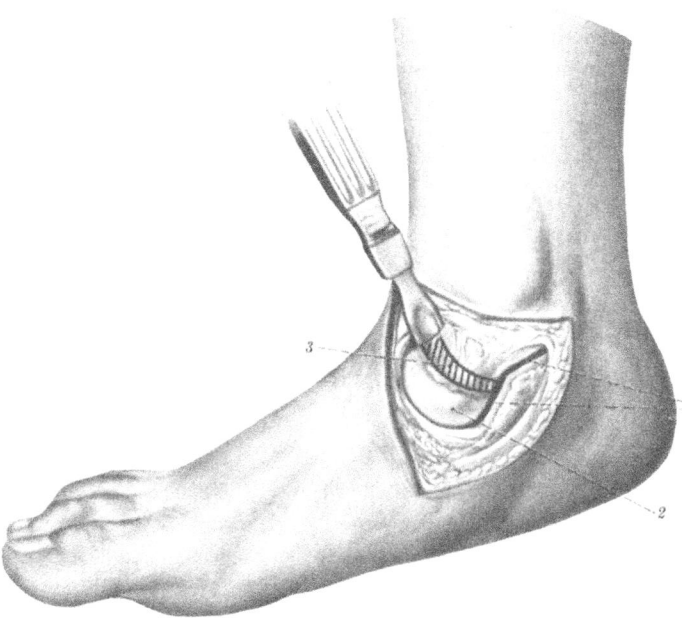

Ruhigstellung. Der Gipsverband wird in gut korrigierter Stellung in leichter Varusstellung des Rückfußes und bei gut gehobenem Längsgewölbe mit leicht proniertem Vorfuß angelegt. Der erste Verband bleibt

Abb. 1097. Technik der Talushalsosteotomie, die meist in Verbindung mit der Arthrodese im Talo-Calcanealgelenk gemacht wird. *1* Gelenkspalt des Talo-Calcanealgelenkes; *2* Taluskopf; *3* der zu entfernende Knochenkeil (schraffiert gezeichnet)

2 Wochen liegen, dann wird nach Röntgenkontrolle ein neuer ungepolsterter Verband für 6 Wochen angelegt. In diesem Verband wird 4 Wochen nach der Operation das Aufstehen gestattet.

Die Gesamtdauer der Gipsverbandperiode ist 4 Monate.

Die Nachbehandlung erfordert Randeinlagen und orthopädische Schuhe.

Bei der Freilegung des Talushalses darf nicht unnötig viel Periost mit der Gelenkkapsel abgelöst werden, um keine Ernährungsstörung des Taluskopfes zu bekommen. Wir haben bisher nie eine derartige Komplikation gesehen, sie ist aber beobachtet. Um das Auftreten einer solchen Störung zu vermeiden, muß der *Taluskopf auf den Talushals ideal aufgepaßt* werden. Die Knochenstücke müssen so aufeinander sitzen, daß man auf den Röntgenbildern nach der Operation kaum die Stelle der Osteotomie sieht. Selbstverständlich ist der Fuß *genügend lange zu fixieren.*

Die Talushalsosteotomie kann auch *zusätzlich zur Arthrodese* des Talo-Calcanealgelenkes bei schweren Plattfüßen Jugendlicher angezeigt sein. Die Fußform läßt sich dadurch weiter verbessern.

d) Schmerzhaft versteifter Plattfuß mit sekundärer Arthrosis deformans

Nur eine Operation ist für diese Füße angezeigt: die Arthrodese. Es ist lediglich von Fall zu Fall zu entscheiden, ob allein die Arthrodese im Talo-Calcanealgelenk genügt, mit der eventuell bei Jugendlichen (s. o.) noch eine Talushalsosteotomie verbunden wird, oder ob die doppelte Arthrodese im gesamten unteren Sprunggelenk, dem Chopartschen und dem Talo-Calcanealgelenk notwendig ist. Der Entscheid hängt von dem Sitz und dem Ausmaß der röntgenologisch erkennbaren osteoarthrotischen Veränderungen und von dem Alter des Plattfußträgers ab. In *jüngeren Jahren*, etwa bis zur Mitte der Zwanziger kommt man *meist allein mit der Arthrodese des Talo-Calcanealgelenkes* aus. Man kann damit rechnen, daß durch die Umstellung des Fußes nach der subtalaren Arthrodese ein günstiger Einfluß auf eventuell schon vorhandene deformierende Veränderungen im Chopartschen Gelenk eintritt (s. o.). Von der zweiten Hälfte des 3. Jahrzehnts ab ist mit solchen Vorgängen nicht mehr zu rechnen, und es ist, wenn wesentlich deformierende Veränderungen im Talo-Navicualargelenk sitzen, die *doppelte Arthrodese notwendig. Sie macht den schmerzhaften steifen Fuß schmerzfrei.*

α) Technik der Arthrodese des Talo-Calcanealgelenkes (s. Abb. 1098—1101)

Schnitt I *zur Eröffnung des Talo-Calcanealgelenkes von außen.* Der Schnitt verläuft an der Fußaußenseite vom äußeren Knöchel nach vorn bis zur Tuberositas metatarsalis V.

Die *Peronaealsehnen*, die straff gespannt über den Gelenkspalt hinziehen, werden freigelegt. Nach Eröffnung der Sehnenscheide wird der M. peronaeus brevis an seiner Ansatzstelle mit einer Knochenlamelle abgelöst.

Ein Seidenfaden wird an das freie Sehnenende angehangen, und die Sehne wird nach oben herumgeschlagen, nachdem die Haut mit weißer Gaze bedeckt ist. Sodann Z-förmige Durchschneidung der Sehne des M. peronaeus longus, Anhängen von dünner Seide an die beiden freien Sehnenenden und Zurückschlagen der Sehnenenden nach oben und unten.

Jetzt erfolgt die *Eröffnung des Talo-Calcanealgelenkes.* Etwas Erguß quillt heraus, und deutliche Randwulstbildungen sind sichtbar. Die Knorpelfläche ist an einzelnen Stellen defekt, und der Knochen liegt frei. Um das hintere Ende des Gelenkes wird eine kleine Kocher-Sonde herumgeführt, und mit der *Entknorpelung der Gelenkflächen* mittels eines flachen Hohlmeißels wird begonnen. Um einen guten Einblick in die Tiefe des Gelenkes zu haben, wird das Gelenk mit Hilfe des Fersengriffes durch den Assistenten weit zum Klaffen gebracht (s. Abb. 1045). Dabei wird der restliche Gelenkknorpel, soweit dies von außen her möglich ist, entfernt.

Schnitt II *zur Eröffnung des Talo-Calcanealgelenkes von innen.* Der Schnitt verläuft vom inneren Knöchel nach vorn bis zu dem vorspringenden Taluskopf. Die Sehne des M. tibialis posterior wird zuerst freigelegt. Sie dient als *Richtschnur* dafür, daß man sich immer in einer gewissen Entfernung von der A. tibialis hält, und wird mit einem stumpfen Haken plantarwärts gehalten. Das *Gelenk* wird *eröffnet.* Zunächst wird das Sustentaculum tali sichtbar, das mit einem Meißelschlag abgetragen wird. Dann wird vorsichtig das Gelenk nach hinten freigelegt. Eine Kocher-Sonde wird herumgeführt, und die restliche Entknorpelung der Gelenkflächen des Talo-Calcanealgelenkes erfolgt. Hiernach läßt sich leicht eine gute Korrektur des Calcaneus vornehmen.

Bevor die Wunden geschlossen werden, überzeugt man sich sorgfältig davon, daß die *Knochenflächen von Fersenbein und Sprungbein* eng aneinanderliegen. Es ist zweckmäßig, die Knochenflächen noch mit leichten schrägen Meißelschlägen anzurauhen.

Wenn gleichzeitig eine Talushalsosteotomie oder eine Arthrodese im Talo-Navicualargelenk vorgenommen wird, kann der Knochen, der hierbei frei wird, von außen her in den Zwischenraum zwischen dem Talus und dem Calcaneus eingefügt werden. Die Verknöcherung geht dadurch schneller vor sich.

Zum *Abschluß der Operation* wird die Gelenkkapsel innen und außen gut vernäht, und die abgelösten bzw. durchtrennten Peronaealsehnen werden wieder befestigt. Die Sehne des M. peronaeus brevis wird subperiostal vernäht. Die beiden Sehnenenden des M. peronaeus longus werden End zu End miteinander vereinigt, und die Sehnenscheide wird wieder darüber verschlossen.

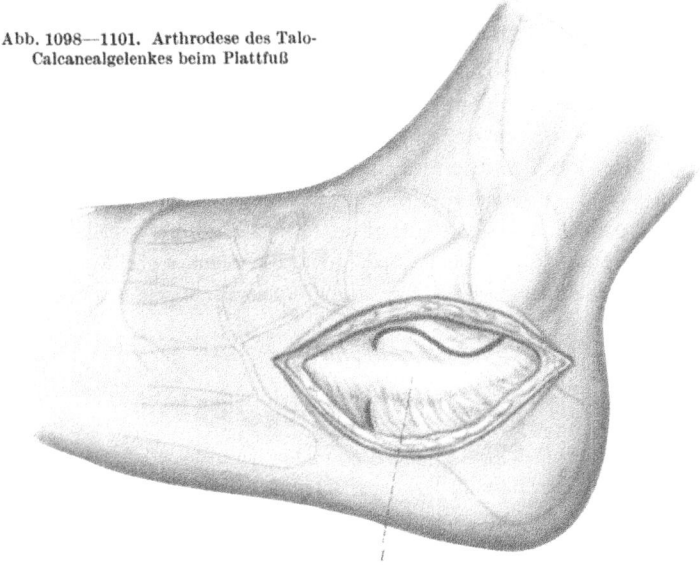

Abb. 1098—1101. Arthrodese des Talo-
Calcanealgelenkes beim Plattfuß

**β) Technik der Arthrodese
des Talo-Navicular- und des
Calcaneo-Cuboidgelenkes
(Chopartsches Gelenk)**
(s. Abb. 1102 und 1103)

*Arthrodese
des Talo-Naviculargelenkes*

Von dem gleichen Schnitt,
mit dem das Talo-Calcanealgelenk freigelegt war, wird
*unter geringer Verlängerung
des Schnittes* nach vorn das
Talo-Naviculargelenk eröffnet.
Die Gelenkkapsel wird mit
einem Raspatorium dicht am
Knochen zurückgeschoben,
und eine Kochersonde wird
um den Taluskopf und das
Naviculare herumgeführt. Die
Gelenkflächen werden ent-
knorpelt, und eine Knochen-

Abb. 1098. Schnittführung an der Außenseite des Fußes zur Freilegung des Talo-Calcanealgelenkes. Der Verlauf des Talo-Calcaneal- und des Calcaneo-Cuboidgelenkes ist schwarz
eingezeichnet. Die Peronaealsehnen (*1*) liegen noch in der uneröffneten Sehnenscheide

scheibe wird abgemeißelt, die später quer zur Gelenkachse in
eine Knochenrinne von Naviculare und Talus eingesetzt wird.
Dadurch wird ein guter Halt der Fußwurzelknochen in der
korrigierten Stellung erreicht.

Bei hochgradigen Plattfüßen wird das ganze *Naviculare*
herausgenommen. Die Gelenkflächen von Talus und Cuneiforme I werden entknorpelt, und das zurechtgerichtete, vom
Knorpel befreite, verkleinerte Naviculare wird in einen
querliegenden Knochenspalt zwischen dem Cuneiforme I
und dem Talus eingesetzt.

Man erhält dadurch eine ideale
Verriegelung der Fußwurzelknochen
und eine gute Voraussetzung für eine
schnelle einheitliche Verknöcherung.

*Arthrodese des
Calcaneo-Cuboidgelenkes*

Von dem gleichen Schnitt, von
dem aus das Talo-Calcanealgelenk von
außen eröffnet war, wird das *Calcaneo-Cuboidgelenk freigelegt.* Der Gelenkknorpel wird mit zwei leichten
Meißelschlägen entfernt, und die Knochen werden nach Anrauhung der
Knochenflächen aneinandergestellt.
Es wird noch „weicher" Knochen,
der bei der Arthrodese des Talo-Naviculargelenkes frei wurde, in den Gelenkspalt eingesetzt. Dies ist wichtig,

Abb. 1099. Eine gute Freilegung des Talo-Calcanealgelenkes ist beim Plattfuß nur nach Durchtrennung der Peronaealsehnen möglich. *1* Die Sehne des
M.peronaeus brevis wird mit einer Knochenlamelle an ihrem Ansatz abgetragen und zurückgeschlagen; *2* die Sehne des M.peronaeus longus wird
Z-förmig durchtrennt. Die Sehnenenden werden nach zentral und peripher
zurückgenommen; *3* Gelenkfläche des Calcaneus

weil sonst nach der Korrektur der Abduktionskomponente des Vorfußes der Gelenkspalt
klaffen würde.

Ruhigstellung und Nachbehandlung. Der *Gipsverband* erfolgt in folgender Stellung: die Ferse steht in Mittelstellung, das Längsgewölbe ist herausmodelliert, und der Vorfuß ist leicht proniert. Der erste Gipsverband ist ein gepolsterter Verband und bleibt für 3 Wochen liegen. Der zweite Gipsverband ist ein *Gehverband* und bleibt für 4 Wochen liegen. Dann wird noch einmal ein ungepolsterter Gehverband angelegt. Die *Gesamtdauer* der Gipsverbandbehandlung ist *4 Monate.*

Nach Abschluß der Gipsverbandperiode Anlegen von Elastoplastverbänden für etwa 4 Wochen, dann Anpassen von gut sitzenden Randeinlagen mit orthopädischen Schuhen.

Die Technik der Arthrodese beim Plattfuß verlangt eine sorgfältige In- und Aufeinanderpassung der einzelnen Knochen. Der Operateur muß eine gewisse baumeisterliche Begabung haben. Außerdem ist eine lange Gipsnachbehandlung nötig (4 Monate). Man muß Geduld haben, bis die Knochen wirklich fest in den Gehverbänden verknöchert sind. Wenn man dies alles

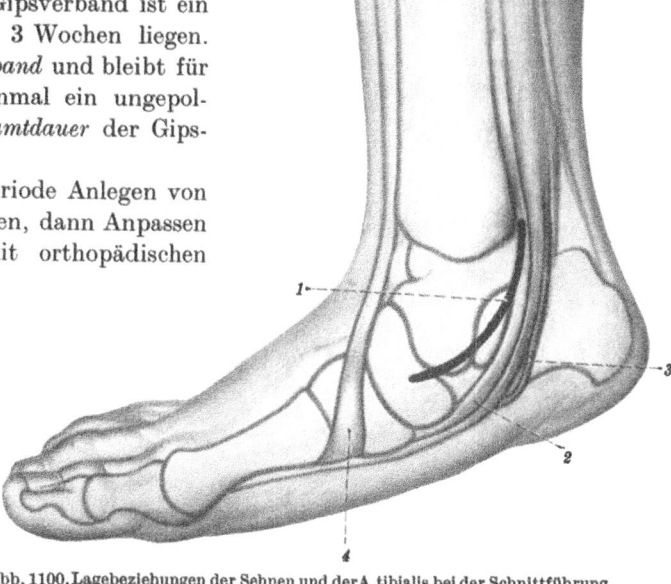

Abb. 1100. Lagebeziehungen der Sehnen und der A. tibialis bei der Schnittführung. *1* Dick schwarz = Schnittführung; *2* Sehnen des M. tibialis posterior und M. flexor digitorum; *3* A. tibialis; *4* Sehne des M. tibialis anterior

berücksichtigt, ist die doppelte Arthrodese berufen, Kranken mit schweren, schmerzhaften, knöchern versteiften Plattfüßen ihre Berufsfähigkeit zu erhalten oder wiederherzustellen. Es soll ausdrücklich hervorgehoben werden, daß wir Patienten haben, die nun schon zwei Jahrzehnte und länger alle schwere Arbeit wieder in der Landwirtschaft verrichten. Mehr kann von einer Plattfußoperation nicht erwartet werden, und es ist der untrügliche Beweis dafür, daß die Umwandlung des schwer veränderten Fußes in einen steifen Fuß nur mit Erhaltung der Beweglichkeit im oberen Sprunggelenk richtig ist!

11. Hohlfuß

Der Hohlfuß bildet nur einen Anlaß zu einem operativen Vorgehen, wenn er hochgradig ist und wenn er durch Schmerzen die Ausdauer im Gehen einschränkt. — Man darf nicht vergessen, daß viele Menschen an und für sich einen Fuß mit einem hohen Spann haben und daß der

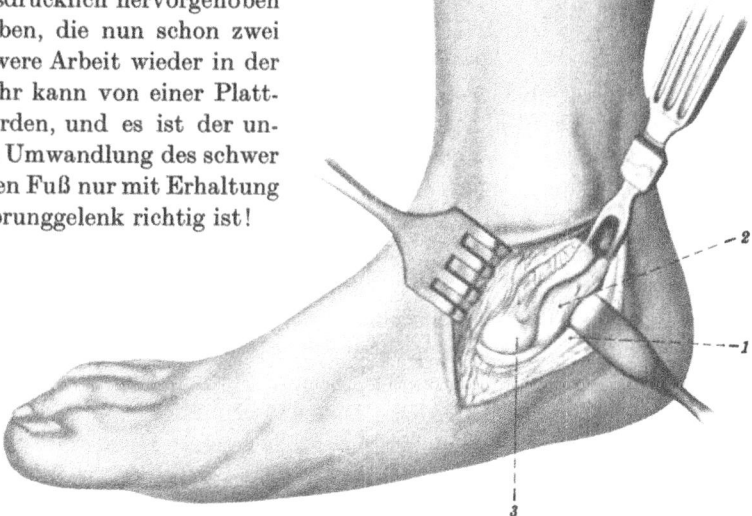

Abb. 1101. Das Talo-Calcanealgelenk ist von medial eröffnet. Der hintere Rand des Gelenkes ist mit einer Kocher-Sonde umfahren. *1* Mit einem stumpfen Haken zurückgehaltene Sehne des M. tibialis posterior; *2* Sustentaculum tali; *3* Taluskopf

hochgesprengte Fußtypus sogar als Typus des schönen Menschenfußes gegenüber dem des flachen bezeichnet wird (HOHMANN).

Der Hohlfuß kann lediglich die Folge einer *Übertreibung des normal hochgespannten Fußes* sein. Er kann aber auch *pathologische* Formen annehmen. Eine *Übergangsform* bildet der *Ballenfuß* (GAUGELE).

Er ist dadurch gekennzeichnet, daß neben der hohen Längswölbung beim freien Herabhängen des Fußes der Großzehenballen gegenüber dem kleinen Zehenballen tiefer herabhängt (HOHMANN). Der Rückfuß hat eine Neigung zur Supination, während der Vorfuß eine deutliche Pronationsstellung aufweist. Gleichzeitig fällt die abnorme Breite des Vorfußes auf.

Der pathologische *Hohlfuß* kann seine Ursache in einer überstandenen *Poliomyelitis* haben. In den Fällen, bei denen es nur zu einer Abortivlähmung kam, hält sich der Ballenhohlfuß in mäßigen Graden, in den anderen Fällen, bei denen eine ausgesprochene Lähmung entstanden war, kommt es zur Entwicklung ganz schwerer Hohlfußbildungen.

Die zweite häufige Ursache des pathologischen Hohlfußes ist die *Myelodysplasie* (HACKENBROCH). Diese Form des Hohlfußes wird auch, da sie mit einer Krallenstellung der Zehen verbunden ist, als *Klauenhohlfuß* bezeichnet.

Dieser Hohlfuß zeigt eine Neigung zur Progredienz. Er wird vielfach zuerst jahrelang konservativ behandelt, um dann schließlich doch noch operiert werden zu müssen.

Die operative Behandlung des Hohlfußes ist nicht ganz einfach. Es ist zu unterscheiden zwischen den Weichteil- und Knochenoperationen.

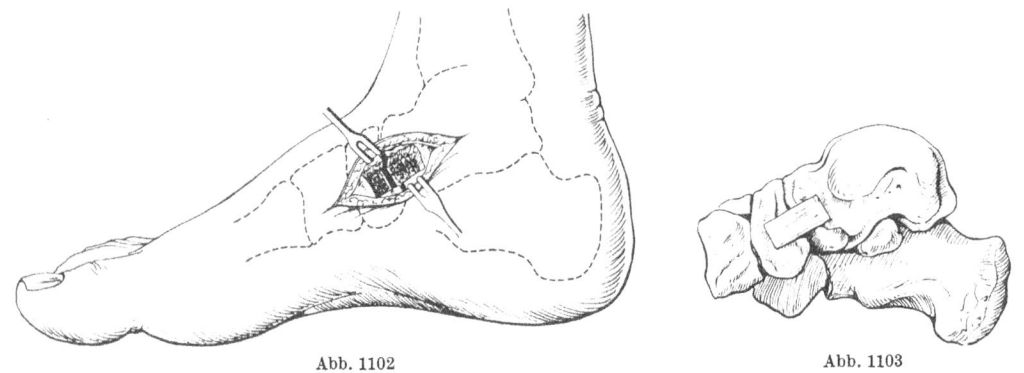

Abb. 1102   Abb. 1103

Abb. 1102 u. 1103. Arthrodese des Talo-Navic8largelenkes unter Einfügen eines kleinen Knochenspanes in eine quere Rinne zwischen Naviculare und Talus, nachdem deren Gelenkflächen entknorpelt sind

A. Weichteiloperationen

Verschiedene Vorschläge sind für die Weichteiloperationen gemacht worden, so die *Anheftung des M.extensor hallucis* am *Metatarsalköpfchen* (s. Abb. 1104—1106). Die Befestigung kann einfach mit einer subperiostalen Vernähung, durch einen Bohrkanal (SCHERB) oder mit einer Fascienschlinge, ohne daß die Sehne des M.extensor hallucis abgetrennt werden muß (BORGGREVE, s. Abb. 1107), erfolgen. Ebenso hat SCHERB auch die Fixierung der Strecksehnen II—IV an die entsprechenden Metatarsalköpfchen angegeben, in der gleichen Weise wie wir das beim Spreizfuß angewandt haben (s. d.).

In jedem Fall von Hohlfuß ist die *Plantaraponeurose* genügend zu verlängern. Die subcutane Tenotomie reicht nur in leichten Fällen aus, in schweren ist die Querdurchschneidung der straff gespannten Plantaraponeurose, eventuell in Verbindung mit einer Einkerbung der kurzen Plantarmuskeln, erforderlich. DELCHEF hat angegeben, sich nicht nur darauf zu beschränken, sondern eine Strecke von mehreren Zentimetern aus der verkürzten Plantaraponeurose herauszuschneiden. Außerdem soll die *Sehne des M.peronaeus longus* an ihrem Ansatz abgelöst und auf die Außenseite des Fußrückens verpflanzt werden.

Um die Varuskomponente ausgleichen zu können, ist die Verlängerung des *M.tibialis posterior* empfohlen worden.

Gegen die Verlängerung der Achillessehne beim Hohlfuß hat sich mit Nachdruck HOHMANN gewandt. Ein solches Vorgehen widerspreche der Erkenntnis der vorliegenden Veränderungen am Hohlfuß. Wenn die Achillessehne durchschnitten wird, werde die Gefahr der Verstärkung der Hohlfußbildung heraufbeschworen, weil nach der Schwächung des Muskelzuges des Gastrocnemius das Fersenbein vermehrt der Wirkung der Plantarfußmuskeln ausgesetzt sei.

B. Kombinierte Knochen- und Sehnenoperation bei der Großzehenkontraktur des Ballenhohlfußes

Wir sind mit den reinen Weichteiloperationen zur Korrektur der Fehlstellung der Großzehe beim Ballenhohlfuß nicht restlos zufrieden gewesen. Das gilt für die Operation nach SCHERB wie für die nach BORGGREVE. Wenn wir selbst operiert und die Nachbehandlung gut überwacht haben, waren die Ergebnisse gut. Aber schließlich müssen die Assistenten auch zum Operieren kommen. Wir haben dann so manche unschöne Deformität gesehen. Wir glauben deswegen, HIBBS hat mit seiner Forderung recht, man sollte die Zehenkontraktur mit einer kombinierten Sehnen- und Knochenoperation behandeln.

Technik. a) Das Interphalangealgelenk des Hallux wird arthrodesiert und durch eine temporäre Drahtspickung fixiert. b) Die Sehne des Extensor hallucis longus wird auf das Metatarsalköpfchen verlagert und schlingenförmig durch einen Bohrkanal fixiert. Die Dorsalflexion der Großzehe wird durch die Sehne des Extensor hallucis brevis, die mit dem peripheren Ende der Sehne des Extensor hallucis longus verbunden ist, übernommen.

Ruhigstellung. Liegegips für 3 Wochen, anschließend Gehgipsverband für weitere 3 Wochen.

Nachbehandlung. Orthopädisch-physikalische Nachbehandlung. Nachtschiene. Einlage.

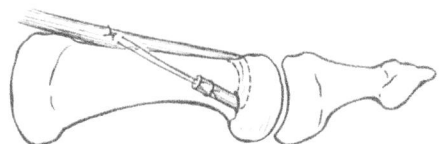

Abb. 1104—1106. Ballenhohlfuß. Operation nach SCHERB
Abb. 1104. Schema der Fesselung des ersten Metatarsalköpfchens mit dem Extensor hallucis: Fixation in einem Knochenkanal

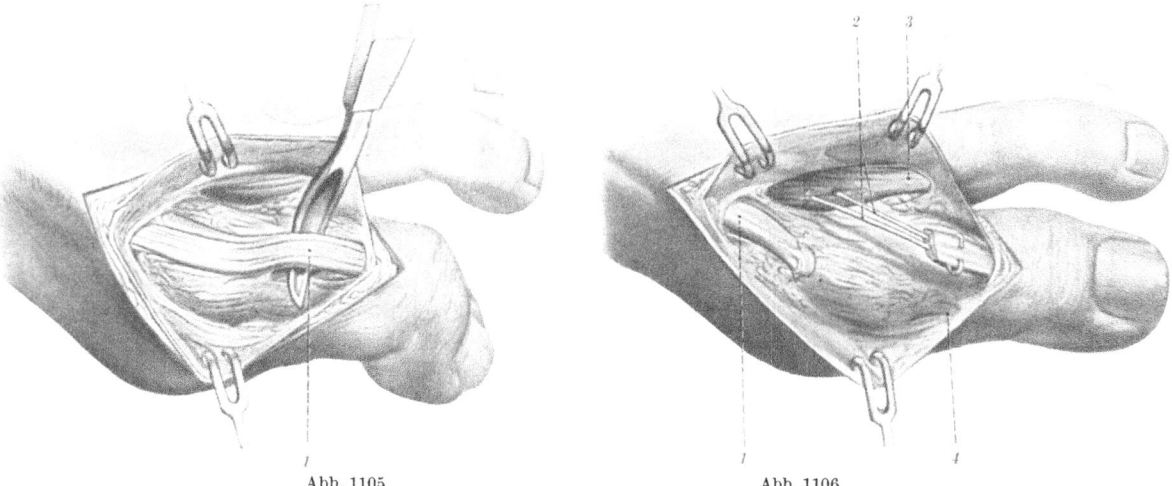

Abb. 1105   Abb. 1106

Abb. 1105. Operation. Die Sehne des Extensor hallucis (*1*) ist mit einer Kochersonde unterfahren. Sie wird anschließend subperiostal oder in einem Knochenkanal am Metatarsalköpfchen fixiert. Abb. 1106. Der Extensor hallucis (*1*) ist am Metatarsalköpfchen fixiert und der periphere Stumpf ist mit Seide (*2*) an den Extensor der zweiten Zehe gekoppelt. *3* Strecksehne der zweiten Zehe. *4* M. abductor hallucis

C. Knochenoperationen

Der *gegebene Angriffspunkt* zur Beseitigung der Supinationsstellung des Hohlfußes ist die *subtalare Arthrodese.* — Um die Hohlfußkomponente beseitigen zu können, hatte STEINDLER die Osteotomie am Talushals mit dorsaler Basis angegeben.

Diese Operation wird von HOHMANN abgelehnt, weil sie nicht den Scheitelpunkt der Deformität träfe. Er hat die günstigsten Erfahrungen mit der *keilförmigen queren Osteotomie aus den Cuneiformia* mit dorsaler Basis gemacht.

Eine keilförmige Osteotomie mit dorsal gelegener Basis aus dem Metatarso-Cuneiforme I-Gelenk ist angezeigt, wenn das 1. Metatarsale auffällig nach unten verlagert ist. Das Metatarsalköpfchen I mit dem „Ballen" wird aufgerichtet und der „Ballen" abgeflacht. Zur Verstärkung der Zugwirkung des Extensor hallucis auf das Metatarsalköpfchen wird er mit einer Fascienschlinge an dem Metatarsalköpfchen befestigt.

Der *Vorteil* dieser Operation gegenüber der schlingenförmigen Befestigung der Sehne des Extensor hallucis nach Durchtrennung der Sehne ist, daß die Gefahr der Entwicklung einer Beugekontraktur der Großzehe geringer ist.

Unseres Erachtens sind *reine Weichteiloperationen* zur Behandlung eines Hohlfußes im *allgemeinen nicht ausreichend*. Man soll auch die Erfahrungen, die man bei der Behandlung der anderen Fußdeformitäten gemacht hat, für die des Ballenhohlfußes verwerten und das kombinierte Verfahren der Knochenoperation in Verbindung mit der Sehnenoperation anwenden.

a) Typische Operation des Ballenhohlfußes für mittelschwere Fälle

1. Die Durchschneidung der Plantaraponeurose, subcutan (s. Abb. 1073) oder offen.

2. Die subtalare Arthrodese, eventuell in Verbindung mit einer Z-förmigen Verlängerung der Sehne des M. tibialis posterior.

3. Die Fixierung der durchtrennten Sehne des M. extensor hallucis am 1. Metatarsalköpfchen (s. Abb. 1104 und 1106).

Wenn gleichzeitig eine ausgesprochene Krallenstellung der Zehen II—IV vorliegt, werden auch noch die Sehnen des M. extensor digitorum in Höhe der Zehengrundgelenke durchschnitten. Ihre peripheren Enden werden durch einen Knochenkanal am Metatarsalköpfchen befestigt und unter Dazwischenschaltung von kurzen Seidensehnen wieder mit den Sehnenstümpfen weiter oben verbunden (s. S. 881).

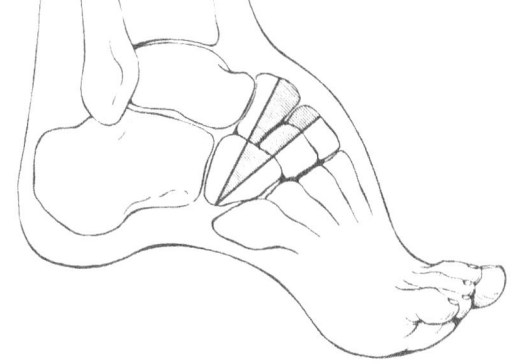

Abb. 1107   Abb. 1108

Abb. 1107. Ballenhohlfuß. Operation nach BORGGREVE. Fesselung des Extensor hallucis mit einer Fascienschlinge
Abb. 1108. Ballenhohlfuß. Keilosteotomie

b) Operation hochgradiger Hohlfüße

Der schwere Ballenhohlfuß verlangt eine keilförmige Osteotomie mit dorsaler Basis.

Tarsale keilförmige Osteotomie. Diese Operation ist vor allem für die reinen Ballenhohlfüße angezeigt, die keine Varuskomponente des Rückfußes haben (s. Abb. 1108). Ist eine solche vorhanden, so muß noch zusätzlich die subtalare Arthrodese gemacht werden.

COLE hat für die tarsale keilförmige Osteotomie den dorsalen Längsschnitt zwischen dem 3. und 4. Metatarsalraum empfohlen, wir bevorzugen den leicht bogenförmigen, medial gelegenen Schnitt.

Technik. Blutleere. **Schnitt:** Er liegt am oberen Rand des Fußlängsgewölbes. Der Kapselbandapparat wird vorsichtig mit dem Raspatorium bzw. dem Knochenmesser abgeschoben. Man hält sich *dicht* am Knochen, um eine Verletzung der A. dorsalis pedis zu vermeiden. Anschließend erfolgt die Freilegung der Knochen plantarwärts. Zwei Knochenhebel werden dorsal und plantar behutsam eingeführt. Ein keilförmiges Knochenstück mit dorsaler Basis, dessen Größe schon *vor* der Operation an Hand der Röntgenpause bestimmt war, wird herausgemeißelt. Das Fußlängsgewölbe, an dem als *Voroperation* eine subcutane Tenotomie der Plantarfascie vorgenommen war (s. o.), entfaltet sich gut. Die Stellung der resezierten Knochen wird durch zwei Kirschner-Drähte gesichert. Schichtweiser Wundverschluß nach Öffnen der Blutleere.

Ruhigstellung. Gepolsterter Gipsverband in einwandfreier Korrekturstellung unter Mitnahme des Oberschenkels in leichter Kniebeugung für 3 Wochen. Anschließend Gehgipsverband für 4—6 Wochen.

Nachbehandlung (s. o.).

c) Großzehendeformität bei Klauenhohlfuß

Diese Deformität verlangt eine andere Behandlung als die Zehendeformität beim Ballenhohlfuß. Es sind kleine, aber für den Orthopäden wie für den Patienten, der unter quälenden Schmerzen durch Schuhdruck zu leiden hat, wichtige Operationen. Die Aufgabe der kleinen, diffizilen Operation ist die Beseitigung der Beugekontraktur der Großzehe im Interphalangealgelenk und die Hebung des 1. Metatarsalköpfchens. Diese Operation, die in gleicher oder ähnlicher Weise von so manchen Orthopäden geübt wird, geht auf DICKSON und DIVELEY zurück.

Technik (s. Abb. 1109 und 1110). Schnitt zur Arthrodese des Interphalangealgelenkes an der Großzeheninnenseite. Fixierung der Großzehe nach Resektion der Gelenkflächen durch Drahtspickung.

Translokation der Sehne des Extensor hall. longus auf die Sehne des Flexor hall. longus.

Zuerst Freilegung der Sehne des M. flexor hall. longus. Sie hält durch ihre Verkürzung das Endglied der Großzehe in Flexionsstellung. Die pathologische Spannung wird nach der Resektionsarthrodese im Interphalangealgelenk ausgeschaltet.

Anschließend Schnitt auf der Dorsalseite zur Freilegung der Sehne des M. extensor hall. longus. Diese wird über dem Interphalangealgelenk durchtrennt. Die Dorsalflexion der Großzehe wird durch die Sehne des Extensor hall. brevis übernommen. Das zentrale Ende der Sehne des M. extensor hall. longus wird subcutan zur Fußsohle geführt und mit der Sehne des M. flexor hall. longus verbunden.

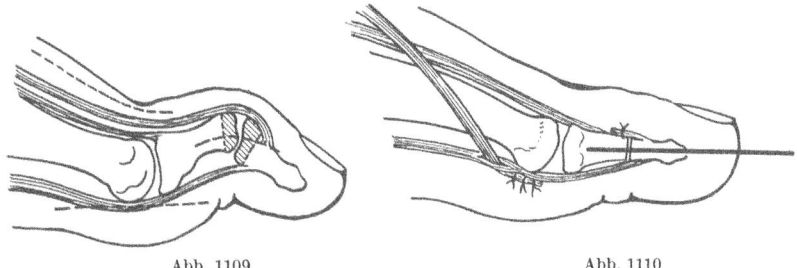

Abb. 1109   Abb. 1110

Abb. 1109 u. 1110. Großzehendeformität bei Klauenhohlfuß. Operation nach Dickson und Diveley

Abb. 1109. Vor der Operation. — — — Lage der drei notwendigen Hautschnitte. Schraffiert: Zur Arthrodese notwendige Knochenentnahme. Abb. 1110. Das Interphalangealgelenk der Großzehe ist reseziert und mit einem Kirschner-Draht fixiert. Der M. extensor hallucis longus ist auf die Sehne des M. flexor hallucis longus verpflanzt

Ruhigstellung. Gipsverband für 4 Wochen. Entfernung der Drahtfixierung der Großzehe nach 4—6 Wochen.

Nachbehandlung. Elastoplastverband. Einlage.

12. Spitzfuß

Ein grundsätzlicher Unterschied in der Behandlung des Spitzfußes besteht, ob dieser durch Weichteilveränderungen, d. h. durch eine Verkürzung der Achillessehne ohne oder mit einer Schrumpfung der oberen Sprunggelenkkapsel bedingt ist, oder ob er die Folge einer knöchernen Versteifung des oberen Sprunggelenkes ist.

A. Spitzfuß infolge Weichteilverkürzung ohne und mit Beteiligung einer Kapselschrumpfung des oberen Sprunggelenkes

Namentlich für die Beseitigung eines Spitzfußes bei einem Erwachsenen muß man sich schon vor der Operation darüber klar sein, ob die Spitzfußstellung allein auf einer Verkürzung der Achillessehne beruht oder ob auch eine wesentliche Schrumpfung der Gelenkkapsel mit dabei ist.

Es wird daran erinnert, daß ein Spitzfuß, wenn er lediglich die Folge einer Verkürzung der Achillessehne ist, bei der Überführung des Beines aus der Kniestreck- in die Kniebeugestellung geringer wird, und daß dies nicht der Fall ist, wenn die hintere Sprunggelenkkapsel geschrumpft ist.

Bei Kindern und auch noch bei Jugendlichen läßt sich die Schrumpfung der hinteren Gelenkkapsel nach der Beseitigung der Verkürzung der Achillessehne meist manuell ausgleichen. Beim Erwachsenen ist dagegen oft zusätzlich die hintere Sprunggelenkkapsel einzuschneiden.

Die Behandlung des Spitzfußes geschieht mit der Z-förmigen *Tenotomie*.

Der Spitzfuß war das Krankheitsbild an dem Stromeyer 1832 seine erste subcutane Tenotomie ausgeführt hat. Die Tenotomie kann subcutan oder offen gemacht werden.

Die *subcutane Tenotomie* wird in den leichten, die offene in den schweren Fällen angewandt. Außerdem ist die *offene Tenotomie* besser als die subcutane in all den Fällen, bei denen es auf eine genaue Dosierung der Spannung der Achillessehne ankommt.

Die offene Tenotomie kann in der Frontal- wie in der Sagittalebene vorgenommen werden (s. S. 26). Wenn es sich lediglich um einen Spitzfuß ohne Neigung zu einer anderen Fußdeformität handelt, wird die frontale Verlängerung gewählt. Wenn dagegen neben dem Spitzfuß noch eine Neigung zu einer anderen Fußdeformität (s. S. 835), zu einem Platt- oder Klumpfuß vorhanden ist, ist die sagittale Tenotomie zweckmäßiger (s. u.).

a) Technik der subcutanen Tenotomie (s. Abb. 58)

Bauchlage, das Knie ist rechtwinklig gebeugt. — Der Assistent umfaßt mit der einen Hand den Unterschenkel und mit der anderen den Fuß. Der Operateur umgreift mit dem Daumen und Zeigefinger seiner linken Hand die Achillessehne und sticht das Tenotom zuerst peripher und dann in etwa 10 cm Entfernung zentral in die Mitte der Achillessehne ein.

Die **Schnittrichtung** ist peripher von der Mittellinie nach außen, zentral von der Mittellinie nach innen. — Während die Tenotomie oben am Übergang von der Sehne zum Muskel durchgeführt wird, übt der Assistent einen langsam zunehmenden Druck auf den Spitzfuß aus, um diesen bis etwas über den rechten Winkel auszugleichen.

Ruhigstellung. Gipsverband in leichter Hackenfußstellung für 3 Wochen. Das Knie wird bei Kindern nur mitgenommen, wenn eine Neigung zur Kniebeugekontraktur besteht, bei Erwachsenen, wenn es sich um schwere Spitzfüße gehandelt hat. — Die Stellung im Knie ist Streckstellung.

Nachbehandlung. Zweiter Gipsverband in rechtwinkliger Fußstellung für 4 Wochen. Dieser Verband ist bereits ein Gehverband. Nach Abschluß der Gipsverbandperiode Anpassen einer hinteren Nachtschiene. Gleichzeitig Aufnahme von aktiven Fußübungen einschließlich von aktivem Plantarflektieren.

b) Technik der plastischen Z-förmigen, frontalen Verlängerung der Achillessehne
(s. Abb. 60)

Bauchlage. Der Fuß überragt das Tischende.

Längsschnitt an der Außenseite neben der Achillessehne. Längsspaltung des paratendinösen Gewebes und sorgfältiges Herauspräparieren der Achillessehne aus diesem. Einsetzen von zwei Kocher-Sonden, eine peripher dicht oberhalb des Achillessehnenansatzes am Calcaneus und die andere etwa 10 cm entfernt am Übergang der Sehne zur Muskulatur.

Die Achillessehne wird zuerst an ihrem Ansatz zur Hälfte quer eingeschnitten, dann wird das Messer mit seiner Schneide um 90⁰ gedreht. Die Sehne wird nun in der Längsrichtung auf etwa 10 cm halbiert. Der rückwärtige Teil der Achillessehne wird nach oben geschlagen. An der Stelle, an der der vordere Anteil der Achillessehne mit den einstrahlenden Muskelfasern durchtrennt werden soll, wird das Messer erneut um 90⁰ nach vorn gedreht und die Sehne mit den Muskelfasern *langsam* durchschnitten, während die Hand eines Assistenten einen korrigierenden Druck auf den Spitzfuß ausübt. Es werden nur soviel Muskelfasern eingeschnitten, bis ein Ausgleich des Spitzfußes leicht über die Rechtwinkelstellung möglich ist. Man läßt die Muskelfasern „rutschen".

Wiedervernähung der Sehnenenden durch 6 Seidenknopfnähte in Rechtwinkelstellung des Fußes, anschließend Vernähung des paratendinösen Gewebes über der Achillessehne.

Ruhigstellung und Nachbehandlung (s. o.).

Auch die offene Achillotenotomie ist gut zu dosieren, damit hinterher kein Hackenfuß entsteht! Das paratendinöse Gewebe ist bei der Freilegung der Achillessehne zu erhalten und zu schonen. Es wird hinterher wieder gut über die Achillessehne vernäht. Das Paratenon hat eine Doppelaufgabe zu erfüllen: die Sehnenregeneration nach der Tenotomie zu beschleunigen und die gute Gleitfähigkeit der Sehne zu erhalten. Die Wiedervernähung der Sehnenenden geschieht zuverlässig, aber unter loser Spannung. Bei der Verlängerung der Achillessehne mit dem „Rutschenlassen" nach VULPIUS wird lediglich der Sehnenspiegel am Übergang zur Muskulatur quer eingeschnitten, zusätzlich wird von dem Muskelgewebe noch soviel durchtrennt, bis der Spitzfuß gut ausgeglichen werden kann. Wir ziehen die exakte, frontale plastische Verlängerung der Achillessehne vor und lassen nur den Rest der Muskelfasern „rutschen". Das hat den Vorteil der besseren Dosierungsmöglichkeit für die Spannung der Sehne.

c) Plastische, sagittale Z-förmige Verlängerung der Achillessehne

Lagerung und Schnittführung (wie oben, s. Abb. 59a und b).

Nachdem die Sehne freigelegt ist, wird sie in der Längsrichtung sagittal gespalten. Die Sehne wird peripher zur Hälfte an der Innenseite quer eingeschnitten. Dann wird die Sehne in einer Ausdehnung von etwa 10 cm in der Längsrichtung durchtrennt und schließlich noch einmal zentral an der Gegenseite in querer Richtung gespalten.

Die Wiedervernähung der Sehnenenden erfolgt durch mehrere Seidenknopfnähte in Rechtwinkelstellung. Bei einer Klumpfußneigung wird die Sehne an der Innenseite des Calcaneus abgetrennt. Bei einem Plattfuß wird umgekehrt die Sehne an der Außenseite der Ferse abgelöst. Auf diese Weise erreicht man, daß durch den Zug der Achillessehne beim Klumpfuß eine leicht pronatorische und beim Plattfuß eine leicht supinatorische Wirkung auf den Calcaneus eintritt.

Ruhigstellung und Nachbehandlung (wie oben).

Wenn beim *Erwachsenen* der Spitzfuß mit einer starken Schrumpfung der Gelenkkapsel verbunden ist, ist im Anschluß an die offene Tenotomie die hintere *Gelenkkapsel* freizulegen und *querzuspalten*. Es ist manchmal nötig, sie auch noch seitlich einzuschneiden. Bei der Korrektur der Spitzfußstellung kommt es dann zu einem breiten Klaffen der Gelenkkapsel. Die Kapsel bleibt offen und wird nicht vernäht!

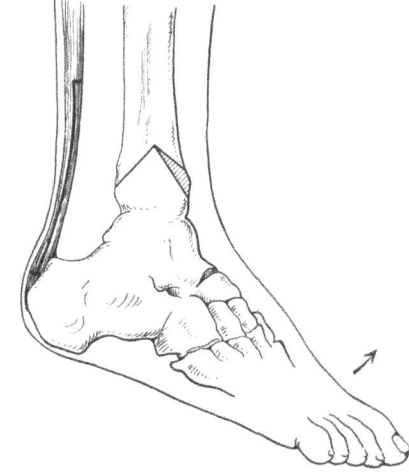

Abb. 1111. V-förmige, sagittale Osteotomie zum Ausgleich eines knöchern versteiften Spitzfußes. Zusätzlich ist meist die Verlängerung der Achillessehne erforderlich

Wenn der Spitzfuß eine Folge von *narbigen Veränderungen* nach Verletzungen oder Eiterungen ist, kann die Spitzfußbeseitigung außerordentlich schwierig sein. Das Narbengewebe muß ausgeschnitten werden, und in einem Teil der Fälle sind die verkürzten Mm. peronaei, die mit in dem Narbengewebe eingeschlossen sind, zu verlängern. Auch wenn in solchen Fällen noch zusätzlich die hintere Gelenkkapsel durchschnitten wird, läßt sich der Spitzfuß wegen der schlechten Hautverhältnisse nicht immer auf einmal ganz ausgleichen. Die Korrektur ist in Etappen, in Zwischenräumen von 10—14 Tagen, vorzunehmen.

B. Der knöchern versteifte Spitzfuß

Die Behandlung des knöchern versteiften Spitzfußes ist die *Osteotomie*. Die Stelle der Osteotomie ist supramalleolär. Die Technik ist V-förmig, das „V" liegt in der sagittalen Ebene, die Spitze des „V" zeigt proximalwärts (s. Abb. 1111).

Technik der Osteotomie

Schnitt. Bogenförmig, 2 Querfinger breit oberhalb des Sprunggelenkes, dicht neben der vorderen Schienbeinkante. Der Knochen wird V-förmig durchmeißelt. Um den Spitzfuß gut ausgleichen zu können, ist von der Vorderfläche des zentralen Bruchstückes ein Stück Knochen wegzunehmen, damit sich das gegenüberstehende periphere Bruchstück gut in den Bruchspalt einlegen läßt.

Sorgfältige Periostnähte.

Ruhigstellung. Gipsverband bis zur Mitte des Oberschenkels in leichter Spitzfußstellung (110°) bei mittlerer Rotation.

Nachbehandlung. Gipsverbandwechsel nach 3 Wochen, ungepolsterter Unterschenkelgips. Aufstehen wird erst nach 6 Wochen erlaubt. Dauer der Gipsfixierung mindestens 8 Wochen, dann elastischer Fußstützverband.

Die operative Beseitigung eines knöchern versteiften Spitzfußes ist nur in hochgradigen Fällen angezeigt, wenn er ein ausgesprochenes Gehhindernis bildet. Damit die Patienten einen Schuh mit einem Absatz tragen können, ist eine leichte Spitzfußstellung zu belassen.

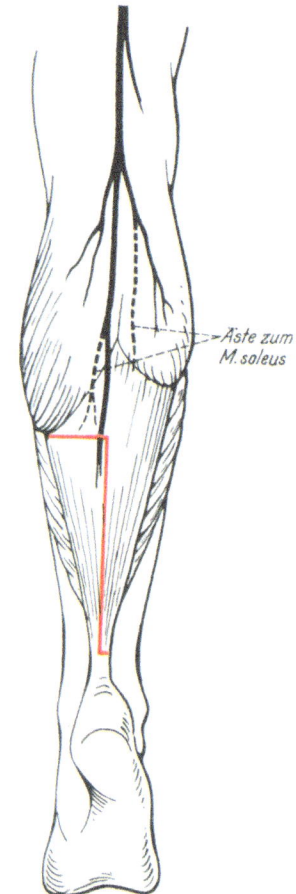

>·· Äste zum
M. soleus

Abb. 1112. Kombinierte Operation zur Beseitigung eines schweren spastischen Spitzfußes beim Erwachsenen. Es ist erforderlich: 1. die plastische Z-förmige Tenotomie zum Ausgleich der Kontraktur und 2. die Resektion der Muskeläste für den M.gastrocnemius zur Bekämpfung des schweren Spasmus

C. Stoffelsche Operation am spastischen Spitzfuß

Die Schule GOCHT, KREUZ hat über gute Erfahrungen mit der Stoffelschen Operation beim spastischen Spitzfuß berichtet (NEUSTADT), während BADE, HAGLUND, LEHMANN, FRITZ LANGE u. a. die Stoffelsche Operation beim Spitzfuß abgelehnt haben, auch AD. und ALB. LORENZ sind der Achillessehnentenotomie treu geblieben. *Das Entscheidende bei der Behandlung des spastischen Spitzfußes ist nicht, welche Operation gemacht wird, sondern wie sie ausgeführt wird und ebenso auch in welcher Weise eine konsequente Nachbehandlung angeschlossen wird.* Fehlschläge sind mit der Stoffelschen Operation, wie mit der Achillessehnentenotomie möglich, doch scheinen sie nach der Nervenresektion häufiger zu sein. Je mehr Erfahrung ein Operateur mit einem von den beiden Verfahren hat und je sorgfältiger er die *Gesamtbehandlung* für die von ihm geübte Methode ausgebaut hat, um so bessere und gleichmäßigere Resultate erhält er. Nur so ist es zu verstehen, daß eine so gegenteilige Auffassung über den Wert der Stoffelschen Operation entstehen konnte.

Wir bevorzugen beim kindlichen spastischen Spitzfuß die offene Tenotomie, wenden aber beim spastischen Spitzfuß der Erwachsenen, vor allem nach zentralen Nervenverletzungen, gern die Nervenresektion an. Allerdings kommt man in diesen Fällen oft mit der Nervenoperation allein nicht aus, und es ist wegen der starken Kontrakturen noch eine offene Tenotomie der Achillessehne hinzuzunehmen (s. Abb. 1112).

Technik der Stoffelschen Operation (s. Abb. 956)

Längsschnitt in der Kniekehle abwärts. Die V.saphena parva, die von der Mitte der Wade in die Kniekehle zieht, kann als Richtlinie für das Aufsuchen des N.tibialis benützt werden. Die Fascia poplitea wird auf einer Rinnensonde längsgespalten, und die Weichteile werden über und unter dem N.tibialis mit Stieltupfern zurückgeschoben. Der Nerv wird von der Kniekehle ab in seinem Verlauf peripherwärts schön sauber dargestellt, auf den *Abgang des N. cutaneus surae medialis* ist gut zu achten. Der N.tibialis gibt schon im unteren Teil der Kniekehle die beiden Äste für den medialen und lateralen Gastrocnemiuskopf ab, der Ast für den M.soleus zweigt erst etwas tiefer ab. Die dorsale Nervenbahn für den M.soleus soll ganz und die für die Gastrocnemiusköpfe sollen zu zwei Dritteln auf einer Länge von mehreren Zentimetern reseziert werden. Die ventrale Bahn für den M.soleus bleibt erhalten!

Ruhigstellung und Nachbehandlung. Fuß-Unterschenkelgips in Rechtwinkelstellung, eventuell noch Verlängerung des Unterschenkelgipses bis zum Oberschenkel bei Kniestreckstellung für 2—3 Wochen als Liegegips, anschließend Fuß-Unterschenkelgips als Gehgips für weitere 4 Wochen. Dann Aufnahme der *aktiven* Übungsbehandlung und Versorgung mit einer hinteren Nachtschiene.

Wir sind für eine *mäßige* Resektion der Nervenbahn und ebenso auch für ein Eingipsen des Fußes in einer Dorsalflexionsstellung von nur 90° nach der Stoffelschen Operation.
Wir sind so zurückhaltend, weil wir schwere spastische postoperative Hackenfüße gesehen haben.
Die spastischen Spitzfüße waren von anderer Seite operiert worden, und die Patienten waren
schlechter daran als vorher. Wenn nach einer sparsamen Nervenresektion und einer zurückhaltenden Korrektur des Spitzfußes wirklich die Neigung zum Spitzfuß sich wieder einstellen
sollte, so wäre das leicht durch eine wohldosierte offene plastische Tenotomie der Achillessehne
zu verbessern, während die Beseitigung eines spastischen Hackenfußes auf große Schwierigkeiten
stößt!

13. Hackenfuß

Auch beim Hackenfuß sind für die operative Behandlung grundsätzlich ebenso wie beim
Spitzfuß zwei verschiedene Formen zu unterscheiden — der Hackenfuß mit frei beweglichem
oberem Sprunggelenk und der Hackenfuß bei versteiftem oberem Sprunggelenk.

a) Hackenfuß mit frei beweglichem oberem Sprunggelenk

Der Hackenfuß bei frei beweglichem oberem
Sprunggelenk ist fast immer ein Lähmungshackenfuß als Folge einer Poliomyelitis oder einer peripheren Nervenverletzung. (Die Behandlung dieser
Fußform s. S. 846.)

b) Hackenfuß mit versteiftem oberem Sprunggelenk

Der knöchern versteifte Hackenfuß ist die Folge
von Eiterungen des oberen Sprunggelenkes. Es war bei
der Behandlung der Fuß, aus Sorge davor, daß ein
Spitzfuß entstehen könnte, in Hackenfußstellung eingegipst worden, und es war schneller, als der Arzt
erwartet hatte, eine Fixierung des Fußes in dieser
Stellung eingetreten. Der versteifte Hackenfuß kann zum Gehen ungünstiger sein als ein versteifter leichter Spitzfuß. Das Tragen von Schuhen mit Absätzen ist unmöglich, und schmerzhafte Periostitiden entwickeln sich infolge der einseitigen Belastung der Ferse.

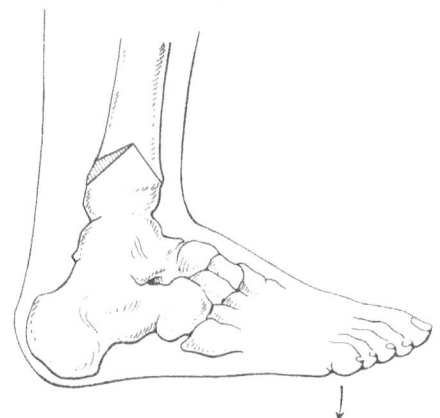

Abb. 1113. Operation bei knöchern versteiftem
Hackenfuß. Sagittale V-förmige Osteotomie unter
Herausnahme eines Knochenkeiles mit dorsaler Basis

Die operative Behandlung des Hackenfußes ist die *supramalleoläre V-förmige Osteotomie*
(s. Abb. 1113).

Die *Technik* ist im Prinzip die gleiche wie bei der des knöchern versteiften Spitzfußes, nur
ist nicht von der Vorderseite, sondern von der Rückseite der Tibia ein entsprechendes Knochenstück wegzunehmen, um den Hackenfuß bis zu einer leichten Spitzfußstellung ausgleichen zu
können.

14. Haglund-Ferse

Die Haglund-Ferse ist heute ein gut bekanntes Krankheitsbild. Hohmann schreibt noch
in seiner 5. Auflage „Fuß und Bein", daß die Ursache des schon 1928 von Haglund beschriebenen
Krankheitsbildes oft verkannt würde. Das hat sich inzwischen gebessert. Die Haglund-Ferse
beruht auf einer vermehrt spitzen, nach oben gerichteten Ausziehung des Calcaneus. Diese
kommt in Konflikt mit dem hinteren oberen Schuhrand (Fersenkappe). Eine schmerzhafte
Periostitis oder eine Bursitis der unbeständigen Bursa subachillea entwickelt sich.

Die konservative Therapie versagt für die Dauer, die *operative Therapie* ist angezeigt.

Technik. Bauchlage und Blutleere. Haltung des Fußes: Spitzfußstellung zur Entspannung
der Achillessehne (s. Abb. 1114—1118).

Schnitt. Er verläuft leicht bogenförmig zur Freilegung des oberen Randes des Calcaneus.
Die Achillessehne wird mit ihrem Ansatz, der unterhalb des oberen Randes des Calcaneus liegt,
sauber freigelegt. Sie wird mit einer gebogenen Kocher-Sonde oder einem scharfen Raspa-

torium, das um den oberen Teil des Calcaneus herumgeführt ist, zurückgehalten. Der obere, pathologisch nach oben hinten ausgezogene Rand des Calcaneus wird mit einem Meißelschlag abgetragen. Die Knochenfläche wird mit einer runden Raspel geglättet. Es muß alles schön rund und glatt sein, sonst besteht Rezidivgefahr! Schichtweiser Wundverschluß.

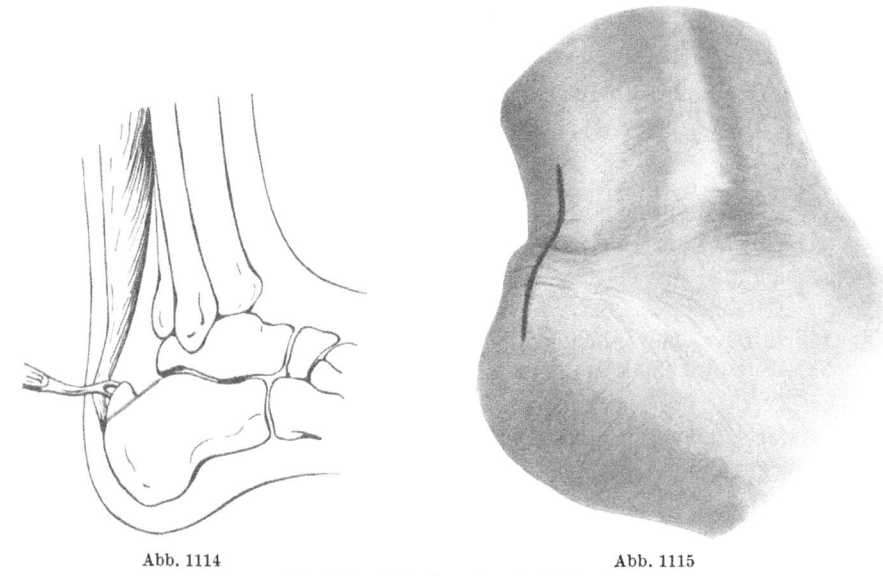

Abb. 1114   Abb. 1115

Abb. 1114—1118. Operation der Haglundferse
Abb. 1114. Schematische Darstellung. Abb. 1115. Hautschnitt

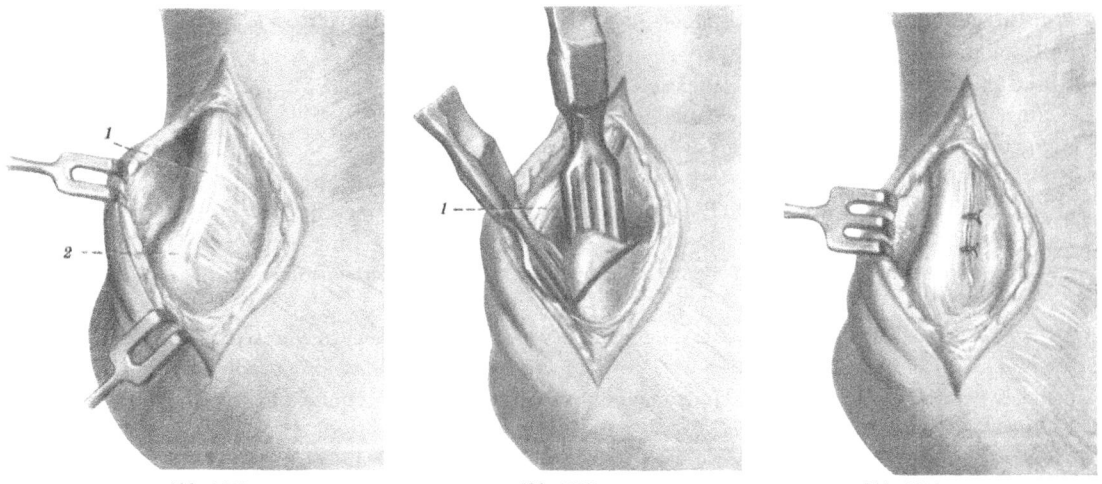

Abb. 1116   Abb. 1117   Abb. 1118

Abb. 1116. Darstellung der Achillessehne (1) und der Knochenvorwölbung (2). Abb. 1117. Die Achillessehne (1) ist durch Kochersonden geschützt. Die Osteotomiestelle ist eingetragen. Abb. 1118. Naht des paratendinösen Gewebes

Ruhigstellung. Unterschenkelgipsverband in leichter Spitzfußstellung für 2—3 Wochen; dann Elastoplastverband für 2 Wochen. Schuhabsatzerhöhung von etwa 3 cm für 2—3 Monate. Weichmachenlassen des oberen hinteren Randes vom Schuh. Eventuell auch Hohllegung des Operationsgebietes.

Endergebnisse sind gut bis sehr gut.

15. Die operative Behandlung schlecht verheilter Knöchelbrüche

Die operative Behandlung von schlecht verheilten Knöchelbrüchen ist ein dringendes Bedürfnis, weil diese zu schweren Funktionsstörungen führen. Die Art der schlechten Verheilung richtet sich außer nach der Schwere des Knöchelbruches und der Art der durchgeführten Behandlung auch danach, ob es Supinations- oder Pronationsbrüche waren. Die schlecht verheilten Supinationsbrüche lassen sich leichter als die Pronationsbrüche ausgleichen. Die Schwierigkeit bei diesen liegt in dem Abriß, der anschließenden Verschiebung und nicht wieder eingetretenen Verheilung des Malleolus internus. Das hängt damit zusammen, daß der abgerissene innere Knöchel von dem straff am Talus ansetzenden Ligamentum deltoideum disloziert gehalten wird und daß sich dann leicht Weichteile in den Zwischenraum einschieben.

Die *typischen Befunde*, die man bei den schlecht verheilten Knöchelbrüchen sieht, sind:

1. Erweiterung oder Sprengung der Knöchelgabel mit in falscher Stellung verheiltem oder nicht wieder verheiltem abgerissenem innerem Knöchel.

2. Die Kipp- oder Subluxationsstellung des Talus, wodurch es zu einer Inkongruenz der Gelenkflächen der Knöchelgabel und einer Valgusstellung des Fußes kommt.

Die Sprengung der Knöchelgabel erreicht besonders hohe Grade, wenn gleichzeitig die tibiofibulare Bandverbindung zerrissen ist.

Die große Bedeutung der Knöchelgabel und ihrer Wiederherstellung haben besonders HAGLUND und FRITZ LANGE hervorgehoben. Auch RINNECKER hat darauf hingewiesen.

Der früher eingeschlagene Behandlungsweg war das unblutige *Redressement mit einer Reinfraktion des Knöchelbruches*. Dieses war in den ersten Wochen nach dem Unfall relativ leicht möglich, ließ sich einige Monate hinterher auch noch ausführen, wurde hier aber schon schwierig. Bei veralteten Knöchelbrüchen wurde es unmöglich.

Das Redressement eines schlecht verheilten Knöchelbruches mit einer Reinfraktion führt wohl zunächst röntgenologisch und klinisch zu einer guten Wiederherstellung der Knöchelgabel, aber durch das grobe Trauma, das bei dem Redressement gesetzt wird, droht eine langanhaltende Sudecksche Atrophie und für später eine Arthrosis deformans.

Wir haben deshalb das Verfahren ganz aufgegeben und nehmen statt dessen die *operative Wiederherstellung der Knöchelgabel* vor. Die Aufgabe der operativen Behandlung ist im Prinzip bei den verschiedenen Formen der schlecht verheilten Knöchelbrüche gleich. Der normale Schluß der Knöchelgabel soll wiederhergestellt und eine' gute Einstellung des Talus erreicht werden. Eine schmerzfreie Gehfähigkeit am gut beweglichen Fuß soll eintreten.

Die Operation im einzelnen richtet sich nach den Veränderungen, die nach den schlecht verheilten Knöchelbrüchen vorliegen. So kann es lediglich nötig sein den abgerissenen, nicht wieder knöchern verheilten inneren Knöchel neu zu befestigen, aber ebenso kann es sich darum handeln, eine starke Valgusstellung mit Subluxationsstellung des Talus zu beseitigen.

Dies ist nur durch eine Reostetomie am äußeren Malleolus in Verbindung mit einer guten Gelenkeinstellung des Talus möglich. Schließlich sind auch die tibio-fibularen Bandverbindungen, wenn diese zerrissen sind, wiederherzustellen.

Die *typischen Operationen* für die Beseitigung der Folgen von schlecht verheilten Knöchelbrüchen sind daher folgende:

a) Die Wiederbefestigung des abgerissenen, nicht wieder knöchern verheilten inneren Malleolus

Eine Pseudarthrose nach einer Fraktur am inneren Knöchel ist nicht selten, wenn auch die Zahl, die KAPPIS angibt, 6 unter 43 Knöchelbrüchen, viel zu hoch ist.

Die *Indikation* zur Beseitigung der Pseudarthrose ist auch bei einer straffen Pseudarthrose bei Erwachsenen bis etwa Mitte der Vierzigerjahre gegeben, da sich diese unter dem Einfluß der funktionellen Beanspruchung leicht wieder lockert.

Verschiedene *Behandlungsverfahren* sind für die Wiederherstellung des nicht knöchern verheilten inneren Malleolus angegeben worden:

die Verschraubung (FELSENREICH),

die Drahtnaht (ROSTOCK) oder

die Fixierung mit kleinen Metallstreifen (STOTZ).

Man hat auch den Vorschlag gemacht, die Pseudarthrose des Malleolus internus durch
die Becksche Bohrung oder durch das Eintreiben eines kleinen Knochenspanes zu beseitigen
(ANDREESEN, SCHMIDT). — L. BÖHLER und EHALT begnügten sich lediglich mit der Anfrischung der Knochenenden und mit einer guten Periostnaht. Wir wandten das gleiche Verfahren
lange Zeit an und erreichten hiermit in vielen Fällen gute Erfolge, bei einem Teil versagte es.

Jahrelang haben wir die Zuelzer-Klammer verwandt. Gute Resultate ließen sich damit
erzielen (WEIGL). Der Nachteil der Zuelzer-Klammer war, daß sie hinterher entfernt werden
mußte und daß in einem kleinen Prozentsatz der Fälle über der Klammer bei fettarmer Haut
Nekrosen entstanden.

Wir fixieren in den letzten Jahren den inneren Malleolus mit zwei gekreuzten Kirschner-
Drähten, so wie dies auch J. BÖHLER tut, oder wir treiben einen streichholzdicken Knochenspan
aus der Knochenbank ein (TAEGER).

Technik der Fixierung des nicht wieder verheilten oder verlagerten inneren Knöchels
(s. Abb. 1119)

Leicht bogenförmiger Schnitt neben dem inneren Knöchel. Nach Spaltung der Fascie wird
das Periost freigelegt und längsgespalten. Die Bruchstelle wird mit dem abgerissenen Knöchel
und dem unteren Ende des Schienbeines freigelegt. Alles Gewebe, das in dem Pseudarthrosenspalt eingelagert ist, wird sorgfältig entfernt, und die beiden Bruchflächen werden angefrischt.

Das Bruchstück wird an die richtige Stelle eingesetzt und in dieser Stellung mit einem
Kirschner-Draht temporär fixiert. — Röntgenkontrolle. — Anlegen eines Bohrkanals von der
Knöchelspitze in die Tibia, der in seiner lichten Weite etwas geringer als der Durchmesser des
Knochenstiftes ist. Eintreiben des etwa 3 cm langen Knochenstiftes. — Röntgenkontrolle. —
Abkneifen des noch hervorstehenden Anteils des Knochenstiftes. Zusätzliche periostale Nähte.

Ruhigstellung. Gipsverband als Liegegips für 2 Wochen, dann ungepolsterter Gehgips für
6—8 Wochen, bis der Knöchel einwandfrei knöchern verheilt ist.

b) Die Wiederherstellung der Knöchelgabel durch eine Osteotomie am äußeren Malleolus, Beseitigung der Subluxationsstellung des Talus und Richtiglagerung des inneren Knöchels (s. Abb. 1120 und 1121)

Schnitt I. Zwei Querfinger breit über dem äußeren Knöchel. Frontale Schrägosteotomie
unter dem Schutz der subperiostal eingeführten Kocher-Sonden.

Schnitt II. Bogenförmig um den inneren Knöchel. Freilegung der Frakturstelle. Abmeißelung
des schlecht verheilten oder Abtragung des nicht verheilten inneren Knöchels an der Pseudarthrosenstelle. Der innere Knöchel wird mit dem Ligamentum deltoideum nach unten geschlagen,
und der innere obere Winkel des oberen Sprunggelenkes wird freigelegt. Hier sitzt vielfach ein
derb schwieliger *Narbenblock*, der den Zwischenraum von der Schienbeingelenkfläche zur Sprung-
beingelenkfläche ausfüllt. *Dieser muß* restlos *entfernt werden*, bevor ein Ausgleich der Valgusstellung des Talus vorgenommen wird.

Nach Ausgleich der Subluxationsstellung des Talus *Neuanheftung* des inneren Knöchels
unter Fixierung mit der Zuelzer-Klammer oder besser mit zwei gekreuzten Kirschner-Drähten
oder mit einem Knochenspänchen, das etwa Streichholzform hat, aus der Knochenbank. Befestigung der Klammer zunächst nur mit einer Schraube. *Röntgenkontrolle* über die einwandfreie Wiederherstellung der Knöchelgabel und die richtige Einstellung des Sprungbeines. — Nach
eventuell erfolgter kleiner Nachkorrektur Anbringen der zweiten Schraube. Schichtweiser
Wundverschluß (s. o.).

c) Verschraubung der Tibia und Fibula zur Beseitigung einer Knöchelgabelsprengung infolge eines völligen Abrisses des Ligamentum tibiofibulare

Dieser Zustand kann allein ohne Knöchelbruch eingetreten sein, kann aber auch mit einem
schlecht verheilten Knöchelbruch verbunden sein.

Technik

Schnitt I etwa 2 Querfinger breit oberhalb des äußeren Knöchels zur Freilegung der Außenseite der Fibula und der Stelle der tibiofibularen Bandverbindung. Alles Narbengewebe, das

zwischen Tibia und Fibula eingelagert ist, wird entfernt und die Knochenflächen werden angefrischt.

Schnitt II in entsprechender Höhe oberhalb des inneren Knöchels. Eine Schraube, deren Länge vorher genau bestimmt ist, und die von der inneren Corticalis der Tibia bis zur äußeren der Fibula reicht, wird durch die Tibia und Fibula hindurchgebohrt und auf die Schraube wird von außen eine Mutter aufgesetzt. Hierdurch wird eine absolute Fixierung der Tibia an die Fibula erreicht (s. Abb. 1121). Schichtweiser Wundverschluß.

d) Verschraubung bei einem schlecht verheilten Knöchelbruch mit totaler Zerreißung der tibiofibularen Bandverbindung
α) Operation zur Wiederherstellung der Knöchelgabel

Osteotomie am äußeren Knöchel. Wiedereinstellung des Talus in die Knöchelgabel und Anheftung des inneren Knöchels. Technik im einzelnen siehe oben.

β) Verschraubung der Fibula an die Tibia zur Beseitigung des tibiofibularen Bandabrisses

Die obere Schraube, die zur Befestigung der Gabelklammer benutzt wird, dient gleichzeitig zur festen Fixierung der Fibula und Tibia. Die Schraube ist so lang, daß sie durch die Tibia und Fibula hindurchgeht und daß auf ihr freies Ende an der Außenfläche der Tibia eine Mutter aufgeschraubt werden kann (siehe Abb. 1121).

Ruhigstellung. Unterschenkelgips in leichter Supinationsstellung des Fußes.

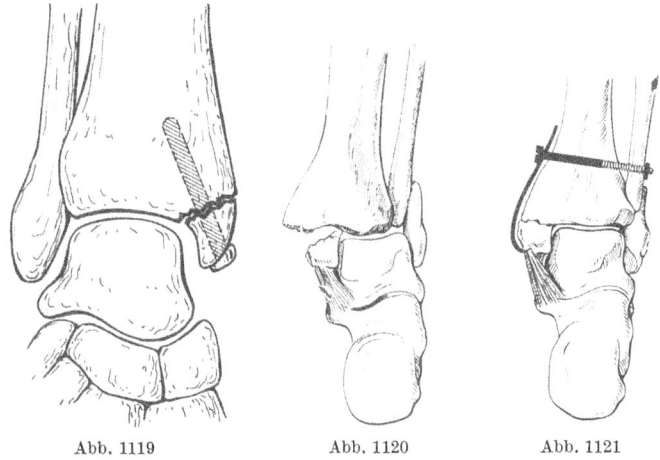

Abb. 1119   Abb. 1120   Abb. 1121

Abb. 119. Fixation der Innenknöchelpseudarthrose mit einem Knochenspan
Abb. 1120 u. 1121. Operation bei schlecht verheiltem Knöchelbruch. Wiederherstellung der Knöchelgabel durch Osteotomie am äußeren Knöchel, richtige Einstellung des Talus in der Knöchelgabel und Wiederfixierung des inneren Knöchels mit der Zuelzer-Klammer

Nachbehandlung. Zweiter ungepolsterter Gipsverband bleibt für 2 Wochen liegen. In ihm ist die Supinationsstellung schon verringert. Dritter Gipsverband 4 Wochen nach der Operation in Mittelstellung des Rückfußes, leichter Pronationsstellung des Vorfußes bei gut herausmodelliertem Längsgewölbe. Das *Aufstehen* ist, wenn lediglich eine Pseudarthrose am inneren Malleolus beseitigt oder wenn lediglich eine Verschraubung der Fibula und Tibia vorgenommen wurde, nach 4 Wochen erlaubt. Wenn aber die Verlagerung des inneren Knöchels, sowie die Verschraubung der Fibula an die Tibia mit einer Osteotomie verbunden war, wird das Aufstehen erst nach 6 Wochen erlaubt.

Die Gesamtdauer der Gipsfixierung ist 10—12 Wochen.

Einer Abkürzung der Gipsfixationszeit ist dringend zu widerraten. Der nachoperierte Knöchelbruch braucht lange Zeit bis eine einwandfreie knöcherne Verheilung eintritt. Wenn die Patienten in dem Gehgips wirklich gut herumgehen, ist durch die Gipsfixierung in keiner Weise eine erhöhte Gefahr der Fußversteifung gegeben, im Gegenteil, die gute Funktion wird dadurch für später am ehesten gesichert. — Als Nachbehandlung wird zuerst ein Fußstützverband angelegt und dann eine gute Einlage gegeben.

16. Schlecht verheilte Fußwurzelfrakturen

Frakturen des Talus, Calcaneus und Naviculare hinterlassen, wenn sie in schlechter Stellung verheilt sind, leicht schwere Funktionsstörungen. Die zugehörigen Gelenke sind durch die Frakturen mitbetroffen und schmerzhafte Reizzustände in den Gelenken mit der Entwicklung einer posttraumatischen Arthrosis deformans entstehen. Die Schmerzbeseitigung ist bei schweren Gelenkveränderungen nur durch die Stillegung des oder der in Mitleidenschaft gezogenen Gelenke möglich. Früher suchte man dies meist dadurch zu erreichen, daß man den Patienten Unterschenkelapparate mit einem gesperrten Fußgelenk gab. Die Geh- und Stehfähigkeit wurde dadurch zwar meist wieder wesentlich gebessert, aber es war nur ein Behelf, viele Patienten wurden die Apparate nie wieder los, während andere nach jahrelangem Apparattragen wieder zu einer befriedigenden schmerzfreien Geh- und Stehfähigkeit auch ohne Apparat mit einer guten Einlage und einem orthopädischen Schuh kamen. Heute erfolgt die Ausschaltung des schmerzhaften Gelenkes durch eine Operation. Man verwendet hierfür die *Verriegelungsarthrodese*. Das Prinzip ist für das obere wie für das untere Sprunggelenk das gleiche. Das Gelenk wird mit oder ohne Anfrischung der Gelenkenden mit einem Knochenspan überbrückt, der eine gute Sicherung für eine schnelle Verknöcherung des Gelenkes abgibt. Die Ausschaltung des schmerzhaften Gelenkes bedeutet Schmerzfreiheit.

a) Schlecht verheilte Talusfraktur im Bereich des oberen Sprunggelenkes

Die Operation der schlecht verheilten Talusfraktur, die zu einer Inkongruenz der Gelenkflächen im Talo-Cruralgelenk geführt hat, ist die Verriegelungsarthrodese. Eine allgemeine Anfrischung der Gelenkenden erübrigt sich. Es wird nur der Gelenkknorpel im vorderen Anteil der Gelenkflächen entfernt und ein periostbedeckter Knochenspan wird vom Schienbein her in den Talus über das ehemalige Gelenk eingebolzt.

Technik der Operation siehe bei Verriegelungsarthrodese des oberen Sprunggelenkes (S. 790).

b) Schlecht verheilte Calcaneusfraktur unter weitgehender Zerstörung des hinteren unteren Sprunggelenkes

Die Anfrischungsarthrodese des Talo-Calcanealgelenkes nach einer Calcaneuskompressionsfraktur ist technisch nicht so leicht wie dies sonst der Fall ist. Die Gelenkflächen sind gegeneinander verschoben und auch weitgehend miteinander verlötet. Entscheidend ist, daß es nach einer gewöhnlichen Anfrischungsarthrodese nach einer Calcaneuskompressionsfraktur außerordentlich lange dauert, bis eine einheitliche Verknöcherung zwischen dem Calcaneus und dem Talus sich ausbildet. Das bedeutet, daß es lange dauert bis die Patienten wirklich schmerzfrei werden und daß auch nach einer mehrmonatigen Gipsverbandperiode eventuell noch für lange Zeit das Tragen eines Unterschenkelapparates nötig ist. Es ist verständlich, daß diese Operation wenig Anhänger gefunden hat. Anders liegen die Verhältnisse, wenn man eine *Verriegelungs- oder Bolzungsarthrodese* des Talo-Calcanealgelenkes macht. Ein periostloser Knochenspan wird von der Ferse her schräg durch den Calcaneus in den Talus eingetrieben. Das Gelenk wird hierdurch fest verriegelt und nach Abschluß der Gipsverbandperiode, nach etwa 4 Monaten, ist das Gelenk fest und der Fuß in zunehmendem Maße voll belastungsfähig. Die Operation hat sich in zahlreichen Fällen voll bewährt. Eine uneingeschränkte Leistungsfähigkeit ist wieder für Sport und schwere Berufe eingetreten. Der Eingriff ist auch noch bei Patienten bis etwa zum 40. Lebensjahre möglich. Die gleichen Patienten, die vorher wegen ihrer Schmerzen im hinteren unteren Sprunggelenk nur wenige Minuten gehen konnten, werden nach der Operation wieder voll schmerzfrei.

Technik der Operation der Verriegelungsarthrodese des Talo-Calcanealgelenkes (s. Abb. 126)

Lagerung. Seitenlage.

Bogenförmiger Schnitt über der Fersenkappe; Freipräparieren der Auftrittsfläche des Calcaneus. Ein Meißel in einer Breite von etwa 2 cm wird schräg durch den Calcaneus in den Talus eingetrieben. Nachdem man die einwandfreie Lage des Meißels durch ein Röntgenbild überprüft hat, wird mit einem kleinen Meißel der Knochenkanal, der den Knochenspan aufnehmen soll, fertig gebildet. Seine Größe ist etwa 2:0,5 cm. Der Knochenspan ist inzwischen, während das Röntgenbild entwickelt wurde, aus dem Schienbein mit der Knochensäge herausgenommen worden. Da der Span in den Knochen versenkt wird, ist er periostlos. Der Knochenspan kann auch aus der Knochenbank stammen. Dieser wird mit dem Vorschlagstück eingeschlagen.

Das freie Ende des Knochenspanes muß genau mit der Oberfläche der Ferse abschneiden.
Wenn er noch etwas vorstehen sollte, wird er mit der Raspel geglättet, so daß keine Unebenheit
an der Auftrittsfläche der Ferse bestehen bleibt. Wundverschluß mit schichtweiser Naht.

Ruhigstellung. Unterschenkelgipsverband.

Nachbehandlung. Gipsverbandwechsel nach 3 Wochen. Aufstehen ist nach 4 Wochen erlaubt;
Dauer der Gipsfixierung etwa 4 Monate. Nach Abschluß der Gipsverbandperiode wird noch
ein Fußstützverband angelegt. Anschließend Versorgung mit orthopädischem Schuh.

Man könnte theoretische Bedenken haben, von der Auftrittsfläche der Ferse her einen
Knochenspan durch den Calcaneus in den Talus einzutreiben, und befürchten, daß sich an der
Einschlagstelle des Knochenspanes vielleicht eine schmerzhafte Periostitis entwickle, die hinter-
her Anlaß zu Beschwerden gäbe. Wir können auf Grund unserer Erfahrungen behaupten, daß
solche Gedankengänge durch die praktischen Operationsergebnisse ganz entkräftet werden.
Wir haben niemals die Entwicklung einer schmerzhaften Periostitis am Fersenbein beobachtet.
Wir halten es aber für wichtig, daß bei der Operation die Fersenauftrittsstelle an der Einschlagstelle des Knochenspanes ganz einwandfrei geglättet wird.

c) Schlecht verheilte Frakturen im Bereich des Talo-Naviculargelenkes

Frakturen im Bereich des Talo-Naviculargelenkes oder auch Subluxationen im Chopartschen Gelenk können zu so starken Funktionsstörungen führen, daß eine *Operation* dringend
ist. Als Eingriff kommt nicht die Rekonstruktion, sondern nur die Arthrodese, am besten in Form
der Verriegelungsarthrodese des Talo-Naviculargelenkes, in Betracht. Auch HOHMANN hat hiermit gute Erfahrungen gemacht.

Technik der Verriegelungsarthrodese des Talo-Naviculargelenkes (s. Abb. 1102 und 1103)

Schnitt leicht bogenförmig an der Innenseite des Fußes. Nach Freilegung des Talo-Naviculargelenkes werden die Gelenkflächen entknorpelt, und es wird eventuell noch so viel vom Knochen
weggenommen, daß eine bestehende Fehlform gut ausgleichbar ist. Hiernach wird eine Rinne
(etwa 0,5 cm breit und 1 cm tief) in querer Richtung im Talus und im Naviculare gebildet,
und in diese wird ein kleiner Tibiaspan genau eingepaßt. Er muß nach dem Einschlagen mit
dem Vorschlagstück so fest sitzen, daß jede weitere Befestigung überflüssig ist.

Ruhigstellung und Nachbehandlung. Fuß-Unterschenkelgips in guter Gebrauchsstellung des
Fußes für 3—4 Wochen, dann Gipsverbandwechsel und ungepolsterter Gehgips für etwa $^1/_4$ Jahr,
auf jeden Fall so lange, bis das Talo-Naviculargelenk einheitlich verknöchert ist. Anschließend
Fußstützverband und Einlage mit orthopädischem Schuh.

17. Die habituelle Fußverrenkung

Bei der habituellen „Fußverrenkung" gibt es leichte Fälle, wo es aus geringfügigem Anlaß
zu einem Umkippen des Fußes kommt, ein kürzer und länger anhaltender Schmerz mit Bluterguß
am äußeren Knöchel tritt auf, Tragen einer elastischen Binde, Elastoplast- oder Klebroverband
und Abänderung des Schuhes unter Versetzen des Schuhabsatzes nach außen, bringen Abhilfe.
Die Leistungsfähigkeit im ganzen wird dadurch nicht beeinträchtigt.

Neben den zahllosen Menschen mit unsicheren Fußgelenken gibt es auch solche, bei denen
das „Umkippen" des Fußes zu einer schweren Funktionsstörung geführt hat. Der Kapselbandapparat auf der Fußaußenseite ist ausgeweitet, und der Fuß hat seinen festen Halt
verloren; selbst eine Verschiebung des Talus im Sinne einer Subluxation tritt ein. Für
diese Fälle ist die Operation angezeigt. Die Aufgaben der Operation sind eine Straffung der
Kapsel des oberen Sprunggelenkes und eine Verstärkung des Bandapparates an der Fußaußenseite. Es wird zu diesem Zweck die obere Sprunggelenkkapsel mit kräftiger Seide gerafft, und
ein Fascienstreifen auf dem Kapselbandapparat befestigt.

Technik der Operation (s. Abb. 1122)

Bogenförmiger Schnitt am äußeren Knöchel nach vorn. Freilegung des Kapselbandapparates
an der Fußaußenseite unter Zurückschlagen des Hautlappens.

1. Raffung der ausgeweiteten oberen Sprunggelenkkapsel an der Außenseite mit ein bis zwei kräftigen Seidennähten, während der Fuß in Pronationsstellung gehalten wird.

2. Aufsteppung eines 2 cm breiten V-förmig angeordneten Fascienstreifens mit einzelnen Knopfnähten auf den Kapselbandapparat an der Fußaußenseite. Die Spitze des „V" liegt am Cuboid, die beiden freien Schenkel des „V" an der oberen Sprunggelenkkapsel und unten vor dem äußeren Knöchel.

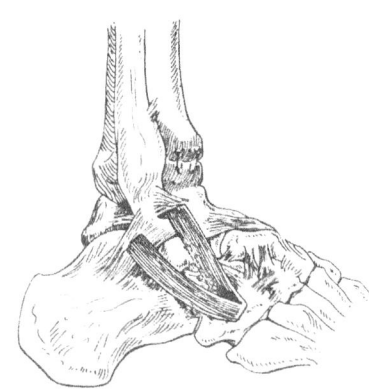

Ruhigstellung. Gipsverband in Pronationsstellung als Liegegips für 2 Wochen.

Nachbehandlung. Gehgipsverband für 3 Monate. Nach Gipsabnahme Elastoplastverband für einige Wochen. Schuhabsatz nach außen versetzen, eventuell Einlage mit schiefer Ebene außen. Die einzige richtige Übung ist aktives Pronieren, passive Übungen sind verboten!

Die Behandlungserfolge der Operationen der schweren Fälle von habituellen „Fußverrenkungen" sind einwandfrei. Die Bewegungsfähigkeit des Fußes wird frei bis auf den Rückfuß, an dem die beabsichtigte Hemmung gegen die Supination geschaffen wird.

Rückfälle sind uns bei jahrelang zurückliegenden Operationen nicht bekannt geworden.

Abb. 1122. Operation bei habitueller Fußverrenkung. Raffung der erweiterten oberen Sprunggelenkkapsel auf der lateralen Seite und Verstärkung des Kapselbandapparates durch einen V-förmigen Fascienstreifen. (Schematische Darstellung)

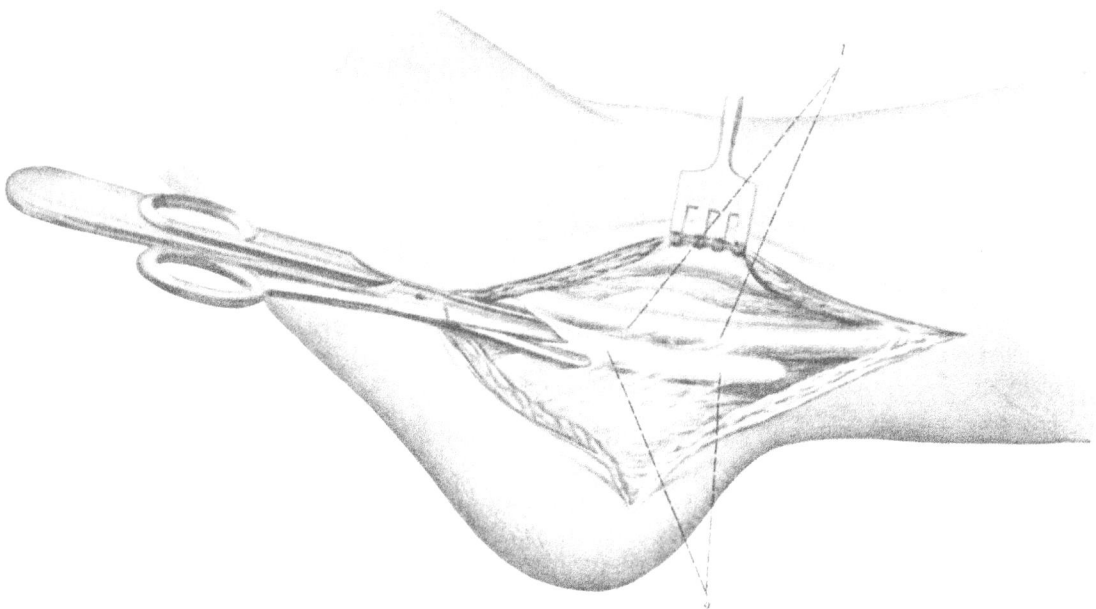

Abb. 1123—1125. Operation der habituellen Peronaealsehnenluxation

Abb. 1123. Pathologische Verhältnisse. *1* Verlagerte Peronaealsehnen; *2* ursprünglicher Bereich des Kanales der Peronaealsehnen, der von Narbengewebe ausgefüllt ist. Dieses muß vor der Zurückverlagerung der Peronaealsehnen entfernt werden

18. Habituelle Peronaealsehnenluxation

Die habituelle Peronaealsehnenluxation kann sich auf konstitutioneller Anlage entwickeln, ist aber meist traumatisch bedingt. Bei dieser Entstehungsweise sind es auch wieder häufiger kleinere Traumen, wie rückfällige Fußdistorsionen, als ein einmaliges, schweres Trauma, das zu einer Zerreißung der Retinacula führt.

Die Behandlung der ausgeprägten Peronaealsehnenluxation ist, zumal für junge sportbegeisterte Patienten, die Operation. Die Aufgabe der Operation ist die zuverlässige Fixierung der Sehnen in ihrer alten Verlaufsrichtung. Das kann durch eine Sehne unter Verwendung des Palmaris longus (LEXER) oder unter Abspaltung eines Teiles der Achillessehne, die durch ein Bohrloch des äußeren Knöchels hindurchgezogen und dann wieder schlingenförmig zur Vernähung mit der Achillessehne zurückgeführt wird (ELLIS JONES), geschehen. Es geht aber unserer Erfahrung nach am besten mit einem V-förmig aufgesetzten Fascienstreifen.

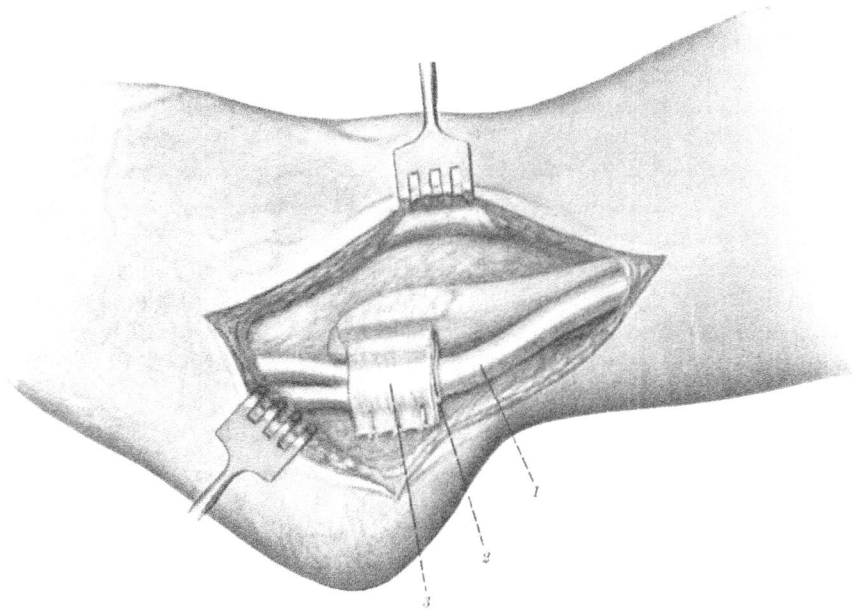

Abb. 1124. Zunächst wird ein bandartiger Lappen aus dem Sehnengleitgewebe über die Peronaealsehnen gebildet. *1* Peronaealsehnen; *2* zurückgeschlagener Teil des Sehnengleitgewebes; *3* lateraler Teil der ursprünglichen Sehnenscheide

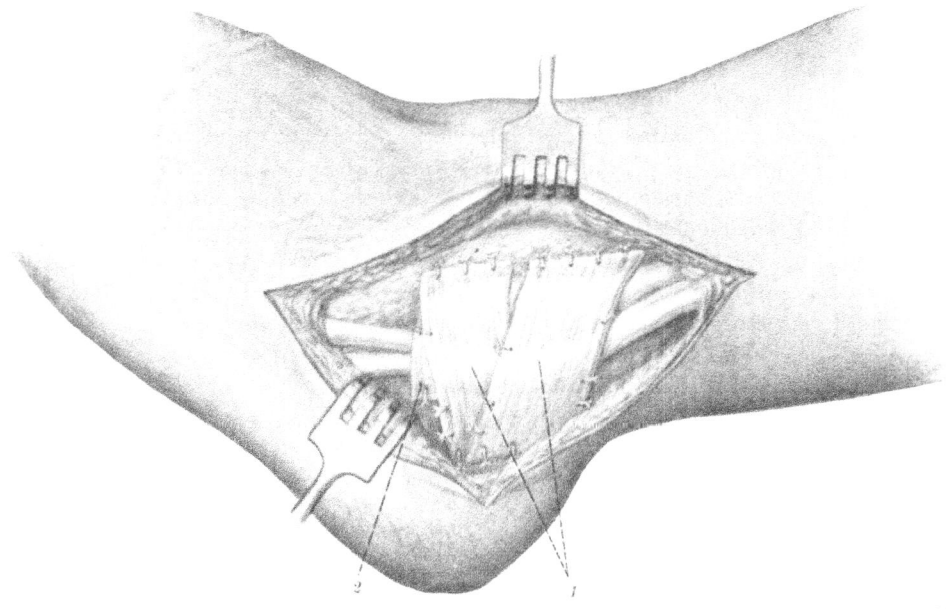

Abb. 1125. Anschließend wird zur Verstärkung noch ein doppelter Fascienlappen über die Peronaealsehnen vernäht. *1* V-förmiger Fascienlappen; *2* Lappen, gebildet aus dem Sehnengleitgewebe

Technik der Operation (s. Abb. 1123—1125)

Schnitt. Mit einem bogenförmigen Schnitt werden unter dem Schutz einer Rinnensonde die nach vorn auf die Fibula verlagerten Peronaealsehnen freigelegt. Das *Narbengewebe*, das vielfach den alten Verlaufskanal der Sehnen hinter dem äußeren Knöchel ausfüllt, wird unter

Schonung der alten Sehnenscheiden entfernt. Hierauf werden die Sehnen in ihr altes Bett
zurückverlagert und zunächst mit ihrer alten Sehnenscheidenhülle bedeckt. Es wird hierfür
der Anteil, der sich über der Fibula gebildet hatte, lappenförmig abpräpariert und über die
Sehnen zur *Vernähung* mit dem hinteren Anteil des Sehnenscheidenmantels zurückgeschlagen.
Die gute Gleitfähigkeit der Peronaealsehnen wird durch ein solches Vorgehen am besten gesichert.
Da die Retinacula minderwertig oder zerrissen sind, ist noch eine *Verstärkung durch einen
V-förmig ausgebreiteten Fascienstreifen* angezeigt. Er wird hinten an der Anheftungsstelle der
Retinacula am Calcaneus und vorn am Periost des äußeren Knöchels befestigt.

Ruhigstellung und Nachbehandlung. Fuß-Unterschenkelgips in leichter Valgusstellung des
Rückfußes für 2 Wochen als Liege- und für 6 Wochen als Gehgips, anschließend für mehrere
Wochen Elastoplastverband und Verbreiterung des Schuhabsatzes nach außen.

Operation und Nachbehandlung gehören bei diesem kleinen Eingriff eng zusammen. Ein
Dauererfolg ist nur gewährleistet, wenn auch auf solche Kleinigkeiten wie die *richtige Form
des Schuhabsatzes* geachtet wird, damit nicht der Patient aus geringfügigen Anlässen wieder
nach außen umkippt und dadurch vorzeitig die plastische Bandverstärkung einer zu starken
Beanspruchung aussetzt. Nach 1 Jahr kann wieder jeder Sport unbedenklich getrieben werden,
wenn Vorsicht geübt wird, ist das auch schon nach $1/2$ Jahr möglich.

19. Lähmungshackenfuß

Am paralytischen Hackenfuß wurde die erste Sehnenverpflanzung von Nicoladoni (1880)
ausgeführt, die Verpflanzung eines Peronaeus auf die Achillessehne. Der Erfolg war nicht
von langer Dauer. Wir müssen heute sagen, daß Nicoladoni sich als ersten Fall für eine Sehnenverpflanzung die Lähmungsform ausgesucht hatte, die besonders schwierig zu behandeln ist.

Als *Behandlungsverfahren* für den Hackenfuß stehen heute zur Verfügung die Sehnenverlagerung (Translokation nach H. v. Baeyer), die Sehnenverpflanzung und die Knochen-
und Gelenkoperationen. Die Art der Operation richtet sich nach dem Ausmaß der Lähmung
und nach der Schwere der Deformität. *Solange nur eine Fehlhaltung* des Fußes *in der Hackenfußstellung* vorliegt und solange eine wesentliche Umformung der Fußknochen fehlt, kann der
Hackenfuß *allein durch eine Sehnenoperation erfolgreich* behandelt werden. *In allen anderen
Fällen* sind *Knochenoperationen unumgänglich nötig*, wenn man nicht nur die abnorme Beweglichkeit des Fußes im Hackenfußsinn, sondern gleichzeitig auch die pathologische Hackenfußform
beseitigen will. Ein *Vorzug der Sehnenoperation ist es*, daß sie schon bei Kindern im Alter von
6—8 Jahren ausführbar ist, während man mit den Knochenoperationen bis zum 12.—14. Jahr
zu warten hat. Die frühe Ausführung einer Sehnenoperation bei kleinen Kindern bedeutet
gleichzeitig, daß die Ausbildung einer Fehlform aus der Fehlhaltung verhütet wird. — Sie ist
eine *prophylaktische Maßnahme* gegen die *Deformierung und Umformung der Fußwurzelknochen*,
die sonst unter dem Einfluß der abnormen Fußbelastung unweigerlich entsteht. Der Calcaneus
stellt sich bei der einseitigen Zugwirkung der plantaren Fußmuskulatur unter Fortfall jeder
gegensätzlichen Zugwirkung durch den gelähmten Gastrocnemius immer steiler. Außerdem
erfolgt das Wachstum des Calcaneus nur in der Längsrichtung des steilgestellten Calcaneus.

Als funktioneller Wachstumsreiz wirkt nur eine Druckbelastung von oben, während eine adäquate seitliche Zugbeanspruchung infolge des Ausfalles des Gastrocnemius fehlt. Es kommt noch hinzu, daß die
Epiphysenlinie des Calcaneus eine völlige Lageveränderung durch die Steilstellung des Calcaneus erfahren
hat. Sie rückt von hinten seitlich allmählich immer mehr nach unten und liegt schließlich völlig plantarwärts am unteren Ende des Calcaneus. Mit diesem entscheidenden Umbau des Calcaneus geht ein solcher
des übrigen Fußskeletes einher. So bleibt der *obere Teil des Talus* in seiner Entwicklung zurück, der Talushals
ist auffallend kurz, und der vordere Teil der Sprunggelenkrolle ist stark abgeflacht. Das Fußgewölbe ist vermehrt gewölbt, und der Fuß ist im ganzen kürzer geworden.

Hat sich die *Fußform erst* in diesem Sinne umgebildet, dann ist die *Wiederherstellung einer
guten Fußfunktion* nur durch eine Knochenoperation erreichbar. Der Angriffspunkt hierfür ist
der Calcaneus, dessen pathologische Knochenform beseitigt und der aus der Steilstellung in
eine mehr geneigte Stellung umgelagert werden muß. Zu diesem Zweck diente früher die bogenförmige Osteotomie des Calcaneus (Hoffa, s. Abb. 1126), bei der der untere Teil des Calcaneus

abgeschlagen, nach hinten oben verschoben und hier mit einem Nagel befestigt wurde. Auch FRITZ LANGE verband in den schwersten Fällen von Hackenfuß die Sehnenverpflanzungen mit einer Osteotomie des Calcaneus. Heute wird zur Beseitigung der Steilstellung des Calcaneus ein anderer Weg eingeschlagen, wenn auch das *Prinzip* das gleiche geblieben ist: erst Umformung des knöchernen Skeletes, dann Sehnenoperation.

A. Die Sehnenverlagerung (Translokation) der Peronaealsehnen nach H. v. BAEYER

Die Verlagerung der Peronaealsehnen ist für die Behandlung des Hackenfußes im Kindesalter ein einfacher Eingriff und in geeigneten Fällen von erfolgssicherer Wirkung. Das haben schon die ersten Mitteilungen H. v. BAEYERs gezeigt und wurde durch die Veröffentlichungen STORCKs erhärtet.

Er ist ein begeisterter Anhänger dieser Operation und hat sie in 20 Fällen angewandt und ,,ausnahmslos'' wieder eine Abrollungsmöglichkeit des Vorfußes beobachtet.

Die Wirkung der Verlagerung der Peronaealsehnen in eine Rinne am unteren Rande des Calcaneus ist so gut, weil eine Muskelgruppe benützt wird, die an und für sich schon eine plantar-flektorische Kraft ausübt, und weil durch die Operation für die Kraftwirkung der Plantarflexion ein langer Hebelarm geschaffen wird. Ein Vorteil der Translokation gegenüber der Sehnenverpflanzung ist, daß bereits frühzeitig nach der Operation mit gymnastischen Übungen begonnen werden kann, weil man nicht zu warten braucht, bis die Vernähungsstelle der Sehne fest geworden ist.

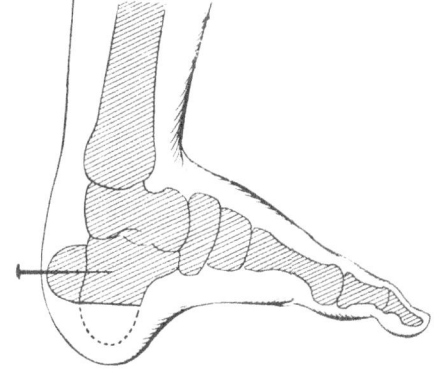

Abb. 1126. Alte bogenförmige Osteotomie des Calcaneus. (Nach HOFFA)

Die Operation hat ein großes Aber, daß sie *nur für leichte Fälle von Lähmungshackenfuß geeignet ist.* Man kann mit dieser Operation keinen Einfluß auf die oft starke Valgusstellung des Fersenbeines, ausüben und ebensowenig kann eine schon vorhandene knöcherne Fehlform des Fußskeletes behoben werden.

Die Operation der Translokation der Peronaealsehnen ist schon bei Kindern vom 6.—8. Jahre an auszuführen. Sie schadet nichts, nützt nur, und wenn sie nicht ausreichend war, beugt sie zumindest der Entstehung einer schweren Hackenfußfehlform vor und überbrückt so die Jahre bis zur knöchernen Operation.

Manchmal bereitet die Verlagerung der Peronaealsehnen Schwierigkeiten. Die Sehnen sind schon zu kurz geworden und können nicht mehr in einer Rinne um den Calcaneus herumgeführt werden. Man muß dann von der Translokation absehen und sich mit der Verpflanzung der Sehnen auf den Achillessehnenansatz begnügen.

Technik der Sehnentranslokation nach H. v. BAEYER (s. Abb. 1127 und 1128)

Schnitt am äußeren Rand entlang der Achillessehne, dann bogenförmig nach vorn, etwa in der Mitte zwischen Knöchel und Ferse sich haltend, bis zur Tuberositas metatarsalis V verlaufend. Unter Verziehen der Haut nach oben Eröffnen der Sehnenscheide der Mm. peronaei. Der M. peronaeus longus wird von oberhalb des Knöchels bis zu seiner Umschlagstelle in die Fußsohle freigelegt. Für den zweiten Teil der Operation wird die Haut nach hinten verzogen, und der Calcaneus wird bis zu seinem hinteren unteren Rand freipräpariert. Man erleichtert sich das Vorgehen, wenn man auf den Bogenschnitt noch einen kleinen Längsschnitt aufsetzt, der in Richtung auf die Fersenkappe verläuft. — Am Calcaneusrand wird in Verlängerung des Verlaufes der Achillessehne eine flache Rinne gebildet, die für die Aufnahme der zu verlagernden Peronaealsehne dient. Während der Fuß in starker Spitzfußstellung gehalten ist, wird die Sehne aus ihrem alten Bett herausgenommen und mit Hilfe von zwei stumpfen Haken in ihr neues Lager am Rand des Calcaneus ,,transloziert''.

Ruhigstellung. Gipsverband in starker Spitzfußstellung für 2 Wochen.

Nachbehandlung. Aktive Übungen, 2—3 Wochen nach der Operation. Die starke Spitzfußstellung verliert sich in wenigen Wochen (H. v. BAEYER).

Wenn keine frühzeitigen Bewegungsübungen aufgenommen werden, verwachsen die verlagerten Sehnen am Knochen, weil auf die Einlagerung eines Interpositionsmaterials verzichtet
wird. Die Folge davon ist die Entstehung einer starken Valgusdeformität. *Frühe Bewegungsaufnahme sogleich nach Abschluß der Wundheilung ist erforderlich!*

B. Sehnenverpflanzungen auf die Achillessehne unter gleichzeitiger Raffung der Achillessehne

Eine große Leistung wird von der Sehnenverpflanzung beim Lähmungshackenfuß verlangt.
Die wichtige Wadenmuskulatur muß ersetzt werden, für die kein einziger annähernd gleich
kräftiger Muskel am Fuß zur Verfügung steht.

Die Arbeitsgröße der Wadenmuskulatur in Kilogrammetern ausgedrückt ist
nach FICK über 8 mkg, die der Mm. peronaei, die in erster Linie als Ersatz für
die gelähmte Wadenmuskulatur in Betracht kommen, noch nicht 1 mkg. Die
übrigen Unterschenkelmuskeln, die eventuell noch als Ersatzmaterial herange-

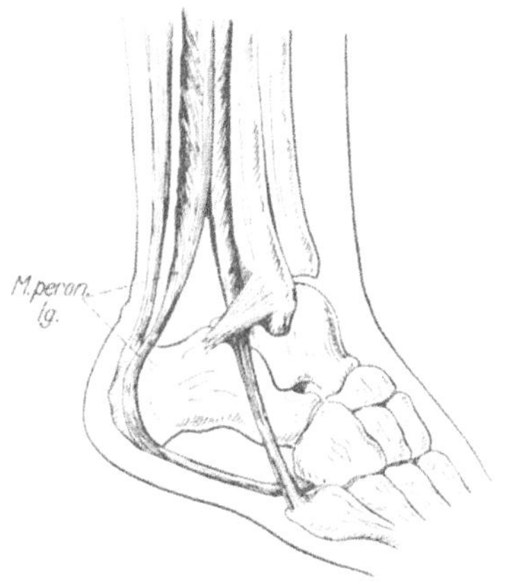

Abb. 1127

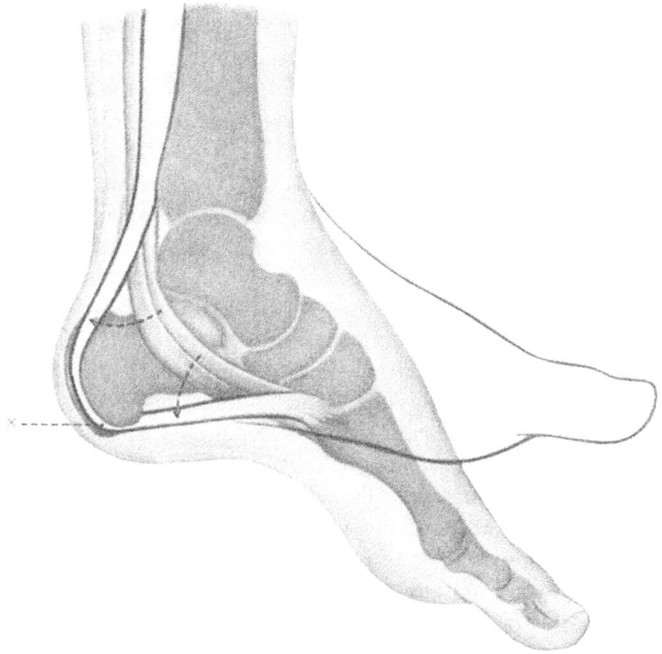

Abb. 1128

Abb. 1127 u. 1128. Translokation der Peronaealsehne nach H. v. BAEYER

Abb. 1127. Nur die Sehne des M. peronaeus longus ist verlagert. Man kann ebensogut auch die Verlagerung beider Sehnen vornehmen. Abb. 1128. Translokation der Sehne des M. peronaeus brevis (+) nach H. v. BAEYER. Es ist wichtig, daß der Fuß für die
Verlagerung aus der Hackenfuß- in die Spitzfußstellung übergeführt wird

zogen werden können (M. tibialis posterior, M. flexor digitorum und M. flexor hallucis longus), haben im ganzen
noch eine Kraftleistung von nur etwa 2 mkg.

Diese nüchternen Zahlenwerte erklären ohne weiteres den Grundsatz FRITZ LANGEs, bei
einer Gastrocnemiuslähmung „soviel Ersatzmuskeln als möglich heranzuziehen".

Die gegebenen Ersatzmuskeln für den gelähmten Gastrocnemius sind ihrer Lage und Funktion nach die Mm. peronaei. Ihre plantarflektorische Wirkung wurde durch die Untersuchungen
von BIESALSKI erwiesen. Wenn nun beide Mm. peronaei verpflanzt werden, muß der M. tibialis
posterior, sofern er nur etwas Leben aufweist, ausgeschaltet werden. Es entsteht sonst leicht
nach der Hackenfußoperation ein Klumpfuß. Das beste ist, den M. tibialis posterior, wenn er
einigermaßen brauchbar ist, auf die Achillessehne zu verpflanzen.

Nach dem Vorschlag von FRITZ LANGE kann man die Gelegenheit der Freilegung des M. tibialis posterior benützen, um dem Gastrocnemius noch weiter Kraft durch den M. flexor hallucis longus und den M. flexor digitorum
zuzuführen. Diese Muskeln dürfen nicht geopfert werden, weil sonst lästige Zehenstreckkontrakturen entstehen.
Es wird von ihnen nur eine Kraftübertragung durch kurze seidene Sehnen zur Achillessehne hergestellt.

Die *Erfolge* der Sehnenverpflanzungen bei den schweren Gastrocnemiuslähmungen waren für die Dauer *ungleichmäßig*. Die verpflanzte Muskelkraft reichte nicht aus, um die Wiederbildung der Hackenfußstellung zu verhüten. Aus dieser Erkenntnis beschritt Fritz Lange den Weg der *Benützung von künstlichen Bändern aus Seide* (s. Abb. 1129—1130).

Er fixierte den Calcaneus durch ein dickes seidenes Band an die Tibia und sicherte so die Spitzfußstellung. Gleichzeitig wurde hierdurch die Valgusstellung des Calcaneus bekämpft. Das seidene Band wurde von zwei kleinen Stichincisionen aus durch zwei Bohrkanäle in zentraler Richtung durch den Calcaneus hindurchgezogen, subcutan zur Hinterwand der Tibia geführt und dort wieder durch ein Bohrloch hindurchgezogen. Hier wird die Seide fest verknotet, während der Fuß in starker Spitzfußstellung gehalten wird.

Dieses Operationsverfahren stellte nur ein *Übergangsstadium* dar. Die erwarteten Erfolge durch die Verbindung der Sehnenverpflanzung mit einer künstlichen Bandplastik blieben aus. Die Behandlung schwerer Hackenfüße wurde erst gemeistert durch die Verbindung der Sehnenverpflanzung mit Knochen- und Gelenkoperationen.

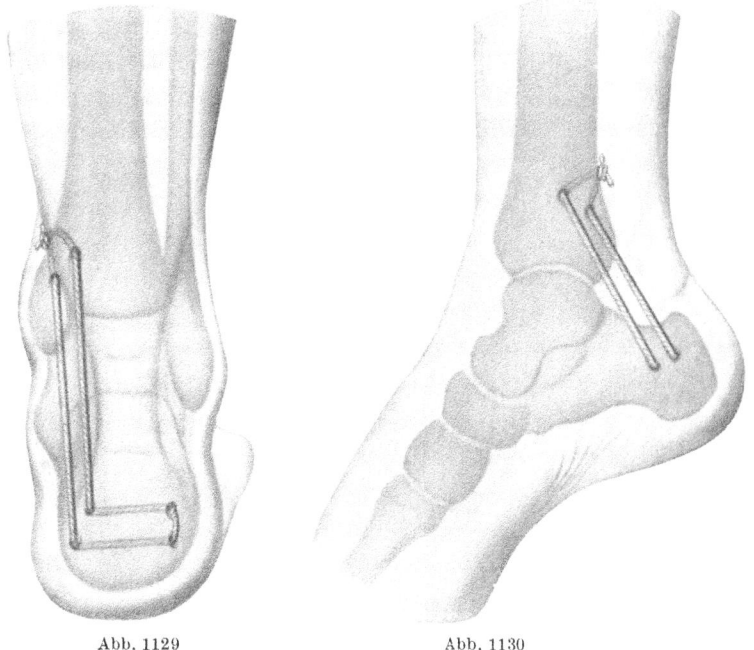

Abb. 1129   Abb. 1130

Abb. 1129 u. 1130. Künstliche Seidenbänder zur Fixierung des Calcaneus beim Hackenfuß nach Fritz Lange (veraltetes Verfahren)

C. Knochen- und Gelenkoperationen in Verbindung mit einer Sehnenverpflanzung und Raffung der Achillessehne

Das Problem der Behandlung schwerer Lähmungshackenfüße wurde durch die Hinzunahme von Knochen- und Gelenkoperationen gelöst, um das sich Hohmann, Putti, wir u. a. bemüht haben. Nur durch die Verbindung der Knochen- und Gelenkoperationen mit der Sehnenverpflanzung werden die drei Aufgaben der Hackenfußbehandlung erfüllt:

1. die Beseitigung der knöchernen Fehlform,
2. die Stabilisierung des Fußes und
3. der Ersatz der ausgefallenen Kraftleistung der Wadenmuskulatur aktiv durch Muskelkraft oder passiv durch eine knöcherne Sperre gegen die übermäßige Dorsalflexion des Fußes.

Die beiden ersten Aufgaben, die Beseitigung der knöchernen Fehlform des Fußskeletes und die Sicherung der Fußstellung werden durch *einen* Eingriff erreicht (s. Abb. 1131 und 1132): durch die Arthrodese im Talo-Calcanealgelenk, bei der gleichzeitig ein breiter Knochenkeil mit Basis nach hinten herausgenommen wird. Nach der Herausnahme des Knochenkeiles und nach Durchtrennung der Bandverbindungen vorn am Calcaneus läßt sich der Calcaneus leicht nach hinten verschieben. Die abnorme Höhe und Steilstellung des Calcaneus wird auf diese Weise ausgeglichen, wodurch das ganze Fußskelet wieder eine andere Form erhält. Um die Stellung des Fersenbeines in der neuen Stellung zu sichern, wird von der Fußsohle her ein Nagel oder Kirschner-Draht durch das Fersenbein in das Sprungbein eingetrieben, der später wieder (nach 2—3 Wochen) entfernt wird.

Im Anschluß an die Knochenoperation wird die Sehnenverpflanzung und *Raffung der Achillessehne* in der von Fritz Lange angegebenen Weise ausgeführt. Hohmann berichtete schon

1936 über schöne Erfolge mit dieser kombinierten Knochen- und Sehnenoperation beim Hackenfuß und hält diese Operation für „das Gegebene". Um eine zuverlässige Befestigung der verpflanzten Sehne des M. peronaeus longus zu erhalten, begnügt sich HOHMANN nicht mit einer
einfachen Vernähung. Er legt, wie das auch DELCHEFF empfohlen hat, ein Bohrloch durch das
Tuber calcanei, zieht die Sehne hindurch und vernäht die Sehnenschlinge in sich selber. An
diese Sehne vernäht HOHMANN dann die anderen Sehnen, die eventuell noch verpflanzt werden.

Ein *wunder Punkt* ist bei dieser Operation noch vorhanden. Der Dauererfolg der Ausschaltung
der übermäßigen Dorsalflexion und die Gefahr des Rückfalles in die Hackenfußstellung hängt
trotz der Beseitigung der Hackenfußfehlform von der Güte des Muskelmaterials ab, das als
Ersatz für die ganz oder teilweise gelähmte Wadenmuskulatur zur Verfügung steht. *Die Ersatzmuskulatur bietet im Höchstfall eine wirkungsvolle Verstärkung, aber nie einen vollwertigen Ersatz.*

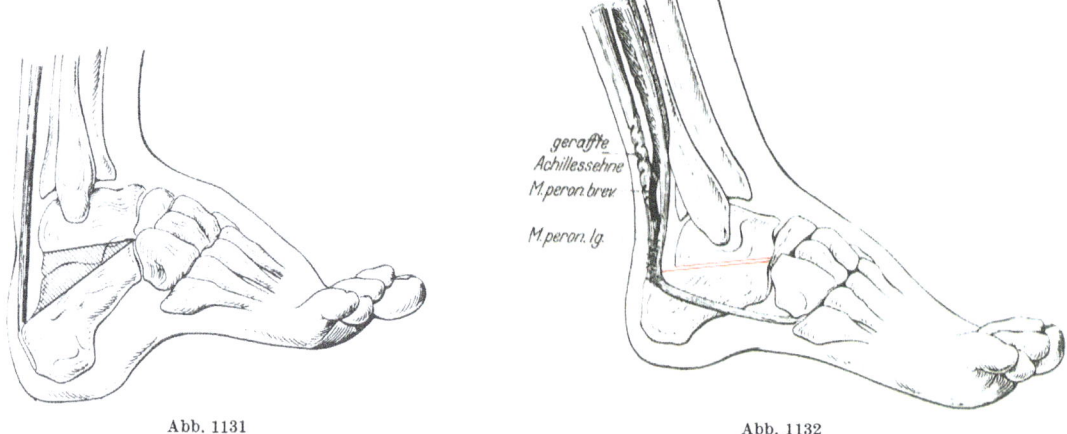

Abb. 1131   Abb. 1132

Abb. 1131 u. 1132. Operation eines schweren Hackenfußes

Abb. 1131. Herausnahme eines Knochenkeiles mit hinterer Basis im Bereich des Talo-Calcanealgelenkes mit anschließender Verschiebung des Calcaneus nach hinten. Abb. 1132. Raffung der Achillessehne und Verpflanzung der beiden Peronaealsehnen auf die
Ansatzstelle der Achillessehne

Um auch noch dies unsichere Moment bei der Hackenfußbehandlung auszuschalten, gingen
wir dazu über, eine *knöcherne Sperre vorn am oberen Sprunggelenk* als Schutz gegen eine zu starke
Dorsalflexion anzubringen. Diesen gleichen Weg hatte schon vor uns PUTTI eingeschlagen, ohne
daß wir hiervon Kenntnis gehabt hatten. PUTTI bildete das Verfahren der vorderen knöchernen
Anschlagsperre aus, das in Italien viel mehr als in Deutschland geübt wurde.

PUTTI gab *zwei Verfahren* für die vordere knöcherne Anschlagsperre am oberen Sprunggelenk an (s. auch S. 797 und Abb. 1060 und 1061).

Bei dem *ersten Verfahren* wurde einfach ein kräftiger Tibiaspan von oben her schräg in den Talus hineingetrieben. So hat es auch ERLACHER in seiner „Technik des orthopädischen Eingriffes" wiedergegeben. Der
Anfangserfolg ist gut. Der Knochenspan ist für die Dauer aber der starken Druckbeanspruchung nicht gewachsen. Er wird, wie wir dies selber beobachten konnten, langsam abgebaut, und damit tritt wieder eine
unerwünschte Dorsalflexionsmöglichkeit ein.

Das *zweite Verfahren* von PUTTI vermeidet dies. Nach der Gelenkeröffnung wird ein mindestens 2 cm breiter Teil der Gelenkfläche keilförmig nach oben aufgestellt. Zur Erhaltung
dieser Stellung wird dahinter ein entsprechend breiter Knochenspan in den Talus hineingetrieben.
Es wird so eine wirkungsvolle knöcherne Sperre geschaffen. Sie verfällt nicht der Resorption.
Das haben die Befunde an Fällen gezeigt, bei denen die Operation jahrelang zurücklag (PALAGI).
Die Fälle sehen röntgenologisch aus, als wenn sich vorn an der Talusgelenkrolle eine mächtige
osteoarthrotische Randzacke gebildet hätte.

Die Kleinheit des Talushalses und die Abflachung der vorderen Talusgelenkrolle bei schweren
Hackenfüßen sind auffallend. *Die Abflachung der Talusgelenkrolle vorn* bildet die *Voraussetzung
dafür, daß der Fuß in eine extreme Hackenfußstellung* kommen kann. Wenn man den Fuß möglichst weit plantarflektiert, findet man vorn eine abnorme Verbreiterung des Gelenkspaltes
des Talo-Cruralgelenkes. Es ist daher zur Wiederherstellung von günstigen gelenkphysiologischen

Verhältnissen erforderlich, den Schluß im vorderen Teil des Talo-Cruralgelenkes wiederherzustellen. Die Schlottrigkeit ist zu beseitigen. Das erreicht man nur durch ein Anheben des vorderen Teiles der Talusgelenkfläche. Aus diesem Grunde wurde für die Hackenfußoperation die *Aufrichtung der vorderen Talusgelenkfläche unter Benützung eines keilförmigen Knochenspanes* aufgenommen. Der Knochenspan wird in der Frontalebene schräg unterhalb der Gelenkfläche eingetrieben. Er hebt entsprechend der Dicke des keilförmigen Knochenstückes die Gelenkfläche. Es wird auf diese Weise eine wirkungsvolle knöcherne Sperre gegen eine Rückkehr eines operierten Hackenfußes in die alte Fußstellung in den Fällen geschaffen, bei denen nur ein schwaches Ersatzmuskelmaterial für den gelähmten Gastrocnemius vorhanden ist.

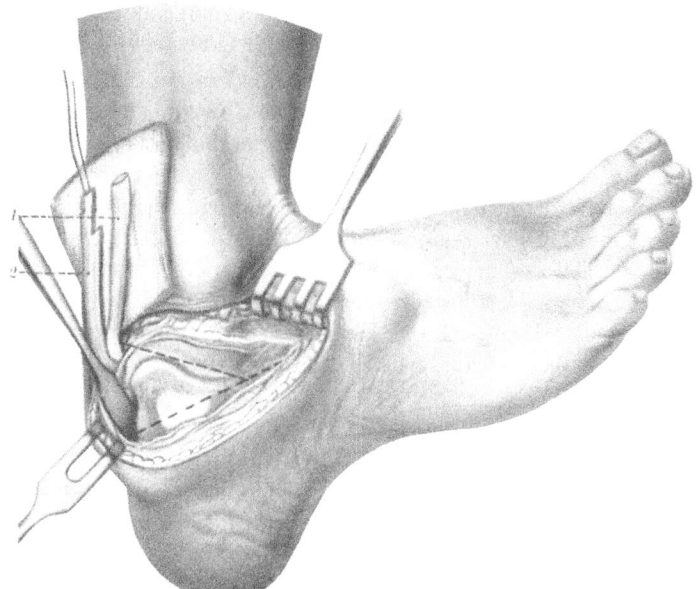

Abb. 1133 u. 1134. Operation eines schweren Hackenfußes

Abb. 1133. Arthrodese des Talo-Calcanealgelenkes unter Herausnahme eines Knochenkeiles (- - -). Die Peronaealsehnen sind zurückgeschlagen. *1* Sehne des M. peronaeus brevis; *2* Sehne des M. peronaeus longus

Typische Form der heute üblichen Hackenfußoperationen

Die Hackenfußoperation, die wir seit 25 Jahren anwenden, hat im einzelnen folgende *Technik* (s. Abb. 1131—1134). Die Operation umfaßt verschiedene Teile:

a) Arthrodese des hinteren unteren Sprunggelenkes unter gleichzeitiger Herausnahme eines Knochenkeiles aus dem Fersenbein mit Basis nach hinten und unter Zurückschiebung des gesamten Fersenbeines.

b) Raffung der Achillessehne und Verpflanzung der Peronaealsehnen.

c) Herausnahme eines Keiles mit dorsaler Basis aus den Cuneiformia (nur in Ausnahmefällen).

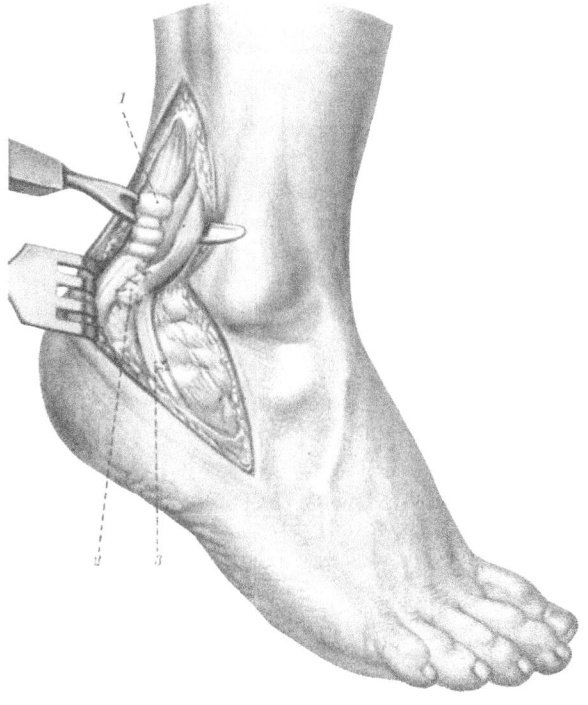

Abb. 1134. Abschluß der Operation. Die Fußdeformität ist ausgeglichen, die Gelenkkapsel wieder vernäht. Die Achillessehne (*1*) ist gerafft, die Sehne des M. peronaeus brevis (*2*) ist auf die Ansatzstelle der Achillessehne verpflanzt, der M. peronaeus longus (*3*) nur mit ihr vernäht und an seiner Durchtrennungsstelle wieder vereinigt

Das angegebene Operationsverfahren deckt sich fast vollständig mit der heute auch von HOHMANN geübten Technik. Wir nehmen bei besonders hochgradigen Hackenfüßen noch weiterhin dazu

d) Aufrichtung des vorderen Teiles der Talusrolle.

54*

**α) Arthrodese des Talo-Calcanealgelenkes unter Herausnahme eines Knochenkeiles
und Umlagerung des Calcaneus (s. Abb. 1133 und 1134)**

Das *hintere untere Sprunggelenk* wird in typischer Weise freigelegt. Es ist nur zu berücksichtigen, daß durch die Fehlform des Fersenbeines der *Gelenkspalt wesentlich höher als sonst liegt*. Die straff über das Gelenk hinziehenden Peronaealsehnen werden abgelöst. Das Gelenk wird eröffnet, und der hintere obere Teil des Fersenbeines wird besonders gut freigelegt. Das Periost wird mit einem scharfen Raspatorium um etwa 2 cm nach unten abgeschoben. Dann wird eine Kocher-Sonde um das Fersenbein herumgeführt, und ein Knochenkeil wird vom oberen Teil des Fersenbeines abgetragen. Nach sorgfältiger Entknorpelung der Gelenkflächen wird noch die ligamentäre Verbindung des vorderen Teiles des Fersenbeines mit dem Sprungbein gelöst, damit sich das Fersenbein im ganzen gut nach hinten verschieben läßt. Jetzt wird das Fersenbein gefaßt, nach hinten verschoben und aus seiner annähernd senkrechten Stellung in eine Schräglage von etwa 45⁰ umgelegt.

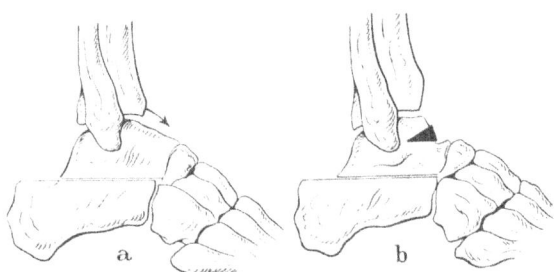

Abb. 1135 a u. b. Operation eines Hackenfußes mit starker Abflachung der vorderen Talusrolle. a Nach der Arthrodese und Herausnahme eines Knochenkeiles im Bereich des Talo-Calcanealgelenkes bleibt noch ein Zwischenraum vorn im oberen Sprunggelenk bestehen. b Die vordere Talusrolle ist durch einen kleinen Knochenkeil gehoben. Eine knöcherne Sperre gegen eine übermäßige Dorsalflexion ist geschaffen

in eine Schräglage von etwa 45⁰ umgelegt. Die Knochenflächen des Sprungbeines und Fersenbeines werden gut ineinandergestellt und in dieser Stellung durch einen Nagel oder einen Kirschner-Draht, der von der Fußsohle her eingeschlagen wird, gesichert. Schon während der Operation erfolgt die *Röntgenkontrolle* über die *richtige Lage des Calcaneus*.

β) Raffung der Achillessehne und Sehnenverpflanzung (s. Abb. 1132—1134)

Freilegung der Achillessehne in einer Ausdehnung von etwa 10 cm unter Verlängerung des Schnittes der subtalaren Arthrodese nach oben.

Zuerst Raffung der viel zu langen Achillessehne mit einer typischen Raffnaht nach FRITZ LANGE, dann werden die beiden Peronaei, deren Sehnen an der Außenseite des Fußes abgelöst sind, auf die Achillessehne verpflanzt. Die Sehne des M. peronaeus brevis wird durch einen Schlitz der Achillessehne hindurchgeführt, die des M. peronaeus longus wird an der Ansatzstelle der Sehne am Knochen befestigt. Der Fuß wird hierbei in starker Spitzfußstellung gehalten.

In einem Teil der Fälle wird der M. tibialis posterior, wenn er kräftig erhalten ist, von einem Schnitt auf der Innenseite des Unterschenkels gleichfalls auf die Achillessehne verpflanzt.

γ) Keilosteotomie aus den Cuneiformia

Wenn der Vor- und Mittelfuß besonders stark verbildet ist, ist noch eine Osteotomie der Cuneiformia erforderlich. Sie werden von einem Schnitt an der Innenseite des Fußes freigelegt und ein Keil mit dorsaler Basis wird unter dem Schutz der Knochenhebel herausgenommen. Die Stellung der Bruchstücke wird durch tiefgreifende Seidennähte oder durch zwei percutane Drahtspickungen gesichert.

δ) Aufrichtung der vorderen Talusrolle (s. Abb. 1135)

In den Fällen, bei denen eine ausgesprochene Abflachung der vorderen Talusrolle vorhanden ist und bei denen das Muskelersatzmaterial für den Ersatz des gelähmten Gastrocnemius relativ schwach ist, wird die Aufrichtung der vorderen Talusrolle hinzugenommen, um auf diese Weise einen Schutz gegen die Ausbildung einer rückfälligen Hackenfußstellung zu schaffen.

Technik der Aufrichtung der vorderen Talusrolle

Schnitt vom inneren Knöchel an der Innenseite des Fußrückens entlang. Unmittelbares Eingehen auf die Talusrolle unter Beiseiteschieben der Sehnen des M. tibialis ant. und der Extensoren. Man legt sich zunächst den Talushals frei und geht von hier nach zentral bis zum Ansatz der Kapsel des oberen Sprunggelenkes vor. Diese wird mit dem Raspatorium leicht nach oben verschoben. Ein Lexer-Meißel wird in frontaler Richtung unterhalb der vorderen Gelenkfläche des oberen Sprunggelenkes eingesetzt und etwa 1—1½ cm eingeschlagen. Hiernach wird der vordere Teil der Gelenkfläche gehoben. In den Knochenspalt, der auf diese Weise entsteht, werden kleine Knochenstückchen eingefügt, die bei der Operation am unteren Sprunggelenk gewonnen sind.

Nur ausnahmsweise ist das Einsetzen eines Tibiaspanes erforderlich (s. auch die Arbeit DAHL).

Ruhigstellung nach der Hackenfußoperation: Unterschenkel-Gipsverband in starker Spitzfußstellung für 3 Wochen.

Nachbehandlung. Nach 3 Wochen Entfernung des Nagels oder Drahtes. Zweiter Gipsverband in leicht verringerter Spitzfußstellung für 4 Wochen. Dieser Verband ist schon ein Gehverband. Dann wird noch einmal ein dritter Gipsverband in mäßiger Spitzfußstellung angelegt. Gesamtdauer der Gipsfixierung 3—4 Monate.

Bei Kindern ist noch das Tragenlassen eines Unterschenkelapparates in Spitzfußstellung mit gesperrter Dorsalflexion für ½—1 Jahr erforderlich. Eine Nachtschiene wird auf jeden Fall gegeben, gleichzeitig gymnastische Übungsbehandlung, in erster Linie aktives Plantarflektieren.

Auch die Behandlung des schweren Lähmungshackenfußes ist heute eine erfolgversprechende Operation geworden. Die Verbindungsoperation Arthrodese des Talo-Calcanealgelenkes mit der Umlagerung des Calcaneus und der Sehnenverpflanzung hat sich ausgesprochen bewährt.

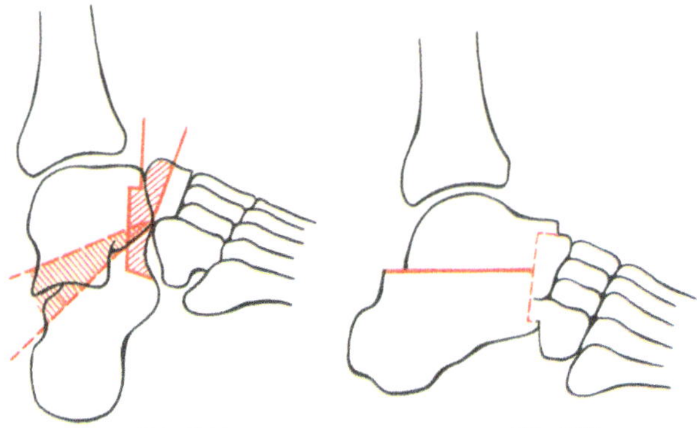

ε) Hackenfuß-Operation
nach v. MURALT (Abb. 1136 und 1137)

Der schwere poliomyelitische Hackenfuß verlangt eine stabilisierende Formkorrektur. Die bisherigen Operationen hatten ihre Erfolgsgrenze.

Abb. 1136   Abb. 1137
Abb. 1136 u. 1137. Hackenfußoperation nach v. MURALT

Abb. 1136. Die Knochenteile, die zu entnehmen sind, um den Calcaneus aufzurichten und das Naviculare in den Talus und Calcaneus einstellen zu können, sind schraffiert. Abb. 1137. Stellung des Fußes nach der Operation

Sie lag trotz der Kombination der Knochen-, Gelenks- und Sehnenoperation in den für den Ersatz der ausgefallenen Wadenmuskulatur zur Verfügung stehenden Muskeln. Waren diese ausreichend, so waren gute Dauerresultate gesichert. Waren sie ungenügend, so waren trotz der Knochenoperation, sofern man nicht die vordere obere Anschlagsperre am Talus für das obere Sprunggelenk gemacht hatte, die Dauerergebnisse zweifelhaft.

v. MURALT beschritt einen Weg, der am klarsten als der „umgekehrte Lambrinudi" zu bezeichnen ist.

Technik. Es wird zuerst die Arthrodese des Talo-Calcanealgelenkes gemacht unter Herausnahme eines Keiles mit einer posterioren Basis zur Umlagerung des Calcaneus (s. o.). Hieran wird eine transversale Osteotomie der Knochen, die das Chopartsche Gelenk bilden, angeschlossen. Nach der Entknorpelung von Talus und Naviculare und der einander zugewandten Flächen von Calcaneus und Cuboid wird eine Nute im Talus angefertigt. Der Fuß wird im ganzen nicht wie bei dem Lambrinudi nach dorsal, sondern umgekehrt nach plantar verschoben. Das Naviculare wird unterhalb eines Spornes in den Taluskopf und der Calcaneus auf die Konsole des Cuboids eingestellt.

Das Längsgewölbe ist, nachdem der Calcaneus umgelagert ist, weitgehend abgeflacht und entfaltet.

Vom Muskelbefund hängt es ab, ob noch zusätzlich eine Transplantation des M.peronaeus brevis und des M.tibialis posterior auf die Achillessehne ausgeführt wird oder nicht. Die Achillessehne, die viel zu lang ist, wird vorher verkürzt.

Ruhigstellung. Fußgips in Spitzfußstellung unter Mitnahme des Oberschenkels für 3 Wochen, die Stellung des Oberschenkels im Knie ist 150°. Anschließend Gehgips für 3 Monate, bis die Gelenke einheitlich verknöchert sind.

Nachbehandlung. Verbot des Tragens von Schuhen ohne Absätze. Aktive Gymnastik zur Kräftigung der gesamten Fußmuskulatur, insbesondere der Plantarflektoren.

20. Poliomyelitische Fußlähmungen

A. Behandlungsrichtlinien

Die Behandlung der poliomyelitischen Fußlähmungen war für die aufstrebende junge operative Orthopädie lange Jahre hindurch eines ihrer Spezialarbeitsgebiete.

Die Sehnenverpflanzung wurde in Deutschland und Italien lange Zeit zur Behandlung der poliomyelitischen Fußlähmungen allein verwandt, während man in den angloamerikanischen Ländern frühzeitig und in Frankreich relativ bald an die Stelle der Sehnenverpflanzung Knochen- und Gelenkoperationen treten ließ.

Die Größe der Arbeit, die auf dem Gebiet der Sehnenverpflanzung zur Behandlung der poliomyelitischen Fußlähmungen geleistet wurde, hat in den einschlägigen Kapiteln ihren Niederschlag gefunden, die in Büchern wie „Die physiologische Sehnenverpflanzung" von BIE-SALSKI und MAYER, „Orthopädische Operationslehre" von VULPIUS und STOFFEL und „Die epidemische Kinderlähmung" von FRITZ LANGE enthalten sind.

Heute ist die Frage Sehnenverpflanzung oder Arthrodese für die Behandlung der poliomyelitischen Fußlähmungen klar entschieden. Die *Grenzen der Sehnenverpflanzung* sind festgelegt, und ebenso auch ist eine Begrenzung für die Fußarthrodese eingetreten. Insbesondere ist man von allen Verfahren abgerückt, durch die, um eine Stabilisierung des Fußes zu erreichen, erst eine pathologische Fußform, wie z.B. durch die seinerzeit so viel angewandte Operation von WHITMAN geschaffen wurde. Es gab in den vergangenen Jahrzehnten für die Behandlung der poliomyelitischen Fußlähmungen mit der Sehnenverpflanzung oder mit der Arthrodese eine große Zahl von Operationsverfahren, die ständig wieder variiert wurden.

Heute sind wir in der glücklichen Lage, daß für die „Stabilisierung" des Fußes auch eine Stabilität in den Operationsplänen eingetreten ist. Die meisten Verfahren sind an einem großen Krankengut innerhalb von vielen Jahren erprobt worden, und man kann über diese Verfahren das Urteil abgeben, ob sie sich bewährt haben oder nicht. Es wird freilich immer wieder Fälle geben, bei denen man sich nicht engherzig an die typischen Operationsverfahren hält, bei denen man individuell auf Grund der gegebenen Verhältnisse vorgeht. Aber die Grundlage auch für die Behandlung solcher Fälle bilden die Erfahrungen bei den typischen Operationen. Nur in diesem Sinne mögen die Richtlinien verstanden werden, die für die Behandlung der poliomyelitischen Fußlähmungen angegeben werden.

a) Fußlähmung praktisch aller oder fast aller Muskeln

Die Behandlung dieser Fälle ist die Arthrodese. Es werden stets arthrodesiert:

a) das Talo-Cruralgelenk,

b) das Talo-Calcaneal- und Calcaneo-Cuboidgelenk und bei einer besonderen Schlottrigkeit auch das Talo-Naviculargelenk.

b) Teilweise Fußmuskellähmung

Spitzfuß

Spitzfuß mit Erhaltensein von nur einem leistungsfähigen Muskel, dem Gastrocnemius. Die Behandlung ist bei Jugendlichen die Arthrorise in Verbindung mit der subtalaren Arthrodese und der Tenodese, bei Erwachsenen nach dem 25. Jahr die subtalare Arthrodese und Tenodese.

Spitzfuß mit Erhaltensein von drei Muskeln. Die Behandlung ist die subtalare Arthrodese und die Verpflanzung der beiden Mm.peronaei auf den Fußrücken. Der M.peronaeus longus wird auf das Naviculare und der M.peronaeus brevis auf das Cuboid periostal verpflanzt.

Spitz-Klumpfuß mit Erhaltensein von zwei funktionstüchtigen Muskeln, dem Gastrocnemius und dem M.tibialis anterior oder posterior.

Die Operationen sind a) die subtalare Arthrodese unter Herausnahme eines Knochenkeiles aus dem Calcaneo-Cuboidgelenk, sowie die periostale Verpflanzung des M.tibialis anterior oder M.tibialis posterior etwas lateral der Mitte des Fußrückens und b) die Operation nach LAMBRINUDI.

Beim Erwachsenen kann bei guter Beschaffenheit der Sehnen des gelähmten M.extensor digitorum auch der M.tibialis posterior tendinös auf die Strecksehnen verpflanzt werden. Wenn *beide Mm.tibiales* erhalten sind, wird am besten nur der M.tibialis anterior verpflanzt, während man die Sehne des M.tibialis posterior hinter dem inneren Knöchel Z-förmig verlängert, um ihre störende Kraft für die Ausbildung einer Adductuskomponente auszuschalten.

Klumpfuß

a) Lähmung der Mm.peronaei. Die Behandlung ist die gleiche wie beim Spitz-Klumpfuß.

b) Ohne nennenswerte Spitzfußkomponente. Die Behandlung ist die gleiche wie beim Spitz-Klumpfuß, nur wird die Sehne des M.tibialis anterior und in Ausnahmefällen auch die des M.tibialis posterior nicht auf die Mitte des Fußrückens, sondern auf die Außenseite des Fußrückens verpflanzt.

Hackenfuß

a) Kindlicher Hackenfuß noch ohne wesentliche knöcherne Formveränderung. Die Behandlung ist die Translokation der Peronaealsehnen in Verbindung mit der Raffung der Achillessehne.

b) Hackenfuß bei älteren Kindern und Jugendlichen mit knöchernen Deformierungen des Fußskeletes bei *gutem Ersatzmaterial* für den gelähmten Gastrocnemius. Die Behandlung ist die subtalare Arthrodese unter Herausnahme eines Knochenkeiles mit hinterer Basis aus dem Talo-Calcanealgelenk unter Rückverlagerung des Calcaneus. Raffung der Achillessehne und Verpflanzung in erster Linie der beiden Mm.peronaei auf die Achillessehne.

c) Hackenfuß bei Jugendlichen und Erwachsenen mit schweren knöchernen Deformierungen des Fußskeletes, insbesondere mit einer *auffälligen Abflachung der vorderen Talusrolle* bei nur *mäßigem Ersatzmaterial* für den gelähmten Gastrocnemius.

Operation wie oben, aber noch zusätzlich die *vordere Arthrorise* am oberen Sprunggelenk oder auch der „umgekehrte Lambrinudi" nach v. Muralt (s. S. 853).

Bei schwer deformierten Hackenfüßen ist als vorbereitende Operation die Tenotomie der Plantarfascie erforderlich. Außerdem ist eventuell am Schluß der Operation zur Verbesserung der Fußform eine Keilosteotomie aus dem Mittelfuß hinzuzufügen.

Ballenhohlfuß ohne völlige Lähmung eines Muskels

Subcutane Tenotomie der Plantarfascie. Osteotomie im Metatarsale I. Verpflanzung des Extensor hallucis auf das 1.Metatarsalköpfchen unter Anhängen des peripheren Endes des M.extensor hallucis an den M.extensor digitorum unter Zwischenschaltung einer kurzen Seidensehne.

Plattfuß mit Lähmung der beiden Mm.tibiales

Die *Behandlung* ist die subtalare Arthrodese mit Festigung der talo-navicularen Gelenkverbindung (entweder durch Arthrodese oder Periostlappenplastik), gleichzeitig Verpflanzung des M.peronaeus brevis auf das Naviculare.

B. Typische Operationsbeispiele für Fußlähmungen

a) Verpflanzung des M. tibialis anterior (s. Abb. 1138—1140)

α) Freilegung des M.tibialis anterior

Schnitt I liegt an der Vorderseite des Unterschenkels, handbreit oberhalb des Sprunggelenkes.

Schnitt II liegt an der Innenseite des Fußes über der deutlich vorspringenden Sehne des M.tibialis anterior.

Die Fascie am Unterschenkel wird mit einer Myrtenblattsonde gespalten. Ein türflügelförmiger Lappen wird gebildet und nach beiden Seiten umgeschlagen. Neben dem Schienbein liegen der M.extensor hallucis und der M.tibialis anterior. Dieser wird mit einer Kocher-Sonde unterfahren und unter leichte Spannung versetzt, damit die Endsehne an der Fußinnenseite für die Freilegung und Durchtrennung gut hervortritt. Die Endsehne des M.tibialis anterior wird unter dem Schutze einer Kocher-Sonde nahe ihrer Ansatzstelle durchtrennt. Um keine Schwierigkeiten bei dem Herausziehen der Sehne zu haben, ist zu beachten, daß die Sehne

breitflächig ansetzt und daß die Sehne wirklich gut ringsherum isoliert ist. Hiernach wird der Muskelbauch des
M.tibialis anterior mit einer Gazekompresse bedeckt und
manuell aus seinem Bett herausgezogen.

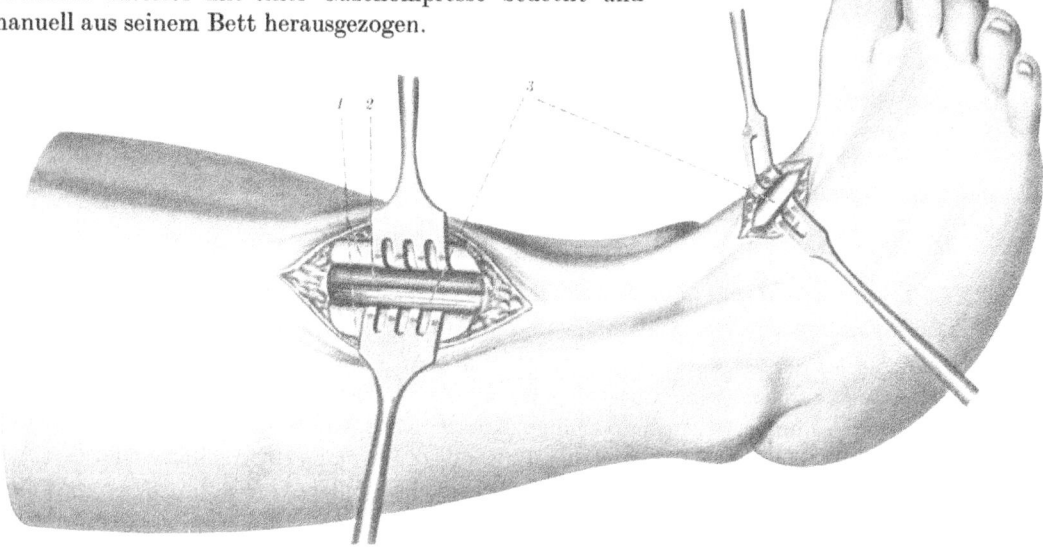

Abb. 1138

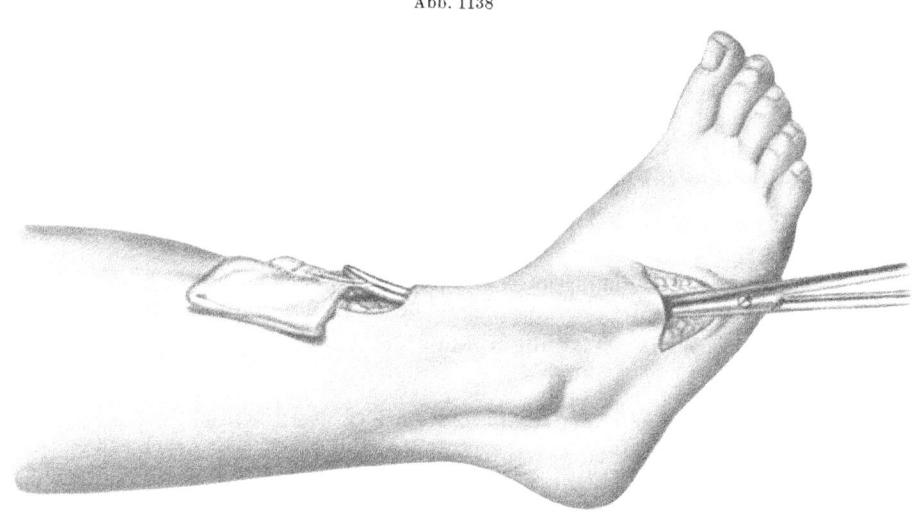

Abb. 1139

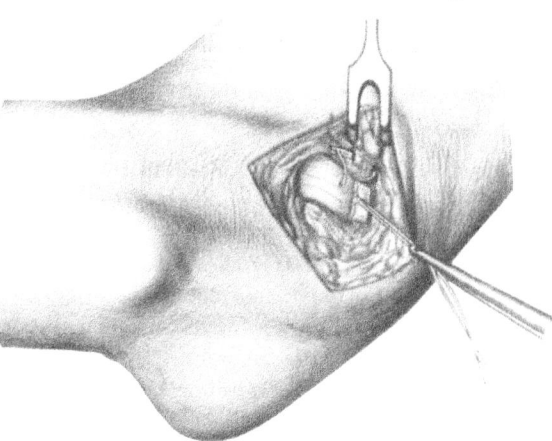

Abb. 1140

Abb. 1138—1140. Verpflanzung des M.tibialis
anterior. (Nach FRITZ LANGE)

Abb. 1138. Freilegung des M.tibialis anterior
durch einen Schnitt neben der Schienbeinkante
und an der Innenseite des Fußrückens.
1 Türflügelförmig zurückgeschlagene Fascie;
2 M.extensor hallucis; *3* M.tibialis anterior

Abb. 1139. An das freie Sehnenende ist Seide (nach
BIESALSKI und MAYER) angehangen. Mit der
Kornzange wird die Sehne subcutan zu ihrem
neuen Ansatzpunkt geführt

Abb. 1140. Periostale Befestigung der Sehne. Die
Vernähung geschieht doppelt, zuerst mit den an
den freien Sehnen angehangenen Seidenfäden und
dann zusätzlich mit zwei Periostnähten

An das freie Ende der herausgezogenen Sehne wird in typischer Weise mittelkräftige Seide angehangen. Um eine Berührung des Muskels mit der Haut zu vermeiden, wird die Sehne auf eine Gazekompresse aufgelegt.

β) Verpflanzung des M. tibialis anterior

Schnitt III. Kleiner bogenförmiger Schnitt an der Außenseite des Fußrückens. Von ihm wird eine Kornzange subcutan in Spitzfußstellung über das Sprunggelenk bis zum oberen Schnitt hingeführt. Die freien Seidenenden werden mit der Kornzange gefaßt und die Sehne wird zu ihrem neuen Ansatzpunkt subcutan hingeleitet. Die *Befestigung* geschieht subperiostal. Zuerst werden die beiden Seidenfäden, die an das freie Sehnenende nach BIESALSKI und MAYER angehangen sind, subperiostal verknotet, dann werden zusätzlich oberhalb davon zwei weitere subperiostale Nähte angelegt. Während die Sehne durchstochen wird, hat man eine runde Sehnennadel, zur subperiostalen Befestigung wird diese gegen eine scharfkantige Periostnadel ausgetauscht.

b) Verpflanzung des M. tibialis posterior (s. Abb. 1141—1143)
α) Freilegung des M. tibialis posterior

Schnitt I an der Innenseite des Unterschenkels hinter dem Schienbein. Er geht zunächst bis zur Fascie. Die Fascie wird mit einer Myrtenblattsonde unterfahren und unter ihrem Schutz mit einer geraden Schere längsgespalten. Die Fascie wird zurückgeschlagen. Die Muskeln liegen in ihrer Loge frei. Neben dem Schienbein liegt der kräftige M. tibialis posterior. Anschließend in der Tiefe liegt die A. tibialis mit dem N. tibialis.

Schnitt II an der Innenseite der Fußsohle. Die Freilegung erfolgt, während der M. tibialis posterior von dem oberen Schnitt aus mit der Kocher-Sonde leicht unter Spannung versetzt wird. Die Durchtrennung des M. tibialis posterior geschieht unter dem Schutz einer Kochersonde. *Gute Isolierung der Sehne ist erforderlich,* um keine Schwierigkeiten beim Herausziehen der Sehne nach zentral zu bekommen. Nachdem die Sehne aus dem oberen Schnitt herausgezogen ist, wird an das freie Sehnenende die Seide in typischer Weise angehangen.

β) Verpflanzung des M. tibialis posterior

Schnitt III. Kleiner bogenförmiger Schnitt an der Außenseite des Fußrückens. Von hier wird eine Kornzange schräg über den Fußrücken bis zur Freilegungsstelle des M. tibialis posterior geführt. Es ist zweckmäßig, in den Wundwinkel einen halblangen stumpfen Haken einzusetzen, um einen guten Überblick über den neuen Gleitkanal zu erhalten. Wenn er an einer Stelle verengt ist, wird diese noch mit der Kornzange oder Schere erweitert und eingeschnitten. Erst hiernach wird die Sehne, deren Seidenenden mit der Kornzange gefaßt sind, zu ihrem neuen Ansatzpunkt am äußeren Fußrücken geführt. Die Befestigung erfolgt subperiostal (s. o.).

c) Verpflanzung des M. peronaeus brevis bei Lähmung des M. tibialis anterior
(s. Abb. 1144)

Operation. Verpflanzung des M. peronaeus brevis.

Schnitt I handbreit oberhalb des Knöchels über den Peronaealsehnen. Nach Längsspaltung der Fascie wird der M. peronaeus brevis mit einer Kocher-Sonde unterfahren und gut angespannt, damit das periphere Sehnenende bis zu seiner Ansatzstelle gut hervorspringt.

Schnitt II über der peripheren Sehnenansatzstelle. Unter dem Schutz einer Kocher-Sonde wird die Sehne durchtrennt und nach zentral herausgezogen.

Schnitt III Kleiner bogenförmiger Schnitt an der Innenseite des Fußrückens. Eine Kornzange wird subcutan schräg über das Fußgelenk zur Freilegungsstelle des M. peronaeus brevis geführt. An seinem freien Ende sind in typischer Weise nach BIESALSKI und MAYER Seidenfäden angehangen. Sie werden mit der Kornzange gefaßt und die Sehne wird zu ihrem neuen Ansatzpunkt geführt, wo sie subperiostal vernäht wird (s. o. und auch Abb. 76).

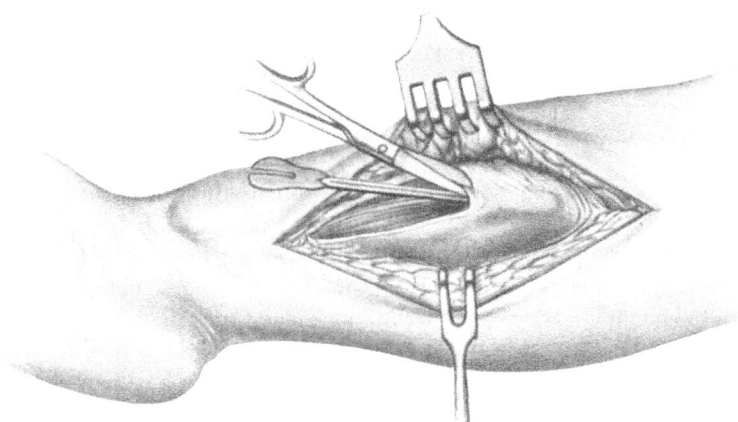

Abb. 1141—1143. Verpflanzung des M.tibialis posterior

Abb. 1141. Schnitt an der Innenseite des Unterschenkels zur Freilegung des M.tibialis posterior. Spaltung der Fascie unter dem Schutz
einer Myrtenblattsonde

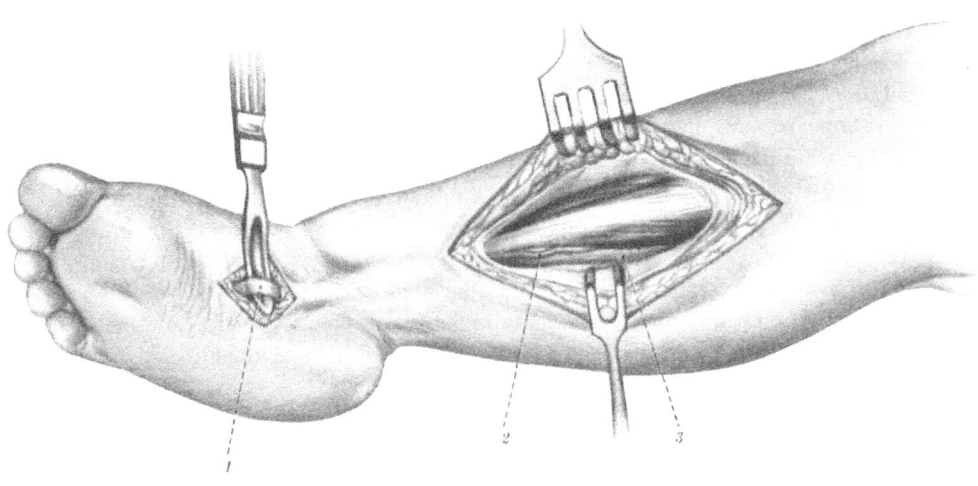

Abb. 1142. Freilegung des M.tibialis posterior und seiner Endsehne. *1* Endsehne des M.tibialis posterior; *2* A.tibialis; *3* N.tibialis

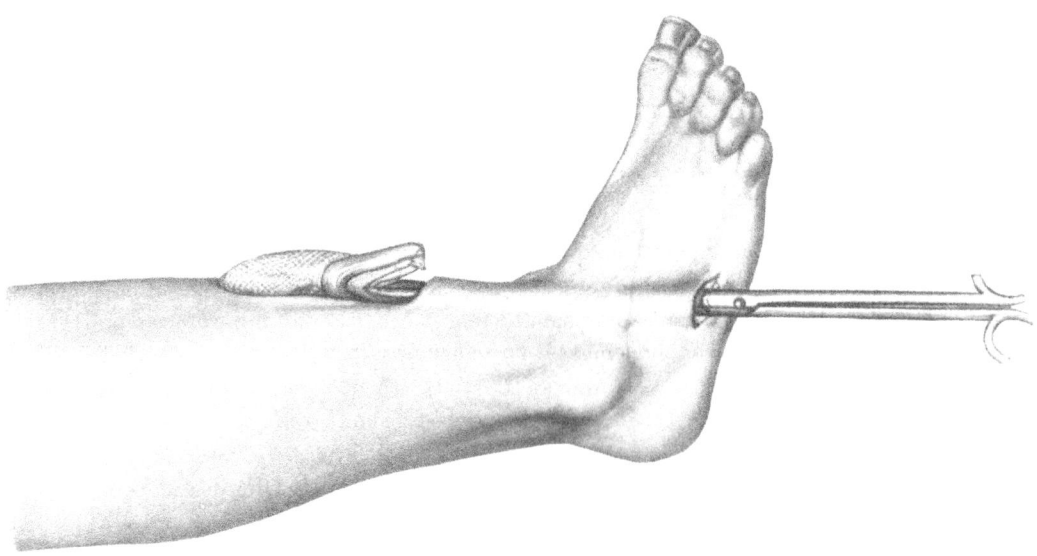

Abb. 1143. Subcutane Führung der Sehne des M.tibialis posterior schräg über das Fußgelenk zum neuen Ansatz am Fußrücken

Zur Beachtung! Auch die typischen einfachen Sehnenverpflanzungen, wie die des M. tibialis anterior und posterior, und die des M. peronaeus brevis werden heute nur ausnahmsweise als alleinige Operationen bei einer poliomyelitischen Fußlähmung angewandt. Sie **werden in der Regel mit der subtalaren Arthrodese des Fußes verbunden, um sichere Operationsergebnisse zu haben.**

d) Hallux equinus (paralytische Deformität nach Poliomyelitis)

Hallux equinus ist im deutschen Schrifttum ein ungewöhnlicher Name. Er ist aber bei der poliomyelitischen Fußlähmung nicht selten. Das Metatarsale I steht im Metatarso-Cuneiformegelenk in einer starken Dorsalflexionsstellung, der Hallux umgekehrt in Plantarflexionsstellung bei gleichzeitiger Subluxation. LAPIDUS hat eine Operation angegeben, die unserem eigenen Vorgehen entspricht (s. Abb. 1145 und 1146).

Technik. Das Prinzip der Operation ist a) die *Arthrodesierung* der Gelenke zwischen dem Naviculare und Cuneiforme I und zwischen dem Cuneiforme I und dem Metatarsale I,

b) die *Rückverlagerung der Sehne des Tibialis anterior* zum Naviculare mit subperiostaler Befestigung,

c) Incision der verkürzten Kapsel des 1. Metatarsophalangealgelenkes auf der Dorsalseite und *Transposition der Sehne*

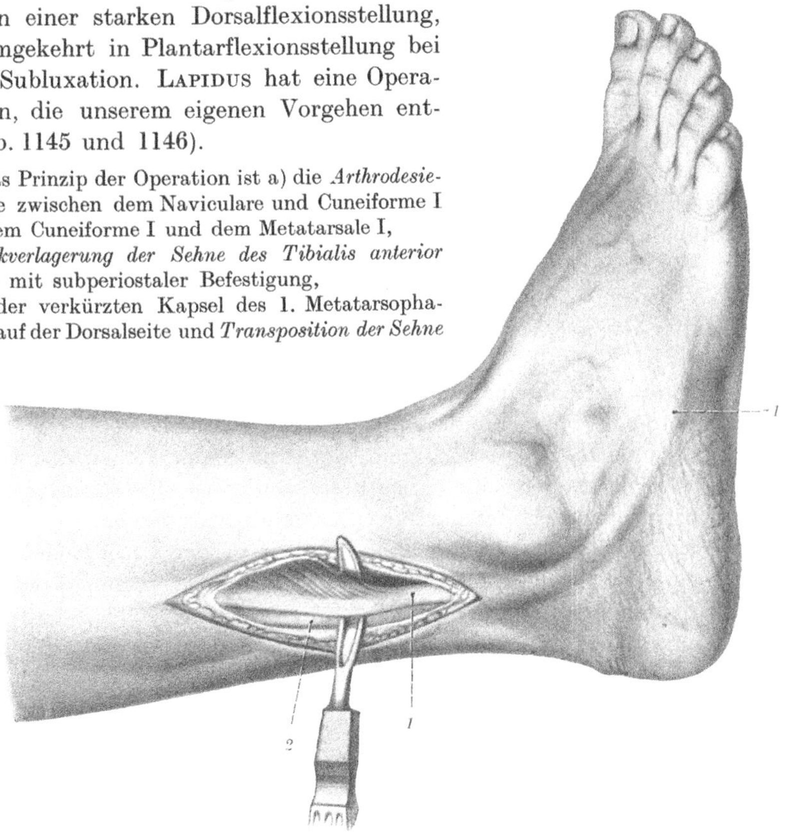

Abb. 1144. Lähmung des M. tibialis anterior. Verpflanzung des M. peronaeus brevis. (*1*) Der Verlauf der Sehne des M. peronaeus brevis ist durch das Anheben mit der Kocher-Sonde gut sichtbar; *2* M. peronaeus longus. Man nimmt grundsätzlich zur Verpflanzung nur die Sehne des M. peronaeus brevis. Der M. peronaeus longus bleibt wegen seiner Bedeutung als Quergewölbespanner erhalten

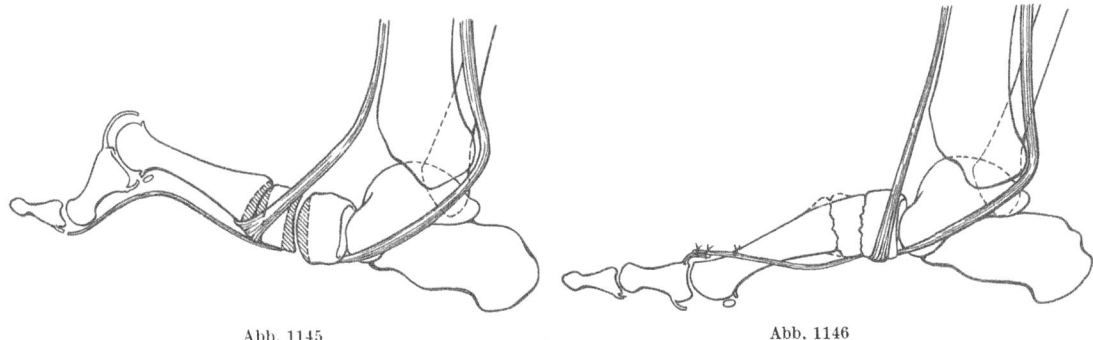

Abb. 1145   Abb. 1146

Abb. 1145 u. 1146. Operation des Hallux equinus nach LAPIDUS

Abb. 1145. Vor der Operation. Die zu resezierenden Gelenkflächen sind schraffiert

Abb. 1146. Nach der Operation. Arthrodese zwischen Naviculare—Cuneiforme—Metatarsale I. Der Tibialis anterior ist auf die Unterseite des Naviculare verpflanzt und der Flexor hallucis longus nach dorsal verlagert

des *Flexor hall. longus* auf die Dorsalseite des Metatarsale I. Die Befestigung erfolgt zusätzlich an der Gelenkkapsel des Großzehengrundgelenkes.

Ruhigstellung. Liegegips für 3—4 Wochen. Anschließend Gehgipsverband für 6—8 Wochen, bis die Arthrodesen zuverlässig verknöchert sind.

Wenn die beiden arthrodesierten Gelenke durch eine Drahtspickung eng aneinandergepreßt werden, geht die Verknöcherung schneller als ohne die Drahtfixierung vor sich.

Nachbehandlung. Hintere Nachtschiene mit Lagerungszug für die Großzehe. Einlage.

21. Ersatzoperationen bei irreparablen peripheren Nervenlähmungen an Bein und Fuß

Die operative Behandlung der irreparablen peripheren Nervenlähmungen hat in dem vergangenen Jahrzehnt wegen der vielen Spätschäden, die nach Nervenschußverletzungen behandelt werden mußten, außerordentlich an Bedeutung gewonnen. Das Ziel der Operation ist, den Gelähmten von seinem orthopädischen Hilfsmittel, dem Unterschenkelapparat oder auch dem schweren orthopädischen Schuh, freizumachen und ihn dahin zu bringen, daß er ohne mit dem Fuß umzukippen oder mit der Fußspitze hängen zu bleiben, im gewöhnlichen Schuh sicher, ausdauernd und schmerzfrei auch auf unebenem Boden gehen kann. Diese Operation hat ihre große Bedeutung durch die *Verkehrsunfälle* behalten, bei denen es zu irreparablen Nervenschäden kommt. Wir können auf Grund unserer Untersuchungen nur sagen, daß auf diesem Gebiet es noch viel nachzuholen gibt. Es ist bedauerlich, wie selten die erfolgversprechende segensreiche Operation der irreparablen Nervenverletzung am Fuß für die Opfer der Verkehrsunfälle angewandt wird.

Die Operationsverfahren, die für die Behandlung der irreparablen Fußlähmungen nach peripheren Nervenlähmungen angewandt werden, decken sich nicht völlig mit denen bei poliomyelitischen Fußlähmungen. Die besonderen Verhältnisse der Lähmungsformen beim Erwachsenen sind zu berücksichtigen; eine eigene Besprechung der Operation für die irreparablen Lähmungen nach peripheren Nervenverletzungen ist daher erforderlich.

Das Operationsverfahren richtet sich im einzelnen nach der vorliegenden Lähmung. So besteht natürlich ein Unterschied, ob es eine totale Ischiadicuslähmung oder nur eine Teillähmung, und zwar entweder die des N. peronaeus oder N. tibialis ist.

A. Die totale Ischiadicuslähmung

Die totale Ischiadicuslähmung bildet nur in einer beschränkten Anzahl von Fällen die *Indikation* zu einer Ersatzoperation. Der Grund ist, daß bei der totalen Ischiadicuslähmung vielfach *trophische Störungen* vorliegen, die eine *Gegenindikation* für eine Operation bilden. Wenn bei einer Ischiadicuslähmung eine Ersatzoperation möglich ist, ist es nicht nötig, wie bei einer totalen Fußlähmung infolge einer Poliomyelitis, das untere und obere Sprunggelenk zu versteifen. Es genügt die Arthrodesierung des hinteren unteren Sprunggelenkes mit der des Calcaneo-Cuboidgelenkes. Hinzu kommt dann noch die Tenodese der Strecksehnen.

Die Verhältnisse liegen ganz anders als bei den alten poliomyelitischen Lähmungen. Die Strecksehnen sind kräftig, gut entwickelt und widerstandsfähig. Man kann deshalb mit Aussicht auf einen guten Dauererfolg die Tenodese unter Verzicht auf die Versteifung des oberen Sprunggelenkes machen.

Technik der subtalaren Arthrodese in Verbindung mit der Tenodese der Strecksehnen siehe S. 801.

B. Die Peronaeuslähmung

Die Peronaeuslähmung ist der Teilschaden nach einer Ischiadicusverletzung, der am häufigsten einen operativen Eingriff verlangt.

Es gibt bei den Peronaeuslähmungen:
1. die vollständige Peronaeuslähmung,
2. die teilweise Peronaeuslähmung,
    a) die Lähmung des N. peronaeus superficialis,
    b) die Lähmung des N. peronaeus profundus.

Die Operationsverfahren sind bei diesen verschiedenen Lähmungstypen unterschiedlich.

Die Operationsverfahren bei den verschiedenen peripheren Lähmungstypen

Bei der Lähmung des *N. peronaeus superficialis* sind der M. peronaeus longus und der M. peronaeus brevis ausgefallen. Die *Operation* ist die subtalare Arthrodese mit der Verpflanzung des M. tibialis anterior auf die laterale Seite des Fußrückens (s. Abb. 1147; *Technik* der Operation s. S. 783 und 855).

Bei der Lähmung des *N. peronaeus profundus* sind die Mm. extensores hallucis und digitorum sowie der M. tibialis anterior ausgefallen.

Die Operation ist die subtalare Arthrodese mit Verpflanzung des M. peronaeus brevis auf die Mitte des Fußrückens (s. Abb. 1148). Wenn der M. peronaeus brevis nicht kräftig entwickelt ist, wird statt der Verpflanzung dieses Muskels die Tenodese der Extensorensehne angewandt (Technik der Operation s. S. 802).

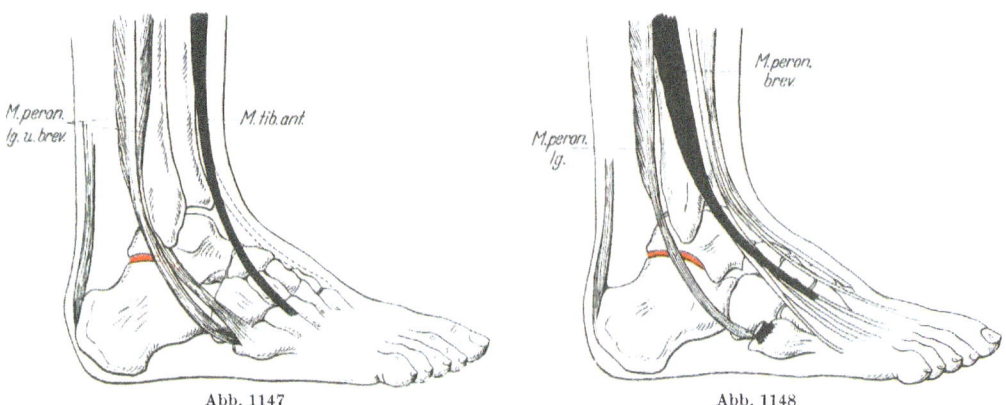

Abb. 1147. Partielle N. peronaeus-Lähmung. Ausgefallen ist der N. peronaeus superficialis. Operation: Subtalare Arthrodese (rot) und Verpflanzung des M. tibialis anterior auf die laterale Seite des Fußrückens

Abb. 1148. Partielle N. peronaeus-Lähmung. Lähmung des N. peronaeus profundus. Operation: Subtalare Arthrodese und Verpflanzung des M. peronaeus brevis auf die Mitte des Fußrückens

Auch bei diesen Lähmungsformen ist es **unbedingt erforderlich, daß mit der Verpflanzung des M. tibialis anterior oder M. peronaeus brevis stets noch die subtalare Arthrodese verbunden wird.**

Die Ersatzoperation bei einer totalen Peronaeuslähmung ist ein absolut typisches Operationsverfahren geworden, das sich *inzwischen hundertfach bewährt* hat. Die Operation besteht in einer Beseitigung des Spitzklumpfußes durch eine Knochen- und Gelenkoperation ohne oder mit Vornahme einer Sehnenverpflanzung.

Die Standardoperation für die irreparable Peronaeuslähmung ist die subtalare Arthrodese in Verbindung mit der Tenodese der Strecksehnen.

Die Technik der subtalaren Arthrodese und Tenodese bei der Peronaeusersatzoperation siehe S. 783 und 802 und Abb. 1043—1047 und 1070—1071.

Modifikation der Peronaeusersatzoperation

Wenn man auf die Kraftwirkung eines gut erhaltenen Tibialis posterior keine Rücksicht nimmt, bildet sich im Laufe der Jahre eine störende Adduktionsstellung des Vorfußes aus. Es ist deshalb ratsam, die Sehne dieses Muskels für die Wiederschaffung einer aktiven Dorsalflexion des Fußes heranzuziehen.

Technik der Verpflanzung des M. tibialis posterior durch die Membrana interossea auf die Strecksehnen (s. Abb. 1149 und 1150)

Subtalare Arthrodese und Verpflanzung des M. tibialis posterior auf den M. extensor digitorum.

Schnitt I. Er liegt hinter dem Schienbein etwa handbreit über dem inneren Knöchel. Der Tibialis posterior wird nach Längsspaltung der Fascie sichtbar. Er wird mit einer kleinen Kochersonde unterfahren und herausgehoben.

Schnitt II. Er liegt an der Innenseite des Fußgewölbes. Man läßt zentral an der Sehne des Tibialis posterior ziehen. Man tastet dadurch leicht die Endsehne. Sie wird mit einer Kocher-Sonde unterfahren und ausgiebig von ihren Ansatzstellen abgelöst. Ein Seidenfaden wird an die Sehne angehangen und diese wird zentral herausgezogen.

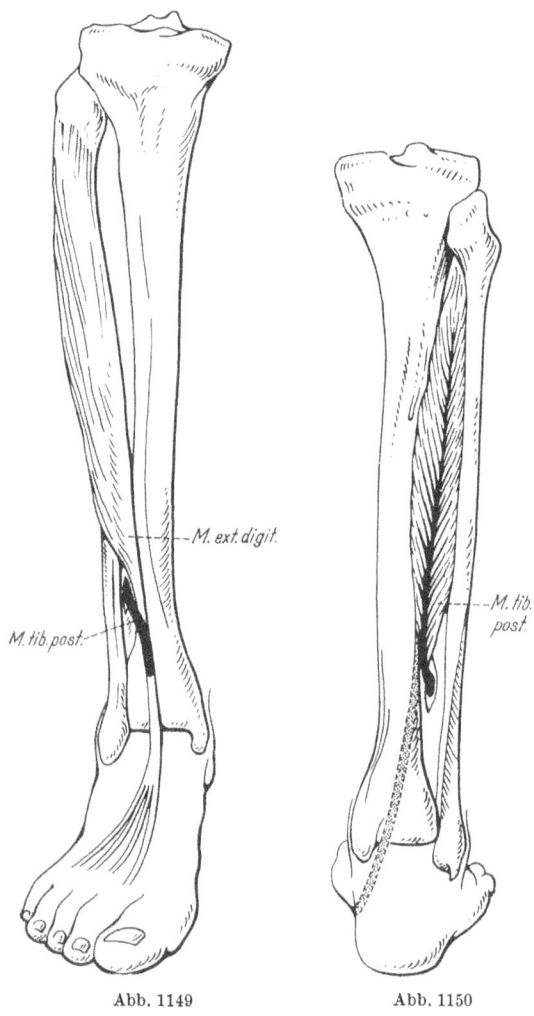

Abb. 1149   Abb. 1150

Abb. 1149 u. 1150. N. peronaeus-Lähmung bei gut erhaltenem M.tibialis posterior. Der M.tibialis posterior wird durch einen fensterförmigen Schlitz in der Membrana interossea von der Beuge-zur Streckseite des Unterschenkels geführt und hier tendinös mit den Strecksehnen verbunden

Schnitt III. Er liegt vorn neben der Schienbeinkante etwa 4 Querfinger oberhalb des Sprunggelenkes. Längsspaltung der Fascie und stumpfes Vordringen zwischen dem Tibialis posterior und den Extensorensehnen auf die Membrana interossea. Spaltung der Membrana interossea auf einer Rinnensonde.

Der Tibialis posterior liegt unmittelbar hinter der Membran. Er kann leicht nach vorn herausgezogen werden. Ist dies geschehen, so wird das freie Ende an den Extensorensehnen nach der Durchschlupftechnik befestigt.

Eventuell ist auch eine subperiostale Befestigung der Sehne auf der Mitte des Fuß-rückens möglich.

Die Stellung des Fußes bei der Vernähung der Sehnen ist die rechtwinklige Stellung.

Ruhigstellung. Unterschenkelliegegips für 3 Wochen.

Nachbehandlung. Gehgips für etwa 3 Monate. Anschließend Übungsbehandlung und für ¹/₄ Jahr hintere Nachtschiene.

Die Operation hat sich in dieser Form gut bewährt. Die Verlaufsrichtung der verpflanzten Sehne ist außerordentlich günstig; sie geht von dem Ursprung des M.tibialis posterior von hinten her unmittelbar nach vorn in Richtung auf den M.extensor digitorum. Die Führung der verpflanzten Sehne des M.tibialis posterior durch die Membrana interossea ist schon vor Jahrzehnten für die Behandlung der poliomyelitischen Lähmung empfohlen und wiederholt versucht worden. Man hat sie wegen der bescheidenen Ergebnisse oder Mißerfolge, die sich infolge der Verwachsungen einstellten, aufgegeben gehabt. Die Verhältnisse liegen bei den irreparablen Peronaeuslähmungen beim Erwachsenen anders als bei den poliomyelitischen Lähmungen der Kinder. Das Spatium interosseum ist beim Erwachsenen wesentlich breiter. Es ist genügend Platz, um den Muskelbauch des M.tibialis posterior hindurchzuführen. SCHWÄDT hat sich für die Führung des M.tibialis posterior durch die Membrana interossea eingesetzt und über gute Erfolge berichtet. Wir sind wiederholt so vorgegangen und waren mit den Ergebnissen zufrieden. Wenn ein guter M.tibialis posterior vorhanden ist und wenn die Membrana interossea breit türflügelförmig geöffnet wird, erhält man gute funktionelle Erfolge. Nur eines muß beachtet werden: Die Verpflanzung des M.tibialis posterior allein zur Bekämpfung der irreparablen Peronaeuslähmung, die man in den vergangenen Jahren auch wieder versucht hat, war ein Irrweg. Die Muskelverpflanzung allein kann auf die Dauer den schweren funktionellen Ausfall durch die Peronaeuslähmung nicht wirkungsvoll ausgleichen. Es muß die Verpflanzung des M.tibialis posterior auf den M.extensor digitorum mit der subtalaren Arthrodese verbunden werden.

Man darf auf die subtalare Arthrodese nur in den Fällen verzichten, bei denen der Rückfuß an und für sich schon steif und fest, wirkungsgleich wie bei einer Arthrodese fixiert ist. Eine solche Versteifung des Rückfußes findet sich bei einem Teil der Fälle als unmittelbare Verletzungsfolge oder infolge einer langen Ruhigstellung.

Wir wenden in diesen Fällen anstatt der Arthrodese die *Tenodese der Peronaealsehnen* an (s. Abb. 1072).

Die kräftigen Peronaealsehnen werden zentral abgeschnitten und durch einen Knochenkanal in der Fibula schlingenförmig hindurchgeführt und fest miteinander vernäht. Diese Tenodese der Peronaealsehnen erfüllt die beschränkte Aufgabe, die ihr bei dem an und für sich schon rigiden Rückfuß zugeteilt wird, gut.

Die Operation ist vor allem für ältere Patienten mit einer irreparablen Peronaeuslähmung anzuraten, bei denen es unter Umständen relativ lange dauert, bis nach der subtalaren Arthrodese eine einheitliche Verknöcherung eintritt.

Die *Technik* der Tenodese der Peronaealsehnen an der Fibula siehe S. 802.

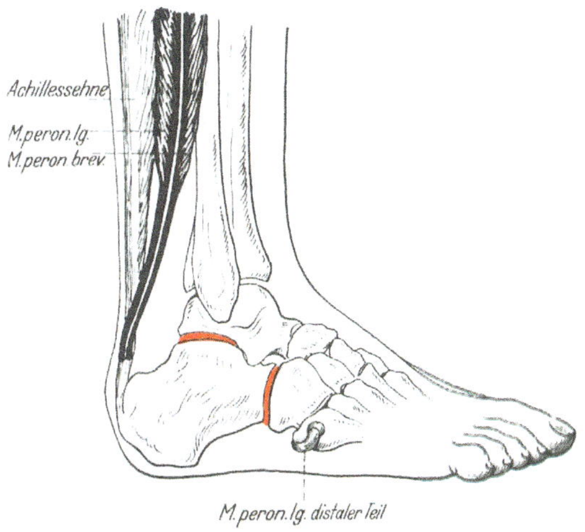

C. Die Tibialislähmung

Die Tibialislähmung verlangt nur in einer kleinen Zahl von Fällen ein operatives Eingreifen. Ein Teil der Patienten findet sich mit der Tibialislähmung relativ gut ab. Die Plantarflexion, die sie trotz des Ausfalls der Wadenmuskulatur mit Hilfe der Peronaei haben, reicht ihnen für das gewöhnliche Gehen aus. Bei anderen Patienten mit Tibialislähmung ist

Abb. 1151. Tibialisersatzoperation. a) Subtalare Arthrodese. b) Verpflanzung der Sehnen der Mm.peronaeus brevis und longus auf die Ansatzstelle der Achillessehne. Das periphere Ende der Sehne des M.peronaeus longus wird an der Tuberositas metatarsalis V schlingenförmig befestigt

wegen der schweren trophischen Störungen überhaupt nicht an eine Ersatzoperation zu denken. Die Behandlung hat sich ganz auf die der trophischen Störungen einzustellen.

Die *Indikation* zu einer Tibialisersatzoperation ist meist nur bei Teillähmungen, nicht aber bei vollständigen Tibialislähmungen gegeben.

Die Operation bei der irreparablen Tibialislähmung ist die subtalare Arthrodese in Verbindung mit der Verpflanzung der beiden Peronaei auf die Achillessehne. Da die Ausschaltung des M.peronaeus longus die Entwicklung eines schweren Spreizfußes nach sich zieht, verwendet man an und für sich den M.peronaeus longus nicht gern für eine Sehnenverpflanzung, namentlich nicht beim Erwachsenen. Man muß deshalb so vorgehen, daß man trotz der Ausschaltung der Muskelkraft des M.peronaeus longus noch eine „passive Bandsicherung" zur Erhaltung des Quergewölbes vornimmt. Diese erreicht man, indem man das distale Ende der Sehne des M.peronaeus longus — die Sehne wird an der Außenseite des Fußes für ihre Verpflanzung auf die Achillessehne durchschnitten — nach dem Vorschlag von EGGER aus unserer Klinik schlingenförmig in einem Bohrkanal an der Tuberositas metatarsalis V befestigt.

Die Technik der Tibialisersatzoperation (s. Abb. 1151)

1. Subtalare Arthrodese im Talo-Calcaneal- und im Calcaneo-Cuboidgelenk.

2. Verpflanzung der beiden Peronaealsehnen in typischer Weise auf die Achillessehne, nachdem diese durch eine Raffnaht verkürzt wurde (s. S. 851).

3. Schlingenförmiges Befestigen des distalen Endes des Peronaeus longus durch einen Bohrkanal an der Tuberositas metatarsalis V zur Erhaltung der Spannung des Fußquergewölbes.

Durch die Tibialisersatzoperation läßt sich eine Besserung der Fußfunktion erreichen, aber für einen vollen Ersatz der kräftigen Wadenmuskulatur reicht die Kraftleistung der Peronaealmuskulatur nicht aus. Man muß sich mit einer Besserung des Zustandes zufrieden geben.

864 Fuß

22. Nachamputation bei Fußstümpfen

Nachamputationen wegen schlechter Fußstümpfe waren nach den Kriegsverletzungen außerordentlich häufig nötig. Sie müssen auch jetzt noch ausgeführt werden und sind auch nach Unfallverletzungen keineswegs selten erforderlich.

In der *Beurteilung* des *Wertes* des Fußwurzelstumpfes ist im Laufe der letzten 20 Jahre eine wesentliche Änderung der Beurteilung und gleichzeitig aber auch eine Klärung eingetreten. Die Begründung für die Wertigkeit der einzelnen Fußstümpfe ist in unserer „Unfallorthopädie" ausführlich besprochen worden. Hier soll nur soviel gesagt werden. Gut können sein:

1. der Pirogoff- oder Syme-Stumpf, 2. der Chopart-Stumpf, 3. der Lisfranc-Stumpf, 4. der Metatarsalstumpf.

Der *Pirogoff-Stumpf* oder *Syme-Stumpf* darf nur unter rein aseptischen Verhältnissen angewandt werden. Er ist mit Recht durch das Einstellen des Fersenbeines in die Knöchelgabel, der Modifikation des Pirogoff nach SPITZY (s. u.) verdrängt.

Der *Chopart-Stumpf* bleibt nur dann gut, wenn die Strecksehnen am Talus zuverlässig vernäht sind und wenn die Achillessehne zur Verhütung der Entwicklung der gefürchteten Spitzfußkontraktur plastisch Z-förmig verlängert ist.

Auch der *Lisfranc-Stumpf* verlangt eine besondere Technik. Die Extensorensehnen werden am lateralen Teil des Stumpfes vernäht. Der Tibialis anterior wird abgelöst und wird mit der Sehne des Peronaeus longus

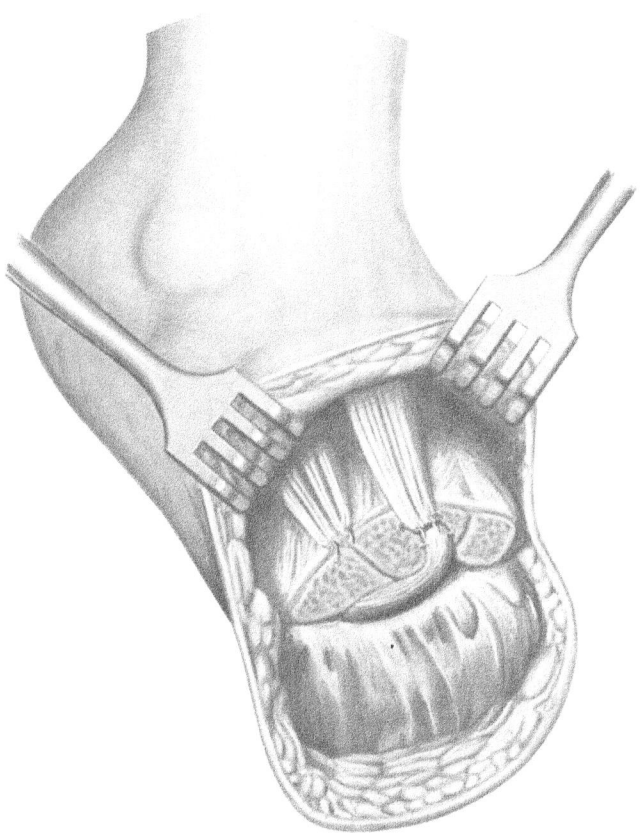

Abb. 1152. Lisfranc-Amputation (modifizierte Technik nach SCAGLIETTI). Ein großer plantarer Lappen ist gebildet. Der gesamte Knorpel der Fußwurzelknochen ist restlos entfernt, die Knochenränder sind abgerundet und die Sehnen des M.extensor digitorum sind auf der lateralen Hälfte des Fußrückens vernäht. Der M.tibialis anterior ist von seinem Ansatz abgelöst und wird gemeinsam mit der Sehne des M.extensor hallucis zwischen dem Cuneiforme II und III subperiostal vernäht und gleichzeitig noch mit der Sehne des M.peronaeus longus verbunden. Das Muskelgleichgewicht ist auf diese Weise gesichert

gemeinsam zwischen dem Cuneiforme II und III subperiostal befestigt. Das Muskelgleichgewicht wird hierdurch wieder hergestellt und gute, dauernd leistungsfähige Stümpfe werden geschaffen (s. Abb. 1152).

Der *Intermetatarsalstumpf* kann, wenn es sich um Folgezustände nach Unfallverletzungen handelt, namentlich bei Jugendlichen für die Dauer ein gut brauchbarer Stumpf werden. Bei den alten Kriegsverletzungen, vor allem nach Erfrierungen, hat er sich dagegen wegen der schlechten Hautverhältnisse nicht bewährt.

Der gut gedeckte Metatarsalstumpf ist ausgezeichnet.

Die *Indikation zur Nachamputation an Fußwurzelstümpfen* ist gegeben: bei einer *schlechten, unverschieblichen Haut*, die ständig zu Reizzuständen oder zur Entwicklung von *trophischen Geschwüren* Anlaß gibt, bei *schmerzhaften Periostitiden, Schwielenbildungen* und *Knochenwucherungen* an den Stumpfenden und bei einer *Stumpfkontraktur*.

Die Stumpfkontraktur ist, wenn die Versorgung der Fußwurzelstümpfe mit einem *Lisfranc* oder *Chopart* nicht in einwandfreier Technik erfolgt war, außerordentlich häufig. *Die Nachamputation am Fuß fällt infolgedessen vielfach mit der Behandlung der Stumpfkontraktur zusammen.*

A. Rückfußstümpfe

Ebensowenig wie in jedem Fall beim schlechten *Rückfußstumpf* eine Absetzung am Unterschenkel gemacht werden soll, darf umgekehrt in jedem Fall der Rückfuß erhalten werden. Ob es möglich ist, den Rückfuß zu einer guten Stumpfgestaltung zu verwenden oder nicht, hängt in erster Linie von der Hautbeschaffenheit und von den Durchblutungsverhältnissen ab.

Wenn der Fußrest in einer schweren Kontrakturstellung steht, wenn er gleichzeitig von einer ausgedehnten empfindlichen Narbe bedeckt ist und wenn ein Decubitus an der Fersenkappe zusätzlich noch eine dünne empfindliche Narbe gesetzt hat, so ist es zwecklos, einen solchen Rückfuß zu erhalten. — Die Unterschenkelabsetzung ist in solchen Fällen unumgänglich. — Ob diese an der typischen Stelle am Übergang vom mittleren zum oberen Drittel des Unter

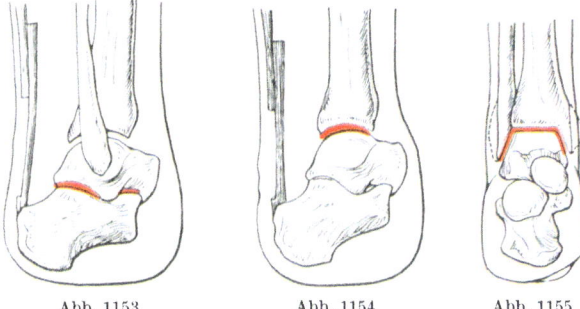

Abb. 1153   Abb. 1154   Abb. 1155

Abb. 1153—1155. Operative Korrektur von Rückfußstümpfen
Abb. 1153. Z-förmige Verlängerung der Achillessehne und subtalare Arthrodese. Abb. 1154 u. 1155. Z-förmige Verlängerung der Achillessehne und Arthrodese im Talo-Cruralgelenk. Gleichzeitig werden die vorspringenden Knochenkanten abgeflacht

schenkels vorgenommen wird, oder ob man einen Pirogoff- oder Syme-Stumpf bildet, hängt von den aseptischen Verhältnissen und von der Durchblutung ab.

Die *typische Stumpfkontraktur* am Rückfuß ist die *Spitz-Klumpfußstellung.*

Ob es möglich ist, den ganzen Rückfuß oder nur einen Teil zu erhalten, wird weitgehend von den Hautverhältnissen bestimmt. Wenn diese schlecht sind, ist der Talus zu entfernen und das Fersenbein in die obere Sprunggelenkgabel einzustellen. Reine Weichteiloperationen (wie z. B. die offene Z-förmige Tenotomie der Achillessehne) sind für die Behandlung der Kontraktur nicht ausreichend, weil regelmäßig auch eine starke Schrumpfung der Gelenkkapsel besteht.

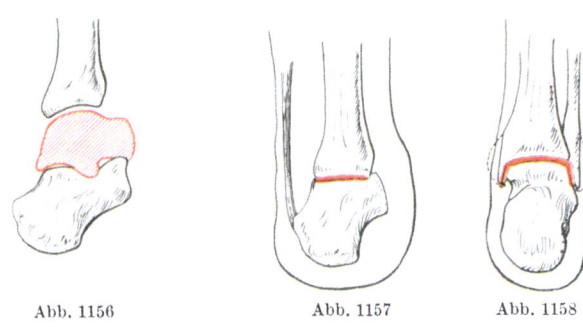

Abb. 1156   Abb. 1157   Abb. 1158

Abb. 1156—1158. Modifizierter *Pirogoff.* Einstellung des Calcaneus nach Resektion des Talus in die obere Sprunggelenkgabel (SPITZY)

Für die *Behandlung der Rückfußstümpfe* haben sich folgende *Operationen* bewährt:

1. die Z-förmige Verlängerung der Achillessehne in Verbindung mit der subtalaren Arthrodese (s. Abb. 1153);

2. die Z-förmige Verlängerung der Achillessehne in Verbindung mit der Arthrodese im oberen Sprunggelenk unter gleichzeitiger Abflachung der vorspringenden Knochenkanten (s. Abb. 1154 und 1155).

3. die Talusresektion mit Einstellung des Calcaneus in die Knöchelgabel.

Technik der Einstellung des Calcaneus in die obere Sprunggelenkgabel (s. Abb. 1156—1158)

Bogenförmiger Schnitt von der Innenseite des Fußwurzelstumpfes über den Fußrücken zur Außenseite unter Umschneidung des meist ausgedehnten Narbengewebes.

Der *Talus* wird *exstirpiert.* Die *Gelenkflächen des oberen Sprunggelenkes* werden völlig ent*knorpelt*, einschließlich der seitlichen Anteile. Anschließend wird von der Oberfläche des

Calcaneus die Gelenkfläche mit einem schrägen Knochenstück abgetragen und gleichzeitig wird der Calcaneus auch in seinem vorderen Anteil gekürzt. Um eine gute Einstellung des Calcaneus in die Sprunggelenksgabel zu ermöglichen, wird die Achillessehne Z-förmig subcutan tenotomiert. — Vor der Einstellung des Calcaneus in die Sprunggelenkgabel *Lösung der Blutleere* und sorgfältige Blutstillung.

Nachdem der Calcaneus in die Sprunggelenkgabel eingepaßt ist, werden die Knochenenden durch zwei gekreuzte percutane Kirschner-Drähte, die von den Seiten her oberhalb der Auftrittsfläche eingeführt sind, miteinander fixiert. Zum Schluß Abtragen des inneren und äußeren „Knöchels". Anlegen einer Weichteilsituationsnaht, dann endgültiges Zurechtschneiden des Hautlappens. Hiernach exakte Subcutan-Hautnaht. Einlegen von zwei Gummidrains in die Wundwinkel.

Ruhigstellung in einem schalenförmigen Gipsverband, der an der Vorderseite offen bleibt.

Nachbehandlung. Entfernung der Gummidrains nach 4 Tagen. Gipsverbandwechsel nach etwa 3 Wochen mit gleichzeitiger Entfernung der Kirschner-Drähte. Anlegen eines geschlossenen, leicht gepolsterten Gehgipsverbandes. Ein Aufstehen und Belasten des Stumpfendes ist bereits unbedenklich möglich.

Dauer der Gipsverbandbehandlung 3—4 Monate. Auf jeden Fall so lange, bis eine einheitliche Verknöcherung des Calcaneus mit der Tibia eingetreten ist.

Die Umwandlung des Rückfußes in eine Stelze hat sich im Laufe der Jahre außerordentlich bewährt. Der Stumpf ist belastungsfähig und eine gute Steh- und Gehfähigkeit ist gegeben.

Das Behandlungsverfahren der Talusresektion mit der Einstellung des Calcaneus in die obere Sprunggelenkgabel wurde schon von SPITZY angegeben und wurde im vergangenen Kriege an verschiedenen Stellen mit gutem Erfolg aufgenommen (von ABERLE, A. LORENZ, MARQUARDT u. a.). — Über unsere eigenen Beobachtungen wurde von EGGER berichtet.

B. Vorfußstümpfe

Die *Intermetatarsalstümpfe* sowie die *Lisfranc-Stümpfe*, die nach der früher üblichen Technik operiert wurden, zeigen häufig *Stumpfkontrakturen*.

Die Behandlung dieser Fußstumpfkontrakturen ist mit gutem Erfolg durchführbar. — Der Intermetatarsalstumpf wird in einen Lisfranc-Stumpf umgewandelt. Die Operation verlangt eine modifizierte Technik. Wir haben sie seit vielen Jahren in Anlehnung an den Vorschlag von SCAGLIETTI geübt und haben nur Gutes davon gesehen (s. o.).

Die Behandlung der Fußkontraktur bei einem Lisfranc ist unterschiedlich, ob sie nur eine Weichteilkontraktur, oder ob sie bereits mit wesentlichen Gelenkkapselschrumpfungen verbunden ist. Wenn die Kontraktur allein durch eine *übermäßige Muskelzugwirkung* des M. tibialis anterior bedingt ist, so wird der *M. tibialis anterior* an seinem Ansatz abgelöst und in typischer Weise auf den Fußrücken *verpflanzt*.

Wenn es eine *fixierte Fußstumpfkontraktur* mit einer Gelenkkapselschrumpfung ist, so ist die Behandlung die subtalare Arthrodese, eventuell unter Herausnahme eines kleinen Knochenkeiles aus dem Calcaneo-Cuboidgelenk in Verbindung mit der Verpflanzung des M. tibialis anterior auf den Fußrücken.

Technik

Die Technik ist die gleiche, die sonst bei der Behandlung der Fußdeformitäten gebräuchlich ist (s. d.).

Ein Aufstehen ist im Gehverband bereits nach 3 Wochen erlaubt. Die Gipsfixierung wird für $^1/_4$ Jahr durchgeführt. Anschließend erfolgt in der Regel die Anpassung des sog. *Mobilisators*, nur in Ausnahmefällen ist die Versorgung mit einem entsprechend gearbeiteten orthopädischen Schuh ausreichend.

Alle Bedenken, die früher, wie z.B. von ZUR VERTH, über den Wert des Lisfranc-Stumpfes geäußert wurden, und die zu einer weitgehenden Ablehnung des Lisfranc-Stumpfes geführt haben, sind heute nicht mehr stichhaltig. — **Der Lisfranc-Stumpf hat sich in der modifizierten Technik gut bewährt.** Auch wenn bereits an einem Lisfranc eine ungünstige Klumpfußstellung entstanden ist, läßt sich diese durch die subtalare Arthrodese in Verbindung mit der Tibialis anterior-Verpflanzung wirkungsvoll für dauernd beseitigen.

23. Das Os tibiale externum

Das Os tibiale externum hat von den zahlreichen akzessorischen Fußwurzelknochen die größte Bedeutung. PFITZNER bezeichnete es als „Sesambein in der Endsehne des M. tibialis posticus". Es kommt beim weiblichen Geschlecht fast doppelt so häufig wie beim männlichen vor.

Klinisch besteht eine Vorwölbung an der Innenseite des Naviculare, die häufig Beschwerden verursacht. Röntgenologisch zeigt sich ein verbreitertes Naviculare, das dem Os naviculare cornutum entspricht, und von dem durch einen mehr oder weniger breiten Spalt das Os tibiale getrennt ist.

Wenn die konservative Behandlung mit Einlagen und eventuellen Stützverbänden erfolglos bleibt, ist die Operation angezeigt.

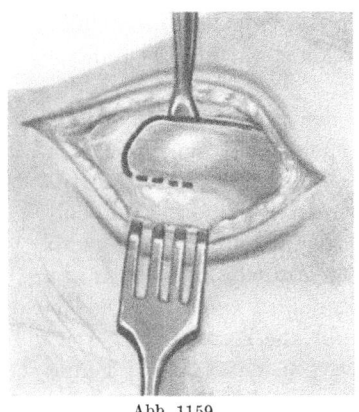 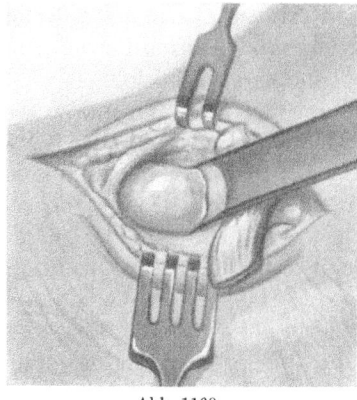 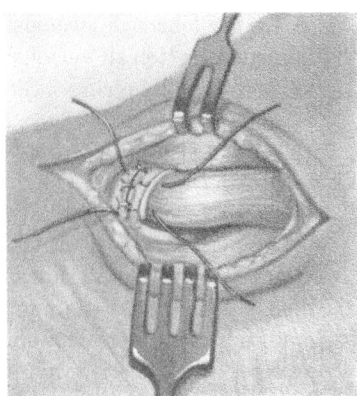

Abb. 1159   Abb. 1160   Abb. 1161

Abb. 1159—1161. Operation des Os tibiale externum

Abb. 1159. Das Os tibiale ist freigelegt, die Tibialis posterior-Sehne mit einer Kocher-Sonde unterfahren. Die Einkerbungsstelle des Kapselbandapparates ist markiert. Abb. 1160. Die Sehne des Tibialis post. ist gelöst und der Kapselbandapparat beiseite gehalten. Abtragen des Os tibiale mit einem Hohlmeißel. Abb. 1161. Der Kapselbandapparat ist vernäht, die Sehne des Tibialis post. wird mit Seidenfäden befestigt

Technik der Operation (Abb. 1159—1161)

Lokalanaesthesie oder Allgemeinnarkose.

Schnitt. Dieser ist leicht bogenförmig über dem vorspringenden Os tibiale. Die Sehne des Tibialis posterior wird abgelöst, der Kapselbandapparat wird mit einem scharfen Raspatorium zurückgeschoben. Das Os tibiale wird aus seinen Verbindungen gelöst und mit einem Hohlmeißel abgetragen. Meist ist es notwendig, auch ein überstehendes Stück des Naviculare mit zu entfernen. Nach Glätten der Knochenkanten mit einer Raspel wird der Kapselbandapparat vernäht. Die Sehne des Tibialis posterior wird mit Seidennähten wieder befestigt. Subcutan- und Hautnaht.

Ruhigstellung. Unterschenkelgips für 14 Tage

Nachbehandlung. Klebroverband für weitere 14 Tage, dann Einlagenversorgung.

Dasselbe Verfahren empfiehlt sich beim Vorliegen des *Os naviculare cornutum*, das ähnliche Beschwerden verursachen kann, bei dem aber das akzessorische Knochenstück fehlt.

24. Zehenoperationen

A. Hallux valgus

Operationen beim Hallux valgus werden seit vielen Jahrzehnten ausgeführt. Man sollte annehmen, daß diese Zeit ausgereicht hätte, um bei einer Operation, deren Erfolg oder Nichterfolg so gut zu verfolgen ist, eine einheitliche Auffassung über die beste und zuverlässigste

Operation zu ermöglichen. Dies ist, wenn man die Literatur verfolgt, keineswegs so. Es werden ständig „neue" Modifikationen der Hallux valgus-Operation angegeben, deren Zahl mit den Variationen über 20 beträgt. Es fragt sich, ob ein solches Verhalten zweckmäßig ist oder ob es nicht klüger ist, wenn jüngere Operateure sich an bewährte Operationen halten oder wenn Operateure, die nur selten einen Hallux valgus operieren, den reichen Erfahrungen anderer folgen, anstatt für einige wenige Fälle wieder die Hallux valgus-Operation zu modifizieren und dann diese zu veröffentlichen! Damit ist den Kranken mit einem Hallux valgus nicht gedient. Die fortwährenden Versuche zu einer neuen Hallux valgus-Operation zu kommen, sind ein Grund, weshalb bei einem Teil der Kranken eine Scheu vor der Hallux valgus-Operation besteht. Ein weiterer Grund ist, daß auch gute bewährte Operationsverfahren technisch unzulänglich ausgeführt werden, und daß die Kranken deswegen mit dem Operationsergebnis unzufrieden sind. **Vor einer Unterschätzung der Hallux valgus-Operation ist zu warnen.** Die Hallux valgus-Operation ist freilich keine gefährliche Operation an einem lebenswichtigen, *aber dafür an einem funktionswichtigen Organ!* Die Gehfähigkeit und Berufsfähigkeit und damit auch in weitem Maße die Lebensfreude des Menschen hängen von dem Erfolg oder Nichterfolg der Operation ab!

Es ist lehrreich, wenigstens in großen Zügen die **geschichtliche Entwicklung** der Hallux valgus-Operation zu verfolgen. Die erste Operation für den Hallux valgus war die Dekapitation des Metatarsalköpfchens, die auf HUETER zurückgeht.

Schon RIEDEL hat vor 50 Jahren vor dieser Operation wegen der Gefahr der Gelenkversteifung und der Opferung des wichtigen Fußstützpunktes am 1. Metatarsale gewarnt. Jahrzehntelang wurde die Operation fast nicht mehr angewandt. Doch damit war diese Operation nicht überwunden. Sie ist in Amerika durch MAYO in neuer Form in Verbindung mit einer Gelenkplastik wieder aufgenommen worden. (Einschlagen des Schleimbeutels zwischen die Knochenenden zur Verhütung der Versteifung.) Die Operation ist in Amerika beliebt (ALBEE) und ist in Europa namentlich von HASS und ALB. LORENZ empfohlen worden. Die Behandlungsresultate sollen überraschend gut sein. ALB. LORENZ schreibt, die Praxis habe gezeigt, grau sei alle Theorie, weil sich die Opferung des Fußstützpunktes vom Metatarsale I keineswegs als so nachteilig, wie immer gefürchtet und behauptet wurde, erwiesen habe.

Nach ALB. LORENZ ist das kosmetische Resultat der Operation ausgezeichnet. Die Operation soll sich vor allem für die Damen der Gesellschaft eignen, die nicht schwer körperlich arbeiten müssen. Er sei aber auch dazu übergegangen, die Operation für Angehörige der stehenden Berufe anzuwenden. Ein Nachteil sei die „oft langdauernde Schmerzhaftigkeit bei Belastung".

Diese Ausführungen von ALB. LORENZ geben doch zu denken und zeigen, daß auch die Mayosche Operation keine Idealoperation für den Hallux valgus ist.

Eine zweite, gleichfalls *alte* Operation ist die Abmeißelung der Exostose am Metatarsale I. Sie ist ein einfacher Eingriff, der seine Anhänger schon seit der Zeit von M. SCHEDE und KOCHER gehabt hat. Es ist eine symptomatische Operation, die auf die Hallux valgus-Stellung keine oder nur wenig Rücksicht nimmt und die lediglich die Beseitigung des schmerzhaften „Ballens" zum Ziel hat.

Weil die Ergebnisse mit der Resektion und der Exostosenabtragung unbefriedigend waren, kam die Ära der Ausbildung der *Osteotomien am Metatarsale:* Der Knochen wurde bald mehr peripher, bald mehr zentral durchmeißelt. Verschiedene Durchmeißelungsebenen wurden angegeben und selbst zweifache Osteotomien wurden für nötig gehalten. Das Bestechende der Osteotomien ist, daß sich meist, zumal wenn man ein Stück aus dem Knochen herausnimmt, die Valgusstellung der Großzehe gut korrigieren läßt, weil der Widerstand der verkürzten Weichteile ausgeschaltet ist. Die bekannteste Osteotomie ist die *Schrägosteotomie* (von peripher plantar nach zentral dorsal) nach LUDLOFF (1918) (s. Abb. 1162), bei der das distale Fragment gegen das proximale scherenförmig verschoben wird. Die Operation liefert in einem Teil der Fälle schöne Resultate hinsichtlich der Kosmetik und Funktion. Der Anwendung der Operation sind Grenzen gesetzt. Der Ausgleich schwerer Hallux valgus-Stellungen ist nicht möglich, weil das periphere Fragment dann an dem 2. Mittelfußknochen anstößt.

Beim Hallux valgus besteht eine Aufbiegung des 1. Strahles in Supination, dadurch ist der wichtige Fußstützpunkt des 1. Metatarsalköpfchens verlorengegangen (HOHMANN), und es findet eine vermehrte Belastung des 2. und 3. Metatarsale statt, die an dem Hervorspringen dieser Knochenköpfchen deutlich erkennbar ist. Durch die Ludloffsche Operation wird die supinatorische Komponente des 1. Metatarsale eher vermehrt; um diese auszuschalten, hat MAU die Schrägosteotomie in der umgekehrten Richtung als LUDLOFF angegeben (s. Abb. 1162). Ein weiterer *Nachteil* der Ludloffschen Operation, der allerdings jeder Osteotomie anhaftet, ist, daß erst spät eine Belastung des Fußes erlaubt ist und daß *Schmerzen oft 6—8 Wochen* beim Gehen anhalten.

Einen ganz wesentlichen Fortschritt bedeutete die von HOHMANN (1921) angegebene Operation. Sie bildet einen Abschluß der Osteotomieoperationen. Die Hohmannsche Operation ist die best-durchdachte und am folgerichtigsten aufgebaute Hallux valgus-Operation.

Die *Aufgaben* der Hallux valgus-Operation sieht HOHMANN in folgenden Punkten:

1. In der Beseitigung des Schiefstandes der Großzehe.

2. In der Korrektur der pathologischen Abspreizstellung des 1. Metatarsalköpfchens. Dies wird beides durch eine trapezförmige Osteotomie dicht hinter dem Metatarsalköpfchen unter gleichzeitiger Lateralverschiebung des Metatarsalköpfchens erreicht. Hierdurch verschwindet der „Ballen" von selbst.

3. Die Wiederherstellung des gestörten Muskelgleichgewichtes. Zu diesem Zweck wird der M. abductor hallucis, der krankhaft nach plantarwärts verschoben ist, an seiner distalen Ansatzstelle abgelöst und mehr nach dorsal verlagert.

4. Die Bekämpfung des Spreizfußes. Sie geschieht wirkungsvoll durch die Wiederherstellung des Stützpunktes des 1. Metatarsale, dessen dorsale Aufbiegung beseitigt wird, und durch die Lateralverschiebung des Metatarsalköpfchens.

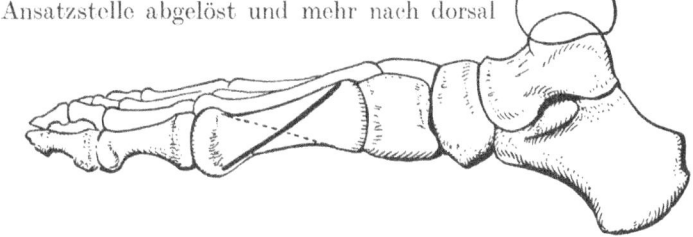

Abb. 1162. Schrägosteotomie des Metatarsale I nach LUDLOFF (———). Modifikation der Operation nach MAU (·······)

Wenn sich neben der Hallux valgus-Verbildung auch noch eine starke Abspreizung des 5. Metatarsale mit „Ballenbildung" am Kleinzehen findet, so wird in sinngemäßer Weise noch das 5. Metatarsale osteotomiert.

Die *Vorzüge* der Operation sind: Es wird die Eröffnung des Großzehengelenkes vermieden und es ist dadurch die Versteifungsgefahr für das wichtige Großzehengrundgelenk auf ein Mindestmaß herabgesetzt. Die Behandlungsresultate sind hinsichtlich Kosmetik und Funktion sehr gut. Die Operation wird vielfach geübt (BÖHLER, CHAPCHAL, ELSNER, GAUGELE u.a.). Ihre *Nachteile* sind: Es dauert lange, bis die Kranken aufstehen dürfen und wirklich schmerzfrei sind, und die Operation ist für die schwersten Formen des Hallux valgus weniger gut brauchbar.

Auch *Weichteiloperationen* allein sind für die Behandlung des Hallux valgus angegeben worden (PAYR, SILVER u. a.), so die Verlängerung oder Verlagerung der verkürzten M. extensor hallucis-Sehne, in der man früher eine Ursache für die Fehlstellung der Großzehe sah, die Durchtrennung der verkürzten Kapsel dorsal und vor allem lateral mit anschließender Raffung der medialen Gelenkkapsel. Eine störende Exostose wird gleichzeitig abgetragen. Die *Wirkung* dieser Operationen ist *beschränkt*, die *Rezidivgefahr* ist groß.

Ähnlich wie die alte Huetersche Resektionsmethode des 1. Metatarsalköpfchens durch die Mayosche Modifikation wieder in Aufnahme gekommen ist, geschah dies mit der alten Methode der teilweisen Resektion der Grundphalange (schon 1887 von DAVIS COLEY angegeben) durch BRANDES. Er empfahl als Hallux valgus-Operation die *Zweidrittelresektion der Grundphalange*. Die Operation bedingt zwar eine unschöne Verkleinerung der Großzehe, gestattet aber frühzeitiges *Aufstehen* bei einer kurzen Verbandperiode. Die Hallux valgus-Stellung der Zehe läßt sich leicht ausgleichen. So gut diese Operation an und für sich ist, hat sie einen *Nachteil:* die Gefahr der Versteifung oder zumindestens einer Bewegungseinschränkung im Großzehengrundgelenk.

Im amerikanischen Schrifttum wird die Zweidrittelresektion der Grundphalange in Verbindung mit der Abtragung der Exostose als Operation nach KELLER bezeichnet. Es wird hierbei ein gestielter Periostlappen gebildet.

Die *Schnittführung* ist von plantar bogenförmig nach dorsal und dann wieder zur Fußsohle zurückgehend. Der Periostlappen behält eine breitbasige plantare Verbindung und wird für die Eröffnung des Gelenkes zurückgeschlagen. Ein besonderer Wert wird auf die gute Wiedervernähung dieses Lappens gelegt, um die Korrektur der Zehenstellung zu sichern.

Persönliche Stellungnahme zu den verschiedenen Hallux valgus-Operationen:

Wir gehören nicht zu denen, die engherzig auf eine Operation schwören. **Wir führen die Operation aus, die für den Kranken wegen der Art seiner Hallux valgus-Form indiziert ist und die gleichzeitig der beruflichen Beanspruchung, der sozialen Stellung und den persönlichen Erwartungen entspricht.** Die Mehrzahl der Kranken hat lediglich den Wunsch, ihren „Ballen" loszuwerden und schmerzfrei zu sein. Sie möchten das in möglichst kurzer Zeit erreichen. Ob die Großzehe etwas kürzer ist oder nicht, ist diesen Kranken gleich. Sie wollen *schmerzfrei* sein. Die zweite Gruppe von Kranken, die meist dem jüngeren weiblichen Geschlecht angehört, legt einen großen Wert auf die Schaffung eines schönen Fußes. Diese Kranken sind mit einer längeren Liegezeit gern einverstanden. Selbstverständlich ist, daß die Funktion hinterher einwandfrei ist.

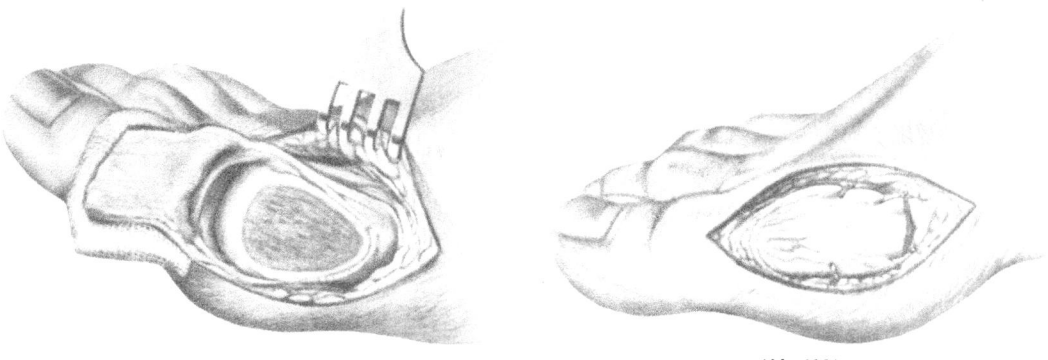

Abb. 1163   Abb. 1164

Abb. 1163 u. 1164. Palliative Hallux valgus-Operation. Abmeißelung der Exostose mit Kapsellappenraffung

Abb. 1163. Der distal gestielte Kapsellappen ist gebildet. Die Exostose ist abgetragen.   Abb. 1164. Der Kapsellappen ist unter gleichzeitiger Korrektur der Fehlstellung der Großzehe vernäht

Die *Indikation* für die einzelnen Operationen ist folgende:

a) Die *Exostosenabmeißelung* in Verbindung mit einer medialen Kapselraffung. Sie ist nur eine Palliativoperation. Sie ist für *alte* Patienten angezeigt, bei denen es nur auf die Schmerzbeseitigung ankommt. Aufstehen ist nach 4 Tagen im Verband möglich.

b) Die Hohmannsche Operation: sie ist die Idealoperation, aber nicht immer die Operation der Wahl. Sie ist für die Fälle angezeigt, bei denen eine schöne Fußform neben guter Funktion erwünscht ist. Die *erste Voraussetzung* zu ihrer Vornahme ist, daß die Beweglichkeit im *Großzehengrundgelenk absolut frei ist*, die *zweite*, daß die Patienten genügend *Zeit* für die Liegezeit nach der Operation haben (s. u.).

c) Die Brandessche Operation: sie ist für alle Fälle von Hallux valgus angezeigt, die schon arthrotische Veränderungen im Großzehengrundgelenk mit einer Einschränkung der Gelenkbeweglichkeit haben. Sie ist ebenso auch für alle anderen Hallux valgus-Fälle brauchbar, bei denen eine etwas unschöne Verkürzung der Großzehe keine Bedeutung hat. Aufstehen ist im Verbande nach 2 Wochen gestattet. Sie ist die häufigste Hallux valgus-Operation.

Technik der Hallux valgus-Operationen

a) Die Abmeißelung der Exostose mit Kapsellappenraffung medial (s. Abb. 1163 und 1164)

Längsschnitt über der „Exostose", bei ausgesprochener Schwielenbildung unter Umschneidung der Hornschwiele, die excidiert wird. Hiernach frisches Messer und frische Pinzette! Bildung eines 2 cm breiten distal gestielten Kapselweichteillappens. Nach Umschneidung des Lappens Abschieben der Weichteile mit dem Raspatorium. Das Gelenk wird nur so weit eröffnet, daß die Furche, die die eigentliche Gelenkfläche von dem gelenkknorpeltragenden Anteil der Exostose trennt, sichtbar ist. Abmeißeln der Exostose von dieser Begrenzungslinie aus mit einem flachen Hohlmeißel. Glätten der Knochenfläche mit der Rundraspel. Vernähung des Kapselweichteil-lappens mit 2—3 Knopfnähten unter leichter Spannung.

Ruhigstellung und Nachbehandlung. Es wird lediglich ein Wundverband in Verbindung mit einem kleinen Heft-pflasterverband angelegt. Aufstehen ist bei den alten Patienten schon am Ende der ersten Woche erlaubt. — Die *Nach-behandlung* besteht lediglich in dem An-passen eines guten orthopädischen *Schuhes*.

b) Hohmannsche Hallux valgus-Operation
(s. Abb. 1165—1167)

Die einzelnen Teile der Operation sind:

α) die Freilegung und Ablösung des M. abductor hallucis,

β) die Osteotomie des Metatarsale I und Lateral- und Plantarverschiebung des Metatarsalköpfchens,

γ) die Kapselraffung und Verlagerung des M. abductor hallucis.

Schnitt. Leicht bogenförmiger Schnitt am inneren Fußrand vom Grundglied der Großzehe bis zur Basis des 1. Metatarsale am unteren Rand des vorspringenden Ballens entlang.

α) Die Freilegung und Ablösung des M. abductor hallucis

Nach Durchschneidung des Unter-hautfettgewebes wird der *M. abductor hallucis* sichtbar und freigelegt. Der Mus-kelbauch des M. abductor hallucis wird bis zu seinem sehnigen Ansatz an der Basis des Großzehengrundgliedes verfolgt. Beim Ablösen der Sehne von der Gelenkkapsel ist vorsichtig vorzugehen, um ein Einreißen der Kapsel zu vermeiden. Das freie Ende des Muskels wird mit einem Gazestreifen gefaßt und der Muskelbauch wird unter leichtem Zug aus seiner Unterlage bis zur Mitte des Metatarsale I abgelöst und um-geschlagen. Die Verbindungsfasern zu dem M. flexor hallucis brevis werden durchschnitten.

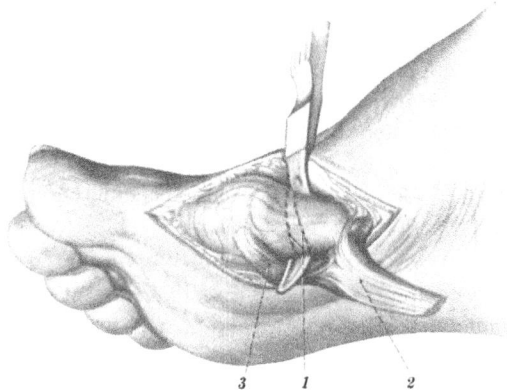

Abb. 1165—1167. Hallux valgus-Operation nach HOHMANN
Abb. 1165. Der M. abductor hallucis ist abgetragen. Die Kocher-Sonde ist dicht hinter dem Metatarsalköpfchen als Schutz für die Osteotomie herumgeführt. *1* Gebiet der Osteotomie; *2* zentraler Teil des M. abductor hallucis; *3* sehnige Ansatzstelle des M. abductor hallucis

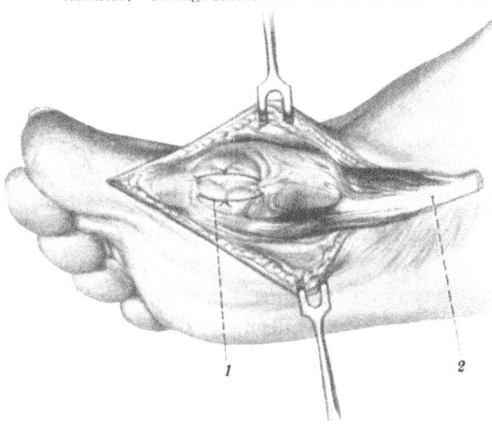

Abb. 1166. Die zu weite Gelenkkapsel ist gerafft und die Korrektur der Fehlstellung der Großzehe ist bereits durchgeführt. *1* Raffnaht der Gelenkkapsel; *2* zurückgeschlagener M. abductor hallucis

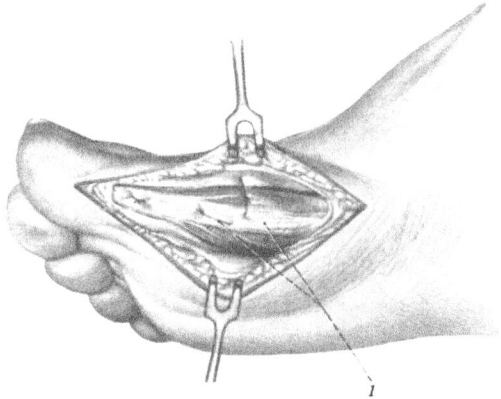

Abb. 1167. Die Operation ist beendet. Die Sehne des M. abductor hallucis ist peripher vernäht. *1* M. abductor hallucis

β) Die Osteotomie des Metatarsale I und Lateral- und Plantarverschiebung des Metatarsalköpfchens

Nach *Freilegung des Metatarsale I* Einführen einer kleinen gebogenen Kocher-Sonde. Durch-meißeln des Knochens dicht hinter dem Metatarsalköpfchen mit einem schmalen Lexer-Meißel in leicht schräger Richtung unter *Herausnahme eines trapezförmigen Knochenstückchens*. Die Größe des Trapezes ist medial $^1/_2$—$1^1/_2$ cm und lateral einige Millimeter bis $^1/_2$ cm. Sie richtet sich im einzelnen nach der Schwere des Hallux valgus und dem Ausmaß der Bänder- und Kapselschrumpfung. Das Knochenstück ist so groß zu wählen, daß „mühelos" die Korrektur des Hallux valgus möglich ist. Jetzt folgt der *wichtige Akt* der Verschiebung des Metatarsalköpfchens *nach lateral und etwas plantarwärts*. In dieser Stellung wird das Köpfchen auf den Metatarsalschaft neu aufgestülpt. Eventuell Fixierung der Bruchstücke durch eine percutane Drahtspickung. Nach der Reposition verschwindet meist die „Exostose", nur bei schwer verbildeten Füßen bleibt noch ein Knochenvorsprung, der mit einem Meißelschlag abgetragen wird.

γ) Die Kapselraffung und Verlagerung des M. abductor hallucis

Hiernach erfolgt die *Kapselraffung* auf der Innenseite. Während die Großzehe nach der Verschiebung des Metatarsalköpfchens von einem Assistenten in der korrigierten Stellung gehalten wird, wird die zu weite und schlaffe Kapsel mit zwei kräftigen Catgutfäden gerafft. Außerdem wird das Periost über der Osteotomiestelle mit den umgebenden Weichteilen vernäht. Nach einer guten Naht bleibt die Zehe selbst in der richtigen Stellung stehen.

Den *Schluß der Operation* bildet die Vernähung des M. abductor hallucis an seine neue Ansatzstelle. Der Muskelbauch wird mit einer Catgutnaht an die Innenseite der Gelenkkapsel und die Sehne mit einer weiteren Catgutnaht an der medialen Seite des Großzehengrundgliedes befestigt.

Ruhigstellung und Nachbehandlung. Der 1. Gipsverband ist ein richtiger Modellgipsverband. Das Quergewölbe ist besonders herausmodelliert und die Großzehe ist im Verband mit eingeschlossen. Der Verband reicht bis zu den Knöcheln.

Gipsverbandwechsel nach etwa 3 Wochen. Der 2. Gips ist ungepolstert und wird ein Gehgips. Gesamtdauer der Gipsverbandperiode 6—8 Wochen. Anschließend Elastoplast- oder Klebroverband. Dann Versorgung mit guter Einlage und orthopädischem Schuh. Außerdem Aufnahme von *Fußgymnastik*, am besten für dauernd!

Für die Erzielung eines guten Operationsresultates ist es ratsam, sich im einzelnen an die Angaben HOHMANNs zu halten. Ein *Fehler* bei der Operation ist, wenn das abgemeißelte Metatarsalköpfchen zu stark plantarwärts verschoben wird. Hierdurch entsteht eine bajonettförmige Abknickung des Metatarsale. Ein weiterer Fehler ist, wenn die Osteotomie zu weit zentralwärts im Schaft des Metatarsale ausgeführt wird. Geht die Verschiebung des Metatarsalköpfchens trotz der Herausnahme eines genügend großen Knochenstückes nicht leicht vor sich, so liegt dies an einer Verwachsung der Kapsel mit den Sesambeinen. HOHMANN beobachtete dies bei schweren Fällen mit bereits arrodierten Sesambeinen. Das Repositionshindernis wird durch einen Einschnitt in die Kapsel oder durch ein teilweises Ablösen der Kapsel am Metatarsalansatz behoben. Mit der Geradrichtung der Zehe legen sich die Sesambeine wieder an ihren richtigen Platz. Das Röntgenbild nach der Operation zeigt dies. Eine gewisse *Gefahr* der Osteotomie ist, daß nach gut erfolgter Stellungskorrektur sich die Bruchstücke wieder verschieben. Der erste Schutz hiergegen ist die Art der Knochendurchmeißelung und das gute Aufsetzen des Metatarsalköpfchens auf den Metatarsalschaft, der zweite ist die Kapselspannung und der dritte ist der gut anmodellierte, nur wenig gepolsterte Gipsverband. — Die ‚Eselsbrücke' ist die Drahtspickung.

c) Die Zweidrittelresektion der Grundphalange (Brandessche Operation) (s. Abb. 1168—1170)

Längsschnitt über der Exostose bis zum peripheren Drittel der Grundphalange. Wenn eine ausgesprochene Hornschwiele vorhanden ist, wird diese ausgeschnitten. Man läßt den Schleimbeutel am besten unberührt. Ist dies z.B. wegen einer Verwachsung nicht möglich, so wird er excidiert. Hiernach frische Instrumente.

Die Sehne des M. extensor hallucis wird nach lateral gehalten. Freilegung des peripheren Teiles des Metatarsale I, des Großzehengrundgelenkes und der Grundphalange unter *Bildung eines 2* cm breiten *distal gestielten Kapsellappens*. Es ist bei älteren Patienten günstiger, den Lappen plantarwärts zu stielen.

Die *Grundphalange* wird *freigelegt* bis zu
der Stelle, wo sie wieder dicker wird. Herumführen einer kleinen Kocher-Sonde, dicht am
Knochen *zum Schutze der Sehne des M. flexor
hallucis longus*. Durchmeißeln des Knochens
mit einem Hohlmeißel bzw. Durchtrennung
des Knochens mit der Bärschen Knochenschere (s. Abb. 22). Das zentrale Bruchstück
wird mit einer kleinen Knochenzange gefaßt,
angehoben, von seinen Kapselverbindungen
gelöst und entfernt. Hiernach überzeugt man
sich, daß die Meißelfläche des erhaltenen
Teiles der Grundphalange schön glatt ist.
Etwaige Zacken werden mit einer kleinen
Knochenzange abgekniffen und die Knochenfläche wird mit einer Rundraspel geglättet.

Abtragen der Exostose von peripher her.
Die Richtlinie hierzu ist die Furche im Gelenkknorpel, die die Exostose gegen die eigentliche Gelenkfläche abgrenzt. Glätten der
Knochenfläche mit der Raspel.

Vernähung des Kapselweichteillappens
unter leichter Spannung mit zwei Knopfnähten am Periost des Metatarsalknochens.

Von der überschüssigen Haut wird, eventuell durch zwei kleine Scherenschnitte, einer
dorsal und einer plantar, ein schmales
dreieckiges Stück weggenommen und mit
je einer Hautnaht geschlossen.

Ruhigstellung und Nachbehandlung. Fußgips mit Gipsbügel um die Großzehe für
2 Wochen. Dann kleiner Heftpflaster- oder
Elastoplastverband zum Aufstehen. Nach
Abschluß der Wundheilung Aufnehmen von
Zehenübungen (manuell passiv Großzehe
dorsalflektieren) sowie von Übungen im
Wasserbad. Entstauungsübungen namentlich bei älteren Patienten für das ganze Bein.
Anschließend Versorgung mit Einlage und
orthopädischem Schuh.

d) Bewährte Modifikationen der Brandesschen Operation

*α) Verkleinerung der Resektion der Grund-
phalange unter Verwendung eines Extensions-
zuges*

Die Zweidrittelresektion kann auf eine
Eindrittelresektion herabgesetzt werden,
wenn man im Anschluß an die Operation
einen Streckzug durch die Großzehenkuppe

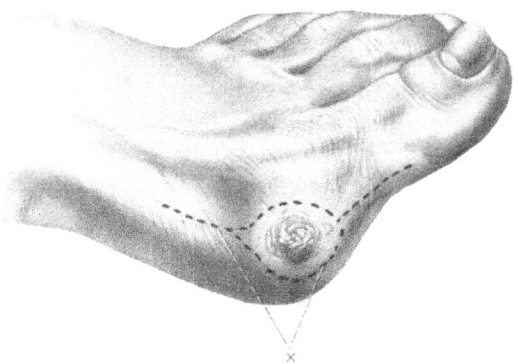

Abb. 1168—1170. Hallux valgus-Operation (Zweidrittelresektion
der Grundphalange nach BRANDES)
Abb. 1168. Schnittführung (×)

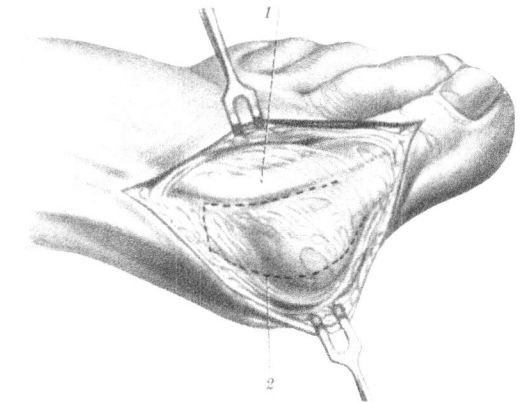

Abb. 1169. Der distal gestielte Kapselperiostlappen ist durch eine
gestrichelte Linienführung gekennzeichnet. *1* Sehne des M. extensor
hallucis longus; *2* M. abductor hallucis

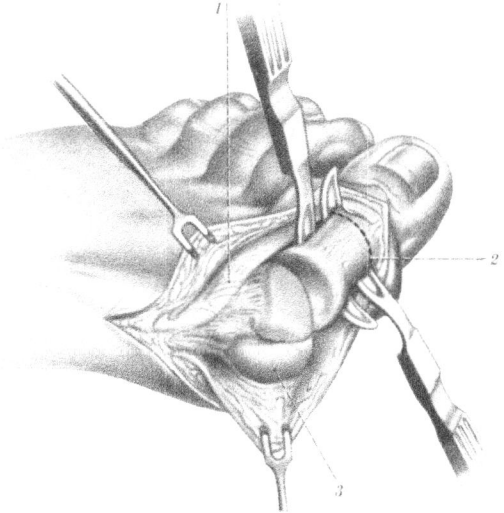

Abb. 1170. Die Sehne des M. extensor hallucis longus ist zurückgehalten (*1*). Die Stelle der Osteotomie an der Grundphalange ist
mit zwei Kocher-Sonden unterfahren (*2*). Gleichzeitig ist die Exostose (*3*), die abgemeißelt wird, bereits freigelegt (dies geschieht bei
der Operation erst, nachdem die Zweidrittelresektion an der
Grundphalange schon beendet ist)

mit Seide oder rostfreiem, dünnem Draht anlegt. Der Zug wird an einem kleinen Bügel, der an
dem Gips angebracht ist, befestigt. Die Dauer der Extension ist 10—12 Tage (s. Abb. 1171).

Die Extension verhindert eine zu feste Verwachsung und Verlötung der resezierten Grundphalange mit dem Metatarsalköpfchen. Der Vorteil der Extension ist, daß durch die verringerte
Resektion der Grundphalange die Großzehenform fast in ihrer natürlichen Größe erhalten bleibt.
Das kosmetische Resultat der Brandesschen Operation läßt dann nichts mehr zu wünschen übrig.
Das ist ein Punkt, der bei der heutigen Mode des strumpflosen Sandalentragens der Damen zu
beachten ist. Der gleiche Vorschlag der Extensionsbehandlung wurde auch von NEUMEYER
gemacht.

β) Osteotomie an der Basis des Metatarsale I

Als *zusätzliche Operation* kommt zu der Zweidrittelresektion nach BRANDES noch in einem
Teil der Fälle eine *Osteotomie an der Basis des Metatarsale I* in Betracht. Sie ist für die schweren
Spreizfüße mit einer starken Abspreizung des 1. Metatarsale angezeigt. Man überzeugt sich durch

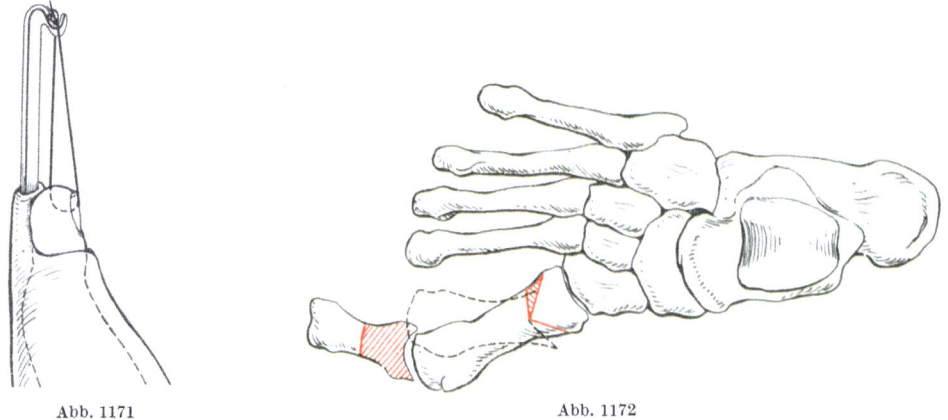

Abb. 1171   Abb. 1172

Abb. 1171. Hallux valgus-Operation. Extensionszug durch die Großzehe

Abb. 1172. Kombinierte Hallux valgus-Operation bei starker Abspreizstellung des 1. Metatarsale. a) Zweidrittelresektion der Grundphalange. b) V-förmige Osteotomie an der Basis des Metatarsale I

zwei Vergleichsaufnahmen ohne und mit Belastung, ob bei Belastung der Vorfuß breiter wird
oder nicht. Für diese Fälle ist die Basisosteotomie zur Bekämpfung des Spreizfußes besonders
wichtig. Sie wird an der *Basis des Metatarsale V-förmig* ausgeführt (s. Abb. 1172). Sie ermöglicht
einen guten Ausgleich der starken Fehlstellung des 1. Metatarsale. Das lateral entfernte keilförmige Knochenstück wird medial zum Ausfüllen der Knochenlücke eingesetzt und gut eingepreßt. Um die Bruchstücke gut in der korrigierten Stellung zu halten, werden sie temporär
für 2 Wochen mit einer percutanen Drahtspickung fixiert.

Ruhigstellung. Liegegips für 3 Wochen. Gehgips für weitere 3 Wochen. Gesamtdauer der
Gipsperiode 6 Wochen.

Nachbehandlung wie bei der typischen Brandesschen Operation.

γ) Osteotomie im Metatarsal-Cuneiformgelenk

HOHMANN hat vorgeschlagen, den Angriffspunkt für die Abspreizstellung des 1. Metatarsale
noch weiter zentral, als es bei der Basisosteotomie geschieht, zu verlegen.

Er schlug vor, einen Keil aus dem ersten Metatarsale- und Cuneiformgelenk herauszunehmen.
Die Resektion des Gelenkes ist vor allem günstig, wenn gleichzeitig eine schmerzhafte Arthrosis
deformans besteht. WISSEL hat die kleine Operation etwas modifiziert und geht folgendermaßen
vor:

Technik. Nach sparsamer Entknorpelung des Metatarsale-Cuneiformgelenkes wird mit dem Meißel das
Gelenk zur Korrektur der Abspreizstellung aufgebogen und es entsteht hierdurch medial ein Spalt. In diesen
Spalt wird ein kleines Knochenstückchen, das von der Resektion der Grundphalange stammt, eingesetzt.

Die Operation der Resektion des 1. Metatarsale-Cuneiformgelenkes hat sich vielfach bewährt.

Die *Resultate* der kleinen *Doppeloperation*, Zweidrittelresektion des Grundgliedes und V-förmige zentrale Osteotomie am Metatarsale I, sind hinsichtlich Fußform und -funktion gut.

Fehler können bei der Brandesschen Operation leicht unterlaufen. So ist darauf zu achten, daß eine leicht gewölbte, aber im ganzen glatte Knochenfläche geschaffen wird. Ist dies nicht berücksichtigt, so darf man sich nicht wundern, wenn nach der Operation die Gelenkbeweglichkeit gehemmt ist.

Die richtige Einstellung der Großzehe im Verbande ist wichtig. Sie ist im Gipsverband eine leichte Dorsalflexions- und im Heftpflasterverbande Mittelstellung.

Wir sind mit den Erfolgen der Brandesschen Operation durchaus zufrieden. Eine Deutschländersche Erkrankung des 2. Metatarsale, wie sie DENGLER nach der Brandesschen Operation beobachtet hat, sahen wir nie. Es geht auch bei der Brandesschen Operation nicht an, Fehlschläge oder weniger gute Ergebnisse nur dem Operationsverfahren zur Last zu legen. Man soll sich selbst Rechenschaft ablegen, ob nicht ein technischer Fehler unterlaufen ist.

e) Hallux valgus-Operation nach NIEDERECKER

NIEDERECKER hat sein Operationsverfahren seit dem Jahre 1926 entwickelt. Die Operation stellt in gewisser Hinsicht eine Modifikation der Hohmannschen Operation dar. Etwa das gleiche Operationsverfahren wurde von K. H. RÖMER und CH. BEHM 1953 angegeben.

Die Operation besteht aus vier Teilen:

1. Die Ablösung des M. abductor hallucis. Es wird bei der Operation zunächst der M. abductor hallucis abgelöst und die von diesem Muskel zum M. flexor hallucis hinziehenden Verbindungen werden wie bei der Hohmann-Methode durchtrennt. Anschließend wird die Gelenkkapsel eröffnet und der Schnitt nach zentral verlängert. Die Kapsel wird mit dem Raspatorium in ihrem medialen und dorsalen Teil abgeschoben.

2. Die Abtragung der Exostose und Toilette des Metatarsalköpfchens. Die Exostose wird dargestellt. Diese wird abgetragen und eine vorsichtige Gelenktoilette des Metatarsalköpfchens durchgeführt. Die Gelenkflächen der Sesambeine werden überprüft. Bei stark arthrotischen Veränderungen werden sie geglättet.

3. Die trapezförmige, subkapitale Osteotomie. NIEDERECKER bevorzugt die Herausnahme eines Keiles mit einer Kreissäge, anstatt mit dem Meißel, um eine Splitterung des sklerotischen Knochens zu vermeiden. Die Basis liegt medial und etwas plantar. Die Größe ist im Durchschnitt 5—12 mm. Die Basislänge darf nie 15 mm überschreiten. An der Spitze des Keiles bleibt eine kleine Knochenbrücke stehen.

4. Kapselnaht, Rückverlagerung der Sesambeine und Wiederfixierung des M. abductor hallucis. Nach der Keilentnahme wird der Gelenkteil, der nach lateral verschoben war und noch guten Knorpel enthält, reponiert und in Mittelstellung aufgesetzt. Die Befestigung des Köpfchens geschieht durch einen Catgutfaden. Der Bohrkanal in dem Metatarsalköpfchen ist bereits vor der Keilentnahme angelegt.

Ruhigstellung. 1. Gipsverband für 12 Tage, 2. Gipsverband für 26 Tage, dann Belassen des Fußes in einer Gipsschale und Übung mit Zehenbrettchen. Beginn mit Aufstehen 5 Wochen nach der Operation.

Nachuntersuchungen an den von NIEDERECKER operierten Patienten hatten ein erfreuliches Ergebnis. In 90% von 108 überprüften Fällen war ein „befriedigendes und erfreuliches Resultat erzielt". Nachoperationen wegen eines Rezidives seien nur in wenigen Fällen nötig gewesen (L. HÜBNER).

Der Unterschied der Operation von HOHMANN und NIEDERECKER beruht vor allem darauf, daß NIEDERECKER die sog. Exostose abträgt und eine Gelenktoilette durchführt. Dadurch ist diese Operation auch bei Patienten mit arthrotisch veränderten Gelenken anwendbar, während die Hohmannsche Operation die Voraussetzung eines gut erhaltenen freien Gelenkes hat. Wir selbst haben bisher die Operation von NIEDERECKER nicht ausgeführt.

Drei Punkte verdienen bei jeder Hallux valgus-Operation *allgemeine Beachtung:* das Nahtmaterial, die Gefahr eines infizierten Schleimbeutels und die Gefahr der Hautnekrose.

Als *Nahtmaterial* ist Catgut besser als Seide, weil Seide an der Zehe mit dem mangelnden Unterhautfettgewebe schwer einheilt.

Der *Schleimbeutel* ist in einem Teil der Fälle als infiziert anzusehen. Ob dies wirklich so häufig der Fall ist, wie die Untersuchungen WYMERs ergeben haben (in 10 untersuchten Fällen stets positiver Staphylokokkenbefund), erscheint uns zweifelhaft und dürfte wohl mit der Auswahl des untersuchten Materials zusammengehangen haben. Wir glauben, daß in den Fällen, bei denen mit Bestimmtheit vorher keine Entzündung sich abgespielt hat, auch nicht mit einem infektiösen Inhalt des Schleimbeutels gerechnet zu werden braucht. Träfe dies nicht zu, so wäre es unverständlich, daß BRANDES eine Schnittführung ohne Rücksicht auf den Schleimbeutel empfiehlt und daß MAYO den Schleimbeutel als Zwischenpuffer zwischen die Knochenflächen hineinlegt. Wir erlebten in den Fällen, in denen der Schleimbeutel bei der Operation eröffnet wurde, nie eine Wundinfektion. HOHMANN empfiehlt, den *Schleimbeutel uneröffnet* zu lassen. Wenn dies möglich ist, ist das sicher *das beste*.

Die *Hautwundränder* sind bei einer Hallux valgus-Operation an und für sich schon leicht der Gefahr einer verzögerten Heilung ausgesetzt. Man soll deshalb bei der Operation vermeiden, die Haut mit groben chirurgischen Pinzetten zu fassen und die Hautnähte sind lose und ohne einschnürende Fältelungen anzulegen! Etwas überschüssige Haut schadet nicht, sie schrumpft von selber. Nur bei der Zweidrittelresektion hat man manchmal so viel Haut, daß es besser ist, etwas davon zu entfernen.

Die *Nachbehandlung* darf nicht vernachlässigt werden! Sie beginnt mit der Gipsabnahme. Das erste ist das Anlegen eines Heftpflaster- oder Elastoplastverbandes, um eine Anschwellung des Fußes zu verhüten. In dem Verband wird außerdem die Großzehe in gut korrigierter Stellung gehalten. Schon während der Gipsverbandzeit werden einfache gymnastische *Beinübungen im Liegen* aufgenommen. Da die Operationsstelle immer eine geraume Zeit verdickt ist, empfiehlt es sich, die Einlage und den orthopädischen Schuh *erst etwa 1 Monat* nach Abschluß der Verbandperiode anfertigen zu lassen. Man begnügt sich für die Übergangszeit, am Schuh zur Entlastung des Vorfußes einen vorderen Absatz anzubringen.

Überblicken wir noch einmal die Hallux valgus-Operationen, so drängt sich jedem zwanglos das Urteil auf: Man soll die Operationsindikation abwägend stellen. Die Hallux valgus-Operation ist wohl ein kleiner Eingriff. Er greift aber an einer funktionswichtigen Stelle des Fußes an und verlangt viel Sorgfalt in der Ausführung und in der Nachbehandlung. Nur auf diese Weise erreicht man gleichmäßig das erwartete Ergebnis: eine gute schmerzfreie Gehfähigkeit.

B. Hallux rigidus

Die Zweidrittelresektion der Grundphalange ist die Operation der Wahl für die Behandlung des Hallux rigidus. Sie ist allen anderen Operationsverfahren wie der Resektion des Großzehengrundgelenkes mit anschließender Ankylose oder der modellierenden Gelenkoperation mit Entfernung der Randwülste, Excision der plantaren Kapsel und Durchtrennung der verkürzten Beugesehnen weit überlegen. Das haben auch Nachuntersuchungen ergeben, die HOHMANN an Fällen hat vornehmen lassen, bei denen der Hallux rigidus nach verschiedenen Methoden operiert war. Das Ergebnis der Nachprüfung war eindeutig. *Die Teilresektion der Grundphalange* ist die „*sicherste Methode zur Beseitigung der Versteifung und der Beschwerden*" beim Hallux rigidus.

Die *Technik* der Operation ist die gleiche wie beim Hallux valgus, nur mit dem kleinen Unterschied: es wird nicht eine mediale Exostose abgetragen, sondern das Entscheidende ist die Entfernung der dorsalen Randwulstbildungen. Die Nachbehandlung verdient eine sorgfältige Beachtung.

Von VOGL ist die *Excochleation* des Metatarsalköpfchens und der Basis der Grundphalange angegeben worden. Es soll hierdurch eine Druckentlastung der Gelenkflächen erreicht werden. Auf diese Weise soll sich der Gelenkknorpel wieder erholen und eine schmerzfreie Beweglichkeit im Großzehengrundgelenk eintreten. Eine Fraktur des ausgehöhlten Metatarsalköpfchens, die unter Umständen zu befürchten wäre, ist von VOGL nicht beobachtet worden.

C. Angeborener Hallux varus

Die Deformität des Hallux varus kann bis nahezu 90⁰ erreichen. Es ist eine relativ seltene angeborene Deformität. Die Operation verlangt eine Korrektur der knöchernen Fehlstellung und zusätzlich eine Änderung der Zugrichtung des Extensor hallucis durch eine kleine Sehnenoperation. Die Operationstechnik von McELVENNY erscheint recht gut. J. P. SPEED und R. A. KNIGHT beurteilen die Operation auch als gut. Sie setzt zur Sicherung eines Rezidivs eine künstliche Syndaktylie zwischen der Großzehe und der zweiten Zehe. Das genügt im allgemeinen. Eine Arthrodese im Metatarsophalangealgelenk ist auf Ausnahmefälle zu beschränken. Eine Amputation des Hallux varus ist vermeidbar.

Operation des Hallux varus nach McELvenny (s. Abb. 1173—1177)

Schnitt. Er ist streifenförmig auf der Dorsalseite der Großzehe, um zum Schluß der Operation die artefizielle Syndaktylie zwischen der 1. und 2. Zehe ausführen zu können. Die Kapsel wird eröffnet und nach lateral umgeschlagen. Der exostosenartige Knochenvorsprung an der lateralen Seite des Metatarsalköpfchens wird abgetragen. Anschließend wird auf der medialen Seite der Knochen geglättet und die verlagerten Sesambeine werden zweckmäßig entfernt. Um eine Korrektur der Großzehe zu erreichen, ist es erforderlich, die Kapsel des Großzehengrundgliedes medial und dorsal ausgiebig einzuschneiden. Die Grundphalange läßt sich hiernach wieder richtig auf das 1. Metatarsalköpfchen aufsetzen. Um die exakte Korrektur der Großzehe aufrechtzuhalten ist es noch notwendig, der Sehne des Extensor hallucis die richtige Zugrichtung zu geben. Das geschieht mit Hilfe der Sehne des Extensor hallucis brevis. Diese wird etwa 2 Querfinger breit oberhalb des Großzehengrundgelenkes durchschnitten und durch ein Bohrloch im Metatarsalköpfchen geführt. Sie umgreift schlingenförmig die Sehne des M. extensor hallucis longus.

Die Hautnaht liegt, nachdem ein V-förmiges Hautstück auf der Dorsalseite zwischen der 1. und 2. Zehe ausgeschnitten ist, so, daß die Großzehe in der richtigen Stellung gehalten wird. Eine artefizielle Syndaktylie ist durch die Vernähung dieser beiden Zehen vollzogen.

Ruhigstellung. Sie geschieht am besten durch eine temporäre percutane Drahtspickung von der Großzehenkuppe bis in das 1. Metatarsale für 2—3 Wochen.

Nachbehandlung. Elastoplastverband. Später Nachtbandage und zweckentsprechende Schuhe.

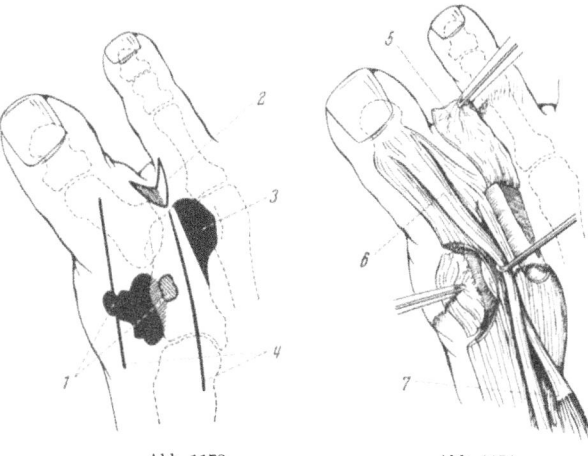

Abb. 1173   Abb. 1174

Abb. 1173—1177. Angeborener Hallux varus. Operation nach McELvenny
Abb. 1173. Schematische Darstellung der Schnittführung bzw. der Hautexcision. *1* Akzessorischer Knochen und Sesambein; *2* Stelle der Hautexcision; *3* Stelle der abzutragenden Exostose; *4* Hautschnitte. Abb. 1174. Ein Kapsellappen (*5*) ist gebildet, die Exostose abgetragen. Die Kapsel des Grundgelenkes wird eingekerbt. *6* M. extensor hallucis longus; *7* M. extensor hallucis brevis

D. Spreizfußoperationen

Die Hallux valgus-Operation ist die häufigste Operation beim Spreizfuß. Sie richtet sich gegen eine vielfache Begleiterscheinung des Spreizfußes, die Fehlstellung der Großzehe. Bei jeder Hallux valgus-Operation, bei der eine

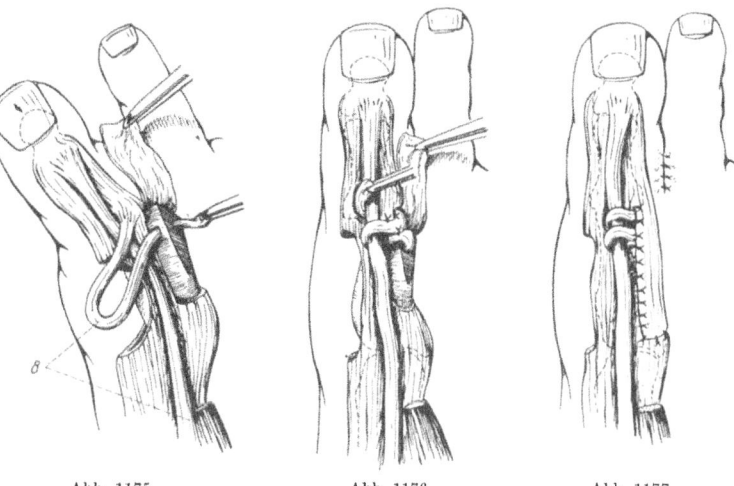

Abb. 1175   Abb. 1176   Abb. 1177

Abb. 1175. Die Sehne des M. extensor hallucis brevis (*8*) ist durchtrennt und wird durch ein Bohrloch im Metatarsalköpfchen geführt. Abb. 1176. Die Sehne des M. extensor hallucis brevis ist schlingenförmig um den M. extensor hallucis longus geführt und hier vernäht. Abb. 1177. Die Operation ist abgeschlossen. An der Basis der Zehen I und II ist die Haut nach Excision miteinander vernäht

Osteotomie gemacht wird, also auch bei der Hohmannschen Operation, wird gleichzeitig der Spreizfuß verringert. Für einen Teil der Spreizfüße genügt die Korrektur allein des Hallux valgus nicht, um Schmerzfreiheit zu erzielen. Es sind noch andere störende Momente vorhanden: eine Ballenbildung an der Kleinzehe, ein starkes Auseinanderweichen des haltlosen bänderschwachen Vorfußes oder ganz abnorm stark plantarwärts vorspringende Metatarsalköpfchen.

a) Ballenbildung an der Fußaußenseite mit Schiefstellung der 5. Zehe

Die Ballenbildung an der Fußaußenseite beim Spreizfuß führt oft zu starken Schmerzen infolge Schuhdruck. Die Schiefstellung der 5. Zehe (Varusstellung) ist gleichfalls äußerst lästig.

Durch das enge Anliegen der 5. Zehe an die 4. entsteht leicht ein Wundwerden der Haut oder ein schmerzhaftes interdigitales Hühnerauge (ZUR VERTH). Die *Schiefstellung der Kleinzehe (Digitus quintus varus)* (STRACKER) kommt *auch allein* für sich ohne Spreizfuß vor.

Die Behandlung wird erfolgreich mit einer kleinen von HOHMANN angegebenen *Operation* durchgeführt.

Technik (s. Abb. 1178)

Schnitt an der Fußaußenseite über dem Ballen. Freilegung des distalen Teiles des Metatarsale V und Durchmeißelung etwa 1 cm hinter dem Köpfchen in querer Richtung unter dem Schutz einer Kocher-Sonde. Anschließend leichte Medialwärtsverschiebung des Metatarsal-

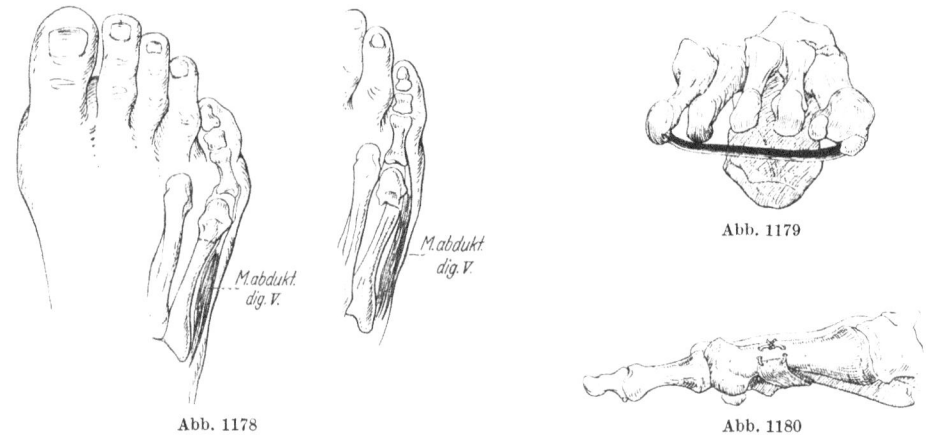

Abb. 1179

Abb. 1178   Abb. 1180

Abb. 1178. Operation zur Beseitigung der Ballenbildung an der Fußaußenseite mit Schiefstellung der 5. Zehe. Die Operation besteht in einer subkapitalen Osteotomie des Metatarsalköpfchens V und in einer Verlagerung des Metatarsalköpfchens nach medial. Hierdurch wird die Zugrichtung des M.abductor digiti quinti wieder wesentlich verbessert

Abb. 1179 u. 1180. Operation des haltlosen, bänderschwachen Spreizfußes. Technik der Fascienbandplastik

Abb. 1179. Wirkung des Fascienbandes. Abb. 1180. Befestigung des Fascienbandes an den Metatarsalknochen I und V

köpfchens, wodurch der vorspringende Ballen verschwindet. Manuelle Geradstellung der 5. Zehe und Sicherung der Zehenstellung durch eine Kapselraffnaht mit kräftigem Catgut. Gleichzeitig wird der Abductor digiti V mit der Kapsel unter leichter Spannung vernäht.

Ruhigstellung. Heftpflasterstreifenzug zur Sicherung der Zehenstellung. Fußgips wie bei der Hallux valgus-Operation.

Durch diese kleine Operation wird der *Spreizfuß deutlich verringert*, weil sich von der Osteotomiestelle ab das Metatarsale V an das 4. Metatarsale anlegt.

b) Der haltlose, bänderschwache Spreizfuß

Er erweckt immer wieder einmal das Bedürfnis zu einer operativen Behandlung. Man soll unbedingt erst sehen, ob nicht eine ausreichende Gehfähigkeit durch konservative Maßnahmen (Vorfußbandage, Randeinlage nach FRITZ LANGE) erreichbar ist. Die Operationsvorschläge gehen dahin, durch Knochen- oder Weichteiloperationen den Spreizfuß zu beseitigen.

Zur Beseitigung einer starken medialen Abspreizung des 1. Metatarsale ist die Osteotomie an der Basis des Metatarsale oder die Herausnahme eines Keiles aus dem Metatarso-Cuneiformegelenk (SILFVERSKIÖLD) angegeben worden. WISSEL hat 1952 aus der ehemaligen Hohmannschen Klinik über gute Erfolge bei dieser Operation berichtet. Es ist meist ein zusätzlicher Eingriff zu der Hallux valgus-Operation. Er ermöglicht einen guten Ausgleich der fehlerhaften Abspreizstellung (s. o.).

Wenn man einen bei Belastung auseinanderfließenden, haltlosen Spreizfuß sieht, drängt sich einem unwillkürlich der Wunsch auf, einem solchen Fuß durch eine innere Verschnürung Halt zu geben. Als Material für das Zusammenhalten der Vorfußknochen stehen zur Verfügung: Sehne, Fascie und Seide als künstliches Band (FRITZ LANGE).

LEXER hat die Sehne des M. extensor digiti quinti zur Aneinanderkettung des 1. und 2. Metatarsale genommen. GOEBEL benützte einen Fascienstreifen zum Zusammenhalten des Fußes von unten her (Führung plantarwärts vom 1. zum 5. Metatarsale) und HOHMANN unternahm in zwei Fällen den Versuch mit einem künstlichen Seidenband (Führung auf der Plantarseite unter Umschlingung des 5. Metatarsale und mit Verknotung am 1. Metatarsale). In einem Fall erfolgte eine Ausstoßung der Seide, aber der Erfolg blieb trotzdem gut. Die Wirkung des künstlichen Bandes war so intensiv, daß das Röntgenbild an den Rändern der umschlungenen Metatarsale I und V richtige Schnürfurchen zeigte.

Wir bevorzugen die Fesselung des Spreizfußes durch ein Fascienband.

Technik der Fascienbandplastik (s. Abb. 1179 und 1180)

Zwei kleine Schnitte werden dicht hinter dem 1. und 5. Metatarsalköpfchen angelegt. Die Metatarsalknochen werden unmittelbar hinter den Metatarsalköpfchen in querer Richtung in einem Abstand von etwa $1\frac{1}{2}$ cm durchbohrt.

Ein gedoppelter $1\frac{1}{2}$ cm breiter Fascienstreifen, an dessen beiden Enden je zwei Seidenfäden angehangen sind, wird plantarwärts mit einer Kornzange von der Fußaußen- zur Fußinnenseite hindurchgezogen. Er wird zuerst am Metatarsale V befestigt, an dem die beiden Seidenfäden mit einer kleinen Drahtschlinge durch die Bohrlöcher im Knochen hindurchgezogen sind. Zusätzlich wird die Fascie noch mit einigen Weichteilnähten fixiert.

Jetzt wird der Fuß durch einen Assistenten von oben her mit dem Daumen und Mittelfinger gut unter völligem Ausgleich des Spreizfußes zusammengehalten und das Fascienband wird unter Spannung am Metatarsale I in der gleichen Weise wie vorher am Metatarsale V befestigt.

Ruhigstellung und Nachbehandlung. Modellgipsverband als Liegegips für 3 Wochen, dann Gehgipsverband für weitere 4 Wochen, anschließend für mehrere Wochen Klebro- und Elastoplastverband. Zum Schluß für $\frac{1}{2}$ Jahr gute Randeinlagen.

Schwere Spreizfüße lassen sich durch die Fascienbandplastik erfolgreich beseitigen. Die Operation ist auf ausgewählte Fälle zu beschränken, bei jungen Patienten, bei denen die Einlagenbehandlung keine Schmerzfreiheit gebracht hat oder bei denen der dringende Wunsch besteht, auch ohne große Randeinlagen wieder gut gehen zu können.

c) Spreizfüße mit abnorm stark fußsohlenwärts vorspringenden Metatarsalköpfchen

Ein Durchgesunkensein des vorderen Quergewölbes mit einer vermehrten Belastung der Metatarsalköpfchen gehört zu dem typischen Bild des Spreizfußes. Außerdem gibt es Spreizfüße, bei denen einzelne Metatarsalköpfchen oder das 2.—4. ganz auffallend stark nach unten vorspringen. Starke Schmerzen bestehen, die selbst durch eine Randeinlage nicht genügend zu beheben sind. Man sieht diese Befunde namentlich bei Hohlspreizfüßen mit gleichzeitiger Krallenstellung der Zehen oder auch als Folgezustände nach einer Polyarthritis oder schweren Fußverletzungen. Ein operativer Eingriff ist angezeigt.

Zwei Operationen stehen zur Verfügung: die Exstirpation des Metatarsalköpfchens mit gleichzeitiger Verlängerung der Strecksehne und die Vernähung der Strecksehne am distalen Teil des Metatarsale bei gleichzeitiger plastischer Verlängerung der Strecksehne.

α) Exstirpation der stark vorspringenden mittleren Metatarsalköpfchen mit gleichzeitiger Verlängerung der Strecksehne

Die Resektion der Metatarsalköpfchen ist nur für *Ausnahmefälle* angezeigt. Die *Wirkung* dieser Operation ist in schweren Fällen ausgezeichnet.

Technik (s. Abb. 1181—1183)

Zwei Längsschnitte auf dem Fußrücken, der eine liegt meist zwischen dem 2. und 3., der andere über dem 4. Metatarsale. Die Strecksehnen werden Z-förmig durchschnitten und feine Seide wird an ihren zentralen Enden angehangen. Hiernach werden die Metatarsalköpfchen freigelegt. Nach Durchschneidung der Gelenkkapsel dorsal und seitlich wird das Metatarsalköpfchen mit einer kleinen Knochenzange gefaßt und angehoben, damit der plantare Teil der Gelenkkapsel gut abpräpariert werden kann. Das Metatarsale wird dicht hinter dem Köpfchen unter dem Schutz einer kleinen gebogenen Kocher-Sonde durchmeißelt oder mit einer Knochenschere abgekniffen. Abrunden des freien Knochenendes mit dem Lüer. Nach manueller Streckung der Zehen lose Wiedervernähung der Strecksehnen.

Ruhigstellung und Nachbehandlung. Fußgips mit gut herausmodelliertem Quergewölbe und mit sorgfältig korrigiert gelagerten Zehen für 2—3 Wochen. Aufstehen im Heftpflasterverband. Nachbehandlung mit Massage, Gymnastik, Einlage und orthopädischem Schuh.

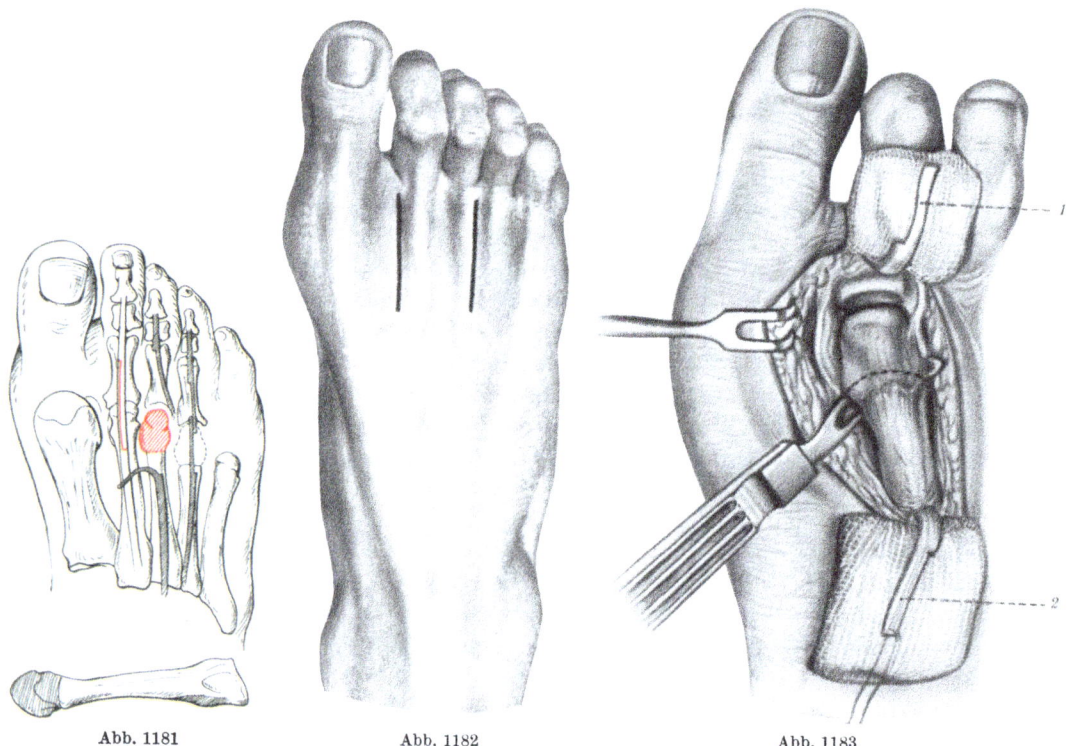

Abb. 1181   Abb. 1182   Abb. 1183
Abb. 1181—1183. Operation des Spreizfußes mit stark vorspringendem Metatarsalköpfchen
Abb. 1181. Schematische Darstellung. An der 2. Zehe ist rot die Z-förmige Verlängerung der Strecksehne angezeichnet. An der 3. Zehe ist die Strecksehne bereits Z-förmig durchtrennt. Rot ist das zu entfernende Metatarsalköpfchen III angegeben. An der 4. Zehe ist die Operation beendet. Die Z-förmig verlängerte Strecksehne ist spannungslos wieder vernäht, das Metatarsalköpfchen ist entfernt
Abb. 1182 u. 1183. Technik der Operation
Abb. 1182. Schnittführung. Abb. 1183. Die Strecksehne der 2. Zehe ist bereits Z-förmig durchtrennt. Die Stelle der Resektion des Metatarsalköpfchens ist gestrichelt angezeichnet und mit einer Kocher-Sonde unterfahren. *1* Peripheres Ende der Strecksehne. *2* Zentrales Ende der Strecksehne

MAU hat eine *Operation für die Behandlung des kontrakten Spreizfußes* beschrieben (s. Abb. 1184—1186). Er kann sich mit der Resektion der stark fußsohlenwärts vorspringenden Metatarsalköpfchen nicht befreunden. Er hat vorgeschlagen, das Vorspringen der Metatarsalköpfchen durch eine Verkürzungsosteotomie an der Basis der Metatarsen zu beseitigen und die Osteotomierichtung so zu wählen, daß gleichzeitig das lange periphere Bruchstück mit dem Metatarsalköpfchen leicht dorsalwärts verschoben wird. Die Sicherung der Stellung an der Osteotomie wird durch einen dicken Catgutfaden angestrebt, der durch je ein Bohrloch zentral und peripher von der Osteotomiestelle hindurchgeführt ist.

Der Einfachheit halber wird das Bohrloch nur durch die dorsale Corticaliswand angelegt. Durch die Osteotomie an der Basis der Metatarsen bessert sich auch die gleichzeitige Hammerzehenstellung, die in den von MAU operierten schweren Spreizfußfällen fast regelmäßig vorhanden war. Die Besserung tritt aber nicht gleichmäßig ein und unter 32 operierten Fällen mußte 21mal nach der Metatarsalosteotomie noch die *Hammerzehen*operation nach HOHMANN angeschlossen werden. Daß MAU nur bei schwer deformierten Füßen operiert hat und dabei bestrebt war, den Fuß möglichst weitgehend wiederherzustellen, zeigt, daß er in 6 Fällen unter 32 auch noch die Brandessche Operation wegen Hallux valgus oder Hallux rigidus hat ausführen müssen.

Nach der mehrfachen Metatarsalosteotomie wird ein Gips bis zum Knie angelegt, nach 8 Tagen Erneuerung dieses Verbandes, eventuell in Narkose zur Nachkorrektur, und nach 21 Tagen Anlegen eines wenig gepolsterten Gehgipsverbandes für 3—4 Wochen. Die *Gipsperiode* im ganzen dauert also 6—7 Wochen, anschließend Zinkleimverband für 3 Wochen und dann erst Beginn mit physikalischer Behandlung.

Da ein Bedürfnis auch für eine Operation des schwer kontrakten Spreizfußes besteht, haben wir die Mausche Operation eingehend besprochen, ohne eigene Erfahrungen zu haben. Die Endresultate nach MAUs Angaben sind im ganzen zufriedenstellend. Dem *Vorteil* der Operation, daß die Metatarsalköpfchen erhalten bleiben, stehen aber im Vergleich zur Resektion der Metatarsalköpfchen *zwei Nachteile* gegenüber.

Es ist mit der basalen Metatarsalosteotomie nicht möglich, gleichzeitig wie bei der Köpfchenresektion die Hammerzehenstellung zu beseitigen. Dies verlangt noch eine eigene Operation. Weiterhin ist die Gipsverbandzeit und damit die Behandlungsdauer und die Zeit der Arbeitsunfähigkeit mehr als doppelt so lange.

Da die gut ausgeführte Metatarsalköpfchenresektion entgegen den theoretischen Erwägungen praktisch eine gute Belastungsfähigkeit des Fußes ergibt, ist, zumal in den Fällen, bei denen gleichzeitig noch Hammerzehen vorhanden sind, diese Operation gegenüber der basalen Metatarsalosteotomie vorzuziehen.

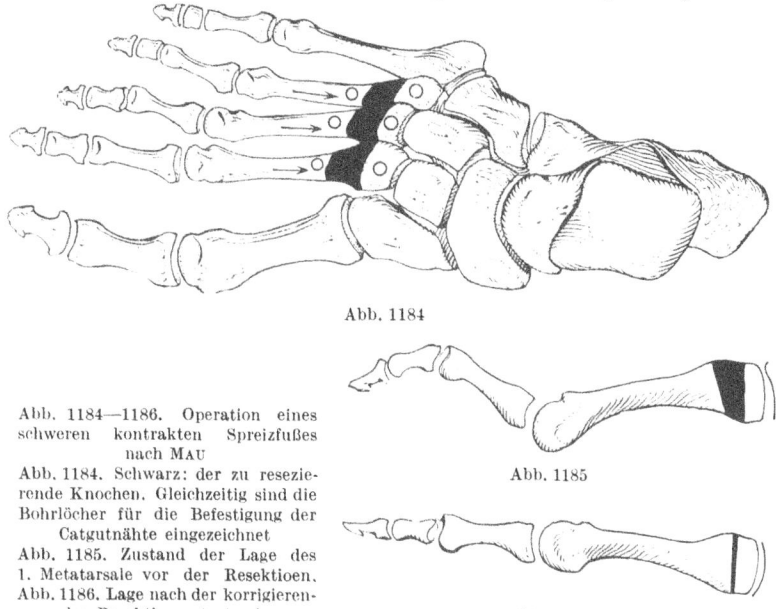

Abb. 1184

Abb. 1184—1186. Operation eines schweren kontrakten Spreizfußes nach MAU
Abb. 1184. Schwarz: der zu resezierende Knochen. Gleichzeitig sind die Bohrlöcher für die Befestigung der Catgutnähte eingezeichnet
Abb. 1185. Zustand der Lage des 1. Metatarsale vor der Resektioen.
Abb. 1186. Lage nach der korrigierenden Resektionsosteotomie

Abb. 1185

Abb. 1186

β) Vernähung der Extensoren an den Metatarsen unter plastischer Verlängerung der Strecksehnen

Wir haben diese Operation seit 30 Jahren bei lockeren Hohlspreizfüßen von Jugendlichen mit gutem Erfolg angewandt. Um Rezidive zu vermeiden, ist eine sorgfältige Nachbehandlung mit Übungen und Einlagen erforderlich. Die Operation ist nur für *mittelschwere* Fälle geeignet, bei denen man erwarten darf, daß die Änderung des Strecksehnenzuges zu einer dauernden Verbesserung der Fußform ausreicht. Im wesentlichen die gleiche Operation ist von SCHERB für die Behandlung des Klauenhohlfußes angegeben worden. Er empfiehlt für diese Fußform auch eine Vernähung der Sehne des Extensor hallucis am Metatarsale I. Diese Operation schätzt auch HOHMANN.

Technik (s. Abb. 1182, 1187 und 1188)

Zwei Längsschnitte auf dem Fußrücken. *Schnitt I* liegt am besten zwischen dem 2. und 3., *Schnitt II* über dem 4. Metatarsale. Freilegung der Extensorensehnen, die über dem Metatarsalköpfchen quer durchschnitten werden. Anhängen von mittelkräftiger Seide an die zentralen Sehnenenden, von feiner Seide an die peripheren Sehnenstümpfe. Durchbohren der Mittelfußknochen am Hals dicht hinter den Köpfchen in frontaler Richtung mit einem Drillbohrer unter dem Schutz einer kleinen Kocher-Sonde.

Die Seidenfäden, die an den zentralen Sehnenstümpfen befestigt sind, werden mit einer Drahtschlinge durch den Knochen hindurchgezogen und unter straffer Anspannung der Extensorensehnen verknotet. Nach manueller Streckung der Zehen erfolgt die plastische Verlängerung der Extensorensehnen unter Zwischenschaltung von Seide. Hierzu werden die feinen

Seidenfäden, die an die peripheren Sehnenstümpfe angehangen waren, benützt. Sie werden
mit den zentralen Sehnenenden verbunden. Die Verknotung geschieht spannungslos.

Ruhigstellung und Nachbehandlung. Fuß-Unterschenkelgipsverband für 2 Wochen. Dann
noch einmal ein zweiter Gips für weitere 2 Wochen. Besondere Sorgfalt ist auf das Herausmodellieren des Quergewölbes und auf die Lagerung der Zehen zu legen. Für die *Nachbehandlung*
außer Einlage und orthopädischen Schuhen eventuell Nachtschiene mit Lagerungsvorrichtung
für die Zehen.

d) Mortonsche Neuralgie beim Spreizfuß

Die Mortonsche Neuralgie wurde in ihrer Ursache früher meist als statisch mechanische Druckwirkung auf den Nerven bei einem Spreizfuß aufgefaßt (F. LANGE). Damen mit engen Schuhen
ziehen im Theater oder in Gesellschaft, wenn die Schmerzen auftreten, ihre Schuhe heimlich aus,
weil es zu einer schmerzhaften Druckwirkung auf die Plantarnerven in engen Schuhen kommt.

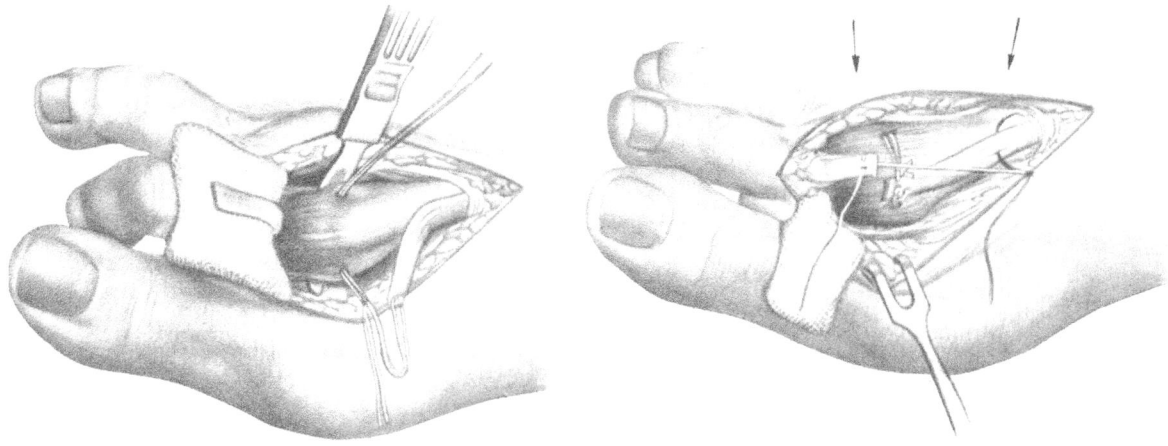

Abb. 1187   Abb. 1188
Abb. 1187 u. 1188. Operation des lockeren Spreizfußes durch Vernähung der Extensorensehnen an den Metatarsalköpfchen unter
plastischer Verlängerung der Strecksehnen
Abb. 1187. Die Strecksehne ist durchtrennt. Ein Bohrloch ist durch das Metatarsalköpfchen angelegt und durch dieses wird mit einer
Drahtschlinge der Seidenfaden, der an das zentrale Ende der Strecksehne angehangen ist, hindurchgezogen. Abb. 1188. Das zentrale
Ende der Strecksehne ist an dem Metatarsalköpfchen bereits zuverlässig befestigt. Das periphere Ende der Strecksehne wird mit
feinster Seide spannungslos an dem zentralen Ende der Strecksehne befestigt

Die Beobachtungen von MC ELVENNY haben ergeben, daß die Ursache der starken Schmerzen
ein Neurom meist der Plantarnerven III—IV ist. Die Behandlung ist operativ.

Technik: Längsschnitt dorsal über dem betroffenen Metatarsalraum (meist ist es der zwischen III und IV).
Die beiden benachbarten Zehen werden auseinandergehalten, das Neurofibrom liegt zwischen den Phalango-
Metatarsalgelenken. Um es darzustellen ist die Incision des Ligamentum transversum erforderlich, während die
benachbarten Metatarsalköpfchen zurückgehalten werden. Der kleine, spindelförmige Tumor quillt vor, er
wird reseziert.

Ruhigstellung: Elastoplastverband.

Nachbehandlung: Aufstehen nach 2 Wochen in einem Elastoplastverband oder mit einer kleinen Vorfußbandage.

Die Erfolge der kleinen Operation sind gut.

E. Hammerzehenoperationen

Die Forderung nach Beseitigung der Hammerzehen wird von den Kranken wegen der oft
unerträglichen Schmerzen, die die Hühneraugen auf der Kuppe oder an der Auftrittsfläche
des Endgliedes hervorrufen, oft gestellt. Die Kranken sind vielfach von sich aus bereit, die
schmerzhafte Zehe zu opfern, und so mancher Arzt ist allzu schnell zu einer Zehenabnahme
bereit. **Die Zehenexartikulation wegen einer Hammerzehe ist im allgemeinen unbedingt zu verwerfen.** Insbesondere gilt dies für die früher so beliebte Exartikulation der 5. Zehe. Die Zehen
sind nicht bedeutungslose Anhangsgebilde, auch sie haben bei der Fußfunktion im Augenblick

der Fußabwicklung eine wichtige Rolle zu erfüllen. Außerdem wird durch die Opferung einer Zehe den Kranken meist nur für kurze Zeit geholfen. Denn es stellen sich bald wieder neue Beschwerden ein. Nach Wegnahme der kleinen Zehe wird der Fuß breiter, weil die Muskelzugwirkung auf die 5. Zehe fortfällt. Es tritt das 5. Metatarsalköpfchen vermehrt nach der Seite hervor und es ist in der gleichen Weise dem lästigen Schuhdruck wie vorher die 5. Zehe ausgesetzt und bildet den Anlaß zu Schmerzen.

In anderen Fällen erleidet die 4. Zehe das Schicksal der Kleinzehe, weil diese jetzt nicht mehr den Schuhdruck abfängt, auch sie wird äußerst schmerzhaft. Die natürliche Folge der Exartikulation der 5. Zehe ist anschließend die der 4. Zehe usw. Wir kennen einen Kranken, dem auf diese Weise in Raten in mehreren Jahren 6 Zehen abgesetzt waren, und der Kranke kam zu uns mit dem Verlangen, daß nun die 2. Zehe wegen hochgradiger Schmerzen abgenommen werden sollte! Hohmann findet mit Recht in seinem Buche „Fuß und Bein" scharfe Worte gegen die gedankenlose Zehenabsetzung. Die Absetzung der *2. Zehe* bei gleichzeitigem Hallux valgus wird vielfach geübt, wenn diese Zehe sich über die Großzehe legt. Die unausbleibliche Folge der Entfernung der 2. Zehe ist, daß der Hallux valgus, weil noch mehr Platz für die Großzehe vorhanden ist, stärker wird. Das Richtige ist bei der Mehrzahl der Fälle, den Hallux valgus und die verlagerte 2. Zehe gleichzeitig zu operieren. *Nur für die schwersten Fälle von Hallux valgus ist die Berechtigung zur Exartikulation der 2. Zehe* als operativer Ausweg anzuerkennen.

Die operative Geradrichtung der Hammerzehe ist ein dankbarer Eingriff, der auf verschiedene Weise erreichbar ist. Man hat die Geradrichtung der Zehe durch Weichteiloperationen, Knochendurchtrennungen und Gelenkresektionen angestrebt.

Veraltete Eingriffe sind die Durchtrennung der Weichteile auf der Plantarseite (König) und die der Strecksehne (Bayer).

Payr u. Schlüpper hatten sich wieder für eine Weichteiloperation eingesetzt. Von einem Spiralschnitt auf der Zehenbeugeseite werden die Ligamenta collateralia des 1. Interphalangealgelenkes vollständig reseziert. Hiernach soll die Zehe sich schon oft mit einem deutlichen Schnappen geradstellen. Genügt die Seitenbandentfernung nicht, so wird noch die Kapsel plantarwärts eingeschnitten und außerdem die Beugesehne Z-förmig verlängert.

Osteotomien zur Geradrichtung der Hammerzehe sind mehrfach angegeben (Bragard, Couteau). Heller empfahl anstatt der einfachen keilförmigen Osteotomie die Knochenstückchen wieder wie kleine Bauklötzchen ineinander zu verhaken. An den Zehenknochen ein mühseliges Unterfangen!

Selbst Resektionen der Metatarsalköpfchen sind vorgeschlagen worden (Ph. Hoffmann). Diese Operation wegen Hammerzehenbildung ist verlassen.

Robert Jones gab die *Resektionsarthrodese* des 1. Interphalangealgelenkes für die Behandlung der Hammerzehen an, die sich in Amerika einer gewissen Beliebtheit erfreut. Es wird bei dieser Operation ein etwa gleichgroßes Stück distal der Grundphalange und proximal der Mittelphalange reseziert. Die beiden Knochenenden werden ineinandergestellt und durch einen Draht, der von der Zehenkuppe percutan durch die Endphalange hindurch bis zur Basis der Grundphalange eingeführt wird, fixiert.

Durch diese Versteifungsoperation wird die Hammerzehenstellung sicher beseitigt. Die Gefahr eines Rezidives ist, wenn die Knochenenden fest verknöchert sind, kaum gegeben. Wir haben an einzelnen Zehen die Operation gern ausgeführt, an mehreren Zehen haben wir aber wegen der Behinderung der Funktion des Vorfußes beim Abwickeln Bedenken.

Einer ausgesprochenen Beliebtheit erfreuen sich die Teilresektionen an der Grundphalange, des proximalen Teiles nach Nicoladoni, Gocht und des distalen Teiles nach Hohmann. Gocht benutzt einen plantaren Querschnitt (Kreuz).

Dem Standpunkt Hohmanns, daß für eine erfolgreiche *dauernde Geradrichtung der Hammerzehe eine Verkürzung der Knochenstrecke* notwendig sei, ist rückhaltlos beizutreten. Die von Hohmann angegebene *Resektion des distalen Drittels der Grundphalange mit anschließender Raffung der Extensorensehne hat sich bewährt.*

a) Technik der Hammerzehenoperation nach Hohmann

Resektion des distalen Teiles der Grundphalange mit anschließender Raffung der Strecksehne (s. Abb. 1189—1193).

Längsschnitt etwa 3 cm lang über die Hammerzehe unter Ausschneidung des Hühnerauges. Hiernach frische Instrumente! Längsspaltung der Strecksehne. Einsetzen von zwei kleinen stumpfen Häkchen zum Auseinanderhalten der Sehne. Freilegen des distalen Teiles der Grundphalange. Einführen einer kleinen Kocher-Sonde dicht hinter dem Gelenkköpfchen. Durchkneifen des Knochens mit einer Knochenschere und Auslösung des Gelenkköpfchens aus seinen Bandverbindungen. Zur Erzielung einer festen Verbindung zwischen den Phalangen Entfernung des Knorpels von der peripheren Gelenkfläche. Nach der Resektion des distalen Teiles der Grundphalange ist die Zehe mühelos gerade zu richten. Zur Erhaltung der Zehe in der Streckstellung wird die *Strecksehne mit einem dünnen Catgutfaden gerafft*. Die *Nahtführung* ist kreuzförmig und im einzelnen folgende:

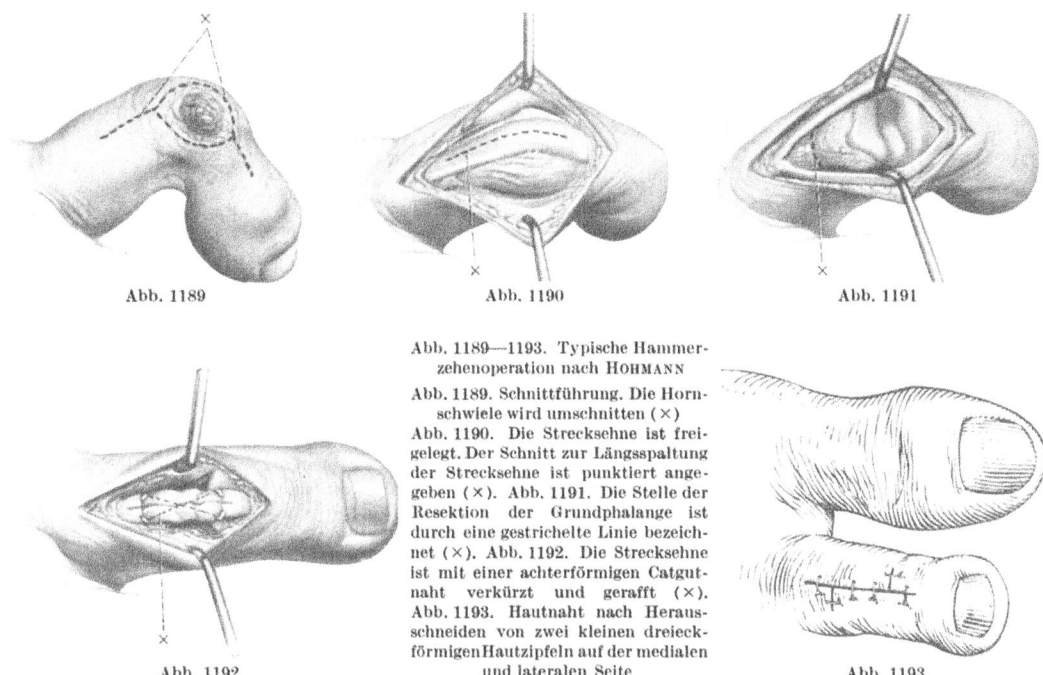

Abb. 1189   Abb. 1190   Abb. 1191

Abb. 1189—1193. Typische Hammerzehenoperation nach HOHMANN

Abb. 1189. Schnittführung. Die Hornschwiele wird umschnitten (×)
Abb. 1190. Die Strecksehne ist freigelegt. Der Schnitt zur Längsspaltung der Strecksehne ist punktiert angegeben (×). Abb. 1191. Die Stelle der Resektion der Grundphalange ist durch eine gestrichelte Linie bezeichnet (×). Abb. 1192. Die Strecksehne ist mit einer achterförmigen Catgutnaht verkürzt und gerafft (×). Abb. 1193. Hautnaht nach Herausschneiden von zwei kleinen dreieckförmigen Hautzipfeln auf der medialen und lateralen Seite

Abb. 1192   Abb. 1193

Einstich zentral von außen durch den einen Teil der längsgespaltenen Sehne, dann schräg nach der gegenüberliegenden Seite nach peripher, hier quer durch die ganze Sehne hindurch und dann wieder schräg zentralwärts zurück, wo die zweite Sehnenhälfte von außen her durchstochen wird. *Verknotung der Naht unter leichter Raffung der Sehne.*

Subcutannaht. Lose Hautnaht. Wenn viel *überschüssige Haut* vorhanden ist, wird zentral und peripher einmal medial und einmal lateral ein kleines dreieckiges Stück mit einer Schere herausgeschnitten. Die kleinen, senkrecht zum Hauptschnitt liegenden Querschnitte, werden mit je einer Naht vereinigt.

Ruhigstellung und Nachbehandlung. Nur 2 Heftpflasterstreifen werden angelegt, die an und für sich ausgezeichnet die Zehe in der gewünschten Stellung halten (s. Abb. 1194 und 1195).

Streifen I geht auf der Dorsalseite über das Grundglied der Zehe und wird über Kreuz auf der Fußsohle befestigt.

Streifen II umgreift das Endglied der Zehe von plantarwärts her und wird ebenfalls über Kreuz oben auf dem Fußrücken befestigt.

Es ist notwendig, *sorgfältig auf die Zirkulation zu achten*. Der kleine Heftpflasterverband ist eventuell in der ersten Woche zu erneuern. Verbandzeit mindestens 2 Wochen. Aufstehen nach 6 Tagen.

Bei der Verwendung der Heftpflasterzüge kommt es, wenn nicht gut aufgepaßt wird oder wenn die Haut von sich aus empfindlich ist, so manches Mal zu unliebsamen Hautstörungen. Um dem auszuweichen, sind wir dazu übergegangen, die *Fixierung mit einer percutanen Draht-*

spickung durchzuführen. Der Draht gibt eine gute „Garantie", daß die Knochenenden wirklich in der ursprünglich erreichten, guten Korrekturstellung stehen bleiben. Auf die Drahtenden kommt ein kleines Korkstückchen. Dauer der Drahtfixierung 2 Wochen.

Es ist bei der Auslösung des Köpfchens der Grundphalange aus der Gelenkkapsel nicht immer zu vermeiden, daß die Sehne an ihrem Ansatz ausreißt. Sie muß dann wieder vernäht werden. Man geht deshalb zweckmäßig, zumal bei älteren Patienten, gleich so vor, daß man die Sehne an ihrem Ansatz quer abschneidet, zur Resektion das Köpfchen der Grundphalange zurückschlägt und hinterher mit einer Drahtnaht wieder befestigt.

Eine *Sonderform der Hammerzehen* bildet die Hammerzehe mit dem *Hauptsitz der Verkrümmung im Endglied*. Die Schmerzen bei dieser Hammerzehenform werden durch ein Hühnerauge ausgelöst, das vorn am Zehenende sitzt. Die Operation ist sinngemäß die gleiche wie bei der Hammerzehe mit einer Beugekontrakturstellung im 1. Interphalangealgelenk. Es wird anstatt von dem Grundglied von der *2. Phalange das distale Drittel reseziert*.

Die *Resektion des proximalen Anteiles des Grundgliedes* nach GOCHT-KREUZ ist nur für die schwersten Fälle von Hammerzehen angezeigt, insbesondere für die mit einer Luxation des Grundgliedes nach dorsal. Die Wirkung der Operation

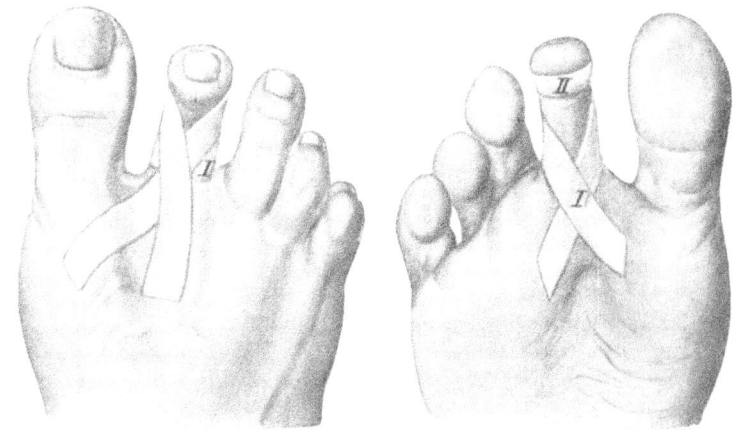

Abb. 1194   Abb. 1195

Abb. 1194 u. 1195. Verband nach der Hammerzehenoperation mit zwei Heftpflasterstreifen

ist in diesen Fällen an und für sich ausgezeichnet (HOHMANN). Die Nachteile der Operation sind die plantare Schnittführung und daß, wenn zu viel weggenommen wird, die Zehen zu kurz werden. Sie verlieren dann die Verbindung mit dem Boden und fallen als unterstützender Faktor beim Abwickeln des Fußes aus.

b) Technik der Resektion des proximalen Anteiles der Grundglieder von plantar nach GOCHT
(s. Abb. 1196)

Schnitt. Plantar liegender Bogenschnitt über der Mitte der Grundphalangen. Die Zehen II—IV werden mit einem Gazezügel nach oben gehalten, um einen guten Zugang zu haben. Die Beugesehnen der einzelnen Zehen werden mit einem stumpfen Häkchen beiseite gehalten. Die Gelenkkapseln werden nacheinander gespalten. Die einzelnen Phalangen werden mit einer Knochenschere durchtrennt und dann der Reihe nach aus ihren Bandverbindungen gelöst und zu etwa einem Drittel entfernt.

Ruhigstellung. Die einzelnen Zehen werden durch kleine Heftpflasterzüge in der korrigierten Stellung gehalten. Verbanddauer 2—3 Wochen.

c) Resektionsarthrodese des Interphalangealgelenkes nach R. JONES

Schnitt über dem 1. oder 2. Interphalangealgelenk. Längsspaltung der Kapsel, Unterfahren der Knochenenden mit kleinsten Knochenhebeln. Sparsame Resektion der Gelenkenden mit einer kleinen Knochenschere. Gutes Aufeinanderstellen der Knochenenden. Percutane Drahtfixierung der Knochenstücke von der Zehenkuppe her. Wiedervernähung der Kapsel gleichzeitig mit einer Raffnaht. Subcutane Hautnaht.

Ruhigstellung. Sie ist durch die temporäre Drahtfixierung gewährleistet. Wenn mehrere Zehen operiert sind, oder wenn es unruhige Patienten sind, legt man eine Gipssandale an.

Nachbehandlung. Aufstehen nach 2 Wochen. Entfernung des Drahtstiftes nach 3 Wochen. Anschließend noch etwa 4 Wochen kleiner Heftpflasterverband.

F. Verkrümmungen der Kleinzehe

Eine Fehlstellung der Kleinzehe bildet außerordentlich häufig die Ursache von lästigen Schmerzen. Eine Abtragung der Zehe kommt nicht in Betracht, die Aufgabe ist Herstellung der richtigen Lage der Kleinzehe. *Drei Lageabweichungen* an der Kleinzehe verlangen die operative Abhilfe, die Krallenstellung, die Adductusstellung ohne und mit Überlagerung der 4. Zehe (Digitus V. superductus nach STRACKER).

a) Die Krallenstellung der Kleinzehe

Die Krallenstellung an der 5. Zehe ist vielfach auf eine verkümmerte Anlage der Zehe zurückzuführen und der Schuhdruck kommt erst als zweites Moment für die Schmerzursache hinzu. Die Kleinzehe hat vielfach nur zwei Phalangen, oder die Mittelphalange ist ganz klein und nur ein kleines „gestaltloses viereckiges Knöchelchen" (HOHMANN). Die Krallenstellung der Kleinzehe wird durch die gleiche Operation nach HOHMANN wie die Hammerzehenstellung der anderen Zehen beseitigt. Bei einer dorsalen Subluxationsstellung des Grundgliedes wird nicht der distale, sondern besser der *proximale Teil der Grundphalange reseziert.*

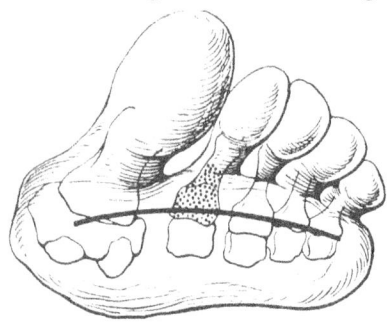

Abb. 1196. Technik der Resektion des proximalen Anteiles des Grundgliedes von plantar nach GOCHT-KREUZ. Ein großer bogenförmiger Schnitt wird über den Grundgelenken angelegt. Ein Drittel der Grundphalange wird reseziert (punktiert gekennzeichnet)

b) Die Adduktionsstellung der Kleinzehe ohne Überlagerung der 4. Zehe

Diese Verlagerung der Kleinzehe ist Schuhdruckwirkung.

Die Schmerzstelle, an der sich ein Hühnerauge bildet, ist entweder die Außenseite oder viel häufiger die Innenseite der Zehe. Es entwickelt sich ein *interdigitaler Clavus,* durch die enge Aufeinanderpressung der Zehen (ZUR VERTH). Er sitzt öfter an der Innenseite der 5. als der 4. Zehe. Man spürt bei der Abtastung einen kleinen, aber deutlichen Knochenhöcker an der Phalange, der berührungsempfindlich ist.

Auch das Röntgenbild läßt in solchen Fällen eine kleine *Knochenauftreibung* erkennen. Es ist durch die dauernde Druckwirkung zu einer Periostitis mit Schleimbeutelbildung gekommen. Darüber sitzt das Hühnerauge. Mit einer Hühneraugenbeseitigung ist wenig geholfen, die Ursache muß behoben werden. Dazu ist notwendig, die Fehlstellung der 5. Zehe und ihre knöcherne Verdickung auf der Innenseite zu beseitigen. Dann geht das Hühnerauge von selbst fort.

Technik der Operation zur Beseitigung der Adductusstellung der 5. Zehe

Kleiner Längsschnitt an der 5. Zehe außen zur Freilegung des Zehengrundgelenkes und der Grundphalange. Der kleine Knochenvorsprung an der medialen Seite wird abgetragen, nachdem die Weichteile mit einem kleinen scharfen Raspatorium abgeschoben sind. Anschließend wird dicht hinter dem proximalen Gelenkköpfchen das Grundglied osteotomiert und das dünne periphere Ende wird in das dicke zentrale eingestellt.

Ruhigstellung. Heftpflasterverband für die Kleinzehe. Zwischen die 4. und 5. Zehe wird ein kleiner Wattebausch eingelegt. Aufstehen nach 4 Tagen.

c) Adductusstellung der Kleinzehe mit Überlagerung der 4. Zehe (Digitus V superductus, STRACKER)

Diese Fehlstellung geht auf eine angeborene Fehlanlage zurück und kommt familiär vor. Die Behandlung ist nicht so einfach wie die der Krallenzehe. Man folgt auch bei dieser Zehenoperation am besten dem Vorschlage HOHMANNs.

Technik der Operation des Digitus V superductus (s. Abb. 1197)

Längsschnitt an der Außenseite der Kleinzehe.

Man nimmt zuerst die Resektion des proximalen Teiles des Grundgliedes vor und verlängert gleichzeitig die Strecksehne Z-förmig. Hiernach beseitigt man die Subluxationsstellung der

Zehe im Grundgelenk. Springt nach dieser Korrektur noch eine „Exostose" am 5. Metatarsalköpfchen vor, so ist eine Osteotomie am Hals des Metatarsus mit medialer Verschiebung des
Metatarsalköpfchens anzuschließen (s. Spreizfußoperation).

Durch diese Operation wird auch die Zugrichtung des M. abductor digiti V so geändert,
daß sie schützend gegen ein Rezidiv der Kleinzehendeformität wirkt.

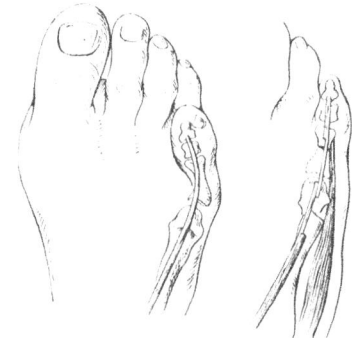

Die Zehenverkrümmungen und Zehenversteifungen sind so
vielgestaltig, daß sie auch eine Vielzahl an Operationen benötigen sollten. Man wird in dieser Auffassung beim Studium
des Schrifttums bestärkt. In Wirklichkeit kommt man mit
einigen wenigen Operationsmethoden aus. Man fährt *am besten*
mit der *Typisierung und Vereinfachung der Operationsverfahren.*
Die Eindrittelresektion *bald am distalen, bald am proximalen Teil
einer Zehenphalange ist die Operation, mit der man am weitesten
kommt.*

Die Einfachheit des Verfahrens ist bestechend. Die Erfolge
sind im Durchschnitt durchaus gut!

G. Angeborene Subluxation der 5. Zehe (s. Abb. 1198)

Die ganze 5. Zehe ist adduziert und nach außen rotiert. Sie
liegt über der 4. Zehe. Es ist eine Varusdeformität mit einer Kontraktur im Metacarpophalangealgelenk. Wenn es sich wirklich
nur um eine Subluxation und nicht gleichzeitig um eine Abspreizung des 5. Metatarsale mit einer sekundären Subluxation handelt, erscheint die einfache Operation von WILSON ausreichend.
Die 5. Zehe wird mit einem Bindenzügel aus
der Subluxation in annähernde Normalstellung
gebracht.

Abb. 1197. Technik der Operation des
digitus quintus superductus. a Verhältnisse vor der Operation. b Nach der
Operation. Sie bestand 1. in einer Resektion des proximalen Anteiles der Grundphalange, 2. in einer Z-förmigen Verlängerung der Strecksehne und 3. in einer sub-
capitalen Osteotomie des Metatarsalköpfchens, das gleichzeitig nach medial
verschoben wurde. Die Zugrichtung des
M. abductor digiti quinti ist dadurch
wesentlich verbessert worden

Schnitt. Es ist zuerst ein proximaler Schrägschnitt. Es wird ein distaler Y-Schnitt angelegt.
Man kann diesen Schnitt auch als eine Y-förmige
Incision bezeichnen. Die Kapsulotomie wird anschließend ausgeführt. Die Zehe läßt sich hiernach
im Interphalangealgelenk gut strecken. Eine geschickte plastische Hautversorgung sichert die Stellung der Zehe.

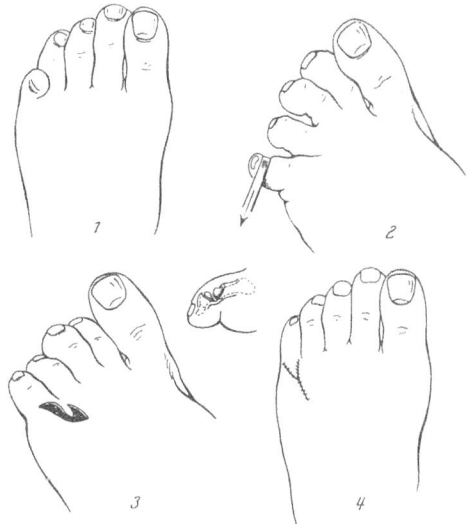

Ruhigstellung. Heftpflasterverband für 2 Wochen.

Zur Beachtung: Wenn gleichzeitig eine vermehrte Abduktion des 5. Metatarsale vorhanden
ist, reicht diese Operation von WILSON nicht aus.
Man geht besser folgendermaßen vor:

Schnitt. Er liegt seitlich neben dem Kleinzehen-
grundgelenk. Der M. abductor digiti V wird freipräpariert und an seinem Ansatz abgelöst. Sub-
capitale Osteotomie des Metatarsale V unter Herausnahme eines kleinen Knochenstückchens. Die
5. Zehe läßt sich nun spielend korrigieren. Die Stel-

Abb. 1198. Angeborene Subluxation der 5. Zehe. Operation nach WILSON. *1* Lage der Zehe vor der Operation;
2 die Zehe wird in einem Bindenzügel nach lateral gehalten;
3 Hautschnitt, die Kapsel wird excidiert; *4* Hautnaht

lung wird durch eine percutane Drahtspickung von der Kuppe der 5. Zehe bis zum 5. Metatarsale gesichert. Wiedervernähung des M. abductor digiti V an der Grundphalange, und zwar
etwas dorsalwärts.

Ruhigstellung. Da es meist Kinder sind, ist eine Gipsfixierung für 3—4 Wochen angezeigt.
Aufstehen ist nach 2 Wochen gestattet.

Nachbehandlung. Eine kleine, korrigierende Zehennachtbandage erscheint bei Kindern und
Jugendlichen zweckmäßig.

Literatur

Operationslehren und Lehrbücher

(Die hier angeführten Werke sind in den Einzelkapiteln nicht wiederholt)

ALBEE, F. H.: Orthopedic and reconstructive surgery. Philadelphia: W. B. Saunders Company 1914. — ANDRY, H.: L'orthopédie ou l'art de prevenir et de corriger dans les enfans les difformités du corps. Paris: P. D. Hondt 1732. — ANSART, B.: Tratado de operation ortopédica y traumatológica. Barcelona: Cicutifico-médica 1957.

BIER, A., H. BRAUN u. H. KÜMMEL: Chirurgische Operationslehre. Leipzig: Johann Ambrosius Barth 1917. — BODECHTEL, G.: Differentialdiagnose neurologischer Krankheitsbilder. Stuttgart: Georg Thieme 1958. — BODECHTEL, G., K. KRAUTZUN u. F. KAZMEIER: Grundriß der traumatischen peripheren Nervenschädigungen, 2. Aufl. Stuttgart: Georg Thieme 1951; 1957. — BÖHLER, L.: Technik der Knochenbruchbehandlung, 12. u. 13. Aufl. Wien: Wilhelm Maudrich 1951. — BRAUS, H.: Anatomie des Menschen, 3. Aufl., Bd. 1. Berlin-Göttingen-Heidelberg: Springer 1954. — BREITNER, B., u. L. ZUKSCHWERDT: Chirurgische Operationslehre, Bd. 1—4. München u. Berlin: Urban & Schwarzenberg 1955—1959. — BUNNELL, ST.: Surgery of the hand, vol. 2. Philadelphia and London: J. B. Lippincott & Co. 1949. — Die Chirurgie der Hand (übersetzt von J. BÖHLER). Stuttgart: Georg Thieme 1959. — BÜRKLE DE LA CAMP, H., u. R. ROSTOCK· Handbuch der gesamten Unfallheilkunde, Bd. 1—3. Stuttgart: Ferdinand Enke 1955/56.

CAMPBELL, W. C.: Operative orthopedics, 3. Aufl. St. Louis: C. V. Mosby Comp. 1956. (Neuauflage von J. S. SPEED a. H. SMITH.) — CHAPCHAL, G.: Grundriß der orthopädischen Krankenuntersuchung. Stuttgart: Ferdinand Enke 1954. — COLONNA, P. C.: Principles of orthopaedic surgery. London: J. & A. Churchill 1960. — COMPERE, E. L., S. W. BANKS and C. L. COMPERE: Pictorial handbook of fracture treatment, 4. Aufl. Chicago: Yearbook Publishers 1958. — COMPERE, E. L., and N. OWENS: The year book of orthopedics and traumatic surgery. Chicago: Yearbook Publishers 1955/56, 1956, 1956/57, 1957, 1959.

ERLACHER, PH. J.: Die Technik des orthopädischen Eingriffes. Wien: Springer 1928. — Lehrbuch der praktischen Orthopädie. Wien: Wilhelm Maudrich 1955.

FERGUSON jr., A. B.: Orthopedic surgery in infancy and childhood. London: Ballière, Tindall & Cox 1957. — FICK, R.: Handbuch der Anatomie und Mechanik der Gelenke. Jena: Gustav Fischer 1904—1911. — FRANCILLON, J., et P. TRUCHET: Chirurgie plastique cutanée. Paris:: C. Doin 1953.

GARRÉ, C., R. STICH u. K. H. BAUER: Lehrbuch der Chirurgie, 16. u. 17. Aufl. Berlin-Göttingen-Heidelberg: Springer 1958. — GOCHT, H., u. H. DEBRUNNER: Orthopädische Therapie. Leipzig: F. C. W. Vogel 1925. — GULEKE, N.: In KIRSCHNER-GULEKE-ZENKER, Die Eingriffe am Gehirnschädel, Gehirn, an der Wirbelsäule und am Rückenmark. Berlin-Göttingen-Heidelberg: Springer 1950.

HAFFERL, A.: Lehrbuch der topographischen Anatomie, 2. Aufl. Berlin-Göttingen-Heidelberg: Springer 1957. — HAGLUND, P.: Die Prinzipien der Orthopädie. Jena: Gustav Fischer 1923. — HASS, J.: Konservative und operative Orthopädie. Wien: Springer 1934. — HELLNER, H., R. NISSEN u. K. VOSSCHULTE: Lehrbuch der Chirurgie. Stuttgart: Georg Thieme 1957. — HOFFA, A.: Lehrbuch der orthopädischen Chirurgie, 7. Aufl. Stuttgart: Ferdinand Enke 1925. — HOHMANN, G.: Hand und Arm. München: J. F. Bergmann 1949. — Fuß und Bein, 5. Aufl. München: J. F. Bergmann 1951. — HOHMANN, G., u. K. GIULIANI: Orthopädische Technik, 4. Aufl. Stuttgart: Ferdinand Enke 1958. — HOHMANN, G., M. HACKENBROCH u. K. LINDEMANN: Handbuch der Orthopädie, Bd. 1—4. Stuttgart: Georg Thieme 1957—1961.

IDELBERGER, K.: In Lehrbuch der Chirurgie und Orthopädie des Kindesalters (A. OBERNIEDERMAYR). Bd. 3: Orthopädische Erkrankungen des Kindesalters. Berlin-Göttingen-Heidelberg: Springer 1959. — ISELIN, M.: Chirurgie de la main. Paris: Masson & Cie. 1955.

JAEGER, F.: Die Chirurgie der Wirbelsäule. Stuttgart: Georg Thieme 1959.

KIRSCHNER, M., G. GULEKE u. R. ZENKER: Allgemeine und spezielle chirurgische Operationslehre, 2. Aufl. Berlin-Göttingen-Heidelberg: Springer 1950—1958. — KLEINSCHMIDT, O.: Operative Chirurgie, 3. Aufl. Berlin-Göttingen-Heidelberg: Springer 1948. — KOCHER, TH.: Chirurgische Operationslehre, 4. Aufl. Jena: Gustav Fischer 1902. — KORNEW, P. G.: Knochen- und Gelenktuberkulose. Berlin: VEB Volk u. Gesundheit 1957.

LANGE, F.: Lehrbuch der Orthopädie, 3. Aufl. Jena: Gustav Fischer 1928. — Die epidemische Kinderlähmung. München: J. F. Lehmann 1930. — LANGE, M.: Kriegsorthopädie. Stuttgart: Ferdinand Enke 1943. — Unfallorthopädie. Stuttgart: Ferdinand Enke 1949. — Lehrbuch der Orthopädie und Traumatologie, Bd. 1. Stuttgart: Ferdinand Enke 1960. — LANZ, T. v., u. W. WACHSMUTH: Praktische Anatomie. Bd. I, Teil 2: Hals. 1955. Bd. II, Teil 3: Arm, 2. Aufl. 1959. Bd. II, Teil 4: Bein und Statik. 1938. Berlin: Springer. — LEXER, E.: Die freien Transplantationen. In: Neue Deutsche Chirurgie, Bd. 26a u. b. Stuttgart: Ferdinand Enke 1924. — Wiederherstellungschirurgie, 2. Aufl. Leipzig: Johann Ambrosius Barth 1931. — LEXER, E., u. E. REHN: Lehrbuch der allgemeinen Chirurgie, 21. u. 22. Aufl., Bd. 1 u. 2. Stuttgart: Ferdinand Enke 1952—1957. — LORENZ, A.: Praktische Anatomie. Stuttgart: Ferdinand Enke 1941.

MARINO-ZUCCO, C., e V. PIETROGRANDE: Ortopedia e traumatologia. Roma: Universo 1959. — MATZEN, P. F.: Lehrbuch der Orthopädie. 2 Bde. Berlin: VEB Volk u. Gesundheit 1959. — MAY, H.: Reconstructive and reparative surgery. Philadelphia: F. A. Davis & Co. 1949. — Die Behandlung der Knochen- und Gelenktuberkulose. Stuttgart: Ferdinand Enke 1953. — MERLE D'AUBIGNÉ, R., J. BENASSY et J. O. RAMADIER: Chirurgie orthopédique des paralyses. Paris: Masson & Cie. 1956. — MERLE D'AUBIGNÉ, R., et J. O. RAMADIER: Traumatismes anciens. (Rachis et membre inférieur.) Paris: Masson & Cie. 1959. — MERLE D'AUBIGNÉ, R., et R. TUBIANA: Traumatismes anciens. (Généralités. Membres supérieurs.) Paris: Masson & Cie. 1958.

SICARD, A.: Chirurgie du rachis: Masson & Cie. 1960. — SOUTTER, R.: Technique of operations on the bones, joints, muscles and tendons. New York: Macmillan & Co. 1917. — SPEED, J. C., and R. A. KNIGHT: Campbell's operative orthopedics, 3. Aufl. London: H. Kimpton 1956. — ŠPIŠIĆ, B.: Orthopediga. Zagreb: Školska Kujiga 1952. — STEINDLER, A.: Diseases and deformities of the spine and thorax. St. Louis: C. V. Mosby Comp. 1929. — Operative orthopedics. New York and London: Appleton & Co. 1935. — Orthopedics operations. Springfield: Ch. C. THOMAS 1940. — Postgraduate lectures on orthopedic diagnosis and indications, vol. I—IV. Springfield: Ch. C. Thomas 1950—1952. — Kinesiology. Springfield: Ch. C. Thomas 1955.

TAYLOR, T.: Orthopaedic surgery. Baltimore: Williams & Wilkins Company 1907. — THOREK, M.: Modern surgical technic. Philadelphia: J. B. Lippincott Company 1942.

VULPIUS, O., u. A. STOFFEL: Orthopädische Operationslehre, 3. Aufl. Stuttgart: Ferdinand Enke 1924.

WACHSMUTH, W.: In N. GULEKE u. R. ZENKER, Allgemeine und spezielle chirurgische Operationslehre. Bd. 10: Die Operationen an den Extremitäten. Berlin-Göttingen-Heidelberg: Springer 1956. — WATSON-JONES, R.: Fractures and joint injuries, 4. Aufl., Bd. 1 u. 2. Baltimore: Williams & Wilkins Company 1952 bis 1956. — WHITMAN, R.: Orthopedic surgery. Philadelphia: Lea and Fibiger 1940.

Allgemeiner Teil

Sehnen- und Muskeloperationen

BAEYER, H. v.: Intratendinöse Sehnenverpflanzung. Münch. med. Wschr. 64, Nr 28, Feldärztl. Beil. (1917). — Translokation von Sehnen. Münch. med. Wschr. 78, 2181 (1931). Zbl. Chir. 58, 3141 (1931). — BAYER, C.: Eine Vereinfachung der plastischen Achillotenotomie. Zbl. Chir. 28, 37 (1901). — BEYER, G.: Physikalisch-technische Untersuchungen über chirurgisches Nahtmaterial. Chirurg 20, 52 (1949). — BIESALSKI, K.: Die physiologischen Forderungen der Sehnenverpflanzung insbesondere der Sehnenscheidenauswechslung. Verh. dtsch. orthop. Ges. 13, 197 (1914). — Ergebnisse und Erfahrungen mit der physiologischen Sehnenverpflanzung. Verh. dtsch. orthop. Ges. 17, 30 (1922). — BIESALSKI, K., u. L. MAYER: Die physiologische Sehnenverpflanzung. Berlin: Springer 1916. — BÖHLER, J.: Primäre und sekundäre Plastik bei Beugesehnendurchtrennung der Finger. Chirurg 23, 567 (1952). — Die Versorgung frischer Handverletzungen mit besonderer Berücksichtigung der Sehnenverletzung. Bruns' Beitr. klin. Chir. 192, 357 (1956). — BORST, M.: Über die Heilungsvorgänge nach Sehnenplastiken in der Orthopädie. Beitr. path. Anat. 34, 41 (1901). — BOYES, J. H.: Rupture of tendons; report of four cases of latent rupture of tendon of extensor pollicis longus. West. J. Surg. 43, 442 (1935). — Flexor tendon grafts in the fingers and thumb. J. Bone Jt Surg. A 32, 489 (1950). — Evaluation of digital flexor tendon grafts. Amer. J. Surg. 89, 116 (1955). — BUNNELL, ST.: Surgery of tendons. Practice of surgery. Aggersttown: D. W. F. Lewis & Co. 1927. — Repair of nerves and tendons of the hand. J. Bone Jt Surg. 10, 1 (1928).

CODIVILLA, A.: Meine Erfahrungen über Schnenverpflanzungen. Z. orthop. Chir. 12, 17 (1903). — Sulla tecnica di trapianti tendinei. Arch. Ortop. (Milano) 21, 47 (1904).

DEBRUNNER, H.: Die Verankerung überpflanzter Sehnen am Fuß mit Hilfe von Ausziehdrähten. Arch. orthop. Unfall-Chir. 51, 437 (1960). — DROBNIK, T.: Über die Behandlung der Kinderlähmung mit Funktionsteilung und Übertragung. Dtsch. Z. Chir. 43, 473 (1896).

ENDER, J., H. KROTSCHECK u. R. SIMON-WEIDNER: Die Chirurgie der Handverletzungen. Wien: Springer 1956.

FICK, R.: Handbuch der Anatomie und Mechanik der Gelenke. Jena: Gustav Fischer 1904. — FRISCH, H. v.: Zur Technik der Sehnennaht. Wien. klin. Wschr. 20, 138 (1907).

GLUCK, T.: Über Muskel- und Sehnenplastik. Langenbecks Arch. klin. Chir. 26, 61 (1881). — Ersatz exfolierter Sehnenstücke durch zusammengeschlossene Catgut-Fäden. Dtsch. med. Wschr. 6, H. 48 (1884). — GOHRBRANDT, E.: Die Nahtchirurgie. In KIRSCHNER-NORDMANN, Die Chirurgie. Berlin u. Wien: Urban & Schwarzenberg 1926.

HERZ, M.: Ergebnisse bei Sehnentransplantationen. Chirurg 1, 555 (1928/29). — HOFFA, A.: Die experimentelle Begründung der Sehnennaht. Münch. med. Wschr. 48, 3036 (1901). — Endresultate der Sehnenplastiken. Zbl. Chir. 34, 727 (1907). — HOHMANN, G.: Die Indikation der Sehnenverpflanzung und ihre Anwendung bei Schußlähmungen peripherer Nerven. Münch. med. Wschr. 63, 1349 (1918).

IISELIN, M.: Chirurgie de la main, 4. édit. Paris: Masson & Cie. 1954. — Chirurgie der Hand (übersetzt von A. LAMESCH). Stuttgart: Georg Thieme 1959.

JAMES, J. I. P.: Flexor tendon injuries of the wrist and hand. Wiederherstellungschir. u. Traum. 2, 55 (1954). — Le traitement des blessures de la main. Rev. Chir. orthop. 46, 139 (1960).

KELLY jr., A. P.: Primary tendon repairs. J. Bone Jt Surg. A **51**, 581 (1959). — KIRCHMAYR, L.: Die Technik der Sehnennaht. Zbl. Chir. **44**, 906 (1917). — KIRSCHNER, M.: Über freie Sehnen- und Fascientransplantationen. Bruns' Beitr. klin. Chir. **65**, 472 (1909). — Der gegenwärtige Stand und die nächsten Aussichten der autoplastischen freien Fascienübertragungen. Bruns' Beitr. klin. Chir. **86**, 1 (1913). — KLEINSCHMIDT, O.: Die freie autoplastische Fascientransplantation. Ergebn. Chir. Orthop. **8**, 206 (1940). — KÖNIG, F.: Die körpereigene freie Fascienverpflanzung. Berlin u. Wien: Urban & Schwarzenberg 1928.

LANGE, F.: Über periostale Sehnenverpflanzungen. Verh. Ges. Dtsch. Naturforsch. 1899. — Über Bildung von Sehnen aus Seide bei der periostalen Verpflanzung. Verh. Ges. Dtsch. Naturforsch. 1901. — Eine Verbesserung der künstlichen Sehnen. Z. orthop. Chir. **17**, 266 (1906). — Die Sehnenverpflanzung. Ergebn. Chir. Orthop. **2**, 1 (1911). — Die Auto- und Alloplastik in der Orthopädie. Verh. dtsch. orthop. Ges. **20**, 211 (1925). — Sehnenverpflanzungen bei Lähmungen. Verh. dtsch. orthop. Ges. **24**, 97 (1929). — Die epidemische Kinderlähmung. München: J. F. Lehmann 1930. — Die Anpassung der bei einer Sehnenverpflanzung verschobenen Muskeln an ihre neue Aufgabe. Münch. med. Wschr. **78**, 1133 (1933). — LANGE, M.: Untersuchungen über die Festigkeit der Stoffe, die bei Auto- und Alloplastik verwandt werden. Z. orthop. Chir. **47**, 346 (1926). — Die Naht und das Nahtmaterial in der Orthopädie. Z. orthop. Chir. **51**, Beil.-H. (1929). — Sehnenverpflanzungen. Münch. med. Wschr. **79**, 1260 (1932). — Sehnenverpflanzung und Arthrodese. Verh. dtsch. orthop. Ges. **30**, 100 (1935). — El tratamiento de las lesiones irreparables de los nervios perifericos. Cirurg. Apar. locom. **9**, 3 (1952). — Kritische Stellungnahme zur Beugesehnenverletzung der Finger. Wiederherstellungschir. u. Traum. **2**, 73 (1954). — Die menschliche Hand. Stuttgart: Ferdinand Enke 1956. — LEXER, E.: Die Verwertung der freien Sehnentransplantation. Verh. dtsch. Ges. Chir. **1912 II**, 76.

MARCHAND, F.: Der Prozeß der Wundheilung. Stuttgart: Ferdinand Enke 1901. — MAYER, L.: Anatomisch-physiologische Untersuchungen an Muskeln und Sehnen. Verh. dtsch. orthop. Ges. **13**, 156 (1914). — The physiological method of tendon transplantation. Surg. Gynec. Obstet. **33**, 528 (1921). — MAYR, H.: Spätergebnisse von Sehnen-Muskeltransplantationen bei irreparablen peripheren Nervenverletzungen. Verh. dtsch. orthop. Ges. **48**, 107 (1961). — MOBERG, E.: Experiences with Bunnell's pull-out wire sutures. Brit. J. plast. Surg. **3**, H. 4 (1951). — Akute Handchirurgie. Lund: Gleerups 1953. — Behandlung frischer und veralteter Beugesehnenverletzungen in der Hand. Wiederherstellungschir. u. Traum. **2**, 1 (1954). — MÜLLER, E.: Fasziodese. Z. orthop. Chir. **36**, 375 (1917). — Eine neue Sehnennaht. Zbl. Chir. **46**, 294 (1919). — MÜLLER, O.: Klinische Beobachtungen an Sehnennähten. Bruns' Beitr. klin Chir. **128**, 754 (1923). — MÜLLER, W.: Die Chirurgie der Muskeln, Sehnen und Fascien. In KIRSCHNER-NORDMANN, Die Chirurgie, 2. Aufl., Bd. 2. Berlin u. München: Urban & Schwarzenberg 1940—1949.

NICOLADONI, A.: Über Sehnennaht. Wien. med. Wschr. **30**, 1414 (1880). — NIEDERECKER, K.: Die blutige Behandlung des Plattfußes mittels eines eigenartigen Operationsverfahrens. Verh. dtsch. orthop. Ges. **26**, 375 (1931); **30**, 440 (1935).

PITZEN, P.: Wie können störende Verwachsungen bei Sehnenverpflanzungen verhindert werden. Verh. dtsch. orthop. Ges. **17**, 60 (1922). — Experimentelle Beiträge zur Verhütung von Verwachsungen bei Sehnenverpflanzungen und zur Erzeugung eines straffen Bindegewebes mit chemischen Mitteln, soweit es für die Behandlung orthopädischer Leiden in Betracht kommt. Z. orthop. Chir. **47**, 385 (1926). — PORT, K.: Aussprache zur Muskelplastik. Verh. dtsch. orthop. Ges. **22**, 239 (1927). — Über die Mißerfolge bei den Sehnentransplantationen. Dtsch. Z. Chir. **232**, 12 (1931). — PULVERTAFT, R. G.: Repair of tendon injuries in the hand with special reference to flexor tendons. Postgrad. Med. **8**, 81 (1950). — Tendon grafts for flexor tendon injuries in the fingers and thumb. J. Bone Jt Surg. B **38**, 175 (1956).

REHN, E.: Freie Sehnenverpflanzung. Verh. dtsch. Ges. Chir. **1909 I**, 253; **1913 I**, 129. — Die freie Verpflanzung von Sehnen, die freie Fascienverpflanzung, die freie funktionelle Kutistransplantation. In LEXER, Die freien Transplantationen. In: Neue Deutsche Chirurgie, Bd. 26 b. Stuttgart: Ferdinand Enke (1924).

STEINDLER, A.: Tendon transplantation in the upper extremity. Amer. J. Surg. **44**, 260 (1939). — STROMEYER, L.: Beiträge zur operativen Orthopädie. Erfahrungen über die subcutane Durchschneidung verkürzter Muskeln und deren Sehnen. Hannover: Hellwing 1838.

TILLAUX, P.: Suture par anastomose des tendons. Bull. Soc. Chir. Paris 1876.

VOLKMANN, J.: Über offene Tenotomie. Zit. in F. LANGE, Lehrbuch der Orthopädie. 1928. — VULPIUS, O.: Die Sehnenverpflanzung und ihre Verwertung. Leipzig: Veit & Co. 1902. — Über die Widerstandskraft von Sehnen und Sehnennähten. Verh. dtsch. orthop. Ges. **10**, 85 (1911). — Über die Sehnenverlängerung und das Rutschenlassen. Münch. med. Wschr. **59**, 710 (1914). — Operationspläne für Sehnenüberpflanzungen. Verh. dtsch. orthop. Ges. **17**, 57 (1922).

WILHELM, R.: Die Vorzüge der Tenodese gegenüber der Arthrodese. Verh. dtsch. orthop. Ges. **30**, 305 (1935). — WITT, A. N.: Sehnenverletzungen und Sehnenmuskeltransplantationen. München: J. F. Bergmann 1953.

Knochenoperationen

ABBOT, L. C.: The use of iliac bone in the treatment of ununited fractures. Amer. Acad. Orth. Surg. Lectures on reconstructions surgery of the extremities. Ann Arbor: J. W. Edwards 1944. — ABERLE, R. v.: Subcutane Osteotomie. Verh. dtsch. orthop. Ges. **4**, 213 (1905). — AINSWORTH, W. H., and N. E. WRIGHT: Experimental study of fracture sites. J. Bone Jt Surg. A **30**, 48 (1948). — ALBEE, F. H.: Meine Verwendung der Knochentransplantation. Verh. dtsch. orthop. Ges. **13**, 112 (1914). — Fundamentals in bone transplantation.

J. Amer. med. Ass. 81, 1429 (1923). — Bone graft surgery in disease, injury and deformity. New York: D. Appleton Cent. Comp. 1915 and 1940. — ALBERT, E.: Experimentelle und klinische Erfahrungen mit Cialit-Kalbsknochen. Verh. dtsch. orth. Ges. 47, 458 (1960). — APPELT, H.: Über Spanbearbeitung im Schraubstock. Chirurg. 20, 48 (1949). — AXHAUSEN, C.: Die histologischen und klinischen Gesetze der freien Osteoplastik. Langenbecks Arch. klin. Chir. 88, 23 (1908). — AXHAUSEN, W.: Ist die klassische Osteoblastenlehre bei der freien Knochentransplantation unhaltbar geworden? Chirurg 22, 163 (1953). — The osteogenic phases of regeneration of bone. J. Bone Jt Surg. A 38, 593 (1956).

BANCROFT, F. W.: The use of small bone transplant in bridging a bone defect. Ann. Surg. 67, 457 (1918). — Process of union after fracture. Ann. Surg. 90, 546 (1929). — BARTH, A.: Über histologische Befunde nach Knochenimplantation. Langenbecks Arch. klin. Chir. 46, 409 (1893). — BAUER, K. H.: Das Aufsplitterungsverfahren bei Pseudarthrosen. Chirurg 3, 993 (1931). — Marknagelung oder Drahtextension. Zbl. Chir. 70, 243 (1943). — BAUERMEISTER, A.: Experimentelle Grundlagen für den Aufbau einer Knochenbank. Hefte Unfallheilk. 58 (1958). — BECHTOL, C. O., A. B. FERGUSON jr. and P. G. LAING: Metals and engineering in bone and joint surgery. Baltimore: Williams & Wilkins Company 1959. — BECHTOL, C. O., and E. F. MURPHY: The clinical application of engineering principles to the problems of fractures and fracture fixation. In: Instructional course Lectures. 9, 272 (1952). — BECK, A.: Die Behandlung der Pseudarthrose mit Knochenbohrung. Zbl. Chir. 58, 2802 (1943). — BIER, A.: Über Knochenregeneration, über Pseudarthrosen und Knochentransplantation. Langenbecks Arch. klin. Chir. 127, 1 (1923). — BLOUNT, E. P.: Blade-plate internal fixation for high femoral osteotomies. J. Bone Jt Surg. 25, 319 (1943). — BÖHLER, J.: Bankspanverpflanzung bei frischen Schaftbrüchen der langen Röhrenknochen. Chirurg 26, 76 (1955). — Gekreuzte Bohrdrähte, ein einfaches Prinzip der Osteosynthese. Arch. orthop. Unfall.-Chir. 47, 242 (1955). — Offene und gedeckte Marknagelung der Oberschenkelbrüche. Verh. dtsch. orthop. Ges. 46, 473 (1959). — BÖHLER, J., u. G. RUPP: Weitere Erfahrungen mit der Knochenbank. Arch. orthop. Unfall-Chir. 45, 164 (1952). — BÖHLER, L.: Störungen der Kallusbildung. Wien. klin. Wschr. 55, 418 (1943). — Die Marknagelung in der Wiederherstellungschirurgie. Verh. dtsch. orthop. Ges. 35 (1944). — Behandlung der Pseudarthrosen mit dem Marknagel nach Küntscher. Z. Orthop. 75, 72 (1944). — Ablehnung der Marknagelung von Küntscher bei Pseudarthrosen des Schienbeines, des Oberarmes und des Vorderarmes. Z. Orthop. 75, 314 (1944). — Unterschenkelschaftbrüche. Langenbecks Arch. klin. Chir. 276, 192 (1953). — BOSWORTH, D. M., H. A. WRIGHT, J. W. FIELDING and E. R. GOODRICH; A study in use of bank bone for spine fusion in tuberculosis. J. Bone Jt Surg. A 35, 332 (1953). — Über altes und neues Bohren der Knochen bei Pseudarthrosen usw. Zbl. Chir. 59, 1366 (1932). — BRANDES, M.: Über Osteoklase nach vorheriger Bohrung des Knochens. Zbl. Chir. 59, 1371 (1932). — Zur Behandlung von Pseudarthrosen und verzögerter Konsolidation nach Frakturen. Z. Orthop. 70, 99 (1940). — BRANDT, G.: Verzögerte Knochenbruchheilung und Pseudarthrosenbildung. Leipzig: Georg Thieme 1937. — BÜRKLE DE LA CAMP, H.: Wandlungen und Fortschritte in der Lehre von den Knochenbrüchen. Langenbecks Arch. klin. Chir. 276, 163 (1953). — Erfahrungen mit der Kältekonservierung von Knochengewebe und der Verpflanzung homoioplastischer Knochentransplantate. Medizinische 1953, 449. — Knochenkonservierung und Verwendung konservierten Knochens. Langenbecks Arch. klin. Chir. 279, 26 (1954). — Fehler und Gefahren der Alloplastik in der Knochen- und Gelenkchirurgie. Langenbecks Arch. klin. Chir. 289, 463 (1958). — BUSH, L. F.: The use of homogenous bone grafts. A preliminary report on bone bank. J. Bone Jt Surg. 29, 620 (1947). — BUSH, L. F., and C. Z. GARBER: The bone bank. J. Amer. med. Ass. 137, 588 (1948).

CAMPBELL, W. G.: Onlay bone graft for ununited fractures. Arch. Surg. (Chicago) 38, 318 (1939). — CODIVILLA, A.: Über die Behandlung der Pseudarthrosen und der ausgedehnten diaphysären Kontinuitätstrennungen. Langenbecks Arch. klin. Chir. 92, 452 (1910).

DEBRUNNER, H.: Zur praktischen Verwendung heteroplastischer Knochentransplantate. Arch. orthop. Unfall-Chir. 47, 694 (1955). — DICK, I. L.: Iliac-bone-transplantation. J. Bone Jt Surg. 28, 1 (1946).

EGGERS, G. W. N.: Internal contact splint. J. Bone Jt Surg. A 30, 40 (1948). — EGGERS, G. W. N., and T. O. SHINDLER: Contact-compression, a factor in osteogenesis. J. Bone Jt Surg. A 31, 693 (1946). — EHALT, W.: Erfahrungen mit der Marknagelung nach Küntscher. Zbl. Chir. 67, 1849 (1942). — Ergebnisse bei der Verwendung konservierter Knochen. Langenbecks Arch. klin. Chir. 279, 44 (1954). — EHRENHAFT, J. L., and T. R. TIDRICK: Intramedullary bone fixation in pathologic fractures. Surg. Gynec. Obstet. 88, 519 (1949). — EHRLICH, W.: Unsere Erfahrungen mit der Marknagelung nach Küntscher. Zbl. Chir. 66, 1378 (1941). — Bisherige Ergebnisse unserer operativen Knochenbruchbehandlung unter besonderer Berücksichtigung des Küntscher-Nagels. Arch. orthop. Unfall.-Chir. 42, 377 (1943). — ERLER, F.: Über Osteoklase nach vorheriger Bohrung des Knochens. Zbl. Chir. 60, 2187 (1933). — Zur Technik der Pseudarthrosenoperation. Zbl. Chir. 72, 77 (1947). — ERTL, J. v.: Regeneration. Leipzig: Johann Ambrosius Barth 1939.

FERSTL, A.: Behandlung der Coxa vara durch Schrägnagelung. Verh. dtsch. orthop. Ges. 36, 253 (1947). — FISCHER, A. W., u. R. MAATZ: Unsere Erfahrungen mit der Marknagelung nach Küntscher. Langenbecks Arch. klin. Chir. 203, 531 (1942). — FISCHER, A. W., u. H. REICH: Wie steht es um die Gefahr der Osteomyelitis bei Küntscher-Nagelung offener Frakturen? Zbl. Chir. 68, 299 (1943). — FLANAGAN, J. J., and N. BUREM: Reconstruction of defects of the tibia and femur with apposing massive grafts from the affected bones. J. Bone Jt Surg. 29, 587 (1947). — FRANTZ, C. H., F. C. REYNOLDS and P. R. LIPSCOMB: Report of comittee for study of preservation of bone. J. Bone Jt Surg. A 35, 505 (1953).

GHORMLEY, R. K.: Choice of bone graft methods in bone and joint surgery. Ann. Surg. 115, 427 (1942). — GIBSON, A., and B. LOATMAN: The bridging of bone defects. J. Bone Jt Surg. A 30, 381 (1948). — GOHR-

BRANDT, E.: Homoio-, Hetero- und Alloplastik. Langenbecks Arch. klin. Chir. **279**, 14 (1954). — GREIFEN-STEINER, H.: Kompressionsarthrodese des Kniegelenkes. Z. Orthop. **83**, 406 (1952). — GREIFENSTEINER, H., O. KLARMANN u. O. WUSTMANN: Die Osteodrucksynthese mittels Doppeldrahtspannbügel zur Behandlung von Pseudarthrosen. Zbl. Chir. **73**, 959 (1948). — GROVES, E. W. H.: An experimental study of the operative treatment of fractures. Brit. J. Surg. **1**, 438 (1914). — Methodes and results of transplantation of bone in repair of defects caused by injury or disease. Brit. J. Surg. **5**, 185 (1917/18). — GÜNTZ, E.: Über eine einfache Methode der Knochenkonservierung. Langenbecks Arch. klin. Chir. **279**, 56 (1954). — GUILLEMINET, M., et R. RICARD: Pseudarthrose congénitale du tibia et son traitement. Paris: Masson & Cie. 1959. — GUILLEMINET, M., P. STAGNARA et T. D. DUBOST-PERRET: Greffes osseuses; transplants homogenes et heterogenes. Rev. Orthop. **36**, 511 (1950).

HÄBLER, C.: Marknagelung nach Küntscher bei Schaftbrüchen der langen Röhrenknochen. München: Urban & Schwarzenberg 1950. — HALLOCK, H.: The use of multiple small bone transplantates in the treatment of pseudarthrosis of the tibia of congenital origin or fellowing osteotomie for correction of congenital deformity. J. Bone Jt Surg. **20**, 648 (1938). — HAUBERG, G.: Die angeborene Hüftgelenksverrenkung und ihre Behandlung. Heidelberg u. Frankfurt: Dr. A. Hüthig 1958. — HAUBERG, G., u. E. BRUCKSCHEN: Über eine einfache Methode der Knochenkonservierung. Chirurg **25**, 249 (1954). — HELLNER, H.: Marknagel und freie Spanplastik. Chirurg **19**, 241 (1948). — HENDERSON, M. S.: Bone grafts in ununited fractures. J. Bone Jt Surg. **20**, 635 (1938). — HENRY, N. O.: Homografts in orthopaedic surgery. J. Bone Jt Surg. A **30**, 70 (1948). — HERZOG, K.: Die Verwendung des Rohrschlitznagels bei der Behandlung frischer und veralteter Schienbeinbrüche. Verh. dtsch. orthop. Ges. **44**, 377 (1957). — Fehler, Gefahren und Vorteile der geschlossenen Osteosynthese der Tibia mit dem dicken Marknagel. Verh. dtsch. orthop. Ges. **46**, 44 (1959). — HOFFMANN, R.: Osteotaxis — Percutane Knochenfixierung. Stuttgart: Ferdinand Enke 1959. — HOHMANN, G.: Die Pseudarthrose und die durch Knochendefekte entstandenen Schlottergelenke. Stuttgart: Ferdinand Enke 1921.

INCLAN, A.: The use of preserved bone grafts in orthopaedic surgery. J. Bone Jt Surg. **24**, 81 (1942).

JEWETT, E. L., and F. DE STANFORD: Uses of universal flange nail. J. Bone Jt Surg. A **36**, 690 (1954). — JEWITT, E. L.: On-pince angle nail for trochanteric fractures. J. Bone Jt Surg. **23**, 803 (1941).

KIRSCHNER, M.: Zur Technik der Knochennaht. Zbl. Chir. **52**, 849 (1925). — Der Ausgleich knöcherner Verbiegungen durch Aufsplitterung des Knochens. Med. Klin. **21**, 1836 (1926). — KÖNIG, F.: Klinische und experimentelle Beobachtungen über Elfenbeinimplantation. Verh. dtsch. Ges. Chir. **1911 II**, 92. — Operative Chirurgie der Knochenbrüche. Berlin: Springer 1931. — KRÖSL, W.: In L. Böhler, Bericht über die bei 3308 Unterschenkelbrüchen in den Jahren 1926—1955 im Wiener Unfallkrankenhaus erzielten Behandlungsergebnisse unter Berücksichtigung des Hollerithverfahrens. Hefte Unfallheilk. **54** (1957). — KÜNTSCHER, G.: Die stabile Osteosynthese bei Osteotomien. Chirurg **14**, 168 (1942). — Die subtrochantere Osteotomie mittels Marknagel. Z. Orthop. **78**, 326 (1949). — Die Marknagelung. Berlin: W. Sänger 1950. — Neuere Erkenntnisse über das Geschehen bei der Knochenbruchheilung. Langenbecks Arch. klin. Chir. **267**, 586 (1951). — Die Marknagelung für die Behandlung der frischen Frakturen. Wiederherstellungschir. u. Traum. **1**, 18 (1953). — Zur Frage der Marknagelfrakturen. Arch. orthop. Unfall-Chir. **46**, 429 (1954). — Fünfzehn Jahre Marknagelung. Langenbecks Arch. klin. Chir. **282**, 211 (1955). — Das Callusproblem. Arch. orthop. Unfall-Chir. **49**, 1 (1958). — KÜNTSCHER, G., u. R. MAATZ: Technik der Marknagelung. Leipzig: Georg Thieme 1945.

LAMBOTTE, A.: Chirurgie opératoire des fractures. Paris: Masson & Cie. 1913. — LANGE, F.: Die operative Schienung der spondylitischen Wirbelsäule mit Zelluloidstäbchen. Z. orthop. Chir. **45**, 492 (1924). — Die Bolzung der Schenkelhalspseudarthrose. Z. orthop. Chir. **45**, 492 (1924). — Die Auto-und die Alloplastik in der Orthopädie. Verh. dtsch. orthop. Ges. **20**, 211 (1925). — LANGE, M.: Entstehung und Behandlung einer Pseudarthrose in einer alten Femurfraktur. Münch. med. Wschr. **72**, 855 (1925). — Der Krupp-Stahldraht als Knochennahtmaterial. Z. orthop. Chir. **47**, 520 (1926). — Eine neue Form der subtrochanteren Osteotomie zur Behandlung der schweren Coxa vara. Z. orthop. Chir. **61**, 355 (1934). — Zur Pseudarthrose (Diskussion). Helv. chir. Acta **20**, 385 (1953). — Il trattamento chirurgico è l'osteo-sintesi metallica nelle fratture. Arch. Putti Chir. Organi Mov. **5**, 41 (1954). — Die Gefahren und Fehler der Osteosynthese. Verh. dtsch. orthop. Ges. **46**, 417 (1959). — The study of osteogenesis with its relation to delayed union and pseudarthrosis. Internat. Orthop. Kongr., New York 1960. — LANGENBECK, K. v.: Die subkutane Osteotomie. Dtsch. Klinik **6**, 327 (1854). — LENTZ, W.: Die Grundlagen der Transplantation von fremdem Knochengewebe. Stuttgart: Georg Thieme 1955. — LEXER, E.: Die Verwendung der freien Knochenplastik nebst Versuchen über Gelenkversteifung und Gelenktransplantation. Langenbecks Arch. klin. Chir. **86**, 339 (1908). — Über die Entstehung von Pseudarthrosen nach Frakturen und nach Knochentransplantationen. Langenbecks Arch. klin. Chir. **135**, 520 (1922). — 20 Jahre Transplantationsforschung in der Chirurgie. Langenbecks Arch. klin. Chir. **138**, 25 (1925). — Operationen bei Pseudarthrosen. Münch. med. Wschr. **80**, 38 (1933). — LIPSCOMB, P. R.: The bone bank. Surg. Gynec. Obstet. **89**, 485 (1949).

MAATZ, R.: Die Bedeutung der Fettembolie bei der Marknagelung nach Küntscher. Zbl. Chir. **68**, 383 (1943). — Die chemische Reizwirkung des Küntscher-Nagels. Arch. orthop. Unfall.-Chir. **42**, 513 (1943). — Die Markfeder als Ergänzung zum Marknagel. Dtsch. med. Wschr. **72**, 682 (1947). — Die Infektion und Regeneration des frischen Knochenbruches unter besonderer Berücksichtigung der Marknagelung nach Küntscher. Z. Orthop. **78**, 313 (1949). — Federosteosynthese. Kiel: K. Jansen 1951. — Die Behandlung des Tibiakopfbruches mit der Spongiosafeder. Chirurg **27**, 247 (1956). — MAATZ, R., W. LENTZ u. R. GRAF: Die Knochenbildungsfähigkeit konservierter Späne. Ein Beitrag zur Knochenbank. Zbl. Chir. **77**, 1376 (1952). — Spongiosatest of bone grafts. J. Bone Jt Surg. A **36**, 721 (1954). — MAATZ, R., u. H. REICH: Über den Verlauf der Knocheninfektion und Regeneration nach Marknagelung geschlossener und offener Schaftbrüche, sowie Osteotomien. Bruns' Beitr. klin. Chir. **174**, 358 (1953). — MOORE, A. T.: Blade-plate internal fixation for intertrochanteric fractures. J. Bone Jt Surg. **26**, 52 (1944). — MURPHY, E. F.: Engineering considerations in the design of orthopaedic appliances. In: Orthopaedic appliances atlas, vol. 1. Ann Arbor: J. W. Edwards 1953.

NEUFELD, A. J., J. JANZEN and G. .M TAYLOR: Internal fixation of intertrochanteric fractures. J. Bone Jt Surg. **26**, 707 (1944). — NICOLE, R.: Metallschäden bei Osteosynthesen. Basel: Benno Schwabe & Co. 1947. — NICOLAYSEN, J.: Lidt om diagnosen og behandlingen af fractura colli femoris. Nord. med. Ark. **8**, 1 (1897). — NIEDERECKER, K., u. J. SCHOCH: Wie steht es mit der Verwendung konservierter Heterospäne bei der Pfannendachplastik? Z. Orthop. **92**, 506 (1960).

OBERDALHOF, H.: Der Einfluß mechanisch-funktioneller Kräfte auf die feineren Vorgänge der Knochenneubildung. Dtsch. med. Wschr. **65**, 291 (1943). — Experimentelle und klinische Studien zur Frage der Knochenregeneration. Langenbecks Arch. klin. Chir. **260**, 109 (1947). — OLLIER, L.: Traité expérimental et clinique de la régéneration des os et de la production artificielle du tissu osseux. Paris: Masson & Cie. 1867. — ORELL, S.: Surgical bone grafting with „Os purum", „os novum" and „boiled bone". J. Bone Jt Surg. **19**, 873 (1937). — Principles and experiences at the implantation of os purum, os novum and bone granulate. Acta orthop. belg. **18**, 162 (1952).

PHEMISTER, D. B.: Bone growth and repair. Ann. Surg. **102**, 261 (1935). — Treatment of pseudarthrosis by simple bone graft without removal of callus. J. int. Chir. **8**, 713 (1948). — PUTTI, V.: Osteotomia et osteoclasia. Chir. Organi Mov. **17**, 1 (1933).

RAISCH, O.: Zur Marknagelung von Frakturen langer Röhrenknochen. Zbl. Chir. **68**, 390 (1943). — Marknagelung bei frischen Oberschenkelschußbrüchen. Chirurg **15**, 381 (1943). — REHBEIN, F.: Spanbearbeitung im Schraubstock. Chirurg **18**, 695 (1947). — Druckschrauben und Spanndraht bei Osteotomien und Osteosynthesen. Chirurg **19**, 506 (1948). — Praktische Erfahrungen mit der Nagelung pertrochanterer Oberschenkelbrüche. Chirurg **20**, 647 (1949). — REHN, E.: Zur Regeneration der Mark- und Fettzellen bei Knochenverpflanzung im Tierversuch. Bruns' Beitr. klin. Chir. **117**, 608 (1919). — REICH, H.: Die Infektion und Regeneration des frischen Knochenbruches unter besonderer Berücksichtigung der Marknagelung nach Küntscher. Z. Orthop. **77**, 97 (1947). — RETTIG, H.: Untersuchung über Reaktionen des Organismus auf die Marknagelung. Med. Diss. München 1947. — RITTER, U.: Testversuche zur Frage der Eiweißkonservierung als Grundlage für Fremdgewebstransplantationen am Menschen. Chirurg **27**, 114 (1956). — Klinischer Verlauf und Ergebnisse nach Transplantationen ungeeignet konservierter Knochenspäne beim Menschen. Zbl. Chir. **81**, 111, 171, 196, 259, 323 (1956). — ROTH, H : Die Konservierung von Knochengewebe für Transplantationen. Wien: Springer 1952. — RUSH, L. V., and H. L. RUSH: Atlas of the Rush-pin technics. Meridian (Miss.): Berivon & Co. 1955. (Deutsche Übersetzung von GELBKE 1955.)

SAAL, F. H. VOM: Intramedullary pinning: Complication and technique. In: Wiederherstellungschir. u. Traum. **1**, 47 (1953). — SENFF, A.: Die Gefahren der Fettembolie bei der Marknagelung nach Küntscher. Zbl. Chir. **75**, 339 (1950). — SHERMAN, W.: Vanadium steel bone plates and screws. Surg. Gynec. Obstet. **14**, 629 (1912). — SLANY, A.: Marknagelung und Blutbild. Arch. orthop. Unfall-Chir. **43**, 131 (1944). — SMITH, A.: Use of homologeos bone grafts in cases of osteogenesis imperfecta. Arch. surg. (Chicago) **34**, 687 (1937). — SMITH, H.: Medullary fixation of forearm fractures. J. Bone Jt Surg. A **38**, 244 (1956). — SMITH, H., and F. P. SAGE: Medullary fixation of forearm fractures. J. Bone Jt Surg. A **39**, 91 (1957). — SOFIELD, H. A., B. J. BLAIR and E. A. MILLAR: 25 year follow-up of limblengthening procedures. J. Bone Jt Surg. A **39**, 696 (1957). — SOFIELD, H. A., and E. A. MILLAR: Fragmentation, realignment and intramedullary rod fixation of deformities of the long bones in children. J. Bone Jt Surg. A **41**, 1371 (1951). — SPITZY, H.: Umbau und Anpassung frei transplantierter Knochen. Verh. dtsch. orthop. Ges. **20**, 234 (1925). — Der Führungsbohrer. Zbl. Chir. **55**, 2320 (1928). — Werkzeuge zur blutigen Knochendurchtrennung. Wien. med. Wschr. **79**, 115 (1929). — STOTZ, W.: Unsere Erfahrungen mit der Marknagelung nach Küntscher. Arch. orthop. Unfall-Chir. **42**, 392 (1943). — STRACKER, O.: Die Marknagelung in der Orthopädie. Z. Orthop. **79**, 74 (1949).

TAVERNIER, L.: Utilisation de l'os purum. Lyon. chir. **35**, 248 (1938). — THORNTON, L., and C. SANDISON: Recognition of modern treatment of broken hips. Sth. med. J. (Bgham, Ala.) **29**, 456 (1936).

VENABLE, C. S.: Osteosynthesis in the presence of metals; studies on electrolysis. Sth. med. J. (Bgham. Ala.) **31**, 595 (1943). — VENABLE, C. S., and W. G. STUCK: Electrolysis controlling factor in the use of metals in treating fractures. J. Amer. med. Ass. **111**, 1349 (1938). — The internal fixation of fractures. Springfield: Ch. C. Thomas 1947. — VENABLE, C. S., W. G. STUCK and A. BEACH: The effects on bone of the presence of metals, based upon electrolysis; an experimental study. Ann. Surg. **105**, 917 (1937).

WITT, A. N.: Die Behandlung der Pseudarthrosen unter besonderer Berücksichtigung der autoplastischen Spantransplantation bei Defektpseudarthrosen. Habil.-Schr. München 1949. — Die Behandlung der Pseudarthrosen. Berlin: W. de. Gruyter & Co. 1952. — Drahtumschlingung der Unterschenkelspiral- und Schrägbrüche. Langenbecks Arch. klin. Chir. **276**, 232 (1953). — Die Marknagelung bei veralteten Frakturen. Wiederherstellungschir. u. Traum. **1**, 64 (1953). — Zur operativen Behandlung der supracondylären Humerusfrakturen im Kindesalter. Chirurg **26**, 488 (1955). — WATSON-JONES, R.: Fractures and joint injuries, 4. edit. Edinburgh: E. & S. Livingstone 1955.

ZIMBRON, A.: Banque d'os. Mém. Acad. Chir. **76**, 20 (1950).

Gelenkoperationen

ALBEE, F. H.: The principles of arthroplasty. J. Amer. med. Ass. **96**, 245 (1931). — ALBERT, E.: Einige Fälle von künstlicher Ankylosenbildung an paralytischen Gliedmaßen. Wien. med. Presse **23**, 726 (1822). — Über Arthrodesen. Verh. Ges. dtsch. Naturforsch. 1878, 54.

BADE, P.: Zur Technik der Arthrodesenoperation. Verh. dtsch. orthop. Ges. 9, 294 (1910). — BASTOS-ANSART, M.: Die operative Ankylosierung der Hüfte bei Coxitis tuberculosa. Z. Orthop. **53**, 273 (1931). — BONNIN, J. G., and J. L. BOLDERO: Air arthrography of the knee joint. Surg. Gynec. Obstet. **85**, 64 (1947). — BÜRKLE DE LA CAMP, H.: Wiederherstellung der Beweglichkeit versteifter Gelenke. Langenbecks Arch. klin. Chir. **264**, 455 (1950).

CAMPBELL, W. C.: An operation for the correction of „drop foot". J. Bone Jt Surg. **21**, 815 (1923). — The present status of arthroplasty. Surg. Gynec. Obstet. **41**, 483 (1925). — CHARNLEY, J.: Experiences in the evolution of a new operation for osteoarthritis of the hip joint. J. Bone Jt Surg. A **34**, 1005 (1952). — Compression arthrodesis. Edinbourgh: E. & S. Livingstone 1954. — CHARNLEY, J., and H. G. LOWE: Compressions arthrodesis of the ankle. J. Bone Jt Surg. B. **41**, 524 (1959).

EXNER, G.: Zur Technik der Druckosteosynthese bei Pseudarthrosen und Kniearthrodesen. Chirurg **21**, 128 (1950).

FRANCILLON, M. R.: Zur Hüftarthrodese nach Charnley. Bull. Fac. Méd. Istanbul **22**, 209 (1959). — FÜRMAIER, A.: Zur Technik der Druckarthrodese bei der Kniegelenksresektion. Chirurg **22**, 1051 (1951).

GREIFENSTEINER, H.: Kompressionsarthrodese des Kniegelenks. Z. Orthop. **83**, 406 (1953).

HACKENBROCH, M.: Arthrodese und Arthrorise. Münch. med. Wschr. **83**, 170 (1936). — Kontrakturen und Gelenksteifen. Z. Orthop. **76**, 79 (1947). — HASS, J.: Verriegelung der Gelenke. Verh. dtsch. orthop. Ges. **19**, 301 (1924). — Neue Gesichtspunkte zur Arthroplastik. Verh. dtsch. orthop. Ges. **20**, 255 (1925). — Die Mobilisierung ankylotischer Ellenbogen- und Kniegelenke mittels Arthroplastik. Langenbecks Arch. klin. Chir. **160**, 693 (1930). — Zur Technik der extraartikulären Arthrodese der Hüfte mittels Trochanterverriegelung. Zbl. Chir. **63**, 482 (1936). — Functional arthroplasty. J. Bone Jt Surg. **26**, 297 (1944). — HIBBS, R. A.: A preliminary report to twenty cases of hip joint tuberculosis treated by one operation devised to eliminate motion by fusing the joint. J. Bone Jt Surg. **8**, 522 (1926). — HOFFA, A.: Zur Mobilisierung versteifter Gelenke. Verh. dtsch. orthop. Ges. **3**, 5 (1904). — Die Mobilisierung knöchern verwachsener Gelenke. Z. orthop. Chir. **17**, 1 (1906). — HOFFMANN-KUHNT, H.: Die intrafokale Spanung bei Gelenktuberkulose. Z. Orthop. **79**, 393 (1950). — HOHMANN, G.: Orthopädische Eingriffe am sog. unteren Sprunggelenk. Z. Orthop. **73**, 286 (1942).

KAPPIS, M.: Die pararticuläre Spanarthrodese des Hüftgelenkes als Experiment zur freien Knochentransplantation. Bruns' Beitr. klin. Chir. **132**, 93 (1924). — Dauerergebnisse der pararticulären Spanarthrodese des tuberkulösen Hüftgelenkes. Zbl. Chir. **62**, 23, 71 (1935). — KEY, J. A.: Positive pressure in arthrodesis for tuberculosis of the knee. Sth. med. J. (Bgham, Ala.) **25**, 909 (1932). — KLAPP, R.: Über die Chirurgie der Gelenke. Dtsch. Ges. Rheumaforsch. **2**, 33 (1928). — KOCHER, T.: Über Methoden der Arthrotomie. Langenbecks Arch. **37**, 216 (1888). — KÖNIG, F.: Beiträge zur Gelenkchirurgie. Langenbecks Arch. klin. Chir. **81**, 65 (1906). — Erfolgreiche Gelenkplastik am Ellenbogen zur Implantation einer Elfenbeinprothese. Münch. med. Wschr. **60**, 1136 (1913).

LANGE, F.: Künstliche Gelenkbänder aus Seide. Münch. med. Wschr. **54**, 834 (1907). — Die operative Behandlung der Kontrakturen und Ankylosen. Z. orthop. Chir. **36**, 495 (1917). — Zur Arthrodesenfrage. Dtsch. Z. Chir. **232**, 4 (1931). — LANGE, M.: Künstliche Gelenkbänder aus Seide. Verh. dtsch. orthop. Ges. **27**, 257 (1932). — Die Behandlung von versteiften Gelenken. Med. Klin. **38**, 633 (1943). — Aussprache zur Gelenkplastik. Langenbecks Arch. Dtsch. Z. Chir. **264**, 495 (1950). — Arthrolyse und Arthroplastik. Verh. dtsch. orthop. Ges. **39**, 62 (1952). — Die Arthrodesen. Wien. med. Wschr. **105**, 256 (1955). — Arthrodesis of the hip. J. int. Coll. Surg. **29**, 638 (1958). — LANGENBECK, B. v.: Über subperiostale Gelenkresektionen. Dtsch. Klin. **1864**. — LEXER, E.: Versteifung paralytischer Gelenke mittels Knochenbolzen. Dtsch. med. Wschr. **30**, 111 (1907). — Über Gelenktransplantationen. Verh. dtsch. Ges. Chir. **38** (II), 398 (1909). — Kniegelenkstransplantationen. Verh. dtsch. Ges. Chir. **38**(II), 398 (1909). — Die Verwertung der freien Fettgewebeverpflanzung zur Wiederherstellung und Erhaltung der Gelenkbeweglichkeit. Dtsch. Z. Chir. **135**, 389 (1916). — Das Beweglichmachen versteifter Gelenke. Zbl. Chir. **44**, 1 (1917). — Die gesamte Wiederherstellungschirurgie, 2. Aufl. Leipzig: Johann Ambrosius Barth 1931. — LORENZ, A.: Über die Indikation der Arthrodese und der operativen Arthrolyse. Verh. dtsch. orthop. Ges. **11**, 189 (1912).

MATHIEU, P.: Résultat éloigné d'une arthrodèse extraarticulaire de la hanche pour coxalgie ancienne. Bull. Soc. nat. Chir. **53**, 664 (1927). — Arthrodèse extraarticulaire de la hanche pour la coxalgie. Presse méd. **38**, 165 (1930). — MAYER, L.: An operation for the cure paralytic genu recurvatum. J. Bone Jt Surg. **12**, 845 (1930). — MAXEN, H.: Erfahrungen mit der Druckarthrodese des oberen und unteren Sprunggelenkes. Z. Orthop. **82**, 116 (1952). — MURPHY, J. B.: Arthroplasty. Amer. J. Surg. **57**, 593 (1913).

PAYR, E.: Über die operative Mobilisierung ankylosierter Gelenke. Verh. dtsch. orthop. Ges. **9**, 354 (1910). — Gelenksteifen und Gelenkplastik. Berlin: Springer 1934. — PITZEN, P.: Über die operative Versteifung der großen Beingelenke. Chirurg **24**, 22 (1953). — PLOETZ, E.: Verriegelungsarthrodese zur Behandlung der Schlottergelenke. Verh. dtsch. orthop. Ges. **36**, 185 (1947). — PUTTI, V.: L'interposizione di lembi aponeurotici liberi nella mobilizzazione chirurgica delle anchilosi e delle rigidità articolari. Arch. Ortop. (Milano) **30**, 129 (1913). — Arthroplasty of the knee joint. J. orthop. Surg. **2**, 530 (1920). — Arthroplasty. J. orthop. Surg.

3, 421 (1921). — Perfezzionamento della tecnica dell'artrorisi tibioastragalea. Chir. Organi Mov. **16**, 29 (1931). — 20 ans d'experience d'arthroplastic. Presse méd. **42**, 1321 (1934).

ROCHER, H. L.: Les arthrorises. Bordeaux: Delmas 1937. — ROEREN, L.: Die Drehversteifung. Z. orthop. Chir. **52**, 271 (1929).

SCAGLIETTI, O.: Ricupero funzionale di un arto poliomielitico. Boll. Soc. Emiliano Rom. Chir. **1**, H. 4/5 (1935). — SORREL, E.: Traitement des arthrites tuberculeuses de la hanche. Rôle des interventions chirurgicales et en particulier des arthrodèses. Internat. Orthop.-Kongr., London **2**, 343 (1933).

TOUPET, R.: Technique d'enchevillement du tarse réalisant l'arthrodèse de torsion et la limitation des mouvements d'extension du pied. J. Chir. (Paris) **16**, 268 (1920).

VULPIUS, O.: Über die Arthrodesen der Schlottergelenke. Z. orthop. Chir. **19**, 130 (1907).

WEIL, S.: Die Arthrodese und Arthrorise. Ergebn. Chir. Orthop. **24**, 385 (1931). — Behandlung der Schlottergelenke nach großen Gelenkresektionen. Verh. dtsch. orthop. Ges. **36**, 179 (1947). — Die ischio-femorale extraartikuläre Arthrodese. Z. Orthop. **79**, 389 (1950). — WITT, A. N.: Arthrodese des Ellenbogengelenkes nach Hallock. Chirurg **25**, 117 (1954). — WOLLENBERG, G. A.: Eine neue plastische Operation zur Beseitigung des Genu recurvatum paralyticum. Verh. dtsch. orthop. Ges. **11**, 241 (1912). — WUSTMANN, O.: Schußbrüche der Gliedmaßen. Dresden: Theodor Steinkopff 1944. — Die Doppeldrahtdruckosteosynthese zur Behandlung von Pseudarthrosen und schweren Frakturen. Chirurg **22**, 49 (1951).

ZANOLI, R.: Le artrodesi della tuberculosi osteo-articolare. Milano: Milesi 1933.

Nervenoperationen

ALBERT, E.: Einige Operationen an den Nerven. Wien. med. Presse **26**, 1285 (1885).

BARNES, R.: Traction injuries of the brachial plexus in adults. J. Bone Jt Surg. B. **30**, 10 (1949). — BAUER, K. H.: Wesentliche Vereinfachung der Perthes-Plastik bei Radialislähmung. Chirurg **17**, 1 (1916). — BETHE, A.: Zwei neue Methoden der Überbrückung größerer Nervendefekte. Dtsch. med. Wschr. **42**, 1277 (1917). — Die neueren Methoden von Überbrückung größerer Nervendefekte. Münch. med. Wschr. **64**, 1013 (1917). — BODECHTEL, G.: Zur Bedeutung traumatischer peripherer Nervenschäden für die Praxis. Dtsch. med. Wschr. **77**, 669 (1952). — BOWDEN, R. E. M.: Peripheral nerve injuries. London: H. K. Lewis & Co 1958. — BRANDES, M., u. C. MEYER: Die Bedeutung der Nervenverlagerung und Gelenkstellung für die Möglichkeit primärer Nervennaht. Münch. med. Wschr. **62**, 1256 (1919). — BROOKS, D.: The place of nerve-grafting in orthopaedic surgery. J. Bone Jt Surg. A **37**, 299 (1955). — BUMKE, O., u. O. FOERSTER: Spezielle Anatomie und Physiologie der peripheren Nerven. — Symptomatologie der Schußverletzungen der peripheren Nerven. — Die Therapie der Schußverletzungen der peripheren Nerven. In Handbuch der Neurologie, II. Teil, 1.—4. Abschnitt. Berlin: Springer 1928/29. — Handbuch der Neurologie. Berlin: Springer 1935/36. — BUNNELL, ST.: Surgery of nerves of the hand. Surg. Gynec. Obstet. **44**, 145 (1927). — BUNNELL, ST., and J. BOYES: Nerve grafts. Amer. J. Surg. **44**, 614 (1939).

CERVERA, E.: Über Nervennahterfolg nach mehrjähriger Lähmung. Zit. bei FOERSTER, Handbuch der Neurologie.

DECKER, K.: Aussichten der Nervenoperationen. Med. Diss. München 1944.

EDEN, R.: Über die freie Transplantation zum Ersatz von Nervendefekten. Dtsch. med. Wschr. **45**, 1239 (1919). — Transplantation der peripheren Nerven. In E. LEXER, Die freien Transplantationen. Stuttgart: Ferdinand Enke 1924. — EDINGER, L.: Über die Vereinigung getrennter Nerven. Münch. med. Wschr. **63**, 225 (1916). — ERLACHER, P.: Experimentelle Untersuchungen über Plastik und Transplantation von Nerven und Muskeln. Langenbecks Arch. klin. Chir. **106**, 389 (1914). — Über direkte Neurotisation gelähmter Muskeln. Verh. dtsch. orthop. Ges. **17**, 4 (1922).

FOERSTER, O.: Die operative Behandlung der Schußverletzungen der peripheren Nerven. Münch. med. Wschr. **81**, 1183 (1934).

HEIDRICH, L., u. K. KÜTTNER: Die stumpfen Verletzungen des Plexus brachialis. Dtsch. Z. Chir. **234**, 586 (1931). — HENDRY, A. M.: The treatment of residual paralysis after brachial plexus injuries. J. Bone Jt Surg. **31**, 42 (1949). — HOFMEISTER, K. v.: Doppelte und mehrfache Nervenpropfung bei Schußverletzungen der Nerven. Bruns' Beitr. klin. Chir. **96**, 329 (1915). — HUMMEL, B.: Zur Frage der Überbrückung großer Nervendefekte. Chirurg **19**, 253 (1948).

KLAR, E.: Über Erfahrungen und Erfolge bei plastischer Überbrückung von Defekten in peripheren Nerven. Z. Neurol. Physiol. **176**, 533 (1943).

LANDER: Zit. bei B. HUMMEL. — LANGE, M.: Die Bedeutung der Spannung für die Muskelatrophie und Muskelregeneration. Verh. dtsch. orthop. Ges. **23**. 230 (1928). — Die Behandlung der peripheren Nervenverletzungen. Fortschr. Neurol. Psychiat. **2**, 310 (1930); **4**, 495 (1932). — Zur operativen Behandlung der peripheren Nervenschußverletzungen. Münch. med. Wschr. **89**, 885 (1942). — El tratamiento de los lesiones irreparables de los nervios periféricos. Cirurg. Apar. locom. **9**, 167 (1952). — Primäre oder sekundäre Nervennaht. Helv. chir. Acta **20**, 297 (1953). — LEHMANN, W.: Chirurgische Therapie bei Erkrankungen und Verletzungen des Nervensystems. In O. BUMKE u. O. FOERSTERs Handbuch der Neurologie. 1936. — LEXER, E.: Muskelschnitte und muskuläre Neurotisation. Bruns' Beitr. klin. Chir. **141**, 436 (1928). — LYONS, W., and B. WOODHALL: Atlas of the peripheral nerve injuries. Philadelphia and London: W. B. Saunders Company 1949.

MARBURG, O.: Zur Frage der Autoregeneration des peripheren Stückes durchschossener Nerven. Arb. neurol. Inst. Univ. Wien **21**, 462 (1928). — MAURER, G.: Eingriffe an den peripheren Nerven. In BREITNER,

Chirurgische Operationslehre, Bd. I. München: Urban & Schwarzenberg 1955. — MÜLLER, E.: Die Ausnützung der Dehnbarkeit der Nerven durch temporäre Verkoppelung bei großen Defekten zum Zwecke der Nervennaht. Bruns' Beitr. klin. Chir. **105**, 651 (1917).

NIGST, H.: Die Chirurgie der peripheren Nerven. Stuttgart: Georg Thieme 1955. — Freie Nerventransplantation und Cortison. Basel: Benno Schwabe & Co. 1957.

OBERNDÖRFFER, A.: Die Nervennaht. Zbl. Grenzgeb. Med. u. Chir. **11**, 307, 345, 377 (1908).

PERTHES, O.: Nervenverletzungen. In SCHJERNINGS Handbuch der ärztlichen Erfahrungen im Weltkriege 1914—1918. Bd. 2. Leipzig: Johann Ambrosius Barth 1922. — PITZEN, P.: Erfahrungen der Münchner Klinik mit der Behandlung schwerer Lähmungen. Verh. dtsch. orthop. Ges. **21**, 279 (1926). — Entspannung der gelähmten Muskeln, das beste Mittel zu ihrer Wiederherstellung nach reparablen Nervenverletzungen und Erkrankungen. Med. Welt **1941**, 1301. — PLATT, H.: Principles of surgery in peripheral nerve lesions. J. orthop. Surg. **3**, 569 (1921). — Surgery of periphere nerve injuries of warfare. Bristol: J. Wright & Sons 1921.

RANSCHBURG, P.: Über spontane Vereinigung peripherer totalgetrennter Nerven am Menschen; ein Beitrag zur Frage des Homotropismus lebender Gewebe. Z. ges. Neurol. Psychiat. **105**, 797 (1926). — Die Heilerfolge der Nervennaht und sonstiger Operationen an mehr als 1500 verletzten Extremitätennerven. Berlin: S. Karger 1929.

SANDERS, E.: The repair of large gaps in peripheral nerves. Brain **65**, 281 (1942). — The preservation of nerve grafts. In: Preservation and transplantation of normal tissue. Ciba Found. Symp. London 1954, p. 175. — SEDDON, H. J.: The use of autogenous grafts for the repair of large gaps in peripheral nerve injuries. Brit. J. Surg. **35**, 151 (1947). — War injuries of peripheral nerves. Brit. J. Surg. Suppl. **2**, 235 (1949). — Peripheral nerve injuries. Medical research council special report series. Number 282. London: Her Majestys Stationer Office, 1954. — SHERREN: Zit. bei HUMMEL. — SPIELMEYER, W.: Über Regeneration der peripheren Nerven. Z. ges. Neurol. Psychiat. **36**, 400 (1917). — Degeneration und Regeneration am peripheren Nerven. In Handbuch der normalen und pathologischen Physiologie, Bd. 9. 1925. — SPITZY, H.: Die Bedeutung der Nervenplastik für die Orthopädie. Verh. dtsch. orthop. Ges. **3**, 94 (1904). — Bemerkungen zur Überbrückung von Nervendefekten. Münch. med. Wschr. **44**, 372 (1917). — Nervenoperationen nach Kriegsverletzungen. In GOCHT, Die Orthopädie in der Kriegs- und Unfallheilkunde. Stuttgart: Ferdinand Enke 1921. — STENDER, A.: Die Behandlung der Schußverletzungen der peripheren Nerven. Dtsch. med. Wschr. **67**, 887 (1941). — STOFFEL, A.: Neue Gesichtspunkte auf dem Gebiet der Nerventransplantation. Z. orthop. Chir. **25**, 505 (1910). — Zum Bau und zur Chirurgie der peripheren Nerven. Verh. dtsch. orthop. Ges. **11**, 177 (1912). — Über die Behandlung verletzter Nerven im Krieg. Münch. med. Wschr. **62**, 201, 1243 (1915).

TAYLOR, A., and L. CLARK: Nerve bridging with a report of a succesful case. Med. Rev. (N.Y.) **73**, 539 (1908). — THIEMANN, H.: Ungewöhnlich frühe Wiederherstellung der Leitungsfähigkeit im resezierten und genähten Nerven. Münch. med. Wschr. **1915**. — TILLAUX, A.: Sur deux cas de suture secondaire du nerf médian avec rétablissement rapide de l'innervation dans les parties paralysées. Gaz. Hôp. (Paris) **1884**, 594. — TÖNNIS, W., u. E. GÖTZE: Zur operativen Behandlung der Schußverletzungen der peripheren Nerven und ihre Erfolgsaussichten. Mil.arzt **6**, 245 (1942).

WITT, A. N., u. H. SCHADER: Plexusverletzungen, ihre Behandlung und Behandlungserfolge. Arch. orthop. Unfall.-Chir. **44**, 108 (1949). — WOODHALL, B.: Peripheral nerve injuries. Basic date from the peripheral nerve registry concerning 7050 nerve sutures and 67 nerve grafts. J. Neurosurg. **4**, 167 (1947). — WOODHALL, B., and G. W. BEEBE: Peripheral nerve regeneration. A. Follow-up study of 3656 world war II injuries. Washington: U.S. Gov. Printing Office 1956.

Hautplastiken

ANDINA, F.: Die freien Hauttransplantationen. Ergebn. Chir. Orthop. **37**, 177 (1953). — ARNDT, G.: Über die plastische Hautdeckung von Erfrierungs- und Amputationsstümpfen unter besonderer Berücksichtigung des Wertes kurzer Amputationsstümpfe. Z. Orthop. **77**, 40, 121 (1948).

BIEBL, M.: Digitale Hautplastik für Fußsohle und Ferse. Zbl. Chir. **74**, 624 (1949). — BLAIR, H. C.: The delayed transfer of long pedicle flap in plastic surgery. Surg. Genec. Obstet. **33**, 221 (1921). — BRAITHWAITE, F., and F. T. MOORE: Skin grafting by cross-leg flaps. J. Bone Jt Surg. B **31**, 228 (1949). — BUFF, H. V.: Hautplastiken. Stuttgart: Georg Thieme 1952. — BUROW, M.: Beschreibung einer neuen Transplantationsmethode. Berlin 1855.

CORACHAN, M.: Les greffes basales. Bull. Soc. nat. Chir. **59**, 1185 (1933).

DIEFFENBACH, J. F.: Operative Chirurgie. Leipzig: F. A. Brockhaus 1845.

FILATOW, W.: Plastik mit rundem Stiel. Klin. Mbl. Augenheilk. **68**, 121 (1922).

GILLIES, H. D.: Practical use of the tubed pedicle flap. Amer. J. Surg. **43**, 201 (1939). — GILLIES, H. D., and D. R. MILLARD: The principles and art of plastic surgery. Boston: Little, Brown & Co. 1957.

HACKER, K. v.: Über Hautplastik. Beitr. klin. Chir. **18**, 545 (1897). — HERLYN, K. E.: Die Wiederherstellungschirurgie, insbesondere die Verwendung der Roll-Lappenplastiken. Stuttgart: Georg Thieme 1949.

LANG, K.: Erfahrungen über gestielte Hautlappenplastiken. Chirurg **16**, 212 (1944). — LEXER, E.: Die Verwendung von Silberblättchen in der Chirurgie. Zbl. Chir. **42**, 217 (1915). — Die gesamte Wiederherstellungschirurgie. Leipzig: Johann Ambrosius Barth 1931.

OBERDALHOFF, H.: Der Rundstiellappen im Dienste verschiedener Ersatzplastiken. Chirurg **20**, 229 (1949).

PADGET, E. C.: Skin grafting from a personal and experimental viewpoint. Springfield: Ch. C. Thomas 1942. — PAYR, E.: Über Visierlappenplastik. Zit. bei C. RITTER, Ergebn. Chir. Orthop. 12, 1 (1920).

REVERDIN, J.: De la greffe épidermique. Arch. gén. Méd. 1872, 276, 555, 703.

SCHUCHARDT, K.: Der Rundstiellappen in der Wiederherstellungschirurgie des Gesicht-Kiefer-Bereiches. Leipzig: Georg Thieme 1944. — Ein neuer Apparat zur Entnahme von Hauttransplantation. Chirurg 24, 46 (1953). — SCHUCHARDT, K., u. R. BIMLER: Die Herstellung der Krukenberg-Greifzange mit Verwendung eines Rundstiellappens. Z. Orthop. 77, 279 (1948). — SCHWERING, C. A.: Zur Technik der Hauttransplantation. Zbl. Chir. 74, 695 (1949). — STRELI, R.: Der gewendete Dermislappen bei freien Hauttransplantationen. Langenbecks Arch. klin. Chir. 295, 470 (1960). — SZYMANOWSKI, J. v., u. UHDE: Handbuch der operativen Chirurgie. Braunschweig: F. Vieweg & Sohn 1870.

THIERSCH, C.: Über die feineren anatomischen Veränderungen bei Aufheilung von Haut auf Granulationen. Langenbecks Arch. klin. Chir. 17, 318 (1874). — Über Hautverpflanzung. Verh. dtsch. Ges. Chir. 15, 17 (1886).

WITT, A. N.: Eine verbesserte Methode zur Hautverpflanzung nach Corachan. Med. Klin. 42, 334 (1947).

Operationen am sympathischen Nervensystem

ADSON, A. W.: The results of sympathectomy in the treatment of peripheral vascular diseases. Ann. intern. Med. 6, 1044 (1933). — Indications for operations in the sympathic nervous system. J. Amer. med. Ass. 103, 360 (1936). — ALBERT, E.: Zur lumbalen Sympathektomie in der Orthopädie. Z. Orthop. 78, 531 (1949).

BANDMANN, F.: Über die Beeinflussung der Hodenfunktion durch Resektion des lumbalen Grenzstranges. Chirurg 20, 132 (1949). — BRAEUCKER, W.: Die operative Durchtrennung der sympathischen Leitungsbahnen zur Hand. Langenbecks Arch. klin. Chir. 150, 455 (1928). — Probleme zur Sympathicuschirurgie. Zbl. Chir. 63, 1294 (1936). — BRÜNING, F., u. O. STAHL: Die Chirurgie des vegetativen Nervensystems. Berlin: Springer 1924.

DIETZ, J.: Die Kausalgie und der behauptete Sympathicusschmerz. Pren. méd. argent. 16, 1530 (1930). — Le traitement de la thrombo-angétie oblitérante des membres inférieurs par la résection du sympathique lombaire. J. Chir. (Paris) 37, 161 (1931).

FARAGASANI, L.: Recherches anatomiques sur le sympathectomie lombaire. Bull. Acad. Méd. Roum. 5, 548, 578, 595 (1928). — FOERSTER, O.: Die Leitbahnen des Schmerzgefühls. Berlin: Urban & Schwarzenberg 1927. — FREY, E. K.: Phantomschmerz und Stumpfhyperpathie. Verh. dtsch. orthop. Ges. 36, 10 (1948).

GASK, E., u. J. P. ROSS: Die Chirurgie des sympathischen Nervensystems (übersetzt und ergänzt von H. W. PÄSSLER). Leipzig: Johann Ambrosius Barth 1936.

LERICHE, R.: La chirurgie de la douleur. Paris: Masson & Cie. 1940. — Physiologie, pathologie et chirurgie des artéres. Paris: Masson & Cie. 1943.

MAURER, G.: Umbau, Dystrophie und Atrophie an den Gliedmaßen. Ergebn. Chir. Orthop. 33, 476 (1941).

PERPINA, A.: Unsere experimentellen und klinischen Beiträge zur Chirurgie des Sympathikus. Bruns' Beitr. klin. Chir. 152, 9 (1931). — PFUHL, W.: Z. Urol. 28, 256 u. 338 (1934).

RIEDER, W.: Die Sympathicuschirurgie unter besonderer Berücksichtigung ihrer Dauerresultate. Chirurg 1, 409 (1929). — Die paramediane, extraperitoneale Freilegung des Lumbal- und Sacralsympathicus. Dtsch. Z. Chir. 233, 654 (1931). — Zur Behandlung der akuten schweren Gliedmaßendystrophie. Arch. orthop. Unfall-Chir. 34, 216 (1933). — ROYLE, N. D.: Treatment of spastic paralysis by sympathetic ramisection. Proc. roy. Soc. Med. 20, 63 (1927). — The clinical results following the operation of sympathetic ramisection. Brit. med. J. 1930 I, 628.

SAUERBRUCH, F., u. H. WENKE: Wesen und Bedeutung des Schmerzes. Berlin 1936. — SMITHWICK, R. H.: Modified dorsal sympathectomy for vascular spasm (Raynaud disease) of the upper extremity. Ann. Surg. 104, 339 (1936). — Surgical intervention on the sympathetic nervous system for peripheral vascular disease. Arch. Surg. (Chicago) 11, 285 (1940). — SUNDER-PLASMANN, P.: Untersuchungsergebnisse zur Grenzstrangchirurgie. Langenbecks Arch. klin. Chir. 183, 653 (1935). — Durchblutungsschäden und ihre Behandlung. Stuttgart: Ferdinand Enke 1943. — Sympathikus-Chirurgie. Stuttgart: Georg Thieme 1953.

VOSSSCHULTE, K.: Grundlagen der Schmerzbekämpfung durch Sympathikusausschaltung. Berlin u. München: Urban & Schwarzenberg 1940.

Operationen bei spastischen Lähmungen

ADSON, A. W.: Neurosurgical treatment of muscular spasm and spastic painful and trophic lesions of the extremities. Surg. Clin. N. Amer. 13, 895 (1933).

BISCHOF, W.: Die longitudinale Myelotomie. Zbl. Neurochir. 11, 79 (1951). — Die longitudinale Myelotomie, erstmals zervikal durchgeführt. Zbl. Neurochir. 12, 205 (1952).

FOERSTER, O.: Über eine neue operative Methode der Behandlung spastischer Lähmungen mittels Resektion der hinteren Wurzeln. Verh. dtsch. orthop. Ges. 27, 203 (1908). — Die Behandlung spastischer Lähmungen durch Resektion hinterer Rückenmarkswurzeln. Ergebn. Chir. Orthop. 2, 174 (1911).

GULEKE, N.: Die Eingriffe am Gehirnschädel, Gehirn, an der Wirbelsäule und am Rückenmark. In KIRSCHNER, Chirurgische Operationslehre, herausgeg. von N. GULEKE u. R. ZENKER, Bd. III. Berlin-Göttingen-Heidelberg: Springer 1956.

HASS, J.: Der Begriff der Schaltung und ihre Bedeutung für die Behandlung spastischer Lähmungen. Verh. dtsch. orthop. Ges. **26**, 214 (1931).

KREUZ, L.: Zur intrapelvinen extraperitonealen Resektion des N. obturatorius nach Selig. Arch. orthop. Unfall-Chir. **19**, 232 (1921). — Erfahrungen mit der sog. Stoffelschen Operation in der Kniebeuge. Verh. dtsch. orthop. Ges. **18**, 356 (1923). — Bemerkungen zu Theorie und Praxis in der Behandlung spastischer Lähmungen. Verh. dtsch. orthop. Ges. **26**, 210 (1932).

SCHÜLLER, A.: 25 Jahre Chordotomie. Wien. med. Wschr. **86**, 8 (1936). — SELIG, R.: Tenotomie oder Nervenoperationen bei Spasmen an der unteren Extremität? Münch. med. Wschr. **66**, 876 (1913). — SILFVER-SKIÖLD, N.: Stoffels operation à underarmen. Kirurg. sekt. förh. Hygiea (Stockh.) 1921. — Orthopädische Studie über die Hemiplegia spastica infantilis. Acta chir. scand. Suppl. **5**, (1924). — SPILLER, W. G., and E. MARTIN: The treatment of persistent pain of organic origin in the lower part of the body by division of the anterolateral column of the spinal cord. J. Amer. med. Ass. **58**, 1489 (1912). — STOFFEL, A.: Die Technik meiner Operation zur Beseitigung spastischer Lähmungen. Verh. dtsch. orthop. Ges. **11**, 1 (1912). — The treatment of spastic contractures. Amer. J. Surg. **10**, 4 (1930). — Die spastischen Lähmungen, Wesen, Behandlung und deren Ergebnisse. Verh. dtsch. orthop. Ges. **26**, 171 (1931).

TÖNNIS, W.: Operative Behandlungsmöglichkeiten bei spastischen Lähmungen und Hyperkinesen. Verh. dtsch. orthop. Ges. **44**, 186 (1957). — Erfahrungen mit der frontalen longitudinalen Myelotomie (Bischof) bei spastischen Kontrakturen und extrapyramidalen Bewegungsstörungen. Verh. dtsch. orthop. Ges. **45**, 422 (1958).

VULPIUS, O.: Sehnenoperationen und Nervenoperationen bei spastischen Lähmungen. Verh. dtsch. orthop. Ges. **11**, 282 (1912).

Spezieller Teil
Operationen an Kopf und Hals
(Ohrfehlformen, Facialislähmung, Schiefhals, Halsrippe und Scalenussyndrom)

ACCARDI, V.: Le coste cervicale. Firenze: Edit. Scient. Ist. Ortop. Toscana (Capelli) 1960. — ADSON, A. W.: Surcical treatment for symptoms produced by cervical ribs and scalenus anticus muscle. Surg. Gynec. Obstet. **85**, 687 (1947). — ADSON, A. W., and J. R. COFFEY: Cervical rib. Ann. Surg. **85**, 839 (1927).

BALLANCE, C.: An adress on the results obtained in some experiments in which the facial and recurrent nerves were anastomosed with other nerves. Brit. med. J. **1924** II, 3322. — Operative treatment of facial palsy, with observations on repared nerve grafts and on facial spasm. Proc. roy. Soc. Med. **27**, 1364 (1934). — BALLANCE, C., and A. DUEL: Operative treatment of facial palsy by introduction of nerve grafts into Fallopian canal and by other intertemporal methods. Trans. Amer. otol. Soc. **21**, 288 (1931). — BROCHER, J. E. W.: Die Occipito-Cervical-Gegend. Stuttgart: Georg Thieme 1955. — BROWNE, D.: Congenital deformities of mechanical origin. Proc. roy. Soc. Med. **29**, 1409 (1936). — BUNNELL, S.: Surgical repair of facial nerve. Arch. Otolaryng. (Chicago) **25**, 235 (1937).

DIEFFENBACH, J. F.: Operative Chirurgie. Leipzig: Brockhaus 1845. — DUEL, A., and T. TICKLE: Surgical treatment of facial nerve paralysis. Ann. Otol. (St. Louis) **45**, 3 (1936).

EITNER, E.: Kosmetische Operationen. Wien: Springer 1932. — ERLACHER, P.: Hyperneurotisation, muskuläre Neurotisation. Zbl. Chir. **41**, 625 (1914). — Direkte Neurotisation gelähmter Muskeln. Verh. dtsch. orthop. Ges. **17**, 4 (1922).

FISCHER, J.: Beitrag zum sogenannten Scalenus-Syndrom. Dtsch. med. Wschr. **74**, 26 (1949). — FOEDERLE, O.: Das Caput obstipum musculare. Arbeiten aus dem Gebiete der Chirurgie, S. 217. Wien u. Leipzig 1903. — FOERSTER, O.: Spastischer Schiefhals. Verh. dtsch. orthop. Ges. **23**, 144 (1928).

GAGE, M., and H. PARNELL: Scalenus anticus syndrome. Amer. J. Surg. **73**, 252 (1947). — GAUSS, J.: Aussprache zur Schiefhalsoperation. Verh. dtsch. orthop. Ges. **33**, 128 (1938).

HELLSTADIUS, A.: Torticollis congenita. Acta chir. scand. **62**, 586 (1927). — HENSCHEN, K., u. H. HEUSSER: Scalenus anticus-Syndrom und seine Behandlung durch Scalenotomie. Chirurg **9**, 266 (1937). — HOHMANN, G.: Zur Behandlung des Schiefhalses. Z. orthop. Chir. **13**, 8 (1904). — Über den muskulären Schiefhals. Verh. dtsch. orthop. Ges. **23**, 116 (1928). — HULBERT, K. F.: Congenital torticollis. J. Bone Jt Surg. **32**, 50 (1950).

KIRSCHNER, M.: Der gegenwärtige Stand und die nächsten Aussichten der autoplastischen freien Fascienübertragungen. Beitr. klin. Chir. **86**, 1 (1913). — KÖNIG, F.: Die subcutane Tenotomie des muskulären Schiefhalses. Zbl. Chir. **34**, 812 (1907). — KUHLENDAHL, H.: Mißbildungen am Kopf-Hals-Übergang und an der Halswirbelsäule. In K. KREMER, Die chirurgische Behandlung der angeborenen Fehlbildungen. Stuttgart: Georg Thieme 1961.

LANGE, F., u. H. SPITZY: Handbuch der Kinderheilkunde. Erg.-Bd. 1: Angeborener Schiefhals. Leipzig; Georg Thieme 1910. — LEXER, E.: Angeborene Mißbildungen, Verletzungen und Erkrankungen des Gesichtes, plastische Operationen. In Handbuch der praktischen Chirurgie, Bd. 1. Stuttgart: Ferdinand Enke 1921. — Muskelschnitte und muskuläre Neurotisation. Beitr. klin. Chir. **141**, 436 (1928). — LORENZ, A.: Zur Therapie des muskulären Schiefhalses. Zbl. Chir. **22**, 105 (1895). — Schiefhalsoperationen und darauffolgende Lähmung des Oberarmes. Wien. klin. Wschr. **19**, 351 (1906). — LUSCHKA, A. v.: Die Halsrippen und die Ossa suprasternalia des Menschen. Denkschr. kaiserl. Akad. Wiss. Wien, math.-naturwiss. Kl. 1859.

MIKULICZ, J.: Über die Exstirpation des Kopfnickers beim muskulären Schiefhals. Zbl. Chir. **22**, 1 (1895). — MURPHY, T.: Brachial neuritis caused by presure of first rib. Aust. med. J. **15**, 582 (1910).

NIGST, H.: Die Chirurgie der peripheren Nerven. Stuttgart: Georg Thieme 1955.

OCHSNER, A., M. GAGE and M. DE BAKEY: Scalenus anticus syndrome. Amer. J. Surg. 28, 669 (1935).

ROSENTHAL, W.: Über muskuläre Neurotisation bei Fazialislähmung. Zbl. Chir. 43, 489 (1916). — Die Kriegsverletzungen des Gesichtes. Ergebn. Chir. Orthop. 10, 329 (1918). — ROVSING, T.: The complications of the cervical ribs illustrated by four cases. Hosp. Tid. (Cph.) 62, 67 (1919).

SCAGLIETTI, O.: Zit. bei ACCARDI. — SCHANZ, A.: Über das Rezidiv nach Schiefhalsoperationen. Z. orthop. Chir. 13, 43 (1904). — SICARD, A., et Y. CHATAIN: Côtes cervicales. J. Chir. (Paris) 74, 459 (1957). — STREISS-LER, E.: Die Halsrippen. Ergebn. Chir. Orthop. 5, 280 (1913). — STROMEYER, L.: Beiträge zur operativen Orthopädie; Erfahrungen über die subcutane Durchschneidung verkürzter Muskeln und deren Sehnen. Hannover: Helwing 1838.

TELFORD, E. D.: Cervical rib with vascular symptomes. Lancet 1913 I, 116. — TELFORD, E. D., and S. MOT-TERSHEAD: Presure at the cervico-brachial junction. J. Bone Jt Surg. B 30, 249 (1948). — TELFORD, E. D., and J. S. B. STOPFORD: Vascular complications of cervical rib. Brit. J. Surg. 18, 557 (1931).

WANKE, H.: Scalenussyndrom, Osteochondrosis cervicalis und Periarthritis humeroscapularis. Verh. dtsch. orthop. Ges. 38, 89 (1951).

Trichterbrust

ADKINS, P. C., and B. BLADES: A stainless steel strut for correction of pectus excavatum. Surg. Gynec. Obstet. 113, 121 (1961).

BAKEY, M. E. DE: Diskussion zu RAVITCH. Surg. Gynec. Obstet. 30, 193 (1951). — BRANDT, G.: Operative Behandlung der Trichterbrust. Verh. dtsch. orthop. Ges. 39, 295 (1952). — Die verschiedenen Formen der Trichterbrust und ihre operative Behandlung. Thoraxchirurgie 1, 57 (1953). — BROWN, A. L.: Pectus exca-vatum (funnel chest). J. thorac. Surg. 9, 164 (1940). — BROWN, A. L., and O. COOK: Funnel chest pectus excavatum in infancy and adult-life. Calif. Med. 74, 174 (1951). — Cardirespiratory studies in pre- and post-operative funnel chest (pectus excavatum). Dis. Chest 30, 378 (1958). — BRUNNER, A.: Zur operativen Be-handlung der Trichterbrust. Chirurg 25, 303 (1954).

GREMMEL, H., u. H. V. MALINCKRODT: Die Trichterbrust. In H. KREMER, Die chirurgische Behandlung der angeborenen Fehlbildungen. Stuttgart: Georg Thieme 1961.

HEGEMANN, G.: Die operative Behandlung der Trichterbrust. Verh. dtsch. orthop. Ges. 44, 141 (1957). — HEGEMANN, G., u. H. SCHOBERTH: Die operative Behandlung der Trichterbrust. Dtsch. med. Wschr. 83, 277 (1958). — HOFFMEISTER, W.: Operation der angeborenen Trichterbrust. Bruns' Beitr. klin. Chir. 141, 215 (1927).

LESTER, C. W.: The etiology and pathogenesis of funnel chest, pigeon brist and related deformities of the anterior chest wall. J. thorac. Surg. 34, 1 (1957). — Funnel chest, the status 360 years after its first description. Arch. Pediat., N. s. 75, 493 (1958).

MALINCKRODT, H. V., u. H. GREMMEL: Die Trichterbrust. Thoraxchirurgie 8, 135 (1960). — Die Operation der Trichterbrust nach Brunner. Zbl. Chir. 85, 82 (1960).

NISSEN, R.: Osteoplastic procedure for correction of funnel chest. Amer. J. Surg. 64, 169 (1944). — Indi-kation und Methodik operativer Korrektur der Trichterbrust. In HOLTINGER u. HAUSER, Moderne Probleme der Pädiatrie. Basel 1956.

OCHSNER, A., and M. E. DE BAKEY: Chone-chondrosternon. J. thorac. Surg. 8, 469 (1939). — OMBRÉ-DANNE, L.: Correction ostéoplastique des grandes dépressions sternocostales dites „thorax en entonnier". Bull. Soc. nat. Chir. 57, 1126 (1931).

RAVITCH, M. M.: Pectus excavatum and heart failure. Surg. 30, 178 (1951). — Operative treatment of pectus excavatum. J. Pediat. 48, 465 (1956).

SAUERBRUCH, F.: Operative Beseitigung der angeborenen Trichterbrust. Dtsch. Z. Chir. 234, 760 (1931). — SCHOBERTH, H.: Die Trichterbrust. Ergebn. Chir. Orthop. 43, 122 (1961). — SICARD, A., et C. PÉRÈS: Trait-ment chirurgical du thorax en entonnier. J. Chir. (Paris) 77, 306 (1959). — STEINDLER, A.: Diseases and de-formities of the spine and thorax. St. Louis: C. V. Mosby Comp. 1929.

WANKE, R.: Die Anzeigestellung zur operativen Behandlung der Trichterbrust. Langenbecks Arch. klin. Chir. 276, 406 (1953)

Operationen an der Wirbelsäule

(Ohne Bandscheibenvorfall, Skoliose und Vertebrotomie)

ADKIN, E. W.: Spondylolisthesis. J. Bone Jt Surg. B 37, 48 (1955). — ALBEE, F. H.: Transplantation of a portion of the tibia into the spine for Potts disease. J. Amer. med. Ass. 57, 885 (1911). — Autogenous bone graft in spondylolisthesis. Radiology 11, 340 (1928). — The bone-graft operation for tuberculosis of the spine. J. Amer. med. Ass. 94, 1467 (1930). — ALBERT, E.: Zur operativen Frühbehandlung der Spondylitis tuberculosa. Verh. dtsch. orthop. Ges. 45, 427 (1958). — Die Spondylitis-Schienung aus dem Blickwinkel der operativen Frühbehandlung bzw. Herdausräumung an der Wirbelsäule. Z. Orthop. 89, 51 (1958).

BERTOLOTTI, A.: Zit. bei HASS, Konservative und operative Orthopädie. Wien: Springer 1934. — BETTE, H.: Zur Differentialdiagnose zwischen Wirbelsäulentumor und Spondylitis tbc. unter besonderer Berücksichti-gung ihres Röntgenbefundes. Z. Orthop. 86, 232 (1955). — Ischialgie als Sekundärfolge von Assimilationsstörungen am Lenden-Kreuzbein-Übergang. Verh. dtsch. orthop. Ges. **46**, 219 (1959). — Biesalski, K.: Zweck und Schicksal des Albee-Spanes. Arch. Langenbecks klin. Chir. **127**, 667 (1923). — Bosworth, D. M.: Clothe spine or inclusion graft for spondylolisthesis or laminal defects of the lumbar spine. Surg. Gynec. Obstet. **75**, 593 (1927). — Bosworth, D. M., J. W. Fielding, L. Demarest and M. Bonnaquist: Spondylolisthesis. J. Bone Jt surg. A **37**, 767 (1955). — Bosworth, D. M., and J. Levine: Tuberculosis of the spine. J. Bone Jt Surg. A **31**, 267 (1949). — Brecely, Y. B.: 2. Europäisches Symposion über die Behandlung der Skelett-Tuberkulose. Stuttgart: Ferdinand Enke 1959. — Brocher, J. E. W.: Die Wirbelsäulentuberkulose und ihre Differentialdiagnose. Stuttgart: Georg Thieme 1953. — Die Wirbelverschiebung in der Lendengegend, 2. Aufl. — Wirbelsäulenleiden und ihre Differentialdiagnose. Stuttgart: Georg Thieme 1959.

Calot, F.: Sur le meilleur traitement local des tuberculoses des os, articulations et ganglions lymphatiques. Acta chir. scand. **67**, 206 (1930). — Calvé, J.: La tuberculose ostéo-articulaire. Paris: Masson & Cie. 1953. — Campbell, W. C.: An operation for extra-articular fusion of the sacro-iliac joint. Surg. Gynec. Obstet. **45**, 218 (1927). — Operative measures in the treatment of affections of the lumbosacral and sacro-iliacal articulation. Surg. Gynec. Obstet. **51**, 381 (1930). — Animal experiments in an operative procedure for fusion of the sacro-iliac joint. Sth. met. J. (Bgham, Ala.) **24**, 186 (1931). — Colombani, S.: Die operative Behandlung der Knochen-Gelenktuberkulose unter dem Einfluß der modernen chemischen und antibiotischen Behandlungsmittel. Wiederherstellungschir. u. Traum. **3**, 80 (1956). — 1. u. 2. Europäisches Symposion über die Behandlung der Skelett-Tuberkulose. Stuttgart: Ferdinand Enke 1956 bzw. 1959.

Debeyre, J.: Abord direct du Pott L 5—S 1. Presse méd. **25**, 12 (1955). — 2. Europäisches Symposion über die Behandlung der Skelett-Tuberkulose. Stuttgart: Ferdinand Enke 1959. — Debeyre, J., S. de Sèze et F. Moreau: Trois maux de Pott lombaires traités par abord direct du foyer. Rev. Rhum. **22**, 645 (1954). — L'abord chirurgical de la région lombaire moyenne pour la traitement des formes limitées du mal de Pott de l'abdulte. Sem. Hôp. (Paris) **31**, 1729 (1955). — Delchef, J.: Réduction progressive d'un spondylolisthésis chez un enfant par la rachisynthèse lombo-sacrée. Acta orthop. belg. **23**, 23 (1957). — L'abord direct des foyers tuberculeux du rachis et de la hanche. Acta orthop. belg. **23**, 225 (1957). — Delchef, J., E. de Doncker et R. van Cauwenberghe: Ètude comparative de l'évolution des autogreffons osseux dans la rachisynthèse chez l'adulte et chez l'enfant. Leur devenir à longue échéance. Rev. Orthop. **35**, 92 (1949).

Erlacher, P.: The radical operative treatment of bone and joint tuberculosis. J. Bone Jt Surg. **17**, 536 (1935). — Beiträge zur operativen Versteifung der Wirbelsäule nach Albee. Verh. dtsch. orthop. Ges. **13**, 138 (1940). — Die moderne Behandlung der Knochen- und Gelenktuberkulose. Wien. med. Wschr. **102**, 159 (1952). — Zur operativen Herdausräumung bei Spondylitis. Wien. klin. Wschr. **64**, 218 (1952); **65**, 1620 (1953). — Zur konservativen Behandlung der Spondylolysis und Spondylolisthesis. Wien. klin. Wschr. **66**, 35 (1954). — 1. u. 2. Europ. Symposion über die Behandlung der Skelett-Tuberkulose. Stuttgart: F. Enke 1956 bzw. 1959. — Il tratamento chirurgica della tuberculosa del rachide. Minerva ortop. (Torino) **10**, 191 (1959).

Felländer, M.: Radical operation in tuberculosis of the spine. Acta orthop. scand. Suppl. **19** (1955). — 2. Europäisches Symposion über die Behandlung der Skelett-Tuberkulose. Stuttgart: Ferdinand Enke 1959. — Finck, J. v.: Die Wirbeltuberkulose und ihre Heilung. Stuttgart: Ferdinand Enke 1940. — Friedland, M. O.: Résultats de l'osteosynthèse vertébrale dans la spondylite tuberculeuse. Rev. Chir. orthop. **22**, 595 (1935).

Gill, G. G., J. G. Manning and H. L. With: The surgical treatment of spondylolisthesis without spine fusion. J. Bone Jt Surg. A **36**, 169 (1954); **37**, 493 (1955). — Mechanisme of nerve-rout compression and irritation in backache. Clinical orthopaedics. Philadelphia: J. B. Lippincott Company 1955. — Glogowski, G.: Die heutige Behandlung der Skelett-Tuberkulose des Kindes und des Jugendlichen. Stuttgart: Georg Thieme 1957. — Gold, E.: Die Chirurgie der Wirbelsäule. Neue Deutsche Chirurgie, Bd. 54. Stuttgart: Ferdinand Enke 1933. — Goldthwait, J. E.: The lumbosacral articulation. An expansion of many cases of lumbago, sciatica and paraplegia. Boston med. surg. J. **4**, 365 (1911). — Golla, F.: Zur Behandlung der Liquorfistel nach Laminektomie. Zbl. Chir. **74**, 472 (1949). — Gruca, A.: 2. Europäisches Symposion über die Behandlung der Skelett-Tuberkulose. Stuttgart: Georg Thieme 1959.

Harris, C. T.: Operative treatment of sacro-iliac disease. J. Bone Jt Surg. **15**, 651 (1933). — Harris, R. I.: Spondylolisthesis. Ann. roy. Coll. Surg. Engl. **8**, 259 (1951). — Henle, A.: Versteifung der Wirbelsäule durch Knochentransplantation. Verh. dtsch. Ges. Chir. **40**, 118 (1911). — Die operative Schienung der spondylitischen Wirbelsäule. Münch. med. Wschr. **71**, 1169 (1924). — Henle, A., u. E. Huber: Die operative Versteifung der erkrankten Wirbelsäule durch Knochentransplantation. Ergebn. Chir. Orthop. **19**, 349 (1926). — Hibbs, R. A.: An operation for Potts disease. J. Amer. med. Ass. **59**, 433 (1912). — Treatment of vertebral tuberculosis by fusion operation. J. Amer. med. Ass. **71**, 1376 (1918). — J. Bone Jt Surg. **10**, 805 (1928). — Hipp, E., u. K. Decker: Querschnittslähmungen im Verlaufe der Spondylitis tuberculosa. Z. Orthop. **92**, 429 (1960).

Ito, H., J. Tschuchiya and G. Asami: A new radical operation for Pott's disease. J. Bone Jt Surg. **16**, 499 (1934).

James, A., and N. W. Nisbet: Posterior intervertebral fusion of the spine. J. Bone Jt Surg. A **35**, 181 (1951). — Johansson, S.: Knochen- und Gelenktuberkulose im Kindesalter. (Deutsch von R. Kopper.) Jena: Gustav Fischer 1926.

Kastert, J.: Eine neue chirurgische Methode zur Behandlung der Wirbelsäulentuberkulose. Chirurg **21**, 691 (1950). — Kombinierte operative-tuberkulostatische Herdbehandlung der Spondylitis tuberculosa. Langenbecks Arch. klin. Chir. **270**, 303 (1951). — Die tuberkulostatische Herdbehandlung der Wirbelsäulentuberkulose. Fortschr. Röntgenstr. **74**, 535 (1951). — Die Spondylitis tuberculosa u. ihre Behandlung. Stuttgart:

Hipokrates-Verlag 1957. — Die Chirurgie der Wirbeltuberkulose. In F. JAEGER, Chirurgie der Wirbelsäule und des Rückenmarkes. Stuttgart: Georg Thieme 1959. — 1. u. 2. Europäisches Symposion über die Behandlung der Skelett-Tuberkulose. Stuttgart: Ferdinand Enke 1956 bzw. 1959.

LANGE, F.: Operative Behandlung der Spondylitis. Münch. med. Wschr. 42, 1817 (1909). — Support for spondylitic spine by means of buried steel bars attached to the vertebra. Amer. J. orthop. Surg. 8, 344 (1910). — Die operative Schienung der spondylitischen Wirbelsäule mit Zelluloidstäbchen. Z. orthop. Chir. 45, 492 (1924). — Die operative Schienung der spondylitischen Wirbelsäule. Münch. med. Wschr. 71, 904 (1924). — LANGE, M.: Erkrankungen der Wirbelsäule. In BUMKE-FOERSTERs Handbuch der Neurologie, Bd. 10. Berlin: Springer 1936. — Die Wirbelgelenke, 2. Aufl. Stuttgart: Ferdinand Enke 1936. — Knochen- und Gelenktuberkulose. Ergebn. ges. Tuberk.-Forsch. 7, 493 (1935); 8, 319 (1937). — Tuberkulöse Wirbelkaries und Kompressionsmyelitis. Med. Klin. 44, 446 (1949). — Die Beurteilung von Rumpferkrankungen als Versorgungsleiden. Med. Klin. 46, 769, 785 (1951). — Hefte Unfallheilk. 41 (1951). — Zur operativen Behandlung von schweren Rumpferkrankungen. Langenbecks Arch. klin. Chir. 273, 784 (1953). — Die Spondylolisthesis. Med. Klin. 51, 504 (1956). — Die versteifenden Wirbelsäuleoperationen, ihr Anwendungsgebiet und ihre Technik. Chirurg 27, 412 (1956). — Espondylolistesis. Rev. Ortop. Traum. lat.-amer. 2, 1 (1957). — Die Spondylolisthesis, ihre Ursache, Behandlung und gutachtliche Beurteilung. Verh. dtsch. orthop. Ges. 46, 152 (1959). — LANGE, M., u. G. GLOGOWSKI: Das Spiegelbild des kombinierten tuberkulostatischen Heilverfahrens bei Knochen- und Gelenktuberkulose unter besonderer Berücksichtigung der extra- und intrafokalen Eingriffe. Wiederherstellungschir. u. Traum. 3, 17 (1956).

MARIQUE, P.: Le spondylolisthésis. Acta Chir. Belg. Suppl. 3, 1951. — Le visage lombo-sacré par voie abdominale. J. Chir. (Paris) 79, 293 (1960). — MARTIUS, H.: Zur Frage der Rückenschmerzen. Einseitige Sakralisation des 5. Lendenwirbels. Zbl. Gynäk. 48, 1576 (1924). — Sakralisation des 5. Lendenwirbels als Ursache von Rückenschmerzen. Münch. med. Wschr. 65, 345 (1928). — Die Kreuzschmerzen der Frau, ihre Deutung und Behandlung, 4. Aufl. Stuttgart: Georg Thieme 1955. — MASSART, R.: Les arthrites chroniques non tuberculeuses des articulations du sacrum. Presse méd. 41, 990 (1933). — McBRIDE, E. D.: A mortised transfaced bone block for lumbosacral fusion. J. Bone Jt Surg. A 31, 385 (1944). — MERLE, D'AUBIGNÉ, R.: Spondylolyse et spondylolisthésis de la cinquieme lombaire. Arthrodèse par voie transpéritonéale. Mém. Acad. Chir. 78, 210 (1952). — Traitement du spondylolisthésis par résection de l'arc posterieure. Mém. Acad. Chir. 84, 704 (1958). — MERLE D'AUBIGNÉ, R., et Y. GERARD: Sur le traitement du spondylolisthésis. Rev. Chir. orthop. 45, 836 (1959). — MEYERDING, H. W.: Spondylolisthesis. J. Bone Jt Surg. 13, 39 (1931). — Surg. Gynec. Obstet. 54, 371 (1932). — Proc. Mayo Clin. 9, 666 (1934). — J. Bone Jt Surg. A 25, 65 (1943). — Low backache and sciatic pain, associated with spondylolisthesis and protruded intervertebral disc. J. Bone Jt Surg 23, 461 (1941). — MOORE, A. T.: The unstable spine: discongenetic syndrome treatment with self-locking prop bone graft. J. int. Coll. Surg. 8, 64 (1945).

ORELL, S.: Surgical treatment of vertebral tuberculosis with the aid of chemotherapy and antibiotics. Wiederherstellungschir. u. Traum. 3, 46 (1956). — 1. u. 2. Europäisches Symposion über die Behandlung der Skelett-Tuberkulose. Stuttgart: Ferdinand Enke 1956 bzw. 1959.

PITKIN, H. C.: Die Behandlung der tuberkulösen Spondylitis. Fortschr. Ther. 3, 16 (1927). — Sacroarthrogenic telalgia. J. Bone Jt Surg. 19, 169 (1937). — PITZEN, P.: Die Infusion der neuen Arzneimittel gegen Tuberkulose und die tuberkulöse Wirbelsäule mit Hilfe eines Troikarts. 6. Kongr. Internat. Ges. Chir. Traum., Bern, 1954. — Stellungnahme zu Kasterts Verurteilung unserer Instillationsmethode bei der Spondylitis tuberculosa auf dem 2. Europäischen Symposion über die Behandlung der Skelett-Tuberkulose 1957. Z. Orthop. 91, 620 (1959). — PUTTI, V., e O. SCAGLIETTI: Tecnica dell'apofisectomia nella sacralizzazione della V. vertebrale lombare. Chir. Organi Mov. 17, 32 (1932).

ROOS, A.: Über Spätresultate nach Osteoplastik der spondylitischen Wirbelsäule. Z. orthop. Chir. 43, 321 (1923).

SASHIN, D.: A critical analysis of the anatomy and the pathologic changes of the sacro-iliac joint. J. Bone Jt Surg. 12, 891 (1930). — SCHEDE, F.: Die Punktion des prävertebralen Abszesses. Münch. med. Wschr. 69, 779 (1922). — SCHERB, R.: Sacrum acutum, Sacrum arcuatum, Regio lumbalis fixa als häufige Ursache von Kreuzschmerzen. Z. orthop. Chir. 50, 304 (1928). — SCHMIEDEN, V.: Die operative Chirurgie der Wirbelsäule. Langenbecks Arch. klin. Chir. 162, 388 (1930). — Die Operationen an der Wirbelsäule und am Rückenmark. In BIER-BRAUN-KÜMMEL, Chirurgische Operationslehre, 6. Aufl. Leipzig: Johann Ambrosius Barth 1933. — SCHMIEDEN, V., u. L. MAHLER: Die Verletzungen der Wirbelsäule. Stuttgart: Ferdinand Enke 1935. — SCHMORL, G., u. H. JUNGHANNS: Die gesunde und die kranke Wirbelsäule in Röntgenbild und Klinik, 4. Aufl. Stuttgart: Georg Thieme 1957. — SCHOSSERER, W.: 2. Europäisches Symposion über die Behandlung der Skelett-Tuberkulose. Stuttgart: Ferdinand Enke 1959. — SICARD, A., et E. LECA: Nouveau documents en faveur de l'origine traumatique de certains spondylolisthéses. Presse méd. 68, 1203 (1960). — SMITH, A. DE F.: The surgical treatment of low back pain. Surg. Gynec. Obstet. 4, 13 (1938). — SMITH-PETERSEN, M. N.: Arthrodesis of the sacro-iliac joint. J. orthop. Surg. 3, 400 (1921). — Endresultats study of the arthrodesis of the sacro-iliac joint for arthritis traumatic and non traumatic. J. Bone Jt Surg. 8, 118 (1926). — Arthrodesis for tuberculosis of the sacro-iliac joint. J. Amer. med. Ass. 88, 26 (1926). — SORREL, E.: Indications et résultats des ostéosynthèses dans le traitement du mal de Pott. J. Chir. (Paris) 44, 439 (1929). — Des modifications apportées par l'emploi des antibiotiques et des produits chimiques récents dans le traitement opératoire des tuberculoses osseuses et articulaires. Wiederherstellungschir. u. Traum. 3, 1 (1956). — SORREL,

E., et Y. SORREL-DEJERINE: Tuberculose osseuse et ostéoarticulaire. Paris: Masson & Cie. 1952. — SPITZY, H.: Differentialdiagnostisches zu den Schmerzen im Gebiete des 5. Lendenwirbels. Wien. klin. Wschr. **35**, 306 (1922). — Deformitäten der Wirbelsäule. In F. LANGE, Lehrbuch der Orthopädie, 3. Aufl. Jena 1928.

TAILLARD, W.: Les spondylolisthéses. Paris: Masson & Cie. 1957. — Die Spondylolisthesis. Stuttgart: Hippokrates-Verlag 1959. — TENEFF, W.: Über eine neue originale Methode. Die laterale Osteosynthese der Wirbelkörper auf paravertebralem und extraperitonealem Weg. Verh. dtsch. orthop. Ges. **39**, 298 (1952). — TUFFIER, T.: Traitement orthopédique opératif du mal de Pott sousoccipital chez l'adulte. J. Chir. (Paris) **16**, 9 (1920).

VALENTIN, B., u. W. PUTSCHAR: Zur Klinik und Pathologie der Kyphoskoliosen mit Rückenmarksschädigung. Z. orthop. Chir. **67**, 245 (1932). — VERTH, M. ZUR: Sakralisation und Kreuzschmerz. Langenbecks Arch. klin. Chir. **162**, 56 (1930). — Klinik und Pathologie der Lumbosacralregion. Zbl. Chir. **58**, 2531 (1931). — VERRAL, P. J.: A bone graft for sacro-iliac fixation. J. Bone Jt Surg. **8**, 491 (1926).

WALDENSTRÖM, H.: Die Behandlung des tuberkulösen Gibbus mit Osteosynthese nach allmählichem Redressement. Z. orthop. Chir. **45**, 595 (1924).

Bandscheibenvorfall

ABBOTT, K. H., and R. H. RETTER: Protrusion of thoracic intervertebral disc. Neurology (Minneap.) **6**, 1 (1956). — AITKEN, A. A., and C. H. BRADFORD: Endresults of ruptured intervertebral discs in industry. Amer. J. Surg. **73**, 365 (1947). — ALAJOUANINE, T., et D. PETIT-DUTAILLIS: Le nodule fibrocartilagineux de la face postérieure des disques intervertébraux. Presse méd. **38**, 1749 (1930). — ALAJOUANINE, T., et R. THUREL: Nouvelle contribution à l'étude de la sciatique chirurgical. Rev. neurol. **79**, 52 (1947). — ARMSTRONG, J. R.: Lumbar disc lessions, 2. edit. Edinburgh and London: E. & S. Livingstone 1958. — ARNELL, S.: Myelography with water-soluble contrasts. Acta radiol. (Stockh.) Suppl. **75** (1948). — ARNELL, S., and F. LINDSTRÖM: Myelography with skiodan (abrodil). Acta radiol. (Stockh.) **12**, 287 (1931).

BANCROFT, F. W., and C. PILCHER: Surgical treatment of the nervous system. Philadelphia: J. B. Lippincott Company 1946. — BANNWARTH, A.: Zur Ätiologie und Pathogenese der Ischias. Ärztl. Wschr. **3**, 417 (1948). — BARR, J. S.: „Sciatica" caused by intervertebral-discs lesions. J. Bone Jt Surg. **19**, 323 (1937). — Ruptured intervertebral discs and sciatic pain. J. Bone Jt Surg. **29**, 429 (1947). — Low-back and sciatic pain. J. Bone Jt Surg. A **33**, 633 (1951). — Protruded discs and painfull backs. J. Bone Jt Surg. B **33**, 3 (1951). — BARR, J. S., and W. J. MIXTER: Posterior protrusions of the lumbar intervertebral discs. J. Bone Jt Surg. **23**, 444 (1941). — BAUCHHENSS, G.: Das lumbale Wurzelkompressionssyndrom und seine chirurgische Behandlung. Z. Orthop. **94**, 206 (1961). — BELL, CH.: Zit. bei MIXTER. — BETTE, H.: Ischialgie als Sekundärfolge von Animilationsstörungen am Lenden-Kreuzbein-Übergang. Verh. dtsch. orthop. Ges. **46**, 219 (1958). — BRADFORD, F. K., and S. R. G. SPURLING: The intervertebral disc, 2. edit. Springfield: Ch. C. Thomas 1947. — Die Bandscheibe. Stuttgart: Ferdinand Enke 1950. — BRAGARD, K.: Über das Lasèguesche Zeichen. Münch. med. Wschr. **75**, 387 (1928). — BROCHER, J. E. W.: La sciatique d'origine vertébrale et nerveuse. Helv. med. Acta **7**, 335 (1940). — BURNS, B. H., and R. H. JOUNG: Results of surgery in sciatica low back pain. Lancet **1951**, No 6649, 245.

CHAPCHAL, G.: Quelques remarques sur la dégénerescence du disque intervertébral et son traitement. Presse méd. **60**, 1378 (1957). — CLOWARD, R. B.: Vertebral body fusion. J. Bone Jt Surg. A **36**, 170 (1954). — CLOWARD, R. B., and L. L. BUZAID: Discography. Amer. J. Roentgenol. **68**, 552 (1952).

DANDY, W. E.: Recent advances in diagnosis and treatment of ruptured intervertebral discs. Ann. Surg. **115**, 514 (1942). — Serious complications of ruptured intervertebral discs. J. Amer. med. Ass. **119**, 474 (1942). — DECKER, K.: Kontrastmitteldiagnostik der hinteren Bandscheibenhernie. Festschrift Prof. Stertz, München 1948. — Myelographie mit positiven Kontrastmitteln. Fortsch. Röstr. **88**, 277 (1958). — Klinische Neuroradiologie. Stuttgart: Georg Thieme 1959. — DEJERINE, J.: Sémiologie des affections du système nerveux. Paris: Masson & Cie. 1914. — DELITALA, F., e A. BONOLA: Ernia del disco e sciatica vertebrale. Bologna: Capelli 1949. — DYES, O.: Die Röntgenuntersuchung des Bandscheibenprolapses. Med. Klin. **43**, 24 (1948).

ERLACHER, P.: Klinische und diagnostische Bedeutung der Nucleographie. Z. Orthop. **79**, 272 (1950). — Nucleography. J. Bone Jt Surg. B **34**, 204 (1952). — Fondamenti della nucleografia. Atti del 24 Congr. della S.I.O.T. 1951.

FALCONER, M. A., A. G. BEGE and M. MCGEORGE: Surgery of lumbar intervertebral disk protrusion. Brit. J. Surg. **35**, 225 (1948). — FARRELL, B. P., and W. B. MACCRAKEN: Spine fusion for protruding intervertebral discs. J. Bone Jt Surg. **23**, 457 (1941). — FENZ, E.: Über die Behandlung der Ischias mit praesacralen und kombinierten Novocain-Infiltrationen. Münch. med. Wschr. **85**, 323 (1938). — FINESCHI, G.: Patologia e clinica dell'ernia posteriore del disco intervertebrale. Firenze: Edit. Scientifiche Ist. Ortop. Toscana (Cappelli) 1955. — FISCHER, F. K.: Neue Methoden zur Darstellung von Bandscheibenveränderungen bei Lumbago und Ischias. Schweiz. med. Wschr. **79**, 213 (1949). — FOERSTER, O.: Die Dermatome. In Handbuch der Neurologie, Bd. 5. Berlin: Springer 1936. — FRIBERG, S.: Low back and sciatic pain caused by intervertebral disc herniation. Acta chir. scand. Suppl. **64** (1941). — Further research on lumbar disc. J. Bone Jt Surg. A **39**, 1434 (1957). — FRIBERG, S., and L. HULT: Comparative study by abrodil myelogram and operativ findings in low back pain and sciatica. Acta orthop. scand. **20**, 303 (1951).

GHORMLEY, R. K.: An etiologic study of backache and sciatica pain. Kongr. S.I.C.O.T. Stockholm **4**, 179 (1951). — GHORMLEY, R. K., J. G. LOVE and H. H. JOUNG: The „Combined operation" in low back and sciatic pain. J. Amer. med. Ass. **120**, 1171 (1942). — GIULIANI, K.: Die konservativen Behandlungsmethoden des lumbalen Bandscheibensyndroms. Neue med. Welt **1**, 454 (1950). — Konservative Behandlung des Bandscheibenprolapses. Verh. dtsch. orthop. Ges. **41**, 105 (1945). — GLOGOWSKI, G., u. H. LIEBL: Die praeoperative Myelographie in der Orthopädie. Z. Orthop. **88**, 445 (1957).

HÄUSSLER, G.: Über die Operation des hinteren lumbalen Bandscheibenvorfalles. Chirurg **20**, 405 (1949). — HART, A.: Der Bandscheibenvorfall und die Hypertrophie des Lig. flavum in klinischer und gutachtlicher Hinsicht. Chirurg **17**, 113 (1946). — HEAD, H.: On disturbances of sensation with special reference to the pain of visceral disease. Brain **17**, 339 (1894). — HIPP, E.: Die diagnostische Bedeutung der Myelographie bei Kreuz- und Ischiasschmerzen. Z. Orthop. **92**, 25 (1960). — Die Bedeutung der Myelographie für die Bandscheibendiagnostik unter besonderer Berücksichtigung der operativen Indikationsstellung. Verh. dtsch. orthop. Ges. **48**, 497 (1961). — HULT, L.: Cervical, dorsal and lumbar spinal syndroms. Acta orthop. scand. Suppl. **17** (1954).

JACKSON, R.: Relationship of cervical nerve roots to cervical intervertebral discs. J. Bone Jt Surg. A **39**, 710 (1957). — The cervical syndrome, 2. edit. Springfield: Ch. C. Thomas 1958. — JAEGER, F.: Die Nucleuspulposus-Hernie und ihre Beziehung zur Unfallheilkunde. Med. Mschr. **2**, 113, 469 (1948). — Über Nucleuspulposus-Hernie und Lumbago. Zbl. Chir. **73**, 838 (1948). — Der Bandscheibenvorfall. Berlin: W. de Gruyter & Co. 1951. — JUNGHANNS, H.: Praktische Bedeutungen von frischen Wirbelscheibenveränderungen. Münch. med. Wschr. **89**, 228 (1942). — Die pathologische Anatomie des Bandscheibenvorfalles. Zbl. Chir. **74**, 1071 (1949). — Die funktionelle Pathologie der Zwischenwirbelscheiben als Grundlage für klinische Betrachtungen. Langenbecks Arch. klin. Chir. **267**, 393 (1951).

KEEGAN, J. J.: Dermatome hypalgesia associated with herniation of intervertebral disc. Arch. Neurol. Psychiat. (Chicago) **50**, 67 (1943). — Alterations of the lumbar curve related to posture and seating. J. Bone Jt Surg. A **35**, 589 (1953). — KEY, J. A.: The conservative and operative treatment of lesions of the intervertebral discs in the low back. Surgery **17**, 291 (1945). — Treatment of degenerated intervertebral disc. J. Bone Jt Surg A **38**, 591 (1956). — KITE, W. C., R. D. ROBERT jr. and E. CAMPBELL: The thoracic herniated intervertebral disc syndrome. J. Neurosurg. **14**, 61 (1957). — KÖBKE, H.: Der hintere lumbale Bandscheibenvorfall. Dtsch. med. Wschr. **72**, 386 (1947). — KORTZEBORN, A.: Raumbeengender Prozeß im Bereich des VI. Halswirbels; Schmorlsches Knorpelknötchen. Münch. med. Wschr. **77**, 744 (1930). — KRAYENBÜHL, H.: Diagnose und chirurgische Therapie der lumbalen Diskushernie. Helv. chir. Acta **17**, 185 (1950). — KRAYENBÜHL, H., u. G. WEBER: Ergebnisse der Spätresultate der operativen Behandlung lumbaler Diskushernienen. Mkurse ärztl. Fortbild. **1**, 20 (1945). — KRAYENBÜHL, H., u. E. ZANDER: Über lumbale und cervicale Diskushernien. Docum. rheumat. **1** (1943).

LANGE, M.: Aussprache zu „Operation des Nucleus-Prolapses". Langenbecks Arch. klin. Chir. **264**, 149 (1950). — Verh. dtsch. orthop. Ges. **41**, 156 (1954). — LASÈGUE, C.: Considérations sur la sciatique. Arch. gén. Med. **2**, 558 (1864). — LAUBENTHAL, F.: Ischias und Bandscheibenvorfall. Dtsch. med. Wschr. **73**, 175 (1948). — LINDBLOM, K.: Protrusions of discs and nerve compression in the lumbar region. Acta radiol. (Stockh.) **25**, 195 (1944). — Lumbar myelography by abrodil. Acta radiol. (Stockh.) **27**, 1 (1946). — Technique and results of diagnostic disc puncture and injection (discography) in the lumbar region. Acta orthop. scand. **20**, 315 (1950). — Discography of dissecting transosseous ruptures of the intervertebral discs in the lumbar region. Acta radiol. (Stockh.) **68**, 12 (1951). — Experimental ruptures of intervertebral discs in rat's taile. J. Bone Jt Surg. A **34**, 123 (1952). — Intervertebral disc degeneration considered as a pressure atrophy. J. Bone Jt Surg. A **39**, 933 (1957). — LINDEMANN, K., u. H. KUHLENDAHL: Die Erkrankungen der Wirbelsäule. Stuttgart: Ferdinand Enke 1953. — LOVE, J. G.: Special nerve root retractor used in removing protrusved intervertebral discs. Proc. Mayo Clin. **12**, 393 (1937). — Protruded intervertebral discs with a note of regarding hypertrophy of ligamenta flava. J. Amer. med. Ass. **113**, 229 (1939). — LOVE, J. G., and E. J. KIEFER: Root pain and paraplegie due to protrusions of thoracic intervertebral discs. J. Neurosurg. **7**, 62 (1950). — LUCKNER, H.: Zur konservativen Behandlung des hinteren Bandscheibenprolapses. Med. Klin. **43**, 698 (1948). — LUSCHKA, H. v.: Die Altersveränderungen des Zwischenwirbelknorpels. Virchows Arch. path. Anat. **9**, 309 (1856). — Die Halbgelenke des menschlichen Körpers. Berlin: G. Reimer 1858.

MAJOR, H.: Die operative Behandlung der durch einen Nukleus pulposus-Prolaps bedingten Ischias. Med. Rdsch. **1**, 107 (1947). — MEYER-BURGDORF, H.: Beitrag zum Krankheitsbild des Bandscheibenprolapses. Med. Klin. **42**, 475 (1947). — MIXTER, W. J.: Rupture of the intervertebral disc. J. Amer. med. Ass. **140**, 279 (1949). — MIXTER, W. J., and J. B. AYER: Herniation or rupture of the intervertebral disc into the spinal canal. New Engl. J. Med. **213**, 385 (1935). — MIXTER, W. J., and J. S. BARR: Rupture of the intervertebral disc with involvement of the spinal canal. New Engl. J. Med. **211**, 210 (1934). — MOORE, A. T.: The unstable spine: Discogenetic syndrome treatment with selflocking prop bone graft. J. int. Coll. Surg. **8**, 64 (1945).

NACHEMSON, A.: Lumbar intra discal pressure. Acta orthop. scand. Suppl. **43** (1960). — NOTTER, G.: Lumbalmyelographie mit Abrodil. Fortschr. Röntgenstr. **76**, 754 (1952).

OLIVECRONA, H.: The operative procedure in intervertebral disk protrusion. Acta radiol. (Stockh.) **22**, 743 (1941).

PENDL, F.: Präsacrale Injektion bei der Ischias. Zbl. Chir. **37**, 2139 (1934). — PURVES-STEWART, J.: The diagnosis of nervous diseases. London: E. Arnold & Co. 1931.

REISCHAUER, F.: Untersuchungen über den lumbalen und cervicalen Bandscheibenvorfall. Stuttgart: Georg Thieme 1949. — Die zervicalen Vertebralsyndrome. Stuttgart: Georg Thieme 1955. — ROBINSON,

R. A.: Diagnosis and treatment of acute and degenerative lesions of cervical spine. J. Bone Jt Surg. A **39**, 983 (1957).

SCAGLIETTI, O.: Lombo-artrite e lombo-sciatique. Chir. Organi Mov. **5**, 264 (1954). — SCHACHTSCHNEIDER, H.: Der hintere Bandscheibenprolaps in seinen klin. Auswirkungen. Fortschr. Röntgenstr. **54**, 107 (1936). — SCHMORL, G.: Über Verlagerung von Bandscheibengewebe und ihre Folgen. Langenbecks Arch. klin. Chir. **172**, 240 (1932). — SCHMORL, G., u. H. JUNGHANNS: Die gesunde und kranke Wirbelsäule in Röntgenbild und Klinik, 4. Aufl. Stuttgart: Georg Thieme 1957. — SICARD, A., et J. FORESTIER: Méthode générale d'exploration radiologique de l'huile iodée. Bull. Soc. med. Hôp. Paris **46**, 463 (1922). — SICARD, A., et Y. GÉRARD: Les réinterventions pour sciatique. J. Chir. (Paris) **78**, 113 (1959). — SMITH, A. DE F.: Posterior displacement of the fifth lumbar interspace. J. Bone Jt Surg. **16**, 877 (1934). — Results of fasciotomie for the relief of sciatic pain. J. Bone Jt Surg. **19**, 765 (1937). — SMITH, A. DE F., E. M. DEERY and G. L. HAGMAN: Herniation of the nucleus pulposus. J. Bone Jt Surg. **26**, 821 (1944). — SMITH, N. R.: The intervertebral discs. Brit. J. Surg. **18**, 358 (1931). — SMITH, W. S., and R. A. ROBINSON: Treatment of certain spine disorders by anterior disc removal and interbody fusion. J. Bone Jt Surg. A **39**, 689 (1957). — SOUTHWICK, W. O., and R. A. ROBINSON: Surgical approaches to vertebral bodies in cervical and lumbar area. J. Bone Jt Surg. A **38**, 1386 (1956). — SPURLING, R. G.: Rupture of cervical intervertebral disc. J. int. Coll. Surg. **10**, 10 (1947). — Lesions of lumbar intervertebral disc., 2. edit. Springfield: Ch. C. Thomas 1956. — Diagnosis and treatment of acute and degenerative lesions of cervical spine. J. Bone Jt Surg. A **39**, 983 (1957). — SPURLING, R. G., and F. J. BRADFORD: Neurologic aspects of herniated nucleus pulposus at the fourth and fifth lumbar interspaces. J. Amer. med. Ass. **113**, 2019 (1939). — SPURLING, R. G., and G. GRANTHAM: The end-results of surgery of ruptured lumbar discs. J. Neurosurg. **6**, 57 (1949). — SPURLING, R. G., and W. B. SCOVILLE: Lateral rupture of the cervical intervertebral discs; a common cause of shoulder and arm pain. Surg. Gynec. Obstet. **78**, 350 (1944). — STEINDLER, A.: Differentialdiagnosis of pain low in the back. J. Amer. med. Ass. **110**, 106 (1938). — Kinesiology of the human body, under normal and pathological conditions. Springfield: Ch. C. Thomas 1955. — STIMPFL, A.: Die Bedeutung der Nucleus-pulposus-Hernie als Ursache des Kreuzschmerzes und der Ischias. Verh. dtsch. orthop. Ges. **36**, 87 (1948). — Die Operation des lumbalen lateralen Nucleus-pulposus-Prolapses unter besonderer Berücksichtigung der interlaminären Fensterung nach Love. Chirurg **20**, 397 (1949). — STIMPFL, A., u. H. SCHOEN: Die Verkennung des Ischiassyndroms infolge mangelnder Röntgenuntersuchung. Med. Klin. **42**, 248 (1947).

TÖNDURY, G.: Le dévelopement de la colonne vértebrale. Rev. Chir. orthop. **39**, 553 (1953). — Entwicklungsgeschichte und Fehlformen der Wirbelsäule. Stuttgart: Hippokrates-Verlag 1958. — TÖNNIS, W., u. W. KRENKEL: Erfahrungen bei der operativen Behandlung des cervicalen Vertebral-Syndroms. In: Die cervicalen Vertebral-Syndrome, herausgeg. von F. REISCHAUER. 1951. — TOVI, D., and R. R. STRANG: Thoracic intervertebral disk protrusions. Acta chir. scand. Suppl. **267** (1960).

VIERNSTEIN, K., E. HIPP u. W. OEHLER: Der lumbale Bandscheibenvorfall. Z. Orthop. **92**, 11 (1960). — VIETS, H. R.: Two new signs suggestive of cauda equina tumor. Root pain on jugular compression and shifting of the lipoidol shadow on shange of posture. New Engl. J. Med. **198**, 671 (1928). — VINER, N.: The lipoidol test for patency of the cerebrospinal canal in a case of sciatica with unusual features. Arch. Neurol. Psychiat. (Chicago) **13**, 767 (1925).

WEBER, H. H.: Röntgendiagnostik des lumbalen Bandscheibenrisses und seiner Folgen. Basel: S. Karger 1957. — WILTBERGER, B. R.: The dowel intervertebral-body fusion as used in lumbar-disc surgery. J. Bone Jt Surg. A **38**, 284 (1957). — WITT, A. N.: Das Kontrastbild der Degeneration des Diskus intervertebralis einschließlich der Spondylosis deformans. Z. Orthop. **81**, 252 (1952). — Kritische Stellungnahme zur konservativen Therapie des Bandscheibenvorfalles. Verh. dtsch. orthop. Ges. **41**, 112 (1954).

YASKIN, J. G., and A. FINKELSTEIN: Low back and leg pain; clinical considerations. Clinics **3**, 261 (1944).

ZUELZER, R.: Aussprache über „Nucleus pulposus-Hernie". Verh. dtsch. orthop. Ges. **36**, 102 (1947).

Skoliose einschließlich Columnotomie

ABBOTT, E. G.: Simple rapid and complete reduction of deformity in fixed lateral curvature of the spine. N.Y. med. J. **95**, 1217 (1911). — ALBEE, F. H.: Meine Verwendung von Knochentransplantation. Verh. dtsch. orthop. Ges. **13**, 112 (1914). Bone graft for scoliosis. Internal. Med. **66**, 219 (1928). — ALBEE, F. H., and A. KUSHNER: The Albee spine fusion operation in the treatment of scoliosis. Surg. Gynec. Obstet. **66**, 797 (1938).

BERTRAND, P.: Notions nouvelles dans le traitement des scolioses graves. Rev. Chir. orthop. **38**, 33 (1952). — Deux procédés operatoires dans le traitement de scolioses graves. Internat. Congr. Chir. Orthop. Traum. 1954, Bern. **6**, 173 (1955). — BETTE, H.: Über die operative Behandlung der Skoliose. Krankengymnastik **10**, 190 (1958). — Statistische Untersuchungen zur Progredienz der Skoliose. Med. Klin. **53**, 2104 (1958). — BETTE, H., u. H. BRÜCKNER: Statistische Untersuchungen zur Progredienz der Skoliosen. Z. Orthop. **86**, 232 (1955). — BLOUNT, W. P.: The treatment of scoliosis. 6. Internat. Congr. Chir. Orthop. Traum. **6**, 1223 (1955). — Treatment of scoliosis. J. Bone Jt Surg. B **36**, 686 (1954). — Die operative Behandlung der Skoliose in Amerika. Verh. dtsch. orthop. Ges. **44**, 262 (1957). — BLOUNT, W. P., and G. R. CLARKE: Control of bone growth by epiphyseal stapling. J. Bone Jt Surg. A **31**, 464 (1949). — BLOUNT, W. P., and A. C. SCHMIDT: Das Milwaukee-Korsett. Verh. dtsch. orthop. Ges. **41**, 221 (1954). — Milwaukee brace in treatment of scoliosis. J. Bone Jt Surg. A **39**, 705 (1957). — BLOUNT, W. P., A. C. SCHMIDT, E. D. KEEVER and E. T. LEONARD: The milwaukee brace in the operative treatment of scoliosis. J. Bone Jt Surg. A **40**, 511 (1958). — BOHNE, O. S.: Zur Behandlung der Skoliosen und über die Grenzen ihrer Behandlungsmöglichkeit. Z. Orthop. **80**, 71 (1951). — BROGDEN, W. E.: Review of 100 cases of scoliosis treated by spine fusion. J. Bone Jt Surg. **18**, 1027 (1936).

CAMERA, H.: Contributo all'osteosintesi vertebrale nel trattemento della scoliosi paralitica. Bull. Soc. piemont. Chir. **3**, 348 (1933). — CHAPCHAL, G.: Wirbelsäulenosteotomie beim Morbus Bechterew. Verh. dtsch. orthop. Ges. **45**, 293 (1958). — CHAPELLE, E. H. LA: Osteotomie of the lumbar spine for correction of kyphosis in a case of ankylosing spondylitis. J. Bone Jt Surg. **28**, 851 (1946). — COBB, J. R.: Technique, after-treatment and results of spine fusion for scoliosis. In: Amer. Acad. Orthop. Surg. Instructional Course Lectures **9**, 65 (1952). — Correction of scoliosis. In: Poliomyelitis. 2. Conf. Int. of Poliomyelitis. Philadelphia: J. B. Lippincott Company 1952. — Scoliosis. Quo vadis? (Editorial.) J. Bone Jt Surg. A **40**, 507 (1958). — The problem of the primary curve. J. Bone Jt Surg. A **42**, 1413 (1960). — CODIVILLA, A.: La scoliose congenitale. Gaz. hebd. Sci. méd. Bordeaux **6**, 637 (1901). — CŒUR, P. LE, et H. CHARLEUX: L'abord direct du rachis. Sa place dans le traitement des scolioses. Rev. Chir. orthop. **56**, 595 (1960). — COLONNA, P. C., and F. VOM SAAL: A study of paralytic scoliosis based on five hundred cases of poliomyelitis. J. Bone Jt Surg. **25**, 335 (1941). — COMPERE, E. L.: Excision of hemivertebral for correction of congenital scoliosis, report of 2 cases. J. Bone Jt Surg. **14**, 555 (1932).

DAUBENSPECK, K.: Ein Schlittenextensionsbett. Chirurg **24**, 335 (1953). — DELCHEF, J., E. DE DONCKER et R. VAN CAUWENBERGHE: Étude comparative de l'évolution des autogreffons osseux dans la rachisynthèse chez l'adulte et chez l'enfant. Rev. Chir. orthop. **35**, 42 (1949). — DUCROQUET, R.: s. R. TROJAN.

ERLACHER, P.: Neuere Gesichtspunkte zum Skoliosenproblem. Verh. dtsch. orthop. Ges. **25**, 282 (1931). — Nochmals zur Skoliosenentstehung. Z. orthop. Chir. **59**, 594 (1933). — ERTL, J. V.: Regeneration. Leipzig: Johann Ambrosius Barth 1939.

FARKAS, A.: Zur Mechanik der Skoliose. Z. orthop. Chir. **43**, 557 (1924). — Paralytic scoliosis. J. Bone Jt Surg. **25**, 581 (1943). — The pathogenesis of idiopatic scoliosis. J. Bone Jt Surg. A **36**, 617 (1954). — Therapeutic implications of pathogenesis of idiopathic scoliosis. J. Bone Jt Surg. B **36**, 687 (1954). — FÈVRE, M. LE: Treatment of scoliosis. J. Bone Jt Surg. B **36**, 686 (1954). — FINCK, J. V.: Operative Behandlung der Skoliose. Münch. med. Wschr. **68**, 1635 (1921). — FREDENHAGEN, H.: Zur Behandlung der idiopathischen Skoliose. Z. Orthop. **79**, 476 (1950). — FREY, E. K.: Zur operativen Behandlung der Skoliose. Zbl. Chir. **62**, 66 (1944). — FREY, G.: Zur operativen Behandlung der Skoliosen. Zbl. Chir. **61**, 220 (1943).

GILL, A. G.: Bone transplants for scoliosis. Sth. Clin. N. Amer. **6**, 155 (1926). — GILL, G. G., J. G. MANNING and H. L. WHITE: Results in the treatment of scoliosis with turnbuckle plaster cast correction and fusion. J. Bone Jt Surg. A **41**, 320 (1959). — GOLDSTEIN, L. A.: The surgical treatment of scoliosis. Springfield: C. C. Thomas 1960. — GROBIELSKI, M.: Kompressionslähmung des Rückenmarkes bei Skoliose. Z. orthop. Chir. **57**, 220 (1932). — GRUCA, A.: A modification of the operation for spinal fusion. Ann. Surg. **102**, 297 (1935). — Traitement chirurgical des scolioses orthopédiques. Rev. Polon. chir. orthop. **21**, 599 (1956). — L'alloplastic des muscles et myeloplastic dans la scoliose idiopathique. Ann. Chir. Gynaec. Fenn. **46**, 143 (1957). — The pathogenesis and treatment of idiopathic scoliosis. J. Bone Jt Surg. A **40**, 570 (1958). — GUILLEMINET, M., et R. STAGNARA: Correction operatoire des scolioses graves. Lyon chir. **46**, 610 (1950). — GURADZE, P.: Zur operativen Behandlung der Skoliose. Verh. dtsch. orthop. Ges. **15**, 341 (1920).

HENLE, A.: Versteifung der Wirbelsäule durch Knochentransplantation. Verh. dtsch. Ges. Chir. **54**, 1169 (1924). — HENLE, A., u. E. HUBER: Die operative Versteifung der erkrankten Wirbelsäule durch Knochentransplantation. Ergebn. Chir. Orthop. **19**, 349 (1926). — HERBERT, J. J.: Vertebral osteotomy. J. Bone Jt Surg. A **30**, 680 (1948). — Chirurgie et orthopédie du rhumatisme. Paris: Masson & Cie. 1950. — Techniques et résultats des ostéotomies vertébrales d'après 26 observations. Ann. Sci. **22**, 36 (1952). — Treatment of scoliosis. J. Bone Jt Surg. B **36**, 686 (1954). — Vertebral osteotomy for kyphosis, especially in Marie Strümpell arthritis. J. Bone Jt Surg. A **41**, 291 (1959). — L'ostéotomie vertébrale dans les ankyloses vicieuses rachidiennes. Langenbecks Arch. klin. Chir. (1961, im Druck). — HIBBS, R. A.: An operation for progressive spinal deformities. N.Y. med. J. **93**, 1013 (1911). — Report of fifty-nine cases of scoliosis treated by fusion operation. J. Bone Jt Surg. **6**, 3 (1924). — HIBBS, R. A., J. C. RISSER and A. B. FERGUSON: Scoliosis treated by fusionsoperation and end result study of 160 cases. J. Bone Jt Surg. **13**, 91 (1931). — HOESSLY, H.: Gibt es eine operative Behandlung der Skoliose. Z. orthop. Chir. **41**, 193 (1921). — HOKE, M.: A study of a case of lateral curvature of the spine; a report on an operation of the deformity. Amer. J. orthop. Surg. **1**, 168 (1903).

JAMES, J. I. P.: Idiopathic scoliosis. J. Bone Jt Surg. B **36**, 36 (1954). — 6. Internat. Kongr. Chir. Orthop. Traum. **6**, 143 (1955). — Paralytic scoliosis. J. Bone Jt Surg. B **38**, 660, 773 (1956). — JAMES, J. I. P., G. C. LLOYD-ROBERTS and H. F. PILCHER: Infantile structural scoliosis. J. Bone Jt Surg. B **41**, 719 (1959). — JAROSCHY, W.: Über Spätschädigungen des Rückenmarks bei kongenitaler Skoliose und ihre operative Behandlung. Bruns' Beitr. klin. Chir. **129**, 348 (1923); **142**, 597 (1928). — J NSSON, B.: Studies in Hibbs spine fusion in treatment of scoliosis. Acta orthop. scand. Suppl. **14** (1953).

KLEINBERG, S.: Operative treatment of scoliosis. Arch. Surg. (Chicago) **5**, 631 (1922). — Results of spine fusion for scoliosis. J. Bone Jt Surg. **11**, 66 (1929). — Scoliosis. Baltimore: Williams & Wilkins Company 1951. — KRUKENBERG, H.: Beitrag zur Pathologie und Therapie der Skoliose. Arch. orthop. Unfall-Chir. **15**, 91 (1917).

LACHAPELLE, E. H.: Osteotomy of the lumbar spine for correction of cyphosis in a case of ankylosing spondylarthritis. J. Bone Jt Surg. **28**, 851 (1946). — LACKUM, W. H. V.: The surgical treatment of scoliosis. In: Instructional cours of lectures of the Amer. Acad. Orthop. Surg. **5**, 236 (1948). — LACKUM, W. H. V., and

J. P. Miller: Critical observations of the results in the operative treatment of scoliosis. J. Bone Jt Surg. A 31, 102 (1949). — Lackum, W. H. v., and A. de F. Smith: Removal of vertebral bodies in treatment of scoliosis. Surg. Gynec. Obstet. 57, 270 (1933). — Lange, F.: Das Ergebnis einer ausgedehnten Rippenresektion auf der konkaven Seite bei einer schweren Skoliose. Z. orthop. Chir. 41, 207 (1921). — Lange, F., u. F. Schede: Die Skoliose. Ergebn. Chir. Orthop. 7, 748 (1913). — Lange, M.: Zum Problem der operativen Behandlung der Skoliose. Z. Orthop. 81, 179 (1952). — Zur operativen Behandlung der Rückenmuskellähmung nach Poliomyelitis. Verh. dtsch. orthop. Ges. 40, 88 (1953). — Zur operativen Behandlung von schweren Rumpferkrankungen. Langenbecks Arch. klin. Chir. 273, 784 (1953). — Die operative Behandlung der Poliomyelitis. Regensburg. Jb. ärztl. Fortbild. 3, 1 (1953). — Aussprache zu „Operative Behandlung der Skoliose". Verh. dtsch. orthop. Ges. 41, 243 (1954). — Die operative Behandlung der Skoliose. Z. Orthop. 88, 41 (1956). — Med. Klin. 51, 1817 (1956). — Die versteifenden Wirbelsäulenoperationen. Chirurg 27, 412 (1956). — Aussprache zu „Skoliose". Verh. dtsch. orthop. Ges. 45, 212 (1958). — Lange, M., u. M. Lange: Der Einfluß innersekretorischer Störungen für die Entstehung typischer Erkrankungen des Skelettsystems betrachtet vom internistischen wie orthopädischen Standpunkt. Med. Klin. 51, 1580 (1956). — Leyden, V.: Kyphoskoliose und dadurch bedingte Kompressionsmyelitis. Dtsch. med. Wschr. 32, 16 (1907). — Lindemann, K.: Ätiologie und Pathogenese der Skoliose. Verh. dtsch. orthop. Ges. 45, 144 (1948). — Die operative Behandlung der Skoliose. Langenbecks Arch. klin. Chir. (1961, im Druck, 78. Kongr.). — Lindemann, K., u. H. Kuhlendal: Die Erkrankungen der Wirbelsäule. Stuttgart: Ferdinand Enke 1953. — Lindemann, K., u. H. Mau: Die Behandlung der Skoliose. In Hohmann-Lindemann-Hackenbrochs Handbuch der Orthopädie, Bd. 2. Stuttgart: Georg Thieme 1958.

Maass, H.: Operative Behandlung schwerer Skoliosen. Verh. dtsch. orthop. Ges. 13, 367 (1914). — MacMaster, P. E.: Osteotomy of the spine for correction of fixed flexion deformity. Arch. Surg. (Chicago) 76, 603 (1958). — Mau, H.: Die Wirbelversteifungsoperationen bei der Skoliose und ihre Problematik. Arch. orthop. Unfall-Chir. 51, 286 (1960). — Mau, H., u. W. G. Kramer: Grundlagen und Techniken der Skoliosenbehandlung in den U.S.A. Arch. orthop. Unfall-Chir. 49, 231 (1957). — Ménard, L.: Deux cases de paraplégie dans le scoliose. Rev. Orthop. 18, 759 (1931). — Moe, J. H.: Treatment of idiopathic scoliosis. J. Bone Jt. Surg. A 38, 947 (1956). — The management of idiopathic scoliosis. I. Clinical orthopaedics, vol 9, p. 169. Philadelphia: J. B. Lippincott Company 1957. — A critical analysis of methods of fusion for scoliosis. J. Bone Jt Surg. A 40, 529 (1958).

Nicod, L.: L'ostéosynthèse dorso-lumbaire chez les scoliotiques. Rev. Orthop. 39, 331 (1953).

Piskora, H.: Röntgenbeobachtungen an dem Skoliosenmaterial der Orthopädischen Universitätsklinik München-Harlaching. Med. Diss. München 1958. — Ponseti, I. V., and F. B. Friedman: Prognosis in idiopathic scoliosis. J. Bone Jt Surg. A 32, 381 (1950). — Changes in the scoliotic spine after fusion. J. Bone Jt Surg. A 32, 751 (1950). — Ponseti, I. V., and G. Stearns: Idiopathic scoliosis. J. Bone Jt Surg. A 36, 1096 (1954).

Queneau, P., et J. Dunoyer: Résultats des greffes des scolioses. Rev. Chir. orthop. 46, 576 (1960).

Research Comitee of the Amer. Academy of Orthop. Surg.: Endresult study of the treatment of idiopathic scoliosis. J. Bone Jt Surg. 23, 963 (1941). — Risser, J. C.: Important practical facts in the treatment of scoliosis. In: Amer. Acad. Orthop. Surg., Instructional Course Lectures. 5, 248 (1948). — Vertebral growth and spine fusion. J. Bone Jt Surg. A 38, 1386 (1956). — Clinical judgment of scoliosis. J. Bone Jt Surg. A 39, 224 (1957). — Das Wachstum der Wirbelsäule und seine Beeinflussung durch versteifende Operationen. Verh. dtsch. orthop. Ges. 45, 201 (1958). — Risser, J. C., and D. M. Norquist: Fellow up on scoliosis. J. Bone Jt Surg. A 39, 693 (1957). — A fellow-up study of the treatment of scoliosis. J. Bone Jt Surg. A 40, 555 (1958). — Roaf, R.: Wedge resection for scoliosis. J. Bone Jt Surg. B 37, 97 (1955). — Paralytic scoliosis. J. Bone Jt Surg B 38, 640 (1956). — The treatment of resistant scoliosis. Bull. Hosp. Jt Dis. (N.Y.) 19, 120 (1958). — Vertebral growth and its mechanical control. J. Bone Jt Surg. B 42, 40 (1960). — Roux, D.: Preliminary report of an endresult study of the treatment of idiopathic scoliosis by correction and fusion. Bull. Hosp. Spec. Surg. 1, 11 (1958).

Sauerbruch, F.: Überlegung zur operativen Behandlung schwerer Skoliosen. Langenbecks Arch. klin. Chir. 12, 118 (1921). — Schede, F.: Die Operation der Skoliosen. Z. orthop. Chir. 46, 79 (1925). — Zur Operation der Skoliose. Langenbecks Arch. klin. Chir. 172, 775 (1933). — Die Skoliose. Schweiz. med. Wschr. 84, 1012 (1954). — Schepelmann, E.: Skoliosenbehandlung. Arch. orthop. Unfall-Chir. 23, 373 (1925). — Scherb, R.: Operative Heilung von Skoliosen mit lumbosacralem Sitz ihrer Ursache. Verh. dtsch. orthop. Ges. 16, 468 (1920). — Redressement und Operation bei schweren Skoliosen. Verh. dtsch. orthop. Ges. 21, 224 (1926). — Schmidt, A. C.: Grundlegendes über die Skoliose und ihre Behandlung. Verh. dtsch. orthop. Ges. 41, 195 (1954). — Fundamental principles and treatment of scoliosis. J. Bone Jt Surg. A 38, 230 (1956). — Schüller, J.: Beitrag zur Klinik der Rückenmarkschädigungen bei Kyphoskoliosen. Münch. med. Wschr. 81, 1503 (1934). — Smith, A. de F.: Scoliosis. J. Bone Jt Surg. A 40, 505 (1958). — Smith, A. de F., F. L. Butte and A. B. Ferguson: Treatment of scoliosis by the wedging jackett and spine fusion. J. Bone Jt Surg. 20, 825 (1938). — Stapling of vertebral bodies in treatment of scoliosis. J. Bone Jt Surg. A 35, 102 (1953). — Smith-Petersen, M. N., C. B. Larson and O. E. Aufranc: Osteotomy of the spine for correction of flexion deformity in rheumatoid arthritis. J. Bone Jt Surg. 27, 1 (1945). — Stagnara, P.: Appareillage orthopédique pour les scolioses de croissance. Rev. Prat. (Paris) 2, 1207 (1952). — Stagnara, P., et J. Desbrosses: Scolioses essentielles pendant l'enfance et l'adolescence. Résultat des traitements orthopédiques et chirurgicaux. Rev. Chir. orthop. **46**, 552 (1960). — STAGNARA, P., et R. PERDRIOLE: Elongation vértebrale continue par plâtre a tendeurs. Rev. Chir. orthop. **44**, 57 (1958). — STAGNARA, P., et P. QUENEAU: Scolioses évolutives en période de croissance. Rev. Chir. orthop. **39**, 374 (1953). — STAGNARA, P., P. QUENEAU et J. ARCHIMBAUT: Examen radiologique des scolioses essentielles. J. Radiol. Électrol. **38**, 3 (1957). — STEINDLER, A.: Nature and cure of idiopathic scoliosis. In: Instruc. Course Lect. of the Amer. Acad. Orthop. Surg. **7**, 150 (1950). — STUART, F. W., and G. K. ROSE: Ankylosing spondylitis treated by osteotomy of the spine. Brit. med. J. **1950** I, 165. — STUART, F. W., and C. RUHLIN: The conservative compensation derotation treatment of scoliosis. J. Bone Jt Surg. **23**, 67 (1941).

TAVERNIER, L.: Traitement opératoire des scolioses. Presse méd. **40**, 1910 (1932). — TERZANI, A.: Paraplegia da compressione midollare in cifoscoliotico. Giorn. Clin. med. **13**, 1087 (1932). — THOMAS, A. H., E. SORREL et Y. SORREL-DEJERINE: La paraplegie scoliotique. Presse méd. **41**, 1542 (1933). TROJAN, R.: Eine neue Methode der Skoliosenbehandlung nach Dr. Robert Ducroquet, Paris. Z. Orthop. **83**, 641 (1952).

VALENTIN, B., u. W. PUTSCHAR: Zur Klinik und Pathologie der Kyphoskoliosen mit Rückenmarkschädigung. Z. orthop. Chir. **67**, 245 (1932).

WIBERG, G.: Ostéotomie cunéiforme dans la spondylarthrite ankylosante. Nord. Med. **48**, 1530 (1952). — WILES, P. A.: Resection of dorsal vertebrae in congenital scoliosis. J. Bone Jt Surg. A **33**, 151 (1951). — WILHELM, R.: Die Frühestbehandlung der Skoliose, eine dringliche Forderung. Z. Orthop. **86**, 221 (1955). — WITTEK, K.: Operative Behandlungsversuche der Skoliose. Verh. dtsch. orthop. Ges. **17**, 226 (1922). — WREDEN, L.: Zur Frage über die operative Behandlung schwerer Skoliosen. Vestn. Chir. **4**, 5 (1924).

Schultergelenk: Arthrotomie, Arthrodese, Arthroplastik

ABBOTT, L. C., J. B. SAUNDERS, H. HAGEY and E. W. JONES: Surgical approaches to the shoulder joint. J. Bone Jt Surg. A **31**, 235 (1949). — ALBEE, F. H.: Restauration shoulder function in loss of head or part of the humerus. Surgery **32**, 1 (1921). — Arthrodesis of the shoulder. J. Bone Jt Surg. **9**, 601 (1927). — ASPLUND, G.: Einige Gesichtspunkte über die Arthrodese des Schultergelenkes bei der Lähmung des Schulterkappenmuskels. Acta orthop. scand. **10**, 248 (1939).

BARON, A.: Eine neue Operationsmethode der Schultertuberkulose. Verh. dtsch. orthop. Ges. **17**, 259 (1922). — Zbl. Chir. **50**, 477 (1923). — BÖHLER, J.: Trattamento della paralisi del plesso superiore con l'artrodesi scapolo-omerale. Atti S. I. O. T. **37**, 321 (1952).

CUBBINS, W. R., J. J. CALLAHAN and C. S. SCUDERIN: The reduction of old or irreducible dislocation of the shoulder joint. Surg. Gynec. Obstet **58**, 129 (1934).

DEGA, W.: Extraartikuläre Schultergelenksarthrodese bei Tuberkulose des Gelenkes. Chir. Narz. Ruchu. (poln.) **1**, 151 (1929).

GILL, A. B.: A new operation for arthrodesis of the shoulder. J. Bone Jt Surg. **13**, 287 (1931). — GOCHT, H.: Zur Technik der Arthrodesenoperation an Schulter-, Hüft- und Kniegelenk. Verh. dtsch. orthop. Ges. **13**, 1 (1914). — GÖRRES, H.: Zur Technik der Schulterarthrodese. Arch. orthop. Unfall-Chir. **21**, 2 (1922).

HORVÀTH, B.: Über die Schulterarthrodese mit Rücksicht auf die Einstellung des Oberarmes. Z. orthop. Chir. **48**, 355 (1927).

JONES, W.: Extra-articular arthrodesis of the shoulder. J. Bone Jt Surg. **15**, 862 (1933).

LANCE, P. H.: Arthrodèse extra-articulaire de l'épaule pour tumeur blanche. Bull. Soc. nat. Chir. **55**, 1362 (1929). — LANGE, M.: Die Arthrodesen. Wien. med. Wschr. **105**, 256 (1955). — LANGENBECK, B.: Über vorderen Resektionsschnitt. Langenbecks Arch. klin. Chir. **16**, 340 (1874).

PAYR, E.: Über Schultergelenkseröffnung von vorn. Dtsch. Z. Chir. **139**, 1 (1916). — Gelenksteifen und Gelenkplastik. Berlin: Springer 1934. — PUTTI, V.: Artrodesi extraarticolare per tuberculosi delle ginocchio è della spalla. Chir. Organi Mov. **18**, 217 (1937).

SPITZY, H.: Arthrodesenoperationen. Verh. dtsch. orthop. Ges. **13**, 7 (1914). — Die krankhaften Veränderungen der oberen Extremität. Verh. dtsch. orthop. Ges. **25**, 76 (1930). — STEINDLER, A.: Die operative Behandlung der poliomyelitischen oberen Extremität. Verh. dtsch. orthop. Ges. **25**, 137 (1930). — Arthrodesis of the shoulder. Ann. Arbor: J. W. Edwards 1944.

THOMSEN, W.: Zur Technik der operativen Versteifung der Schulter nach Humeruskopfresektion. Chirurg **20**, 531 (1949).

VULPIUS, O.: Über die Arthrodese des paralytischen Schlottergelenkes der Schulter. Langenbecks Arch. klin. Chir. **69**, 116 (1902). — Die Arthrodese des Schultergelenkes. Verh. dtsch. orthop. Ges. **6**, 130 (1907).

WATSON-JONES, R.: Extra-articular arthrodesis of the shoulder. J. Bone Jt Surg. **15**, 862 (1933).

ZANOLI, R.: Artrodesi extra-articolare per tuberculosi della spalla con autotrapiano acromiale inferiore. Arch. Med. e Chir. **1**, 47 (1932). — L'artrodesi nella tuberculosi osteo-articolare. Atti 25. Congr. Ital. Ortop. 1933. — L'artrodesi della spalla con biforcazione dell'acromion. Clin. ortop. **1**, 461 (1949).

Angeborener Schulterblatthochstand

KÖNIG, F.: Operationsverfahren bei angeborenem Schulterblatthochstand. Zbl. Chir. **40**, 1186 (1913).

PUTTI, V.: Beitrag zur Ethymologie, Pathogenese und Therapie des angeborenen Schulterblatthochstandes. Fortschr. Röntgenstr. **12**, 328 (1908).

SCAGLIETTI, O.: Indirizzi odierni nel trattamento chirurgico della scapola alta congenita. Chir. Organi Mov. **21**, 287 (1935). — SPITZY, H.: Die krankhaften Veränderungen der oberen Extremität. Verh. dtsch.

orthop. Ges. **25**, 77 (1930). — Orthopädische Therapie im Kindesalter. Leipzig: F. C. W. Vogel 1930. — SPRENGEL, O.: Angeborene Verschiebung des Schulterblattes nach oben. Langenbecks Arch. klin. Chir. **42**, 545 (1891).

WITTEK, K.: Zit. in P. ERLACHER, Die Technik des orthopädischen Eingriffes. Wien: Springer 1928.

Verrenkungen der Clavicula

BANKART, A. S. B.: Recurrent sterno-clavicular subluxation. Brit. J. Surg. **26**, 320 (1938). — BÖHLER, L.: Behandlung der frischen Akromio-Klavikularluxation mit temporärer perkutaner Transfixation. Wien. med. Wschr. **100**, 264 (1950). — BOSWORTH, B. M.: An analysis of 28 cases of incapacitating shoulder lesions, radically explored and repaired. J. Bone Jt Surg. **22**, 369 (1940). — Acromio-clavicular separation. New method of repair. Surg. Gynec. Obstet. **73**, 866 (1941). — Acromio-clavicular dislocation. Ann. Surg. **127**, 98 (1948). — BUNNELL, S.: Fascial graft for dislocation of acromioclavicular joint. Surg. Gynec. Obstet. **46**, 536 (1928).

PHEMISTER, D. B.: Treatment of acromio-clavicular dislocation treated by open reduction and threaded wire fixation. J. Bone Jt Surg. **24**, 166 (1942).

USADEL, G.: Die Behandlung der Schulterverrenkung mit Kopfwärtsverlagerung des Schlüsselbeines. Ergebn. Chir. Orthop. **33**, 387 (1940).

WITT, A. N., u. H. COTTA: Clavicula und ihre Gelenke. Chir. Praxis **1**, 69 (1958).

Schulterverrenkung

ADAMS, J. C.: Recurrent dislocation of the shoulder. J. Bone Jt Surg. B **30**, 26 (1948). — ANSCHÜTZ, W.: Bericht über die Operationen bei gewohnheitsmäßiger Schulterverrenkung. Langenbecks Arch. klin. Chir. **186**, 569 (1936). — Chirurg **12**, 239 (1940).

BAEYER, H. v.: Beschreibung der Operationsmethode bei Legal. Verh. dtsch. orthop. Ges. **25**, 180 (1930). — BANKART, A. S. B.: Recurrent dislocation of the shoulder. Brit. med. J. **1923** II, 1132. — The pathology and treatment of recurrent dislocation of the shoulder-joint. Brit. J. Surg. **26**, 23 (1938). — BÖHMISCH: Disk.-Bemerkung. Über habituelle Schulterluxation. Ref. Münch. med. Wschr. **91**, 216 (1944). — BOICEV, B.: Metodo originale per il trattamento della lussazione recidivante della spalla. Minerva ortop. (Torino) **3**, 337 (1951). — BROCA, A., et H. HARTMANN: Contribution à l'étude de luxation de l'épaule. Bull. Soc. anat. Paris **65**, 312 (1890).

CLAIRMONT, P.: Über neue Operationsmethoden bei habitueller Schulterluxation. Wien. klin. Wschr. **30**, 1507 (1917). — Die Operationen der habituellen Schulterluxation nach Clairmont-Ehrlich. Chirurg **8**, 276 (1936). — CLAIRMONT, P., u. H. EHRLICH: Ein neues Operationsverfahren zur Behandlung der habituellen Schulterluxation mittels Muskelplastik. Langenbecks Arch. klin. Chir. **89**, 798 (1908).

EDEN, R.: Zur Operation der habituellen Schulterluxation, unter Mitteilung eines neuen Verfahrens bei Abriß am inneren Pfannenrand. Dtsch. Z. Chir. **114**, 268 (1918). — Zur operativen Behandlung der habituellen Schulterluxation. Zbl. Chir. **47**, 1002 (1920).

DU TOIT, G. T., and D. ROUX: Recurrent dislocation of the shoulder. A twenty-four year study of the Johannisburg steapling operation. J. Bone Jt Surg. A **38**, 1 (1956).

EYRE-BROOK, A. L.: Recurrent dislocation of the shoulder. J. Bone Jt Surg. B **30**, 39 (1948); **37**, 721 (1955). — Wiederherstellungschir. u. Traum. **4**, 1 (1957).

FINSTERER, H.: Die operative Behandlung der habituellen Schulterluxation. Dtsch. Z. Chir. **141**, 354 (1917).

GALLIE, W. E., and A. B. LE MESURIER: Recurring dislocation of the shoulder. J. Bone Jt Surg. B **30**, 9 (1948).

HEYMANOWITSCH, Z.: Ein Beitrag zur operativen Behandlung der habituellen Schulterluxation. Zbl. Chir. **54**, 648 (1927). — HOHMANN, G.: Grundsätzliches über die Operationsmethoden der habituellen Schultergelenksluxation. Z. Orthop. **76**, 113 (1946). — HYBINETTE, S.: De la transplantation d'un fragment osseux pour remédier aux luxations récidivantes de l'épaule: constatations et résultats opératoires. Acta chir. scand. **71**, 411 (1932).

KIRSCHNER, M.: Der gegenwärtige Stand und die nächsten Aussichten der autoplastischen Fascienübertragung. Beitr. klin. Chir. **86**, 5 (1913). — KLEINSCHMIDT, O.: Die chirurgische Behandlung der gewohnheitsmäßigen (habituellen) Schulterluxation. Ergebn. Chir. Orthop. **33**, 367 (1949). — KREUTER, E.: Habituelle Schulterluxation (Nicolasche Operation). Münch. med. Wschr. **79**, 207 (1932).

LANGE, M.: Die operative Behandlung der gewohnheitsmäßigen Verrenkung an Schulter, Knie und Fuß. Z. Orthop. **75**, 162 (1944). — Die habituelle Schulterluxation. Wiederherstellungschir. u. Traum. **4**, 32 (1957). — La lussazione abituale di spalla: sua causa, profilassi e trattamento. Minerva ortop. (Torino) **8**, 177 (1957). — Schulterluxation und habituelle Schulterluxation — ihre Beziehungen und Behandlung. 7. Kongr. Internat. Orthop. Chir. Traum., Rom, 1960. — LEGAL, W.: Ein Beitrag zur operativen Behandlung der habituellen Schulterluxation. Verh. dtsch. orthop. Ges. **25**, 179 (1930). — LÖFFLER, F.: Die Behandlung der habituellen Schulterluxation durch Bildung eines extraarticulären Hemmungsbandes. Zbl. Chir. **47**, 324 (1920). — Grundsätzliches zu meiner Operationsmethode der habituellen Schulterluxation. Zbl. Chir. **60**, 546 (1933). — LUCKEY, C. A.: Recurrent dislocation of the shoulder. Amer. J. Surg. **77**, 220 (1949).

MATOLAY, G. v.: Über die Operation der habituellen Schulterluxation mit freier Fascientransplantation. Zbl. Chir. **66**, 1178 (1939). — MATTI, H.: Zur operativen Behandlung der habituellen Luxation des Schultergelenkes. Zbl. Chir. **63**, 3011 (1936). — MAURER, G.: Die habituelle Schulterluxation. Münch. med. Wschr. **85**, 1578 (1938).

NICOLA, T.: Recurrent anterior dislocation of the shoulder. A new operation. J. Bone Jt Surg. **11**, 128 (1929). — Operation of relief of recurrent dislocation of the shoulder. Amer. J. Surg. **11**, 119 (1931). — NIESSEN, H.: Erfahrungen bei der Behandlung der habituellen Schulterluxation. Langenbecks Arch. klin. Chir. **183**, 140 (1935).

OSMOND-CLARKE, H.: Habitual dislocation of the shoulder. The Putti-Platt operation. J. Bone Jt Surg. B **30**, 19 (1948). — Recurrent dislocation of the shoulder. J. Bone Jt Surg. B **37**, 721 (1955).

PALMA, A. F. DE: Surgery of the shoulder. Philadelphia: J. B. Lippincott Company 1950. — Recurrent dislocation of the shoulder joint. Ann. Surg. **132**, 1052 (1950). — PALMER, L., and W. WIDÉN: The bone block method for recurrent dislocation of the shoulder joint. J. Bone Jt Surg. B **30**, 53 (1948).

RUPP, F.: Vereinfachtes Operationsverfahren bei habitueller Schulterluxation. Münch. med. Wschr. **82**, 729 (1935).

SCAGLIETTI, O., u. B. CALANDRIELLO: Über die habituelle Schulterverrenkung. Wiederherstellungschir. u. Traum. **4**, 6 (1957). — SELL, K.: Erfahrungen bei der Operation nach Rupp bei habitueller Schulterluxation. Verh. dtsch. orthop. Ges. **32**, 214 (1937). — STEINDLER, A.: The traumatic deformities and disabilities of the upper extremity. Springfield: Ch. C. Thomas 1946.

VALTANGOLI, B.: Sulla lussazione abituale di spalla. Chir. Organi Mov. **9**, 131 (1925). — VIEK, P., and B. T. BELL: The Bankart shoulder reconstruction. J. Bone Jt Surg. **51**, 236 (1959). — VIERNSTEIN, K.: Zur Behandlung der habituellen Schulterluxation. Verh. dtsch. orthop. Ges. **38**, 121 (1951).

WATSON-JONES, R.: Note on recurrent dislocation of the shoulder joint. J. Bone Jt Surg. B **30**, 49 (1948). — WITT, A. N.: Beitrag zur Behandlung der habituellen Schulterluxation. Chirurg **17/18**, 188 (1947). — WUSTMANN, P.: Über die Behandlung der habituellen Schulterverrenkung. Dtsch. Z. Chir. **199**, 402 (1926). — Die operative Behandlung der habituellen Schulterluxation nach Eden-Hybinette. Zbl. Chir. **68**, 1298 (1941).

Lähmungen im Bereich des Schultergürtels und des Oberarmes einschließlich der Plexusverletzungen

BARNES, R.: Tractions injuries of the brachial plexus in adults. J. Bone Jt Surg. **31**, 10 (1949). — BASTOS-ANSART, M. B.: Die Myoplastik bei der Paralyse des Deltoideus. Z. orthop. Chir. **48**, 57 (1927). — BISCHOFSBERGER, C.: Der plastische Ersatz des gelähmten Biceps. Arch. orthop. Unfall-Chir. **44**, 237 (1950). — BÖHLER, J.: Die Behandlung der oberen Plexusverletzung. Verh. dtsch. Ges. Chir. **70**, 646 (1953). — BORCHARDT, M.: Nervenverletzungen. In O. v. SCHJERNINGs Handbuch der ärztlichen Erfahrung des Weltkrieges, Bd. 2. Leipzig: Johann Ambrosius Barth 1922. — BROOKS, D. M., and H. J. SEDDON: Pectoral transplantation for paralysis of the flexors of the elbow. J. Bone Jt Surg. B **41**, 36 (1959). — BUMKE, O., u. O. FOERSTER: Handbuch der Neurologie, Erg.-Bd. II, Teil 1—4. Berlin: Springer 1928/29.

CLARK, J. M. P.: Reconstruction of biceps brachii by pectoral muscle transplantation. Brit. J. Surg. **34**, 180 (1936).

DECKER, K., u. O. WIEDENMANN: Das Myelogramm bei Ausrissen des Armplexus. Fortschr. Röntgenstr. **84**, 345 (1956).

EDEN, R.: Zur Behandlung der Trapeziuslähmung mittels Muskelplastik. Dtsch. Z. Chir. **183**, 387 (1924).

HASS, J.: Muskelplastik bei Serratuslähmung. Ersatz des gelähmten Muskels durch den M. teres major. Z. orthop. Chir. **55**, 617 (1931). — Operationen bei Schulterlähmungen. Wien. klin. Wschs. **40**, 765 (1936). — HILDEBRANDT, A.: Über eine neue Methode der Muskeltransplantation. Langenbecks Arch. klin. Chir. **78**, 75 (1906). — HOHMANN, G.: Ersatz des gelähmten Biceps brachii durch den Pectoralis major. Münch. med. Wschr. **65**, 1240 (1918).

JANTZEN, P. M.: Schema der Untersuchung der Plexus-brachialis-Verletzungen. Dtsch. med. Wschr. **86**, 1350 (1961).

LANGE, F.: Die Entbindungslähmung des Armes. Münch. med. Wschr. **45**, 1421 (1912). — Die epidemische Kinderlähmung. München: J. F. Lehmann 1930. — LANGE, M.: Die Behandlung der irreparablen Trapeziuslähmung. Langenbecks Arch. klin. Chir. **270**, 437 (1951). — Il trattamento operativo della paralisi irreparabile del m. trapezio. Atti S.I.O.T. **36** (1951). — Die operative Behandlung der irreparablen Trapeziuslähmung. Bull. Fac. Méd. Istanbul **22**, 137 (1959). — The treatment of the paralysis of the trapezius. Congr. Internat. Coll. Surg. 1958. — LUCKEY, C. A., and S. R. McPHERSON: Tendinous reconstruction of the hand following irreparables injuries to the peripheral nerves and brachial plexus. J. Bone Jt Surg. **29**, 580 (1947).

MAU, C.: Kombinierte Muskelplastik bei der Deltoideuslähmung. Verh. dtsch. orthop. Ges. **22**, 236 (1927). — MAYER, L.: Transplantation of the trapezius for paralysis of abductors of the arm. J. Bone Jt Surg. **7**, 80 (1929). — MAYER, L., and W. GREEN: Experiences of the Steindler flexorplasty of the elbow. J. Bone Jt Surg. A **36**, 775 (1954).

OBER, F. R.: An operation to relieve paralysis of the deltoid muscle. J. Amer. med. Ass. **99**, 2182 (1932).

RIEDEL, G.: Muskelverpflanzungen an der Schulter bei spinaler Kinderlähmung und Geburtslähmung. Verh. dtsch. orthop. Ges. **22**, 232 (1927). — Zur Frage der Muskeltransplantation bei Deltoideuslähmung. Ergebn. Chir. Orthop. **21**, 489 (1928).

SAMTER, O.: Operativ geheilte Serratuslähmung. Verh. dtsch. Ges. Chir. **36**, 148 (1907). — SCHMIEDEN, V.: Über die Fascienplastik bei der Lähmung des N. accessorius. Arch. orthop. Unfall-Chir. **28** (1930). — SCHULZE-BERGE, A.: Pfropfung des N. axillaris in den ulnaris und Ersatz der Heber des Oberarmes (Deltoideus und Coracobrachialis) durch den Latissimus dorsi. Zbl. Chir. **44**, 551 (1917). — SEDDON, J. J.: Transplantation of pectoralis-major for paralysis of the flexor of the elbow. Proc. roy. Soc. Med. **42**, 837 (1949). — SEGAL, A., H. J. SEDDON and D. M. BROOKS: Treatment of paralysis of the flexors of the elbow. J. Bone Jt Surg. B **41**, 44 (1949). — SPITZY, H.: Ziele der Nervenplastik. Verh. dtsch. orthop. Ges. **10**, 50 (1911). — Aussprache zu „Deltoideuslähmung, Muskelplastik". Verh. dtsch. orthop. Ges. **22**, 239 (1927). — STEINDLER, A.: Die poliomyelitischen Lähmungen der oberen Extremität. Verh. dtsch. orthop. Ges. **25**, 113 (1930). — Tendon transplantation in the upper extremity. Amer. J. Surg. **44**, 260 (1939). — Muscle and tendon transplantation at the elbow. Ann Arbor: J. W. Edwards 1944.

Epicondylitis humeri

HOHMANN, G.: Über den Tennisellenbogen. Verh. dtsch. orthop. Ges. **21**, 349 (1926).

JUNGMANN, E.: Behandlung der Epikondylitis humeri. Ergebn. Chir. Orthop. **16**, 155 (1923).

LAMBRECHT, W.: Wesen und Behandlung der Epikondylitis humeri. Chirurg **19**, 55 (1948).

MAU, C.: Behandlung der Epikondylitis humeri. Chirurg **3**, 5 (1931).

SCHNEIDER, A., u. V. CORRADINI: Aufbrauchsveränderungen in sehr beanspruchten Sehnen der oberen Extremität und ihre klinische Bedeutung. Z. Orthop. **84**, 278, 333 (1954).

Arthrotomie, Arthroplastik und Arthrodese des Ellenbogengelenkes

ALBEE, F. H.: Arthroplasty of the elbow. J. Bone Jt Surg. **15**, 979 (1933). — ALBERT, E.: Die Wiederherstellenden Operationen am Ellenbogengelenk. Z. Orthop. **78**, 339 (1949).

CAMPBELL, W. C.: Arthroplasty of the elbow. Ann. Surg. **76**, 615 (1922). — Fusion of joints in tuberculosis. Sth. Clin. N. Amer. **10**, 823 (1930). — Incision for exposure of the elbow joint. Amer. J. Surg. **15**, 56 (1932).

GORDER, G. W. VAN: Surgical approach in supracondylar "T" fractures of the humerus requiring open reduction. J. Bone Jt Surg. **22**, 278 (1940).

HALLOCK, H.: Fusion of the elbow joint for tuberculosis. J. Bone Jt Surg. **14**, 145 (1932).

KOCHER, T.: Chirurgische Operationslehre, 4. Aufl. Jena: Gustav Fischer 1902. — KÖNIG, F.: Erfolgreiche Gelenkplastik am Ellenbogengelenk durch Implantation einer Elfenbeinprothese. Münch. med. Wschr. **51**, 1136 (1913).

LANGE, F.: Über Ellenbogenarthroplastik. In Lehrbuch der Orthopädie, 3. Aufl., S. 341. Jena: Gustav Fischer 1928. — LANGE, M.: Arthrolyse und Arthroplastik. Verh. dtsch. orthop. Ges. **39**, 62 (1952). — Die Arthrodesen. Wien. med. Wschr. **105**, 256 (1955).

MOLESWORTH, W. H. L.: Operation for complete exposure of the elbow joint. Brit. J. Surg. **18**, 303 (1930).

PAYR, E.: Die Technik der Mobilisierung des ankylotischen Ellenbogengelenkes. Verh. dtsch. orthop. Ges. **9**, 354 (1910). — Gelenksteifen und Gelenkplastik. Berlin: Springer 1934.

WITTEK, A.: Über Arthrodesenoperationen. Verh. dtsch. orthop. Ges. **13**, 9 (1914).

Amputation und Nachamputationen am Arm, Muskelkanalisierung nach SAUERBRUCH und Krukenberg-Greifarmbildung

ALLDREDGE, M. D.: The cineplastic method in upper extremity amputations. J. Bone Jt Surg. A **30**, 359 (1948).

BAUER, K. H.: Zum Problem der Ohnhänderversorgung und zur Frage der operativen Behandlung insbesondere des Krukenberg-Armes. Verh. dtsch. orthop. Ges. **36**, 51 (1948). — BLOHMKE, F.: Die orthopädische Versorgung des Ohnhänders in der Kriegsopferversorgung. Verh. dtsch. orthop. Ges. **46**, 267 (1959). — Boos, O.: Die Versorgung von Ohnhändern. Stuttgart: Schattauer 1960.

DAUBENSPECK, K.: Eine Modifikation der Greifzangenbildung aus dem Unterarmstumpf. Z. orthop. Chir. **78**, 16 (1949).

EICKEN, G.: Sensibilitätsverhältnisse am Krukenberg-Greifarm. Chirurg **20**, 58 (1949).

HEPP, O.: Orthopädische Hilfsmittel und Kunstglieder. In Handbuch der gesamten Unfallheilkunde, Bd. 3. Stuttgart: Ferdinand Enke 1956. — Prothesenbau der oberen Extremitäten. In HOHMANN-HACKEN-BROCH-LINDEMANNs Handbuch der Orthopädie, Bd. 1. Stuttgart: Georg Thieme 1957. — Biologie des Amputationsstumpfes. Verh. dtsch. orthop. Ges. **47**, 391 (1959). — HORN, C. TEN: Weitere Beobachtungen an Sauerbruchschen Operationsstümpfen, über Muskelsensibilität und Muskeldissoziation. Dtsch. Z. Chir. **161**, 338 (1921); **169**, 175 (1922).

ISELIN, M.: Die Amputationen der oberen Extremitäten. Helv. med. Acta **6**, 711 (1940).

KESSLER, H. H.: Cineplasty. Springfield: Ch. C. Thomas 1947 u. S.I.C.O.T. Roma 1960. — KEYL, R.: Erfahrungen mit Krukenberg-Operationen und deren Nachbehandlung. Verh. dtsch. orthop. Ges. **36**, 65 (1948). — KREUZ, L.: Kriegsorthopädische Erfahrungen und Erfolge in der Verwundetenführung. Z. orthop. Chir. **72**, Beilageh. (1941). — KRUKENBERG, H.: Über die plastische Umwandlung von Armamputationsstümpfen. Stuttgart: Ferdinand Enke 1917. — Erfahrungen mit der Krukenberg-Hand. Langenbecks Arch. klin. Chir. **165**, 191 (1931).

LANGE, M.: Aussprache zu „Krukenberg-Operation". Verh. dtsch. orthop. Ges. **36**, 53 (1948).

SAUERBRUCH, F.: Die willkürlich bewegbare künstliche Hand. Berlin: Springer 1916. — SCHUCHARDT, K., u. R. BIMLER: Die Herstellung der Krukenberg-Greifzange mit Verwendung eines Rundstiellappens. Z. orthop. Chir. **77**, 279 (1948). — STOPE, H.: Ein Beitrag zur Muskelphysiologie des Krukenberg-Greifarmes. Verh. dtsch. orthop. Ges. **36**, 65 (1947).

VANGHETTI, G.: Plastica dei monconi e amputazioni transitrie. Arch. Ortop. (Milano) **17**, 305 (1900). — Note di plastica cinematica. Chir. Organi Mov. **2**, 1 (1918). — VERTH, M. ZUR: Absetzung und Kunstglied. Verh. dtsch. orthop. Ges. **18**, 216 (1923). — Die biologische Absetzung der menschlichen Gliedmaßen. Münch. med. Wschr. **82**, 525 (1935). — Die allgemeine Lehre von der Amputation. In KIRSCHNER-NORDMANN, Die Chirurgie. Berlin: Urban & Schwarzenberg 1944.

WATERMANN, H.: Orthopädische, chirurgische, technische Probleme in der Behandlung Gliedmaßenverletzter. Langenbecks Arch. klin. Chir. **200**, 37 (1941). — WITT, A. N.: Der Radiussporn bei Krukenberg-Greifarm. Zbl. Chir. **73**, 400 (1948). — Zur prothetischen Versorgung des Unterarmkurzstumpfes. Z. orthop. Chir. **78**, 363 (1949). — WITT, A. N., u. H. RETTIG: Amputationen an der oberen Gliedmaße. In HOHMANN-HACKENBROCH-LINDEMANNS Handbuch der Orthopädie, Bd. 3. Stuttgart: Georg Thieme 1959.

ZANOLI, R.: Krukenberg-Putti amputation-plasty. J. Bone Jt Surg. B **39**, 230 (1957).

Pronationskontraktur des Unterarms

BAEYER, H. V.: Orthopädische Behandlung der Spasmen nach Kopfschüssen. Münch. med. Wschr. **62**, Feldärztl. Beil. 4 (1915).

ERLACHER, P.: Die Technik des orthopädischen Eingriffes. Pronationskontraktur, S. 22. Wien: Springer 1928.

SILFVERSKIÖLD, N.: Stoffels operation å underarmen. Kirurg. sekt. förh. Hygiea (Stockh.) 1921. — Orthopädische Studie über die Hemiplegia spastica infantilis. Acta chir. scand. Suppl. **5** (1924). — STOFFEL, A.: Die Technik meiner Operation zur Beseitigung spastischer Lähmungen. Verh. dtsch. orthop. Ges. **11**, 1 (1912). — Die spastischen Lähmungen, Wesen, Behandlung und deren Ergebnis. Verh. dtsch. orthop. Ges. **26**, 171 (1931).

Ischämische Kontraktur

ABERLE, R. V.: Zur operativen Behandlung hochgradiger Handgelenkskontrakturen. Verh. dtsch. orthop. Ges. **5**, 193 (1906).

BUNNELL, S.: Ischemic contracture, local in the hand. J. Bone Jt Surg. A **35**, 88 (1952). — BUNNELL, S., E. W. DOHERTY and R. M. FRANKS: Ischemic contracture, local in the hand. Plast. reconstr. Surg. **3**, 424 (1948).

DECKER, K.: Nervenschädigung bei ischämischer Muskelkontraktur. Z. Orthop. **78**, 318 (1949).

FLEMING, C. W.: Case of impending Volkmann's ischemic contracture treated by incision of deep fascia. Lancet **1931I**, 293.

JANTZEN, P. M.: Die Grundprinzipien für die Behandlung der ischämischen Kontraktur. Verh. dtsch. orthop. Ges. **45**, 410 (1958).

MERLE D'AUBIGNÉ, R.: A propos du traitement des séquelles de la maladie de Volkmann. Bull. Mém. Acad. Chir. **81**, 521 (1955).

NIEDERECKER, K.: Die ischämische Kontraktur. Verh. dtsch. orthop. Ges. **45**, 396 (1958). — NIEDERECKER, K., u. J. SCHOCH: Die ischämische Kontraktur — Volkmannsches Syndrom — (Krankheitsbild — Ursache — Behandlung). Wiederherstellungschir. u. Traum. **6**, 87 (1961).

OTTOLENGHI, C. E.: Die ischämische Kontraktur nach suprakondylären Ellenbogenbrüchen bei Kindern. Vorbeugung und Behandlung. Wiederherstellungschir. u. Traum. **6**, 60 (1961).

SEDDON, H. J.: L'ischémie de Volkmann; une nouvelle étude de son traitement. Rev. Orthop. **46**, 149 (1960).

VOLKMANN, R. V.: Die ischämischen Muskellähmungen und Kontrakturen. Zbl. Chir. **8**, 801 (1881).

Angeborener Radius- und Ulnadefekt

ALBEE, F. H.: Formation of radius congenitally absent; condition seven years after implantation of bone graft. Ann. Surg. **87**, 105 (1928).

ENTIN, M. A.: Reconstruction of congenital abnormalities of the upper extremities. J. Bone Jt Surg. A **41**, 681 (1959).

GOCHT, H.: Ätiologie, Pathogenese und Therapie der Deformitäten im allgemeinen. In HOFFA, Orthopädische Chirurgie, 7. Aufl. 1925.

STRACKER, O.: Die Marknagelung in der Orthopädie. Z. orthop. Chir. **79**, 74 (1949).

Kahnbeinbrüche und Pseudarthrosen

BARNARD, L., and S. G. STUBBINS: Styloidectomy of the radius in the surgical treatment of nonunion of the carpal navicular. J. Bone Jt Surg. A **30**, 98 (1948). — BECK, A.: Die Behandlung der Pseudarthrose mit

Knochenbohrung. Zbl. Chir. **58**, 1141 (1931). — BÖHLER, L.: Konservative oder operative Therapie der Fraktur des Os naviculare carpi. Wien. med. Wschr. **85**, 1085 (1935). — BÖHLER, L., E. TROJAN u. H. JAHNA: Die Behandlungsergebnisse von 734 frischen einfachen Brüchen des Kahnbeinkörpers der Hand. Wiederherstellungschir. u. Traum. **2**, 86 (1954).

CONTZEN, H.: Die Navicularepseudarthrose und ihre Behandlung. Chirurg **28**, 315 (1957).

HERZOG, K. G.: Behandlungsergebnisse von Navicularefrakturen, -pseudarthrosen und -cysten. Zbl. Chir. **86**, 769 (1961).

JAHNA, H.: Behandlung und Behandlungsergebnisse von 734 frischen einfachen Brüchen des Kahnbeinkörpers der Hand. Wien. med. Wschr. **104**, 1023 (1954).

McLAUGHLIN, H. L.: Fracture of carpal scaphoid bone. J. Bone Jt Surg. A **36**, 665, 765 (1954). — MATTI, H.: Die Knochenbrüche und ihre Behandlung. Berlin: Springer 1931. — Über freie Transplantation von Knochenspongiosa. Langenbecks Arch. klin. Chir. **168**, 236 (1932).

ROSTOCK, P.: Die Navicular-Pseudarthrose. Arch. orthop. Unfall-Chir. **35**, 193 (1935). — RÜTHER, H.: Zur Behandlung der Pseudarthrosen am Kahnbein, Innenknöchel und Acromion. Z. orthop. Chir. **79**, 485 (1950). — RUSSE, O.: Behandlungsergebnisse der Spongiosaauffüllung bei Kahnbeinpseudarthrosen. Z. Orthop. **81**, 466 (1951).

SCAGLIETTI, O., u. F. PERAZZINI: Die Kahnbeinpseudarthrosen. Wiederherstellungschir. u. Traum. **2**, 112 (1954). — SCHNECK, F.: Die Handwurzelbrüche. Ergebn. Chir. Orthop. **23**, 2 (1930). — SMITH, L., and B. FRIEDMAN: Treatment of ununited fracture of the carpal naviculare by styloidectomy of the radius. J. Bone Jt Surg. A **38**, 368 (1956).

TROJAN, E., et G. DE MORGUES: Fractures et pseudarthroses du scaphoïde carpien. Étude thérapeutique Rev. Orthop. **45**, 614 (1959).

Arthrodese des Handgelenkes und der Fingergelenke

ALBEE, F. H.: Bone graft surgery. Philadelphia: W. B. Saunders Company 1915.

DUMAI, F.: Über eine Möglichkeit der Handgelenksarthrodese mit Hilfe eines neuen Kompressionsapparates. Z. Orthop. **91**, 44 (1959).

LORENZ, A.: Beitrag zur orthopädischen Chirurgie der Hand. Wien. med. Wschr. **61**, 32 (1911).

SPITZY, H.: Technik der Arthrodese des Handgelenkes. Verh. dtsch. orthop. Ges. **13**, 7 (1914). — Die krankhaften Veränderungen der oberen Extremität. Verh. dtsch. orthop. Ges. **25**, 76 (1930). — STEINDLER, A.: Orthopedic operations on the hand. J. Amer. med. Ass. **71**, 1288 (1918).

WITTEK, A.: Aussprache zu „Arthrodese". Verh. dtsch. orthop. Ges. **13**, 9 (1914).

Sehnenverletzungen an Hand und Fingern und Ersatzoperationen bei Handlähmungen

ALVIK, I.: Carpo-metacarpalarthrodesis for opponens paralysis. Acta orthop. scand. **18**, 431 (1949).

BASTOS-ANSART, M. B.: Zur Behandlung der Radialislähmung mit Sehnenverpflanzung. Z. orthop. Chir. **47**, 56 (1926). — BAUER, K. H.: Wesentliche Vereinfachung der Perthes-Plastik bei Radialislähmung. Chirurg **17/18**, 1 (1946). — Weitere Vereinfachung der Perthes-Plastik bei Radialislähmung. Chirurg **17/18**, 501 (1947). — BÖHLER, J.: Primäre oder sekundäre Plastik bei Beugesehnendurchtrennungen der Finger. Chirurg **23**, 567 (1952). — Behandlung der Strecksehnenausrisse der Fingerendglieder mit perkutanen Bohrdrähten. Mschr. Unfallheilk. **56**, 216 (1953). — Versorgung frischer Handverletzungen. Bruns' Beitr. klin. Chir. **192**, 257 (1956). — BÖHLER, J., u. R. STRELI: Freie Sehnentransplantation. Wien. med. Wschr. **108**, 537 (1958). — BOYES, J. H.: Flexor-tendon grafts in the fingers and thumb. J. Bone Jt Surg. A **32**, 489 (1950). — Evaluation of results of digital flexor tendon grafts. Amer. J. Surg. **89**, 1116 (1955). — BROOKS, D. M.: Intermetacarpal bone graft for thenar paralysis. J. Bone Jt Surg. B **31**, 511 (1949). — BUNNELL, ST.: Surgery of the nerves of the hand. Surg. Gynec. Obstet. **44**, 145 (1927). — Surgery of the intrinsic muscles of the hand other than those producing opposition of the thumb. J. Bone Jt Surg. **24**, 1 (1942). — Reconstruction operation for ulnar paralysis when the nerve is irreparable. Wiederherstellungschir. u. Traum. **1**, 193 (1953). — Gig pull-out suture of tendons. J. Bone Jt Surg. A **36**, 850 (1954).

CODIVILLA, A.: Sul trapianti tendinei nella pratica ortopedica. Arch. Ortop. **16**, 225 (1889).

DUBS, H.: Funktionelle Prognose der Sehnennaht. Korresp.-Bl. schweiz. Ärz. **5**, 51 (1919).

FOERSTER, O.: Beiträge zum Werte fixierender Operationen bei Nervenkrankheiten. Acta chir. scand. **67**, 251 (1930). — FOWLER, S. B.: The management of tendon injuries. J. Bone Jt Surg. A **41**, 579 (1959). — FRANKE, F.: Über die operative Behandlung der Radialislähmung nebst Bemerkungen über die Sehnenverpflanzung bei spastischen Lähmungen. Verh. dtsch. Ges. Chir. **1898I**, 152; **1898II**, 478.

GAUGELE, K.: Zur Perthesschen Sehnenverpflanzung bei Radialislähmung. Dtsch. med. Wschr. **44**, 1306 (1919); **45**, 574 (1920). — GEORG, H.: Indikation und Technik der Behandlung der schweren Verletzungen der Hand und der Finger. Langenbecks Arch. klin. Chir. **287**, 508 (1957).

HAINZL, H.: Chirurgie der Hand- und Armverletzungen. Berlin: VEB Volk u. Gesundheit 1957. — HENDRY, A. M.: The treatment of residual paralysis after brachial plexus injuries. J. Bone Jt Surg. B **31**, 42 (1949). — HOHMANN, G.: Die Indikation der Sehnenverpflanzung und ihre Anwendung bei Schußlähmungen peripherer Nerven. Münch. med. Wschr. **51**, 1349 (1918). — Zur Sehnenverpflanzung bei Radialislähmung. Zbl. Chir.

46, 147 (1919). — Zur Behandlung der Spätschädigungen des N. ulnaris. Münch. med. Wschr. 68, 546 (1921). — HUBER, E.: Hilfsoperationen bei Medianuslähmung. Dtsch. Z. Chir. 162, 271 (1920).

ISELIN, M.: Der gegenwärtige Stand des Problems der Behandlung der Verletzungen der Beugesehnen. Langenbecks Arch. klin. Chir. 287, 533 (1957). — Die Durchtrennung der Beugesehnen im Canalis digitalis. Verh. dtsch. orthop. Ges. 48, 57 (1961). — ISELIN, M., and J. BASSOT: The problem of the reparation of tendons. J. int. Coll. Surg. 31, 347 (1959). — ISELIN, M., et G. LAFAURY: Pathologie du tendon fléchisseur sectionné chez l'homme. Mém. Acad. Chir. 76, 789 (1950).

JAMES, J. I. P.: Flexor tendon surgery of the wrist and hand. Wiederherstellungschir. u. Traum. 2, 55 (1954). — The use of cortisone in tenolysis. J. Bone Jt Surg. B 41, 209 (1959). — Le traitement précoce des blessures de la main. Rev. Chir. orthop. 46, 139 (1960).

KRÖMER, K.: Die verletzte Hand. Wien: Wilhelm Maudrich 1945.

LANGE, M.: Die Orthopädie des Jahres 1931. Münch. med. Wschr. 79, 1425 (1932). — Sehnenverpflanzung und Arthrodese. Verh. dtsch. orthop. Ges. 30, 100 (1935). — Die Behandlung der irreparablen peripheren Nervenverletzungen. Wiederherstellungschir. u. Traum. 1, 240 (1953). — Kritische Stellungnahme zur Behandlung der Beugesehnenverletzungen an den Fingern. Wiederherstellungschir. u. Traum. 2, 73 (1954). — Die menschliche Hand. Stuttgart: Ferdinand Enke 1956. — LEXER, E.: Über Ulnarisoperation. In: Wiederherstellungschirurgie, 2. Aufl. Leipzig: Johann Ambrosius Barth 1931. — LINDEMANN, K.: Über die gekreuzte Muskelplastik bei Radialislähmung. Z. orthop. Chir. 76, 79 (1947). — LITTLER, J. W.: Tendon transfer and arthrodesis in combined median and ulnar nerve paralyses. J. Bone Jt Surg. A 31, 225 (1949). — Median and ulnar nerve injuries. Wiederherstellungschir. u. Traum. 1, 227 (1953).

MARQUARDT, W.: Aussprache zu ,,Ersatzoperationen bei Ulnarislähmung". Verh. dtsch. orthop. Ges. 36, 174 (1947). — MAYR, H.: Spätergebnisse von Sehnen- und Muskeltransplantationen bei irreparablen peripheren Nervenlähmungen. Verh. dtsch. orthop. Ges. 48, 107 (1961). — MERLE D'AUBIGNÉ, R.: Traitement palliatif des paralysies traumatiques. J. Prat. (Paris) 62, 25 (1948). — Transplantation tendineuse dans les paralysies radiales. Wiederherstellungschir. u. Traum. 1, 207 (1953). — Greffes tendineuses. Ann. Chir. Gynaec. Fenn. 12, 53 (1958). — MOBERG, E.: Behandlung frischer und veralteter Beugesehnenverletzungen. Wiederherstellungschir. u. Traum. 2, 1 (1954). — MÜLLER, O.: Klinische Beobachtungen an Sehnennähten. Bruns' Beitr. klin. Chir. 128, 754 (1923). — MURPHY, J. B.: Infantile palsy of flexors of hand and fingers—tenoplasty. Surg. Clin. 4, 693 (1915).

NUSSBAUM, G.: Sehnenplastik bei Ulnarislähmung. Zbl. Chir. 46, 49 (1916).

PERTHES, O.: Supravaginale Sehnentransplantation bei irreparabler Radialislähmung. Zbl. Chir. 44, 717 (1917). — Über Sehnenoperationen bei irreparabler Radialislähmung. Beitr. klin. Chir. 113, 289 (1918). — PULVERTAFT, G.: Reparative surgery of flexor tendon injuries in hand. J. Bone Jt Surg. B 36, 689 (1954). — Surgery of hand. J. Bone Jt Surg. B 38, 588 (1956). — Tendon grafts for flexor tendon injuries in finger and thumb. J. Bone Jt Surg. B 38, 175 (1956). — Symposium in hand surgery. J. Bone Jt Surg. B 42, 646 (1960). — The treatment of profundus division by free tendon graft. J. Bone Jt Surg. B 42, 1363 (1960).

RANK, B. K., and A. R. WAKEFIELD: Surgery of repair as applied to hand injuries. London: Livingstone 1960.

SALOMON, A.: Zur Prognose und Heilung der Sehnennaht. Zbl. Chir. 49, 74 (1922). — SCHINK, W.: Handchirurgischer Ratgeber. Berlin-Göttingen-Heidelberg: Springer 1960. — SPITZY, H.: Zur Radialislähmung. Wien. klin. Wschr. 28, 49 (1915). — STEINDLER, A.: Reconstructive surgery of the upper extremity. New York: Appleton & Co. 1923. — Flexor plasty of the thumb in tenar palsy. Surg. Gynec. Obstet 50, 1005 (1930). — Tendon transplantation in the upper extremity. Amer. J. Surg. 44, 260 (1939). — The traumatic deformities and disabilities of the upper extremity. Springfield: Ch. C. Thomas 1946. — Die Behandlung der poliomyelitischen Lähmung des Daumens. Wiederherstellungschir. u. Traum. 1, 201 (1953). — STREHLI, R.: Die Ergebnisse der freien Plastik der Beugesehnen. Langenbecks Arch. klin. Chir. 289, 729 (1956). — Komplikationen und Fehler der Osteosynthese im Bereich der Hand. Verh. dtsch. orthop. Ges. 46, 477 (1959). — SUDECK, P. H. M.: Die Sehnentransplantation bei Radialislähmung. Dtsch. med. Wschr. 44, 1009 (1919).

TUBIANA, R.: Greffes des tendons fléchisseurs des doigts et du pouce. Rev. Chir. orthop. 46, 191 (1960).

WEIL, S.: Operative Behandlung der sog. Opponenslähmung. Klin. Wschr. 5, 650 (1926). — WITT, A. N.: Die Medianus-Ersatzoperation. Med. Klin. 42, 724 (1947). Die Ersatzoperationen bei irreparablen Lähmungen nach Nervenverletzungen einschließlich der Unfallverletzungen, ihr Anwendungsgebiet und ihre Aussichten. Verh. dtsch. orthop. Ges. 36, 141 (1948). — Der funktionelle Ersatz bei der irreparablen Radialislähmung. Chirurg 19, 167 (1948). — Die Ulnaris-Ersatzoperation. Med. Klin. 44, 241 (1949). — Sehnenverletzungen und Sehnenmuskeltransplantationen. München: J. F. Bergmann 1953. — Orthopädische Chirurgie der Hand. Medizinische 1957, 819. — Zum Strecksehnenabriß. Verh. dtsch. orthop. Ges. 48, 105 (1961).

Dupuytrensche Kontraktur

COENEN, H.: Dupuytrensche Fingerkontraktur. Ergebn. Chir. Orthop. 10, 1170 (1918).

DUPUYTREN, N.: Rétraction permanente des doigts. Gaz. méd. Paris 3, 41 (1832).

JAMES, J. I. P.: Dupuytren's contracture. J. Bone Jt Surg. B 35, 488 (1953). — JANSSEN, P.: Zur Lehre von der Dupuytrenschen Fingercontraktur, mit besonderer Berücksichtigung der operativen Beseitigung und der pathologischen Anatomie des Leidens. Langenbecks Arch. klin. Chir. 67, 761 (1902).

LARSEN, R. D., and J. L. POSCH: Dupuytren's contracture. J. Bone Jt Surg. A **40**, 773 (1958). — LEXER, E.: Die Dupuytrensche Fingerkontraktur. In: Wiederherstellungschirurgie, Bd. 2. Leipzig: Johann Ambrosius Barth 1931.

McINDOE: Zit. bei M. WENZEL.

SEEMEN, H. v.: Zur Operation der Palmarkontraktur. Dtsch. Z. Chir. **246**, 693 (1936). — SKOOG, T.: Dupuytren's contraction. Acta chir. scand. **96**, Suppl. **139** (1948).

WENZEL, M.: Ergebnisse der kompletten Palmaraponeurosenexstirpation bei Dupuytrenscher Kontraktur. Wien. klin. Wschr. **62**, 352 (1950).

Daumen- und Fingerverlust

DEHNE, E.: Operativer Ersatz des Daumens. Chirurg **26**, 566 (1952).

GABRIEL, E.: Der Daumenersatz aus dem Zeigefinger. Münch. med. Wschr. **83**, 1391 (1936).

HILGENFELDT, O.: Operativer Daumenersatz und Beseitigung von Greifstörungen bei Fingerverlusten. Stuttgart: Ferdinand Enke 1950. — HOHMANN, G.: Operative Verbesserung der Gebrauchsfähigkeit der Stümpfe. Z. orthop. Chir. **37**, 411 (1917).

KLAPP, R.: Über einige kleine plastische Operationen an Finger und Hand. Dtsch. Z. Chir. **118**, 479 (1912). — Zur Behandlung schwerer Kriegsverletzungen der Hand. Münch. med. Wschr. **53**, 62 (1916). — KÖNIG, F.: Daumenplastik. Münch. med. Wschr. **81**, 74 (1934). — KREUZ, L.: Spalthandbildung, Methode nach L. Kreuz. Z. orthop. Chir. **73**, 1170 (1944).

MARCER, E.: Pollicizazione dell'indice e del secondo metacarpo. Minerva ortop. (Torino) **2**, 42 (1951).

NICOLADONI, C.: Daumenplastik und organischer Ersatz der Fingerspitze. Langenbecks Arch. klin. Chir. **61**, 606 (1896). — Weitere Erfahrungen über Daumenplastik. Langenbecks Arch. klin. Chir. **69**, 695 (1902).

PERTHES, G.: Über plastischen Daumenersatz, insbesondere bei Verlust des ganzen Daumenstrahles. Arch. orthop. Unfall-Chir. **19**, 199 (1921).

SCHINK, W.: Ein Beitrag zum operativen Daumenersatz. Chirurg **28**, 371 (1957). — SPITZY, H.: Daumenersatz. Wien. klin. Wschr. **30**, 1502 (1917). — Hand- und Fingerplastiken. Verh. dtsch. orthop. Ges. **14**, 120 (1918). — STEINDLER, A.: Problems of reconstruction of the hand. Surg. Gynec. Obstet. **35**, 317 (1918).

Sonstige Operationen an der oberen Extremität

BÖHLER, L.: Behandlung frischer und veralteter Mondbeinverrenkungen. Zbl. Chir. **56**, 646 (1929). — BUNNELL, ST., and D. H. LOT: Control of forearm rotation by a Kirschner wire. J. Bone Jt Surg. A **30**, 992 (1948).

CELLARIUS, T.: Die Abduktionskontraktur im Schultergelenk. Chirurg **19**, 221 (1948).

ERLER, F.: Zur Behandlung von Kuppensubstanzverlusten an den Fingerendgliedern. Zbl. Chir. **70**, 40 (1943). — EVANS, E. M.: Rotational deformity in fractures of both bones of the forearm. J. Bone Jt Surg. **27**, 393 (1945).

HOHMANN, G.: Hand- und Fingerstreckkontrakturen durch Verbrennungen. Chirurg **13**, 289 (1942).

KRAUSE, F.: Über Fingerplastiken. Wien. klin. Wschr. **19**, 1527 (1906).

LANGE, F.: Die Entbindungslähmung des Armes. Münch. med. Wschr. **45**, 1421 (1912). — LANGE, M.: Die Behandlung von Finger- und Handversteifungen mit und ohne Muskellähmung. Münch. med. Wschr. **81**, 894 (1934). — LEZIUS, A.: Die stabile osteoplastische Überbrückung von Vorderarmknochendefekten. Chirurg **17/18**, 208 (1946/47).

MADELUNG, O. W.: Die spontane Subluxation der Hand nach vorne. Verh. dtsch. Ges. Chir. **7**, 259 (1879). — MARCER, E.: Chirurgia riparatrice della mano, 33. Ital. Ortop.-Congr., Bologna, 1948. — McKEEVER, F. N., and R. M. BUCK: Fracture of the olecranon process of the ulna, treatment by excision of fragment and repair of triceps tendon. J. Amer. med. Ass. **135**, 1 (1947). — MÜLLER, W.: Erfahrungen bei der Luxation des Radiusköpfchens. Zbl. Chir. **70**, 1939 (1943).

PLATT, H.: Rupture of biceps tendon. Brit. med. J. **1931**, 41.

SCHRADER, E.: Der Abriß des oberen und unteren Sehnenansatzes des M. biceps. Münch. med. Wschr. **87**, 555 (1940).

THOMSEN, W.: Operative Versorgung des Bicepssehnenabrisses an der Tuberositas radii. Zbl. Chir. **65** (1938).

VERTH, M. ZUR: Behandlung der Finger- und Handverletzungen. Hefte Unfallheilk. **6** (1931).

WILSON, P. D.: Capsulectomie for the relief of flexion contractures of the elbow following fracture. J. Bone Jt Surg. **26**, 71 (1944). — WITT, A. N.: Handverstümmelungen. Verh. dtsch. orthop. Ges. **37**, 327 (1949).

Arthrotomie des Hüftgelenkes

CHAPCHAL, G.: Ein neuer Zugang zum Hüftgelenk bei Arthroplastik. Verh. dtsch. orthop. Ges. **41**, 247 (1954).

GIBSON, A.: Posterior exposure of the hip joint. J. Bone Jt Surg. B **32**, 183 (1950).

KOCHER, T.: Chirurgische Operationslehre, 4. Aufl. Jena: Gustav Fischer 1902. — KÖNIG, F.: Lehrbuch der speziellen Chirurgie, 7. Aufl. Berlin: August Hirschwald 1900.

Lexer, E.: Über Hüftgelenkeröffnung, Bogenschnitt. In: Wiederherstellungschirurgie, 2. Auf., Bd. 2. Leipzig: Johann Ambrosius Barth 1931. — Luck, J. V.: A transverse anterior approach to the hip. J. Bone Jt Surg. A **37**, 534 (1955).

Payr, E.: Gelenksteifen und Gelenkplastik. Berlin: Springer 1943. — Putti, V.: Die Anatomie der angeborenen Hüftverrenkung. Stuttgart: Ferdinand Enke 1937.

Smith-Petersen, M. N.: A new supra-articular subperiostal approach to the hip joint. Amer. J. orthop. Surg. **15**, 592 (1917). — Approach to and exposure of the hip joint for mould arthroplasty. J. Bone Jt Surg. A **31**, 40 (1949).

Blutige Einrenkung der angeborenen Hüftverrenkung

Brackett, E. G.: Choice of procedur in reconstruction operations of the hip. Amer. J. Surg. **31**, 216 (1927). — Bradford, E. H.: The treatment of congenital subluxation of the hip joint. J. Bone Jt Surg. **5**, 76 (1923).

Camera, U.: Mon traitement de la luxation unilatérale irréductible de la hanche. Rev. méd. franç. **12**, 541 (1931). — Codivilla, A.: Über die operative Behandlung der angeborenen Hüftverrenkung. Z. orthop. Chir. **9**, 123 (1901).

Deutschländer, C.: Erfahrungen über die Radikaloperation nach irreponibler Hüftverrenkung. Verh. dtsch. orthop. Ges. **19**, 172 (1924). — Repositions- und Retentionshindernisse der unblutigen Hüfteinrenkung auf Grund autoptischer Befunde bei Operationen. Verh. dtsch. orthop. Ges. **24**, 227 (1929). — Erfahrungen über die Radikaloperation der angeborenen Hüftverrenkung bei Erwachsenen. Dtsch. Z. Chir. **232**, 52 (1931).

Gocht, H.: Blutige Hüfteinrenkung nach Hoffa. Verh. dtsch. orthop. Ges. **9**, 316 (1910). — Groves, E. W. H.: The treatment of congenital dislocation of the hip-joint with special reference to open reduction. In: The Robert Jones birthday volume. London: H. Milford, Oxford University Press 1954.

Hass, J.: Congenital dislocation of the hip. Springfield: Ch. C. Thomas 1951. — Hepp, O.: Die blutige Behandlung der angeborenen Hüftverrenkung. Verh. dtsch. orthop. Ges. **37**, 171 (1949). — Hoffa, A.: Die Endresultate der Operationen der angeborenen Hüftverrenkungen. Verh. dtsch. orthop. Ges. **24**, 706 (1895).

Kirmisson, E.: Luxation congénitale de la hanche; opération de Hoffa. Bull. Soc. nat. Chir. Paris **19**, 49 (1893). — Traitement des luxations congénitales de la hanche. Bull. Soc. nat. Chir. **25**, 201 (1899).

Lange, F.: Die Stellung des Oberschenkels im Verband nach der Reposition der angeborenen Hüftverrenkung. Z. orthop. Chir. **25**, 12 (1910). — Leveuf, J.: Étude des résultats éloignés de la réduction sanglante des luxations congénitales de la hanche. J. Chir. (Paris) **57**, 117 (1941). — Results of open reduction of "true" congenital luxation of the hip. J. Bone Jt Surg. A **30**, 875 (1948). — Leveuf, J., et P. Bertrand: Luxations et subluxations congénitales de la hanche. Paris: C. Doin & Cie. 1946. — Löffler, F.: Ist die Behandlung der nichteinrenkbaren angeborenen Hüftluxationen als gelöst zu betrachten? Verh. dtsch. orthop. Ges. **29**, 338 (1934). — Lorenz, A.: Die sog. angeborene Hüftverrenkung, ihre Pathologie und Therapie. Stuttgart: Ferdinand Enke 1920. — Ludloff, K.: Zur blutigen Einrenkung der angeborenen Hüftluxation. Z. orthop. Chir. **22**, 134 (1908).

Ombrédanne, L.: Sur les butées ostéoplastiques de la hanche. Bull. Soc. Chir. Paris **53**, 728 (1927). — Ortolani, M.: La lussazione congenita dell'anca. Bologna: F. Capelli 1948.

Paci, A.: Nuovo contributo alla patologia della lussazione iliaca del femore. Arch. Atti Soc. ital. Chir. **3**, 444 (1887). — Pitzen, P.: Beiträge zur Pathologie und Therapie veralteter angeborener Hüftverrenkungen. Verh. dtsch. orthop. Ges. **19**, 202 (1924). — Die Einrenkung schwerer Hüftgelenksverrenkungen mit einem besonderen Extensionsverfahren. Verh. dtsch. orthop. Ges. **23**, 208 (1927). — Platt, H.: Congenital dislocation of the hip: the role of open reduction. In: Modern trends in orthopaedics, 2. Ser. London: Butterworth & Co. 1956. — Putti, V.: Early treatment of congenital dislocation of the hip. J. Bone Jt Surg. **11**, 798 (1929); **15**, 16 (1933). — Risultati della cura incruenta della lussazione congenita dell'anca. Chir. Organic Mov. **20**, 93 (1943). — Die Anatomie der angeborenen Hüftverrenkung. Stuttgart: Ferdinand Enke 1937. — Putti, V., e R. Zanoli: Tecnica dell'artrotomia per la riduzione della lussazione congenita dell'anca. Chir. Organi Mov. **16**, 1 (1931).

Scaglietti, O.: Studio clinico-statistico sui casi di lussazione dell'anca osservati all'Istituto ortopedico Rizzoli dal 1899 al 1931. Chir. Organi Mov. **17**, 25 (1932). — Die Technik der blutigen Behandlung der angeborenen Hüftgelenksverrenkung. Z. orthop. Chir. **71**, 3 (1940). — Dtsch med. J. **5**, 427 (1954). — Scaglietti, O., e B. Calandriello: La riduzione cruenta della lussazione congenita dell'anca. Arch. Putti Chir. Organi Mov. **14**, 16 (1961). — Schede, F.: Die Ergebnisse unserer Behandlung der angeborenen Hüftverrenkung. Münch. med. Wschr. **88**, 639 (1941). — Schede, M.: Über die blutige Reposition veralteter Luxationen. Langenbecks Arch. klin. Chir. **43**, 351 (1892).

Zahradnićek, J.: Beitrag zur Reposition der hohen angeborenen Hüftverrenkung. Langenbecks Arch. klin. Chir. **180**, 353 (1934).

Pfannendachplastik

Albee, F. H.: The bone graft wedge. Its use in the treatment of relapsing, acquired and congenital dislocation of the hip. N.Y. med. J. **52**, 433 (1915). — Injuries and diseases of the hip. New York: P. B. Hoeber 1937.

Bergmann, G. A.: Problem der Pfannendachplastik. Z. Orthop. **77**, 193 (1948). — Zur Technik der subkutanen Spanimplantation. Verh. dtsch. orthop. Ges. **37**, 262 (1950). — Bösch, J.: Spätergebnisse der Pfannendachplastik. Arch. orthop. Unfall-Chir. **50**, 1 (1948). — Bosworth, D. M., J. W. Fielding, T. Ishizuka and R. Ege: Hip-shelf-operation in adults. J. Bone Jt Surg. A **43**, 93 (1961).

Crego jr., C. H., and J. R. Schwartzmann: Follow up study of the early treatment of congenital dislocation of the hip. J. Bone Jt Surg. A **30**, 458 (1948).

Dickson, F. D.: The shelf operation in the treatment of congenital dislocation of the hip. Surg. Gynec. Obstet. **55**, 51 (1922). — J. Bone Jt Surg. **17**, 43 (1935).

Faber, A.: Untersuchungen über die Ätiologie und Pathogenese der angeborenen Hüftverrenkung. Leipzig: Georg Thieme 1938. — Fairbank, H. A. T.: Congenital dislocation of the hip. Brit. J. Surg. **17**, 294 (1930).

Gill, A. B.: The operative treatment of old congenital dislocation of the hip. The shelf operation. J. Bone Jt Surg. **6**, 271 (1924). — Plastic construction of an acetabulum in congenital dislocation of the hip. The shelf operation. J. Bone Jt Surg. **17**, 48 (1935). — The end results of early treatment of congenital dislocation of the hip. J. Bone Jt Surg. A **30**, 442, 526 (1948). — Güntz, E.: Bemerkungen über die Entwicklung des Hüftkopfes anhand eines Luxationspräparates und sich daraus ergebende Gesichtspunkte für die Frühpfannendachplastik. Verh. dtsch. orthop. Ges. **37**, 252 (1950).

Hackenbroch, M.: Zur Pfannendachplastik. Verh. dtsch. orthop. Ges. **29**, 337 (1935). — Kritisches zur Pfannendachplastik. Arch. orthop. Unfall-Chir. **37**, 1 (1936). — Über Pfannendachplastik am Hüftgelenk. Verh. dtsch. orthop. Ges. **37**, 222 (1949). — Hauberg, G.: Die angeborene Hüftverrenkung und ihre Behandlung. Heidelberg u. Frankfurt: Dr. A. Hüthig 1958.

Jones, E. R.: The operative treatment of irreducible paralytic dislocation of the hip joint. J. orthop. Surg. **2**, 183 (1920).

König, F.: Osteoplastische Behandlung der congenitalen Hüftgelenksluxation. Verh. dtsch. Ges. Chir. **20**, 75 (1891). — Bildung einer knöchernen Hemmung für den Gelenkkopf bei congenitaler Luxation. Zbl. Chir. **17**, 146 (1891).

Lange, M.: Die Pfannendachplastik für die Behandlung der angeborenen und erworbenen Hüftverrenkung. Münch. med. Wschr. **85**, 1823 (1938). — Lange, P. M.: Constitution d'une lutée ostéoplastique dans les luxations et subluxations de la hanche. Presse méd. **33**, 945 (1925). — Trente-trois operations ostéoplastiques pour subluxations et luxations congénitales de la hanche. Bull. Soc. Chir. Paris **53**, 11 (1927). — Technique actuelle de la butée de la hanche. Presse méd. **58**, 105 (1950). — Lexer, E.: Pfannendachplastik bei Schenkelhalspseudarthrose und angeborener Hüftluxation. Zbl. Chir. **61**, 510 (1934). — Lowmann, C. L.: The double-leaf shelf operation for congenital dislocation of the hip. J. Bone Jt Surg. **13**, 511 (1931).

McCarroll, H. R.: Primary anterior congenital dislocation of the hip. J. Bone Jt Surg. A **30**, 416 (1948). — Congenital dislocation of hip. J. Bone Jt Surg. A **37**, 418 (1955). — McCarroll, H. R., and C. H. Crego: Primary anterior congenital dislocation of the hip. J. Bone Jt Surg. **21**, 648 (1939). — Meiss, K.: Ergebnisse der Pfannendachplastik. Z. Orthop. **70**, 58 (1940).

Niederecker, K., u. J. Schoch: Wie steht es mit der Verwendung konservierter Heterospäne bei der Pfannendachplastik? Z. Orthop. **92**, 506 (1960). — Nowotny, H.: Der Röhrenmeißel, ein neues Instrument zur subcutanen Ausführung der Pfannendachplastik. Z. orthop. Chir. **59**, 125 (1933).

Phemister, D. B., and E. L. Compere: The tibial leg shelf in congenital dislocation of the hip. J. Bone Jt Surg. **17**, 60 (1935). — Pitzen, P.: Aussprache zu „Pfannendachplastik". Verh. dtsch. orthop. Ges. **27**, 308 (1933). — Neue Schnittführung bei der Pfannendachplastik. Verh. dtsch. orthop. Ges. **29**, 337 (1935). — Ponseti, I. V.: Pathomechanics of the hip after the shelf operation. J. Bone Jt Surg. **28**, 220 (1946). — Congenital dysplasie of the hip in early infancy. Sth. med. J. (Bgham, Ala.) **48**, 18 (1952).

Schede, F.: Die Pfannendachplastik. Z. orthop. Chir. **58**, 470 (1933). — Zbl. Chir. **62**, 2733 (1935). — Spitzy, H.: Künstliche Pfannendachbildung. Z. orthop. Chir. **43**, 285 (1924). — Über Pfannendachplastik. Verh. dtsch. orthop. Ges. **24**, 266 (1930). — Pfannendachplastik. Verh. dtsch. orthop. Ges. **27**, 276 (1933). — Storck, H.: Eine biologische Pfannendachplastik. Z. orthop. Chir. **75**, 295 (1944). — Stracker, O.: Pfannendachbildung. Verh. dtsch. orthop. Ges. **37**, 272 (1950). — Über die Pfannendachbildung bei der angeborenen Hüftgelenksluxation. Wien. klin. Wschr. **64**, 9 (1952). — Die Behandlung der Mangelergebnisse nach Reposition der angeborenen Hüftluxation. Med. Klin. **51**, 2085 (1956). — Frühzeitige Pfannendachplastik für Hüftdysplasie. Z. Orthop. **93**, 83 (1960).

Viernstein, K.: Aussprache zu „Pfannendachplastik". Verh. dtsch. orthop. Ges. **37**, 260 (1950).

Watermann, O.: Zur Pfannendachplastik. Verh. dtsch. orthop. Ges. **27**, 310 (1933). — Wiemers, A.: Resultate der Pfannendachplastik. Verh. dtsch. orthop. Ges. **29**, 329 (1935). — Wiberg, G.: Shelf operation in congenital dislocation of the acetabulum and in subluxation and dislocation of the hip. J. Bone Jt Surg. A **35**, 65 (1953).

Rotations- und Varisierungsosteotomie

Bernbeck, R.: Die pathologische Femurtorsion und Coxa valga. Z. Orthop. **78**, 303 (1949). — Aussprache zu „Torsionsproblem". Verh. dtsch. orthop. Ges. **17**, 201 (1949). — Intertrochantere Drehosteotomie zur Korrektur der Antetorsion und Coxa valga bei Hüftluxationen. Zbl. Chir. **75**, 559 (1950). — Bisherige klinische Erfahrungen mit der operativen Lange-Stellung bei Luxationshüften. Verh. dtsch. orthop. Ges. **39**, 255 (1951). — Kinderorthopädie. Stuttgart: Georg Thieme 1954. — Brandes, M.: Über die praktische Bedeutung der Antetorsion bei der Luxatio coxae congenita und ihre Korrektur. Verh. dtsch. orthop. Ges. **15**, 322 (1920). — Dtsch. Z. Chir. **161**, 299 (1921). — Ein Korrekturverfahren hochgradiger Antetorsion bei der Luxatio coxae congenita. Z. Orthop. **44**, 489 (1924).

ERLACHER, P.: Hüftgelenksdysplasie. Wien. klin. Wschr. **62**, 51 (1951).

GILL, A. B.: Congenital dislocation of the hip. J. Bone Jt Surg. A **30**, 442, 526 (1948). — Arch. Surg. (Chicago) **58**, 2 (1949). — GLOGOWSKI, G.: Skelettstatik und Muskeldynamik am kindlichen Hüftgelenk und ihre klinische Bedeutung. Habil.-Arbeit München 1960.

HACKENBROCH, M.: Die operative Behandlung der Spätzustände der sog. angeborenen Hüftverrenkung ohne die Arthrose. Beitr. Orthop. **5**, 138 (1958). — HOHMANN, G.: Die Diagnose und Pathologie der Antetorsion und Retrotorsion bei der kongenitalen Hüftverrenkung. Z. orthop. Chir. **25**, 157 (1910).

IMHÄUSER, G.: Die operative Behandlung der pathologischen Antetorsion am koxalen Femurende. Z. Orthop. **85**, 395 (1955).

LANGE, F.: Die Stellung des Oberschenkels im Verband nach Reposition der angeborenen Hüftverrenkung. Z. orthop. Chir. **25**, 12 (1910). — LANGE, F., u. P. PITZEN: Zur Anatomie des oberen Femurendes. Z. orthop. Chir. **41**, 135 (1921). — LANGE, M.: Die Endresultate der unblutigen Behandlung der angeborenen Hüftluxation. Verh. dtsch. orthop. Ges. **24**, 119 (1929). — Die Rotationsosteotomie als prophylaktische Maßnahme zur Verbesserung der Behandlungsergebnisse der angeborenen Hüftverrenkung. Med. Klin. **53**, 560, 566 (1958). — LANZ, T. v.: Anatomie und Entwicklung des menschlichen Hüftbeines. Verh. dtsch. orthop. Ges. **37**, 7 (1949).

McCARROLL, H. R., and CH. CREGO: Primary anterior congenital dislocation of the hip. J. Bone Jt Surg. **26**, 648 (1939). — MÜLLER, M. E.: Die hüftnahen Femurosteotomien unter Berücksichtigung der Form, Funktion und Beanspruchung des Hüftgelenkes. Stuttgart: Georg Thieme 1957.

RIPPSTEIN, J.: Zur Bestimmung der Antetorsion des Schenkelhalses mittels zweier Röntgenaufnahmen. Z. Orthop. **86**, 345 (1945). — ROHLEDERER, O.: Das Torsionsproblem der Luxatio coxae und seine klinische Bedeutung. Verh. dtsch. orthop. Ges. **36**, 277 (1948). — Das Torsionsproblem der Hüftluxation. Verh. dtsch. orthop. Ges. **37**, 187 (1949).

SHANDS jr., A. R., and M. K. STEELE: Torsion of the femur. J. Bone Jt Surg. A **40**, 83 (1958). — STORCK, H.: Antetorsion, Retroversion und Entstehungsmechanismus der Hüftverrenkung. Z. Orthop. **79**, 282 (1950).

VIERNSTEIN, K.: Innere Fixation der Rotationsosteotomie der Hüfte. Verh. dtsch. orthop. Ges. **44**, 397 (1957).

WITT, A. N., u. H. MITTELMEIER: Zur Operationstechnik der intertrochanteren Rotations- und Varisierungsosteotomie der Luxationshüfte mit einer modifizierten Stahlklammer nach Becker. Arch. orthop. Unfall-Chir. **50**, 597 (1959).

Colonna-Plastik

COLONNA, P. C.: An arthroplastic operation for congenital dislocation of the hip, a two stage procedure. Surg. Gynec. Obstet. **63**, 777 (1936). — An arthroplastic procedure for congenital disease in children. J. Bone Jt Surg. **20**, 604 (1938). — Arthroplasty of the hip for congenital dislocation of children. J. Bone Jt Surg. A **29**, 711 (1947). — Capsular arthroplasty for congenital dislocation of the hip. J. Bone Jt Surg. A **35**, 179 (1953). — My experience with capsular arthroplasty for dislocated hip. J. Bone Jt Surg. A **38**, 230 (1956).

FRANCILLON, M. R.: Zur Hüftgelenkplastik nach Colonna in der Behandlung der Luxatio coxae congenita. Z. Orthop. **84**, 177 (1953). — Erfahrungen mit der Hüftgelenksplastik nach Colonna. Beitr. Orthop. **2**, 89 (1959).

SCHMITT, H. W.: Ergebnisse der Hüftgelenksplastik nach Codivilla-Colonna bei Dysplasia luxans coxae congenita. Z.Orthop. **93**, 52 (1960).

Veraltete angeborene Hüftverrenkung

BADE, P.: Die angeborene Hüftverrenkung. Stuttgart: Ferdinand Enke 1907. — BAEYER, H. v.: Operative Behandlung von nicht reponierbaren angeborenen Hüftluxationen. Münch. med. Wschr. **65**, 1216 (1918). — Die Bifurkation nach v. Baeyer-Lorenz. Z. orthop. Chir. **44**, 591 (1924).

CAMERA, U.: Una nuova tecnica personale di biforcazione alle „Lorenz" dell'estremita superiore dell'anca. Atti Soc. Chir. **2**, 97 (1934). — CAMITZ, H.: On the "bifurcation operation" by the v. Baeyer-Lorenz procedur and the "low osteotomy" of Schanz. Acta orthop. scand. **5**, 186 (1934). — CHAPCHAL, G.: L'ostéotomie sous-trochantérienne dans le traitement de la luxation congénitale invétérée de la hanche. Rev. Orthop. **36**, 156 (1950).

DAHS, W., u. W. SCHWARZ: Die tiefe subtrochantere Osteotomie nach Schanz bei veralteter Luxatio coxae congenita. Langenbecks Arch. klin. Chir. **169**, 494 (1932).

EGGER, H.: Aussprache zu „Osteotomie bei Hüftluxation". Verh. dtsch. orthop. Ges. **37**, 290 (1950).

FROELICH, R.: De l'ostéotomie sous-trochantérienne. Bifurcation des Allemands. Traitement de la luxation congénitale de la hanche. Rev. Orthop. **32**, 309 (1925).

GAENSLEN, F. J.: The Schanz subtrochanteric osteotomy for irreducible dislocation of the hip. J. Bone Jt Surg. **17**, 76 (1935).

HACKENBROCH, G.: Erfahrungen in der operativen Behandlung irreponibler Hüftluxationen und der Coxa vara. Verh. dtsch. orthop. Ges. **19**, 185 (1924). — Die subtrochantere Osteotomie bei veralteter Hüftverrenkung. Arch. orthop. Unfall-Chir. **28**, 228 (1930). — Die Arthrosis deformans der Hüfte, Grundlage und Behandlung. Stuttgart: Georg Thieme 1943. — HASS, J.: Zur Technik der Lorenzschen Bifurkation. Z. orthop. Chir. **43**, 481 (1924). — Die Lorenzsche Gabelung und ihre Anwendungsgebiete. Zbl. Chir. **54**, 783 (1927). —

Ergebn. Orthop. **21**, 457 (1928). — Die Bifurkation mit Hilfe des Trochanter minor. Z. orthop. Chir. **66**, 353 (1937).

KEYL, R.: Osteotomie bei Hüftluxation. Verh. dtsch. orthop. Ges. **37**, 280 (1949). — KIRMISSON, E.: De l'ostéotomie sous-trochantérienne. Rev. Orthop. **5**, 137 (1894). — KREUZ, L.: Die Behandlung der veralteten angeborenen Hüftgelenksverrenkung. Münch. med. Wschr. **78**, 739, 803 (1931).

LANCE, P. M.: Les ostéotomies sous-trochantériennes dans le traitement des luxations congénitales de la hanche. Paris: Masson & Cie. 1936. — LANGE, F.: Die Behandlung der angeborenen Hüftverrenkung. Münch. med. Wschr. **31**, 451, 491 (1898). — LANGE, M.: Die Endresultate der unblutigen Behandlung der angeborenen Hüftluxation. Verh. dtsch. orthop. Ges. **24**, 119 (1929). — Zur Frage der Femurkopfverunstaltung nach unblutig eingerenkten angeborenen Hüftluxationen. Röntgenforsch. **44**, 227 (1931). — LÖFFLER, F.: Die nicht einrenkbaren angeborenen Hüftluxationen und ihre Behandlung mit der Gabelung des oberen Femurendes nach Lorenz-v. Baeyer. Arch. orthop. Unfall-Chir. **23**, 1 (1924). — Zur Lösung des Problems der operativen Behandlung unblutig nicht einrenkbarer Hüftgelenksverrenkungen. Langenbecks Arch. klin. Chir. **173**, 217, 817 (1932). — LORENZ, A.: Die sogenannte angeborene Hüftverrenkung, ihre Pathologie und Therapie. Stuttgart: Ferdinand Enke 1920. — Allgemeines über die Bifurcatio femoris und ihre Indikation. Verh. dtsch. orthop. Ges. **19**, 134 (1925).

MOMMSEN, F.: Erfahrungen über die Dosierung der tiefen Oberschenkelosteotomie nach Schanz bei veralteten angeborenen Hüftverrenkungen. Verh. dtsch. orthop. Ges. **19**, 188 (1924).

PAUWELS, F.: Über eine kausale Behandlung der Coxa valga luxans. Z. Orthop. **79**, 305 (1950).

SCHANZ, A.: Zur Behandlung der veralteten angeborenen Hüftverrenkung. Verh. dtsch. orthop. Ges. **16**, 442 (1921). — Münch. med. Wschr. **69**, 930 (1922). — STORCK, H.: Osteotomien bei Hüftluxationen. Verh. dtsch. orthop. Ges. **37**, 274 (1949).

WILLICH, C. J.: Die subtrochantere Osteotomie bei veralteter congenitaler und pathologischer Hüftluxation. Chirurg **2**, 193 (1930).

ZAHRADNIĆÈK, J.: Beitrag zur Reposition der hohen angeborenen Hüftverrenkung. Langebecks Arch. klin. Chir. **180**, 353 (1934).

Perthes-Calvé-Leggsche Erkrankung

BETTE, H.: Beobachtungen und Ergebnisse der konservativen und operativen Behandlung des Morbus Perthes. Z. Orthop. **92**, 74 (1960).

CALVÉ, J.: Sur une forme particuliére de pseudocoxalgie. Rev. Chir. (Paris) **30**, 42 (1910).

EXNER, G.: Wie soll der Perthes behandelt werden. Med. Klin. **22**, 708 (1949).

FRANCILLON, M. R.: Zur Therapie der Osteochondrosis deformans iuvenilis coxae. Z. Orthop. **79**, 263 (1950).

GARDEMIN, H.: Chronische Osteomyelitis und Perthessche Erkrankung. Z. Orthop. **82**, 87 (1952). — GOFF, C. W.: Legg-Calvé-Perthes syndroms and related osteochondroses of youth. Springfield: Ch. C. Thomas 1954.

HACKENBROCH, M.: Zur Ätiologie der Osteoarthritis deformans juvenilis des Hüftgelenkes. Zbl. Chir. **48**, 1766 (1921). — Zur Behandlung der Wachstumsstörungen des oberen Femurendes. Verh. dtsch. orthop. Ges. **29**, 222 (1941). — HAUBERG, G., u. H.-H. MATTHIASH: Unsere bisherigen Erfahrungen in der Behandlung der Perthesschen Erkrankung mit der Schenkelhalsnagelung nach Pitzen. Z. Orthop. **82**, 436 (1952). — HERNDON, C. H., and C. H. HEYMAN: Legg-Perthes disease. J. Bone Jt Surg. A **34**, 25 (1952).

PETER, E.: Erfahrungen mit der operativen Behandlung der Perthesschen Hüfterkrankung nach Pitzen. Arch. orthop. Unfall-Chir. **47**, 417 (1955). — PERTHES, O.: Über Osteochondritis deformans juvenilis. Langenbecks Arch. klin. Chir. **101**, 779 (1913). — PHEMISTER, D. B.: Treatment of the necrotic head of the femur in adults. J. Bone Jt Surg. A **31**, 55 (1949). — PITZEN, P.: Beschleunigung der Heilung von aseptischen Knochennekrosen im coxalen Femurende durch Nagelung. Z. Orthop. **81**, 7 (1952). — Zur operativen Behandlung der aseptischen Knochennekrosen. Dtsch. med. Wschr. **78**, 1355 (1953). — PONSETI, I. V.: Legg-Perthes disease. J. Bone Jt Surg. A **38**, 739 (1956). — POPP: Behandlung der Perthesschen Erkrankung. Tagg Nordwestdtsch. Orthopäden 1955. Ref. Z. Orthop. **88**, 279 (1957).

SEGHINI, G.: L'autoinzesto cervico-epifisario nella cura della malattia de Perthes. Minerva orthop. (Torino) **6**, 203 (1955). — SPRINGER, C.: Knochenspanung bei den Malacien des oberen Femurendes. Z. orthop. Chir. **71**, 67 (1941). — STUPNICKI, A.: Zur operativen Behandlung der Perthesschen Krankheit mit Bohrung und Bolzung. Z. Orthop. **81**, 272 (1952).

WANSBROUGH, R. M., A. W. CARRIE, N. F. WALKER and G. RUCKERBAUER: Coxa plana. Its genetic aspects and results of treatment with the long Taylor walking caliper. J. Bone Jt Surg. A **41**, 135 (1959).

Coxa vara

BADGLEY, C. E.: Displacement of upper femoral epiphysis. J. Amer. med. Ass. **92**, 350 (1929). — BADGLEY, C. E., A. S. ISAACSON, J. C. WOLGAMOT and J. W. MILLER: Operative therapy of the slipped upper femoral epiphysis. J. Bone Jt Surg. A **30**, 19 (1948). — BAEYER, H. v.: Die Bedeutung des Bandapparates am Hüftgelenk für die Mechanik der Coxa vara. Z. orthop. Chir. **21**, 20 (1908). — BRACKETT, E. G.: Choice of procedure in reconstruction operations of the hip. Amer. J. Surg. **74**, 216 (1927). — BRANDES, M.: Zur Behandlung der Coxa vara. Verh. dtsch. orthop. Ges. **17**, 266 (1922). — Behandlung der Coxa vara mit Resektion des Trochanter major. Verh. dtsch. orthop. Ges. **24**, 80 (1929). — BRANDES, M., u. M. HOREYSECK: Ergebnisse der

Resektion am Trochanter major femoralis bei Coxa vara. Verh. dtsch. orthop. Ges. **37**, 310 (1950). — BREITEN-FELDER, H.: Zur Therapie der Coxa vara adolescentium. Z. Orthop. **78**, 185 (1949). — Coxa vara epiphysarea: Frühbehandlung der drohenden Verschiebung der Hüftkopfkappe durch Nagelung oder Knochenspanung. Wiederherstellungschir. u. Traum. **5**, 167 (1960).

COMPERE, C. L.: Correction of deformity and prevention of aseptic necrosis in late cases of slipped femoral epiphysis. J. Bone Jt Surg. B **32**, 351 (1950).

ERLACHER, P.: Die Erkrankungen im Bereich des Hüftgelenkes. Münch. med. Wschr. **78**, 2209 (1931).

FIORANI, G.: Sopra una forma speciale di zoppicamento. Gazz. Osp. Clin. **2**, 717 (1881). — FÜRMAIER, A.: Behandlungsergebnisse der Coxa vara epiphysarea. Z. Orthop. **78**, 462 (1949).

GUILLEMINET, M.: Traitement chirurgical de la coxa vara congénitale. Lyon chir. **37**, 350 (1942). — GUILLE-MINET, M., et R. FAYSSE: Le traitement de la coxa vara essentielle des adolescents et ses résultats. Wiederher-stellungschir. u. Traum. **5**, 74 (1960).

HASS, J.: Über Coxa vara. Ergebn. Chir. Orthop. **21**, 457 (1928). — HOFFA, A.: Die angeborene Coxa vara. Dtsch. med. Wschr. **31**, 1257 (1905).

IMHÄUSER, K.: Zur Pathogenese und Therapie der jugendlichen Hüftkopflösung. Z. Orthop. **88**, 3 (1957). — Die jugendliche Hüftkopflösung bei steilem Schenkelhals. Z. Orthop. **89**, 547 (1958). — Über das Wesen der Epiphysendislokation am coxalen Femurende und ihre operative Behandlung. Wiederherstellungschir. u. Traum. **5**, 203 (1960). — Zur Frühbehandlung der jugendlichen Hüftkopflösung. Z. Orthop. **92**, 391 (1960).

JAHSS, M.: Displacement of the upper epiphysis of the femur. J. Bone Jt Surg. **13**, 856 (1931). — Congenital coxa vara. Bull. Hosp. Jt Dis. (N.Y.) **13**, 342 (1952).

KEETLEY, C. B.: Coxa vara. Lancet **1900 I**, 1115. — KEY, J. A.: Epiphyseal coxa vara for displacement of the capital epiphysis of the femur in adolescence. J. Bone Jt Surg. **8**, 53 (1926). — Slipped upper femoral epiphysis, discussion. J. Bone Jt Surg. A **30**, 29 (1948). — KLEIN, A., R. J. JOPLIN, J. A. REIDY and J. HA-NELIN: Treatment of slipped capital femoral epiphysis. J. Amer. med. Ass. **136**, 445 (1948). — Roentgeno-graphic changes in nailed slipped capital femoral epiphysis. J. Bone Jt Surg. A **31**, 1 (1941). — Slipped capital femoral epiphysis. Springfield: Ch. C. Thomas 1953. — KRASKE, P.: Über die operative Behandlung der statischen Schenkelhalsverbiegung. Zbl. Chir. **6**, 121 (1896).

LANGE, M.: Eine neue Form der subtrochanteren Osteotomie zur Behandlung der schweren Coxa vara. Z. orthop. Chir. **61**, 355 (1934). — Die verschiedenen Formen und die Behandlung der Coxa vara. Zbl. Chir. **32**, 1898 (1937). — Die Coxa vara, ihr klinisches Bild und ihre heutige Behandlung. Münch. med. Wschr. **85**, 1637 (1938).

MARTIN, P. H.: Slipped epiphysis in the adolescent hip. J. Bone Jt Surg. A **30**, 9 (1948). — MAU, C.: Pathogenese der Coxa vara, traumatische Epiphysenlösung. Langenbecks Arch. klin. Chir. **138**, 234 (1925). — Zur Frage der Reposition der traumatischen Epiphysenlösung am Oberschenkelhals. Arch. orthop. Unfall-Chir. **24**, 53 (1927). — Aussprache zu ,,Operation der Coxa vara". Verh. dtsch. orthop. Ges. **30**, 388 (1935). — MAYR, O.: Die Coxa vara epiphysarea und die unblutige Aufrichtung. Z. orthop. Chir. **61**, 365 (1934).

PAUWELS, F.: Zur Therapie der kindlichen Coxa vara. Verh. dtsch. orthop. Ges. **30**, 372 (1935). — Des affections de la hanche d'origine mecanique et de leur traitement par l'ostéotomie d'adduction. Rev. Orthop. **37**, 22 (1951). — PITZEN, H.: Coxa vara epiphysarea: Epiphyseolyse in der Früh- und Spätbehandlung. Wie-derherstellungschir. u. Traum. **5**, 243 (1960). — PITZEN, P.: Die Behandlung der Coxa vara. Verh. dtsch. orthop. Ges. **24**, 39 (1930). — Die operative Behandlung der Coxa vara. Chirurg **2**, 97 (1939). — Die operative Um-formung des coxalen Femurendes bei der Coxa vara congenita mit einer Pseudarthrose. Z. Orthop. **79**, 386 (1950).

SMITH, A. DE F.: Slipped upper femoral epiphysis, discussion. J. Bone Jt Surg. A **30**, 29 (1948). — SPIT-ZY, A.: Über Coxa vara. In: Orthopädische Therapie im Kindesalter. Leipzig: F. C. W. Vogel 1930. — STORCK, H.: Die Anwendung der Statik auf den menschlichen Bewegungsapparat. Stuttgart: Ferdinand Enke 1954. (Beilageheft Z. Orthop.)

WAGNER, L. C.: Slipped upper femoral epiphysis, discussion. J. Bone Jt Surg. A **30**, 28 (1948). — WAL-THER, H.: Sogenannte angeborene Coxa vara durch Umlagerung der Pseudarthrosenzone geheilt. Zbl. Chir. **60**, 40 (1933). — Unblutige Aufrichtung des Schenkelkopfes bei Coxa vara adolescentium. Verh. dtsch. orthop. Ges. **29**, 125 (1934). — WHITMAN, R.: Further observations on coxa vara, with particular reference to its aetiology and treatment. N.Y. med. J. **69**, 73 (1899). — WILSON, P. D.: Displacement of upper epiphysis of femur treated by open reduction. J. Amer. med. Ass. **83**, 1749 (1924). — The treatment of slipping of the upper femoral epiphysis with minimal displacement. J. Bone Jt Surg. **20**, 379 (1938).

Schnappende Hüfte

PAYR, E.: Schnellende Hüfte. Münch. med. Wschr. **60**, 1742 (1913). — Zbl. Chir. **46**, 1335 (1919).

THOMSEN, W.: Heilung einer schmerzhaften schnappenden Hüfte durch subkutane Tenotomie des Tractus ilio-tibialis. Z. orthop. Chir. **77**, 378 (1948).

VÖLKER, R.: Offene Myotomie des M. glutaeus maximus bei schnellender Hüfte. Beitr. klin. Chir. **72**, 619 (1911).

Hüftarthrodese

ABBOTT, L. C., and F. J. FISCHER: Arthrodesis of the hip with special reference to the method of securing ankylosis in massive destruction of joint. Surg. Gynec. Obstet. **52**, 863 (1931). — ABBOTT, L. C., and D. B.

LUCAS: Arthrodesis of the hip by wide abduction in massive destruction of joint. J. Bone Jt Surg. A 36, 1097, 1129 (1954). — ALBEE, F. H.: Arthritis deformans of the hip. Report of a new operation. J. Amer. med. Ass. 50, 1553 (1908). — Extraarticular arthrodesis of the hip by bone grafts. Amer. J. Surg. 8, 764 (1930). — Use of femoral head as graft in Albee reconstruction operation. Int. J. Med. 47, 389 (1934). — ALBERT, E.: Doppelspan-Arthrodese nach operativ vorbehandelter Hüftgelenkstuberkulose. Z. Orthop. 91, 533 (1959). — APLEY, A. G., and R. A. DENHAM: Osteotomie as an aid to arthrosis deformans. J. Bone Jt Surg. B 37, 185 (1955).

BARON, A.: Operative extraartikuläre Versteifung des Hüftgelenkes. Zbl. Chir. 48, 1047 (1921). — BATCHELOR, J. S.: Osteoarthritis of the hip. J. Bone Jt Surg. B 37, 731 (1955). — BÖHLER, J.: Experimentelle Untersuchungen über die Ursache der sog. Kopfnekrose nach Verrenkungen und Verrenkungsbrüchen des Hüftgelenkes. Chirurg 24, 344 (1953). — BRITTAIN, H. A.: Ischiofemoral arthrodesis. Brit. J. Surg. 29, 93 (1941). — Architectural principles in arthrodesis, 2. edit. Edinburgh and London: E. & S. Livingstone 1952.

CAMPBELL, W. C.: Fusion of tuberculous joints. Surg. Clin. N. Amer. 10, 823 (1930). — CHAPCHAL, G.: Arthrodese des Hüftgelenkes bei der Behandlung der schweren einseitigen Arthrosis deformans. Arch. orthop. Unfall-Chir. 41, 244 (1942). — Die Arthrodese des Hüftgelenkes. Chir. Praxis 4, 65 (1959). — CHARNLEY, J.: Compression arthrodesis, including central dislocation as a principle in hip surgery. Edinburgh: E. & S. Livingstone 1953. — Stabilisation of the hip by technique of central dislocation. J. Bone Jt Surg. B 36, 692 (1954); B 37, 514 (1955).

DEBRUNNER, H.: Le traitement chirurgical de l'arthrose de la hanche excepté l'arthroplastic. Soc. Internat. Chir. Orth. Traumat., Barcelone, p. 794 1957. — DELAHAYE, A., et P. DUPUIS: Pseudarthroses et fractures survenues dans l'arthrodèse de la hanche. Rev. Orthop. 19, 705 (1933).

EXNER, G.: Erfahrungen mit der ischio-femoralen Hüftgelenksversteifung. Verh. dtsch. orthop. Ges. 39, 307 (1952).

FOLEY, W. B.: Ischio-femoral arthrodesis of the hip by posterior open approach. J. Bone Surg. B 31, 22 (1949). — FREIBERG, J. A.: Experiences with the Brittain ischio-femoral arthrodesis. J. Bone Jt Surg. 28, 501 (1946). — FÜRMAIER, A.: Überlegungen zur Statik des arthrodesierten Hüftgelenkes. Arch. orthop. Unfall-Chir. 51, 28 (1959).

GIRARD, P. M.: Hip-joint fusion and the shelf operation. J. Bone Jt Surg. 17, 443 (1935). — GÖB, A.: Eine bewährte Schnittführung zur Hüftarthrodese. Z. Orthop. 83, 34 (1953). — GORDER, G. W. VAN: The Trumble operation for fusion of the hip. J. Bone Jt Surg. A 31, 717 (1949).

HAGLUND, P.: Prinzipien der Orthopädie. Jena: Gustav Fischer 1925. — HASS, J.: Extraartikuläre Ankylosierung der Hüfte. Zbl. Chir. 49, 1466 (1922). — Die Arthrodese des Hüftgelenkes bei tuberkulöser Coxitis. Bruns' Beitr. klin. Chir. 152, 502 (1931). — Arthrodesis for tuberculosis of the hip. J. Bone Jt Surg. 17, 318 (1935). — HENDERSON, M. S.: Combined intraarticular and extraarticular arthrodesis for tuberculosis of the hip joint. J. Bone Jt Surg. 15, 622 (1933). — HERBERT, J. J.: Étude critique sur les arthrodèses de la hanche. Rev. Orthop. 46, 3 (1960). — HERTEL, H.: Ein einfaches Gerät zur Richtungsbestimmung bei Nagelungen im Schenkelhalsbereich. Z. Orthop. 78, 389 (1949). — HIBBS, R. A.: A preliminary report of 20 cases of the hip joint tuberculosis treated by an operation devised to eliminate moting by fusion the joint. J. Bone Jt Surg. 8, 522 (1926). — The treatment of tuberculosis of the joints of the lower extremities by operation fusion. J. Bone Jt Surg. 12, 749 (1930). — HOHMANN, G.: Konservative orthopädische Therapie der Lähmungen. In BUMKE-FOERSTERS Handbuch der Neurologie, Bd. 8. Berlin: Springer 1936. — HUSSENSTEIN, J.: L'operation de Charnley dans les arthroses de la hanche. Ann. Chir. Gynaec. Fenn. 13, 659 (1959).

JONES, R., and R. W. LOVETT: Orthopedic surgery, 2nd edit. Baltimore: W. Wood & Co. 1933.

KAPPIS, M.: Die Arthrodese durch parartikuläre Knochenspaneinpflanzung bei Hüftgelenktuberkulose. Zbl. Chir. 48, 990 (1921). — Über Dauerergebnisse der Spanversteifung bei Hüftgelenkstuberkulose. Langenbecks Arch. klin. Chir. 183, 140 (1935). — KING, D. E.: Surgical technique for arthrodesis of the hip. J. Bone Jt Surg. A 36, 169 (1954). — KIRKALDY-WILLIS, W. H.: Ischio-femoral arthrodesis of the hip in tuberculosis. J. Bone Jt Surg. B 32, 187 (1950). — KIRKALDY-WILLIS, W. H., M. R. CHAUDHRI and R. J. ANDERSON: Arthrodesis of the hip with staples fixation. J. Bone Jt Surg. A 40, 114 (1958). — KIRKALDY-WILLIS, W. H., and A. S. MBUTHIA: Abduction arthrodesis of the hip. J. Bone Jt Surg. B 34, 433 (1952). — KÜNTSCHER, G.: Die Technik der geschlossenen Hüftarthrodese. Chirurg 24, 404 (1953). — Diskussion zu „Hüftarthrodese". Verh. dtsch. orthop. Ges. 44, 111 (1957).

LANGE, M.: Die Behandlung der Arthrosis deformans. Münch. med. Wschr. 93, 1925 (1951). — Die Behandlung der Trümmerbrüche der großen Gelenke. Z. Orthop. 84, 373 (1954). — Die Arthrodesen. Wien. med. Wschr. 105, 256 (1955). — The arthrodesis of the hip. J. int. Coll. Surg. 29, 638 (1958). — LANGSTON, H. H.: The Brittain method of arthrodesis of the hip. Proc. roy. Soc. Med. 40, 895 (1947). — LINDSTRÖM, N.: Partial intra-plus juxtaarticular arthrodesis with simultaneous nailing according to Watson-Jones. Acta orthop. scand. 26, 255 (1957).

MARAGLIANO, D.: Esiti definitivi della remineralizatione chirurgica nelle coxiti tuberculari. Arch. Ortop. (Milano) 35, 31 (1919). — MATHIEU, P.: Arthrodèse extraarticulaire de la hanche. Presse méd. 38, 165 (1930). — MATHIEU, P., et L. WILMOTH: L'arthrodèse extraarticulaire dans la coxalgie. J. Chir. (Paris) 28, 130 (1926). — MAYR, H.: Problem und Erfahrung an 200 Arthrodesen bei chronisch unspezifischer Hüfterkrankung. Z. Orthop. 84, 189 (1954).

NEES, P. L. VAN: L'arthrodèse de la hanche pour arthrite déformante. Bull. Soc. belge Orthop. 20, 5 (1939).

PITZEN, P.: Zur operativen Versteifung des Hüftgelenkes. Z. Orthop. 77, 302 (1948). — Die operative Versteifung der großen Beingelenke. Chirurg 24, 22 (1953). — PUTTI, V.: L'artrodesi extra- o paraarticolari. Congr. Soc. Internat. Chir. Varsovie 1929, p. 1097.

SCAGLIETTI, O.: Über die Nekrose der Femurepiphyse bei Schenkelhalsfrakturen. Wiederherstellungschir. u. Traum. 1, 147 (1953). — SCHINDLER, H. S.: Beitrag zur Arthrodese des Hüftgelenkes. Z. Orthop. 90, 487 (1958). — SORREL, E.: Arthrodèse extraarticulaire pour coxalgie en évolution chez un adulte. Bull. Soc. nat. Chir. (Paris) 56, 101, 153 (1930). — Traitement des arthrites tuberculeuses de la hanche. 2. Internat. Orth. Congr. London, 1933, p. 343. — SORREL, E., et A. DELAHAYE: Chirurgie réparatrice de la hanche. Congr. Soc. Internat. Chir. 8, 331 (1929). — STINCHFIELD, F. E., and W. U. CAVALLARO: Arthrodesis of the hip joint. J. Bone Jt Surg. A 32, 48 (1950). — STOFFEL, A.: Schattenseiten der Arthrodese. Zbl. Chir. 50, 767 (1923). — STRACKER, O.: Arthrodese des Hüftgelenkes. Z. Orthop. 79, 400 (1950).

TRUMBLE, H. C.: A method of fixation of the hip joint by means of an extraarticular bone graft. Aust. N.Z. J. Surg. 1, 413 (1932). — Fixation of the hip-joint by means of an extra-articular bone graft. Brit. J. Surg. 24, 728 (1937).

VALLS, J.: Late treatment of post-traumatic aseptic necrosis of the hip in fractures and dislocations of the neck of the femur, with special reference to arthrodesis and arthroplasty. Wiederherstellungschir. u. Traum. 5, 74 (1960). — VIERNSTEIN, K.: Erfahrungen bei Hüftarthrodesen. Verh. dtsch. orthop. Ges. 44, 93 (1957). — VIERNSTEIN, K., u. P. M. JANTZEN: Die Behandlung der Hüftkopfnekrose nach Verletzungen im Bereich des Hüftgelenkes. Wiederherstellungschir. u. Traum. 5, 117 (1960). — VULPIUS, O.: Über die Arthrodesen des Hüftgelenkes. Münch. med. Wschr. 45, 691 (1913).

WATSON-JONES, R.: Arthrodesis of the osteoarthritic hip. J. Amer. med. Ass. 110, 278 (1938). — WATSON-JONES, R., and W. C. ROBINSON: Arthrodesis of osteoarthritic hip joint. J. Bone Jt Surg. B 38, 353 (1956). — WEIL, S.: Arthrodese und Arthrorise. Ergebn. Chir. Orthop. 24, 385 (1931). — WEIL, S., u. R. FRÜND: Die Behandlung der Coxitis tuberculosa an der orthopädischen Klinik Heidelberg-Schlierbach. Chirurg 26, 49 (1955). — WITT, A. N.: Aussprache zur „Operativen Hüftversteifung". Verh. dtsch. orthop. Ges. 36, 210 (1948). — Ein neues sicheres Zielgerät für die Schenkelhalsnagelung und die Hüftarthrodese. Z. Orthop. 79, 396 (1950). — Zur Problematik der Hüftversteifung. Z. Orthop. 80, 559 (1951).

ZANOLI, R.: L'artrodesi. Arch. Med. Chir. 2, 3 (1933). — ZANOLI, R., u. S. ZAPPOLI: Die Behandlung der posttraumatischen aseptischen Nekrosen des Femurkopfes. Wiederherstellungschir. u. Traum. 5, 94 (1960).

Hüftarthroplastik

BAER, W. S.: Arthroplasty with the aid of animal membrane. Amer. J. orthop. Surg. 16, 1 (1918). — Arthroplasty of the hip joint. J. Bone Jt Surg. 8, 769 (1926). — BENEDETTI, M. DE: Artroplastica dell'anca con interposizione di lembo cutaneo. Minerva ortop. (Torino) 10, 67 (1960). — BICKEL, W. H., and F. S. BABB: Cup arthroplasty of the hip. J. Bone Jt Surg. A 30, 647 (1948). — BÜRKLE DE LA CAMP, H.: Wiederherstellung der Beweglichkeit versteifter Gelenke. Langenbecks Arch. klin. Chir. 264, 455 (1950). — Fehler und Gefahren der Alloplastik in der Knochen- und Gelenkchirurgie. Langenbecks Arch. klin. Chir. 289, 463 (1958). — BUXTON, ST. J. D.: Arthroplasty. London: Pitman & Co. 1955. — BUXTON, ST. J. D., and W. WAUGH: Complications and difficulties of Judet arthroplasty. J. Bone Jt Surg. B 35, 57 (1953). — Radiographic bone changes of the hip after insertion of an acrylic prosthesis. J. Bone Jt Surg. B 36, 50 (1954).

CHAPCHAL, G.: Erfahrungen mit der Hüftgelenksarthroplastik mit Vitalliumkappe. Z. Orthop. 79, 417 (1950). — Zur Hüftarthroplastik. Verh. dtsch. orthop. Ges. 39, 89 (1952). — Ergebnisse der Endoprothesenplastik der Hüfte unter besonderer Berücksichtigung der Mißerfolge. Verh. dtsch. orthop. Ges. 44, 66 (1957). — Kritisches zur Arthroplastik des Hüftgelenkes mit Berücksichtigung der Weiterbehandlung ihrer Fehlergebnisse. Medizinische 1958, 557, 560. — COMPERE, E. L.: Treatment of osteoarthritis of hip by means of prosthesis type of arthroplasty. J. Bone Jt Surg. A 35, 1053 (1953). — Prosthesis replacement of head of femur. J. Bone Jt Surg. A 38, 440 (1956).

DEBEYRE, J., et P. DOLIVEUX: Les arthroplasties de la hanche. Paris: Flammarion, 1954.

ERHART, O.: Erfahrungen mit Kunstharz- und Cupplastiken am Hüftgelenk. Arch. orthop. Unfall-Chir. 50, 446 (1959).

GIBSON, A.: Vitallium-cup arthroplasty of the hip joint. J. Bone Jt Surg. A 31, 861 (1949). — Posterior exposure of the hip joint. J. Bone Jt Surg. B 32, 183 (1950).

HELFERICH, H.: Ein neues Operationsverfahren zur Heilung der knöchernen Kiefergelenksankylose. Verh. dtsch. Ges. Chir. 1894 I, 89; 1894 II, 594. — HEPP, O.: Zur Technik, Indikation und Prognose der Muldenarthroplastik nach Smith-Petersen. Z. Orthop. 79, 433 (1950). — HIRSCH, C.: Thompson-Moore vitallium prostheses in resection reconstruction of the hip joint. Acta orthop. scand. 27, 271 (1958). — HOFFA, A.: Die Mobilisierung knöchern verwachsener Gelenke. Z. orthop. Chir. 17, 1 (1906).

JEWETT, E. L., and ST. F. DEWITT: An evaluation of a new prosthesis used in sixty patients and sixty-two hips over a six year period. Amer. Surg. 24, 213 (1958). — JUDET, J.: Hüftgelenksplastiken mit Endoprothesen. Verh. dtsch. orthop. Ges. 44, 116 (1957). — JUDET, J., et R. JUDET: Essais de réconstruction prothetique de la hanche après résection de la tête femorale. J. Chir. (Paris) 65, 57 (1949). — The use of an artificial femoral head for arthroplasty of the hip joint. J. Bone Jt Surg. B 32, 166 (1950). — JUDET, R.: Experiences of hip arthroplasties by acrylic prosthesis since 1946. J. Bone Jt Surg. B 36, 691 (1954). — Hip prostheses. J. Bone Jt Surg. B 39, 799 (1957). — JUDET, R., J. JUDET, J. LANGRANGE et J. DUNOYER: La résection-réconstruction de la hanche. Paris: Expansion Scient. Franc. 1952.

KALLIO, E.: Skin-arthroplasty of the hip joint and corresponding alloplastic methods in the light of clinical study. Acta orthop. scand. Suppl. 30 (1958). — KING, D. E., L. E. STRAUB and C. M. LAMBERT: Final report of the committee for the study of femoral-head prostheses. J. Bone Jt Surg. A 41, 885 (1959). — KING, T.: Judet-operation. J. Bone Jt Surg. B 36, 678 (1954). — KLAPP, R.: Über Mobilisierung von Gelenken. Verh. dtsch. Ges. Chir. 1909 I, 213. — KNÖFLER, E., u. O. K. SPERLING: Über die Ursache der Hüftsteife nach Endoprothesenplastik. Zbl. Chir. 84, 1918 (1959).

LAMBERT, O. N., C. E. BADGLEY and M. B. COVENTRY: Symposion on femoral-head replacement prostheses. J. Bone Jt Surg. A 38, 407 (1956). — LANGE, M.: Arthrolyse und Arthroplastik. Verh. dtsch. orthop. Ges. 39, 62 (1952). — Die Behandlung der Trümmerbrüche der großen Gelenke. Z. Orthop. 84, 373 (1954). — Richtlinien für die operative Behandlung der Arthrose der Hüfte. Congr. S.I.C.O.T. 1960 (im Druck). — LAW, W. A.: Postoperative study of vitallium mould arthroplasty of the hip joint. J. Bone Jt Surg. B 30, 76 (1948). — LEXER, E.: Die Verwertung der freien Gewebsverpflanzungen zur Wiederherstellung und Erhaltung der Gelenkbeweglichkeit samt einem Beitrag zur Operation der angeborenen Hüftluxation. Dtsch. Z. Chir. 135, 389 (1916). — LEZIUS, A.: Die Anwendung der Cutis für Gelenkplastiken. Verh. dtsch. Ges. Chir. 66, 490 (1950).

McBRIDE, E. D.: Hip joint prosthesis. J. Bone Jt Surg. B 39, 792 (1957). — MERKELBACH, F.: Hüftgelenksplastik mittels Vitalliumkapsel nach der Methode Smith-Petersen. Z. Orthop. 78, 398 (1949). — Die operative Behandlung der Arthrosis deformans des Hüftgelenks. Z. Orthop. 79, 459 (1950). — MERLE D'AUBIGNÉ, R.: Résultats fonctionnels de l'arthroplastie de la hanche. Acta orthop. belg. 19, 81 (1953). — Arthroplasty in late treatment of congenital dislocation of the hip. J. Bone Jt Surg. B 37, 515 (1955). — Functional results of hip arthroplasty with inert prostheses. J. Bone Jt Surg. A 35, 1031 (1953). — Nécrose traumatique de la tête fémorale. Wiederherstellungschir. u. Traum. 5, 61 (1960). — MERLE D'AUBIGNÉ, R., et P. MAURER: Résults des arthroplasties cervicocéphaliques dans la chirurgie de la hanche. Rev. Chir. orthop. 42, 19 (1956). — MERLE D'AUBIGNÉ, R., and M. POSTEL: Functional results of hip arthroplasty with acrylic prosthesis. J. Bone Jt Surg. A 36, 451 (1954). — MITTELMEIER, H., u. L. SINGER: Anatomische und histologische Untersuchungen von Arthroplastikgelenken mit Plexiglasendoprothesen. Arch. orthop. Unfall-Chir. 48, 519 (1958). — MOORE, A. T.: The self locking metal hip prosthesis. J. Bone Jt Surg. 39 A, 811 (1957). — MURPHY, J. B.: Ankylosis of the hip; arthroplasty. Surg. Clin. N. Amer. 1, 243 (1912). — Arthroplasty. Amer. J. Surg. 57, 593 (1913).

PAYR, E.: Gelenksteifen und Gelenkplastik. Berlin: Springer 1934. — PUTTI, V.: Arthroplasty. J. orthop. Surg., N. s. 3, 421 (1921).

RAMADIER, J. O., et G. LEVITAN: Arthroplastie a cupule. Expérience de 117 case. Rev. Orthop. 42, 29 (1956). — REHN, E.: Zu den Fragen der Transplantation, Regeneration und ortseinsetzenden funktionellen Metaplasie. Langenbecks Arch. klin. Chir. 112, 622 (1919). — RETTIG, H.: Die Hüftarthroplastik mit Spezialendoprothese. Z. Orthop. 82, 290 (1952).

SCHEPELMANN, E.: Enderfolge der Gelenkplastik. Verh. dtsch. Ges. Chir. 1921 I, 69. — SHEPHERD, M., and S. COLDFIELD: A review of 650 hip arthroplasty operations. J. Bone Jt Surg. B 36, 567 (1954). — SMITH-PETERSEN, M. N.: Arthroplasty of the hip. A new method. J. Bone Jt Surg. 21, 269 (1939). — Evolution of mould arthroplasty of the hip joint. J. Bone Jt Surg. B 30, 59 (1948).

TAYLOR, R.: Pseudarthrosis of the hip joint. J. Bone Jt Surg. B 32, 161 (1950). — THOMPSON, F. R.: Two and half years experience with a vitallium intramedullary hip prosthesis. J. Bone Jt Surg. A 35, 1032 (1953). — Indications and contraindications for the early use intramedullary hip prosthesis. Clinical orthopedics and diseases. Philadelphia: J. B. Lippincott Company 1953. — THOMSON, J. E. M.: Where do we stand on hip prosthesis? Indian J. Surg. 18, 481 (1956).

VALLS, J.: A new prosthesis for arthroplasty of the hip. J. Bone Jt Surg. B 34, 308 (1952). — Late treatment of post-traumatic aseptic necrosis of the hip in fractures and dislocations of the neck of the femur, with special reference to arthrodesis and arthroplasty. Wiederherstellungschir. u. Traum. 5, 74 (1960). — VENABLE, C. S., and W. G. STUCK: Results of recent studies and experiments concerning metals used in the internal fixation of fractures. J. Bone Jt Surg. A 30, 247 (1948). — VENABLE, C. S., W. G. STUCK and A. BACH: The effects on bone of the presence of metal, based upon electrolysis, An experimental study. Ann. Surg. 105, 917 (1937). — VIERNSTEIN, K., u. P.-M. JANTZEN: Die Behandlung der Hüftkopfnekrose nach Verletzungen im Bereich des Hüftgelenkes. Wiederherstellungschir. u. Traum. 5, 117 (1960).

WISSEL, H.: Arthroplastik bei arthrogen versteiften Oberschenkelstümpfen. Z. Orthop. 78, 358 (1949). — WITT, A. N.: Zur Indikation und Technik der Alloplastik des Hüftgelenkes. Langenbecks Arch. klin. Chir. 284, 668 (1956). — Zum Problem des Knochenersatzes durch Endoprothesen. Z. Orthop. 91, 193 (1959).

ZANOLI, R., u. S. ZAPOLI: Die Behandlung der posttraumatischen aseptischen Nekrosen des Femurkopfes. Wiederherstellungschir. u. Traum. 5, 94 (1960).

Hüftarthrose
(außer Arthrodese und Arthroplastik)

BATCHELOR, J. S.: Excision of the femoral head and neck for ankylosing and osteo-arthritis of the hip. Postgrad. Med. 24, 241 (1945). — BATCHELOR, J. S., and J. S. BUCK: Osteoarthritis of the hip. J. Bone Jt Surg. B 37, 731 (1955).

CAMERA, U.: A proposito del artroplastiche del'ancha ed una proposta di un nuovo indirizzo nel trattamento dell'artrosi. Minerva ortop. (Torino) **4**, 1 (1953). — Alcuni nuovi indirizzi della chirurgia reparatrice del'anca. Minerva ortop. (Torino) **5**, 385 (1954). — L'éxtrarotation irreductible dans la coxarthrie: ses fausses inter prétations et son traitement. Rev. Orthop. **41**, 261 (1955). — Erklärung und Behandlung einiger Hüftveränderungen bei der Coxarthrose. Verh. dtsch. orthop. Ges. **42**, 341 (1955). — Les ostéotomies dans le traitement de la coxarthrose. Rev. Orthop. **45**, 777 (1959). — CAMPBELL, J. P., and J. P. JACKSON: Treatment of osteoarthritis of the hip by osteotomy. J. Bone Jt Surg. B **37**, 167 (1955); **38**, 468 (1956). — CHARNLEY, J.: Experience in the evolution of a new operation for osteoarthritis of the hip joint. J. Bone Jt Surg. A **34**, 1003 (1952). — CHARRY, J.: Angulations resection for arthritis of the hip. Bull. Soc. Chir. Paris **39**, 165 (1949). — La résection-angulation dans les coxarthroses graves, les affections ankylosantes de la hanche, les intolerantes acryliques. Acta orthop. belg. **24**, 125 (1958). — La resectio-angulation. J. int. Coll. Surg. **36**, 95 (1961). — CHAPCHAL, G.: Operative treatment of the osteoarthritis of the hip joint. J. int. Coll. Surg. **16**, 3 (1951). — CORDIER, G.: In J. QUÉNEU, Nouvelle pratique chirurgicale illustrée. Fasc. 16. Paris: G. Doin 1960. — CORDIER, G., F. LAYANI et H. GARNIER: A propos de 50 «hanches pendantes temporaires» d'après la technique de Voss modifiée. Rev. rheum. **27**, 337 (1960).

DEBEYRE, J., et C. A. MUCHET: La luxation internal trans-acétabulaire dans le traitement operatoire des arthroses de la hanche (Technique de Charnley). Rev. Orthop. **45**, 397 (1959). — DEBRUNNER, H. U.: Spätergebnisse nach der plastischen Resektion des Hüftgelenkes nach Whitman bei Coxarthrose. Verh. dtsch. orthop. Ges. **44**, 89 (1957).

FRANCILLON, M. R.: Les ostéotomies dans le traitement de la coxarthrose. Rev. Orthop. **45**, 755 (1959). — FRANCILLON, M. R., u. H. U. DEBRUNNER: Die Orthopädie der Coxarthrose. Docum. rheum. Geigy **13** (1957).

GÜNTZ, E.: Die Behandlung der Hüftgelenksarthrose. Z. Orthop. **82**, 281 (1952). — GUILLEMINET, M., et R. FAYSSE: La place de l'operation de Milch dans chirurgie de la hanche. Rev. Orthop. **46**, 74 (1959). — GUILLEMINET, M., et A. LARAS: L'ostéotomie de varisation de F. Pauwels dans le traitement de la coxarthrose. Résultats éloignés. Rev. Orthop. **46**, 613 (1960). — GUILLEMINET, M., et J. M. BARBIER: Osteochondritis dissecans of the hip. J. Bone Surg. Jt A **39**, 268 (1957). — GRUCA, A.: The treatment of deformity arthritis. Congr. S.I.C.O.T. Barcelona. **7**, 800 (1957).

HACKENBROCH, M.: Die Arthrosis deformans der Hüfte. Stuttgart: Georg Thieme 1943. — Die Ätiologie der Arthrosis deformans. Medizinische **1956**, 447. — Die Arthrosis deformans des Hüftgelenkes. Verh. dtsch. orthop. Ges. **44**, 28 (1957). — Zur Frage der operativen Behandlung des formal und funktionell defekten Hüftgelenkes. Z. Orthop. **92**, 610 (1960). — Zur normalen und pathologisch veränderten Mechanik des Hüftgelenkes. In HOHMANN-HACKENBROCH-LINDEMANNs Handbuch der Orthopädie, Bd. IV/1, S. 1 bzw. 321. Stuttgart: Georg Thieme 1961. — HOHMANN, G.: Zur konservativen und operativen Behandlung der Koxarthrose. Dtsch. med. Wschr. **84**, 336 (1959).

IMHÄUSER, G.: Weitere Möglichkeiten zur operativen Behandlung der Hüftarthrose. Verh. dtsch. orthop. Ges. **43**, 354 (1956).

JUDET, R., et J. JUDET: Indications chirurgical dans les coxarthroses. Rev. Rhum. **25**, 274 (1958). — Indications des ostéotomies dans le traitement de la coxarthrose. Rev. Orthop. **45**, 753 (1959).

KÜNTSCHER, G.: Die Operation nach Voss. Chir. Praxis **3**, 331 (1958). — L'operation de Voss dans la coxarthrose. Acta orthop. belg. **26**, 248 (1960) u. Congr. S.I.C.O.T., Roma, 1960.

LAPRAS, A.: Indications et résultats de l'ostéotomie de varisation de la hanche. Lyon: Bosc Frères 1958. — Perspectives offertes par l'ostéotomie de varisation dans le traitement chirurgique de la coxarthrose. Presse méd. **67**, 1638 (1958). — LAYANI, F., G. CORDIER, H. GARNIER, J. ROESER u. J. PAQUET: Der periarticuläre Muskel und Sehnenapparat bei Coxarthrose. Rhumatologie **11**, 223 (1959).

MCFARLAND, B. L.: Displacement osteotomy of femur. J. Bone Jt Surg. B **37**, 722 (1955). — MCMURRAY, T. P.: Osteoarthritis of the hip joint. Brit. J. Surg. **22**, 716 (1935). — J. Bone Jt Surg. **21**, 1 (1939). — Osteotomy of femur with internal fixation in treatment of osteoarthritis. J. Bone Jt Surg. B **38**, 595 (1956). — MERLE D'AUBIGNÉ, R., et M. POSTEL: L'ostéotomie de Pauwels dans le traitement de la coxarthrose. Rev. Orthop. **45**, 746 (1949). — MILCH, H.: The "pelvic support" osteotomy. J. Bone Jt Surg. **23**, 581 (1941). — Resection of femoral neck with pelvic support osteotomy for ancylosis of the hip. Surg. Gynec. Obstet. **13**, 55 (1943). — My present attitute to osteoarthritis of the hip. J. Bone Jt Surg. A **36**, 776 (1954). — The pelvifemoral angle. J. Bone Jt Surg. **24**, 148 (1952). — The resection-angulation operation for hip joint disabilities. J. Bone Jt Surg. A **37**, 699 (1955). — Surgical treatment of the coxarthroses. Rheumatism **13**, 2 (1957).

PAUWELS, F.: Neue Richtlinien für die Behandlung der Coxarthrose. Langenbecks Arch. klin. Chir. **289**, 378 (1958). — Directives nouvelles pour le traitement chirurgical de la coxarthrose. Rev. Orthop. **45**, 681 (1959). — Neue Richtlinien für die operative Behandlung der Coxarthrose. Verh. dtsch. orthop. Ges. **48**, 332 (1961).

VOGL, A.: Die Arthrose. Stuttgart: A. Lang 1951. — Einfluß der Exkochleation auf den Verlauf der Arthrosen. Zbl. Chir. **77**, 887 (1952). — Zur Exkochleation des Hüftgelenkes. Zbl. Chir. **78**, 1498 (1953). — VOIGT, H.-E.: Operative Behandlung der arthrotischen Hüftschmerzen mit Trochanterabmeißelung, kombiniert mit partieller Bänder- und Kapselresektion sowie Adduktorentenotomie. Arch. orthop. Unfall-Chir. **50**, 73 (1958). — VOSS, C.: Die temporäre Hängehüfte — ein neues Verfahren der operativen Behandlung der Coxarthrose und anderer deformierender Hüftgelenkserkrankungen. Verh. dtsch. orthop. Ges. **43**, 351 (1956). — Coxarthrose — die temporäre Hängehüfte. Med. Welt **1956**, 954.

Weber, B. G.: Zur Operationstechnik der McMurray-Osteotomie. Arch. orthop. Unfall-Chir. 51, 428 (1960). — Unsere Erfahrungen mit der intertrochanteren Osteotomie nach McMurray bei der Behandlung der schmerzhaften Coxarthrose. Z. Orthop. 91, 114 (1961). — Witt, A. N.: Die orthopädische Behandlung der Coxarthrose. Münch. med. Wschr. 98, 1191 (1956). — Witt, A. N., u. H. Cotta: Die orthopädische Behandlung der Arthrosis deformans, insbes. des Hüftgelenkes. Med. Klin. 56, 995 (1961).

Schenkelhalsfraktur und -pseudarthrose

Anschütz, W.: Hüftresektion mit Trochanterimplantation in die Pfanne. Langenbecks Arch. klin. Chir. 133, 111, 434 (1924). — Axhausen, W.: Die Hüftarthrosis nach Schenkelhalsnagelung. Wiederherstellungschir. u. Traum. 1, 162 (1953).

Bauer, K. H.: Ergebnisse und Spätresultate der Doppelbolzung bei 58 Schenkelhalspseudarthrosen. Bruns' Beitr. klin. Chir. 191, 4 (1955). — Böhler, L.: Behandlung von veralteten Schenkelhalsbrüchen und von Schenkelhalspseudarthrosen. Zbl. Chir. 62, 137, 1756 (1953). — Böhler, L., u. J. Ender: Hüftkopfnekrosen nach der Schenkelhalsnagelung, ihre Häufigkeit und Versuche der Verhütung. Wiederherstellungschir. u. Traum. 1, 122 (1953). — Böhler, L., u. W. Jeschke: Operative Behandlung der Schenkelhalsbrüche und Schenkelhalspseudarthrosen und ihre Ergebnisse. Wien: Wilhelm Maudrich 1938.

Campbell, W. C.: Internal fixation of fractures of the neck of femoris. Ann. Surg. 105, 939 (1937). — Charnley, J., N. J. Blockley and D. W. Purser: The treatment of the neck of the femur by compression. J. Bone Jt Surg. B 39, 45 (1957).

Dubois, M.: Die Hüftkopfnekrose nach der Schenkelhalsnagelung, ihre Häufigkeit und Versuche zur Verhütung. Wiederherstellungschir. u. Traum. 1, 96 (1953).

Felsenreich, F.: Operative Behandlung der frischen medialen Schenkelhalsfraktur. Wien: Wilhelm Maudrich 1937. — Histologische Untersuchungen an operierten Schenkelhalsbrüchen. Langenbecks Arch. klin. Chir. 198, 532 (1940).

Geissendörfer, R.: Zur Behandlung der Pseudarthrosen. Verh. dtsch. orthop. Ges. 36, 220 (1947).

Hertel, H.: Ein einfaches Gerät zur Richtungsbestimmung bei Nagelungen im Schenkelhalsbereich. Langenbecks Arch. klin. Chir. 173, 72 (1932).

Johansson, S.: Zur Technik der Osteosynthese der Fractura colli femoris. Zbl. Chir. 59, 2019 (1932). — Die operative Behandlung der Schenkelhalsfraktur. Leipzig: Georg Thieme 1934.

König, F.: Über Schenkelhalsfrakturen. Verh. dtsch. Ges. Chir. 1878 I, 93; 1893 I, 103; 1902 I, 52.

Lange, F.: Die Bolzung der Schenkelhalspseudarthrose. Z. orthop. Chir. 58, 204 (1932). — Lange, M.: Über die Ausbildung von Femurkopfnekrosen nach knöchern verheilten Schenkelhalsbrüchen Jugendlicher. Verh. dtsch. orthop. Ges. 27, 76 (1932). — Die Gefahr der Pseudarthrosenbildung und Femurkopfnekrose nach Schenkelhals- und Schenkelkopfbrüchen Jugendlicher. Z. orthop. Chir. 57, 531 (1932). — Die Hüftkopfnekrose nach Schenkelhalsfrakturen, ihre Entstehung und Behandlung. Münch. med. Wschr. 93, 1926 (1951). — Die Behandlung der Trümmerbrüche der großen Gelenke. Z. Orthop. 84, 373 (1954). — Langenbeck, B. v.: Über Schenkelhalsfrakturen. Berlin: August Hirschwald 1888. — Lexer, E.: Zur Bolzung von Schenkelhalsbrüchen. Dtsch. med. Wschr. 51, 1115 (1926). — Pfannendachplastik bei Schenkelhalspseudarthrosen und angeborener Hüftluxation. Zbl. Chir. 61, 510 (1934). — Löfberg, O.: The treatment of fracture of the neck of the femur. Acta chir. scand. 57, 504 (1924). — Lorenz, A.: Über die unblutige operative Behandlung der Pseudarthrosis colli femoris. Verh. dtsch. orthop. Ges. 12, 232 (1913). — Über die Behandlung des rezenten und des veralteten Schenkelhalsbruches. Med. Klin. 25, 869 (1920).

Magnus, G.: Oberschenkelbrüche. Langenbecks Arch. klin. Chir. 173, 195, 803 (1932). — Merle D'Aubigné, R.: Traitement des nécroses traumatiques de la tête du fémur. Wiederherstellungschir. u. Traum. 1, 508 (1953). — Nécroses traumatiques de la tête fémorale. Wiederherstellungschir. u. Traum. 5, 61 (1960).

Nicolaysen, J.: Lidt om diagnosen og behandlingen af fractura colli femoris. Nord. med. Ark. (schwed.) 8, 1 (1897).

Pauwels, F.: Neue Methode zur Behandlung der Schenkelhalspseudarthrosen. Zbl. Chir. 52, 220 (1925). — Z. orthop. Chir. 51, 125 (1929). — Der Schenkelhalsbruch, ein mechanisches Problem. Stuttgart: Ferdinand Enke 1935. — Grundsätzliches über Indikation und Technik der Umlagerung bei Schenkelhalspseudarthrose. Langenbecks Arch. klin. Chir. 262, 404 (1949).

Reynolds, F. C.: Preliminary report of the Committee on Fractures and Traumatic Surgery on the use of a prosthesis in the treatment of fresh fractures of the neck of the femur. J. Bone Jt Surg. A 40, 877 (1958).

Scaglietti, O.: Über die Nekrose der Femurepiphyse bei Schenkelhalsfrakturen. Wiederherstellungschir. u. Traum. 1, 147 (1953). — Perfezionamenti tecnici alla cura chirurgica della fratture del collo del femore. Atti S.I.O.T. 40, 82 (1955). — Smith-Petersen, M. N.: Treatment of fractures of the neck of the femur by internal fixation. Surg. Gynec. Obstet. 64, 715 (1937). — Smith-Petersen, M. N., E. F. Cave and G. W. van Gorder: Intracapsular fractures of the neck of the femur. Treatment by internal fixation. Arch. Surg. (Chicago) 23, 715 (1931). — Smith-Petersen, M. N., C. B. Larson, O. E. Aufranc and W. A. Lawer: Complications of old fractures of the neck of the femur. J. Bone Jt Surg. A 29, 41 (1947). — Stöhr, W.: 27 mediale Schenkelhalsbrüche und ihre Ergebnisse bei konservativer Behandlung. Arch. orthop. Unfall-Chir. 36, 143 (1936).

Valls, J.: Technik und neues Führungsinstrument für die extraartikuläre Nagelung von Schenkelhalsbrüchen. Zbl. Chir. 64, 1170 (1937).

WHITMAN, R.: A new method of treatment of fracture of the neck of the femur together with remarks on coxa vara. Ann. Surg. **36**, 146 (1902). — A review of the campaigne for the establishment of surgical principles in the treatment of fracture of the neck of the femur. J. Bone Jt Surg. **20**, 960 (1938). — WITT, A. N.: Ein neues sicheres Zielgerät für die Schenkelhalsnagelung und Hüftarthrodese. Z. Orthop. **79**, 396 (1950). — Die Behandlung der Pseudarthrosen. Berlin: W. de Gruyter & Co. 1952. — Behandlung der Schenkelhalspseudarthrose. Dtsch. med. J. **9**, 149 (1958).

Hüftbeugekontraktur

BRACKETT, E. G.: A study of the different approaches to the hip joint, with special reference to the operation for curved trochanteric osteotomy and for an arthrodesis. Boston med. surg. J. **166**, 235 (1912).

DOLLINGER, J.: Hüftgelenksentzündung, Kontraktur und Ankylose. In JOACHIMSTHALS Handbuch der orthopädischen Chirurgie, Bd. 2. 1905.

HOHMANN, G.: Die operative Behandlung der Kontrakturen und Ankylosen. Münch. med. Wschr. **65**, 533 (1918).

LANGE, F.: Die operative Behandlung der Kontrakturen und Ankylosen. Z. orthop. Chir. **36**, 495 (1916). — Die epidemische Kinderlähmung. München: J. F. Lehmann 1930. — LANGE, M.: Die Bedeutung und Behandlung der Hüftbeugekontraktur nach Poliomyelitis. Z. orthop. Chir. **47**, 86 (1926).

PERTHES, O.: Einige Bemerkungen über Osteotomien. Zbl. Chir. **48**, 1614 (1921).

SCHILLER-ILETZKO, B.: Die verschiedenen Formen unspezifischer Hüftgelenksentzündungen. Med. Diss. München 1949. — SOUTTER, R.: A new operation for hip contractures in poliomyelitis. Boston med. surg. J. **170**, 380 (1914).

Hüftmuskellähmung

BENTZON, P. G. K.: Myoplasty on the glutaeus maximus in paresis of the abductors of the hip joint. Acta orthop. scand. **1**, 310 (1930). — BOHNE, O. S.: Lähmung der Hüfte. In HOHMANN-HACKENBROCH-LINDEMANNs Handbuch der Orthopädie, Bd. IV/1, S. 197, 1961.

HACKENBROCH, M.: Die operative Behandlung der poliomyelitischen Restlähmungen. Verh. dtsch. orthop. Ges. **41**, 57 (1953). — Zur Frage der operativen Behandlung des formal und funktionell defekten Hüftgelenkes. Z. Orthop. **92**, 610 (1960). — Zur normalen und pathologisch veränderten Mechanik des Hüftgelenkes. In HOHMANN-HACKENBROCH-LINDEMANNs Handbuch der Orthopädie, Bd. IV/1. 1961.

KREUSCHER, P. H.: The substitution of the erector spine for paralyced gluteal muscles, an operation for stabilising the hip. Surg. Gynec. Obstet. **40**, 593 (1925). — KRUKENBERG, H.: Über Verwendung der Bauchmuskulatur in der orthopädischen Chirurgie. Z. orthop. Chir. **42**, 178 (1922).

LANGE, F.: Der plastische Ersatz des Glutaeus medius und minimus. Z. orthop. Chir. **17**, 272 (1906). — Die Fernleitung bei Lähmung der Glutäen. Acta chir. scand. **6**, 527 (1930). — Die epidemische Kinderlähmung. München: J. F. Lehmann 1930. — LEGG, A. T.: Transplantation of tensor fasciae femoris in cases weakened glutaeus medius. J. Amer. med. Ass. **80**, 242 (1923).

NILSONNE, O.: On plastic operations in paralysis of the glutaeus medius. Acta orthop. scand. **4**, 53 (1933).

OBER, F. R.: An operation for the relief of paralysis of the glutaeus maximus muscle. J. Amer. med. Ass. **88**, 1063 (1927).

SAMTER, O.: Operativer Ersatz gelähmter Hüftmuskeln durch den Obliquus externus. Zbl. Chir. **44**, 737 (1917). — SPITZY, H.: Die operative Behandlung der schlaffen poliomyelitischen Lähmungen. Wien. Klin. Wschr. **38**, 396 (1925).

THOMAS, L. I., T. C. THOMPSON and L. R. STRAUB: Transplant of the external oblique muscle for abductor paralysis. J. Bone Jt Surg. A **32**, 207 (1950).

Seligsche Operation

DEBRUNNER, H.: Bemerkungen über die Therapie der spastischen Adduktorenkontraktur und die Seligsche Operation. Schweiz. med. Wschr. **17**, 402 (1921).

FOERSTER, O.: Diskussion zu „Behandlung der Adduktorenspasmen". Verh. dtsch. orthop. Ges. **16**, 481 (1921).

GOCHT, H.: Operation zur Beseitigung der Adduktionskontrakturen. Verh. dtsch. orthop. Ges. **16**, 478 (1921).

KREUZ, L.: Zur intrapelvinen extraperitonealen Resektion des N. obturatorius nach Selig. Arch. orthop. Unfall-Chir. **19**, 232 (1921).

SELIG, R.: Diskussion zu „Behandlung der Adduktorenspasmen". Verh. dtsch. orthop. Ges. **15**, 479 (1920). — Surgical approach to obturator foramen. J. Bone Jt Surg. **16**, 950 (1934). — STOFFEL, A.: Die spastischen Lähmungen, Wesen, Behandlung und deren Ergebnisse. Verh. dtsch. orthop. Ges. **26**, 177 (1931).

Schlecht verheilte Oberschenkelfraktur

(einschließlich Verlängerungs-, Verkürzungsosteotomie und Epiphysiodese)

ABBOTT, L. C., and J. B. DE C. M. SOUNDERS: The operative lengthening of the tibia and fibula, preliminary report on further development of principles and technic. Ann. Surg. **100**, 961 (1939). — ALTAV, H.: Verkürzungsosteotomie. Z. Orthop. **89**, 83 (1958).

BLOUNT, W. P.: Short leg problems. J. Bone Jt Surg. A **38**, 947 (1956). — Stapling operation. Discussion. J. Bone Jt Surg. A **36**, 688, 1069 (1954). — Epiphysenwachstumsstörung und ihre Behandlung (Epiphysiodese). Verh. dtsch. orthop. Ges. **40**, 147 (1953). — BLOUNT, W. P., and G. R. CLARKE: Control of bone growth by epiphyseal stapling. J. Bone Jt Surg. A **31**, 464 (1949).

CAMERA, U.: Beitrag zur Epiphysiodese. Verh. dtsch. orthop. Ges. **40**, 221 (1953). — CHAPCHAL, G.: Experimentelle Untersuchungen zur Hemmung und Beschleunigung des Knochenlängenwachstums und ihre Konsequenzen für die Technik der Epiphysiodese. Verh. dtsch. orthop. Ges. **40**, 215 (1953). — Die operative Beeinflussung des Längenwachstums der unteren Extremität. Medizinische **1959**, 1675. — Zur Epiphysiodese. Verh. orthop. Ges. **47**, 455 (1960). — CHAPCHAL, G., and J. ZELDENMIST: Experimental research for promoting longitudinal growth of the lower extremies by irritation of the growth region of femur and tibia. Acta orthop. scand. **17**, 371 (1948). — COMPERE, E. L.: Indication for and against the leg-lengthening operation. J. Bone Jt Surg. **18**, 692 (1936). — Growth arrest in the long bones. J. Amer. med. Ass. **105**, 2140 (1935).

DEUTSCHLÄNDER, C.: Die Heinesche Operation der Kontinuitätsverkürzung. Verh. dtsch. orthop. Ges. **6**, 47 (1907).

EHALT, W.: Das verkürzte Bein. Verh. dtsch. orthop. Ges. **47**, 451 (1960).

GLAESSNER, H.: Die Kontinuitätsresektion der langen Röhrenknochen zum Ausgleich von Verkürzungen. Verh. dtsch. orthop. Ges. **6**, 39 (1907).

HAAS, S. L.: Longitudinal osteotomy. J. Amer. med. Ass. **92**, 1656 (1929). — Retardation of bone growth by a wire loop. J. Bone Jt Surg. **27**, 25 (1945). — Mechanical retardation of bone growth. J. Bone Jt Surg. A **30**, 506 (1948). — HOHMANN, G.: Die Korrektur frischer und veralteter Fälle von Verletzungen der distalen Tibiaepiphyse. Arch. orthop. Unfall-Chir. **45**, 395 (1952/53). — HOWORTH, M. B.: Leg-lengthening operation for equalizing leg length. Arch. Surg. (Chicago) **44**, 543 (1942).

KIRSCHNER, M.: Die künstliche Verlängerung von Beinen, die nach Frakturen, namentlich Schußfrakturen, mit starker Verkürzung geheilt sind. Zbl. Chir. **42**, 441 (1914).

LANGE, M.: Die operative Behandlung der mit starker Verkürzung oder Verkrümmung geheilten Oberschenkelbrüche. Verh. dtsch. orthop. Ges. **27**, 492 (1932). — Diskussion zu „Verlängerungsosteotomie". Verh. dtsch. orthop. Ges. **47**, 456 (1960). — LEZIUS, A.: Der stabile osteoplastische Ersatz großer Knochendefekte der unteren Gliedmaße. Chirurg 17/18, 162 (1946/47).

MERCKELBACH, F.: Verlängerungsosteotomie an den unteren Extremitäten. Z. Orthop. **78**, 396 (1949).

NES, C. P. VAN: Ma technique actuelle de raccourcissement du fémur sain pour inégalité de longueur des membres inférieurs. Acta orthop. belg. **11**, 219 (1948). — NIEDERECKER, K.: Zur Frage der Verlängerung des Ober- und des Unterschenkels bei schweren Wachstumsstörungen nach Osteomyelitis. Verh. dtsch. orthop. Ges. **40**, 262 (1953). — Zur Verlängerungsosteotomie. Verh. dtsch. orthop. Ges. **47**, 457 (1960).

PHEMISTER, D. B.: Operative arrestement of longitudinal growth of bones in the treatment of deformities. J. Bone Jt Surg. **15**, 1 (1933).

SOFIELD, H. A., S. J. SIDNEY and E. M. MILLAR: Leg-lengthening. J. Bone Jt Surg. A **40**, 311 (1958).

Oberschenkelnachamputation und Stumpfkontraktur

BÄR, H.: Ein Beitrag zur Ätiologie der Hüftbeugestumpfkontraktur. Zbl. Chir. **75**, 227 (1950). — BIER, A.: Weitere Mitteilungen über tragfähige Amputationsstümpfe. Langenbecks Arch. klin. Chir. **50**, 256 (1895).

DEDERICH, R.: Osteoplastische Stumpfkorrektur. Verh. dtsch. orth. Ges. **47**, 406 (1960).

ERTL, J. V.: Über Amputationsstümpfe. Chirurg **20**, 218 (1949).

GRITTI, L.: Amputation des Oberschenkels an den Condylen mit Patellarlappen. Verh. 10. Internat. Med. Kongr. Berlin 1890, Bd. III, S. 245.

HEPP, O.: Orthopädische Hilfsmittel und Kunstglieder. In HOHMANN-HACKENBROCH-LINDEMANNs Handbuch der Orthopädie, Bd. III. Stuttgart: Ferdinand Enke 1956. — Biologie des Amputationsstumpfes. Verh. dtsch. orthop. Ges. **47**, 391 (1960). — HOHMANN, G.: Über Stumpfkontrakturen, insbesondere die Abduktionskontraktur des Oberschenkelstumpfes. Münch. med. Wschr. **88**, 797 (1941). — Kontrakturen bei Kurzstümpfen des Oberschenkels. Verh. dtsch. orthop. Ges. **36**, 33 (1948).

VERTH, M. ZUR: Zweckmäßige Amputationshöhen an der unteren Extremität. Münch. med. Wschr. **70**, 298, 1480 (1923). — Absetzung und Kunstgliederersatz der unteren Gliedmaße. Ergebn. Chir. Orthop. **27**, 101 (1934). — Die allgemeine Lehre von der Amputation. In KIRSCHNER-NORDMANN, Die Chirurgie. Berlin: Urban & Schwarzenberg 1944.

Quadricepslähmung

BAEYER, H. V.: Die Wirkung der Muskeln auf die menschlichen Gliederketten in Theorie und Praxis. Z. orthop. Chir. **46**, 1 (1925). — BARON, A.: Über Sartoriusverdoppelung. Zit. bei STRAUSS. Zbl. Chir. **28**, 37 (1901).

CALDWELL, G. D.: Transplantation of biceps femoris to patella by mediale route in poliomyelitis quadriceps paralysis. J. Bone Jt Surg. A **36**, 129 (1954); **37**, 347 (1955).

DEBRUNNER, H.: Die Behandlung der Quadrizepslähmung. Z. Orthop. **70**, 164 (1940).

LANGE, F.: Die epidemische Kinderlähmung. München: J. F. Lehmann 1930. — LEXER, E.: Wiederherstellungschirurgie, 2. Aufl., S. 798. Leipzig: Johann Ambrosius Barth 1931.

Nové-Josserand, G.: Transplantation du tenseur du fascia lata pour une paralysie du quadriceps. Lyon chir. **31**, 204 (1934).

Schwartzmann, J. R., and M. D. Crego: Hamstring-tendon transplantation for the relief of quadriceps femoris paralysis in residual paralysis. J. Bone Jt Surg. A **30**, 541 (1948). — Spitzy, H.: Natürliche und künstliche Bandmuskelbildung. Z. orthop. Chir. **46**, 111 (1925).

Arthrotomie, Arthrolyse und Arthroplastik des Kniegelenkes

Albee, F. H.: Original features in arthroplasty of the knee with improved prognosis. Surg. Gynec. Obstet. **47**, 312 (1928).

Blohmke, F.: Die fibröse Kniesteife. Arch. orthop. Unfall-Chir. **44**, 86 (1949).

Fischer, A. W.: Die Kniesteife durch die sogenannte Quadricepskontraktur. Zbl. Chir. **74**, 822 (1949). — Franz, C.: Lehrbuch der Kriegschirurgie, 4. Aufl. Berlin: Springer 1944.

Hackenbroch, M.: Arthrolyse und Arthroplastik. Verh. dtsch. orthop. Ges. **44**, 29 (1952). — L'artrolisi dell'articolazione del ginocchio. Minerva ortop. (Torino) **10**, 23 (1959). — Arthrodese, Arthroplastik, Arthrolyse. Arch. orthop. Unfall-Chir. **51**, 549 (1960). — Hohmann, G.: Zur operativen Behandlung der Kniestrecksteife. Arch. orthop. Unfall-Chir. **45**, 224 (1950).

Kirschner, M.: Ein neues Operationsverfahren zur schonenden Eröffnung des Kniegelenkes. Verh. dtsch. orthop. Ges. **10**, 242 (1911). — Kortzeborn, A.: Die myogene Versteifung des Kniegelenkes in Streckstellung. Arch. orthop. Unfall-Chir. **23**, 468 (1925). — Kroh, F.: Indikationen zur Eröffnung der hinteren Kapseltaschen des Kniegelenkes. Arch. orthop. Unfall.-Chir. **42**, 95 (1942).

Läwen, A.: Über die innere Arthrotomie und Fensterung des Kniegelenkes bei chronischen und recidivierenden Gelenkergüssen. Beitr. klin. Chir. **155**, 161 (1932). — Lange, M.: Arthrolyse und Arthroplastik. Verh. dtsch. orthop. Ges. **39**, 63 (1952). — Resultados de la movilizacion de la rodilla con artrolisis. Acta. ortop. traum. ibér. **1**, 23 (1953). — Lehmann: Zit. bei Franz.

Nikolai, N.: Erfahrungen bei 130 operierten Kniegelenkversteifungen. Zbl. Chir. **85**, 89 (1960).

Payr, E.: Über die operative Behandlung von Kniegelenksankylosen. Verh. dtsch. Ges. Chir. **41**, 516 (1912). — Zur operativen Behandlung der Kniegelenksteife nach langdauernder Ruhigstellung. Zbl. Chir. **44**, 809 (1917). — Über die Erfahrungen mit dem medialen S-Schnitt zur schonenden und doch übersichtlichen Eröffnung des Kniegelenkes. Zbl. Chir. **46**, 770 (1919). — Gelenksteifen und Gelenkplastik. Berlin: Springer 1934. — Putti, V.: Arthroplasty of the knee joint. J. orthop. Surg. **2**, 530 (1920); **3**, 421 (1921).

Samson, J. E.: Arthroplasty of the knee joint. Late results. J. Bone Jt Surg. B **31**, 50 (1949). — Speed, J. S., and P. C. Trout: Arthroplasty of the knee. J. Bone Jt Surg. B **31**, 53 (1949).

Vidal: Zit. bei Franz.

Westhues: Zit bei Franz.

Kniegelenksarthrodese und -resektion

Bernhard, O.: Über klimatische und Sonnenlichtbehandlung der chirurgischen Tuberkulose. Dtsch. med. Wschr. **79**, 203 (1932). — Bier, A.: Die Abgrenzung der konservativen und der chirurgischen Behandlung der Knochen- und Gelenktuberkulose. Langenbecks Arch. klin. Chir. **116**, 162 (1921).

Chapchal, G.: Intramedullary pinning for arthrodesis of the knee joint. J. Bone Jt Surg. A **30**, 728 (1948). — Charnley, I. C.: Positive pressure in arthrodesis of the knee joint. J. Bone Jt Surg. B **30**, 478 (1948). — Charnley, I. C., and S. L. Baker: Compressionsarthrodesis of the knee. J. Bone Jt Surg. B **34**, 187 (1952).

Debrunner, H.: Das Kniegelenk. In Hohmann-Hackenbroch-Lindemanns Handbuch der Orthopädie, Bd. IV/1, S. 602. Stuttgart: Georg Thieme 1961. — Delahaye, A.: L'arthrodèse extraarticulaire du genou par voie antérieure chez l'enfant. J. Chir. (Paris) **43**, 515 (1944). — Traitement de la tumeur blanche du genou chez l'adulte. Bull. méd. Soc. Chir. (Paris) **48**, 759 (1934).

Exner, G.: Zur Technik der Druckosteosynthese bei Pseudarthrosen und Kniearthrodesen. Chirurg **21**, 128 (1950).

Frenelle, D.: De les déviations dans les tumeurs blanches du genou chez l'enfant. J. Chir. (Paris) **1**, 723 (1909). — Fürmaier, A.: Zur Technik der Druckosteosynthese bei der Kniegelenkresektion. Chirurg **22**, 143 (1951).

Galloway, H. P. H.: The patellar bone graft in excision of the knee. Amer. J. orthop. Surg. **15**, 704 (1917). — Garré, C.: Die Behandlung der Tuberkulose der Knochen und Gelenke. In Handbuch der Therapie, 5. Aufl. 1914. — Gocht, H.: Zur Technik der Arthrodesenoperation am Schulter-, Hüft- und Kniegelenk. Verh. dtsch. orthop. Ges. **13**, 1 (1914). — Gorder, G. W. van, and Ch. Chien-Min; The central-graft operation for fusion of tuberculous knees, and this on elbow. J. Bone Jt Surg. A **40**, 584 (1958). — Greifensteiner, H.: Kompressionsarthrodese des Kniegelenkes. Z. Orthop. **83**, 406 (1952).

Hass, J.: Versteifung des Kniegelenkes bei poliomyelitischer Lähmung: Abbauvorgänge im Implantat. Wien. klin. Wschr. **36**, 546 (1923). — Helferich, K.: Über Kniegelenksresektion. Langenbecks Arch. klin. Chir. **41**, 216 (1891). — Helfmeyer, L.: Spanbolzung des tuberkulös erkrankten Hüftgelenkes. Verh. dtsch.

orthop. Ges. **36**, 262 (1947). — HENDERSON, M. S., and H. J. FORTY: Tuberculosis of the knee joint in the adult. J. Bone Jt Surg. **9**, 700 (1927). — HIBBS, R. A.: An operation for stiffening of the knee joint. Ann. Surg. **53**, 404 (1911). — HIBBS, R. A., and H. L. VAN LACKUM: Endresults in treatment of knee joint tuberculosis. J. Amer. med. Ass. **85**, 1289 (1925).

JAEGER, F.: Zit. bei KLEINSCHMIDT. — JOHANSSON, S.: Über die Knochen- und Gelenktuberkulose. Jena: Gustav Fischer 1926. — JONES, R., and R. W. LOVETT: Orthopedic surgery, 2nd edit. Baltimore: W. Wood Co. 1933.

KATTHAGEN, A.: Zur Technik der Resektionen und Arthrodesen am Knie- und Fingergelenk. Z. Orthop. **84**, 36 (1953). — KLAPP, R.: Operationen an der unteren Extremität. In BIER-BRAUN-KÜMMEL, Chirurg. Operationslehre, 4. Aufl., Bd. 5. Leipzig: Georg Thieme 1922. — KOCHER, T.: Über Kniegelenksresektion. Langenbecks Arch. klin. Chir. **37**, 457 (1882). — KÖNIG, F.: Die Tuberkulose der Knochen und Gelenke. Berlin: August Hirschwald 1884. — KREMER, W., u. O. WIESE: Die Tuberkulose der Knochen und Gelenke. Berlin: Springer 1930.

LANGE, M.: Der Standpunkt und die Erfahrungen der Münchener Orthopädischen Klinik in der Behandlung der Knochen- und Gelenktuberkulose. Verh. dtsch. orthop. Ges. **25**, 219 (1930). — Bemerkungen von HOREYS-ECK zu Ergebnisse der bogenförmigen Resektion nach Helferich bei der Kniegelenkstuberkulose Erwachsener. Z. Orthop. **72**, 61 (1942). — Die Arthrodesen. Wien. med. Wschr. **105**, 265 (1955). — LANGE, M., u. F. BECKER: Die Behandlungsresultate und die Grenzen der konservativen Behandlung der Knochen- und Gelenktuberkulose. Z. orthop. Chir. **56**, 161 (1932). — LEXER, E.: Versteifung paralytischer Gelenke mittels Knochenbolzung. Dtsch. med. Wschr. **32**, 13 (1907). — Die elektrische Operation der Gelenktuberkulose. Münch. med. Wschr. **75**, 1155 (1933). — LORENZ, A.: Über die Indikationen der Arthrodese und der operativen Arthrolyse. Verh. dtsch. orthop. Ges. **11**, 189 (1912). — LOSSEN: Resektionen der Knochen und Gelenke. In: Deutsche Chirurgie, Bd. 29b. Stuttgart: Ferdinand Enke 1894.

NIKOLAI, N.: Erfahrungen bei 130 operierten Kniegelenkfrakturen. Zbl. Chir. **85**, 89 (1960).

PUTTI, V.: Criteri e indirizzi odierni nella cura della tuberculosi osteoarticolare. Chir. Organi Mov. **18**, 96, 217 (1933). — Die Behandlung der Knochen- und Gelenktuberkulose. Wien. med. Wschr. **85**, 957 (1935).

ROEREN, L.: Die Drehversteifung. Z. orthop. Chir. **52**, 271 (1929). — ROLLIER, A.: Die Heliotherapie der Tuberkulose. Berlin: Springer 1934.

SEIFERT, K.: Operative Behandlung der Lähmungen. Beitr. klin. Chir. **134**, 336 (1925). — SORREL, E.: Du traitement de la tumeur blanche du genou. Rev. Orthop. **34**, 370 (1925). — SPITZY, H.: Orthopädische Tuberkulose. In Handbuch der Kindertuberkulose, Bd. 2, S. 1235. 1930. — STEWART, M. J., and W. G. BLAND: Compression in arthrodesis. J. Bone Jt Surg. A **40**, 584 (1958). — STICH, R.: Über die Behandlung der Knochen- und Gelenktuberkulose. Münch. med. Wschr. **80**, 367 (1933).

VACCELLI, S.: Tre casi di osteoartrite tubercolare. Chir. Organi Mov. **14**, 225 (1930). — VOLKMANN, J. v.: Über Gelenkresektion. Verh. dtsch. Ges. Chir. 1877 I, 86; 1884 II, 59. — VULPIUS, O.: Die Behandlung der Knochen- und Gelenktuberkulose. Med. Welt **1**, 645, 686 (1927).

WEIL, S.: Die Arthrodese und Arthrorise. Ergebn. Chir. Orthop. **24**, 385 (1931). — Behandlung der Schlottergelenke nach großen Gelenkresektionen. Verh. dtsch. orthop. Ges. **36**, 179 (1948).

ZANOLI R.: Le artrodesi nella tuberculosi osteo-articolare. Atti 24. Congr. Soc. Ital. Ortop. 1933. Milano: Milesi 1933.

Meniscusverletzung

ANDERSEN, K.: Pneumoradiography of the knee joint with particular reference to the semilunar cartilagines. Acta orthop. scand. Suppl. **5** (1948).

BÖHLER, J.: Zur Pneumoradiographie des Kniegelenkes. Neue med. Welt **1**, 742 (1950). — BÖHLER, L.: Meniskusverletzungen und Ergebnisse der operativen Behandlung. Wien. klin. Wschr. **51**, 37, 43 (1938).

GALLI, H.: Der Scheibenmeniskus. Vereinig. Orthop. Österreich, Wien, 1960.

KRÖMER, K.: Die röntgenologische Darstellung des Kniegelenksinnenraumes durch Kontrastfüllung und die Deutung der Befunde. Chirurg **9**, 12 (1937). — Gelöste und ungelöste Probleme bei stumpfen Kniegelenksverletzungen. Chirurg **20**, 680 (1949). — Der verletzte Meniskus, 3. Aufl. Wien: Wilhelm Maudrich 1955.

LIPSCOMB, P. R., and M. S. HENDERSON: Internal derangements of the knee. J. Amer. med. Ass. **135**, 827 (1947).

OBERHOLZER, J.: Die Arthro-Pneumoradiographie. Bruns' Beitr. klin. Chir. **158**, 113 (1933).

SCHAER, M.: Der Meniskusschaden. Leipzig: Georg Thieme 1938. — SCHUM, H.: Das Pneumoradiogramm des Kniegelenkes. Dtsch. Z. Chir. **238**, 1 (1932).

Knieschlottergelenk nach Kreuzband- und Seitenbandverletzungen

BIRCHER, E.: Die Binnenverletzungen des Knieglenkes. Langenbecks Arch. klin. Chir. **177**, 290 (1933). — BÖHLER, L.: Aussprache zu „Die Verletzungen des Kniegelenkes". Verh. dtsch. orthop. Ges. **42**, 281 (1955).

EDWARDS, A. H.: Operative procedure suggested for the repair of collateral ligaments of the knee joint. Brit. J. Surg. **8**, 266 (1921). — Repair of cruciale ligaments (gracilis and semitendinosus). Brit. J. Surg. **13**, 432 (1926).

FELSENREICH, F.: Über die Technik der vorderen Kreuzbandplastik mittels gestielter Fascienstreifen. Zbl. Chir. **61**, 1223 (1934). — Kreuzbandverletzungen. Wien. klin. Wschr. **48**, 1058, 1467 (1935).

GEBHARDT, K.: Die Bandverletzungen des Kniegelenkes. Leipzig: Johann Ambrosius Barth 1933. — GOLD, E.: Vollständiger plastischer Ersatz des vorderen Kreuzbandes und funktionell-anatomische Wiederherstellung desselben. Dtsch. Z. Chir. 213, 120 (1928). — Plastischer Ersatz des medialen Seitenbandes des Kniegelenkes aus dem M. semitendinosus. Wien. med. Wschr. 83, 1182 (1932). — GROVES, E. W. H.: The crucial ligaments of the knee joint, their function, rupture and the operative treatment of the same. Brit. J. Surg. 7, 505 (1920).

HOHMANN, G.: Zur Behandlung des traumatischen Schlotterknies. Zbl. Chir. 62, 145 (1935). — Zur Behandlung des Knieschlottergelenkes. Verh. dtsch. orthop. Ges. 31, 316 (1936).

JONES, R., and S. A. SMITH: On ruptur of the crucial ligaments of the knee. Brit. J. Surg. 1, 70 (1913).

KIRSCHNER, M.: Die praktischen Ergebnisse der freien Fascientransplantation. Langenbecks Arch. klin. Chir. 92, 888 (1910).

LAGOMARSINO, E. H.: Reconstruccionanatomico de los ligamentos laterales de la rodilla: autoplastica tendinosa. Rev. ortop. traum. (Buenos Aires) 4, 290 (1935) — LANGE, F.: Künstliche Gelenkbänder aus Seide. Münch. med. Wschr. 40, 834 (1907). — LANGE, M.: Künstliche Kniegelenksbänder aus Seide. Verh. dtsch. orthop. Ges. 27, 257 (1932). — Die Behandlung des Knieschlottergelenkes unter besonderer Berücksichtigung der Verwendung von seidenen Bändern. Beitr. klin. Chir. 156, 532 (1932). — Aussprache zu „Verletzungen des Kniegelenkes". Verh. dtsch. orthop. Ges. 42, 280 (1955). — Erfahrungen bei Kniebandplastiken. Wiederherstellungschir. u. Traum. 4, 197 (1957). — Experiences with the operative treatment of the ruptur of the knee-joint ligaments. 7. Congr. S.I.C.O.T. Barcelona. 7, 301 (1957).

MONTAG, W.-D.: Nachuntersuchungen von operativ behandelten Kniebandläsionen bei 212 Patienten. Z. Orthop. 89, 245 (1958).

NIEDERECKER, K.: Behandlung der Kreuzbandverletzungen und des Schlotterknies. Verh. dtsch. orthop. Ges. 42, 227, 282 (1955).

RATHKE, F. W.: Die gestielte Sehne als plastischer Ersatz der Kreuzbänder. Z. Orthop. 86, 29 (1956).

SCHULTZE, R.: Zur Wiederherstellung des Kniegelenkes. Verh. dtsch. orthop. Ges. 31, 311 (1936).

VALLS, J.: La patologia de los ligamentos cruzados de la articulacion de la rodilla. Rev. Ortop. Traum. 1, 25 (1931). — Lesiones de los ligamentos laterales de la articulacion de la rodilla. Rev. Ortop. Traum. 6, 333 (1937).

WITTEK, A.: Über Verletzungen der Kreuzbänder des Kniegelenkes. Dtsch. Z. Chir. 200, 491 (1927). — Die Binnenverletzungen des Kniegelenkes. Z. orthop. Chir. 58, 204 (1933).

Arthrorise des Kniegelenkes und Genu recurvatum

BRETT, A. L.: Operative correction of genu recurvatum. J. Bone Jt Surg. 17, 984 (1935).

GILL, A. B.: Operation for correction of genu recurvatum. J. Bone Jt. Surg. 13, 49 (1931).

LANGE, M.: Das Genu recurvatum, seine verschiedenen Formen und ihre operative Behandlung. Z. orthop. Chir. 73, 271 (1942). — LOHE, R.: Eine neue Operation des Genu recurvatum und des Schlotterknies. Dtsch. Z. Chir. 230, 115 (1931). — Die Beseitigung schwerster Schlotterknie mit Hilfe von Rückwärtshebelung der Schienbeingelenkfläche. Zbl. Chir. 72, 1012 (1947).

MAU, C.: Genu recurvatum. Zbl. Chir. 62, 2821 (1935). — MAYER, L.: Operation for the cure of paralytic genu recurvatum. J. Bone Jt Surg. 12, 845 (1930). — A new operation for the cure of paralytic genu recurvatum. Brit. J. Surg. 22, 696 (1935).

OTTOLENGHI, C. E., y D. T. MUSCULO: Genu recurvatum postosteomielitico con anquilosis femoro-tibial. Rev. Ortop. Traum. 6, 1 (1936).

STRACKER, O.: Genu recurvatum. Z. orthop. Chir. 43, 391 (1924).

TAVERNIER, L., et P. GUILLEMINET: Butée osseuse pour genu recurvatum par greffe unissant la rotule au tibia et donnant à l'apareil rotulien la forme d'un olecrane. Rev. Orthop. 19, 701 (1932).

WOLLENBERG, G. A.: Eine neue osteoplastische Operation zur Beseitigung des Genu recurvatum paralyticum. Verh. dtsch. orthop. Ges. 11, 241 (1912); 30, 344 (1935).

Habituelle Patellarluxation

ALBEE, F. H.: Bone graft wedge for habitual dislocation of patella. Med. Rec. (N.Y.) 88, 257 (1915).

FRIEDLAND, E.: Zur Therapie der lateralen Patellarluxation. Arch. orthop. Unfall-Chir. 23, 252 (1925).

GOLTHWAIT, J. E.: Permanent dislocation of the patella. Ann. Surg. 29, 62 (1899). — GRASSER, E., u. W. HEINIKE: Zit. in Lehrbuch der Orthopädie (F. LANGE). 3. Aufl. Jena: Gustav Fischer 1928.

HARRISON, M. H. M.: The results of a realignment operation for recurrent dislocation of the patella. J. Bone Jt Surg. B 37, 559 (1955). — HAUSER, D. W.: Total tendon transplant for slipping patella. Surg. Gynec. Obstet 66, 199 (1938). — HOFFMEISTER, W.: Die Operation der habituellen Luxation der Patella. Zbl. Chir. 55, 65 (1928). — HÜBSCHER, E.: Über Operationen bei habituellen Luxationen der Kniescheibe. Z. orthop. Chir. 24, 1 (1909).

KIESSELBACH, A.: Anatomische Bemerkungen zur Verlagerung der Ansatzstelle des Ligamentum patellae bei Patellarluxation. Z. Orthop. 82, 240 (1956). — KROGIUS, A.: Zur operativen Behandlung der habituellen Luxation der Patella. Zbl. Chir. 31, 254 (1904).

LANGE, M.: Die operative Behandlung der gewohnheitsmäßigen Verrenkungen an Schulter, Knie und Fuß. Z. Orthop. 75, 162 (1944).

PITZEN, P.: Über Ursache und operative Behandlung der habituellen Patellarluxation. Münch. med. Wschr. **84**, 1577 (1938).

TAVERNIER, L.: Résultats éloignés d'opérations pour luxation récidivante de la rotule. Lyon chir. **37**, 14 (1941/42).

Unterschenkelnachamputation und Stumpfkontraktur

ERTL, J. v.: Über Amputationsstümpfe. Chirurg **20**, 218 (1949).

FELSENREICH, F.: Behandlung der Unterschenkelkurzstumpfbeugekontrakturen. Verh. dtsch. orthop. Ges. **36**, 34 (1947).

LANGE, M.: Zur Unterschenkelnachamputation. Münch. med. Wschr. **90**, 159 (1943).

MARQUARDT, W.: Gliedmaßenamputationen und Gliederersatz. Stuttgart: Wissenschaftliche Verlagsgesellschaft 1950. — Die Amputationen der unteren Gliedmaßen. In HOHMANN-HACKENBROCH-LINDEMANNs Handbuch der Orthopädie, Bd. IV/2. Stuttgart: Georg Thieme 1961.

PUTTI, V.: Über operative Behandlung der Kniebeugekontraktur. Chir. Organi Mov. **5**, 11 (1921).

SCHRADER, E.: Über Unterschenkelstumpfbeugekontraktur. Verh. dtsch. orthop. Ges. **36**, 37 (1947).

THOMSEN, W.: Über Unterschenkelstumpfbeugekontraktur. Verh. dtsch. orthop. Ges. **36**, 35 (1947).

VERTH, M. zur: Zur Biologie und Pathologie der Beinstümpfe insbesondere der langen Unterschenkelstümpfe. Verh. dtsch. orthop. Ges. **23**, 217 (1928). — Absetzung und Kunstersatz der unteren Gliedmaßen. Ergebn. Chir. Orthop. **27**, 191 (1934).

WILSON, P. D.: Posterior capsuloplasty in certain flexion contracture of the knee. J. Bone Jt Surg. **11**, 40 (1929).

O- und X-Bein, Korkzieherbein, angeborene Unterschenkelpseudarthrose

BADE, P.: Das Genu varum, valgum und recurvatum. In F. LANGE, Lehrbuch der Orthopädie, 3. Aufl., S. 527. Jena: Gustav Fischer 1928. — BISCHOFBERGER, C.: Erfahrungen in der operativen Behandlung der congenitalen Unterschenkelpseudarthrose. Z. Orthop. **78**, 433 (1949). — BOYD, H. B.: Congenital pseudarthrosis and treatment by dual bone grafts. J. Bone Jt Surg. **23**, 497 (1941). — BOYD, H. B., and K. W. Fox: Congenital pseudarthrosis. J. Bone Jt Surg. A **30**, 274 (1948). — BOYD, H. B., and F. P. SAGE: Congenital pseudarthrosis of the tibia. J. Bone Jt Surg. A **40**, 1245 (1958). — BRAGARD, K.: Das Genu valgum. Z. orthop. Chir. **57**, (1932), Beilageh. — BRANDES, M.: Über bogenförmige Osteotomie der Tibia bei Genu valgum. Zbl. Chir. **50**, 1506 (1923). — Über Störungen der Konsolidation nach orthopädischen Osteotomien langer Röhrenknochen. Langenbecks Arch. klin. Chir. **170**, 408 (1932). — BÜTTNER, A.. u. K. G. EYSHOLDT: Die angeborenen Verbiegungen und Pseudarthrosen des Unterschenkels. Ergebn. Chir. Orthop. **36**, 165 (1960).

CAMURATI, M.: Le pseudartrosi congenite della tibia. Chir. Organi Mov. **15**, 1 (1930). — CHARNLEY, J.: Congenital pseudarthrosis of the tibia. J. Bone Jt Surg. A **38**, 283 (1956).

DACHSEL, W.: Eine neue Form der O-Beinosteotomie für Jugendliche und Erwachsene. Med. Klin. **44**, 920 (1949).

ERLACHER, P.: Über Genu valgum. Wien. med. Wschr. **76**, Nr 34 (1926). — EXNER, G.: Zur Klinik und Pathogenese der angeborenen Verbiegungen und Pseudarthrose des Unterschenkels. Z. Orthop. **82**, 50 (1952).

FROELICH, L.: Kongenitale Verbiegungen und Pseudarthrosen des Unterschenkels. Wert der Periosttransplantation. Verh. dtsch. orthop. Ges. **9**, 270 (1910). — Traitement des pseudarthroses congénitales. Rev. Orthop. **1**, 1 (1910).

GUILLEMINET, M., et R. RICARD: Pseudarthrose congénitale du tibia et son traitement. Paris: Masson & Cie. 1958.

HACKENBROCH, M.: Zur operativen Korrektur schwerer rachitischer Unterschenkelverkrümmungen. Zbl. Chir. **51**, 333 (1924). — HASSELMANN, W.: Heilung einer angeborenen Tibiapseudarthrose mittels Marknagel und Knochenspan. Z. Orthop. **80**, 93 (1951). — HOHMANN, G.: Behandlung der rachitischen Verkrümmungen an Armen und Beinen. Verh. dtsch. orthop. Ges. **16**, 298 (1921).

LANGE, F.: Das O-Bein. Münch. med. Wschr. **79**, 577 (1932).—Genu valgum. In WULLSTEIN-WILMS, Lehrbuch der Chirurgie, 4. Aufl. Jena: Gustav Fischer 1913.—LANGE, M.: Orthopädie im Kindesalter. Stuttgart: Ferdinand Enke 1943. — LANGENBECK, K. v.: Über operative Behandlung des Genu valgum. Verh. dtsch. Ges. Chir. 1877 I, 73; 1878 I, 94, 99. — LINDEMANN, K.: Die Pathogenese der angeborenen Unterschenkelpseudarthrose. Z. Orthop. **74**, 256 (1943). — Zur Pathogenese und Behandlung der kongenitalen Unterschenkelpseudarthrose. Arch. orthop. Unfall-Chir. **52**, 102 (1960). — Zur Behandlung der Deformitäten des Beines bei Osteopsathyrosis. Verh. dtsch. orthop. Ges. **47**, 70 (1960). — Die angeborenen Deformitäten des Unterschenkels. In HOHMANN-HACKENBROCH-LINDEMANNs Handbuch der Orthopädie, Bd. IV/2. Stuttgart: Georg Thieme 1961. — LÖFFLER, F.: Zur operativen Behandlung hochgradig rachitischer Verkrümmungen. Dtsch. med. Wschr. **45**, 1274 (1920).

MAYR, O.: Über echte und scheinbare Peronaeuslähmungen nach Operationen und Gipsverbänden. Z. orthop. Chir. **51**, 398 (1929). — MACEWEN, W.: Die Osteotomie mit Rücksicht auf Ätiologie und Pathologie von Genu valgum. Stuttgart: Ferdinand Enke 1881.

PITZEN, P.: Die Pseudarthrose. Verh. dtsch. orthop. Ges. **34**, 109 (1940). — Zur Diagnose und Behandlung des Crus varum congenitum und der angeborenen Pseudarthrose des Unterschenkelknochens. Z. orthop. Chir. **75**, 183 (1945).

RÖBKE, W.: Zur operativen Behandlung des Genu valgum. Verh. dtsch. Ges. Chir. **37**, 214 (1910).

SCHANZ, A.: Genu valgum. In JOACHIMSTALs Handbuch der orthopädischen Chirurgie. Jena: Gustav Fischer 1905. — Über die pararticuläre Korrektur von Kniedeformitäten. Verh. dtsch. orthop. Ges. **8**, 296

(1909). — SCHERB, R.: Einige Richtlinien in der Behandlung angeborener Mißbildungen. Schweiz. med. Wschr. 67, 261 (1937). — SOFIELD, H. A., and E. A. MILLAR: Fragmentation, realignment, and intramedullary rod fixation of the long bones in children. J. Bone Jt Surg. A 41, 1371 (1959). — SPRINGER, C.: Operativer Ausgleich hochgradiger Knochenverbiegungen durch Zersägung in Scheiben (Segmentierung). Verh. dtsch. orthop. Ges. 15, 118 (1920). — Weitere Erfahrungen mit der Segmentierung hochgradiger rachitischer Knochenverkrümmungen. Z. orthop. Chir. 43, 161 (1924).

VALENTIN, B.: Behandlung der Pseudarthrose des Unterschenkels. Verh. dtsch. orthop. Ges. 27, 479 (1932).

WITTEK, A.: Zur operativen Therapie der seitlichen Kniegelenksverkrümmungen. Beitr. klin. Chir. 46, 29 (1904).

Knöchel- und Fußwurzelfrakturen

AHLBERG, A.: Behandlungsergebnisse bei schweren Fersenbeinbrüchen. Acta chir. scand. 84, 187 (1941).

BÖHLER, J.: Der Abrißbruch der medialen Knöchelspitze, eine typische Skiverletzung. Arch. orthop. Unfall-Chir. 49, 147 (1957). — BÖHLER, L.: Kritik der operativen Behandlung von Knöchelbrüchen. Verh. dtsch. orthop. Ges. 44, 350, 366 (1957).

EHALT, W.: Ein typisches Repositionshindernis beim Pronationsbruch des inneren Knöchels. Chirurg 11, 123 (1939).

FELSENREICH, F.: Schlottergelenke nach Malleolarfrakturen. Arch. orthop. Unfall-Chir. 37, 149 (1936).

HAGLUND, P.: Studien über die Gabelsprengung im Fußgelenk. Acta chir. scand. 71, 280 (1932). — HOHMANN, G.: Die Behandlung der mit Verunstaltung und Funktionsstörung geheilten Knöchelbrüche. Verh. dtsch. orthop. Ges. 27, 390 (1932). — Zur Behandlung der frischen und veralteten schlecht verheilten Knöchelbrüche. Arch. orthop. Unfall-Chir. 44, 271 (1950).

LANGE, F.: Die Behandlung der Knöchelbrüche durch den praktischen Arzt, 2. Aufl. München: J. F. Lehmann 1934. — LANGE, M.: Über die Behandlung in schlechter Stellung geheilter Knochenbrüche. Verh. dtsch. orthop. Ges. 27, 517 (1932).

SCHMIDT, W.: Pseudarthrosenbildung am Mallelolus internus und Os tibiale. Chirurg 1, 404 (1929). — STOTZ, W.: Über Knöchelfrakturen. Wien. klin. Wschr. 54, 43 (1941).

TÄGER, K. H.: Die Bolzung der Malleolarfraktur mit dem Cialitspan. Verh. dtsch. orthop. Ges. 48, 438 (1961).

VIERNSTEIN, K., u. P. M. JANTZEN: Die Verletzungen im Bereich des oberen Sprunggelenkes. Z. Orthop. 88, 87 (1957).

WEIGL, A.: Zur Wiederherstellung der Knöchelgabel bei schlecht verheilten Malleolarfrakturen. Z. Orthop. 78, 366 (1949). — WITT, A. N.: Spätzustände nach Verletzungen des Fußgelenkes und der Fußwurzel. Verh. dtsch. orthop. Ges. 44, 288 (1957). — Supramalleoläre Frakturen kombiniert mit Luxationsfrakturen des oberen Sprunggelenkes, ihre Gefahren für die Zirkulation und ihre Behandlung. Wiederherstellungschir. u. Traum. 5, 15 (1960). — Die schlecht geheilten Knöchelgelenksfrakturen. In HOHMANN-HACKENBROCH-LINDEMANNs Handbuch der Orthopädie, Bd. IV/2. Stuttgart: Georg Thieme 1961.

ZUELZER, W.: An indirect method of fixation of small fractured fragments with the help of a hook-plate preliminary report. Med. Bull., Chief. Surg., Europ. Comm. (Nr. 3) 5, 17 (1948). — ZUELZER, W., u. K. H. MÜLLER: Die Behandlung gelenknaher Frakturen mit der Gabelklammer. Arch. orthop. Unfall-Chir. 50, 432 (1959).

Fußarthrodesen

ALBANESE, A.: Risultati lontani dell'artrodesi nei piedi paralitici. Arch. Ortop. (Milano) 44, 3 (1928). — ASSEN, J. v.: Stabilisation des gelähmten Fußes. Z. orthop. Chir. 50, 543 (1929).

BIESALSKI, K.: Zur Technik und Indikation der Fußarthrodese und Sehnenauswechslung. Verh. dtsch. orthop. Ges. 11, 248 (1912). — BRANDES, M.: Resultate der Fußarthrodese nach Lorthioir. Langenbecks Arch. klin. Chir. 177, 101 (1933). — Verh. dtsch. orthop. Ges. 28, 297 (1934).

CAMPBELL, W. S.: An operation for the correction of „drop foot". J. Bone Jt Surg. 5, 815 (1923). — CHARNLEY, J.: Compression arthrodesis of the ankle and shoulder. J. Bone Jt Surg. B 33, 180 (1951). — CHARNLEY, J., and H. G. LOWE: A study of the endresults of compression arthrodesis of the knee. J. Bone Jt Surg. B 40, 633 (1958). — COENEN, H.: Splitterarthrodese des Fußes. Zbl. Chir. 60, 2216 (1933). — CRAMER, K.: Beiträge zur Arthrodese des Talocruralgelenkes. Z. chir.-mech. Orthop. 4, 3 (1910).

DAVIS, G. G.: The treatment of hollow foot. Amer. J. orthop. Surg. 2, 14 (1913). — DUNN, H. L.: Stabilising operation in paralytic deformities of foot. Proc. roy. Soc. Med. 15, 15 (1922).

GOCHT, H., u. H. DEBRUNNER: Orthopädische Therapie. Leipzig: F. C. W. Vogel 1925. — GOLDTHWAIT, J. E.: An operation for the stiffening of the ankle joint in infantile paralysis. Amer. J. orthop. Surg. 5, 271 (1908). — GUILDAL, P., and T. SODEMANN: Results of 256 triarticular arthrodeses of the foot in sequel of infantile paralysis. Acta orthop. scand. 1, 199 (1930).

HACKENBROCH, M.: Zur Arthrodese des Fußgelenkes mittels temporärer Talusexstirpation. Arch. orthop. Unfall-Chir. 22, 298 (1923). — Über Veränderungen am Talus nach temporärer Exstirpation. Verh. dtsch. orthop. Ges. 21, 242 (1926). — HALLGRIMSSON, S.: Studies on reconstructive and stabilising operations on the skeleton of the foot. Acta chir. scand. Suppl. 78 (1943). — HASS, J.: Die Verriegelung der Gelenke. Verh. dtsch. orthop. Ges. 19, 301 (1924). — HENDERSON, M. S.: Reconstructive surgery in paralytic deformities of the lower leg. J. Bone Jt Surg. 11, 810 (1929). — HOHMANN, G.: Zur operativen Technik der Arthrodese des sogenannten unteren Sprunggelenkes. Z. Orthop. **74**, 134 (1943). — HOKE, M.: An operation for stabilizing paralytic feet. J. Bone Jt Surg. **19**, 294 (1921).

JONES, R.: The surgical treatment of infantile paralysis. Clin. J. **43**, 353 (1914).

KORTZEBORN, A.: Beitrag zur Arthrodese des Fußes, Fournier-Plastik nach F. Schultze. Chirurg 1, 209 (1928).

LANGE, M.: Die Arthrodese im unteren Sprunggelenk (Talo-calcanealgelenk) zur Behandlung der Platt-füße mit Arthritis deformans. Z. orthop. Chir. **57**, 106 (1932). — Arthrodese des hinteren unteren Sprung-gelenkes zur Behandlung schwerer Fußverbildungen. Chirurg **6**, 569 (1934). — Sehnenverpflanzung und Ar-throdese. Verh. dtsch. orthop. Ges. **30**, 100 (1935). — LORENZ, A.: Über die Indikation der Arthrodese und der operativen Arthrolyse. Verh. dtsch. orthop. Ges. **11**, 189 (1912). — LORTHIOIR, J.: Huit cas d'arthrodèse du pied avec exstirpation temporaire d'astragale. Ann. Soc. belge Chir. **10**, 184 (1911).

MACAUSLAND, W. R.: Astragalectomy in paralytic feet. Ann. Surg. **80**, 861 (1924). — Subtalar arthrodesis. Arch. Surg. (Chicago) **18**, 624 (1929). — Subastragalar arthrodesis. Amer. J. Surg. **43**, 535 (1939). — MAU, C.: Fußarthrodese durch temporäre Talusexstirpation. Verh. dtsch. orthop. Ges. **21**, 346 (1926). — MAXEN, H.: Die Druckarthrodese des oberen und unteren Sprunggelenkes. Z. Orthop. **81**, 295 (1951).

NOVÉ-JOSSERAND, G.: Arthrodèse sous-astragalienne avec butée osseuse dans le pied paralytique. Rev. Orthop. **4**, 719 (1925).

OMBRÉDANNE, L.: Les arthrodèses du pied. Rev. Orthop. **8**, 515 (1921). — OSTEN-SAKEN, E. J.: Grund-legende Gesichtspunkte hinterer Arthrodesen des Fußes. Russ. Chir. Kongr. **17**, 243 (1926).

PITZEN, P.: Über die operative Versteifung der großen Beingelenke. Chirurg **24**, 22 (1953). — PLOETZ, E.: Die Verriegelungsarthrodese des oberen Sprunggelenkes. Z. Orthop. **78**, 352 (1949).

RYERSON, E. W.: Arthrodesing operations on the feet. J. Bone Jt Surg. **5**, 453 (1923). — ROEREN, L.: Die Dreharthrodese. Z. orthop. Chir. **52**, 271 (1930).

SAMTER, O.: Fußarthrodese. Zbl. Chir. **22**, 737 (1895). — SCHERB, R.: Zur Versteifung des Hand- und Sprunggelenkes bei Lähmungen. Verh. dtsch. orthop. Ges. **21**, 335 (1926). — SPITZY, H.: Über Arthrodese des Fußgelenkes. Z. orthop. Chir. **40**, 574 (1921). — STEINDLER, A.: The treatment of the flail ankle; pan-astra-galoid arthrodesis. J. Bone Jt Surg. **5**, 284 (1923).

VULPIUS, O.: Die Bewertung der Arthrodesen-Operation. Verh. dtsch. orthop. Ges. **17**, 85 (1923).

WHITMAN, A.: Astragalectomy and backward displacement of the foot. J. Bone Jt Surg. **4**, 266 (1922). — Astragalectomy. Ultimate result. Amer. J. Surg. **11**, 357 (1931). — WITTEK, A.: Zur Technik der Arthrodese des oberen Sprunggelenkes. Zbl. Chir. **36**, 17 (1909).

Fußarthrorisen

CAMERA, U.: L'artrorisi posteriore dell'articolazione tibio-astragalica nella cura del'equinismo spastico e contratturale. Chir. Organi Mov. **10**, 49 (1925). — L'artrorisi posteriore dell'articolazione tibio-astragalica nel trattamento dei postumi paralitici nel territorio dello sciaticopoliteo esterno. Arch. Ortop. (Milano) **42**, 31, 80 (1926). — CAMITZ, H.: Die Stabilisierung des Fußes nach Kinderlähmung. Acta chir. scand. **67**, 227 (1930). — CAMPBELL, W. C.: An operation for the correction of drop-foot. J. Bone Jt Surg. **21**, 815 (1923). — Bone-block operation for drop-foot; analysis of endresult. J. Bone Jt Surg. **12**, 317 (1930). — CONTAGYRIS, A.: Correction of drop-foot by posterior arthrodesis. J. Bone Jt Surg. **13** (1931). — Die Arthrorise bei paralyti-schem Spitzfuß und Equino-varus. Verh. dtsch. orthop. Ges. **30**, 337 (1935).

DELITALA, F.: Il trapianto osseo col metodo Putti par la cura del piede talo paralitico. Ital. Orthop.-Kongr. 1923.

HACKENBROCH, M.: Erfahrungen mit der hinteren Anschlagsperre des Fußgelenkes. Z. orthop. Chir. **64**, 223 (1936). — Arthrodese oder Arthrorise? Münch. med. Wschr. **83**, 170 (1936).

LANGE, M.: Zur Frage der Arthrorise bei der Behandlung von poliomyelitischen Fußverbildungen. Münch. med. Wschr. **83**, 351 (1936). — LORTHIOIR, P.: Arthrorise tibio-tarsienne. Bull. Soc. belge Orthop. **2**, 3 (1931).

NOVÉ-JOSSERAND, G.: Arthrorise of the foot. J. Bone Jt Surg. **10**, 261 (1928).

PALAGI, P.: Indirizzo attuale della terapia ortopedica degli esiti della paralisi infantile. Ital. Orthop.-Kongr. 1931, S. 181. — PUTTI, V.: Rapporti statici fra piede e ginocchio nell' arto paralitico. Chir. Organi Mov. **6**, 125 (1922). — Perfezionamento della tecnica dell'artrorisi tibio-astragalea. Chir. Organi Mov. **16**, 29 (1931).

ROCHER, H. L.: Les arthrorises. Bordeaux: Delmas 1937.

WEIL, S.: Die Arthrodese und Arthrorise. Ergebn. Chir. Orthop. **24**, 385 (1931). — Eine neue Technik der hinteren Arthrorise bei Spitzfuß. Z. Orthop. **84**, 301 (1954).

Fußtenodesen

CODIVILLA, A.: Meine Erfahrungen mit der Sehnenverpflanzung. Z. orthop. Chir. **12**, 17 (1903). — Sulla tecnica dei trapianti tendinei. Arch. Ortop. (Milano) **21**, 47 (1904).

GALLIE, W. E.: Implantation of tendons. Amer. J. Surg. **35**, 268 (1921).

LANGE, M.: Sehnenverpflanzung und Arthrodese. Verh. dtsch. orthop. Ges. **30**, 100 (1935).

SPITZY, H.: Muskuläre Arthrodese der Sprunggelenke. Z. orthop. Chir. **61**, 247 (1934).

VULPIUS, O.: Über die Sehnenüberpflanzung in der Behandlung der spinalen Kinderlähmung, ihre Indi-kation, Technik und Resultate. Verh. dtsch. orthop. Ges. **11**, 137 (1912).

WILHELM, R.: Die Vorzüge der Tenodese gegenüber der Arthrodese. Verh. dtsch. orthop. Ges. **30**, 305 (1935).

Angeborener Klumpfuß

BAYER, C.: Eine Vereinfachung der plastischen Achillotenotomie. Zbl. Chir. 28, 37 (1901). — BESSEL-HAGEN, F.: Ätiologie und Pathologie des Klumpfußes. Heidelberg 1889.

CODIVILLA, A.: Sulla cura del pied equino varo congenito. Arch. Ortop. (Milano) 23, 245 (1906). — CONTAGY-RIS, A.: Die frühzeitige operative Behandlung des Säuglingsklumpfußes. Verh. dtsch. orthop. Ges. 29, 252 (1934).— Quelques remarques sur ma conduite de traitement du pied bot varusequin. Rev. Orthop. 38, 541 (1952).

DEBRUNNER, H.: Der angeborene Klumpfuß. Stuttgart: Ferdinand Enke 1936. — Die Therapie des angeborenen Klumpfußes. Stuttgart: Ferdinand Enke 1957.

ELSNER, J.: Die Osteotomie und zeitweilige Nagelung des Calcaneus bei blutigen Klumpfußoperationen. Zbl. Chir. 51, 429 (1924).

GUILDAL, P., and T. SODEMANN: Results of 256 triarticular arthrodeses of the foot in sequel of infantile paralysis. Acta orthop. scand. 1, 199 (1930).

HOHMANN, G.: Über die Behandlung des Klumpfußes, insbesondere über die transversale Keilosteotomie des Calcaneus. Münch. med. Wschr. 70, 1170 (1923). — Folgerungen für die Behandlung des Klumpfußes. Verh. dtsch. orthop. Ges. 29, 240 (1934).

KAPPIS, A.: Sehnenplastik bei angeborenen Klumpfüßen. 24. Tagg Ver. Nordwestdtsch. Chir. Ref. Zbl. Chir. 49, 1776 (1922). — KOCHER, T.: Ätiologie und Therapie des Pes varus congenitus. Dtsch. Z. Chir. 9, 349 (1878). — KÖNIG, F.: Über Klumpfußbehandlung. Verh. dtsch. Ges. Chir. 1885 I, 98, 101; 1886 I, 120. — KREUZ, L.: Klumpfußuntersuchungen. Ein Beitrag zur Morphologie und formalen Genese der Deformität. Arch. orthop. Chir. 25, 1 (1927). — Redressement oder Keilosteotomie? Die natürlichen Grenzen unserer therapeutischen Leistung bei schweren Klumpfußformen. Chirurg 2, 571 (1930).

LANGE, F.: Zur Behandlung des Klumpfußes. Arch. orthop. Chir. 6, 232, 333 (1908). — Der Klumpfuß. Münch. med. Wschr. 78, 986 (1931). — Die Behandlung der schweren Klumpfüße Erwachsener. Verh. dtsch. orthop. Ges. 29, 222 (1934). — LANGE, M.: Die blutige Behandlung des Klumpfußes. Verh. dtsch. orthop. Ges. 29, 222 (1934). — Die Arthrodese des hinteren unteren Sprunggelenkes zur Behandlung der schweren Fußverbildungen, insbesondere des Platt- und Klumpfußes. Chirurg 6, 569 (1934). — LINDEMANN, K.: Muskelbefunde und ihre Bedeutung beim angeborenen Klumpfuß. Verh. dtsch. orthop. Ges. 29, 158 (1934). — Die Behandlung des kindlichen Klumpfußes späterer Jahre und des Klumpfußrezidivs. Verh. dtsch. orthop. Ges. 29, 188 (1934). — LINDEMANN, K., u. E. MARQUARDT: Beitrag zur historischen Darstellung der Behandlung des angeborenen Klumpfußes. Z. Orthop. 86, 336 (1955). — LORENZ, A.: Zur Behandlung des congenitalen Klumpfußes im Säuglingsalter. Wien. klin. Wschr. 24, 1718 (1911). — LUDLOFF, K.: Einfluß des Tibialis posterior auf die Entwicklung der Fußformen. Zbl. Chir. 53, 966 (1925).

MARIQUE, P.: L'examen radiologique du pied bot. Presse méd. 47, 633 (1945). — MARIQUE, P., et W. D. MEUTER: Le controle radiographique au cours du traitement du pied bot par la méthod de Denise Brown. Rev. Orthop. 37, 19 (1951). — MAU, C.: Osteotomie des Calcaneus beim schwer rezidivierenden Klumpfuß. Verh. dtsch. orthop. Ges. 19, 312 (1924). — Zbl. Chir. 51, 2343 (1924). — Der Klumpfuß. Ergebn. Chir. Orthop. 20, 361 (1927). — Die Muskelbefunde und ihre Bedeutung beim angeborenen Klumpfuß. Arch. orthop. Unfall-Chir. 28, 292 (1930). — Die Entflechtung des Tibialis posterior. Zbl. Chir. 75, 1312 (1950). — Die Verhütung des Klumpfußrezidivs. Arch. orthop. Unfall-Chir. 44, 527 (1951).

OXTON, A.: A new principe of curing clubfoot. Brit. med. J. 21, 1524 (1902).

PORT, K.: Zur operativen Arthrodese des Talo-Kalkanealgelenkes beim Klumpfuß. Dtsch. Z. Chir. 215, 208 (1929).

ROETZER, K.: Nachuntersuchungen von im kindlichen und jugendlichen Alter keilosteotomierten Klumpfüßen. Verh. dtsch. orthop. Ges. 36, 216 (1947). — RYDYGIER, L. R.: Eine neue Resektionsmethode der Fußwurzelknochen bei veraltetem Pes varus. Berl. klin. Wschr. 20, 6 (1883).

SCAGLIETTI, O.: Studio clinico statistico di piede congenito osservati all istituto ortopedico Rizzoli dal 1899 al 1933. Chir. Organi Mov. 19, 255 (1934). — SCHEDE, F.: Die Behandlung des angeborenen Klumpfußes. Verh. dtsch. orthop. Ges. 29, 246 (1934). — SCHERB, R.: Grundsätzliches zum Klumpfußproblem. Verh. dtsch. orthop. Ges. 27, 160 (1923). — SCHRADER, E.: Über Ergebnisse in der Behandlung des angeborenen Klumpfußes mit Betrachtungen über seine Therapie und Ätiologie. Z. Orthop. 49, 99 (1928). — SPITZY, H.: Der Klumpfuß. In PFAUNDLER-SCHLOSSMANNS Handbuch der Kinderheilkunde, 2. Aufl., Bd. 5. Leipzig: F. C. W. Vogel 1915.

TRÈVES, A.: Traitement du pied bot varus équin congénital. Rev. Orthop. 18, 393 (1931).

UTGENANNT, L.: Die Behandlung des angeborenen Klumpfußes von 1914—1918 und ihre Erfolge. Z. orthop. Chir. 41, 63 (1921).

VÖLKER, R.: Instrument zum Herunterholen der Ferse beim Klumpfuß und Plattfuß. Verh. dtsch. orthop. Ges. 28, 341 (1933). — VULPIUS, O.: Die Behandlung des Klumpfußes. Arch. orthop. Unfall-Chir. 1, 374 (1903). — Zur operativen Behandlung des angeborenen Klumpfußes. Verh. dtsch. orthop. Ges. 10, 25 (1911).

WISBRUN, W.: Neue Gesichtspunkte zum Redressement des angeborenen Klumpfußes und daraus sich ergebende Schlußfolgerungen bezüglich der Ätiologie. Arch. orthop. Unfall-Chir. 31, 451 (1932). — Die Fehlstellung der Ferse beim angeborenen Klumpfuß. Z. Orthop. 84, 451 (1954). — Die Behandlung des Klumpfußes unter besonderer Berücksichtigung der Korrekturstellung. Verh. dtsch. orthop. Ges. 42, 183 (1955).

Plattfuß

ALLENBACH, E.: Le traitement chirurgical du pied plat. Rev. Orthop. 15, 650 (1928).

BRAUS, H.: Anatomie des Menschen. Bd. 1: Bewegungsapparat, 3. Aufl. Berlin: Springer 1954.

CRAMER, K.: Der Plattfuß. In: Deutsche Orthopädie, Bd. 6. Stuttgart: Ferdinand Enke 1925.

DAVY, R.: On excision of the scaphoid bone for the relief of confirmed flat foot. Lancet 1899, 625. — DELCHEF, J., et R. SOEUR: Le traitement du pied plat. Ann. Soc. belge Chir. 35, 248 (1936). — DUCROQUET, CH.: Le traitement du pied plat. Rev. Orthop. 15, 609 (1928). — DUCROQUET, CH., et P. LAUNAY: Paralysie infantile des muscles du pied, son traitement par l'arthrodèse partielle. Presse méd. 17, 467 (1902).

ERLACHER, P.: Sehnenplastiken beim Platt- und Spreizfuß und bei der Winkelzehe. Z. orthop. Chir. 50, 493 (1928).

FERSTL, A.: Erfahrungen mit der operativen Behandlung des Plattfußes. Z. orthop. Chir. 57, 267 (1932).

GLEICH, A.: Beitrag zur operativen Plattfußbehandlung. Langenbecks Arch. klin. Chir. 46, 385 (1892). — GOCHT, H.: Sehnenoperationen beim Pes plano-valgus. Z. orthop. Chir. 14, 693 (1905).

HACKENBROCH, M.: Die blutige Umformung deformer Füße durch multiple Einzelosteotomien. Verh. dtsch. orthop. Ges. 26, 381 (1931). — Der Plattfuß. In HOHMANN-HACKENBROCH-LINDEMANNs Handbuch der Orthopädie, Bd. IV/2. Stuttgart: Georg Thieme 1961. — HASS, J.: Zur Behandlung des sogenannten kontrakten Plattfußes. Wien. klin. Wschr. 36, 753 (1923). — HAYD, F. W.: Die Coalitio calcaneo-naviculare und ihre klinische Bedeutung. Z. Orthop. 78, 292 (1950). — HOHMANN, G.: Über Fußwurzelkontrakturen beim statischen Pes valgus und planovalgus. Verh. dtsch. orthop. Ges. 17, 206 (1922). — Über die Behandlung des Klumpfußes, insbesondere die transversale Osteotomie des Kalkaneus bei schweren und rezidivierenden Klumpfüßen und deformierten Plattfüßen. Münch. med. Wschr. 70, 1170 (1923). — Zur operativen Plattfußbehandlung. Chirurg 3, 593 (1931). — HOKE, N.: An operation for the correction of extremly relaxed flat feet. J. Bone Jt Surg. 13, 373 (1931). — HÜBSCHER, C.: Die operative Verstärkung des Flexor hallucis longus beim Pes valgus. Verh. dtsch. orthop. Ges. 9, 281 (1910).

LANGE, F.: Plattfußbeschwerden und Plattfußbehandlung. Münch. med. Wschr. 45, 300 (1912). — LANGE, M.: Die blutige Behandlung des Plattfußes in der Münchner Klinik. Verh. dtsch. orthop. Ges. 26, 358, 367, 371 (1931). — Die Arthrodese im unteren Sprunggelenk (Talo-kalkanealgelenk) zur Behandlung der Plattfüße mit Arthritis deformans. Z. orthop. Chir. 57, 106 (1932). — Die Arthrodese im unteren Sprunggelenke zur Behandlung schwerer Fußverbildungen, insbesondere des Platt- und Klumpfußes. Chirurg 6, 569 (1934). — Der Plattfuß als soziales Problem, seine Diagnose und Behandlung. Münch. med. Wschr. 82, 1875 (1935). — Die Deformitäten der Extremitäten. In WULLSTEIN-WILMS, Lehrbuch der Chirurgie. Stuttgart: Gustav Fischer 1951 u. 1956. — Operationen am Fuß. In BIER-BRAUN-KÜMMEL, Chirurgische Operationslehre, Bd. 6. 1958. — LEXER, E.: Operative Umformung bei Fehlformen des Fußes. Dtsch. Z. Chir. 220, 7 (1929). — LÖFFLER, F.: Ein neues Verfahren medialer Gelenkbandplastik am Fuß. Zbl. Chir. 58, 1362 (1931).

MAU, C.: Arthrodese des Fußgelenkes durch temporäre Talusexstirpation. Münch. med. Wschr. 72, 11 (1925).

NIEDERECKER, K.: Die blutige Behandlung des Plattfußes mittels eines eigenartigen Operationsverfahrens. Verh. dtsch. orthop. Ges. 26, 375 (1931). — Der Plattfuß. Stuttgart: Ferdinand Enke 1959. — Zur Plattfuß-operation. Verh. dtsch. orthop. Ges. 47, 450 (1960).

OGSTON, A.: On flat-foot and its cure by operation. Brit. med. J. 1884 I, 110.

PENNERS, R.: Die operative Behandlung des Plattfußes. Münch. med. Wschr. 101, 957 (1959). — PERTHES, G.: Über modellierende Osteotomie bei Plattfüßen mit schwerer Knochendeformität. Zbl. Chir. 40, 213 (1913). — PITZEN, P.: Plattfuß und Entzündungen im Chopartschen Gelenk. Z. orthop. Chir. 52, 569 (1930). — Plattfuß. Münch. med. Wschr. 79, 1299 (1932).

REY, J.: Aussprache zu „Operative Behandlung des Plattfußes". Verh. dtsch. orthop. Ges. 26, 380 (1931). — RYERSON, E. W.: Arthrodesing operation on the feet. J. Bone Jt Surg. 5, 453 (1923).

SCHEDE, F.: Die Operation des Plattfußes. Z. orthop. Unfall-Chir. 50, 124 (1929). — SCHRADER, E.: Die blutige Behandlung des Plattfußes. Verh. dtsch. orthop. Ges. 26, 324 (1931). — STOKES, H.: Astragaloid osteotomy in the treatment of plat foot. Brit. med. J. 1885.

WEIL, S.: Arthrodese des unteren Sprunggelenkes bei veraltetem schweren Plattfuß. Zbl. Chir. 59, 1486 (1932). — Über Erfahrungen an operativ behandelten kontrakten Plattfüßen. Z. Orthop. 86, 204 (1955).

Hohlfuß

BORGGREVE, J.: Ringbandplastik bei Ballenfuß. Z. Orthop. 77, 88 (1948).

COLE, W. H.: Treatment of claw-foot. J. Bone Jt Surg. 22, 895 (1940).

DELCHEF, J.: Double pied creux résultat opératoire. Bull. Soc. belge Orthop. 5, 44 (1933). — DICKSON, F. D., and R. L. DIVELEY: Operation for correction of mild claw-foot, the result of infantile paralysis. J. Amer. med. Ass. 87, 1275 (1926).

GAUGELE, K.: Der Ballenfuß, eine nicht seltene Verbildung des Fußes. Zbl. Chir. 51, 1786 (1924). — Der Hohlfuß und verwandte Fußverbildungen. Zbl. Chir. 51, 1788 (1924).

HACKENBROCH, M.: Zur Korrektur der pathologischen Supinationsstellung des Rückfußes beim Hohlfuß. Zbl. Chir. 52, 2296 (1925). — Knöchelplastik, operatives Verfahren zur Beseitigung fehlerhafter Supination des Rückfußes bei Hohl- und Klumpfuß. Arch. orthop. Unfall-Chir. 37, 138 (1937). — Der Hohlfuß. Ergebn. Chir. Orthop. 17, 457 (1954). — HIBBS, R. A.: An operation for claw-foot. J. Amer. med. Ass. 73, 1583 (1919).

SCHERB, R.: Die transossäre Extensorenfixation bei Klauenhohlfuß. Klin. Wschr. 2, 787 (1924). — Bemerkungen zur Therapie des Klauenhohlfußes. Z. orthop. Chir. 44, 564 (1924).

Spitzfuß

HAGLUND, P.: Die spastische Funktionsstörung und die spastische Deformität vom orthopädischen Gesichtspunkt. Z. orthop. Chir. **46**, 507 (1925).

KREUZ, L.: Erfahrungen mit der sog. Stoffelschen Operation in der Kniebeuge. Verh. dtsch. orthop. Ges. **18**, 356 (1923).

LAMBRINUDI, C.: New operation on drop-foot. Brit. J. Surg. **15**, 193 (1927). — A method of correcting equinus deformities at the sub-astragaloid joint. Proc. roy. Soc. Med. **26**, 788 (1933). — LEHMANN, W.: Die peripheren Nervenoperationen bei spastischen Lähmungen. Ergebn. Chir. Orthop. **16**, 577 (1923). — LORENZ, A.: Zur alten und modernen Behandlung der spastischen Paralysen. Wien. med. Wschr. **53**, 2497 (1913).

MCKENZIE, I. G.: Lambrinudi's arthrodesis. J. Bone Jt Surg. B **41**, 738 (1959).

NEUSTADT, E.: Spätergebnisse der Stoffelschen Operation in der Kniebeuge. Verh. dtsch. orthop. Ges. **22**, 241 (1927).

STOFFEL, A.: Die spastischen Lähmungen, Wesen, Behandlung und deren Ergebnisse. Verh. dtsch. orthop. Ges. **26**, 171 (1931).

VIERNSTEIN, K.: Zur Frage ,,Lambrinudi" oder hintere Anschlagsperre. Z. Orthop. **95**, 40 (1961). — VULPIUS, O.: Über die Sehnenverlängerung und das Rutschenlassen. Münch. med. Wschr. **61**, 710 (1914).

Lähmungshackenfuß

BAEYER, H. V.: Translokation von Sehnen. Zbl. Chir. **58**, 3140 (1931). — BIESALSKI, O.: Ergebnisse und Erfahrungen mit der physiologischen Sehnenverpflanzung. Verh. dtsch. orthop. Ges. **17**, 30 (1922).

DAHL, H.: Zur Behandlung des poliomyelitischen Hackenfußes. Z. Orthop. **78**, 501 (1949). — DELCHEF, J.: Transplantations tendineuses. Soc. Méd. Liège Octobre 1913.

ERLACHER, PH.: Die operative Behandlung der Folgezustände nach Poliomyelitis. Mitt. Ärzte Steiermk. **71**, 18 (1934). — Der angeborene Hackenfuß. Wien. klin. Wschr. **92**, 1002 (1942).

HOKE, M.: An operation for stabilizing paralytic feet. J. orthop. Surg. **3**, 494 (1921). — HOHMANN, G.: Behandlung der schweren Form des paralytischen Hackenfußes. Verh. dtsch. orthop. Ges. **31**, 181 (1936).

LANGE, F.: Die epidemische Kinderlähmung. München: J. F. Lehmann 1931. — LANGE, M.: Zur Frage der Arthrorise bei Behandlung von poliomyelitischen Fußverbildungen. Münch. med. Wschr. **83**, 359 (1936). — Operative Behandlung des Lähmungshackenfußes. Chirurg **9**, 569 (1937).

MURALT, R. H. V.: Richtlinien zur Behandlung des Hackenfußes und Beschreibung der ,,Beausite"-Operation. Acta orthop. scand. **22**, 300 (1953).

NICOLADONI, C.: Nachtrag zum Pes Calcaneus und zur Transplantation der Peronealsehnen. Langenbecks Arch. klin. Chir. **27**, 660 (1882).

PALAGI, P.: Le artrorisi nei postumi della paralisi infantile. 3. Internat. Orthop.-Kongr. Bologna 1936. — PUTTI, V.: Rapporti statici fra piede e ginocchio nell'arto paralitico. Chir. Organi Mov. **6**, 125 (1922). — Perfezionamento della tecnica dell'artrorisi tibio-astragalea. Chir. Organi Mov. **16**, 29 (1931).

STORCK, H.: Wissenschaft und Therapie des Hackenfußes. Verh. dtsch. orthop. Ges. **31**, 156 (1936).

Spreizfuß und Hallux valgus

BÄR, H.: Weitere Bemerkungen zur operativen Behandlung des Hallux valgus. Zbl. Chir. **72**, 1016 (1947). — BÖHLER, L.: Die Stellung des Vorfußes beim Plattfuß, Klumpfuß und Hohlfuß. Verh. dtsch. orthop. Ges. **17**, 201 (1922). — BORGGREVE, J.: Zur operativen Behandlung des kontrakten Spreißfußes. Z. Orthop. **78**, 581 (1949). — BRANDES, M.: Zur operativen Therapie des Hallux valgus. Zbl. Chir. **56**, 2434 (1929).

CHAPCHAL, G.: Zur operativen Behandlung des Hallux valgus. Z. orthop. Chir. **73**, 47 (1942). — COTTA, H.: Die operative Behandlung des Hallux valgus. Chir. Praxis **3**, 453 (1958).

DAVIES-COLLEY, N.: On contraction of the metatarso-phalangeal joint of the great toe (hallux valgus). Trans. clin. Soc. Lond. **20**, 165 (1887).

GAUGELE, K.: Der Hohlfuß und verwandte Fußverbildungen. Zbl. Chir. **51**, 1788 (1924).

HASS, J.: Welche von den zahlreichen Operationsmethoden beim Hallux valgus sollen wir anwenden? Zbl. Chir. **59**, 1561 (1932). — HOHMANN, G.: Über ein Verfahren zur Behandlung des Spreizfußes. Zbl. Chir. **49**, 1933 (1922). — Über Hallux valgus und Spreizfuß, ihre Entstehung und physiologische Behandlung. Arch. orthop. Unfall-Chir. **21**, 525 (1923). — Zur Hallux valgus-Operation. Zbl. Chir. **51**, 230 (1924). — Der Hallux valgus und die übrigen Zehenverkrümmungen. Ergebn. Chir. Orthop. **18**, 308 (1925). — Über den Spreizfuß. Verh. dtsch. orthop. Ges. **28**, 199 (1933). — HÜBNER, L.: Über Ergebnisse der Hallux valgus-Operation nach NIEDERECKER. Arch. orthop. Unfall-Chir. **46**, 578 (1953/54). — HUETER, C.: Klinik der Gelenkkrankheiten, 2. Aufl. Leipzig 1877.

KELLER, W. L.: Further observations on the surgical treatment of hallux valgus and bunions. N.Y. med. J. **95**, 696 (1912).

LINDEMANN, K.: Keilresektion der Großzehengrundphalange beim Hallux valgus. Zbl. Chir. **56**, 2441 (1929). — LORENZ, A.: Zur operativen Therapie des Hallux valgus, der Hammerzehe und unerträglicher Clavi. Wien. med. Wschr. **79**, 713 (1929). — Hallux valgus-Statistik. Wien. klin. Wschr. **61**, 490 (1949). — LUDLOFF, K.: Hallux valgus-Operation. Zbl. Chir. **40**, 306 (1913). — Zur Hallux valgus-Frage. Verh. dtsch. orthop. Ges. **20**, 340 (1925).

MAU, C.: Der Hallux valgus-Komplex. Med. Klin. **33**, 1317 (1938). — MAU, C., u. G. IMHÄUSER: Eine Operation des kontrakten Spreizfußes. Z. orthop. Chir. **70**, 77 (1939). — MAYO, CH. H.: The surgical treatment of bunion. Ann. Surg. **48**, 300 (1908). — McELVENNY, R. T.: The etiology and surgical treatment of intractable pain about the fourth metatarsophalangeal joint. (Morton's.) J. Bone Jt Surg. **25**, 675 (1943).

NEUMEYER, G.: Zur Operation des Hallux valgus. Z. Orthop. **88**, 547 (1957). — NIEDERECKER, K.: Tätigkeitsbericht des König-Ludwig-Hauses Würzburg 1946—1951.

PAYR, E.: Zur Hallux valgus-Operation. Zbl. Chir. **52**, 2289, 2930 (1925).

RIEDL, H.: Zur operativen Behandlung des Hallux valgus. Verh. dtsch. orthop. Ges. **7**, 43 (1908).

SCHEDE, F.: Hallux valgus. Verh. dtsch. orthop. Ges. **18**, 40 (1923). — Über Zehenkontrakturen als Folge der Fußsenkung. Z. orthop. Chir. **46**, 41 (1925); **48**, 564 (1927). — SILFVERSKIÖLD, N.: Metatarsus latus und Hallux valgus. Acta chir. scand. **61**, 543 (1927). — SILVER, D.: The operative treatment of hallux valgus. J. Bone Jt Surg. **5**, 525 (1923). — STRACKER, O.: Hallux valgus. Wien. klin. Wschr. **42**, 1 (1929).

VERTH, M. ZUR: Das Zwischenzehenhühnerauge. Verh. dtsch. orthop. Ges. **29**, 411 (1934).

WISSEL, H.: Beitrag zur operativen Korrektur des Hallux valgus mit abnorm starker Abspreizstellung des I. Metatarsale. Arch. orthop. Unfall-Chir. **45**, 100 (1952/53).

Übrige Zehendeformitäten

BRAGARD, K.: Die Beseitigung der Hammerzehe durch juxtakapitale Resektion der Grundphalanx. Z. orthop. Chir. **47**, 283 (1929).

GOCHT, H., u. R. KEY: Die Hammerzehe. Soc. Med. **5**, 130 (1932).

HELLER, E.: Über die Operation der Hammerzehe. Chirurg **4**, 613 (1932). — HOHMANN, G.: Zur Technik der Hammerzehenoperation. Arch. orthop. Unfall-Chir. **20**, 415 (1922). — Der Hallux valgus und die übrigen Zehenverkrümmungen. Ergebn. Chir. Orthop. **18**, 308 (1925). — Warum darf man eine Zehe nicht entfernen? Med. Klin. **43**, 61 (1948).

JONES, R.: Hammer toe. Brit. med. J. **1916** I, 782.

KREUZ, L.: Die Hammerzehe und ihre Operation nach Gocht. Arch. orthop. Unfall-Chir. **21**, 459 (1923).

McELVENNY, R. T.: Hallux varus. Quart. Bull. Northw. Univ. med. Sch. **15**, 277 (1941).

PITZEN, P.: Die Beseitigung der Krallen- und Klauenzehen mit einem Knochenbolzen. Z. orthop. Chir. **79**, 383 (1950).

SCHULTE, K.: Aus der Praxis der operativen Behandlung einiger Zehenverbildungen. Chirurg **19**, 174 (1948). — STRACKER, O.: Zehendeformitäten. Verh. dtsch. orthop. Ges. **19**, 307 (1924). — Digitus quintus superductus pedis. Verh. dtsch. orthop. Ges. **23**, 339 (1928). — Z. orthop. Chir. **51**, 174 (1929).

VERTH, M. ZUR: Das Zwischenzehenhühnerauge. Verh. dtsch. orthop. Ges. **29**, 411 (1934). — VOGL, A.: Hallux rigidus, Operationsverfahren. Z. Orthop. **93**, 595 (1960).

Sonstige Operationen an der unteren Extremität

BLOCKER, T. G.: Zit. bei KIRSCHNER.

EGGER, H.: Endversorgung der Vor- und Rückfußstümpfe. Chirurg **20**, 483 (1949).

GÖB, A.: Gelenkdefekte und funktionelle Anpassung. Habil.-Arbeit München 1961. — GRUBER, L.: Häufigkeit und blutige Behandlung des Pes adductus. Med. Diss. München 1935.

HOFFMANN, H.: Die Phalanx hallucis valga congenita. Z. orthop. Chir. **65**, 353 (1936).

KELLER, E. A.: Zur Frage der partiellen oder totalen Patellektomie. Mschr. Unfallheilk. **61**, 172 (1958). — KIRSCHNER, H., K. SCHUCHARDT u. K. SCRIBA: Chirurgische Behandlung und Pathologie der Elephantiasis der unteren Extremitäten. Chirurg **26**, 512 (1955). — KUNTZEN, H.: Die chirurgische Behandlung der Elephantiasis. Ergebn. Chir. Orthop. **22**, 430 (1929).

LAPIDUS, P. W.: „Dorsal bunion": Its mechanics and operative correction. J. Bone Jt Surg. **22**, 627 (1940). — LEXER, E.: Operation bei habitueller Luxation der Peronaealsehnen. Münch. med. Wschr. **51**, 1316 (1912). — LORENZ, A.: Moderne Kriegsorthopädie. Stuttgart: Ferdinand Enke 1941.

MACEY, B.: A surgical procedure for lymphedema of the extremities. J. Bone Jt Surg. A **30**, 339 (1948). — MURALT, R. H. v.: Peronaealsehnenluxation. Z. Orthop. **87**, 263 (1956).

PFITZNER, W.: Beiträge zur Kenntnis der menschlichen Erblehre. VII. Die Variationen im Aufbau des Fußskelettes. Morph. Arb. **6**, 245 (1896).

ROSEN, S. VAN: Patellectomie. Résultats éloignés de l'opération. Rev. Orthop. **40**, 122 (1959).

SCAGLIETTI, O.: Über Sehnenverlagerung beim Lisfranc-Stumpf. Persönliche Mitteilung. — SCHWÄDT, K.: Aussprache zu „Peronaeusersatzoperation". Verh. dtsch. orthop. Ges. **36**, 164 (1947). — SHORBE, H. B., and H. CHAUNCEY: Patellectomy. J. Bone Jt Surg. A **40**, 1281 (1958). — STORCK, H.: Diskussion zu „Trochanterverlagerung". Verh. dtsch. orthop. Ges. **36**, 200 (1947).

VERTH, M. ZUR: Die Amputation nach Pirogoff und ihre Prothese. Zbl. Chir. **50**, 1609 (1923).

ZWICKER, M.: Zur Klinik und Therapie der Elephantiasis an der unteren Gliedmaße. Langenbecks Arch. klin. Chir. **283**, 453 (1956).

Sachverzeichnis

Lehrbuch der röntgendiagnostischen Technik für Röntgenassistentinnen und Ärzte

Von
Professor Dr. E. A. Zimmer und
Marianne Brossy, Röntgen-Institut
Aarbergerhof, Bern
Mit 739 Einzelabbildungen
XVI, 578 Seiten Gr.-8°. 1962
Flexibler Plastikeinband DM 86,—
Bei geschlossener Abnahme von minde-
stens 10 Exemplaren je DM 74,—

Dieses Lehrbuch der Röntgentechnik
stellt mit seinem reichen Bildmaterial
und dem möglichst knapp gehaltenen
Text eine neuartige Einführung in dieses
Gebiet dar. Es behandelt in einprägsamer
Weise und ohne unnötigen theoretischen
Ballast alle sich bei der Routinearbeit
eines Röntgenbetriebes ergebenden Probleme aus der Sicht des Arztes und der
Röntgenassistentin. Es ermöglicht eine
rasche Orientierung über alle wichtigen
physikalischen und photochemischen Fragen sowie über die Einstellung zur Röntgenaufnahme. Aus den reichen Erfahrungen des Autors während seiner Tätigkeit an Röntgeninstituten großer Spitäler,
an mittelgroßen und kleineren staatlichen
Krankenhäusern, an Privatkliniken und
im eigenen Privatröntgeninstitut sowie
aus den langjährigen Erfahrungen seiner
Mitarbeiterin als leitender Röntgenassistentin ist dieses Buch entstanden. Es
wird sowohl der gut vorgebildeten Röntgenassistentin eines Großbetriebes wie
auch der „Einzelgängerin" in einer kleinen Praxis ein zuverlässiger Ratgeber in
allen praktischen und technischen Fragen
der täglichen Arbeit, darüber hinaus auch
für den praktischen Arzt ein nützlicher
Helfer sein.

Springer-Verlag
Berlin · Göttingen · Heidelberg

The manufacturer's authorised representative in the EU is Springer
Nature Customer Service Centre GmbH, Europaplatz 3, 69115 Heidelberg,
Germany. If you have any concerns regarding our products, please
contact ProductSafety@springernature.com

Printed and bound by CPI Group (UK) Ltd, Croydon, CR0 4YY
27/04/2026
02097674-0003